Microbiologia Médica e Imunologia

Tradução

Danielle Soares de Oliveira Daian
Mestre em Microbiologia pela Universidade Federal de Minas Gerais (UFMG).
Doutorado em Microbiologia pela UFMG.

Revisão técnica desta edição

Flávio Guimarães da Fonseca
Professor associado do Departamento de Microbiologia da UFMG. Doutor em Microbiologia pela UFMG.

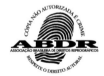 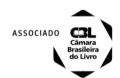

M626	Microbiologia médica e imunologia : um manual clínico para doenças infecciosas / Warren Levinson...[et al.] ; tradução: Danielle Soares de Oliveira Daian ; revisão técnica: Flávio Guimarães da Fonseca. – 15. ed. – Porto Alegre : AMGH, 2022. xii, 820 p. : il. color. ; 28 cm. ISBN 978-65-5804-014-9 1. Microbiologia médica. 2. Imunologia. I. Levinson, Warren. CDU 579.61

Catalogação na publicação: Karin Lorien Menoncin – CRB 10/2147

Um livro médico LANGE

WARREN LEVINSON
PETER CHIN-HONG
ELIZABETH A. JOYCE
JESSE NUSSBAUM
BRIAN SCHWARTZ

Microbiologia Médica e Imunologia

Um manual clínico para doenças infecciosas

15ª EDIÇÃO

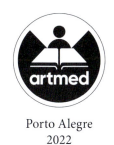

Porto Alegre
2022

Obra originalmente publicada sob o título *Review of medical microbiology and immunology*, 15th Edition.
ISBN 1259644499 / 9781259644498

Original edition copyright © 2018 by McGraw-Hill Global Education Holdings, LLC, New York, New York 10121.
All Rights Reserved.
Portuguese language translation copyright © 2022 by AMGH Editora Ltda, a Grupo A Educação S.A. company.
All Rights Reserved.

Gerente editorial: *Letícia Bispo de Lima*

Colaboraram nesta edição:

Coordenador editorial: *Alberto Schwanke*

Preparação de originais: *Jéssica Aguirre da Silva* e *Tiele Patricia Machado*

Leitura final: *Sandra da Câmara Godoy* e *Tiele Patricia Machado*

Arte sobre capa original: *Kaéle Finalizando Ideias*

Editoração: *Clic Editoração Eletrônica Ltda.*

Nota

A microbiologia e a imunologia são ciências em constante evolução. À medida que novas pesquisas e a própria experiência clínica ampliam o nosso conhecimento, são necessárias modificações na terapêutica, em que também se insere o uso de medicamentos. Os autores desta obra consultaram as fontes consideradas confiáveis num esforço para oferecer informações completas e, geralmente, de acordo com os padrões aceitos à época da publicação. Entretanto, tendo em vista a possibilidade de falha humana ou de alterações nas ciências médicas, os leitores devem confirmar estas informações com outras fontes. Por exemplo, e em particular, os leitores são aconselhados a conferir a bula completa de qualquer medicamento que pretendam administrar para se certificar de que a informação contida neste livro está correta e de que não houve alteração na dose recomendada nem nas precauções e contraindicações para o seu uso. Essa recomendação é particularmente importante em relação a medicamentos introduzidos recentemente no mercado farmacêutico ou raramente utilizados.

Reservados todos os direitos de publicação, em língua portuguesa, à
AMGH EDITORA LTDA., uma empresa GRUPO A EDUCAÇÃO S.A.
Rua Ernesto Alves, 150 – Bairro Floresta
90220-190 – Porto Alegre – RS
Fone: (51) 3027-7000

SAC 0800 703 3444 – www.grupoa.com.br

É proibida a duplicação ou reprodução deste volume, no todo ou em parte, sob quaisquer
formas ou por quaisquer meios (eletrônico, mecânico, gravação, fotocópia, distribuição na Web
e outros), sem permissão expressa da Editora.

IMPRESSO NO BRASIL
PRINTED IN BRAZIL

Autores

Autor sênior

Warren Levinson, MD, PhD
Professor of Microbiology
Department of Microbiology & Immunology
University of California, San Francisco
San Francisco, California

Autores

Peter Chin-Hong, MD
Professor of Medicine
Department of Medicine
Division of Infectious Diseases
University of California, San Francisco
San Francisco, California

Elizabeth Joyce, PhD
Associate Professor of Microbiology
Department of Microbiology & Immunology
University of California, San Francisco
San Francisco, California

Jesse Nussbaum, MD
Assistant Professor of Medicine
Department of Medicine
Division of Infectious Diseases
University of California, San Francisco
San Francisco, California

Brian Schwartz, MD
Associate Professor of Medicine
Department of Medicine
Division of Infectious Diseases
University of California, San Francisco
San Francisco, California

Agradecimentos

Warren Levinson dá as boas-vindas a 4 novos autores de capa nesta 15ª edição: Elizabeth A. Joyce, Jesse Nussbaum, Brian S. Schwartz, e Peter Chin-Hong.

Elizabeth A. Joyce, PhD, é professora associada de microbiologia e imunologia na faculdade de medicina da University of California, San Francisco. Elizabeth leciona e coordena disciplinas do currículo de microbiologia nas faculdades de medicina, odontologia e farmácia.

Jesse Nussbaum, MD, é professor assistente de medicina na divisão de doenças infecciosas da faculdade de medicina da University of California, San Francisco (UCSF). Jesse é um especialista em doenças infecciosas que atende pacientes nas clínicas de HIV/Aids da UCSF. Em suas pesquisas, ele estuda como o sistema imune inato interage com os linfócitos T.

Brian S. Schwartz, MD, colaborou na 13ª e na 14ª edição deste livro. Brian é professor associado da faculdade de medicina da University of California, San Francisco, leciona medicina clínica e é especialista em doenças infecciosas. Seus interesses clínicos e de pesquisa incluem diagnóstico, tratamento e prevenção de infecções em pacientes imunocomprometidos. Ele e o Dr. Peter Chin-Hong dividem a coordenação da disciplina de microbiologia para estudantes de medicina.

Peter Chin-Hong, MD, também colaborou na 13ª e na 14ª edição deste livro. Peter é professor da faculdade de medicina da University of California, San Francisco, leciona medicina clínica e é especialista em doenças infecciosas. Ele coordena o programa de hospedeiros de doenças infecciosas imunocomprometidos na UCSF. Sua pesquisa tem foco no papilomavírus humano, na doença de Chagas e em outras infecções derivadas de doadores em transplantes de órgãos.

Warren Levinson agradece à editora das 5 primeiras edições deste livro, Yvonne Strong; à editora da 6ª edição, Cara Lyn Coffey; à editora da 7ª edição, Jennifer Bernstein; à editora da 8ª edição, Linda Conheady; à editora das 10ª e 11ª edições, Sunita Dogra; à editora da 12ª edição, Rebecca Kerins; à editora da 13ª edição, Caroline Define, à editora da 14ª edição, Nupur Mehra, e à editora da 15ª edição que retornou para um segundo ato, Caroline Define; por terem possibilitado que os mais elevados padrões de gramática, ortografia e estilo tenham sido observados e aplicados.

A inestimável assistência da esposa do autor, Barbara, para tornar este livro uma realidade, é imensamente reconhecida.

Levinson dedica este livro a seus pais, que lhe ensinaram o amor à academia, o prazer em ensinar e o valor de ser uma pessoa organizada.

Prefácio

Este livro é uma revisão concisa dos aspectos de importância médica da microbiologia e da imunologia. Ele contempla tanto os aspectos básicos quanto os clínicos da bacteriologia, virologia, micologia, parasitologia e imunologia. As doenças infecciosas importantes também são discutidas, usando uma abordagem de órgãos e sistemas.

O principal objetivo desta obra é ser uma fonte de informações atualizadas e clinicamente relevantes em um nível apropriado àqueles que estão iniciando sua educação médica, de modo especial na disciplina de microbiologia médica.

Esta edição apresenta informações de relevância médica nos campos em constante mudança da microbiologia e da imunologia. O livro contém muitas fotomicrografias coloridas de microrganismos corados, assim como imagens de testes laboratoriais importantes. Ele também inclui muitas imagens de lesões clínicas e destaca informações atuais sobre fármacos antimicrobianos e vacinas.

Com vistas a tornar o livro útil para estudantes com diversos objetivos de estudo e estilos de aprendizado, a didática foi amplamente explorada:

1. Uso de linguagem acessível.
2. Uma seção separada com resumos sobre microrganismos importantes para uma revisão rápida dos conteúdos essenciais.
3. Questões para autoavaliação, com respostas ao final de cada grupo de questões.
4. Simulado de provas e concursos, com 80 questões de microbiologia e imunologia. As questões são escritas no formato de casos clínicos e simulam um exame feito em computador. Respostas são fornecidas ao final de cada bloco de 40 questões.
5. Questões com respostas para testar o conhecimento estão presentes ao final dos capítulos, para que o estudante verifique se as informações importantes foram aprendidas.
6. Vinhetas de casos clínicos oferecem informações úteis para testes e exames.
7. Uma seção intitulada "Resumos para o diagnóstico de doenças infecciosas" contempla também aspectos epidemiológicos.
8. Muitas imagens de lesões clinicamente relevantes, vistas em pacientes com diversas doenças infecciosas descritas neste livro, estão disponíveis em www.langetextbooks.com (em inglês)*.

As características a seguir foram incluídas para promover uma experiência de aprendizado bem-sucedida aos estudantes que utilizam este livro:

1. A informação é apresentada de forma sucinta, com especial cuidado em deixá-la clara, interessante e atual.

2. Há uma forte ênfase no texto quanto à aplicação clínica da microbiologia e da imunologia às doenças infecciosas.
3. Nas seções de bacteriologia e virologia clínicas, os microrganismos estão separados em patógenos de maior e menor importância. Isso permite ao estudante focar nos microrganismos mais importantes e clinicamente relevantes.
4. As informações-chave são resumidas em tabelas de revisão. Conceitos importantes são ilustrados por figuras coloridas.
5. Conceitos-chave são listados ao final de cada capítulo de ciência básica.
6. As questões para autoavaliação abrangem aspectos importantes de cada subdisciplina: bacteriologia, virologia, micologia, parasitologia e imunologia. Uma seção separada contendo questões *adicionais* foi incluída. Outra seção oferece questões ambientadas no contexto de casos clínicos.
7. Breves resumos sobre microrganismos de importância médica são apresentados juntos, em uma seção especial, com o objetivo de facilitar o acesso rápido à informação e estimular a comparação entre microrganismos.
8. Cinquenta casos clínicos são apresentados em um formato breve de resolução de problemas, permitindo a análise pelo leitor. Esses casos ilustram a importância da informação advinda da ciência básica para o diagnóstico clínico.
9. Imagens coloridas ilustrando achados clínicos importantes, como lesões de doenças infecciosas, colorações de Gram de bactérias, fotomicrografias eletrônicas de vírus e imagens microscópicas de fungos, protozoários e vermes estão incluídas ao longo do texto.
10. Há 10 capítulos sobre doenças infecciosas a partir de uma perspectiva de órgãos e sistemas. Estes capítulos foram escritos em linguagem também acessível e são apropriados para introduzir os estudantes de medicina aos respectivos assuntos. Os capítulos são intitulados Infecções dos ossos e das articulações, Infecções cardíacas, Infecções do sistema nervoso central, Infecções do trato gastrintestinal, Infeções pélvicas, Infecções do trato respiratório superior, Infecções do trato respiratório inferior, Infecções da pele e dos tecidos moles, Infecções do trato urinário e Sepse e choque séptico.

Após lecionar microbiologia médica e doenças infecciosas por muitos anos, percebo que os estudantes apreciam um livro que apresenta a informação essencial de um modo agradável, interessante e que estimule a aprendizagem. Espero que você concorde que este livro atende esses critérios.

Warren Levinson, MD, PhD

---

*A manutenção e a disponibilização desta página são de responsabilidade da McGraw-Hill Education.

Recursos de aprendizagem

1. **CONTEÚDO DO CAPÍTULO:** os principais assuntos estão listados, em um quadro, no início de cada capítulo, de forma que o leitor possa identificar rapidamente os tópicos discutidos.

2. **TEXTO:** uma descrição objetiva e completa de informações de importância médica para estudantes. Inclui bacteriologia básica e clínica, virologia básica e clínica, micologia (fungos), parasitologia, imunologia e ectoparasitas. O livro possui, também, 10 capítulos sobre doenças infecciosas. Esses capítulos incluem Infecções dos ossos e das articulações (páginas 589-593), Infecções cardíacas (páginas 594-600), Infecções do sistema nervoso central (páginas 601-608), Infecções do trato gastrintestinal (páginas 609-615), Infecções pélvicas (páginas 616-623), Infecções do trato respiratório superior (páginas 624-629), Infecções do trato respiratório inferior (páginas 630-635), Infecções da pele e dos tecidos moles (páginas 636-643), Infecções do trato urinário (páginas 644-647) e Sepse e choque séptico (páginas 648-651).

3. **IMAGENS CLÍNICAS:** mais de 100 imagens de lesões clinicamente importantes ilustram os textos. Imagens clínicas adicionais podem ser encontradas em www.langetextbooks.com/levinson/gallery/ (em inglês)*.

4. **CONCEITOS-CHAVE:** resumos ao final de cada capítulo de ciência básica.

5. **TESTE SEU CONHECIMENTO:** questões com respostas estão incluídas no final dos capítulos.

6. **RESUMOS SOBRE MICRORGANISMOS DE RELEVÂNCIA MÉDICA:** descrevem características importantes dos organismos, permitindo uma revisão mais rápida do assunto (páginas 653-692).

7. **CASOS CLÍNICOS:** 50 casos que descrevem importantes doenças infecciosas com ênfase em informações diagnósticas (páginas 693-701).

8. **RESUMOS PARA O DIAGNÓSTICO DE DOENÇAS INFECCIOSAS:** 11 tabelas contendo importantes informações clínicas e epidemiológicas (páginas 703-710).

9. **QUESTÕES PARA AUTOAVALIAÇÃO:** 654 questões para autoavaliação que podem ser usadas como revisão e estudo (páginas 711-751).

10. **SIMULADO DE PROVAS E CONCURSOS:** Duas seções com 40 questões cada (páginas 753-762).

---

*A manutenção e a disponibilização desta página são de responsabilidade da McGraw-Hill Education.

Sumário

PARTE I

Bacteriologia básica.................1

1. Bactérias comparadas a outros microrganismos.......................... 1
2. Estrutura de células bacterianas............... 4
3. Crescimento 15
4. Genética..................................... 18
5. Classificação de bactérias com relevância médica 24
6. Microbioma humano 26
7. Patogênese 31
8. Defesas do hospedeiro 51
9. Diagnóstico laboratorial 59
10. Fármacos antibacterianos: mecanismo de ação 67
11. Fármacos antibacterianos: resistência 84
12. Vacinas bacterianas 93
13. Esterilização e desinfecção.................. 97

PARTE II

Bacteriologia clínica..............103

14. Visão geral dos principais patógenos e introdução às bactérias anaeróbias 103
15. Cocos Gram-positivos 106
16. Cocos Gram-negativos....................... 124
17. Bacilos Gram-positivos 131
18. Bacilos Gram-negativos relacionados ao trato intestinal 143
19. Bacilos Gram-negativos relacionados ao trato respiratório 164
20. Bacilos Gram-negativos relacionados a fontes animais (organismos zoonóticos) 170
21. Micobactérias.............................. 176
22. Actinomicetos 187

23. Micoplasmas................................ 190
24. Espiroquetas................................ 192
25. Clamídias 201
26. Riquétsias 205
27. Patógenos bacterianos de menor relevância 209

PARTE III

Virologia básica...................215

28. Estrutura 216
29. Replicação................................. 222
30. Genética e terapia gênica 234
31. Classificação dos vírus de relevância médica 238
32. Patogênese 243
33. Defesas do hospedeiro 251
34. Diagnóstico laboratorial.................... 257
35. Fármacos antivirais......................... 261
36. Vacinas virais 271

PARTE IV

Virologia clínica...................277

37. Herpes-vírus, poxvírus e papilomavírus humano 279
38. Vírus respiratórios.......................... 298
39. Vírus de importância na infância e vírus com reservatórios animais 311
40. Vírus que infectam o trato entérico........... 322
41. Vírus de hepatites 329
42. Arbovírus.................................. 342
43. Vírus tumorais 349
44. Vírus lentos e príons........................ 361
45. Vírus da imunodeficiência humana........... 366
46. Patógenos virais de menor relevância 378

PARTE V

Micologia 383

47. Micologia básica 383
48. Micoses cutâneas e subcutâneas 390
49. Micoses sistêmicas 394
50. Micoses oportunistas. 401

PARTE VI

Parasitologia 409

51. Protozoários intestinais e urogenitais 411
52. Protozoários do sangue e de tecidos 421
53. Protozoários patógenos de menor relevância 437
54. Cestódeos 440
55. Trematódeos. 449
56. Nematódeos 456

PARTE VII

Imunologia 475

57. Visão geral da imunidade 475
58. Imunidade inata 482
59. Imunidade adaptativa: receptores de antígenos linfocitários. 494
60. Imunidade adaptativa: mediada por células T 505
61. Imunidade adaptativa: células B e anticorpos . . 518
62. Complexo de histocompatibilidade principal e transplantes. 530
63. Complemento 537
64. Reações antígeno-anticorpo no laboratório 541
65. Hipersensibilidade (alergia). 552
66. Tolerância e doença autoimune 561
67. Imunidade a tumores. 571
68. Imunodeficiência 573

PARTE VIII

Ectoparasitas .581

69. Ectoparasitas que causam doenças em seres humanos 581

PARTE IX

Doenças infecciosas 589

70. Infecções dos ossos e das articulações 589
71. Infecções cardíacas. 594
72. Infecções do sistema nervoso central 601
73. Infecções do trato gastrintestinal 609
74. Infecções pélvicas 616
75. Infecções do trato respiratório superior. 624
76. Infecções do trato respiratório inferior. 630
77. Infecções da pele e dos tecidos moles 636
78. Infecções do trato urinário 644
79. Sepse e choque séptico. 648

PARTE X

Resumos sobre microrganismos de relevância médica 653

PARTE XI

Casos clínicos .693

PARTE XII

Resumos para o diagnóstico de doenças infecciosas 703

PARTE XIII

Questões para autoavaliação 711

PARTE XIV

Simulado de provas e concursos 753

Índice 763

PARTE I

Bacteriologia básica

CAPÍTULO

1

Bactérias comparadas a outros microrganismos

CONTEÚDO DO CAPÍTULO

Micróbios que causam doenças infecciosas
Características importantes dos micróbios
Eucariotos e procariotos
Terminologia

Conceitos-chave
Teste seu conhecimento
Ver também

MICRÓBIOS QUE CAUSAM DOENÇAS INFECCIOSAS

Os agentes de doenças infecciosas humanas pertencem a cinco principais grupos de organismos: bactérias, fungos, protozoários, helmintos e vírus. As bactérias pertencem ao Domínio Bacteria, enquanto os fungos (leveduras e bolores), protozoários e helmintos (vermes) estão classificados no Domínio Eukarya (Tab. 1-1). Protistas e fungos se distinguem dos animais e plantas por serem ou unicelulares ou organismos multicelulares relativamente simples. Por outro lado, os helmintos são organismos multicelulares complexos. Os vírus são bastante distintos de outros organismos. Eles são acelulares; ou seja, não possuem um núcleo e citoplasma, não produzem a sua própria energia e são incapazes de sintetizar proteínas. Eles são completamente dependentes de células hospedeiras para a sua replicação e, portanto, são considerados patógenos intracelulares obrigatórios.

CARACTERÍSTICAS IMPORTANTES DOS MICRÓBIOS

Várias das características essenciais desses organismos estão descritas na Tabela 1-2. Uma propriedade marcante é o fato de bactérias, fungos, protozoários e helmintos serem celulares, ao passo que os vírus não o são. Essa distinção baseia-se principalmente em três critérios:

(1) **Estrutura.** Células possuem um núcleo ou nucleoide (ver a seguir) que contém DNA; este é circundado pelo citoplasma, onde as proteínas são sintetizadas e a energia é gerada. Vírus apresentam um cerne que contém o material genético (RNA ou DNA), mas não apresentam citoplasma, e por isso dependem das células hospedeiras para prover a maquinaria de síntese proteica e geração de energia.

(2) **Método de replicação.** As células replicam-se por fissão binária ou por mitose, período durante o qual uma célula parental divide-se, originando duas células-filhas, enquanto mantém sua estrutura celular. As células procarióticas (p. ex., bactérias) replicam-se por fissão binária, ao passo que as células eucarióticas replicam-se por mitose. Em contrapartida, os vírus desmontam sua estrutura, produzindo várias cópias de seu ácido nucleico e de proteínas, e, em seguida, reorganizam-se em uma progênie de múltiplos vírus. Além disso, os vírus devem replicar-se no interior de células hospedeiras, uma vez que, conforme mencionado anteriormente, eles são desprovidos de sistemas para síntese de proteínas e geração de energia. Com exceção das riquétsias e clamídias, que também requerem células hospedeiras para seu crescimento, as bactérias podem replicar-se extracelularmente.

(3) **Natureza do ácido nucleico.** As células contêm tanto DNA quanto RNA, ao passo que os vírus contêm DNA ou RNA, porém não ambos.*

---

*N. de R.T. Hoje sabe-se que, nas partículas de alguns vírus, podem ser encontrados os dois tipos de ácidos nucleicos (DNA e RNA). Esse fenômeno ocorre em alguns vírus, como herpesvírus, mimivírus, retrovírus, entre outros.

2 PARTE I • Bacteriologia básica

TABELA 1-1 Relações biológicas entre microrganismos patogênicos

Domínio (super-reino)	Reino	Microrganismos patogênicos	Tipos de células
Eukarya	Animal	Helmintos (vermes)	Eucarióticos
Eukarya	Protistas	Protozoários	Eucarióticos
Eukarya	Fungos	Fungos (leveduras e bolores)	Eucarióticos
Bacteria	Procarionte	Bactérias Vírus	Procarióticas Acelulares

EUCARIOTOS E PROCARIOTOS

As células evoluíram em dois tipos fundamentais distintos, **eucarióticas** e **procarióticas**, podendo ser diferenciadas com base na sua estrutura e na complexidade de sua organização. Os fungos, protozoários e helmintos são eucarióticos, ao passo que as bactérias são procarióticas.

(1) A célula procariótica possui um **núcleo** verdadeiro que contém múltiplos cromossomos, sendo circundado por uma membrana nuclear, e utiliza um aparato mitótico para garantir a alocação equitativa dos cromossomos na progênie celular.

(2) O **nucleoide** de uma célula procariótica geralmente consiste em uma única molécula circular de DNA organizada frouxamente e é desprovida de membrana nuclear e de aparato mitótico (Tab. 1-3).

Além dos diferentes tipos de núcleos, as duas classes celulares distinguem-se por várias outras características:

(1) As células eucarióticas contêm **organelas**, como mitocôndrias e lisossomos, assim como ribossomos maiores (80S), enquanto as procarióticas não apresentam organelas e exibem ribossomos menores (70S).

(2) A maioria dos procariotos apresenta uma parede celular rígida contendo **peptideoglicano**, um polímero de aminoácido e açúcares, como seu componente estrutural exclusivo. As células de eucariotos, ao contrário, não contêm peptideoglicano. Elas são ligadas por uma membrana celular flexível, ou, no caso dos fungos, apresentam uma parede celular rígida contendo quitina, um homopolímero de N-acetilglicosamina, geralmente formando seu arcabouço.

(3) A membrana da célula eucariótica contém **esteróis**, enquanto nenhum procarioto – com exceção do organismo desprovido de parede, *Mycoplasma* – contém esteróis em suas membranas.

A **motilidade** corresponde à outra característica pela qual esses organismos podem ser diferenciados. A maioria dos protozoários e algumas bactérias são móveis, ao passo que os fungos e vírus são imóveis. Os protozoários formam um grupo heterogêneo que apresentam três órgãos de locomoção distintos: flagelos, cílios e pseudópodes. As bactérias móveis deslocam-se apenas por meio de flagelos.

TERMINOLOGIA

Bactérias, fungos, protozoários e helmintos são denominados de acordo com o sistema binominal de Linneus, que emprega o gênero e a espécie. Por exemplo, em relação à bactéria bem conhecida *Escherichia coli*, *Escherichia* corresponde ao nome do gênero, e *coli*, ao da espécie. De forma similar, a denominação da levedura *Candida*

TABELA 1-2 Comparação entre organismos com relevância médica

Característica	Vírus	Bactérias	Fungos	Protozoários e helmintos
Parede celular	Não	Sim	Sim	+/–[1]
Diâmetro aproximado (μm)[2]	0,02-0,2	1-5	3-10 (leveduras)	15-25 (trofozoítos)
Ácido nucleico	DNA ou RNA	DNA e RNA	DNA e RNA	DNA e RNA
Tipo de núcleo	Nenhum	Sem compartimento nuclear distinto	Núcleo associado à membrana	Núcleo associado à membrana
Ribossomos	Ausentes	70S	80S	80S
Mitocôndria	Ausentes	Ausentes	Presentes	Presentes
Natureza da superfície externa	Capsídeo proteico ou lipoproteico	Parede celular rígida contendo peptideoglicano	Parede celular rígida contendo quitina	Membrana flexível
Motilidade	Nenhuma	Parcial	Nenhuma	A maioria
Método de replicação	Não por fissão binária	Fissão binária	Brotamento ou mitose[3]	Mitose[4]

[1]As formas císticas dos parasitas possuem parede celular.
[2]Para comparação, uma hemácia humana mede cerca de 7 μm.
[3]Leveduras dividem-se por brotamento, ao passo que os bolores dividem-se por mitose.
[4]Células helmínticas dividem-se por mitose, mas o organismo se reproduz por meio de ciclos de vida sexuais complexos.

CAPÍTULO 1 • Bactérias comparadas a outros microrganismos

TABELA 1-3 Características de células procarióticas e eucarióticas

Característica	Células bacterianas procarióticas	Células humanas eucarióticas
DNA no interior de uma membrana nuclear	Não	Sim
Divisão mitótica	Não	Sim
Número de cromossomos	Geralmente 1	Mais de 1
Organelas envoltas por membranas, como mitocôndrias e lisossomos	Não	Sim
Tamanho do ribossomo	70S	80S
Parede celular contendo peptideoglicano	Sim	Não

albicans, consiste em *Candida* como gênero e *albicans* como espécie. Os vírus recebem denominação única, como poliovírus, vírus do sarampo ou vírus da raiva. Alguns vírus são denominados com dois termos, como o herpes-vírus simples, porém esses termos não representam gênero e espécie.*

CONCEITOS-CHAVE

- Os agentes que causam doenças infecciosas em seres humanos incluem **bactérias**, **fungos** (**leveduras e bolores**), **protozoários**, **helmintos** (**vermes**) e **vírus**.

- As células bacterianas têm um núcleo **procariótico**, ao passo que as células humanas, fúngicas, de protozoários e de helmintos apresentam um núcleo **eucariótico**. Os vírus são acelulares e não possuem núcleo.

- Todas as células contêm tanto DNA quanto RNA, ao passo que os vírus contêm DNA ou RNA, nunca ambos.

- Células bacterianas e fúngicas são envoltas por uma parede celular rígida, ao passo que as células humanas, de protozoários e de helmintos apresentam membrana celular flexível.

- A maioria das bactérias tem uma parede celular que contém **peptideoglicano**, ao passo que a parede celular fúngica contém quitina.

---

* N. de R.T. A nomenclatura dos vírus tem sido amplamente revista pelo Comitê internacional de Nomenclatura Viral (ICTV – www.talk.ictvonline. org). O ICTV propõe a organização taxonômica dos vírus em moldes semelhantes à organização taxonômica dos outros organismos, com a criação de diferentes níveis de táxons. Cada vírus deve ter uma nomenclatura específica – a espécie viral – composta por dois ou mais nomes, onde o primeiro nome se inicia com letra maiúscula e os demais com letras minúsculas. Todos os nomes devem ser destacados em itálico. Por exemplo: *Dengue virus, Severe acute respiratory syndrome-related coronavirus, Human immunodeficiency virus 1*, etc. Neste livro, optou-se por usar os nomes vernaculares comuns dos vírus, e não o seu nome específico, proposto pelo ICTV.

TESTE SEU CONHECIMENTO

1. Você está assistindo a um programa de televisão sobre bacteriófagos, vírus que causam a morte de bactérias. Seu colega de quarto diz: "Uau, talvez os vírus possam ser utilizados para matar bactérias que infectam seres humanos. Você está tendo aula de microbiologia atualmente; quais as diferenças entre vírus e bactérias?". Qual das seguintes opções seria a afirmação mais precisa a se fazer?

    (A) Vírus não possuem mitocôndrias, ao passo que as bactérias possuem.
    (B) Vírus não possuem núcleo, ao passo que as bactérias possuem.
    (C) Vírus não possuem ribossomos, ao passo que as bactérias possuem.
    (D) Os vírus replicam-se por fissão binária, ao passo que as bactérias se replicam por mitose.
    (E) Vírus são procariotos, ao passo que as bactérias são eucariotas.

2. As bactérias, os fungos (leveduras e bolores), os vírus e os protozoários são agentes importantes de doenças humanas. Qual dos microrganismos a seguir apresenta DNA ou RNA, mas não ambos?

    (A) Bactérias
    (B) Bolores
    (C) Protozoários
    (D) Vírus
    (E) Leveduras

3. Qual dos organismos a seguir contém DNA não circundado por uma membrana nuclear?

    (A) Bactérias
    (B) Bolores
    (C) Protozoários
    (D) Leveduras

RESPOSTAS

(1) **(C)**
(2) **(D)**
(3) **(A)**

VER TAMBÉM

- Mais **questões para autoavaliação** sobre os temas discutidos neste capítulo são encontradas na seção de Bacteriologia básica da Parte XIII: Questões para autoavaliação, a partir da página 711. Consulte também a Parte XIV: Simulado de provas e concursos, a partir da página 753.

CAPÍTULO 2

Estrutura de células bacterianas

CONTEÚDO DO CAPÍTULO

Forma e tamanho da célula bacteriana
Estrutura da célula bacteriana
  Parede celular
  Membrana citoplasmática
  Citoplasma

Estruturas externas à parede celular
Esporos bacterianos
Conceitos-chave
Teste seu conhecimento
Ver também

FORMA E TAMANHO DA CÉLULA BACTERIANA

As bactérias são classificadas de acordo com a sua morfologia em três grupos básicos: **cocos**, **bacilos** e **espiroquetas** (Fig. 2-1). Os cocos são esféricos, os bacilos exibem forma de bastonete, e os espiroquetas são espiralados. Algumas bactérias variam quanto à forma, sendo referidas como **pleomórficas** (forma heterogênea). A forma de uma bactéria é determinada por sua parede celular rígida. O aspecto microscópico de uma bactéria corresponde a um dos critérios mais importantes utilizados em sua identificação.

Além de suas formas características, o arranjo das bactérias é importante. Por exemplo, alguns cocos organizam-se em pares (**diplococos**), alguns em cadeias (**estreptococos**) e outros em agrupamentos semelhantes a cachos de uvas (**estafilococos**). Esses arranjos são determinados pela orientação e pelo grau de ligação das bactérias no momento da divisão celular. O arranjo dos bacilos e das espiroquetas exibe menos relevância médica e não será descrito neste capítulo introdutório.

As bactérias variam em tamanho, de 0,2 a 5 µm (Fig. 2-2). As menores bactérias (*Mycoplasma*) exibem tamanho aproximadamente equivalente aos maiores vírus de animais superiores (poxvírus) e correspondem aos menores organismos capazes de existir fora de um hospedeiro. As bactérias bacilares mais longas exibem tamanho similar ao de algumas leveduras e hemácias humanas (7 µm).

ESTRUTURA DA CÉLULA BACTERIANA

A estrutura de uma bactéria típica está ilustrada na Figura 2-3, e as características importantes de cada componente são apresentadas na Tabela 2-1.

Parede celular

A parede celular é o componente mais externo, sendo comum a todas as bactérias (exceto a espécies de *Mycoplasma*, envoltas por uma membrana celular e não por uma parede celular). Algumas bactérias exibem elementos de superfície externos à parede celular, como cápsula, flagelos e *pili*, que correspondem a componentes menos comuns e são discutidos a seguir.

A parede celular se localiza externamente à membrana citoplasmática, e é composta por **peptideoglicanos** (ver p. 6). O peptideoglicano provém suporte estrutural e confere a manutenção da forma da célula bacteriana.

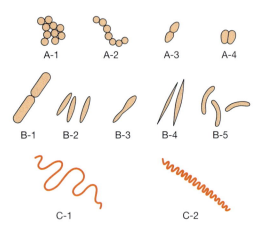

FIGURA 2-1 Morfologia bacteriana. **A:** Cocos em agrupamentos (p. ex., *Staphylococcus*; A-1); em cadeias (p. ex., *Streptococcus*; A-2); em pares, com extremidades afiladas (p. ex., *Streptococcus pneumoniae*; A-3); em pares, com forma de rim (p. ex., *Neisseria*; A-4). **B:** Bastonetes (bacilos): com extremidades retas (p. ex., *Bacillus*; B-1); com extremidades arredondadas (p. ex., *Salmonella*; B-2); em forma de clava (p. ex., *Corynebacterium*; B-3); fusiformes (p. ex., *Fusobacterium*; B-4); em forma de vírgula (p. ex., *Vibrio*; B-5). **C:** Espiroquetas: em forma espiralada relaxada (p. ex., *Borrelia*; C-1); intensamente espiralado (p. ex., *Treponema*; C-2). (Reproduzida com a permissão de Joklik WK et al. *Zinsser Microbiology*. 20th ed. Publicada originalmente por Appleton & Lange. Copyright 1992, McGraw-Hill.)

CAPÍTULO 2 • Estrutura de células bacterianas **5**

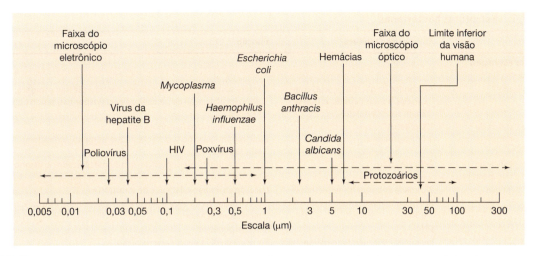

FIGURA 2-2 Tamanhos de representantes de bactérias, vírus, leveduras, protozoários e hemácias humanas. As bactérias variam em tamanho desde *Mycoplasma*, as menores, até *Bacillus anthracis*, uma das maiores. Os vírus variam dos poliovírus, um dos menores, aos poxvírus. As leveduras, como *Candida albicans*, geralmente são maiores que as bactérias. Os protozoários exibem várias formas diferentes e uma ampla faixa de tamanho. HIV, vírus da imunodeficiência humana. (Reproduzida com a permissão de Joklik WK et al. *Zinsser Microbiology*. 20th ed. Publicada originalmente por Appleton & Lange. Copyright 1992, McGraw-Hill.)

Paredes celulares de bactérias Gram-positivas e Gram-negativas

A estrutura, a composição química e a espessura da parede celular diferem em bactérias Gram-positivas e Gram-negativas (Tab. 2-2, Fig. 2-4A e quadro "Coloração de Gram").

(1) A camada de peptideoglicano é muito mais espessa em bactérias Gram-positivas que em Gram-negativas. Algumas bactérias Gram-positivas também possuem fibras compostas por ácido teicoico, que se projetam para fora do peptideoglicano, fato não observado em bactérias Gram-negativas.

(2) Em contrapartida, os organismos Gram-negativos possuem uma camada externa complexa, consistindo em polissacarídeos, lipoproteínas e fosfolipídeos. Situado entre a camada da membrana e a membrana citoplasmática, encontra-se o **espaço periplasmático**, que, em algumas espécies, corresponde ao local de enzimas denominadas β-lactamases, as quais degradam penicilina e outros fármacos β-lactâmicos.

A parede celular exibe várias outras propriedades importantes:

(1) Em organismos Gram-negativos, contém a **endotoxina**, um lipopolissacarídeo (ver p. 8 e 43).

(2) Seus polissacarídeos e suas proteínas são antígenos úteis na identificação laboratorial.

(3) Suas proteínas **porinas** desempenham papel na regulação da passagem de moléculas pequenas e hidrofílicas ao interior das células. As porinas da membrana externa formam um trímero que atua, geralmente de modo inespecífico, como um canal que permite a entrada de substâncias essenciais, como açúcares, aminoácidos e metais, assim como vários fármacos antimicrobianos, como as penicilinas.

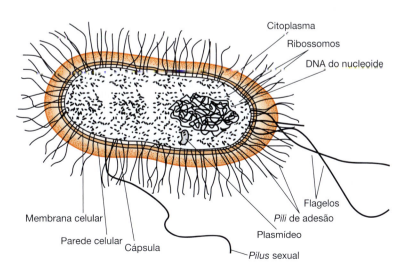

FIGURA 2-3 Estrutura bacteriana. (Reproduzida com a permissão de Ryan K et al. *Sherris Medical Microbiology*. 4th ed. Copyright 2004, McGraw-Hill.)

6 PARTE I • Bacteriologia básica

TABELA 2-1 Estruturas bacterianas

Estrutura	Composição química	Função
Componentes essenciais		
Parede celular		
Peptideoglicano	Arcabouço de glicano (açúcar) com cadeias laterais peptídicas que se ligam cruzadamente	Confere sustentação rígida, protege contra a pressão osmótica; corresponde ao local de ação de penicilinas e cefalosporinas, sendo degradado pela lisozima
Membrana externa de bactérias Gram-negativas	1. Lipídeo A 2. Polissacarídeo	Componente tóxico da endotoxina Principal antígeno de superfície, frequentemente utilizado no diagnóstico laboratorial
Fibras de superfície de bactérias Gram-positivas	Ácido teicoico	Principal antígeno de superfície, raramente utilizado no diagnóstico laboratorial
Membrana plasmática	Bicamada lipoproteica sem esteróis	Local de enzimas oxidativas e de transporte
Ribossomos	RNA e proteínas nas subunidades 50S e 30S	Síntese proteica; local de ação de aminoglicosídeos, eritromicina, tetraciclinas e cloranfenicol
Nucleoide	DNA	Material genético
Mesossomo	Invaginação da membrana plasmática	Participa da divisão celular e secreção
Periplasma	Espaço entre a membrana plasmática e a membrana externa	Contém várias enzimas hidrolíticas, incluindo β-lactamases
Componentes não essenciais		
Cápsula	Polissacarídeo[1]	Protege contra a fagocitose
Pili ou fímbrias	Glicoproteína	Dois tipos: (1) media a ligação às superfícies celulares; (2) o *pilus* sexual medeia a ligação de duas bactérias durante a conjugação
Flagelo	Proteína	Motilidade
Esporo	Revestimento semelhante à queratina, ácido dipicolínico	Confere resistência à desidratação, ao calor e a compostos químicos
Plasmídeo	DNA	Contém uma variedade de genes de resistência a antibióticos e a toxinas
Grânulo	Glicogênio, lipídeos, polifosfatos	Local de nutrientes no citoplasma
Glicocálice	Polissacarídeo	Medeia a aderência a superfícies

[1]Com exceção do *Bacillus anthracis*, no qual há um polipeptídeo formado por ácido D-glutâmico.

Paredes celulares de bactérias álcool-ácido-resistentes

As micobactérias (p. ex., *Mycobacterium tuberculosis*) apresentam uma parede celular incomum, responsável pela impossibilidade de as micobactérias serem coradas pelo método de Gram (Fig. 2-4B). Essas bactérias são referidas como **álcool-ácido-resistentes**, uma vez que resistem à descoloração por álcool-ácido após serem coradas por carbol-fucsina. Essa propriedade está relacionada à alta concentração de lipídeos, denominados **ácidos micólicos**, observada na parede celular das micobactérias.

Observe que *Nocardia asteroides*, uma bactéria que pode causar infecções nos pulmões e cérebro em indivíduos imunocomprometidos, é **fracamente álcool-ácido-resistente**. O significado do termo "fracamente" é que, se o processo de coloração álcool-ácido-resistente utilizar uma solução mais fraca de ácido clorídrico para a etapa de descoloração do aquela utilizada na coloração de micobactérias, então *N. asteroides não* irá apresentar descoloração.

TABELA 2-2 Comparação entre paredes celulares de bactérias Gram-positivas e Gram-negativas

Componente	Células Gram-positivas	Células Gram-negativas
Peptideoglicano	Mais espesso; multicamadas	Mais fino; camada única
Ácidos teicoicos	Sim	Não
Lipopolissacarídeo (endotoxina)	Não	Sim

No entanto, se for utilizado o ácido clorídrico de força normal, *N. asteroides* irá apresentar descoloração.

Em virtude de sua importância, três componentes da parede celular (peptideoglicano, lipopolissacarídeo e ácido teicoico) serão discutidos em detalhes a seguir.

Peptideoglicano

O peptideoglicano é uma rede complexa e entrelaçada que envolve toda a célula, sendo composto por uma única macromolécula ligada covalentemente. É observado *apenas* nas paredes celulares bacterianas. Confere uma sustentação rígida à célula, é importante para a manutenção da forma característica dela e permite que esta resista a meios de baixa pressão osmótica. Uma porção representativa do peptideoglicano é apresentada na Figura 2-5. O termo **peptideoglicano** é derivado dos peptídeos e açúcares (glicano) que compõem a molécula. **Mureína** e **mucopeptídeo** são sinônimos de peptideoglicano.

A Figura 2-5 ilustra o arcabouço de carboidratos, composto por moléculas alternadas de ácido *N*-acetilmurâmico e *N*-acetilglicosamina. Ligado a cada uma das moléculas de ácido murâmico, há um tetrapeptídeo que consiste em D e L-aminoácidos, cuja composição exata difere de uma bactéria para outra. Dois desses aminoácidos devem ser especialmente mencionados: o ácido diaminopimélico, específico de paredes celulares bacterianas, e a D-alanina, envolvida nas ligações cruzadas entre os tetrapeptídeos, bem como na ação da penicilina. Observe que esse tetrapeptídeo contém os raros D-isômeros de aminoácidos; a maioria das proteínas contém L-isômeros. Outro componente importante dessa rede consiste na

CAPÍTULO 2 • Estrutura de células bacterianas 7

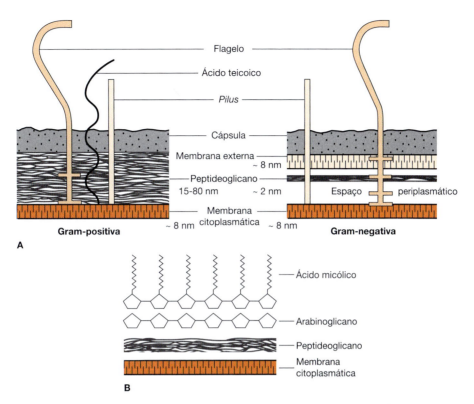

FIGURA 2-4 **A:** Paredes celulares de bactérias Gram-positivas e Gram-negativas. Observa-se que, em bactérias Gram-positivas, o peptideoglicano é muito mais espesso que em bactérias Gram-negativas. Observa-se também que apenas as bactérias Gram-negativas possuem uma membrana externa contendo endotoxina (lipopolissacarídeo [LPS]) e um espaço periplasmático, onde são encontradas as β-lactamases. Diversas bactérias Gram-positivas importantes, como os estafilococos e os estreptococos, apresentam ácidos teicoicos. (Reproduzida, com permissão, de Ingraham JL, Maaløe O, Neidhardt FC. *Growth of the Bacterial Cell.* Sinauer Associates; 1983.) **B:** Parede celular de *Mycobacterium tuberculosis*: Observe as camadas de ácido micólico e arabinoglicano que estão presentes nos membros do gênero *Mycobacterium*, mas não na maioria dos outros gêneros de bactérias.

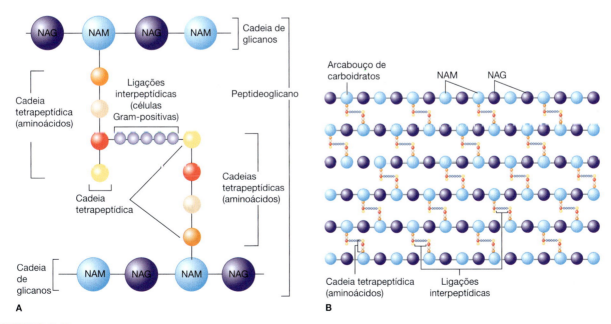

FIGURA 2-5 Estrutura do peptideoglicano. **A:** O peptideoglicano é composto por uma cadeia de glicanos (NAM e NAG), por uma cadeia tetrapeptídica e por ligações cruzadas (ligações interpeptídicas). **B:** Na parede celular, o peptideoglicano forma uma estrutura tridimensional com múltiplas camadas. NAG, *N*-acetilglicosamina; NAM, ácido *N*-acetilmurâmico. (Reproduzida, com permissão, de Nester EW et al. *Microbiology: A Human Perspective.* 6th ed. New York, NY: McGraw-Hill; 2009.)

8 PARTE I • Bacteriologia básica

COLORAÇÃO DE GRAM

Esse método de coloração, desenvolvido em 1884 pelo médico dinamarquês Christian Gram, corresponde ao procedimento de coloração mais importante na microbiologia. Esse método separa a maioria das bactérias em dois grupos: as bactérias Gram-positivas, que se coram em púrpura, e as bactérias Gram-negativas, que se coram em vermelho. A coloração de Gram envolve o seguinte procedimento de quatro etapas:

(1) O corante cristal violeta cora todas as células em púrpura.

(2) A solução de iodo (um mordente) é adicionada, formando um complexo cristal violeta-iodo; todas as células mantêm a coloração púpura.

(3) O solvente orgânico, como acetona ou etanol, remove o complexo corante púrpura das bactérias Gram-negativas de parede fina e ricas em lipídeos, em grau maior do que das bactérias Gram-positivas de parede mais espessa e pobres em lipídeos. Os organismos Gram-negativos apresentam-se, então, incolores; as bactérias Gram-positivas permanecem púrpuras.

(4) O corante vermelho safranina cora em vermelho/rosa as células Gram-negativas descoloridas; as bactérias Gram-positivas permanecem púrpuras.

A coloração de Gram é eficaz em dois casos:

(1) na identificação de diversas bactérias;

(2) porque influencia na escolha de antibióticos, uma vez que, em geral, as bactérias Gram-positivas são mais suscetíveis à penicilina G que as bactérias Gram-negativas.

Entretanto, nem todas as bactérias podem ser visualizadas pela coloração de Gram. A Tabela 2-3 relaciona as bactérias de relevância médica que não podem ser visualizadas pelo método de Gram e descreve os motivos. A abordagem microscópica alternativa à coloração de Gram é descrita.

Observa-se que são necessárias aproximadamente 100.000 bactérias/mL para que se possa visualizar uma bactéria por campo de microscopia, utilizando óleo de imersão (objetivas de 100×). Dessa forma, a sensibilidade da coloração de Gram é baixa. Isso explica por que amostras de sangue de pacientes raramente são submetidas de forma direta ao método de Gram, mas sim previamente incubadas durante a noite para permitir o crescimento bacteriano. Uma importante exceção a esse fato são amostras provenientes de pacientes com meningococemia, nas quais é possível observar altas concentrações de *Neisseria meningitidis* no sangue desses pacientes.

---

ligação peptídica cruzada entre dois tetrapeptídeos. As ligações cruzadas variam entre as espécies; no caso de *Staphylococcus aureus*, por exemplo, cinco resíduos de glicina ligam a D-alanina terminal à penúltima L-lisina.

Por estar presente em bactérias, mas não em células humanas, o peptideoglicano corresponde a um alvo adequado para fármacos antibacterianos. Vários desses fármacos, como penicilinas, cefalosporinas e vancomicina, inibem a síntese de peptideoglicano por inibirem a transpeptidase responsável pelas ligações cruzadas entre os dois tetrapeptídeos adjacentes (ver Cap. 10).

A enzima **lisozima**, presente na lágrima, no muco e na saliva de seres humanos, é capaz de clivar o arcabouço de peptideoglicano, rompendo suas ligações glicosil, contribuindo, assim, para a resistência do hospedeiro à infecção microbiana. Bactérias tratadas com lisozima podem intumescer e romper-se como resultado da entrada de água nas células, as quais exibem elevada pressão osmótica interna. No entanto, quando as células tratadas com lisozimas se

encontram em uma solução com a mesma pressão osmótica que a do interior bacteriano, essas células sobrevivem, assumindo formas esféricas, denominadas **protoplastos**, circundadas apenas por uma membrana citoplasmática.

Lipopolissacarídeo

O lipopolissacarídeo (LPS) da membrana externa da parede celular de bactérias Gram-negativas é uma **endotoxina**. É responsável por várias características de doenças, como febre e choque (especialmente hipotensão), causadas por esses organismos (ver p. 43). É denominado endotoxina porque consiste em uma porção integral da parede celular, ao contrário das exotoxinas, as quais são liberadas pelas bactérias. O grupo de sintomas causados pela endotoxina de uma bactéria Gram-negativa é similar ao de outras bactérias Gram-negativas, mas a severidade dos sintomas pode diferir amplamente. Em contrapartida, os sintomas causados por exotoxinas de bactérias diferentes são normalmente muito diferentes.

TABELA 2-3 Bactérias com relevância médica que não podem ser visualizadas pela coloração de Gram

Nome	Motivo	Abordagem microscópica alternativa
Micobactérias, incluindo *M. tuberculosis*	Alto teor de lipídeos na parede celular, impedindo a penetração do corante	Coloração álcool-ácido-resistente
Treponema pallidum	Muito delgada para permitir visualização	Microscopia de campo escuro ou com anticorpos fluorescentes
Mycoplasma pneumoniae	Ausência de parede celular; tamanho muito pequeno	Nenhuma
Legionella pneumophila	Fraca captação do corante vermelho	Aumento do tempo de contracoloração
Clamídias, incluindo *C. trachomatis*	Intracelular; tamanho muito pequeno	Corpos de inclusão no citoplasma
Riquétsias	Intracelular; tamanho muito pequeno	Coloração de Giemsa ou outros corantes de tecidos

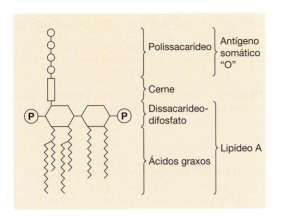

FIGURA 2-6 Estrutura da endotoxina (lipopolissacarídeo [LPS]). O polissacarídeo do antígeno O encontra-se exposto na face exterior da célula, ao passo que o lipídeo A encontra-se voltado para o lado interno. (Reproduzida, com permissão, de Brooks GF et al. *Medical Microbiology*. 19th ed. Publicada originalmente por Appleton & Lange. Copyright 1991, McGraw-Hill.)

O LPS é composto por três unidades distintas (Fig. 2-6):

(1) um fosfolipídeo denominado lipídeo A, responsável pelos efeitos tóxicos;

(2) um cerne polissacarídico composto por cinco açúcares ligados ao lipídeo A por meio de cetodesoxioctulonato (CDO);

(3) um polissacarídeo externo consistindo em até 25 unidades repetidas de 3 a 5 açúcares. Esse polímero externo corresponde ao importante antígeno somático, ou O, de várias bactérias Gram-negativas, utilizado na identificação de certos organismos no laboratório clínico. Algumas bactérias, especialmente os membros do gênero *Neisseria*, possuem um lipo-oligossacarídeo (LOS) externo, o qual contém algumas poucas unidades repetidas de açúcar.

Ácido teicoico

Ácidos teicoicos são **fibras localizadas na camada externa da parede celular Gram-positiva**, se estendendo a partir dela. Eles são compostos de polímeros de glicerol-fosfato ou ribitol-fosfato. Alguns polímeros de ácido teicoico contendo glicerol penetram na camada de peptideoglicano, ligando-se covalentemente ao lipídeo da membrana citoplasmática e, nesse caso, recebem a denominação **ácido lipoteicoico**; outros são ancorados ao ácido murâmico do peptideoglicano.

A relevância médica dos ácidos teicoicos reside em sua capacidade de **induzir inflamação e choque séptico quando causado por certas bactérias Gram-positivas**; isto é, os ácidos teicoicos ativam as mesmas vias que a endotoxina (LPS) de bactérias Gram-negativas. Os ácidos teicoicos também medeiam a ligação de estafilococos às células mucosas. Bactérias Gram-negativas não possuem ácidos teicoicos.

Membrana citoplasmática

Internamente adjacente à camada de peptideoglicano da parede celular localiza-se a membrana plasmática, composta por uma bicamada fosfolipídica similar à de células eucarióticas quanto ao aspecto microscópico. As duas são quimicamente similares, porém as membranas eucarióticas contêm esteróis, ao contrário dos procariotos em geral. Os únicos procariotos que apresentam esteróis em suas membranas são os do gênero *Mycoplasma*. A membrana desempenha quatro funções importantes: (1) transporte ativo de moléculas para o interior da célula, (2) geração de energia pela fosforilação oxidativa, (3) síntese de precursores da parede celular, e (4) secreção de enzimas e toxinas.

Citoplasma

O citoplasma exibe duas áreas distintas quando observado ao microscópio eletrônico:

(1) uma matriz amorfa que contém ribossomos, grânulos de nutrientes, metabólitos e plasmídeos;

(2) uma região nucleoide interna composta por DNA.

Ribossomos

Os ribossomos bacterianos são o local da síntese proteica, como nas células eucarióticas, mas diferem dos ribossomos eucarióticos em relação ao tamanho e à composição química. Os ribossomos bacterianos apresentam tamanho de 70S, com as subunidades 50S e 30S, ao passo que os ribossomos eucarióticos apresentam tamanho de 80S, com as subunidades 60S e 40S. As diferenças nas proteínas e nos RNAs ribossômicos constituem a base para a ação seletiva de vários antibióticos que inibem a síntese proteica de bactérias, mas não de seres humanos (ver Cap. 10).

Grânulos

O citoplasma contém vários tipos de grânulos que atuam como áreas de armazenamento de nutrientes e que se coram de modo característico com determinados corantes. Por exemplo, a volutina corresponde a uma reserva de alta energia, armazenada na forma de metafosfato polimerizado. Esse grânulo mostra-se "metacromático", uma vez que se cora em vermelho pelo corante azul de metileno, em vez de azul, como seria esperado. Os grânulos metacromáticos são uma propriedade característica de *Corynebacterium diphtheriae*, causador da difteria.

Nucleoide

O nucleoide corresponde à região do citoplasma onde o DNA está localizado. O DNA da maioria dos procariotos consiste em uma molécula circular única; no entanto existem exceções importantes. Por exemplo, o genoma de *Vibrio cholerae*, o agente causador da cólera, é composto por dois cromossomos circulares. *Borrelia burgdorferi*, a espiroqueta que causa a doença de Lyme, é composta por um cromossomo linear e vários plasmídeos circulares e lineares (ver a seguir). O tamanho dos genomas bacterianos varia amplamente, com o menor genoma contendo pouco mais de 130 genes e o maior contendo aproximadamente 11.600 genes. (Como comparação, o DNA humano contém cerca de 25 mil genes.)

Uma vez que o nucleoide bacteriano não apresenta membrana nuclear, nucléolo, fuso mitótico, nem histonas, há pouca semelhança com o núcleo eucariótico. Uma diferença importante entre o DNA bacteriano e o DNA eucariótico é o fato de o DNA bacteriano não apresentar íntrons, ao contrário do DNA eucariótico.

Plasmídeos

Plasmídeos são moléculas de DNA de fita dupla, circulares e extracromossômicas, capazes de replicar-se independentemente do cromossomo bacteriano. Embora sejam geralmente extracromossômicos, os plasmídeos podem integrar-se ao cromossomo bacteriano. Os plasmídeos estão presentes tanto em bactérias Gram-positivas quanto em Gram-negativas, podendo haver vários tipos diferentes de plasmídeos em uma célula:

(1) Plasmídeos **transmissíveis** podem ser transferidos de uma célula a outra por conjugação (ver, no Cap. 4, uma discussão sobre conjugação). São grandes (peso molecular [PM] de 40-100 milhões), uma vez que contêm cerca de uma dúzia de genes responsáveis pela síntese de *pilus* sexual e de enzimas necessárias à transferência. Frequentemente estão presentes em algumas cópias (1-3) por célula.

(2) Plasmídeos **não transmissíveis** são pequenos (PM de 3-20 milhões), uma vez que não contêm genes de transferência; frequentemente estão presentes em muitas cópias (10-60) por célula.

Os plasmídeos carreiam os genes envolvidos nas seguintes funções e estruturas de relevância médica:

(1) Resistência a antibióticos, mediada por uma variedade de enzimas, como a β-lactamase de *S. aureus*, *E. coli*, e *Klebsiella pneumoniae*.

(2) Exotoxinas, como as enterotoxinas de *E. coli*, a toxina antraz de *Bacillus anthracis*, toxina esfoliativa de *S. aureus*, e toxina tetânica de *Clostridium tetani*.

(3) *Pili* (fímbrias) que mediam a adesão das bactérias às células epiteliais.

(4) Resistência a metais pesados, como mercúrio, o componente ativo de alguns antissépticos (p. ex., mertiolato e mercurocromo), e prata, sendo mediada por uma enzima redutase.

(5) Resistência à luz ultravioleta, mediada por enzimas de reparo de DNA.

(6) Bacteriocinas, que são proteínas tóxicas produzidas por determinadas bactérias que são letais para outras bactérias. Dois mecanismos de ação comuns de bacteriocinas são (i) degradação de membranas das células bacterianas por meio de produção de poros na membrana, e (ii) degradação do DNA bacteriano pela DNAse. Exemplos de bacteriocinas produzidas por bactérias de relevância médica são as colicinas, produzidas por *E. coli*, e as piocinas, produzidas por *Pseudomonas aeruginosa*. As bactérias que produzem bacteriocinas exibem vantagem seletiva na competição por fontes alimentares, quando comparadas às que não as produzem. Entretanto, a relevância médica das bacteriocinas está na possibilidade de serem úteis no tratamento de infecções causadas por bactérias resistentes a antibióticos.

Transpósons

Os transpósons são segmentos de DNA que se deslocam prontamente de um local a outro, tanto no interior quanto entre os DNAs de bactérias, plasmídeos e bacteriófagos. Em virtude de sua capacidade incomum de se movimentar, são apelidados de "genes saltadores". Alguns transpósons movem-se por meio da replicação de seu DNA e da inserção de uma nova cópia em outro local (transposição replicativa), ao passo que outros são excisados de um local sem replicação e, então, inseridos em um novo local (transposição direta). Esses elementos podem codificar enzimas de resistência a fármacos, toxinas ou uma variedade de enzimas envolvidas no metabolismo, bem como causar mutações no gene onde são inseridos, ou alterar a expressão de genes próximos.

Os transpósons geralmente apresentam quatro domínios identificáveis. Em cada extremidade, há uma **sequência curta de DNA**

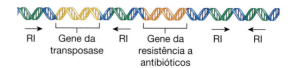

FIGURA 2-7 Genes transpósons. Este transpóson carrega um gene de resistência a antibióticos. RI, repetição invertida. (Reproduzida, com permissão, de Willey JM et al. *Prescott's Principles of Microbiology*. New York, NY: McGraw-Hill; 2009.)

contendo repetições invertidas, as quais estão envolvidas na integração do transpóson ao DNA receptor. O segundo domínio corresponde ao gene da transposase, enzima que media os processos de excisão e integração. A terceira região consiste no gene do repressor, que regula a síntese tanto da transposase quanto da proteína codificada pelo quarto domínio, que, em muitos casos, corresponde a uma resistência a antibióticos mediada por enzimas (Fig. 2-7). Observe que, por simplicidade, o gene repressor não é mostrado na Fig. 2-7.

Genes de resistência a antibióticos são transferidos de uma bactéria à outra principalmente por meio da **conjugação** (ver Cap. 4). Esta transferência é mediada principalmente por plasmídeos, embora alguns transpósons, denominados **transpósons conjugativos**, sejam também capazes de transferir resistência a antibióticos.

Ao contrário dos plasmídeos ou vírus bacterianos, os transpósons são incapazes de replicar-se de forma independente; eles replicam-se como parte do DNA receptor. Mais de um transpóson pode estar localizado no DNA; por exemplo, um plasmídeo pode conter vários transpósons carreando genes de resistência a fármacos. As **sequências de inserção** correspondem a um tipo de transpóson que possui um menor número de bases (800-1.500 pares de bases), uma vez que essas não codificam suas próprias enzimas de integração. Essas sequências podem causar mutações em seu local de integração e podem estar presentes em múltiplas cópias nas extremidades de transpósons maiores.

Estruturas externas à parede celular
Cápsula

A cápsula é uma camada gelatinosa que reveste toda a bactéria. É tipicamente composta de polissacarídeo. Os açúcares que compõem os polissacarídeos variam de uma espécie bacteriana para a outra e, frequentemente, determinam o tipo sorológico de uma espécie. Por exemplo, existem 91 tipos sorológicos distintos de *Streptococcus pneumoniae*, os quais são distinguidos pelas diferenças antigênicas dos açúcares da cápsula polissacarídica.

A cápsula é importante por quatro razões:

(1) É um determinante da virulência de diversas bactérias, uma vez que limita a capacidade de fagócitos englobarem as bactérias. Cargas negativas no polissacarídeo capsular repelem a membrana celular negativamente carregada do neutrófilo e evitam que ele englobe a bactéria. Variantes de bactérias capsuladas que perderam a capacidade de produzir uma cápsula geralmente não são patogênicas.

(2) A identificação específica de um organismo pode ser feita por meio do uso de antissoro contra o polissacarídeo da cápsula. Na presença de um anticorpo homólogo, a cápsula apresentará um intenso inchaço. Esse fenômeno de intumescimento, utilizado no laboratório clínico para identificar certos organismos, é denominado **reação de Quellung**.

(3) Os polissacarídeos capsulares são utilizados como antígenos em determinadas vacinas, uma vez que são capazes de induzir a formação de anticorpos protetores. Por exemplo, os polissacarídeos capsulares purificados de 23 tipos de *S. pneumoniae* estão presentes na vacina atual.

(4) A cápsula pode desempenhar um papel na adesão das bactérias aos tecidos humanos, que consiste em uma etapa inicial importante da infecção.

Flagelos

Os flagelos são longos apêndices, semelhantes a um chicote, que deslocam as bactérias em direção aos nutrientes e a outros fatores atrativos, processo denominado **quimiotaxia**. O longo filamento que atua como um propulsor é composto por várias subunidades de uma única proteína, denominada flagelina, organizadas em diversas cadeias entrelaçadas. A energia para o movimento, a **força próton-motiva**, é fornecida pelo trifosfato de adenosina (ATP), o qual é derivado da passagem de íons através da membrana.

As bactérias flageladas exibem número e localização de flagelos característicos: algumas bactérias apresentam um, enquanto outras apresentam vários; em algumas, os flagelos estão localizados em uma extremidade, enquanto em outras, esses são distribuídos por toda a superfície externa. Apenas algumas bactérias possuem flagelos; muitos bacilos os possuem, mas a maioria dos cocos não, sendo, portanto, imóveis. As espiroquetas movem-se por meio de uma estrutura semelhante ao flagelo denominada **filamento axial**, que se enrola ao redor da célula espiralada, produzindo um movimento ondulado.

Os flagelos apresentam relevância médica por duas razões:

(1) Algumas espécies de bactérias móveis (p. ex., *E. coli* e espécies de *Proteus*) são causas comuns de infecções do trato urinário. Os flagelos podem desempenhar papel na patogênese por propelirem as bactérias ao longo da uretra até a bexiga.

(2) Algumas espécies de bactérias (p. ex., espécies de *Salmonella*) são identificadas no laboratório clínico pelo uso de anticorpos específicos contra proteínas flagelares.

Pili (fímbrias)

Os *pili* são filamentos semelhantes a pelos que se estendem a partir da superfície celular. São mais curtos e lineares que os flagelos, sendo compostos por subunidades de uma proteína, a pilina, organizadas em fitas helicoidais. São encontrados principalmente em organismos Gram negativos.

Os *pili* desempenham dois papéis importantes:

(1) Medeiam a **ligação** das bactérias a receptores específicos da superfície de células humanas, etapa necessária à iniciação da infecção por alguns organismos. Mutantes de *Neisseria gonorrhoeae* que não formam *pili* não são patogênicos.

(2) Um tipo especializado de *pilus*, o *pilus* sexual, estabelece a ligação entre as bactérias doadoras (macho) e receptoras (fêmeas) durante a conjugação (ver Cap. 4).

Glicocálice (camada limosa)

O glicocálice consiste em um revestimento polissacarídico secretado por muitas bactérias. Ele reveste as superfícies como um filme e possibilita a **firme aderência** das bactérias a estruturas variadas (p. ex., pele, válvulas cardíacas e cateteres). O glicocálice é um importante componente dos biofilmes (ver p. 36). A relevância clínica do glicocálice é ilustrada pelo fato de cepas de *P. aeruginosa* produtoras de glicocálice causarem infecções do trato respiratório em pacientes com fibrose cística; além disso, cepas produtoras de glicocálice das espécies *Staphylococcus epidermidis* e o estreptococo do grupo *viridans* causam endocardites. O glicocálice também medeia a adesão de certas bactérias à superfície dos dentes. Isso desempenha papel importante na formação da placa dental.

Esporos bacterianos

Essas estruturas altamente resistentes são formadas em resposta às condições adversas por dois gêneros de bacilos Gram-positivos de relevância médica: o gênero *Bacillus*, que inclui o agente do antraz, e o gênero *Clostridium*, que inclui os agentes do tétano e do botulismo. A formação de esporos (esporulação) ocorre quando os nutrientes, como fontes de carbono e nitrogênio, são escassos (Fig. 2-8). O esporo é formado no interior da célula e contém DNA bacteriano, uma pequena quantidade de citoplasma, membrana celular, peptideoglicano, pouquíssima água e, o mais importante, um revestimento espesso semelhante à queratina, responsável pela acentuada resistência do esporo ao calor, à radiação e a compostos químicos. Essa resistência pode ser mediada pelo **ácido dipicolínico**, um quelante de íons cálcio encontrado apenas em esporos.

Uma vez formado, o esporo não exibe qualquer atividade metabólica, podendo permanecer dormente por muitos anos. Quando exposto à água e a nutrientes apropriados, enzimas específicas degradam o revestimento, a água e os nutrientes penetram, e ocorre a germinação em uma célula bacteriana potencialmente patogênica. Observa-se que esse processo de diferenciação *não* corresponde a uma forma de reprodução, uma vez que uma célula produz um esporo que germina, originando uma única célula.

A relevância médica dos esporos reside em sua **extraordinária resistência ao calor** e a compostos químicos. Como resultado de sua resistência ao calor, a esterilização não é obtida por meio de fervura. O aquecimento por vapor sob pressão (autoclave) a 121°C, por pelo menos 15 minutos, é necessário para garantir a esterilidade de produtos de uso médico. Esporos não são frequentemente observados em espécimes clínicos obtidos de pacientes infectados por organismos formadores de esporos, uma vez que o suprimento de nutrientes é adequado.

A Tabela 2-4 descreve as características de relevância médica dos esporos bacterianos.

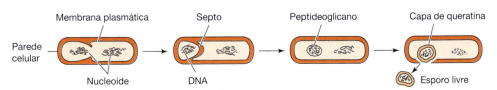

FIGURA 2-8 Esporos bacterianos. O esporo contém o DNA bacteriano completo, envolto por uma espessa e resistente capa.

12   PARTE I • Bacteriologia básica

TABELA 2-4   Características importantes dos esporos e suas implicações médicas

Características importantes dos esporos	Implicações médicas
Altamente resistentes ao aquecimento; os esporos não são mortos pela fervura (100°C), porém são mortos a 121°C.	Os suprimentos médicos devem ser aquecidos a 121°C por pelo menos 15 minutos, a fim de serem esterilizados.
Altamente resistentes a vários compostos químicos, incluindo a maioria dos desinfetantes. Isso é atribuído à capa do esporo, espessa e semelhante à queratina.	Somente soluções designadas como esporicidas promoverão a morte de esporos.
Podem sobreviver por vários anos, especialmente no solo.	Ferimentos contaminados pelo solo podem ser infectados por esporos, causando doenças como tétano (*C. tetani*) e gangrena gasosa (*C. perfringens*).
Não exibem atividade metabólica mensurável.	Antibióticos são ineficazes contra os esporos, pois atuam inibindo certas vias metabólicas de bactérias. Além disso, a capa do esporo é impermeável aos antibióticos.
Os esporos são formados quando os nutrientes são insuficientes, mas germinam, formando bactérias, quando os nutrientes se tornam disponíveis.	Os esporos não são observados com frequência no local de infecções porque os nutrientes são limitantes. Bactérias, em vez de esporos, são geralmente observadas em esfregaços submetidos à coloração de Gram.
Os esporos são produzidos por membros de somente dois gêneros de bactérias de relevância médica, *Bacillus* e *Clostridium*, que consistem em bacilos Gram-positivos.	As infecções transmitidas por esporos são causadas por espécies de *Bacillus* ou *Clostridium*.

CONCEITOS-CHAVE

Forma e tamanho

- As bactérias podem se apresentar sob três formas: **cocos** (esferas), **bacilos** (bastonetes) e **espiroquetas** (espirais).

- Os cocos são organizados em três padrões: pares (diplococos), cadeias (estreptococos) e agrupamentos (estafilococos).

- O tamanho da maioria das bactérias varia entre 1 e 3 mm. *Mycoplasma*, as menores bactérias (e, portanto, as **menores células**) medem 0,2 µm. Algumas bactérias, como *Borrelia*, têm até 10 µm, isto é, são maiores que uma hemácia humana, que apresenta cerca de 7 µm de diâmetro.

Parede celular bacteriana

- Todas as bactérias possuem parede celular composta por **peptideoglicano**, exceto *Mycoplasma*, que são envoltas *somente* por uma membrana celular.

- As bactérias Gram-negativas apresentam uma **fina** camada de peptideoglicano, envolta por uma membrana externa contendo lipídeo, ao passo que as bactérias Gram-positivas apresentam uma **espessa** camada de peptideoglicano e não possuem membrana externa. Essas diferenças explicam por que as bactérias Gram-negativas perdem a coloração quando expostas ao solvente de lipídeos durante a coloração de Gram, enquanto as Gram-positivas permanecem coradas.

- A membrana externa das bactérias Gram-negativas contém **endotoxina** (**lipopolissacarídeo, LPS**), o principal indutor de choque séptico. A endotoxina consiste em **lipídeo A**, que induz a febre e a hipotensão observadas no choque séptico, e um polissacarídeo (**antígeno O**), útil na identificação laboratorial.

- Entre a camada de peptideoglicano e a membrana externa de bactérias Gram-negativas encontra-se o **espaço periplasmático**, que corresponde à localização das **β-lactamases**, e as enzimas que degradam antibióticos β-lactâmicos, como penicilinas e cefalosporinas.

- O peptideoglicano é encontrado *apenas* em células bacterianas. Consiste em uma rede que reveste toda a bactéria e confere ao organismo sua forma. É composto por um arcabouço de açúcar (**glicano**) e cadeias laterais peptídicas (**peptídeo**). As cadeias laterais sofrem ligação cruzada por ação da **transpeptidase**, a enzima inibida pelas penicilinas e cefalosporinas.

- A parede celular de micobactérias (p. ex., *M. tuberculosis*) exibe **mais lipídeos** que bactérias Gram-positivas ou Gram-negativas. Como resultado, os corantes utilizados na coloração de Gram não penetram em (i.e., não coram) micobactérias. As micobactérias são coradas pela **coloração álcool-ácido-resistente**; essas bactérias frequentemente são denominadas bacilos álcool-ácido-resistentes.

- As **lisozimas** matam as bactérias por clivarem o arcabouço de glicano do peptideoglicano.

- A membrana citoplasmática das bactérias consiste em uma bicamada lipídica (sem esteróis), localizada internamente no peptideoglicano. Ela regula o transporte de nutrientes para dentro da célula e a secreção de toxinas para fora da célula.

Coloração de Gram

- A **coloração de Gram** é o mais importante procedimento de coloração. As bactérias Gram-positivas coram-se em *púrpura*, enquanto as bactérias Gram-negativas coram-se em *cor-de-rosa*. Essa diferença baseia-se na capacidade de bactérias Gram-positivas *reterem o complexo cristal violeta-iodo na presença de um solvente de lipídeos*, geralmente álcool-acetona. As bactérias Gram-negativas, pelo fato de apresentarem uma membrana externa contendo lipídeos e peptideoglicano delgado, perdem o corante púrpura quando tratadas com álcool-acetona. Perdem a coloração e coram-se em cor-de-rosa quando expostas a um corante vermelho, como safranina.

- Nem todas as bactérias podem ser visualizadas utilizando-se a coloração de Gram. Alguns importantes patógenos de seres hu-

CAPÍTULO 2 • Estrutura de células bacterianas **13**

manos, como as bactérias que causam a tuberculose e a sífilis, não podem ser visualizados utilizando-se essa coloração.

DNA bacteriano

- O genoma bacteriano geralmente consiste em um **único cromossomo de DNA circular**, localizado no nucleoide.

- **Plasmídeos** são segmentos extracromossômicos de DNA circular que codificam exotoxinas, assim como muitas enzimas responsáveis pela resistência a antibióticos.

- **Transpósons** são segmentos pequenos de DNA que frequentemente se movem entre o DNA cromossômico e o DNA plasmidial. Esses segmentos carreiam genes de resistência a antibióticos.

Estruturas externas à parede celular

- As **cápsulas** são antifagocitárias, isto é, limitam a capacidade de neutrófilos englobarem as bactérias. Praticamente todas as cápsulas são compostas por *polissacarídeos*; a cápsula polipeptídica do bacilo do antraz é a única exceção. As cápsulas são também os antígenos de várias vacinas, como a vacina pneumocócica. Os anticorpos contra a cápsula neutralizam o efeito antifagocitário, permitindo que as bactérias sejam englobadas pelos neutrófilos. A **opsonização** é o processo pelo qual os anticorpos intensificam a fagocitose.

- Os **pili** são filamentos proteicos que se estendem a partir da superfície bacteriana e medeiam a **ligação** das bactérias à superfície das células humanas. Um tipo de *pilus*, o *pilus* sexual, atua na conjugação (ver Cap. 4).

- O **glicocálice** consiste em uma "camada limosa" polissacarídica secretada por certas bactérias. Essa camada **adere firmemente as bactérias** à superfície das células humanas e à superfície de cateteres, válvulas cardíacas protéticas e próteses de quadril.

Esporos bacterianos

- Os **esporos** exibem relevância médica por serem **altamente resistentes ao calor** e não serem mortos por vários desinfetantes. A fervura *não* mata os esporos. Esporos são formados por determinados bacilos Gram-positivos, principalmente por espécies de *Bacillus* e *Clostridium*.

- Os esporos possuem uma capa espessa semelhante à queratina, o que permite sua sobrevivência por vários anos, especialmente no solo. Os esporos são formados quando o suprimento de nutrientes se encontra baixo; porém, quando os nutrientes são restabelecidos, os esporos germinam, formando bactérias que podem causar doenças. Os esporos são *metabolicamente inativos*, mas contêm DNA, ribossomos e outros componentes essenciais.

TESTE SEU CONHECIMENTO

1. O passo inicial para o início da infecção de muitas bactérias é a adesão às mucosas do organismo. O componente bacteriano que medeia essa aderência é o:

   (A) lipídeo A
   (B) nucleoide
   (C) peptideoglicano
   (D) *pilus*
   (E) plasmídeo

2. No procedimento de coloração de Gram, as bactérias são expostas ao álcool 95% ou a uma solução de acetona/álcool. O objetivo desse passo é:

   (A) aderir as células à lâmina
   (B) reter o corante púrpura dentro de todos os tipos bacterianos
   (C) causar o rompimento da membrana externa, permitindo que o corante púrpura seja liberado das células bacterianas
   (D) facilitar a entrada do corante púrpura dentro das células Gram-negativas
   (E) formar um complexo com a solução de iodo

3. Durante o estudo de fatores bacterianos associados à doença, descobriu-se que um mutante raro de uma cepa patogênica não era capaz de formar cápsula. Qual das opções a seguir traz informações mais prováveis a respeito desse mutante não encapsulado?

   (A) Trata-se de uma amostra não patogênica porque pode ser facilmente fagocitada.
   (B) Trata-se de uma amostra não patogênica porque não é capaz de invadir tecidos.
   (C) Trata-se de uma amostra não patogênica porque só é capaz de crescer em anaerobiose.

   (D) Trata-se de uma amostra altamente patogênica porque é capaz de secretar grandes quantidades de exotoxina.
   (E) Trata-se de uma amostra altamente patogênica porque é capaz de secretar grandes quantidades de endotoxina.

4. Cepas de *Mycobacterium tuberculosis* coram-se pela coloração álcool-ácido-resistente, mas não pela coloração de Gram. Qual das opções a seguir explica melhor essa afirmativa?

   (A) A bactéria possui uma grande quantidade de *pili*, que absorve o corante púrpura.
   (B) A bactéria possui uma grande quantidade de lipídeos de membrana, dificultando a entrada do corante púrpura na célula.
   (C) A bactéria possui uma parede celular muito fina, que não retém o corante.
   (D) A bactéria é muito fina para ser visualizada na coloração de Gram.
   (E) A célula da bactéria possui uma grande quantidade de histonas, negativamente carregadas.

5. Dos componentes bacterianos, qual exibe maior variação antigênica?

   (A) Cápsula
   (B) Lipídeo A de endotoxina
   (C) Peptideoglicano
   (D) Ribossomo
   (E) Esporo

6. As β-lactamases representam uma importante causa de resistência aos antibióticos. Onde as β-lactamases são mais frequentemente encontradas?

   (A) Associadas ao DNA no nucleoide
   (B) Associadas aos *pili* na superfície celular
   (C) Livres no citoplasma
   (D) Inseridas na cápsula
   (E) No espaço periplasmático

14 PARTE I • Bacteriologia básica

7. Entre as opções a seguir, qual descreve de forma mais precisa as diferenças estruturais entre bactérias Gram-positivas e Gram-negativas?

(A) Bactérias Gram-positivas apresentam uma camada espessa de peptideoglicano, ao passo que as Gram-negativas apresentam uma camada delgada.

(B) Bactérias Gram-positivas apresentam uma membrana lipídica externa, ao contrário das Gram-negativas.

(C) Bactérias Gram-positivas formam um *pilus* sexual que medeia a conjugação, ao passo que nas bactérias Gram-negativas isso não é observado.

(D) Somente as bactérias Gram-positivas possuem plasmídeos.

(E) Bactérias Gram-positivas apresentam cápsulas, ao passo que as Gram-negativas não possuem tal estrutura.

8. Bactérias causadoras de infecções nosocomiais (hospitalares) frequentemente produzem substâncias extracelulares que as permitem aderir firmemente à superfície de aparatos médicos, como cateteres intravenosos. Qual das opções a seguir representa essa substância extracelular?

(A) Filamento axial

(B) Endotoxina

(C) Flagelos

(D) Glicocálice

(E) Porina

9. A lisozima presente nas lágrimas é uma substância efetiva na prevenção de conjuntivite. Qual das substâncias a seguir é degradada pela lisozima?

(A) Endotoxina

(B) DNA do nucleoide

(C) Peptideoglicano

(D) *Pilus*

(E) DNA plasmidial

10. Várias bactérias que formam esporos são importantes patógenos humanos. Sobre o assunto, marque a opção correta:

(A) Os esporos são mortos ao serem fervidos por 15 minutos.

(B) Eles são produzidos por cocos Gram-positivos.

(C) Eles são formados pelas bactérias quando estas são expostas a antibióticos.

(D) Eles são produzidos por anaeróbios apenas na presença de oxigênio.

(E) Apesar de serem metabolicamente inativos, podem sobreviver por anos nesse estado inativo.

RESPOSTAS

(1) **(D)**

(2) **(C)**

(3) **(A)**

(4) **(B)**

(5) **(A)**

(6) **(E)**

(7) **(A)**

(8) **(D)**

(9) **(C)**

(10) **(E)**

VER TAMBÉM

• Mais **questões para autoavaliação** sobre os temas discutidos neste capítulo são encontradas na seção de Bacteriologia básica da Parte XIII: Questões para autoavaliação, a partir da página 711. Consulte também a Parte XIV: Simulado de provas e concursos, a partir da página 753.

C A P Í T U L O

3

Crescimento

CONTEÚDO DO CAPÍTULO

- Ciclo de crescimento
- Crescimento intracelular obrigatório
- Crescimento aeróbico e anaeróbico
- Fermentação de açúcares
- Metabolismo do ferro
- Conceitos-chave
- Teste seu conhecimento
- Ver também

CICLO DE CRESCIMENTO

As bactérias reproduzem-se por **fissão binária**, processo em que uma célula parental divide-se, originando duas células-filhas. Pelo fato de uma célula originar duas células-filhas, é referido que as bactérias realizam crescimento exponencial (crescimento logarítmico). O conceito de crescimento exponencial pode ser ilustrado pela seguinte relação:

Número de células	1	2	4	8	16
Exponencial	2^0	2^1	2^2	2^3	2^4

Assim, uma bactéria produzirá 16 bactérias após 4 gerações.

O tempo de duplicação (geração) das bactérias varia de 20 minutos, no caso de *Escherichia coli*, a mais de 18 horas, no caso de *Mycobacterium tuberculosis*. O crescimento exponencial e o tempo curto de duplicação de alguns organismos resultam na rápida geração de grande número de bactérias. Por exemplo, 1 organismo *E. coli* originará uma progênie superior a 1.000 em aproximadamente 3 horas, e acima de 1 milhão em cerca de 7 horas. O tempo de duplicação varia não somente em relação à espécie, mas também de acordo com a quantidade de nutrientes, temperatura, pH e outros fatores ambientais.

O ciclo de crescimento de bactérias apresenta quatro fases principais. Se um número de bactérias for inoculado em um meio nutriente líquido, realizando-se a contagem de bactérias a intervalos frequentes, as fases características de uma curva de crescimento padrão podem ser demonstradas (Fig. 3-1).

(1) A primeira corresponde à fase **lag**, durante a qual ocorre intensa atividade metabólica; contudo as células não se dividem. Essa fase pode durar de alguns minutos a muitas horas.

(2) A fase **log** (logarítimica) corresponde à fase de rápida divisão celular. Muitos antibióticos, como a penicilina, apresentam maior eficácia durante esta fase, uma vez que atuam perturbando processos biossintéticos realizados pela célula bacteriana durante o

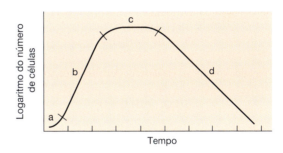

FIGURA 3-1 Curva de crescimento bacteriano: a, fase lag; b, fase log; c, fase estacionária; d, fase de morte. (Reproduzida, com permissão, de Joklik WK et al. *Zinsser Microbiology*. 20th ed. Publicada originalmente por Appleton & Lange. Copyright 1992, McGraw-Hill.)

crescimento ativo (i.e., quando estão se dividindo). A fase log também é conhecida como a fase **exponencial**.

(3) A fase **estacionária** ocorre quando a depleção de nutrientes ou os produtos tóxicos causam uma diminuição no crescimento até que o número de células novas produzidas equilibra-se com o número de células que morrem, resultando em um estado de equilíbrio. As células cultivadas em um aparato especial, denominado "quimiostato", no qual nutrientes frescos são adicionados continuamente, podem permanecer na fase log e não entram na fase estacionária.

(4) A fase final corresponde à fase de **morte**, caracterizada por um declínio no número de bactérias viáveis.

CRESCIMENTO INTRACELULAR OBRIGATÓRIO

A maioria dos patógenos bacterianos de seres humanos é capaz de crescer em meios artificiais nos laboratórios clínicos. O termo *artificial* significa que o meio é composto de substâncias químicas purificadas, como açúcares, aminoácidos e sais, como o cloreto de

PARTE I • Bacteriologia básica

sódio. Muitas vezes, sangue é adicionado na forma de sangue de ovelha, mas isso tem propósitos nutricionais, não porque as bactérias precisam crescer dentro de hemácias.

No entanto, certos patógenos bacterianos de seres humanos, especialmente *Chlamydia* e *Rickettsia* (ver Caps. 25 e 26, respectivamente) e *Ehrlichia* e *Anaplasma* (ver Cap. 26), *somente* podem crescer dentro de células vivas e são chamados de **patógenos intracelulares obrigatórios**. A principal razão para isso é que eles não possuem a capacidade de produzir trifosfato de adenosina (ATP) em quantidades suficientes e precisam utilizar o ATP produzido pelas células hospedeiras.

CRESCIMENTO AERÓBIO E ANAERÓBIO

Para a maioria dos organismos, um suprimento adequado de oxigênio intensifica o metabolismo e o crescimento. O oxigênio atua como o aceptor de hidrogênio nas etapas finais da produção de energia catalisada pelas flavoproteínas e pelos citocromos. Uma vez que a utilização de oxigênio gera duas moléculas tóxicas, o peróxido de hidrogênio (H_2O_2) e o radical livre superóxido (O_2^-), as bactérias requerem duas enzimas para desintoxicar essas moléculas quando o oxigênio é utilizado. A primeira corresponde à **superóxido-dismutase**, que catalisa a reação a seguir:

$$2O_2^- + 2H^+ \rightarrow H_2O_2 + O_2$$

A segunda consiste na **catalase**, que catalisa a reação a seguir:

$$2H_2O_2 \rightarrow 2H_2O + O_2$$

A resposta ao oxigênio é um critério importante para a classificação das bactérias e exibe grande importância prática, uma vez que espécimes obtidos a partir de pacientes devem ser incubados na atmosfera apropriada ao crescimento das bactérias.

(1) Algumas bactérias, como *M. tuberculosis*, são **aeróbias obrigatórias**; isto é, requerem oxigênio para o crescimento, uma vez que seu sistema de geração de ATP depende do oxigênio como aceptor final de hidrogênio.

(2) Outras bactérias, como *E. coli*, são **anaeróbias facultativas**; elas utilizam o oxigênio, caso este se encontre presente, para gerar energia por meio da respiração; contudo são capazes de utilizar a via da fermentação para sintetizar ATP na ausência de oxigênio suficiente.

(3) O terceiro grupo de bactérias consiste nas **anaeróbias obrigatórias**, como *Clostridium tetani*, incapazes de crescer na presença de oxigênio, uma vez que são desprovidas de superóxido-dismutase ou catalase, ou ambos. Anaeróbios obrigatórios variam em sua resposta à exposição ao oxigênio; alguns podem sobreviver, mas são incapazes de se multiplicar, ao passo que outros são rapidamente mortos.

FERMENTAÇÃO DE AÇÚCARES

No laboratório clínico, a identificação de vários patógenos importantes de seres humanos baseia-se na fermentação de determinados açúcares. Por exemplo, *Neisseria gonorrhoeae* e *Neisseria meningitidis* podem ser distinguidas entre si com base na fermentação de glicose ou maltose (ver p. 127); e *E. coli* pode ser diferenciada de *Salmonella* e *Shigella* de acordo com sua capacidade de fermentar a lactose (ver p. 146).

O termo **fermentação** refere-se à clivagem de um açúcar (como glicose ou maltose ou galactose) a ácido pirúvico e, em seguida, a ácido láctico. Observa-se que a lactose é um dissacarídeo composto por glicose e galactose e, portanto, deve ser clivada pela β-galactosidase em *E. coli* antes que ocorra a fermentação. A fermentação é também denominada ciclo glicolítico (glico = açúcar, lítico = quebra), sendo esse o processo pelo qual as bactérias facultativas geram ATP na ausência de oxigênio.

Na presença de oxigênio, o piruvato produzido pela fermentação entra no ciclo de Krebs (ciclo de oxidação, ciclo do ácido tricarboxílico), sendo metabolizado em dois produtos finais, CO_2 e H_2O. O ciclo de Krebs produz mais ATP que o ciclo glicolítico; assim, as bactérias facultativas exibem crescimento mais rápido na presença de oxigênio. As bactérias facultativas e anaeróbias realizam a fermentação, porém as aeróbias, que crescem somente na presença de oxigênio, não a realizam. Organismos aeróbios, como *Pseudomonas aeruginosa*, produzem metabólitos que entram no ciclo de Krebs por processos distintos da fermentação, como a desaminação de aminoácidos.

Durante a fermentação, são gerados produtos finais ácidos (piruvato e lactato), que podem ser detectados por um indicador que muda de cor de acordo com alterações de pH. Por exemplo, quando um açúcar é fermentado na presença do indicador vermelho de fenol, o pH torna-se ácido e o meio passa a exibir coloração amarela. No entanto, se o açúcar não for fermentado, não há a produção de ácido e o vermelho de fenol permanece vermelho.

METABOLISMO DO FERRO

O ferro, sob a forma de íon férrico, é necessário para o crescimento das bactérias por ser um componente essencial dos citocromos e de outras enzimas. A quantidade de ferro disponível no corpo humano para as bactérias é muito baixa, uma vez que o ferro é sequestrado por proteínas ligantes de ferro, como a transferrina. Para obter o ferro necessário para o crescimento, as bactérias produzem compostos ligantes de ferro, denominados **sideróforos**. Os sideróforos, como a enterobactina produzida por *E. coli*, são secretados pelas bactérias, quelam o ferro disponível e, assim, o capturam, ligando-se a receptores específicos localizados na superfície das bactérias, sendo ativamente transportados para o interior da célula. O fato de as bactérias apresentarem esse mecanismo descrito reforça a importância do ferro para o crescimento e metabolismo bacterianos.

CAPÍTULO 3 • Crescimento **17**

CONCEITOS-CHAVE

- As bactérias reproduzem-se por **fissão binária**, ao passo que células eucarióticas se reproduzem por mitose.

- O ciclo de crescimento bacteriano consiste em quatro fases: a fase **lag**, durante a qual os nutrientes são incorporados; a fase **log**, durante a qual ocorre rápida divisão celular; a fase **estacionária**, quando o número de células que morrem se equipara ao número de células que estão sendo geradas; e a fase de **morte**, na qual a maioria das células está morrendo porque os nutrientes foram exauridos.

- Algumas bactérias podem crescer na presença de oxigênio (**aeróbias** e **facultativas**), ao passo que outras morrem na presença de oxigênio (**anaeróbias**). A utilização de oxigênio pelas bactérias origina produtos tóxicos, como o **superóxido** e o **peróxido de hidrogênio**. Os organismos aeróbios e facultativos possuem enzimas, como a **superóxido-dismutase** e a **catalase**, que desintoxicam esses produtos, ao passo que os anaeróbios não as apresentam, sendo mortos na presença de oxigênio.

- A fermentação de determinados açúcares corresponde à base da identificação laboratorial de alguns patógenos importantes. A fermentação de açúcares, como a glicose, resulta na produção de ATP e produtos ácidos (ácido pirúvico ou ácido láctico). Esses ácidos promovem diminuição do pH, fato que pode ser detectado pela alteração na cor de corantes indicadores.

TESTE SEU CONHECIMENTO

1. A Figura 3-1 demonstra uma curva de crescimento bacteriano dividida em fases: a, b, c e d. Em qual das fases o antibiótico penicilina provavelmente causará a morte das bactérias?

   (A) Fase a
   (B) Fase b
   (C) Fase c
   (D) Fase d

2. Algumas bactérias são anaeróbias obrigatórias. Qual das opções a seguir melhor explica esse fenômeno?

   (A) Elas podem produzir energia tanto por fermentação (i.e., glicólise) quanto por respiração, utilizando o ciclo de Krebs e os citocromos.
   (B) Elas não são capazes de produzir seu próprio ATP.
   (C) Elas não formam esporos.
   (D) Elas não possuem superóxido-dismutase e catalase.
   (E) Elas não possuem cápsula.

RESPOSTAS

(1) **(B)**
(2) **(D)**

VER TAMBÉM

- Mais **questões para autoavaliação** sobre os temas discutidos neste capítulo são encontradas na seção de Bacteriologia básica da Parte XIII: Questões para autoavaliação, a partir da página 711. Consulte também a Parte XIV: Simulado de provas e concursos, a partir da página 753.

C A P Í T U L O

4
Genética

CONTEÚDO DO CAPÍTULO

Introdução

Mutações

Transferência de DNA dentro das células bacterianas

Transferência de DNA entre células bacterianas
1. Conjugação
2. Transdução
3. Transformação

Recombinação

Conceitos-chave

Teste seu conhecimento

Ver também

INTRODUÇÃO

Existem diversos aspectos únicos da genética microbiana que explicam algumas características observadas em bactérias, como a imensa diversidade genotípica e fenotípica, a capacidade de causar doenças e a propensão a desenvolver resistência a praticamente qualquer antibiótico. As bactérias apresentam uma organização genética simples em relação aos organismos eucarióticos. Elas são haploides, geralmente possuindo um único cromossomo e, portanto, uma única cópia de cada gene. Isso contrasta com as células eucarióticas (como as células humanas), as quais são **diploides**, o que significa que elas possuem um par de cada cromossomo e, portanto, duas cópias de cada gene. Em células diploides, uma cópia de um gene (alelo) pode ser expressa como uma proteína (i.e., pode ser dominante), ao passo que outro alelo pode não ser expresso (i.e., pode ser recessivo). Em células haploides, qualquer gene que tenha adquirido uma mutação resultará em uma célula sintetizando uma proteína mutante ou nenhuma proteína, dependendo do tipo de mutação.

MUTAÇÕES

Uma mutação é uma alteração na sequência de bases do DNA que pode resultar na inserção de um aminoácido diferente ou de um códon de parada em uma proteína e, consequentemente, no surgimento de um fenótipo alterado.

As mutações resultam de três tipos de alterações moleculares:

(1) O primeiro tipo consiste na **substituição de bases**. Isso ocorre quando uma base é inserida em substituição a outra. A substituição de bases ocorre no momento da replicação do DNA, porque a DNA-polimerase comete um erro ou porque um agente mutagênico altera a formação das ligações de hidrogênio da base utilizada como molde, de maneira que uma base errada é inserida. Quando a substituição de bases resulta em um códon que simplesmente promove a inserção de um aminoácido diferente, a mutação é denominada **mutação de troca de sentido** (do inglês *missense*); quando a substituição de bases origina um códon de término, que interrompe prematuramente a síntese proteica, a mutação é denominada **mutação sem sentido** (do inglês *nonsense*). Mutações sem sentido quase sempre destroem a função da proteína.

(2) O segundo tipo de mutação corresponde à mutação de **alteração de fase de leitura**. Ocorre quando um ou mais pares de bases são adicionados ou removidos, alterando a fase de leitura do ribossomo, e resultando na incorporação dos aminoácidos errados "a jusante" à mutação e na produção de uma proteína inativa.

(3) O terceiro tipo de mutação ocorre quando **transpósons** ou **sequências de inserção** integram-se ao DNA. Essas porções recém-inseridas de DNA podem causar profundas modificações nos genes em que são inseridas, bem como nos genes adjacentes.

As mutações podem ser causadas por compostos químicos, radiação ou vírus. Os compostos químicos atuam de várias formas diferentes.

(1) Alguns, como o ácido nitroso e os agentes alquilantes, alteram a base existente de modo a formar uma ligação de hidrogênio preferencialmente com a base errada (p. ex., a adenina deixa de parear com a timina, pareando-se com a citosina).

(2) Alguns compostos químicos, como 5-bromouracila, correspondem a análogos de bases, pois são similares às bases normais. Uma vez que o átomo de bromo apresenta um raio atômico similar ao de um grupo metil, a 5-bromouracila pode ser inserida em substituição à timina (5-metiluracila). Entretanto, a 5-bromouracila apresenta menor fidelidade na formação de ligações de hidrogênio que a timina e, desse modo, liga-se com maior frequência à guanina. Isso resulta em uma transição de par de bases A-T para um par

de bases G-C, originando, assim, uma mutação. O fármaco antiviral iododesoxiuridina atua como análogo de base timina.

(3) Alguns compostos químicos, como o benzopireno, encontrado na fumaça do tabaco, ligam-se às bases do DNA, causando mutações de alterações de fase. Esses compostos químicos, frequentemente carcinogênicos e mutagênicos, intercalam-se entre bases adjacentes, distorcendo e desorganizando a sequência de DNA.

Os raios X e a luz ultravioleta também podem causar mutações.

(1) Os raios X exibem alta energia e podem danificar o DNA de três maneiras: (a) clivando as ligações covalentes que mantêm unida a cadeia de ribose-fosfato, (b) produzindo radicais livres capazes de atacar as bases e (c) alterando os elétrons nas bases e, desse modo, modificando suas ligações de hidrogênio.

(2) A radiação ultravioleta, que exibe energia mais baixa que os raios X, promove a ligação cruzada de bases pirimídicas adjacentes, formando dímeros. Essa ligação cruzada (p. ex., de timinas adjacentes formando um dímero de timina) resulta na incapacidade do DNA de replicar-se apropriadamente.

Certos vírus, como o vírus bacteriano Mu (bacteriófago mutador), provocam elevada frequência de mutações quando seu DNA é inserido no cromossomo bacteriano. Uma vez que o DNA viral pode ser inserido em vários pontos críticos, podem ocorrer mutações em genes variados. Essas mudanças podem ser de alteração de fase ou remoções.

Mutações letais condicionais são de interesse médico porque podem ser úteis em vacinas, como a vacina contra gripe. O termo *condicional* indica que a mutação é expressa apenas em determinadas condições. As mutações letais condicionais mais importantes são as sensíveis à temperatura. Organismos temperatura-sensíveis podem se replicar em uma temperatura relativamente baixa, ou permissiva, (p. ex., 32°C), mas não conseguem se multiplicar em temperaturas maiores, ou restritivas (p. ex., 37°C). Esse comportamento é causado por uma mutação que determina uma mudança de aminoácido em uma proteína essencial, o que permite que ela funcione normalmente a 32°C, mas não a 37°C, pois em temperaturas maiores a proteína sofre uma alteração em sua conformação. Um exemplo de um mutante letal-condicional de relevância médica corresponde a uma cepa do vírus influenza atualmente utilizada em uma vacina experimental. Essa vacina contém um vírus incapaz de crescer a 37°C e, portanto, incapaz de infectar os pulmões e causar pneumonia, mas é capaz de crescer a 32°C no nariz, onde pode se replicar e induzir a imunidade.

TRANSFERÊNCIA DE DNA DENTRO DAS CÉLULAS BACTERIANAS

Os **transpósons** transferem o DNA de um local do cromossomo bacteriano a outro, ou para um plasmídeo. Realizam esse processo pela síntese de uma cópia do seu DNA e pela inserção dessa cópia em outro local do cromossomo bacteriano ou do plasmídeo. A estrutura e a função dos transpósons são descritas no Capítulo 2, enquanto seu papel na resistência aos fármacos antimicrobianos é descrito no Capítulo 11. A transferência de um transpóson para um plasmídeo e a subsequente transferência de plasmídeos para outra bactéria por conjugação (ver adiante) contribuem de forma significativa para a disseminação da resistência a antibióticos.

A transferência de DNA no interior das bactérias também ocorre por **rearranjos programados** (Fig. 4-1). Esses rearranjos genéticos são responsáveis por muitas das alterações antigênicas observadas em *Neisseria gonorrhoeae* e *Borrelia recurrentis*, a causa da febre recorrente. (Também ocorrem em tripanosomas, discutidos

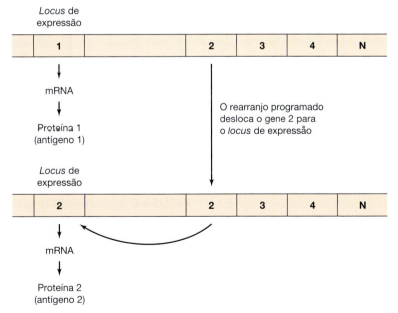

FIGURA 4-1 Rearranjos programados. Na parte superior da figura, o gene da proteína 1 encontra-se no *locus* de expressão e o mRNA da proteína 1 é sintetizado. Em um momento posterior, uma cópia do gene 2 é produzida e inserida no *locus* de expressão. Ao deslocar somente a cópia do gene, a célula sempre mantém o DNA original para uso futuro. Quando o DNA do gene 2 é inserido, o DNA do gene 1 é excisado e degradado.

TABELA 4-1 Comparação entre conjugação, transdução e transformação

Procedimento de transferência	Processo	Tipo de células envolvidas	Natureza do DNA transferido
Conjugação	DNA transferido de uma bactéria para outra	Procarióticas	Cromossômico ou plasmidial
Transdução	DNA transferido de uma célula para outra, por um vírus	Procarióticas	Qualquer gene na transdução generalizada; apenas certos genes na transdução especializada
Transformação	DNA "nu" disponível no ambiente ao redor que é absorvido por uma célula	Procarióticas	Qualquer DNA

no Cap. 52.) O rearranjo programado consiste no movimento de um gene de um local silencioso de armazenamento, onde o gene não é expresso, para um local ativo, onde a transcrição e a tradução ocorrem. Há muitos genes silenciosos que codificam variantes dos antígenos, e a inserção de um novo gene no local ativo de maneira sequencial, repetida e programada, consiste na fonte da variação antigênica consistente. Essas movimentações não são induzidas por uma resposta imune, mas têm como efeito permitir que os organismos dela evadam.

TRANSFERÊNCIA DE DNA ENTRE CÉLULAS BACTERIANAS

A transferência de informação genética de uma célula a outra pode ocorrer por três métodos: conjugação, transdução e transformação (Tab. 4-1). Do ponto de vista médico, as duas consequências mais importantes da transferência de DNA são (1) **a disseminação da resistência a antibióticos de uma bactéria para outra por meio da conjugação** e (2) **o fato de que diversas exotoxinas importantes são codificadas por bacteriófagos e são transferidas por meio da transdução.**

1. Conjugação

A conjugação corresponde ao "acasalamento" de duas células bacterianas, durante o qual o DNA é transferido da célula doadora à receptora (Fig. 4-2). Esse processo de acasalamento é controlado por um **plasmídeo F** (**fertilidade**) (fator F), que carreia os genes das proteínas necessárias à conjugação. Uma das proteínas mais importantes corresponde à pilina, a qual forma o ***pilus*** **sexual** (tubo de conjugação). O "acasalamento" se inicia quando o pilus da bactéria doadora que transporta o fator F (F$^+$) se liga a um receptor na superfície de uma bactéria receptora que não contém um fator F (F$^-$), resultando em uma conexão direta entre os citoplasmas das células doadora e receptora. Após uma clivagem enzimática do DNA do fator F, uma fita é transferida através da ponte conjugal (ponte de "acasalamento") para a célula receptora. O processo é completado pela síntese da fita complementar, originando um plasmídeo de fita dupla com o fator F, tanto na célula doadora quanto na receptora. A célula receptora torna-se uma célula F$^+$ masculina capaz de transmitir o plasmídeo. Observe que, neste caso, apenas o fator F foi transferido, e não o cromossomo bacteriano.

Algumas células F$^+$ apresentam seu plasmídeo F integrado ao genoma bacteriano e, portanto, adquirem a capacidade de transferir o cromossomo para outra célula. Essas células são denominadas células **Hfr** (**alta frequência de recombinação** [do inglês *high-frequency recombination*]) (Fig. 4-3). Durante essa transferência, a fita simples de DNA que entra na célula recipiente F$^-$ contém um pedaço do fator F na extremidade inicial, seguido pelo cromossomo bacteriano e, por fim, pelo restante do fator F. O tempo necessário para a transferência completa do DNA bacteriano é de aproximadamente 100 minutos. A maioria dos acasalamentos resulta na transferência de apenas uma porção do cromossomo do doador, uma vez que a ligação entre células pode se romper. Os genes da célula doadora que são transferidos variam, já que o plasmídeo F pode integrar-se em vários locais distintos do DNA bacteriano. Os genes bacterianos adjacentes à porção-líder do fator F são os primeiros e, por isso, os mais frequentemente transferidos. O DNA recém-adquirido pode recombinar-se com o DNA receptor, tornando-se um componente estável de seu material genético.

Plasmídeos de resistência (**plasmídeos R**) também podem ser transferidos por conjugação. Os plasmídeos R podem carrear um ou mais genes que codificam uma variedade de enzimas que podem degradar antibióticos e modificar os sistemas de transporte de membrana. Por exemplo, os plasmídeos R codificam as β-lactamases de *Staphylococcus aureus*, *Escherichia coli* e *Klebsiella pneumoniae*. Além disso, eles codificam as proteínas do sistema de

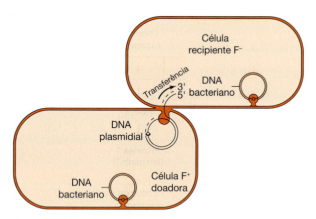

FIGURA 4-2 Conjugação. Um plasmídeo F está sendo transferido de uma bactéria doadora F$^+$ para uma receptora F$^-$. A transferência ocorre no local de contato criado pelo *pilus* sexual. O novo plasmídeo da bactéria receptora é composto por uma fita parental (linha contínua) e uma fita recém-sintetizada (linha pontilhada). O plasmídeo previamente existente na bactéria doadora agora consiste em uma fita parental (linha contínua) e uma fita recém-sintetizada (linha pontilhada). Ambos os plasmídeos são ilustrados exibindo somente uma curta porção do DNA recém-sintetizado (linhas pontilhadas), mas no fim da síntese de DNA tanto o doador quanto o receptor contêm uma cópia completa do DNA plasmidial. (Adaptada de Tortora G, *Microbiology: An Introduction*. 1st ed. © 1982. Pearson Education Inc, New York, NY.)

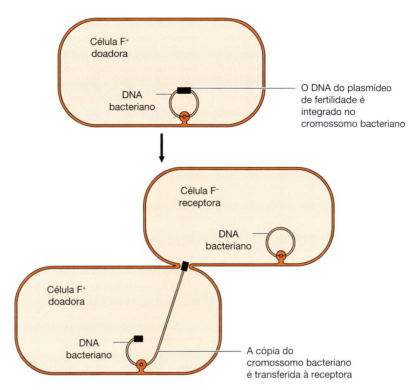

FIGURA 4-3 Alta frequência de recombinação. **Parte superior:** Um plasmídeo de fertilidade (F) foi integrado ao cromossomo bacteriano. **Parte inferior:** O plasmídeo F medeia a transferência do cromossomo bacteriano da doadora para as bactérias receptoras.

transporte que exportam ativamente as sulfonamidas para fora da célula bacteriana. Observe que os plasmídeos R podem ser transferidos não apenas para células da mesma espécie, mas também para outras espécies e gêneros. (Ver Cap. 11 para mais informações sobre os plasmídeos R.)

2. Transdução

A **transdução** consiste na transferência de DNA celular por meio de um vírus bacteriano (**bacteriófago**, **fago**) (Fig. 4-4). Durante o crescimento do vírus no interior da célula, uma porção do DNA bacteriano é incorporada na partícula viral, sendo transferido para a célula receptora durante a infecção. No interior da célula receptora, o DNA do fago pode integrar-se ao DNA celular e a célula pode adquirir uma nova característica – processo denominado **conversão lisogênica** (ver final do Cap. 29). Esse processo pode transformar um organismo não patogênico em patogênico. As toxinas diftérica, botulínica, colérica e eritrogênica (*Streptococcus pyogenes*) são codificadas por bacteriófagos e podem ser transferidas por transdução.

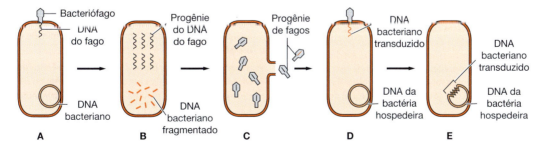

FIGURA 4-4 Transdução. **A:** Um bacteriófago infecta uma bactéria, e o DNA fágico penetra na célula. **B:** O DNA do fago replica-se e o DNA bacteriano é fragmentado. **C:** Novos fagos são formados e liberados; a maioria carreia DNA fágico e alguns fagos carreiam DNA bacteriano. **D:** Outra bactéria é infectada por um fago contendo DNA bacteriano. **E:** O DNA bacteriano transduzido integra-se ao DNA hospedeiro, e o hospedeiro adquire uma nova característica. Essa bactéria hospedeira sobrevive, uma vez que nenhum DNA viral é transduzido; dessa forma, não ocorre replicação viral. (Outro tipo de mecanismo de transdução é ilustrado na Fig. 29-8.)

PARTE I • Bacteriologia básica

Existem dois tipos de transdução: generalizada e especializada. O tipo **generalizado** ocorre quando o vírus carreia um segmento derivado de qualquer região do cromossomo bacteriano. Isso ocorre porque o DNA celular é fragmentado após a infecção pelo fago e porções do DNA celular de mesmo tamanho do DNA viral são incorporadas à partícula viral com uma frequência de cerca de uma a cada mil partículas virais. O tipo **especializado** ocorre quando o DNA do vírus bacteriano, que foi integrado ao DNA celular, é excisado e carreia uma porção do DNA celular adjacente. Uma vez que a maioria dos fagos lisogênicos (temperados) integra-se em locais específicos no DNA bacteriano, os genes celulares adjacentes transduzidos geralmente são específicos daquele vírus.

3. Transformação

A **transformação** consiste na transferência do próprio DNA de uma célula a outra. Isso ocorre por um dos dois métodos seguintes. Primeiro, na natureza, bactérias em processo de morte podem liberar seu DNA, o qual pode ser captado por células receptoras. Determinadas bactérias, como *Neisseria*, *Haemophilus* e estreptococos, sintetizam receptores na superfície celular que desempenham um papel na captação de DNA do ambiente.

Segundo, em laboratório, um pesquisador pode extrair DNA de um tipo bacteriano e introduzir em bactérias geneticamente distintas. O uso experimental da transformação revelou importantes informações sobre o DNA. Em 1944, demonstrou-se que o DNA extraído de pneumococos capsulados lisos era capaz de transformar pneumococos não capsulados rugosos em organismos capsulados lisos. Essa demonstração de que o princípio de transformação correspondia ao DNA consistiu na primeira evidência de que o DNA correspondia ao material genético.

RECOMBINAÇÃO

Uma vez que o DNA é transferido da célula doadora para a receptora por um dos três processos descritos anteriormente, ele pode ser integrado ao cromossomo da célula hospedeira por recombinação. Existem dois tipos de recombinação:

(1) A **recombinação homóloga**, em que dois segmentos de DNA exibindo extensas regiões de homologia pareiam-se e permutam porções pelos processos de clivagem e religação.

(2) A **recombinação não homóloga**, em que pouca, ou nenhuma, homologia é necessária.

Diferentes *loci* genéticos dirigem esses dois tipos e, desse modo, presume-se que enzimas diferentes estejam envolvidas. Embora seja inferido que uma variedade de endonucleases e ligases estão envolvidas, a sequência exata de eventos é desconhecida.

CONCEITOS-CHAVE

- As bactérias possuem apenas uma cópia de seu DNA, isto é, são **haploides**. Em contrapartida, as células eucarióticas apresentam duas cópias de seu DNA genômico, isto é, são **diploides**. O DNA bacteriano é geralmente circular; o DNA nuclear humano é linear.

- A transferência de DNA no interior de células bacterianas ocorre por dois processos: movimentação de transpósons e rearranjos programados. Os **transpósons** são pequenos segmentos de DNA que prontamente se deslocam de um local a outro do cromossomo bacteriano, ou do cromossomo bacteriano para um plasmídeo. Os transpósons têm relevância médica porque geralmente **carreiam genes de resistência a antibióticos.** A transferência de transpósons presentes em plasmídeos para outras bactérias por conjugação contribui significativamente para a resistência a antibióticos.

- Os **rearranjos programados** consistem na movimentação de genes a partir de locais inativos (de armazenamento) para locais ativos, onde são expressos como novas proteínas. Esse processo tem relevância médica porque as bactérias podem adquirir novas proteínas (antígenos) em sua superfície, evadindo do sistema imune. Dois importantes organismos onde isso ocorre são *N. gonorrhoeae*, o agente causador da gonorreia, e *Trypanosoma brucei*, um protozoário que causa a doença africana do sono.

- A transferência de DNA entre células bacterianas ocorre principalmente por dois processos: conjugação e transdução. A **conjugação** é o processo pelo qual o DNA plasmidial ou cromossômico é transferido diretamente de uma bactéria a outra. Para que a conjugação ocorra, a bactéria doadora deve possuir um plasmídeo de "fertilidade" (plasmídeo F) que codifica as proteínas mediadoras desse processo, das quais as mais importantes estão relacionadas com a formação do *pilus* **sexual**. O DNA transferido por conjugação à bactéria receptora consiste em uma nova cópia, permitindo à doadora manter uma cópia do DNA. Os plasmídeos que carreiam genes de resistência a antibióticos são geralmente transferidos por conjugação.

- A **transdução** é o processo pelo qual o DNA, plasmidial ou cromossômico, é transferido de uma bactéria a outra por intermédio de um **vírus**. O DNA transferido integra-se ao DNA cromossômico da célula receptora, e novas proteínas, como as exotoxinas, são sintetizadas – um processo denominado **conversão lisogênica**.

- A **transformação** é o processo pelo qual o próprio DNA, tanto o DNA liberado por células em processo de morte quanto o purificado em laboratório, penetra em uma bactéria receptora.

CAPÍTULO 4 • Genética   **23**

TESTE SEU CONHECIMENTO

1. A emergência de bactérias resistentes a antibióticos, especialmente bacilos Gram-negativos entéricos, é um fenômeno de relevância médica. Isso ocorre frequentemente devido a um processo que envolve a formação de *pilus* sexual e uma subsequente transferência de plasmídeos contendo um ou mais transpósons. Qual das opções a seguir corresponde a esse processo?

   (A) Conjugação
   (B) Transdução
   (C) Transformação
   (D) Translocação
   (E) Transposição

2. Várias bactérias patogênicas apresentam a habilidade de translocar fragmentos de seu DNA em um processo denominado *rearranjos programados*. Qual das opções a seguir representa a consequência mais importante desse processo?

   (A) O número de plasmídeos aumenta de forma significativa, elevando de forma notável a resistência a antibióticos.
   (B) A quantidade de endotoxina aumenta de forma significativa, o que eleva a habilidade de a bactéria causar choque séptico.
   (C) Os antígenos de superfície das bactérias variam de forma significativa, o que aumenta sua capacidade de evadir a opsonização por anticorpos.
   (D) A habilidade de a bactéria ser lisogenizada é significativamente aumentada, o que eleva de forma significativa as quantidades de exotoxinas.
   (E) A habilidade de a bactéria sobreviver de forma intracelular aumenta de forma significativa.

3. Qual entre as afirmações a seguir é a mais acurada em relação aos transpósons?

   (A) Eles codificam enzimas que degradam cromossomos bacterianos.
   (B) Eles são pequenas sequências de DNA que frequentemente codificam enzimas que fazem a mediação de resistência a antibióticos.

   (C) São sequências curtas de RNA que silenciam genes regulatórios específicos.
   (D) Eles são uma família de RNAs de transferência que aumentam a quantidade de mutações em "pontos quentes" do genoma bacteriano.

4. *Corynebacterium diphtheriae* é o agente causador da difteria, pela produção de toxina diftérica. O gene que codifica a toxina é integrado ao genoma bacteriano durante a conversão lisogênica. O gene dessa toxina foi adquirido por qual processo?

   (A) Conjugação
   (B) Transdução
   (C) Transformação
   (D) Translocação
   (E) Transposição

RESPOSTAS

(1) **(A)**
(2) **(C)**
(3) **(B)**
(4) **(B)**

VER TAMBÉM

- Mais **questões para autoavaliação** sobre os temas discutidos neste capítulo são encontradas na seção de Bacteriologia básica da Parte XIII: Questões para autoavaliação, a partir da página 711. Consulte também a Parte XIV: Simulado de provas e concursos, a partir da página 753.

CAPÍTULO

5 Classificação de bactérias com relevância médica

CONTEÚDO DO CAPÍTULO

Princípios de classificação
Conceitos-chave

Ver também

PRINCÍPIOS DE CLASSIFICAÇÃO

A classificação atual das bactérias baseia-se principalmente em características morfológicas e bioquímicas. Um esquema que divide os microrganismos de relevância médica por gênero é apresentado na Tabela 5-1. Com objetivos didáticos, esse esquema de classificação difere dos derivados de princípios taxonômicos estritos de duas maneiras:

(1) Estão incluídos apenas os organismos descritos neste livro na seção sobre bactérias com relevância médica.

(2) Uma vez que existem inúmeros bacilos Gram-negativos, esses bacilos são divididos em três categorias: organismos respiratórios, organismos zoonóticos e organismos entéricos e relacionados.

O critério inicial utilizado na classificação consiste na natureza da parede celular; ou seja, a parede é rígida, flexível ou ausente? As bactérias que apresentam paredes rígidas e espessas podem ser subdivididas em bactérias de vida livre, capazes de crescer em meios laboratoriais na ausência de células humanas ou animais, e bactérias que não são de vida livre, as quais correspondem a parasitas intracelulares obrigatórios e, portanto, capazes de crescer apenas no interior de células humanas ou de outros animais. Os organismos de vida livre podem ainda ser subdivididos, de acordo com a morfologia e a reação tintorial, em uma variedade de cocos e bacilos Gram-positivos e Gram-negativos, com diferentes exigências em relação ao oxigênio e à capacidade de formação de esporos. As bactérias que apresentam paredes delgadas e flexíveis (os espiroquetas) e as desprovidas de parede celular (os micoplasmas) formam unidades distintas.

Utilizando esses critérios, juntamente com diferentes reações bioquímicas, muitas bactérias podem ser prontamente classificadas em gêneros e espécies distintos. Contudo, ocorreram vários exemplos nos quais esses critérios posicionaram bactérias no mesmo gênero, enquanto o sequenciamento do DNA de seus genomas revelou serem significativamente diferentes, devendo ser classificadas em um gênero novo ou distinto. Por exemplo, um organismo anteriormente conhecido como *Pseudomonas cepacia* foi classificado como *Burkholderia cepacia*, uma vez constatado que a sequência de bases de seu DNA é significativamente distinta do DNA dos membros do gênero *Pseudomonas*.

CONCEITOS-CHAVE

- A classificação das bactérias baseia-se em vários critérios, como a natureza da parede celular, características tintoriais, capacidade de crescer na presença ou na ausência de oxigênio e capacidade de formar esporos.

- O critério atualmente utilizado consiste na sequência de bases do DNA genômico. Várias bactérias foram reclassificadas com base nessa informação.

VER TAMBÉM

- Mais **questões para autoavaliação** sobre os temas discutidos neste capítulo são encontradas na seção de Bacteriologia básica da Parte XIII: Questões para autoavaliação, a partir da página 711. Consulte também a Parte XIV: Simulado de provas e concursos, a partir da página 753.

CAPÍTULO 5 • Classificação de bactérias com relevância médica **25**

TABELA 5-1   Classificação de bactérias com relevância médica

Características	Gênero	Doenças representativas
I. Células com parede rígida e espessa		
A. De vida livre (bactérias extracelulares)		
1. Gram-positivas		
a. Cocos	*Streptococcus*	Pneumonia, faringite, celulite
	Staphylococcus	Abscesso de pele e outros órgãos
b. Bacilos formadores de esporos		
(1) Aeróbios	*Bacillus*	Antraz
(2) Anaeróbios	*Clostridium*	Tétano, gangrena gasosa, botulismo
c. Bacilos não formadores de esporos		
(1) Não filamentosos	*Corynebacterium*	Difteria
	Listeria	Meningite
(2) Filamentosos	*Actinomyces*	Actinomicose
	Nocardia	Nocardiose
2. Gram-negativas		
a. Cocos	*Neisseria*	Gonorreia, meningite
b. Bacilos		
(1) Facultativos		
(a) Lineares		
(i) Organismos respiratórios	*Haemophilus*	Meningite
	Bordetella	Coqueluche
	Legionella	Pneumonia
(ii) Organismos zoonóticos	*Brucella*	Brucelose
	Francisella	Tularemia
	Pasteurella	Celulite
	Yersinia	Peste
(iii) Organismos entéricos e relacionados	*Escherichia*	Infecção do trato urinário, diarreia
	Enterobacter	Infecção do trato urinário
	Serratia	Pneumonia
	Klebsiella	Pneumonia, infecção do trato urinário
	Salmonella	Enterocolite, febre tifoide
	Shigella	Enterocolite
	Proteus	Infecção do trato urinário
(b) Curvos	*Campylobacter*	Enterocolite
	Helicobacter	Gastrite, úlcera péptica
	Vibrio	Cólera
(2) Aeróbios	*Pseudomonas*	Pneumonia, infecção do trato urinário
(3) Anaeróbios	*Bacteroides*	Peritonite
3. Álcool-ácido-resistentes	*Mycobacterium*	Tuberculose, hanseníase
B. De vida não livre (parasitas intracelulares obrigatórios)	*Rickettsia*	Febre maculosa das Montanhas Rochosas, tifo, febre Q
	Chlamydia	Uretrite, tracoma, psitacose
II. Células com parede flexível e delgada (espiroquetas)	*Treponema*	Sífilis
	Borrelia	Doença de Lyme
	Leptospira	Leptospirose
III. Células desprovidas de parede	*Mycoplasma*	Pneumonia

CAPÍTULO

6

Microbioma humano

CONTEÚDO DO CAPÍTULO

O microbioma humano

Microbioma do trato intestinal

Microbioma da pele

Microbioma do trato respiratório

Microbioma do trato geniturinário

Conceitos-chave

Teste seu conhecimento

Ver também

O MICROBIOMA HUMANO

Microbioma humano é o termo usado para descrever as comunidades microbianas distintas que habitam diferentes ambientes hospedeiros na pele e superfícies mucosas do corpo. Historicamente, os microbiologistas referiam-se às populações microbianas rotineiramente encontradas dentro e sobre o corpo como **flora normal**. O termo *microbioma* também abrange todo o material genético associado a esses constituintes normais. Como você lerá a seguir, as capacidades *genéticas* de qualquer organismo da flora normal podem ter impactos profundos e importantes nas interações que o micróbio tem com o hospedeiro. O estabelecimento do microbioma humano é iniciado imediatamente após o nascimento e consiste em uma parte necessária e normal do desenvolvimento humano.

Até relativamente recentemente, a nossa compreensão acerca dos organismos que compõem o microbioma humano dependia do cultivo para se isolar organismos em cultura pura. O uso dessa abordagem é limitado por diversas razões. Primeiro, a grande maioria dos micróbios associados aos seres humanos não pode ser cultivada *ex vivo* (fora do corpo). Em segundo, a capacidade de se cultivar um micróbio não fornece nenhuma informação acerca da abundância relativa desse organismo no nicho sob investigação. E finalmente, cultivar um organismo fora de seu ambiente em cultura pura fornece pouca ou nenhuma informação sobre a complexidade e a interdependência das comunidades microbianas no nicho em questão.

O desenvolvimento de técnicas moleculares sofisticadas ao longo da última década (ver Cap. 9 para mais detalhes) revelou a existência de um número enorme de bactérias, leveduras e protozoários que estão associados ao microbioma humano, muitos dos quais eram desconhecidos anteriormente. As estimativas atuais sugerem que existe a mesma quantidade de células microbianas dentro e sobre o corpo humano, em relação às células humanas. Variações na abundância e complexidade dos constituintes do microbioma são observadas em qualquer indivíduo ao longo do tempo e certamente entre indivíduos. No entanto, nos primeiros anos de vida, as nossas

comunidades microbianas amadurecem e se tornam relativamente estáveis, a menos que sejam perturbadas, como no tratamento com antibióticos.

Uma vez estabelecidos, os membros do microbioma são considerados **residentes permanentes** dos sítios corporais associados, como pele, orofaringe, cólon e vgina (Tabs. 6-1 e 6-2). Esses micróbios são frequentemente chamados de **comensais**, que são organismos que se beneficiam de outro hospedeiro, mas não danificam esse hospedeiro.

TABELA 6-1 Resumo dos membros da microbiota normal e suas localizações anatômicas

Membros da microbiota normal	Localização anatômica
Espécies de *Bacteroides*	Cólon, garganta, vagina
Candida albicans	Boca, cólon, vagina
Espécies de *Clostridium*	Cólon
Espécies de *Corynebacterium* (difteroides)	Nasofaringe, pele, vagina
Enterococcus faecalis	Cólon
Escherichia coli e outros coliformes	Cólon, vagina, uretra externa
Gardnerella vaginalis	Vagina
Espécies de *Haemophilus*	Nasofaringe
Espécies de *Lactobacillus*	Boca, cólon, vagina
Espécies de *Neisseria*	Boca, nasofaringe
Propionibacterium acnes	Pele
Pseudomonas aeruginosa	Cólon, pele
Staphylococcus aureus	Nariz, pele
Staphylococcus epidermidis	Pele, nariz, boca, vagina, uretra
Estreptococos do grupo *viridans*	Boca, nasofaringe

CAPÍTULO 6 • Microbioma humano · **27**

TABELA 6-2 Membros da flora normal clinicamente relevantes

Localização	Organismos relevantes[1]	Organismos de menor relevância[2]
Pele	*Staphylococcus epidermidis*	*Staphylococcus aureus, Corynebacterium* (difteroides), vários estreptococos, *Pseudomonas aeruginosa*, anaeróbios (p. ex., *Propionibacterium*), leveduras (p. ex., *Candida albicans*)
Nariz	*S. aureus*[3]	*S. epidermidis, Corynebacterium* (difteroides), vários estreptococos
Boca	Estreptococos do grupo *viridans*	Vários estreptococos, *Eikenella corrodens*
Placa dental	*Streptococcus mutans*	*Prevotella intermedia, Porphyromonas gingivalis*
Cavidades gengivais	Vários anaeróbios (p. ex., *Bacteroides, Fusobacterium*, estreptococos, *Actinomyces*)	
Garganta	Estreptococos do grupo *viridans*	Vários estreptococos (incluindo *Streptococcus pyogenes* e *Streptococcus pneumoniae*), espécies de *Neisseria, Haemophilus influenzae, S. epidermidis*
Cólon	*Bacteroides fragilis, Escherichia coli*	*Bifidobacterium, Eubacterium, Fusobacterium, Lactobacillus*, vários bacilos aeróbios Gram-negativos, *Enterococcus faecalis* e outros estreptococos, *Clostridium*
Vagina	*Lactobacillus, E. coli*,[3] estreptococos do grupo B[3]	Vários estreptococos, vários bacilos Gram-negativos. *B. fragilis, Corynebacterium* (difteroides), *C. albicans*
Uretra		*S. epidermidis, Corynebacterium* (difteroides), vários estreptococos, vários bacilos Gram-negativos (p. ex., *E. coli*)[3]

[1]Organismos de relevância médica ou presentes em maior quantidade.
[2]Organismos de menor relevância médica ou presentes em menor quantidade.
[3]Esses organismos não pertencem à microbiota normal dessa localização, mas correspondem a importantes colonizadores.

Os membros da microbiota variam em abundância e tipo de um sítio corporal para outro. Órgãos internos geralmente são estéreis, embora o sistema nervoso central, sangue, brônquios e alvéolos inferiores, fígado, baço, rins e bexiga vivenciem intrusões microbianas transitórias ocasionais, muitas vezes introduzidas após trauma modesto (após uso de fio dental) ou abrasões na pele.

Nós fazemos uma distinção entre membros estabelecidos do microbioma daqueles chamados de **estado portador**. O termo *portador* implica que um indivíduo tenha sido **colonizado** com um potencial patógeno e, portanto, pode ser uma fonte de infecção de outros. É mais frequentemente utilizado em referência a uma pessoa com uma infecção assintomática ou a alguém que se recuperou de uma doença, mas continua carreando o organismo e pode servir como um reservatório de infecção para outras pessoas.

Nós já sabemos há algum tempo que membros individuais da flora normal podem causar doenças quando obtêm acesso a outros locais do corpo. Exemplos disso incluem *Escherichia coli* e *Bacteroides fragilis*, ambos organismos da flora normal do trato intestinal que causam infecções do trato urinário e peritonite, respectivamente. No entanto, existem evidências crescentes de que a natureza dinâmica da composição do microbioma desempenha papéis importantes tanto na manutenção da saúde quanto na etiologia da doença. As disbioses do microbioma, que se referem a qualquer alteração na composição das comunidades comensais residentes em relação à comunidade encontrada em indivíduos saudáveis, estão associadas a uma lista crescente de doenças crônicas, incluindo obesidade, doenças inflamatórias intestinais e diabetes.

Existem três maneiras principais pelas quais acredita-se que o microbioma contribua para a saúde e a doença:

(1) **Um microbioma saudável fornece instruções indispensáveis ao sistema imunológico em desenvolvimento**. Atualmente está bem estabelecido o fato de que o microbioma é importante para o desenvolvimento das respostas imunes intestinais. Inúmeras pesquisas em modelos animais isentos de germes revelaram que a microbiota intestinal desempenha um papel imunomodulador crítico no desenvolvimento dos tecidos linfoides associados ao intestino (GALT). Animais livres de germes apresentam baixos níveis séricos de anticorpos e não produzem linfócitos CD8 intraepiteliais. Além disso, a variação na composição do microbioma influencia na proporção de células T dos tipos Th1, Th2 e Th17 (ver Cap. 60). Todas essas observações sugerem que uma microbiota saudável intacta afeta o desenvolvimento de respostas imunes adaptativas.

(2) **O microbioma humano pode conferir suscetibilidade ou resistência à colonização de patógenos dependendo de sua composição e abriga um reservatório diverso de genes de resistência a antibióticos**. O microbioma intestinal humano saudável é composto principalmente por Bacteroidetes e Firmicutes, seguido por Proteobacteria e Actinobacteria (ver adiante). Essas bactérias residentes predominantemente não patogênicas ocupam locais de adesão na mucosa, podendo interferir na colonização por bactérias patogênicas. A capacidade de os membros da microbiota limitarem o crescimento de patógenos é denominada **resistência à colonização**. Se a composição da flora normal for alterada (p. ex., por dieta) ou suprimida por antibióticos, os patógenos podem proliferar e causar doenças. Por exemplo, determinadas dietas afetam a colonização pelo sorotipo êntero-hemorrágico de *E. coli* O157: H7 e ainda a gravidade e duração da doença resultante. O uso de antibióticos pode reduzir a flora colônica normal, permitindo a proliferação de *Clostridium difficile*, o que pode levar à colite pseudomembranosa.

Existe um repertório substancial de genes de resistência no microbioma intestinal que é muito mais diversificado e extenso do que se pensava anteriormente. Como os determinantes da resistência a antibióticos são facilmente trocados entre bactérias por meio da transferência horizontal de genes, esses genes podem servir como um reservatório de resistência acessível aos patógenos.

28   PARTE I • Bacteriologia básica

(3) **A microbiota humana contribui para a nutrição e a saúde humana**. As bactérias intestinais auxiliam na digestão ao decompor as fibras vegetais consideradas indigestas em ácidos graxos de cadeia curta que as células intestinais conseguem processar. Elas também sintetizam uma variedade de micronutrientes, incluindo várias das vitaminas B e vitamina K, e têm um grande impacto na absorção de minerais essenciais, como o ferro.

MICROBIOMA DO TRATO INTESTINAL

Em indivíduos com dieta normal, o estômago contém poucos organismos devido a seu pH baixo e suas enzimas. O intestino delgado geralmente contém pequeno número de estreptococos, lactobacilos e leveduras, particularmente *Candida albicans*. Grandes números desses organismos são encontrados na porção terminal do íleo.

A maior e mais complexa população microbiana em seres humanos reside no cólon. Aproximadamente 20% das fezes consistem principalmente de bactérias anaeróbicas a aproximadamente 10^{11} organismos/g. Dentro do cólon, os dois maiores filos de bactérias são os Firmicutes (64%) e os Bacteroidetes (23%). Os Firmicutes são bastonetes Gram-positivos, e os membros dos gêneros *Clostridium* e *Faecalibacterium* são organismos proeminentes. Os Bacteroidetes são bastonetes Gram-negativos, sendo os gêneros *Bacteroides* e *Prevotella* membros importantes. As espécies de Proteobacteria (bastonetes Gram-negativos, como *Escherichia* e *Salmonella*) e Actinobacteria (bastonetes Gram-positivos, como *Actinomyces*) constituem a maior parte do restante. As principais bactérias encontradas no cólon estão listadas na Tabela 6-3.

Existem evidências crescentes de que a composição do microbioma desempenha papéis importantes em vários estados de doença, como controle de peso (obesidade) e diversas doenças inflamatórias, como as duas principais doenças inflamatórias intestinais – doença de Crohn e colite ulcerativa. O efeito sobre a obesidade é revelado em estudos envolvendo a transferência de bactérias fecais entre linhagens de camundongos consanguíneos. Por exemplo, o transplante de bactérias fecais de camundongos obesos em linhagens de camundongos não obesos livres de germes fez com que esses últimos se tornassem obesos. Aparentemente, as bactérias fecais metabolizam mais os alimentos consumidos, disponibilizando mais calorias para os camundongos. Em outro ensaio, transplantes fecais de gêmeos humanos idênticos (monozigóticos), um obeso e o outro não obeso, foram transplantados em camundongos livres de germes. Os camundongos que receberam o transplante fecal do gêmeo obeso ganharam significativamente mais peso do que os camundongos que receberam o transplante fecal do gêmeo não obeso.

A doença inflamatória intestinal (DII) é caracterizada por disbiose do microbioma. Diversos estudos sugeriram que os microbiomas dos pacientes com DII possuem uma abundância significativamente menor de possíveis microrganismos benéficos, principalmente dos filos Bacteroidetes e Firmicutes e mais dos filos Actinobacteria e Proteobacteria, do que indivíduos saudáveis. Esses estudos se concentraram principalmente em uma amostragem de ponto único em apenas alguns indivíduos. Um estudo subsequente avaliou a dinâmica em longo prazo dos microbiomas intestinais de uma coorte relativamente ampla de pacientes e controles saudáveis que foram amostrados diversas vezes ao longo de vários meses. Esses pacientes apresentavam diagnóstico clínico de doença de Crohn, colite ulcerativa, colite linfocítica ou colite colagenosa. O estudo não apenas confirmou as observações anteriores, mas também demonstrou que a composição dos microbiomas de pacientes com esses diferentes subtipos de DII flutua consideravelmente mais do que a de indivíduos saudáveis.

MICROBIOMA DA PELE

O intestino não é o único lugar onde as comunidades microbianas estão estabelecidas. A pele possui um microbioma menos complexo do que o do intestino. O organismo predominante na pele é o *Staphylococcus epidermidis*, que neste sítio não é considerado patogênico, mas pode causar doenças quando atinge certos locais, como válvulas cardíacas artificiais e articulações protéticas. É encontrado na pele com frequência muito superior ao organismo patogênico relacionado, *Staphylococcus aureus* (ver Tab. 6-2). Há cerca de 10^3 a 10^4 organismos/cm^2 de pele. A maioria localiza-se superficialmente no estrato córneo, porém alguns encontram-se nos folículos pilosos e atuam como reservatório para substituir a microbiota superficial após lavagem das mãos. Organismos anaeróbios, como *Propionibacterium* e *Peptococcus*, estão situados em folículos mais profundos da derme, onde a tensão de oxigênio é baixa. *Propionibacterium acnes* é um organismo anaeróbio comum na pele, implicando na patogênese da acne.

A levedura *C. albicans* também é um membro da microbiota normal da pele. Pode atingir a corrente sanguínea de um indivíduo quando a pele é perfurada por agulhas (p. ex., em pacientes em uso de cateteres intravenosos, ou em indivíduos que fazem uso de fármacos intravenosos). Ela é uma importante causa de infecções sistêmicas em pacientes que apresentam baixa imunidade celular.

MICROBIOMA DO TRATO RESPIRATÓRIO

Um amplo espectro de organismos coloniza o nariz, a garganta e a boca, porém os brônquios inferiores e alvéolos geralmente contêm poucos organismos, ou nenhum. O nariz é colonizado por uma

TABELA 6-3   Principais bactérias encontradas no cólon

Bactéria[1]	Número/g de fezes	Patógeno importante
Bacteroides, especialmente *B. fragilis*	10^{10}-10^{11}	Sim
Bifidobacterium	10^{10}	Não
Eubacterium	10^{10}	Não
Coliformes	10^7-10^8	Sim
Enterococcus, especialmente *E. faecalis*	10^7-10^8	Sim
Lactobacillus	10^7	Não
Clostridium, especialmente *C. perfringens*	10^6	Sim

[1]*Bacteroides, Bifidobacterium* e *Eubacterium* (que correspondem a mais de 90% da microbiota das fezes) são anaeróbios. Os coliformes (*Escherichia coli*, espécies de *Enterobacter* e outros organismos Gram-negativos) são anaeróbios facultativos predominantes.

variedade de espécies estreptocócicas e estafilocócicas, das quais a mais importante corresponde ao patógeno *S. aureus*. Surtos ocasionais de doença devido a esse organismo, particularmente em berçários, podem ser associados a profissionais de saúde portadores do organismo na cavidade nasal, na pele ou na região perianal.

A garganta contém uma variedade de estreptococos do grupo *viridans*, espécies de *Neisseria* e *S. epidermidis* (ver Tab. 6-2). Esses organismos não patogênicos ocupam locais de adesão da mucosa da faringe, impedindo o crescimento dos patógenos *Streptococcus pyogenes, Neisseria meningitidis* e *S. aureus*, respectivamente.

Na boca, os estreptococos do grupo *viridans* constituem cerca de metade das bactérias e são encontrados em várias superfícies orais, incluindo nos dentes. A placa que se acumula na superfície do esmalte dos dentes é composta por proteínas salivares que se depositam no esmalte, bem como, por glucanos gelatinosos de alto peso molecular secretados por bactérias estreptocócicas colonizantes, as quais formam uma estrutura para que uma sucessão ordenada de diferentes organismos possa vir a colonizar. *Streptococcus mutans*, um membro do grupo *viridans*, é de interesse especial por estar presente em grande número (10^{10}/g) na placa dental de pacientes com cáries dentais. O *S. mutans* estabelecido na placa produz uma grande quantidade de ácido que desmineraliza o esmalte e inicia a cárie. Outros estreptococos do grupo *viridans* encontrados na cavidade oral, como *S. sanguinis*, também representam a principal causa de endocardite bacteriana subaguda (infecciosa). Esses organismos podem atingir a corrente sanguínea, aderindo-se a válvulas cardíacas danificadas.

Bactérias anaeróbias, como espécies de *Bacteroides, Prevotella, Fusobacterium, Clostridium* e *Peptostreptococcus*, são encontradas nos sulcos gengivais, onde a concentração de oxigênio é muito baixa. Quando aspirados, esses organismos podem causar abscessos pulmonares, especialmente em pacientes debilitados e com má higiene dental. Além disso, os sulcos gengivais correspondem ao hábitat natural de *Actinomyces israelii*, um actinomiceto anaeróbio que pode causar abscessos na mandíbula, nos pulmões ou no abdome.

MICROBIOMA DO TRATO GENITURINÁRIO

A microbiota vaginal de mulheres adultas contém principalmente espécies de *Lactobacillus* (ver Tab. 6-2). Os lactobacilos são responsáveis pela produção do ácido láctico que mantém baixo o pH vaginal da mulher adulta. Antes da puberdade e após a menopausa, quando os níveis de estrogênio são baixos, os lactobacilos são raros e o pH vaginal é alto. Os lactobacilos parecem ser capazes de prevenir o crescimento de patógenos potenciais, uma vez que sua supressão pelo uso de antibióticos pode levar ao crescimento exagerado de *C. albicans*. O crescimento excessivo dessa levedura pode resultar em vaginite por *Candida*.

A vagina situa-se próxima ao ânus, podendo ser colonizada por membros da microbiota fecal. Por exemplo, mulheres propensas a infecções recorrentes do trato urinário albergam organismos como *E. coli* e *Enterobacter* no introito. Cerca de 15 a 20% das mulheres em idade fértil apresentam estreptococos do grupo B na vagina. Esse organismo é uma importante causa de sepse e meningite em recém-nascidos, sendo adquirido durante a passagem pelo canal do parto. Em aproximadamente 5% das mulheres, a vagina é colonizada por *S. aureus*, implicando uma predisposição à síndrome do choque tóxico.

Em indivíduos sadios, a urina, quando na bexiga, é estéril. Contudo, durante a passagem pelas porções mais distais da uretra, a urina sofre contaminação por *S. epidermidis*, coliformes, difteroides e estreptococos não hemolíticos. A região ao redor da uretra feminina e de homens não circuncisados contém secreções que apresentam *Mycobacterium smegmatis*, um organismo álcool-ácido-resistente. A pele que reveste o trato urogenital corresponde ao local de *Staphylococcus saprophyticus*, uma causa de infecções do trato urinário em mulheres.

CONCEITOS-CHAVE

- A **microbiota normal** consiste nos microrganismos **residentes permanentes** do corpo em todos os humanos. O **microbioma** refere-se a organismos da flora normal e inclui adicionalmente a composição genética e as aptidões desses organismos. Alguns indivíduos podem ser temporariamente **colonizados**, por curtos ou longos períodos, por determinados microrganismos. Todavia, esses organismos não são considerados membros da microbiota normal. Os **portadores** (também denominados portadores crônicos) são os indivíduos nos quais organismos patogênicos encontram-se presentes em números significativos e, portanto, correspondem a uma fonte de infecção de terceiros.

- Os organismos da microbiota normal habitam as superfícies corporais expostas ao meio ambiente, como a **pele**, a **orofaringe**, o **trato gastrintestinal** e a **vagina**. Os membros da microbiota normal diferem em número e tipo nos vários locais anatômicos.

- Os membros da microbiota normal são organismos de **baixa virulência**. Em seu local anatômico normal, não são patogênicos. Contudo, quando deixam seu local anatômico normal, podem causar doenças, especialmente em imunocomprometidos. Os organismos da flora normal também podem adquirir horizontalmente genes de outros membros da microflora, o que pode afetar a sua virulência.

- A **resistência à colonização** ocorre quando os membros da microbiota normal ocupam locais receptores da pele e superfícies mucosas, impedindo, assim, a adesão de patógenos a esses receptores.

Membros importantes da microbiota normal

- **Pele.** O membro predominante da microbiota normal da pele é o *S. epidermidis*. Esse organismo é uma importante causa de infec-

30 **PARTE I** • Bacteriologia básica

ções em válvulas cardíacas artificiais e próteses articulares. *C. albicans*, uma **levedura** também encontrada na pele, pode entrar na corrente sanguínea e causar infecções disseminadas, como é o caso de endocardites em usuários de drogas endovenosas. *S. aureus* também está presente na pele, embora seu **principal local seja o nariz**. Esse organismo causa abscessos na pele e em vários outros órgãos.

- **Parte oral da faringe.** Os principais membros da microbiota normal da boca e garganta são os **estreptococos do grupo *viridans***, como *S. sanguis* e *S. mutans*. Os estreptococos do grupo *viridans* são a causa mais comum de endocardite subaguda.

- **Trato gastrintestinal.** O estômago contém pouquíssimos organismos devido ao baixo pH. O cólon contém a **microbiota normal mais numerosa**, bem como a maior diversidade de espécies, incluindo bactérias anaeróbias e facultativas. Existem bacilos e cocos Gram-positivos, e também bacilos e cocos Gram-negativos. Os membros da microbiota normal do cólon são uma importante causa de doenças que ocorrem externamente ao cólon. Os dois membros mais importantes da microbiota do cólon que causam doenças são os organismos *B. fragilis*, um anaeróbio, e a bactéria facultativa *E. coli*. *E. faecalis*, uma bactéria facultativa, também é um patógeno importante.

- **Vagina.** Os **lactobacilos** são organismos predominantes da microbiota normal da vagina. Mantêm o pH vaginal baixo, inibindo o crescimento de organismos como *C. albicans*, uma importante causa de vaginite.

- **Uretra.** O terço distal da uretra contém uma variedade de bactérias, principalmente *S. epidermidis*. A uretra feminina pode ser colonizada por membros da microbiota fecal, como *E. coli*, predispondo a infecções do trato urinário.

TESTE SEU CONHECIMENTO

1. O cólon é o local anatômico com a maior população de bactérias integrantes da microbiota normal. Qual das bactérias a seguir está presente em maior número no cólon?

   (A) *Bacteroides fragilis*
   (B) *Clostridium perfringens*
   (C) *Enterococcus faecalis*
   (D) *Escherichia coli*
   (E) Espécies de *Lactobacillus*

2. Uma mulher de 76 anos portadora de prótese de quadril vem até você reclamando de febre e dor nessa articulação. Você está preocupado em relação a uma possível infecção por *S. epidermidis*. Com base em seus conhecimentos da microbiota normal, qual é a fonte mais provável desse microrganismo?

   (A) Placa dentária
   (B) Boca
   (C) Pele
   (D) Estômago
   (E) Vagina

3. Sua paciente é uma mulher de 30 anos com história de febre reumática, que tem apresentado febre nas últimas duas semanas. Durante o exame clínico você identificou um ruído atípico emitido pelo coração. Você suspeita de endocardite e solicita uma cultura do sangue, onde é detectado o crescimento de um estreptococo do grupo *viridans*, subsequentemente identificado como *S. sanguinis*. Com base em seus conhecimentos da microbiota normal, qual é a fonte mais provável desse microrganismo?

   (A) Duodeno
   (B) Pele
   (C) Garganta
   (D) Uretra
   (E) Vagina

4. Um surto de infeções em lesões pós-cirúrgicas causada por *Staphylococcus aureus* ocorreu em um hospital. A equipe de controle de infecções foi acionada para investigar a existência de um possível portador. Usando seu conhecimento sobre a microbiota normal, qual das seguintes regiões do corpo é a localização mais provável do organismo?

   (A) Cólon
   (B) Sulco gengival
   (C) Boca
   (D) Nariz
   (E) Garganta

RESPOSTAS

(1) **(A)**
(2) **(C)**
(3) **(C)**
(4) **(D)**

VER TAMBÉM

- Mais **questões para autoavaliação** sobre os temas discutidos neste capítulo são encontradas na seção de Bacteriologia básica da Parte XIII: Questões para autoavaliação, a partir da página 711. Consulte também a Parte XIV: Simulado de provas e concursos, a partir da página 753.

C A P Í T U L O

7

Patogênese

CONTEÚDO DO CAPÍTULO

Princípios da patogênese

Por que as pessoas adquirem doenças infecciosas?

Tipos de infecções bacterianas

Estágios da patogênese bacteriana

Determinantes da patogênese bacteriana

   1. Transmissão

   2. Aderência às superfícies celulares

   3. Invasão, inflamação e sobrevivência intracelular

   4. Produção de toxinas

   5. Imunopatogênese

Infecções bacterianas associadas ao câncer

Cepas diferentes da mesma bactéria podem gerar doenças diferentes

Estágios característicos de uma doença infecciosa

O microrganismo isolado do paciente realmente causou a doença?

Conceitos-chave

Teste seu conhecimento

Ver também

PRINCÍPIOS DA PATOGÊNESE

Um microrganismo é considerado um **patógeno** quando é capaz de causar doença. Alguns microrganismos, por sua vez, são altamente patogênicos (i.e., causam doença com frequência), enquanto outros raramente causam doença. Patógenos **oportunistas** são aqueles que raramente, ou nunca, causam doenças em indivíduos imunocompetentes, mas que podem causar infecções graves em pacientes com defesas reduzidas (imunocomprometidos) e, como discutido no Capítulo 6, são membros frequentes da flora normal do corpo.

A **virulência** é uma medida quantitativa da patogenicidade relativa ao número de microrganismos necessários para causar uma determinada doença. A dose letal de 50% (DL_{50}) representa o número de microrganismos necessários para matar metade dos hospedeiros infectados, assim como a dose infecciosa de 50% (DI_{50}) representa o número necessário para gerar doença em metade dos hospedeiros infectados. Organismos com uma DL_{50} (ou DI_{50}) mais baixa são considerados *mais* virulentos quando comparados aos com uma DL_{50} (ou DI_{50}) mais alta, uma vez que menos microrganismos são necessários para causar uma doença ou a morte do hospedeiro.

A **dose infecciosa** de um microrganismo necessária para gerar uma doença varia imensamente entre as diferentes bactérias patogênicas. Por exemplo, *Shigella* e *Salmonella* causam diarreia por meio da infecção do trato gastrintestinal, embora a dose infecciosa da *Shigella* seja inferior a 100 microrganismos e a dose infecciosa da *Salmonella* seja da ordem de 100 mil microrganismos. A dose infecciosa das bactérias depende, principalmente, dos seus **fatores de virulência** (p. ex., se seu *pilus* permite a adesão adequada às membranas mucosas, se há produção de exotoxinas ou endotoxinas, se há uma cápsula que as proteja da fagocitose e se há

sobrevivência às várias defesas inespecíficas do hospedeiro, como ao ácido estomacal).

Há dois usos da palavra **parasita**. Neste capítulo, o termo refere-se à relação parasitária entre a bactéria e as células do hospedeiro (i.e., a presença da bactéria é **prejudicial** às células do hospedeiro). Bactérias que são patógenos humanos podem ser consideradas, portanto, parasitas. Alguns patógenos bacterianos são **parasitas intracelulares obrigatórios** (p. ex., *Chlamydia* e *Rickettsia*), uma vez que se multiplicam apenas no interior das células do hospedeiro. Muitas outras bactérias são parasitas facultativos, pois se multiplicam no interior de outras células, independentemente de outras células, ou em meio bacteriológico. O outro uso do termo *parasita* refere-se aos protozoários e helmintos, ambos discutidos na Parte VI deste livro.

POR QUE AS PESSOAS ADQUIREM DOENÇAS INFECCIOSAS?

Pessoas adquirem doenças infecciosas quando o microrganismo supera as defesas do hospedeiro (i.e., quando o equilíbrio entre o microrganismo e o hospedeiro se altera a favor do microrganismo). O organismo ou seus subprodutos estão, portanto, presentes em quantidade suficiente para a indução de vários sintomas, como febre e inflamações, que são interpretados como oriundos de uma doença infecciosa.

Sob a perspectiva do microrganismo, dominar o hospedeiro depende de dois fatores críticos: o **número de microrganismos** aos quais a pessoa ou o hospedeiro são expostos e a **virulência** desses microrganismos. Obviamente, quanto maior a quantidade de microrganismos, maior a probabilidade de infecção. É importante observar,

PARTE I • Bacteriologia básica

entretanto, que um número pequeno de microrganismos altamente virulentos pode causar doença, assim como um número grande de microrganismos pouco virulentos causa. A virulência de um microrganismo é determinada pela habilidade deste em produzir inúmeros **fatores de virulência**, alguns dos quais foram descritos anteriormente.

A produção de fatores de virulência específicos também determina o tipo de doença causada pela bactéria. Uma amostra de *Escherichia coli* produtora de um tipo de exotoxina, por exemplo, gera uma diarreia aquosa (não sanguinolenta), ao passo que uma amostra diferente de *E. coli* produz outro tipo de exotoxina que provoca uma diarreia sanguinolenta. Este capítulo descreve inúmeros exemplos importantes de doenças específicas associadas à produção de determinados fatores de virulência.

Sob a perspectiva do hospedeiro, a resposta imune inata e a resposta adquirida representam suas principais defesas, sendo que a última inclui tanto a resposta celular quanto a resposta mediada por anticorpos. A redução no funcionamento de qualquer componente de defesa do hospedeiro altera o equilíbrio a favor do microrganismo, aumentando a possibilidade da ocorrência de uma doença infecciosa. Algumas causas importantes da redução de nossas defesas incluem imunodeficiências genéticas, como a agamaglobulinemia, e as imunodeficiências adquiridas, exemplificadas pela síndrome da imunodeficiência adquirida (Aids), pela imunossupressão induzida por medicamentos, no caso de pacientes receptores de órgãos transplantados, e pela quimioterapia em pacientes sob tratamento de câncer. Pacientes que apresentam diabetes ou doenças autoimunes também podem apresentar defesas imunes reduzidas. Uma revisão sobre as defesas do hospedeiro é apresentada nos Capítulos 8 e 57.

Em inúmeras ocasiões, um indivíduo adquire um microrganismo e nenhuma doença infeciosa ocorre em decorrência do sucesso da defesa desse hospedeiro. Essas **infecções assintomáticas** são muito comuns e, em geral, são reconhecidas por meio da detecção de anticorpos contra o microrganismo no soro do paciente.

TIPOS DE INFECÇÕES BACTERIANAS

O termo **infecção** apresenta mais de um significado. Um dos significados é observado quando um microrganismo infecta uma pessoa (i.e., ele entrou no corpo dessa pessoa). Por exemplo, uma pessoa pode ser infectada por um microrganismo de baixa patogenicidade e não desenvolver sintomas da doença. Outro significado do termo *infecção* está relacionado à descrição de uma doença infecciosa, como quando alguém diz "eu tenho uma infecção". Nesse contexto, nota-se um intercâmbio entre as palavras infecção e doença, embora seja importante perceber que, de acordo com as definições iniciais, a palavra infecção não deve ser equiparada à condição de doença. Normalmente, o significado do termo se sobressairá conforme o contexto apresentado.

Bactérias provocam doença por meio de dois mecanismos principais: (1) **produção de toxina** e (2) **invasão** e **inflamação.** As toxinas se enquadram em duas categorias gerais: **exotoxinas** e **endotoxinas.** Exotoxinas são polipeptídeos liberados pela célula bacteriana, enquanto endotoxinas são lipopolissacarídeos (LPS), componentes integrais da parede celular de bactérias Gram-negativas. Endotoxinas não são liberadas ativamente pela célula bacteriana e provocam febre e choque, entre outras manifestações sistêmicas. Exotoxinas e endotoxinas podem provocar sintomas por si só; a presença da bactéria no hospedeiro não é necessária. Bactérias invasoras, entretanto, multiplicam-se de forma intensiva e localizada, induzindo uma resposta inflamatória caracterizada pela presença de eritema, edema, hipertermia e dor. Os processos de invasão e inflamação são discutidos posteriormente na seção "Determinantes da patogênese bacteriana".

Muitas infecções bacterianas são **transmissíveis** ou **comunicantes** (i.e., são passadas de um hospedeiro ao outro), mas não todas. A tuberculose, por exemplo, é transmissível (i.e., disseminada de pessoa a pessoa por meio de gotículas contaminadas produzidas durante a tosse de pessoas infectadas); o botulismo, entretanto, não é transmissível, uma vez que a exotoxina produzida pelo microrganismo presente no alimento contaminado afetará apenas os que se alimentarem desse alimento. Quando uma doença é altamente transmissível, o termo *contagioso* é utilizado.

Uma infecção é considerada **epidêmica** quando ocorre com frequência muito maior que a comum; é **pandêmica** quando apresenta uma distribuição mundial. Uma infecção **endêmica**, por sua vez, é constantemente presente em baixos níveis em uma população específica. Além das infecções que resultam em sintomas perceptíveis, muitas são **inaparentes** ou **subclínicas** e podem ser observadas apenas por meio de técnicas como sorologia pareada ou isolamento do microrganismo. Algumas infecções resultam em um estado **latente**, após o qual a reativação da multiplicação do microrganismo e a posterior recorrência dos sintomas podem ser observadas. Certas infecções podem produzir um estado de **portador crônico**, no qual o microrganismo continua a multiplicar-se com ou sem a produção de manifestações clínicas no hospedeiro. Portadores crônicos assintomáticos (p. ex., portadores da febre tifoide) são importantes fontes de infecção para outros indivíduos e, portanto, um risco para a saúde pública.

Determinar se um microrganismo isolado de um paciente é, de fato, a causa da doença envolve o conhecimento sobre dois fenômenos: a microbiota normal e a colonização. Membros da **microbiota normal** são residentes permanentes do corpo e variam conforme o local anatômico que ocupam (ver Cap. 6). Quando um microrganismo é obtido a partir do espécime clínico, o conhecimento sobre a participação dele na microbiota normal do paciente é fundamental para a interpretação do achado. A **colonização** refere-se à presença de um novo organismo que não está presente na microbiota normal e também não representa a causa dos sintomas. A distinção entre um patógeno e um colonizador pode tornar-se um dilema clínico difícil, especialmente quando os espécimes clínicos são obtidos a partir do trato respiratório, como culturas de garganta ou de escarro.

ESTÁGIOS DA PATOGÊNESE BACTERIANA

A maioria das infecções bacterianas é adquirida de fontes externas. Algumas infecções bacterianas, entretanto, são causadas por membros da microbiota normal e, portanto, não dependem da transmissão direta, anterior ao início da infecção.

Uma sequência generalizada dos estágios de uma infecção pode ser assim representada:

(1) Fonte externa como fonte de transmissão pela porta de entrada.

(2) Evasão das defesas primárias do hospedeiro, como a pele e o ácido gástrico.

(3) Aderência às membranas mucosas, frequentemente pelos *pili* bacterianos.

(4) Colonização por meio da multiplicação da bactéria no local de aderência.

(5) Manifestações clínicas da doença oriundas da produção de toxinas ou da invasão acompanhada pelo processo inflamatório.

(6) Respostas do hospedeiro, imunidade inespecífica e específica durante os passos 3, 4 e 5.

(7) Progressão ou resolução da doença.

DETERMINANTES DA PATOGÊNESE BACTERIANA

1. Transmissão

O entendimento do modo de transmissão das bactérias e de outros agentes infecciosos é extremamente importante sob a perspectiva da saúde pública, uma vez que interromper a **cadeia de transmissão** representa uma excelente maneira de prevenir doenças infecciosas. O modo de transmissão de inúmeras doenças infecciosas ocorre entre seres humanos, mas doenças infecciosas também são adquiridas de fontes não humanas, como o solo, a água e os animais. **Fômites** são objetos inanimados, como toalhas, que servem como fonte de microrganismos que podem provocar doenças infecciosas. Alguns exemplos importantes sobre os modos de transmissão estão descritos na Tabela 7-1.

Embora algumas infecções sejam causadas por membros da microbiota normal, a maioria é adquirida de fontes externas. Os patógenos são normalmente eliminados dos pacientes pelos tratos respiratório e gastrintestinal; a transmissão ao novo hospedeiro, portanto, ocorre normalmente por meio de aerossóis respiratórios ou contaminação fecal de fontes de alimento e água. Microrganismos também podem ser transmitidos por contato sexual, urina, contato cutâneo, transfusão sanguínea, seringas contaminadas ou picada de artrópodes. O contato sanguíneo, seja pela transfusão sanguínea ou pelo compartilhamento de seringas durante o uso intravenoso de drogas, pode transmitir vários patógenos de etiologias bacteriana e viral. A triagem de sangue doado objetivando a detecção de *Treponema pallidum*, vírus da imunodeficiência humana (HIV), vírus linfotrópico de células T humanas, vírus da hepatite B, vírus da hepatite C e vírus do Oeste do Nilo reduziu consideravelmente o risco de infecção por esses organismos.

As principais doenças bacterianas **transmitidas por carrapatos** nos Estados Unidos são a doença de Lyme, a febre maculosa das Montanhas Rochosas, a erliquiose, a febre recorrente e a tularemia. Das cinco doenças citadas, a doença de Lyme representa a mais comum. Os carrapatos do gênero *Ixodes* transmitem três doenças infecciosas: doença de Lyme, erliquiose e babesiose, uma doença causada por protozoário.

Bactérias, vírus e outros microrganismos também podem ser transmitidos da mãe para a prole por um processo conhecido como **transmissão vertical**. Os modos de transmissão por meio dos quais os microrganismos são transmitidos verticalmente ocorrem através da placenta, pelo contato com o canal vaginal durante o parto e pela amamentação. A transmissão vertical de alguns microrganismos de relevância médica está descrita na Tabela 7-2. (A **transmissão horizontal**, por sua vez, é utilizada para descrever a transmissão entre seres humanos quando não há a relação de transmissão da mãe para a sua prole.)

Existem quatro portas de entrada importantes: trato respiratório, trato gastrintestinal, trato genital e pele (Tab. 7-3). Microrganismos importantes e doenças transmitidas pela água estão descritos na Tabela 7-4.

As doenças bacterianas importantes transmitidas por alimentos estão listadas na Tabela 7-5, e aquelas transmitidas por insetos estão listadas na Tabela 7-6. O modo específico de transmissão de cada microrganismo está descrito na seção subsequente destinada a cada um deles.

Animais também são importantes como fonte de infecção de diversos microrganismos que infectam o ser humano. Os animais podem representar tanto a fonte (**reservatórios**) quanto o modo de transmissão (**vetores**) de determinados microrganismos. Doenças para as quais os animais são reservatórios são denominadas **zoonoses**. As zoonoses importantes causadas por bactérias estão listadas na Tabela 7-7.

2. Aderência às superfícies celulares

Certas bactérias têm estruturas especializadas (p. ex., **pili**) ou produzem substâncias (p. ex., **cápsulas** ou **glicocálices**) que as permitem aderir às superfícies de células humanas, aumentando sua capacidade de causar doença. Esses mecanismos de aderência são

TABELA 7-1 Modos de transmissão importantes

Modo de transmissão	Exemplo clínico	Comentários
I. Entre seres humanos		
A. Contato direto	Gonorreia	Contato íntimo (p. ex., sexual ou passagem pelo canal do parto)
B. Ausência de contato direto	Disenteria	Fecal-oral (p. ex., eliminado nas fezes humanas e ingerido por meio de alimentos e água contaminados)
C. Transplacentária	Sífilis congênita	Bactérias cruzam a placenta e infectam o feto
D. Parenteral	Hepatite B	Sangue transfundido ou uso intravenoso de drogas podem transmitir bactérias e vírus; o rastreamento do sangue destinado às transfusões reduziu significativamente esse risco
II. Não humano para ser humano		
A. Do solo	Tétano	Esporos presentes no solo podem penetrar na pele através de ferimentos
B. Da água	Doença dos legionários	Bactérias presentes em aerossóis podem ser inaladas e atingir os pulmões
C. De animais		
1. Direta	Febre da arranhadura do gato	Bactérias penetram na pele por arranhões causados por gatos
2. Por meio de artrópodes	Doença de Lyme	Bactérias penetram através da mordida do carrapato infectado
3. Por meio de excretas de animais	Síndrome hemolítico-urêmica causada pela *E. coli* O157	Bactérias oriundas das fezes de bovinos podem ser ingeridas quando a carne está malpassada
D. De fômites	Infecção cutânea estafilocócica	Bactérias presentes em um determinado objeto (p. ex., uma toalha) entram em contato com a pele quando de seu uso

34 PARTE I • Bacteriologia básica

TABELA 7-2 Transmissão vertical de alguns patógenos importantes

Modo de transmissão	Patógeno	Tipo de microrganismo[1]	Doença no feto ou neonato
Transplacentária	Treponema pallidum	B	Sífilis congênita
	Listeria monocytogenes[2]	B	Sepse e meningite neonatais
	Citomegalovírus	V	Anormalidades congênitas
	Parvovírus B19	V	Hidropsia fetal
	Toxoplasma gondii	P	Toxoplasmose
Pelo canal do parto/ durante o parto	Streptococcus agalactiae (estreptococos do grupo B)	B	Sepse e meningite neonatais
	Escherichia coli	B	Sepse e meningite neonatais
	Chlamydia trachomatis	B	Conjuntivite ou pneumonia
	Neisseria gonorrhoeae	B	Conjuntivite
	Herpes-vírus simples 2	V	Infecção cutânea, do SNC ou disseminada (septicemia)
	Vírus da hepatite B	V	Hepatite B
	Vírus da imunodeficiência humana[3]	V	Infecção assintomática
	Candida albicans	F	Candidíase
Amamentação	Staphylococcus aureus	B	Infecção oral ou cutânea
	Citomegalovírus	V	Infecção assintomática
	Vírus linfotrópico de células T humanas	V	Infecção assintomática

SNC, sistema nervoso central.
[1]B, bactéria; V, vírus; F, fungo; P, protozoário.
[2]L. monocytogenes também pode ser transmitida durante o parto.
[3]O HIV é transmitido principalmente durante o parto, mas também pode ser transmitido pela via transplacentária e pela amamentação.

TABELA 7-3 Portas de entrada de alguns patógenos comuns

Porta de entrada	Patógeno	Tipo de microrganismo[1]	Doença
Trato respiratório	Streptococcus pneumoniae	B	Pneumonia
	Neisseria meningitidis	B	Meningite
	Haemophilus influenzae	B	Meningite
	Mycobacterium tuberculosis	B	Tuberculose
	Vírus influenza	V	Gripe
	Rinovírus	V	Resfriado comum
	Vírus Epstein-Barr	V	Monucleose infecciosa
	Coccidioides immitis	F	Coccidioidomicose
	Histoplasma capsulatum	F	Histoplasmose
Trato gastrintestinal	Shigella dysenteriae	B	Disenteria
	Salmonella typhi	B	Febre tifoide
	Vibrio cholerae	B	Cólera
	Norovírus	V	Gastrenterite
	Rotavírus	V	Gastrenterite
	Vírus da hepatite A	V	Hepatite A
	Poliovírus	V	Poliomielite
	Trichinella spiralis	H	Triquinose
Pele	Clostridium tetani	B	Tétano
	Rickettsia rickettsii	B	Febre maculosa das Montanhas Rochosas
	Vírus da raiva	V	Raiva
	Trichophyton rubrum	F	Tinea pedis (pé-de-atleta)
	Plasmodium vivax	P	Malária
Trato genital	Neisseria gonorrhoeae	B	Gonorreia
	Treponema pallidum	B	Sífilis
	Chlamydia trachomatis	B	Uretrite
	Papilomavírus humano	V	Verrugas genitais
	Herpes-vírus simples 2	V	Herpes genital
	Candida albicans	F	Vaginite

[1]B, bactéria; V, vírus; F, fungo; P, protozoário; H, helminto.

CAPÍTULO 7 • Patogênese **35**

TABELA 7-4   Transmissão de doenças importantes pela água

Porta de entrada	Patógeno	Tipo de microrganismo[1]	Doença
Trato gastrintestinal			
1. Ingestão de água potável	Espécies de *Salmonella*	B	Diarreia
	Espécies de *Shigella*	B	Diarreia
	Campylobacter jejuni	B	Diarreia
	Norovírus	V	Diarreia
	Giardia lamblia	P	Diarreia
	Cryptosporidium parvum	P	Diarreia
2. Ingestão de água durante o nado[2]	*Leptospira interrogans*	B	Leptospirose
Trato respiratório			
Inalação de aerossóis	*Legionella pneumophila*	B	Pneumonia (doença dos legionários)
Pele	*Pseudomonas aeruginosa*	B	Foliculite de banho quente
Penetração através da pele	*Schistosoma mansoni*	H	Esquitossomose
Nariz			
Penetração por meio de lâmina cribriforme para as meninges e o encéfalo	*Naegleria fowleri*	P	Meningoencefalite

[1]B, bactéria; V, vírus; P, protozoário; H, helminto.
[2]Todos os microrganismos que causam diarreia pela ingestão de água potável podem causar diarreia quando ingeridos durante o nado.

TABELA 7-5   Doenças bacterianas transmitidas por alimentos

Bactéria	Alimento característico	Principal reservatório	Doença
I. Doenças diarreicas			
Cocos Gram-positivos			
Staphylococcus aureus	Bolo e pão cremoso, batata, ovo e salada de atum	Humanos	Intoxicação alimentar, principalmente vômito
Bacilos Gram-positivos			
Bacillus cereus	Arroz reaquecido	Solo	Diarreia
Clostridium perfringens	Carne cozida, moída ou molho de carne	Solo, animais ou seres humanos	Diarreia
Listeria monocytogenes	Derivados do leite não pasteurizados	Solo, animais ou plantas	Diarreia, sepse neonatal
Bacilos Gram-negativos			
Escherichia coli	Diversos alimentos e água	Humanos	Diarreia
E. coli cepa O157:H7	Carne malpassada	Gado bovino	Colite hemorrágica, síndrome hemolítico-urêmica (SHU)
Salmonella enteritidis	Aves, carne vermelha e ovos	Animais domésticos, principalmente aves	Diarreia
Salmonella typhi	Diversos alimentos	Humanos	Febre tifoide
Espécies de *Shigella*	Diversos alimentos e água	Humanos	Diarreia (disenteria)
Vibrio cholerae	Diversos alimentos (p. ex., frutos do mar) e água	Humanos	Diarreia
Vibrio parahaemolyticus	Frutos do mar	Água salgada morna	Diarreia
Campylobacter jejuni	Diversos alimentos	Animais domésticos	Diarreia
Yersinia enterocolitica	Diversos alimentos	Animais domésticos	Diarreia
II. Doenças não diarreicas			
Bacilos Gram-positivos			
Clostridium botulinum	Vegetais enlatados inapropriadamente e peixe defumado	Solo	Botulismo
Listeria monocytogenes	Derivados do leite não pasteurizados	Vacas	Septicemia do neonato ou da mãe
Bacilos Gram-negativos			
Vibrio vulnificus	Frutos do mar	Água salgada morna	Sepse
Espécies de *Brucella*	Carne e leite	Animais domésticos	Brucelose
Francisella tularensis	Carne	Coelhos	Tularemia
Micobactérias			
Mycobacterium bovis	Leite	Vacas	Tuberculose intestinal

36 PARTE I • Bacteriologia básica

TABELA 7-6   Doenças bacterianas transmitidas por insetos

Bactéria	Artrópodes	Reservatório	Doença
Bacilos Gram-negativos			
Yersinia pestis	Pulgas de roedores	Roedores (p. ex., ratos e cães-de-pradaria)	Peste
Francisella tularensis	Carrapatos (Dermacentor)	Muitos animais (p. ex., coelhos)	Tularemia
Espiroquetas			
Borrelia burgdorferi	Carrapatos (Ixodes)	Ratos	Doença de Lyme
Borrelia recurrentis	Piolhos	Humanos	Febre recorrente
Riquétsias			
Rickettsia rickettsii	Carrapatos (Dermacentor)	Cães, roedores e carrapatos (Dermacentor)	Febre maculosa das Montanhas Rochosas
Rickettsia prowazekii	Piolhos	Humanos	Tifo epidêmico
Ehrlichia chaffeensis	Carrapatos (Dermacentor, Ixodes)	Cães	Erliquiose
Anaplasma phagocytophilum	Carrapatos (Ixodes)	Cachorros, roedores	Anaplasmose

essenciais aos microrganismos que se prendem às membranas mucosas; mutantes desprovidos desses mecanismos são frequentemente não patogênicos. Os ***pili*** presentes em *Neisseria gonorrhoeae* e *E. coli*, por exemplo, permitem a adesão desses microrganismos ao epitélio do trato urinário, assim como o **glicocálice** de *Staphylococcus epidermidis* e de algumas amostras de Streptococcus permite a forte aderência desses microrganismos ao endotélio das válvulas cardíacas. As inúmeras moléculas que permitem a aderência às superfícies celulares são denominadas **adesinas**.

Após a adesão, as bactérias frequentemente formam uma matriz protetora, denominada **biofilme**, constituída por diversos tipos de polissacarídeos e proteínas. Os biofilmes formam-se especialmente em corpos estranhos, como próteses de articulações, válvulas cardíacas e cateteres endovenosos, mas também podem ocorrer em estruturas nativas, como válvulas cardíacas naturais. Os biofilmes protegem as bactérias tanto de antibióticos quanto das defesas imunes do hospedeiro, como anticorpos e neutrófilos. Essas estruturas também retardam a cura da ferida, gerando processos infecciosos

TABELA 7-7   Zoonoses causadas por bactérias

Bactéria	Principal reservatório	Modo de transmissão	Doença
Bacilos Gram-positivos			
Bacillus anthracis	Animais domésticos	Contato direto	Antraz
Listeria monocytogenes	Animais domésticos	Ingestão de produtos derivados do leite não pasteurizado	Septicemia do neonato ou da mãe
Erysipelothrix rhusiopathiae	Peixes	Contato direto	Erisipeloide ou pseudoerisipela
Bacilos Gram-negativos			
Bartonella henselae	Gatos	Arranhões na pele	Doença da arranhadura do gato
Espécies de Brucella	Animais domésticos	Ingestão de produtos derivados do leite não pasteurizado; contato com tecido animal infectado	Brucelose
Campylobacter jejuni	Animais domésticos	Ingestão de carne contaminada	Diarreia
Escherichia coli O157:H7	Gado bovino	Fecal-oral	Colite hemorrágica
Francisella tularensis	Diversos animais, especialmente coelhos	Picada de carrapato ou contato direto	Tularemia
Pasteurella multocida	Gatos	Mordida de gato	Celulite
Salmonella enteritidis	Aves, ovos e gado bovino	Fecal-oral	Diarreia
Yersinia enterocolitica	Animais domésticos	Fecal-oral	Diarreia
Yersinia pestis	Roedores, principalmente ratos e cães-de-pradaria	Picada de pulga de roedor	Sepse
Micobactérias			
Mycobacterium bovis	Vacas	Ingestão de produtos derivados do leite não pasteurizado	Tuberculose intestinal
Espiroquetas			
Borrelia burgdorferi	Ratos	Picada de carrapato (Ixodes)	Doença de Lyme
Leptospira interrogans	Ratos e cães	Urina	Leptospirose
Clamídias			
Chlamydia psittaci	Psitacídeos	Inalação de aerossóis	Psitacose
Riquétsias			
Rickettsia rickettsii	Ratos e cães	Picada de carrapato (Demacentor)	Febre maculosa das Montanhas Rochosas
Coxiella burnetii	Carneiros	Inalação de aerossóis do líquido amniótico	Febre Q
Ehrlichia chaffeensis	Cães	Picada de carrapato (Demacentor)	Erliquiose
Anaplasma phagocytophilum	Cachorros, roedores	Picada de carrapato (Ixodes)	Anaplasmose

crônicos, principalmente em diabéticos. Os biofilmes desempenham papéis importantes na persistência de *Pseudomonas* no pulmão de pacientes com fibrose cística e na formação da placa dental, precursora das cáries.

A produção de biofilmes por bactérias como as *Pseudomonas* é controlada pelo processo de **quorum sensing** (sensoriamento de quórum), que permite que as bactérias coordenem a síntese de proteínas específicas de acordo com a densidade da população bacteriana. Quando a concentração bacteriana é baixa, essas proteínas não são expressas; mas, uma vez que a população atinge uma densidade celular altamente crítica, membros individuais realizam este sensoriamento e começam a sintetizar essas proteínas, resultando em alterações fenotípicas que beneficiam a população como um todo. Exemplos de comportamentos controlados pelo *quorum sensing* incluem a formação de biofilmes, expressão de virulência e resistência a antibióticos, os quais podem contribuir para a patogênese.

Corpos estranhos, como válvulas cardíacas e articulações artificiais, predispõem à infecção. As bactérias podem aderir a essas superfícies, mas a adesão de fagócitos é pobre devido à ausência de selectinas e outras proteínas de ligação na superfície artificial (ver Cap. 8).

3. Invasão, inflamação e sobrevivência intracelular

Um dos principais mecanismos pelo qual bactérias provocam doença é a **invasão** do tecido seguida de **inflamação**. (A resposta inflamatória está descrita no Cap. 8.) O outro mecanismo importante, a **produção de toxinas**, e um terceiro mecanismo, a **imunopatogênese**, serão descritos posteriormente neste capítulo.

Diversas enzimas secretadas por bactérias invasivas desempenham papéis na patogênese. Entre as mais importantes encontram-se as seguintes:

(1) **Colagenase** e **hialuronidase**, as quais degradam o colágeno e o ácido hialurônico, respectivamente, permitindo, assim, que a bactéria se dissemine por meio do tecido subcutâneo. Essas enzimas são particularmente importantes no caso da celulite causada pelo *Streptococcus pyogenes*.

(2) **Coagulase**, produzida pelo *Staphylococcus aureus*, que acelera a formação do coágulo de fibrina a partir de seu precursor, o fibrinogênio (esse coágulo protege a bactéria da fagocitose por meio do isolamento da área infectada e por envolver o microrganismo em uma camada de fibrina). A coagulase também é produzida pela *Yersinia pestis*, causadora da peste bubônica. Ver Capítulo 20 sobre o papel da coagulase na patogênese da peste.

(3) **Proteases de imunoglobulina.** Existem vários exemplos de organismos que produzem enzimas que degradam as imunoglobulinas (Ig) A e IgG. *N. gonorrhoeae*, *Haemophilus influenzae* e *Streptococcus pneumoniae* produzem proteases de IgA que inativam essa imunoglobulina na superfície da mucosa. Isso propicia uma melhor aderência desses organismos às membranas mucosas. *S. pyogenes* produz uma enzima que cliva especificamente as cadeias pesadas de IgG, o que reduz a opsonização e a ativação do complemento, aumentando a virulência desse organismo.

Além dessas enzimas, inúmeros fatores de virulência contribuem para o processo de invasão por meio da limitação dos mecanismos de defesa do hospedeiro, principalmente da fagocitose, para que possam operar efetivamente.

(1) O mais importante dos fatores antifagocitários é a **cápsula** externa à parede celular, presente em inúmeros patógenos importantes, como *S. pneumoniae* e *Neisseria meningitidis*. A cápsula polissacarídica impede que os fagócitos possam se aderir à bactéria; anticorpos anticapsulares propiciam a ocorrência de fagocitose com mais eficiência (um processo denominado **opsonização**) (ver Cap. 8). As vacinas contra *S. pneumoniae*, *H. influenzae* e *N. meningitidis* contêm antígenos polissacarídicos capsulares capazes de induzir anticorpos anticapsulares protetores.

(2) Um segundo grupo de fatores antifagocitários é constituído pelas proteínas de parede celular dos cocos Gram-positivos, como a proteína M dos estreptococos do grupo A (*S. pyogenes*) e a proteína A do *S. aureus*. A proteína M tem propriedades antifagocitárias, e a proteína A se liga à porção Fc da IgG, prevenindo a ativação do complemento. Esses fatores de virulência estão resumidos na Tabela 7-8.

(3) As leucocidinas são toxinas formadoras de poros que degradam a membrana celular de neutrófilos e macrófagos. A leucocidina de Panton-Valentine (PV) produzida por *S. aureus* é um bom exemplo.

Bactérias podem causar dois tipos de inflamação: **piogênica** e **granulomatosa.** Na inflamação piogênica (produtora de pus), neutrófilos constituem as células predominantes. Algumas das bactérias piogênicas mais importantes são os cocos Gram-positivos e Gram-negativos, listados na Tabela 7-8. Na inflamação granulomatosa, macrófagos e células T auxiliares predominam. O microrganismo mais importante nessa categoria é o *Mycobacterium tuberculosis*. Nenhuma toxina ou enzima bacteriana indutora de granulomas foram identificadas. Aparentemente, antígenos bacterianos estimulam a resposta imune celular, resultando na sensibilização de linfócitos T e na atividade de macrófagos. A fagocitose por macrófagos resulta na eliminação da maioria das bactérias, embora algumas sobrevivam e desenvolvam-se no próprio macrófago presente no granuloma.

A **sobrevivência intracelular** é um atributo importante de certas bactérias, uma vez que aumenta a sua capacidade de provocar doença. Essas bactérias são denominadas patógenos "intracelulares" e comumente provocam lesões granulomatosas. As bactérias mais conhecidas nessa categoria pertencem aos gêneros *Mycobacterium*, *Legionella*, *Brucella* e *Listeria*. O fungo intracelular mais conhecido é o *Histoplasma*. Esses organismos podem ser cultivados em meios microbiológicos em laboratório e, portanto, *não* são parasitas intracelulares obrigatórios, o que os diferencia de *Chlamydia* e *Rickettsia*. A localização intracelular oferece um nicho protetor contra anticorpos e neutrófilos que funcionam extracelularmente.

As bactérias intracelulares têm inúmeros mecanismos diferentes que as permitem sobreviver e crescer dento de células. Esses incluem (1) inibição da fusão do fagossomo com o lisossomo, para evitar as enzimas de degradação do lisossomo; (2) inibição da acidificação do fagossomo, que diminui a atividade das enzimas de degradação do lisossomo; e (3) escape do fagossomo para o citoplasma, onde não há enzimas de degradação. Membros dos gêneros *Mycobacterium* e *Legionella* são conhecidos por usarem os dois primeiros mecanismos, enquanto o terceiro é utilizado por membros do gênero *Listeria*.

A invasão celular por bactérias depende da interação de proteínas de superfície bacterianas específicas, denominadas **invasinas**,

38 PARTE I • Bacteriologia básica

TABELA 7-8 Fatores de virulência associados à superfície importantes para a patogênese bacteriana

Microrganismo	Fatores de virulência	Utilizado em Vacinas	Comentários
Cocos Gram-positivos			
Streptococcus pneumoniae	Cápsula polissacarídica	Sim	Determina o sorotipo
Streptococcus pyogenes	Proteína M	Não	Determina o sorotipo[1]
Staphylococcus aureus	Proteína A	Não	Liga-se à região Fc de IgG impedindo a ativação do complemento
Cocos Gram-negativos			
Neisseria meningitidis	Cápsula polissacarídica	Sim	Determina o sorotipo
Bacilos Gram-positivos			
Bacillus anthracis	Cápsula polipeptídica	Não	
Bacilos Gram-negativos			
Haemophilus influenzae	Cápsula polissacarídica	Sim	Determina o sorotipo
Klebsiella pneumoniae	Cápsula polissacarídica	Não	
Escherichia coli	Pili proteico	Não	Provoca aderência
Salmonella typhi	Cápsula polissacarídica	Sim	Não é importante para outras salmonelas
Yersinia pestis	Proteínas V e W	Não	

[1]Não confunda o sorotipo com o agrupamento de estreptococos, o qual é determinado pelo polissacarídeo na parede celular.

com receptores celulares específicos pertencentes à família das integrinas de adesão transmembrana. O movimento das bactérias para dentro da célula é uma função desempenhada por microfilamentos de actina. Uma vez dentro das células, essas bactérias residem geralmente no interior de vacúolos celulares, como fagossomos. Algumas permanecem nesses locais, outras migram para o citoplasma ou movimentam-se para o citoplasma de células adjacentes. A invasão de células vizinhas, conforme descrito, permite que a bactéria evada as defesas do hospedeiro. Agregados de filamentos de actina na superfície da *Listeria monocytogenes*, por exemplo, propelem esse microrganismo de uma célula a outra de maneira análoga a um estilingue, um processo também conhecido como "**foguetes de actina**".

As "Yops" (proteínas de membrana externa de *Yersinia*), produzidas por inúmeras espécies de *Yersinia*, são exemplos importantes de fatores de virulência que agem principalmente após a invasão da célula humana pelo microrganismo. Os efeitos mais importantes são a inibição da fagocitose por neutrófilos e macrófagos e a inibição da produção de citocinas por macrófagos (p. ex., fator de necrose tumoral [TNF]). Uma das Yops da *Y. pestis*, por exemplo, é uma protease (Yop J) capaz de clivar o sinal de transdução das proteínas necessárias à síntese do TNF. Dessa forma, há a inibição da ativação das defesas do hospedeiro e uma contribuição à habilidade do microrganismo em causar a peste bubônica.

Os genes que codificam muitos dos fatores de virulência nas bactérias estão agrupados em **ilhas de patogenicidade** localizadas no cromossomo bacteriano ou em plasmídeos. Em muitas bactérias, por exemplo, encontram-se os genes de adesinas, invasinas e exotoxinas de maneira adjacente. Variantes não patogênicas dessas bactérias não apresentam essas ilhas de patogenicidade. Aparentemente, essas regiões grandes do genoma bacteriano foram transferidas como blocos por meio da conjugação ou transdução. Ilhas de patogenicidade são encontradas em muitos bacilos Gram-negativos, como *E. coli*, *Salmonella*, *Shigella*, *Pseudomonas* e *Vibrio cholerae*, assim como em cocos Gram-positivos, como *S. pneumoniae*.

Após a colonização e a multiplicação das bactérias na porta de entrada, elas podem invadir a corrente sanguínea e disseminar-se

para outras partes do corpo. Os receptores de superfície celular capazes de interagir com ligantes bacterianos determinam, na maioria das vezes, os órgãos afetados. Algumas bactérias ou vírus, por exemplo, afetam o encéfalo, uma vez que os receptores para esses microrganismos estão localizados na superfície dos neurônios encefálicos. A *barreira hematencefálica*, que limita o acesso de certas substâncias químicas ao encéfalo, não é considerada um fator determinante para a infecção do encéfalo por microrganismos. O conceito da barreira hematencefálica remete principalmente à incapacidade de penetração de substâncias químicas hidrofílicas (carregadas, ionizadas) no parênquima encefálico rico em lipídeos, enquanto substâncias químicas lipofílicas (lipossolúveis) são capazes de cruzá-la.

Duas doenças importantes, difteria e colite pseudomembranosa, são caracterizadas por lesões inflamatórias, denominadas **pseudomembranas**. As pseudomembranas são espessas, aderentes e apresentam exsudatos acinzentados ou amarelados nas mucosas da garganta, na difteria, ou do cólon, na colite pseudomembranosa. O termo "pseudo" refere-se à natureza anormal dessas membranas em contraste com a anatomia normal das membranas do corpo, como o tímpano e as membranas placentárias.

4. Produção de toxinas

O segundo principal meio pelo qual as bactérias geram doença é a produção de toxinas. Uma comparação entre as principais características de **exotoxinas** e **endotoxinas** é demonstrada na Tabela 7-9.

Exotoxinas

Exotoxinas são produzidas por inúmeras bactérias Gram-positivas e Gram-negativas, diferentemente das endotoxinas, presentes apenas em bactérias Gram-negativas. A diferença essencial consiste no fato de que exotoxinas são **secretadas** pelas bactérias, ao passo que endotoxinas são componentes da parede celular. Exotoxinas são polipeptídeos cujos genes estão frequentemente localizados em plasmídeos ou bacteriófagos de ciclo lisogênico. Algumas das importantes exotoxinas codificadas pelo DNA de bacteriófagos são as toxinas diftérica, colérica e botulínica.

TABELA 7-9 Principais características de exotoxinas e endotoxinas

Propriedades	Exotoxina	Endotoxina
Fonte	Certas espécies de bactérias Gram-positivas e Gram-negativas	Parede celular de bactérias Gram-negativas
Secretada pela célula	Sim	Não
Química	Polipeptídeo	Lipopolissacarídeo
Localização dos genes	Plasmídeo ou bacteriófago	Cromossomo bacteriano
Toxicidade	Alta (dose letal da ordem de 1 μg)	Baixa (dose letal da ordem de centenas de microgramas)
Efeitos clínicos	Inúmeros efeitos (ver texto)	Febre, choque
Modo de ação	Inúmeras maneiras (ver texto)	Inclui TNF e IL-1
Antigenicidade	Induz altos títulos de anticorpos, denominados antitoxinas	Pouco antigênica
Vacinas	Toxoides utilizados como vacinas	Ausência de formação de toxoides e nenhuma vacina disponível
Estabilidade térmica	Rapidamente destruídas a 60°C (exceto pela enterotoxina estafilocócica)	Estável a 100°C por 1 hora
Doenças típicas	Tétano, botulismo e difteria	Meningococemia, septicemia por bacilos Gram-negativos

IL-1, interleucina 1; TNF, fator de necrose tumoral.

Exotoxinas encontram-se entre as substâncias **mais tóxicas** já conhecidas. A dose letal da toxina tetânica para um ser humano, por exemplo, é estimada em menos do que 1 μg. Devido ao fato de que algumas exotoxinas purificadas podem reproduzir todos os aspectos da doença, pode-se concluir que certas bactérias não apresentam nenhum outro papel na patogênese além da síntese da exotoxina em si. Polipeptídeos de exotoxinas são bons antígenos, uma vez que induzem a síntese de anticorpos protetores, conhecidos como anticorpos antitoxina, alguns dos quais são úteis para a proteção ou tratamento de doenças como o botulismo e o tétano. Quando tratados com formaldeído (ou ácidos ou calor), os polipeptídeos das exotoxinas são convertidos em **toxoides**, frequentemente utilizados em vacinas protetoras, uma vez que mantêm sua antigenicidade, mas perdem sua toxicidade durante o processo.

Muitas exotoxinas apresentam **subunidades A e B** em suas estruturas. A subunidade A (ou ativa) possui atividade tóxica, ao passo que a subunidade B (ou de ligação) é responsável pela ligação da exotoxina aos receptores específicos de superfície celular. A ligação da subunidade B determina o local de ação específico da exotoxina. A toxina botulínica, por exemplo, age nas junções neuromusculares, uma vez que sua subunidade B se liga a receptores específicos na superfície do neurônio motor presente na junção. Exotoxinas importantes que possuem estrutura baseada em subunidades A e B incluem as toxinas diftérica, tetânica, botulínica e colérica, além da enterotoxina de *E. coli* (Fig. 7-1).

A subunidade A de diversas exotoxinas importantes atua catalisando a adição de difosfato de adenosina ribose (ADP-ribose) à proteína alvo na célula humana (**ADP-ribosilação**). A modificação das proteínas alvo com a ADP-ribose frequentemente as inativam, mas também pode hiperativá-las, ambas podendo causar os sintomas da doença. Como exemplo, a toxina diftérica e a exotoxina A de *Pseudomonas* ADP-ribosilam o fator de alongamento-2 (EF-2), um fator essencial necessário para a síntese proteica eucariótica. Essa modificação inativa EF-2, bloqueando o complexo de translocação, resultando na inibição da síntese de proteínas. Enquanto,

a toxina colérica e a toxina *E. coli* ADP-ribosilam a proteína Gs, ativando a síntese. Essa proteína provoca um aumento na atividade do adenilato-ciclase e, consequentemente, aumenta a quantidade de monofosfato de adenosina (AMP) cíclica, assim como a produção da diarreia aquosa. A toxina pertússis é uma interessante variação do tema. Ela promove a ribosilação por ADP da proteína G_i, inativando-a. A inativação da proteína inibidora G ativa a adenilato-ciclase, gerando um aumento da quantidade de AMP cíclico, o que apresenta papel importante como causa dos sintomas da coqueluche.

Exotoxinas são liberadas da bactéria por meio de estruturas especializadas, conhecidas como **sistemas de secreção**. Alguns sistemas de secreção transportam as exotoxinas para o espaço extracelular, enquanto outros as levam diretamente ao interior das células dos mamíferos. Os sistemas que as levam diretamente ao espaço intracelular são considerados mais eficientes, uma vez que as exotoxinas não são expostas aos anticorpos presentes no meio extracelular.

Diversas classes de sistemas de secreção bacteriana são conhecidas (por enquanto, 6), mas o **sistema de secreção tipo III** (também conhecido como injectossoma) é particularmente importante para a

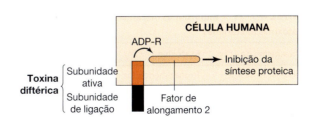

FIGURA 7-1 Mecanismo de ação da toxina diftérica. A toxina liga-se à superfície celular por meio da subunidade de ligação, e a subunidade ativa penetra na célula. A subunidade ativa é uma enzima que catalisa a adição de uma ADP-ribose (ADP-R) ao fator de alongamento 2 (EF-2). Esse processo inativa o EF-2, e a síntese proteica é inibida.

40 PARTE I • Bacteriologia básica

TABELA 7-10 Exotoxinas bacterianas importantes

Bactéria	Doença	Modo de ação	Vacina toxoide
Bacilos Gram-positivos			
Corynebacterium diphtheriae	Difteria	Inativa EF-2 por meio da ribosilação de ADP	Sim
Clostridium tetani	Tétano	Bloqueia a liberação do neurotransmissor inibidor glicina por meio da clivagem proteolítica de proteínas liberadas	Sim
Clostridium botulinum	Botulismo	Bloqueia a liberação da acetilcolina por meio da clivagem de proteínas liberadas	Sim[1]
Clostridium difficile	Colite pseudomembranosa	Exotoxinas A e B inativam GTPases por meio da glicosilação	Não
Clostridium perfringens	Gangrena gasosa	A toxina alfa é uma lecitinase; enterotoxina é um superantígeno	Não
Bacillus anthracis	Antraz	O fator de edema é uma adenilato-ciclase; o fator letal é uma protease que cliva a MAP-cinase, necessária à divisão celular	Não
Cocos Gram-positivos			
Staphylococcus aureus	1. Síndrome do choque tóxico	É um superantígeno; liga-se a proteínas do MHC de classe II e ao receptor de células T; induz IL-1 e IL-2	Não
	2. Intoxicação alimentar	É um superantígeno que age localizadamente no trato gastrintestinal	Não
	3. Síndrome da pele escaldada	É uma protease que cliva desmogleno em desmossomos	Não
Streptococcus pyogenes	Escarlatina	É um superantígeno; ação similar à síndrome do choque tóxico de S. aureus	Não
Bacilos Gram-negativos			
Escherichia coli	1. Diarreia aquosa	Toxina lábil capaz de estimular a adenilato-ciclase pela ribosilação de ADP; toxinas estáveis estimulam a guanilato-ciclase	Não
	2. Diarreia sanguinolenta	A toxina shiga inibe a síntese de proteínas em enterócitos por meio da remoção de uma adenina do RNA ribossômico 28S	Não
Shigella dysenteriae	Diarreia sanguinolenta	A toxina Shiga inibe a síntese de proteínas em enterócitos por meio da remoção de uma adenina do RNA ribossômico 28S	Não
Vibrio cholerae	Cólera	Estimula a adenilato-ciclase pela ribosilação de ADP	Não
Bordetella pertussis	Coqueluche	Estimula a adenilato-ciclase por meio da ribosilação de ADP; inibe receptores de quimiocinas	Sim[2]

EF-2, fator de alongamento 2; IL, interleucina; MHC, complexo de histocompatibilidade principal.
[1]Somente para indivíduos de alto risco.
[2]A vacina acelular contém toxoide pertússis, além de outras quatro proteínas.

virulência do microrganismo. Esse sistema de secreção é mediado por uma projeção semelhante a uma agulha (algumas vezes denominada "seringa molecular") e por bombas de transporte, ambos presentes na membrana celular bacteriana. A importância do sistema de secreção do tipo III é ilustrada pelo achado de que amostras de *Pseudomonas aeruginosa* que apresentam esse sistema são significativamente mais virulentas, quando comparadas às que não o apresentam. Outros bacilos Gram-negativos de relevância médica que apresentam o injectossoma são espécies de *Shigella*, *Salmonella*, *E. coli* e *Y. pestis*.

Os mecanismos de ação de exotoxinas importantes produzidas por bactérias toxigênicas estão descritos na discussão a seguir e resumidos nas Tabelas 7-10, 7-11 e 7-12. A principal localização dos sintomas da doença causada por exotoxinas está descrita na Tabela 7-13.

Bactérias Gram-positivas

As exotoxinas produzidas por bactérias Gram-positivas apresentam inúmeros mecanismos de ação e geram diferentes manifestações clínicas. Entre as exotoxinas mais importantes está a toxina diftérica, que inibe a síntese proteica por meio da inativação de EF-2; as toxinas tetânica e botulínica, neurotoxinas que previnem a liberação de neurotransmissores; e a toxina da síndrome do choque tóxico (TSCT), que atua como um superantígeno provocando a liberação de grandes quantidades de citocinas pelas células T auxiliares e macrófagos. Os mecanismos de ação das exotoxinas produzidas por bactérias Gram-positivas estão descritos a seguir.

(1) A toxina diftérica, produzida pelo *Corynebacterium diphtheriae*, inibe a síntese proteica por meio da ribosilação por ADP de EF-2 (Fig. 7-1).[1]

A subsequente morte das células afetadas leva a dois sintomas proeminentes na difteria: à formação da pseudomembrana na garganta e à miocardite.

TABELA 7-11 Importantes mecanismos de ação das exotoxinas bacterianas

Mecanismo de Ação	Exotoxina
Ribosilação de ADP	Toxina diftérica, toxina colérica, toxina termolábil da *Escherichia coli* e toxina pertússis
Superantígeno	Toxina da síndrome do choque tóxico, enterotoxina estafilocócica e toxina eritrogênica
Protease	Toxina tetânica, toxina botulínica, fator letal da toxina do antraz e toxina da pele escaldada
Lecitinase	Toxina alfa de *Clostridium perfringens*

---

[1]A exotoxina A da *Pseudomonas aeruginosa* tem o mesmo modo de ação.

TABELA 7-12 Exotoxinas que aumentam o AMP cíclico intracelular

Bactéria	Exotoxina	Modo de ação
Vibrio cholerae	Toxina colérica	ADP ribosila o fator G_s, ativando-o e estimulando a adenilato-ciclase
Escherichia coli	Toxina lábil	Equivalente ao descrito para a toxina colérica
Bordetella pertussis	Toxina pertússis	ADP ribosila o fator G_i, inativando-o e estimulando a adenilato-ciclase
Bacillus anthracis	Fator de edema da toxina do antraz	É uma adenilato-ciclase

A atividade da exotoxina depende de duas funções mediadas por diferentes domínios da molécula. A toxina é sintetizada como um único polipeptídeo atóxico, uma vez que o local ativo está mascarado. Esta molécula é clivada e modificada originando dois polipeptídeos ativos. O fragmento A, derivado da extremidade aminoterminal da exotoxina, origina uma enzima que catalisa a transferência de ADP-ribose da adenina-nicotinamida-dinucleotídeo (NAD) para EF-2, inibindo a síntese de proteínas. O fragmento B, derivado da extremidade carboxiterminal, liga-se a receptores na membrana externa das células eucarióticas e medeia o transporte do fragmento A para dentro das células.

À medida que as bactérias sintetizam e secretam a exotoxina completa, a extremidade carboxiterminal liga-se a receptores da membrana celular do hospedeiro. A toxina é transportada através da membrana celular, desencadeando a clivagem e a modificação que resultam no fragmento A ativo, que, em seguida, tem como alvo e inativa o EF-2. A especificidade para esta proteína é devida a um aminoácido exclusivo, uma histidina modificada chamada diftamida, presente apenas em EF-2. Como todas as células eucarióticas realizam a síntese proteica, não há especificidade de tecido ou órgão. A síntese proteica mitocondrial ou procariota não é suscetível, uma vez que outros fatores de alongamento estão envolvidos. A atividade enzimática é marcadamente potente; uma única molécula do fragmento A é capaz de matar uma célula em poucas horas. Outros organismos cujas exotoxinas atuam por meio da ribosilação por ADP são *E. coli, V. cholerae* e *Bordetella pertussis*.

O gene *tox*, codificador dessa exotoxina, é carreado por um bacteriófago, denominado fago beta. Dessa forma, apenas amostras de *C. diphtheriae* que carreiam esse fago em ciclos lisogênicos causam difteria. (*C. diphtheriae* que não carreiam fagos lisogênicos podem ser encontradas na garganta de indivíduos sadios.) Esse é um exemplo importante de conversão lisogênica, o processo pelo qual as bactérias adquirem novas características quando lisogenizadas por um bacteriófago (ver Cap. 4). A regulação da síntese de exotoxinas é controlada pela interação do ferro do meio com o repressor do gene *tox* sintetizado pela bactéria. À medida que a concentração de ferro aumenta, o complexo ferro-repressor inibe a transcrição do gene *tox*.

(2) A toxina tetânica, produzida por *Clostridium tetani*, é uma **neurotoxina** que impede a liberação de um neurotransmissor inibitório envolvido no relaxamento muscular. Quando os neurônios inibidores não são funcionais, os neurônios excitatórios não são contrapostos, gerando um processo de espasmos musculares e uma

TABELA 7-13 Principal localização dos sintomas de doenças causadas por exotoxinas bacterianas

Principal localização das manifestações clínicas	Organismo	Modo de ação da exotoxina
Trato gastrintestinal		
1. Cocos Gram-positivos	Staphylococcus aureus	Enterotoxina é um superantígeno
2. Bacilos Gram-positivos	Clostridium difficile	Inativa GTPases em enterócitos
	Clostridium perfringens	Superantígeno
	Bacillus cereus	Superantígeno
3. Bacilos Gram-negativos	Vibrio cholerae	Estimula a adenilato-ciclase
	Escherichia coli toxigênica	Estimula a adenilato-ciclase
	Escherichia coli O157	Inativa a síntese proteica
Sistema nervoso		
1. Bacilos Gram-positivos	Clostridium tetani	Inibe a liberação de glicina
	Clostridium botulinum	Inibe a liberação de acetilcolina
Trato respiratório		
1. Bacilos Gram-positivos	Corynebacterium diphtheriae	Inativa a síntese proteica
2. Bacilos Gram-negativos	Bordetella pertussis	Estimula a adenilato-ciclase; inibe o receptor de quimiocina
Pele, tecido mole ou músculo		
1. Cocos Gram-positivos	S. aureus (síndrome da pele escaldada)	Protease que quebra desmossomos na pele
	S. aureus (amostras MRSA)	A leucocidina de PV é uma toxina formadora de poros capaz de lesar a membrana celular
	Streptococcus pyogenes (escarlatina)	A toxina eritrogênica é um superantígeno
2. Bacilos Gram-positivos	C. perfringens	Lecitinases clivam a membrana celular
	Bacillus anthracis	O fator de edema é uma adenilato-ciclase; o fator letal é uma protease
Sistêmica		
1. Cocos Gram-positivos	S. aureus	A toxina da síndrome do choque tóxico é um superantígeno

MRSA, *Staphylococcus aureus* resistente à meticilina; PV, Panton-Valentine.

42 **PARTE I** • Bacteriologia básica

consequente paralisia espástica. A toxina tetânica (tetanospasmina) é composta por duas subunidades codificadas por um DNA plasmidial. A cadeia pesada do polipeptídeo se liga aos gangliosídeos na membrana do neurônio; a cadeia leve é uma protease que degrada a(s) proteína(s) responsável(is) pela liberação dos neurotransmissores inibitórios (ácido γ-aminobutírico [GABA] e glicina). A toxina liberada no local periférico lesado pode viajar tanto por meio do transporte axonal retrógrado quanto pela corrente sanguínea para as epífises anteriores ou neurônios intersticiais da medula espinal. A inibição da liberação do GABA e da glicina leva a contrações convulsivas dos músculos voluntários, melhor exemplificadas por espasmos dos músculos da mandíbula e pescoço ("trismo").

(3) A toxina botulínica, produzida por *Clostridium botulinum*, é uma **neurotoxina** que bloqueia a liberação de um neurotransmissor diferente, a acetilcolina, na sinapse da junção neuromuscular, produzindo uma paralisia flácida. Aproximadamente 1 μg dessa toxina é letal para seres humanos, representando um dos compostos mais tóxicos conhecidos. A toxina é composta por duas subunidades polipeptídicas, unidas por pontes dissulfídicas. Uma das subunidades liga-se ao receptor do neurônio, a outra subunidade é uma protease que degrada a(s) proteína(s) responsável(eis) pela liberação de acetilcolina. Existem seis sorotipos de toxina botulínica (A-F), sendo as toxinas A, B, E e F as mais importantes no contexto das doenças humanas. Alguns sorotipos são codificados por plasmídeos, outros por bacteriófagos temperados e alguns pelo próprio cromossomo bacteriano.

(4) Duas exotoxinas são produzidas por *Clostridium difficile*, ambas envolvidas na patogênese da colite pseudomembranosa. A exotoxina A é uma enterotoxina que provoca a diarreia aquosa. A endotoxina B é uma **citotoxina** que lesa a mucosa do cólon e, portanto, induz à formação de pseudomembranas. As exotoxinas A e B são glicosiltransferases que modificam proteínas alvo de transdução de sinal (GTPases Rho), o que interfere com a sua função. A glicosilação pela exotoxina B provoca uma desagregação dos filamentos de actina do citoesqueleto, levando a apoptose e morte celular.

(5) Múltiplas toxinas são produzidas por *Clostridium perfringens* e outras espécies de clostrídio que causam gangrena gasosa. Um total de sete fatores letais e cinco enzimas já foram caracterizados, embora nenhuma espécie de *Clostridium* produza todos os 12 produtos. A **toxina alfa** é a mais bem caracterizada, uma **lecitinase** capaz de hidrolisar lecitinas de membrana celular, provocando sua destruição e afetando rapidamente as células adjacentes. As outras quatro enzimas são a colagenase, protease, hialuronidase e desoxirribonuclease (DNase). As sete toxinas letais compõem um grupo heterogêneo com atividades hemolítica e necrosante. Algumas amostras de *C. perfringens* produzem uma enterotoxina capaz de gerar diarreia aquosa. Essa enterotoxina funciona como um superantígeno, de maneira semelhante à enterotoxina de *S. aureus* (descrita a seguir).

(6) Três exotoxinas são produzidas por *Bacillus anthracis*, o agente etiológico do antraz: o fator de edema, o fator letal e o antígeno protetor. As três exotoxinas associam-se, embora cada componente apresente uma função distinta. O **fator de edema** é uma adenilato-ciclase que aumenta as concentrações de AMP cíclico dentro da célula, promovendo a perda de íons cloreto e água e a subsequente formação de edema no tecido (ver Tab. 7-12). O **fator letal** é uma protease que cliva uma fosfocinase necessária à via de transdução de sinal que controla o crescimento celular. A perda dessa fosfocinase resulta na falência do crescimento e, consequentemente, morte celular. O **antígeno protetor**, por sua vez, liga-se aos receptores de superfície de membrana celular e promove a

formação de poros, permitindo que os fatores de edema e o fator letal penetrem na célula. A denominação *antígeno protetor* é baseada na descoberta de que anticorpos contra essa proteína são capazes de proteger contra a doença. Esses anticorpos bloqueiam a ligação do antígeno protetor e, dessa forma, impedem que o fator de edema e o fator letal entrem na célula.

(7) O TSCT é um **superantígeno** produzido principalmente por algumas amostras de *S. aureus*, embora algumas amostras de *S. pyogenes* também sejam capazes de produzi-lo. O TSCT liga-se diretamente às proteínas do complexo de histocompatibilidade principal (MHC) de classe II, presente na superfície de células apresentadoras de antígeno (macrófagos), independentemente do processamento intracelular prévio. Esse complexo interage com o receptor de células T de muitas células T auxiliares, resultando na ativação dessas células (veja a discussão sobre superantígenos no Cap. 58). Isso provoca a liberação de grandes quantidades de interleucinas, especialmente interleucina-1, interleucina-2 e TNF. Essas citocinas estão associadas a muitos dos sinais e sintomas do choque tóxico.

(8) A enterotoxina estafilocócica também é um superantígeno, embora aja localizadamente nas células linfoides do intestino delgado, uma vez que é ingerida. A enterotoxina é produzida por *S. aureus* presente em alimentos contaminados, provocando um quadro de intoxicação alimentar normalmente após uma a seis horas após a ingestão. Os principais sintomas são vômito e diarreia aquosa. A alta frequência de vômito observada é provocada pela grande quantidade de citocinas liberadas pelas células linfoides do intestino, que estimulam o sistema nervoso entérico e ativam o centro do vômito no encéfalo.

(9) A toxina esfoliativa é uma protease produzida por *S. aureus* que provoca a síndrome da pele escaldada. Essa toxina cliva a desmogleína, uma proteína presente nos desmossomos da pele, resultando no descolamento das camadas mais superficiais da epiderme. A toxina esfoliativa também é conhecida como toxina epidermolítica.

(10) A leucocidina de PV é uma exotoxina formadora de poro produzida por amostras de *S. aureus* resistente à meticilina (MRSA). Essa toxina destrói leucócitos, a pele e os tecidos subcutâneos. Suas duas subunidades organizam-se na membrana celular, formando um poro através do qual ocorre a passagem de conteúdo intracelular para o meio extracelular.

(11) A toxina eritrogênica é produzida por *S. pyogenes* e provoca os exantemas característicos da escarlatina. Seu mecanismo de ação é semelhante ao observado para TSCT (i.e., age como um superantígeno). O DNA codificador dessa proteína reside em um bacteriófago temperado. Bactérias não lisogênicas não causam a escarlatina, mas podem causar faringite.

Bactérias Gram-negativas

As exotoxinas produzidas por bactérias Gram-negativas também apresentam diversos mecanismos de ação e produzem diferentes manifestações clínicas. Duas exotoxinas muito importantes são as enterotoxinas da *E. coli* e do *V. cholerae* (toxina colérica), que aumentam a quantidade intracelular de AMP cíclico nos enterócitos, produzindo a diarreia aquosa (ver Tab. 7-12). O mecanismo de ação e os aspectos clínicos das exotoxinas produzidas por bactérias Gram-negativas estão descritos a seguir.

(1) A **enterotoxina termolábil** produzida pela *E. coli* provoca **diarreia aquosa não sanguinolenta** por meio da estimulação

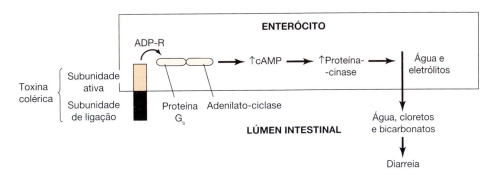

FIGURA 7-2 Modo de ação das enterotoxinas de *Escherichia coli* e *Vibrio cholerae*. A enterotoxina (p. ex., toxina colérica) liga-se à superfície do enterócito por meio da subunidade de ligação. A subunidade ativa penetra o enterócito. A subunidade ativa é uma enzima que catalisa a adição de ADP-ribose (ADP-R) à proteína reguladora G_s. Isso ativa a adenilato ciclase que superproduz monofosfato de adenosina cíclico (AMP). Como consequência, a atividade da proteína-cinase dependente de AMP cíclico aumenta, fazendo com que água e eletrólitos deixem os enterócitos, causando diarreia aquosa.

da atividade da adenilato-ciclase nas células do intestino delgado (Fig. 7-2). O aumento da concentração de AMP cíclico resultante provoca a secreção de íons cloreto, inibição da absorção de sódio e perda significativa de líquidos e eletrólitos para o lúmen intestinal. A toxina termolábil, inativada a 65°C por 30 minutos, é uma toxina AB. A subunidade B confere especificidade aos enterócitos no intestino delgado por se ligar a um receptor gangliosídeo na membrana celular. Isso permite que a subunidade A entre na célula onde a mesma ADP-ribosila a sua proteína G*s* alvo. Isso mantém a proteína Gs na posição "*on*" (ativa), o que estimula constitutivamente a adenilato ciclase a sintetizar AMP cíclico. Isso, por sua vez, ativa a proteína-cinase dependente de AMP cíclico, uma enzima que fosforila transportadores de íons na membrana celular e provoca a perda de água e íons pela célula. A maioria dos genes das toxinas termolábil e termoestável (descritas a seguir) são codificados por plasmídeos.

Além da toxina termolábil, há a **toxina termoestável**, um polipeptídeo que não é inativado pela fervura por 30 minutos. A toxina termoestável afeta a monofosfato de guanosina (GMP) cíclica e não a AMP cíclica. A guanilato-ciclase é estimulada, provendo um aumento nas concentrações de GMP cíclico, inibindo a reabsorção de íons sódio e provocando a diarreia.

(2) A **toxina Shiga** é uma exotoxina produzida principalmente por amostras de *E. coli* pertencentes ao sorotipo O157:H7. Essas amostras êntero-hemorrágicas provocam um quadro de **diarreia sanguinolenta**, e estão frequentemente associadas a surtos que envolvem o consumo de carne malpassada, principalmente quando se trata de hambúrgueres em restaurantes do tipo *fast-food*. A toxina foi assim denominada em função de outra toxina muito semelhante, produzida pela *Shigella dysenteriae*. A toxina é capaz de inativar a síntese proteica por meio da remoção de uma adenina de um local específico da subunidade 28S do ribossomo humano.

A toxina Shiga é codificada por um bacteriófago temperado (lisogênico). Quando entra na corrente sanguínea, essa toxina pode provocar uma **síndrome hemolítico-urêmica** (SHU). A toxina Shiga liga-se aos receptores renais e dos endotélios dos pequenos vasos sanguíneos. A inibição da síntese proteica provoca a morte dessas células, levando à falência renal e à anemia hemolítica microangiopática. Alguns antibióticos, como o ciprofloxacino, levam ao aumento da produção de toxina Shiga pela *E. coli* O157, predispondo o paciente à SHU.

(3) As enterotoxinas AB produzidas por *V. cholerae*, o agente causador da cólera (ver Cap. 18), e por *Bacillus cereus*, um causador da diarreia, apresentam mecanismo de ação semelhante ao observado para a toxina termolábil de *E. coli* (Fig. 7-2).

(4) A toxina pertússis, produzida pela *B. pertussis*, o agente etiológico da coqueluche, é uma exotoxina que catalisa a transferência de ADP-ribose do NAD para a proteína G inibidora. A inativação desse regulador inibitório apresenta dois efeitos: um deles é estimular a atividade da adenilato ciclase, levando a um aumento na concentração cíclica de AMP nas células afetadas (ver Tab. 7-12). Esse processo resulta em edema e outras mudanças no trato respiratório, levando à tosse típica observada durante a coqueluche. Ele também inibe a via de transdução de sinal usada pelos receptores de quimiocinas. Isso causa a **linfocitose** acentuada observada em pacientes com coqueluche. A toxina inibe as vias de transdução de sinal de todos os receptores de quimiocinas, impedindo que os linfócitos migrem para ou entrem nos tecidos linfoides (baço, linfonodos). O aumento da concentração de linfócitos no sangue é decorrente da dificuldade dessas células em passar para os tecidos (ver discussão sobre quimiocinas no Cap. 58).

Endotoxinas

As endotoxinas são parte integral da parede celular de bacilos e cocos Gram-negativos, diferentemente do observado para as exotoxinas, que são ativamente liberadas pela célula bacteriana (ver Tab. 7-9). Além disso, endotoxinas são lipopolissacarídeos (LPS), ao passo que exotoxinas são polipeptídeos; enzimas envolvidas na síntese de LPS são codificadas pelo cromossomo bacteriano, enquanto plasmídeos e bacteriófagos frequentemente codificam exotoxinas. A toxicidade das endotoxinas é baixa quando comparada à toxicidade das exotoxinas. Todas as endotoxinas produzem sintomas sistêmicos de **febre** e **choque**, embora endotoxinas de alguns microrganismos sejam mais eficientes quando comparadas às demais (Fig. 7-3). Endotoxinas são pouco antigênicas; a produção de anticorpos protetores é tão baixa que inúmeros episódios de toxicidade podem ocorrer. Toxoides nunca foram produzidos a partir de endotoxinas e, portanto, endotoxinas não estão presentes em nenhuma vacina disponível.

Um dos principais locais de ação das endotoxinas são os **macrófagos**. As endotoxinas (LPS) são liberadas da superfície de bactérias

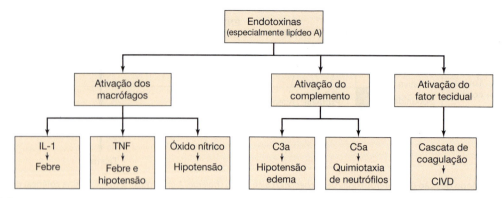

FIGURA 7-3 Modo de ação da exotoxina. Endotoxinas são a principal causa de choque séptico, caracterizado principalmente por febre, hipotensão e coagulação intravascular disseminada (CIVD). Endotoxinas geram manifestações clínicas por meio da ativação de três processos críticos: (1) ativação de macrófagos e subsequente produção de interleucina 1 (IL-1), fator de necrose tumoral (TNF) e óxido nítrico; (2) ativação do complemento e subsequente produção de C3a e C5a; e (3) ativação do fator tecidual, um componente precoce da cascata de coagulação.

Gram-negativas em pequenos pedaços da membrana externa, os quais se ligam à proteína de ligação ao LPS no plasma. Esse complexo interage com um receptor na superfície de macrófagos, denominado CD14, o qual ativa o receptor semelhante ao Toll 4 (TLR-4). Uma cascata de sinalização é, então, ativada dentro do macrófago, o que resulta na síntese de citocinas, como a interleucina 1 (IL-1), TNF e o óxido nítrico (ver adiante e Fig. 7-3).

A ocorrência de febre e hipotensão são características evidentes do **choque séptico**. Outras manifestações clínicas incluem taquicardia, taquipneia e leucocitose (aumento de leucócitos, principalmente de neutrófilos). O choque séptico é uma das principais causas de óbitos em unidades de tratamento intensivo, apresentando taxa de mortalidade de 30 a 50%. As endotoxinas de bactérias Gram-negativas representam a causa mais bem estabelecida do choque séptico, embora moléculas de superfície de bactérias Gram-positivas (que não apresentam endotoxinas) também possam causar choques sépticos.

Duas características do choque séptico são interessantes:

(1) O choque séptico é diferente do choque tóxico. No choque séptico, a bactéria está presente na corrente sanguínea, ao passo que no choque tóxico a toxina está presente no sangue. A importância dessa observação reside no fato de que, no choque séptico, culturas bacterianas de sangue são normalmente positivas, ao passo que no choque tóxico são normalmente negativas.

(2) O choque séptico pode levar ao óbito mesmo quando antibióticos eliminam a bactéria presente no sangue (i.e., as amostras de sangue tornam-se negativas). Isso ocorre porque o choque é mediado por citocinas como o TNF e a IL-1, que continuam agindo mesmo depois que as bactérias responsáveis por suas induções não estão mais presentes no sangue.

A estrutura do LPS está demonstrada na Figura 2-6. A porção tóxica da molécula é composta pelo **lipídeo A**, que contém inúmeros ácidos graxos. O ácido β-hidroximirístico é um ácido sempre presente, encontrado apenas no lipídeo A. Os demais ácidos graxos variam de acordo com cada espécie. O cerne polissacarídico localizado no meio da molécula encontra-se protruso na superfície bacteriana e apresenta a mesma composição química que os demais membros do gênero.

O antígeno somático (O) é um polissacarídeo externo que difere entre as diferentes espécies e frequentemente é diferente entre cepas de uma única espécie. É um importante antígeno de algumas bactérias Gram-negativas e é composto por 3, 4 ou 5 açúcares que se repetem até 25 vezes. Uma vez que o número de permutas desses arranjos é consideravelmente grande, existem inúmeros tipos antigênicos. Por exemplo, mais de 1.500 tipos antigênicos foram identificados para *Salmonella* com base em diferentes açúcares no antígeno O. Algumas bactérias, especialmente *N. meningitidis* e *N. gonorrhoeae*, possuem lipo-oligossacarídeos (LOS) que apresentam muito poucas subunidades repetitivas de açúcares no antígeno O.

Os efeitos biológicos das endotoxinas (Tab. 7-14) incluem:

(1) **Febre**, decorrente da liberação de IL-1 pelos macrófagos (pirogênio endógeno) e IL-6, que age no centro hipotalâmico regulador da temperatura.

(2) **Hipotensão**, choque e perfusão prejudicada de órgãos essenciais decorrente da vasodilatação provocada pela liberação de óxido nítrico, aumento da permeabilidade capilar induzida pelo TNF, maior vasodilatação e permeabilidade capilar induzidas pela bradicinina.

(3) **Coagulação intravascular disseminada** (CIVD) decorrente da ativação da cascata de coagulação, resultando em trombose, petéquias ou equimoses, isquemia tecidual e, consequentemente, falência de órgãos vitais. A cascata de coagulação é ativada quando o fator tecidual é liberado da superfície das células endoteliais lesadas

TABELA 7-14 Efeitos das endotoxinas

Achados clínicos[1]	Mediador ou mecanismo
Febre	Interleucina-1 e interleucina-6
Hipotensão (choque)	Fator de necrose tumoral, óxido nítrico e bradicinina
Inflamação	C5a produzida pela via alternativa do complemento atrai neutrófilos
Coagulação (CIVD)	Ativação do fator tecidual

CIVD, coagulação intravascular disseminada.
[1] O fator de necrose tumoral desencadeia muitas dessas reações.

pela infecção. O fator tecidual interage com os fatores de coagulação circulantes, provocando a formação disseminada de coágulos nos capilares. Um teste de D-dímeros positivo fornece evidência laboratorial para o diagnóstico de CIVD.

(4) Ativação da via alternativa da cascata do sistema do complemento, gerando inflamação e danos teciduais. A C5a é uma potente quimiocina que atrai neutrófilos para o local da infecção.

(5) Ativação de macrófagos, que aumenta sua capacidade fagocítica, e a expansão clonal de muitas células B, aumentando a produção de anticorpos. (Endotoxinas são ativadores policlonais de células B, mas não de células T.)

O resultado final dos cinco processos descritos é conhecido como **síndrome da resposta inflamatória sistêmica**, ou **SIRS**. Os sinais clínicos mais comuns de SIRS são febre, hipotensão, taquicardia, taquipneia e leucocitose.

Danos ao endotélio vascular desempenham um papel crucial nos processos de hipotensão e CIVD observados durante o choque séptico. Os danos endoteliais permitem o extravasamento do plasma e das hemácias para o tecido, resultando na perda de volume sanguíneo e, portanto, na hipotensão. O endotélio lesado também serve como um local de agregação e ativação plaquetária, o que leva aos milhares de coágulos endovasculares manifestados na CIVD.

A evidência de que endotoxinas provocam esses efeitos derivam dos dois achados seguintes: (1) LPSs purificados, livres dos microrganismos, são capazes de reproduzir os efeitos, e (2) antissoro contra endotoxinas pode mitigar ou bloquear os efeitos.

Clinicamente, a ocorrência de CIVD pode ser verificada em um paciente pelo teste laboratorial de d-dímeros. Os D-dímeros são produtos oriundos da clivagem de produtos de fibrina (produtos da quebra de fibrina) detectados no sangue dos pacientes com CIVD.

Endotoxinas não provocam esses efeitos diretamente. Ao invés disso, elas estimulam a produção de citocinas como **IL-1** e **TNF** por macrófagos.[2] O TNF é o mediador central, uma vez que TNF recombinante purificado reproduz os efeitos da endotoxina e o anticorpo contra o TNF bloqueia os efeitos da mesma. Endotoxinas também induzem a liberação do fator inibidor da migração de macrófagos, que também desempenham um papel na indução do choque séptico.

Observe que pequenas quantidades de TNF apresentam efeitos benéficos (p. ex., gerando uma resposta inflamatória na presença de um micróbio), mas em grandes quantidades apresentam um efeito contrário (p. ex., provocando o choque séptico e a CIVD). É interessante observar que a ativação de plaquetas, que resulta na formação do coágulo e emparedamento das infecções, representa o mesmo processo que, quando magnificado, provoca a CIVD e a necrose tumoral. A capacidade do TNF em ativar plaquetas é responsável pelo coágulo intravascular, pelo infarto e pela subsequente morte do tecido tumoral. Os sintomas de certas doenças autoimunes, como a artrite reumatoide, também são mediados pelo TNF; entretanto esses sintomas não são induzidos por endotoxinas, mas por outros

---

TABELA 7-15   Efeitos benéficos e deletérios do TNF

Efeitos benéficos de pequenas quantidades de TNF
Inflamação (p. ex., vasodilatação), aumento da permeabilidade vascular
Adesão de neutrófilos ao endotélio
Aumento da atividade microbicida de neutrófilos
Ativação e adesão de plaquetas
Aumento da expressão das proteínas do MHC de classes I e II
Efeitos deletérios de grandes quantidades de TNF
Choque séptico (p. ex., hipotensão e febre alta)
Coagulação intravascular disseminada
Sintomas inflamatórios e algumas doenças autoimunes

MHC, complexo de histocompatibilidade principal; TNF, fator de necrose tumoral.

---

mecanismos, descritos no Capítulo 66. Alguns dos efeitos benéficos e maléficos importantes do TNF estão listados na Tabela 7-15.

Endotoxinas podem provocar febre nos pacientes quando presentes em líquidos endovenosos. No passado, líquidos endovenosos eram esterilizados pela autoclavação, que eliminava quaisquer microrganismos presentes, mas resultava na liberação de endotoxinas não inativadas pelo calor. Por essa razão, os líquidos são atualmente esterilizados pela filtração, que remove fisicamente os microrganismos sem a liberação de endotoxinas. A contaminação de líquidos endovenosos pode ser verificada por meio de um teste baseado na observação de que nanoGramas de endotoxinas são capazes de coagular extratos do caranguejo-ferradura, ou *Limulus*.

Efeitos fisiopatológicos semelhantes aos provocados por endotoxinas também podem ocorrer em bacteremias causadas por microrganismos **Gram-positivos** (p. ex., infecções por *S. aureus* e *S. pyogenes*). Uma vez que endotoxinas estão ausentes nesses microrganismos, um componente de parede celular diferente – principalmente o ácido lipoteicoico – provoca a liberação de TNF e IL-1 pelos macrófagos.

O choque séptico provocado por endotoxinas é uma das principais causas de morte, especialmente em hospitais. As estratégias de tentativa de tratamento do choque séptico mesclam hemoperfusão para adsorver a endotoxina ou a administração de anticorpos específicos contra o lipídeo A e TNF. O tratamento com proteína C ativada (drotrecogina-alfa, Xigris) foi inicialmente considerado eficaz, mas efeitos adversos, como sangramentos e controvérsias em relação à sua eficácia, resultaram na retirada do Xigris do mercado em 2011. A proteína C representa uma proteína humana normal, que funciona como um anticoagulante por meio da inibição da formação da trombina. A proteína C também aumenta a fibrinólise, processo que promove a degradação dos coágulos recém-formados. Essas são as características da proteína C que a levaram a ser considerada como um tratamento para o choque séptico mediado por endotoxina.

5. Imunopatogênese

Em certas doenças, como a febre reumática e a glomerulonefrite, o microrganismo por si não provoca a doença, mas sim a resposta imune à presença do microrganismo. Na febre reumática, por exemplo, há a formação de anticorpos contra a proteína M do *S. pyogenes*, que apresentam reação cruzada com tecidos articulares, cardíacos e cerebrais. Ocorre inflamação, que resulta em artrite, miocardite e encefalite, achados característicos dessa doença.

---

[2]Endotoxinas (LPS) induzem esses fatores primeiro por meio da ligação com proteínas ligantes de LPS presentes no soro. Esse complexo liga-se, então, ao CD14, um receptor presente na superfície de macrófagos. O CD14 interage com uma proteína transmembrana conhecida como *receptor semelhante ao Toll*, que ativa uma cascata de sinalização intracelular, levando à ativação de genes que codificam várias citocinas, como a IL-1, o TNF, entre outros fatores.

INFECÇÕES BACTERIANAS ASSOCIADAS AO CÂNCER

O fato de que certos vírus podem provocar câncer já é bem estabelecido, mas a observação de que algumas bactérias infecciosas podem estar associadas com o câncer ainda é uma novidade. Inúmeros exemplos documentados incluem (1) a associação da infecção pelo *Helicobacter pylori* com o carcinoma gástrico e com o linfoma do tecido linfoide associado à mucosa (MALT) gástrica, e (2) a associação da infecção por *Campylobacter jejuni* com o linfoma MALT do intestino delgado (também conhecido como doença da cadeia alfa pesada). Apoiando a hipótese de que esses linfomas são provocados por bactérias está a observação de que a antibioticoterapia pode provocar a regressão do câncer quando utilizada na fase precoce da doença.

CEPAS DIFERENTES DA MESMA BACTÉRIA PODEM GERAR DOENÇAS DIFERENTES

O *S. aureus* provoca doenças inflamatórias e piogênicas como endocardite, osteomielite e artrite séptica, bem como doenças não piogênicas, mediadas por exotoxinas, como a síndrome do choque tóxico, a síndrome da pele escaldada e a intoxicação alimentar. Como bactérias pertencentes ao mesmo gênero ou à mesma espécie provocam doenças com manifestações clínicas tão diferentes? A resposta é que, individualmente, bactérias podem produzir fatores de virulência diferentes que conferem a elas a capacidade de gerar doenças diferentes.

Os diferentes fatores de virulência são codificados por plasmídeos, transpósons, pelo genoma de bacteriófagos temperados (lisogênicos) e por ilhas de patogenicidade. Esses elementos de transferência genética podem ou não estar presentes em uma única bactéria, que responde pela capacidade de gerar diferentes doenças. A Tabela 7-16 descreve os diferentes fatores de virulência de três dos patógenos bacterianos mais relevantes: *S. aureus*, *S. pyogenes* e *E. coli*. A Figura 7-4 descreve a importância das ilhas patogênicas em relação aos diferentes tipos de doenças provocadas por *E. coli*.

ESTÁGIOS CARACTERÍSTICOS DE UMA DOENÇA INFECCIOSA

Uma doença infecciosa aguda típica apresenta quatro principais estágios (ver Fig. 7-5)

(1) O **período de incubação**, relativo ao tempo entre o contato com o microrganismo (ou toxina) e o início dos sintomas (esse tempo varia de horas a dias ou semanas, dependendo do microrganismo).

(2) O **período prodrômico**, durante o qual sintomas inespecíficos, como febre, mal-estar e perda de apetite, ocorrem.

(3) O **período específico da doença**, durante o qual os sinais e sintomas mais característicos da doença ocorrem.

(4) O **período de recuperação**, também conhecido como **período de convalescença**, durante o qual a doença cede e o paciente retorna ao estado saudável. Os anticorpos IgG e IgA protegem o paciente recuperado de uma reinfecção pelo mesmo organismo.

TABELA 7-16 Cepas diferentes de uma bactéria podem gerar doenças diferentes

Bactérias	Doenças	Fatores de virulência	Modo de ação
Staphylococcus aureus			
1. Mediada por exotoxinas	Síndrome do choque tóxico	Toxina da síndrome do choque tóxico	Superantígeno
	Intoxicação alimentar (gastrenterite)	Enterotoxina	Superantígeno
	Síndrome da pele escaldada	Toxina esfoliativa	Protease cliva desmogleína
2. Piogênica	Abscesso cutâneo, osteomielite e endocardite	Enzimas causadoras de inflamação e necrose	Coagulase, hialuronidase, leucocidina, lipase e nuclease
Streptococcus pyogenes			
1. Mediada por exotoxinas	Escarlatina	Toxina eritrogênica	Superantígeno
	Síndrome do choque tóxico estreptocócico	Toxina da síndrome do choque tóxico	Superantígeno
2. Piogênica (supurativa)	Faringite, celulite e fasceíte necrosante	Enzimas causadoras de inflamação e necrose	Hialuronidase (fator de disseminação)
3. Não supurativa (imunopatogênica)	Febre reumática	Certas proteínas M do *pilus*	Anticorpos antiproteína M reagem cruzadamente com os tecidos cardíaco, articular e cerebral
	Glomerulonefrite aguda	Certas proteínas M do *pilus*	Deposição de imunocomplexos nos glomérulos
Escherichia coli			
1. Mediada por exotoxinas	Diarreia aquosa, não sanguinolenta (diarreia do viajante)	Toxina lábil	Ativação da adenilato-ciclase aumenta o AMP cíclico; não há morte celular
	Diarreia sanguinolenta (associada com hambúrguer malpassado); amostra O157:H7	Toxina semelhante ao Shiga (verotoxina)	Citotoxina inibe síntese proteica; há morte celular
2. Piogênica	Infecção do trato urinário	*Pili* uropáticos	Aderência dos *pili* aos receptores Gal-Gal do epitélio da bexiga
	Meningite neonatal	Cápsula K-1	Antifagocitário

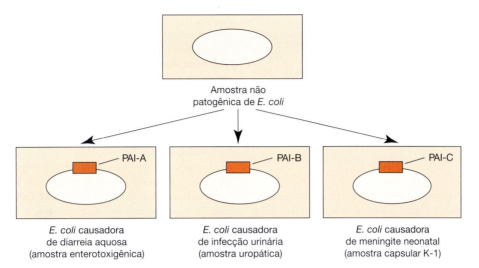

FIGURA 7-4 As ilhas de patogenicidade codificam fatores de virulência que determinam o tipo de infecção. O topo da figura apresenta uma amostra não patogênica de *Escherichia coli* que não contém ilhas de patogenicidade (PAIs) no seu DNA genômico. A linha preta e oval observada nas células de *E. coli* representa o DNA genômico. PAIs podem ser transferidas de um bacilo entérico Gram-negativo para uma amostra não patogênica de *E. coli* por meio dos processos de conjugação ou transdução. A aquisição de PAI, que codifica fatores de virulência, torna a *E. coli* não patogênica capaz de gerar doenças específicas. Na figura, PAI-A codifica uma enterotoxina, PAI-B codifica pili capazes de aderir ao epitélio do trato urinário, e PAI-C codifica uma enzima que sintetiza o polissacarídeo capsular K-1. Como resultado, são observadas três diferentes amostras de *E. coli* capazes de causar três diferentes doenças.

Após o período de recuperação, alguns indivíduos tornam-se **carreadores crônicos** dos microrganismos, podendo disseminá-los enquanto permanecem clinicamente saudáveis. Outros microrganismos podem desenvolver uma **infecção latente**, sendo capazes de provocar novos episódios de doença como os observados primeiramente, ou sinais e sintomas diferentes. Apesar de muitas infecções gerarem sintomas, muitas outras são **subclínicas** (i.e., o indivíduo permanece assintomático apesar de infectado pelo microrganismo). Nas infecções subclínicas, quando o período de recuperação termina, a presença de anticorpos é frequentemente utilizada para determinar a ocorrência ou não da doença.

O MICRORGANISMO ISOLADO DO PACIENTE REALMENTE CAUSOU A DOENÇA?

Uma vez que pessoas albergam microrganismos como membros permanentes da microbiota normal ou mesmo microbiotas transientes, essa pode ser uma pergunta interessante e muitas vezes confusa. A resposta depende da situação. Uma possível situação é aquela na qual nenhum agente foi identificado para a doença e um microrganismo candidato foi isolado. Esse mesmo problema foi enfrentado por Robert Koch, em 1877; Koch esteve entre os primeiros indivíduos a tentar determinar a causa de doenças infecciosas, especificamente do antraz no gado bovino e da tuberculose humana. Sua investigação levou à formulação do **postulado de Koch**, correspondente aos critérios a serem contemplados, e por ele estabelecidos, para confirmar o papel de "agente causador" de um determinado microrganismo. Os critérios são os seguintes:

(1) O microrganismo deve ser isolado de todos os pacientes com a doença.
(2) O microrganismo deve ser isolado, livre de outros microrganismos, e crescer *in vitro*, em cultura pura.
(3) O microrganismo puro deve ser capaz de causar a doença em um animal suscetível e saudável.
(4) O microrganismo deve ser recuperado do animal inoculado.

Na época, esses princípios forneciam uma diretriz genérica, porém rigorosa, para a coleta de evidências em apoio à identificação dos agentes etiológicos de doença. Atualmente, nós reconhecemos que existem agentes infecciosos que não preenchem todos

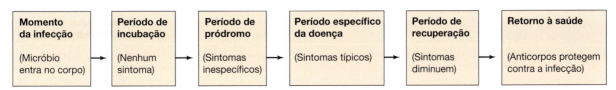

FIGURA 7-5 Estágios característicos de uma doença infecciosa. Após a infecção, o paciente progride através de quatro estágios principais: período de incubação, período prodrômico, período específico da doença e período de recuperação. O paciente então normalmente retorna à boa saúde, apresentando anticorpos que protegem contra a reinfecção e doença.

PARTE I • Bacteriologia básica

os postulados de Koch, de forma que para se comprovar a causa de uma doença são necessárias inúmeras observações. Exceções aos postulados de Koch incluem:

(1) Patógenos isolados de pacientes que não apresentam sintomas (i.e., portadores assintomáticos), como *Salmonella typhi*.

(2) Patógenos que não podem ser cultivados em meios existentes, como *Treponema pallidum* (o agente causador da sífilis) ou príons (proteínas infecciosas que causam a doença de Creutzfeldt-Jakob).

(3) Exposições a patógenos, por exemplo, *Mycobacterium tuberculosis*, que nem sempre resultam em doença em todos os hospedeiros.

Uma segunda consideração para se determinar se um organismo isolado é realmente o responsável por uma doença envolve o diagnóstico da enfermidade do paciente. Nesse contexto, os sinais e sintomas da doença normalmente sugerem um conjunto de possíveis agentes etiológicos. A recuperação de um agente em *quantidade suficiente* de uma *amostra clínica adequada* é normalmente suficiente para o diagnóstico etiológico. Esse recurso pode ser ilustrado por dois exemplos: (1) em um paciente com dor de garganta, a presença de alguns estreptococos β-hemolíticos é insuficiente para um diagnóstico microbiológico, ao passo que a presença de muitos é suficiente, e (2) em um paciente com febre, a presença de estreptococos α-hemolíticos é considerada parte da microbiota normal, ao passo que o mesmo microrganismo no sangue é provavelmente a causa de uma endocardite bacteriana.

Em algumas infecções, nenhum microrganismo é isolado do paciente, o diagnóstico consiste na detecção do aumento do título (a quantidade) de anticorpos contra um determinado microrganismo. Para isso, o título de anticorpos da amostra de soro seguinte ou tardia deve apresentar-se pelo menos quatro vezes maior que a amostra de soro anterior ou precoce.

CONCEITOS-CHAVE

- O termo **patógeno** refere-se aos micróbios capazes de gerar doença, especialmente quando causam doença em indivíduos imunocompetentes. O termo **patógeno oportunista** refere-se aos micróbios capazes de gerar doença apenas em indivíduos imunocomprometidos.

- **Virulência** é a medida da habilidade de um micróbio causar doença (i.e., micróbios de alta virulência requerem menos indivíduos para causar doença quando comparados aos de baixa virulência). A **DI$_{50}$** representa o número de microrganismos necessários para causar doença em 50% da população. Uma DI$_{50}$ baixa indica um microrganismo de alta virulência.

- A virulência de um micróbio é determinada pelos **fatores de virulência** presentes, como cápsulas, exotoxinas e endotoxinas.

- A possibilidade de uma pessoa apresentar uma doença infecciosa ou não é determinada pelo equilíbrio entre o número e a virulência dos microrganismos, em conjunto com a competência do sistema imune dessa pessoa.

- Muitas infecções são **assintomáticas** ou **inaparentes**, uma vez que as defesas eliminam o microrganismo antes mesmo que ele consiga se multiplicar a números suficientes para causar os sintomas de uma doença.

- O termo **infecção** tem dois significados: (1) a **presença de microrganismos** no corpo e (2) os **sintomas de uma doença**. A presença de microrganismos no corpo nem sempre resulta nos sintomas de uma doença (ver item anterior).

- Bactérias provocam os sintomas de doença por meio de dois mecanismos principais: **produção de toxinas** (exotoxinas e endotoxinas) e **indução de inflamação**.

- A maioria das infecções bacterianas é **transmissível** ou **comunicável** (i.e., capaz de se dispersar de pessoa para pessoa), mas algumas não apresentam essa capacidade (p. ex., botulismo e pneumonia por *Legionella*).

- Três termos epidemiológicos são frequentemente usados para se descrever uma infecção: as infecções **endêmicas** são aquelas que ocorrem de forma persistente, normalmente em baixos níveis, em certa área geográfica; **epidemias**, por outro lado, incluem aquelas infecções que ocorrem em taxas muito superiores

ao comum; e **pandemias** são referentes a infecções que se dispersam rapidamente para grandes áreas do globo.

Determinantes da patogênese bacteriana

Transmissão

- As vias de transmissão de microrganismos incluem os processos **entre seres humanos**, assim como os **entre não humanos e seres humanos**. Fontes não humanas incluem animais, solo, água e alimentos.

- A transmissão entre seres humanos pode ocorrer tanto pelo **contato direto** quanto indiretamente, por meio de um **vetor**, como carrapatos e mosquitos. A transmissão entre animais e humanos também pode ocorrer por contato direto ou indireto via vetor.

- As principais "portas de entrada" do corpo humano são o **trato respiratório**, o **trato gastrintestinal**, a **pele** e o **trato genital**.

- Doenças humanas para as quais os animais são os reservatórios são denominadas **zoonoses**.

Aderência às superfícies celulares

- Os *pili* representam o principal mecanismo por meio do qual bactérias aderem às superfícies das células humanas. Os *pili* são compostos por fibras que se estendem da superfície das bactérias que **medeiam a aderência** por meio da interação com receptores específicos da célula humana.

- O **glicocálice** é um polissacarídeo secretado por algumas amostras de bactérias que **permitem uma forte aderência** a certas estruturas, como válvulas cardíacas, implantes prostáticos e cateteres.

Invasão, inflamação e sobrevivência intracelular

- A invasão de um tecido é facilitada pela ação de enzimas secretadas pelas bactérias. A **hialuronidase**, por exemplo, é produzida pelo *Streptococcus pyogenes* e degrada o ácido hialurônico presente no tecido subcutâneo, permitindo a rápida dispersão do microrganismo.

CAPÍTULO 7 • Patogênese **49**

- **Proteases de IgA** degradam a IgA secretada, permitindo a aderência de bactérias às membranas mucosas.

- A **cápsula** circundante à bactéria apresenta atividade **antifagocitária** (i.e., retarda a ingestão do microrganismo pelo fagócito). Amostras mutantes de muitos patógenos que passam a não produzir cápsula são não patogênicas.

- A **inflamação** é uma importante defesa do hospedeiro, induzida pela presença de bactérias no corpo. Existem dois tipos de inflamação, a **piogênica** e a **granulomatosa**; as bactérias normalmente geram um dos dois tipos. Na **inflamação piogênica**, a defesa do hospedeiro contra bactérias piogênicas (produtoras de pus), como o *S. pyogenes*, consiste em neutrófilos (assim como anticorpos e o complemento). Na **inflamação granulomatosa**, a defesa do hospedeiro contra bactérias intracelulares indutoras de granulomas, como o *Mycobacterium tuberculosis*, consiste em macrófagos e células T CD4-positivas. O tipo de inflamação é um importante critério para o diagnóstico.

- Bactérias podem evadir o sistema de defesa do hospedeiro por meio de um processo denominado **sobrevivência intracelular** (i.e., bactérias que vivem no meio intracelular estão protegidas da ação de macrófagos e neutrófilos). Observa-se que muitas dessas bactérias (p. ex., *M. tuberculosis*) não são parasitas intracelulares obrigatórios (que se multiplicam apenas dentro de células), mas apresentam apenas a habilidade de viver no ambiente intracelular.

Exotoxinas

- **Exotoxinas** são **polipeptídeos secretados** por certas bactérias que alteram funções celulares específicas, resultando nos sintomas da doença. Elas são produzidas por bactérias Gram-positivas e bactérias Gram-negativas, ao passo que endotoxinas são encontradas apenas em bactérias Gram-negativas.

- Exotoxinas são **antigênicas** e induzem anticorpos, conhecidos como **antitoxinas**. Exotoxinas podem ser modificadas para a formação de **toxoides**, que são antigênicos, mas não tóxicos. Toxoides, como o toxoide do tétano, são utilizados para imunizar indivíduos contra a doença.

- Muitas exotoxinas apresentam estruturas com **subunidades A e B**, nas quais a subunidade A é **ativa** (tóxica) e a subunidade B **liga-se** à membrana celular e permite a entrada da subunidade A na célula.

- Exotoxinas apresentam diferentes mecanismos de ação e diferentes alvos celulares, sendo capazes, portanto, de provocar uma variedade de doenças com sintomas característicos (ver Tabelas 7-9 e 7-10). Inúmeras exotoxinas são enzimas que adicionam ADP-ribose (**ribosilação por ADP**) a certos componentes celulares. Algumas exotoxinas atuam pela **clivagem proteolítica** de componentes da célula e outras são **superantígenos**, gerando uma produção exacerbada de citocinas.

Endotoxinas

- **Endotoxinas** são **lipopolissacarídeos** (**LPS**) localizados na membrana externa apenas das bactérias Gram-negativas. Elas não são secretadas pelas bactérias.

- O **lipídeo A** é um componente tóxico dos LPS. Ele induz à **produção exacerbada de citocinas** pelos macrófagos, como o fator de necrose tumoral, a interleucina 1 e o óxido nítrico, responsáveis pelos sintomas da síndrome do choque séptico, como a febre e a hipotensão. Os LPS ainda ativam a **cascata do complemento** (via alternativa), produzindo um aumento da permeabilidade vascular, e a **cascata de coagulação**, gerando um processo de **coagulação intravascular disseminada**.

- As endotoxinas são pouco antigênicas, não induzem antitoxinas e não formam toxoides.

Estágios característicos de uma doença infecciosa

- Geralmente existem quatro estágios discretos. O **período de incubação**, relativo ao tempo entre o contato com o microrganismo (ou toxina) e o início dos sintomas. O **período prodrômico**, durante o qual sintomas inespecíficos ocorrem. O **período específico da doença**, durante o qual os sinais e sintomas mais característicos da doença ocorrem. O **período de recuperação**, durante o qual a doença cede e o paciente retorna ao estado saudável.

- Após o período de recuperação, alguns indivíduos tornam-se **carreadores crônicos** do microrganismo, enquanto para outros há o estabelecimento de uma infecção **latente**.

- Alguns indivíduos apresentam infecções **subclínicas**, durante as quais permanecem assintomáticos. A presença de anticorpos revela a ocorrência prévia da infecção.

TESTE SEU CONHECIMENTO

1. Lavar as mãos é uma maneira importante de interromper a cadeia de transmissão de uma pessoa para outra. Qual das bactérias a seguir pode ter sua transmissão interrompida pela lavagem das mãos?

   (A) *Borrelia burgdorferi*
   (B) *Legionella pneumophila*
   (C) *Staphylococcus aureus*
   (D) *Streptococcus agalactiae* (estreptococos do grupo B).
   (E) *Treponema pallidum*

2. A transmissão vertical representa a transmissão de um microrganismo da mãe para o feto ou da mãe para o neonato. Qual das bactérias a seguir está mais associada à transmissão vertical?

   (A) *Chlamydia trachomatis*
   (B) *Clostridium tetani*

   (C) *Haemophilus influenzae*
   (D) *Shigella dysenteriae*
   (E) *Streptococcus pneumoniae*

3. As principais células envolvidas nas inflamações piogênicas são os neutrófilos, ao passo que as células envolvidas nas inflamações granulomatosas são principalmente os macrófagos e as células T auxiliares. Qual das seguintes bactérias está mais associada à geração de inflamação do tipo granulomatosa?

   (A) *Escherichia coli*
   (B) *Mycobacterium tuberculosis*
   (C) *Neisseria gonorrhoeae*
   (D) *Streptococcus pyogenes*
   (E) *Staphylococcus aureus*

50 **PARTE I** • Bacteriologia básica

4. Qual das seguintes combinações entre exotoxinas e endotoxinas e suas respectivas propriedades está correta?

(A) Exotoxinas-polipeptídeos; endotoxinas-lipopolissacarídeos.

(B) Exotoxinas-pouco antigênicas; endotoxinas-altamente antigênicas.

(C) Exotoxinas-produzidas apenas por bactérias Gram-negativas; endotoxinas-produzidas apenas por bactérias Gram-positivas.

(D) Exotoxinas-pouco tóxicas por micrograma; endotoxinas-altamente tóxicas por micrograma.

(E) Exotoxinas-vacinas via toxoides são ineficientes; endotoxinas--vacinas via toxoides são eficientes.

5. Qual das duplas a seguir produz (**ambas** as espécies) exotoxinas que aumentam o AMP cíclico em células humanas?

(A) *Vibrio cholerae* e *Corynebacterium diphtheriae*

(B) *Clostridium perfringens* e *Streptococcus pyogenes*

(C) *Escherichia coli* e *Bordetella pertussis*

(D) *Corynebacterium diphtheriae* e *Staphylococcus aureus*

(E) *Bacillus anthracis* e *Staphylococcus epidermidis*

6. Qual das duplas a seguir produz exotoxinas que agem via ribosilação por ADP?

(A) *Corynebacterium diphtheriae* e *Escherichia coli*

(B) *Clostridium perfringens* e *Staphylococcus aureus*

(C) *Clostridium tetani* e *Bacillus anthracis*

(D) *Enterococcus faecalis* e *Mycobacterium tuberculosis*

(E) *Escherichia coli* e *Streptococcus pyogenes*

7. Qual das bactérias seguintes produz uma exotoxina capaz de inibir a liberação de acetilcolina na junção neuromuscular?

(A) *Bacillus anthracis*

(B) *Bordetella pertussis*

(C) *Clostridium botulinum*

(D) *Corynebacterium diphtheriae*

(E) *Escherichia coli*

8. Um homem de 25 anos com dores abdominais foi diagnosticado com apendicite aguda. Subitamente, o homem apresentou aumento da temperatura corporal para 39°C acompanhado de queda súbita na pressão arterial. Qual das seguintes possibilidades é a provável causa da febre e da hipotensão?

(A) Uma exotoxina que promove a ribosilação por ADP do fator de alongamento 2.

(B) Uma exotoxina que estimula a produção de grandes quantidades de AMP cíclico.

(C) Uma endotoxina que provoca a liberação do fator de necrose tumoral.

(D) Uma endotoxina que se liga à proteína do MHC de classe I.

(E) Uma exoenzima que cliva o ácido hialurônico.

9. Inúmeras empresas de biotecnologia financiaram rastreamentos clínicos para o uso de um fármaco baseado em anticorpos monoclonais antilipídeo A. A septicemia provocada por qual das seguintes duplas de microrganismos está mais apta a ser amenizada pela administração desses anticorpos?

(A) *Bordetella pertussis* e *Clostridium perfringens*

(B) *Escherichia coli* e *Neisseria meningitidis*

(C) *Pseudomonas aeruginosa* e *Bacillus anthracis*

(D) *Staphylococcus epidermidis* e *Staphylococcus aureus*

(E) *Streptococcus pneumoniae* e *Staphylococcus aureus*

10. Considerando a endotoxina, qual das seguintes opções é a **MAIS** correta?

(A) Endotoxina é um polipeptídeo cuja porção tóxica é composta por duas D-alaninas.

(B) Endotoxinas são produzidas por cocos Gram-positivos e cocos Gram-negativos.

(C) Endotoxinas agem por meio da ligação às proteínas do MHC de classe II e à porção variável da cadeia beta dos receptores de células T.

(D) Endotoxinas causam febre e hipotensão pela indução da liberação de interleucinas como a interleucina 1 e o fator de necrose tumoral.

(E) A antigenicidade das endotoxinas reside nas suas cadeias laterais compostas por ácidos graxos.

RESPOSTAS

(1) **(C)**
(2) **(A)**
(3) **(B)**
(4) **(A)**
(5) **(C)**
(6) **(A)**
(7) **(C)**
(8) **(C)**
(9) **(B)**
(10) **(D)**

VER TAMBÉM

- Mais **questões para autoavaliação** sobre os temas discutidos neste capítulo são encontradas na seção de Bacteriologia básica da Parte XIII: Questões para autoavaliação, a partir da página 711. Consulte também a Parte XIV: Simulado de provas e concursos, a partir da página 753.

CAPÍTULO

8

Defesas do hospedeiro

CONTEÚDO DO CAPÍTULO

Princípios de defesas do hospedeiro

Imunidade inata (inespecífica)
 Pele e membranas mucosas
 Resposta inflamatória e fagocitose
 Febre

Imunidade adaptativa (específica)

Falhas nas defesas do hospedeiro predispõem a infecções

Conceitos-chave

Teste seu conhecimento

Ver também

PRINCÍPIOS DE DEFESAS DO HOSPEDEIRO

As defesas do hospedeiro são compostas por dois sistemas complementares e frequentemente interativos: (1) as defesas **inatas** (**inespecíficas**), que protegem contra microrganismos em geral; e (2) a imunidade **adaptativa** (**específica**), que protege contra um microrganismo em particular.

As defesas inatas podem ser classificadas em três principais categorias: (1) barreiras físicas, como a pele e as membranas mucosas intactas; (2) células fagocitárias, como neutrófilos, macrófagos e células *natural killer*; e (3) proteínas, como o complemento, a lisozima e a interferona. A Figura 8-1 mostra o papel de vários componentes das defesas inespecíficas na resposta inicial à infecção bacteriana. A imunidade adaptativa é mediada por anticorpos e linfócitos T. O Capítulo 57 descreve essas defesas do hospedeiro mais detalhadamente.

Há dois principais tipos de defesas do hospedeiro contra as bactérias: a resposta **piogênica** e a resposta **granulomatosa**. A defesa contra certas bactérias, como *Staphylococcus aureus* e *Streptococcus pyogenes*, corresponde à resposta piogênica (produtora de pus), que consiste em anticorpos, complemento e neutrófilos. Essas bactérias piogênicas são frequentemente denominadas *patógenos extracelulares*, uma vez que não invadem as células. A defesa contra outras bactérias, como *Mycobacterium tuberculosis* e *Listeria monocytogenes*, corresponde à resposta granulomatosa, que consiste em macrófagos e células T CD4 positivas (auxiliares). Essas bactérias frequentemente são denominadas patógenos intracelulares, uma vez que podem invadir células e sobreviver no interior delas.

IMUNIDADE INATA (INESPECÍFICA)

Pele e membranas mucosas

A **pele intacta** corresponde à primeira linha de defesa contra vários organismos. Além da barreira física representada pela pele, os ácidos graxos secretados pelas glândulas sebáceas cutâneas possuem ação antibacteriana e antifúngica. Acredita-se que o aumento na produção de ácidos graxos que ocorre na puberdade explique a maior resistência às infecções fúngicas do tipo tíneas, observadas nesse período. O baixo pH da pele (entre 3 e 5), decorrente desses ácidos graxos, também exerce um efeito antimicrobiano. Embora muitos organismos vivam sobre a pele ou nela como membros da microbiota normal, eles são inofensivos desde que não penetrem no corpo.

Uma segunda defesa importante corresponde à membrana mucosa do trato respiratório, que é revestida por cílios e recoberta por muco. A movimentação coordenada dos cílios conduz o muco até o nariz e a boca, onde as bactérias capturadas podem ser expelidas. Esse aparato mucociliar, o **elevador ciliar**, pode ser danificado pelo álcool, pelo fumo e por vírus; o dano predispõe o hospedeiro a infecções bacterianas. Outros mecanismos de proteção do trato respiratório envolvem os macrófagos alveolares, a lisozima das lágrimas e o muco, pelos do nariz, e o reflexo de tosse que impede a aspiração para os pulmões.

A perda da barreira física conferida pela pele e pelas membranas mucosas predispõe às infecções. A Tabela 8-1 descreve os organismos que geralmente causam infecções associadas à perda dessas barreiras de proteção.

A proteção inespecífica do trato gastrintestinal inclui as enzimas hidrolíticas da saliva, o ácido estomacal, assim como várias enzimas degradativas e macrófagos do intestino delgado. A vagina da mulher adulta encontra-se protegida pelo pH baixo gerado pelos lactobacilos, membros da microbiota normal.

Uma proteção adicional observada no trato gastrintestinal e no trato respiratório inferior é conferida por **defensinas**. Defensinas são peptídeos com alta carga positiva (catiônicos) que criam poros nas membranas das bactérias, promovendo sua morte. Neutrófilos e as células de Paneth nas criptas intestinais contêm um tipo de defensina (α-defensinas), ao passo que o trato respiratório produz tipos diferentes de defensinas, denominadas β-defensinas. O mecanismo pelo qual as defensinas distinguem entre membranas

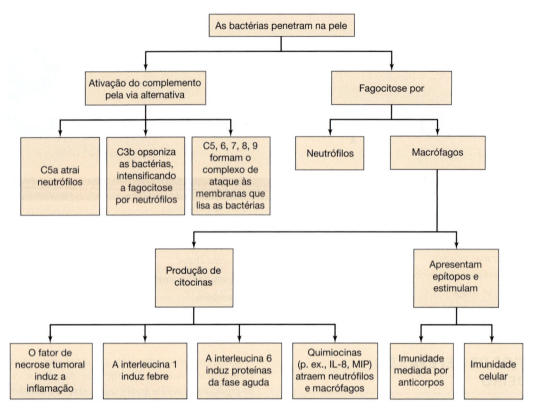

FIGURA 8-1 Respostas precoces do hospedeiro à infecção bacteriana. IL-8, interleucina-8; MIP, proteína inflamatória de macrófagos.

bacterianas e membranas celulares humanas não é completamente compreendido, embora existam estudos que sugerem que a composição lipídica diferencial entre micróbios e eucariotos contribua para a especificidade da defensina. Além disso, a descoberta de receptores lipídicos micróbio-específicos parece estar envolvida na atividade bactericida de várias defensinas.

As bactérias da microbiota normal da pele, da parte nasal da faringe, do cólon e da vagina ocupam esses nichos ecológicos, impedindo a multiplicação de patógenos nesses locais. A importância da microbiota normal pode ser observada ocasionalmente quando a terapia antimicrobiana elimina esses organismos benéficos, permitindo, assim, que organismos como *Clostridium difficile* e *Candida albicans* causem doenças, como colite pseudomembranosa e vaginite, respectivamente.

Resposta inflamatória e fagocitose

A presença de corpos estranhos, como bactérias, no interior do organismo provoca uma resposta inflamatória protetora (Fig. 8-2). Essa resposta caracteriza-se pelos achados clínicos de vermelhidão, edema, calor e dor no local da infecção. Esses sinais são decorrentes

TABELA 8-1 O dano à pele e às membranas mucosas predispõe à infecção causada por certas bactérias

Fator predisponente	Local da infecção	Bactérias comumente causadoras de infecção associada ao fator predisponente
Cateteres intravenosos	Pele	*Staphylococcus epidermidis, Staphylococcus aureus*
Diabetes	Pele	*S. aureus*
Queimaduras	Pele	*Pseudomonas aeruginosa*
Fibrose cística	Trato respiratório	*P. aeruginosa*[1]
Trauma mandibular	Sulco gengival	*Actinomyces israelii*
Extração dental	Parte oral da faringe	Estreptococos do grupo *viridans*[2]
Mucosite oral secundária à quimioterapia contra câncer	Boca, mas também todo trato gastrintestinal	Estreptococos do grupo *viridans, Capnocytophaga gingivalis*

[1] Bactérias envolvidas com menor frequência incluem *Burkholderia cepacia* e *Stenotrophomonas maltophilia*.
[2] Os estreptococos do grupo *viridans* não causam infecção local após extração dental, mas podem atingir a corrente sanguínea e provocar endocardite.

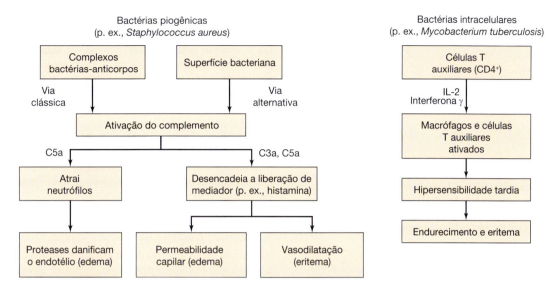

FIGURA 8-2 Inflamação. A resposta inflamatória pode ser causada por dois mecanismos distintos. **À esquerda:** Bactérias piogênicas (p. ex., *Staphylococcus aureus*) causam inflamação por meio de mecanismos mediados por anticorpos e pelo complemento. **À direita:** Bactérias intracelulares (p. ex., *Mycobacterium tuberculosis*) causam inflamação por meio de mecanismos mediados por células. IL-2, interleucina 2.

do maior fluxo sanguíneo, da maior permeabilidade capilar e do extravasamento de líquidos e células para os espaços teciduais. A maior permeabilidade deve-se a vários mediadores químicos, entre os quais os mais importantes são a **histamina**, as **prostaglandinas** e os **leucotrienos**. Componentes do complemento, C3a e C5a, também contribuem para o aumento da permeabilidade vascular. A **bradicinina** é um importante mediador da dor.

Os **neutrófilos** e **macrófagos**, ambos fagócitos, são uma importante parte da resposta inflamatória. Os neutrófilos são predominantes em infecções piogênicas agudas, ao passo que os macrófagos são mais prevalentes em infecções crônicas ou granulomatosas.

Os macrófagos realizam duas funções: são fagocitários e produzem duas importantes **citocinas pró-inflamatórias**, o **fator de necrose tumoral (TNF)** e a **interleucina 1 (IL-1)**. A síntese de IL-1 a partir de sua forma precursora inativa é mediada por enzimas proteolíticas (caspases) em uma estrutura citoplasmática, denominada **inflamassoma**. A importância da resposta inflamatória na limitação da infecção é enfatizada pela capacidade de os agentes anti-inflamatórios, como os corticosteroides, reduzirem a resistência à infecção.

Certas proteínas, conhecidas coletivamente como **resposta de fase aguda**, são também produzidas pelo fígado. Entre elas, as mais conhecidas são a **proteína C-reativa** e a **proteína de ligação à manose**, que se ligam à superfície das bactérias e intensificam a ativação da via alternativa do complemento (ver Cap. 58). A proteína C-reativa foi assim nomeada devido à sua capacidade de se ligar a um carboidrato na parede celular de *Streptococcus pneumoniae*.

A **proteína de ligação ao lipopolissacarídeo (endotoxina)** é outra importante proteína de fase aguda produzida em resposta a bactérias Gram-negativas. A **interleucina 6 (IL-6)** é o principal indutor da resposta de fase aguda, e também corresponde a uma citocina pró-inflamatória. Os macrófagos são a principal fonte de IL-6, entretanto vários outros tipos celulares também a produzem.

A **gamainterferona**, que ativa macrófagos e sua ação microbicida, é produzida por células T auxiliares ativadas.

Os neutrófilos e os macrófagos são atraídos ao local de infecção por pequenos polipeptídeos, denominados **quimiocinas** (cito*cinas* *quimio*táticas). As quimiocinas são produzidas por células teciduais da área infectada, por células endoteliais locais e por neutrófilos e macrófagos residentes. A interleucina 8 é uma quimiocina que atrai principalmente os neutrófilos, ao passo que a proteína quimiotática de monócitos-1 (MCP-1) e a proteína inflamatória de macrófagos (MIP) atraem macrófagos e monócitos (ver Cap. 58). O componente C5a do complemento é outra quimiocina importante (ver Cap. 63).

Como parte da resposta inflamatória, as bactérias são englobadas (fagocitadas) por neutrófilos polimorfonucleares (PMNs) e macrófagos. Os PMNs representam aproximadamente 60% dos leucócitos presentes no sangue, e seu número aumenta significativamente durante a infecção (leucocitose). No entanto, em determinadas infecções bacterianas, como a febre tifoide, ocorre diminuição no número de leucócitos (leucopenia). O aumento nos PMNs é causado pela produção de fatores estimulantes de granulócitos (fator estimulador das colônias de granulócitos [G-CSF] e fator estimulador das colônias de granulócitos-macrófagos [GM-CSF]; ver Cap. 58) pelos macrófagos logo após a infecção.

Observa-se que, embora os PMNs e os macrófagos fagocitem as bactérias, os PMNs *não* apresentam antígenos aos linfócitos T auxiliares, ao contrário dos macrófagos (e das células dendríticas) (ver Cap. 58). As células dendríticas são as células apresentadoras de antígeno mais importantes.

O processo de fagocitose pode ser dividido em três etapas: **migração**, **ingestão** e **morte**. A **migração de PMNs** ao local de infecção deve-se à produção de quimiocinas, como a interleucina 8 e o componente C5a do complemento. A adesão de PMNs ao endotélio do local de ligação é mediada inicialmente pela interação dos PMNs

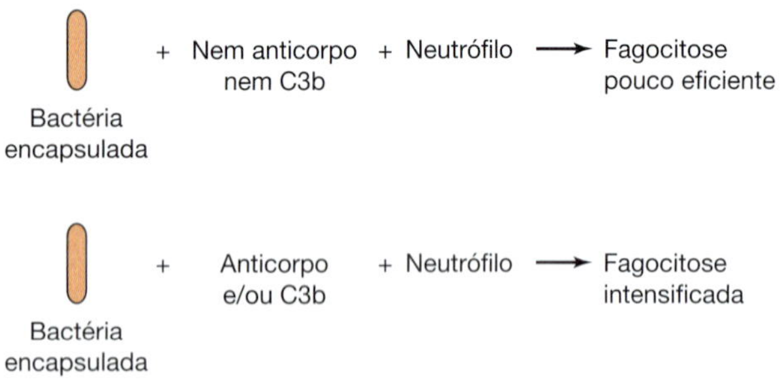

54 PARTE I • Bacteriologia básica

FIGURA 8-3 Opsonização. **Parte superior:** Uma bactéria encapsulada é fracamente fagocitada por um neutrófilo na ausência de anticorpos do tipo imunoglobulina G (IgG) ou de C3b. **Parte inferior:** Na presença de anticorpo IgG ou de C3b ou de ambos, a bactéria é opsonizada (i.e., é mais facilmente fagocitada pelo neutrófilo).

com proteínas **selectinas** do endotélio e, em seguida, pela interação dos PMNs com **integrinas**, denominadas "proteínas LFA", localizadas na superfície do PMN, com proteínas de moléculas de adesão intracelular (ICAMs) na superfície da célula endotelial.[1]

A quantidade de proteínas ICAM do endotélio é aumentada pelos mediadores inflamatórios, como IL-1 e TNF (ver Cap. 58), que são produzidos por macrófagos em resposta à presença das bactérias. O aumento do nível de proteínas ICAM garante a adesão seletiva dos PMNs ao local da infecção. A permeabilidade aumentada dos capilares devido à presença de histamina, quininas e prostaglandinas[2] permite a migração dos PMNs pela parede capilar a fim de alcançarem as bactérias. Essa migração é denominada **diapedese** e leva alguns minutos para ocorrer.

As **bactérias são ingeridas** pela invaginação da membrana celular do PMN ao redor das bactérias, formando um vacúolo (**fagossomo**). Essa ingestão é aumentada pela ligação da imunoglobulina G (IgG) ou do componente C3b do complemento (ambas **opsoninas**) à superfície das bactérias em um processo chamado de **opsonização** (Fig. 8-3). (As membranas celulares externas tanto dos PMNs quanto dos macrófagos possuem receptores para a porção Fc da IgG e para C3b.)

No momento da ingestão é desencadeada uma nova via metabólica, conhecida como **explosão respiratória**. Isso resulta na produção de dois agentes microbicidas, o radical superóxido e o peróxido de hidrogênio. Esses compostos altamente reativos (frequentemente denominados *intermediários reativos de oxigênio*) são sintetizados pelas seguintes reações:

$$O_2 + e^- \rightarrow O_2^-$$
$$2O_2^- + 2H^+ \rightarrow H_2O_2 + O_2$$

Na primeira reação, o oxigênio molecular é reduzido por um elétron pela **NADPH-oxidase** (também conhecida como fagócito oxidase) formando o radical superóxido que é fracamente bactericida. Na etapa seguinte, a enzima **superóxido-dismutase** catalisa a formação de peróxido de hidrogênio a partir de dois radicais

[1] As proteínas LFA e ICAM medeiam a aderência de muitos outros tipos de células. Essas proteínas são descritas detalhadamente no Capítulo 58.
[2] A ação anti-inflamatória do ácido acetilsalicílico é resultado de sua capacidade de inibir a cicloxigenase, reduzindo, assim, a síntese de prostaglandinas.

superóxido. O peróxido de hidrogênio é mais tóxico que o superóxido, porém não é eficiente contra organismos produtores de catalase, como os estafilococos. O peróxido de hidrogênio também desempenha um papel na produção de hipoclorito, a mais poderosa das substâncias microbicidas (ver adiante).

O **óxido nítrico** (NO) é outro importante agente microbicida. Corresponde a um *intermediário reativo do nitrogênio*, sintetizado por uma enzima induzível, denominada óxido nítrico sintase, em resposta a estimuladores como as endotoxinas. O NO participa da morte oxidativa de micróbios ingeridos por fagocitose pelos neutrófilos e macrófagos. A superprodução de NO contribui para a hipotensão observada no choque séptico, uma vez que provoca vasodilatação dos vasos sanguíneos periféricos.

A **morte do organismo** no interior do fagossomo é um processo que ocorre em duas etapas, consistindo em degranulação seguida pela produção de **hipoclorito**, que é provavelmente o agente microbicida mais importante. Na degranulação, os grânulos lisossomais ligados à membrana, que contêm uma variedade de enzimas citolíticas, se fundem com o fagossomo, esvaziando o seu conteúdo no processo, convertendo o fagossomo em uma estrutura chamada de fagolisossomo. A enzima mais importante presente nos grânulos é a **mieloperoxidase**.

É aqui que processo de morte microbiana em si ocorre, por uma variedade de mecanismos, os quais são classificados em duas categorias: dependentes e independentes de oxigênio. O mecanismo dependente de oxigênio mais importante envolve a produção da molécula bactericida, **íon hipoclorito**, de acordo com a seguinte reação:

$$Cl^- + H_2O_2 \rightarrow ClO^- + H_2O$$

A **mieloperoxidase** catalisa a reação entre o íon cloreto e o peróxido de hidrogênio, o qual foi produzido pela explosão respiratória, originando o íon hipoclorito. O próprio hipoclorito danifica as paredes celulares, mas pode também reagir com o peróxido de hidrogênio, originando oxigênio singleto, que danifica as células ao reagir com as ligações duplas dos ácidos graxos dos lipídeos de membrana.

Poucos indivíduos são geneticamente deficientes em mieloperoxidase; no entanto, seus sistemas de defesa são capazes de matar as bactérias, embora de forma mais lenta. Nesses indivíduos, a explosão respiratória, que produz peróxido de hidrogênio e íon superóxido, parece ser suficiente, porém há duas ressalvas: se um organismo produz catalase, o peróxido de hidrogênio será ineficaz; e se um organismo produz superóxido dismutase, o superóxido será ineficaz.

Os mecanismos independentes de oxigênio são importantes em condições anaeróbias. Esses mecanismos envolvem: a lactoferrina, a qual quela o ferro das bactérias; a lisozima, que degrada o peptideoglicano da parede celular bacteriana; as proteínas catiônicas, que danificam as membranas celulares; e pH baixo.

Os macrófagos também migram, englobam e matam as bactérias, utilizando essencialmente os mesmos processos que os PMNs, porém existem várias diferenças a serem consideradas:

(1) Os macrófagos não apresentam mieloperoxidase e, desse modo, são incapazes de produzir íon hipoclorito; no entanto, produzem peróxido de hidrogênio e superóxido na explosão respiratória.

CAPÍTULO 8 • Defesas do hospedeiro **55**

(2) Determinados organismos, como os agentes da tuberculose, brucelose e toxoplasmose, são preferencialmente ingeridos pelos macrófagos, em vez de PMNs, e podem permanecer viáveis e multiplicar-se no interior dessas células; os granulomas formados durante essas infecções contêm vários desses macrófagos.

(3) Os macrófagos secretam um ativador de plasminogênio, uma enzima que converte a pró-enzima plasminogênio na enzima ativa plasmina, a qual dissolve coágulos de fibrina.

A redução da fagocitose predispõe à ocorrência de infecções bacterianas

A importância da fagocitose como um mecanismo de defesa do hospedeiro pode ser enfatizada pela observação de que a redução do número ou da função dos fagócitos predispõe o organismo a infecções bacterianas, especialmente a infecções causadas por determinados organismos (Tab. 8-2):

(1) Infeções repetidas ocorrem em crianças com defeitos genéticos relacionados ao processo de fagocitose. Dois exemplos desses defeitos são: a **doença granulomatosa crônica**, na qual o fagócito não é capaz de matar as bactérias ingeridas devido a um defeito na NADPH-oxidase e a uma consequente deficiência na geração de H_2O_2; e a síndrome de Chédiak-Higashi, quando são formados grânulos lisossomais anormais incapazes de fundir-se ao fagossomo, de modo que, apesar de as bactérias serem ingeridas, elas sobrevivem.

(2) Infecções frequentes ocorrem em pacientes **neutropênicos**, especialmente quando a contagem de PMNs atinge valores abaixo de $500/\mu L$ como resultado de fármacos imunossupressores ou irradiação. Essas infecções frequentemente são causadas por organismos oportunistas (i.e., organismos que raramente causam doença em indivíduos com o sistema imune normal).

(3) A **esplenectomia** remove uma importante fonte tanto de fagócitos quanto de imunoglobulinas, predispondo à sepse causada por três bactérias piogênicas capsuladas: *S. pneumoniae, Neisseria meningitidis* e *Haemophilus influenzae*. A *S. pneumoniae* causa aproximadamente 50% de todos os episódios de sepse em pacientes esplenectomizados. Pacientes com anemia falciforme e outras anemias hereditárias podem autoinfartar seu baço, resultando em perda da função esplênica e predisposição à sepse causada por essas bactérias.

(4) Indivíduos com **diabetes melito**, especialmente os que exibem baixo controle da glicose ou episódios de cetoacidose, apresentam maior número de infecções, assim como infecções mais graves, quando comparados a indivíduos não diabéticos. O principal defeito das defesas nesses pacientes é a função reduzida dos neutrófilos, especialmente quando ocorre hiperglicemia e acidose.

Duas doenças específicas altamente associadas ao diabetes são a **otite externa maligna**, causada por *Pseudomonas aeruginosa*, e **mucormicose**, causada pelos bolores do gênero *Mucor* e *Rhizopus*. Além disso, têm sido observadas incidência e severidade crescentes de casos de pneumonia causadas por bactérias como *S. pneumoniae* e *S. aureus*, assim como casos de infecções do trato urinário causadas por organismos que incluem *Escherichia coli* e *Candida albicans*, sendo todas essas adquiridas na comunidade. A vulvovaginite por *Candida* é também mais comum em diabéticos. Os indivíduos diabéticos também apresentam muitas infecções nos pés, uma vez que a aterosclerose compromete a circulação sanguínea, promovendo a necrose tecidual. As infecções de pele, como celulites e úlceras, e também as infecções de tecidos moles, como a fascite necrosante, são comuns e podem se estender até o osso que suporta esses tecidos, causando osteomielite. O *S. aureus* e uma mistura de bactérias anaeróbias facultativas são as causas mais comuns.

Febre

A infecção provoca um aumento na temperatura corporal atribuído ao **pirogênio endógeno** (IL-1) liberado pelos macrófagos. A febre pode ser uma resposta protetora, uma vez que uma variedade de bactérias e vírus cresce mais lentamente em temperaturas elevadas.

IMUNIDADE ADAPTATIVA (ESPECÍFICA)

A imunidade adaptativa resulta da exposição ao organismo (imunidade ativa) ou do recebimento de anticorpos pré-formados produzidos em outro hospedeiro (imunidade passiva).

A **imunidade passiva adaptativa** é uma forma de proteção temporária contra um determinado organismo, sendo adquirida por meio da inoculação de anticorpos pré-formados de outra pessoa ou animal. A imunização passiva ocorre naturalmente na forma de imunoglobulinas transferidas da mãe para a criança por meio da placenta (IgG) ou do leite materno (IgA). Essa proteção é muito importante durante os primeiros dias de vida, quando a criança apresenta capacidade reduzida de desenvolver uma resposta ativa. Por exemplo, a imunização de mães com a vacina TDaP, que protege contra tétano, difteria e coqueluche, oferece imunidade não apenas a elas, mas também ao lactente devido à passagem de IgG da mãe para ele.

TABELA 8-2 A fagocitose reduzida predispõe a infecções causadas por certas bactérias

Tipo de redução	Causa da redução	Bactérias comumente causadoras de infecção associada ao tipo de redução
Número reduzido de neutrófilos	Quimioterapia contra câncer, irradiação corporal total	*Staphylococcus aureus, Pseudomonas aeruginosa*
Função reduzida de neutrófilos	Doença granulomatosa crônica	*S. aureus*
	Diabetes	*S. aureus*
Função reduzida do baço	Esplenectomia, anemia falciforme	*Streptococcus pneumoniae, Neisseria meningitidis, Haemophilus influenzae*

56 **PARTE I** • Bacteriologia básica

A imunidade passiva tem a importante vantagem de suas capacidades protetoras estarem presentes de imediato, ao passo que a imunidade ativa ocorre dentro de poucos dias a poucas semanas, dependendo de tratar-se de uma resposta primária ou secundária. Contudo, a imunidade passiva apresenta a importante desvantagem de a concentração de anticorpos sofrer rápida redução à medida que as proteínas são degradadas, de modo que a proteção persiste normalmente por apenas um mês ou dois. A administração de anticorpos pré-formados pode resultar na sobrevivência de indivíduos acometidos por determinadas doenças, como botulismo e tétano, causadas por exotoxinas potentes. Globulinas séricas administradas por via endovenosa consistem em uma medida profilática para pacientes com hipogamaglobulinemia ou submetidos a transplante de medula óssea. Além disso, elas podem minimizar os sintomas de certas doenças, como a hepatite causada pelo vírus da hepatite A, apesar de aparentemente terem pouco efeito no caso de doenças bacterianas cuja patogênese é de natureza invasiva.

A **imunidade ativa adaptativa** consiste na proteção baseada na exposição ao organismo na forma de doença sintomática, infecção subclínica (i.e., uma infecção sem sinais de doença) ou por meio de uma vacina. Essa proteção desenvolve-se mais lentamente, porém é de maior duração que a imunidade passiva. A **resposta primária** normalmente demanda 7 a 10 dias para que anticorpos se tornem detectáveis. Uma importante vantagem da imunidade ativa está no fato de ocorrer uma **resposta anamnéstica** (secundária), isto é, há uma rápida resposta (cerca de três dias) caracterizada por grandes quantidades de anticorpos contra um antígeno ao qual o sistema imune foi previamente exposto. A imunidade ativa é mediada tanto por anticorpos (imunoglobulinas) quanto por células T:

(1) Os anticorpos protegem contra os organismos por uma variedade de mecanismos – neutralização de toxinas, lise de bactérias na presença do complemento, opsonização das bactérias para facilitar a fagocitose e interferência na adesão de bactérias e vírus às superfícies celulares. Se os níveis de IgG caem para quantidades inferiores a 400 mg/dL (normal = 1.000-1.500 mg/dL), o risco de desenvolvimento de uma doença piogênica causada por bactérias, como os estafilococos, aumenta.

Como os anticorpos, especialmente a IgG, aumentam lentamente até um nível protetor (isso pode levar de 7 a 10 dias após a infecção), acredita-se que eles *não* desempenhem um papel importante no combate à infecção primária no local inicial da infecção (geralmente a pele ou membranas mucosas), mas atuariam protegendo contra a disseminação hematogênica do organismo para locais distantes no corpo e contra uma segunda infecção por esse organismo em algum momento futuro.

(2) As células T mediam uma variedade de reações, incluindo a destruição citotóxica de bactérias e células infectadas por vírus, ativação de antígenos e hipersensibilidade tardia. As células T, especialmente as do tipo Th-1 (ver Cap. 58) e macrófagos, também são a principal defesa do organismo contra micobactérias, como *M. tuberculosis*, e fungos que causam doenças sistêmicas, como *Histoplasma* e *Coccidioides*. As células T também auxiliam as células B na produção de anticorpos contra vários antígenos, mas não todos.

A Tabela 8-3 descreve os principais mecanismos de defesa do hospedeiro contra as bactérias. Esses mecanismos incluem a imunidade humoral contra bactérias piogênicas e exotoxinas, bem como a imunidade celular contra bactérias intracelulares.

TABELA 8-3 **Mecanismos essenciais de defesa do hospedeiro contra bactérias**

Mecanismos essenciais de defesa do hospedeiro	Tipo de bactéria ou toxina	Exemplos importantes
Opsonização mediada por anticorpos	Bactérias piogênicas encapsuladas	*Streptococcus pneumoniae, Streptococcus pyogenes, Staphylococcus aureus, Neisseria meningitidis, Haemophilus influenzae, Pseudomonas aeruginosa*
Neutralização mediada por anticorpos	Exotoxinas	*Corynebacterium diphtheriae, Clostridium tetani, Clostridium botulinum*
Mediada por células	Bactérias intracelulares	*Mycobacterium tuberculosis*, micobactérias atípicas, *Legionella pneumophila, Listeria monocytogenes*

FALHAS NAS DEFESAS DO HOSPEDEIRO PREDISPÕEM A INFECÇÕES

A frequência ou gravidade das infecções é aumentada diante de certas condições predisponentes. Essas condições predisponentes classificam-se em duas categorias principais: os pacientes são imunocomprometidos ou possuem corpos estranhos, como cateteres de longa duração ou dispositivos protéticos. Os corpos estranhos são predisponentes, uma vez que as defesas do hospedeiro não atuam de maneira eficiente na presença deles. A Tabela 8-4 descreve as condições predisponentes e os organismos mais comuns responsáveis por infecções quando essas condições estão presentes.

Certas doenças e anomalias anatômicas também predispõem a infecções. Por exemplo, pacientes com diabetes frequentemente apresentam infecções por *S. aureus*, talvez por duas razões: esses pacientes apresentam expressiva aterosclerose, a qual provoca relativa anoxia tecidual, bem como exibem defeito na função dos neutrófilos. Pacientes com anemia falciforme frequentemente apresentam osteomielite por *Salmonella*, provavelmente porque as células de morfologia anormal causam a oclusão de pequenos capilares ósseos. Isso causa o aprisionamento da *Salmonella* no osso, aumentando o risco de osteomielite.

Pacientes com determinados defeitos cardíacos congênitos ou danos valvulares reumáticos são predispostos à endocardite causada por estreptococos do grupo viridans. Os neutrófilos têm dificuldade em penetrar nas vegetações formadas nas válvulas cardíacas nos casos de endocardite. Pacientes com aneurisma aórtico são propensos às infecções vasculares causadas por espécies de *Salmonella*.

Pacientes imunossuprimidos frequentemente apresentam uma resposta alterada à infecção (p. ex., febre muito baixa ou ausente e resposta inflamatória branda ou inexistente). Por essa razão, um alto nível de suspeita deve ser considerado ao avaliar pacientes imunocomprometidos, especialmente os deliberadamente imunossuprimidos, como os transplantados.

CAPÍTULO 8 • Defesas do hospedeiro **57**

TABELA 8-4 Condições que predispõem a infecções e os organismos que comumente causam essas infecções

Condição predisponente	Organismos comumente causadores de infecção
Estado imunocomprometido	
Baixos títulos de anticorpos	Bactérias piogênicas (p. ex., *Staphylococcus aureus, Streptococcus pneumoniae*)
Pequena quantidade de complemento (C3b)	Bactérias piogênicas (p. ex., *S. aureus, S. pneumoniae*)
Pequena quantidade de complemento (C6, 7, 8, 9)	*Neisseria meningitidis*
Pequeno número de neutrófilos	Bactérias piogênicas (p. ex., *S. aureus, S. pneumoniae*)
Baixa atividade de neutrófilos, como na DGC	*S. aureus* e *Aspergillus fumigatus*
Pequeno número de células CD4, como na Aids	Várias bactérias (p. ex., micobactérias), vários vírus (p. ex., CMV) e vários fungos (p. ex., *Candida*)
Presença de corpos estranhos	
Cateteres urinários	*Escherichia coli*
Cateteres intravenosos	*Staphylococcus epidermidis, Candida albicans*
Válvulas cardíacas protéticas	*S. epidermidis, C. albicans*
Articulações protéticas	*S. epidermidis*
Enxertos vasculares	*S. epidermidis, S. aureus, Salmonella enterica*

Aids = síndrome da imunodeficiência adquirida; DGC = doença granulomatosa crônica; CMV = citomegalovírus.

CONCEITOS-CHAVE

- As defesas do hospedeiro contra infecções bacterianas incluem defesas **inatas e adaptativas** (**adquiridas**). As defesas inatas são inespecíficas, isto é, são efetivas contra vários organismos diferentes. As defesas inatas incluem **barreiras físicas**, como a pele e as membranas mucosas intactas; **células**, como neutrófilos e macrófagos; e **proteínas**, como o complemento e a lisozima. As defesas adaptativas são altamente específicas em relação ao organismo e incluem **anticorpos** e **células**, como linfócitos T auxiliares CD4 e linfócitos T citotóxicos CD8.

Imunidade inata

- A pele e as membranas mucosas intactas constituem uma **barreira física** contra a infecção. A perda da integridade da pele (p. ex., em uma queimadura) predispõe à infecção. O baixo pH da pele, do estômago e da vagina também protege contra a infecção.

- O trato respiratório, porta de entrada muito importante para micróbios, é protegido pelo elevador ciliar, por **macrófagos alveolares**, pela lisozima, por pelos do nariz e pelo reflexo de tosse.

- A microbiota normal da pele e as membranas ocupam os receptores, reduzindo a possibilidade de adesão dos patógenos, um processo denominado **resistência a colonização**. A **supressão da microbiota normal por antibióticos predispõe à infecção** por determinados organismos. Dois importantes exemplos são a supressão da microbiota do cólon, predispondo à colite pseudomembranosa causada por *C. difficile*, e a supressão da microbiota vaginal, predispondo à vaginite causada por *C. albicans*.

- A **inflamação** (i.e., vermelhidão, edema, calor e dor) corresponde a uma importante defesa do hospedeiro. A vermelhidão, o edema e o calor resultam do **aumento do fluxo sanguíneo** e do **aumento da permeabilidade vascular**, que apresentam o efeito de conduzir as células e proteínas das defesas até o local da infecção. O aumento do fluxo sanguíneo e da permeabilidade

vascular é causado por **mediadores**, como a **histamina**, as **prostaglandinas** e os **leucotrienos**.

- As células fagocitárias predominantes na inflamação são os **neutrófilos** e **macrófagos**. Os neutrófilos são observados na resposta inflamatória piogênica contra bactérias como *S. aureus* e *S. pyogenes*, ao passo que os macrófagos são observados na resposta inflamatória granulomatosa contra bactérias como *M. tuberculosis*.

- A **resposta de fase aguda** consiste em proteínas (p. ex., proteína C-reativa, proteína de ligação à manose e proteína de ligação ao LPS) que intensificam a resposta do hospedeiro às bactérias. A interleucina 6 é o principal indutor dessa resposta.

- Os neutrófilos e os macrófagos são atraídos para o local da infecção por **quimiocinas**, que consistem em pequenos polipeptídeos produzidos pelas células no local infectado. A **interleucina 8** e o **C5a** são importantes quimiocinas para neutrófilos.

- Em resposta à maioria das infecções bacterianas, há um **aumento no número de neutrófilos** no sangue. Esse aumento é causado pela produção de **fatores estimulantes de granulócitos** pelos macrófagos.

- Tanto os neutrófilos quanto os macrófagos **fagocitam** as bactérias; contudo, os macrófagos (bem como células similares, denominadas células dendríticas) também **apresentam antígenos** às células T auxiliares CD4 positivas, ao contrário dos neutrófilos. **As células dendríticas são as células apresentadoras de antígeno mais importantes**.

- Após os neutrófilos serem atraídos pelas quimiocinas ao local infectado, eles ligam-se ao endotélio, utilizando inicialmente as **selectinas** presentes no endotélio e, em seguida, pela interação de **integrinas** (proteínas LFA) presentes nos neutrófilos com as proteínas ICAM no endotélio. A concentração de proteínas ICAM é aumentada pelas citocinas liberadas por macrófagos ativados, resultando na atração de neutrófilos para o local infectado.

58   PARTE I • Bacteriologia básica

- Os neutrófilos, então, migram por meio do endotélio (**diapede-se**) e ingerem as bactérias. **IgG e C3b são opsoninas**, as quais intensificam a ingestão das bactérias. Existem receptores para a cadeia pesada de IgG e para C3b na superfície dos neutrófilos.

- A morte das bactérias no interior do neutrófilo é causada por **hipoclorito, peróxido de hidrogênio** e **superóxidos**. Os **lisossomos** contêm várias enzimas degradativas e fundem-se com o fagossomo, originando uma **fagolisossoma**, no interior da qual ocorre a morte bacteriana.

- **Infecções piogênicas** recorrentes e graves ocorrem em indivíduos que apresentam **neutrófilos inadequados**. Por exemplo, indivíduos com neutrófilos defectivos, indivíduos exibindo menos de 500 neutrófilos/μL, submetidos à esplenectomia ou que apresentam diabetes melito têm maior risco de infecções piogênicas.

Imunidade adaptativa

- A **imunidade passiva** refere-se à proteção baseada na transferência de anticorpos pré-formados de um indivíduo (ou animal) a outro. A imunidade passiva propicia **proteção imediata, mas de curta duração** (persistindo por poucos meses). Exemplos de imunidade passiva incluem a administração de antitoxina, transferência de IgG da mãe para o feto pela placenta e transferência de IgA da mãe para o recém-nascido pelo aleitamento.

- A **imunidade ativa** refere-se à proteção baseada na formação de **imunidade mediada por anticorpos e por células após a ex-**

posição ao próprio micróbio (com ou sem o desenvolvimento da doença), ou aos antígenos do micróbio em uma vacina. A imunidade ativa confere **proteção de longa duração, porém não é efetiva** nos dias subsequentes à exposição ao micróbio. Na **resposta primária**, o anticorpo surge em 7 a 10 dias, enquanto na **resposta secundária**, o anticorpo surge em aproximadamente três dias.

- As principais **funções dos anticorpos** consistem em **neutralizar as toxinas bacterianas e os vírus, opsonizar as bactérias, ativar o complemento**, formando um complexo que ataca a membrana, capaz de promover a morte das bactérias e **interferir na adesão às superfícies mucosas**. A IgG corresponde ao principal anticorpo opsonizante, IgG e IgM ativam o complemento, e IgA interfere na adesão à mucosa.

- As principais funções da **imunidade celular** consistem na **proteção contra bactérias intracelulares** e **morte de células infectadas por vírus**. As células T auxiliares (e macrófagos) protegem contra bactérias intracelulares, ao passo que as células T citotóxicas matam células infectadas por vírus.

Defesas reduzidas do hospedeiro

- As **defesas reduzidas do hospedeiro** resultam em aumento da frequência e da gravidade das infecções. As principais causas incluem várias imunodeficiências genéticas, presença de corpos estranhos e existência de certas doenças crônicas, como diabetes melito e insuficiência renal.

TESTE SEU CONHECIMENTO

1. Qual das opções a seguir corresponde à defesa MAIS importante para prevenir a ação de exotoxinas?

   (A) Ligação de citocinas a receptores específicos para exotoxinas inibe a ligação de exotoxinas.

   (B) Degradação de exotoxinas pelo complexo de ataque a membranas do sistema do complemento.

   (C) Lise de exotoxinas por perforinas produzidas por linfócitos T citotóxicos.

   (D) Neutralização de exotoxinas por anticorpos, impedindo sua ligação ao alvo.

   (E) Fagocitose de exotoxinas por neutrófilos e subsequente destruição por hipoclorito.

2. A resposta inflamatória na pele é caracterizada pela presença de eritema (vermelhidão). Qual das opções a seguir corresponde à causa mais importante de eritema?

   (A) Componente C3b do complemento
   (B) Gamainterferona
   (C) Histamina
   (D) Hipoclorito
   (E) Superóxido

3. Uma criança de 1 ano de idade apresentando repetidas infecções foi diagnosticada com doença granulomatosa crônica (DGC). Uma deficiência em qual dos fatores a seguir seria a causa de DGC?

   (A) Receptor de gamainterferona
   (B) Integrinas LFA
   (C) Proteína ligadora de manose
   (D) NAPDH-oxidase
   (E) Óxido nítrico

4. Opsonização é o processo pelo qual:

   (A) A bactéria é mais facilmente fagocitada.
   (B) Quimiocinas atraem macrófagos para o local de infecção.
   (C) Neutrófilos migram do sangue por meio do endotélio até alcançar o local de infecção.
   (D) A resposta de fase aguda é induzida.
   (E) A via alternativa do complemento é ativada.

RESPOSTAS

(1) **(D)**
(2) **(C)**
(3) **(D)**
(4) **(A)**

VER TAMBÉM

- Mais **questões para autoavaliação** sobre os temas discutidos neste capítulo são encontradas na seção de Bacteriologia básica da Parte XIII: Questões para autoavaliação, a partir da página 711. Consulte também a Parte XIV: Simulado de provas e concursos, a partir da página 753.

CAPÍTULO

9

Diagnóstico laboratorial

CONTEÚDO DO CAPÍTULO

Abordagem ao diagnóstico laboratorial

Métodos de diagnóstico laboratorial

Exame microscópico

Métodos baseados em cultura

Métodos sorológicos

Métodos de diagnóstico molecular

Conceitos-chave

Teste seu conhecimento

Ver também

ABORDAGEM AO DIAGNÓSTICO LABORATORIAL

Os laboratórios de microbiologia clínica têm um papel fundamental e indispensável no fornecimento de informações confiáveis e oportunas em relação à identificação de agentes de doenças infecciosas. Os médicos utilizam essas informações não apenas para realizar ou confirmar um diagnóstico, mas também para orientar decisões clínicas e opções de tratamento, de forma que essas informações precisam ser definitivas, significativas e relevantes para o caso em consideração. A obtenção de resultados precisos que possam ser interpretados com alta confiabilidade depende do recebimento de amostras de pacientes de alta qualidade pelo laboratório.

Como a seleção e a coleta de amostras são tipicamente de responsabilidade da equipe médica, os médicos devem (1) entender a patogênese da infecção e garantir a coleta de uma quantidade adequada de amostras no local do corpo com maior probabilidade de apresentar a proliferação do organismo infectante, evitando contaminação pela flora normal; (2) garantir que a integridade da amostra não seja comprometida durante o transporte e que a mesma seja manuseada de maneira a preservar a viabilidade de quaisquer organismos anaeróbios ou fastidiosos; e (3) fornecer informações auxiliares para orientar a equipe laboratorial que processará e analisará a amostra.

À medida que os testes microbiológicos para diagnóstico se tornam mais complexos, a comunicação clara, bem como a parceria robusta entre os profissionais do laboratório e os médicos continuarão sendo uma prioridade. Os médicos repassam informações clínicas cruciais sobre o paciente à equipe do laboratório de microbiologia, permitindo que esta direcione os médicos para os testes e métodos otimizados de coleta de amostra que apresentam maior valor diagnóstico e sejam apropriados dentro do contexto, o que resultará em melhores resultados para os pacientes.

Tradicionalmente, o diagnóstico dependia da **cultura, caracterização microscópica e fenotípica** de um organismo (Tab. 9-1) e **testes sorológicos**, nos quais o organismo é identificado através da detecção de anticorpos específicos no soro do paciente. Mais recentemente, avanços nos campos da **biologia molecular** e **genômica** resultaram em uma identificação mais precisa e rápida do agente causador. Atualmente, existem diversos ensaios baseados em ácidos nucleicos e proteômica, aprovados pela agência Food and Drug Administration (FDA), para a identificação de agentes infecciosos (discutidos a seguir), sendo que a implementação destes na rotina laboratorial propiciou um melhor atendimento ao paciente e maior assertividade na administração de antibióticos, resultando na redução das taxas de resistência antimicrobiana e no aumento da eficiência do laboratório e da unidade de saúde no processamento e análise de amostras clínicas.

TABELA 9-1 Abordagem geral para o diagnóstico de uma infecção bacteriana

1. Obtenção de uma amostra do local infectado.
2. Coloração da amostra, empregando o procedimento apropriado (p. ex., coloração de Gram ou coloração álcool ácido resistente). Quando são verificadas bactérias na amostra submetida à coloração de Gram, devem ser observadas sua forma (p. ex., cocos ou bacilos), seu tamanho, sua organização (p. ex., cadeias ou agrupamentos) e se correspondem a organismos Gram-positivos ou Gram-negativos. Também é importante determinar se um ou mais tipos de bactérias encontram-se presentes. O aspecto microscópico *não* é suficiente para determinar a espécie de um organismo, mas frequentemente permite uma suposição confiável quanto ao gênero do organismo e, portanto, orienta a terapia empírica.
3. Cultura do espécime em meios apropriados (p. ex., placas de ágar-sangue). Na maioria dos casos, as placas devem ser semeadas de modo que permitam a obtenção de colônias isoladas (i.e., uma "cultura pura"). As placas devem ser incubadas na presença ou na ausência de oxigênio, de acordo com o caso.
4. Identificação do microrganismo por meio de testes apropriados (p. ex., fermentação de açúcares, sondas de DNA, testes baseados em anticorpos – como aglutinação ou imunofluorescência). Observar características especiais, como hemólise e produção de pigmentos.
5. Realização de teste de suscetibilidade a antibióticos.

60 PARTE I • Bacteriologia básica

MÉTODOS DE DIAGNÓSTICO LABORATORIAL

Exame microscópico

Se uma amostra for coletada a partir de um local "estéril" do corpo que não abrigue flora normal como "plano de fundo" (p. ex., tecidos estéreis, líquido cerebrospinal, líquido articular ou urina), uma amostra poderá ser preparada para exames microscópicos utilizando um método de coloração apropriado, como a coloração de Gram ou a coloração álcool-ácido-resistente. Se bactérias forem observadas na amostra, características, como a sua forma (p. ex., cocos ou bastonetes), tamanho e arranjo (p. ex., cadeias ou grupos) e se são Gram-positivas, Gram-negativas ou álcool-ácido-resistentes, devem ser observadas e podem ser úteis na sua identificação.

Também é importante determinar se um ou mais tipos de bactérias encontram-se presentes. A aparência microscópica normalmente não é suficiente para se identificar definitivamente um organismo, mas frequentemente permite que se faça um palpite sobre a classificação taxonômica (gênero) do mesmo e, portanto, guia a terapia empírica que pode ser iniciada sem a necessidade de se aguardar o crescimento microbiano.

Métodos baseados em cultura

Diversos métodos para o diagnóstico de infecções bacterianas ou fúngicas exigem que o patógeno suspeito seja isolado em cultura pura a partir de uma amostra clínica adequadamente obtida. Isso é possível utilizando-se um meio à base de ágar, como placas de ágar-sangue, e estriando-se a amostra sobre a superfície do mesmo de forma a se obter colônias bem isoladas. As placas de ágar são então incubadas em condições atmosféricas que propiciarão o crescimento de uma variedade de microrganismos, incluindo aqueles que provavelmente estão causando os sintomas do paciente com base nas evidências clínicas. O meio pode ser "seletivo", contendo compostos que permitem apenas o crescimento de determinadas bactérias (p. ex., antibióticos, sais ou corantes) e / ou "diferencial", contendo outros compostos que permitem distinguir um tipo específico de bactéria de outros com base em uma reação bioquímica (p. ex., detecção de hemólise em placas de ágar-sangue ou formação de pigmento). A Tabela 9-2 apresenta uma relação de vários meios sólidos bacteriológicos comumente utilizados no diagnóstico laboratorial, bem como sua função. Uma vez obtidas colônias puras e bem isoladas, é possível realizar outras caracterizações fenotípicas (p. ex., analisar atividades bioquímicas e enzimáticas) e testes de suscetibilidade a antibióticos (ver Cap. 11).

Como a seleção e a coleta de amostras são de suma importância na obtenção de resultados laboratoriais de alta qualidade, os sítios e métodos de coleta mais utilizados são discutidos a seguir.

Hemoculturas

As hemoculturas são realizadas com maior frequência diante da suspeita de sepse, endocardite, osteomielite, meningite ou pneumonia. As bactérias mais frequentemente isoladas de hemoculturas são dois cocos Gram-positivos, *Staphylococcus aureus* e *Streptococcus pneumoniae*, e três bacilos Gram-negativos, *Escherichia coli*, *Klebsiella pneumoniae* e *Pseudomonas aeruginosa*. Determinados fungos patogênicos, incluindo leveduras (espécies de *Candida* e *Cryptococcus neoformans*) e bolores, também podem ser isolados de hemoculturas.

Para hemoculturas, o local da punção venosa deve ser limpo com um antisséptico para se evitar a contaminação por membros

TABELA 9-2   Meios sólidos bacteriológicos comumente utilizados e suas funções

Denominação do ágar[1]	Bactérias isoladas no ágar	Função ou propriedade do ágar
Ágar-chocolate adicionado dos fatores X e V	*Haemophilus influenzae*	Os fatores X e V são requeridos para o crescimento
Bordet-Gengou	*Bordetella pertussis*	O crescimento é permitido por uma maior concentração de sangue
Chocolate	*Neisseria meningitidis* e *Neisseria gonorrhoeae* a partir de locais estéreis	O aquecimento do sangue inativa os inibidores de crescimento
Eosina azul de metileno	Vários bacilos entéricos Gram-negativos	Seletivo contra bactérias Gram-positivas e diferencia fermentadores e não fermentadores da lactose
Extrato de carvão e levedura	*Legionella pneumophila*	O crescimento é permitido por uma concentração aumentada de ferro e cisteína
Gema de ovo	*Clostridium perfringens*	A lecitinase, se produzida pelo organismo, degrada a gema de ovo, originando um precipitado insolúvel
Löwenstein-Jensen	*Mycobacterium tuberculosis*	Seletivo contra bactérias Gram-positivas da microbiota do trato respiratório e contém lipídeos necessários para o crescimento
MacConkey	Vários bacilos entéricos Gram-negativos	Seletivo contra bactérias Gram-positivas e diferencia fermentadores e não fermentadores da lactose
Sangue	Várias bactérias	Detecção de hemólise
Telurito	*Corynebacterium diphtheriae*	O telurito é metabolizado a telúrio, que exibe uma coloração negra
Thayer-Martin	*N. gonorrhoeae*, a partir de locais não estéreis	Ágar-chocolate contendo antibióticos para inibir o crescimento da microbiota normal
Tríplice açúcar ferro (TSI)	Vários bacilos entéricos Gram-negativos	Diferencia os fermentadores dos não fermentadores de lactose e os produtores dos não produtores de H_2S

[1]Os nomes estão listados em ordem alfabética.

da flora da pele, geralmente *Staphylococcus epidermidis*, e diminuir o risco de complicações relacionadas à infecção. O sangue obtido é adicionado a um meio de crescimento rico em um frasco contendo um indicador para a produção de dióxido de carbono (CO_2). A prática padrão consiste em se inocular 10 mL de sangue em cada um de dois frascos de cultura, sendo um incubado aerobicamente e outro anaerobicamente. A produção de CO_2 dentro do frasco indica que ocorreu metabolismo e crescimento do organismo. Quando houver crescimento, são realizados a coloração de Gram, o subcultivo e testes de sensibilidade a antibióticos. Em alguns hospitais, métodos moleculares são utilizados na identificação do organismo (ver mais adiante neste capítulo).

Culturas de garganta

As culturas de garganta são geralmente utilizadas para detectar a presença de estreptococos β-hemolíticos do grupo A (*Streptococcus pyogenes*), uma causa importante e tratável de faringite. Também são utilizadas diante da suspeita de difteria, faringite gonocócica ou moníliase (*Candida*).

Durante a coleta do espécime, o *swab* deve tocar a região posterior da faringe, bem como as tonsilas ou fossas tonsilares. O material do *swab* é inoculado em uma placa de ágar-sangue e semeado de modo a permitir a obtenção de colônias isoladas. Se colônias de estreptococos β-hemolíticos são encontradas após 24 horas de incubação a 35°C, um disco de bacitracina é utilizado para se determinar se o organismo é um estreptococo do grupo A. Se o crescimento for inibido ao redor do disco, trata-se de um estreptococo do grupo A, caso contrário, é um estreptococo β-hemolítico não pertencente ao grupo A.

Observa-se que a coloração de Gram geralmente não é realizada em um *swab* de garganta, uma vez que é impossível diferenciar, com base no aspecto, os estreptococos da microbiota normal de *S. pyogenes*.

Culturas de escarro

Culturas de escarro podem ser realizadas para a determinação da etiologia infecciosa da pneumonia ou para se testar tuberculose pulmonar ativa. O agente etiológico bacteriano mais frequente de pneumonias adquiridas em comunidade é o *S. pneumoniae,* ao passo que o *S. aureus* e bastonetes Gram-negativos, como *K. pneumoniae* e *P. aeruginosa,* são causas comuns de pneumonias adquiridas em ambientes hospitalares.

É importante que a amostra para cultura seja realmente escarro e não secreção de saliva ou nasofaringe oriundas das vias aéreas superiores. O exame de um esfregaço do espécime, submetido à coloração de Gram, frequentemente revela se o espécime é satisfatório. Um espécime confiável apresenta mais de 25 leucócitos e menos de 10 células epiteliais por campo, em um aumento de 100×. Uma amostra não confiável pode levar a equívocos, devendo ser rejeitada pelo laboratório. Se o paciente não for capaz de tossir e se a necessidade de um diagnóstico microbiológico for premente, a aspiração traqueal, a lavagem broncoalveolar ou a biópsia pulmonar podem ser necessárias. Uma vez que esses procedimentos evitam a microbiota normal das vias superiores, apresentam maior probabilidade de apresentar um diagnóstico microbiológico preciso. Uma avaliação preliminar da causa da pneumonia pode ser realizada por meio da coloração de Gram se um grande número dos organismos característicos for observado.

A cultura de escarro em ágar sangue pode revelar a presença de colônias que podem ser identificadas por meio de diversos testes sorológicos ou bioquímicos ou por espectrometria de massa por ionização e dessorção a *laser* assistida por matriz – *time of flight* (MALDI-TOF) (ver a seguir). Culturas de *Mycoplasma* são realizadas com pouca frequência; o diagnóstico geralmente é confirmado por um aumento no título de anticorpos. Quando existe suspeita de pneumonia por *Legionella*, o organismo pode ser cultivado em ágar carvão-levedura, o qual contém elevada concentração de ferro e enxofre necessária ao crescimento.

Diante da suspeita de tuberculose, deve-se realizar de imediato uma coloração álcool-ácido-resistente, assim como a cultura do escarro em meios especiais, que são incubados por pelo menos seis semanas. Para o diagnóstico de pneumonia por aspiração e de abscessos pulmonares, as culturas anaeróbias são importantes.

Culturas do líquido cerebrospinal

As culturas de líquido cerebrospinal (LCS) podem ser realizadas principalmente quando se houver suspeita de infecção neurológica, como meningite, meningoencefalite ou mielite transversa. As amostras de LCS de casos centrados em tecidos, incluindo encefalite, abscesso cerebral e empiema subdural, podem apresentar culturas negativas. As causas mais importantes de meningite bacteriana aguda são três organismos encapsulados: *Neisseria meningitidis, S. pneumoniae* e *Haemophilus influenzae.*

Uma vez que a meningite aguda corresponda a uma emergência médica, o espécime deverá ser transportado imediatamente ao laboratório. O esfregaço do sedimento da amostra centrifugada submetido à coloração de Gram orienta o tratamento empírico imediato. Se houver suspeita de meningite por bactérias álcool-ácido-resistentes, como *Mycobacterium tuberculosis*, colorações álcool-ácido-resistentes de LCS devem ser realizadas, embora as micobactérias possam estar presentes em pequenos números e não serem observadas. O líquido também deve ser cultivado em meios especiais e as culturas mantidas por um período mínimo de 6 semanas. Métodos moleculares também são utilizados na identificação do organismo.

O fungo *Cryptococcus neoformans*, uma causa de meningite especialmente em pacientes infectados pelo vírus da imunodeficiência humana, também pode ser cultivado a partir do LCS. Antigamente, era realizada uma coloração com tinta da Índia, mas atualmente, a maioria dos laboratórios utiliza o teste de aglutinação em látex para *C. neoformans* (antígeno criptocócico) feito a partir do LCS como um teste mais específico e sensível.

Coprocultura

A maioria dos casos de diarréia aguda é autolimitada e não requer terapia antimicrobiana empírica nem cultura de fezes. No entanto, a cultura bacteriana das fezes é realizada em pacientes com diarréia grave ou persistente ou naqueles com sintomas consistentes com doença invasiva (enterocolite). Os patógenos bacterianos causadores de diarreia mais comuns nos Estados Unidos são *Shigella, Salmonella* e *Campylobacter*. Cepas de *E. coli* O157 também são uma causa importante de diarréia e *Clostridium difficile* deve ser considerado em pacientes que desenvolvem diarréia nosocomial, principalmente após o tratamento com antibióticos.

Quando a cultura é recomendada, as fezes devem ser coletadas durante a fase aguda dos sintomas. As amostras devem ser processadas pelo laboratório clínico dentro de 2 horas após a coleta para maximizar a detecção dos organismos. A seleção do meio de plaqueamento primário utilizado para a cultura de rotina varia de laboratório para laboratório, mas geralmente inclui (1) ágar MacConkey; (2)

62   PARTE I • Bacteriologia básica

um meio seletivo / diferencial (p. ex., ágar eosina azul de metileno [EMB]) para maximizar a recuperação de *Salmonella* e *Shigella*; (3) um meio para a recuperação de *Campylobacter* (p. ex., Campy-CVA [cefoperazona, vancomicina e anfotericina] ou meio de Skirrow), que deve ser incubado em uma atmosfera microaeróbica (5% de O_2, 10% de CO_2 e 85% de N_2) a 42°C; e (4) um meio para a recuperação de *E. coli* O157, como o meio MacConkey-sorbitol. Também devem ser realizados ensaios de detecção de antígenos para se testar a presença da toxina Shiga I e II ou da toxina A / B de *C. difficile*.

Os ágares MacConkey e EAM são seletivos e diferenciais. Eles são seletivos porque permitem o crescimento de bacilos Gram-negativos, porém inibem vários Gram-positivos. Suas propriedades diferenciais são baseadas no fato de que *Salmonella* e *Shigella* não fermentam a lactose, ao passo que muitos outros bastonetes Gram-negativos entéricos o fazem. No ágar EAM, as colônias de *E. coli*, uma bactéria fermentadora de lactose, têm coloração **púrpura** e apresentam um **brilho esverdeado**. Por outro lado, as colônias de bactérias não fermentadoras de lactose, como *Salmonella* e *Shigella*, se apresentam **incolores**.

Se forem encontradas colônias que não fermentam a lactose, um ágar tríplice açúcar ferro (TSI) inclinado ou outro método de identificação bioquímica pode ser utilizado para se distinguir *Salmonella* de *Shigella*. O organismo é adicionalmente identificado como uma espécie de *Salmonella* ou *Shigella* com o uso de antissoros específicos para o antígeno O da parede celular do organismo em um teste de aglutinação. Esse procedimento é geralmente realizado em laboratórios hospitalares; no entanto, a identificação precisa das espécies é realizada em laboratórios da rede pública de saúde.

Uroculturas

As uroculturas (culturas de urina) são realizadas principalmente diante da suspeita de pielonefrite ou cistite. A causa mais frequente de infecções do trato urinário corresponde a *E. coli*. Outros agentes comuns são *Enterobacter*, *Proteus* e *Enterococcus faecalis*.

Em um indivíduo sadio, a urina presente na bexiga é estéril, porém adquire organismos da microbiota normal à medida que cruza a porção distal da uretra. Para evitar esses organismos, um espécime do jato intermediário, eliminado após a higiene do orifício externo, é utilizado em culturas de urina. Em situações especiais, a aspiração suprapúbica, ou a cateterização, pode ser requerida para a obtenção de um espécime. Como a urina é um bom meio de cultura, qualquer organismo presente na amostra pode se multiplicar, levando a resultados errôneos em relação ao tipo e número de organismos presentes no momento da coleta. Assim, é essencial que as culturas sejam realizadas até 1 hora após a coleta ou armazenadas em um refrigerador a 4°C por, no máximo, 18 horas.

É geralmente aceito que uma contagem de pelo menos 100.000/ mL deve ser encontrada, a fim de concluir que uma bacteriúria significativa encontra-se presente (em indivíduos *assintomáticos*). Existem evidências de que uma contagem bacteriana tão baixa quanto 1.0000/mL é significativa em pacientes *sintomáticos*. Essa determinação é realizada por meio de culturas quantitativas ou semiquantitativas. Existem várias técnicas: (1) uma alça calibrada, que comporta 0,001 mL de urina, pode ser utilizada para semear a cultura; (2) diluições decimais seriadas podem ser preparadas, realizando-se a semeadura das amostras das diluições; (3) um procedimento de varredura adequado ao uso no consultório médico envolve uma espátula recoberta por ágar, a qual é mergulhada na urina. Após a incubação da espátula, a densidade das colônias é comparada a gráficos-padrão, a fim de obter uma estimativa da concentração de bactérias.

Culturas do trato genital

As culturas do trato genital podem ser realizadas com espécimes coletados de indivíduos que apresentam secreções anormais, ou em espécimes dos contatos assintomáticos de um indivíduo portando uma doença sexualmente transmissível. Um dos patógenos mais importantes do trato genital é a *Neisseria gonorrhoeae*. O diagnóstico laboratorial da gonorreia pode ser feito por meio do exame microscópico de um esfregaço corado pelo Gram e cultura do organismo, mas atualmente é realizado através de técnicas utilizando ácido nucleico. A cultura pode ainda ser importante para se determinar a suscetibilidade antimicrobiana em casos de falha no tratamento.

Os espécimes são obtidos por meio de um *swab* do canal uretral (para homens), do colo do útero (para mulheres) ou do canal anal (para homens e mulheres). A secreção uretral peniana é frequentemente utilizada. Como *N. gonorrhoeae* é uma bactéria muito delicada, o espécime deve ser rapidamente estriado em um meio como o ágar Thayer-Martin chocolate.

Diplococos Gram-negativos encontrados *intracelularmente* em neutrófilos em um esfregaço de uma secreção uretral masculina apresentam uma probabilidade superior a 90% de corresponderem a *N. gonorrhoeae*. Uma vez que os esfregaços realizados a partir de *swabs* do colo do útero e do canal anal são menos confiáveis, as culturas são necessárias. A observação de apenas diplococos *extracelulares* sugere que essas neissérias podem ser membros da microbiota normal, e que o paciente pode estar acometido por uretrite não gonocócica.

A uretrite não gonocócica e a cervicite são também infecções extremamente comuns. A causa mais frequente corresponde à *Chlamydia trachomatis*, incapaz de crescer em meios artificiais, devendo ser cultivada em células vivas. Com esse objetivo, são utilizadas culturas de células humanas ou gemas de ovos embrionados. A descoberta de inclusões intracitoplasmáticas típicas ao utilizar-se a coloração de Giemsa ou anticorpos fluorescentes permite o diagnóstico.

Devido à dificuldade de se cultivar *C. trachomatis*, métodos não bacteriológicos, como métodos de detecção de ácidos nucleicos clamidiais (teste de amplificação de ácido nucleico, NAAT), atualmente são utilizados no diagnóstico de doenças sexualmente transmissíveis causadas por esse organismo.

Como *Treponema pallidum*, o agente da sífilis, não pode ser cultivado, o diagnóstico é realizado principalmente por sorologia e, em alguns casos, por microscopia, se houver disponibilidade de uso da microscopia de campo escuro. A presença de espiroquetas móveis, com características morfológicas típicas, observados por microscopia de campo escuro em líquido oriundo de lesão genital indolor, é suficiente para o diagnóstico. Os testes sorológicos enquadram-se em dois grupos: (1) os testes com anticorpos não treponêmicos, como o teste VDRL (Venereal Disease Research Laboratory) ou o teste de reagina plasmática rápida (RPR), e (2) os testes com anticorpos treponêmicos, como o teste de absorção de anticorpos treponêmicos fluorescentes absorvidos (FTA-ABS). Esses testes são descritos no Capítulo 24.

Culturas de feridas e abscessos

Diversos organismos diferentes já foram descritos em associação com infecções de feridas e abscessos, sendo muitas dessas infecções polimicrobianas. As bactérias mais frequentemente isoladas diferem de acordo com o local anatômico e os fatores predisponentes.

Abscessos encefálicos, pulmonares ou abdominais são frequentemente causados por organismos anaeróbios que incluem *Bacteroides fragilis* e cocos Gram-positivos, como *S. aureus* e *S. pyogenes.* Membros da flora do solo, como *Clostridium perfringens*, são causas importantes de infecções de feridas abertas causadas por traumas, enquanto infecções de feridas cirúrgicas estão comumente associadas à flora da pele, incluindo vários estafilococos, estreptococos e *Propionibacterium acnes.* As infecções por mordedura de cães ou gatos estão associadas a espécies de *Pasteurella* (aproximadamente 50% dos casos), enquanto mordeduras humanas geralmente envolvem estreptococos do grupo *viridans*, especialmente *Streptococcus anginosus* e anaeróbios da boca, como *Prevotella* e *Fusobacterium.*

Uma vez que os anaeróbios estão frequentemente envolvidos nesses tipos de infecções, é importante acondicionar o espécime em tubos de coleta anaeróbios e realizar rapidamente seu transporte para o laboratório. Pelo fato de muitas dessas infecções serem decorrentes de múltiplos organismos, incluindo misturas de anaeróbios e não anaeróbios, é importante cultivar o espécime em diferentes condições atmosféricas. A coloração de Gram pode fornecer informações valiosas quanto à gama de organismos em consideração.

Algumas vezes, um organismo não é recuperado em cultura, seja por não ser cultivável em meios bacteriológicos, por estar intermitentemente presente ou apenas presente em número limitado, e outras técnicas devem ser utilizadas. A Tabela 9-3 descreve algumas abordagens para a realização de um diagnóstico quando as culturas se apresentam negativas, incluindo métodos imunológicos e moleculares que são discutidos a seguir.

Métodos sorológicos

Os métodos imunológicos são descritos em mais detalhes no Capítulo 64. Contudo, é de interesse neste momento a apresentação de informações sobre como as reações sorológicas auxiliam no diagnóstico microbiológico. Existem essencialmente duas abordagens básicas: (1) utilização de anticorpos conhecidos para identificar o microrganismo, e (2) utilização de antígenos conhecidos para detectar a presença de anticorpos no soro do paciente.

TABELA 9-3 Como diagnosticar uma infecção bacteriana quando a cultura for negativa

1. Detectar anticorpos no soro do paciente. A detecção de anticorpos do tipo imunoglobulina (IgM) indica uma infecção em curso. Um aumento de quatro vezes ou mais no título de anticorpos entre a amostra de soro da fase aguda e a amostra de soro da fase de convalescença também indica uma infecção em curso. (Uma importante desvantagem do uso de amostras de soro da fase aguda e de convalescença está no fato de a amostra da fase convalescente ser geralmente coletada 10 a 14 dias após a amostra de soro da fase aguda. Nesse momento, o paciente frequentemente encontra-se recuperado e o diagnóstico assume caráter retrospectivo.) Um único título de anticorpos IgG é de difícil interpretação, uma vez que não esclarece se representa uma infecção corrente ou prévia. Em certas doenças, um único título de magnitude suficiente pode ser utilizado como evidência presuntiva de uma infecção corrente.
2. Detectar antígenos no espécime do paciente. Utilizar anticorpos conhecidos para detectar a presença de antígenos dos organismos (p. ex., anticorpo fluorescente para detectar antígenos no tecido, aglutinação de látex para detectar antígenos dos polissacarídeos capsulares no líquido cerebrospinal).
3. Detectar ácidos nucleicos no espécime do paciente. Utilizar a reação em cadeia da polimerase (PCR) e sondas de DNA para detectar o DNA ou RNA do organismo.

Identificação de um organismo por meio da utilização de um antissoro conhecido

Teste de aglutinação em lâmina – Antissoros podem ser utilizados para identificar *Salmonella* e *Shigella* por meio da aglutinação (agregação) do organismo desconhecido. Os antissoros dirigidos contra antígenos O da parede celular de *Salmonella* e *Shigella* são comumente utilizados em laboratórios hospitalares. Antissoros contra antígenos H flagelares e antígeno Vi capsular de *Salmonella* são utilizados em laboratórios da rede de saúde pública com objetivos epidemiológicos.

Teste de aglutinação do látex – Esferas de látex revestidas com anticorpos específicos sofrem aglutinação na presença de bactérias ou antígenos homólogos. Esse teste é utilizado para determinar a presença do antígeno capsular da levedura *C. neoformans.*

Ensaio imunoadsorvente ligado à enzima – Nesse teste, uma enzima de fácil detecção é ligada a um anticorpo específico, o qual é utilizado para detectar a presença do antígeno homólogo. Uma vez que várias técnicas foram desenvolvidas na aplicação desse princípio, as etapas específicas utilizadas não podem ser aqui detalhadas (ver Cap. 64). Esse teste é útil para a detecção de uma ampla variedade de infecções bacterianas, virais e fúngicas.

Testes com anticorpos fluorescentes – Uma variedade de bactérias pode ser identificada pela exposição a um anticorpo conhecido marcado com um corante fluorescente, o qual é detectado visualmente ao microscópio de luz ultravioleta. Vários métodos podem ser utilizados, como as técnicas diretas e indiretas (ver Cap. 64).

Identificação de anticorpos séricos por meio da utilização de antígenos conhecidos

Teste da aglutinação em lâmina ou tubo – Neste teste, diluições duplas seriadas de uma amostra de soro do paciente são adicionadas a suspensões padronizadas de antígeno bacteriano. A maior diluição do soro capaz de promover a aglutinação corresponde ao título do anticorpo. Como ocorre na maioria dos testes que envolvem anticorpos do paciente, uma elevação de pelo menos quatro vezes no título entre as amostras precoce e tardia deve ser demonstrada para que se faça o diagnóstico. Esse teste é utilizado principalmente para auxiliar no diagnóstico de febre tifoide, brucelose, tularemia, peste, leptospirose e doenças por riquétsias.

Testes sorológicos para sífilis – A detecção de anticorpos no soro do paciente é frequentemente utilizada no diagnóstico de sífilis, uma vez que *T. pallidum* não cresce em meios laboratoriais. Existem dois tipos de testes:

(1) Os testes não treponêmicos utilizam uma mistura de cardiolipina-lecitina-colesterol como antígeno e não um antígeno do organismo. A cardiolipina (difosfato-glicerol) é um lipídeo extraído do coração bovino normal. A floculação (agregação) da cardiolipina ocorre na presença de anticorpo induzido pela infecção por *T. pallidum.* Os testes VDRL e RPR são não treponêmicos, comumente utilizados como procedimentos de varredura. Não são específicos para a sífilis, contudo, são de baixo custo e de fácil realização.

(2) Os testes treponêmicos utilizam *T. pallidum* como antígeno. Os dois testes treponêmicos mais amplamente utilizados são os testes FTA-ABS e o teste de aglutinação de partículas para *T. pallidum* (TPPA). No teste FTA-ABS, a amostra do soro do paciente, previamente absorvida com treponemas diferentes de *T. pallidum* para

64 PARTE I • Bacteriologia básica

remover anticorpos inespecíficos, é submetida a uma reação com *T. pallidum* não viáveis em uma lâmina. Anticorpos contra imunoglobulinas G (IgG) humanas marcados com fluoresceínas são, então, utilizados para determinar se anticorpos IgG contra *T. pallidum* se ligaram ao microrganismo. No teste de TPPA, a amostra de soro do paciente é adicionada a partículas de gelatina que foram sensibilizadas com antígenos celulares completos de *T. pallidum*. O soro do paciente que contém anticorpos contra *T. pallidum* reagirá com a partícula de gel, resultando em uma aglutinação que se apresentará na forma de um tapete liso de partículas uniformemente distribuídas na placa de microtitulação. Um resultado negativo se apresentará na forma de um botão compacto na parte inferior da placa de microtitulação.

Teste da crioaglutinina – Pacientes com infecções por *Mycoplasma pneumoniae* desenvolvem anticorpos autoimunes que aglutinam hemácias na temperatura de 4°C, mas não a 37°C. Esses anticorpos ocorrem em certas doenças, causadas por outros agentes, o que pode causar resultados falso-positivos.

Métodos de diagnóstico molecular

O campo do diagnóstico molecular é dinâmico e está evoluindo rapidamente. Tais métodos foram adotados pelos laboratórios de microbiologia clínica, não apenas devido a maior sensibilidade e especificidade e menor tempo de resposta em comparação aos métodos diagnósticos mais tradicionais supradescritos, mas também devido ao fato de um diagnóstico precoce e preciso apresentar um impacto significativo e positivo no cuidado do paciente. Não é a intenção aqui discutir todos os ensaios que atualmente encontram-se disponíveis ou em desenvolvimento. Em vez disso, é importante que os médicos estejam cientes do ritmo do desenvolvimento de técnicas moleculares no campo da microbiologia clínica e consultem o laboratório de microbiologia clínica para se avaliar quais ensaios seriam mais adequados para um determinado paciente.

Testes genômicos

Os testes de diagnóstico molecular podem ser categorizados naqueles que avaliam ácidos nucleicos (DNA ou RNA) e aqueles que testam proteínas ou atividade enzimática. Existem três tipos de testes baseados em ácidos nucleicos utilizados no diagnóstico de doenças bacterianas: testes de amplificação de ácidos nucleicos, sondas de ácidos nucleicos e análise de sequência de ácidos nucleicos; muitos desses testes se tornaram parte rotineira dos diagnósticos de microbiologia clínica. Os testes baseados em ácido nucleico podem ser realizados rapidamente, são altamente específicos e bastante sensíveis (especialmente os testes de amplificação), e geralmente podem ser realizados diretamente a partir da amostra clínica, sem a necessidade de se aguardar os resultados da cultura. Assim, eles são especialmente úteis para bactérias de difícil cultivo, como espécies de *Chlamydia* e *Mycobacterium*.

Os testes de amplificação de ácido nucleico (NAAT) utilizam a reação em cadeia da polimerase (PCR), ou outro processo de amplificação, para aumentar o número de moléculas de DNA ou RNA específicas da bactéria, de modo que a sensibilidade do teste é significativamente mais alta que a dos testes que não envolvem amplificação. Os ensaios contemporâneos podem ter como alvo um único patógeno ou podem utilizar painéis múltiplos contendo diversos alvos para a identificação de patógenos associados a síndromes clínicas específicas (p. ex., pneumonia, endocardite ou meningite). Exemplos de testes NAAT aprovados pela FDA incluem *C. trachomatis* e *N. gonorrhoeae* em amostras de urina em doenças sexualmente transmissíveis, o painel para vírus respiratórios Luminex para a detecção de sete vírus respiratórios diferentes e o painel de meningite/encefalite (ME) BioFire FilmArray, que simultaneamente detecta 14 agentes infecciosos comuns no LCR.

Os testes que utilizam sondas de ácido nucleico são projetados para se detectar DNA ou RNA bacteriano diretamente (sem amplificação) usando uma sonda de DNA ou RNA marcada que hibridizará especificamente com o ácido nucleico bacteriano de um organismo cultivado. Esses testes são de realização mais simples que os testes de amplificação, porém, menos sensíveis.

A análise da sequência de ácido nucleico do RNA ribossômico (rRNA) pode ser utilizada para se identificar bactérias ou fungos. Essa abordagem é considerada universal, uma vez que se baseia na amplificação de genes altamente conservados em um determinado tipo de organismo, como os genes 16S e 23S rRNA de bactérias e os genes 28S rRNA e ITS em fungos. Uma bactéria que nunca havia sido cultivada anteriormente, *Tropheryma whipplei*, foi identificada através dessa abordagem.

Uma técnica emergente em microbiologia diagnóstica é a análise de sequenciamento metagenômico. Essa abordagem de *shotgun* (fragmentos aleatórios) visa identificar de maneira abrangente os agentes infecciosos, amplificando e sequenciando aleatoriamente todo o DNA e RNA presente em amostras clínicas. A fração tipicamente pequena de sequências "não hospedeiras" (não humanas) correspondentes a patógenos em potencial é então mapeada a partir de grandes bancos de dados de referência, como o GenBank do National Center for Biotechnology Information (NCBI), permitindo a identificação de sequências de quaisquer vírus, bactérias, fungos ou parasitas que estejam ali presentes. Atualmente, esse teste está disponível apenas de forma limitada em alguns laboratórios selecionados, como no Clinical Microbiology Laboratory, Universidade da Califórnia, São Francisco, embora testes baseados nessa abordagem estejam sendo rapidamente desenvolvidos.

Muitos desses ensaios são frequentemente realizados em conjunto com outros métodos dependentes de cultura; essas abordagens apenas confirmam a presença de um ácido nucleico alvo e não provam a existência de um organismo viável. Além disso, a intensa sensibilidade dos métodos baseados em amplificação de ácidos nucleicos torna desafiador garantir que os resultados sejam devidos à presença real do organismo-alvo e não a uma possível contaminação pós-coleta.

Testes proteômicos

Plataformas proteômicas moleculares também têm sido desenvolvidas e uma que atualmente está sendo utilizada em muitos laboratórios clínicos é a espectrometria de massa MALDI-TOF. A tecnologia MALDI-TOF mede partículas com base em sua proporção massa-carga. Nesta técnica, organismos que foram cultivados e purificados a partir de amostras clínicas (bactérias e alguns tipos de fungos têm sido analisados com sucesso) são incorporados em uma matriz que, quando excitada por um laser, transfere a carga da matriz para as macromoléculas microbianas (proteínas e ácidos nucleicos) provocando uma dessorção das partículas recém-ionizadas. Essas partículas carregadas são então separadas por sua proporção massa-carga, produzindo uma assinatura espectral de massa que é exclusiva a um gênero específico e geralmente ao nível de espécie.

CAPÍTULO 9 • Diagnóstico laboratorial **65**

Utilizando a bioinformática, esses espectros MALDI-TOF podem ser comparados a bancos de dados padronizados e aqueles que estão altamente alinhados são identificados como uma correspondência com um nível de confiança estabelecido. Esse ensaio, que leva menos de um minuto para ser concluído após a amostra ser introduzida na máquina, demonstrou ser altamente preciso, eficiente e com bom custo-benefício.

Apesar do desenvolvimento de uma gama diversificada de ferramentas de diagnóstico moleculares e bioquímicas, as abordagens baseadas em cultura para o diagnóstico de doenças infecciosas continuam sendo os pilares dos laboratórios de microbiologia clínica. Uma combinação de novas metodologias e técnicas clássicas é fundamental para a identificação precisa e bem-sucedida dos microrganismos encontrados no ambiente clínico.

CONCEITOS-CHAVE

- O **diagnóstico laboratorial** de doenças infecciosas inclui **testes microscópicos, baseados em cultura, imunológicos (sorológicos)** e **moleculares** (**baseados em ácidos nucleicos** e em **proteínas**).

Testes microscópicos

- Os testes bacteriológicos são geralmente iniciados pela **coloração** do espécime do paciente e pela **observação** do organismo ao microscópio. A coloração de Gram e a coloração álcool-ácido-resistente são dois exemplos importantes.

Testes baseados em cultura

- O exame microscópico é seguido pela **cultura** do organismo, normalmente em ágar sangue, e posteriormente pela **realização de vários testes** para se identificar o organismo causador. A obtenção de uma **cultura pura** das bactérias é essencial para um diagnóstico preciso.

- As **hemoculturas** são úteis nos casos de **sepse** e outras doenças nas quais o organismo é frequentemente encontrado na corrente sanguínea, como endocardite, meningite, pneumonia e osteomielite.

- As **culturas de garganta** são bastante úteis no diagnóstico de **faringite** causada por *Streptococcus pyogenes* (faringite estreptocócica), entretanto, são também utilizadas no diagnóstico de difteria, faringite gonocócica e infecção de garganta causada por *Candida albicans*.

- As **culturas de escarro** são utilizadas principalmente para diagnosticar a causa de **pneumonia**, mas também são utilizadas em casos de suspeita de tuberculose.

- As **culturas de líquido cerebrospinal** são bastante úteis nos casos suspeitos de **meningite**. Essas culturas geralmente são negativas nos casos de encefalite, abscesso encefálico e empiema subdural.

- As **coproculturas** são úteis principalmente diante da queixa de **diarreia sanguinolenta** (disenteria, enterocolite), em vez de diarreia aquosa, frequentemente causada por enterotoxinas ou vírus.

- As **uroculturas** são utilizadas para determinar a causa de **pielonefrite** ou **cistite**.

- As **culturas de trato genital** são utilizadas mais frequentemente para o diagnóstico de **gonorreia**. O cultivo de *Chlamydia trachomatis* é difícil, portanto, métodos não bacteriológicos, como testes de amplificação de ácido nucleico (NAAT), atualmente são utilizados com maior frequência do que a cultura. O agente da sífilis ainda não pode ser cultivado em meio bacteriológico, de forma que o diagnóstico é feito sorologicamente.

- **Feridas** e **abscessos** podem ser causados por uma grande variedade de organismos. As culturas devem ser incubadas tanto na presença quanto na ausência de oxigênio, uma vez que **anaeróbios** frequentemente estão envolvidos.

Testes sorológicos

- Os testes imunológicos (sorológicos) podem determinar se **anticorpos estão presentes no soro do paciente**, assim como detectar os **antígenos do organismo em tecidos ou líquidos corporais**.

- Nesses testes, os antígenos do organismo causal podem ser detectados pelo uso de anticorpos específicos, frequentemente marcados com um corante, como fluoresceína (testes com anticorpos fluorescentes). A presença do anticorpo no soro do paciente pode ser detectada utilizando-se antígenos derivados do organismo. Em alguns testes, o soro do paciente contém anticorpos que reagem com um antígeno não derivado do organismo causal, como o teste VDRL, no qual a cardiolipina de coração bovino reage com anticorpos presentes no soro de pacientes que apresentam sífilis.

- Em muitos testes nos quais são detectados anticorpos do paciente, coleta-se uma amostra do soro na fase aguda e na fase de convalescença, e um **aumento de pelo menos quatro vezes no título** entre as amostras deve ser observado para realização do diagnóstico. A razão de esses critérios serem utilizados é que a presença de anticorpos em uma única amostra poderia ser decorrente de uma infecção anterior; portanto, um aumento significativo (quatro vezes ou mais) no título é utilizado para indicar a existência de uma infecção em curso. O **anticorpo IgM** também pode ser utilizado como indicador de infecções em curso.

Diagnóstico molecular

- Testes moleculares podem detectar a presença de DNA, RNA ou proteína bacteriana nos espécimes do paciente. Esses testes são sensíveis e específicos, e os resultados podem ser obtidos de forma rápida. Eles têm se tornado o padrão ouro para algumas doenças infecciosas.

- Os testes de amplificação de ácido nucleico (NAATs) utilizam a reação em cadeia da polimerase (PCR) para a detecção de *C. trachomatis* e *N. gonorrhoeae* em amostras de urina em clínicas de doenças sexualmente transmissíveis. Esses testes também são utilizados na identificação de *M. tuberculosis* em amostras de escarro.

- A especificidade desses testes reside na habilidade de uma sonda de DNA ou RNA se ligar de forma específica em uma sequência de DNA ou RNA da bactéria a ser identificada.

- Os testes moleculares emergentes em microbiologia diagnóstica, como o MALDI-TOF, permitem a identificação rápida e específica de bactérias e muitos fungos.

66 PARTE I • Bacteriologia básica

TESTE SEU CONHECIMENTO

1. Se o procedimento de assepsia for malfeito durante uma coleta de sangue, as hemoculturas podem apresentar contaminação com qual das bactérias a seguir?

   (A) *Escherichia coli*
   (B) *Haemophilus influenzae*
   (C) *Pseudomonas aeruginosa*
   (D) *Staphylococcus epidermidis*
   (E) *Streptococcus pneumoniae*

2. O principal objetivo ao se realizar uma cultura de garganta é a detecção da presença de qual entre as seguintes bactérias?

   (A) *Neisseria meningitidis*
   (B) *Staphylococcus aureus*
   (C) *Staphylococcus epidermidis*
   (D) *Streptococcus pneumoniae*
   (E) *Streptococcus pyogenes*

3. A cultura de escarro será rejeitada (i.e., não será corada ou cultivada) pelo laboratório clínico se:

   (A) apresentar estrias de sangue
   (B) apresentar anticorpos do tipo IgA
   (C) apresentar mais células epiteliais do que neutrófilos
   (D) apresentar pus
   (E) apresentar grânulos de enxofre

4. A identificação de *Salmonella* e *Shigella* em coproculturas utilizando o meio eosina azul de metileno (EMB) é dependente de qual das propriedades a seguir?

   (A) *Salmonella* e *Shigella* produzem colônias azuis na presença do azul de metileno.
   (B) *Salmonella* e *Shigella* produzem colônias incolores porque não são capazes de fermentar lactose.
   (C) *Salmonella* e *Shigella* produzem colônias verdes porque utilizam a bile presente no meio.
   (D) *Salmonella* e *Shigella* produzem colônias vermelhas devido à presença de eosina no meio.
   (E) *Salmonella* e *Shigella* produzem colônias amarelas porque fermentam glicose.

RESPOSTAS

(1) **(D)**
(2) **(E)**
(3) **(C)**
(4) **(B)**

VER TAMBÉM

- Mais **questões para autoavaliação** sobre os temas discutidos neste capítulo são encontradas na seção de Bacteriologia básica da Parte XIII: Questões para autoavaliação, a partir da página 711. Consulte também a Parte XIV: Simulado de provas e concursos, a partir da página 753.

CAPÍTULO

Fármacos antibacterianos: mecanismo de ação

10

CONTEÚDO DO CAPÍTULO

MANEJO DOS FÁRMACOS ANTIMICROBIANOS
PRINCÍPIOS DA TERAPIA ANTIMICROBIANA
ATIVIDADE BACTERICIDA E BACTERIOSTÁTICA
MECANISMOS DE AÇÃO
    Inibição da síntese de parede celular
    Inibição da síntese proteica
    Inibição da síntese de ácidos nucleicos

    Alteração da função da membrana celular
    Mecanismos farmacológicos adicionais
QUIMIOPROFILAXIA
PROBIÓTICOS
Conceitos-chave
Teste seu conhecimento
Ver também

MANEJO DOS FÁRMACOS ANTIMICROBIANOS

A descoberta dos antimicrobianos é um dos grandes avanços da medicina, e o seu uso reduziu substancialmente a morbimortalidade em todo o mundo. Infelizmente, com o uso disseminado dos antibióticos, testemunhamos o surgimento de patógenos multirresistentes e a redução da eficácia de muitos dos nossos antimicrobianos mais poderosos. Além disso, também vemos muitos efeitos adversos dos antimicrobianos, principalmente as taxas crescentes de colite por *Clostridium difficile*. O custo dos cuidados médicos aumentou consideravelmente devido ao uso excessivo dos antibióticos e ao tratamento das infecções causadas por microrganismos resistentes. É fundamental que estudantes da área da saúde compreendam os principais conceitos por trás do controle dos antimicrobianos no momento em que estudam patógenos microbianos e antimicrobianos.

O problema mundial da resistência aos antibióticos torna evidente a necessidade de um manejo adequado dos antimicrobianos. O Centers for Disease Control and Prevention estima que, nos Estados Unidos, mais de 2 milhões de infecções por patógenos multirresistentes ocorram a cada ano, resultando em aproximadamente 20 mil mortes. Esses patógenos incluem *Staphylococcus aureus* resistente à meticilina e bastonetes Gram-negativos produtores de β-lactamases de amplo espectro (p. ex., *Escherichia coli* e *Klebsiella pneumoniae*). Estima-se que as infecções hospitalares, muitas das quais causadas por bactérias resistentes a antibióticos, custem bilhões de dólares a cada ano.

São três os princípios básicos de um bom manejo: (1) reduzir o uso inadequado de antibióticos, (2) incentivar o tratamento direcionado com fármacos de espectro estreito e (3) limitar os efeitos adversos (Tab. 10-1). O uso inadequado dos antibióticos pode ocorrer por diversas razões, incluindo o desejo dos profissionais em atender aos anseios do paciente, mesmo quando não é clinicamente

apropriado. O exemplo mais comum de uso inadequado de antibióticos é a prescrição dos mesmos para uma infecção viral do trato respiratório. Estima-se que metade de todas as prescrições oferecidas para infecções respiratórias superiores (faringite, sinusite) sejam inapropriadas.

O conceito de tratamento direcionado refere-se a um diagnóstico microbiológico imediato e ao uso do antibiótico mais específico, que apresenta o melhor perfil de segurança para o paciente. Se vários antibióticos de amplo espectro forem usados como terapia empírica no início da infecção, deve-se mudar para um antibiótico de espectro estreito o mais rápido possível. As culturas devem ser realizadas antes do início do uso de antibióticos, para que os fármacos não reduzam a probabilidade de isolamento do microrganismo causador. Além disso, a mudança de antibióticos intravenosos para uma dosagem oral reduz o risco de infecções associadas a cateteres. O resultado global do tratamento direcionado consiste em reduzir a capacidade dos antibióticos de selecionar os mutantes resistentes presentes na população bacteriana.

Limitar a ocorrência de efeitos adversos causados por antibióticos é outro objetivo importante de um manejo adequado de antimicrobianos. Minimizar a duração do uso de antibióticos para apenas enquanto é clinicamente indicado apresenta-se como uma intervenção fundamental, uma vez que a duração da exposição está intimamente relacionada ao risco de desenvolvimento de muitos tipos de efeitos adversos. Pacientes com função renal reduzida devem ter a dose de alguns antibióticos ajustada com base na taxa de filtração glomerular estimada.

As alergias a antibióticos devem ser identificadas e exploradas detalhadamente. Embora reações a antibióticos sejam comumente relatadas, elas nem sempre são tão significativas quanto algumas reações de hipersensibilidade. Se o tratamento ideal consistir no

68 PARTE I • Bacteriologia básica

TABELA 10-1 Princípios básicos do manejo dos fármacos antimicrobianos

Problemas atuais no uso dos antibióticos	Papel do manejo adequado dos antimicrobianos na contenção desses problemas
Uso inapropriado de antibióticos	1. Usar antibióticos somente quando um diagnóstico microbiológico indicar a sua eficácia 2. Adaptar a terapia empírica aos patógenos mais prováveis 3. Enviar culturas apropriadas antes do início dos antibióticos
Uso excessivo de antibióticos de amplo espectro	1. Usar antibióticos de espectro estreito sempre que possível 2. Exigir aprovação para o uso de antibióticos de amplo espectro de última geração
Alta taxa de efeitos adversos	1. Interromper o uso de antibióticos o mais rápido possível para reduzir os efeitos adversos, como colite associada a antibióticos causada por *Clostridium difficile* 2. Estar ciente do efeito da função renal do paciente na dose de antibiótico prescrito 3. Estar ciente da hipersensibilidade do paciente a antibióticos específicos 4. Determinar se a hipersensibilidade declarada do paciente é correta e clinicamente significativa 5. Notificar aos pacientes sobre determinadas reações idiossincráticas aos fármacos, como a fotossensibilização

uso de um fármaco como a penicilina, a qual o paciente diz ser alérgico, o teste cutâneo pode ser empregado para se determinar a veracidade dessa alegação. Além disso, os pacientes devem ser avisados sobre a possibilidade de que certos fármacos causem efeitos adversos. Por exemplo, certos antibióticos fotossensibilizantes podem causar erupções cutâneas quando o paciente é exposto à luz solar.

As razões pelas quais o uso inadequado de antibióticos persiste são variadas. Provavelmente, a mais importante é a falta de conhecimento ou conscientização do profissional médico. A prevenção de riscos por parte do médico também é comum. Informações microbiológicas inadequadas também desempenham um papel fundamental. A expectativa do paciente e a demanda direta por antibióticos contribuem para o problema.

Em resumo, o manejo antimicrobiano refere-se ao esforço em melhorar o tratamento das doenças infecciosas através do uso apropriado dos antibióticos, o que é fundamental nesta era de taxas crescentes de patógenos multirresistentes. Espera-se que a terapia direcionada, com o uso de um antibiótico único que seja mais apropriado, aprimore os resultados clínicos e reduza o custo do tratamento.

PRINCÍPIOS DA TERAPIA ANTIMICROBIANA

O conceito mais importante que fundamenta a terapia antimicrobiana corresponde à **toxicidade seletiva** (i.e., a inibição seletiva do crescimento do microrganismo sem danos ao hospedeiro). A toxicidade seletiva é obtida explorando-se as diferenças entre o metabolismo e a estrutura do microrganismo e as características correspondentes das células humanas. Por exemplo, as penicilinas e cefalosporinas são agentes antibacterianos eficazes porque impedem a síntese de peptideoglicano, inibindo o crescimento das células bacterianas, mas não das células humanas.

Existem quatro locais principais na célula bacteriana que a diferem o suficiente da célula humana, de modo que podem atuar como a base de ação de fármacos clinicamente efetivos: parede celular, ribossomos, ácidos nucleicos e membrana celular (Tab. 10-2 e Fig. 10-1).

Existem muito mais fármacos antibacterianos que fármacos antivirais. Isso é uma consequência da dificuldade de desenvolver um fármaco capaz de inibir seletivamente a replicação viral. Pelo fato de os vírus utilizarem muitas das funções celulares normais do hospedeiro em seu crescimento, não é simples desenvolver um fármaco que iniba especificamente as funções virais sem causar danos à célula hospedeira.

Antibióticos de **amplo espectro** são ativos contra vários tipos de microrganismos; por exemplo, as tetraciclinas são ativas contra diversos bacilos Gram-negativos, clamídias, micoplasmas e riquétsias. Os antibióticos de **espectro estreito** são ativos contra um ou poucos tipos; por exemplo, a vancomicina é utilizada principalmente contra certos cocos Gram-positivos, isto é, estafilococos e enterococos.

ATIVIDADE BACTERICIDA E BACTERIOSTÁTICA

Em algumas situações clínicas, é essencial utilizar um fármaco bactericida em vez de bacteriostático. Um **fármaco bactericida mata as bactérias**, ao passo que **um fármaco bacteriostático inibe seu crescimento**, mas não causa sua morte (Fig. 10-2). As características marcantes do comportamento dos fármacos bacteriostáticos são: (1) as bactérias podem voltar a crescer quando o fármaco é retirado, e (2) os mecanismos de defesa do hospedeiro, como a fagocitose, são necessários para matar as bactérias. Os fármacos bactericidas são particularmente úteis em determinadas infecções, como as que representam risco imediato à vida, as que ocorrem em um paciente cuja contagem de leucócitos polimorfonucleares esteja abaixo de 500/µL, e na endocardite, na qual a fagocitose encontra-se limitada pela rede fibrinosa das vegetações e os fármacos bacteriostáticos não promovem a cura.

CAPÍTULO 10 • Fármacos antibacterianos: mecanismo de ação

TABELA 10-2 Mecanismo de ação de importantes fármacos antibacterianos

Mecanismo de ação	Fármacos
Inibição da síntese de parede celular	
Inibe a ligação cruzada (transpeptidação) do peptideoglicano	Penicilinas, cefalosporinas, imipeném, aztreonam, vancomicina
Inibiçe outras etapas da síntese dos peptideoglicanos	Ciclosserina, bacitracina
Inibição da síntese proteica	
Age na subunidade ribossômica 50S	Cloranfenicol, eritromicina, clindamicina, linezolida
Age na subunidade ribossômica 30S	Tetraciclinas e aminoglicosídeos
Inibição da síntese de ácido nucleico	
Inibe a síntese do ergosterol	Sulfonamidas, trimetoprima
Inibe a síntese de DNA	Quinolonas (p. ex., ciprofloxacino)
Inibe a síntese de mRNA	Rifampicina
Alteração da função da membrana celular	
Rompe membranas	Polimixina, daptomicina
Outros mecanismos de ação	
Inibe a síntese de ácido micólico	Isoniazida
Atua como dissipador de elétrons e danifica o DNA	Metronidazol
Inibe a síntese de arabinogalactano	Etambutol
Pode inibir a síntese de ácidos graxos	Pirazinamida

MECANISMOS DE AÇÃO

INIBIÇÃO DA SÍNTESE DE PAREDE CELULAR

1. Inibição da síntese da parede celular bacteriana

Penicilinas

Penicilinas (e cefalosporinas) atuam inibindo as **transpeptidases**, enzimas que catalisam a etapa final das ligações cruzadas durante a síntese de peptideoglicano (ver Fig. 2-5). Por exemplo, em *S. aureus*, a transpeptidação ocorre entre o grupo amino na extremidade da ligação cruzada de pentaglicina e o grupo carboxiterminal da D-alanina da cadeia lateral do tetrapeptídeo. Uma vez que a estereoquímica da penicilina é similar à de um dipeptídeo, D-alanil--D-alanina, a penicilina pode ligar-se ao local ativo da transpeptidase e inibir sua atividade.

Dois fatores adicionais estão envolvidos na ação da penicilina:

(1) O primeiro é o fato de a penicilina ligar-se a uma variedade de proteínas da membrana celular e parede celular bacterianas, denominados **proteínas de ligação às penicilinas (PBPs)**. Algumas PBPs são transpeptidases; as demais agem na síntese do peptideoglicano. As alterações nas PBPs são responsáveis, em parte, por um organismo tornar-se resistente à penicilina.

(2) O segundo fator é o fato de **enzimas autolíticas**, denominadas mureína hidrolases (mureína é um sinônimo de peptideoglicano), serem ativadas em células tratadas com penicilina, degradando

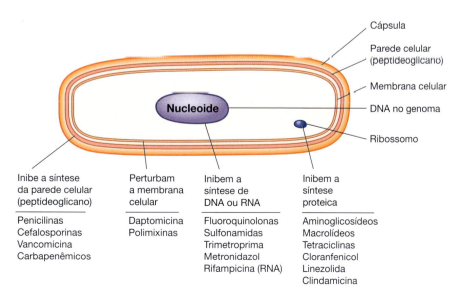

FIGURA 10-1   Modelo de uma célula bacteriana típica apresentando os sítios de ação de importantes antibacterianos.

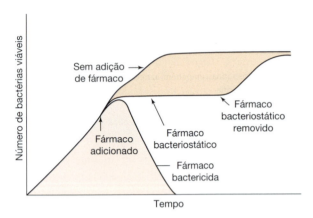

FIGURA 10-2 Atividade bactericida e bacteriostática de fármacos antimicrobianos. O fármaco bacteriostático ou o bactericida é adicionado na cultura bacteriana em crescimento nos tempos indicados pelas setas. Após um breve período lag, em que o fármaco penetra na bactéria, o fármaco mata a bactéria, e um decréscimo no número de células viáveis acontece. O fármaco bacteriostático causa a interrupção do crescimento bacteriano, mas se esse fármaco é retirado do meio, a bactéria volta a crescer.

o peptideoglicano. Algumas bactérias (p. ex., cepas de *S. aureus*) são **tolerantes** à ação da penicilina, já que essas enzimas autolíticas não são ativadas. Um organismo tolerante é aquele que é inibido, porém não é eliminado pela ação de um fármaco que normalmente é bactericida, como a penicilina. Células tratadas com penicilina morrem por ruptura, resultante do influxo de água para o interior da célula bacteriana, de alta pressão osmótica.

A penicilina é bactericida, mas **mata as células apenas quando elas estão em fase de crescimento**. Durante o crescimento celular, há síntese de um novo peptideoglicano e ocorre a transpeptidação. No entanto, em células que não se encontram em crescimento, não são requeridas novas ligações cruzadas e a penicilina mostra-se inativa. Desse modo, as penicilinas são **mais ativas durante a fase log** do crescimento das células bacterianas do que durante a fase estacionária (ver, no Cap. 3, o ciclo de crescimento da célula bacteriana).

As penicilinas (e cefalosporinas) são denominadas fármacos β-lactâmicos, devido à importância do anel β-lactâmico (Fig. 10-3). Uma estrutura intacta do anel é essencial à atividade antibacteriana: a clivagem do anel por penicilinases (**β-lactamases**) inativa o fármaco. O composto de ocorrência natural mais importante corresponde à benzilpenicilina (penicilina G), a qual é composta pelo núcleo do ácido 6-aminopenicilânico, presente em todas as penicilinas, e de uma cadeia lateral benzil (ver Fig. 10-3). A penicilina G encontra-se disponível em três formas principais:

(1) Penicilina G aquosa, a qual é metabolizada mais rapidamente.

(2) Penicilina G procaína, na qual a penicilina G é conjugada à procaína. Essa forma é metabolizada mais lentamente, e é menos dolorosa quando injetada por via intramuscular, uma vez que a procaína atua como anestésico.

(3) Penicilina G benzatina, na qual a penicilina G é conjugada à benzatina. Essa forma é metabolizada de forma muito lenta, sendo frequentemente denominada preparação de "depósito".

A benzilpenicilina é um dos antibióticos mais eficazes e mais amplamente utilizados. Entretanto, ela exibe quatro desvantagens, três das quais foram superadas com sucesso pela modificação da cadeia lateral. As três desvantagens são (1) eficácia limitada contra vários bacilos Gram-negativos; (2) hidrólise pelos ácidos gástricos, de modo que não pode ser administrada oralmente; e (3) inativação por β-lactamases. A efetividade limitada da penicilina G contra bacilos Gram-negativos é devida à inabilidade do fármaco para

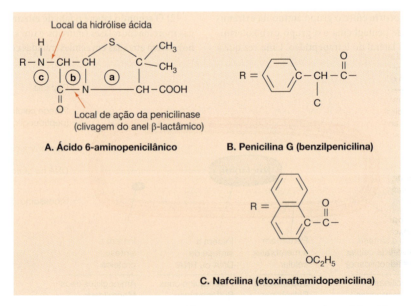

FIGURA 10-3 Penicilinas. **A:** O núcleo do ácido 6-aminopenicilânico é composto por um anel tiazolidina (a), um anel β-lactâmico (b) e um grupo amino (c). Os locais de inativação pelos ácidos gástricos e pela penicilinase estão indicados. **B:** O grupo benzil, que forma a benzilpenicilina (penicilina G) quando ligado a R. **C:** O grande anel aromático substituinte que forma a nafcilina, penicilina resistente à β-lactamase, quando ligado a R. O grande anel bloqueia o acesso da β-lactamase ao anel β-lactâmico.

penetrar na membrana externa do organismo. A quarta desvantagem, comum a todas as penicilinas e que ainda *não* foi superada, é a hipersensibilidade, especialmente anafilaxia, observada em alguns receptores do fármaco.

A eficácia das penicilinas contra bacilos Gram-negativos foi aumentada por meio de uma série de modificações químicas na cadeia lateral (Tab. 10-3). Pode-se observar que a ampicilina e a amoxicilina exibem atividade contra vários bacilos Gram-negativos, o que penicilinas anteriores não apresentam. Contudo, esses fármacos não são úteis contra *Pseudomonas aeruginosa* e *K. pneumoniae*. Desse modo, outras penicilinas foram introduzidas. Em termos gerais, à medida que a atividade contra bactérias Gram-negativas aumenta, a atividade contra bactérias Gram-positivas diminui.

A segunda importante desvantagem – hidrólise ácida no estômago – também foi minimizada por meio de modificações da cadeia lateral. O local da hidrólise ácida consiste na ligação amida entre a cadeia lateral e o núcleo de ácido penicilânico (ver Fig. 10-3). Modificações sutis da cadeia lateral naquela região, como adição de um oxigênio (produzindo penicilina V) ou um grupo amino (produzindo ampicilina), impedem a hidrólise, permitindo a administração oral do fármaco.

A inativação da penicilina G pelas β-lactamases é outra desvantagem importante, especialmente no tratamento de infecções por *S. aureus*. O acesso da enzima ao anel β-lactâmico é bloqueado modificando-se a cadeia lateral pela adição de grandes anéis aromáticos contendo grupos metila ou etila (meticilina, oxacilina, nafcilina, etc.; ver Fig. 10-3). Outra defesa contra as β-lactamases são os inibidores como o ácido clavulânico, tazobactam, sulbactam e avibactam. Esses inibidores são análogos estruturais de penicilina que exibem pouca atividade antibacteriana, mas ligam-se fortemente a β-lactamases e, dessa forma, protegem a penicilina. Combinações como amoxicilina e ácido clavulânico apresentam uso clínico. Algumas bactérias resistentes a essas combinações foram isoladas a partir de espécimes de pacientes.

As penicilinas geralmente são atóxicas em níveis clinicamente eficazes. A principal desvantagem desses compostos é a hipersensibilidade, com prevalência relatada de 1 a 10% dos pacientes. As reações de hipersensibilidade mediadas pela imunoglobulina (Ig) E incluem choque anafilático, broncospasmo e erupção cutânea do tipo urticária (ver Cap. 65). As reações de hipersensibilidade mediadas por células e IgG incluem erupções cutâneas não urticária, anemia hemolítica, nefrite e febre medicamentosa. Um exantema maculopapular induzido pelo fármaco é bastante comum. O choque anafilático, a complicação mais grave, ocorre em 0,5% dos pacientes. O óbito decorrente de anafilaxia é observado em 0,002% dos pacientes (1 em 50.000).

Pacientes que acreditam ser alérgicos à penicilina podem ser tratados com outro antibiótico igualmente eficaz, caso este esteja disponível. Para se determinar se a alergia do paciente é clinicamente significativa, pode ser realizado um teste cutâneo utilizando-se peniciloil-polilisina como reagente. Uma reação de pápula e eritema ocorre no local da injeção em indivíduos alérgicos. Se a doença do paciente requer tratamento com penicilina, o paciente pode ser dessensibilizado sob a supervisão de um alergista treinado.

Cefalosporinas

As cefalosporinas são β-lactâmicos que, como as penicilinas, também inibem a ligação cruzada do peptideoglicano. Suas estruturas, no entanto, são diferentes: as cefalosporinas apresentam um anel hexamérico adjacente ao anel β-lactâmico e apresentam duas substituições no núcleo composto pelo ácido 7-aminocefalosporânico (Fig. 10-4); já as penicilinas contêm um anel pentamérico e apresentam substituições em apenas um local.

As cefalosporinas de primeira geração são ativas principalmente contra cocos Gram-positivos (Tab. 10-4). De forma similar às penicilinas, novas cefalosporinas foram sintetizadas, tendo como objetivo expandir a atividade contra bacilos Gram-negativos. Essas novas cefalosporinas foram classificadas em segunda, terceira e quarta gerações, com cada geração exibindo atividade expandida contra certos bacilos Gram-negativos. As cefalosporinas de quarta e quinta gerações também apresentam atividade contra muitos cocos Gram-positivos.

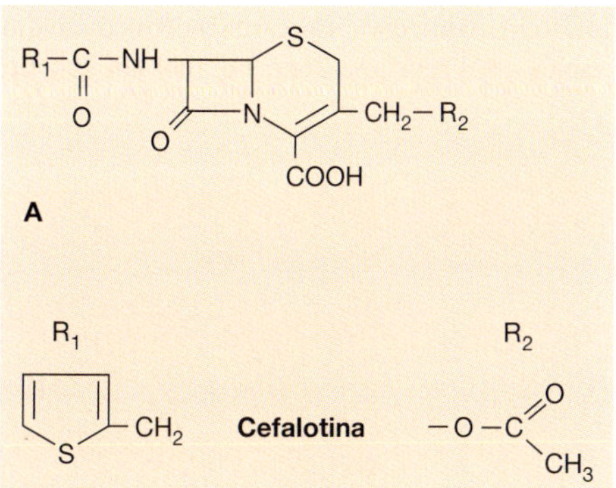

TABELA 10-3 Atividade de penicilinas selecionadas

Fármaco	Aplicação clínica [1]
Penicilina G	Cocos Gram-positivos, bacilos Gram-positivos, *Neisseria*, espiroquetas, como *Treponema pallidum* e diversos anaeróbios (exceto *Bacteroides fragilis*), porém nenhum dos bacilos Gram-negativos listados abaixo
Ampicilina ou amoxicilina	Certos bacilos Gram-negativos, como *Haemophilus influenzae*, *E. coli*, *Proteus*, *Salmonela* e *Shigella*, mas não *Pseudomonas aeruginosa* ou *Klebsiella pneumoniae*
Ticarcilina	*P. aeruginosa*, especialmente quando utilizada em combinação sinergística com um aminoglicosídeo
Piperacilina	Similar à ticarcilina, porém com maior atividade contra *P. aeruginosa* e *Klebsiella pneumoniae*
Nafcilina ou dicloxacilina	*Staphylococcus aureus* produtores de penicilinase

[1] O espectro de ação está intencionalmente incompleto. Ele foi simplificado para o aluno iniciante, a fim de ilustrar a cobertura expandida dos organismos Gram-negativos com sucessivas gerações, e não aborda todos os usos clínicos possíveis.

FIGURA 10-4   Cefalosporinas. **A:** O núcleo do ácido 7-aminocefalosporânico. **B:** Os dois grupos R do fármaco cefalotina.

72 **PARTE I** • Bacteriologia básica

TABELA 10-4 **Atividade de cefalosporinas selecionadas[1]**

Geração de cefalosporina	Fármaco	Uso clínico
Primeira	Cefazolina, cefalexina	Cocos Gram-positivos como os estafilococos e os estreptococos, exceto os enterococos e MRSA
Segunda	Cefuroxima	*Haemophilus influenzae*
	Cefoxitina	*Bacteroides fragilis*
Terceira	Ceftriaxona	Bastonetes Gram-negativos entéricos, como *Escherichia coli, Klebsiella* e *Proteus*. Também *Neisseria gonorrhoeae*
	Ceftazidima	*Pseudomonas aeruginosa* e outros bacilos entéricos Gram-negativos
Quarta	Cefepima	Bacilos entéricos Gram-negativos que produzem um amplo espectro de β-lactamases; *S. aureus* (exceto MRSA) e *Streptococcus pneumoniae* resistente à penicilina
Quinta	Ceftarolina	Cocos Gram-positivos e bacilos Gram-negativos causadores de pneumonia bacteriana e cocos Gram-positivos causadores de infecções na pele, incluindo MRSA
	Ceftolozana	Bastonetes Gram-negativos entéricos que produzem β-lactamases de amplo espectro; *Pseudomonas aeruginosa*; usado em combinação com tazobactam

MRSA, *Staphylococcus aureus* resistente à meticilina.
[1]O espectro de ação está intencionalmente incompleto. Ele foi simplificado para o aluno iniciante, a fim de ilustrar a cobertura expandida dos organismos Gram-negativos com sucessivas gerações, e não aborda todos os usos clínicos possíveis.

As cefalosporinas são eficazes contra uma ampla gama de organismos, e, em geral, são bem toleradas, produzindo menos reações de hipersensibilidade que as penicilinas. Apesar da semelhança estrutural, um paciente alérgico à penicilina apresenta somente 10% de possibilidade de ser hipersensível também às cefalosporinas. A maioria das cefalosporinas é produto de bolores do gênero *Cephalosporium*; algumas, como as cefoxitinas, são produzidas pelo actinomiceto *Streptomyces*.

A inativação das cefalosporinas pelas β-lactamases (cefalosporinases) é um importante problema clínico. Inibidores de β-lactamase, como o tazobactam e avibactam, são combinados a determinadas cefalosporinas para impedir a inativação da mesma. Por exemplo, a Food and Drug Administration (FDA) aprovou a combinação de ceftazidima/avibactam e ceftolozana/tazobactam para o tratamento de infecções intra-abdominais e infecções complicadas do trato urinário causadas por bastonetes Gram-negativos resistentes a antibióticos.

Carbapenêmicos

Carbapenêmicos são fármacos β-lactâmicos estruturalmente distintos das penicilinas e cefalosporinas. Por exemplo, imipeném (*N*-formimidoiltienamicina), um carbapenêmico atualmente em uso, apresenta um grupo metileno no anel em substituição ao enxofre (Fig. 10-5). O imipeném possui o maior espectro de ação entre os fármacos β-lactâmicos. Apresenta excelente atividade bactericida contra diversas bactérias Gram-positivas, Gram-negativas e anaeróbias. É eficaz contra a maioria dos cocos Gram-positivos (p. ex., estreptococos e estafilococos), a maioria dos cocos Gram-negativos (p. ex., *Neisseria*), diversos bacilos Gram-negativos (p. ex., *Pseudomonas, Haemophilus* e membros da família *Enterobacteriaceae*, como *E. coli*) e vários anaeróbios (p. ex., *Bacteroides* e *Clostridium*). O imipeném é especialmente útil para o tratamento de infecções causadas por bacilos Gram-negativos que produzem um amplo espectro de β-lactamases, que os confere resistência a todas as penicilinas e cefalosporinas. Os carbapenêmicos são frequentemente considerados "fármacos de último recurso" contra bactérias resistentes a vários antibióticos e, portanto, são reservados aos ambientes hospitalares.

O imipeném é prescrito em combinação com a cilastatina, que é um inibidor da desidropeptidase, uma enzima renal que inativa o imipeném. O imipenem não é inativado pela maioria das β-lactamases. Entretanto, carbapenemases produzidas por *K. pneumoniae* e que degradam imipeném e outras carbapenemases têm emergido. Outros carbapenêmicos, como o ertapeném e o meropeném, não são inativados por desidropeptidases e não são prescritos em combinação com a cilastatina.

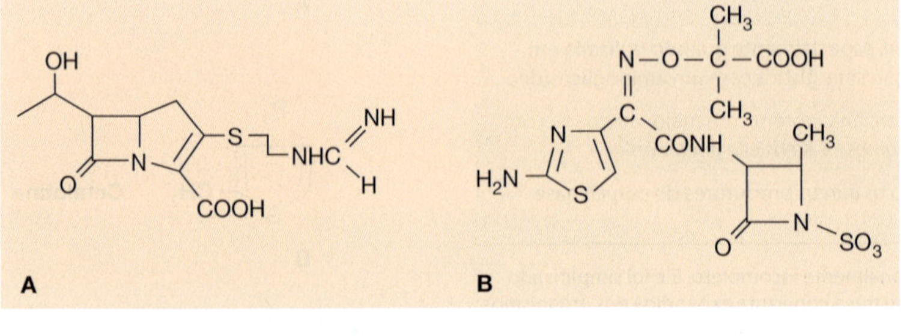

FIGURA 10-5 **A:** Imipeném. **B:** Aztreonam.

Monobactâmicos

Os monobactâmicos são também fármacos β-lactâmicos, estruturalmente distintos das penicilinas e cefalosporinas. Os monobactâmicos caracterizam-se por um anel β-lactâmico sem estrutura adjacente em anel contendo enxofre, isto é, são monocíclicos (ver Fig. 10-5). O aztreonam, atualmente o monobactâmico de maior utilidade, exibe excelente atividade contra vários bacilos Gram-negativos, como *Enterobacteriaceae* e *Pseudomonas*, porém é inativo contra bactérias Gram-positivas e anaeróbias. Esse antibiótico é resistente à maioria das β-lactamases. É extremamente útil em pacientes hipersensíveis à penicilina, pois não há reação cruzada.

Vancomicina

A vancomicina é um glicopeptídeo que **inibe a síntese da parede celular ao bloquear a transpeptidação** por um mecanismo diferente do dos fármacos β-lactâmicos. A vancomicina liga-se diretamente à porção D-alanil-D-alanina do pentapeptídeo, bloqueando a ligação da transpeptidase, ao passo que os fármacos β-lactâmicos ligam-se à própria transpeptidase. A vancomicina também inibe uma segunda enzima, a transglicosilase bacteriana, que também atua na síntese de peptideoglicano, mas a inibição desta parece ser menos importante que a inibição da transpeptidase.

A vancomicina é um agente bactericida **efetivo contra algumas bactérias Gram-positivas**. Seu uso mais importante ocorre no tratamento de infecções causadas por cepas de *S. aureus* que são resistentes às penicilinas penicilase-resistentes, como a nafcilina e a meticilina (p. ex., *S. aureus* resistente à meticilina [MRSA]). Observa-se que a vancomicina não é um fármaco β-lactâmico e, portanto, não é degradada pelas β-lactamases.

A vancomicina também é utilizada no tratamento de infecções causadas por *Staphylococcus epidermidis*, *Streptococcus pneumoniae* resistente à penicilina e enterococos. Cepas de *S. aureus, S. epidermidis* e enterococos que apresentam resistência parcial ou total à vancomicina têm sido isoladas de pacientes.

Um efeito adverso bem conhecido da vancomicina é a "síndrome do homem vermelho". A vermelhidão deve-se à vasodilatação induzida pela liberação de histamina pelos mastócitos e basófilos. Esse é um efeito direto da vancomicina nessas células e não devido a uma resposta mediada por IgE.

A telavancina é um derivado sintético da vancomicina que inibe a síntese de peptideoglicano e causa a disrupção da membrana celular bacteriana. Esse fármaco é usado para o tratamento de lesões na pele e de tecidos moles, especialmente as causadas por MRSA. A oritavancina e a dalbavancina são derivados lipoglicopeptídeos da vancomicina e da teicoplanina, respectivamente. Esses fármacos inibem as transpeptidases e transglicosilases necessárias para a síntese do peptideoglicano das bactérias Gram-positivas. Eles são eficazes no tratamento de infecções causadas por *S. aureus*, incluindo MRSA, e de *Enterococcus,* como enterococos resistentes à vancomicina (VRE).

Ciclosserina e bacitracina

A ciclosserina é um análogo estrutural de D-alanina, que inibe a síntese do dipeptídeo D-alanil-D-alanina da parede celular. É utilizada como um fármaco de segunda linha no tratamento da tuberculose. A bacitracina é um antibiótico polipeptídico cíclico que impede a desfosforilação do fosfolipídeo que transporta a subunidade do peptideoglicano através da membrana celular. Isso bloqueia a regeneração do carreador lipídico e inibe a síntese da parede celular. A bacitracina é um fármaco bactericida útil no tratamento de infecções cutâneas superficiais; entretanto, é excessivamente tóxica para o uso sistêmico.

INIBIÇÃO DA SÍNTESE PROTEICA

Diversos fármacos inibem a síntese proteica de bactérias, sem interferir significativamente na síntese proteica das células humanas. Essa seletividade é decorrente das diferenças entre as proteínas ribossomais, RNAs e enzimas associadas bacterianas e humanas. As bactérias apresentam ribossomos 70S[1], com as subunidades 50S e 30S, ao passo que as células humanas exibem ribossomos 80S, com subunidades 60S e 40S.

o cloranfenicol, macrolídeos, como a azitromicina e a eritromicina, clindamicina e linezolida atuam na subunidade 50S, enquanto tetraciclinas, como a doxiciclina, e aminoglicosídeos, como a gentamicina, atuam na subunidade 30S. Um resumo dos mecanismos de ação desses fármacos é apresentado na Tabela 10-5, e um resumo de sua atividade de utilidade clínica é apresentado na Tabela 10-6.

1. Fármacos que atuam sobre a subunidade 30S

Aminoglicosídeos

Os aminoglicosídeos são fármacos bactericidas especialmente úteis contra vários bacilos Gram-negativos. Certos aminoglicosídeos são utilizados contra outros organismos. A estreptomicina, por exemplo, é utilizada na terapia multifármacos da tuberculose, e a gentamicina é utilizada em combinação com a penicilina G contra enterococos. Os aminoglicosídeos são assim denominados devido ao componente aminoaçúcar da molécula, o qual é conectado por uma ligação glicosídica a outros derivados de açúcar (Fig. 10-6).

Os dois importantes mecanismos de ação de aminoglicosídeos foram bem-documentados em relação à estreptomicina; outros aminoglicosídeos provavelmente atuam de forma similar. Tanto a **inibição do complexo de iniciação** quanto a **leitura incorreta do RNA mensageiro** (mRNA) ocorrem; o primeiro processo provavelmente é mais importante para a atividade bactericida do fármaco. Um complexo de iniciação composto por uma subunidade 30S tratada com estreptomicina, uma subunidade 50S e um mRNA não atuará – isto é, não serão formadas ligações peptídicas, nem polissomos, resultando em um "monossomo de estreptomicina" congelado. A leitura incorreta da trinca do códon do mRNA, de modo que o aminoácido incorreto é inserido na proteína, também ocorre em bactérias tratadas com estreptomicina. O local de ação na subunidade 30S inclui uma proteína ribossômica e o RNA ribossômico (rRNA). Como resultado da inibição da iniciação e de leitura incorreta, ocorrem danos à membrana e morte bacteriana. (Em 1993, outro possível mecanismo de ação foi descrito, isto é, os aminoglicosídeos inibem o autoprocessamento do rRNA mediado pela ribozima.)

Os aminoglicosídeos apresentam certas limitações quanto ao uso: (1) têm efeito tóxico sobre os rins e sobre as porções auditiva e vestibular do oitavo nervo craniano. Para se evitar toxicidade, as

---

[1]"S" são unidades Svedberg, uma medida de velocidade de sedimentação em um gradiente de densidade. A velocidade de sedimentação é proporcional à massa da partícula.

74 PARTE I • Bacteriologia básica

TABELA 10-5 Mecanismos de ação de antibióticos que inibem a síntese proteica

Antibiótico	Subunidade ribossômica	Modo de ação	Bactericida ou bacteriostático
Aminoglicosídeos	30S	Bloqueia o funcionamento do complexo de iniciação e provoca a leitura incorreta do mRNA	Bactericida
Tetraciclinas	30S	Bloqueia a ligação do tRNA ao ribossomo	Bacteriostático
Cloranfenicol	50S	Bloqueia a peptidiltransferase	Ambos[1]
Macrolídeos	50S	Bloqueia a translocação	Principalmente bacteriostático
Clindamicina	50S	Bloqueia a formação da ligação peptídica	Principalmente bacteriostático
Linezolida	50S	Bloqueia a etapa inicial da formação do ribossomo	Ambos[1]
Telitromicina	50S	Idêntico a outros macrolídeos (p. ex., eritromicina)	Ambos[1]
Estreptograminas	50S	Causa liberação prematura da cadeia peptídica	Ambos[1]

[1]Podem ser bactericidas ou bacteriostáticos, dependendo do organismo.

concentrações séricas do fármaco, o nitrogênio urético no sangue e a creatinina devem ser medidos. (2) Eles são fracamente absorvidos no trato gastrintestinal e não podem ser administrados oralmente. (3) Eles penetram fracamente no líquido espinal e devem ser administrados pela via intratecal durante o tratamento de meningites. (4) São ineficientes contra bactérias anaeróbias, uma vez que seu transporte para dentro da célula bacteriana requer oxigênio.

Tetraciclinas

As tetraciclinas constituem uma família de antibióticos com atividade bacteriostática contra uma variedade de bactérias Gram-positivas e Gram-negativas, micoplasmas, clamídias e riquétsias. Inibem a síntese proteica, ligando-se à subunidade ribossômica 30S e **bloqueando a entrada do aminoacil RNA de transferência (tRNA) no local aceptor** do ribossomo. No entanto, a ação seletiva

TABELA 10-6 Espectro de atividade de antibióticos que inibem a síntese proteica[1]

Antibiótico	Uso clínico	Comentários
Aminoglicosídeos		
Estreptomicina	Tuberculose, tularemia, peste, brucelose	Ototóxica e nefrotóxica
Gentamicina e tobramicina	Várias infecções por bacilos Gram-negativos, incluindo *Pseudomonas aeruginosa*	Aminoglicosídeos mais amplamente utilizados
Amicacina	A mesma da gentamicina e da tobramicina	Eficaz contra alguns organismos resistentes à gentamicina e à tobramicina
Neomicina	Preparação pré-operatória do intestino	Muito tóxica para uso sistêmico; uso oral, desde que não absorvida
Tetraciclinas	Infecções por riquétsias e clamídias, *Mycoplasma pneumoniae*	Não devem ser administradas durante a gestação ou em crianças
Tigeciclina	Infecções de pele causadas por cocos Gram-positivos e infecções intra-abdominais causadas por bactérias anaeróbias facultativas (ver texto)	Efeitos adversos similares aos das tetraciclinas
Cloranfenicol	Meningite por *Haemophilus influenzae*, febre tifoide, infecções anaeróbias (especialmente por *Bacteroides fragilis*)	A toxicidade para medula óssea limita o uso a infecções graves
Macrolídeos	Pneumonia causada por *Mycoplasma* e *Legionella*, infecções por cocos Gram-positivos em pacientes alérgicos à penicilina	Geralmente bem tolerada, porém pode provocar diarreia
Clindamicina	Anaeróbios, como *Clostridium perfringens* e *Bacteroides fragilis*	Colite pseudomembranosa é um importante efeito colateral
Linezolida	Enterococos resistentes à vancomicina, *Staphylococcus aureus* resistentes à meticilina e *Staphylococcus epidermidis*, e pneumococos resistentes à penicilina	Geralmente bem tolerado
Telitromicina	Pneumonias adquiridas na comunidade causadas por várias bactérias, incluindo *Streptococcus pneumoniae* resistentes a múltiplos fármacos	Muitas bactérias resistentes a outros macrolídeos são suscetíveis à telitromicina
Estreptograminas	Bacteremia causada por *Enterococcus faecium* resistentes à vancomicina	Sem resistência cruzada entre estreptograminas e outros fármacos inibidores da síntese proteica
Retapamulina	Infecções de pele causadas por *Streptococcus pyogenes* e *S. aureus* resistente à meticilina	

[1]O espectro de ação está intencionalmente incompleto. Ele foi simplificado para o aluno iniciante, a fim de ilustrar a cobertura expandida dos organismos Gram-negativos com sucessivas gerações, e não aborda todos os usos clínicos possíveis.

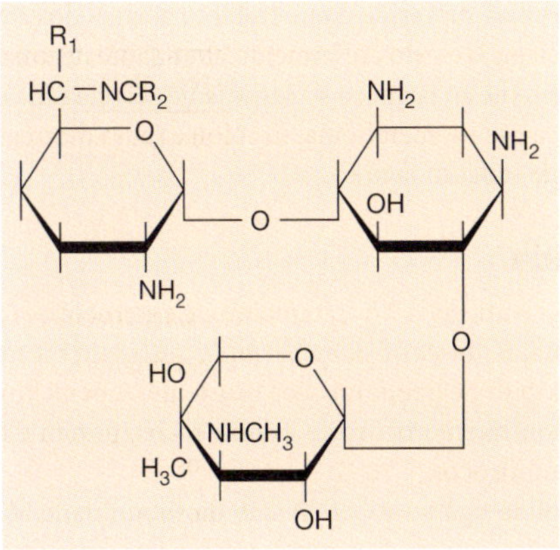

CAPÍTULO 10 • Fármacos antibacterianos: mecanismo de ação **75**

FIGURA 10-6 Aminoglicosídeos. Os aminoglicosídeos consistem em aminoaçúcares unidos por uma ligação glicosídica. É apresentada a estrutura da gentamicina.

da tetraciclina sobre as bactérias não ocorre em nível ribossômico, uma vez que, *in vitro*, a tetraciclina inibe igualmente a síntese proteica em ribossomos purificados de células tanto bacterianas quanto humanas. Sua seletividade baseia-se em sua captação significativamente aumentada em células bacterianas suscetíveis em comparação às células humanas.

As tetraciclinas, como o nome indica, possuem quatro anéis cíclicos com diferentes substituintes nos três grupos R (Fig. 10-7). As várias tetraciclinas (p. ex., doxiciclina, minociclina, oxitetraciclina) exibem atividade antimicrobiana similar, porém propriedades farmacológicas distintas. Em geral, as tetraciclinas apresentam baixa toxicidade, mas estão associadas a importantes efeitos colaterais. O primeiro consiste na supressão da microbiota normal do trato gastrintestinal, podendo levar à diarreia e ao crescimento abundante de bactérias e fungos resistentes ao fármaco. O segundo consiste na supressão de *Lactobacillus* na microbiota vaginal normal, o que causa o aumento de pH, permitindo o crescimento de *Candida albicans*, o que resulta em vaginite. O terceiro efeito colateral consiste na formação de manchas marrons na dentição de fetos e crianças de pouca idade, como resultado da deposição do fármaco nos dentes em desenvolvimento; as tetraciclinas são fortes quelantes de cálcio. Por essa razão, a tetraciclina é contraindicada para mulheres grávidas e crianças com idade abaixo de 8 anos. As tetraciclinas também quelam ferro e, por isso, moléculas relacionadas, como vitaminas contendo ferro, não podem ser administradas durante a antibioticoterapia. Casos de fotossensibilidade (vermelhidão após exposição aos raios solares) também já foram descritos após terapia com tetraciclinas.

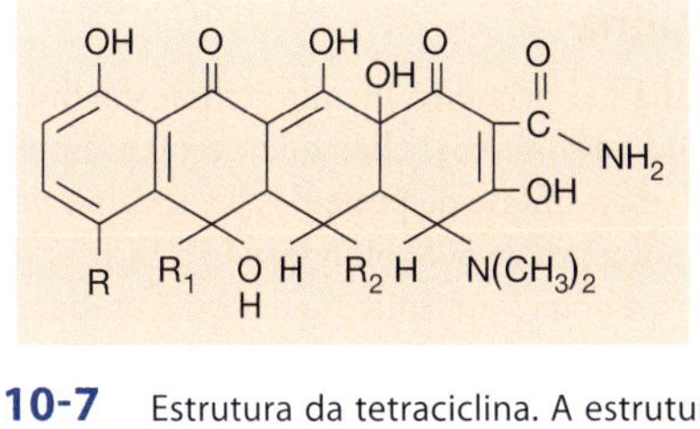

A **tigeciclina** é o primeiro membro clinicamente disponível da classe das glicilciclinas. Ela apresenta uma estrutura similar à das tetraciclinas e o mesmo mecanismo de ação; essas moléculas ligam-se à subunidade 30S ribossômica, inibindo a síntese proteica bacteriana. Elas apresentam um espectro similar de efeitos adversos. A tigeciclina é usada para tratar infecções da pele e da estrutura dérmica, causadas por *S. aureus* sensíveis a meticilina e resistentes a meticilina, estreptococos dos grupos A e B, enterococos resistentes à vancomicina, *E. coli* e *Bacteroides fragilis*. A tigeciclina também é utilizada para tratar infecções intra-abdominais graves, causadas por uma variedade de bactérias anaeróbias estritas e facultativas.

2. Fármacos que atuam sobre a subunidade 50S

Cloranfenicol

O cloranfenicol é ativo contra uma ampla gama de organismos, incluindo bactérias Gram-positivas e Gram-negativas (inclusive anaeróbias). Tem efeito bacteriostático contra certos organismos, como *Salmonella typhi*. Entretanto, exibe atividade bactericida contra os três importantes organismos capsulados que causam meningite: *Haemophilus influenzae*, *S. pneumoniae* e *Neisseria meningitidis*.

O cloranfenicol inibe a síntese proteica, ligando-se à subunidade ribossômica 50S e **bloqueando a ação da peptidiltransferase**, o que impede a síntese de novas ligações peptídicas. O fármaco inibe seletivamente a síntese proteica bacteriana, uma vez que se liga ao local catalítico da transferase na subunidade ribossômica 50S bacteriana, mas não da transferase da subunidade ribossômica 60S humana. O cloranfenicol inibe a síntese proteica nas mitocôndrias das células humanas em certo grau, uma vez que as mitocôndrias apresentam subunidade 50S (acredita-se que as mitocôndrias evoluíram a partir de bactérias). Essa inibição pode ser a causa da toxicidade dose-dependente do cloranfenicol à medula óssea (ver o próximo parágrafo).

O cloranfenicol é uma molécula comparativamente simples, com um núcleo de nitrobenzeno (Fig. 10-8). O próprio nitrobenzeno é um depressor da medula óssea, portanto, a porção nitrobenzeno da molécula pode estar envolvida nos problemas hematológicos relatados em relação a esse fármaco. O principal efeito colateral do cloranfenicol consiste na toxicidade para a medula óssea, com dois tipos. Um deles consiste na supressão dose-dependente, que tem maior probabilidade de ocorrer em pacientes que receberam doses elevadas por longos períodos, sendo reversível quando a administração do fármaco é interrompida. O outro tipo consiste na anemia aplásica, causada por uma reação idiossincrática ao fármaco. Essa reação não é dose-dependente, podendo ocorrer semanas após a interrupção na administração do fármaco, e não é reversível. Felizmente, essa reação é rara, ocorrendo em cerca de 1 a cada 30.000 pacientes.

Uma manifestação tóxica específica do cloranfenicol é a síndrome do "bebê cinza", na qual a pele da criança apresenta coloração

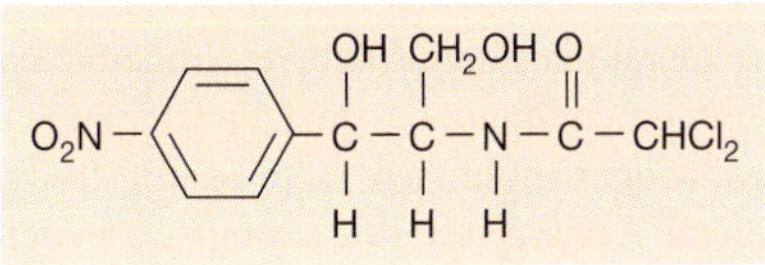

FIGURA 10-7 Estrutura da tetraciclina. A estrutura de quatro anéis é representada com os seus três grupos R. A clortetraciclina, por exemplo, apresenta R = Cl, R_1 = CH_3, e R_2 = H.

FIGURA 10-8 Cloranfenicol.

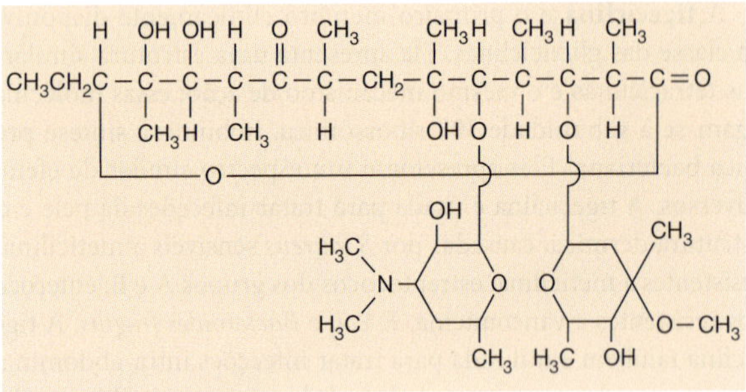

76 PARTE I • Bacteriologia básica

FIGURA 10-9 Eritromicina.

cinza, ocorrendo vômitos e choque. Isso decorre da atividade reduzida da glicuroniltransferase em crianças, resultando na concentração tóxica de cloranfenicol. A glicuroniltransferase é a enzima responsável pela destoxificação do cloranfenicol.

Macrolídeos

Os macrolídeos são um grupo de fármacos com um amplo espectro de atividade. O nome *macrolídeos* refere-se à grande estrutura de anel (13-16 carbonos) presente nestas moléculas (Fig. 10-9). A azitromicina, a eritromicina e a claritromicina são os principais macrolídeos utilizados na clínica. A azitromicina é usada para tratar infecções do trato genital, causadas por *Chlamydia trachomatis*, e infecções do trato respiratório, causadas por *Legionella, Mycoplasma, Chlamydia pneumoniae* e *S. pneumoniae*. A eritromicina tem um espectro de atividade similar, mas apresenta uma meia-vida mais curta e, por isso, precisa ser administrada mais frequentemente, originando mais efeitos adversos, particularmente no trato gastrintestinal. A claritromicina é usada principalmente no tratamento de infecções por *Helicobacter*, e também no tratamento e prevenção de infecções causadas por *Mycobacterium avium-intracellulare*. Um efeito adverso importante da claritromicina é o prolongamento do intervalo QT, o que pode aumentar o risco de morte cardíaca.

Os macrolídeos inibem a síntese proteica bacteriana, ligando-se à subunidade ribossômica 50S e bloqueando a translocação. Eles impedem a liberação do tRNA não carregado após a transferência do aminoácido para a cadeia peptídica em formação. Assim, o local doador permanece ocupado, impedindo a ligação de um novo tRNA, interrompendo a síntese proteica.

Clindamicina

A atividade clínica mais útil desse fármaco bacteriostático ocorre contra anaeróbios, tanto bactérias Gram-positivas, como *Clostridium perfringens*, quanto Gram-negativas, como *B. fragilis*.

A clindamicina liga-se à subunidade 50S e bloqueia a formação de ligações peptídicas por um mecanismo indeterminado. Sua especificidade em relação às bactérias deve-se à sua capacidade de ligar-se à subunidade 60S dos ribossomos humanos.

O efeito colateral mais importante da clindamicina corresponde à colite pseudomembranosa, a qual, de fato, pode ocorrer com praticamente qualquer antibiótico, tanto administrado por via oral quanto parenteral. A patogênese dessa complicação potencialmente grave consiste na supressão da microbiota normal do intestino, causada pelo fármaco e pelo crescimento abundante de uma cepa de *C. difficile* resistente ao fármaco. O organismo secreta uma endotoxina que produz a pseudomembrana no cólon e causa diarreia grave, frequentemente sanguinolenta.

Linezolida

A linezolida é utilizada no tratamento de enterococos resistentes à vancomicina, *S. aureus* e *S. epidermidis* resistentes à meticilina, e também no caso de pneumococos resistentes à penicilina. É bacteriostática contra enterococos e estafilococos, porém é bactericida contra pneumococos.

A linezolida liga-se ao rRNA 23S da subunidade 50S e inibe a síntese proteica, apesar de seu mecanismo exato ser desconhecido. Aparentemente, ele bloqueia alguma etapa precoce (iniciação) da formação do ribossomo. A tedizolida é um fármaco de segunda geração da mesma classe da linezolida, sendo aproximadamente 10 vezes mais eficaz. O fármaco é utilizado no tratamento de infecções de pele e tecidos moles e apresenta espectro de atividade e mecanismo de ação semelhante a linezolida.

Telitromicina

A telitromicina corresponde ao primeiro membro de utilidade clínica do grupo dos antibióticos cetolídeos. É similar aos macrolídeos quanto à estrutura geral e ao mecanismo de ação, mas distinta quimicamente o suficiente, de modo que organismos resistentes aos macrolídeos podem ser sensíveis à telitromicina. Esta exibe amplo espectro de atividade contra uma variedade de bactérias Gram-positivas e Gram-negativas (incluindo pneumococos resistentes a macrolídeos), sendo utilizada no tratamento de pneumonia adquirida na comunidade, bronquite e sinusite.

Estreptograminas

Uma combinação de duas estreptograminas – quinupristina e dalfopristina – é frequentemente usada para o tratamento de infecções sanguíneas causadas por *Enterococcus faecium* resistentes à vancomicina (mas não contra *Enterococcus faecalis* resistentes à vancomicina). Também se encontra aprovada para o uso em infecções causadas por *Streptococcus pyogenes, S. pneumoniae* resistente à penicilina, *S. aureus* resistente à meticilina e *S. epidermidis* resistente à meticilina.

As estreptograminas provocam liberação prematura da cadeia peptídica em crescimento a partir da subunidade ribossômica 50S. A estrutura e o mecanismo de ação das estreptograminas diferem de todos os demais fármacos que inibem a síntese proteica, e não há resistência cruzada entre as estreptograminas e esses outros fármacos.

Retapamulina

A retapamulina é o primeiro membro clinicamente aprovado da nova classe de antibióticos, chamada de pleuromutilinas. Esses fármacos inibem a síntese de proteínas bacterianas pela ligação ao RNA 23S da subunidade 50S, bloqueando a ligação do doador de tRNA. A retapamulina é um antibiótico tópico usado no tratamento de infecções de pele, como o impetigo, causado por *S. pyogenes* e *S. aureus* sensíveis à meticilina.

INIBIÇÃO DA SÍNTESE DE ÁCIDOS NUCLEICOS

O modo de ação e a utilização clínica de fármacos importantes que agem inibindo a síntese de ácidos nucleicos estão resumidos na Tabela 10-7.

1. Inibição da síntese de precursores

Sulfonamidas

Tanto isoladamente quanto em combinação com trimetoprima, as sulfonamidas são úteis em uma variedade de doenças bacterianas, como infecções do trato urinário causadas por *E. coli*, otite média causada por *S. pneumoniae* ou *H. influenzae* em crianças, shigelose, nocardiose e cancroide. Em combinação, também são os fármacos de escolha utilizados para o tratamento de duas doenças causadas por protozoários: toxoplasmose e pneumonia por *Pneumocystis*. As sulfonamidas correspondem a uma grande família de fármacos bacteriostáticos produzidos por síntese química. Em 1935, o composto parental, a sulfanilamida, tornou-se o primeiro agente antimicrobiano clinicamente eficaz.

O mecanismo de ação das sulfonamidas consiste em bloquear a síntese de ácido tetra-hidrofólico, o qual é requerido como um doador de metil na síntese dos precursores de ácido nucleico adenina, guanina e timina. As sulfonamidas são **análogos estruturais do ácido p-aminobenzoico** (PABA). PABA condensa-se a um composto de pteridina, originando ácido di-hidropteroico, um precursor do ácido tetra-hidrofólico (Fig. 10-10). As sulfonamidas competem com PABA pelo local ativo da enzima di-hidropteroato sintase. Essa inibição competitiva pode ser suplantada por um excesso de PABA.

A base da ação seletiva das sulfonamidas em relação às bactérias está no fato de muitas bactérias sintetizarem seu ácido fólico a partir de precursores contendo PABA, ao passo que as células humanas requerem ácido fólico pré-formado como um nutriente exógeno, uma vez desprovidas das enzimas que o sintetizam. Células humanas desviam-se da etapa em que as sulfonamidas atuam. As bactérias capazes de utilizar o ácido fólico pré-formado são igualmente resistentes às sulfonamidas.

O grupo *p*-amino da sulfonamida é essencial à sua atividade. Assim, modificações são realizadas na cadeia lateral do ácido sulfônico. As sulfonamidas são de baixo custo e raramente causam efeitos colaterais. No entanto, podem ocorrer febre relacionada ao fármaco, erupções, fotossensibilidade (vermelhidão após exposição à luz solar) e supressão da medula óssea. As sulfonamidas representam o grupo de fármaco que mais se apresenta associado com eritema multiforme e suas formas mais graves, a síndrome de Stevens-Johnson e a necrólise epidérmica tóxica.

Trimetoprima

A trimetoprima também inibe a produção de ácido tetra-hidrofólico, mas por um mecanismo diferente do das sulfonamidas, isto é, inibe a enzima **di-hidrofolato-redutase** (ver Fig. 10-10). Sua especificidade em relação às bactérias baseia-se em sua maior afinidade pela redutase bacteriana do que pela enzima humana.

A trimetoprima é mais frequentemente utilizada de forma associada ao sulfametoxazol. Observa-se que ambos os fármacos atuam sobre a mesma via – porém, em locais diferentes – a fim de inibir a síntese de tetra-hidrofolato. As vantagens da combinação são: (1) mutantes bacterianas resistentes a um dos fármacos serão inibidas pelo outro, e (2) os dois fármacos podem atuar **sinergisticamente**, isto é, quando utilizados em conjunto, provocam inibição significativamente maior que a soma da inibição causada por cada fármaco de maneira separada.

Sulfametoxazol-trimetoprima tem utilidade clínica no tratamento de infecções do trato urinário, da pneumonia por *Pneumocystis* e da shigelose. Também é utilizada profilaticamente em pacientes granulopênicos, a fim de prevenir infecções oportunistas.

2. Inibição da síntese de DNA

Fluoroquinolonas

As fluoroquinolonas são fármacos bactericidas que bloqueiam a síntese de DNA bacteriano pela inibição da **DNA-girase** (**topoisomerase**). As fluoroquinolonas, como ciprofloxacino (Fig. 10-11), levofloxacino, norfloxacino, ofloxacino e outras, são ativas contra uma ampla gama de organismos que causam infecções do trato

---

TABELA 10-7 Modo de ação e atividade de inibidores selecionados de ácidos nucleicos[1]

Fármaco	Modo de ação	Uso clínico
Sulfonamidas (p. ex., sulfametoxazol)	Inibem a síntese de ácido fólico; atuam como inibidores competitivos de PABA	Utilizadas em combinação com trimetoprima para ITU causada por *Escherichia coli*, otite média e sinusite causada por *Haemophilus influenzae*; MRSA; pneumonia por *Pneumocystis*
Trimetoprima	Inibe a síntese de ácido fólico por meio da inibição de DHFR	Utilizada em combinação com sulfonamidas para os usos descritos anteriormente
Fluoroquinolonas (p. ex., ciprofloxacino, levofloxacino)	Inibem a síntese de DNA por meio da inibição da DNA-girase	O ciprofloxacino é usado para tratar infecções no trato GI causadas por *Shigella* e *Salmonella*, e também para tratar ITUs causadas por bastonetes Gram-negativos entéricos. O levofloxacino é usado para tratar infecções do trato respiratório, especialmente aquelas causadas por *Streptococcus pneumoniae* resistente à penicilina.
Rifampicina	Inibe a síntese de mRNA por meio da inibição de RNA-polimerase	Utilizada em combinação com isoniazida e outros fármacos para tratar a tuberculose

DHFR, di-hidrofolato-redutase; GI, gastrintestinal; MRSA, *Staphylococcus aureus* resistente à meticilina; ITU, infecção do trato urinário; PABA, ácido para-aminobenzoico.
[1]O espectro de ação está intencionalmente incompleto. Ele foi simplificado para o aluno iniciante, a fim de enfatizar os usos mais comuns.

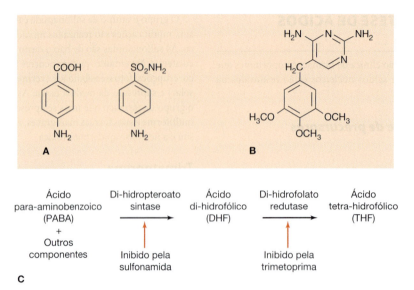

FIGURA 10-10 Mecanismo de ação de sulfonamidas e da trimetoprima. **A:** Comparação entre as estruturas do ácido *p*-aminobenzoico (PABA) e sulfanilamida. Observa-se que a única diferença é a presença de um grupo carboxila (COOH) no PABA, enquanto a sulfanilamida apresenta um grupo sulfonamida (SO$_2$NH$_2$). **B:** Estrutura da trimetoprima. **C:** Inibição da via do ácido fólico pela sulfonamida e pela trimetoprima. As sulfonamidas inibem a síntese do ácido di-hidrofólico (DHF) a partir de seu precursor, o PABA. A trimetoprima inibe a síntese do ácido tetra-hidrofólico (THF) a partir de seu precursor, o DHF. A perda de THF inibe a síntese de DNA porque THF requer a transferência de um grupo metil para o uracil para a produção de timina, componente essencial do DNA. (Adaptada de Corcoran JW, Hahn FE, eds. *Mechanism of Action of Antimicrobial Agents*. Vol. 3 de *Antibiotics*. Springer-Verlag; 1975.)

respiratório inferior, do trato intestinal, do trato urinário e de tecidos esqueléticos e moles. O ácido nalidíxico, que é uma quinolona, mas não uma fluoroquinolona, é muito menos ativo, sendo utilizado apenas no tratamento de infecções do trato urinário. As fluoroquinolonas não são recomendadas para crianças e mulheres grávidas por danificarem cartilagens em crescimento.

O órgão regulador da qualidade de alimentos e fármacos dos Estados Unidos FDA expressou sua preocupação a respeito da possibilidade da ocorrência de tendinite e ruptura de tendão causada pelo uso de fluoroquinolona, especialmente em pacientes acima de 60 anos, e em pacientes sob tratamento com corticosteroides, como a prednisona. Em vista disso, a FDA recomenda que as fluoroquinolonas *não* sejam usadas no tratamento de sinusite aguda e infecções do trato urinário não complicadas. Outro efeito adverso importante das fluoroquinolonas é a neuropatia periférica, cujos sintomas incluem dor, queimação, dormência ou formigamento nos braços ou pernas.

3. Inibição da síntese de mRNA

A **rifampicina** é utilizada principalmente no tratamento da tuberculose, em combinação com outros fármacos, assim como na profilaxia de contatos próximos de pacientes com meningite causada por *N. meningitidis* ou *H. influenzae*. É também utilizada em combinação com outros fármacos no tratamento de endocardite associada a válvulas protéticas, causada por *S. epidermidis*. Com exceção da profilaxia de curto prazo da meningite, a rifampicina é administrada em combinação com outros fármacos, uma vez que mutantes resistentes surgem em uma taxa elevada quando esta é utilizada isoladamente.

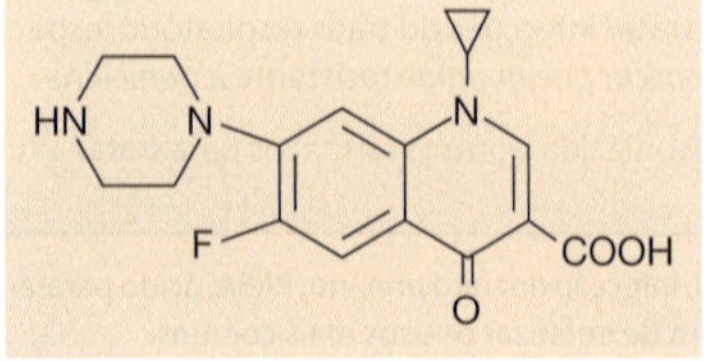

O mecanismo de ação seletivo da rifampicina é baseado no **bloqueio da síntese de mRNA** pela RNA-polimerase bacteriana, sem afetar a RNA-polimerase das células humanas. A rifampicina é vermelha, de modo que a urina, a saliva e o suor de pacientes que utilizam rifampicina frequentemente assumem coloração laranja, o que é desagradável, porém inócuo. A rifampicina é excretada em altas concentrações na saliva, fato responsável por seu sucesso na profilaxia da meningite bacteriana, uma vez que os organismos encontram-se presentes na garganta.

A rifabutina, um derivado da rifampicina que apresenta o mesmo modo de ação da última, é útil na prevenção de doença causada por *Mycobacterium avium-intracellulare* em pacientes que apresentam quantidades reduzidas de células T auxiliares (p. ex., no caso de pacientes com a síndrome da imunodeficiência adquirida [Aids]). Observe que a rifabutina não aumenta o citocromo P450 tanto quanto a rifampicina, portanto, a rifabutina é usada em pacientes infectados pelo vírus da imunodeficiência humana (HIV)/Aids que tomam inibidores de protease ou inibidores nucleosídeos da transcriptase reversa (INTR).

A fidaxomicina inibe a ação da RNA-polimerase de *C. difficile*. Esse fármaco é usado no tratamento de colite pseudomembranosa e na prevenção de recidivas dessa doença. A fidaxomicina inibe especificamente o crescimento de *C. difficile* e não afeta a microbiota normal do cólon, composta por bactérias Gram-negativas.

FIGURA 10-11 Ciprofloxacino. O triângulo indica o grupo ciclopropil.

ALTERAÇÃO DA FUNÇÃO DA MEMBRANA CELULAR

Existem poucos compostos antimicrobianos que atuam sobre a membrana celular, uma vez que as semelhanças estruturais e químicas das membranas celulares bacterianas e humanas dificultam a existência de toxicidade seletiva suficiente.

As **polimixinas** constituem uma família de antibióticos polipeptídicos dentro da qual o composto clinicamente mais útil é a polimixina E (colistina). Ela é ativa contra bastonetes Gram-negativos, especialmente *P. aeruginosa*, *Acinetobacter baumannii* e enterobactérias produtoras de carbapenemases. A maioria das cepas de bactérias altamente resistentes a antibióticos são sensíveis à colistina, embora isolados raros de pacientes tenham se mostrado resistentes.

As polimixinas são peptídeos cíclicos compostos por 10 aminoácidos, seis dos quais são ácido diaminobutírico. Os grupos amino livres de carga positiva atuam como um detergente catiônico, rompendo a estrutura fosfolipídica da membrana celular.

A **daptomicina** é um lipopeptídeo cíclico que degrada a membrana celular de cocos Gram-positivos. Tem ação bactericida contra microrganismos como *S. aureus*, *S. epidermidis*, *S. pyogenes*, *E. faecalis* e *E. faecium*, incluindo cepas de *S. aureus* e *S. epidermidis* resistentes à meticilina, cepas de *S. aureus* resistentes à vancomicina, e cepas de *E. faecalis* e *E. faecium* resistentes à vancomicina. É aprovada para uso em infecções graves de pele e de tecidos moles causadas por essas bactérias.

MECANISMOS FARMACOLÓGICOS ADICIONAIS

A **isoniazida**, ou hidrazida do ácido isonicotínico (INH, *isonicotinic acid hydrazide*), é um fármaco altamente específico para o *Mycobacterium tuberculosis* e outras micobactérias. É utilizada em combinação com outros fármacos no tratamento da tuberculose, e isoladamente na prevenção de tuberculose em indivíduos expostos. Uma vez que penetra bem em células humanas, é eficaz contra os organismos que crescem no interior de macrófagos. A estrutura da isoniazida é apresentada na Figura 10-12.

A INH **inibe a síntese de ácido micólico**, o que explica sua especificidade por micobactérias e sua relativa atoxicidade para seres humanos. O fármaco inibe a redutase necessária à síntese de ácidos graxos de cadeia longa, denominados ácidos micólicos, os quais são constituintes essenciais das paredes celulares de micobactérias. O fármaco ativo provavelmente corresponde a um metabólito de INH, formado pela ação de catalase-peroxidase, uma vez que a deleção dos genes destas enzimas resulta em resistência ao fármaco. Seu principal efeito colateral consiste na toxicidade hepática. O fármaco é administrado associado à piridoxina, a fim de prevenir complicações neurológicas.

O **metronidazol** é bactericida contra bactérias anaeróbicas, como *B. fragilis* e *C. difficile*, e é usado no tratamento da vaginose

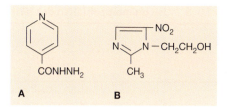

FIGURA 10-12 **A:** Isoniazida. **B:** Metronidazol.

bacteriana. (Também é eficaz contra determinados protozoários, como *Giardia* e *Trichomonas*.) O metronidazol é um pró-fármaco ativado para o composto ativo nas bactérias anaeróbias por meio de redução mediada por ferredoxina de seu grupo nitro.

Esse fármaco exibe dois possíveis mecanismos de ação, não estando claro qual deles é mais importante. O primeiro, que explica sua especificidade por anaeróbios, corresponde à sua capacidade de atuar como **depósito de elétrons**. Ao captar os elétrons, o fármaco priva o organismo do poder redutor necessário. Além disso, quando os elétrons são adquiridos, o anel do fármaco é clivado e forma-se um intermediário tóxico que provoca danos ao DNA. A natureza precisa do intermediário e sua ação são desconhecidas. A estrutura do metronidazol é apresentada na Figura 10-12.

O segundo mecanismo de ação do metronidazol consiste em sua capacidade de inibir a síntese de DNA. O fármaco liga-se ao DNA e provoca clivagem nas fitas, impedindo sua atuação adequada como um molde para a DNA-polimerase.

A **nitrofurantoína** é um antisséptico do trato urinário utilizado no tratamento de infecções não complicadas do trato urinário inferior. Ela se concentra na urina para atingir níveis bactericidas, mas não estende esta atividade a nível sistêmico, portanto, não é útil para infecções fora do trato urinário.

A nitrofurantoína atua ligando-se ao DNA. A sua toxicidade seletiva para bactérias depende da capacidade das mesmas em formar grandes quantidades da forma reduzida altamente reativa da droga em comparação com a quantidade formada nas células humanas.

O **etambutol** é uma droga bacteriostática usada no tratamento de infecções causadas por *M. tuberculosis* e muitas das micobactérias atípicas.

Atua inibindo a síntese de arabinogalactano, que promove a ligação entre os ácidos micólicos e o peptideoglicano do organismo.

A **pirazinamida** (PZA) é um fármaco bactericida utilizado no tratamento da tuberculose, mas não no tratamento da maioria das infecções micobacterianas atípicas. A PZA é particularmente eficiente contra organismos semidormentes presentes na lesão, os quais não são afetados por INH ou rifampicina. O mecanismo de ação da PZA é incerto, mas há evidências de que ela atue inibindo uma sintetase de ácidos graxos que impede a síntese de ácido micólico. A PZA é convertida ao intermediário ativo, o ácido pirazinoico, por uma amidase de micobactérias.

QUIMIOPROFILAXIA

Na maioria dos casos, os agentes antimicrobianos descritos neste capítulo são utilizados no *tratamento* de doenças infecciosas. Entretanto, existem situações em que eles são usados para *prevenir* a ocorrência de doenças – um processo chamado de **quimioprofilaxia**.

A quimioprofilaxia é utilizada em três circunstâncias: antes de procedimentos cirúrgicos, em pacientes imunocomprometidos, e em indivíduos apresentando imunidade normal que foram expostos a determinados patógenos. A Tabela 10-8 descreve os fármacos

80 PARTE I • Bacteriologia básica

TABELA 10-8 Uso quimioprofilático dos fármacos descritos neste capítulo

Fármaco	Uso	Número do capítulo para informação adicional
Penicilina	1. Prevenir faringite recorrente em indivíduos que apresentam febre reumática	15
	2. Prevenir sífilis em indivíduos expostos a *Treponema pallidum*	24
	3. Prevenir sepse pneumocócica em crianças esplenectomizadas	15
Ampicilina	Prevenir sepse e meningite neonatal em crianças nascidas de mães portadoras de estreptococos do grupo B	15
Amoxicilina	Prevenir endocardite causada por estreptococos do grupo *viridans* em indivíduos com válvulas cardíacas danificadas e submetidos a cirurgia odontológica	15
Cefazolina	Prevenir infecções estafilocócicas de feridas cirúrgicas	15
Ceftriaxona	Prevenir gonorreia em indivíduos expostos a *Neisseria gonorrhoeae*	16
Ciprofloxacino	1. Prevenir meningite em indivíduos expostos a *Neisseria meningitidis*	16
	2. Prevenir antraz em indivíduos expostos a *Bacillus anthracis*	17
	3. Prevenir infecções em paciente neutropênicos	68
Rifampicina	Prevenir meningite em pacientes expostos a *N. meningitidis* e *Haemophilus influenzae*	16, 19
Isoniazida	Prevenir a progressão de *Mycobacterium tuberculosis* em indivíduos de alto risco, recentemente infectados e assintomáticos[1]	21
Eritromicina	1. Prevenir coqueluche em indivíduos de alto risco expostos a *Bordetella pertussis*	19
	2. Prevenir conjuntivite gonocócica e clamidial em recém-nascidos	16, 25
Tetraciclina	Prevenir a peste em indivíduos de alto risco expostos a *Yersinia pestis*	20
Sulfametoxazol-trimetoprima	Prevenir infecções recorrentes do trato urinário	18

[1]A quimioprofilaxia com isoniazida também é considerada tratamento para indivíduos assintomáticos (ver Cap. 21).

e as situações em que são utilizados. Para mais informações, ver capítulos sobre os organismos individuais.

De particular importância é a **prevenção da endocardite em pacientes de alto risco submetidos a cirurgia dentária** em uso de amoxicilina no período perioperatório. Pacientes de alto risco incluem aqueles que tiveram danos não reparados em sua válvula cardíaca, que possuem válvula cardíaca protética ou que já apresentaram endocardite infecciosa. A profilaxia para prevenir endocardite em pacientes submetidos à cirurgia do trato gastrintestinal ou urogenital não é recomendada.

A cefazolina é frequentemente utilizada para a prevenção de infecções estafilocócicas em pacientes que irão se submeter a cirurgias ortopédicas, incluindo implantes de próteses. A quimioprofilaxia é desnecessária em indivíduos com implantes de cateteres de diálise, marca-passo cardíaco ou derivação ventriculoperitoneal.

PROBIÓTICOS

Ao contrário dos antibióticos químicos previamente descritos neste capítulo, os probióticos consistem em bactérias (ou leveduras) vivas e não patogênicas que podem ser eficazes no tratamento ou na prevenção de certas doenças humanas. A base sugerida para o possível efeito benéfico reside no fornecimento de resistência à colonização, em que o organismo não patogênico impede a ligação do organismo patogênico aos locais da mucosa, na intensificação da resposta imune contra o patógeno, ou na redução da resposta inflamatória contra o patógeno. Por exemplo, a administração oral de *Lactobacillus rhamnosus* vivos da cepa GG reduz significativamente o número de casos de diarreia nosocomial em crianças. Além disso, a levedura *Saccharomyces boulardii* reduz o risco de diarreia associada a antibióticos, causada por *Clostridium difficile*. Os efeitos adversos são muito raros; entretanto, complicações graves vêm sendo observadas em pacientes imunossuprimidos e em pacientes com cateteres vasculares.

CAPÍTULO 10 • Fármacos antibacterianos: mecanismo de ação 81

CONCEITOS-CHAVE

- Para que um antibiótico seja útil clinicamente, ele deve apresentar **toxicidade seletiva** (i.e., deve inibir processos bacterianos de forma mais significativa que processos de células humanas).

- Existem quatro alvos principais para as drogas antibacterianas: **parede celular, ribossomos, membrana celular** e **ácidos nucleicos.** Células humanas não são afetadas por esses fármacos, uma vez que não possuem parede celular, além de apresentarem ribossomos, enzimas envolvidas no metabolismo do ácido nucleico e esteróis de membranas distintos das células bacterianas.

- Fármacos **bactericidas** matam as bactérias, ao passo que os fármacos **bacteriostáticos** inibem o crescimento das bactérias, sem, no entanto, causar a sua morte. Fármacos bacteriostáticos dependem dos fagócitos do paciente para matar os microrganismos. Se o paciente apresenta poucos neutrófilos, fármacos bactericidas devem, então, ser utilizados.

Inibição da síntese da parede celular

- **Penicilinas** e **cefalosporinas** agem inibindo **transpeptidases**, as enzimas que promovem a ligação cruzada do peptideoglicano. Transpeptidases também são referidas como **proteínas ligadoras de penicilina**. Várias bactérias de relevância médica (p. ex., *Streptococcus pneumoniae*) manifestam resistência às penicilinas, graças a mutações nos genes codificadores das proteínas ligadoras de penicilina.

- A exposição a penicilinas ativa **enzimas autolíticas** que degradam bactérias. Se essas enzimas autolíticas não estiverem ativadas (p. ex., como em algumas cepas de *Staphylococcus aureus*), a bactéria não é morta, e a cepa é dita **tolerante**.

- As penicilinas matam as bactérias quando estas estão em fase de multiplicação (i.e., durante a síntese ativa de peptideoglicano). Dessa forma, as penicilinas são **mais ativas durante a fase log** de crescimento bacteriano do que durante as fases lag ou estacionária.

- as penicilinas e cefalosporinas são **β-lactâmicos** (i.e., um **anel β-lactâmico** intacto é necessário para a sua atividade). As **β-lactamases** (p.ex., penicilinases e cefalosporinases) clivam o anel β-lactâmico e inativam o fármaco.

- **Modificações na cadeia lateral** adjacente ao anel β-lactâmico conferem a esses fármacos **novas propriedades**, como o aumento de sua atividade contra bacilos Gram-negativos, possibilidade de administração oral e proteção contra β-lactamases. Por exemplo, a penicilina original (benzilpenicilina, penicilina G) não pode ser administrada oralmente, uma vez que os ácidos do estômago causam hidrólise das ligações entre o anel β-lactâmico e a cadeia lateral. Entretanto, a ampicilina e a amoxicilina podem ser administradas oralmente por apresentarem diferenças nas cadeias laterais.

- **Hipersensibilidade** às penicilinas, especialmente **anafilaxia mediada por IgE**, ainda é uma preocupação importante.

- **Cefalosporinas** são estruturalmente similares às penicilinas: ambas apresentam o anel β-lactâmico. A primeira geração de cefalosporinas é ativa principalmente contra cocos Gram-positivos, e a segunda, terceira e quarta gerações possuem espectro de ação ampliado, agindo contra bacilos Gram-negativos.

- Os carbapenêmicos, como o imipeném, e os monobactâmicos, como o aztreonam, também são fármacos β-lactâmicos, embora sejam estruturalmente diferentes das penicilinas e cefalosporinas.

- A **vancomicina** é um **glicopeptídeo** (i.e., não apresenta anel β-lactâmico) com mecanismo de ação muito similar ao das penicilinas e cefalosporinas (i.e., **inibem transpeptidases**).

Inibição da síntese proteica

- Os **aminoglicosídeos** e as **tetraciclinas** agem na subunidade 30S do ribossomo bacteriano, ao passo que o **cloranfenicol**, a **eritromicina** e a **clindamicina** agem na subunidade 50S do ribossomo bacteriano.

- Os **aminoglicosídeos** inibem a síntese de proteínas bacterianas pela ligação à subunidade 30S ribossômica, **bloqueando o complexo de iniciação**. Dessa forma, ligações peptídicas não são formadas. A gentamicina, a tobramicina e a estreptomicina são exemplos de aminoglicosídeos.

- As **tetraciclinas** inibem a síntese de proteínas bacterianas, **bloqueando a ligação da aminoacil tRNA** na subunidade 30S do ribossomo. As tetraciclinas representam uma classe de fármacos; a doxiciclina é a tetraciclina utilizada com mais frequência.

- O **cloranfenicol** inibe a síntese proteica bacteriana por meio do **bloqueio da peptidiltransferase**, enzima que adiciona novos aminoácidos à cadeia polipeptídica nascente. Esse fármaco pode causar supressão da medula óssea.

- A **eritromicina** inibe a síntese de proteínas bacterianas, **bloqueando a liberação do tRNA** após este ter transferido seu aminoácido ao polipeptídeo crescente. A eritromicina é um membro da família dos macrolídeos, que inclui a azitromicina e a claritromicina.

- A **clindamicina** liga-se ao mesmo local ao qual a eritromicina se liga, no ribossomo bacteriano. Ela é eficaz contra muitas bactérias anaeróbias. A clindamicina é um dos antibióticos que predispõe pacientes à colite pseudomembranosa causada por *Clostridium difficile* e, por isso, é pouco utilizado.

Inibição da síntese de ácidos nucleicos

- As **sulfonamidas** e a **trimetoprima** inibem a síntese de **nucleotídeos**; as **quinolonas** inibem a síntese de **DNA**; e a **rifampicina** inibe a síntese de **RNA**.

- As **sulfonamidas** e a **trimetoprima** inibem a **síntese do ácido tetra-hidrofólico** – o principal doador de grupos metil requeridos durante a síntese de adenina, guanina e timina. As **sulfonamidas** são estruturalmente análogas do ácido *p*-aminobenzoico, um componente do ácido fólico. A **trimetoprima** inibe a **di-hidrofolato-redutase** – enzima que reduz o ácido di-hidrofólico em ácido tetra-hidrofólico. A combinação de sulfametoxazol e trimetoprima é frequentemente usada, uma vez que bactérias resistentes a uma das substâncias geralmente não são resistentes à outra.

- As **quinolonas** inibem a síntese de DNA pelo **bloqueio da DNA-girase** (topoisomerase) – a enzima que desenrola a fita de DNA para que ela seja replicada. As quinolonas representam uma fa-

82 PARTE I • Bacteriologia básica

mília de fármacos, incluindo o ciprofloxacino, o ofloxacino e o levofloxacino.

- A **rifampicina** inibe a síntese de RNA bacteriana, **bloqueando a RNA-polimerase** que sintetiza o mRNA. A rifampicina é geralmente utilizada em combinação com outros fármacos devido à **alta taxa de mutação do gene da RNA-polimerase**, que resulta em rápida aquisição de resistência ao fármaco.

Alterações na função da membrana celular

- As **polimixinas**, como a colistina, são peptídeos cíclicos positivamente carregados que rompem as membranas celulares bacterianas. Elas são ativas contra bastonetes Gram-negativos entéricos.
- A **daptomicina** é um lipopeptídeo cíclico que rompe as membranas celulares bacterianas. É ativa contra cocos Gram-positivos como *Staphylococcus* e *Enterococcus*.

Mecanismos adicionais

- A **isoniazida inibe a síntese de ácido micólico** – uma longa cadeia de ácidos graxos encontrados na parede celular de mico-bactérias. A isoniazida é um **profármaco** que requer a ação da **peroxidase bacteriana (catalase) para ser ativado**, inibindo a síntese de ácido micólico. A isoniazida é o fármaco mais importante utilizado no tratamento da tuberculose e de micobactérias atípicas.
- O **metronidazol** é **efetivo contra bactérias anaeróbias e certos protozoários**, pois **age como um depósito de elétrons**, roubando os elétrons necessários para a vida dos organismos. Além disso, esse fármaco produz formas tóxicas intermediárias, que causam danos ao DNA.

Quimioprofilaxia

- Os fármacos antimicrobianos são utilizados na prevenção de doenças infecciosas, assim como no tratamento destas. Os fármacos quimioprofiláticos são administrados em três diferentes situações: para prevenir infecções em feridas cirúrgicas, para prevenir infecções oportunistas em pacientes imunocomprometidos, e para prevenir infecções em indivíduos que foram expostos a patógenos causadores de doenças infecciosas.

TESTE SEU CONHECIMENTO

1. A cefazolina é frequentemente administrada antes de procedimentos cirúrgicos, visando à prevenção de infecções de feridas cirúrgicas. Qual das opções a seguir representa o mecanismo de ação da cefazolina?

   (A) Age como um escoadouro de elétrons.
   (B) Liga-se na subunidade 30S do ribossomo, inibindo a síntese de proteínas.
   (C) Inibe a transcrição de mRNA bacteriano.
   (D) Inibe as transpeptidases necessárias para a síntese do peptideoglicano.
   (E) Inibe a síntese de ácido fólico, requerido como doador de grupo metil.

2. Qual dos fármacos a seguir inibe a síntese de ácido nucleico bacteriano pelo bloqueio do ácido tetra-hidrofólico?

   (A) Ceftriaxona
   (B) Eritromicina
   (C) Metronidazol
   (D) Rifampicina
   (E) Trimetoprima

3. Considerando as penicilinas e os aminoglicosídeos, qual das opções a seguir é a mais acurada?

   (A) Ambos agem na parede celular.
   (B) Ambos são fármacos bactericidas.
   (C) Ambos requerem um anel β-lactâmico intacto para sua ação adequada.
   (D) Ambos devem ser administrados a crianças maiores de 8 anos, pois podem causar danos a cartilagens.
   (E) Não devem ser administrados juntos por apresentarem efeito antagônico.

4. A seguir estão listados fármacos que são utilizados em conjunto para o tratamento de certas infecções. Qual das seguintes alternativas é uma combinação em que **ambos** os fármacos agem inibindo o **mesmo** processo metabólico?

   (A) Ceftriaxona e azitromicina
   (B) Isoniazida e rifampicina
   (C) Penicilina G e gentamicina
   (D) Sulfonamida e trimetoprima

5. A respeito das penicilinas e cefalosporinas, qual das opções a seguir é a mais correta?

   (A) A clivagem do anel β-lactâmico inativará as penicilinas, mas não as cefalosporinas.
   (B) As penicilinas, ao contrário das cefalosporinas, agem inibindo a ação das transpeptidases.
   (C) Ambas são fármacos bactericidas.
   (D) Penicilinas e cefalosporinas são ativas contra cocos Gram-positivos, mas não contra bastonetes Gram-negativos.
   (E) Danos aos túbulos renais representam um importante efeito adverso causado por ambos os fármacos.

6. Considerando fármacos antimicrobianos que agem inibindo a síntese de ácido nucleico em bactérias, qual das seguintes opções é a mais correta?

   (A) O ciprofloxacino inibe a RNA-polimerase por ser um análogo de ácido nucleico.
   (B) A rifampicina inibe a síntese de RNA mensageiro.
   (C) As sulfonamidas inibem a síntese de DNA.
   (D) A trimetoprima inibe a DNA-polimerase, prevenindo o desenrolamento da fita dupla de DNA.

7. A respeito dos aminoglicosídeos e das tetraciclinas, qual das opções é a mais correta?

   (A) Ambos são bactericidas.
   (B) Ambos previnem a síntese de proteínas por meio da ligação à subunidade 30S do ribossomo.
   (C) Ambos inibem a peptidiltransferase.
   (D) Ambos devem ser acetilados pelas células humanas para que sejam ativos.
   (E) Ambos causam escurecimento dos dentes quando administrados a crianças pequenas.

CAPÍTULO 10 • Fármacos antibacterianos: mecanismo de ação   **83**

8. As próximas três questões são a respeito de efeitos adversos causados por antibióticos. Qual entre os antibióticos a seguir causa uma neurotoxicidade significativa e precisa ser administrado conjuntamente com piridoxina (vitamina B_6) para prevenir complicações neurológicas?

   (A) Amoxicilina
   (B) Ceftriaxona
   (C) Isoniazida
   (D) Rifampicina
   (E) Vancomicina

9. Dos seguintes antibióticos, qual deles causa mais fototoxicidade (exantema por exposição solar)?

   (A) Nafcilina
   (B) Ciprofloxacino
   (C) Gentamicina
   (D) Metronidazol
   (E) Sulfametoxazol

10. Dos seguintes antibióticos, qual causa a síndrome do "homem vermelho"?

    (A) Azitromicina
    (B) Doxiciclina
    (C) Gentamicina
    (D) Sulfametoxazol
    (E) Vancomicina

RESPOSTAS

(1) **(D)**
(2) **(E)**
(3) **(B)**
(4) **(D)**
(5) **(C)**
(6) **(B)**
(7) **(B)**
(8) **(C)**
(9) **(E)**
(10) **(E)**

VER TAMBÉM

- Mais **questões para autoavaliação** sobre os temas discutidos neste capítulo são encontradas na seção de Bacteriologia básica da Parte XIII: Questões para autoavaliação, a partir da página 711. Consulte também a Parte XIV: Simulado de provas e concursos, a partir da página 753.

CAPÍTULO

11

Fármacos antibacterianos: resistência

CONTEÚDO DO CAPÍTULO

Princípios de resistência a antibióticos

Bases genéticas da resistência

Resistência mediada por cromossomos

Resistência mediada por plasmídeos

Resistência mediada por transpósons

Mecanismos específicos de resistência

Bases não genéticas da resistência

Seleção de bactérias resistentes por uso excessivo e uso incorreto de antibióticos

Teste de sensibilidade aos antibióticos

Antibiograma

Concentração inibitória mínima

Concentração bactericida mínima

Atividade bactericida do soro

Produção de β-lactamase

Uso de combinações de antibióticos

Conceitos-chave

Teste seu conhecimento

Ver também

PRINCÍPIOS DE RESISTÊNCIA A ANTIBIÓTICOS

Há quatro mecanismos principais que medeiam a resistência das bactérias aos fármacos (Tab. 11-1). (1) As bactérias produzem enzimas que **inativam o fármaco** (p. ex., as β-lactamases podem inativar penicilinas e cefalosporinas pela clivagem do anel β-lactâmico do fármaco). (2) As bactérias **sintetizam alvos modificados**, contra os quais os fármacos não têm efeito (p. ex., uma proteína mutante na subunidade ribossômica 30S pode resultar em resistência à estreptomicina, assim como um rRNA 23S metilado pode resultar em resistência à eritromicina). (3) As bactérias **reduzem sua permeabilidade** ao fármaco, de modo que uma concentração intracelular efetiva do fármaco não é obtida (p. ex., modificações nas porinas podem reduzir a quantidade de penicilina que penetra na bactéria). (4) As bactérias **exportam fármacos ativamente** por meio do uso de "bombas de resistência a múltiplos fármacos" (bomba MDR, ou bomba de "efluxo"). A bomba MDR importa prótons e, em uma reação do tipo permutação, exporta uma variedade de moléculas exógenas, incluindo certos antibióticos, como as tetraciclinas.

Grande parte da resistência ao fármaco deve-se a uma modificação genética do organismo, tanto a uma **mutação** cromossômica quanto à aquisição de um **plasmídeo** ou **transpóson**. Alterações não genéticas, como bactérias em abcessos que são mais difíceis de

TABELA 11-1 Mecanismos de resistência a fármacos

Mecanismo	Exemplo importante	Fármacos comumente afetados
Inativação do fármaco	Clivagem pela β-lactamase	Fármacos β-lactâmicos, como penicilinas e cefalosporinas
Modificação do alvo do fármaco nas bactérias	1. Mutação nas proteínas de ligação à penicilina	Penicilinas
	2. Mutação na proteína da subunidade ribossômica 30S	Aminoglicosídeos, como a estreptomicina
	3. Substituição da alanina por lactato no peptideoglicano	Vancomicina
	4. Mutação na DNA-girase	Quinolonas
	5. Mutação na RNA-polimerase	Rifampicina
	6. Mutação na catalase-peroxidase	Isoniazida
Redução na permeabilidade ao fármaco	Mutação nas proteínas porinas	Penicilinas, aminoglicosídeos e outros
Exportação do fármaco pelas bactérias	Bomba de resistência a múltiplos fármacos	Tetraciclinas, sulfonamidas, quinolonas

serem tratadas com antibióticos, serão discutidas mais adiante neste capítulo.

O termo **alto nível** de resistência é utilizado para os casos em que a resistência ao antimicrobiano não pode ser superada pelo aumento da dose do fármaco. Nesses casos, um antibiótico, geralmente de uma classe diferente, é utilizado. A resistência mediada por enzimas, como as β-lactamases, frequentemente resulta em altos níveis de resistência, uma vez que todo o fármaco é destruído pela bactéria. O termo **baixo nível** de resistência é utilizado quando a resistência pode ser superada pelo aumento da dose do antibiótico. A resistência mediada por mutações no gene codificador do alvo do fármaco é, muitas vezes, associada com baixo nível de resistência, uma vez que o fármaco ainda pode se ligar ao alvo, embora com intensidade reduzida.

Ilustrando o uso desses termos, cepas de *Neisseria gonorrhoeae* que produzem penicilinases não podem ser tratadas de forma bem-sucedida com penicilina G. Elas exibem um alto nível de resistência e, nesses casos, um fármaco diferente, como ceftriaxona, deve ser usado. Entretanto, amostras de *N. gonorrhoeae* que sintetizam proteínas-alvo de penicilina com certas alterações estruturais podem ser tratadas com altas doses de penicilina.

Há uma probabilidade significativamente aumentada de infecções hospitalares serem causadas por organismos resistentes a antibióticos, quando comparadas às infecções adquiridas na comunidade. Esse fato é especialmente verdadeiro no caso de infecções hospitalares causadas por *Staphylococcus aureus* e bacilos entéricos Gram-negativos, como *Escherichia coli* e *Pseudomonas aeruginosa*. Os organismos resistentes a antibióticos são comuns em ambientes hospitalares, uma vez que a ampla utilização de antibióticos em hospitais promove a seleção desses organismos. Além disso, as cepas hospitalares são frequentemente resistentes a múltiplos antibióticos. Essa resistência geralmente decorre da aquisição de plasmídeos carreando vários genes que codificam as enzimas mediadoras da resistência.

A Tabela 11-2 descreve determinadas bactérias de relevância médica e os principais fármacos aos quais são resistentes. Observa-se que, embora essas bactérias sejam também resistentes a outros fármacos, para simplificar, apenas os fármacos mais característicos estão listados. Algumas cepas das bactérias listadas na Tabela 11-2 são altamente resistentes a múltiplos antibióticos, denominadas *S. aureus* resistentes à meticilina (MRSA; ver Cap. 15), *Enterococcus faecium* resistentes à vancomicina (VRE; ver Cap. 15), *Streptococcus pneumoniae* resistentes a múltiplos fármacos (MDR-SP; ver Cap. 15), *P. aeruginosa* (ver Cap. 18) e *Mycobacterium tuberculosis* resistentes a múltiplos fármacos (MDR-MTB; ver Cap. 21).

BASES GENÉTICAS DA RESISTÊNCIA

Resistência mediada por cromossomos

A resistência cromossômica deve-se a uma mutação no gene que codifica o alvo do fármaco ou o sistema de transporte que controla a captação do fármaco. A frequência de mutações espontâneas geralmente varia de 10^{-7} a 10^{-9}, valores muito inferiores à frequência de aquisição de plasmídeos de resistência. Desse modo, a resistência cromossômica representa um problema clínico menor do que a resistência mediada por plasmídeos.

O tratamento de certas infecções com dois ou mais fármacos se baseia no seguinte princípio: se a frequência com que uma bactéria

TABELA 11-2   Bactérias de relevância médica que exibem significativa resistência a fármacos

Tipo de bactérias	Resistência a fármacos clinicamente significativa
Cocos Gram-positivos	
Staphylococcus aureus	Penicilina G, meticilina/nafcilina
Streptococcus pneumoniae	Penicilina G
Enterococcus faecalis, E. faecium	Penicilina G, aminoglicosídeos, vancomicina
Cocos Gram-negativos	
Neisseria gonorrhoeae	Penicilina G, fluoroquinolonas
Bacilos Gram-positivos	
Nenhuma	
Bacilos Gram-negativos	
Haemophilus influenzae	Ampicilina
Pseudomonas aeruginosa	β-lactâmicos,[1] aminoglicosídeos
Enterobacteriaceae[2]	β-lactâmicos,[1] aminoglicosídeos
Acinetobacter baumannii[3]	β-lactâmicos,[1] aminoglicosídeos
Micobactérias	
Mycobacterium tuberculosis[4]	Isoniazida, rifampicina
M. avium-intracellulare	Isoniazida, rifampicina e muitos outros

[1]β-lactâmicos são as penicilinas e as cefalosporinas.
[2]A família *Enterobacteriaceae* inclui bactérias como *Escherichia coli*, *Enterobacter cloacae, Klebsiella pneumoniae* e *Serratia marcescens*. Muitas cepas produzem β-lactamases de amplo espectro (ESBLs, *extended-spectrum β-lactamases*).
[3]*Acinetobacter* é resistente a vários antibióticos, incluindo carbapenêmicos, como o imipeném.
[4]Algumas cepas de *M. tuberculosis* são resistentes a mais de dois fármacos.

sofre mutações e se torna resistente ao antibiótico A é de 10^{-7} (1 em 10 milhões) e a frequência com que a mesma bactéria sofre mutações para se tornar resistente ao antibiótico B é de 10^{-8} (1 em 100 milhões), então a chance de a bactéria se tornar resistente a ambos os antibióticos (assumindo-se que estes agem por mecanismos distintos) é a soma das duas probabilidades, ou de 10^{-15}. Assim, é altamente improvável que a bactéria se torne resistente a *ambos* os antibióticos. Dito de outra maneira, embora um organismo possa se tornar resistente a um antibiótico, é provável que seja tratado de maneira eficaz pelo outro antibiótico.

Resistência mediada por plasmídeos

Do ponto de vista clínico, a resistência mediada por plasmídeos exibe grande importância por três razões:

(1) Ocorre em várias espécies diferentes, especialmente em bacilos Gram-negativos.

(2) Os plasmídeos frequentemente medeiam a resistência a múltiplos fármacos.

(3) Os plasmídeos exibem uma alta taxa de transferência de uma célula a outra, geralmente por conjugação.

Plasmídeos de resistência (fatores de resistência, fatores R) são moléculas de DNA de fita dupla extracromossômicos e circulares que carreiam os genes de uma variedade de enzimas capazes de degradar antibióticos e modificar os sistemas de transporte de membrana (Fig. 11-1). A Tabela 11-3 descreve os principais mecanismos de resistência a vários fármacos importantes.

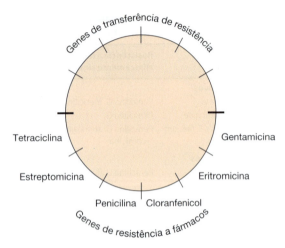

FIGURA 11-1 Plasmídeo de resistência (Plasmídeo R, fator R). A maioria dos plasmídeos de resistência possui dois conjuntos de genes: (1) genes de resistência que codificam o *pilus* sexual e outras proteínas mediadoras de transferência do DNA plasmidial durante a conjugação; e (2) genes de resistência a fármacos que codificam as proteínas mediadoras da resistência a fármacos. A metade inferior da figura ilustra, da esquerda para a direita, os genes que codificam a resistência a tetraciclina, estreptomicina, penicilina (β-lactamase), cloranfenicol, eritromicina e gentamicina.

Os fatores R podem carrear um gene de resistência a antibióticos ou podem carrear dois ou mais desses genes. A implicação médica de um plasmídeo carrear mais de um gene de resistência é dupla: primeiro, e mais óbvio, é o fato de uma bactéria contendo aquele plasmídeo poder ser resistente a mais de uma classe de antibióticos (p. ex., penicilinas e aminoglicosídeos), e, segundo, o uso de um antibiótico que seleciona um organismo resistente a outro antibiótico selecionará um organismo resistente a todos os antibióticos cujos genes de resistência sejam carreados pelo plasmídeo. Por exemplo, se um organismo possui o plasmídeo R ilustrado na Figura 11-1, o uso de penicilina selecionará um organismo resistente não somente à penicilina, mas também a tetraciclinas, aminoglicosídeos (como estreptomicina e gentamicina), cloranfenicol e eritromicina.

Além da produção de resistência a fármacos, os fatores R apresentam duas propriedades muito importantes: (1) podem replicar-se independentemente do cromossomo bacteriano; assim, uma célula pode conter várias cópias; e (2) podem ser transferidos não somente a células da mesma espécie, mas também a outras espécies e gêneros. Observa-se que essa transferência por conjugação encontra-se sob o controle dos genes do plasmídeo R e não do plasmídeo F (fertilidade), o qual controla a transferência do cromossomo bacteriano (ver Cap. 4).

Os fatores R são encontrados em duas amplas categorias quanto ao tamanho: plasmídeos grandes, com peso molecular de aproximadamente 60 milhões, e plasmídeos pequenos, com peso molecular de cerca de 10 milhões*. Os plasmídeos grandes correspondem a fatores R conjugativos, os quais contêm o DNA adicional para codificar o processo de conjugação. Os fatores R pequenos não são conjugativos e contêm apenas os genes de resistência.

Além de conferir resistência a antibióticos, os fatores R transmitem duas outras características: (1) resistência a íons metálicos (p. ex., codificam uma enzima que reduz íons mercúricos a mercúrio elementar); e (2) resistência a certos vírus bacterianos por codificarem endonucleases de restrição que degradam o DNA de bacteriófagos infectantes.

Resistência mediada por transpósons

Os **transpósons** são genes transferidos no interior do DNA ou entre grandes segmentos deste, como o cromossomo bacteriano e os plasmídeos. Um típico transpóson de resistência a fármacos é composto por três genes flanqueados em ambos os lados por sequências de DNA mais curtas, geralmente uma série de bases repetidas invertidas que medeiam a inteiração do transpóson com o DNA maior (ver Fig. 2-7). Os três genes codificam (1) a transposase, enzima que catalisa a excisão e reintegração do transpóson; (2) um repressor que regula a síntese de transposase; e (3) o gene de resistência ao fármaco.

MECANISMOS ESPECÍFICOS DE RESISTÊNCIA

Penicilinas e cefalosporinas – Existem vários mecanismos de resistência a esses fármacos. A clivagem mediada por **β-lactamases** (penicilinases e cefalosporinases) é de longe o mecanismo mais importante (ver Fig. 10-3). As β-lactamases produzidas por vários organismos apresentam diferentes propriedades. Por exemplo, a penicilinase estafilocócica é induzível pela penicilina e é secretada para fora da bactéria. Por outro lado, algumas β-lactamases produzidas por diversos bastonetes Gram-negativos são produzidas constitutivamente, ficam localizadas no espaço periplasmático próximo ao peptideoglicano e não são secretadas para fora da bactéria.

As β-lactamases produzidas por vários bacilos Gram-negativos exibem especificidades distintas; algumas são mais ativas contra cefalosporinas, outras, contra penicilinas. O ácido clavulânico, o tazobactam, o sulbactam e o avibactam são análogos da penicilina que se ligam fortemente às β-lactamases e as inativam. As combinações desses inibidores e penicilinas (p. ex., ácido clavulânico com amoxicilina e piperacilina com tazobactam) podem superar a resistência mediada por muitas, mas não todas, as β-lactamases.

As **β-lactamases de amplo espectro** (ESBLs) inativam as cefalosporinas de amplo espectro (cefalosporinas de segunda e terceira geração), como a ceftriaxona, cefotaxima e ceftazidima, bem como penicilinas e cefalosporinas de primeira geração. Elas são produzidas por várias bactérias entéricas, principalmente *E. coli*, *Klebsiella*,

TABELA 11-3 Mecanismos de resistência mediada por fator R

Fármaco	Mecanismo de resistência
Penicilinas e cefalosporinas	Clivagem de β-lactamase de anel β-lactâmico
Aminoglicosídeos	Modificação por acetilação, adenililação ou fosforilação
Cloranfenicol	Modificação por acetilação
Eritromicina	Mudança no receptor por metilação do rRNA
Tetraciclina	Captação reduzida ou transporte aumentado
Sulfonamidas	Saída ativa da célula e afinidade reduzida da enzima

---
*N. de R.T. Em ambos os casos, o peso molecular é expresso em dáltons (D): 6.000 KDa e 1.000 KDa, respectivamente.

Enterobacter e *Proteus*. ESBLs conferem às bactérias resistência a todas as penicilinas, cefalosporinas e monobactâmicos, como aztreonam. Os carbapenêmicos, como o imipeném, são os fármacos de escolha para o tratamento de infecções causadas por bactérias produtoras de ESBLs. No entanto, algumas bactérias produtoras de ESBL adquiriram resistência aos carbapenêmicos (via carbapenemases, ver adiante) e podem ser tratadas apenas com colistina, um antibiótico polipeptídico que não possui um anel β-lactâmico.

Em 2009, uma nova cepa altamente resistente de *Klebsiella* foi isolada na Índia, carreando um plasmídeo que codificava a **Nova Délhi metalo-β-lactamase 1** (NDM-1). Esse plasmídeo confere resistência de alto nível a muitos antibióticos, incluindo carbapenêmicos, e se disseminou de *Klebsiella* para outros membros de *Enterobacteriaceae*. Enterobactérias resistentes carreando NDM-1 têm surgido em vários países, incluindo os Estados Unidos.

A resistência às penicilinas também é causada por alterações nas **proteínas de ligação às penicilinas (PBPs)** presentes na membrana celular bacteriana. Estas modificações são responsáveis tanto pelos baixos quanto pelos altos níveis de resistência à penicilina G apresentados pelo *S. pneumoniae*, e também pela resistência do *S. aureus* à nafcilina e a outras penicilinas resistentes à β-lactamase. A resistência de MRSA a quase todos os β-lactâmicos é atribuída à presença de proteínas de ligação à penicilina (do tipo 2a, encontrado particularmente em MRSA). A relativa resistência de *Enterococcus faecalis* às penicilinas pode ocorrer em virtude de proteínas de ligação à penicilina modificadas.

A resistência à penicilina também é causada pela **baixa permeabilidade** do medicamento. Por exemplo, a resistência em baixo nível de *N. gonorrhoeae* à penicilina é atribuída à baixa permeabilidade do fármaco. A resistência em alto nível decorre da presença de um plasmídeo codificador de penicilinase.

Alguns isolados de *S. aureus* demonstram, ainda, outra forma de resistência, denominada **tolerância**, em que o crescimento do organismo é inibido pela penicilina, mas o organismo não é morto. Atribui-se esse fato a uma falha na ativação das enzimas autolíticas, mureínas hidrolases, que degradam o peptideoglicano.

Carbapenêmicos – A resistência aos carbapenêmicos, como o imipeném, é causada por carbapenemases que degradam o anel β-lactâmico. Essa enzima confere ao organismo resistência às penicilinas e às cefalosporinas. Carbapenemases são produzidas por muitos bacilos Gram-negativos, especialmente por *Klebsiella*, *Escherichia* e *Pseudomonas*. Amostras de *Klebsiella pneumoniae* resistente a carbapenêmicos representam uma causa importante de infecções hospitalares, sendo resistentes a todos os antibióticos conhecidos.

Vancomicina – A resistência à vancomicina é causada por uma modificação do componente peptídico do peptideoglicano de D-alanil-D-alanina, que corresponde ao local normal de ligação da vancomicina, para d-alanina-d-lactato, ao qual o fármaco não se liga. Dos quatro *loci* gênicos mediadores da resistência à vancomicina, VanA é o mais importante. É carreado por um transpóson em um plasmídeo e confere resistência em alto nível contra a vancomicina e a teicoplanina. (A teicoplanina é utilizada na Europa; entretanto, seu uso não foi aprovado nos Estados Unidos.) O *locus* VanA codifica as enzimas que sintetizam D-alanina-D-lactato, assim como várias proteínas reguladoras.

Cepas de enterococos resistentes à vancomicina (VRE) foram obtidas de amostras clínicas. Raros isolados de *S. aureus* exibindo resistência à vancomicina também foram obtidos de espécimes de pacientes. Raros isolados de *S. pneumoniae* exibindo tolerância à vancomicina foram também recuperados.

Aminoglicosídeos – A resistência a aminoglicosídeos ocorre por três mecanismos: (1) modificação de fármacos por enzimas de fosforilação, adenililação e acetilação (o mecanismo mais importante) codificadas por plasmídeo; (2) mutação cromossômica (p. ex., uma mutação no gene codificador da proteína-alvo na subunidade 30S do ribossomo bacteriano); e (3) diminuição da permeabilidade da bactéria ao fármaco.

Tetraciclinas – A resistência às tetraciclinas resulta da incapacidade de o fármaco atingir uma concentração inibitória no interior das bactérias. Isso decorre de processos codificados por plasmídeos, que reduzem a captação do fármaco ou **aumentam seu transporte** para fora da célula.

Cloranfenicol – A resistência ao cloranfenicol decorre da presença de acetiltransferases codificadas por plasmídeos. As acetiltransferases acetilam o fármaco, inativando-o.

Eritromicina – A resistência à eritromicina é devida, principalmente, a uma enzima codificada por plasmídeo que metila o rRNA 23 S e, dessa forma, bloqueia a ligação do fármaco a seu alvo. Uma bomba de efluxo, que reduz a concentração da eritromicina no interior da bactéria, causa resistência em baixo nível ao fármaco. Uma esterase produzida por bacilos entéricos Gram-negativos cliva o anel macrolídeo, inativando o fármaco.

Sulfonamidas – A resistência às sulfonamidas ocorre principalmente por dois mecanismos: (1) a presença de um plasmídeo codificador de um sistema de *transporte ativo* do fármaco para fora da célula; e (2) uma mutação cromossômica que modifica o gene codificador da enzima-alvo di-hidropteroato-sintase, reduzindo a afinidade do fármaco pelo alvo.

Trimetoprima – A resistência à trimetoprima ocorre principalmente devido a mutações no gene cromossômico que codifica o di-hidrofolato-redutase, a enzima que reduz di-hidrofolato a tetra-hidrofolato.

Quinolonas – A resistência às quinolonas deve-se principalmente a mutações cromossômicas que modificam a DNA-girase bacteriana.

Rifampicina – A resistência à rifampicina deve-se a uma mutação cromossômica no gene que codifica a RNA-polimerase bacteriana, resultando em uma ligação ineficaz do fármaco. Porque a resistência ocorre em altas frequências (10^{-5}), a rifampicina não é prescrita como o único fármaco no *tratamento* de infecções. Ela é utilizada para a *prevenção de certas infecções* porque é administrada por apenas um curto período de tempo (ver Tab. 10-8).

Isoniazida – A resistência de *M. tuberculosis* à isoniazida deve-se a mutações no gene da catalase-peroxidase do organismo. A atividade da enzima catalase ou peroxidase é necessária para sintetizar o metabólito da isoniazida, o qual inibe de fato o crescimento da bactéria.

Etambutol – A resistência de *M. tuberculosis* ao etambutol é decorrente de mutações no gene codificador da arabinosil transferase, a enzima que sintetiza arabinogalactano na parede celular do organismo.

Pirazinamida – A resistência de *M. tuberculosis* à pirazinamida (PZA) deve-se a mutações no gene que codifica a amidase bacteriana, a enzima que converte PZA à forma ativa do fármaco, o ácido pirazinoico.

BASES NÃO GENÉTICAS DA RESISTÊNCIA

Existem várias razões não genéticas para a impossibilidade de os fármacos inibirem o crescimento de bactérias:

(1) As bactérias podem ser isoladas no interior de uma cavidade de um abscesso, na qual o fármaco não é capaz de penetrar efetivamente. A drenagem cirúrgica é, portanto, necessária como adjunto à quimioterapia.

(2) As bactérias podem encontrar-se em estado letárgico (i.e., sem crescimento), sendo, portanto, insensíveis aos inibidores de parede celular, como penicilinas e cefalosporinas. De modo similar, *M. tuberculosis* pode ficar dormente nos tecidos por vários anos, permanecendo insensível aos fármacos durante esse período. Se houver diminuição nas defesas do hospedeiro, as bactérias começam a se multiplicar e tornam-se novamente suscetíveis aos fármacos, indicando que não ocorreram modificações genéticas.

(3) Em determinadas circunstâncias, organismos que seriam geralmente mortos pela penicilina podem perder sua parede celular, sobrevivendo como **protoplastos**, insensíveis a fármacos ativos contra a parede celular. Posteriormente, se esses organismos sintetizarem sua parede celular, tornam-se totalmente suscetíveis a esses fármacos.

(4) A presença de corpos estranhos torna mais difícil o tratamento antibiótico bem-sucedido. Isso aplica-se a corpos estranhos, como implantes cirúrgicos e cateteres, bem como a materiais que penetram no corpo por ocasião de ferimentos penetrantes, como farpas e estilhaços.

(5) Várias circunstâncias podem dar a impressão de que os organismos são resistentes (p. ex., a administração de fármaco incorreto ou da dosagem incorreta, ou incapacidade de o fármaco atingir o local apropriado do corpo). (Um bom exemplo desta última corresponde à pequena penetração de várias cefalosporinas das primeiras gerações no líquido cerebrospinal.) A falha do paciente em relação ao uso do fármaco (não adesão ao tratamento) é um exemplo de outra circunstância.

SELEÇÃO DE BACTÉRIAS RESISTENTES POR USO EXCESSIVO E USO INCORRETO DE ANTIBIÓTICOS

Graves surtos de doenças causadas por bacilos Gram-negativos resistentes a múltiplos antibióticos ocorreram em vários países em desenvolvimento. Na América do Norte, muitas infecções hospitalares são causadas por organismos exibindo resistência múltipla. Três aspectos principais do uso excessivo e incorreto de antibióticos aumentam a probabilidade da ocorrência desses problemas por intensificarem a seleção de mutantes resistentes:

(1) Alguns médicos utilizam múltiplos antibióticos quando apenas um seria suficiente, prescrevem a terapia antibiótica por um período desnecessariamente longo, utilizam antibióticos em infecções autolimitadas em que antibióticos não são necessários e fazem uso excessivo de antibióticos na profilaxia pré e pós-operatória.

(2) Em muitos países, os antibióticos são vendidos sem receita médica ao público em geral; essa prática encoraja o uso indevido e indiscriminado dos fármacos.

(3) Os antibióticos são empregados em rações animais para prevenir infecções e promover o crescimento. Isso seleciona organismos resistentes nos animais e pode contribuir para o pool de organismos resistentes em seres humanos.

TESTE DE SENSIBILIDADE AOS ANTIBIÓTICOS

Antibiograma

Antibiograma é o termo utilizado para se descrever os resultados dos testes de suscetibilidade a antibióticos realizados a partir de bactérias isoladas de pacientes. Esses resultados representam o fator mais importante na determinação da escolha do antibiótico com o qual o paciente será tratado. Outros fatores, como a função renal do paciente e o perfil de hipersensibilidade, também devem ser considerados na escolha do antibiótico.

Existem dois tipos de testes usados para se determinar o antibiograma: (1) o teste de diluição em tubo que determina a concentração inibitória mínima e (2) o teste de disco-difusão (Kirby-Bauer) que determina o diâmetro da zona de inibição (ver a discussão a seguir e Figs. 11-2 e 11-3).

Concentração inibitória mínima

Em muitas infecções, os resultados dos testes de sensibilidade são importantes para a escolha do antibiótico. Esses resultados são comumente relatados como **concentração inibitória mínima (CIM)**, sendo definida como a menor concentração do fármaco capaz de inibir o crescimento do organismo. A CIM é determinada por meio de inoculação do organismo, isolado a partir do paciente, em uma série de tubos ou frascos contendo diluições do fármaco na base dois (Fig. 11-2). Após incubação a 35°C por 18 horas, a menor concentração do fármaco que impede o crescimento visível do organismo corresponde à CIM. Isso fornece ao médico uma concentração precisa do fármaco, orientando na escolha tanto do fármaco quanto da dosagem a ser usada.

Um segundo método para determinar a sensibilidade ao antibiótico consiste no método de difusão em disco, em que discos impregnados com antibióticos variados são posicionados na superfície de uma placa de meio sólido que foi inoculada com o organismo isolado do paciente (Fig. 11-3). Após a incubação a 35°C por 18 horas, período em que o antibiótico se difunde a partir do disco, determina-se o diâmetro da zona de inibição. O tamanho da zona de inibição é comparado com padrões, a fim de determinar a sensibilidade do organismo ao fármaco.

Concentração bactericida mínima

Em determinadas infecções, como endocardite, é importante conhecer a concentração do fármaco que de fato mata o organismo, em vez da concentração que simplesmente inibe seu crescimento. Essa concentração, denominada **concentração bactericida mínima (CBM)**, é determinada coletando-se uma pequena amostra (0,01 ou 0,1 mL) dos tubos utilizados para o ensaio de CIM, semeando-os sobre a superfície de uma placa de ágar-sangue desprovida de fármaco (Fig. 11-2). Quaisquer organismos que forem inibidos, mas não mortos, agora têm a possibilidade de crescer, uma vez que o fármaco foi diluído significativamente. Após a incubação a 35°C por 48 horas, a menor concentração que reduziu o número de colônias em 99,9%, comparando-se ao controle desprovido do fármaco, corresponde à CBM. Os fármacos bactericidas geralmente exibem CBM igual ou muito similar à CIM, ao passo que os fármacos bacteriostáticos "em geral" apresentam CBM significativamente superior à CIM.

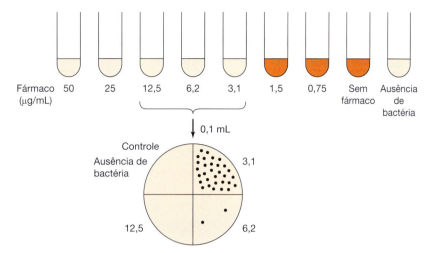

FIGURA 11-2 Determinação da concentração inibitória mínima (CIM) e da concentração bactericida mínima (CBM). **Parte superior:** O organismo obtido do paciente é colocado em tubos contendo quantidades decrescentes do antibiótico. Após a incubação a 37°C por uma noite, o crescimento das bactérias é observado visualmente. A menor concentração de fármaco capaz de inibir o crescimento (i.e., 3,1 μg/mL) corresponde à CIM. Contudo, neste momento, não se sabe se as bactérias foram mortas ou se o fármaco apenas inibiu seu crescimento. **Parte inferior:** Para determinar se a concentração do fármaco é bactericida (i.e., para determinar sua CBM), uma alíquota (0,1 mL) dos tubos é inoculada em uma placa de meio sólido que não contenha qualquer fármaco. A concentração do fármaco que inibe pelo menos 99,9% das colônias bacterianas (i.e., 6,2 μg/mL) corresponde à CBM.

Atividade bactericida do soro

No tratamento da endocardite, pode ser útil a determinação da efetividade do fármaco, avaliando-se a capacidade de o fármaco presente no soro do paciente matar o organismo. Esse teste, denominado **atividade bactericida do soro**, é executado de maneira similar à determinação da CBM, exceto pelo fato de que o teste utiliza uma amostra de soro do paciente, em vez de uma solução padrão de fármaco. Após um inóculo-padrão do organismo ter sido adicionado e a mistura ter sido incubada a 35°C por 18 horas, uma pequena amostra é subcultivada em placas de ágar-sangue, determinando-se a diluição do soro capaz de matar 99,9% dos organismos. Experimentos clínicos demonstraram que um pico[1] de atividade bactericida do soro de 1:8 ou 1:16 é adequado para uma terapia bem-sucedida da endocardite.

Produção de β-lactamase

Em infecções graves causadas por determinados microrganismos, como *S. aureus* e *Haemophilus influenzae*, é importante saber, o mais breve possível, se o organismo isolado do paciente está produzindo β-lactamase. Com esse propósito, ensaios rápidos para detectar a enzima podem ser utilizados para obter uma resposta em poucos minutos, ao contrário de um teste CIM ou teste de difusão em disco, que demandam 18 horas.

Um procedimento geralmente utilizado consiste no método do β lactâmico cromogênico, em que um fármaco β lactâmico colorido é adicionado a uma suspensão dos organismos. Se houver produção de β-lactamase, a hidrólise do anel β-lactâmico provoca alteração na cor do fármaco em 2 a 10 minutos. Discos impregnados com β-lactâmico cromogênico também podem ser utilizados.

USO DE COMBINAÇÕES DE ANTIBIÓTICOS

Na maioria dos casos, o agente antimicrobiano mais adequado deve ser selecionado para o uso, uma vez que minimiza os efeitos

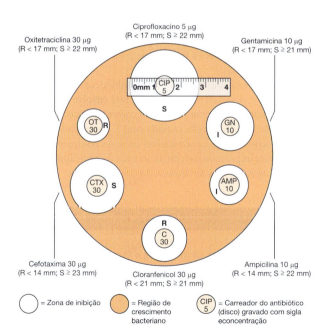

FIGURA 11-3 Teste de sensibilidade aos antibióticos. Uma zona de inibição circunda vários discos contendo antibiótico. Uma zona exibindo determinado diâmetro, ou superior, indica que o organismo é sensível. Alguns organismos resistentes crescerão próximos ao disco. R, resistente; I, intermediário; S, sensível. (Reproduzida, com permissão, de Cowan MK e Talero KP. *Microbiology: A Systems Approach.* 2nd ed. New York, NY: McGraw-Hill; 2009.)

---

[1] Uma variável nesse teste é se o soro é extraído logo depois da administração do fármaco (na "concentração de pico") ou logo antes da próxima dose (no "vale"). Outra variável é o tamanho do inóculo.

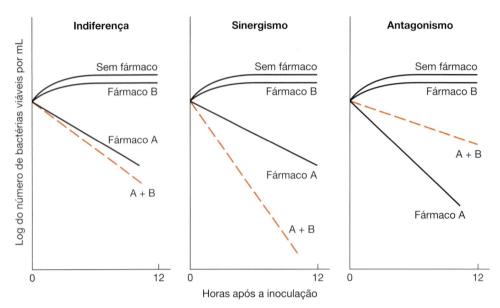

FIGURA 11-4 Interação medicamentosa. As linhas contínuas representam a resposta das bactérias ao fármaco A isoladamente, fármaco B isoladamente, ou nenhum fármaco. As linhas pontilhadas representam a resposta à combinação dos fármacos A e B.

colaterais. No entanto, existem várias circunstâncias em que dois ou mais fármacos são frequentemente administrados:

(1) Para tratar infecções graves antes que a identidade do organismo seja conhecida.
(2) Para obter um efeito inibidor sinergístico contra certos organismos.
(3) Para prevenir a emergência de organismos resistentes. (Se as bactérias tornarem-se resistentes a um dos fármacos, o segundo fármaco promoverá sua morte, impedindo, assim, o surgimento de cepas resistentes.)

Dois fármacos podem interagir de uma entre várias formas possíveis (Fig. 11-4). Normalmente, os fármacos são indiferentes entre si (i.e., são somente aditivos). Algumas vezes, ocorre uma interação **sinergística**, em que o efeito dos dois fármacos em conjunto é significativamente maior que a soma dos efeitos dos dois fármacos agindo separadamente. Raramente, o efeito dos dois fármacos é **antagonista**, em que o resultado corresponde a uma atividade significativamente menor que a soma das atividades dos dois fármacos separadamente.

Um efeito sinergístico pode resultar de uma série de mecanismos. Por exemplo, a combinação de uma penicilina e um aminoglicosídeo, como a gentamicina, exibe ação sinergística contra enterococos (*E. faecalis*), uma vez que a penicilina causa danos suficientes à parede celular, de modo a intensificar a entrada do aminoglicosídeo. Quando administrados separadamente, nenhum dos fármacos é eficaz. Um segundo exemplo corresponde à combinação de uma sulfonamida com trimetoprima. Nessa situação, os dois fármacos atuam sobre a mesma via metabólica, de modo que, se um dos fármacos não inibe suficientemente a síntese de ácido fólico, o segundo fármaco confere a inibição efetiva ao bloquear uma etapa subsequente da via.

Embora o antagonismo entre dois antibióticos seja incomum, um exemplo é clinicamente importante. Este envolve o uso de penicilina G combinada com o fármaco bacteriostático tetraciclina no tratamento de meningite causada pelo *S. pneumoniae*. O antagonismo ocorre porque a tetraciclina inibe o crescimento do microrganismo, impedindo o efeito bactericida da penicilina G, a qual provoca a morte apenas de organismos em crescimento.

CONCEITOS-CHAVE

- Os quatro principais mecanismos de resistência a antibióticos são (1) a **degradação enzimática** do fármaco, (2) a **modificação do alvo do fármaco**, (3) a **permeabilidade reduzida** do fármaco e (4) a **exportação ativa** do fármaco.
- Na maior parte das vezes, a resistência aos fármacos resulta de uma alteração genética no organismo, causada por uma mutação cromossômica ou pela aquisição de um plasmídeo ou transpóson.

Bases genéticas da resistência
- As **mutações cromossômicas** em geral **modificam o alvo do fármaco**, de modo que o fármaco não se liga mais a este, ou **modificam a membrana**, de modo que o fármaco não é capaz de penetrar adequadamente na célula. As mutações cromossômicas ocorrem com baixa frequência (talvez 1 em 10 milhões de organismos) e, frequentemente, afetam um fármaco ou uma família de fármacos.
- Os **plasmídeos causam resistência a fármacos pela codificação de enzimas** que os degradam ou modificam. A resistência mediada por plasmídeo ocorre em **frequência maior** que as mutações cromossômicas, em geral afetando **múltiplos fármacos** ou famílias de fármacos.
- **Plasmídeos de resistência** (plasmídeos R, fatores R), em geral, carreiam dois conjuntos de genes. Um conjunto codifica as en-

CAPÍTULO 11 • Fármacos antibacterianos: resistência **91**

zimas que degradam ou modificam os fármacos, ao passo que o outro codifica as proteínas que **medeiam a conjugação**, o principal processo pelo qual os genes de resistência são transferidos de uma bactéria para a outra.

- Os **transpósons** são pequenos segmentos de DNA que **se deslocam de um local a outro do cromossomo bacteriano** ou a partir do cromossomo bacteriano para o DNA plasmidial. **Transpósons frequentemente carreiam genes de resistência a fármacos.** Muitos plasmídeos R carreiam um ou mais transpósons.

Mecanismos específicos de resistência

- A **resistência a penicilinas e cefalosporinas** é mediada por três mecanismos principais: (1) degradação por β-lactamases, (2) mutações nos genes das proteínas de ligação à penicilina e (3) permeabilidade reduzida. **A degradação por β-lactamases é o mais importante.**

- A resistência à vancomicina é causada por uma modificação na parte d-alanil-d-alanina do peptídeo presente no peptideoglicano, resultando na impossibilidade de ligação da vancomicina.

- A resistência a aminoglicosídeos é mediada por três mecanismos principais: (1) modificação do fármaco por **enzimas de fosforilação, adenililação e acetilação**; (2) mutações nos genes codificadores de uma das proteínas ribossomais 30S; e (3) redução da permeabilidade.

- A resistência a **tetraciclinas** é frequentemente causada pela permeabilidade reduzida ou pela **exportação ativa** do fármaco pela bactéria.

- A resistência a eritromicinas é causada principalmente por uma enzima codificada por plasmídeos, a qual promove a **metilação do RNA ribossômico 23S**, bloqueando a ligação do fármaco.

- A resistência a sulfonamidas deve-se principalmente a enzimas codificadas por plasmídeo que exportam ativamente o fármaco a partir da bactéria.

- A resistência a quinolonas é causada principalmente por **mutações** no gene codificador da DNA-girase bacteriana.

- A resistência à rifampicina é causada principalmente por **mutações** no gene codificador da RNA-polimerase bacteriana.

- A resistência à isoniazida deve-se principalmente à **perda da peroxidase (catalase) bacteriana** que ativa a isoniazida ao metabólito que inibe a síntese de ácido micólico.

Bases não genéticas da resistência

- As razões não genéticas pelas quais bactérias não são inibidas por antibióticos estão no fato de os fármacos não atingirem bactérias localizadas no centro de um abscesso, e de certos fármacos, como penicilinas, não afetarem bactérias que não se encontram em crescimento. Além disso, a presença de corpos estranhos torna mais difícil o tratamento antibiótico bem-sucedido.

Testando a sensibilidade aos antibióticos

- A **concentração inibitória mínima (CIM)** corresponde à menor concentração do fármaco capaz de **inibir o crescimento** de bactérias isoladas do paciente. Não se sabe se, nesse teste, as bactérias inibidas foram mortas ou apenas interromperam o crescimento.

- A **concentração bactericida mínima (CBM)** corresponde à menor concentração do fármaco capaz de **matar** as bactérias isoladas do paciente. Em certas doenças, como a endocardite, é frequentemente necessária a utilização da concentração bactericida do fármaco.

Uso de combinações de antibióticos

- Dois ou mais antibióticos são utilizados em determinadas circunstâncias, como infecções de risco à vida, antes de a causa ser identificada, para prevenir a emergência de bactérias resistentes durante regimes de tratamentos prolongados, e para obter um efeito sinergístico (aumentado).

- Um **efeito sinergístico** é aquele em que o efeito de dois fármacos administrados em conjunto é superior à soma dos efeitos dos dois fármacos administrados individualmente. O melhor exemplo de sinergia corresponde ao marcante efeito de morte de enterococos observado na combinação de uma penicilina com um aminoglicosídeo, em comparação ao pequeno efeito de cada fármaco administrado isoladamente.

TESTE SEU CONHECIMENTO

1. A disseminação da resistência a antibióticos de uma bactéria para outra é um fenômeno bem-conhecido e com grande relevância clínica. Qual dos mecanismos a seguir é mais provável de estar envolvido com a disseminação da resistência?

    (A) Acetilação
    (B) Conjugação
    (C) Rearranjo programado
    (D) Mobilidade do protoplasto
    (E) Tradução

2. Em relação aos mecanismos específicos envolvidos na aquisição de resistência aos antimicrobianos pelas bactérias, qual das opções a seguir é a mais correta?

    (A) Algumas bactérias contêm uma enzima que cliva o anel de aminoglicosídeos.
    (B) Algumas bactérias contêm ácido clavulânico, que se liga à penicilina G e a inativa.
    (C) Algumas bactérias contêm um gene codificador de uma transpeptidase mutada, proporcionando resistência à doxiciclina.
    (D) Algumas bactérias contêm um gene codificador de uma RNA--polimerase mutada, proporcionado resistência à rifampicina.
    (E) Algumas bactérias apresentam uma alteração na proteína ribossômica, proporcionando resistência à isoniazida.

92 PARTE I • Bacteriologia básica

3. A suscetibilidade bacteriana a antibióticos é frequentemente determinada pela determinação da concentração inibitória mínima (CIM). Em relação ao ensaio de CIM, qual das opções a seguir é a mais correta?

   (A) A CIM é a menor concentração de uma bactéria isolada de um paciente capaz de inibir a atividade de uma dose-padrão de antibiótico.

   (B) A CIM é a menor concentração de antibiótico capaz de inibir o crescimento de bactérias isoladas de um paciente.

   (C) A CIM é a menor concentração de antibiótico capaz de matar bactérias isoladas de um paciente.

   (D) A CIM é a menor concentração de antibiótico no soro do paciente capaz de inibir a atividade de uma concentração-padrão de um antibiótico.

4. A CIM de um microrganismo isolado de um paciente é de 1 $\mu g/mL$ para penicilina e 8 $\mu g/mL$ para gentamicina. Entretanto, a CIM calculada para a combinação entre penicilina e gentamicina é de 0,01 $\mu g/mL$. Qual das afirmativas a seguir melhor descreve esse efeito?

   (A) Ativação

   (B) Antagonismo

   (C) Rearranjo

   (D) Recombinação

   (E) Sinergismo

5. Em relação aos mecanismos de resistência a fármacos específicos, qual das opções a seguir é a mais correta?

   (A) Certas cepas de *Enterococcus faecalis* produzem D-lactato em vez de D-alanina, o que proporciona resistência à vancomicina.

   (B) Certas cepas de *Escherichia coli* produzem ergosterol, proporcionando resistência à gentamicina.

   (C) Algumas cepas de *Neisseria gonorrhoeae* produzem uma peptidil transferase mutante, o que proporciona resistência à tetraciclina.

   (D) Certas cepas de *Streptococcus pyogenes* produzem uma β-lactamase, o que confere resistência à eritromicina.

RESPOSTAS

(1) **(B)**
(2) **(D)**
(3) **(B)**
(4) **(E)**
(5) **(A)**

VER TAMBÉM

- Mais **questões para autoavaliação** sobre os temas discutidos neste capítulo são encontradas na seção de Bacteriologia básica da Parte XIII: Questões para autoavaliação, a partir da página 711. Consulte também a Parte XIV: Simulado de provas e concursos, a partir da página 753.

CAPÍTULO

12

Vacinas bacterianas

CONTEÚDO DO CAPÍTULO

Princípios das vacinas bacterianas
Imunidade ativa
Imunidade passiva

Conceitos-chave

Teste seu conhecimento

Ver também

PRINCÍPIOS DAS VACINAS BACTERIANAS

Várias doenças bacterianas podem ser prevenidas pelo uso de imunizações que induzem a imunidade ativa ou passiva. A imunidade **ativa** é induzida por vacinas preparadas a partir de bactérias ou de seus produtos. Este capítulo apresenta um resumo dos tipos de vacinas (Tab. 12-1); a informação detalhada referente a cada vacina é apresentada nos capítulos que abordam os organismos específicos. A imunidade **passiva** é fornecida pela administração de anticorpos pré-formados em preparações chamadas de imunoglobulinas. As imunoglobulinas úteis contra doenças bacterianas são descritas a seguir. A imunidade **passivo-ativa** envolve a administração de imunoglobulinas para fornecer proteção imediata e de uma vacina para fornecer proteção em longo prazo. Essa abordagem é descrita a seguir, na seção sobre a antitoxina tetânica.

Imunidade ativa

As vacinas bacterianas são compostas por polissacarídeos capsulares, exotoxinas proteicas inativadas (toxoides), bactérias mortas ou bactérias vivas atenuadas. As vacinas bacterianas disponíveis e suas indicações são descritas a seguir. A Tabela 12-2 relaciona as vacinas bacterianas (e virais) recomendadas para crianças de 0 a 6 anos de idade em 2017*. Informações sobre vacinas para viajantes podem ser encontradas no *site* do Centers for Disease Control and Prevention: www.cdc.gov/travel.

---

*N de R.T. As vacinas recomendadas pelo Ministério da Saúde Brasileiro podem ser encontradas em www.saude.gov.br/saude-de-a-z/vacinacao/calendario-vacinacao.

TABELA 12-1   Vacinas bacterianas atuais

Uso	Bactéria	Doença	Antígeno
Uso comum	*Corynebacterium diphtheriae*	Difteria	Toxoide
	Clostridium tetani	Tétano	Toxoide
	Bordetella pertussis	Pertússis (coqueluche)	Acelular (proteínas purificadas) ou organismos mortos
	Haemophilus influenzae	Meningite	Polissacarídeo capsular conjugado a uma proteína carreadora
	Streptococcus pneumoniae	Pneumonia	Polissacarídeo capsular ou polissacarídeo capsular conjugado a uma proteína carreadora
	Neisseria meningitidis	Meningite	Polissacarídeo capsular ou polissacarídeo capsular conjugado a uma proteína transportadora; proteína de ligação ao fator H para meningococos do grupo B
Situações especiais	*Salmonella typhi*	Febre tifoide	Organismos vivos ou polissacarídeo capsular
	Vibrio cholerae	Cólera	Organismos vivos nos Estados Unidos Organismos mortos em países onde a cólera é endêmica
	Yersinia pestis	Peste	Organismos mortos
	Bacillus anthracis	Antraz	Proteínas parcialmente purificadas
	Mycobacterium bovis (BCG)	Tuberculose	Organismos vivos
	Francisella tularensis	Tularemia	Organismos vivos
	Rickettsia prowazekii	Tifo	Organismos mortos
	Coxiella burnetii	Febre Q	Organismos mortos

94 PARTE I • Bacteriologia básica

TABELA 12-2 Vacinas recomendadas para crianças entre 0 e 6 anos de idade[1]

Vacinas bacterianas	Vacinas virais
Toxoide diftérico, toxoide tetânico, pertússis acelular (DTaP)	Hepatite A
Haemophilus influenzae tipo b (Hib)	Hepatite B
Meningocócica (apenas para crianças em condições de alto risco)[2]	Influenza
Pneumocócica	Sarampo, caxumba, rubéola (MMR)
	Poliovírus, inativado*
	Rotavírus
	Varicela

[1]As vacinas estão listadas em ordem alfabética. Uma descrição completa do esquema de vacinação está disponível no *site* do Centers for Disease Control and Prevention; www.cdc.gov.

[2]Condições de alto risco, como a asplenia e infecção pelo HIV. A vacina meningocócica para crianças sem condições de alto risco deve ser administrada aos 11 anos de idade.

*N. de T. No Brasil, atualmente, o Programa Nacional de Imunizações utiliza a vacina inativada em três doses para os primeiros meses de vida, e duas doses da vacina atenuada (oral) aos 4 anos de idade.

Vacinas de polissacarídeos capsulares

(1) Ambas as versões da vacina contra *Streptococcus pneumoniae* apresentam o polissacarídeo capsular da bactéria como imunógeno. Uma destas versões contém o polissacarídeo capsular dos 23 sorotipos mais prevalentes. É recomendada para indivíduos com idade acima de 60 anos e pacientes adultos em qualquer idade que apresentem doenças crônicas, como diabetes e cirrose, ou com função esplênica comprometida ou esplenectomizados. Uma segunda versão, contendo o polissacarídeo capsular de 13 sorotipos pneumocócicos associados a uma proteína carreadora (toxoide diftérico), encontra-se disponível para a proteção de crianças que não respondem adequadamente à vacina não conjugada. A função da proteína carreadora é explicada na Figura 57-3.

Um problema em potencial em relação ao uso da vacina pneumocócica contendo 13 sorotipos corresponde à **substituição do sorotipo**. A vacina reduzirá a incidência da doença causada pelos sorotipos presentes na vacina, mas não a incidência geral da doença pneumocócica, uma vez que outros sorotipos ausentes na vacina poderão agora causar doença? Dados atuais indicam que sim. Um aumento no índice de doença pneumocócica invasiva causada pelo sorotipo 19A, um sorotipo até então não presente na vacina, foi observado. Com isso, o sorotipo 19A foi incluído na atual formulação da vacina que contempla 13 sorotipos.

(2) Os dois tipos de vacinas para *Neisseria meningitidis* usam imunógenos diferentes (antígenos). Um tipo contém o polissacarídeo capsular de quatro grupos importantes (A, C, Y e W-135). O outro tipo de vacina que oferece proteção contra os meningococos do grupo B, contém uma proteína chamada proteína de ligação ao fator H. O polissacarídeo do grupo B não é imunogênico em humanos; portanto, é necessária uma vacina não polissacarídica.

Existem diversas formulações de vacina polissacarídica. Nos Estados Unidos e em muitos outros países são utilizados vacinas conjugadas, nas quais uma ou mais cápsulas polissacarídicas dos grupos A, C, Y e W-135 são conjugadas a uma proteína transportadora (toxoide diftérico ou toxoide tetânico). A imunização com vacinas conjugadas desencadeia uma resposta de anticorpos muito mais robusta, particularmente em crianças, do que a forma não conjugada. Em alguns países, uma vacina polissacarídica não conjugada que abrange os grupos A, C, Y e W-135 encontra-se disponível.

Além disso, duas vacinas diferentes contra os meningococos do grupo B são aprovadas para uso nos Estados Unidos. Os detalhes dessas vacinas são discutidos no Capítulo 16.

(3) A vacina de *Haemophilus influenzae* contém o polissacarídeo do tipo b conjugado ao toxoide diftérico ou a outra proteína carreadora. É administrada em crianças entre 2 e 15 meses para prevenir meningite. O polissacarídeo capsular individualmente é pouco imunogênico em crianças, porém a associação dele a uma proteína carreadora aumenta significativamente a imunogenicidade. Uma vacina combinada, consistindo nessa vacina mais as vacinas de difteria, tétano e coqueluche (DTP), encontra-se disponível.

(4) Uma das vacinas contra febre tifoide contém o polissacarídeo capsular de *Salmonella typhi*. É indicada para indivíduos residentes ou que viajam por regiões onde existe risco elevado de febre tifoide, bem como para indivíduos em contato próximo com pacientes ou portadores crônicos.

Vacinas de toxoides

(1) A vacina contra *Corynebacterium diphtheriae* contém o toxoide (exotoxina tratada com formaldeído). A imunização contra difteria é indicada para todas as crianças, sendo administrada em três doses, aos dois, quatro e seis meses de idade, com reforços administrados após um ano e em intervalos subsequentes.

(2) A vacina contra *Clostridium tetani* contém toxoide tetânico (exotoxina tratada com formaldeído) e é administrada a todos, tanto no início da vida, quanto posteriormente na forma de reforços para a proteção contra o tétano.

(3) A vacina contra *Bordetella pertussis* contém o toxoide pertússis; entretanto, inclui também outras proteínas. Por isso, é descrita na próxima seção.

Vacinas de proteínas purificadas

(1) Existem dois tipos de vacinas para *B. pertussis*: vacina acelular contendo proteínas purificadas, e vacina contendo as bactérias mortas inteiras. Atualmente, recomenda-se a vacina acelular. O principal antígeno da vacina acelular consiste na toxina pertússis inativada (toxoide pertússis); porém, outras proteínas, como a hemaglutinina filamentosa e a pertactina, são também requeridas para a proteção total. A toxina pertússis utilizada na vacina é inativada *geneticamente* pela introdução de duas alterações de aminoácidos, a fim de eliminar sua atividade tóxica (ribosilação de ADP), mantendo sua antigenicidade. Essa é a primeira vacina a conter um toxoide inativado geneticamente. A vacina é indicada a todas as crianças como proteção contra coqueluche. É geralmente administrada em combinação com os toxoides diftérico e tetânico (vacina DTP ou DTaP).

(2) A vacina contra *Bacillus anthracis* contém o "antígeno protetor" purificado a partir do organismo. É administrada a indivíduos cuja ocupação os coloca em risco de exposição ao organismo.

Vacinas com bactérias vivas atenuadas

(1) A vacina contra a tuberculose contém uma cepa viva e atenuada de *Mycobacterium bovis* chamada bacilo de Calmette-Guérin

(BCG) e, em alguns países (mas não nos Estados Unidos), é recomendada para crianças com alto risco de exposição à tuberculose ativa.

(2) Uma das vacinas contra febre tifoide contém *S. typhi* viva atenuada. É indicada para indivíduos residentes ou que viajam por regiões onde existe risco elevado de febre tifoide, bem como para indivíduos em contato próximo com pacientes ou portadores crônicos.

(3) A vacina contra tularemia contém células vivas atenuadas de *Francisella tularensis*, sendo utilizada principalmente em indivíduos expostos devido à sua ocupação, como profissionais de laboratório, veterinários e caçadores.

(4) Uma vacina viva atenuada de administração oral contra a cólera (Vaxchora) é usada nos Estados Unidos para viajantes que se dirigem a áreas onde a cólera causada pelo sorogrupo O1 é endêmica.

Vacinas com bactérias mortas

(1) Outra vacina para *Vibrio cholerae* contém organismos mortos. Não está disponível nos Estados Unidos, mas é usada em muitos outros países onde a cólera é endêmica.

(2) A vacina contra *Yersinia pestis* contém organismos mortos, sendo indicada para indivíduos com alto risco de contrair peste.

(3) A vacina contra tifo contém células mortas de *Rickettsia rickettsiae*, sendo utilizada principalmente na imunização de membros das Forças Armadas.

(4) A vacina contra febre Q contém células mortas de *Coxiella burnetii*, sendo utilizada para imunizar indivíduos com alto risco de exposição a animais infectados pelo organismo.

Imunidade passiva

As antitoxinas (imunoglobulinas) podem ser utilizadas no tratamento e na prevenção de certas doenças bacterianas. As seguintes preparações encontram-se disponíveis:

(1) A antitoxina **tetânica** é utilizada no tratamento do tétano e em sua prevenção (profilaxia). Como tratamento, uma vez que o objetivo consiste em neutralizar qualquer toxina não ligada, a fim de prevenir o agravamento da doença, a antitoxina deve ser prontamente administrada. Na prevenção, a antitoxina é administrada a indivíduos imunizados inadequadamente que apresentam ferimentos contaminados ("sujos"). A antitoxina é produzida em seres humanos, a fim de evitar reações de hipersensibilidade. Além da antitoxina, esses indivíduos devem receber o toxoide tetânico. Esse é um exemplo de imunidade **passivo-ativa**. O toxoide e a antitoxina devem ser administrados em locais corporais distintos para evitar que a antitoxina neutralize o toxoide.

(2) A antitoxina **botulínica** é utilizada no tratamento de botulismo. Uma vez que a antitoxina pode neutralizar a toxina não ligada, impedindo a progressão da doença, ela deve ser administrada prontamente. Ela contém anticorpos contra as toxinas botulínicas A, B e E, os tipos mais comuns. A antitoxina é produzida em cavalos, de modo que a hipersensibilidade pode ser um problema.

(3) A antitoxina **diftérica** é utilizada no tratamento de difteria. A antitoxina pode neutralizar a toxina não ligada, prevenindo a progressão da doença; portanto, a antitoxina deve ser administrada prontamente. A antitoxina é produzida em cavalos, de modo que a hipersensibilidade pode ser um problema.

(4) O bezlotoxumabe, um anticorpo monoclonal contra a exotoxina B de *Clostridium difficile*, é eficaz na prevenção de recidivas de colite pseudomembranosa.

CONCEITOS-CHAVE

- A imunidade contra determinadas doenças bacterianas pode ser induzida pela imunização com antígenos bacterianos (**imunidade ativa**) ou pela administração de anticorpos pré-formados (**imunidade passiva**).

Imunidade ativa

- A imunidade ativa pode ser obtida com vacinas consistindo em (1) **polissacarídeos capsulares bacterianos**, **toxoides**, **bactérias inteiras** (tanto mortas quanto vivas atenuadas) ou (2) **proteínas purificadas** isoladas a partir das bactérias.

- **Vacinas contendo polissacarídeos capsulares** como imunógeno são dirigidas contra *S. pneumoniae*, *H. influenzae*, *N. meningitidis* e *S. typhi*. O polissacarídeo capsular presente na vacina pneumocócica, vacina meningocócica e vacina contra *H. influenzae* é conjugado a uma proteína carreadora para intensificar a resposta de anticorpos.

- Duas vacinas contêm **toxoides** como imunógeno: as vacinas contra **difteria** e **tétano**. O **toxoide corresponde a uma toxina inativada**, que perdeu sua capacidade de provocar a doença, mas manteve sua imunogenicidade. (A vacina pertússis também contém toxoide, entretanto, também contém outras proteínas bacterianas.)

- Três vacinas contêm proteínas bacterianas purificadas como imunógeno. A mais comumente utilizada corresponde à **vacina pertússis acelular**, a qual, em combinação com toxoides diftérico e tetânico, é recomendada para todas as crianças. A vacina meningocócica do grupo B contém a proteína de ligação ao fator H como imunógeno principal. A **vacina contra antraz** também contém proteínas purificadas, mas é recomendada apenas para indivíduos com possibilidade de exposição ao organismo.

- A **vacina BCG** contra tuberculose contém *M. bovis* **vivos atenuados**, sendo utilizada em países onde a doença é endêmica. Uma das vacinas contra febre tifoide contém *S. typhi* viva atenuada. A vacina contra a cólera usada nos Estados Unidos contém *V. cholerae* vivo e atenuado.

- As vacinas contra peste, tifo e febre Q contêm bactérias mortas. A vacina contra a cólera usada em muitos países onde a cólera é endêmica contém *V. cholerae* morto. Essas vacinas são utilizadas na proteção de indivíduos com possibilidade de serem expostos.

Imunidade passiva

- A imunidade passiva na forma de **antitoxinas** encontra-se disponível para a prevenção e o tratamento de **tétano**, **botulismo** e **difteria**. Além disso, um anticorpo monoclonal contra a exotoxi-

96 **PARTE I** • Bacteriologia básica

na B de *C. difficile* (bezlotoxumabe) evita recaídas de colite pseu-domembranosa. Essas quatro doenças são causadas por exoto-xinas. As antitoxinas (anticorpos contra exotoxinas) se ligam a exotoxinas e evitam seus efeitos tóxicos (ou seja, as **neutralizam**).

Imunidade passivo-ativa

- Envolve o fornecimento de proteção imediata (porém, de curto prazo) na forma de anticorpos, assim como proteção de longo prazo na forma de imunização ativa. Um excelente exemplo do uso de imunidade passivo-ativa corresponde à prevenção de té-tano em indivíduos não imunizados que apresentam ferimento contaminado. Tanto a antitoxina tetânica quanto o toxoide te-tânico devem ser administrados. A administração deve ser feita em locais distintos, a fim de que os anticorpos da antitoxina não neutralizem o toxoide.

TESTE SEU CONHECIMENTO

1. Qual das opções a seguir corresponde ao imunógeno utilizado na vacina contra *Streptococcus pneumoniae*?

   (A) Polissacarídeo capsular
   (B) Endotoxina
   (C) Microrganismos mortos por formaldeído
   (D) Proteína do *pilus*
   (E) Toxoide
   (F) Proteína de ligação ao fator H

2. Qual dos microrganismos a seguir causa uma doença cuja vacina é feita utilizando um toxoide?

   (A) *Bacteroides fragilis*
   (B) *Corynebacterium diphtheriae*
   (C) *Neisseria meningitidis*
   (D) *Salmonella typhi*
   (E) *Vibrio cholerae*

3. Qual dos microrganismos a seguir causa uma doença cuja vacina é feita utilizando um imunógeno associado a uma proteína carreadora (vacina conjugada)?

   (A) *Bacillus anthracis*
   (B) *Clostridium tetani*
   (C) *Haemophilus influenzae*
   (D) *Mycobacterium tuberculosis*
   (E) *Streptococcus pyogenes*

4. Qual das opções a seguir corresponde ao imunógeno presente na vacina contra *Neisseria meningitidis* do grupo B?

   (A) Polissacarídeo capsular
   (B) Endotoxina
   (C) Microrganismos mortos por formaldeído
   (D) Proteína do *pilus*
   (E) Toxoide
   (F) Proteína de ligação ao fator H

5. A imunização passiva é utilizada para prevenir ou tratar uma doença causada por quais bactérias?

   (A) *Clostridium tetani* e *Clostridium botulinum*
   (B) *Escherichia coli* e *Staphylococcus aureus*
   (C) *Neisseria meningitidis* e *Bacillus anthracis*
   (D) *Streptococcus pneumoniae* e *Haemophilus influenzae*
   (E) *Streptococcus pyogenes* e *Salmonella typhi*

RESPOSTAS

(1) **(A)**
(2) **(B)**
(3) **(C)**
(4) **(F)**
(5) **(A)**

VER TAMBÉM

- Mais **questões para autoavaliação** sobre os temas discuti-dos neste capítulo são encontradas na seção de Bacteriologia básica da Parte XIII: Questões para autoavaliação, a partir da página 711. Consulte também a Parte XIV: Simulado de pro-vas e concursos, a partir da página 753.

CAPÍTULO

13

Esterilização e desinfecção

CONTEÚDO DO CAPÍTULO

ESTERILIZAÇÃO, DESINFECÇÃO E PRECAUÇÕES-PADRÃO
PRINCÍPIOS DE ESTERILIZAÇÃO E DESINFECÇÃO
TAXA DE MORTE DE MICRORGANISMOS
AGENTES QUÍMICOS
   Ruptura de membranas celulares
   Modificação de proteínas
   Modificação de ácidos nucleicos

AGENTES FÍSICOS
   Calor
   Radiação
   Filtração
Conceitos-chave
Teste seu conhecimento
Ver também

ESTERILIZAÇÃO, DESINFECÇÃO E PRECAUÇÕES-PADRÃO

O objetivo dos procedimentos de esterilização e desinfecção é impedir a transmissão de micróbios aos pacientes. Além da esterilização e desinfecção, outras medidas importantes para prevenção de transmissão estão incluídas no protocolo de **precauções-padrão** (anteriormente conhecido como Precauções Universais). Essas precauções devem ser usadas na interação com *todos* os pacientes, uma vez que não se sabe se algum paciente em particular pode ser o reservatório de bactérias, vírus ou outros micróbios transmissíveis.

As precauções-padrão incluem (1) higiene das mãos, (2) higiene respiratória e etiqueta da tosse, (3) práticas seguras de injeção e (4) descarte adequado de agulhas e bisturis. Além disso, se for provável a exposição a fluidos corporais ou aerossóis, deve-se usar equipamento de proteção individual (EPI), como máscaras ou protetores

faciais, luvas, aventais e óculos de proteção. As precauções tomadas devem ser específicas para a tarefa e não para o paciente em particular.

Além disso, existem **precauções baseadas na transmissão** que complementam as precauções-padrão e devem ser empregadas quando o paciente está infectado (ou suspeito de estar infectado) com um organismo altamente transmissível. As três categorias de precauções baseadas na transmissão são contato, gotículas e aerossóis. A Tabela 13-1 descreve algumas das informações específicas referentes a essas categorias. Para obter informações adicionais, consulte o *site* do Centers for Disease Control and Prevention (CDC) (http://www.cdc.gov/hai/), onde são discutidas as infecções associadas a cuidados de saúde (IACS).

PRINCÍPIOS DE ESTERILIZAÇÃO E DESINFECÇÃO

A **esterilização** é a inativação ou remoção de *todos* os microrganismos, incluindo os esporos bacterianos, os quais são altamente resistentes. A esterilização costuma ser realizada pela autoclavação, que consiste na exposição a vapor a 121°C, sob pressão de 15 lb/pol^2, por 15 minutos. Instrumentos cirúrgicos, que podem ser danificados por calor úmido, em geral, são esterilizados por meio da exposição ao gás óxido de etileno, ao passo que a maioria das soluções intravenosas é esterilizada por filtração.

A **desinfecção** consiste na eliminação de muitos microrganismos, mas não de todos. Para uma desinfecção adequada, os

patógenos devem ser mortos, apesar de alguns organismos e esporos bacterianos sobreviverem. Em relação às propriedades de danos aos tecidos, os desinfetantes variam de compostos corrosivos contendo fenol, que devem ser utilizados apenas em objetos inanimados, a compostos menos tóxicos, como etanol e iodo, que podem ser utilizados em superfícies cutâneas. Os compostos químicos empregados para eliminar microrganismos na superfície da pele e nas membranas mucosas são denominados **antissépticos**.

A Tabela 13-2 descreve alguns desinfetantes de uso rotineiro e seus modos de ação.

PARTE I • Bacteriologia básica

TABELA 13-1 Precauções e práticas de controle de infecção

Tipo de precaução	Exemplo de tipo de paciente ou tipo de infecção	Práticas de precaução importantes
Padrão	Todos os pacientes	1. Higiene das mãos 2. Higiene respiratória e etiqueta da tosse 3. Práticas seguras de injeção 4. Descarte adequado de agulhas e bisturis
Padrão	Se é provável a exposição a sangue, secreções ou fluidos corporais	Equipamento de proteção individual (EPI), como máscara, protetor facial, óculos, luvas ou jaleco
Contato	1. Incontinência de fezes, por exemplo, por *Clostridium difficile*, norovírus 2. Erupção generalizada, por exemplo, por varicela (catapora) 3. Feridas drenantes	1. Uso de luvas e jaleco 2. Desinfecção do ambiente
Gotícula	1. Vírus respiratórios, por exemplo, *Influenza* 2. *Bordetella pertussis* 3. Infecção aguda por *Neisseria meningitidis*	1. Máscara ou protetor facial para o paciente e o profissional 2. Desinfecção do ambiente
Aerossol	1. Tuberculose 2. Sarampo 3. Varicela (catapora) quando o paciente está tossindo	1. Isolamento do ambiente; sala de pressão negativa 2. Máscara ou protetor facial para o paciente e o profissional. Respirador N-95, se disponível. 3. Desinfecção do ambiente

TABELA 13-2 Desinfecção e esterilização: uso clínico

Uso clínico	Desinfetante ou método de desinfecção comumente utilizado
Desinfecção das mãos de cirurgiões antes de cirurgias	Clorexidina
Desinfecção do campo cirúrgico antes de cirurgias	Iodóforo
Desinfecção da pele antes de venipunctura ou imunização	Etanol 70%
Desinfecção da pele antes de coleta de hemocultura ou introdução de cateter vascular	Tintura de iodo seguida por etanol 70% ou iodóforo ou clorexidina
Limpeza de feridas	Timerosal, clorexidina, peróxido de hidrogênio
Limpeza de feridas causadas por queimaduras	Sulfadiazina de prata
Limpeza de respingos de sangue de pacientes com hepatites B ou C (desinfecção da área)	Hipoclorito (água sanitária)
Esterilização de instrumentos cirúrgicos e materiais termossensíveis (p. ex., endoscópios, equipamentos para terapia respiratória)	Óxido de etileno ou glutaraldeído
Esterilização de materiais termorresistentes (p. ex., roupas cirúrgicas, coberturas de pacientes)	Autoclave
Esterilização de soluções intravenosas	Filtração
Desinfecção do ar em salas de cirurgia (quando não estiverem em uso)	Luz ultravioleta
Desinfecção de pisos em salas de cirurgia	Cloreto de benzalcônio
Desinfecção de estetoscópio	Etanol 70%
Conservante em vacinas	Timerosal

TAXA DE MORTE DE MICRORGANISMOS

A morte de microrganismos ocorre em determinada taxa, dependendo principalmente de duas variáveis: a concentração do agente e o período de tempo em que o agente é aplicado. A taxa de morte é definida pela relação

$$N \propto 1/CT$$

que revela que o número de organismos sobreviventes, N, é inversamente proporcional à concentração do agente, C, e ao tempo de aplicação do agente, T. Coletivamente, CT é com frequência referido como a dose. Dito de outra maneira, o número de microrganismos mortos é diretamente proporcional a CT. A relação é muitas vezes referida em termos de sobreviventes, uma vez que estes são quantificados com facilidade a partir da formação de colônias.

AGENTES QUÍMICOS

Os compostos químicos variam significativamente quanto à capacidade de matar os microrganismos. Uma medida quantitativa dessa variação é expressa como o **coeficiente fenólico**, que corresponde à razão entre a concentração de fenol e a concentração do agente requerida para causar a mesma taxa de morte nas condições-padrão do teste.

Os agentes químicos atuam principalmente por um entre estes três mecanismos: (1) ruptura de membrana contendo lipídeos, (2) modificação de proteínas, ou (3) modificação do DNA. Cada um dos seguintes agentes químicos foi classificado em uma das três categorias, embora alguns dos compostos químicos atuem por mais de um mecanismo.

RUPTURA DE MEMBRANAS CELULARES

Álcool

O etanol é amplamente utilizado na limpeza da pele antes da imunização ou venipunctura. Atua principalmente pela desorganização da estrutura lipídica das membranas, mas também desnatura as proteínas. O etanol requer a presença de água para atividade máxima, ou seja, é muito mais efetivo a 70% do que a 100%. **Etanol 70%** é frequentemente utilizado como um antisséptico para a limpeza da pele antes da venipunctura. Entretanto, uma vez que não é tão eficaz quanto compostos contendo iodo, estes últimos devem ser utilizados antes da coleta de hemocultura ou introdução de cateteres intravenosos. O etanol não elimina os esporos bacterianos e, portanto, não deve ser utilizado para esterilização.

Detergentes

Os detergentes são agentes "superfície-ativos" compostos por uma porção hidrofóbica de cadeia longa e lipossolúvel e um grupo hidrofílico polar, que pode ser um cátion, um ânion ou um grupo não iônico. Esses surfactantes interagem com lipídeos de membrana celular por meio de sua cadeia hidrofóbica e com a água circundante por meio de seu grupo polar, rompendo, assim, a membrana. **Compostos quaternários de amônio (p. ex., cloreto de benzalcônio)** são detergentes catiônicos amplamente utilizados na antissepsia da pele. O cloreto de benzalcônio é o ingrediente ativo de desinfetantes comumente utilizados em pisos e outras superfícies.

Fenóis

O fenol foi o primeiro desinfetante utilizado em sala cirúrgica (por Lister, por volta de 1860), apesar de ser raramente utilizado nos tempos atuais como desinfetante, devido ao fato de ser muito cáustico. A **clorexidina** é um fenol clorado amplamente utilizado como desinfetante de mãos antes de procedimentos operatórios ("lavagem cirúrgica") e na limpeza de ferimentos. Os fenóis não apenas danificam as membranas, como também desnaturam proteínas.

MODIFICAÇÃO DE PROTEÍNAS

Cloro

O cloro é utilizado como desinfetante na purificação de suprimentos de água e no tratamento de piscinas. Também corresponde ao componente ativo do **hipoclorito (água sanitária)**, o qual é utilizado como desinfetante em residências e hospitais. O cloro é um agente oxidante potente que provoca a morte por promover a ligação cruzada de grupos sulfidrila essenciais de enzimas, originando o dissulfeto inativo.

Iodo

O iodo é o antisséptico cutâneo mais efetivo utilizado na prática médica, devendo ser utilizado antes da coleta de uma hemocultura ou da introdução de cateteres intravenosos, uma vez que a contaminação pela microbiota da pele, bem como por *Staphylococcus epidermidis*, pode representar um problema. O iodo, assim como o cloro, é um oxidante que inativa as enzimas que contêm sulfidril. Ele também se liga especificamente a resíduos de tirosina nas proteínas.

O iodo é fornecido em duas formas:

(1) A **tintura de iodo** (solução a 2% de iodo e iodeto de potássio em etanol) é utilizada para preparar a pele antes de uma coleta de sangue. Por poder irritar a pele, a tintura de iodo deve ser removida com álcool.

(2) Iodóforos são complexos de iodo com detergentes, frequentemente utilizados no preparo da pele antes de cirurgias, uma vez que são menos irritantes que a tintura de iodo. A **Iodopovidona** é um iodóforo comumente usado como antisséptico.

Metais pesados

O mercúrio e a prata exibem a maior atividade antibacteriana entre os metais pesados, sendo os mais amplamente usados na medicina. Atuam ligando-se aos grupos sulfidrila, bloqueando a atividade enzimática. O **timerosal** (mertiolato) e a **merbromina** (mercurocromo), que contêm mercúrio, são utilizados como antissépticos cutâneos. Gotas de **nitrato de prata** são eficazes na prevenção da conjuntivite neonatal gonocócica (oftalmia neonatal). A sulfadiazina de prata é utilizada na prevenção de infecções de feridas causadas por queimadura.

Peróxido de hidrogênio

O **peróxido de hidrogênio** é utilizado como antisséptico na limpeza de ferimentos. Sua eficácia é limitada pela capacidade de o microrganismo produzir catalase, enzima que degrada H_2O_2. (As borbulhas produzidas quando o peróxido é aplicado nos ferimentos são formadas pelo oxigênio originado a partir da clivagem da H_2O_2 pela catalase presente nos tecidos.) O peróxido de hidrogênio é um agente oxidante que ataca os grupos sulfidrila, inibindo a atividade enzimática.

Formaldeído e glutaraldeído

O **formaldeído**, disponível na forma de solução a 37% em água (formalina), promove a desnaturação de proteínas e ácidos nucleicos. Tanto as proteínas quanto os ácidos nucleicos contêm grupos essenciais $-NH_2$ e $-OH$, que são os principais locais de alquilação pelo grupo hidroximetil do formaldeído. O **glutaraldeído**, que possui dois grupos aldeído reativos, é 10 vezes mais eficaz que o formaldeído, além de ser menos tóxico. Em hospitais, é utilizado na esterilização de equipamentos de terapia respiratória.

Óxido de etileno

O gás **óxido de etileno** é amplamente utilizado em hospitais na esterilização de materiais termossensíveis, como instrumentos cirúrgicos e plásticos. Provoca a morte por meio da alquilação de proteínas e ácidos nucleicos (ou seja, o grupo hidroxietila ataca os átomos de hidrogênio reativos presentes em grupos amina e hidroxila essenciais). É classificado como mutagênico e cancerígeno.

Ácidos e álcalis

Ácidos fortes e álcalis provocam a morte pela desnaturação de proteínas. Embora a maioria das bactérias seja suscetível ao NaOH a 2%, é importante observar que *Mycobacterium tuberculosis* e outras micobactérias são relativamente resistentes a ele, que é utilizado no laboratório clínico para liquefazer o escarro antes da cultura do organismo. Ácidos fracos, como os **ácidos benzoico, propiônico e cítrico**, são frequentemente utilizados como conservantes de

100 PARTE I • Bacteriologia básica

alimentos, uma vez que são bacteriostáticos. A ação desses ácidos é parcialmente uma função da porção orgânica (p. ex., benzoato), assim como do baixo pH.

MODIFICAÇÃO DE ÁCIDOS NUCLEICOS

Uma variedade de corantes não apenas cora os microrganismos, mas também inibe seu crescimento. Um deles é o cristal violeta (violeta de genciana), um antisséptico usado para o tratamento de infecções fúngicas da pele. Sua ação baseia-se na ligação da molécula do corante de carga positiva aos grupos fosfato de carga negativa dos ácidos nucleicos. Verde malaquita, um cristal violeta do tipo trifenilamina, é um componente do meio de Löwenstein-Jensen, utilizado para cultivar *M. tuberculosis*. O corante inibe o crescimento de organismos indesejados no escarro durante o período de incubação de seis semanas.

AGENTES FÍSICOS

Os agentes físicos atuam pela transmissão de energia na forma de calor ou radiação, ou pela remoção dos organismos por filtração.

CALOR

A energia térmica pode ser aplicada de três maneiras: na forma de calor úmido (por fervura ou autoclavação), calor seco ou por pasteurização. Em geral, o calor provoca morte pela desnaturação de proteínas, embora danos à membrana e clivagem enzimática do DNA também possam ocorrer. O calor úmido promove a esterilização a uma temperatura mais baixa que o calor seco, uma vez que a água auxilia na ruptura de ligações não covalentes (p. ex., ligações de hidrogênio) que mantêm unidas as cadeias proteicas em suas estruturas secundária e terciária.

A esterilização por calor úmido, normalmente a **autoclavação**, corresponde ao método de esterilização utilizado com mais frequência. Uma vez que os **esporos bacterianos são resistentes à fervura** (100°C ao nível do mar), eles devem ser expostos a temperaturas mais altas; esse processo só pode ser realizado com um aumento da pressão. Com esse fim, uma câmara de autoclave é usada, onde o vapor, a uma pressão de 15 lb/pol^2, atinge a temperatura de 121°C, sendo esta mantida por 15 a 20 minutos. Esse processo mata até mesmo os esporos altamente termorresistentes de *Clostridium botulinum*, a causa do botulismo, com margem de segurança. Para testar a eficácia do processo de autoclavação, são utilizados organismos formadores de esporos, por exemplo, membros do gênero *Clostridium*.

A esterilização por calor seco, em contrapartida, requer temperaturas na faixa de 180°C por 2 horas. Esse procedimento é utilizado principalmente para vidraria, sendo utilizado com menor frequência que a autoclavação.

A **pasteurização**, utilizada principalmente para o leite, consiste no aquecimento do leite a 62°C por um período de 30 minutos, seguido por resfriamento rápido. (A pasteurização rápida a 72°C por 15 segundos é frequentemente utilizada.) Isso é suficiente para matar as células vegetativas de patógenos transmitidos pelo leite (p. ex., *Mycobacterium bovis*, *Salmonella*, *Streptococcus*, *Listeria* e *Brucella*), mas não esteriliza o leite.

RADIAÇÃO

Os dois tipos de radiação usados para matar microrganismos são a **luz ultravioleta (UV)** e os **raios X**. A maior atividade antimicrobiana da luz UV ocorre na faixa de 250 a 260 nm, que corresponde à região de comprimento de onda de máxima absorção pelas bases purínicas e pirimidínicas do DNA. O dano mais importante causado pela irradiação UV consiste na formação de dímeros de timina, embora também ocorra a adição de grupos hidroxila às bases. Como resultado, a replicação de DNA é inibida, tornando os organismos incapazes de crescer. As células possuem mecanismos de reparo de danos induzidos por UV, que envolvem a clivagem de dímeros na presença de luz visível (fotorreativação) ou excisão de bases danificadas, que não depende de luz visível (reparo na ausência de luz). Uma vez que a radiação UV pode causar danos à córnea e à pele, o uso de irradiação UV na medicina é limitado. Entretanto, essa radiação é utilizada em hospitais para matar organismos transmitidos pelo ar, especialmente em salas de cirurgia que não se encontram em uso. Os esporos bacterianos são bastante resistentes e requerem uma dose até 10 vezes superior à das bactérias vegetativas.

Os raios X exibem maior energia e poder de penetração que a radiação UV, e causam a morte sobretudo pela produção de radicais livres (p. ex., produção de radicais hidroxila a partir da hidrólise da água). Esses radicais altamente reativos podem romper as ligações covalentes do DNA, matando o organismo. Compostos contendo sulfidrila, como o aminoácido cisteína, podem proteger o DNA contra o ataque de radicais livres. Outro mecanismo consiste em um ataque direto sobre uma ligação covalente do DNA, resultando na ruptura da cadeia. No entanto, esse processo é provavelmente menos importante que o mecanismo que envolve radicais livres.

Os raios X matam prontamente as células vegetativas, mas os esporos são muito resistentes, provavelmente em razão de seu baixo teor de água. Os raios X são utilizados na medicina para a esterilização de itens termossensíveis, como suturas e luvas cirúrgicas, além de itens plásticos, como seringas.

FILTRAÇÃO

A filtração é o método preferencial de **esterilização de determinadas soluções**, como as que contêm componentes termossensíveis. No passado, as soluções para uso intravenoso eram submetidas à autoclave, mas a endotoxina termorresistente das paredes celulares de bactérias Gram-negativas mortas causava febre nos pacientes que recebiam essas soluções. Desse modo, atualmente, as soluções são filtradas a fim de que se tornem **livres de pirogênio** antes da autoclavação.

O filtro mais usado é composto de nitrocelulose e apresenta um poro de tamanho de 0,22 mm. Esse tamanho reterá todas as bactérias e esporos. Os filtros atuais agem pela captura e retenção de partículas um pouco menores pela atração eletrostática das partículas aos filtros.

CAPÍTULO 13 • Esterilização e desinfecção **101**

CONCEITOS-CHAVE

- A esterilização consiste na **morte de todas as formas** de vida microbiana, incluindo os esporos bacterianos. Os **esporos** são **resistentes à fervura**, de modo que a esterilização de equipamentos médicos é realizada geralmente a 121°C por 15 minutos em autoclave. A esterilização de materiais termossensíveis é realizada pela exposição ao óxido de etileno, ao passo que os líquidos podem ser esterilizados por filtração.

- A **desinfecção** consiste na **redução do número de bactérias** a um nível suficientemente baixo, de modo que a ocorrência da doença seja improvável. Os esporos e algumas bactérias sobreviverão. Por exemplo, a desinfecção da água para consumo é alcançada por meio do tratamento com cloro. A desinfecção da pele antes de uma venipunctura é realizada pelo tratamento com etanol 70%. Os desinfetantes suaves o suficiente para serem utilizados sobre a pele e outros tecidos, como o etanol 70%, são denominados **antissépticos**.

- A morte de micróbios por agentes químicos ou radiação é proporcional à **dose**, a qual é definida como o produto da concentração multiplicada pelo tempo de exposição.

- Os agentes químicos matam as bactérias por uma entre as três seguintes ações: ruptura dos lipídeos das membranas celulares, modificação de proteínas ou modificação do DNA.

- Os agentes físicos matam (ou removem) bactérias por um entre os três seguintes processos: calor, radiação ou filtração.

- O calor geralmente é aplicado em temperaturas acima da ebulição (121°C), a fim de matar os esporos; entretanto, materiais termossensíveis, como o leite, são expostos a temperaturas inferiores ao ponto de ebulição (**pasteurização**), promovendo a morte de patógenos presentes no leite, mas não sua esterilização.

- A radiação, como a **luz ultravioleta** e a radiação X, é frequentemente utilizada na esterilização de itens termossensíveis. A luz UV e a radiação X **matam causando danos ao DNA**.

- A filtração é capaz de esterilizar líquidos quando a dimensão dos poros do filtro for pequena o suficiente para reter todas as bactérias e os esporos. Líquidos termossensíveis (p. ex., líquidos intravenosos) são frequentemente esterilizados por filtração.

TESTE SEU CONHECIMENTO

1. A respeito da esterilização e da desinfecção, escolha a opção correta:
    (A) O álcool a 70% é um antisséptico melhor que o iodo, e, por isso, o álcool a 70% é a melhor opção para desinfetar a pele antes de uma punctura.
    (B) Os desinfetantes matam as formas vegetativas e os esporos bacterianos.
    (C) Durante o processo de esterilização por autoclavação, a temperatura deve se elevar acima do ponto de fervura para matar os esporos bacterianos.
    (D) A transmissão de patógenos associados ao consumo de leite pode ser evitada pela pasteurização, que causa a morte tanto de formas vegetativas quanto dos esporos bacterianos.
    (E) A luz ultravioleta, utilizada em salas de cirurgia, mata as bactérias por causar oxidação de lipídeos de membrana.

2. Qual das substâncias químicas a seguir é utilizada para esterilizar instrumentos hospitalares sensíveis à temperatura?
    (A) Cloreto de benzalcônio
    (B) Fenol
    (C) Óxido de etileno
    (D) Timerosal
    (E) Tintura de iodo

RESPOSTAS

(1) **(C)**
(2) **(C)**

VER TAMBÉM

- Mais **questões para autoavaliação** sobre os temas discutidos neste capítulo são encontradas na seção de Bacteriologia básica da Parte XIII: Questões para autoavaliação, a partir da página 711. Consulte também a Parte XIV: Simulado de provas e concursos, a partir da página 753.

PARTE II

Bacteriologia clínica

CAPÍTULO

14

Visão geral dos principais patógenos e introdução às bactérias anaeróbias

CONTEÚDO DO CAPÍTULO

Visão geral dos principais patógenos
Introdução às bactérias anaeróbias
    Propriedades importantes
    Anaeróbios de interesse médico
    Infecções clínicas

Diagnóstico laboratorial
Tratamento
Teste seu conhecimento
Ver também

VISÃO GERAL DOS PRINCIPAIS PATÓGENOS

Os principais patógenos bacterianos estão apresentados na Tabela 14-1 e serão descritos nos Capítulos 15 a 26. A fim de que o leitor possa concentrar-se nos patógenos importantes, as bactérias de menor relevância médica estão descritas em um capítulo à parte (ver Cap. 27).

A Tabela 14-1 está dividida em organismos que são corados imediatamente pelo método de Gram e aqueles que não o são. Os organismos corados pelo método de Gram são classificados em quatro categorias: cocos Gram-positivos, cocos Gram-negativos, bacilos Gram-positivos e bacilos Gram-negativos. Uma vez que existem vários tipos de bacilos Gram-negativos, eles foram separados em três grupos:

(1) Organismos associados ao trato intestinal
(2) Organismos associados ao trato respiratório
(3) Organismos oriundos de fontes animais (bactérias zoonóticas)

Para facilitar o entendimento, os organismos associados ao trato intestinal são, ainda, subdivididos em três grupos: (1) patógenos encontrados dentro e fora do trato intestinal, (2) patógenos encontrados no interior do trato intestinal e (3) patógenos externos ao trato intestinal.

Como ocorre em qualquer classificação envolvendo entidades biológicas, esta não é totalmente precisa. Por exemplo,

Campylobacter causa doença do trato intestinal, mas está frequentemente associado a uma fonte animal. Entretanto, apesar de algumas imprecisões, a subdivisão do grande número de bacilos Gram-negativos nessas categorias funcionais poderá ser útil ao leitor.

Os microrganismos que não são imediatamente corados pelo Gram se enquadram em seis categorias principais: espécies de *Mycobacterium* que são bastonetes álcool-ácido-resistentes; espécies de *Mycoplasma* que não possuem parede celular e, portanto, não se coram pelo Gram; espécies de *Treponema* e *Leptospira*, espiroquetas muito finas para serem vistas quando coradas pelo Gram; e espécies de *Chlamydia* e *Rickettsia* que são bactérias intracelulares muito pequenas e difíceis de serem visualizadas dentro do citoplasma da célula.

INTRODUÇÃO ÀS BACTÉRIAS ANAERÓBIAS

Propriedades importantes

Os anaeróbios são caracterizados por sua capacidade de crescer somente em atmosfera contendo menos de 20% de oxigênio (i.e., exibem crescimento pobre ou ausente em atmosfera ambiente). Eles formam um grupo heterogêneo composto por uma variedade de bactérias, desde as que exibem crescimento mínimo em 20% de oxigênio até as capazes de crescer apenas em uma atmosfera com teor de oxigênio abaixo de 0,02%. A Tabela 14-2 descreve as

104 **PARTE II** • Bacteriologia clínica

TABELA 14-1   Principais patógenos bacterianos

Tipo de organismo	Gênero
Corados imediatamente pelo método de Gram	
Cocos Gram-positivos	*Staphylococcus, Streptococcus, Enterococcus*
Cocos Gram-negativos	*Neisseria*
Bacilos Gram-positivos	*Corynebacterium, Listeria, Bacillus, Clostridium, Actinomyces, Nocardia*
Bacilos Gram-negativos	
Organismos do trato intestinal	
Patógenos encontrados dentro e fora do trato	*Escherichia, Salmonella*
Patógenos encontrados no interior do trato	*Shigella, Vibrio, Campylobacter, Helicobacter*
Patógenos encontrados fora do trato	Grupo *Klebsiella-Enterobacter-Serratia, Pseudomonas,* grupo *Proteus-providencia-Morganella, Bacteroides*
Organismos do trato respiratório	*Haemophilus, Legionella, Bordetella*
Organismos de fontes animais	*Brucella, Francisella, Pasteurella, Yersinia*
Não corados imediatamente pelo método de Gram	
Bactérias intracelulares não obrigatórias	*Mycobacterium, Mycoplasma, Treponema, Leptospira*
Bactérias intracelulares obrigatórias	*Chlamydia, Rickettsia*

necessidades ideais de oxigênio para vários grupos representativos de organismos. Os aeróbios obrigatórios, como a *Pseudomonas aeruginosa*, exibem melhor crescimento na atmosfera ambiente com oxigênio a 20% e nenhum crescimento em condições de anaerobiose. Os anaeróbios facultativos, como a *Escherichia coli*, podem crescer bem em qualquer das circunstâncias. Organismos aerotolerantes, como o *Clostridium histolyticum*, podem exibir certo grau de crescimento na atmosfera ambiente; entretanto, multiplicam-se de forma mais rápida em uma concentração de oxigênio mais baixa. Organismos microaerofílicos, como o *Campylobacter jejuni*, requerem concentração de oxigênio reduzida (~ 5%) para crescimento ideal. Os anaeróbios obrigatórios, como o *Bacteroides fragilis* e o *Clostridium perfringens*, requerem uma atmosfera praticamente ausente de oxigênio. Vários anaeróbios utilizam nitrogênio, em vez de oxigênio, como aceptor final de elétrons.

A principal razão da inibição do crescimento de anaeróbios pelo oxigênio consiste na quantidade reduzida (ou ausência) de catalase e superóxido-dismutase (SOD) observada nos anaeróbios. A catalase e a SOD eliminam os compostos tóxicos peróxido de hidrogênio e superóxido, formados durante a produção de energia pelo organismo (ver Cap. 3). Outra razão é a oxidação de grupos sulfidrila essenciais em enzimas sem poder redutor suficiente para regenerá-las.

Além da concentração de oxigênio, o potencial de oxirredução (E_h) de um tecido é um determinante importante do crescimento dos anaeróbios. Áreas com baixo E_h, como bolsas periodontais, placa dental e cólon, propiciam o crescimento adequado de anaeróbios. Lesões por esmagamento, que resultam na desvitalização tecidual causada por suprimento sanguíneo insuficiente, originam baixo E_h, permitindo o crescimento de anaeróbios e a promoção de doenças.

Anaeróbios de interesse médico

Os anaeróbios de interesse médico estão apresentados na Tabela 14-3. Pode-se observar que eles incluem bacilos e cocos, tanto Gram-positivos quanto Gram-negativos. Os bacilos são divididos em formadores de esporos (p. ex., o gênero *Clostridium*) e os não formadores de esporos (p. ex., *Bacteroides*). Neste livro, três gêneros de anaeróbios são descritos como os principais patógenos bacterianos: *Clostridium, Actinomyces* e *Bacteroides. Streptococcus* é um gênero de importantes patógenos, consistindo em organismos tanto anaeróbios quanto facultativos. Os demais anaeróbios são menos importantes e são discutidos no Capítulo 27.

TABELA 14-2   Necessidades ideais de oxigênio de bactérias representativas

Tipo bacteriano	Organismo representativo	Crescimento nas seguintes condições	
		Aeróbias	**Anaeróbias**
Aeróbios obrigatórios	*Pseudomonas aeruginosa*	3+	0
Anaeróbios facultativos	*Escherichia coli*	4+	3+
Organismos aerotolerantes	*Clostridium histolyticum*	1+	4+
Microaerófilos	*Campylobacter jejuni*	0	1+[1]
Anaeróbios obrigatórios	*Bacteroides fragilis*	0	4+

[1]*C. jejuni* exibe melhor crescimento (3+) em 5% de O_2 mais 10% de CO_2. É também denominado **capnofílico** devido à sua necessidade de CO_2 para crescimento ideal.

CAPÍTULO 14 • Visão geral dos principais patógenos e introdução às bactérias anaeróbias

TABELA 14-3 Bactérias anaeróbias de interesse médico

Morfologia	Coloração de Gram	Gênero
Bacilos formadores de esporos	+	*Clostridium*
	–	Nenhuma
Bacilos não formadores de esporos	+	*Actinomyces, Bifidobacterium, Eubacterium, Lactobacillus, Propionibacterium*
	–	*Bacteroides, Fusobacterium*
Cocos não formadores de esporos	+	*Peptococcus, Peptostreptococcus, Streptococcus*
	–	*Veillonella*

Infecções clínicas

Muitos dos anaeróbios de relevância médica são membros da microbiota normal humana. Assim, não correspondem a patógenos em seu hábitat normal, causando doença apenas quando deixam esses locais. Duas exceções importantes são o *Clostridium botulinum* e o *Clostridium tetani*, os agentes do botulismo e do tétano, respectivamente, que são organismos do solo. *C. perfringens*, outro importante patógeno de seres humanos, é encontrado no cólon e também no solo.

As doenças causadas por membros anaeróbios da microbiota normal caracterizam-se por abscessos, localizados mais frequentemente no encéfalo, nos pulmões, no trato genital feminino, no trato biliar e em outros locais intra-abdominais. A maioria dos abscessos contém mais de um organismo, tanto múltiplos anaeróbios quanto uma mistura de anaeróbios e anaeróbios facultativos. Acredita-se que os anaeróbios facultativos consumam oxigênio suficiente, permitindo o crescimento dos anaeróbios.

Três importantes achados no exame físico que levam à suspeita de infecção anaeróbia são: secreção fétida, presença de gás no tecido e necrose de tecido. Além disso, infecções associadas à aspiração pulmonar, à cirurgia intestinal, ao aborto, ao câncer ou a mordidas de seres humanos ou de animais frequentemente envolvem anaeróbios.

Diagnóstico laboratorial

Dois aspectos do diagnóstico microbiológico de uma infecção anaeróbia são importantes, antes mesmo da cultura do espécime: (1) obtenção do espécime apropriado e (2) o rápido transporte do espécime ao laboratório em condições de anaerobiose. Um espécime apropriado é o que não contém membros da microbiota normal que poderiam confundir a interpretação. Por exemplo, espécimes como sangue, líquido pleural, pus e aspirados transtraqueais são apropriados, ao contrário do escarro e das fezes.

No laboratório, as culturas são manipuladas e incubadas em condições anaeróbias. Além dos critérios diagnósticos usuais da coloração de Gram, morfologia e reações bioquímicas, a técnica especial de cromatografia gasosa é importante. Nesse procedimento, ácidos orgânicos, como os ácidos fórmico, acético e propiônico são quantificados.

Tratamento

Em geral, a drenagem cirúrgica do abscesso e a administração de fármacos antimicrobianos são indicadas. Fármacos normalmente utilizados no tratamento de infecções anaeróbias são penicilina G, cefoxitina, cloranfenicol, clindamicina e metronidazol. Observa-se, no entanto, que vários isolados do importante patógeno *B. fragilis* produzem β-lactamases, sendo, portanto, resistentes à penicilina. Observe também que os aminoglicosídeos, como a gentamicina, não são eficazes contra os anaeróbios, uma vez que exigem um processo oxigênio-dependente para serem captados pela célula bacteriana.

TESTE SEU CONHECIMENTO

1. Qual a principal razão pela qual algumas bactérias são anaeróbias (i.e., não crescem na presença de oxigênio)?

   (A) Porque elas não possuem catalase e superóxido dismutase suficientes.

   (B) Porque elas possuem grande quantidade de íons ferrosos que são oxidados a íons férricos na presença de oxigênio.

   (C) Porque elas possuem mitocôndrias diferentes que não conseguem funcionar na presença de oxigênio.

   (D) Porque a transcrição do gene para a proteína do *pilus* está reprimida na presença de oxigênio.

2. Qual entre os seguintes grupos inclui bactérias que são ambas anaeróbias?

   (A) *Actinomyces israelli* e *Serratia marcescens*

   (B) *Campylobacter jejuni* e *Vibrio cholerae*

   (C) *Clostridium perfringens* e *Bacteroides fragilis*

   (D) *Mycobacterium tuberculosis* e *Pseudomonas aeruginosa*

   (E) *Mycoplasma pneumoniae* e *Corynebacterium diphtheriae*

RESPOSTAS

(1) **(A)**
(2) **(C)**

VER TAMBÉM

- Mais **questões para autoavaliação** sobre os temas discutidos neste capítulo são encontradas na seção de Bacteriologia Clínica da Parte XIII: Questões para autoavaliação, a partir da página 715. Consulte também a Parte XIV: Simulado de provas e concursos, a partir da página 753.

CAPÍTULO

15 Cocos Gram-positivos

CONTEÚDO DO CAPÍTULO

Introdução
Staphylococcus
Streptococcus
Streptococcus pneumoniae

Teste seu conhecimento
Ver também

INTRODUÇÃO

Há dois gêneros de cocos Gram-positivos clinicamente relevantes: *Staphylococcus* e *Streptococcus*. *Staphylococcus aureus* e *Streptococcus pyogenes* são descritos neste capítulo. Os estafilococos e estreptococos são imóveis e não formam esporos.

Tanto os estafilococos quanto os estreptococos são cocos Gram-positivos, apesar de serem diferenciados por dois critérios principais:

(1) Microscopicamente, os estafilococos apresentam-se como agrupamentos semelhantes a cachos de uvas, ao passo que os estreptococos formam cadeias.

(2) Bioquimicamente, os estafilococos produzem catalase (i.e., degradam peróxido de hidrogênio), ao passo que os estreptococos não a produzem.

Informações adicionais sobre os aspectos clínicos das infecções causadas pelos organismos apresentados neste capítulo são fornecidas na Parte IX, Doenças Infecciosas, iniciando na página 589.

STAPHYLOCOCCUS

Doenças

O *S. aureus* causa abscessos (Fig. 15-1), várias infecções piogênicas (p. ex., endocardite, artrite séptica e osteomielite), intoxicação alimentar, síndrome da pele escaldada (Fig. 15-2) e síndrome do choque tóxico. O *S. aureus* é uma das causas mais comuns de pneumonia hospitalar, septicemia e infecções de feridas cirúrgicas. É também uma causa importante de infecções da pele e tecidos moles, como foliculite (Fig. 15-3), celulite e impetigo (Fig. 15-4). É, também, a principal causa de conjuntivite bacteriana.

S. aureus resistente à meticilina é a causa mais comum de abscesso cutâneo nos Estados Unidos. É também uma causa importante de pneumonia, fascite necrosante e sepse em pacientes imunocompetentes.

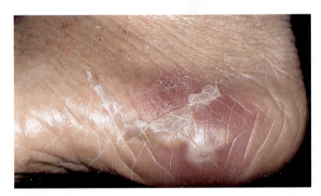

FIGURA 15-1 Abscesso no pé. Observe a área central elevada contendo pus esbranquiçado circundada por eritema. Um abscesso é a lesão clássica causada pelo *Staphylococcus aureus*. (Reproduzida, com permissão, de Wolff K, Johnson R eds. Fitzpatrick's Color Atlas & Synopsis of Clinical Dermatology. 6th ed. New York, NY: McGraw-Hill; 2009.)

Staphylococcus epidermidis causa endocardite de valva protética e infecções articulares protéticas. É a causa mais comum de infecções em sistemas de derivação no sistema nervoso central e uma importante causa de sepse em recém-nascidos. *Staphylococcus saprophyticus* causa infecções do trato urinário, especialmente cistite. A síndrome de Kawasaki é uma doença de etiologia desconhecida, que pode ser causada por determinadas cepas de *S. aureus*.

Propriedades importantes

Os estafilococos são cocos Gram-positivos esféricos, organizados em agrupamentos irregulares semelhantes a cachos de uvas (Fig. 15-5). Todos os estafilococos produzem **catalase**, enquanto nenhum estreptococo produz essa enzima (a catalase degrada H_2O_2 em O_2 e H_2O). A catalase é um importante fator de virulência. Bactérias que produzem catalase podem sobreviver ao efeito letal do H_2O_2 dentro de neutrófilos.

CAPÍTULO 15 • Cocos Gram-positivos **107**

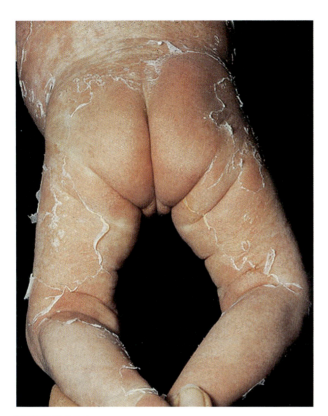

FIGURA 15-2 Síndrome da pele escaldada. Observe a descamação generalizada na criança. É causada por uma exotoxina produzida por *Staphylococcus aureus*. (Reproduzida, com permissão, de Wolff K, Johnson R eds. Fitzpatrick's Color Atlas & Synopsis of Clinical Dermatology. 6th ed. New York, NY: McGraw-Hill; 2009.)

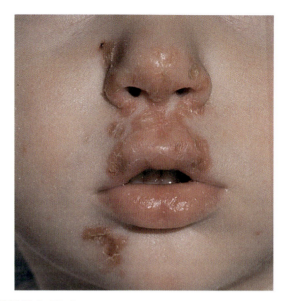

FIGURA 15-4 Impetigo. Observe as lesões vesiculares cobertas com crostas eritematosas "cor de mel". O impetigo é causado por *Staphylococcus aureus* ou *Streptococcus pyogenes*. (Reproduzida, com permissão, de Wolff K, Johnson R eds. *Fitzpatrick's Color Atlas & Synopsis of Clinical Dermatology*. 6th ed. New York, NY: McGraw-Hill; 2009.)

Três espécies de estafilococos são consideradas importantes patógenos humanos: *S. aureus*, *S. epidermidis* e *S. saprophyticus* (Tab. 15-1). Dos três, *S. aureus* é de longe o organismo mais comum e a causa das infecções mais graves. O *S. aureus* se distingue das outras espécies principalmente por produzir coagulase (Fig. 15-6). A **coagulase** é uma enzima que causa a coagulação do plasma por ativar a protrombina, formando trombina. A trombina, então, catalisa a

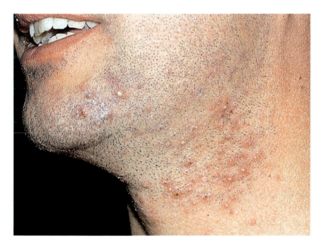

FIGURA 15-3 Foliculite. Observe as múltiplas, pequenas pústulas no queixo e no pescoço. *Staphylococcus aureus* é a causa mais comum de foliculite. (Reproduzida, com permissão, de Wolff K, Goldsmith LA, Katz SI et al. eds. *Fitzpatrick's Dermatology in General Medicine*. 7th ed. New York, NY: McGraw-Hill, 2008, pg 1699).

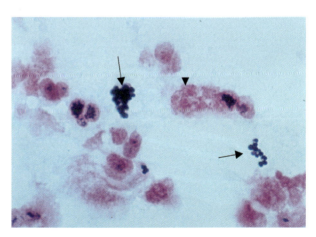

FIGURA 15-5 *Staphylococcus aureus* – coloração de Gram. As setas indicam cocos Gram-positivos em forma de "cacho de uva". A ponta de seta indica um neutrófilo com núcleo segmentado em cor-de-rosa. (Reproduzida, com permissão, de Professor Shirley Lowe, University of California, San Francisco School of Medicine.)

PARTE II • Bacteriologia clínica

TABELA 15-1 Estafilococos clinicamente relevantes

Espécies	Produção de coagulase	Hemólise típica	Características importantes[1]	Doença típica
S. aureus	+	β	Proteína A na superfície	Abscesso, intoxicação alimentar, síndrome do choque tóxico
S. epidermidis	–	Nenhuma	Sensível à novobiocina	Infecção de válvulas cardíacas protéticas e próteses de quadril; membro comum da microbiota da pele
S. saprophyticus	–	Nenhuma	Resistente à novobiocina	Trato urinário

[1]Todos os estafilococos são catalase-positivos.

ativação de fibrinogênio, formando o coágulo de fibrina. *S. epidermidis* e *S. saprophyticus* são referidos frequentemente como estafilococos coagulase-negativos.

Staphylococcus aureus produz um pigmento carotenoide chamado **estafiloxantina**, que confere uma coloração dourada às suas colônias. Esse pigmento aumenta a patogenicidade do organismo por inativar o efeito microbicida de superóxidos e outras espécies reativas de oxigênio no interior dos neutrófilos. *S. epidermidis* não sintetiza esse pigmento e produz colônias brancas. O *S. epidermidis* é significativamente menos virulento que o *S. aureus*.

Duas outras características distinguem adicionalmente essas espécies. O *S. aureus* normalmente fermenta o manitol e é capaz de hemolisar hemácias, ao passo que *S. epidermidis* e *S. saprophyticus* não o fazem. A hemólise de hemácias pelas hemolisinas produzidas por *S. aureus* é a fonte de ferro necessária para o crescimento do organismo. O ferro presente na hemoglobina é recuperado pela bactéria e utilizado na síntese de enzimas citocromo utilizadas na produção de energia.

Mais de 90% das cepas de *S. aureus* contêm plasmídeos que codificam **β-lactamase**, a enzima que degrada diversas penicilinas, mas não todas. Algumas cepas de *S. aureus* são resistentes a penicilinas β-lactamase-resistentes, como a meticilina e a nafcilina, pela ocorrência de modificações nas **proteínas de ligação às penicilinas** (PBP) em suas membranas celulares. Genes no cromossomo bacteriano, denominados genes *mecA*, codificam essas alterações nas PBPs.

Estas cepas são comumente conhecidas como *S. aureus* resistentes à meticilina (MRSA) ou *S. aureus* resistente à nafcilina (NRSA). MRSA causa infecções associadas aos cuidados da saúde (MRSA-ACS) e adquiridas na comunidade (MRSA-AC). O MRSA é responsável por mais de 50% das cepas de *S. aureus* isoladas de pacientes em hospitais nos Estados Unidos. MRSA-AC é uma causa muito comum de infecções estafilocócicas adquiridas na comunidade. Praticamente todas as cepas de MRSA-AC produzem a leucocidina P-V (veja adiante), enquanto relativamente poucas cepas de HCA-MRSA a produzem. A cepa mais comum de MRSA nos Estados Unidos é a cepa USA300.

Cepas de *S. aureus* que apresentam resistência intermediária à vancomicina (VISA) e resistência completa à vancomicina (VRSA) também têm sido encontradas. O conjunto de genes que codifica a resistência à vancomicina em *S. aureus* é o mesmo que confere resistência à vancomicina em enterococos. Esses genes estão localizados em um transpóson em um plasmídeo que codifica as enzimas que **substituem D-lactato por D-alanina** no peptideoglicano.

O *S. aureus* apresenta diversos componentes de parede celular e antígenos importantes:

(1) A **proteína A** é a principal proteína da parede celular. Ela é um importante fator de virulência porque se liga à porção Fc da IgG no local de ligação do complemento, impedindo a sua ativação. Como consequência, não há produção de C3b, e a opsonização e a fagocitose dos organismos são significativamente reduzidas. A proteína A é utilizada em determinados testes no laboratório clínico porque se liga a IgG e forma um "coaglutinado" com complexos antígeno-anticorpo. Os estafilococos coagulase-negativos não produzem a proteína A.

(2) Os **ácidos teicoicos** são polímeros de ribitol fosfato. Eles medeiam a adesão dos estafilococos às células mucosas. Os **ácidos lipoteicoicos** desempenham um papel na indução de choque séptico pela indução de citocinas, como a interleucina 1 (IL-1) e o fator de necrose tumoral (TNF) de macrófagos (para mais detalhes, ver discussão sobre choque séptico na seção de Endotoxina do Cap. 7).

(3) A cápsula polissacarídica também é um importante fator de virulência. Existem 11 sorotipos baseados na antigenicidade da cápsula polissacarídica, embora os tipos 5 e 8 sejam responsáveis por 85% das infecções. Algumas cepas de *S. aureus* são revestidas por uma pequena quantidade de cápsula polissacarídica, chamada de

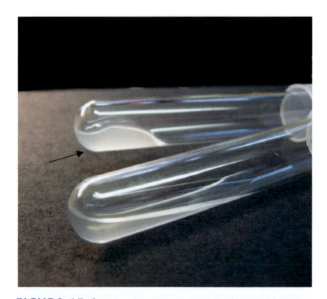

FIGURA 15-6 Teste de coagulase – tubo superior inoculado com *Staphylococcus aureus*; tubo inferior inoculado com *Staphylococcus epidermidis*. A seta aponta para o plasma coagulado por ação da coagulase produzida pelo *S. aureus*. (Reproduzida com a permissão de Professor Shirley Lowe, University of California, San Francisco School of Medicine.)

microcápsula. Essa microcápsula é fracamente imunogênica, o que dificulta a produção de uma vacina eficiente.

(4) Receptores de superfície para bacteriófagos estafilocócicos específicos permitem a "fagotipagem" de cepas com objetivos epidemiológicos. Os ácidos teicoicos compõem parte desses receptores.

(5) O peptideoglicano de *S. aureus* exibe propriedades do tipo endotoxina (i.e., pode estimular a produção de citocinas pelos macrófagos, como também pode ativar as cascatas do complemento e de coagulação). Isso explica a habilidade do *S. aureus* de causar os achados clínicos do choque séptico, embora não possua endotoxina.

Transmissão

Os seres humanos são reservatório para estafilococos. O nariz é o principal local de colonização pelo *S. aureus* e aproximadamente 30% das pessoas são colonizadas em algum momento de suas vidas. Indivíduos que são carreadores crônicos de *S. aureus* no nariz possuem risco aumentado de apresentar infecções de pele causadas por ele.

A pele, especialmente de profissionais hospitalares e pacientes, também corresponde a um local comum de colonização por *S. aureus*. O contato manual representa um importante modo de transmissão, e a lavagem das mãos diminui a transmissão.

O *S. aureus* também é encontrado na vagina de aproximadamente 5% das mulheres, predispondo-as à síndrome do choque tóxico. Fontes adicionais de infecções estafilocócicas estão associadas a lesões humanas e fômites, como toalhas e roupas contaminadas por essas lesões.

Doenças causadas por *S. aureus* são favorecidas por um ambiente altamente contaminado (p. ex., familiares apresentando furúnculos) e por um sistema imune comprometido. A imunidade humoral reduzida, incluindo baixos níveis de anticorpos, complemento ou neutrófilos, predispõe especialmente a infecções estafilocócicas. Diabetes e o uso de drogas intravenosas predispõem à infecção pelo *S. aureus*. Pacientes acometidos por doença granulomatosa crônica (DGC), uma doença caracterizada por uma falha na capacidade dos neutrófilos em matarem as bactérias, são especialmente propensos a infecções por *S. aureus* (ver Cap. 68).

O *S. epidermidis* é encontrado principalmente na pele humana e pode entrar na corrente sanguínea nos pontos onde cateteres intravenosos perfuram a pele. *S. saprophyticus* é encontrado principalmente na mucosa do trato genital de mulheres jovens e, a partir desse local, podem ascender até a bexiga, causando infecções do trato urinário.

Patogênese

Staphylococcus aureus

O *S. aureus* é capaz de causar doenças tanto por meio da produção de toxinas quanto por meio da indução de inflamação piogênica. A lesão típica causada pelo *S. aureus* é um **abscesso**. Os abscessos sofrem necrose central e, em geral, drenam para o exterior (p. ex., furúnculos), mas os organismos podem também ser disseminados na corrente sanguínea. **Corpos estranhos**, como suturas e cateteres intravenosos, são importantes fatores predisponentes à infecção por *S. aureus*.

Diversas toxinas e enzimas importantes são produzidas pelo *S. aureus*. As três exotoxinas clinicamente importantes são a enterotoxina, a toxina da síndrome do choque tóxico e a esfoliativa.

(1) A **enterotoxina** causa intoxicação alimentar, caracterizada por vômito proeminente e diarreia aquosa não sanguinolenta. A toxina atua como um **superantígeno** no interior do trato gastrintestinal, estimulando a liberação de grandes quantidades de IL-1 e IL-2 por macrófagos e células T auxiliares, respectivamente. O vômito proeminente é aparentemente causado por citocinas liberadas pelas células linfoides, estimulando o sistema nervoso entérico a ativar o centro de vômito no encéfalo. A enterotoxina é relativamente termorresistente e, desse modo, não é inativada pelo cozimento rápido. É resistente ao ácido gástrico, bem como às enzimas do estômago e jejuno. Há seis tipos imunológicos de enterotoxina: tipos A a F.

(2) A **toxina da síndrome do choque tóxico** (TSST, *toxic shock syndrome toxin*) causa choque tóxico, especialmente em mulheres no período menstrual fazendo uso de absorvente higiênico interno, ou em indivíduos apresentando infecções de ferimentos. O choque tóxico também ocorre em pacientes que utilizam tampão nasal para estancar sangramento nasal. A TSST é produzida localmente por *S. aureus* na vagina, no nariz ou em outro local infectado. A toxina atinge a corrente sanguínea, causando uma toxemia. Culturas de sangue geralmente não apresentam crescimento de *S. aureus*.

A TSST é um **superantígeno** e causa choque tóxico por estimular a liberação de grandes quantidades de IL-1, IL-2 e TNF (ver discussões sobre exotoxinas, no Cap. 7, e sobre superantígenos, no Cap. 60). Aproximadamente 5 a 25% dos isolados de *S. aureus* carreiam o gene que codifica a TSST. O choque tóxico ocorre em indivíduos que não apresentam anticorpos contra a TSST.

(3) A **esfoliatina** causa a síndrome da "pele escaldada" em crianças. É "epidermolítica" e atua como uma **protease que cliva a desmogleína** dos desmossomos, levando à separação da epiderme na camada de células granulares.

(4) Várias exotoxinas podem matar leucócitos (leucocidinas) e causar necrose de tecidos *in vivo*. Destas, as duas mais importantes são a toxina alfa e a leucocidina P-V. A **toxina alfa** causa necrose cutânea acentuada e hemólise. O efeito citotóxico da toxina alfa é atribuído à formação de orifícios na membrana celular e à consequente perda de substâncias de baixo peso molecular a partir da célula danificada.

A **leucocidina P-V** é uma **toxina formadora de poros** que mata as células, especialmente leucócitos, por causar danos às membranas celulares. As duas subunidades da toxina ligam-se à membrana celular para formar um poro pelo qual o conteúdo celular vaza. O gene que codifica a leucocidina P-V está localizado em um fago lisogênico. A leucocidina P-V é um importante fator de virulência de MRSA-AC e desempenha um papel significativo nas infecções severas de pele e tecidos moles causada por esse organismo. A pneumonia necrosante grave também é causada por cepas de *S. aureus* que produzem a leucocidina P-V. Aproximadamente 2% dos isolados clínicos de *S. aureus* produzem a leucocidina P-V.

(5) As enzimas incluem **coagulase**, fibrinolisina, hialuronidase, proteases, nucleases e lipases. A coagulase, por promover a coagulação do plasma, atua no englobamento do local infectado, retardando a migração de neutrófilos a ele. A estafilocinase é uma fibrinolisina capaz de lisar os trombos.

Staphylococcus epidermidis e Staphylococcus saprophyticus

Diferentemente do *S. aureus,* esses dois estafilococos coagulase-negativos não produzem exotoxinas. Portanto, eles não causam intoxicação alimentar ou síndrome do choque tóxico. Eles podem, no

TABELA 15-2 Importantes características da patogênese de estafilococos

Organismo	Tipo de patogênese	Doença típica	Fator predisponente	Modo de prevenção
S. aureus	1. Toxigênica (superantígeno)	Síndrome do choque tóxico	Tampão nasal ou vaginal	Reduzir o tempo de uso do tampão
		Intoxicação alimentar	Armazenamento impróprio de alimentos	Refrigerar os alimentos
	2. Piogênica (abscesso)			
	a. Local	Infecção de pele (p. ex., impetigo e infecções de feridas cirúrgicas)	Má higiene da pele; falhas nos procedimentos assépticos	Asseio; lavagem das mãos; redução do estado de portador nasal
	b. Disseminada	Sepse, endocardite[1]	Uso de fármacos IV	Reduzir o uso de fármacos IV
S. epidermidis	Piogênica	Infecções de locais de cateteres intravenosos e dispositivos protéticos	Falhas nos procedimentos assépticos ou na pronta remoção de cateteres IV	Lavagem das mãos; pronta remoção de cateteres IV
S. saprophyticus	Piogênica	Infecção do trato urinário	Atividade sexual	

IV, intravenoso.
[1]Para simplificar, várias formas de doenças disseminadas causadas por S. aureus (p. ex., osteomielite, artrite) não foram incluídas nesta tabela.

entanto, causar infecções piogênicas. O *S. epidermidis*, por exemplo, é um causador proeminente de infecções piogênicas em implantes protéticos, como válvulas cardíacas e juntas dos quadris. Já o *S. saprophyticus* é causa frequente de infecções do trato urinário, especialmente cistites.

Achados clínicos

As importantes manifestações clínicas causadas por *S. aureus* podem ser divididas em dois grupos: as piogênicas (produtoras de pus) e as mediadas por toxina (Tab. 15-2). *S. aureus* é a principal causa de infecções de pele, tecidos moles, ossos, articulações, pulmões, coração e rins. As doenças piogênicas são o primeiro grupo descrito, e as doenças mediadas por toxinas formam o segundo grupo.

Staphylococcus aureus: doenças piogênicas

(1) Infecções de pele e tecidos moles são muito comuns. Elas incluem abscessos (ver Fig. 15-1), impetigo (ver Fig. 15-4), furúnculos, carbúnculos (Fig. 15-7), paroníquia, celulite, foliculite (ver Fig. 15-3), fascite necrosante (Fig. 77-10), hidradenite supurativa, conjuntivite, infecções palpebrais (blefarite e terçol) e infecções mamárias pós-parto (mastite). Linfangite também pode ocorrer, principalmente no antebraço associado à infecção na mão.

Infecções necrosantes graves da pele e tecidos moles são causadas por cepas de MRSA que produzem a leucocidina P-V. Essas infecções são tipicamente adquiridas na comunidade, estando menos associadas a hospitais. Nos Estados Unidos, as cepas de MRSA-AC são a causa mais comum de infecções de pele e tecidos moles. Essas cepas de MRSA-AC também são uma causa especialmente frequente de infecções em usuários de drogas intravenosas e desabrigados. Atletas cujas atividades envolvem contato pessoal próximo, como lutadores e jogadores de futebol americano, também apresentam risco. Cepas de HCA-MRSA são a causa de aproximadamente 50% de todas as infecções nosocomiais associadas a *S. aureus*. A análise molecular revela que as cepas MRSA-AC são distintas das cepas MRSA-ACS.

(2) A septicemia (sepse) pode originar-se a partir de qualquer lesão localizada, especialmente infecções de ferimentos, ou como resultado do uso abusivo de drogas injetáveis. A sepse causada por *S. aureus* exibe características clínicas similares às da sepse causada por certas bactérias Gram-negativas, como *Neisseria meningitidis* (ver Cap. 16).

(3) A endocardite pode ocorrer em válvulas cardíacas normais ou protéticas, especialmente a endocardite direita (válvula tricúspide) em usuários de drogas injetáveis. (A endocardite de válvulas protéticas é frequentemente causada por *S. epidermidis*.)

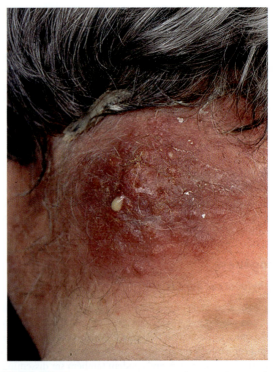

FIGURA 15-7 Carbúnculo. O carbúnculo é um abscesso de várias pústulas, geralmente localizado na parte de trás do pescoço. Observe a gota de pus amarelado, perto do centro da lesão. Carbúnculos são causados por *Staphylococcus aureus*. (Reproduzida, com permissão, de Wolff K, Johnson R eds. *Fitzpatrick's Color Atlas & Synopsis of Clinical Dermatology*. 6th ed. New York, NY: McGraw-Hill; 2009.)

(4) A osteomielite e a artrite podem surgir por disseminação hematogênica, a partir de um foco infectado distante, ou por introdução direta em um local de ferimento. O *S. aureus* é uma causa muito comum dessas doenças, especialmente em crianças.

(5) O *S. aureus* é a causa mais comum de infecções de feridas pós-cirúrgicas, que, por sua vez, são uma importante causa de morbimortalidade em hospitais. O *S. aureus* e o *S. epidermidis*, por exemplo, são as causas mais comuns de infecções nos locais de instalação de marca-passos cardíacos.

(6) A pneumonia pode ocorrer em pacientes pós-cirúrgicos ou após uma infecção respiratória viral, especialmente a gripe. A pneumonia estafilocócica com frequência leva à empiema ou abscesso pulmonar. Em muitos hospitais, é a causa mais comum de pneumonia nosocomial, em especial a pneumonia associada à ventilação em unidades de terapia intensiva. MRSA-AC causa uma grave pneumonia necrosante.

(7) A conjuntivite geralmente apresenta-se com dor unilateral, queimação nos olhos, hiperemia da conjuntiva e secreção purulenta. O organismo é transmitido para o olho por meio dos dedos contaminados. *S. aureus* geralmente é a causa mais frequente, no entanto *Streptococcus pneumoniae* e *Haemophilus influenzae* são mais comuns em crianças. Conjuntivite gonocócica e não gonocócica (causada por *Chlamydia trachomatis*) é adquirida na infância pela passagem no canal do parto.

(8) Os abscessos podem ocorrer em qualquer órgão quando o *S. aureus* circula na corrente sanguínea (bacteriemia). Esses abscessos são frequentemente chamados de "abscessos metastáticos", já que ocorrem em razão da dispersão da bactéria a partir do local original de infecção, muitas vezes a pele.

Staphylococcus aureus: **doenças mediadas por toxinas**

(1) A intoxicação alimentar (gastrenterite) é causada pela ingestão de enterotoxina, a qual é pré-formada nos alimentos e, portanto, apresenta um curto período de incubação (1-8 horas). Na intoxicação alimentar estafilocócica, o vômito é geralmente mais proeminente do que a diarreia.

(2) A síndrome do choque tóxico é caracterizada por febre, hipotensão, erupção cutânea difusa, macular, similar a uma queimadura de sol, que progride para descamação, e envolvimento de três ou mais dos seguintes órgãos: fígado, rim, trato gastrintestinal, sistema nervoso central, músculos ou sangue.

(3) A síndrome da pele escaldada é caracterizada por febre, além do aparecimento de amplas bolhas na pele e uma erupção macular eritematosa. Há ocorrência de grandes áreas da pele descamadas, exsudação de fluido seroso e desequilíbrio eletrolítico. Pode haver perda de cabelos e unhas. A recuperação, em geral, ocorre em um período de 7 a 10 dias. Essa síndrome ocorre com maior frequência em crianças.

Staphylococcus aureus: **doença de Kawasaki**

A doença de Kawasaki (DK) é uma doença de etiologia desconhecida, e que será discutida aqui, uma vez que várias de suas manifestações se assemelham com a síndrome do choque tóxico causado por superantígenos de *S. aureus* (e também *S. pyogenes*). A DK é uma vasculite que envolve artérias pequenas e médias, especialmente as artérias coronárias. É a causa mais comum de doença cardíaca adquirida em crianças nos Estados Unidos.

Clinicamente, a DK se caracteriza por febre alta, com pelo menos 5 dias de duração; conjuntivite não purulenta bilateral; lesões dos lábios e da mucosa oral (p. ex., língua de morango, edema de lábios e eritema da orofaringe); linfadenopatia cervical; uma erupção maculopapular difusa e eritematosa; e edema e eritema das mãos e dos pés, frequentemente terminando com descamação.

O achado clínico mais característico da DK corresponde ao comprometimento cardíaco, especialmente miocardite, arritmia e regurgitação envolvendo as válvulas mitral e aórtica. A principal causa de morbidade e mortalidade na DK é o **aneurisma das artérias coronárias**.

A DK é muito mais comum em crianças de ascendência asiática, levando à especulação de que certos alelos do complexo principal de histocompatibilidade (MHC, *major histocompatibility complex*) podem predispor à doença. É uma doença de crianças com menos de 5 anos de idade, ocorrendo frequentemente em pequenos surtos. Ocorre em nível mundial, mas é muito mais comum no Japão.

Não há qualquer teste diagnóstico laboratorial definitivo para a DK. A terapia efetiva consiste em altas doses de imunoglobulinas intravenosas (IgIV) e altas doses de aspirina que reduzem imediatamente a febre e outros sintomas e, o mais importante, diminuem significativamente a ocorrência de aneurismas.

Staphylococcus epidermidis e *Staphylococcus saprophyticus*

Dois estafilococos **coagulase-negativos** são considerados patógenos humanos comuns: *S. epidermidis* e *S. saprophyticus*. Infecções por *S. epidermidis* são quase sempre adquiridas em hospitais, ao passo que as infecções por *S. saprophyticus* são quase sempre adquiridas na comunidade.

O *S. epidermidis* é membro da microbiota humana normal da pele e de membranas mucosas, mas pode atingir a corrente sanguínea (bacteriemia), originando infecções metastáticas, especialmente no local de implantes. Comumente infecta cateteres intravenosos e implantes protéticos (p. ex., válvulas cardíacas protéticas [endocardite], enxertos vasculares e articulações protéticas [artrite ou osteomielite]) (ver Tab. 15-2). O *S. epidermidis* é também uma importante causa de sepse em neonatos e de peritonite em pacientes apresentando insuficiência renal e submetidos à diálise peritoneal por cateter permanente. Esse organismo corresponde à bactéria mais comum a causar infecções em derivações de líquido cerebrospinal.

Cepas de *S. epidermidis* que produzem um glicocálice apresentam maior probabilidade de aderirem a materiais de implantes protéticos e, portanto, exibem maior probabilidade de infectar esses implantes, quando comparadas a cepas que não produzem um glicocálice. Membros do corpo hospitalar constituem um reservatório importante para cepas de *S. epidermidis* resistentes a antibióticos.

O *S. saprophyticus* causa infecções do trato urinário, particularmente em mulheres jovens e sexualmente ativas. A maioria das mulheres que apresenta essa infecção manteve relação sexual nas 24 horas prévias. Após *Escherichia coli*, esse organismo é a principal causa de infecções do trato urinário adquiridas na comunidade em mulheres jovens.

Staphylococcus lugdunensis é um estafilococo coagulase-negativo relativamente incomum que causa endocardite de valva protética e infecções de pele.

Diagnóstico laboratorial

Esfregaços de lesões estafilocócicas revelam cocos Gram-positivos em agrupamentos semelhantes a cachos de uvas (ver Fig. 15-5). Culturas de *S. aureus* geralmente revelam colônias amarelo-douradas

PARTE II • Bacteriologia clínica

que são, com frequência, β-hemolíticas. O *S. aureus* é **coagulase-positivo** (ver Fig. 15-6). O ágar hipertônico manitol é um sistema de triagem comumente usado para a detecção de *S. aureus*. *S. aureus* fermenta o manitol, diminuindo o pH do meio e alterando a coloração do ágar para a cor amarela, enquanto *S. epidermidis* não fermenta o manitol, mantendo assim a coloração rosa do ágar.

Culturas de estafilococos coagulase-negativos geralmente originam colônias brancas e não hemolíticas. Os dois estafilococos coagulase-negativos são diferenciados com base em sua sensibilidade ao antibiótico novobiocina: *S. epidermidis* é sensível, ao passo que *S. saprophyticus* é resistente. Não existem testes sorológicos ou cutâneos utilizados para o diagnóstico de qualquer infecção estafilocócica aguda.

No caso da síndrome do choque tóxico, o isolamento de *S. aureus* não é requerido para o diagnóstico, desde que os critérios clínicos sejam compatíveis. Os achados laboratoriais que suportam o diagnóstico da síndrome do choque tóxico incluem o isolamento da cepa de *S. aureus* produtora de TSST e o desenvolvimento de anticorpos contra a toxina durante o período de convalescença, embora esse último critério não seja útil para o diagnóstico durante a fase aguda da doença.

Para fins epidemiológicos, *S. aureus* pode ser subdividido em subgrupos com base na suscetibilidade do isolado clínico à lise por uma variedade de bacteriófagos. Um indivíduo portando *S. aureus* do mesmo grupo fágico que o grupo responsável pelo surto pode ser a fonte das infecções.

Tratamento

Nos Estados Unidos, 90% ou mais das cepas de *S. aureus* são resistentes à penicilina G. A maioria dessas cepas produz **β-lactamase**. Esses organismos podem ser tratados com penicilinas resistentes à β-lactamase (p. ex., nafcilina ou cloxacilina), algumas cefalosporinas ou vancomicina. O tratamento com uma combinação de penicilina sensível à β-lactamase (p. ex., amoxicilina) e um inibidor de β-lactamase (p. ex., ácido clavulânico) também é útil.

Aproximadamente 20% das cepas de *S. aureus* são **resistentes à meticilina** ou resistentes à nafcilina devido à ocorrência de proteínas de ligação à penicilina alteradas. Essas cepas resistentes de *S. aureus* são frequentemente denominadas pelas abreviações **MRSA** e NRSA, respectivamente. Esses organismos podem causar surtos significativos de doença, especialmente em hospitais. O fármaco de escolha para esses estafilococos é a vancomicina, algumas vezes associada à gentamicina. A daptomicina também pode ser útil. Sulfametoxazol-trimetoprima ou clindamicina podem ser utilizados no tratamento de infecções sem risco à vida causadas por esses microrganismos. Observa-se que essas cepas de MRSA são resistentes a quase todos os fármacos β-lactâmicos, incluindo penicilinas e cefalosporinas. Ceftarolina fosamila é o primeiro fármaco β-lactâmico utilizado no tratamento de infecções pelo MRSA.

Cepas de *S. aureus* com resistência intermediária à vancomicina (cepas VISA) ou com resistência completa à vancomicina (cepas VRSA) foram isoladas de pacientes. Essas cepas são geralmente resistentes a meticilina/nafcilina, o que as torna muito difíceis de tratar. A daptomicina também pode ser utilizada no tratamento de infecções por esses organismos. Quinupristina-dalfopristina é outro fármaco de escolha.

O tratamento da síndrome do choque tóxico envolve a reversão do choque mediante o uso de fluidos, fármacos pressores e fármacos inotrópicos; a administração de uma penicilina resistente à β-lactamase, como nafcilina; e a remoção do tampão ou desbridação do local infectado, conforme a necessidade. Um *pool* de globulinas séricas, contendo anticorpos contra a TSST, pode ser útil.

A mupirocina é muito eficiente como antibiótico tópico no caso de infecções da pele causadas pelo *S. aureus*. Também tem sido utilizada para reduzir o estado de portador nasal dos profissionais hospitalares e pacientes apresentando infecções estafilocócicas recorrentes. Um antisséptico tópico para a pele, como a clorexidina, pode ser usado conjuntamente com a mupirocina.

Algumas cepas de estafilococos exibem **tolerância** (i.e., podem ser inibidas pelos antibióticos, mas não mortas). (Ou seja, a razão entre a concentração bactericida mínima [CBM] e a concentração inibitória mínima [CIM] é muito elevada.) A tolerância pode resultar de uma falha dos fármacos em inativarem os inibidores de enzimas autolíticas que degradam o organismo. Microrganismos tolerantes devem ser tratados com combinações de fármacos (ver Cap. 10).

A drenagem (espontânea ou cirúrgica) corresponde ao principal procedimento do tratamento de abscessos. **Incisão e drenagem (I&D)** costumam ser suficientes no tratamento de abscessos de pele, como o furúnculo, e antibióticos não são necessários na maioria dos casos. A infecção prévia confere apenas imunidade parcial a reinfecções.

O *S. epidermidis* costuma ser altamente resistente a antibióticos. A maioria das cepas produz β-lactamase, mas são sensíveis a fármacos resistentes à β-lactamase, como a nafcilina. Essas são chamadas de cepas sensíveis à meticilina (MSSE). Algumas cepas são resistentes a meticilina/nafcilina (MRSE, *methicillin/nafcillin-resistant*) devido a proteínas de ligação à penicilina modificadas. O fármaco de escolha é a vancomicina, à qual a rifampicina ou um aminoglicosídeo podem ser adicionados. A remoção do cateter ou outro dispositivo é frequentemente necessária. Infecções do trato urinário por *S. saprophyticus* podem ser tratadas com sulfametoxazol-trimetoprima ou uma quinolona, como o ciprofloxacino.

Prevenção

Não existem vacinas contra estafilococos. Asseio, lavagem frequente das mãos e manipulação asséptica das lesões auxiliam no controle da disseminação de *S. aureus*. A colonização persistente do nariz por *S. aureus* pode ser reduzida por meio do uso de mupirocina intranasal ou antibióticos orais, como o ciprofloxacino ou o sulfametoxazol-trimetoprima. No entanto, a completa eliminação da bactéria é muito difícil de conseguir. Pode ser necessária a remoção de portadores das áreas de alto risco (p. ex., salas cirúrgicas e berçários). A cefazolina é frequentemente utilizada no tratamento pré-operatório, a fim de prevenir infecções estafilocócicas em feridas cirúrgicas.

STREPTOCOCCUS

Os estreptococos com relevância clínica estão listados na Tabela 15-3. Todos, exceto um desses estreptococos, são discutidos nesta seção; *Streptococcus pneumoniae* é discutido separadamente, ao final deste capítulo, devido à sua importância.

Doenças

Os estreptococos causam uma ampla variedade de infecções. *S. pyogenes* (um estreptococo do grupo A) é a principal causa bacteriana de faringite (Fig. 15-8) e celulite (Fig. 15-9). É uma importante

CAPÍTULO 15 • Cocos Gram-positivos

TABELA 15-3 Estreptococos clinicamente relevantes

Espécie	Grupo de Lancefield	Hemólise típica	Características diagnósticas[1]
S. pyogenes	A	β	Sensível à bacitracina
S. agalactiae	B	β	Resistente à bacitracina; hidrólise do hipurato
E. faecalis	D	α ou β ou nenhuma	Crescimento em NaCl a 6,5%[2]
S. bovis[3]	D	α ou nenhuma	Crescimento ausente em NaCl a 6,5%
S. pneumoniae	NA[4]	α	Bile-solúvel; inibido por optoquina
Grupo viridans[5]	NA	α	Não solúvel na bile; não inibido por optoquina

[1]Todos os estreptococos são catalase-negativos.
[2]Tanto o E. faecalis quanto o S. bovis crescem em ágar bile-esculina, ao passo que outros estreptococos não. Eles hidrolisam a esculina, resultando em uma característica descoloração negra do ágar.
[3]S. bovis é um microrganismo não enterocócico do grupo D.
[4]NA, não aplicável.
[5]Os estreptococos do grupo viridans incluem diversas espécies, como S. sanguinis, S. mutans, S. mitis, S. gordonii, S. salivarius, S. anginosus, S. milleri, e S. intermedius.

causa de impetigo (ver Fig. 15-3), fascite necrosante e síndrome do choque tóxico estreptocócico. Também é o fator incitador de duas importantes doenças imunes, a febre reumática e a glomerulonefrite aguda. *Streptococcus agalactiae* (um estreptococo do grupo B) é a principal causa de sepse e meningite neonatais. *Enterococcus faecalis* é uma importante causa de infecções nosocomiais do trato urinário e endocardite. Estreptococos do grupo *viridans* constituem a causa mais comum de endocardites (Fig. 15-10). *Streptococcus bovis* (também conhecido como *Streptococcus gallolyticus*) é uma causa incomum de endocardite.

Propriedades importantes

Os estreptococos são cocos Gram-positivos esféricos, organizados em cadeias ou pares (Fig. 15-11). Todos os estreptococos são **catalase-negativos**, ao passo que os estafilococos são catalase-positivos (ver Tab. 15-3).

Uma das características mais importantes para a identificação de estreptococos é o tipo de hemólise (Fig. 15-12).

(1) Estreptococos **α-hemolíticos** formam uma zona verde ao redor de suas colônias, resultante da lise incompleta das hemácias no ágar. A coloração verde é formada quando o peróxido de hidrogênio produzido pela bactéria oxida a hemoglobina (de cor vermelha) a biliverdina (de cor verde).

(2) Estreptococos **β-hemolíticos** formam uma zona clara ao redor de suas colônias, uma vez que ocorre a lise completa das hemácias. A β-hemólise é decorrente da produção de enzimas (hemolisinas), denominadas estreptolisina O e estreptolisina S (ver seção "Patogênese", adiante).

(3) Alguns estreptococos não causam hemólise (γ-hemólise).

Os estreptococos β-hemolíticos possuem dois importantes antígenos:

(1) O **carboidrato C** determina o *grupo* dos estreptococos β-hemolíticos. Ele situa-se na parede celular, e sua especificidade é determinada por um aminoaçúcar. Por exemplo, os estreptococos β-hemolíticos do grupo A (*S. pyogenes*) são diferenciados dos

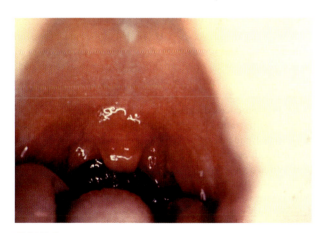

FIGURA 15-8 Faringite. Observe o eritema do palato mole, da úvula e da faringe posterior e inchaço da úvula. A principal causa bacteriana de faringite é o *Streptococcus pyogenes*. Nota: as linhas brancas curvadas na úvula e no palato são artefatos de fotografia. (Fonte: Centers for Disease Control and Prevention. CDC #6323.)

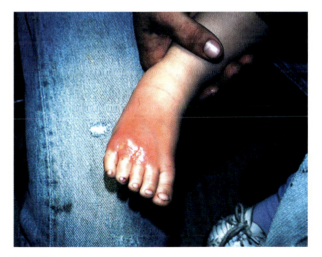

FIGURA 15-9 Celulite. Observe o eritema e o inchaço do dorso do pé. *Streptococcus pyogenes* é a causa mais comum de celulite. (Reproduzida, com permissão, de Usatine RP, Smith MA, Mayeaux EJ Jr, et al. The Color Atlas of Family Medicine. New York, NY: McGraw-Hill; 2009. Cortesia de Richard P. Usatine, MD.)

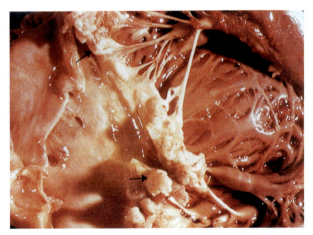

FIGURA 15-10 Endocardite. Observe a ocorrência de vegetações (setas pretas) na válvula mitral. Estreptococos do grupo *viridans* são a causa mais comum de endocardite bacteriana subaguda. (Reproduzida, com permissão, de Longo DL, Fauci AS, Kasper DL, et al eds. *Harrison's Principles of Internal Medicine*. 18th ed. New York, NY: McGraw-Hill; 2012.)

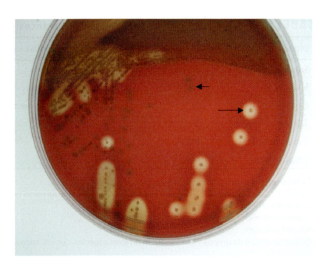

FIGURA 15-12 α-Hemólise e β-hemólise em ágar-sangue – a seta curta aponta para uma colônia α-hemolítica, provavelmente um estreptococo do grupo *viridans*. A seta longa aponta para uma colônia β-hemolítica, provavelmente *Streptococcus pyogenes*. A amostra utilizada foi um *swab* de garganta de um indivíduo com faringite. (Reproduzida com permissão de Professor Shirley Lowe, University of California, San Francisco School of Medicine.)

estreptococos β-hemolíticos do grupo B (*S. agalactiae*) por possuírem um carboidrato C distinto.

(2) A **proteína M** é o fator de virulência mais importante de *S. pyogenes*. Ela se projeta a partir da superfície externa da célula e bloqueia a fagocitose (ou seja, é **antifagocítica**). Ela também inativa C3b, um componente do complemento que opsoniza a bactéria antes da fagocitose (ver Cap. 63). Cepas de *S. pyogenes* que *não* produzem a proteína M não são consideradas patogênicas.

A proteína M também determina o *tipo* do estreptococo β-hemolítico do grupo A. Existem aproximadamente 100 sorotipos com base na proteína M, o que explica a possibilidade de ocorrência de múltiplas infecções por *S. pyogenes*. Anticorpos contra a proteína M conferem imunidade tipo-específica.

As cepas de *S. pyogenes* que produzem determinados tipos de proteína M são **reumatogênicas** (i.e., causam principalmente febre reumática), ao passo que cepas de *S. pyogenes* que produzem outros tipos de proteína M são **nefritogênicas** (i.e., causam principalmente glomerulonefrite aguda). Embora a proteína M seja o principal componente antifagocitário de *S. pyogenes*, o organismo também possui uma cápsula polissacarídica que contribui para o retardo da fagocitose.

Classificação dos estreptococos

Estreptococos β-hemolíticos

São organizados em grupos A-U (conhecidos como grupos de Lancefield) com base nas diferenças antigênicas presentes no carboidrato C. No laboratório clínico, o grupo é determinado através de testes de precipitina com antissoros específicos ou por imunofluorescência.

Os **estreptococos do grupo A** (*S. pyogenes*) constituem um dos mais importantes grupos de patógenos humanos. Eles são a causa mais frequente de faringite bacteriana e uma causa muito comum de infecções de pele. Esses estreptococos aderem ao epitélio faríngeo via *pili* composto de ácido lipoteicoico e proteína M. Muitas cepas possuem uma cápsula de ácido hialurônico antifagocítica. O crescimento de *S. pyogenes* em ágar é inibido pelo antibiótico bacitracina, um importante critério diagnóstico (Fig. 15-13).

Os estreptococos do grupo B (*S. agalactiae*) colonizam o trato genital de algumas mulheres e podem causar meningite e sepse neonatais. Eles são normalmente resistentes à bacitracina. Também

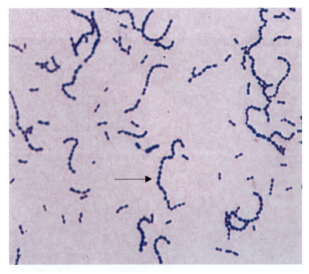

FIGURA 15-11 *Streptococcus pyogenes* – Coloração de Gram. A seta aponta para uma cadeia longa de cocos Gram-positivos. (Reproduzida com a permissão de Professor Shirley Lowe, University of California, San Francisco School of Medicine.)

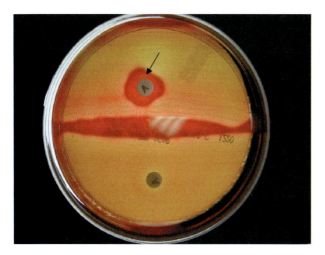

FIGURA 15-13 Teste de bacitracina – a seta aponta para a zona de inibição de crescimento de estreptococos do grupo A (*Streptococcus pyogenes*), causada pela bacitracina que se difundiu a partir do disco A. A metade superior da placa de ágar-sangue mostra β-hemólise causada por estreptococos do grupo A, exceto na região ao redor do disco de bacitracina. A metade inferior da placa de ágar-sangue exibe β-hemólise causada por estreptococos do grupo B (*Streptococcus agalactiae*), e não há zona de inibição de crescimento ao redor do disco de bacitracina. (Reproduzida com a permissão de Professor Shirley Lowe, University of California, San Francisco School of Medicine.)

são capazes de hidrolisar (quebrar) o hipurato, sendo um importante critério de diagnóstico.

Estreptococos do grupo D incluem enterococos (p. ex., *E. faecalis* e *Enterococcus faecium*) e não enterococos (p. ex., *S. bovis*). Os enterococos são membros da microbiota normal do cólon e são caracterizados por sua capacidade de causar infecções urinárias, biliares e cardiovasculares. São organismos muito tenazes, capazes de crescer em salina hipertônica (6,5%) ou em bile, e não são mortos pela penicilina G. Como resultado, uma combinação sinergística de penicilina e um aminoglicosídeo (como a gentamicina) é necessária para matar os enterococos. A vancomicina também pode ser utilizada, mas enterococos resistentes à vancomicina (VRE, *vancomycin-resistant enterococci*) emergiram e se tornaram uma importante e temida causa de infecções nosocomiais de risco à vida. Mais cepas de *E. faecium* são resistentes à vancomicina do que cepas de *E. faecalis*.

Estreptococos do grupo D que não são enterococos, como o *S. bovis*, podem causar infecções similares. No entanto, são organismos bem menos difíceis de combater (p. ex., são inibidos por 6,5% de NaCl e são eliminados pelo uso da penicilina G). Observa-se que a reação hemolítica de estreptococos do grupo D é variável: a maioria é α-hemolítica, porém, algumas são β-hemolíticas, enquanto outras são não hemolíticas.

Os estreptococos dos grupos C, E, F, G, H e K-U raramente causam doenças em seres humanos.

Estreptococos não β-hemolíticos

Alguns estreptococos não produzem hemólise, ao passo que outros produzem α-hemólise. Os principais organismos α-hemolíticos são o *S. pneumoniae* (pneumococos) e os estreptococos do grupo *viridans* (p. ex., *Streptococcus mitis*, *Streptococcus sanguinis* e *Streptococcus mutans*). Pneumococos e estreptococos do grupo *viridans* são distinguidos no laboratório clínico por dois principais critérios: (1) o crescimento de pneumococos é inibido por optoquina, já o crescimento de estreptococos do grupo *viridans* não é inibido; e (2) colônias de pneumococos são dissolvidas quando expostas à bile (são bile-solúveis), ao passo que os estreptococos do grupo *viridans* não se dissolvem quando expostos à mesma substância.

Os estreptococos do grupo *viridans* são membros da microbiota normal da faringe humana e intermitentemente atingem a corrente sanguínea, causando endocardite infecciosa. *S. mutans* sintetiza os polissacarídeos (dextranos) encontrados na placa dental e que levam à formação da cárie dental. *Streptococcus intermedius* e *Streptococcus anginosus* (também conhecidos como o grupo *S. anginosus-milleri*) são normalmente α-hemolíticos ou não hemolíticos, apesar de alguns isolados serem β-hemolíticos. Eles são encontrados principalmente na boca e no cólon.

Peptostreptococos

Os peptostreptococos crescem em condições de anaerobiose ou microaerofilia e produzem hemólise variável. Os peptostreptococos são membros da microbiota normal do intestino, da boca e do trato genital feminino, e participam de infecções anaeróbias mistas. O termo infecções anaeróbias mistas refere-se ao fato de essas infecções serem causadas por múltiplas bactérias (caráter polimicrobiano), algumas das quais são anaeróbias, enquanto outras são facultativas. Por exemplo, peptostreptococos e estreptococos do grupo *viridans*, ambos membros da microbiota oral, são frequentemente encontrados em abscessos encefálicos pós-cirurgia odontológica. *Peptostreptococcus magnus* e *Peptostreptococcus anaerobius* são as espécies frequentemente isoladas de espécimenes clínicos.

Transmissão

A maioria dos estreptococos faz parte da microbiota normal da garganta, da pele e do intestino de seres humanos, mas causa doença quando obtém acesso aos tecidos ou ao sangue. Os estreptococos do grupo *viridans* e o *S. pneumoniae* são encontrados principalmente na **orofaringe**; *S. pyogenes* é encontrado na **pele** e, em pequenas quantidades, na orofaringe; *S. agalactiae* é encontrado na **vagina** e no cólon; e tanto os enterococos quanto os estreptococos anaeróbios localizam-se no **cólon**.

Patogênese

Estreptococos do grupo A (*S. pyogenes*) causam doenças por meio de três mecanismos: (1) **inflamação piogênica**, que é induzida localmente no local dos organismos no tecido; (2) **produção de exotoxina**, que pode causar sintomas sistêmicos disseminados em regiões corporais onde não há organismos; e (3) **imunológico**, que ocorre quando o anticorpo contra um componente do organismo reage de forma cruzada com o tecido normal ou forma imunocomplexos que danificam o tecido normal (ver seção sobre doenças pós-estreptocócicas, posteriormente, neste capítulo). As reações imunes causam inflamação (p. ex., as articulações inflamadas observadas na febre reumática), porém não há organismos nas lesões (Tab. 15-4).

A proteína M de *S. pyogenes* é o fator antifagocitário mais importante, mas sua cápsula, composta por ácido hialurônico, é também antifagocitária. Não são formados anticorpos contra a cápsula,

116 PARTE II • Bacteriologia clínica

TABELA 15-4 Características importantes da patogênese de estreptococos

Microrganismo	Tipo de patogênese	Doença típica	Principal local da doença (D), colonização (C) ou microbiota normal (MN)
S. pyogenes (grupo A)	1. Piogênica		
	a. Local	Impetigo, celulite	Pele (D)
		Faringite	Garganta (D)
	b. Disseminada	Sepse	Corrente sanguínea (D)
	2. Toxigênica	Escarlatina	Pele (D)
		Choque tóxico	Vários órgãos (D)
	3. Imunomediada (pós-estreptocócica, não supurativa)	Febre reumática	Coração, articulações (D)
		Glomerulonefrite aguda	Rim (D)
S. agalactiae (grupo B)	Piogênica	Sepse e meningite neonatais	Vagina (C)
E. faecalis (grupo D)	Piogênica	Infecção do trato urinário, endocardite	Cólon (MN)
S. bovis (grupo D)	Piogênica	Endocardite	Cólon (MN)
S. pneumoniae	Piogênica	Pneumonia, otite média, meningite	Orofaringe (C)
Estreptococos do grupo viridans	Piogênica	Endocardite	Orofaringe (MN)

uma vez que o ácido hialurônico é um componente normal do corpo e os seres humanos são tolerantes a ele.

Os estreptococos do grupo A produzem quatro importantes **enzimas relacionadas à patogênese**:

(1) A **hialuronidase** degrada o ácido hialurônico, o qual constitui a substância básica do tecido subcutâneo. A hialuronidase é conhecida como **fator de disseminação**, uma vez que facilita a rápida disseminação de S. pyogenes em infecções de pele (celulite).

(2) A **estreptocinase** (fibrinolisina) ativa o plasminogênio, formando plasmina, que dissolve a fibrina em coágulos, trombos e êmbolos. Ela pode ser utilizada para lisar trombos de artérias coronárias em pacientes infartados.

(3) A **DNase** (estreptodornase) degrada o DNA em exsudatos ou tecidos necróticos. Anticorpos contra DNase B desenvolvem-se durante a piodermite, o que pode ser utilizado para fins diagnósticos. Misturas de estreptocinase-estreptodornase aplicadas como teste cutâneo apresentam reação positiva na maioria dos adultos, indicando uma imunidade celular normal.

(4) A **enzima degradadora de IgG** é uma protease que cliva especificamente as cadeias pesadas de IgG. Isso impede a opsonização e a ativação do complemento, aumentando a virulência do organismo.

Além disso, os estreptococos do grupo A produzem cinco importantes **toxinas e hemolisinas**:

(1) A **toxina eritrogênica** causa a erupção da escarlatina. Seu mecanismo de ação é similar àquele da TSST de S. aureus (i.e., age como um superantígeno; ver S. aureus, anteriormente neste capítulo e no Cap. 58). Ela é produzida apenas por certas cepas de S. pyogenes lisogenizadas por um bacteriófago que carreia o gene para a toxina. A injeção de uma dose de teste cutâneo da toxina eritrogênica (teste de Dick) dá resultado positivo em indivíduos desprovidos da antitoxina (i.e., indivíduos suscetíveis).

(2) A **estreptolisina O** é uma hemolisina que é inativada por oxidação (lábil ao oxigênio). Ela causa β-hemólise somente quando as colônias desenvolvem-se abaixo da superfície de uma placa de ágar-sangue. É antigênica e os anticorpos antiestreptolisina O

(ASLO) se desenvolvem após infecções estreptocócicas do grupo A. O título de anticorpos ASLO pode ser importante no diagnóstico da febre reumática.

(3) A **estreptolisina S** é uma hemolisina que não é inativada pelo oxigênio (estável ao oxigênio). Ela *não* é antigênica, porém é responsável pela β-hemólise quando as colônias desenvolvem-se na superfície de uma placa de ágar-sangue.

(4) A **exotoxina A piogênica** é a toxina responsável pela maioria dos casos da **síndrome de choque tóxico** por estreptococos. Ela possui o mesmo modo de ação da TSST estafilocócica (i.e., trata-se de um superantígeno que provoca a liberação de grandes quantidades de citocinas a partir de células T auxiliares e macrófagos; ver p. 42 e 515).

(5) A **exotoxina B** é uma protease que destrói rapidamente os tecidos e é produzida em grandes quantidades por cepas de S. pyogenes, os denominados estreptococos "comedores de carne", responsáveis pela fascite necrosante.

A patogênese dos estreptococos do grupo B (S. agalactiae) baseia-se na capacidade do organismo de induzir uma resposta inflamatória. Entretanto, ao contrário do S. pyogenes, não foram descritas enzimas citotóxicas ou exotoxinas, e não há evidência de qualquer doença induzida imunologicamente. Os estreptococos do grupo B exibem uma cápsula polissacarídica antifagocitária, e o anticorpo anticapsular confere proteção.

A patogênese deflagrada pelo S. pneumoniae e pelos estreptococos do grupo viridans é incerta, uma vez que nenhuma exotoxina ou enzima que destrói tecidos foi identificada até hoje. O principal fator de virulência do S. pneumoniae é sua cápsula polissacarídica antifagocitária. Muitas das cepas dos estreptococos do grupo viridans que causam endocardite produzem um glicocálice que possibilita ao organismo se aderir às válvulas cardíacas.

Achados clínicos

O S. pyogenes causa três tipos de doenças: (1) doenças **piogênicas**, como a faringite e a celulite; (2) doenças **toxigênicas**, como a escarlatina e a síndrome do choque tóxico; e (3) doenças **imunes**, como a febre reumática e a glomerulonefrite aguda (GNA). (Ver a próxima seção sobre doenças pós-estreptocócicas.)

S. pyogenes (*Streptococcus* do grupo A) é a causa bacteriana mais frequentemente associada à **faringite** (dor de garganta). A faringite estreptocócica é caracterizada por dor na garganta e febre. Quando examinadas, tonsilas e garganta estão inflamadas, geralmente com exsudato amarelado, acompanhadas de linfonodos cervicais sensíveis. Quando não tratada, a recuperação espontânea ocorre em 10 dias, mas uma febre reumática pode ocorrer (ver a seguir a seção sobre doenças pós-estreptocócicas). Uma faringite não tratada pode se estender à orelha média (otite média), aos seios nasais (sinusite), aos mastoides (mastoidite) e às meninges (meningite). Quando a dificuldade em engolir persiste, isso pode indicar um abscesso peritonsilar ou retrofaringeano.

Quando os estreptococos infectantes produzirem toxina eritrogênica e o hospedeiro for desprovido de antitoxinas, o resultado pode ser escarlatina. Uma língua "em morango" é uma lesão característica da escarlatina. *S. pyogenes* também causa outra doença mediada por toxinas, a síndrome do choque tóxico estreptocócico que apresenta achados clínicos semelhantes aos da síndrome do choque tóxico estafilocócico (ver p. 111). Entretanto, a síndrome do choque tóxico estreptocócico apresenta, geralmente, um local piogênico de inflamação identificável, além do fato de que culturas de sangue são frequentemente positivas. Por outro lado, na síndrome do choque tóxico estafilocócico nenhuma dessas características é típica.

Os estreptococos do grupo A causam **infecções de pele e tecidos moles**, como celulite, erisipela (Fig. 15-14), fascite necrosante (gangrena estreptocócica) e impetigo (ver Fig. 15-3).

A fascite necrosante é frequentemente chamada de doença "**comedora de carne**". Além de *S. pyogenes, Clostridium perfringens* e MRSA também são causas importantes. Os aspectos clínicos da fascite necrosante são descritos no Capítulo 77.

O impetigo, uma forma de piodermite, é uma infecção cutânea superficial caracterizada por lesões crostosas "cor de mel". Linfangite também pode ocorrer, principalmente no antebraço associado à infecção na mão.

Os estreptococos do grupo A também causam endometrite (febre puerperal), uma infecção grave em mulheres grávidas, e sepse. A glomerulonefrite aguda pós-estreptocócica imunomediada também pode ocorrer, principalmente após infecções de pele causadas por certos tipos de proteína M de *S. pyogenes*.

Os estreptococos do grupo B causam **sepse e meningite neonatais**. O principal fator predisponente consiste na ruptura prolongada (superior a 18 horas) das membranas em mulheres colonizadas pelo organismo. Crianças nascidas antes de 37 semanas de gestação apresentam risco significativamente aumentado da doença. Além disso, crianças cujas mães não apresentam anticorpos contra estreptococos do grupo B e, consequentemente, nascem desprovidas de IgG adquirida pela via transplacentária, exibem elevada taxa de sepse neonatal causada por esses organismos. Os estreptococos do grupo B também são uma importante causa de pneumonia neonatal.

Embora a maioria das infecções por estreptococos do grupo B ocorra em neonatos, esses organismos também causam infecções em adultos, como pneumonia, endocardite, artrite, celulite e osteomielite. A endometrite pós-parto também ocorre. O diabetes é o principal fator predisponente de infecções por estreptococos do grupo B em adultos.

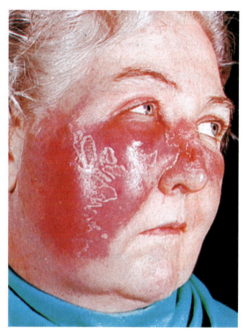

FIGURA 15-14 Erisipela. Observe as bordas bem demarcadas da área inflamada. *Streptococcus pyogenes* é o principal agente causador de erisipela. (Reproduzida com a permissão de Longo DL, Fauci AS, Kasper DL, et al eds. Harrison's Principles of Internal Medicine. 18th ed. New York, NY: McGraw-Hill; 2012.)

Estreptococos do grupo *viridans* (p. ex., *S. mutans, S. sanguinis, S. salivarius* e *S. mitis*) constituem as causas mais comuns de **endocardite** infecciosa. Eles atingem a corrente sanguínea (bacteriemia) a partir da orofaringe, geralmente após **cirurgia odontológica**. Os sinais de endocardite são febre, sopro cardíaco, anemia e eventos embólicos, como hemorragias em lasca, hemorragias petequiais subconjuntivas e lesões de Janeway. O sopro cardíaco é causado por formações vegetativas na válvula cardíaca (ver Fig. 15-10). A endocardite é 100% fatal, exceto quando efetivamente tratada com agentes antimicrobianos. Cerca de 10% dos casos de endocardite são causados por enterococos, mas qualquer organismo que cause bacteriemia pode alojar-se em válvulas deformadas. Em mais de 90% dos casos, são necessárias pelo menos três hemoculturas para assegurar a recuperação do organismo.

Estreptococos do grupo *viridans*, especialmente *S. anginosus, S. milleri* e *S. intermedius*, também causam abscessos encefálicos, frequentemente em combinação com anaeróbios da boca (caracterizando uma infecção mista aeróbia-anaeróbia). A cirurgia odontológica é um importante fator predisponente de abscessos encefálicos, uma vez que propicia uma porta de entrada para os estreptococos do grupo *viridans* e permite que anaeróbios da cavidade oral atinjam a corrente sanguínea (bacteriemia), disseminando-se para o encéfalo. Os estreptococos do grupo *viridans* também estão envolvidos em infecções aeróbicas-anaeróbicas mistas em outras áreas do corpo (p. ex., abscessos pulmonares e abdominais, incluindo abscessos hepáticos).

Os enterococos causam **infecções do trato urinário**, especialmente em pacientes hospitalizados. Cateteres urinários de longa duração e instrumentação do trato urinário são importantes fatores predisponentes. Os enterococos também causam endocardite,

118 PARTE II • Bacteriologia clínica

particularmente em pacientes submetidos à cirurgia ou à instrumentação do trato gastrintestinal ou urinário. Também causam infecções intra-abdominais e pélvicas, normalmente em combinação com anaeróbios. *Streptococcus bovis*, um estreptococo não enterocócico do grupo D, causa **endocardite**, sobretudo em pacientes apresentando carcinoma de cólon. Essa associação é tão intensa que pacientes apresentando bacteriemia ou endocardite por *S. bovis* devem ser investigados quanto à presença de carcinoma de cólon.

Os peptostreptococos são uma das bactérias mais encontradas em abscessos encefálicos, pulmonares, abdominais e pélvicos.

Doenças pós-estreptocócicas (não supurativas)

Consistem em distúrbios em que uma infecção local por estreptococos do grupo A é seguida, após algumas semanas, por inflamação em um órgão que *não* foi infectado pelos estreptococos. A inflamação é causada por uma resposta **imunológica (anticorpos)** às proteínas M estreptocócicas, que reagem de forma cruzada com os tecidos humanos. Algumas cepas de *S. pyogenes* portando certas proteínas M são nefritogênicas e causam GNA, ao passo que outras cepas apresentando proteínas M distintas são reumatogênicas, causando febre reumática aguda. Essas doenças aparecem várias semanas após a infecção real, uma vez que esse é o tempo necessário para a produção de quantidades suficientes de anticorpos.

Glomerulonefrite aguda

A GNA normalmente ocorre 2 a 3 semanas após a infecção cutânea por determinados tipos estreptocócicos do grupo A em crianças (p. ex., a proteína M do tipo 49 causa GNA com maior frequência). A GNA é mais frequente após infecções de pele do que após faringite. As características clínicas mais marcantes são hipertensão, edema de face (especialmente edema periorbital) e tornozelos e urina "turva" (devido à presença de hemácias na urina). A maioria dos pacientes recupera-se completamente. A reinfecção por estreptococos raramente leva à recorrência de glomerulonefrite aguda.

A doença é iniciada por **complexos antígeno-anticorpo na membrana basal glomerular**. O complemento é ativado e C5a atrai neutrófilos que secretam enzimas que danificam o endotélio dos capilares glomerulares. A doença pode ser prevenida pela erradicação precoce dos estreptococos nefritogênicos presentes nos locais de colonização da pele, mas *não* pela administração de penicilina após o início dos sintomas.

Febre reumática aguda

Aproximadamente duas semanas após uma infecção por estreptococos do grupo A – em geral faringite – pode haver o desenvolvimento de febre reumática, caracterizada por febre, poliartrite migratória e cardite. A cardite danifica os tecidos miocárdico e endocárdico, especialmente as válvulas mitral e aórtica, resultando em vegetações nas válvulas. Movimentos espasmódicos e incontroláveis dos membros ou da face (coreia) também podem ocorrer. Os títulos de ASLO e a taxa de sedimentação de hemácias são elevados. Observa-se que infecções de *pele* por estreptococos do grupo A não causam febre reumática. A maioria dos casos de faringite causada por estreptococos do grupo A ocorre em crianças entre 5 e 15 anos, portanto a febre reumática acomete crianças dessa faixa etária.

A **febre reumática** se desenvolve devido a uma **reação imunológica cruzada** entre anticorpos formados contra as proteínas M de *S. pyogenes* e proteínas presentes na superfície de articulações, coração e tecido cerebral. É uma doença autoimune exacerbada por infecções estreptocócicas recorrentes. Quando as infecções estreptocócicas são tratadas no período de oito dias após sua manifestação, a febre reumática geralmente é prevenida. Após um episódio de febre reumática com danos cardíacos, a reinfecção deve ser prevenida por profilaxia de longo prazo.

Nos Estados Unidos, menos de 0,5% das infecções por estreptococos do grupo A levam à febre reumática; contudo, nos países tropicais em desenvolvimento, essa taxa é superior a 5%*. A doença cardíaca reumática ainda apresenta uma carga significativa de doença global.

Diagnóstico laboratorial

Microbiológico

Esfregaços submetidos à coloração de Gram não são úteis no caso da faringite estreptocócica, uma vez que os estreptococos do grupo *viridans* são membros da microbiota normal e não podem ser distinguidos visualmente de *S. pyogenes* patogênicos. Contudo, esfregaços de lesões ou ferimentos da pele corados que revelam estreptococos são diagnósticos. Culturas de *swabs* da faringe ou de lesões, em placas de ágar-sangue, revelam colônias β-hemolíticas pequenas e translúcidas em um período de 18 a 48 horas. Quando **inibidas por discos de bacitracina**, provavelmente correspondem a estreptococos do grupo A (ver Fig. 15-13).

Os estreptococos do grupo B são caracterizados por sua capacidade de **hidrolisar hipurato** e pela produção de uma proteína que provoca maior hemólise em ágar-sangue de carneiro quando combinada à β-hemolisina de *S. aureus* (teste CAMP). Os estreptococos do grupo D **hidrolisam a esculina na presença de bile** (i.e., originam um pigmento negro no ágar bile-esculina). Os organismos do grupo D são adicionalmente subdivididos em enterococos que **crescem em meio hipertônico contendo NaCl (6,5%)** e aqueles que não o fazem.

Embora as culturas sejam ainda consideradas o padrão-ouro para o diagnóstico de faringite estreptocócica, os resultados da cultura não são disponibilizados por pelo menos 18 horas, e seria conveniente saber, enquanto o paciente encontra-se no consultório, se antibióticos devem ser prescritos. Por esse motivo, foram desenvolvidos testes rápidos que fornecem um diagnóstico em aproximadamente 10 minutos.

O teste rápido detecta a presença de antígenos bacterianos em um espécime de *swab* de garganta. Nesse teste, antígenos específicos dos estreptococos do grupo A são extraídos do *swab* de garganta por meio de certas enzimas, sendo submetidos a uma reação com anticorpos contra esses antígenos ligados a partículas de látex. A aglutinação das partículas coloridas de látex ocorre quando estreptococos do grupo A estão presentes no *swab* de garganta. A especificidade desse teste é alta, mas a sensibilidade é baixa (i.e., resultados falso-negativos podem ocorrer). Se o resultado do teste é negativo, mas a suspeita de faringite estreptocócica é alta, uma cultura deve ser feita.

Há também um teste rápido para a detecção de estreptococos do grupo B em amostras vaginais e retais. O teste detecta o DNA do organismo, e os resultados podem ser obtidos em aproximadamente 1 hora.

Os estreptococos do grupo *viridans* formam colônias α-hemolíticas em ágar-sangue e devem ser diferenciados de *S. pneumoniae* (pneumococos), que também são α-hemolíticas.

---

*N de R.T. No Brasil, a prevalência de febre reumática relacionada a infecções estreptocócicas é de 3 a 5%, afetando principalmente crianças e adolescentes.

Os estreptococos do grupo *viridans* são resistentes à lise por bile e crescem na presença de optoquina, ao contrário dos pneumococos. Os vários estreptococos do grupo *viridans* são classificados em espécies mediante uso de uma variedade de testes bioquímicos.

Sorológico

Os títulos de ASLO são altos logo após infecções por estreptococos do grupo A. Em pacientes com suspeita de febre reumática, um **título elevado de ASLO** é normalmente utilizado como evidência de infecção prévia, uma vez que os resultados da cultura de amostras de garganta geralmente são negativos no momento em que o paciente apresenta febre reumática. Os títulos de anti-DNase B são elevados em infecções de pele por estreptococos do grupo A e servem como um indicador de infecção estreptocócica prévia em pacientes suspeitos de apresentarem GNA.

Tratamento

As infecções por estreptococos do grupo A podem ser tratadas com penicilina G ou amoxicilina, mas os pacientes acometidos por febre reumática ou GNA não são beneficiados pelo tratamento com penicilina *após* o início das duas doenças. Em infecções brandas por estreptococos do grupo A, a penicilina V oral pode ser utilizada. Em pacientes alérgicos à penicilina, a eritromicina ou um de seus derivados de ação prolongada (p. ex., a azitromicina) podem ser utilizados. Entretanto, surgiram cepas de *S. pyogenes* resistentes à eritromicina que podem limitar a efetividade de fármacos da classe dos macrolídios no tratamento da faringite estreptocócica. A clindamicina também pode ser utilizada em pacientes alérgicos à penicilina. *Streptococcal pyogenes* não é resistente a penicilinas.

As infecções invasivas por estreptococos do grupo A, como fascite necrosante e síndrome do choque tóxico estreptocócico, podem ser tratadas com uma combinação de clindamicina e imunoglobulinas intravenosas.

A endocardite causada pela maioria dos estreptococos do grupo *viridans* é curável pelo tratamento prolongado com penicilina. No entanto, a endocardite enterocócica apenas pode ser erradicada com penicilina ou vancomicina combinada com um aminoglicosídeo.

Enterococos resistentes a múltiplos fármacos (p. ex., penicilinas, aminoglicosídeos e vancomicina) vêm aparecendo. A resistência à vancomicina em enterococos é mediada por um cassete de genes que codifica as enzimas que substituem D-lactato por D-alanina no peptideoglicano. O mesmo grupo de genes codifica a resistência à vancomicina em *S. aureus*.

Os VREs atualmente são uma importante causa de infecções nosocomiais; não há terapia antibiótica confiável para esses organismos. Atualmente, estão sendo utilizados dois fármacos experimentais no tratamento de infecções causadas por VRE: linezolida e daptomicina.

Os estreptococos não enterocócicos do grupo D (p. ex., *S. bovis*), não são altamente resistentes e podem ser tratados com penicilina G.

O fármaco de escolha para infecções por estreptococos do grupo B corresponde à penicilina G ou à ampicilina. Algumas cepas podem requerer doses mais elevadas de penicilina G, ou uma combinação de penicilina G e um aminoglicosídeo, para erradicar o organismo. Os peptostreptococos podem ser tratados com penicilina G.

Prevenção

A prevenção da febre reumática é possível por meio do tratamento imediato da faringite estreptocócica do grupo A com penicilina G ou penicilina V oral. A prevenção de infecções estreptocócicas (geralmente com penicilina benzatina, 1 vez por mês, durante vários anos) em indivíduos que tiveram febre reumática é importante para se evitar a recorrência da doença. Não há evidências de pacientes que foram acometidos por GNA necessitarem de profilaxia similar com penicilina.

Em pacientes apresentando válvulas cardíacas danificadas que são submetidos a procedimentos odontológicos invasivos, a endocardite causada por estreptococos do grupo *viridans* pode ser prevenida com o uso pré-operatório de amoxicilina. Para se evitar o uso desnecessário de antibióticos, é recomendado administrar amoxicilina profilática apenas aos pacientes que apresentam riscos elevados de consequências graves em função de uma endocardite (p. ex. aqueles com válvulas cardíacas protéticas ou que já apresentaram histórico de endocardite), ou no caso daqueles que estão submetidos a procedimentos odontológicos de alto risco, como é o caso da manipulação de tecido gengival. Não se recomenda mais a terapia profilática aos pacientes submetidos a procedimentos gastrintestinais ou urogenitais.

A incidência de sepse neonatal causada por estreptococos do grupo B pode ser reduzida por meio de uma abordagem com duas vertentes. (1) Todas as mulheres grávidas, tendo entre 35 e 37 semanas de gestação, devem ser avaliadas por meio de culturas retais e vaginais. Caso essas culturas sejam positivas, a penicilina G deverá ser administrada de forma intravenosa às vésperas do parto. (2) Se as pacientes não tiverem sido avaliadas por cultura, então a penicilina G deverá ser administrada de forma intravenosa às vésperas do parto no caso de mulheres que tiverem rompimento prolongado de membranas (superior a 18 horas) e cujos partos se iniciarem antes de 37 semanas de gestação; ou ainda, àquelas que apresentarem febre durante o parto. Se a paciente for alérgica à penicilina, podem ser utilizadas cefazolina ou vancomicina.

A administração oral de ampicilina a mulheres portadoras de estreptococos do grupo B na vagina não erradica o organismo. Testes rápidos para antígenos de estreptococos do grupo B em espécimes vaginais podem ser insensíveis, e recém-nascidos de mulheres antígeno-negativas apresentaram, apesar disso, sepse neonatal. Observou-se, no entanto, que infecções por estreptococos do grupo B declinaram como resultado dessas medidas profiláticas, ao passo que as infecções neonatais causadas por *E. coli* aumentaram.

Não existem vacinas disponíveis contra quaisquer dos estreptococos, exceto *S. pneumoniae* (ver próxima seção).

STREPTOCOCCUS PNEUMONIAE

Doenças

S. pneumoniae causa pneumonia, bacteriemia, meningite e infecções do trato respiratório superior, como otite média, mastoidite e sinusite. Os pneumococos são a causa mais comum de pneumonia adquirida na comunidade, meningite, sepse em indivíduos esplenectomizados, otite média e sinusite. Também são a causa mais comum de conjuntivite, principalmente em crianças. Observe que os *S. pneumoniae* são também conhecidos como pneumococos.

Propriedades importantes

Os pneumococos são cocos Gram-positivos em forma de lança, arranjados em pares (**diplococos**) ou cadeias curtas (Fig. 15-15). (O termo em *forma de lança* significa que os diplococos são ovais com extremidades relativamente afiladas, em vez de esféricos.) Em

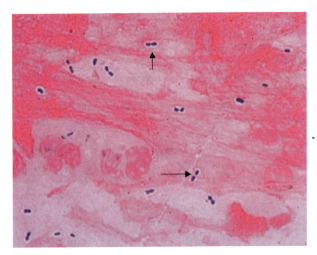

FIGURA 15-15 *Streptococcus pneumoniae* – Coloração de Gram. As setas apontam para diplococos Gram-positivos típicos. Observe que a área clara ao redor do organismo corresponde à cápsula. (Reproduzida com a permissão de Professor Shirley Lowe, University of California, San Francisco School of Medicine.)

ágar-sangue, eles produzem α-hemólise. Ao contrário dos estreptococos do grupo *viridans*, eles são lisados por bile ou desoxicolato, e seu crescimento é inibido pela optoquina (Fig. 15-16).

Os pneumococos possuem **cápsulas polissacarídicas** que apresentam 91 tipos antigenicamente distintos (sorotipos) baseados nos diferentes açúcares do polissacarídeo. Diante do antissoro tipo-específico, as cápsulas sofrem intumescimento (**reação de Quellung**),

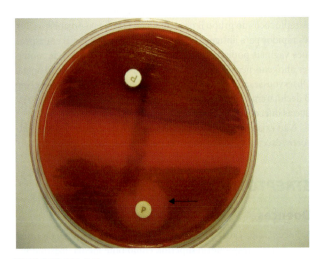

FIGURA 15-16 Teste de optoquina – a seta aponta para a zona de inibição de crescimento de *Streptococcus pneumoniae*, causada pela optoquina que se difundiu a partir do disco P. Na metade inferior da placa de ágar-sangue, observa-se a α-hemólise produzida por *S. pneumoniae*, exceto na região ao redor do disco de optoquina. A seta aponta para o limite externo da zona de inibição. A metade superior da placa de ágar-sangue exibe α-hemólise causada por um estreptococo do grupo *viridans*, e não há zona de inibição ao redor do disco de optoquina. (Reproduzida com a permissão de Professor Shirley Lowe, University of California, San Francisco School of Medicine.)

processo que pode ser utilizado para identificar o tipo. As cápsulas são fatores de virulência (i.e., interferem na fagocitose, favorecendo a invasividade). Anticorpos específicos contra a cápsula opsonizam o organismo, facilitam a fagocitose e promovem a resistência. Esses anticorpos desenvolvem-se em seres humanos como resultado de infecção (assintomática ou clínica) ou pela administração de vacina polissacarídica. O polissacarídeo capsular desencadeia principalmente uma resposta de células B (i.e., T-independente).

Outro componente importante da superfície de *S. pneumoniae* é um ácido teicoico presente na parede celular, denominado **substância C** (também conhecido como **polissacarídeo C**). Esse carboidrato exibe relevância médica, não por si, mas pelo fato de reagir com uma proteína sérica normal produzida pelo fígado, denominada **proteína C-reativa** (CRP, *C-reactive protein*). A CRP é uma proteína de "fase aguda" que apresenta uma elevação de até 1.000 vezes durante a inflamação aguda. A CRP não é um anticorpo (que é γ-globulina), correspondendo a uma β-globulina. (O plasma contém α, β e γ-globulinas.) Observa-se que a CRP é um indicador inespecífico de inflamação, tornando-se elevada em resposta à presença de diversos organismos, não somente de *S. pneumoniae*. Clinicamente, a presença de CRP no soro humano é quantificada em laboratório por sua reação com o carboidrato de *S. pneumoniae*. A relevância clínica da CRP reside no fato de que sua elevação é, aparentemente, um melhor indicador de risco de ataque cardíaco do que uma taxa elevada de colesterol.

Transmissão

Os seres humanos são os hospedeiros naturais de pneumococos, não havendo reservatório animal. Já que uma proporção (5 a 50%) da população saudável alberga organismos virulentos na orofaringe, as infecções pneumocócicas não são consideradas transmissíveis. A resistência é alta em jovens saudáveis e a doença ocorre quando fatores predisponentes estão presentes (ver discussão a seguir).

Patogênese

O principal fator de virulência é o polissacarídeo capsular, sendo que os anticorpos anticapsulares são protetores. O ácido lipoteicoico, que ativa o complemento e induz a produção de citocinas inflamatórias, contribui para a resposta inflamatória, bem como para a síndrome do choque tóxico que ocorre em alguns pacientes imunocomprometidos. A pneumolisina, a hemolisina que causa α-hemólise, pode também contribuir para a patogênese.

Os pneumococos produzem uma **protease de IgA** que aumenta a capacidade do organismo de colonizar a mucosa do trato respiratório superior através da clivagem de IgA.

Os pneumococos multiplicam-se nos tecidos e causam inflamação. Quando atingem os alvéolos, há efusão de fluido, de hemácias e leucócitos, resultando em consolidação do pulmão. Durante o período de recuperação, os pneumococos são fagocitados, as células mononucleares ingerem os restos celulares e a consolidação regride.

Os fatores que diminuem a resistência, predispondo os indivíduos à infecção pneumocócica, incluem: (1) intoxicação por álcool ou drogas, ou outro comprometimento cerebral capaz de deprimir o reflexo de tosse e aumentar a aspiração de secreções; (2) anomalias do trato respiratório (p. ex., infecções virais), acúmulo de muco, obstrução brônquica e lesões do trato respiratório causadas por substâncias irritantes (que perturbam a integridade e movimentação do revestimento mucociliar); (3) dinâmica circulatória anormal (p. ex., congestão pulmonar e insuficiência cardíaca); (4) **esplenectomia**; e (5) certas doenças crônicas, como anemia falciforme e nefrose. Pacientes com anemia falciforme autoinfartam seus baços, tornando-se funcionalmente asplênicos e mais predispostos à sepse pneumocócica. Traumatismo craniencefálico que provoque **vazamento de líquido espinal** pelo nariz predispõe à meningite pneumocócica.

Achados clínicos

A pneumonia frequentemente inicia-se por manifestação súbita de calafrios, febre, tosse e dor pleural. O escarro apresenta coloração "ferruginosa" vermelha ou marrom. A bacteriemia ocorre em 15 a 25% dos casos. A recuperação espontânea pode iniciar-se em 5 a 10 dias, e é acompanhada pelo desenvolvimento de anticorpos anticapsulares. Os pneumococos são uma causa proeminente de otite média, sinusite, mastoidite, conjuntivite, bronquite purulenta, pericardite, meningite bacteriana e sepse. Os pneumococos são a causa principal de sepse em pacientes sem um baço funcional.

Diagnóstico laboratorial

Em esfregaços de escarro submetidos à coloração de Gram, os pneumococos são visualizados como diplococos Gram-positivos em forma de lança (ver Fig. 15-15). Podem também ser detectados pela reação de Quellung com antissoro de múltiplos tipos. No ágar-sangue, os pneumococos geram pequenas colônias **α-hemolíticas**. As colônias são **bile-solúveis** (i.e., são lisadas pela bile), e o crescimento é **inibido pela optoquina** (ver Fig. 15-16).

As hemoculturas são positivas em 15 a 25% das infecções pneumocócicas. A cultura de líquido cerebrospinal é, em geral, positiva na meningite. O diagnóstico rápido de meningite pneumocócica pode ser realizado mediante a detecção de seu polissacarídeo capsular no líquido espinal por meio do teste de aglutinação do látex. Um teste rápido que detecta o antígeno urinário para o diagnóstico de pneumonia pneumocócica e bacteriemia também se encontra disponível. O antígeno urinário corresponde ao polissacarídeo C (também conhecido como substância C) e *não* se trata do polissacarídeo capsular. Em razão do número crescente de cepas resistentes à penicilina, os testes de sensibilidade a antibióticos devem ser realizados em organismos isolados de infecções graves.

Tratamento

A maioria dos pneumococos é suscetível às penicilinas e à eritromicina, embora tenha surgido resistência significativa a penicilinas (ver próximo parágrafo). Em infecções pneumocócicas graves, a penicilina G é o fármaco de escolha, ao passo que, nas infecções pneumocócicas brandas, a penicilina V oral pode ser utilizada. As fluoroquinolonas com boa atividade antipneumocócica, como o levofloxacino, também podem ser utilizadas. Em pacientes alérgicos à penicilina, a eritromicina ou um de seus derivados de ação prolongada (p. ex., a azitromicina) podem ser utilizados.

Nos Estados Unidos, cerca de 25% dos isolados exibem resistência de baixo nível à penicilina, principalmente como resultado de modificações nas proteínas de ligação à penicilina. Uma porcentagem crescente de isolados, variando de 15 a 35%, dependendo da localização, exibe **resistência de alto nível**, atribuída a **múltiplas alterações nas proteínas de ligação à penicilina**. Eles *não* produzem β-lactamase. A vancomicina é o fármaco de escolha para pneumococos resistentes à penicilina, especialmente para pacientes gravemente doentes. A ceftriaxona ou o levofloxacino podem ser utilizadas em casos menos graves. Entretanto, surgiram cepas de pneumococos tolerantes à vancomicina. (A tolerância a antibióticos é descrita nas p. 70 e 87.) Cepas de pneumococos resistentes a múltiplas drogas, especialmente a azitromicina, também já foram identificadas.

Prevenção

Apesar da eficiência do tratamento com fármacos antimicrobianos, a taxa de mortalidade em razão de infecções pneumocócicas é alta em pacientes imunocomprometidos (especialmente naqueles esplenectomizados) e em crianças menores de 5 anos. Esses indivíduos devem ser vacinados com a **vacina pneumocócica conjugada 13-valente**. O imunógeno dessa vacina é composto pelo polissacarídeo pneumocócico dos 13 sorotipos mais prevalentes conjugados (ligados) a uma proteína carreadora (toxoide diftérico). A vacina pneumocócica 23-valente não conjugada deve ser administrada a indivíduos saudáveis com 50 anos ou mais.

Essas vacinas são seguras, eficazes e garantem proteção duradoura (pelo menos cinco anos). A imunização das *crianças* reduz a incidência de doença pneumocócica em *adultos*, uma vez que as crianças correspondem à principal fonte do organismo para os adultos, e a imunização reduz a taxa de portadores entre as crianças.

Uma dose de reforço é recomendada para (1) pessoas com mais de 65 anos que receberam a vacina há mais de cinco anos e que tinham menos de 65 anos na ocasião; e (2) para pessoas com idade entre 2 e 64 anos e que são esplenectomizadas, infectadas pelo vírus da imunodeficiência humana (HIV), que estão sob quimioterapia para o tratamento de câncer ou que estão recebendo fármacos imunossupressores para prevenir a rejeição de órgãos.

Um potencial problema em relação ao uso da vacina pneumocócica é a **substituição de sorotipo**. Será que a vacina reduzirá a incidência da doença causada pelos sorotipos presentes na vacina, mas não a incidência global de doença pneumocócica, pelo fato de que outros sorotipos ausentes na vacina causarão a doença? De fato, foi relatado um aumento no número de casos de doença pneumocócica invasiva causada pelo sorotipo 19A, originalmente ausente da vacina heptavalente previamente usada. Tal fato levou ao desenvolvimento da atual vacina conjugada contendo 13 sorotipos, incluindo o 19A.

TESTE SEU CONHECIMENTO

1. Você está em um laboratório de análises clínicas olhando uma coloração de Gram quando o técnico do laboratório vai até você e diz: "Eu acho que seu paciente está com bacteriemia por *Staphylococcus epidermidis*." Qual dos seguintes conjuntos de resultados o técnico encontrou com o organismo isolado da hemocultura?

    (A) Cocos Gram-positivos em cadeia, catalase-positivo, coagulase-positivo
    (B) Cocos Gram-positivos em cadeia, catalase-negativo, coagulase-negativo
    (C) Cocos Gram-positivos agrupados, catalase-positivo, coagulase-negativo
    (D) Cocos Gram-positivos agrupados, catalase-negativo, coagulase-positivo
    (E) Diplococos Gram-positivos, catalase-negativo, coagulase-positivo

2. A produção de superantígenos por *Staphylococcus aureus* está envolvida na patogênese de qual das seguintes doenças?

    (A) Impetigo
    (B) Osteomielite
    (C) Síndrome da pele escaldada
    (D) Sepse
    (E) Síndrome do choque tóxico

3. Qual das opções a seguir é um fator de virulência produzido por *Staphylococcus aureus* que previne a ativação do complemento, reduzindo, assim, a opsonização pelo C3b?

    (A) Catalase
    (B) Coagulase
    (C) Endotoxina
    (D) Proteína A
    (E) Ácido teicoico

4. Qual a principal razão pela qual as cepas de *Staphylococcus aureus* resistentes à meticilina (MRSA) são resistentes à meticilina e à nafcilina?

    (A) Elas produzem β-lactamases que degradam esses antibióticos.
    (B) Elas possuem proteínas de ligação à penicilina alteradas, o que reduz a ligação a antibióticos.
    (C) Elas possuem porinas alteradas que previnem a entrada dos antibióticos no interior das células bacterianas.
    (D) Elas possuem proteínas de exportação codificadas por plasmídeo, que removem o fármaco de dentro da bactéria.

5. Qual a exotoxina formadora de poro, produzida por *Staphylococcus aureus*, que mata as células e é importante em lesões necrosantes graves que se espalham rapidamente, causada por cepas de MRSA?

    (A) Coagulase
    (B) Enterotoxina
    (C) Esfoliatina
    (D) Leucocidina P-V
    (E) Estafiloxantina

6. Dos antibióticos a seguir, qual é o mais indicado no tratamento de infecções necrosantes graves de pele causadas por uma cepa MRSA de *Staphylococcus aureus*?

    (A) Amoxicilina
    (B) Ceftriaxona
    (C) Ciprofloxacino
    (D) Gentamicina
    (E) Vancomicina

7. Ocorreu um surto de pneumonia pneumocócica grave e sepse em detentos de uma prisão superlotada. Uma análise laboratorial determinou que um sorotipo estava envolvido. O médico da prisão disse que a vacina pneumocócica pode ter limitado o surto. Qual das seguintes estruturas do pneumococo é responsável pela determinação do sorotipo e é, também, o imunógeno na vacina?

    (A) A cápsula
    (B) A proteína flagelar
    (C) O antígeno O
    (D) O peptideoglicano
    (E) A proteína do *pilus*

8. Qual das seguintes frases melhor descreve a patogênese da febre reumática?

    (A) Uma exotoxina produzida por *Streptococcus pyogenes*, que age como um superantígeno, causando danos no músculo cardíaco.
    (B) Uma exotoxina produzida por *Streptococcus pyogenes*, que ADP-ribosila uma proteína G, causando danos no tecido das articulações.
    (C) Um anticorpo contra o polissacarídeo capsular de *Streptococcus pyogenes*, que causa uma reação cruzada com o tecido das articulações, danificando-o.
    (D) Um anticorpo contra a proteína M de *Streptococcus pyogenes*, que causa uma reação cruzada com o músculo cardíaco, danificando-o.
    (E) Uma endotoxina produzida por *Streptococcus pyogenes*, que ativa macrófagos para liberarem citocinas que danificam o músculo cardíaco.

9. Qual dos seguintes testes laboratoriais é o mais apropriado para diferenciar *Streptococcus pyogenes* de outros estreptococos β-hemolíticos?

    (A) Habilidade de crescer em solução salina a 6,5% de NaCl
    (B) Ativação da proteína C-reativa
    (C) Hidrólise da esculina em presença de bile
    (D) Inibição pela bacitracina
    (E) Inibição pela optoquina

10. Qual das seguintes bactérias causa infecções que são tipicamente tratadas com penicilinas, como a amoxicilina, uma vez que não exibem resistência de alto ou baixo nível e não é necessária uma sinergia com um aminoglicosídeo para que as penicilinas sejam efetivas?

    (A) *Enterococcus faecalis*
    (B) *Staphylococcus aureus*
    (C) *Staphylococcus epidermidis*
    (D) *Streptococcus pneumoniae*
    (E) *Streptococcus pyogenes*

11. Seu paciente em uma unidade de emergência tem uma úlcera de 5 cm na perna, que está cercada por uma área de inflamação sensível, quente e vermelha. Você faz uma coloração de Gram do pus retirado da úlcera e observa ao microscópio cocos Gram-positivos em cadeia. Na cultura do pus crescem pequenas colônias β-hemolíticas que são catalase-negativas e inibidas pela bacitracina. Esses resultados indicam que o organismo causador da lesão provavelmente pode ser:

    (A) *Enterococcus faecalis*
    (B) *Staphylococcus aureus*
    (C) *Streptococcus agalactiae*
    (D) *Streptococcus pneumoniae*
    (E) *Streptococcus pyogenes*

CAPÍTULO 15 • Cocos Gram-positivos **123**

12. Quatro pessoas da família Jones fizeram um delicioso piquenique no último domingo. Era um dia quente e o alimento ficou sob o sol por várias horas. Três horas depois, todos eles apresentaram vômito com diarreia não sanguinolenta. Na emergência, foi detectado que a Sra. Jones, que preparou o alimento, tinha uma paroníquia em seu polegar. Qual dos seguintes organismos pode ser a causa mais provável da infecção?

    (A) *Enterococcus faecalis*
    (B) *Staphylococcus aureus*
    (C) *Staphylococcus epidermidis*
    (D) *Streptococcus agalactiae*
    (E) *Streptococcus pyogenes*

13. Uma mulher de 20 anos, sexualmente ativa, reporta disúria e outros sintomas relacionados a uma infecção do trato urinário. A coloração de Gram da urina revela cocos Gram-positivos. Qual dos conjuntos de agentes bacterianos a seguir seria a causa mais provável dessa infecção?

    (A) *Staphylococcus aureus* e *Streptococcus pyogenes*
    (B) *Staphylococcus saprophyticus* e *Enterococcus faecalis*
    (C) *Streptococcus agalactiae* e *Staphylococcus epidermidis*
    (D) *Streptococcus pneumoniae* e *Enterococcus faecalis*
    (E) *Streptococcus pyogenes* e *Streptococcus pneumoniae*

14. Seu paciente, uma criança de 2 semanas de idade, estava bem até dois dias atrás, quando ela parou de se alimentar e ficou irritada. Ela agora apresenta febre de 38°C, desenvolveu erupções petequiais por todo o corpo, e está com dificuldade de acordar. Na sala de emergência, foi realizada uma hemocultura e, também, uma cultura do líquido cerebrospinal. A coloração de Gram do líquido cerebrospinal revelou cocos Gram-positivos em cadeia. A cultura do líquido espinal no ágar-sangue revelou a presença de colônias β-hemolíticas que cresciam na presença de bacitracina e hidrolisavam o hipurato. Qual dos seguintes organismos pode ser a causa mais provável da infecção?

    (A) *Staphylococcus aureus*
    (B) *Streptococcus agalactiae*
    (C) *Streptococcus mutans*
    (D) *Streptococcus pneumoniae*
    (E) *Streptococcus pyogenes*

15. Sua paciente, uma mulher de 50 anos, adquiriu pneumonia na comunidade, causada por *Streptococcus pneumoniae*. Os testes de suscetibilidade a antibióticos revelaram uma CIM menor que 0,1 mg/mL de penicilina G. Qual dos antibióticos a seguir seria a melhor opção de tratamento da infecção?

    (A) Clindamicina
    (B) Gentamicina
    (C) Metronizadol ou doxiciclina
    (D) Penicilina G ou levofloxacino
    (E) Vancomicina

16. Seu paciente, um homem de 70 anos, apresenta endocardite, causada por *Enterococcus faecalis*. Qual combinação de antibióticos a seguir seria a melhor opção de tratamento da infecção?

    (A) Azitromicina e sulfametoxazol-trimetoprima
    (B) Cloranfenicol e rifampicina
    (C) Doxiciclina e levofloxacino
    (D) Metronidazol e clindamicina
    (E) Penicilina G e gentamicina

RESPOSTAS

(1) **(C)**
(2) **(E)**
(3) **(D)**
(4) **(B)**
(5) **(D)**
(6) **(E)**
(7) **(A)**
(8) **(D)**
(9) **(D)**
(10) **(E)**
(11) **(E)**
(12) **(B)**
(13) **(B)**
(14) **(B)**
(15) **(D)**
(16) **(E)**

VER TAMBÉM

- São apresentados breves **resumos dos microrganismos** descritos neste capítulo a partir da página 653. Favor consultar esses resumos para uma rápida revisão do material essencial.

- Mais **questões para autoavaliação** sobre os temas discutidos neste capítulo são encontradas na seção de Bacteriologia Clínica da Parte XIII: Questões para autoavaliação, a partir da página 715. Consulte também a Parte XIV: Simulado de provas e concursos, a partir da página 753.

CAPÍTULO

16

Cocos Gram-negativos

CONTEÚDO DO CAPÍTULO

Neisseria
1. Neisseria meningitidis
2. Neisseria gonorrhoeae

Teste seu conhecimento
Ver também

NEISSERIA

Doenças

O gênero *Neisseria* contém dois importantes patógenos humanos: *Neisseria meningitidis* e *Neisseria gonorrhoeae*. *N. meningitidis* causa principalmente meningite e meningococemia (Fig. 16-1). É a principal causa de morte por infecção em crianças nos Estados Unidos. A *N. gonorrhoeae* causa a gonorreia (Fig. 16-2), a segunda infecção bacteriana notificável mais frequente nos Estados Unidos (Tabs. 16-1 e 16-2). Também causa conjuntivite neonatal (oftalmia neonatal) (Fig. 16-3) e doença inflamatória pélvica (DIP). A *N. meningitidis* é também conhecida como meningococo, ao passo que *N. gonorrhoeae* é conhecida como gonococo.

Informações adicionais sobre os aspectos clínicos das infecções causadas pelos organismos apresentados neste capítulo são fornecidas na Parte IX, intitulada Doenças Infecciosas, iniciando na página 589.

Propriedades importantes

As neissérias são cocos Gram-negativos semelhantes a um par de feijões (Fig. 16-4).

(1) *Neisseria meningitidis* (meningococo) possui uma **cápsula polissacarídica** proeminente que aumenta a virulência do organismo devido à sua ação antifagocítica. A cápsula também é o imunógeno presente na vacina que induz anticorpos protetores (Tab. 16-3). Os meningococos são divididos em pelo menos 13 grupos sorológicos, com base na antigenicidade de seus polissacarídeos capsulares. Cinco sorotipos causam a maioria dos casos de meningite e meningococemia: A, B, C, Y e W-135. O sorotipo A é a principal causa de meningite epidêmica em todo o mundo. O sorotipo B é responsável pela maioria dos casos da doença nos Estados Unidos*. Isso se deve ao fato do polissacarídeo do grupo B não ser considerado imunogênico em humanos e, portanto, não

fazer parte das vacinas que contêm o polissacarídeo capsular dos outros quatro grupos. Em 2014, foi aprovada uma vacina contra os meningococos do grupo B contendo a proteína de ligação ao fator H como imunógeno.

(2) *N. gonorrhoeae* (gonococo) não possui cápsula polissacarídica; apresenta, no entanto, múltiplos sorotipos com base na antigenicidade da proteína do *pilus*. Há uma **acentuada variação antigênica** dos *pili* gonocócicos, resultante de rearranjo cromossômico, sendo conhecidos mais de 100 sorotipos. Os gonococos apresentam três proteínas de membrana externa (proteínas I, II e III). A proteína II desempenha papel na adesão do organismo às células e também varia antigenicamente.

As neissérias são bactérias Gram-negativas e contêm endotoxina na membrana externa. A endotoxina das neissérias consiste em um lipo-**oligo**ssacarídeo (LOS), em contraste com o lipo**poli**ssacarídeo (LPS) encontrado nos bastonetes Gram-negativos entéricos. Tanto o LOS quanto o LPS contêm o lipídeo A, mas a parte oligossacarídica do LOS contém poucas moléculas de açúcar, ao passo que a parte polissacarídica do LPS contém uma cadeia lateral com longas repetições de açúcares.

O crescimento de ambos os organismos é inibido por traços de metais e ácidos graxos tóxicos presentes em determinados meios de cultura (p. ex., placas de ágar-sangue). Portanto, são cultivados em ágar-chocolate contendo sangue aquecido a 80°C, o que inativa os inibidores. As neissérias são **oxidase-positivas** (Fig. 16-5) (i.e., elas possuem a enzima citocromo *c*). Esse é um importante teste diagnóstico laboratorial no qual as colônias expostas à fenilenodiamina tornam-se púrpuras ou negras como resultado da oxidação do reagente pela enzima (ver Fig. 16-2).

O gênero *Neisseria* é um entre vários da família Neisseriaceae. Um gênero distinto contém o organismo *Moraxella catarrhalis*, membro da microbiota normal da garganta, podendo causar, contudo, infecções do trato respiratório, como sinusite, otite média, bronquite e pneumonia. *Moraxella catarrhalis* e membros de outros gêneros, como *Branhamella*, *Kingella* e *Acinetobacter*, são descritos no Capítulo 27. (*Moraxella catarrhalis* é o novo nome de *Branhamella catarrhalis*.)

---

*N. de R.T. No Brasil, o sorotipo C é o responsável pelo maior número de infecções. A introdução da vacina meningocócica C conjugada (MCC) no Calendário Nacional de Imunização representou um importante avanço no controle da meningite meningocócica causada pelo sorotipo C.

CAPÍTULO 16 • Cocos Gram-negativos

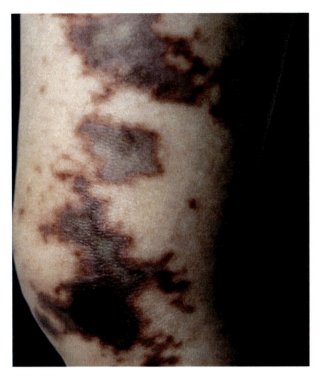

FIGURA 16-1 Meningococemia. Lesões púrpuras na perna, causadas por coagulação intravascular disseminada mediada por endotoxina. (Reproduzida, com permissão, de Wolff K, Johnson R eds. *Fitzpatrick's Color Atlas & Synopsis of Clinical Dermatology*. 6th ed. New York, NY: McGraw-Hill; 2009.)

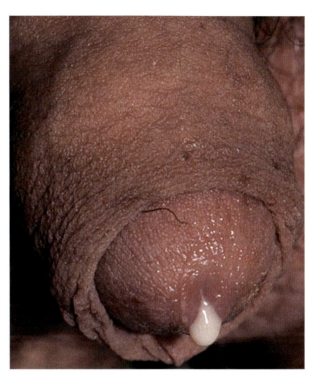

FIGURA 16-2 Gonorreia. Corrimento uretral purulento, causado por *Neisseria gonorrhoeae*. (Reproduzida, com permissão, de Wolff K, Johnson R eds. *Fitzpatrick's Color Atlas & Synopsis of Clinical Dermatology*. 6th ed. New York, NY: McGraw-Hill; 2009.)

TABELA 16-1 Neissérias clinicamente relevantes[1]

Espécie	Porta de entrada	Cápsula polissacarídica	Fermentação de maltose	Produção de β-lactamase	Vacina disponível
N. meningitidis (meningococo)	Trato respiratório	+	+	Nenhuma	+
N. gonorrhoeae (gonococo)	Trato genital	–	–	Parcial	–

[1]Todas as neissérias são oxidase-positivas.

TABELA 16-2 Características clínicas importantes das neissérias

Microrganismo	Tipo de patogênese	Doença típica	Tratamento
N. meningitidis	Piogênica	Meningite, meningococemia	Penicilina G
N. gonorrhoeae	Piogênica 1. Localizada 2. Ascendente 3. Disseminada 4. Neonatal	 Gonorreia (p. ex., uretrite, cervicite) Doença inflamatória pélvica Infecção gonocócica disseminada Conjuntivite (oftalmia neonatal)	 Ceftriaxona[1] + doxiciclina[2] Cefoxitina + doxiciclina[1,2] Ceftriaxona[1] Ceftriaxona[3]

[1]Outros fármacos também podem ser empregados. Consulte as diretrizes de tratamento publicadas pelo Centers for Disease Control and Prevention.
[2]Adicionar doxiciclina no caso de possível coinfecção por *Chlamydia trachomatis*.
[3]Como prevenção, utilizar unguento de eritromicina ou gotas de nitrato de prata.

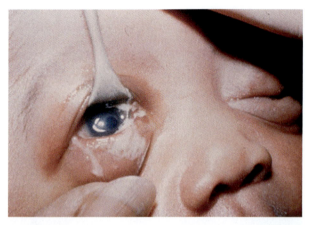

FIGURA 16-3 Conjuntivite neonatal (oftalmia neonatal), causada por *Neisseria gonorrhoeae*. Exsudato purulento do olho, principalmente na pálpebra inferior direita. O outro agente comum de conjuntivite é a *Chlamydia trachomatis*.

1. *Neisseria meningitidis*

Patogênese e epidemiologia

Os seres humanos são os únicos hospedeiros naturais de meningococos. Os microrganismos são disseminados por **gotículas de secreção carreadas pelo ar**. Colonizam as membranas da parte nasal da faringe e tornam-se parte da microbiota transiente do trato respiratório superior. Os portadores são geralmente assintomáticos. A partir da parte nasal da faringe, o organismo pode atingir a corrente sanguínea e disseminar-se para locais específicos, como as meninges ou articulações, ou pode disseminar-se por todo o corpo (meningococemia).

TABELA 16-3 Propriedades da cápsula polissacarídica do meningococo[1]

1. Intensifica a virulência por sua ação antifagocitária.
2. É o antígeno que define os grupos sorológicos.
3. É o antígeno detectado no líquido cerebrospinal de pacientes com meningite.
4. É o antígeno presente na vacina.

[1]As mesmas quatro características aplicam-se à cápsula do pneumococo e a *Haemophilus influenzae*.

Aproximadamente 5% dos indivíduos tornam-se portadores crônicos, atuando como fonte de infecção para terceiros. A taxa de portadores pode atingir 35% em indivíduos que vivem em ambientes confinados (p. ex., recrutas militares). Esse fato explica a elevada frequência de surtos de meningite nas Forças Armadas antes do uso da vacina. A taxa de portadores é também elevada entre os contatos próximos (familiares) dos pacientes. Surtos de doença meningocócica também ocorreram em universitários residindo em alojamentos.

Dois organismos são responsáveis por mais de 80% dos casos de meningite bacteriana em crianças com idade acima de 2 meses: *Streptococcus pneumoniae* e *N. meningitidis*. Desses organismos, os meningococos, especialmente os do grupo A, exibem maior probabilidade de causar **epidemias de meningite**. Os meningococos do grupo B são responsáveis por muitos casos de meningite nos países desenvolvidos, pois não fazem parte da vacina que contém o antígeno polissacarídico capsular (ver "Prevenção", adiante). Em geral, *N. meningitidis* corresponde à segunda causa mais frequente de meningite, quando comparada a *S. pneumoniae*, porém é a causa mais comum em indivíduos com idades entre 2 e 18 anos.

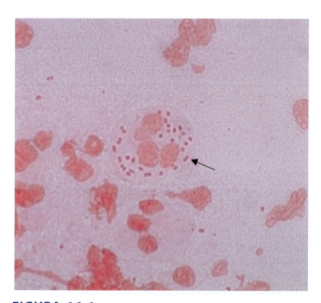

FIGURA 16-4 *Neisseria gonorrhoeae* – Coloração de Gram. A seta aponta para típicos diplococos Gram-negativos em forma de "feijão" dentro de um neutrófilo. (Reproduzida com a permissão da Professora Shirley Lowe, University of California, San Francisco School of Medicine, Estados Unidos.)

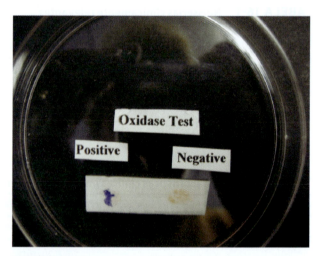

FIGURA 16-5 Teste de oxidase – uma gota do reagente de oxidase foi depositada à esquerda e à direita do papel-filtro. As bactérias de uma colônia de *Neisseria gonorrhoeae* foram homogeneizadas com a gota à esquerda, e uma coloração púrpura indica um teste positivo (i.e., o organismo é oxidase-positivo). As bactérias de uma colônia de *Escherichia coli* foram homogeneizadas com a gota à direita, e a ausência de uma coloração púrpura indica um teste negativo (i.e., o organismo é oxidase-negativo). (Reproduzida com a permissão de Professor Shirley Lowe, University of California, San Francisco School of Medicine.)

Os meningococos apresentam quatro fatores importantes de virulência:

(1) Uma **cápsula polissacarídica,** que permite ao organismo resistir à fagocitose por leucócitos polimorfonucleares (PMNs). A cápsula é o imunógeno presente em várias vacinas geralmente usadas contra os meningococos.

(2) Uma **endotoxina**, responsável por febre, choque e outras alterações fisiopatológicas (na forma purificada, a endotoxina pode reproduzir muitas das manifestações clínicas da meningococemia).

(3) Uma **protease para imunoglobulina A (IgA)** que auxilia a bactéria a se ligar às membranas do trato respiratório superior ao degradar a IgA secretória.

(4) A **proteína de ligação ao fator H (FHBP, de *factor H binding protein*)** nos meningococos, que se liga ao fator H, é um inibidor do fator C3b do complemento. A presença do fator H na superfície dos meningococos reduz a atividade opsonizante de C3b e reduz a quantidade de complexo de ataque à membrana que é produzido (ver ação do complemento no Cap. 63). A FHBP é o imunógeno presente na vacina contra os meningococos do grupo B.

A resistência à doença está correlacionada à presença do anticorpo contra o polissacarídeo capsular. A maioria dos portadores desenvolve títulos de anticorpos protetores no período de duas semanas de colonização. Uma vez que a imunidade é grupo-específica, é possível que o indivíduo apresente anticorpos protetores contra um grupo de organismos, mas que seja suscetível à infecção por organismos dos outros grupos.

O complemento é uma importante característica das defesas, uma vez que indivíduos apresentando deficiências do complemento, particularmente de **componentes do complemento de ação tardia** (C6-C9), exibem incidência aumentada de bacteriemia meningocócica. Pacientes em uso de eculizumabe, um inibidor do complemento terminal usado no tratamento da hemoglobinúria paroxística noturna, apresentam um aumento de 1.000 vezes nos casos de doença meningocócica.

Achados clínicos

As duas manifestações mais importantes da doença são a **meningococemia** (ver Fig. 16-1) e a **meningite**. A forma mais grave de meningococemia é a doença potencialmente fatal, denominada **síndrome de Waterhouse-Friderichsen**, caracterizada por febre alta, choque, púrpura amplamente espalhada, coagulação intravascular disseminada, trombocitopenia e insuficiência suprarrenal. A bacteriemia pode resultar na colonização de vários órgãos, especialmente das meninges. Os sintomas da meningite meningocócica são os de uma típica meningite bacteriana, ou seja, febre, cefaleia, rigidez de nuca e alta concentração de PMNs no líquido cerebrospinal.

Diagnóstico laboratorial

Os principais procedimentos laboratoriais incluem o esfregaço e a cultura de amostras de sangue e de líquido cerebrospinal. Um diagnóstico presuntivo de meningite meningocócica pode ser realizado quando cocos Gram-negativos são observados em um esfregaço de líquido cerebrospinal (ver Fig. 16-4). O microrganismo cresce melhor em ágar-chocolate incubado a 37°C, em atmosfera com 5% de CO_2. O diagnóstico de *Neisseria* pode ser realizado quando são detectadas colônias de diplococos Gram-negativos oxidase-positivos (ver Fig. 16-5). A diferenciação entre *N. meningitidis* e *N. gonorrhoeae* é realizada com base na fermentação de açúcares: os meningococos fermentam maltose, ao contrário dos gonococos (ambos os organismos fermentam glicose). A imunofluorescência também pode ser utilizada para identificar essas espécies. Os testes para verificar a presença de anticorpos séricos não são úteis para o diagnóstico clínico. Entretanto, um procedimento capaz de auxiliar no rápido diagnóstico de meningite meningocócica consiste no teste de aglutinação do látex, que detecta a presença do polissacarídeo capsular no líquido cerebrospinal.

Tratamento

A ceftriaxona ou a penicilina G são so fármacos de escolha para o tratamento de infecções meningocócicas. Cepas resistentes à penicilina são de rara ocorrência, mas a resistência à sulfonamida é comum.

Prevenção

A quimioprofilaxia e a imunização são utilizadas na prevenção de doença meningocócica. A rifampicina ou o ciprofloxacino podem ser utilizados na profilaxia de indivíduos que estabeleceram contato próximo com o caso-índice. Esses fármacos são preferidos, uma vez que são secretados na saliva de maneira eficiente, ao contrário da penicilina G.

As vacinas meningocócicas estão descritas na Tabela 16-4. As vacinas contra os meningococos dos grupos A, C, Y e W-135 contêm a cápsula polissacarídica como imunógeno. A vacina contra os meningococos do grupo B contém a FHBP como o imunógeno principal.

TABELA 16-4   Vacinas meningocócicas*

Sorogrupos cobertos	Imunógeno	Proteína carreadora	Disponibilidade	Nome comercial da vacina
A, C, Y, W-135	Polissacarídeo capsular	Toxoide diftérico	Estados Unidos	Menacta, Menveo
A, C, Y, W-135	Polissacarídeo capsular	Nenhuma	Países que não os Estados Unidos	Menomune
A	Polissacarídeo capsular	Toxoide diftérico	Cinturão da meningite na África	MenAfriVac
C, Y e *Haemophilus influenzae*	Polissacarídeo capsular	Toxoide tetânico	Estados Unidos	MenHibrix
B	Proteína de ligação ao fator H	Nenhuma	Estados Unidos	Trumemba
B	Proteína de ligação ao fator H, NadA, NHBA, VME	Nenhuma	Estados Unidos	Bexsero

NadA, adesina A de *Neisseria* (*neisserial adhesin A*); NHBA, antígeno de ligação de *Neisseria* com heparina (*neisserial heparin binding antigen*); VME, vesículas da membrana externa (que contêm o antígeno PorA, *outer membrane vesicles*).

*N. de R.T. No Brasil, o Ministério da Saúde incluiu o uso da vacina meningocócica C (conjugada) no calendário vacinal infantil em 2010. A vacina protege contra o sorogrupo C. A vacina meningocócica A/C/Y/W135 está também disponível no Brasil, mas não é oferecida gratuitamente.

128 **PARTE II** • Bacteriologia clínica

Nos Estados Unidos, assim como no Brasil, as vacinas contra os meningococos dos grupos A, C, Y e W-135 são **vacinas conjugadas**, ou seja, o polissacarídeo capsular é conjugado a uma proteína carreadora.

Existem três formulações disponíveis da vacina polissacarídica para uso nos Estados Unidos: (1) Menactra contém os quatro polissacarídeos conjugados ao toxoide diftérico como proteína carreadora; (2) Menveo contém os quatro polissacarídeos conjugados a um mutante atóxico da toxina diftérica como proteína carreadora; e (3) MenHibrix contém dois polissacarídeos (C e Y) além do polissacarídeo capsular de *Haemophilus influenzae*, todos conjugados ao toxoide tetânico.

A Menomune, uma vacina não conjugada, contém apenas os quatro polissacarídeos (não conjugados a uma proteína carreadora). Ela não se encontra disponível nos Estados Unidos, mas é utilizada em outros países. Outra vacina desenvolvida para uso no cinturão da meningite na África, chamada MenAfriVac, é uma vacina conjugada que contém apenas o polissacarídeo do grupo A.

As vacinas conjugadas induzem maiores títulos de anticorpos em crianças do que a vacina não conjugada. As vacinas induzem títulos de anticorpos similares em adultos. Observa-se que nenhuma dessas vacinas contém o polissacarídeo do grupo B, uma vez que ele não é imunogênico em seres humanos. A vacina conjugada é recomendada para crianças com idades entre 11 e 12 anos, visando reduzir a incidência de doença meningocócica em adolescentes e adultos jovens. A vacina conjugada também é recomendada para crianças menores de 11 anos consideradas de alto risco que apresentam, por exemplo, asplenia ou infecção pelo HIV. Viajantes que estão se dirigindo para regiões com epidemia de doença meningocócica também devem receber a vacina conjugada. Universitários residindo em alojamentos são estimulados a receber a vacina conjugada.

A vacina contra os meningococos do grupo B contém a FHBP como imunógeno. Ela induz anticorpos contra a proteína de ligação, inibindo assim a capacidade das bactérias de se ligarem ao fator H. Isso acentua a ação do complemento, uma importante defesa do hospedeiro, uma vez que o fator H impede a ligação do componente C3b do complemento à superfície bacteriana. Em outras palavras, se o fator H não conseguir se ligar à superfície da bactéria, C3b, um importante opsonizador, conseguirá se ligar.

A FHBP utilizada na vacina é produzida por técnicas de DNA recombinante em *Escherichia coli*. A vacina é aprovada para uso em indivíduos de 10 a 25 anos. Em 2015, uma segunda vacina contra meningococos do grupo B contendo quatro proteínas de superfície (fHbp, NadA [adesina A de *Neisseria*], NHBA [antígeno de ligação de *Neisseria* com Heparina] e VME [vesículas da membrana externa; PorA]) foi aprovada.

2. Neisseria gonorrhoeae

Patogênese e epidemiologia

Os gonococos, assim como os meningococos, causam doença apenas em seres humanos. O organismo é geralmente transmitido **sexualmente**, sendo que recém-nascidos podem ser infectados durante o nascimento. Uma vez que o gonococo é bastante sensível à desidratação e a condições de baixa temperatura, a transmissão sexual favorece sua sobrevivência. Em geral, a gonorreia é sintomática em homens, mas assintomática em mulheres. Infecções do trato genital são a fonte mais comum do organismo, porém as infecções anorretais e faríngeas são também importantes fontes de infecção.

Os *pili* constituem um dos mais importantes fatores de virulência, já que controlam a adesão às superfícies das células mucosas e são antifagocitários. Os gonococos apresentando *pili* são geralmente virulentos, ao passo que cepas desprovidas de *pili* são avirulentas. Dois fatores de virulência da parede celular são a **endotoxina (LOS)** e as **proteínas da membrana externa**. A **protease de IgA** do organismo pode hidrolisar a IgA secretora, a qual, de outra forma, bloquearia a adesão à mucosa. Os gonococos não apresentam cápsulas.

As principais defesas do hospedeiro contra os gonococos são os anticorpos (IgA e IgG), o complemento e os neutrófilos. A opsonização mediada por anticorpos e a morte no interior de fagócitos ocorrem, apesar de infecções gonocócicas repetidas serem comuns, principalmente como resultado de alterações antigênicas dos *pili* e das proteínas da membrana externa.

Os gonococos infectam principalmente as superfícies mucosas (p. ex., uretra e vagina), porém ocorre disseminação. Certas cepas de gonococos causam infecções disseminadas com maior frequência que outras. A característica mais importante dessas cepas consiste em sua resistência à morte por anticorpos e complemento. O mecanismo dessa "resistência ao soro" é desconhecido, mas a presença de uma proteína porina (porina A) na parede celular, que inativa o componente C3b do sistema do complemento, parece desempenhar um papel importante.

A ocorrência de uma infecção disseminada é função não somente da cepa do gonococo, mas também da efetividade das defesas do hospedeiro. Indivíduos com uma deficiência nos componentes de ação tardia do complemento (C6-C9) exibem risco de infecções disseminadas, bem como as mulheres durante o período menstrual e a gestação. As infecções disseminadas geralmente surgem a partir de infecções assintomáticas, indicando que a inflamação localizada pode inibir a disseminação.

Achados clínicos

Os gonococos causam infecções localizadas, geralmente no trato genital, bem como infecções disseminadas, com a colonização de vários órgãos. Os gonococos atingem esses órgãos por meio da corrente sanguínea (bacteriemia gonocócica).

Em homens, a gonorreia caracteriza-se principalmente por uretrite, acompanhada de disúria e descarga purulenta (ver Fig. 16-2). A epididimite pode ocorrer.

Em mulheres, a infecção localiza-se principalmente na endocérvice, provocando secreção vaginal purulenta e sangramento intermenstrual (cervicite). A complicação mais frequente nas mulheres consiste em uma infecção ascendente das tubas uterinas (**salpingite**, **DIP**), podendo resultar em **esterilidade** ou gravidez ectópica como resultado da formação de cicatrizes nas tubas.

As infecções gonocócicas disseminadas (IGDs) geralmente se manifestam como artrite, tenossinovite ou pústulas na pele. A infecção disseminada é a causa mais comum de artrite séptica em adultos sexualmente ativos. O diagnóstico clínico de IGD é frequentemente difícil de ser confirmado por testes laboratoriais, uma vez que o organismo não é cultivado em mais de 50% dos casos.

Outros locais infectados incluem a região anorretal, a garganta e os olhos. As infecções anorretais ocorrem principalmente em mulheres e em homens homossexuais. Frequentemente são assintomáticas, mas pode ocorrer uma secreção sanguinolenta ou purulenta (proctite). Na garganta, ocorre faringite, embora muitos pacientes sejam assintomáticos. Em crianças recém-nascidas, a conjuntivite purulenta (oftalmia neonatal) (ver Fig. 16-3) é resultante de infecção gonocócica adquirida da mãe durante a passagem pelo canal do parto. A incidência de oftalmia gonocócica diminuiu significativamente nos anos recentes devido ao amplo uso profilático de unguento ocular de eritromicina (ou nitrato de prata), aplicado logo após o nascimento. A conjuntivite gonocócica também ocorre em adultos como resultado da transferência dos organismos dos órgãos genitais para os olhos.

Outras infecções sexualmente transmissíveis (p. ex., sífilis e uretrite não gonocócica causada por *Chlamydia trachomatis*) podem coexistir com a gonorreia; portanto o diagnóstico apropriado e as medidas terapêuticas adequadas devem ser adotados.

Diagnóstico laboratorial

O diagnóstico de infecções localizadas depende da coloração de Gram e da cultura da secreção (ver Fig. 16-4). Não obstante, exames baseados na amplificação de ácidos nucleicos são amplamente usados como testes de triagem (ver adiante).

Em **homens**, a detecção de diplococos Gram-negativos **no interior de PMNs** em uma amostra de secreção uretral é suficiente para o diagnóstico (ver Fig. 16-4). Em **mulheres**, o uso da coloração de Gram isoladamente pode ser de difícil interpretação; desse modo, devem ser realizadas culturas. As colorações de Gram em espécimes cervicais podem ser falso-positivas devido à presença de diplococos Gram-negativos na microbiota normal, bem como podem ser falso-negativas em virtude da dificuldade de visualização de pequeno número de gonococos quando são utilizadas lentes de imersão. As culturas também devem ser utilizadas no diagnóstico de faringite ou de infecções anorretais suspeitas.

Os espécimes coletados de locais de mucosas, como uretra e colo do útero, são cultivados em **meio Thayer-Martin**, que consiste em ágar-chocolate contendo antibióticos (vancomicina, colistina, trimetoprima e nistatina), a fim de suprimir a microbiota normal. A detecção de uma colônia oxidase-positiva (ver Fig. 16-5) composta por diplococos Gram-negativos é suficiente para identificar o isolado como um membro do gênero *Neisseria*. A identificação específica do gonococo pode ser realizada com base na fermentação de glicose (mas não de maltose) ou pela coloração com anticorpo fluorescente. Observa-se que espécimes oriundos de locais estéreis, como sangue ou líquido articular, podem ser cultivados em ágar--chocolate sem antibióticos, uma vez que não há microbiota normal competidora.

Os **testes de amplificação de ácido nucleico (NAATs)** detectam a presença de ácidos nucleicos gonocócicos em amostras de pacientes. Esses testes são amplamente utilizados para fins de triagem, produzem resultados rápidos e são altamente sensíveis e específicos. Eles podem ser usados em amostras de urina, evitando-se a necessidade de técnicas de coleta mais invasivas. Observa-se que testes sorológicos para determinar a presença de anticorpos contra gonococos no soro do paciente não são úteis para o diagnóstico.

Tratamento

A ceftriaxona é o tratamento de escolha para infecções gonocócicas sem complicações. Se o paciente for alérgico a penicilinas ou a cefalosporinas, pode-se utilizar um regime de gentamicina e azitromicina.

Como infecções mistas com *C. trachomatis* são comuns, deve-se prescrever azitromicina ou doxiciclina, além da ceftriaxona. Uma cultura de acompanhamento deve ser realizada uma semana após a conclusão do tratamento para determinar se ainda há presença de gonococos. O tratamento de infecções gonocócicas complicadas, como DIP, geralmente necessita de hospitalização. A terapia é complexa e vai além do escopo deste livro.

Antes de meados dos anos 1950, todos os gonococos eram altamente sensíveis à penicilina. Posteriormente, surgiram isolados com resistência de baixo nível à penicilina e a outros antibióticos, como tetraciclina e cloranfenicol. Esse tipo de resistência é codificada pelo cromossomo bacteriano, sendo decorrente da captação reduzida do fármaco ou de locais de ligação modificados, em vez da degradação enzimática do fármaco.

Então, em 1976, cepas de ***Neisseria gonorrhoeae* produtoras de penicilinase (PPNG)** exibindo resistência de alto nível foram isoladas de pacientes. A penicilinase é codificada por plasmídeo. Atualmente, as cepas PPNG são comuns em várias regiões do mundo, incluindo diversas áreas urbanas dos Estados Unidos, onde aproximadamente 10% dos isolados são resistentes. Isolados resistentes às fluoroquinolonas, como o ciprofloxacino, têm se tornado um problema importante, de forma que as fluoroquinolonas não são mais recomendadas como tratamento. Isolados resistentes a sulfonamidas e a tetraciclinas também foram identificados. Em 2017, a Organização Mundial da Saúde (OMS) informou que várias cepas de gonococos resistentes a todos os antibióticos conhecidos foram isoladas.

Prevenção

A prevenção da gonorreia envolve o uso de preservativos e o tratamento imediato dos pacientes sintomáticos e de seus parceiros sexuais. Os casos de gonorreia devem ser notificados ao departamento de saúde pública para se garantir acompanhamento e rastreamento adequados da transmissão. Um problema importante refere-se à detecção de portadores assintomáticos. A conjuntivite gonocócica em recém-nascidos é prevenida com mais frequência pelo uso de unguento de eritromicina. Gotas de nitrato de prata são utilizadas em alguns países. Não há vacina disponível.

TESTE SEU CONHECIMENTO

1. Em relação às diferenças entre *N. meningitidis* (meningococo) e *N. gonorrhoeae* (gonococo), qual das alternativas a seguir é a mais correta?

    (A) Os meningococos são oxidase-positivos, ao passo que os gonococos não são.

    (B) Os meningococos possuem uma cápsula polissacarídica espessa, ao passo que os gonococos não.

    (C) Os meningococos possuem o lipídeo A, ao passo que os gonococos não.

    (D) Os meningococos produzem penicilinase, ao passo que os gonococos não.

    (E) Os meningococos sintetizam protease de IgA, ao passo que os gonococos não.

130 **PARTE II** • Bacteriologia clínica

2. Sua paciente, uma menina de 14 anos de idade, foi enviada da escola para casa por apresentar uma febre de 38,9°C, dor de cabeça grave e desmaios em sala de aula. Quando a febre subiu para 40 °C, sua mãe a levou para a emergência, onde foram verificadas uma pressão arterial de 60/20 mmHg e várias hemorragias petequiais. O líquido espinal foi coletado e diplococos Gram-negativos foram observados após coloração de Gram. Das opções a seguir, qual pode ser a principal causa da febre, hipotensão e hemorragia petequial?

   (A) Endotoxina
   (B) Protease de IgA
   (C) Oxidase
   (D) Proteína do *pilus*
   (E) Superantígeno

3. Considerando o paciente da Questão 2, qual das seguintes opções representa o melhor antibiótico para o tratamento dessa infecção?

   (A) Azitromicina
   (B) Doxiciclina
   (C) Penicilina G
   (D) Rifampicina
   (E) Sulfametoxazol-trimetoprima

4. Em relação às diferenças entre *N. meningitidis* (meningococo) e *N. gonorrhoeae* (gonococo), qual das alternativas a seguir é a mais correta?

   (A) Os seres humanos são os principais reservatórios para as duas bactérias.
   (B) Muitos isolados clínicos de meningococos produzem β-lactamase, entretanto os isolados clínicos de gonococos não produzem.
   (C) Os meningococos apresentam tipos antigênicos múltiplos, ao passo que os gonococos apresentam apenas um.
   (D) A vacina conjugada contra gonorreia contém sete tipos da proteína do *pilus* como imunógenos.
   (E) O principal modo de transmissão das duas bactérias é por gotículas respiratórias.

5. Seu paciente, um homem de 20 anos de idade, apresenta um exsudato uretral. Você faz uma coloração de Gram do pus e observa diplococos Gram-negativos com neutrófilos. Qual dos antibióticos a seguir é o melhor para o tratamento da infecção?

   (A) Ceftriaxona
   (B) Gentamicina
   (C) Penicilina G
   (D) Sulfametoxazol-trimetoprima
   (E) Vancomicina

RESPOSTAS

(1) **(B)**
(2) **(A)**
(3) **(C)**
(4) **(A)**
(5) **(A)**

VER TAMBÉM

- São apresentados breves **resumos dos microrganismos** descritos neste capítulo a partir da página 656. Favor consultar esses resumos para uma rápida revisão do material essencial.

- Mais **questões para autoavaliação** sobre os temas discutidos neste capítulo são encontradas na seção de Bacteriologia Clínica da Parte XIII: Questões para autoavaliação, a partir da página 715. Consulte também a Parte XIV: Simulado de provas e concursos, a partir da página 753.

C A P Í T U L O

17

Bacilos Gram-positivos

CONTEÚDO DO CAPÍTULO

Introdução
BACILOS GRAM-POSITIVOS FORMADORES DE ESPOROS
Bacillus
Clostridium
**BACILOS GRAM-POSITIVOS NÃO FORMADORES
DE ESPOROS**

Corynebacterium diphtheriae
Listeria monocytogenes
Gardnerella vaginalis
Teste seu conhecimento

INTRODUÇÃO

Existem cinco gêneros de bacilos Gram-postivos relevantes na área médica: *Bacillus, Clostridium, Corynebacterium, Listeria* e *Gardnerella. Bacillus* e *Clostridium* formam esporos, enquanto *Corynebacterium, Listeria* e *Gardnerella* não. Os membros do gênero *Bacillus* são aeróbios, ao passo que os do gênero *Clostridium* são anaeróbios (Tab. 17-1).

Esses bacilos Gram-positivos também podem ser diferenciados com base em seu aspecto, pela coloração de Gram. As espécies de

Bacillus e *Clostridium* são mais longas e coram-se mais intensamente que as espécies de *Corynebacterium* e *Listeria*. As espécies de *Corynebacterium* exibem morfologia similar a uma clava (i.e., são mais delgadas em uma extremidade do que na outra). As espécies de *Corynebacterium* e *Listeria* exibem, caracteristicamente, morfologia bacilar em forma de V ou L. *Gardnerella vaginalis* é um bacilo pequeno, Gram-variável.

Mais informações sobre os aspectos clínicos das infecções causadas pelos microrganismos apresentados neste capítulo são fornecidas na Parte IX, Doenças Infecciosas, a partir da página 589.

BACILOS GRAM-POSITIVOS FORMADORES DE ESPOROS

BACILLUS

Existem duas espécies de *Bacillus* de relevância médica: *Bacillus anthracis* e *Bacillus cereus*. As características importantes da patogênese dessas duas espécies de *Bacillus* estão descritas na Tabela 17-2.

TABELA 17-1 Bacilos Gram-positivos clinicamente relevantes

Gênero	Crescimento anaeróbio	Formação de esporos	Exotoxinas importantes na patogênese
Bacillus	–	+	+
Clostridium	+	+	+
Corynebacterium	–	–	+
Listeria	–	–	–
Gardnerella	–	–	–

1. *Bacillus anthracis*

Doença

O *B. anthracis* causa o antraz (Fig. 17-1), que é comum em animais, mas raro em seres humanos. A doença em seres humanos exibe três formas principais: cutânea, pulmonar (inalação) e gastrintestinal. Em 2001, ocorreu um surto de antraz cutâneo e por inalação nos Estados Unidos. O surto foi causado pelo envio de esporos do organismo pelo correio. Foram relatados 18 casos; dentre eles, cinco resultaram em óbitos devido à epidemia.

Propriedades importantes

O *B. anthracis* é um bacilo Gram-positivo grande, com extremidades retas, normalmente observado em cadeias (Fig. 17-2). Sua cápsula antifagocítica é composta por D-glutamato. (Essa característica é exclusiva – as cápsulas de outras bactérias são polissacarídicas.) O *B. anthracis* é imóvel, ao passo que outros membros do gênero são móveis. A toxina do antraz é codificada em um plasmídeo, ao passo que a cápsula de poliglutamato é codificada em um plasmídeo distinto.

132 PARTE II • Bacteriologia clínica

TABELA 17-2 Características importantes da patogênese de espécies de *Bacillus*

Microrganismo	Doença	Transmissão/fator predisponente	Ação da toxina	Prevenção
B. anthracis	Antraz	Antraz cutâneo: esporos do solo penetram no ferimento Antraz pulmonar: os esporos são inalados até o pulmão	A exotoxina possui três componentes: o antígeno protetor se liga às células; o fator de edema é uma adenilato-ciclase; o fator letal é uma protease que inibe o crescimento celular, resultando em morte celular (necrose)	A vacina contém o antígeno protetor como imunógeno
B. cereus	Intoxicação alimentar	Os esporos germinam em arroz reaquecido; as bactérias, então, produzem exotoxinas que são ingeridas	Duas exotoxinas (enterotoxinas): Similar à toxina colérica, aumenta o AMP cíclico Similar à enterotoxina estafilocócica, é um superantígeno	Vacina inexistente

Transmissão

Os esporos do organismo persistem por anos no solo. Os seres humanos são mais frequentemente infectados por via cutânea devido a traumas na pele, o que permite a entrada de **esporos presentes em produtos animais**, como couro, cerdas e lã. Os esporos também podem ser inalados, atingindo o trato respiratório. O antraz pulmonar (por inalação) ocorre quando os esporos são inalados até os pulmões. O antraz gastrintestinal ocorre pela ingestão de carne contaminada.

O antraz por inalação não é transmissível de pessoa a pessoa, apesar de a infecção ser grave. Após ser inalado até o pulmão, o organismo desloca-se rapidamente para os linfonodos mediastinais, onde causa mediastinite hemorrágica. Pelo fato de deixar o pulmão rapidamente, o antraz não é transmitido a terceiros pela via respiratória.

Patogênese

A patogênese baseia-se principalmente na produção de duas exotoxinas, conhecidas coletivamente como toxina do antraz. Cada uma das exotoxinas, **fator de edema** e **fator letal**, consiste em duas proteínas em uma configuração de subunidade A-B. A subunidade B, ou de ligação, em cada uma das duas exotoxinas é o **antígeno protetor**. A subunidade A, ou ativa, exibe atividade enzimática.

O fator de edema, uma exotoxina, é uma **adenilato-ciclase** que gera um aumento na concentração intracelular de monofosfato de adenosina cíclico (AMPc). Isso causa extravasamento de líquido a partir da célula para o espaço extracelular, manifestando-se como edema. (Observa-se a similaridade da ação em comparação à toxina do cólera.)

O fator letal é uma protease envolvida na clivagem da fosfocinase que ativa a via de transdução de sinal da proteína-cinase ativada por mitógenos (MAPK, *mitogen-activated protein kinase*). Essa via controla o crescimento das células humanas, e a clivagem da fosfocinase inibe o crescimento celular. O antígeno protetor forma poros na membrana da célula humana, permitindo a entrada do fator de edema e do fator letal na célula. A denominação *antígeno protetor* refere-se ao fato de que o anticorpo contra essa proteína protege contra a doença.

Achados clínicos

A lesão característica do antraz cutâneo é uma úlcera indolor com uma escara negra (crosta, casca) (ver Fig. 17-1). O edema local é acentuado. A lesão é denominada **pústula maligna**. Os casos não tratados progridem para bacteriemia e óbito.

O antraz pulmonar (por inalação), também conhecido como "doença dos tosquiadores de lã", inicia-se com sintomas inespecíficos no trato respiratório, semelhantes aos sintomas da gripe, especialmente tosse seca e pressão subesternal. Esse quadro progride

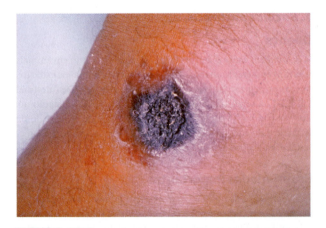

FIGURA 17-1 Lesão de pele causada pelo antraz. Observa-se *escara preta*, uma lesão necrótica coberta por uma crosta, causada pelo fator letal, uma exotoxina produzida pelo *Bacillus anthracis*. Observa-se também área de edema ao redor da escara, que é causada por outra exotoxina, chamada de *fator de edema*. (Fonte: Dr. James H. Steele, Centers for Disease Control and Prevention. CDC # 2033.)

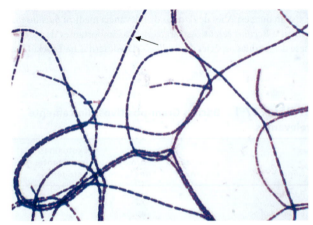

FIGURA 17-2 *Bacillus anthracis* – coloração de Gram. A seta aponta para um bacilo longo Gram-positivo, semelhante a um "vagão", em uma cadeia longa. (Fonte: Public Health Image Library, Centers for Disease Control and Prevention.)

rapidamente para mediastinite hemorrágica, efusões pleurais sanguinolentas, choque séptico e óbito. Embora os pulmões sejam infectados, não são observadas as características clássicas nem imagem radiológica de pneumonia. O alargamento mediastinal observado na radiografia de tórax é um importante critério diagnóstico. A mediastinite hemorrágica e a meningite hemorrágica são complicações graves de risco à vida. Os sintomas do antraz gastrintestinal incluem vômito, dor abdominal e diarreia sanguinolenta.

Diagnóstico laboratorial

Os esfregaços exibem grandes bacilos Gram-positivos em cadeias (ver Fig. 17-2). Os esporos, em geral, não são observados em esfregaços de exsudato, uma vez que os esporos são formados quando os nutrientes são insuficientes e, nos tecidos infectados, há abundância de nutrientes. Colônias não hemolíticas são formadas em ágar-sangue incubado em condições aeróbias. As colônias no ágar-sangue geralmente têm uma aparência característica de "cauda de cometa".

Em caso de ataque bioterrorista, o rápido diagnóstico pode ser realizado em laboratórios especiais pelo uso de testes de reação em cadeia da polimerase (PCR, *polymerase chain reaction*). Outro procedimento de diagnóstico rápido consiste no teste direto com anticorpos fluorescentes, que detecta os antígenos do organismo na lesão. Testes sorológicos, como o ensaio imunoabsorvente ligado à enzima (ELISA, *enzyme-linked immunosorbent assay*) pesquisam a presença de anticorpos, requerem amostras de soros pareadas, de fase aguda e convalescente, e só podem ser utilizados para realizar um diagnóstico retrospectivo.

Tratamento

O ciprofloxacino é o fármaco de escolha. A doxiciclina é um fármaco alternativo. Cepas resistentes não foram isoladas clinicamente.

Prevenção

O ciprofloxacino ou a doxiciclina foram utilizados como profilaxia em indivíduos expostos durante o surto de 2001 nos Estados Unidos. Indivíduos em situação de alto risco podem ser imunizados com a vacina livre de células (BioThrax) contendo antígeno protetor purificado como imunógeno. A vacina é pouco imunogênica, sendo administrada em seis doses no decorrer de um período de 18 meses. Reforços anuais também são administrados, a fim de manter a proteção. Uma preparação de imunoglobulina contendo um anticorpo monoclonal contra o antígeno protetor (raxibacumabe, Anthrasil) está disponível para uso profilático em indivíduos em situação de risco de inalação do antraz. Incinerar animais mortos por antraz, em vez de enterrá-los, previne a contaminação do solo pelos esporos.

2. Bacillus cereus

Doença

O *B. cereus* causa intoxicação alimentar.

Transmissão

Os esporos presentes em grãos, como arroz, resistem à ação do vapor e da fritura rápida. Os esporos germinam quando o arroz é mantido aquecido por muitas horas (p. ex., **arroz reaquecido**). A porta de entrada é o trato gastrintestinal.

Patogênese

O *B. cereus* produz duas enterotoxinas. O mecanismo de ação de uma das enterotoxinas é o mesmo mecanismo da toxina do cólera (i.e., adiciona difosfato de adenosina [ADP] ribose, processo denominado ADP-ribosilação, a uma proteína G, estimulando a adenilato-ciclase e promovendo um aumento na concentração de monofosfato de adenosina [AMP] cíclico no interior do enterócito). O mecanismo de ação da outra enterotoxina assemelha-se ao da enterotoxina estafilocócica (i.e., consiste em um superantígeno).

Achados clínicos

Existem duas síndromes. (1) Uma das síndromes apresenta um curto período de incubação (4 horas) e consiste principalmente em náuseas e vômito, de forma semelhante à intoxicação alimentar por estafilococos. (2) A outra síndrome apresenta um longo período de incubação (18 horas) e é caracterizada por diarreia aquosa não sanguinolenta, o que lembra a gastrenterite causada por *Clostridium*.

Diagnóstico laboratorial

Geralmente não é realizado.

Tratamento

Limita-se ao tratamento sintomático.

Prevenção

Não há método preventivo específico. O arroz não deve ser mantido aquecido por períodos longos.

CLOSTRIDIUM

Existem quatro espécies de relevância médica: *Clostridium tetani*, *Clostridium botulinum*, *Clostridium perfringens* (que causa gangrena gasosa ou intoxicação alimentar) e *Clostridium difficile*. Todos os clostrídios são bacilos Gram-positivos, anaeróbios estritos e formadores de esporos (Fig. 17-3). As características importantes da patogênese e prevenção estão descritas na Tabela 17-3.

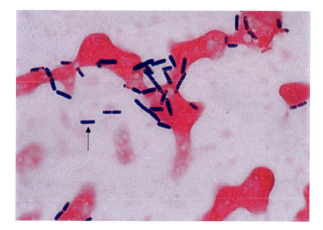

FIGURA 17-3 *Clostridium perfringens* – coloração de Gram. A seta indica um bacilo Gram-positivo grande. (Reproduzida com a permissão de Professor Shirley Lowe, University of California, San Francisco School of Medicine.)

TABELA 17-3 Características importantes da patogênese de espécies de *Clostridium*

Microrganismo	Doença	Transmissão/fator predisponente	Ação da toxina	Prevenção
C. tetani	Tétano	Os esporos no solo penetram no ferimento	Bloqueia a liberação de transmissores inibidores (p. ex., glicina)	Vacina de toxoide
C. botulinum	Botulismo	A exotoxina no alimento é ingerida	Bloqueia a liberação de acetilcolina	Enlatamento apropriado; cozimento dos alimentos
C. perfringens	1. Gangrena gasosa	Os esporos no solo penetram no ferimento	Lecitinase	Desbridamento de ferimentos
	2. Intoxicação alimentar	A exotoxina no alimento é ingerida	Superantígeno	Cocção de alimentos
C. difficile	Colite pseudomembranosa	Antibióticos suprimem a microbiota normal	A citotoxina danifica a mucosa do cólon	Uso apropriado de antibióticos

1. Clostridium tetani

Doença

O *C. tetani* causa o tétano (Fig. 17-4).

Transmissão

Os esporos são amplamente distribuídos no solo. A porta de entrada geralmente é um local de **ferida** (p. ex., o local onde um prego penetra no pé). Contudo, os esporos também podem ser introduzidos durante o *skin-popping*, técnica empregada por dependentes químicos, a fim de injetar droga na pele. A germinação dos esporos é favorecida por tecido necrótico e pouco suprimento sanguíneo no ferimento. O tétano neonatal, em que o microrganismo penetra por um ferimento infectado no umbigo ou associado à circuncisão, representa um importante problema em alguns países em desenvolvimento.

Patogênese

A toxina tetânica (tetanospasmina) é uma exotoxina produzida por células vegetativas no local do ferimento. Essa toxina polipeptídica é transportada intra-axonalmente (via retrógrada) ao sistema nervoso central, onde se liga a receptores de gangliosídeos, bloqueando a liberação de mediadores inibidores (p. ex., glicina e ácido γ-aminobutírico [GABA]) nas sinapses espinais.

A toxina tetânica e a toxina botulínica (ver a seguir) estão entre as substâncias mais tóxicas conhecidas. Ambas são proteases que clivam as proteínas envolvidas na liberação dos mediadores pelos neurônios.

A toxina tetânica possui um tipo antigênico, diferentemente da toxina botulínica, a qual apresenta oito tipos. Portanto, existe apenas um tipo antigênico de toxoide tetânico na vacina contra o tétano.

Achados clínicos

O tétano caracteriza-se por intensos espasmos musculares (paralisia espástica, tetania). As características clínicas específicas incluem **trismo** decorrente da contração rígida dos músculos da mandíbula, impedindo a abertura da boca, uma expressão facial característica, conhecida como **riso sardônico**, e reflexos exacerbados. Frequentemente é observado **opistótono**, um arqueamento pronunciado das costas, decorrente do espasmo dos fortes músculos extensores dorsais (ver Fig. 17-4). Segue-se insuficiência respiratória. Uma elevada taxa de mortalidade está associada a essa doença. Observa-se que, no tétano, ocorre **paralisia espástica** (intensas contrações musculares), ao passo que, no botulismo, ocorre **paralisia flácida** (contrações musculares fracas ou ausentes).

Diagnóstico laboratorial

Não há diagnóstico microbiológico nem sorológico. Os organismos raramente são isolados a partir do local do ferimento. O *C. tetani* produz um **esporo terminal** (i.e., um esporo na extremidade do bacilo). Isso confere ao organismo o aspecto característico de uma "raquete de tênis".

Tratamento

A imunoglobulina tetânica (antitoxina tetânica) é utilizada para neutralizar a toxina. O papel dos antibióticos é incerto. Quando são utilizados antibióticos, o metronidazol ou a penicilina G podem ser administrados. Uma ventilação adequada deve ser mantida e um suporte respiratório deve ser fornecido. Benzodiazepinas (p. ex., diazepam) devem ser administradas para prevenir os espasmos.

Prevenção

O tétano é prevenido pela imunização com o **toxoide tetânico** (toxina tratada com formaldeído) na infância e, em seguida, a cada

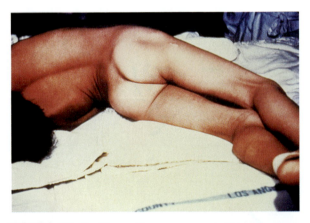

FIGURA 17-4 Tétano. Observe a marcante hiperextensão das costas, uma posição denominada *opistótono*, causada pela toxina tetânica, uma exotoxina que bloqueia a liberação de mediadores dos neurônios inibidores da medula espinal. (Fonte: Centers for Disease Control and Prevention. CDC # 6373.)

10 anos. O toxoide tetânico é geralmente administrado em crianças em combinação com o toxoide diftérico e a vacina pertússis acelular (DTaP).

Quando ocorre um trauma, o ferimento deve ser limpo e desbridado, e um reforço do toxoide tetânico deve ser administrado. Quando o ferimento encontra-se altamente contaminado, a **imunoglobulina tetânica**, o reforço de toxoide e a penicilina devem ser administrados. Metade das imunoglobulinas deve ser infiltrada direto no ferimento e a outra metade administrada por via intramuscular em um sítio separado do toxoide tetânico. A imunoglobulina tetânica (antitoxina tetânica) é produzida em seres humanos, a fim de evitar as reações de doença do soro que ocorrem quando se utiliza a antitoxina produzida em cavalos. A administração de imunoglobulinas e do toxoide tetânico (em locais corporais distintos) é um exemplo de **imunidade passivo-ativa**.

2. Clostridium botulinum

Doença

O *C. botulinum* causa o botulismo.

Transmissão

Os esporos, amplamente distribuídos no solo, contaminam vegetais e carnes. Quando esses alimentos são enlatados ou embalados a vácuo sem a esterilização adequada, os esporos sobrevivem e germinam no ambiente anaeróbio. A toxina é produzida no alimento enlatado, sendo **ingerida pré-formada**. Os alimentos de maior risco são (1) vegetais alcalinos, como feijões verdes, pimentas e cogumelos, e (2) peixes defumados. A toxina é relativamente termolábil, sendo inativada pela fervura do alimento por vários minutos. Desse modo, a doença pode ser prevenida por cozimento suficiente.

Patogênese

A **toxina botulínica** é absorvida a partir do intestino, sendo transportada pela corrente sanguínea para as sinapses de nervos periféricos, onde **bloqueia a liberação de acetilcolina**. É uma protease que cliva as proteínas envolvidas na liberação de acetilcolina. A toxina é um polipeptídeo codificado por um fago lisogênico. Juntamente com a toxina tetânica, é uma das substâncias mais tóxicas conhecidas. Há oito tipos imunológicos da toxina; os tipos A, B e E são os mais comuns na enfermidade de seres humanos. O Botox é uma preparação comercial da exotoxina A utilizada para remover rugas faciais. Quantidades mínimas da toxina são eficazes no tratamento de certos distúrbios musculares espasmódicos, como torcicolo, "cãibra do escrivão" e blefarospasmo.

Achados clínicos

Observa-se fraqueza descendente e paralisia dos nervos cranianos, incluindo diplopia, disfagia, ptose e insuficiência muscular respiratória. Não ocorre febre. Por outro lado, a síndrome de Guillain-Barré é uma paralisia ascendente (ver Cap. 66).

Há duas formas clínicas especiais: (1) botulismo de ferida, em que os esporos contaminam um ferimento, germinam e produzem a toxina no local; e (2) botulismo infantil, no qual os organismos crescem no intestino, onde produzem a toxina. A ingestão de mel contendo o organismo está implicada na transmissão de botulismo infantil. As crianças afetadas desenvolvem fraqueza ou paralisia e podem necessitar de suporte respiratório, embora, em geral, recuperem-se espontaneamente. Nos Estados Unidos, o botulismo infantil corresponde a cerca de metade dos casos de botulismo, e o botulismo de ferida está associado ao abuso de drogas, especialmente por *skin-popping* com heroína negra.

Diagnóstico laboratorial

O organismo geralmente não é cultivado. A toxina botulínica é demonstrável no alimento não ingerido e no soro do paciente por testes de proteção em camundongos. Os camundongos são inoculados com uma amostra do espécime clínico e morrerão, exceto se protegidos pela antitoxina. Imunoensaios enzimáticos (EIAs, *enzyme-linked immunoassay*) também são utilizados na detecção da toxina e testes de PCR são usados para se detectar o DNA codificador da mesma.

Tratamento

A antitoxina heptavalente contendo todos os sete tipos (A a G) é a escolha preferencial em relação à antitoxina trivalente contendo os tipos A, B e E. O suporte respiratório também é oferecido. A antitoxina é produzida em cavalos e pode se desenvolver a doença do soro. Uma antitoxina bivalente (tipos A e B) purificada a partir do plasma de seres humanos imunizados com o toxoide botulínico encontra-se disponível para o tratamento do botulismo infantil.

Prevenção

A esterilização apropriada de todos os alimentos enlatados e embalados a vácuo é essencial. Os alimentos devem ser cozidos adequadamente, a fim de inativar a toxina. Latas estufadas devem ser descartadas (as enzimas proteolíticas de clostrídios formam gás, promovendo o estufamento das latas).

3. Clostridium perfringens

O *C. perfringens* causa duas doenças distintas, gangrena gasosa e intoxicação alimentar, dependendo da via de entrada no corpo.

Doença: gangrena gasosa

A **gangrena gasosa** (**mionecrose, fascite necrosante**) é uma das duas doenças causada pelo *C. perfringens* (Fig. 17-5). A fascite necrosante é frequentemente chamada de doença "**comedora de carne**". Além de *C. perfringens*, *Streptococcus pyogenes* e *Staphylococcus aureus* resistente à meticilina (MRSA) também são causas importantes. Os aspectos clínicos da fascite necrosante são descritos no Capítulo 77.

A gangrena gasosa é também causada por outros clostrídios histotóxicos, como *Clostridium histolyticum*, *Clostridium septicum*, *Clostridium novyi* e *Clostridium sordellii*. (O *C. sordellii* também causa a síndrome do choque tóxico em mulheres no pós-parto ou após abortos).

Transmissão

Os esporos estão localizados no solo; as células vegetativas são membros da **microbiota normal do cólon e da vagina**. A gangrena gasosa está associada a ferimentos de guerra, acidentes automobilísticos e de motocicleta e abortos sépticos (endometrite).

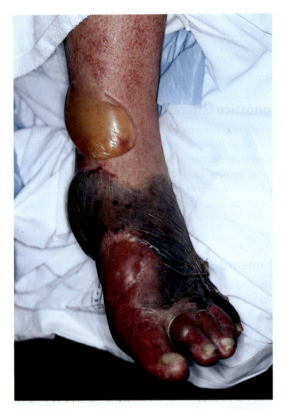

FIGURA 17-5 Gangrena gasosa. Observa-se a extensa área de necrose na face lateral do pé. A necrose é causada principalmente pela lecitinase, produzida pelo *Clostridium perfringens*. A produção de gás no tecido é uma característica da gangrena causada por essas bactérias anaeróbias. Uma grande bolha cheia de gás e fluido pode ser vista perto do tornozelo. (Reproduzida com a permissão de David Kaplan, MD.)

Patogênese

Os organismos crescem em tecidos traumatizados (especialmente músculos) e produzem uma variedade de toxinas. A mais importante é a **toxina alfa** (lecitinase), que danifica as membranas celulares, incluindo as membranas de hemácias, o que resulta em hemólise. Enzimas degradativas produzem gás nos tecidos.

Achados clínicos

Dor, edema, celulite e gangrena (necrose) ocorrem na área do ferimento (ver Fig. 17-5). Se a palpação do tecido afetado gerar uma crepitação é indicativo da presença de gás no local. Esse gás geralmente é hidrogênio produzido pelas bactérias anaeróbias. A hemólise e a icterícia são comuns, bem como exsudatos tintos de sangue. Um corrimento vaginal sanguinolento e com odor fétido pode ser observado na endometrite. O estado pode evoluir para choque e morte. As taxas de mortalidade são elevadas.

Diagnóstico laboratorial

Esfregaços de amostras de tecido e exsudato exibem grandes bacilos Gram-positivos. Em geral, esporos não são observados, uma vez que são formados principalmente em condições de deficiência nutricional. Os organismos são cultivados anaerobiamente e identificados por reações de fermentação de açúcar e produção de ácido orgânico. As colônias de *C. perfringens* apresentam uma dupla zona de hemólise no ágar-sangue. As colônias também produzem um precipitado no ágar gema de ovo oriundo da ação de sua lecitinase. Testes sorológicos não são úteis.

Tratamento

A penicilina G é o antibiótico de escolha. Os ferimentos devem ser desbridados.

Prevenção

Os ferimentos devem ser limpos e desbridados. A penicilina pode ser administrada como profilaxia. Não há vacina.

Doença: intoxicação alimentar

A intoxicação alimentar é o segundo tipo de doença causada pelo *C. perfringens*.

Transmissão

Os esporos estão localizados no **solo** e podem contaminar o **alimento**. Os esporos termorresistentes sobrevivem ao cozimento e germinam. Os organismos crescem em grandes números em alimentos reaquecidos, especialmente em pratos à base de carnes.

Patogênese

O *C. perfringens* é um membro da microbiota normal do cólon, mas não do intestino delgado, onde a enterotoxina atua, provocando diarreia. O mecanismo de ação da enterotoxina é o mesmo mecanismo da enterotoxina de *S. aureus* (i.e., atua como um superantígeno).

Achados clínicos

A doença apresenta um período de incubação que varia de 8 a 16 horas e é caracterizada por diarreia aquosa acompanhada por cólicas e um pouco de vômito. O quadro normalmente se resolve em 24 horas.

Diagnóstico laboratorial

Geralmente não é realizado. Não há ensaios para a toxina. Grandes números de organismos podem ser isolados a partir do alimento não ingerido.

Tratamento

O tratamento é sintomático; não são administrados fármacos antimicrobianos.

Prevenção

Não existem medidas preventivas específicas. Os alimentos devem ser cozidos adequadamente a fim de matar o organismo.

4. *Clostridium difficile*

Doença

O *C. difficile* causa colite pseudomembranosa associada ao uso de antibiótico (Fig. 17-6). A bactéria é a causa nosocomial (adquirida em hospital) mais comum de diarreia. É também a principal

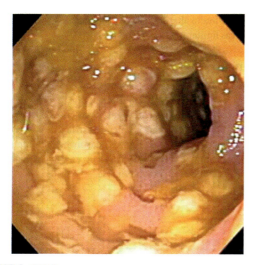

FIGURA 17-6 Colite pseudomembranosa. Observe as lesões amareladas e semelhantes a placas no cólon. A doença é causada por uma exotoxina produzida pelo *Clostridium difficile*, que inibe a proteína transdutora do sinal, levando à morte dos enterócitos. (Reproduzida, com permissão, de Fauci AS et al eds. *Harrison's Principles of Internal Medicine*. 17th ed. New York, NY: McGraw-Hill; 2008.)

causa infecciosa de mortes associadas ao trato gastrintestinal nos Estados Unidos*.

Transmissão

O organismo coloniza o **intestino grosso** de aproximadamente 3% da população em geral e de até 30% dos pacientes hospitalizados. Observe que a maioria das pessoas não é colonizada, o que explica por que a maioria das pessoas que estão em uso de antibióticos não sofrem de colite pseudomembranosa. *C. difficile* é transmitido pela via fecal-oral. Os esporos ou a própria bactéria podem ser transmitidos.

A maioria dos casos ocorre em pacientes hospitalizados, mas cerca de um terço dos casos são adquiridos na comunidade. As mãos dos profissionais que trabalham em hospitais são importantes intermediários.

Patogênese

Os **antibióticos** suprimem os membros sensíveis da flora normal do cólon, permitindo que *C. difficile* se multiplique e produza grandes quantidades de **exotoxinas A e B**. Tanto a exotoxina A quanto a exotoxina B são glicosiltransferases (ou seja, enzimas que glicosilam [adicionam glicose a] a proteína G chamada de Rho GTPase). O principal efeito dessas exotoxinas é a despolimerização da actina, resultando em perda da integridade do citoesqueleto, apoptose e morte dos enterócitos. Acredita-se que a exotoxina B desempenhe o papel principal na produção dos sinais e sintomas da doença humana.

A clindamicina foi o primeiro antibiótico a predispor à colite pseudomembranosa, mas sabe-se que muitos antibióticos também predispõem a esta doença. Atualmente, as cefalosporinas de terceira geração são as mais comumente associadas, devido à frequência de sua utilização. A ampicilina e as fluoroquinolonas também estão comumente implicadas.

Além dos antibióticos, a **quimioterapia do câncer** e inibidores da bomba de prótons igualmente predispõem à colite pseudomembranosa. *Clostridium difficile* raramente invade a mucosa intestinal.

Achados clínicos

O *C. difficile* causa diarreia associada a **pseudomembranas** (placas amarelo-esbranquiçadas) na mucosa colônica (ver Fig. 17-6). (O termo *pseudomembrana* é definido no Cap. 7 em Exotoxinas). A diarreia geralmente não é sanguinolenta, e são observados neutrófilos nas fezes de cerca de metade dos casos. Febre e dores abdominais ocorrem com frequência. O organismo raramente penetra na corrente sanguínea ou causa infecção metastática.

As pseudomembranas são visualizadas por sigmoidoscopia. Megacólon tóxico pode ocorrer, e a ressecção cirúrgica do cólon pode ser necessária. A colite pseudomembranosa pode ser diferenciada de uma diarreia transitória, que ocorre como efeito colateral de vários antibióticos orais, testando-se a presença da toxina nas fezes. Mesmo com o tratamento adequado, o organismo pode não ser erradicado do cólon, sendo que recorrências acontecem a uma taxa de aproximadamente 15 a 20%.

Em 2005, uma cepa nova e mais virulenta de *C. difficile* surgiu. Essa cepa *hipervirulenta* causa adoecimentos mais graves, apresenta maior probabilidade de causar recorrências e não responde tão bem ao metronidazol quanto a cepa anterior. Também caracteriza-se pela resistência à quinolona. Acredita-se que o amplo uso de quinolonas em doenças diarreicas possa ter promovido a seleção dessa nova cepa.

Diagnóstico laboratorial

A presença de exotoxinas em um filtrado do espécime de fezes do paciente corresponde à base do diagnóstico laboratorial. É insuficiente fazer cultura das fezes para verificar a presença de *C. difficile*, uma vez que as pessoas podem ser colonizadas pelo organismo e não apresentar a doença.

Existem dois tipos de testes que são utilizados para o diagnóstico laboratorial. Um detecta a exotoxina em si e o outro detecta os genes que codificam a mesma. Para se detectar a *exotoxina em si* é feito um teste de ELISA utilizando-se um anticorpo contra a exotoxina. Para se detectar os *genes que codificam a exotoxina* é utilizado um ensaio de PCR para se determinar a presença do *DNA do gene da toxina*. O teste baseado em DNA apresenta maior sensibilidade e especificidade do que o teste de ELISA. No entanto, esses testes de amplificação de ácido nucleico (NAATs) devem ser interpretados com cautela, uma vez que um indivíduo só pode ser considerado colonizado por *C. difficile* e registrado como sendo positivo quando, de fato, *C. difficile* não for a causa da doença do paciente.

Tratamento

O antibiótico causador deve ser suspenso. Metronidazol ou vancomicina devem ser administrados oralmente, acompanhados de reposição de fluidos. O metronidazol é preferido, uma vez que o uso da vancomicina pode selecionar enterococos resistentes a ela. Entretanto, em casos com risco de morte, a vancomicina deve ser utilizada por ser mais efetiva que o metronidazol. A vancomicina pode ser administrada por via oral ou retal ou, em casos muito graves, pelas duas vias. Em casos que apresentam risco a vida, pode ser necessária a remoção cirúrgica do cólon.

---

*N. de R.T. O nome *Clostridium difficile* foi alterado recentemente para *Clostridioides difficile*; nesta edição, no entanto, será utilizado o nome anterior.

138 PARTE II • Bacteriologia clínica

Em muitos pacientes, o tratamento não erradica o estado de portador, podendo ocorrer repetidos episódios de colite. A fidaxomicina é utilizada tanto no tratamento da colite pseudomembranosa quanto em casos de recaídas dessa doença. Ela é eficaz em casos nos quais o paciente corre risco de morte. O bezlotoxumabe, um anticorpo monoclonal contra a exotoxina B de *C. difficile*, é eficaz na prevenção de recidivas.

Transplante fecal é outra possibilidade terapêutica. O processo envolve a administração da microbiota do intestino grosso de um indivíduo normal, por enema ou por meio de tubo nasoduodenal, para o paciente com colite pseudomembranosa. Essa técnica é baseada no conceito de interferência bacteriana (i.e., substituir o *C. difficile* por uma microbiota normal do intestino). Taxas de cura consideradas muito altas foram associadas a essa técnica, mas questões estéticas limitaram a sua aceitação.

Prevenção

Não há vacinas ou fármacos preventivos. Devido ao fato de que antibióticos constituem um importante fator predisponente para a colite pseudomembranosa, devem ser prescritos apenas quando necessário. Nos hospitais, procedimentos estritos de controle de infecções, como a higienização rigorosa das mãos, são importantes. Probióticos, como a levedura *Saccharomyces*, podem ser úteis na prevenção da colite pseudomembranosa.

BACILOS GRAM-POSITIVOS NÃO FORMADORES DE ESPOROS

Existem três patógenos de importância nesse grupo: *Corynebacterium diphtheriae, Listeria monocytogenes* e *Gardnerella vaginalis*. Características relevantes acerca da patogênese e prevenção de *C. diphtheriae* e *L. monocytogenes* estão descritas na Tabela 17-4.

CORYNEBACTERIUM DIPHTHERIAE

Doença

O *C. diphtheriae* causa a difteria (Fig. 17-7). Outras espécies de *Corynebacterium* (difteroides) estão implicadas em infecções oportunistas.

Propriedades importantes

As corinebactérias são bacilos Gram-positivos que exibem **forma de clava** (mais largas em uma extremidade), organizadas em paliçadas ou em formações em V ou L (Fig. 17-8). Os bacilos exibem aspecto de contas. Essas contas consistem em grânulos de polifosfatos altamente polimerizados – um mecanismo de armazenamento de ligações de fosfato de alta energia. Os grânulos exibem **coloração metacromática** (i.e., um corante cora o restante da célula em azul e cora os grânulos em vermelho).

Transmissão

Os seres humanos são os únicos hospedeiros naturais de *C. diphtheriae*. Organismos tanto toxigênicos quanto não toxigênicos são encontrados no trato respiratório superior, sendo transmitidos por **gotículas disseminadas pelo ar**. O organismo pode também infectar a pele no local de uma lesão cutânea preexistente. Isso ocorre principalmente nos trópicos, mas pode ocorrer em nível mundial em indivíduos indigentes exibindo má higiene da pele.

Patogênese

Embora a produção de exotoxina seja essencial à patogênese, a invasividade é também necessária, uma vez que o organismo deve primeiro estabelecer-se e manter-se na garganta. A toxina diftérica inibe a síntese proteica por meio da **ribosilação do ADP associada ao fator de alongamento 2** (EF-2). A toxina afeta todas as células eucarióticas, independentemente do tipo tecidual, mas não tem efeito sobre o fator análogo em células procarióticas.

A toxina é um polipeptídeo único, apresentando dois domínios funcionais. Um domínio medeia a ligação da toxina a receptores glicoproteicos da membrana celular (fragmento B). O outro domínio (fragmento A) possui atividade enzimática que cliva a nicotinamida da adenina-nicotinamida-dinucleotídeo (NAD) e transfere a ADP-ribose remanescente para EF-2, promovendo, assim, a inativação deste. Outros organismos cujas exotoxinas atuam por ADP-ribosilação estão descritos nas Tabelas 7-10 e 7-11.

O DNA que codifica a toxina diftérica é parte do material genético de um bacteriófago temperado, denominado fago beta. Durante a fase lisogênica do crescimento viral, o DNA desse vírus integra-se ao cromossomo bacteriano e a toxina é sintetizada. Células de *C. diphtheriae* que não são lisogenizadas por esse fago não produzem exotoxina e não são patogênicas.

A resposta do hospedeiro ao *C. diphtheriae* consiste em:

(1) Inflamação local na garganta, com um exsudato fibrinoso, que forma a **pseudomembrana** rígida, aderente e acinzentada, característica da doença.

(2) Anticorpos capazes de neutralizar a atividade da exotoxina, bloqueando a interação do fragmento B com os receptores, impedem a entrada na célula. O grau de imunidade de um indivíduo pode ser avaliado pelo teste de Schick. O teste é realizado pela injeção intradérmica de 0,1 mL de toxina padronizada purificada. Se o

TABELA 17-4 Características importantes da patogênese por *Corynebacterium diphtheriae* e *Listeria monocytogenes*

Microrganismo	Tipo de patogênese	Doença típica	Fator predisponente	Modo de prevenção
C. diphtheriae	Toxigênica	Difteria	Falha na imunização	Vacina de toxoide
L. monocytogenes	Piogênica	Meningite; sepse	Neonato; imunossupressão	Não há vacina; pasteurização de produtos lácteos

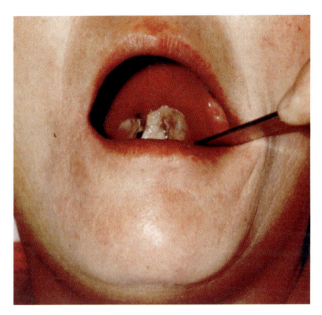

FIGURA 17-7 Difteria. Observa-se a pseudomembrana branco-acinzentada cobrindo a faringe posterior e a inflamação do palato e da faringe. A doença é causada pela toxina diftérica, uma exotoxina que inibe a síntese proteica pela inibição do fator de alongamento 2. (Reproduzida com a permissão de Dr. Peter Strebel.)

paciente não apresentar a antitoxina, a toxina provocará inflamação no local após 4 a 7 dias. Se não houver inflamação, a antitoxina encontra-se presente e o paciente é imune. O teste é raramente realizado nos Estados Unidos, exceto em circunstâncias epidemiológicas especiais.

Achados clínicos

Embora a difteria seja rara nos Estados Unidos, os médicos devem estar alertas para seu sinal mais proeminente, a **pseudomembrana** espessa acinzentada e aderente sobre as tonsilas e a garganta (ver Fig. 17-7). (O termo *pseudomembrana* é definido no Cap. 7, p. 38.) Os outros aspectos são inespecíficos: febre, faringite e adenopatia cervical. Há três complicações marcantes:

(1) Extensão da membrana até a laringe e traqueia, causando obstrução da via aérea.

(2) Miocardite acompanhada de arritmias e colapso circulatório.

(3) Fraqueza ou paralisia, especialmente dos nervos cranianos. A paralisia dos músculos do palato mole e da faringe pode levar à regurgitação de fluidos pelo nariz. Neurite periférica afetando os músculos das extremidades também ocorre.

A difteria cutânea causa lesões cutâneas ulcerativas recobertas por uma membrana cinza. Essas lesões são muitas vezes indolentes e com frequência não invadem tecidos circundantes. Sintomas sistêmicos raramente ocorrem. Nos Estados Unidos, a difteria ocorre principalmente em indigentes.

Diagnóstico laboratorial

O diagnóstico laboratorial envolve o isolamento do organismo e a comprovação da produção de toxina. Deve-se enfatizar que a opção de tratamento com a antitoxina é uma decisão clínica e não pode aguardar os resultados laboratoriais. Um *swab* de garganta deve ser cultivado em meio de Loeffler, uma **placa de telurito** e uma placa de ágar-sangue. A placa de telurito contém um sal de telúrio, o qual é reduzido a telúrio elementar no interior do organismo. A característica coloração preto-acinzentada do telúrio na colônia corresponde a um critério indicador de diagnóstico. Quando *C. diphtheriae* é recuperado a partir das culturas, a inoculação em animal ou um teste de precipitina com anticorpos por difusão em gel são realizados para verificar a produção de toxina. Um ensaio de PCR para verificar a presença do gene da toxina no organismo isolado do paciente também pode ser utilizado.

Esfregaços de *swab* de garganta devem ser corados pela coloração de Gram e por azul de metileno. Embora o diagnóstico de difteria não possa ser realizado pelo exame do esfregaço, o achado de vários bacilos Gram-positivos afilados e pleomórficos pode ser sugestivo. O corante azul de metileno é excelente para revelar os grânulos metacromáticos característicos.

Tratamento

O tratamento de escolha é a **antitoxina**, que deve ser administrada imediatamente com base na suspeita clínica, uma vez que há demora nos procedimentos de diagnóstico laboratorial. A toxina liga-se rápida e irreversivelmente às células e, uma vez ligada, não pode ser neutralizada pela antitoxina. Assim, a função da antitoxina consiste em neutralizar a toxina não ligada presente no sangue. Pelo fato de o antissoro ser produzido em cavalos, o paciente deve ser testado quanto à hipersensibilidade, e medicações para o tratamento da anafilaxia devem estar disponíveis. A doença do soro (ver Cap. 65) pode ocorrer após administração do antissoro desenvolvido em cavalos.

O tratamento com penicilina G ou eritromicina é também recomendado, porém nenhum desses fármacos substitui a antitoxina. Os antibióticos inibem o crescimento do organismo, reduzem a produção de toxina e diminuem a incidência de portadores crônicos.

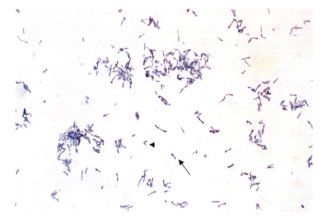

FIGURA 17-8 *Corynebacterium diphtheriae* – Coloração de Gram. A seta aponta para um bacilo Gram-positivo "em forma de clava". A seta aponta para corinebactérias típicas em forma de V ou L. (Fonte: Public Health Image Library, Centers for Disease Control and Prevention.)

Prevenção

A difteria é muito rara nos Estados Unidos, uma vez que as crianças são imunizadas com o **toxoide diftérico** (geralmente administrado em uma combinação de toxoide diftérico, toxoide tetânico e vacina pertússis acelular, frequentemente abreviada como DTaP)*. O toxoide diftérico é preparado por meio do tratamento da exotoxina com formaldeído. Esse tratamento inativa a toxicidade, deixando o caráter antigênico intacto. A imunização consiste em três doses, administradas nas crianças aos 2, 4 e 6 meses de idade, com reforços com 1 e 6 anos de idade. Uma vez que a imunidade diminui, recomenda-se uma dose de reforço a cada 10 anos. A imunização não impede a presença do organismo na parte nasal da faringe.

LISTERIA MONOCYTOGENES

Doenças

A *L. monocytogenes* causa meningite e sepse em recém-nascidos, em grávidas e em adultos imunossuprimidos. O organismo também causa surtos de gastrenterite febril. É um importante motivo de preocupação da indústria de alimentos.

Propriedades importantes

A *L. monocytogenes* é um pequeno bacilo Gram-positivo, organizado em forma de V ou L, semelhante às corinebactérias. O organismo exibe um movimento incomum, em **cambalhota**, que o diferencia das corinebactérias, as quais são imóveis. As colônias em uma placa de ágar-sangue produzem uma zona estreita de β-hemólise, similar à hemólise de alguns estreptococos.

A *Listeria* exibe bom crescimento em temperaturas baixas, de modo que o armazenamento de alimento contaminado no refrigerador pode aumentar o risco de gastrenterite. Esse crescimento paradoxal em baixa temperatura é denominado "intensificação pelo frio".

Patogênese

As infecções por *Listeria* ocorrem em duas situações clínicas: (1) no feto ou no recém-nascido como resultado da **transmissão transplacentária** ou **durante o parto**; e (2) em mulheres grávidas e adultos imunossuprimidos, sobretudo pacientes submetidos a transplante renal. (Observa-se que as gestantes apresentam uma imunidade celular diminuída durante o terceiro trimestre.)

O organismo exibe distribuição mundial nos animais, nas plantas e no solo. A partir desses reservatórios, é transmitido aos seres humanos principalmente pela ingestão de produtos lácteos não pasteurizados, carnes malcozidas e vegetais crus. O contato com animais de criação e suas fezes é também uma importante fonte desse organismo. Nos Estados Unidos, a listeriose é uma doença transmitida principalmente por alimentos, associada à ingestão de queijo não pasteurizado e iguarias de carne. Após ser ingerida, a bactéria aparece no cólon e, a seguir, pode colonizar o trato genital feminino. A partir daí, pode infectar o feto se houver rompimento de membranas ou infectar o neonato durante a passagem pelo canal do parto.

A patogênese de *Listeria* depende da capacidade do organismo de invadir células e sobreviver no interior delas. A invasão das células é mediada pela internalina produzida por *Listeria* e pela E-caderina da superfície das células humanas. A capacidade da *Listeria* de cruzar a placenta, penetrar nas meninges e invadir o trato gastrintestinal depende da interação da internalina com a E-caderina nos tecidos.

Ao penetrar na célula, o organismo produz **listeriolisina**, que permite o seu escape do fagossomo para o citoplasma, evitando, assim, sua destruição no fagossomo. Pelo fato de a *Listeria* crescer preferencialmente de modo intracelular, a imunidade celular corresponde a uma defesa mais importante que a imunidade humoral. A supressão da **imunidade celular** predispõe a infecções por *Listeria*.

A *L. monocytogenes* pode se mover entre as células por meio de **caudas de actina** – polimerização de filamentos de actina – que impulsionam as bactérias através da membrana de uma célula humana para outra.

Achados clínicos

A infecção durante a gravidez pode causar aborto, parto prematuro ou sepse durante o período periparto. Os recém-nascidos infectados durante o parto podem apresentar meningite aguda após uma a quatro semanas. As bactérias atingem as meninges via corrente sanguínea (bacteriemia). A mãe infectada pode ser assintomática ou apresentar um adoecimento semelhante à gripe. As infecções por *L. monocytogenes* em adultos imunocomprometidos podem manifestar-se como sepse ou meningite.

A gastrenterite causada por *L. monocytogenes* é caracterizada por diarreia aquosa, febre, cefaleia, mialgia e cólicas abdominais, mas pouco vômito. Surtos são normalmente causados por produtos lácteos contaminados, embora carnes malcozidas de frango e salsichas tenham sido envolvidas, assim como pratos pré-prontos, como molhos e saladas.

Diagnóstico laboratorial

O diagnóstico laboratorial é realizado principalmente pela coloração de Gram e por cultura. A detecção de bacilos Gram-positivos semelhantes a **difteroides**, bem como a formação de colônias pequenas e cinzas, apresentando uma zona estreita de β-hemólise em uma placa de ágar-sangue, sugerem a presença de *Listeria*. O isolamento de *Listeria* é confirmado pela presença de organismos móveis, o que os diferencia das corinebactérias imóveis. A identificação do organismo como *L. monocytogenes* é realizada por testes de fermentação de açúcar.

Tratamento

O tratamento de doenças invasivas, como a meningite e a sepse, consiste na administração de ampicilina com ou sem a adição de gentamicina. Sulfametoxazol-trimetoprima também pode ser utilizado. Cepas resistentes são raras. A gastrenterite ocasionada por *Listeria* geralmente não requer tratamento.

Prevenção

A prevenção é difícil, uma vez que não há imunização. Recomenda-se limitar a exposição de mulheres grávidas e pacientes imunossuprimidos às fontes em potencial, como animais de criação, produtos

---

N. de R.T. A doença é igualmente rara no Brasil, graças à utilização sistemática de uma vacina pentavalente que faz parte do Programa Nacional de Imunizações e que protege contra difteria, tétano, pertússis, hepatite B e *Haemophilus influenzae* tipo b.

lácteos não pasteurizados e vegetais crus. A administração de sulfametoxazol-trimetoprima a pacientes imunocomprometidos para prevenir a pneumonia por *Pneumocystis* também pode prevenir a listeriose.

GARDNERELLA VAGINALIS

Doença

G. vaginalis é o principal organismo associado à vaginose bacteriana. Essa doença é a infecção vaginal mais comum em mulheres sexualmente ativas.

Propriedades importantes

G. vaginalis é um pequeno **bacilo Gram-variável** facultativo. O termo "Gram-variável" refere-se ao fato de que alguns organismos se apresentam corados de púrpura, enquanto outros se apresentam corados de rosa na coloração de Gram. Estruturalmente, possui uma parede celular Gram-positiva, mas a parede é fina e os organismos mais velhos tendem a perder a cor púrpura.

Patogênese

A patogênese da vaginose bacteriana é incerta. A *G. vaginalis* é frequentemente encontrada em associação com anaeróbios, como *Mobiluncus* e *Prevotella*, e não anaeróbios, como *Mycoplasma hominis* e *Ureaplasma urealyticum*. Em conjunto, eles provocam os sintomas da vaginose bacteriana.

Acredita-se que a vaginose bacteriana não seja transmitida através da atividade sexual, sendo considerada uma disbiose, na qual os *Lactobacillus* da flora normal da vagina seriam substituídos por esses outros organismos.

Achados clínicos

A vaginose bacteriana é caracterizada por um corrimento vaginal fétido, de cor branca ou cinza. A descarga possui um odor característico de "peixe". Alterações inflamatórias geralmente estão ausentes, sendo por isso chamada de "vaginose", e não de "vaginite". Um prurido leve pode ser observado. Mulheres com vaginose bacteriana têm incidência elevada de parto prematuro e, consequentemente, ocorre incidência aumentada de morbidade e mortalidade em suas crianças recém-nascidas.

Diagnóstico laboratorial

Células indicadoras, células epiteliais vaginais cobertas por bactérias, são um importante achado laboratorial observado em um exame microscópico de corrimento vaginal (Fig. 17-9). Além disso, o **teste de odor** (*whiff test*) da secreção vaginal, que consiste em tratar o corrimento vaginal com KOH 10%, com a exalação de forte odor semelhante a peixe, é sempre positivo. Entretanto, a tricomoníase, que também pode causar um teste de odor positivo, deve ser descartada antes que o diagnóstico de vaginose bacteriana possa ser feito. Um pH superior a 4,5 do corrimento vaginal corrobora o diagnóstico de vaginose bacteriana.

Tratamento e prevenção

O fármaco de escolha é o metronidazol. O tratamento dos parceiros sexuais não é exigido, uma vez que a doença não é considerada transmissível. Não há vacina.

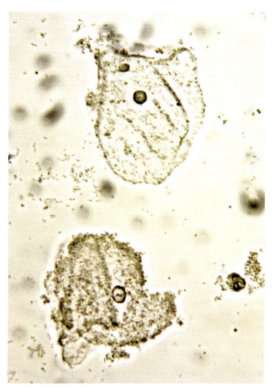

FIGURA 17-9 As "células indicadoras" (*clue cells*) na vaginose bacteriana. Observe que a célula epitelial inferior é uma "célula indicadora", pois a sua superfície encontra-se recoberta por bactérias. A célula epitelial superior *não* é uma "célula indicadora", uma vez que a sua superfície apresenta poucas bactérias. (Reproduzida, com permissão, de Usatine RP et al. *The Color Atlas of Family Medicine*, New York, NY: McGraw-Hill; 2009. Cortesia de E.J. Mayeaux, Jr., MD.)

TESTE SEU CONHECIMENTO

1. Das opções a seguir, qual é um bacilo Gram-positivo em forma de clava, que causa doença pela produção de uma exotoxina que mata células pela inibição do fator de alongamento 2, resultando na inibição da síntese proteica?

   (A) *Bacillus anthracis*
   (B) *Bacillus cereus*
   (C) *Clostridium perfringens*
   (D) *Corynebacterium diphtheriae*
   (E) *Listeria monocytogenes*

2. Das opções a seguir, qual é um bacilo Gram-positivo grande, que causa necrose do tecido pela produção de uma exotoxina que degrada lecitina, resultando na lise da membrana celular?

   (A) *Bacillus anthracis*
   (B) *Bacillus cereus*
   (C) *Clostridium perfringens*
   (D) *Corynebacterium diphtheriae*
   (E) *Listeria monocytogenes*

3. Das opções a seguir, qual é formada por uma dupla de bactérias que causa doença caracterizada pela formação de pseudomembranas?

   (A) *Bacillus anthracis* e *Listeria monocytogenes*
   (B) *Bacillus cereus* e *Clostridium perfringens*
   (C) *Bacillus cereus* e *Clostridium tetani*
   (D) *Corynebacterium diphtheriae* e *Clostridium difficile*
   (E) *Corynebacterium diphtheriae* e *Listeria monocytogenes*

142 **PARTE II** • Bacteriologia clínica

4. Das opções a seguir, qual é formada por uma dupla de bactérias cujas doenças podem ser prevenidas pelo uso de uma vacina toxoide?

(A) *Bacillus anthracis* e *Clostridium botulinum*
(B) *Bacillus anthracis* e *Clostridium perfringens*
(C) *Bacillus cereus* e *Clostridium tetani*
(D) *Corynebacterium diphtheriae* e *Clostridium tetani*
(E) *Corynebacterium diphtheriae* e *Listeria monocytogenes*

5. Seu paciente, em uma unidade de terapia intensiva pediátrica, é um menino de 2 semanas de idade, com febre alta e sintomas de meningite. Uma coloração de Gram do líquido espinal mostrou a presença de pequenos bacilos Gram-positivos. As colônias no ágar-sangue apresentavam uma zona estreita de β-hemólise. Qual dos agentes a seguir é a causa mais provável dessa meningite neonatal?

(A) *Bacillus anthracis*
(B) *Bacillus cereus*
(C) *Clostridium perfringens*
(D) *Corynebacterium diphtheriae*
(E) *Listeria monocytogenes*

6. Considerando o paciente da Questão 5, qual das seguintes opções representa o melhor antibiótico para o tratamento dessa infecção?

(A) Doxiciclina
(B) Gentamicina
(C) Metronidazol
(D) Sulfametoxazol-trimetoprima
(E) Vancomicina

7. Sua paciente, uma mulher de 40 anos, apresenta diplopia e outros sinais de fraqueza do nervo craniano. A história da paciente mostrou que ela cultiva seus próprios vegetais e gosta de preservá-los em jarras que ela prepara em casa. Ela gosta de suas vagens preservadas, alimento que comeu sem cozinhar em uma salada no jantar da noite passada. Qual dos agentes a seguir é a causa mais provável desse caso clínico?

(A) *Bacillus anthracis*
(B) *Clostridium botulinum*
(C) *Clostridium perfringens*
(D) *Clostridium tetani*
(E) *Listeria monocytogenes*

8. Seu paciente, um homem de 30 anos, apresenta uma lesão de 2 cm no braço. Ela começou como uma pápula indolor que foi crescendo e, em poucos dias, ulcerou e formou uma crosta preta (escara). Ele trabalha em um abatedouro, onde seu trabalho é retirar a pele do gado. Uma coloração de Gram do fluido da lesão mostrou bacilos Gram-positivos grandes. Qual dos agentes a seguir é a causa mais provável desse caso clínico?

(A) *Bacillus anthracis*
(B) *Clostridium botulinum*
(C) *Clostridium perfringens*
(D) *Clostridium tetani*
(E) *Listeria monocytogenes*

9. Seu paciente, um homem de 30 anos, foi trazido para o setor de emergência após um acidente com motocicleta, no qual ele sofreu uma fratura exposta na perna. Ele apresenta febre alta e uma celulite que se espalha rapidamente com crepitação na região da fratura. Bacilos Gram-positivos grandes foram observados no exsudato. O tecido necrótico foi desbridado. Qual dos antibióticos a seguir é o melhor para o tratamento da infecção?

(A) Azitromicina
(B) Ciprofloxacino
(C) Gentamicina
(D) Penicilina G
(E) Vancomicina

10. Sua paciente é uma senhora de 65 anos que dias atrás removeu um carcinoma de cólon por meio de uma cirurgia. Ela agora apresenta febre súbita e tosse, e uma radiografia de tórax revela pneumonia. Após ser tratada com o antibiótico apropriado, ela apresentou diarreia grave. Você suspeita que ela tenha colite pseudomembranosa. Qual dos antibióticos a seguir é o melhor para o tratamento da infecção?

(A) Ceftriaxona
(B) Doxiciclina
(C) Gentamicina
(D) Metronidazol
(E) Sulfametoxazol-trimetoprima

RESPOSTAS

(1) **(D)**
(2) **(C)**
(3) **(D)**
(4) **(D)**
(5) **(E)**
(6) **(D)**
(7) **(B)**
(8) **(A)**
(9) **(D)**
(10) **(D)**

VER TAMBÉM

- São apresentados breves **resumos dos microrganismos** descritos neste capítulo a partir da página 658. Favor consultar esses resumos para uma rápida revisão do material essencial.

- Mais **questões para autoavaliação** sobre os temas discutidos neste capítulo são encontradas na seção de Bacteriologia Clínica da Parte XIII: Questões para autoavaliação, a partir da página 715. Consulte também a Parte XIV: Simulado de provas e concursos, a partir da página 753.

Bacilos Gram-negativos relacionados ao trato intestinal

CAPÍTULO 18

CONTEÚDO DO CAPÍTULO

Introdução
Enterobacteriaceae e organismos relacionados
PATÓGENOS INTERNOS E EXTERNOS AO TRATO INTESTINAL
Escherichia
Salmonella
PATÓGENOS PRINCIPALMENTE INTERNOS AO TRATO INTESTINAL
Shigella
Vibrio

Campylobacter
Helicobacter
PATÓGENOS EXTERNOS AO TRATO INTESTINAL
Grupo *Klebsiella-Enterobacter-Serratia*
Grupo *Proteus-Providencia-Morganella*
Pseudomonas
Bacteroides e Prevotella
Fusobacterium
Teste seu conhecimento

INTRODUÇÃO

Os bacilos Gram-negativos constituem um grande grupo de organismos diversos (Figs. 18-1, 18-2 e 19-1). Neste livro, essas bactérias foram subdivididas em três categorias clinicamente relevantes, cada uma abordada em um capítulo distinto, de acordo com a relação do organismo principalmente aos tratos intestinal ou respiratório, ou a fontes animais (Tab. 18-1). Embora essa abordagem leve a algumas sobreposições, ela deve ser útil por permitir que os conceitos gerais sejam enfatizados.

Os bacilos Gram-negativos relacionados ao trato intestinal incluem um grande número de gêneros. Esses gêneros foram, portanto, divididos em três grupos, de acordo com a principal localização anatômica da doença, ou seja, (1) patógenos internos e externos ao trato intestinal, (2) patógenos principalmente internos ao trato intestinal e (3) patógenos externos ao trato intestinal (ver Tab. 18-1).

A frequência com a qual os organismos relacionados ao trato intestinal causam doença nos Estados Unidos é apresentada na Tabela 18-2. *Salmonella*, *Shigella* e *Campylobacter* são patógenos frequentes do trato gastrintestinal, ao passo que *Escherichia*, *Vibrio* e *Yersinia* são menos frequentes. Cepas enterotoxigênicas de *Escherichia coli* constituem uma causa comum de diarreia nos países em desenvolvimento, porém são menos comuns nos Estados Unidos. Os bacilos Gram-negativos com relevância médica responsáveis por diarreia são descritos na Tabela 18-3. As infecções do trato urinário são causadas principalmente por *E. coli*; os outros organismos são menos comuns. Os bacilos Gram-negativos de relevância médica que causam infecções do trato urinário são descritos na Tabela 18-4.

Informações adicionais sobre os aspectos clínicos das infecções causadas pelos organismos apresentados neste capítulo são fornecidas na Parte IX, intitulada Doenças Infecciosas, a partir da página 589.

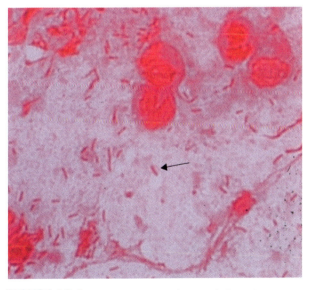

FIGURA 18-1 *Escherichia coli* – coloração de Gram. A seta aponta para um bacilo Gram-negativo. (Reproduzida com a permissão de Professor Shirley Lowe, University of California, San Francisco School of Medicine.)

144 PARTE II • Bacteriologia clínica

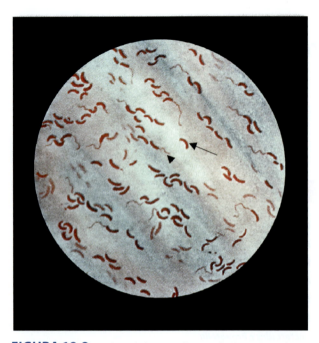

FIGURA 18-2 *Vibrio cholerae* – coloração de Gram. A seta longa aponta para um bacilo Gram-negativo curvo. A ponta de seta indica um flagelo em uma das extremidades de um bacilo Gram-negativo curvo. (Fonte: Public Health Image Library, Centers for Disease Control and Prevention.)

Pacientes infectados com patógenos entéricos como *Shigella*, *Salmonella*, *Campylobacter* e *Yersinia* apresentam alta incidência de certas doenças autoimunes, como artrite reativa e síndrome de Reiter (ver Cap. 66). Além disso, a infecção por *Campylobacter jejuni* predispõe à síndrome de Guillain-Barré.

Antes da descrição dos organismos específicos, é conveniente descrever a família Enterobacteriaceae, à qual vários desses bacilos Gram-negativos pertencem.

TABELA 18-1 Categorias dos bacilos Gram-negativos

Capítulo	Fonte do local de infecção	Gênero
18	Trato intestinal	
	1. Interno e externo	*Escherichia, Salmonella*
	2. Principalmente interno	*Shigella, Vibrio, Campylobacter, Helicobacter*
	3. Somente externo	Grupo *Klebsiella-Enterobacter-Serratia*, Grupo *Proteus-Providencia-Morganella*, *Pseudomonas, Bacteroides, Prevotella, Fusobacterium*
19	Trato respiratório	*Haemophilus, Legionella, Bordetella*
20	Fontes animais	*Brucella, Francisella, Pasteurella, Yersinia*

TABELA 18-2 Frequência das doenças causadas por bacilos Gram-negativos relacionados ao trato intestinal nos Estados Unidos

Local da infecção	Patógenos frequentes	Patógenos menos frequentes
Trato intestinal	*Salmonella, Shigella, Campylobacter*	*Escherichia, Vibrio, Yersinia*
Trato urinário	*Escherichia*	*Enterobacter, Klebsiella, Proteus, Pseudomonas*

ENTEROBACTERIACEAE E ORGANISMOS RELACIONADOS

Enterobacteriaceae é uma grande família de bacilos Gram-negativos, encontrados principalmente no cólon de seres humanos e em outros animais, muitos como membros da microbiota normal. Esses organismos são os principais anaeróbios facultativos do intestino grosso, mas estão presentes em números relativamente baixos quando comparados a anaeróbios estritos como *Bacteroides*. Embora os membros da família Enterobacteriaceae sejam classificados taxonomicamente como um conjunto, causam uma variedade de doenças por diferentes mecanismos patogênicos. Os organismos e algumas das doenças que eles causam são listados na Tabela 18-5.

As características comuns a todos os membros dessa família heterogênea são sua localização anatômica e os quatro processos metabólicos seguintes: (1) todos são anaeróbios facultativos; (2) todos fermentam glicose (a fermentação de outros açúcares é variável); (3) nenhum possui citocromo-oxidase (i.e., são oxidase-negativos); e (4) reduzem nitratos a nitritos como parte de seus processos geradores de energia.

Essas quatro reações podem ser utilizadas para diferenciar as Enterobacteriaceae de outros grupos de organismos de relevância médica – os bacilos Gram-negativos não fermentadores, sendo *Pseudomonas aeruginosa*[1] o mais importante entre eles.

O *P. aeruginosa*, uma importante causa de infecção do trato urinário e de sepse em pacientes hospitalizados, não fermenta glicose, não reduz nitratos, e é oxidase-positivo. Ao contrário das Enterobacteriaceae, esse organismo é aeróbio estrito e produz sua energia a partir da oxidação, e não da fermentação.

Patogênese

Todos os membros da família Enterobacteriaceae, por serem Gram-negativos, contêm endotoxinas em suas paredes celulares. Além disso, várias exotoxinas são produzidas (p. ex., *E. coli* e *Vibrio cholerae* secretam exotoxinas, denominadas *enterotoxinas*, que ativam a adenilato-ciclase no interior das células do intestino delgado, provocando diarreia) (ver Cap. 7). Também, *E. coli* O157 produz a toxina Shiga que causa a síndrome hemolítico-urêmica.

---

[1] Os outros microrganismos desse grupo, isolados com menor frequência, são membros dos seguintes gêneros: *Achromobacter, Alcaligenes, Eikenella, Flavobacterium, Kingella* e *Moraxella* (ver Cap. 27) e *Acinetobacter* (ver Cap. 19).

CAPÍTULO 18 • Bacilos Gram-negativos relacionados ao trato intestinal **145**

TABELA 18-3 Bacilos Gram-negativos que causam diarreia

Espécies	Febre	Leucócitos nas fezes	Dose infectante	Achados bacteriológicos ou epidemiológicos típicos
Mediada por enterotoxina				
1. *Escherichia coli*	–	–	?	Fermenta lactose
2. Não *Vibrio cholerae*	–	–	10^7	Bactérias em forma de vírgula
Invasiva-inflamatória				
1. *Salmonella* (p.ex., *S. enterica*)	+	+	10^5	Não fermenta lactose
2. *Shigella* (p. ex., *S. dysenteriae*)	+	+	10^2	Não fermenta lactose
3. *Campylobacter jejuni*	+	+	10^4	Bactérias em forma de vírgula ou S; crescimento a 42°C
4. *E. coli* (cepas enteropatogênicas)	+	+	?	
5. *E. coli* O157:H7	+	+/–	?	Transmitida por carnes pré-preparadas e malcozidas; causa a síndrome hemolítico-urêmica
Mecanismo incerto				
1. *Vibrio parahaemolyticus*[1]	+	+	?	Transmitido por frutos do mar
2. *Yersinia enterocolitica*[1]	+	+	10^8	Geralmente transmitida por animais de estimação (p. ex., filhotes de cães)

[1]Algumas cepas produzem enterotoxina, contudo seu papel patogênico não está claro.

TABELA 18-4 Bacilos Gram-negativos responsáveis por infecções do trato urinário[1] ou sepse[2]

Espécie	Fermentação da lactose	Características do organismo
Escherichia coli	+	As colônias exibem brilho metálico em ágar EMB
Enterobacter cloacae	+	Causa infecções nosocomiais e, frequentemente, apresenta resistência a fármacos
Klebsiella pneumoniae	+	Apresenta grande cápsula mucoide e, consequentemente, colônias viscosas
Serratia marcescens	–	Produção de pigmento vermelho; causa infecções nosocomiais e, frequentemente, é resistente a fármacos
Proteus mirabilis	–	A motilidade causa "alastramento" no ágar; produz urease
Pseudomonas aeruginosa	–	Produção de pigmento azul-esverdeado e odor de frutas; causa infecções nosocomiais e, frequentemente, é resistente a fármacos

EMB, eosina-azul de metileno.
[1]Diagnósticadas a partir da cultura quantitativa de urina.
[2]Diagnosticada a partir da cultura de sangue ou pus.

TABELA 18-5 Doenças causadas por membros da família Enterobacteriaceae

Principal patógeno	Doenças representativas	Gêneros relacionados de menor relevância
Escherichia	Infecção do trato urinário, diarreia do viajante, meningite neonatal	
Shigella	Disenteria	
Salmonella	Febre tifoide, enterocolite	*Arizona, Citrobacter, Edwardsiella*
Klebsiella	Pneumonia, infecção do trato urinário	
Enterobacter	Pneumonia, infecção do trato urinário	*Hafnia*
Serratia	Pneumonia, infecção do trato urinário	
Proteus	Infecção do trato urinário	*Providencia, Morganella*
Yersinia	Peste, enterocolite, adenite mesentérica	

Antígenos

Os antígenos de vários membros das Enterobacteriaceae, especialmente *Salmonella* e *Shigella*, são importantes; eles são utilizados para fins de identificação tanto no laboratório clínico quanto em investigações epidemiológicas. Os três antígenos de superfície são os seguintes:

(1) O antígeno da parede celular (também conhecido como antígeno somático, ou O) corresponde à porção polissacarídica externa do lipopolissacarídeo (ver Fig. 2-6). O antígeno O, composto por oligossacarídeos repetidos consistindo em três ou quatro açúcares repetidos 15 ou 20 vezes, corresponde à base para a tipagem sorológica de vários bacilos entéricos. O número de antígenos O distintos é bastante alto (p. ex., há aproximadamente 1.500 tipos de *Salmonella* e 150 tipos de *E. coli*).

(2) O antígeno H se localiza na proteína flagelar. Apenas organismos flagelados, como *Escherichia* e *Salmonella*, possuem antígenos H, ao contrário dos organismos imóveis, como *Klebsiella* e *Shigella*. Os antígenos H de certas espécies de *Salmonella* são incomuns, uma vez que os organismos podem alternar reversivelmente entre dois tipos de antígeno H, denominados antígenos de fase 1 e de fase 2. Os organismos podem utilizar essa alteração na antigenicidade para escapar do sistema imune.

(3) O antígeno polissacarídico capsular, ou K, é particularmente proeminente em organismos intensamente encapsulados, como *Klebsiella*. O antígeno K é identificado pela reação de Quellung (intumescimento capsular) na presença de antissoros específicos, sendo utilizado na sorotipagem de *E. coli* e *Salmonella typhi* para fins epidemiológicos. Em *S. typhi*, a causa da febre tifoide, o antígeno K é denominado antígeno Vi (ou virulência).

Diagnóstico laboratorial

Amostras suspeitas de conter membros das Enterobacteriaceae e de organismos relacionados são geralmente inoculados em dois meios, uma placa de ágar-sangue e um meio seletivo diferencial, como ágar MacConkey ou ágar eosina-azul de metileno (EMB). A capacidade *diferencial* destes últimos meios baseia-se na **fermentação de lactose**, que consiste no critério metabólico mais importante utilizado na identificação desses organismos (Tab. 18-6). Nesses meios, os não fermentadores de lactose (p. ex., *Salmonella* e *Shigella*) formam colônias incolores, ao passo que os fermentadores de lactose (p. ex., *E. coli*) formam colônias coloridas. Em ágar EMB, as colônias de *E. coli* apresentam um **brilho verde** característico. O efeito *seletivo* desses meios na supressão de organismos Gram-positivos indesejados é exercido por sais biliares ou corantes bacteriostáticos presentes no ágar.

Um conjunto adicional de testes de varredura, consistindo em ágar tríplice açúcar ferro (TSI, *triple sugar iron*) e ágar ureia,

TABELA 18-7 Reações de ágar tríplice açúcar ferro (TSI)

	Reações[1]			
Superfície	Base	Gás	H$_2$S	Gêneros representativos
Ácida	Ácida	+	–	*Escherichia, Enterobacter, Klebsiella*
Alcalina	Ácida	–	–	*Shigella, Serratia*
Alcalina	Ácida	+	+	*Salmonella, Proteus*
Alcalina	Alcalina	–	–	*Pseudomonas*[2]

[1]A produção de ácido torna amarelo o indicador vermelho de fenol; o indicador mostra-se vermelho em condições alcalinas. A presença de FeS negro na base indica a produção de H$_2$S. Nem todas as espécies dos vários gêneros exibirão o aspecto acima em ágar TSI. Por exemplo, algumas cepas de *Serratia* são capazes de fermentar a lactose lentamente, apresentando uma reação ácida na superfície.
[2]*Pseudomonas*, embora não seja membro da família Enterobacteriaceae, foi incluído nesta tabela, uma vez que sua reação em ágar TSI corresponde a um critério diagnóstico útil.

é realizado antes dos procedimentos de identificação definitiva. As explicações para o uso desses meios e as reações de diversos organismos importantes estão apresentadas no Quadro "Meios ágar para bacilos Gram-negativos relacionados ao trato intestinal" e também na Tabela 18-7. Os resultados dos processos de varredura são, com frequência, suficientes para identificar o gênero de um organismo; no entanto uma gama de 20 ou mais testes bioquímicos são necessários para identificar a espécie.

Outra informação valiosa utilizada para identificar alguns desses organismos corresponde à sua motilidade, a qual depende da presença de flagelos. As espécies de *Proteus* são bastante móveis e caracteristicamente **alastram-se** sobre a placa de ágar-sangue, encobrindo as colônias de outros organismos. A motilidade é também um importante critério diagnóstico para a diferenciação entre *Enterobacter cloacae*, o qual é móvel, de *K. pneumoniae*, um organismo imóvel.

Quando os resultados dos testes de varredura sugerem a presença de uma cepa de *Salmonella* ou *Shigella*, um teste de aglutinação pode ser utilizado para identificar o gênero do organismo e para determinar se ele é um membro do grupo A, B, C ou D.

Coliformes e saúde pública

A contaminação do sistema público de abastecimento de água por esgoto é detectada pela presença de coliformes na água. Em um sentido geral, o termo *coliforme* inclui não somente *E. coli,* mas também outros organismos residentes no cólon, como *Enterobacter* e *Klebsiella*. Contudo, uma vez que apenas *E. coli* é um organismo exclusivo do intestino grosso, enquanto os demais são encontrados também no meio ambiente, esse termo é empregado como indicador de contaminação fecal. Nos testes de qualidade da água, *E. coli* é identificada por sua capacidade de fermentar lactose com a produção de ácido e gás, por sua capacidade de crescer a 44,5°C e pelo tipo característico das colônias em ágar EMB. Uma contagem de colônias de *E. coli* acima de 4/dL na água potável municipal é indicativa de contaminação fecal inaceitável. Uma vez que *E. coli* e os patógenos entéricos são mortos pela cloração da água potável, a obtenção desse padrão raramente representa um problema. A desinfecção do suprimento público de água representa um dos avanços mais importantes da saúde pública no século XX.

TABELA 18-6 Fermentação da lactose por membros da família Enterobacteriaceae e microrganismos relacionados

Fermentação da lactose	Organismos
Ocorre	*Escherichia, Klebsiella, Enterobacter*
Não ocorre	*Shigella, Salmonella, Proteus, Pseudomonas*
Ocorre lentamente	*Serratia, Vibrio*

MEIOS ÁGAR PARA BACILOS GRAM-NEGATIVOS RELACIONADOS AO TRATO INTESTINAL

Ágar tríplice açúcar ferro (TSI)

Os componentes importantes desse meio são sulfato ferroso e os três açúcares – glicose, lactose e sacarose. A concentração da glicose corresponde a um décimo da concentração dos outros dois açúcares. O meio presente no tubo apresenta uma região sólida e pouco oxigenada na porção inferior, denominada base, e uma área inclinada e bem oxigenada na porção superior, denominada superfície. O organismo é inoculado na base e ao longo da superfície.

A interpretação dos resultados do teste é realizada da seguinte forma: (1) Quando a lactose (ou sacarose) é fermentada, há produção de grande quantidade de ácido, tornando amarelo o indicador vermelho de fenol, tanto na base quanto na superfície. Alguns organismos geram gases, originando bolhas na base. (2) Se a lactose não é fermentada, mas a pequena quantidade de glicose o é, o fundo do tubo – que é deficiente em oxigênio – se torna amarelo. No entanto, na superfície inclinada o ácido será oxidado até CO_2 e H_2O pelo organismo, fazendo com que a superfície se torne vermelha (neutra ou alcalina). (3) Quando nem a lactose nem a glicose são fermentadas, a base e a superfície apresentam-se vermelhas. A superfície pode exibir coloração vermelho-púrpura mais intensa (mais alcalina) como resultado da produção de amônia a partir da desaminação oxidativa de aminoácidos. (4) Se H_2S for produzido, a coloração negra do sulfeto ferroso pode ser observada.

As reações de alguns dos organismos importantes são apresentadas na Tabela 18-7. Uma vez que diversos organismos podem apresentar a mesma reação, o ágar TSI corresponde somente a um dispositivo de varredura.

Ágar-ureia

Os componentes importantes desse meio são a ureia e o indicador de pH, vermelho de fenol. Se o organismo produz rease, a ureia é hidrolisada a NH_3 e CO_2. A amônia torna o meio alcalino, e a coloração do vermelho de fenol modifica-se de laranja-claro para roxo-avermelhado. Microrganismos importantes que são urease-positivos incluem espécies de *Proteus* e *K. pneumoniae.*

Antibioticoterapia

O tratamento apropriado de infecções causadas por membros da família Enterobacteriaceae e por organismos relacionados deve ser vinculado individualmente à sensibilidade do organismo aos antibióticos. Em termos gerais, uma ampla gama de agentes antimicrobianos é potencialmente efetiva (p. ex., algumas penicilinas e cefalosporinas, aminoglicosídeos, cloranfenicol, tetraciclinas, quinolonas e sulfonamidas). Em geral, a escolha específica depende dos resultados de testes de sensibilidade a antibióticos.

Observe que muitos isolados desses bastonetes Gram-negativos entéricos são **altamente resistentes a antibióticos** devido à produção de β-lactamases, incluindo β-lactamases de espectro estendido (ESBL; ver Cap. 11) e de outras enzimas modificadoras de drogas. Esses organismos frequentemente realizam conjugação, adquirindo plasmídeos (fatores R) que medeiam a resistência a múltiplos fármacos. Por exemplo, a metalo β-lactamase Nova Délhi codificada por um plasmídeo confere resistência a penicilinas, cefalosporinas, monobactamos e carbapenens.

PATÓGENOS INTERNOS E EXTERNOS AO TRATO INTESTINAL

ESCHERICHIA

Doenças

Escherichia coli é a causa mais comum de infecção do trato urinário e de sepse associada a bacilos Gram-negativos. Também é uma das duas causas importantes de meningite neonatal e a bactéria mais frequentemente associada à "diarreia do viajante", uma diarreia aquosa. Algumas cepas de *E. coli* causam diarreia sanguinolenta e síndrome hemolítico-urêmica.

Propriedades importantes

Escherichia coli é um bastonete Gram-negativo reto (ver Fig. 18-1), em contraste com os bastonetes Gram-negativos curvos dos gêneros *Vibrio, Campylobacter* e *Helicobacter.*

A *E. coli* é o organismo anaeróbio facultativo mais abundante no cólon e nas fezes. Entretanto, é significativamente superado em número pelos anaeróbios obrigatórios, como *Bacteroides.*

Escherichia coli **fermenta a lactose,** uma característica que a distingue dos dois principais patógenos intestinais, *Shigella* e *Salmonella.* A *E. coli* possui três antígenos utilizados para identificar o organismo em investigações epidemiológicas: o antígeno O, ou de parede celular; o antígeno H, ou flagelar; e o antígeno K, ou capsular. Uma vez que existem mais de 150 antígenos O, 50 H e 90 K, as várias combinações resultam em mais de 1.000 tipos antigênicos de *E. coli.* Sorotipos específicos são associados a determinadas doenças (p. ex., O55 e O111 causam surtos de diarreia neonatal).

Patogênese

O reservatório de *E. coli* inclui seres humanos e animais. A fonte de *E. coli* responsável por infecções do trato urinário consiste na própria microbiota colônica do paciente, que coloniza a região urogenital. A fonte de *E. coli* que provoca meningite neonatal é o canal de parto materno; a infecção é adquirida durante o nascimento. Em contrapartida, a *E. coli* responsável pela diarreia do viajante é adquirida pela ingestão de alimento ou água contaminados por fezes humanas. O principal reservatório de *E. coli* O157 êntero-hemorrágica são os bovinos e o organismo é adquirido através do consumo de carne malcozida, por exemplo, hambúrgueres.

148 **PARTE II** • Bacteriologia clínica

A *E. coli* possui vários componentes claramente identificados que contribuem para sua capacidade de causar doença: *pili*, uma cápsula, endotoxina e três exotoxinas (enterotoxinas), duas que causam diarreia aquosa e uma que provoca diarreia sanguinolenta e síndrome hemolítico-urêmica.

Infecção do trato gastrintestinal

A primeira etapa corresponde à adesão do organismo às células do jejuno e íleo por meio dos *pili* que se projetam a partir da superfície bacteriana. Uma vez aderidas, as bactérias sintetizam **enterotoxinas** (exotoxinas que atuam no trato intestinal), que atuam sobre as células do jejuno e íleo, causando diarreia. As toxinas são marcadamente célula-específicas; as células do cólon não são suscetíveis, provavelmente por serem desprovidas de receptores para a toxina. As cepas enterotoxigênicas de *E. coli* (ETEC) podem produzir uma ou ambas as enterotoxinas.

(1) A toxina termolábil (LT, *heat-labile toxin*) atua estimulando a **adenilato-ciclase**. Tanto a LT como a toxina colérica agem catalisando a adição de adenosina difosfato-ribose (um processo denominado de ribosilação do ADP) à proteína G, o que estimula a ciclase. Esse processo ativa a ciclase de forma irreversível. O aumento resultante na concentração de monofosfato de adenosina (AMP) cíclico intracelular estimula a proteína-cinase dependente de AMP cíclico, que fosforila os transportadores de íons da membrana. Os transportadores exportam íons, causando um extravasamento de fluidos, potássio e cloro a partir dos enterócitos para o lúmen intestinal, resultando em diarreia aquosa. Observe que a toxina colérica possui o mesmo mecanismo de ação.

(2) A outra enterotoxina é uma toxina termoestável (ST, *stable toxin*) de baixo peso molecular, que estimula a guanilato-ciclase.

As cepas produtoras de enterotoxina **não causam inflamação**, não invadem a mucosa intestinal, e causam diarreia aquosa não sanguinolenta. No entanto, certas cepas de *E. coli* são enteropatogênicas (enteroinvasivas) e causam doença não pela formação de enterotoxina, mas pela invasão do epitélio do intestino grosso, provocando diarreia sanguinolenta (disenteria) acompanhada por células inflamatórias (neutrófilos) nas fezes.

Determinadas cepas êntero-hemorrágicas de *E. coli* (i.e., aquelas com o sorotipo O157: H7) (*E. coli* produtora de toxina Shiga [STEC, *Shiga-toxin-producing Escherichia coli*]) também causam diarreia sanguinolenta ao produzir uma exotoxina chamada de **toxina Shiga**, assim chamada por ser muito semelhante à toxina produzida por espécies de *Shigella*. A toxina Shiga atua removendo uma adenina do RNA ribossômico maior (28S), interrompendo, assim, a síntese proteica. A toxina Shiga é codificada por bacteriófagos temperados (lisogênicos). Ela é conhecida também como verotoxina, em função do efeito citopático que ela provoca em células Vero (de macaco) em cultura.

Essas cepas O157:H7 estão associadas a surtos de diarreia sanguinolenta decorrentes da ingestão de carnes pré-prontas malcozidas (p. ex., hambúrgueres), frequentemente em restaurantes do tipo *fast-food*. As bactérias na superfície da carne são mortas pelo cozimento, mas as que estão presentes no interior malcozido sobrevivem. Além disso, o contato direto com animais (p. ex., visitas a fazendas e zoológicos) também pode estar associado à diarreia sanguinolenta causada por cepas O157:H7. *E. coli* O157 apresenta uma DI_{50} baixa de aproximadamente 100 organismos.

Síndrome hemolítico-urêmica

Alguns pacientes acometidos por diarreia sanguinolenta causada por cepas O157:H7 também apresentam uma complicação de risco à vida, denominada **síndrome hemolítico-urêmica** (SHU), que ocorre quando a toxina Shiga atinge a corrente sanguínea. Essa síndrome consiste em anemia hemolítica, trombocitopenia e insuficiência renal aguda. A anemia hemolítica e a insuficiência renal ocorrem porque há receptores para a toxina Shiga na superfície do endotélio de pequenos vasos sanguíneos, assim como na superfície do epitélio renal. A morte das células endoteliais dos pequenos vasos sanguíneos resulta em uma anemia hemolítica microangiopática, em que as hemácias que atravessam a área danificada tornam-se intensamente distorcidas (**esquistócitos**) e, em seguida, sofrem lise. A trombocitopenia ocorre porque as plaquetas aderem à superfície endotelial danificada. A morte das células epiteliais dos rins leva à insuficiência renal. O tratamento da diarreia causada por cepas O157:H7 com antibióticos, como ciprofloxacino, aumenta o risco de desenvolvimento da SHU por aumentar a quantidade de verotoxina liberada pelas bactérias em processo de morte.

Infecções do trato urinário

Certos sorotipos O de *E. coli* causam preferencialmente infecções do trato urinário. Essas cepas **uropatogênicas** caracterizam-se por *pili* contendo proteínas adesinas que se ligam a receptores específicos do epitélio do trato urinário. O local de ligação desses receptores consiste em dímeros de galactose (**dímeros Gal-Gal**). Esses *pili* também são chamados de fímbria P ou *pili* associado a pielonefrite (PAP).

O suco de oxicoco contém flavonoides que inibem a ligação dos pili bacterianos aos receptores e pode ser útil na prevenção de infecções urinárias recorrentes. A motilidade de *E. coli* pode auxiliar em sua capacidade de ascender pela uretra até a bexiga, bem como ascender pelo ureter até o rim.

Infecção sistêmica

Os outros dois componentes estruturais, a **cápsula** e a **endotoxina**, desempenham um papel mais marcante na patogênese da doença sistêmica do que na doença do trato intestinal. O polissacarídeo capsular interfere na fagocitose, intensificando a capacidade do organismo de causar infecções em vários órgãos. Por exemplo, as cepas de *E. coli* que causam meningite neonatal geralmente apresentam um tipo capsular específico, denominado antígeno K1. A endotoxina de *E. coli* corresponde ao lipopolissacarídeo da parede celular, sendo responsável por várias características da sepse por Gram-negativos, como febre, hipotensão e coagulação intravascular disseminada.

Células T auxiliares Th-17, que produzem interleucina 17, constituem um importante fator de defesa do hospedeiro contra a sepse causada por bactérias entéricas, como *E. coli* e *Klebsiella*. Pacientes infectados pelo vírus da imunodeficiência humana (HIV) apresentam a perda de células Th-17 e se tornam predispostos a sepse causada por *E. coli* e *Klebsiella*.

Achados clínicos

E. coli causa uma variedade de doenças tanto interna quanto externamente ao trato intestinal. Os principais achados clínicos, fatores de patogenicidade e os principais resultados laboratoriais são descritos na Tabela 18-8.

CAPÍTULO 18 • Bacilos Gram-negativos relacionados ao trato intestinal **149**

TABELA 18-8   Aspectos clínicos das infecções por *Escherichia coli*

Achado clínico/doença	Principal fator patogênico	Principal resultado laboratorial
Achados dentro do trato intestinal		
Diarreia aquosa, não sanguinolenta (diarreia do viajante)	Enterotoxina que aumenta o AMP cíclico	Não há hemácias ou leucócitos nas fezes
Diarreia sanguinolenta causada por *E. coli* O157; síndrome hemolítico-urêmica	A toxina Shiga (verotoxina) inibe a síntese proteica	Hemácias nas fezes; esquistócitos no esfregaço de sangue
Achados fora do trato intestinal		
Infecção do trato urinário	*Pili* gal-gal ligam-se à mucosa da bexiga	Leucócitos na urina, urocultura positiva
Meningite neonatal	Polissacarídeo capsular K1 é antifagocitário	Leucócitos no líquido espinal, cultura de líquido cerebrospinal positiva
Sepse, especialmente em hospitais	A endotoxina induz febre, hipotensão e CIVD	Leucocitose, hemocultura positiva

AMP, monofosfato de adenosina; CIVD, coagulação intravascular disseminada.

(1) **Achados clínicos dentro do trato gastrintestinal:**

A **diarreia** causada por **ETEC** geralmente é **aquosa**, não sanguinolenta, autolimitante e de curta duração (1-3 dias). Está frequentemente associada a viagens (diarreia do viajante ou "turista").[2]

Infecções êntero-hemorrágicas por *E. coli* (**EHEC**, *enterohemorrhagic E. coli*), ao contrário, resultam em uma síndrome similar à disenteria, caracterizada por **diarreia sanguinolenta**, cólica abdominal e febre, similar à causada por *Shigella*.

As cepas O157:H7 de *E. coli* (**STEC**) também causam diarreia sanguinolenta, que pode ser complicada pela **SHU**. Essa síndrome caracteriza-se por insuficiência renal, anemia hemolítica e trombocitopenia. A anemia hemolítica é causada por danos nos capilares induzidos pela exotoxina, resultando em danos nas hemácias enquanto elas passam pelos capilares. Essas hemácias deformadas e fragmentadas, chamadas **esquistócitos**, podem ser observadas no esfregaço sanguíneo e são características de uma anemia hemolítica microangiopática.

Em 2011, um surto de diarreia e SHU na Alemanha foi causado por uma cepa de *E. coli* produtora da toxina Shiga e que foi classificada como a cepa O104:H4, e não O157:H7. Isso indica que cepas de *E. coli* que não sejam O157: H7 também podem causar a SHU.

A SHU ocorre particularmente em crianças tratadas com fluoroquinolonas ou outros antibióticos por apresentarem diarreia. Por essa razão, os antibióticos não devem ser utilizados no tratamento de diarreia causada por EHEC.

(2) **Achados clínicos fora do trato gastrintestinal:**

E. coli é a principal causa de **infecções do trato urinário** adquiridas na comunidade. Essas infecções ocorrem principalmente em mulheres, achado atribuído a três características que facilitam a infecção ascendente até a bexiga, ou seja, uretra curta, proximidade entre a uretra e o ânus e colonização da vagina por membros da microbiota fecal. Esse organismo também é a causa mais frequente de infecções nosocomiais (adquiridas em hospitais) do trato urinário, as quais ocorrem com a mesma frequência em homens e mulheres e são associadas ao uso de cateteres urinários internos. As infecções do trato urinário podem limitar-se à bexiga ou estender-se pelo sistema coletor até os rins. Quando apenas a bexiga está envolvida, a doença é denominada *cistite*, ao passo que a infecção renal é

denominada *pielonefrite*. Os sintomas mais proeminentes de cistite são dor (disúria) e frequência de micção; os pacientes geralmente não apresentam febre. A pielonefrite é caracterizada pela ocorrência de febre, dores no flanco e sensibilidade ângulo-costovertebral. Disúria e alterações na frequência de micção podem ou não ocorrer.

A *E. coli* é também uma importante causa, juntamente com os estreptococos do grupo B, de **meningite** e sepse em neonatos. A exposição do recém-nascido a *E. coli* e a estreptococos do grupo B ocorre durante o nascimento, como resultado da colonização da vagina por esses organismos em aproximadamente 25% das mulheres grávidas. *E. coli* é o organismo isolado com maior frequência de pacientes apresentando sepse adquirida em hospital, que surge principalmente a partir de infecções urinárias, biliares ou peritoneais. A peritonite geralmente consiste em uma infecção mista, causada por *E. coli* ou outros bacilos entéricos Gram-negativos e membros anaeróbios da microbiota do cólon, como *Bacteroides* e *Fusobacterium*.

Diagnóstico laboratorial

Amostras suspeitas de conterem bacilos entéricos Gram-negativos, como *E. coli*, são cultivadas inicialmente em placa de ágar-sangue e em meio diferencial, como ágar EMB ou ágar MacConkey. *E. coli*, que fermenta a lactose, origina colônias róseas, ao passo que organismos lactose-negativos são incolores. Em ágar EMB, as colônias de *E. coli* apresentam um **brilho verde** característico. Algumas das características importantes, que auxiliam na diferenciação de *E. coli* de outros bacilos Gram-negativos fermentadores de lactose, são as seguintes: (1) produz indol a partir de triptofano, (2) descarboxila a lisina, (3) utiliza acetato como única fonte de carbono e (4) é móvel. A *E. coli* O157:H7 não fermenta sorbitol, o que é um importante critério para diferenciá-la de outras cepas de *E. coli*. O isolamento de *E. coli* enterotoxigênica ou êntero-hemorrágica a partir de pacientes apresentando diarreia não é um procedimento diagnóstico rotineiro.

Tratamento

O tratamento de infecções por *E. coli* depende do local da doença e do perfil de resistência do isolado específico. Por exemplo, uma infecção não complicada baixa do trato urinário (cistite) pode ser tratada com o uso de sulfametoxazol-trimetoprima ou nitrofurantoína. A pielonefrite pode ser tratada com ciprofloxacino ou ceftriaxona. Entretanto, a sepse por *E. coli* requer tratamento com antibióticos parenterais (p. ex., uma cefalosporina de terceira

---

[2] *E. coli* enterotoxigênica é a causa mais comum da diarreia do viajante; contudo outras bactérias (p. ex., espécies de *Salmonella, Shigella, Campylobacter* e *Vibrio*), vírus, como o Norwalk, e protozoários, como espécies de *Giardia* e *Cryptosporidium*, também estão envolvidos.

150 **PARTE II** • Bacteriologia clínica

geração, como cefotaxima, associada ou não a um aminoglicosídeo, como a gentamicina). Para o tratamento de meningite neonatal, muitas vezes é administrada uma combinação de ampicilina e cefotaxima.

A terapia antibiótica geralmente *não* é indicada para doenças diarreicas por *E. coli*. Contudo, a administração de sulfametoxazol-trimetoprima ou loperamida pode diminuir a duração dos sintomas. Em geral, apenas a reidratação é necessária nessa doença autolimitante. No entanto, a diarreia causada por *E. coli* O157 *não* deve ser tratada com medicamentos que reduzam a motilidade intestinal, uma vez que o uso aumenta o risco de SHU. A administração de antibióticos para pacientes com diarreia por *E. coli* O157 é controversa, pois pode aumentar o risco de SHU.

O tratamento da SHU é frequentemente de suporte, mas a diálise pode ser necessária em caso de insuficiência renal. Em caso de anemia grave ou trombocitopenia, podem ser necessárias transfusões. A plasmaférese não altera o curso da SHU.

Prevenção

Não há prevenção específica para infecções por *E. coli*, como imunização ativa ou passiva. Contudo, várias medidas gerais podem ser adotadas para prevenir certas infecções causadas por *E. coli* e outros organismos. Por exemplo, a incidência de infecções do trato urinário pode ser reduzida pelo uso criterioso e pela pronta remoção de cateteres e, no caso de infecções recorrentes, pela profilaxia prolongada com antissépticos urinários (p. ex., nitrofurantoína ou sulfametoxazol-trimetoprima). O uso de suco de oxicoco para prevenir infecções recorrentes do trato urinário parece basear-se na capacidade dos taninos do suco de inibirem a ligação dos *pili* de cepas uropatogênicas de *E. coli* ao epitélio da bexiga, e não pela acidificação da urina, que era a justificativa anterior.

Alguns casos de sepse podem ser prevenidos pela pronta remoção ou pela alteração do local de linhas intravenosas. A diarreia do viajante pode ser evitada algumas vezes pelo uso profilático de doxiciclina, ciprofloxacino, sulfametoxazol-trimetoprima ou Pepto-Bismol. A ingestão de alimentos crus e água não purificada deve ser evitada ao viajar para certos países.

SALMONELLA

Doenças

As espécies de *Salmonella* causam enterocolite, febres entéricas, como febre tifoide, e septicemia com infecções metastáticas, como a osteomielite. Estão entre as causas mais comuns de enterocolite bacteriana nos Estados Unidos.

Propriedades importantes

As salmonelas são bacilos Gram-negativos que **não fermentam lactose**, porém produzem H_2S – características utilizadas em sua identificação laboratorial. Seus antígenos – O de parede celular, H flagelar e Vi (virulência) capsular – são importantes para fins taxonômicos e epidemiológicos. Os antígenos O, os polissacarídeos externos da parede celular, são utilizados para subdividir as salmonelas nos grupos A a I. Há duas formas dos antígenos H, as fases 1 e 2. Somente uma das duas proteínas H é sintetizada por vez, dependendo de qual sequência gênica encontra-se no alinhamento

correto para ser transcrita em mRNA. Os antígenos Vi (polissacarídeos capsulares) são antifagocitários e constituem um importante fator de virulência de *S. typhi*, o agente da febre tifoide. Os antígenos Vi são também utilizados na sorotipagem de *S. typhi* no laboratório clínico.

Existem três métodos para denominar as salmonelas. Ewing divide o gênero em três espécies: *S. typhi*, *Salmonella choleraesuis* e *Salmonella enteritidis*. Nesse esquema, há um sorotipo em cada uma das duas primeiras espécies e 1.500 sorotipos na terceira. Kaufman e White conferem denominações distintas de espécie para cada sorotipo; existem cerca de 1.500 espécies diferentes, geralmente denominadas de acordo com a cidade onde foram isoladas. *Salmonella dublin*, de acordo com Kaufman e White, corresponderia a *S. enteritidis* sorotipo *dublin*, de acordo com Ewing. A terceira abordagem para a denominação de salmonelas baseia-se no grau de similaridade determinado pela análise da hibridização de DNA. Nesse esquema, *S. typhi* não corresponde a uma espécie distinta, sendo classificada como *Salmonella enterica* sorovar *typhi*. Esses três esquemas de denominação encontram-se em uso.

Em termos clínicos, as espécies de *Salmonella* são frequentemente consideradas como duas categorias distintas, ou seja, as espécies tifoides (i.e., as que causam febre tifoide) e as espécies não tifoides (i.e., as que causam diarreia [enterocolite] e infecções metastáticas, como osteomielite). As espécies tifoides são *S. typhi* e *S. paratyphi*. As espécies não tifoides incluem diversos sorotipos de *S. enterica*. Desses sorotipos, *S. enterica* sorotipo *choleraesuis* é a espécie mais frequentemente envolvida em infecções metastáticas.

Patogênese e epidemiologia

Os três tipos de infecções por *Salmonella* (enterocolite, febres entéricas e septicemia) apresentam características patogênicas distintas.

(1) A **enterocolite** caracteriza-se por uma invasão do tecido epitelial e subepitelial dos intestinos delgado e grosso. Cepas não invasivas não causam doença. Os microrganismos penetram via células mucosas e entre elas até a lâmina própria, resultando em inflamação e diarreia. Os neutrófilos limitam a infecção no intestino e nos linfonodos mesentéricos adjacentes; a bacteriemia é frequente durante a enterocolite. Contrariamente à enterocolite por *Shigella*, em que a dose infecciosa é muito baixa (na ordem de 100 organismos), a dose requerida para *Salmonella* é muito superior, de pelo menos 100 mil organismos. Várias propriedades de salmonelas e shigelas são comparadas na Tabela 18-9. O ácido gástrico é uma importante defesa do hospedeiro; a gastrectomia ou o uso de antiácidos reduz significativamente a dose infecciosa.

(2) Na **febre tifoide** e em outras febres entéricas, a infecção se inicia no intestino delgado, mas ocorrem poucos sintomas gastrintestinais. Os organismos penetram, multiplicam-se nos fagócitos mononucleares das placas de Peyer e, em seguida, disseminam-se até os fagócitos do fígado, da vesícula biliar e do baço. Isso leva à bacteriemia, a qual está associada à manifestação de febre e outros sintomas, provavelmente causados pela endotoxina. A sobrevivência e o crescimento dos organismos no interior de fagossomos de células fagocitárias é uma propriedade marcante dessa doença, assim como a preferência pela invasão da vesícula biliar, que pode resultar no estabelecimento do **estado de portador**, com a excreção das bactérias pelas fezes durante longos períodos.

TABELA 18-9 Comparação entre características importantes de *Salmonella* e *Shigella*

Característica	*Shigella*	*Salmonella*, exceto *Salmonella typhi*	*Salmonella typhi*
Reservatório	Humanos	Animais, especialmente aves domésticas e ovos	Humanos
Dose infecciosa (DI_{50})	Baixa[1]	Alta	Alta
Diarreia como característica proeminente	Sim	Sim	Não
Invasão da corrente sanguínea	Não	Sim	Sim
Estado de portador crônico	Não	Infrequente	Sim
Fermentação de lactose	Não	Não	Não
Produção de H_2S	Não	Sim	Sim
Vacina disponível	Não	Não	Sim

[1]Um organismo que apresenta DI_{50} baixa requer um número muito pequeno de bactérias para causar doença.

(3) A **septicemia** representa somente cerca de 5 a 10% das infecções por *Salmonella* e ocorre em uma dessas duas situações: um paciente apresentando uma doença crônica subjacente, como **anemia falciforme** ou câncer, ou uma criança apresentando enterocolite. O curso séptico é mais indolente que o observado nos casos de outros bacilos Gram-negativos. A bacteriemia resulta na colonização de vários órgãos, sendo **osteomielite**, pneumonia e meningite as sequelas mais comuns. A **osteomielite em uma criança com anemia falciforme** é um exemplo importante desse tipo de infecção por salmonela. Tecidos previamente lesados, como infartos e **aneurismas**, especialmente aneurismas aórticos, são os locais mais frequentes de abscessos metastáticos. O gênero *Salmonella* é também uma importante causa de infecções de enxertos vasculares.

A epidemiologia das infecções por *Salmonella* está relacionada à ingestão de alimentos e água contaminados por excreções humanas e animais. *Salmonella typhi*, a causa da febre tifoide, é **transmitida apenas por seres humanos**, entretanto todas as outras espécies têm um significativo reservatório animal e humano. As fontes humanas são indivíduos que temporariamente excretam o organismo durante, ou logo após, um acesso de enterocolite, ou portadores crônicos que excretam o organismo durante anos. As **fontes animais mais frequentes são aves domésticas e ovos**, mas carnes malcozidas também foram implicados. Cães e outros animais de estimação, incluindo tartarugas, cobras, lagartos e iguanas, são fontes adicionais.

Achados clínicos

Após um período de incubação de 12 a 48 horas, a enterocolite manifesta-se por náusea e vômito, progredindo para dor abdominal e diarreia, que pode variar de branda a grave, com ou sem sangue. Em geral, a doença persiste por alguns dias, é autolimitante, causa diarreia não sanguinolenta e não requer cuidados médicos, exceto no caso de indivíduos muito jovens ou bastante idosos. Indivíduos infectados por HIV, especialmente os com uma baixa contagem de CD4, apresentam maior número de infecções por *Salmonella*, incluindo diarreia mais grave e infecções metastáticas mais graves, quando comparados aos não infectados por HIV. *Salmonella typhimurium* é a espécie mais comum de *Salmonella* responsável por enterocolite nos Estados Unidos, porém praticamente todas as espécies já foram implicadas.

Na febre tifoide, causada por *S. typhi*, e na febre entérica, causada por organismos como *S. paratyphi* A, B e C (*S. paratyphi* B e C são também conhecidas como *Salmonella schottmuelleri* e *Salmonella hirschfeldii*, respectivamente), o surgimento da doença é lento, com febre e constipação, em vez do predomínio de vômitos e diarreia. A diarreia pode ocorrer precocemente, porém, em geral, desaparece quando surgem a febre e a bacteriemia. Após a primeira semana, à medida que a bacteriemia se torna mais constante, ocorrem febre alta, delirium, abdome sensível e esplenomegalia. **Manchas rosadas** (i.e., máculas róseas no abdome) estão associadas à febre tifoide, mas raramente ocorrem. Leucopenia e anemia são muitas vezes observadas. Testes de função hepática frequentemente mostram-se anormais, indicando envolvimento hepático.

A regressão da doença inicia-se por volta da terceira semana, mas podem ocorrer complicações graves, como hemorragia ou perfuração intestinal. Cerca de 3% dos pacientes acometidos por febre tifoide tornam-se portadores crônicos. A taxa de portadores é mais elevada entre as mulheres, sobretudo nas com doença prévia de vesícula biliar ou cálculos biliares.

A septicemia é mais frequentemente causada por *S. choleraesuis*. Os sintomas iniciais consistem em febre, mas com enterocolite ausente ou discreta, progredindo para sintomas focais associados ao órgão afetado, frequentemente ossos, pulmões ou meninges.

Diagnóstico laboratorial

Na enterocolite, o organismo é mais facilmente isolado a partir de uma amostra de fezes. Entretanto, nas febres entéricas, a hemocultura é o procedimento que apresenta a maior probabilidade de revelar o organismo durante as primeiras duas semanas da enfermidade. As culturas de medula óssea são, com frequência, positivas. As coproculturas também podem ser positivas, sobretudo em portadores crônicos, nos quais o organismo é secretado na bile, atingindo o trato intestinal.

As salmonelas formam colônias não fermentadoras de lactose (incolores) em ágar MacConkey ou EMB. Em ágar TSI, são observadas uma superfície alcalina e uma base ácida, frequentemente com gás e H_2S (coloração negra na base). *Salmonella typhi* corresponde a uma importante exceção; esse organismo não forma gás e produz somente uma pequena quantidade de H_2S. Se o organismo for urease-negativo (*Proteus* podem produzir uma reação semelhante no ágar TSI e são urease-positivos), o isolado de *Salmonella* pode ser identificado e agrupado pelo teste de aglutinação em lâmina nos sorogrupos A, B, C, D ou E com base no seu antígeno O. A sorotipagem definitiva dos antígenos O, H e Vi é realizada por laboratórios específicos de saúde pública para fins epidemiológicos.

A salmonelose é uma doença notificável, devendo ser realizada uma investigação para determinar sua fonte. Em certos casos de febre entérica e sepse, quando é difícil a recuperação do organismo,

152 **PARTE II** • Bacteriologia clínica

o diagnóstico pode ser realizado sorologicamente pela detecção de um aumento no título de anticorpos no soro do paciente (teste de Widal).

Tratamento

A enterocolite causada por *Salmonella* é, em geral, uma doença autolimitante, que regride sem tratamento. A reposição de fluidos e eletrólitos pode ser necessária. O tratamento com antibióticos não diminui a duração da doença, nem reduz os sintomas; na realidade, ele pode prolongar a excreção dos organismos, aumentar a frequência do estado de portador e selecionar mutantes resistentes ao antibiótico. Os agentes antimicrobianos são indicados apenas para neonatos ou indivíduos com doenças crônicas, que apresentam risco de septicemia e abscessos disseminados. A resistência a antibióticos mediada por plasmídeo é comum, devendo ser realizados testes de sensibilidade a antibióticos. Os fármacos que retardam a motilidade intestinal (i.e., que reduzem a diarreia) aparentemente prolongam a duração dos sintomas e a excreção fecal dos organismos.

O tratamento de escolha para as febres entéricas, como febre tifoide e septicemia com infecção metastática, consiste em ceftriaxona ou ciprofloxacino. A ampicilina ou o ciprofloxacino devem ser usados em pacientes que são carreadores crônicos de *S. typhi*. A colecistectomia pode ser necessária para abolir o estado de portador crônico. Abscessos focais devem ser drenados cirurgicamente quando possível.

Prevenção

As infecções por *Salmonella* são prevenidas principalmente por medidas de saúde pública e de higiene pessoal. O tratamento apropriado do esgoto, o monitoramento do suprimento de água clorada em relação à contaminação por bactérias coliformes, coproculturas de manipuladores de alimentos, a fim de identificar portadores, lavagem das mãos antes da manipulação de alimentos, pasteurização do leite, bem como o cozimento apropriado de aves, ovos e carnes, consistem em medidas importantes.

Duas vacinas se encontram disponíveis, porém conferem apenas proteção limitada (50-80%) contra S. *typhi*. Uma das vacinas contém o polissacarídeo capsular Vi de *S. typhi* (administrado intramuscularmente), e a outra contém uma cepa viva e atenuada de *S. typhi* (Ty21a) (administrada oralmente). As duas vacinas são igualmente efetivas. A vacina é recomendada para indivíduos que viajam ou residem em regiões de alto risco, bem como para os indivíduos cuja ocupação os coloca em contato com o organismo. Uma nova vacina conjugada contra a febre tifoide contendo o antígeno polissacarídico capsular (Vi) acoplado a uma proteína carreadora é segura e imunogênica em crianças pequenas, mas no momento não se encontra disponível nos Estados Unidos.*

PATÓGENOS PRINCIPALMENTE INTERNOS AO TRATO INTESTINAL

SHIGELLA

Doença

As espécies de *Shigella* causam enterocolite. A enterocolite causada por *Shigella* é frequentemente denominada disenteria bacilar. O termo *disenteria* refere-se à diarreia sanguinolenta.

Propriedades importantes

As shigelas são bacilos Gram-negativos **não fermentadores de lactose**, que podem ser diferenciadas de salmonelas com base em três critérios: não produzem gás a partir da fermentação de glicose, **não produzem H$_2$S e são imóveis**. Todas as shigelas possuem antígenos O (polissacarídeo) em suas paredes celulares, e esses antígenos são utilizados para dividir o gênero em quatro grupos: A, B, C e D.

Patogênese e epidemiologia

As shigelas são os patógenos mais efetivos entre as bactérias entéricas. Elas apresentam valores de **DI$_{50}$ extremamente baixos** (ver p. 31). A ingestão de apenas 100 organismos causa doença, ao passo que pelo menos 10^5 células de *V. cholerae* ou *Salmonella* são necessárias para produzir os sintomas. Várias propriedades de shigelas e salmonelas são comparadas na Tabela 18-9.

A shigelose é uma **doença apenas de seres humanos** (i.e., não há reservatório animal). O microrganismo é transmitido pela via fecal-oral. Os principais fatores envolvidos na transmissão são os dedos, as moscas, os alimentos e as fezes. Os surtos transmitidos por alimentos superam os surtos transmitidos pela água na proporção de 2 para 1. Os surtos ocorrem em creches e instituições de saúde mental, onde a transmissão **fecal-oral** é mais provável de ocorrer. Aproximadamente metade de todas as crianças com menos de 10 anos de idade apresentam culturas de fezes positivas para *Shigella*. Não ocorre o estado de portador prolongado no caso de infecções por *Shigella,* diferentemente do que ocorre com infecções pela S. *typhi*.

As espécies de *Shigella* causam doença quase que exclusivamente no trato gastrointestinal. Elas produzem diarreia sanguinolenta (disenteria) invadindo as células da mucosa do íleo distal e do cólon. Há uma inflamação local acompanhada de ulceração, mas os organismos raramente atravessam a parede ou atingem a corrente sanguínea, diferentemente das salmonelas. Embora algumas cepas produzam uma enterotoxina (denominada *toxina Shiga*), a invasão corresponde ao fator crítico na patogênese. A evidência para essa afirmação está no fato de mutantes incapazes de produzir a enterotoxina, porém invasivos, ainda serem capazes de causar a doença, ao passo que mutantes não invasivos não são patogênicos.

As toxinas Shiga são codificadas por bacteriófagos lisogênicos. As toxinas Shiga muito semelhantes às produzidas por *Shigella* são produzidas pelas cepas de *E. coli* entero-hemorrágicas O157:H7 que causam enterocolite e SHU.

Achados clínicos

Após um período de incubação de 1 a 4 dias, os sintomas manifestam-se por febre e cólicas abdominais, seguidos por diarreia, que inicialmente pode ser aquosa e, posteriormente, conter sangue e muco. A doença varia de branda a grave, dependendo de dois fatores principais: a espécie de *Shigella* e a idade do paciente, sendo as crianças e os idosos afetados de forma mais grave. *Shigella*

---

*N. de R.T. De acordo com o Ministério da Saúde do Brasil, nenhuma das duas vacinas mencionadas é disponibilizada dentro do Programa Nacional de Imunizações; no entanto estão disponíveis em clínicas particulares.

dysenteriae, responsável pela doença mais grave, geralmente é detectada nos Estados Unidos somente em viajantes que retornam do exterior. *Shigella sonnei*, que causa doença branda, é isolada de cerca de 75% dos indivíduos apresentando shigelose, nos Estados Unidos. A diarreia frequentemente regride em dois ou três dias; nos casos graves, os antibióticos podem reduzir o curso da doença. Aglutininas séricas surgem após a recuperação, porém não são protetoras, uma vez que o organismo não atinge o sangue. O papel protetor da IgA intestinal é incerto.

Diagnóstico laboratorial

As shigelas formam colônias não fermentadoras de lactose (incolores) em ágar MacConkey ou EMB. Em ágar TSI, produzem uma superfície alcalina e base ácida, sem produção de gás ou H_2S. A confirmação do organismo como *Shigella* e a determinação de seu grupo são realizadas pela aglutinação em lâmina.

Um importante coadjuvante no diagnóstico laboratorial consiste na coloração com azul de metileno de uma amostra fecal, visando à detecção de neutrófilos. A presença de neutrófilos indica envolvimento de um organismo invasivo, como *Shigella*, *Salmonella* ou *Campylobacter*, em vez de um organismo produtor de toxina, como *V. cholerae*, *E. coli* ou *Clostridium perfringens*. (Certos vírus também causam diarreia sem a presença de neutrófilos nas fezes.)

Tratamento

O principal tratamento para a shigelose consiste na reposição de fluidos e eletrólitos. Em casos brandos, não são indicados antibióticos. Em casos graves, uma fluoroquinolona (como o ciprofloxacino) é a droga de escolha, porém com o surgimento de cepas resistentes testes de sensibilidade devem ser realizados. Sulfametoxazol-trimetoprima é uma alternativa. Fármacos antiperistálticos são contraindicados na shigelose, uma vez que prolongam a febre, a diarreia e a excreção do organismo.

Prevenção

A prevenção da shigelose depende da interrupção da transmissão fecal-oral por meio da coleta e do tratamento adequados do esgoto, cloração da água e higiene pessoal (lavagem das mãos pelos manipuladores de alimentos). Não há vacina, e o uso profilático de antibióticos não é recomendado.

VIBRIO

Doenças

O *V. cholerae*, principal patógeno neste gênero, é o agente causador do cólera. O *Vibrio parahaemolyticus* causa diarreia associada à ingestão de frutos do mar crus ou cozidos inadequadamente. *Vibrio vulnificus* causa celulite e sepse. Características importantes da patogênese de *V. cholerae*, *C. jejuni* e *Helicobacter pylori* são descritas na Tabela 18-10.

Propriedades importantes

Os víbrios são bacilos Gram-negativos curvos em **forma de vírgula** (Fig. 18-2). *V. cholerae* é dividido em sorogrupos de acordo com a natureza do seu antígeno O da parede celular. Os membros dos sorogrupos O1 e O139 causam doenças epidêmicas, enquanto organismos não O1 causam doenças esporádicas ou não são patogênicos. Os organismos O1 apresentam dois biotipos, denominados clássico e El Tor, e três sorotipos, chamados de Ogawa, Inaba e Hikojima. (Os biotipos baseiam-se em diferenças nas reações bioquímicas, ao passo que os sorotipos são baseados em diferenças antigênicas.) Essas propriedades são utilizadas para caracterizar isolados em investigações epidemiológicas. Os organismos do sorogrupo O139, responsáveis por uma importante epidemia ocorrida em 1992, são identificados por sua reação ao antissoro contra os antígenos polissacarídicos O139 (antígeno O).

Apenas os organismos O1 e O139 causam cólera, uma vez que somente eles produzem a toxina da doença. Eles produzem a toxina da cólera, pois são lisogenizados por um bacteriófago que carreia o gene para a toxina (ver a seguir). As cepas não O1 podem causar surtos mais leves de diarreia, mas não a cólera.

V. parahaemolyticus e *V. vulnificus* são **microrganismos marinhos**; eles vivem principalmente nos oceanos, sobretudo em águas salobras mais quentes. São **halófilos** (i.e., requerem uma elevada concentração de NaCl para seu crescimento).

1. *Vibrio cholerae*

Patogênese e epidemiologia

O *V. cholerae* é transmitido por **contaminação fecal** da água e dos alimentos, principalmente a partir de fontes humanas. Portadores humanos são frequentemente assintomáticos e incluem indivíduos em período de incubação ou convalescentes. Os principais reservatórios animais são os crustáceos e moluscos marinhos, como camarões e ostras. A ingestão desses animais sem o cozimento adequado pode transmitir a doença.

Uma importante epidemia de cólera, abrangendo os anos 1960 e 1970, iniciou-se no Sudeste Asiático e disseminou-se por três continentes, atingindo regiões da África, Europa e o restante da Ásia. Outra epidemia de cólera iniciou-se no Peru, em 1991, e disseminou-se por vários países das Américas Central e do Sul. O organismo isolado com maior frequência foi o biotipo El Tor de *V. cholerae* O1, geralmente do sorotipo Ogawa. Os fatores que predispõem às epidemias são más condições sanitárias, má nutrição, superpopulação

---

TABELA 18-10 **Características importantes da patogênese de bacilos Gram-negativos curvos que afetam o trato gastrintestinal**

Microrganismo	Tipo de patogênese	Doença típica	Local da infecção	Principal abordagem terapêutica
Vibrio cholerae	Toxigênica	Diarreia aquosa	Intestino delgado	Reposição de fluidos
Campylobacter jejuni	Inflamatória	Diarreia sanguinolenta	Cólon	Antibióticos[1]
Helicobacter pylori	Inflamatória	Gastrite; úlcera péptica	Estômago; duodeno	Antibióticos[1]

[1]Ver no texto os antibióticos específicos.

154 PARTE II • Bacteriologia clínica

e serviços médicos inadequados. Medidas de quarentena não impediram a disseminação da doença em virtude do grande número de portadores assintomáticos. Em 1992, o *V. cholerae* do sorogrupo O139 surgiu, causando uma epidemia de cólera amplamente disseminada na Índia e em Bangladesh.

A patogênese do cólera depende da colonização do intestino delgado pelo organismo e da secreção da enterotoxina. Para que a colonização ocorra, um grande número de bactérias deve ser ingerido, uma vez que o organismo é particularmente sensível ao ácido gástrico. Indivíduos apresentando pouco ou nenhum ácido gástrico, como os que tomam antiácidos ou submetidos à gastrectomia, são muito mais suscetíveis. A adesão às células das microvilosidades do intestino, um requerimento para a colonização, está relacionada à secreção da enzima bacteriana mucinase, a qual dissolve o revestimento glicoproteico protetor das células intestinais.

Após a adesão, o organismo multiplica-se e secreta uma **enterotoxina**, denominada colerágeno (toxina do cólera). Essa exotoxina pode reproduzir os sintomas do cólera, mesmo na ausência de células de *Vibrio*. O modo de ação da toxina colérica está descrito no próximo parágrafo e na Figura 7-3 do capítulo sobre patogênese bacteriana.

O colerágeno consiste em uma subunidade A (ativa) e uma subunidade B (de ligação). A subunidade B, que corresponde a um pentâmero composto por cinco proteínas idênticas, liga-se a um receptor glangliosídeo da superfície do enterócito. A subunidade A é inserida no citosol, onde catalisa a adição de ADP-ribose à proteína G_s (G_s é a proteína G estimuladora). Esse processo bloqueia a proteína G_s na posição "ativa", causando uma estimulação persistente da **adenilato-ciclase**. A superprodução de AMP cíclico ativa a proteína-cinase dependente de AMP cíclico, uma enzima que fosforila os transportadores de íons na membrana celular, resultando na perda de água e íons pela célula. O efluxo aquoso alcança o lúmen intestinal, resultando em intensa diarreia aquosa que não contém neutrófilos ou hemácias. A morbidade e morte são decorrentes da **desidratação** e do **desequilíbrio eletrolítico**. Entretanto, se o tratamento for instituído prontamente, a doença segue um curso autolimitante por até 7 dias.

Os genes da toxina colérica e outros fatores de virulência são carreados em um bacteriófago de DNA de fita simples, denominado CTX. A conversão lisogênica de cepas não produtoras de toxina para as cepas produtoras de toxina pode ocorrer quando o fago CTX realiza a transdução desses genes. Os *pili* que promovem a adesão do organismo à mucosa intestinal são os receptores para o fago.

O *V. cholerae* não pertencente ao grupo O1 é uma causa ocasional de diarreia associada à ingestão de moluscos obtidos a partir de águas costeiras dos Estados Unidos.

Achados clínicos

A diarreia aquosa em grandes volumes corresponde à característica marcante do cólera. Não há hemácias ou leucócitos nas fezes. **Fezes tipo água de arroz** é a expressão frequentemente empregada para o efluente não sanguinolento. Não há dor abdominal, e os sintomas subsequentes estão relacionados à intensa desidratação. A perda de fluidos e eletrólitos leva às insuficiências cardíaca e renal. Acidose e hipocalemia também ocorrem como resultado da perda de bicarbonato e potássio nas fezes. A taxa de mortalidade sem tratamento é de 40%.

Diagnóstico laboratorial

A abordagem adotada para o diagnóstico laboratorial depende da situação. Durante uma epidemia, realiza-se uma análise clínica, havendo pouca necessidade do laboratório. Em uma região onde a doença é endêmica, assim como para a identificação de portadores, emprega-se, no laboratório, uma variedade de meios seletivos[3] que não são de uso comum nos laboratórios dos Estados Unidos.

Para o diagnóstico de casos esporádicos nos Estados Unidos, uma cultura das fezes diarreicas contendo *V. cholerae* exibirá colônias incolores em ágar MacConkey, uma vez que a lactose é fermentada de forma lenta. O organismo é oxidase-positivo, fato que o diferencia dos membros da família Enterobacteriaceae. Em ágar TSI, são observadas uma superfície ácida e uma base ácida sem a presença de gás ou H_2S, uma vez que o organismo fermenta a sacarose. Um diagnóstico de *V. cholerae* pode ser confirmado pela aglutinação do organismo pelo antissoro polivalente O1 ou não O1. Um diagnóstico retrospectivo pode ser realizado sorologicamente pela detecção de uma elevação no título de anticorpos entre o soro da fase aguda e da fase convalescente.

Tratamento

O tratamento consiste na reposição imediata e adequada de água e eletrólitos, tanto oralmente quanto por via intravenosa. A glicose é adicionada à solução para aumentar a absorção de água e eletrólitos. Antibióticos, como a tetraciclina, não são necessários, mas reduzem a duração dos sintomas e o período de excreção dos organismos.

Prevenção

A prevenção é realizada principalmente por medidas de saúde pública que garantam um suprimento de água e alimentos limpos. Uma vacina viva atenuada de administração oral chamada Vaxchora está disponível nos Estados Unidos para viajantes que se dirigem a áreas onde a cólera causada pelo sorogrupo O1 é considerada endêmica. Outras vacinas orais contendo organismos mortos estão disponíveis em países afetados por epidemias de cólera.

O uso de tetraciclina para a prevenção da doença é eficaz para os contatos próximos, no entanto, não previne a disseminação de uma epidemia importante. A rápida identificação de portadores é importante para a limitação de surtos.

2. *Vibrio parahaemolyticus*

O *V. parahaemolyticus* é um organismo marinho transmitido pela **ingestão de frutos do mar crus ou malcozidos**, sobretudo moluscos, como ostras. Esse organismo é uma importante causa de diarreia no Japão, onde o peixe cru é consumido em grandes quantidades. Contudo, nos Estados Unidos, é um patógeno pouco frequente, embora vários surtos tenham ocorrido a bordo de navios de cruzeiro pelo Caribe. Pouco se sabe sobre sua patogênese, exceto que uma enterotoxina similar ao colerágeno é secretada e, algumas vezes, ocorre invasão limitada.

---

[3]São utilizados meios como ágar tiossulfato-citrato-sais biliares ou telurito-taurocolato-gelatina.

CAPÍTULO 18 • Bacilos Gram-negativos relacionados ao trato intestinal

O quadro clínico causado por *V. parahaemolyticus* varia de diarreia aquosa branda a grave, náusea e vômitos, cólicas abdominais e febre. A doença é autolimitante, perdurando por cerca de três dias. O *V. parahaemolyticus* diferencia-se do *V. cholerae* principalmente com base no crescimento em NaCl: *V. parahaemolyticus* cresce em solução de NaCl a 8% (como convém para um organismo marinho), ao contrário de *V. cholerae*. Não há nenhum tratamento específico indicado, uma vez que a doença é relativamente leve e autolimitada. A doença pode ser prevenida pela refrigeração e cocção adequadas dos frutos do mar.

3. *Vibrio vulnificus*

O *V. vulnificus* também é um organismo marinho (i.e., é encontrado em águas salgadas mornas, como o mar do Caribe). Causa infecções graves de pele e tecidos moles (**celulite**), **sobretudo em manipuladores de moluscos marinhos**, que, com frequência, apresentam ferimentos na pele. Pode também causar **septicemia rapidamente fatal em indivíduos imunocomprometidos que ingeriram moluscos crus** contaminados pelo microrganismo. Frequentemente, são observadas bolhas hemorrágicas na pele de pacientes acometidos por sepse causada por *V. vulnificus*. Doença hepática crônica (p. ex., cirrose) predispõe a infecções graves. O tratamento recomendado é a doxiciclina.

CAMPYLOBACTER

Doenças

O *Campylobacter jejuni* é uma causa frequente de enterocolite, sobretudo em crianças. A infecção por *C. jejuni* corresponde a um antecedente comum da síndrome de Guillain-Barré. Outras espécies de *Campylobacter* são raras causas de infecção sistêmica, particularmente bacteriemia.

Propriedades importantes

Os campilobacteres são bacilos curvos Gram-negativos que exibem **morfologia em vírgula ou S**. Eles são **microaerofílicos**, exibindo melhor crescimento em oxigênio a 5%, em vez dos 20% presentes na atmosfera. *C. jejuni* cresce bem a 42°C, ao contrário de *Campylobacter intestinalis*[4] – observação útil para o diagnóstico microbiológico.

Patogênese e epidemiologia

Animais domésticos, como gado bovino, galinhas e cães, atuam como fonte dos organismos para os seres humanos. A transmissão geralmente ocorre pela via **fecal-oral**. Alimentos e água contaminados por fezes de animais são a principal fonte de infecção humana. Alimentos como aves domésticas, carnes e leite não pasteurizado estão comumente envolvidos. Filhotes de cães apresentando diarreia são uma fonte comum para a contaminação em crianças. A transmissão entre seres humanos ocorre, porém é menos frequente do que a transmissão do animal para o ser humano. *C. jejuni* é uma importante causa de diarreia nos Estados Unidos; foi recuperado de 4,6% dos pacientes acometidos por diarreia, em comparação a 2,3%

e 1% nos casos de *Salmonella* e *Shigella*, respectivamente. *Campylobacter jejuni* é a principal causa de diarreia associada ao consumo de leite não pasteurizado.

Características da patogênese das infecções por *Campylobacter* estão descritas na Tabela 18-10. Inflamação da mucosa intestinal costuma ocorrer, acompanhada pela presença de sangue nas fezes. Infecções sistêmicas (p. ex., bacteriemia) ocorrem com maior frequência em neonatos ou adultos debilitados.

Achados clínicos

A enterocolite, causada principalmente por *C. jejuni*, manifesta-se com diarreia aquosa de odor fétido, seguida por fezes sanguinolentas, acompanhadas por febre e dor abdominal grave. Infecções sistêmicas, mais comumente bacteriemia, são causadas por *C. intestinalis*. Os sintomas de bacteriemia (p. ex., febre e mal-estar geral) não estão associados a quaisquer achados físicos específicos.

A infecção gastrintestinal por *C. jejuni* está associada à síndrome de Guillain-Barré, a causa mais comum de paralisia neuromuscular aguda. A síndrome de Guillain-Barré é uma doença autoimune, atribuída à formação de anticorpos contra *C. jejuni* que reagem de forma cruzada com os antígenos nos neurônios (ver Cap. 66). A infecção por *Campylobacter* também está associada a duas outras doenças autoimunes: artrite reativa e síndrome de Reiter. Essas síndromes também são descritas no Capítulo 66.

Diagnóstico laboratorial

Se um paciente apresentar diarreia, um espécime das fezes é cultivado em uma placa de ágar-sangue contendo antibióticos[5] que inibem a maioria dos demais membros da microbiota fecal.

A placa é incubada a 42°C em uma atmosfera microaerofílica, contendo 5% de oxigênio e 10% de dióxido de carbono, o que favorece o crescimento de *C. jejuni*. A identificação é feita pela ausência de crescimento a 25°C, positividade para a oxidase e sensibilidade ao ácido nalidíxico. Contrariamente a *Shigella* e *Salmonella*, a fermentação da lactose não é utilizada como característica diferencial. Se houver suspeita de bacteriemia, uma hemocultura avaliada sob temperatura controlada e condições atmosféricas padronizadas poderá revelar o crescimento de bastonetes Gram-negativos móveis, em formato de vírgula ou S. A identificação do organismo como *C. intestinalis* é confirmada através da sua incapacidade de crescer a 42 °C, sua capacidade de crescer a 25 °C e sua resistência ao ácido nalidíxico.

Tratamento

Eritromicina ou ciprofloxacino são utilizados com sucesso na enterocolite por *C. jejuni*. O tratamento de escolha para a bacteriemia por *C. intestinalis* é um aminoglicosídeo.

Prevenção

Não há vacina ou outra medida preventiva específica. A coleta e o tratamento adequado do esgoto, bem como a higiene pessoal (lavagem das mãos) são importantes medidas a serem consideradas.

---

[4]Também conhecido como *Campylobacter fetus* subespécie *fetus*.

[5]Por exemplo, o meio de Skirrow contém vancomicina, trimetoprima, cefalotina, polimixina e anfotericina B.

HELICOBACTER

Doenças

O *Helicobacter pylori* causa gastrite e úlceras pépticas. A infecção por *H. pylori* representa um fator de risco para carcinoma gástrico e está associada a linfomas de tecido linfoide associado à mucosa (MALT, *mucosal-associated lymphoid tissue*).

Propriedades importantes

Os helicobacteres são bacilos Gram-negativos curvos, similares aos campilobacteres. No entanto, uma vez que diferem suficientemente em determinadas características bioquímicas e flagelares, são classificados como um gênero distinto. Em particular, os helicobacteres são fortemente urease-positivos, ao passo que campilobacteres são urease-negativos.

Patogênese e epidemiologia

O *H. pylori* adere-se às células secretoras de muco da mucosa gástrica. A produção de grandes quantidades de amônia a partir da ureia, mediada pela urease do organismo, associada a uma resposta inflamatória, leva a danos na mucosa. A perda do revestimento mucoso protetor predispõe à gastrite e à úlcera péptica (ver Tab. 18-10). A amônia também neutraliza o ácido gástrico, permitindo a sobrevivência do organismo. Epidemiologicamente, a maioria dos pacientes com essas doenças apresenta *H. pylori* em biópsias de espécimes do epitélio gástrico.

O hábitat natural de *H. pylori* é o estômago humano, provavelmente depois de adquirido por ingestão. Entretanto, ele não foi isolado de fezes, alimentos, água ou animais. Ocorre, provavelmente, a transmissão de pessoa a pessoa, uma vez que são observados vários casos de infecção em uma mesma família. A taxa de infecção por *H. pylori* é muito elevada nos países em desenvolvimento – o que é compatível com a elevada taxa de carcinoma gástrico nesses países.

Os linfomas de MALT são tumores de células B localizados, em geral, no estômago, mas eles também podem ocorrer em qualquer parte do trato gastrintestinal.

H. pylori é frequentemente encontrado na lesão MALT e acredita-se que a inflamação crônica induzida pelo organismo estimule a proliferação de células B e, eventualmente, o desenvolvimento de um linfoma de células B. O tratamento antibiótico direcionado contra o organismo geralmente leva a regressão do tumor.

Achados clínicos

A gastrite e a úlcera péptica são caracterizadas por dor recorrente no abdome superior, frequentemente acompanhada por sangramento no trato gastrintestinal. Não há ocorrência de bacteriemia, nem de doença disseminada.

Diagnóstico laboratorial

O organismo pode ser observado em esfregaços submetidos à coloração de Gram de espécimes de biópsia da mucosa gástrica. Pode ser cultivado nos mesmos meios em que são cultivados os campilobacteres. Ao contrário de *C. jejuni*, *H. pylori* é urease-positivo. A produção de urease é a base de um teste diagnóstico não invasivo, denominado teste do "hálito de ureia". Nesse teste, ingere-se ureia radioativa. Se o organismo estiver presente, a urease cliva a ureia ingerida, ocorre produção de CO_2 radioativo, e a radioatividade é detectada no hálito.

Um teste para a presença do antígeno de *Helicobacter* nas fezes pode ser utilizado para o diagnóstico, bem como para confirmar que o tratamento eliminou o organismo. A presença de anticorpos IgG no soro do paciente pode também ser utilizada como evidência de infecção.

Tratamento e prevenção

O tratamento envolve o uso de antibióticos para eliminar o *Helicobacter* e um fármaco para reduzir a acidez gástrica. A combinação de dois antibióticos é usada porque foi observada resistência, sobretudo ao metronizadol. O tratamento de úlceras duodenais com antibióticos (p. ex., amoxicilina e metronidazol) e com sais de bismuto (Pepto-Bismol) resulta em uma diminuição significativa da taxa de recorrência. A tetraciclina pode ser utilizada em vez da amoxicilina. Não há vacina ou outra medida preventiva específica.

PATÓGENOS EXTERNOS AO TRATO INTESTINAL

GRUPO *KLEBSIELLA--ENTEROBACTER-SERRATIA*

Doenças

Esses organismos são geralmente patógenos oportunistas, responsáveis por infecções nosocomiais, sobretudo pneumonia e infecções do trato urinário. A *K. pneumoniae* é um importante patógeno do trato respiratório também fora de hospitais.

Propriedades importantes

Klebsiella pneumoniae, *Enterobacter cloacae* e *Serratia marcescens* são as espécies geralmente envolvidas em infecções humanas. São encontradas, com frequência, no **intestino grosso**, mas também estão presentes no solo e na água. Esses organismos exibem propriedades muito similares e muitas vezes são diferenciados com base em diversas reações bioquímicas e na motilidade. *K. pneumoniae* possui uma **cápsula polissacarídica bastante espessa**, conferindo às suas colônias um aspecto mucoide marcante. *S. marcescens* produz **colônias de pigmentação vermelha** (Fig. 18-3).

Patogênese e epidemiologia

Dos três organismos, *K. pneumoniae* é provavelmente um patógeno primário, não oportunista; essa propriedade está relacionada à sua cápsula antifagocitária. Embora esse organismo seja um patógeno primário, pacientes apresentando infecções por *K. pneumoniae* frequentemente exibem condições predisponentes, como idade avançada, doença respiratória crônica, diabetes ou alcoolismo. O organismo é carreado no trato respiratório de aproximadamente 10%

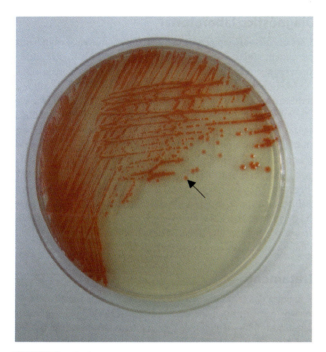

FIGURA 18-3 *Serratia marcescens* – colônias de pigmentação vermelha. A seta aponta para uma colônia de pigmentação vermelha de *S. marcescens*. (Reproduzida com a permissão de Professor Shirley Lowe, University of California, San Francisco School of Medicine.)

Diagnóstico laboratorial

Os organismos desse grupo originam colônias fermentadoras de lactose (coloridas) em ágar diferencial, como MacConkey ou EMB, embora *Serratia*, que corresponde a um fermentador tardio de lactose, possa produzir uma reação negativa. Esses organismos são diferenciados pelo uso de testes bioquímicos.

Tratamento

Uma vez que a resistência a antibióticos desses organismos pode variar amplamente, a escolha do fármaco depende dos resultados de testes de sensibilidade. Os isolados derivados de infecções hospitalares são frequentemente resistentes a múltiplos antibióticos. As cepas ESBL de *K. pneumoniae* que produzem β-lactamases de amplo espectro são uma causa importante de infecções adquiridas em hospitais e são resistentes a quase todos os antibióticos conhecidos. Um aminoglicosídeo (p. ex., gentamicina) e uma cefalosporina (p. ex., cefotaxima) são utilizados empiricamente até que os resultados dos testes sejam conhecidos. Em infecções graves por *Enterobacter*, uma combinação de imipenem e gentamicina é frequentemente utilizada.

Prevenção

Algumas infecções hospitalares causadas por bacilos Gram-negativos podem ser prevenidas por medidas gerais, como alteração do local de cateteres intravenosos, remoção de cateteres urinários quando não são mais necessários, e adoção de cuidados adequados em relação aos dispositivos de terapia respiratória. Não há vacina.

GRUPO *PROTEUS-PROVIDENCIA-MORGANELLA*

Doenças

Esses organismos causam principalmente infecções do trato urinário, tanto adquiridas em comunidade quanto hospitalares.

Propriedades importantes

Esses bacilos Gram-negativos distinguem-se de outros membros da família Enterobacteriaceae por sua capacidade de produzir a enzima fenilalanina desaminase. Além disso, produzem a enzima **urease**, que cliva a ureia, originando NH_3 e CO_2. Certas espécies são bastante móveis e produzem um intenso efeito **alastrante** no ágar-sangue, caracterizado por anéis expansivos (ondas) dos organismos sobre a superfície do ágar (Fig. 18-4).

Os antígenos O da parede celular de certas cepas de *Proteus*, como OX-2, OX-19 e OX-K, reagem de forma cruzada com os antígenos de diversas espécies de riquétsias. Esses antígenos de *Proteus* podem ser utilizados em testes laboratoriais para detectar a presença de anticorpos contra certas riquétsias no soro do paciente. Esse teste, denominado reação de Weil-Felix, em homenagem a seus criadores, tem sido utilizado com menor frequência, à medida que são desenvolvidos procedimentos mais específicos.

No passado, existiam quatro espécies de *Proteus* com relevância médica. Entretanto, estudos moleculares de similaridade do DNA revelaram que duas das quatro espécies exibiam diferenças significativas. As duas foram, então, renomeadas: *Proteus morganii*

dos indivíduos sadios, que ficam propensos à pneumonia caso as defesas sejam reduzidas.

Infecções por *Enterobacter* e *Serratia* estão nitidamente relacionadas à hospitalização, sobretudo a procedimentos invasivos, como cateterismo intravenoso, entubação respiratória e manipulações do trato urinário. Além disso, surtos de pneumonia por *Serratia* foram associados à contaminação da água de dispositivos de terapia respiratória. Antes do uso extensivo desses procedimentos, *S. marcescens* era um organismo inofensivo, mais frequentemente isolado de fontes ambientais, como a água.

Serratia também causa endocardite em usuários de drogas injetáveis. Como observado em vários outros bacilos Gram-negativos, a patogênese do choque séptico causado por esses organismos está relacionada às endotoxinas de suas paredes celulares.

Achados clínicos

Infecções do trato urinário e pneumonia são as entidades clínicas usuais associadas a essas três bactérias. Entretanto, ocorrem bacteriemia e disseminação secundária a outras áreas, como as meninges. É difícil se realizar a distinção das infecções causadas por esses organismos por motivos clínicos, a exceção é a pneumonia causada por *Klebsiella* que produz um escarro espesso, mucoide e sanguinolento (escarro "geleia de groselha") que pode progredir para a formação de necrose e abscesso.

Existem duas outras espécies de *Klebsiella* responsáveis por infecções humanas incomuns, raramente observadas nos Estados Unidos. *Klebsiella ozaenae* está associada à rinite atrófica, e *Klebsiella rhinoscleromatis* causa um granuloma destrutivo do nariz e da faringe.

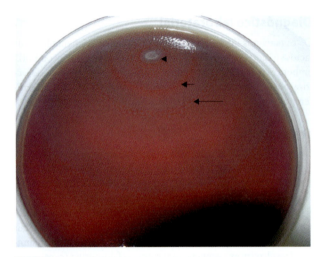

FIGURA 18-4 Espécies de *Proteus* – motilidade pulsante em ágar-sangue. A ponta de seta indica o local onde as bactérias *Proteus* foram depositadas no ágar-sangue. A seta mais curta aponta para a borda do primeiro anel de motilidade. A seta mais longa aponta para a borda do segundo anel de motilidade. (Reproduzida com a permissão de Professor Shirley Lowe, University of California, San Francisco School of Medicine.)

atualmente é *Morganella morganii*, e *Proteus rettgeri* atualmente chama-se *Providencia rettgeri*. No laboratório clínico, esses organismos são diferenciados de *Proteus vulgaris* e *Proteus mirabilis* com base em diversos testes bioquímicos.

Patogênese e epidemiologia

Os organismos estão presentes no cólon humano, bem como no solo e na água. Sua tendência em causar infecções do trato urinário provavelmente seja decorrente de sua presença no cólon e da colonização da uretra, especialmente em mulheres. A intensa motilidade de *Proteus* pode contribuir para sua capacidade de invadir o trato urinário.

A produção da enzima urease é uma característica importante da patogênese de infecções do trato urinário por esse grupo. A urease hidrolisa a ureia presente na urina, produzindo amônia, que eleva o pH, originando urina alcalina. Isso estimula a formação de pedras (cálculos), denominadas "**estruvitas**", compostas por fosfato amônio magnesiano. Pedras de estruvitas frequentemente se manifestam como cálculos coraliformes na pelve renal. Eles interrompem o fluxo de urina, danificam o epitélio urinário e atuam como um nicho de infecções recorrentes por aprisionarem as bactérias no interior do cálculo. Uma vez que a urina alcalina também favorece o crescimento dos organismos e o maior dano renal, o tratamento envolve a manutenção da urina com pH baixo.

Achados clínicos

Os sinais e sintomas de infecções do trato urinário causadas por esses organismos são idênticos aos causados por *E. coli* ou outros membros da família Enterobacteriaceae. Espécies de *Proteus* também podem causar pneumonia, infecções de ferimentos e septicemia. *P. mirabilis* é a espécie de *Proteus* que causa a maioria das infecções hospitalares ou adquiridas na comunidade, embora *P. rettgeri* tenha emergindo como um importante agente de infecções nosocomiais.

Diagnóstico laboratorial

Esses organismos, em geral, são intensamente móveis, exibindo um crescimento "alastrante" em ágar-sangue, que pode frustrar os esforços para a recuperação de culturas puras de outros organismos. O crescimento em ágar-sangue contendo álcool feniletil inibe o alastramento, permitindo a obtenção de colônias isoladas de *Proteus* e de outros organismos. Eles produzem colônias não fermentadoras de lactose (incolores) em ágar MacConkey ou EMB. *P. vulgaris* e *P. mirabilis* produzem H_2S, causando a formação de pigmentação negra no fundo do tubo de ágar TSI, ao passo que nem *M. morganii* e nem *P. rettgeri* possuem a mesma característica. *P. mirabilis* é indol-negativo, ao passo que as outras três espécies são indol-positivas, distinção que pode ser utilizada clinicamente para orientar a escolha de antibióticos. Essas quatro espécies de relevância médica são urease-positivas. A identificação desses organismos no laboratório clínico é baseada em uma variedade de reações bioquímicas.

Tratamento

A maioria das cepas é sensível aos aminoglicosídeos e ao sulfametoxazol-trimetoprima; contudo, já que isolados individuais podem variar, testes de sensibilidade a antibióticos devem ser realizados. O *P. mirabilis* é a espécie mais frequentemente sensível à ampicilina. As espécies que são indol-positivas (*P. vulgaris*, *M. morganii* e *P. rettgeri*) são mais resistentes aos antibióticos do que *P. mirabilis*, que é indol-negativo. O tratamento de escolha para as espécies indol-positivas é uma cefalosporina (p. ex., cefotaxima). O *P. rettgeri* é frequentemente resistente a múltiplos antibióticos.

Prevenção

Não há medidas preventivas específicas, mas várias infecções hospitalares do trato urinário podem ser prevenidas pela pronta remoção de cateteres urinários.

PSEUDOMONAS

Doenças

A Pseudomonas aeruginosa causa infecções (p. ex., sepse, pneumonia e infecções do trato urinário), principalmente em pacientes apresentando baixas defesas. Ela também causa, em pacientes com fibrose cística, infecções crônicas do trato respiratório inferior, infecções de feridas (celulite) em queimaduras de pacientes (Fig. 18-5) e, em pacientes diabéticos, causa otite externa maligna. Essa bactéria é a causa mais comum de pneumonias associadas à ventilação mecânica. (*P. aeruginosa* é também conhecida como *Burkholderia aeruginosa*.) *Pseudomonas cepacia* (renomeada *Burkholderia cepacia*) e *Pseudomonas maltophilia* (renomeada *Xanthomonas maltophilia* e, atualmente, denominada *Stenotrophomonas maltophilia*) também causam essas infecções, porém com menor frequência. A *Pseudomonas pseudomallei* (também conhecida como *Burkholderia pseudomallei*), o agente da melioidose, é descrita no Capítulo 27.

Propriedades importantes

As pseudomonas são bacilos Gram-negativos que se assemelham aos membros da família Enterobacteriaceae, mas diferem pelo fato de serem organismos aeróbios estritos; isto é, geram sua energia

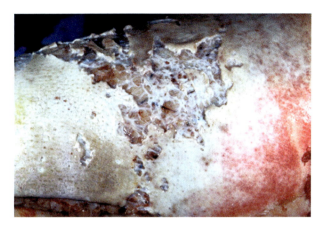

FIGURA 18-5 Celulite causada por *Pseudomonas aeruginosa*. Observa-se a coloração azul-esverdeada do pus na infecção da ferida de queimadura. (Reproduzida com permissão de Dr. Robert L. Sheridan.)

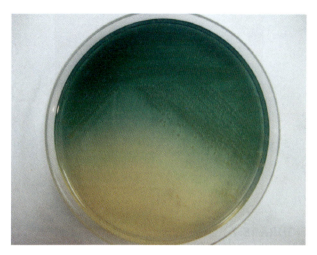

FIGURA 18-6 *Pseudomonas aeruginosa* – pigmento azul-esverdeado. O pigmento azul-esverdeado (piocianina) produzido pela *P. aeruginosa* se difunde pelo ágar. (Reproduzida com a permissão da Professora Shirley Lowe, University of California, San Francisco School of Medicine.)

apenas pela oxidação de açúcares e não pela fermentação. Uma vez que não fermentam a glicose, são referidas como **não fermentadoras**, contrariamente aos membros da família Enterobacteriaceae, que fermentam a glicose. A oxidação envolve o transporte de elétrons pelo citocromo c (i.e., são **oxidase-positivas**).

As pseudomonas são capazes de crescer em **água** contendo apenas traços de nutrientes (p. ex., água de torneira), fato que favorece sua presença no ambiente hospitalar. *P. aeruginosa* e *B. cepacia* possuem a incrível capacidade de sobreviver ao tratamento com desinfetantes, fato que é, pelo menos em parte, responsável por sua importante participação em infecções adquiridas em hospitais. Observou-se seu crescimento em soluções de sabão contendo hexaclorofeno, em antissépticos e em detergentes.

A *P. aeruginosa* produz dois pigmentos que são úteis no diagnóstico clínico e laboratorial: (1) a **piocianina**, que pode **colorir de azul o pus presente em ferimentos**, e (2) a pioverdina (fluoresceína), um pigmento amarelo-esverdeado que fluoresce sob luz ultravioleta, propriedade que pode ser utilizada na detecção precoce de infecções cutâneas em pacientes queimados. No laboratório, esses **pigmentos difundem-se pelo ágar, conferindo coloração azul-esverdeada**, útil para a identificação. A *P. aeruginosa* é a única espécie de *Pseudomonas* capaz de sintetizar a piocianina (Fig. 18-6).

Cepas de *P. aeruginosa* isoladas de pacientes apresentando fibrose cística exibem uma camada limosa (glicocálice) proeminente, conferindo às suas colônias um aspecto bastante mucoide. A camada limosa medeia a adesão do organismo às membranas mucosas do trato respiratório e impede a ligação dos anticorpos ao organismo.

Patogênese e epidemiologia

A *P. aeruginosa* é encontrada principalmente no solo e na água, mas aproximadamente 10% dos indivíduos são portadores na microbiota normal do cólon. É encontrada em regiões úmidas da pele e pode colonizar o trato respiratório superior de pacientes hospitalizados. Sua capacidade de crescer em soluções aquosas simples resultou na contaminação de equipamentos de terapia respiratória e anestesia, fluidos intravenosos e, até mesmo, água destilada.

A *P. aeruginosa* é essencialmente um patógeno oportunista, responsável por infecções em pacientes hospitalizados (p. ex., pacientes com queimaduras extensas), nos quais as defesas da pele são destruídas; em pacientes com doenças respiratórias crônicas (p. ex., fibrose cística), nos quais os mecanismos normais de depuração encontram-se comprometidos; em pacientes imunocomprometidos; em pacientes exibindo contagem de neutrófilos abaixo de 500/μL; e em pacientes fazendo uso de cateteres de longa duração. A bactéria causa 10 a 20% das infecções hospitalares e, em muitos hospitais, é a causa mais comum de pneumonias nosocomiais induzidas por bactérias Gram-negativas, sobretudo nos casos das pneumonias associadas à ventilação mecânica artificial.

A patogênese baseia-se em múltiplos fatores de virulência: endotoxina, exotoxinas e enzimas. Sua endotoxina, assim como a de outras bactérias Gram-negativas, causa os sintomas de sepse e choque séptico. A exotoxina mais bem-conhecida é a exotoxina A, que causa necrose tecidual. Ela inibe a síntese de proteínas nas células eucariotas por meio do mesmo mecanismo descrito para a exotoxina diftérica, ou seja, pela ADP-ribosilação do fator de alongamento 2. O organismo também produz enzimas, como elastase e proteases, que são histotóxicas e facilitam a invasão da corrente sanguínea. A piocianina danifica os cílios e as células mucosas do trato respiratório.

Cepas de *P. aeruginosa* que possuem um "sistema de secreção de tipo III" são significativamente mais virulentas que as que não o possuem. Esse sistema de secreção transfere a exotoxina da bactéria diretamente ao interior da célula humana adjacente, permitindo que a toxina evite os anticorpos neutralizantes. Os sistemas de secreção do tipo III são mediados por bombas de transporte da membrana celular bacteriana. Das quatro exoenzimas conhecidamente transportadas por esse sistema de secreção, a Exo S é a mais claramente associada à virulência. Exo S apresenta vários mecanismos de ação, dos quais o mais importante é a ADP-ribosilação de uma proteína Ras, levando a danos ao citoesqueleto.

Achados clínicos

A *P. aeruginosa* pode causar infecções em praticamente qualquer região do corpo, sendo predominantes infecções do trato

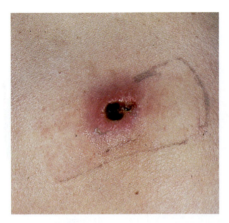

FIGURA 18-7 Ectima gangrenoso. Lesão cutânea necrótica causada por *Pseudomonas aeruginosa*. (Reproduzida, com permissão, de Wolff K, Johnson R, Saavedra A eds. *Fitzpatrick's Color Atlas & Synopsis of Clinical Dermatology*. 7th ed. New York, NY: McGraw-Hill; 2013.)

urinário, pneumonia (sobretudo em pacientes apresentando **fibrose cística**) e infecções de feridas (principalmente queimaduras) (ver Fig. 18-5). É uma importante causa de pneumonia nosocomial, sobretudo em pacientes que estejam recebendo ventilação mecânica (pneumonia associada à ventilação). A partir desses locais, o organismo pode atingir o sangue, causando sepse. A bacteria pode se disseminar para a pele, onde causa lesões negras e necróticas, denominadas **ectima gangrenoso** (Fig. 18-7). Pacientes com sepse por *P. aeruginosa* apresentam uma taxa de mortalidade acima dos 50%. É uma importante causa de endocardite em usuários de drogas intravenosas.

Otite externa grave (otite externa maligna) e outras lesões de pele (p. ex., foliculite) ocorrem em usuários de piscinas e hidromassagens (foliculite associada à banheira de hidromassagem) nas quais a cloração é feita de forma inadequada. *Pseudomonas aeruginosa* é a causa mais comum de osteomielite do pé em indivíduos que sofrem ferimentos por punção através das solas de sapatos de ginástica. Infecções da córnea causadas por *P. aeruginosa* podem ocorrer em pacientes usuários de lentes de contato.

Além de *P. aeruginosa*, *Stenotrophomonas* e *Burkholderia* também causam infecções pulmonares crônicas em pacientes com fibrose cística.

Diagnóstico laboratorial

A *P. aeruginosa* cresce como colônias não fermentadoras de lactose (incolores) em ágar MacConkey ou EMB. A bactéria é **oxidase-positiva**. Um característico brilho metálico observado no crescimento em ágar TSI, associado ao pigmento azul-esverdeado em ágar nutriente comum (ver Fig. 18-6), e um aroma de fruta é suficiente para realizar um diagnóstico presuntivo. O diagnóstico é confirmado por reações bioquímicas. A identificação com objetivos epidemiológicos é realizada pela tipagem do bacteriófago ou da piocina[6].

Tratamento

Uma vez que *P. aeruginosa* é **resistente a vários antibióticos**, o tratamento deve ser orientado conforme a sensibilidade de cada isolado e monitorado frequentemente; cepas resistentes podem emergir durante a terapia. O tratamento de escolha é uma penicilina antipseudomonal (p. ex., piperacilina/tazobactam ou ticarcilina/clavulanato), com um aminoglicosídeo (p. ex., gentamicina ou amicacina). A ceftazidima também é eficaz. No caso de infecções causadas por cepas altamente resistentes, a colistina (polimixina E) pode ser útil. O fármaco de escolha para infecções do trato urinário é o ciprofloxacino. O fármaco de escolha para o tratamento de infecções causadas por *B. cepacia* e *S. maltophilia* é o sulfametoxazol-trimetoprima.

Prevenção

A prevenção de infecções por *P. aeruginosa* envolve a manutenção da contagem de neutrófilos acima de 500/µL, pronta remoção de cateteres de longa duração, adoção de cuidados especiais – no caso de pele queimada – e adoção de outras medidas similares para limitar a infecção em pacientes exibindo defesas reduzidas.

BACTEROIDES E PREVOTELLA

Doenças

Membros do gênero *Bacteroides* são a causa mais comum de graves infecções anaeróbias (p. ex., sepse, peritonite e abscessos). *Bacteroides fragilis* é o patógeno mais frequentemente associado. A *Prevotella melaninogenica* é também um importante patógeno. Anteriormente, era conhecida como *Bacteroides melaninogenicus* e ambas as nomenclaturas ainda são encontradas.

Propriedades importantes

Bacteroides e *Prevotella* são bacilos Gram-negativos, anaeróbios e não formadores de esporos. Entre as várias espécies de *Bacteroides*, duas são patógenos de seres humanos: *B. fragilis*[7] e *Bacteroides corrodens*.

Os membros do grupo *B. fragilis* são os organismos predominantes no cólon humano, alcançando aproximadamente 10^{11}/g de fezes, sendo encontrados na vagina de aproximadamente 60% das mulheres. *P. melaninogenica* e *B. corrodens* ocorrem principalmente na cavidade oral.

Patogênese e epidemiologia

Uma vez que espécies de *Bacteroides* e *Prevotella* são membros da microbiota normal, as **infecções** são endógenas, geralmente surgindo a partir de uma ruptura na superfície mucosa, não sendo transmissíveis. Esses organismos causam uma variedade de infecções, como abscessos locais no local de uma ruptura na mucosa, abscessos metastáticos decorrentes de disseminação hematogênica a órgãos distantes, ou abscessos pulmonares devidos à aspiração da microbiota oral.

---

[6] Piocina é um tipo de bacteriocina produzida por *P. aeruginosa*. Diferentes cepas produzem piocinas variadas, as quais podem servir para a diferenciação dos organismos.

[7] *Bacteroides fragilis* é dividido em cinco subespécies, das quais a mais importante é o *B. fragilis* subespécie *fragilis*. As outras quatro subespécies são *B. fragilis* subespécies *distasonis, ovatus, thetaiotamicron* e *vulgatus*. Desse modo, é mais apropriado referir-se ao grupo *B. fragilis* do que simplesmente a *B. fragilis*.

Fatores predisponentes, como cirurgia, trauma e doença crônica, desempenham um importante papel na patogênese. Necrose tecidual local, suprimento sanguíneo deficitário e crescimento de anaeróbios facultativos no local contribuem para as infecções anaeróbias. Os anaeróbios facultativos, como *E. coli,* utilizam o oxigênio, promovendo sua redução a um nível que permite o crescimento dos organismos anaeróbios *Bacteroides* e *Prevotella*. Como resultado, diversas infecções anaeróbias contêm uma microbiota mista de facultativos e anaeróbios. Esse fato tem importantes implicações na terapia; tanto os anaeróbios facultativos quanto os anaeróbios estritos devem ser tratados.

A cápsula polissacarídica de *B. fragilis* é um importante fator de virulência. A resposta do hospedeiro à cápsula desempenha um papel importante na formação de abscessos. Observa-se, também, que a endotoxina de *B. fragilis* contém uma variante do lipídeo A, que perdeu um de seus ácidos graxos e, consequentemente, é 1.000 vezes menos ativo que a endotoxina típica de bactérias como a *Neisseria meningitidis*.

Enzimas como hialuronidase, colagenase e fosfolipase são produzidas e contribuem para o dano do tecido. Cepas de *B. fragilis* produtoras de enterotoxinas podem causar diarreia tanto em crianças quanto em adultos.

Achados clínicos

O grupo de organismos *B. fragilis* é mais frequentemente associado a infecções intra-abdominais, tanto peritonite quanto abscessos localizados. Abscessos pélvicos, fascite necrosante e bacteriemia também ocorrem. Abscessos na cavidade oral, na faringe, no encéfalo e no pulmão são causados, com frequência, por *P. melaninogenica,* um membro da microbiota oral normal; entretanto, *B. fragilis* é encontrado em cerca de 25% dos abscessos pulmonares. Em geral, *B. fragilis* causa doenças abaixo do diafragma, ao passo que *P. melaninogenica* causa doenças acima do diafragma. A *Prevotella intermedia* é uma importante causa de gengivites, periodontites e abscessos dentários.

Diagnóstico laboratorial

As espécies de *Bacteroides* podem ser isoladas anaerobiamente em placas de ágar-sangue contendo canamicina e vancomicina para inibir organismos indesejados. São identificadas por reações bioquímicas (p. ex., fermentações de açúcares) e pela produção de certos ácidos orgânicos (p. ex., ácidos fórmico, acético e propiônico), que são detectados por cromatografia gasosa. A *P. melaninogenica* produz colônias negras características (Fig. 18-8).

Tratamento

Membros do grupo *B. fragilis* são resistentes às penicilinas, cefalosporinas de primeira geração e aminoglicosídeos, por isso são os mais resistentes entre as bactérias anaeróbias. A resistência à penicilina resulta da produção de β-lactamase. O metronidazol corresponde ao fármaco de escolha, sendo a cefoxitina, a clindamicina e o cloranfenicol fármacos alternativos. Os aminoglicosídeos são frequentemente combinados para o tratamento de bacilos Gram-negativos facultativos em infecções mistas. Os fármacos de escolha para o tratamento de infecções causadas por *P. melaninogenica* são o metronidazol ou a clindamicina. Cepas de *P. melaninogenica* produtoras de β-lactamase já foram isoladas de pacientes. A drenagem cirúrgica de abscessos, em geral, acompanha a terapia antibiótica, mas os abscessos pulmonares frequentemente regridem sem drenagem.

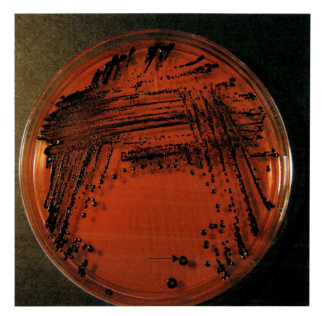

FIGURA 18-8 *Prevotella melaninogenica* – colônias de pigmentação negra. A seta aponta para uma colônia de pigmentação negra de *P. melaninogenica*. (Reproduzida com a permissão de Professor Shirley Lowe, University of California, San Francisco School of Medicine.)

Prevenção

A prevenção de infecções por *Bacteroides* e *Prevotella* centra-se na administração pré-operatória de uma cefalosporina, frequentemente cefoxitina, no caso de cirurgias abdominal ou pélvica. Não há vacina.

FUSOBACTERIUM

As espécies de *Fusobacterium* são longos bastonetes Gram-negativos, anaeróbios, com extremidades pontiagudas (Fig 18-9). Eles são parte da microbiota humana normal da boca, do cólon e do trato genital feminino e são isolados de abscessos encefálicos, pulmonares, intra-abdominais e pélvicos. São frequentemente encontrados em infecções mistas com outros anaeróbios e anaeróbios facultativos.

Fusobacterium nucleatum ocorre, juntamente com vários espiroquetas, em casos de angina de Vincent ("boca de trincheira"), a qual é caracterizada por uma gengivite ulcerativa necrosante. *Fusobacterium necrophorum* causa a síndrome de Lemierre, uma infecção anaeróbia do espaço faríngeo posterior, acompanhada de tromboflebite da veia jugular interna e embolia infecciosa metastática no pulmão.

O diagnóstico laboratorial é feito através da cultura anaeróbia do organismo. As drogas de escolha para o tratamento de infecções por *Fusobacterium* podem ser a penicilina G, a clindamicina ou o metronidazol. Não há vacina.

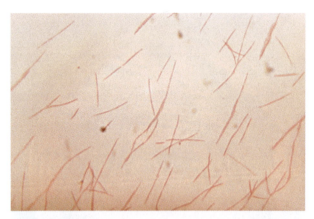

FIGURA 18-9 *Fusobacterium nucleatum* – coloração de Gram. Observe os longos e finos bastonetes Gram-negativos, com extremidades pontiagudas (Fonte: Dr. V.R. Dowell, Jr. Public Health Image Library, Centers for Disease Control and Prevention.)

TESTE SEU CONHECIMENTO

1. Seu paciente é um homem de 75 anos com um cateter urinário após uma cirurgia de prostatectomia devida a um câncer de próstata. Ele está apresentando febre súbita de 40°C, pressão arterial de 70/40 mmHg e pulso de 140 bpm. Você solicitou várias hemoculturas, e o laboratório reportou que todas foram positivas para um bacilo Gram-negativo com colônias vermelhas. Qual das seguintes bactérias é a causa mais provável dessa infecção?

   (A) *Escherichia coli*
   (B) *Klebsiella pneumoniae*
   (C) *Proteus mirabilis*
   (D) *Pseudomonas aeruginosa*
   (E) *Serratia marcescens*

2. Você é um epidemiologista da saúde pública e foi chamado para investigar uma epidemia de diarreia sanguinolenta em 16 pessoas. Você suspeita que essa diarreia esteja associada à ingestão de hambúrguer malpassado em um determinado restaurante de comida fast-food. Em uma cultura dos hambúrgueres malpassados restantes cresceu bacilo Gram-negativo que produz colônias púrpura-escuras em ágar EMB, o que evidencia que ele fermenta lactose. Qual das bactérias a seguir é a causa mais provável desse surto?

   (A) *Escherichia coli*
   (B) *Salmonella enterica*
   (C) *Salmonella typhi*
   (D) *Shigella dysenteriae*
   (E) *Vibrio cholerae*

3. Seu paciente apresenta queimadura de terceiro grau na maioria de seu corpo. Ele estava bem até dois dias atrás, quando começou a apresentar febre e suas roupas de cama apresentavam pus de coloração azul-esverdeada. A coloração de Gram do pus mostrou bacilos Gram-negativos que formavam colônias sem cor no ágar EMB. Qual das seguintes bactérias é a causa mais provável dessa infecção?

   (A) *Campylobacter jejuni*
   (B) *Escherichia coli*
   (C) *Haemophilus influenzae*
   (D) *Pseudomonas aeruginosa*
   (E) *Salmonella enterica*

4. Em relação ao paciente da Questão 3, qual dessas combinações de antibióticos melhor trataria a infecção?

   (A) Azitromicina + gentamicina
   (B) Doxiciclina + gentamicina
   (C) Metronidazol + gentamicina
   (D) Piperacilina/tazobactam + gentamicina
   (E) Vancomicina + gentamicina

5. Em relação aos membros da família Enterobacteriaceae, qual das seguintes afirmações é a mais apropriada?

   (A) Todos os membros da família são anaeróbios estritos, o que quer dizer que eles precisam ser cultivados na ausência de oxigênio.
   (B) Todos os membros da família fermentam lactose, o que é um importante critério diagnóstico no laboratório clínico.
   (C) Todos os membros da família possuem endotoxina, um importante fator de patogenicidade.
   (D) Todos os membros da família produzem enterotoxina, que ADP-ribosila uma proteína G em enterócitos humanos.

6. Você está em um programa de trabalho de verão em uma clínica de uma pequena cidade do Equador. Há um surto de cólera e o seu paciente apresenta diarreia intensa e pressão arterial de 70/40 mmHg. Qual entre as opções a seguir constitui a ação mais apropriada a ser seguida?

   (A) Administrar fármacos antimotilidade para diminuir a diarreia.
   (B) Administrar soro intravenoso para repor o volume de água perdido.
   (C) Administrar tetraciclina para matar a bactéria.
   (D) Fazer coprocultura e contagem de leucócitos nas fezes para um diagnóstico mais preciso.

7. Sua paciente, uma mulher de 20 anos, apresenta diarreia. Ela acaba de retornar aos Estados Unidos após uma viagem de três semanas ao Peru, onde ela comeu peixe cru na sua festa de despedida. Agora ela apresenta diarreia grave, com 20 evacuações diárias, e está se sentindo muito fraca e com tonturas. Sua coprocultura resultou negativa para presença de sangue oculto. Uma coloração de Gram das fezes mostrou a presença de bacilos Gram-negativos curvos. Uma coprocultura em ágar de MacConkey mostrou colônias transparentes. Qual das seguintes bactérias é a causa mais provável dessa infecção?

   (A) *Escherichia coli*
   (B) *Helicobacter pylori*
   (C) *Proteus mirabilis*
   (D) *Pseudomonas aeruginosa*
   (E) *Vibrio cholerae*

8. Seu paciente, um garoto de 6 anos, apresenta diarreia sanguinolenta há 2 dias consecutivos, acompanhada de febre de 40°C e vômitos. Ele possui uma cobra como animal de estimação. Hemocultura e coprocultura do menino e da cobra revelaram o mesmo organismo. As culturas cresceram como bacilos Gram-negativos transparentes em ágar EMB. Qual das seguintes bactérias é a causa mais provável dessa infecção?

   (A) *Helicobacter pylori*
   (B) *Proteus mirabilis*
   (C) *Salmonella enterica*
   (D) *Shigella dysenteriae*
   (E) *Vibrio cholerae*

CAPÍTULO 18 • Bacilos Gram-negativos relacionados ao trato intestinal 163

9. Sua paciente, uma mulher de 25 anos, com dor ao urinar e urina escura, não apresenta febre ou dor. Ela não foi hospitalizada. Você acha que ela tem cistite. Uma coloração de Gram da urina mostrou a presença de bacilos Gram-negativos. Cultura da urina em ágar EMB mostrou colônias transparentes, e o teste de urease resultou positivo. No ágar foi observada motilidade pulsante da cultura em ágar-sangue. Qual das seguintes bactérias é a causa mais provável dessa infecção?

(A) *Escherichia coli*
(B) *Helicobacter pylori*
(C) *Proteus mirabilis*
(D) *Pseudomonas aeruginosa*
(E) *Serratia marcescens*

10. Seu paciente apresenta dor abdominal, e uma massa é descoberta no quadrante inferior esquerdo. Ao passar por uma laparotomia (abertura cirúrgica do abdome), um abscesso foi encontrado. Cultura do pus mostrou a presença de *Bacteroides fragilis*. Em relação a esse organismo, qual das seguintes sentenças é a mais correta?

(A) Um estágio do ciclo de vida do *B. fragilis* envolve a formação de esporos no solo.
(B) *B. fragilis* é um anaeróbio estrito, bacilo Gram-negativo, cujo hábitat natural é o cólon humano.
(C) *Bacteroides fragilis* produz colônias negras em ágar sangue.
(D) A patogênse de *B. fragilis* envolve uma exotoxina que aumenta os níveis de AMP cíclico pela ADP-ribosilação de uma proteína G.
(E) A vacina de toxoide deve ser administrada para a prevenção de doenças causadas por *Bacteroides fragilis.*

11. Considerando o paciente da Questão 10, qual das seguintes opções representa o melhor antibiótico para o tratamento dessa infecção?

(A) Doxiciclina
(B) Gentamicina
(C) Metronidazol
(D) Penicilina G
(E) Rifampicina

12. Seu paciente em uma clínica de gastrenterologia é um homem de 50 anos, vendedor de seguros, que apresenta acidez estomacal há vários meses. A utilização de antiácidos alivia os sintomas. Após verificar toda a sua história e fazer um exame médico, você discute esse caso com um residente, que sugere fazer um teste de ureia marcada com isótopo radiativo, que testa a presença da enzima urease. Qual das bactérias a seguir, segundo o residente, seria a causa mais provável da doença desse paciente?

(A) *Helicobacter pylori*
(B) *Proteus mirabilis*
(C) *Salmonella entorica*
(D) *Serratia marcescens*
(E) *Shigella dysenteriae*

13. Sua paciente, uma mulher de 35 anos, com epilepsia, teve um ataque há cerca de 2 meses. Ela veio para uma consulta porque apresenta tosse com escarro. Uma radiografia do tórax revelou uma cavidade com níveis de ar e fluido. Uma coloração de Gram do escarro mostrou a presença de bacilos Gram-negativos, e uma cultura revelou colônias negras que cresciam no ágar-sangue apenas na ausência de ar. Qual das seguintes bactérias é a causa mais provável dessa infecção?

(A) *Bacteroides fragilis*
(B) *Campylobacter jejuni*
(C) *Klebsiella pneumoniae*
(D) *Prevotella melaninogenica*
(E) *Proteus mirabilis*

RESPOSTAS

(1) **(E)**
(2) **(A)**
(3) **(D)**
(4) **(D)**
(5) **(C)**
(6) **(B)**
(7) **(E)**
(8) **(C)**
(9) **(C)**
(10) **(B)**
(11) **(C)**
(12) **(A)**
(13) **(D)**

VER TAMBÉM

- São apresentados breves **resumos dos microrganismos** descritos neste capítulo a partir da página 652. Favor consultar esses resumos para uma rápida revisão do material essencial.

- Mais **questões para autoavaliação** sobre os temas discutidos neste capítulo são encontradas na seção de Bacteriologia Clínica da Parte XIII: Questões para autoavaliação, a partir da página 715. Consulte também a Parte XIV: Simulado de provas e concursos, a partir da página 753.

CAPÍTULO

19

Bacilos Gram-negativos relacionados ao trato respiratório

CONTEÚDO DO CAPÍTULO

Introdução
Haemophilus
Bordetella
Legionella

Acinetobacter
Teste seu conhecimento
Ver também

INTRODUÇÃO

Existem quatro bastonetes Gram-negativos relevantes na prática clínica que estão geralmente associados ao trato respiratório. São eles: *Haemophilus influenzae*, *Bordetella pertussis*, *Legionella pneumophila* e *Acinetobacter baumannii* (Tab. 19-1). *H. influenzae* e *B. pertussis* são encontrados apenas em seres humanos, ao passo que *L. pneumophila* é encontrado principalmente em fontes ambientais de água. *A. baumannii* é encontrado em fontes de água ambientais, mas também coloniza a pele e o trato respiratório superior.

Mais informações sobre os aspectos clínicos das infecções causadas pelos microrganismos apresentados neste capítulo são fornecidas na Parte IX, intitulada Doenças Infecciosas, a partir da página 589.

HAEMOPHILUS

Doenças

O *H. influenzae* era a principal causa de meningite em crianças, mas o uso da vacina "conjugada" altamente eficaz reduziu significativamente a incidência de meningite causada por esse microrganismo.

Ele ainda é uma importante causa de infecções do trato respiratório superior (otite média, sinusite, conjuntivite e epiglotite) e sepse em crianças. Causa também pneumonia em adultos, particularmente naqueles com doença pulmonar obstrutiva crônica. *Haemophilus ducreyi*, o agente do cancroide, é discutido no Capítulo 27.

Propriedades importantes

H. influenzae é um pequeno bastonete Gram-negativo pleomórfico (bastonete cocobacilar) que apresenta uma cápsula polissacarídica (Fig. 19-1). É um dos três importantes **piógenos encapsulados**, juntamente com os pneumococos e meningococos. A tipagem sorológica baseia-se na antigenicidade do polissacarídeo capsular. Dos seis sorotipos (a-f), o **tipo b** é o mais importante. O tipo b, anteriormente, era o responsável pela maioria das doenças invasivas graves, como meningite e sepse; contudo o uso disseminado da vacina contendo o polissacarídeo capsular do tipo b como imunógeno reduziu bastante a incidência das doenças associadas a esse sorotipo. A cápsula do tipo b é composta por polirribitol fosfato.

As cepas não encapsuladas também podem causar doenças, especialmente doenças de mucosas do trato respiratório superior,

TABELA 19-1 Bacilos Gram-negativos associados ao trato respiratório

Espécies	Principais doenças	Diagnóstico laboratorial	Fatores X e V necessários para o crescimento	Vacina disponível	Profilaxia para contatos
Haemophilus influenzae	Meningite[1]; otite média, sinusite, pneumonia, epiglotite	Cultura; polissacarídeo capsular no soro ou líquido espinal	+	+	Rifampicina
Bordetella pertussis	Coqueluche (pertússis)	Anticorpo fluorescente em secreções; cultura	–	+	Azitromicina
Legionella pneumophila	Pneumonia	Sorologia; antígeno urinário; cultura	–	–	Nenhuma
Acinetobacter baumannii	Pneumonia associada à ventilação mecânica	Cultivo celular	–	–	Nenhuma

[1]Em países onde a vacina conjugada de *H. influenzae* b foi implantada, reduziu-se significativamente a incidência de meningite causada por esse microrganismo.

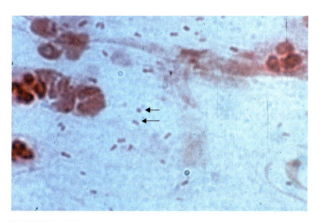

FIGURA 19-1 *Haemophilus influenzae* – coloração de Gram. As setas apontam para dois pequenos bacilos "cocobacilares" Gram-negativos. (Reproduzida com a permissão de Professor Shirley Lowe, University of California, San Francisco School of Medicine.)

como sinusite e otite média, mas geralmente não são invasivas. O crescimento do microrganismo em meios laboratoriais requer a adição de dois componentes, **heme (fator X)** e **NAD (fator V)**, visando à produção adequada de energia.

Patogênese e epidemiologia

H. influenzae infecta apenas seres humanos; não há hospedeiro animal. Ele penetra no corpo por meio da inalação de gotículas presentes no ar para dentro do **trato respiratório**, resultando em colonização assintomática ou em infecções como otite média, sinusite ou pneumonia. O microrganismo produz uma protease de IgA que degrada a IgA secretora, facilitando a adesão à mucosa respiratória. Após estabelecer-se no trato respiratório superior, o microrganismo pode atingir a corrente sanguínea (bacteriemia) e disseminar-se até as meninges. A meningite é causada principalmente por cepas encapsuladas, mas cepas não encapsuladas estão frequentemente associadas à otite média, sinusite e pneumonia. Observe que a incidência de meningites causadas pelo tipo encapsulado b foi enormemente reduzida em razão do fato de que a vacina contém o polissacarídeo do tipo b como imunógeno. A patogênese das infecções pelo *H. influenzae* envolve a ação de sua cápsula antifagocítica e a endotoxina; não há produção de exotoxinas.

A maioria das infecções ocorre em crianças com idade entre 6 meses e 6 anos, com maior incidência na faixa etária de 6 meses a 1 ano. Essa distribuição etária é atribuída a um declínio na quantidade de IgG materna na criança, associado à incapacidade da criança de gerar anticorpos suficientes contra o antígeno capsular polissacarídico até atingir a idade aproximada de 2 anos.

Achados clínicos

A meningite causada por *H. influenzae* não pode ser diferenciada clinicamente da causada por outros patógenos bacterianos (p. ex., pneumococos ou meningococos). A rápida manifestação de febre, cefaleia e rigidez de nuca, juntamente com sonolência, é característica. A sinusite e a otite média causam dor na região afetada, opacificação dos seios infectados e vermelhidão e abaulamento da membrana timpânica. O *H. influenzae* é secundário somente em relação aos pneumococos como causa dessas duas infecções.

Outras infecções graves causadas por esse microrganismo incluem artrite séptica, celulite e sepse, essa última ocorrendo sobretudo em pacientes esplenectomizados. A **epiglotite**, que pode obstruir a via aérea, raramente ocorre. Uma epiglote inchada e "vermelho-cereja" pode ser vista, nesses casos. Essa doença infantil potencialmente fatal é causada quase exclusivamente por *H. influenzae*. A pneumonia em adultos idosos, sobretudo nos que apresentam doença respiratória crônica, pode ser causada por cepas não tipáveis de *H. influenzae*.

Diagnóstico laboratorial

O diagnóstico laboratorial depende do isolamento do microrganismo em ágar-sangue aquecido ("chocolate") enriquecido com dois fatores de crescimento necessários à respiração bacteriana, ou seja, fator X (um composto heme) e fator V (NAD). O sangue utilizado no ágar-chocolate é aquecido, a fim de inativar inibidores inespecíficos do crescimento de *H. influenzae*.

Um microrganismo capaz de crescer apenas na presença de ambos os fatores de crescimento é presumivelmente identificado como *H. influenzae*; outras espécies de *Haemophilus*, como *Haemophilus parainfluenzae*, não requerem ambos os fatores. A identificação definitiva pode ser realizada por meio de testes bioquímicos ou pela reação de intumescimento capsular (de Quellung). Outras formas de identificação de cepas encapsuladas incluem a coloração do microrganismo com anticorpo fluorescente e testes de contraimunoeletroforese ou aglutinação do látex, que detectam o polissacarídeo capsular.

Tratamento

O tratamento de escolha para a meningite e outras infecções sistêmicas graves causadas por *H. influenzae* é a ceftriaxona. De 20 a 30% dos isolados de *H. influenzae* do tipo b produzem uma β-lactamase que degrada β-lactâmicos sensíveis à penicilinase, como a ampicilina, mas não a ceftriaxona. É importante instituir prontamente o tratamento antibiótico, uma vez que a incidência de sequelas neurológicas (p. ex., empiema subdural) é alta. A meningite por *H. influenzae* não tratada exibe taxa de mortalidade de aproximadamente 90%. Infecções do trato respiratório superior causadas por *H. influenzae*, como otites e sinusites, são tratadas com amoxicilina-clavulanato ou sulfametoxazol-trimetoprima.

Prevenção

A vacina contém o polissacarídeo capsular de *H. influenzae* do tipo b **conjugado ao toxoide diftérico** ou à outra proteína carreadora. Dependendo da proteína carreadora, a vacina é administrada entre as idades de 2 e 15 meses. Essa vacina é **significativamente mais eficaz** em crianças pequenas, comparada à vacina não conjugada, e reduziu a incidência de meningite causada por esse microrganismo em aproximadamente 90% das crianças imunizadas. A meningite em contatos próximos do paciente pode ser prevenida com rifampicina. A rifampicina é utilizada por ser secretada na saliva em maior extensão que a ampicilina. A rifampicina reduz o porte respiratório do microrganismo, reduzindo, assim, a transmissão.

PARTE II • Bacteriologia clínica

BORDETELLA

Doença

A *Bordetella pertussis* causa pertússis (coqueluche).

Propriedades importantes

A *B. pertussis* é um pequeno bastonete Gram-negativo encapsulado cocobacilar.

Patogênese e epidemiologia

A *B. pertussis*, um patógeno **apenas de seres humanos**, é transmitida por **gotículas aéreas** que são produzidas durante os episódios graves de tosse. Os microrganismos aderem-se ao epitélio ciliado do trato respiratório superior, mas não invadem o tecido subjacente. O decréscimo da atividade ciliar e subsequente morte das células do epitélio ciliado são aspectos importantes da patogênese.

A coqueluche é uma doença altamente contagiosa que ocorre principalmente em lactentes e crianças pequenas, e exibe distribuição mundial. O número de casos tem diminuído nos Estados Unidos em razão do amplo uso da vacina. No entanto, surtos de coqueluche nos verões de 2005, 2010 e 2012, naquele país, geraram preocupação sobre a diminuição da imunidade e a recomendação de que novas doses de reforço fossem administradas (ver "Prevenção").

Vários fatores desempenham um importante papel na patogênese:

(1) A adesão do microrganismo aos cílios das células epiteliais é mediada por uma proteína presente nos *pili*, denominada hemaglutinina filamentosa. Anticorpos contra a hemaglutinina filamentosa inibem a adesão e protegem contra a doença.

(2) A **toxina pertússis** estimula a adenilato-ciclase ao catalisar a adição de adenosina difosfato ribose, um processo denominado ADP-ribosilação, à subunidade inibidora do complexo proteína G (proteína G_i). Isso resulta em estimulação prolongada da adenilato-ciclase e uma consequente elevação de monofosfato de adenosina (AMP) cíclico e da atividade da proteína-cinase dependente de AMP cíclico. Esse processo resulta em edema da mucosa respiratória, o que contribui para os quadros de tosse grave vistos na coqueluche. A toxina também possui um domínio que medeia sua ligação a receptores da superfície das células epiteliais do trato respiratório. É uma toxina composta por subunidades A e B.

A toxina pertússis também causa uma acentuada **linfocitose** no sangue dos pacientes acometidos por coqueluche. A toxina inibe a transdução de sinal pelos receptores de quimiocina, resultando na incapacidade dos linfócitos de penetrarem no tecido linfoide, como baço e linfonodos. Uma vez que os linfócitos não penetram no tecido linfoide, há um aumento de sua quantidade no sangue (ver a discussão sobre quimiocinas no Cap. 58). A inibição da transdução de sinal pelos receptores de quimiocinas também é causada pela ADP-ribosilação da proteína G_i.

(3) Os microrganismos também sintetizam e exportam adenilato-ciclase. Essa enzima, quando captada por células fagocitárias (p. ex., neutrófilos), pode inibir a atividade bactericida dessas. Mutantes bacterianos desprovidos de atividade de ciclase são avirulentos.

(4) A citotoxina traqueal é um fragmento do peptideoglicano bacteriano que danifica as células ciliadas do trato respiratório. A citotoxina traqueal aparentemente atua em conjunto com a endotoxina, induzindo óxido nítrico, que mata as células epiteliais ciliadas.

Achados clínicos

A coqueluche é uma traqueobronquite aguda que inicia com sintomas brandos do trato respiratório superior, seguidos por tosse paroxística grave, que perdura de 1 a 4 semanas. O padrão paroxístico caracteriza-se por crises de tosse espasmódica, acompanhadas pela produção de quantidades copiosas de muco, terminando com uma inspiração "em grito", à medida que o ar passa pela glote estreitada. Apesar da gravidade dos sintomas, o microrganismo restringe-se ao trato respiratório, e as hemoculturas são negativas. Uma leucocitose acentuada é observada, com até 70% de linfócitos. Embora a anoxia e a exaustão do sistema nervoso central possam ocorrer como resultado da tosse intensa, a morte ocorre principalmente devido à pneumonia.

O quadro clássico da coqueluche descrito anteriormente ocorre, na maioria das vezes, em crianças pequenas. Em adultos, a infecção por *B. pertussis* manifesta-se frequentemente por tosse paroxística de gravidade variável, perdurando por semanas. Com frequência, a tosse convulsa característica é ausente, o que dificulta o reconhecimento da tosse causada por esse microrganismo. Em uma conduta clínica correta, adultos apresentando tosse por várias semanas (frequentemente referida como tosse de 100 dias) devem ser avaliados quanto à presença de infecção por *B. pertussis*.

Diagnóstico laboratorial

O microrganismo pode ser isolado a partir de swabs da parte nasal da faringe coletados durante o estágio paroxístico. O meio de Bordet-Gengou[1] usado para esse fim contém um alto percentual de sangue (20 a 30%) para inativar inibidores no ágar. A identificação do microrganismo isolado pode ser realizada por aglutinação com o antissoro específico ou por coloração com anticorpo fluorescente. Contudo, o microrganismo cresce de forma muito lenta em cultura, de modo que a coloração direta com anticorpo fluorescente dos espécimes da parte nasal da faringe é frequentemente utilizada para o diagnóstico. Os testes baseados em reação em cadeia da polimerase são rápidos, específicos e altamente sensíveis e devem ser usados caso estejam disponíveis.

O isolamento do microrganismo em pacientes apresentando tosse prolongada é frequentemente difícil. Testes sorológicos que detectam a presença do anticorpo no soro do paciente podem ser utilizados para o seu diagnóstico.

Tratamento

A azitromicina é o fármaco de escolha. Observe que a azitromicina reduz o número de organismos na garganta e diminui o risco de complicações secundárias. No entanto, tem pouco efeito sobre o curso da doença quando ela alcança o estágio de "tosse prolongada", uma vez que, a essa altura, a toxina já danificou a mucosa

---

[1] Os cientistas franceses que isolaram o microrganismo pela primeira vez, em 1906.

CAPÍTULO 19 • Bacilos Gram-negativos relacionados ao trato respiratório

respiratória. Cuidados de apoio (p. ex., terapia oxigênica e sucção do muco) durante o estágio paroxístico são importantes, especialmente em lactentes.

Prevenção

Existem dois tipos de vacinas, uma acelular, que contém as proteínas purificadas do organismo, e uma vacina inativada, que contém células mortas de *B. pertussis*. A **vacina acelular** contém cinco antígenos da bactéria purificados. Trata-se da vacina atualmente utilizada nos Estados Unidos. O principal imunógeno dessa vacina é a toxina pertússis inativada (toxoide pertússis). O toxoide presente na vacina consiste na toxina pertússis inativada geneticamente pela introdução de duas modificações de aminoácidos, eliminando sua atividade de ribosilação de ADP, porém mantendo sua antigenicidade. Essa é a primeira vacina a conter um toxoide inativado geneticamente. Outros antígenos pertússis presentes na vacina são hemaglutinina filamentosa, pertactina e fímbrias dos tipos 2 e 3. A vacina acelular apresenta menos efeitos adversos do que a vacina inativada, porém induz imunidade de menor duração.

A vacina contra a coqueluche é geralmente administrada em combinação com os toxoides diftérico e tetânico (DTPa) em três doses, a partir dos 2 meses de idade. Recomenda-se uma dose de reforço dos 12 aos 15 meses de idade e outra por ocasião do ingresso da criança na escola. Devido à ocorrência de surtos entre adolescentes, recomenda-se uma dose de reforço entre as idades de 10 e 18 anos. Essa vacina, denominada Boostrix, também contém os toxoides diftérico e tetânico. Outra vacina, denominada Adacel, também contém os toxoides tetânicos e diftéricos. Uma dose de reforço também é recomendada para adultos. Para a proteção de recém-nascidos, mulheres grávidas devem receber a vacina. Anticorpos IgG antipertússis passarão pela placenta e protegerão o feto.

A vacina inativada não é mais utilizada nos Estados Unidos ou no Brasil, devido à suspeita de causar vários efeitos colaterais, incluindo encefalopatia pós-vacinal em uma taxa de aproximadamente 1 caso por milhão de doses administradas. No entanto, a vacina inativada ainda é utilizada em vários países.

A eritromicina é útil na prevenção da doença em indivíduos não imunizados e expostos. Também deve ser administrada em crianças imunizadas com idade abaixo de 4 anos que foram expostas, uma vez que a imunidade induzida pela vacina não confere proteção total.

LEGIONELLA

Doença

A *L. pneumophila* (e outras legionelas) causa pneumonia tanto em pacientes imunocomprometidos encontrados na comunidade quanto em hospitais. O gênero recebeu a denominação devido ao famoso surto de pneumonia entre os participantes da convenção da Legião Americana, na Filadélfia, em 1976 (doença dos legionários).

Propriedades importantes

As legionelas são bacilos Gram-negativos que se **coram fracamente pela coloração de Gram padrão**. Possuem, no entanto, uma parede celular do tipo Gram-negativa, e um maior tempo do contracorante

safranina aumenta a sua visibilidade. As legionelas presentes em secções de biópsia pulmonar não são coradas pelo método-padrão de hematoxilina e eosina (H&E); assim, métodos especiais, como a coloração de Dieterle de impregnação pela prata, são utilizados para visualizar os microrganismos.

Durante o surto de 1976, as primeiras tentativas de cultivo dos microrganismos em meios de cultura comuns falharam, uma vez que o microrganismo requer uma alta concentração de ferro e cisteína. Os meios de cultura suplementados com esses nutrientes conseguem suportar o crescimento.

A *L. pneumophila* causa aproximadamente 90% dos casos de pneumonia associados a legionelas. Existem 16 sorogrupos de *L. pneumophila*, sendo que a maioria dos casos é causado por organismos do sorogrupo 1. Existem cerca de 30 outras espécies de *Legionella* que causam pneumonia; no entanto a maioria dos demais 10% de casos é causada por duas espécies, *Legionella micdadei* e *Legionella bozemanii*.

Patogênese e epidemiologia

As legionelas estão associadas principalmente a **fontes ambientais de água**, como aparelhos de ar-condicionado e torres de resfriamento de água. Surtos de pneumonia em hospitais foram atribuídos à presença do microrganismo em torneiras, pias e chuveiros. As legionelas podem se replicar em grande número em **amebas de vida livre** presentes nessas fontes de água. As amebas também aumentam a sobrevivência das legionelas. Sob condições ambientais adversas, as amebas encistam-se, garantindo a sua própria sobrevivência e a sobrevivência das legionelas intracelulares.

A porta de entrada é o trato respiratório, e as alterações patológicas ocorrem principalmente no pulmão. Entretanto, em casos graves, ocorre bacteriemia acompanhada por danos do endotélio vascular em múltiplos órgãos, principalmente encéfalo e rins. O principal fator de virulência do microrganismo é o lipopolissacarídeo (endotoxina). Exotoxinas não são produzidas.

O candidato típico para a doença dos legionários seria um homem idoso, fumante e consumidor de quantidades substanciais de álcool. Pacientes com a síndrome da imunodeficiência adquirida (Aids), câncer, transplantados (sobretudo no caso de transplantes renais), ou pacientes sendo tratados com o uso de corticosteroides são predispostos à pneumonia por *Legionella*, indicando que, nesses casos, a **imunidade celular** é o mecanismo de proteção mais importante. Apesar da transmissão do organismo pelo ar, a disseminação interpessoal *não* ocorre, conforme demonstrado pela não ocorrência de casos secundários em contatos próximos dos pacientes.

Achados clínicos

O quadro clínico pode variar desde enfermidade branda similar à gripe até uma pneumonia grave, acompanhada de confusão mental, diarreia não sanguinolenta, proteinúria e hematúria microscópica. Embora a tosse seja um sintoma proeminente, o escarro é frequentemente reduzido e não purulento. A hiponatremia (sódio sérico ≤ 130 mEq/L) é um importante achado laboratorial, sendo observada com maior frequência em pneumonias causadas por *Legionella* do que nas causadas por outras bactérias. A maioria dos casos regride espontaneamente em 7 a 10 dias, mas, em idosos ou pacientes imunocomprometidos, a infecção pode ser fatal.

168 PARTE II • Bacteriologia clínica

A legionelose é uma **pneumonia atípica**[2] e deve ser diferenciada de outras pneumonias similares, como pneumonia por *Mycoplasma*, pneumonia viral, psitacose e febre Q.

A febre de Pontiac é uma forma leve, similar à gripe, de infecção por *Legionella* que não resulta em pneumonia. A denominação "Pontiac" é derivada da cidade localizada em Michigan, Estados Unidos, que foi local de um surto em 1968.

Diagnóstico laboratorial

Colorações de Gram do escarro revelam diversos neutrófilos, mas não bactérias. O microrganismo **não cresce em meios comuns** em uma cultura de escarro ou sangue, porém crescerá em ágar carvão-levedura, um meio especial, suplementado com ferro e cisteína. O diagnóstico geralmente depende da observação de um aumento significativo no título de anticorpos no soro da fase convalescente por meio do ensaio de imunofluorescência indireta. A detecção de antígenos de *L. pneumophila* na urina é uma forma rápida de realizar o diagnóstico. O teste do antígeno urinário está disponível apenas para organismos do sorogrupo 1. Havendo disponibilidade de tecido, é possível demonstrar a presença de antígenos de *Legionella* em tecido pulmonar infectado utilizando-se a coloração com anticorpo fluorescente. O título de crioaglutinação não se eleva na pneumonia por *Legionella*, ao contrário da pneumonia por *Mycoplasma*.

Tratamento

Azitromicina ou eritromicina (com ou sem rifampicina) correspondem ao tratamento de escolha. Certas fluoroquinolonas, como levofloxacino e trovafloxacino, são também fármacos de escolha. Esses fármacos são efetivos não somente contra *L. pneumophila*, mas também contra *Mycoplasma pneumoniae* e *Streptococcus pneumoniae*. O microrganismo frequentemente produz β-lactamase, de modo que as penicilinas e as cefalosporinas são menos eficazes.

Prevenção

A prevenção envolve a redução do consumo de cigarros e álcool, eliminação de aerossóis oriundos de fontes de água, e redução da incidência de *Legionella* nos suprimentos de água em hospitais por meio de temperaturas elevadas e hipercloração. Não há vacina.

ACINETOBACTER

As espécies de *Acinetobacter* correspondem a pequenos bastonetes Gram-negativos cocobacilares encontrados comumente no solo e na água, mas também colonizam a pele e o trato respiratório superior. Eles são patógenos oportunistas que rapidamente colonizam pacientes com suas defesas hospedeiras comprometidas. O *A. baumannii*, a espécie normalmente envolvida em infecções humanas, causa doença sobretudo em ambiente hospitalar, em geral associada a equipamentos de terapia respiratória (pneumonia associada a ventilador) e à introdução de cateteres urinários. Pneumonia e infecções do trato urinário são as manifestações mais frequentes. O diagnóstico laboratorial é feito por meio da cultura do organismo.

A. baumannii apresenta uma resistência extraordinária a antibióticos, sendo alguns isolados resistentes a todos os antibióticos conhecidos. O imipeném é o fármaco de escolha para infecções causadas por cepas suscetíveis. A colistina é útil em cepas resistentes aos carbapenêmicos. Não há vacina. Os nomes anteriores para os gêneros desses microrganismos incluem *Herellea* e *Mima*.

TESTE SEU CONHECIMENTO

1. Seu paciente é um homem de 75 anos que fumou cigarros (dois maços por dia há mais de 50 anos) e consumiu bebidas alcoólicas (seis cervejas por dia) durante a maior parte de sua vida adulta. Ele agora tem os sinais e sintomas de pneumonia. Uma coloração de Gram do escarro revela neutrófilos, mas nenhuma bactéria. Colônias aparecem em ágar carvão-levedura (BYCE), mas não em ágar-sangue. Qual das seguintes bactérias é mais provável de ser a causa da pneumonia?

   (A) *Bordetella pertussis*
   (B) *Haemophilus influenzae*
   (C) *Klebsiella pneumoniae*
   (D) *Legionella pneumophila*
   (E) *Pseudomonas aeruginosa*

2. Considerando o paciente da Questão 1, qual das seguintes opções representa o melhor antibiótico para o tratamento dessa infecção?

   (A) Azitromicina
   (B) Ceftriaxona
   (C) Gentamicina
   (D) Metronidazol
   (E) Piperacilina/tazobactam

3. Seu paciente é um menino de 6 anos que se queixa de dor na orelha. A mãe dele diz que isso começou ontem e que ele tem febre de 39,4°C. Ao exame físico, você vê um tímpano perfurado que está exsudando uma pequena quantidade de pus. Utilizando um *swab*, você obtém uma amostra de pus e faz uma coloração de Gram e cultura. A coloração de Gram revela pequenos bacilos cocobacilares. Não há crescimento sobre uma placa de ágar-sangue, mas, em uma placa de ágar-chocolate suplementada com fatores X e V, crescem pequenas colônias cinzas. Qual das seguintes bactérias é a causa mais provável da otite média?

   (A) *Bordetella pertussis*
   (B) *Haemophilus influenzae*
   (C) *Klebsiella pneumoniae*
   (D) *Legionella pneumophila*
   (E) *Pseudomonas aeruginosa*

4. É hora de brincar de "Quem sou eu?". Sou um pequeno bastonete Gram-negativo que causa uma importante doença do trato respiratório. Eu produzo uma exotoxina que ADP-ribosila a proteína G. Uma característica marcante da doença que eu causo é um grande aumento na população de linfócitos. Atualmente, não causo doenças nos Estados Unidos devido ao uso disseminado da vacina que induz anticorpos contra cinco das minhas proteínas, uma das quais é uma exotoxina. Qual a mais provável identidade do organismo misterioso?

   (A) *Bordetella pertussis*
   (B) *Haemophilus influenzae*
   (C) *Klebsiella pneumoniae*
   (D) *Legionella pneumophila*
   (E) *Pseudomonas aeruginosa*

---

[2]Uma pneumonia é atípica quando seu agente causador não pode ser isolado em meios laboratoriais comuns ou quando seu quadro clínico não se assemelha ao da pneumonia pneumocócica.

CAPÍTULO 19 • Bacilos Gram-negativos relacionados ao trato respiratório **169**

5. Sua paciente é uma mulher de 75 anos, com história de fumo de 110 maços de cigarro por ano, e que agora tem uma febre de 39°C e tosse produtiva de expectoração amarelada. A coloração de Gram do escarro mostra pequenos bacilos Gram-negativos. Não há crescimento em ágar-sangue, mas colônias crescem em ágar-chocolate suplementado com NAD e hemina. Qual das seguintes bactérias é a causa mais provável dessa pneumonia?

   (A) *Bordetella pertussis*
   (B) *Haemophilus influenzae*
   (C) *Klebsiella pneumoniae*
   (D) *Legionella pneumophila*
   (E) *Pseudomonas aeruginosa*

6. Seu paciente é um menino de 5 anos, com febre alta e sinais de obstrução das vias respiratórias. A visualização da epiglote mostra inflamação caracterizada por inchaço acentuado e aparência "vermelho-cereja". Qual dos antibióticos a seguir é o melhor para o tratamento da infecção?

   (A) Ampicilina
   (B) Ceftriaxona
   (C) Doxiciclina
   (D) Gentamicina
   (E) Metronidazol

RESPOSTAS

(1) **(D)**
(2) **(A)**
(3) **(B)**
(4) **(A)**
(5) **(B)**
(6) **(B)**

VER TAMBÉM

- São apresentados breves **resumos dos microrganismos** descritos neste capítulo a partir da página 662. Favor consultar esses resumos para uma rápida revisão do material essencial.

- Mais **questões para autoavaliação** sobre os temas discutidos neste capítulo são encontradas na seção de Bacteriologia Clínica da Parte XIII: Questões para autoavaliação, a partir da página 715. Consulte também a Parte XIV: Simulado de provas e concursos, a partir da página 753.

C A P Í T U L O

20

Bacilos Gram-negativos relacionados a fontes animais (organismos zoonóticos)

CONTEÚDO DO CAPÍTULO

Introdução
Brucella
Francisella
Yersinia

Pasteurella
Bartonella
Teste seu conhecimento
Ver também

INTRODUÇÃO

Zoonoses são doenças humanas causadas por microrganismos adquiridos de animais. Existem zoonoses bacterianas, virais, fúngicas e parasitárias. Alguns microrganismos zoonóticos são adquiridos diretamente do reservatório animal, ao passo que outros são transmitidos por vetores, como mosquitos, pulgas ou carrapatos.

Existem quatro bastonetes Gram-negativos de relevância médica que possuem reservatórios animais relevantes: espécies de Brucella, Francisella tularensis, Yersinia pestis e Pasteurella multocida (Tab. 20-1).

Mais informações sobre os aspectos clínicos das infecções causadas pelos organismos apresentados neste capítulo são fornecidas na Parte IX, intitulada Doenças Infecciosas, a partir da página 589.

BRUCELLA

Doença

Espécies de Brucella causam brucelose (febre ondulante).

Propriedades importantes

As brucelas são pequenos bacilos Gram-negativos que não apresentam cápsula. Os três principais patógenos humanos e seus reservatórios animais são Brucella melitensis (cabras e ovelhas), Brucella abortus (gado) e Brucella suis (porcos).

Patogênese e epidemiologia

Os microrganismos entram no corpo tanto pela **ingestão de laticínios contaminados** quanto **através da pele** pelo contato direto em um cenário ocupacional, como um abatedouro. Eles localizam-se no **sistema reticuloendotelial**, como linfonodos, fígado, baço e medula óssea. Muitos microrganismos são mortos por macrófagos, mas alguns sobrevivem dentro dessas células, onde estão protegidos dos anticorpos. A resposta do hospedeiro é granulomatosa, com linfócitos e células gigantes epitelioides, as quais podem progredir para formar um abscesso focal. O mecanismo de patogênese desses microrganismos ainda não é bem definido, exceto pelo fato de que a endotoxina está envolvida. Exotoxinas não são produzidas.

Queijo importado feito de leite de cabra não pasteurizado, produzido tanto no México quanto em regiões do Mediterrâneo, tem sido uma fonte de infecção por B. melitensis nos Estados Unidos.

TABELA 20-1 Bacilos Gram-negativos associados a fontes animais

Espécies	Doença	Fonte da infecção humana	Modo de transmissão de animais para seres humanos	Diagnóstico
Espécies de Brucella	Brucelose	Suínos, bovinos, caprinos, ovinos	Laticínios; contato com tecidos animais	Sorológico ou cultura
Francisella tularensis	Tularemia	Coelhos, veados, carrapatos	Contato com tecidos animais; carrapatos	Sorológico
Yersinia pestis	Peste	Roedores	Mordida de pulga	Imunofluorescência ou cultura
Pasteurella multocida	Celulite	Gatos, cachorros	Mordida de gato ou cachorro	Material proveniente de cultura de ferida
Bartonella henselae	Doença da arranhadura do gato e angiomatose bacilar	Gatos	Mordida ou arranhadura de gato; mordida de pulga de gato	Sorológico ou coloração de prata Warthin-Starry do tecido

A doença ocorre mundialmente, mas é rara nos Estados Unidos, uma vez que a pasteurização do leite mata o microrganismo.*

Achados clínicos

Após um período de incubação de 1 a 3 semanas, sintomas inespecíficos ocorrem, como febre, calafrios, fadiga, mal-estar, anorexia e perda de peso. O início pode ser agudo ou gradual. O padrão de febre ondulante (aumentando e diminuindo), que dá nome à doença, ocorre na minoria dos pacientes. Aumento dos gânglios linfáticos, fígado e baço são frequentemente encontrados. Há pancitopenia. Infecções por *B. melitensis* tendem a ser mais graves e prolongadas, ao passo que as causadas por *B. abortus* são mais autolimitadas. A osteomielite é a complicação mais frequente. A disseminação secundária de pessoa para pessoa é rara.

Diagnóstico laboratorial

A recuperação do microrganismo requer o uso de meio de cultura enriquecido e incubação em CO_2 a 10%. O microrganismo pode ser identificado presuntivamente utilizando um teste de aglutinação em lâmina com antissoro de *Brucella*, e as espécies podem ser identificadas por testes bioquímicos. Se os microrganismos não são isolados, análises de amostras de soro de pacientes para um aumento no título de anticorpos para *Brucella* podem ser usadas para fazer um diagnóstico. Na ausência de uma amostra de soro de fase aguda, um título de pelo menos 1:160 em amostra de soro de fase convalescente é diagnosticado.

Tratamento

O tratamento de escolha é a tetraciclina associada à rifampicina. Não há resistência significativa a esses fármacos.

Prevenção

A prevenção da brucelose envolve a pasteurização do leite, a imunização de animais e o abate de animais infectados. Não há vacina para seres humanos.

FRANCISELLA

Doença

A *Francisella tularensis* causa tularemia.

Propriedades importantes

A *F. tularensis* é um bacilo Gram-negativo pequeno e pleomórfico. Ele apresenta apenas um tipo sorológico. Existem dois biotipos, A e B, que são distinguidos principalmente por sua virulência e epidemiologia. O tipo A é mais virulento e encontrado principalmente nos Estados Unidos, ao passo que o tipo B é menos virulento e encontrado principalmente na Europa. O tipo A está associado a coelhos, enquanto o tipo B é mais comum em roedores e fontes de água.

Patogênese e epidemiologia

A *F. tularensis* é notável na grande variedade de animais que infecta e na amplitude da sua distribuição nos Estados Unidos. É enzoótica (endêmica em animais) em todos os Estados Unidos, mas a maioria

dos casos ocorre em áreas rurais do Arkansas e Missouri. Já foram isoladas mais de 100 espécies diferentes de **animais selvagens**, sendo os mais importantes coelhos, cervos e uma variedade de roedores. A bactéria é transmitida entre esses animais por vetores, como **carrapatos**, ácaros e piolhos, sobretudo carrapatos *Dermacentor* que se alimentam do sangue de coelhos selvagens. O carrapato mantém a cadeia de transmissão passando as bactérias à sua descendência por via transovariana. Nesse processo, as bactérias são passadas por meio dos estágios de ovo, larva e ninfa para carrapatos adultos capazes de transmitir a infecção.

Os seres humanos são hospedeiros acidentais "finais" que adquirem uma infecção principalmente ao serem mordidos pelo vetor ou por terem contato cutâneo com o animal durante a remoção da pele. Raramente, o microrganismo é ingerido em carne contaminada, causando tularemia gastrintestinal, ou é inalado, causando pneumonia. Raramente, a pessoa é infectada através de uma lesão penetrante na pele em um ambiente aquático, como por meio de uma lesão por anzol. Não há disseminação de pessoa para pessoa. O tipo principal de tularemia nos Estados Unidos é a transmitida por carrapatos de um coelho reservatório.**

O microrganismo penetra na pele, formando uma úlcera no local na maioria dos casos. Em seguida, localiza-se nas células do sistema reticuloendotelial, e granulomas são formados. Necrose caseosa e abscessos também podem ocorrer. Os sintomas são causados principalmente por endotoxina. Nenhuma exotoxina foi identificada.

Achados clínicos

A apresentação pode variar de um início súbito com sintomas semelhantes a uma gripe a um início prolongado de uma febre baixa e adenopatias. Aproximadamente 75% dos casos são do tipo "ulceroglandular", no qual o local de entrada ulcera e os linfonodos regionais estão inchados e doloridos. Outras formas menos frequentes de tularemia incluem glandular, oculoglandular, tifoide, gastrintestinal e pulmonar. A doença geralmente confere imunidade vitalícia.

Diagnóstico laboratorial

As tentativas para cultivar o microrganismo em laboratório são raramente realizadas, uma vez que existe um alto risco de infecção por inalação nos trabalhadores do laboratório, e o meio contendo cisteína especial necessário para o crescimento geralmente não está disponível. O método diagnóstico mais utilizado é o teste de aglutinação com amostras de soro de fase aguda e convalescente. A coloração com anticorpo fluorescente do tecido infectado pode ser usada, se estiver disponível.

Tratamento

A estreptomicina é o fármaco de escolha. Não há resistência significativa a antibióticos.

Prevenção

A prevenção envolve evitar tanto a mordida por carrapatos quanto a manipulação de animais silvestres. Existe uma vacina que apresenta a bactéria viva atenuada que é fornecida apenas a pessoas como

---

*N. de R.T. A doença também é rara no Brasil, embora haja focos em regiões rurais onde o consumo de leite não pasteurizado é comum.

**N. de R.T. No Brasil, não há casos registrados dessa doença, de acordo com dados do Ministério da Saúde.

caçadores de pele, cuja ocupação os coloca em contato próximo com animais selvagens. A vacina é experimental e não está disponível comercialmente, mas pode ser obtida do U.S. Army Medical Research Command, Fort Detrick, Maryland. Essa vacina* e a vacina do bacilo de Calmette-Guérin (BCG) para tuberculose são as duas únicas vacinas de bactérias vivas para uso humano.

YERSINIA

Doença

A *Yersinia pestis* é a causa da peste, também conhecida como peste negra, o flagelo da Idade Média. Ela também é uma doença contemporânea, ocorrendo no oeste dos Estados Unidos e em diversos outros países do mundo. Duas espécies menos importantes, *Yersinia enterocolitica* e *Yersinia pseudotuberculosis*, são descritas no Capítulo 27.

Propriedades importantes

A *Y. pestis* é um pequeno bacilo Gram-negativo que exibe coloração bipolar (i.e., **assemelha-se a um alfinete de segurança**, com uma área clara central). Microrganismos recém-isolados possuem uma cápsula composta por um complexo proteína-polissacarídeo. A cápsula pode ser perdida com repiques em laboratório; a perda da cápsula é acompanhada pela perda da virulência. Trata-se de uma das bactérias **mais virulentas** conhecidas e apresenta uma DI$_{50}$ muito baixa (i.e., 1 a 10 microrganismos são capazes de causar doença).

Patogênese e epidemiologia

O bacilo da peste tem sido endêmico em roedores selvagens da Europa e Ásia por milhares de anos, mas entrou na América do Norte no início dos anos 1900, provavelmente transportado por um rato que abandonou o barco em um porto na Califórnia. Ele agora é endêmico em roedores selvagens no oeste dos Estados Unidos, apesar de 99% dos casos de praga ocorrerem no Sudeste Asiático.**

O ciclo enzoótico (silvestre) consiste na transmissão entre **roedores selvagens por meio de pulgas**. Nos Estados Unidos, os cães-de-pradaria são o principal reservatório. Roedores são relativamente resistentes à doença; a maioria é assintomática. Os seres humanos são hospedeiros acidentais, e casos de peste nos Estados Unidos ocorrem como resultado da mordida de pulgas que fazem parte de um ciclo silvestre.

O ciclo urbano, que não ocorre nos Estados Unidos, consiste na transmissão da bactéria entre ratos urbanos (que são o reservatório) tendo a **pulga do rato** como vetor. Esse ciclo predomina durante períodos de falta de saneamento (p. ex., em tempo de guerra), quando os ratos proliferam e entram em contato com as pulgas no ciclo silvestre.

Os eventos no interior da pulga são fascinantes, bem como essenciais. A pulga ingere a bactéria enquanto se alimenta do sangue de roedores com bacteriemia. Um biofilme espesso contendo muitos microrganismos se forma na região superior do trato gastrintestinal, impedindo que qualquer alimento prossiga até o trato gastrintestinal da pulga. Essa pulga "bloqueada", então, regurgita os

organismos dentro da corrente sanguínea do próximo animal ou ser humano que a pulga morder.

Os microrganismos inoculados no momento da mordida espalham-se para linfonodos regionais, os quais se tornam inchados e dolorosos. Esses linfonodos inchados são os **bubões**, que originaram o nome **peste bubônica**. Os microrganismos podem alcançar altas concentrações no sangue (bacteriemia) e disseminar-se para formar abscessos em diversos órgãos. Os **sintomas relacionados à endotoxina**, incluindo coagulação intravascular disseminada e hemorragia cutânea, provavelmente são a gênese do termo **peste negra**.

Além dos ciclos de transmissão silvestre e urbano, a transmissão do microrganismo por gotículas respiratórias provenientes de pacientes com praga pneumônica pode ocorrer.

O microrganismo apresenta alguns fatores que contribuem para sua virulência: (1) o antígeno capsular do envelope, chamado F-1, que protege contra a fagocitose; (2) uma endotoxina; (3) uma exotoxina; e (4) duas proteínas, conhecidas como antígeno V e antígeno W. Os antígenos V e W permitem que o organismo sobreviva e se estabeleça intracelularmente, mas o seu modo de ação é desconhecido. A ação da exotoxina é desconhecida.

Outros fatores que contribuem para a patogenicidade extraordinária de *Y. pestis* são um grupo de fatores de virulência, coletivamente chamado de **Yops** (**proteínas externas de *Yersinia*** [*Yersinia outer proteins*]). Elas são injetadas dentro de uma célula humana via sistema secretor tipo III e inibem a fagocitose e a produção de citocinas por macrófagos e neutrófilos. Por exemplo, uma das proteínas Yops (YopJ) é uma protease que quebra duas proteínas da via de transdução de sinal necessárias para a indução da síntese do fator de necrose tumoral. Isso inibe a ativação das defesas hospedeiras e contribui para a habilidade do microrganismo em replicar-se rapidamente dentro do indivíduo infectado.

Achados clínicos

A peste bubônica, a forma mais frequente, começa com dor e inchaço dos linfonodos que drenam o local da mordida da pulga e sintomas sistêmicos, como febre, mialgias e prostração. Os gânglios afetados aumentam e tornam-se muito sensíveis. Esses bubões são uma característica inicial encontrada. O choque séptico e a pneumonia são os principais eventos subsequentes de risco à vida. A peste pneumônica pode resultar tanto da inalação de um aerossol quanto de um êmbolo séptico que alcança os pulmões. A peste bubônica não tratada é fatal em cerca de metade dos casos, e a peste pneumônica não tratada é invariavelmente fatal.

Diagnóstico laboratorial

O esfregaço e a cultura do sangue ou pus derivado do bubão é o melhor procedimento diagnóstico. Grande cuidado deve ser tomado pelo médico durante a aspiração do pus e por trabalhadores de laboratórios que fazem a cultura para não criar um aerossol capaz de transmitir a infecção. As colorações de Giemsa ou Wayson revelam a típica aparência de alfinete de segurança do microrganismo com mais acerto do que a coloração de Gram. A coloração por anticorpo fluorescente pode ser usada para identificar o microrganismo no tecido. Um aumento no título de anticorpo para o antígeno do envelope pode ser útil retrospectivamente.

Tratamento

O tratamento de escolha é uma combinação de estreptomicina e uma tetraciclina, como a doxiciclina, embora a estreptomicina

---

*N. de R.T. No Brasil não há vacina, uma vez que a doença inexiste aqui.

**N. de R.T. No Brasil, a doença humana é rara e está limitada às regiões rurais do Nordeste, Minas Gerais, Espírito Santo e Rio de Janeiro.

CAPÍTULO 20 • Bacilos Gram-negativos relacionados a fontes animais (organismos zoonóticos)

possa ser usada individualmente. O levofloxacino também pode ser usado. Não há resistência significativa a antibióticos. Tendo em vista a rápida progressão da doença, o tratamento não deve esperar pelos resultados da cultura bacteriológica. A incisão e drenagem dos bubões normalmente não são necessárias.

Prevenção

A prevenção da peste envolve o controle da propagação de ratos em áreas urbanas, prevenindo a entrada dos ratos no país por meio de barco ou avião, e evitando tanto a mordida de pulga quanto o contato com roedores selvagens mortos. Um paciente com peste deve ser colocado em isolamento estrito (quarentena) por 72 horas após o início da terapia antibiótica. Apenas as pessoas mais próximas necessitam receber tetraciclina profilática, mas todos os contatos devem ser observados quanto à febre. Relatar um caso de peste às autoridades de saúde pública é obrigatório.

Uma vacina consistindo em microrganismos inativados por formalina fornece proteção parcial contra a peste bubônica, mas não contra a pneumônica. Essa vacina foi utilizada pelas Forças Armadas dos Estados Unidos durante a Guerra do Vietnã, mas não é recomendada para turistas que viajam ao Sudeste Asiático.

PASTEURELLA

Doença

A *Pasteurella multocida* causa infecções com ferida associada à mordida de gato e cachorro.

Propriedades importantes

A *P. multocida* é um bacilo Gram-negativo curto, encapsulado, que exibe coloração bipolar.

Patogênese e epidemiologia

O microrganismo é parte da microbiota normal da boca de diversos animais, particularmente **cães e gatos domésticos**, e é transmitido por **mordidas**. Cerca de 25% das mordidas de animais tornam-se infectadas com o microrganismo, com suturas atuando como um fator predisponente à infecção. A maioria das infecções oriundas de mordidas são polimicrobianas, tendo presentes uma variedade de organismos anaeróbios facultativos, sobretudo espécies de *Streptococcus,* e também anaeróbios, adicionalmente à *P. multocida*. A patogênese não é bem compreendida, exceto pelo fato de a cápsula ser um fator de virulência e a endotoxina estar presente na parede celular. Nenhuma exotoxina é produzida.

Achados clínicos

A celulite que se espalha rapidamente no local da mordida de um animal é um indicativo de infecção por *P. multocida*. O período de incubação é curto, geralmente menor que 24 horas. A osteomielite pode complicar a mordida de gato em particular, porque os dentes pontiagudos e afiados de gatos podem implantar o microrganismo sob o periósteo.

Diagnóstico laboratorial

O diagnóstico é feito pelo encontro do microrganismo na cultura de uma amostra do local da ferida.

Tratamento

A penicilina G é o tratamento de escolha. Não há resistência significativa a antibióticos.

Prevenção

Indivíduos que foram mordidos por gatos devem receber ampicilina para prevenir infecção por *P. multocida*. Mordidas de animais, sobretudo de gatos, não devem ser suturadas.

BARTONELLA

Doença

A *Bartonella henselae* é a causa da doença decorrente da arranhadura de gato e da angiomatose bacilar. A doença da arranhadura de gato é uma das doenças zoonóticas mais comuns nos Estados Unidos*.

Propriedades importantes

A *B. henselae* é um pequeno bastonete Gram-negativo pleomórfico. Trata-se de um microrganismo fastidioso que não crescerá em cultura de rotina em ágar-sangue. Ele pode ser cultivado em meio especializado em laboratório clínico.

Patogênese e epidemiologia

Arranhões e mordidas de gato, sobretudo de filhotes, são o principal modo de transmissão de *B. henselae* para seres humanos. O microrganismo é membro da microbiota oral de diversos gatos. Há evidências de que ele seja transmitido de gatos para seres humanos pela mordida de pulgas de gatos. A exposição à urina ou às fezes de gato não representa um risco de transmissão. A transmissão de pessoa para pessoa por *B. henselae* não apresenta um papel significativo na infecção. *B. henselae* é um organismo que apresenta baixa virulência e a doença desencadeada é autolimitada em indivíduos imunocompetentes.

A patogênese dos angiomas que ocorrem nas infecções por *Bartonella* em indivíduos imunocomprometidos é incerta. Uma possível explicação é que a infecção das células endoteliais por *Bartonella* induz a síntese do fator de angiogênese que causa a proliferação das células endoteliais.

Achados clínicos

Em indivíduos imunocompetentes, *B. henselae* causa a **doença da arranhadura do gato** (DAG). Essa doença é caracterizada por febre e linfonodos aumentados e dolorosos, geralmente no mesmo lado que o arranhão (Fig. 20-1). A pápula no local do arranhão pode preceder a linfadenopatia. A DAG apresenta um curso prolongado, mas é resolvida, mesmo sem antibióticos. Uma pequena porcentagem dos indivíduos infectados desenvolve doença sistêmica, como endocardite ou encefalite.

Em indivíduos imunocomprometidos, sobretudo aqueles com a síndrome da imunodeficiência adquirida (Aids), *B. henselae* causa a angiomatose bacilar (AB). A AB é caracterizada por lesões vasculares proeminentes, vermelho-cereja, acometendo a pele e os órgãos

---

*N. de R.T. A doença não chega a figurar entre as zoonoses mais prevalentes no Brasil, mas o número de casos têm aumentado e parece haver uma acentuada subnotificação dessa infecção no país.

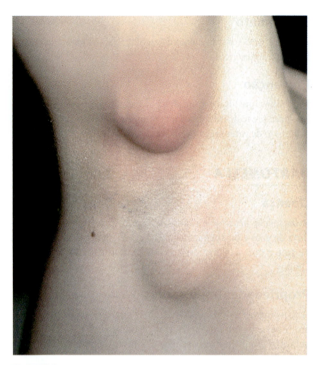

FIGURA 20-1 Doença da arranhadura do gato. Observe os dois linfonodos axilares inflamados e intumescidos em um paciente com a doença. (Reproduzida, com permissão, de Wolff K, Johnson R. eds. *Fitzpatrick's Color Atlas & Synopsis of Clinical Dermatology*. 6th ed. New York, NY: McGraw-Hill; 2009.)

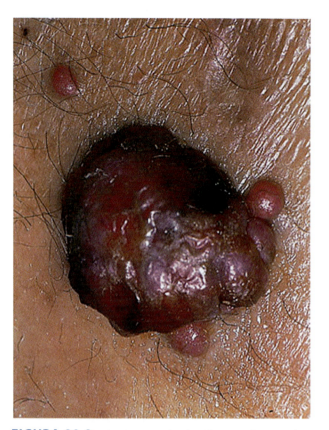

FIGURA 20-2 Angiomatose bacilar. Observe a lesão cutânea vermelho-cereja, semelhante a um hemangioma. (Reproduzida, com permissão, de Wolff K, Johnson R. eds. *Fitzpatrick's Color Atlas & Synopsis of Clinical Dermatology*. 6th ed. New York, NY: McGraw-Hill; 2009.)

viscerais (Fig. 20-2). As lesões parecem papulares ou nodulares. A peliose bacilar (*peliosis hepatis*) é similar à angiomatose bacilar, exceto pelo fato de que na peliose as lesões ocorrem principalmente no fígado e baço.

Diagnóstico laboratorial

Com frequência, o diagnóstico de DAG é realizado sorologicamente. Anticorpos contra antígenos *B. henselae* podem ser detectados no soro de pacientes por meio de uma variedade de testes imunológicos. O microrganismo pode ser cultivado em meio artificial, porém, dessa forma, demora cinco dias ou mais para crescer e, por isso, geralmente não é feito. O diagnóstico de AB é muitas vezes feito pela descoberta de bacilos pleiomórficos na biópsia de tecidos utilizando coloração de prata Warthin-Starry. A análise patológica do tecido da lesão irá distinguir angiomatose bacilar de sarcoma de Kaposi.

Tratamento

Nenhuma terapia antibiótica é geralmente recomendada para DAG. Se o paciente apresentar linfadenite grave, a azitromicina é o fármaco de escolha. O tratamento da AB com doxiciclina ou eritromicina é efetivo. Não há resistência significativa a antibióticos.

Prevenção

Os antibióticos não são recomendados para indivíduos que tenham sofrido uma arranhadura de gato. Não há vacina.

TESTE SEU CONHECIMENTO

1. Seu paciente é um menino de 10 anos que apresenta febre alta e linfonodos axilares inchados e doloridos no lado esquerdo. Sua mãe disse que ele trouxe para casa um rato morto há alguns dias. Você suspeita que ele possa ter a peste bubônica. Quanto ao microrganismo causador, qual das seguintes alternativas é a mais correta?

   (A) Ele apresenta uma DI_{50} muito baixa.
   (B) Ele é transmitido de roedores a seres humanos via carrapatos.
   (C) É endêmico principalmente nos estados ao longo da costa leste dos Estados Unidos.
   (D) Seu principal fator de virulência é uma exotoxina que induz a produção de interleucina-2 (IL-2) pelas células T $CD4^+$ auxiliares.
   (E) A infecção deve ser tratada com altas doses de penicilina G intravenosa.

2. Seu paciente é um homem de 20 anos que foi mordido na mão quando tentava separar a briga entre dois gatos. Ele agora tem uma lesão inchada, vermelha, quente e dolorida no local da mordida que se espalhou rapidamente por toda a mão. Qual das bactérias a seguir é a causa mais provável da celulite do seu paciente?

   (A) *Brucella melitensis*
   (B) *Francisella tularensis*
   (C) *Pasteurella multocida*
   (D) *Yersinia pestis*

CAPÍTULO 20 • Bacilos Gram-negativos relacionados a fontes animais (organismos zoonóticos) **175**

3. Sua paciente é uma mulher de 30 anos que relata ter tido febre intermitente de 39°C, sudorese e cansaço desde o mês passado. Ela perdeu o apetite e perdeu cerca de 4,5 kg nesse período. Ela gosta de comer queijo de cabra não pasteurizado. No exame, foi detectada hepatosplenomegalia. Um hemograma revela pancitopenia. Qual das seguintes bactérias é a causa mais provável dessa infecção?

   (A) *Brucella melitensis*
   (B) *Francisella tularensis*
   (C) *Pasteurella multocida*
   (D) *Yersinia pestis*

4. Em relação à *Bartonella henselae*, qual das seguintes opções é a mais precisa?

   (A) *B. henselae* é um bacilo Gram-positivo, anaeróbio, formador de esporo.
   (B) O hábitat natural da *B. henselae* é a boca de gatos.
   (C) *B. henselae* causa celulite em pacientes imunocomprometidos, como em pacientes com Aids.
   (D) O diagnóstico no laboratório clínico depende da detecção de anticorpos no soro do paciente capazes de aglutinar a cardiolipina.
   (E) O fármaco de escolha para o tratamento de infecções por *B. henselae* é o metronidazol.

RESPOSTAS

(1) **(A)**
(2) **(C)**
(3) **(A)**
(4) **(B)**

VER TAMBÉM

- São apresentados breves **resumos dos microrganismos** descritos neste capítulo a partir da página 663. Favor consultar esses resumos para uma rápida revisão do material essencial.

- Mais **questões para autoavaliação** sobre os temas discutidos neste capítulo são encontradas na seção de Bacteriologia Clínica da Parte XIII: Questões para autoavaliação, a partir da página 715. Consulte também a Parte XIV: Simulado de provas e concursos, a partir da página 753.

CAPÍTULO 21

Micobactérias

CONTEÚDO DO CAPÍTULO

Introdução
Mycobacterium tuberculosis
Micobactérias atípicas
Mycobacterium leprae

Teste seu conhecimento
Ver também

INTRODUÇÃO

As micobactérias são bacilos (bastonetes) aeróbios **álcool-ácido-resistentes** (Fig. 21-1). Esses microrganismos não são Gram-positivos nem Gram-negativos (i.e., são fracamente corados pelos corantes utilizados na coloração de Gram). As micobactérias são, praticamente, as únicas bactérias álcool-ácido-resistentes. (Com exceção de *Nocardia asteroides*, a principal causa de nocardiose, que também é álcool-ácido-resistente.) O termo *álcool-ácido-resistente* refere-se à capacidade de um organismo reter o corante carbolfucsina, apesar do tratamento subsequente com uma mistura etanol-ácido clorídrico. O elevado teor lipídico (aproximadamente 60%) de sua parede celular torna as micobactérias álcool-ácido-resistentes.

Os principais patógenos são *Mycobacterium tuberculosis*, a causa da tuberculose, e *Mycobacterium leprae*, o agente da hanseníase. Micobactérias atípicas, como o complexo *Mycobacterium avium-intracellulare* e *Mycobacterium kansasii*, podem causar doença similar à tuberculose, porém são patógenos menos frequentes. Bactérias de crescimento rápido, como o *Mycobacterium chelonae*, ocasionalmente causam doenças humanas em pacientes imunocomprometidos ou naqueles que receberam implantes de aparelhos protéticos (Tab. 21-1). As características clínicas de três importantes micobactérias são descritas na Tabela 21-2.

Mais informações sobre os aspectos clínicos das infecções causadas pelos organismos apresentados neste capítulo são fornecidas na Parte IX, intitulada Doenças Infecciosas, a partir da página 589.

MYCOBACTERIUM TUBERCULOSIS

Doença

Esse é o organismo causador da tuberculose. Mundialmente, o *M. tuberculosis* causa mais mortes do que qualquer outro agente microbiano. Cerca de um terço da população mundial encontra-se infectada por esse microrganismo. Anualmente, estima-se que 1,7 milhão de pessoas morram devido à tuberculose, com a ocorrência de 9 milhões de novos casos a cada ano. Estima-se que 500 mil pessoas estejam infectadas com uma cepa multirresistente de *M. tuberculosis*.

Propriedades importantes

O *M. tuberculosis* **cresce lentamente** (i.e., seu tempo de dobramento corresponde a 18 horas, contrariamente à maioria das bactérias, que são capazes de duplicar seu número em uma hora ou menos). Pelo fato de o crescimento ser tão lento, as culturas de espécimes clínicos devem ser mantidas por 6 a 8 semanas antes de serem consideradas negativas. O *M. tuberculosis* pode ser cultivado em meios bacteriológicos, enquanto *M. leprae* não. Os meios utilizados para seu crescimento (p. ex., meio de Löwenstein-Jensen) contêm nutrientes complexos (p. ex., gema do ovo) e corantes (p. ex., verde malaquita). Os corantes inibem a microbiota normal indesejada presente em amostras de escarro.

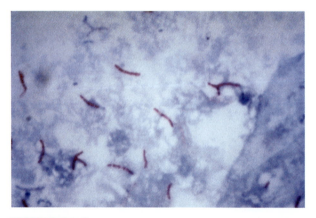

FIGURA 21-1 *Mycobacterium tuberculosis* – coloração álcool-ácido-resistente. Bacilos vermelhos longos de *M. tuberculosis* são visualizados em um fundo azul. (Fonte: Dr. George Kubica, Public Health Image Library, Centers for Disease Control and Prevention.)

CAPÍTULO 21 • Micobactérias **177**

TABELA 21-1 Micobactérias relevantes na prática clínica

Espécies	Crescimento em meio bacteriológico	Temperatura preferencial *in vivo* (°C)	Fonte ou modo de transmissão
M. tuberculosis	Lento (semanas)	37	Gotículas respiratórias
M. bovis	Lento (semanas)	37	Leite de animais infectados
M. leprae	Nenhuma	32	Contato próximo prolongado
Micobactérias atípicas[1]			
M. kansasii	Lento (semanas)	37	Solo e água
M. marinum	Lento (semanas)	32	Água
Complexo *M. avium-intracellulare*	Lento (semanas)	37	Solo e água
Complexo *M. fortuitum-chelonae*	Rápido (dias)	37	Solo e água

[1]Apenas exemplos representativos são fornecidos.

O *M. tuberculosis* é um microrganismo **aeróbio obrigatório**; isso explica sua preferência em causar doença em tecidos altamente oxigenados, como o lobo superior do pulmão e os rins. A propriedade álcool-ácido-resistente de *M. tuberculosis* (e outras micobactérias) é atribuída a ácidos graxos de cadeias longas (**C78-C90**), denominados **ácidos micólicos**, que estão presentes na parede celular desses organismos.

O **fator corda** (dimicolato de trealose) está correlacionado à virulência do microrganismo. Cepas virulentas crescem em um padrão característico, similar a uma corda com aspecto de "serpentina", não observado em cepas não virulentas. O microrganismo também contém diversas proteínas que, quando combinadas com as ceras, promovem uma hipersensibilidade tardia. Essas proteínas são os antígenos utilizados no teste cutâneo de **derivado proteico purificado** (**PPD**, de *purified protein derivative*; também conhecido como teste cutâneo de tuberculina). Um lipídeo localizado na parede celular bacteriana, denominado tiocerol dimicoserosato, é requerido para a patogênese no pulmão.

O *M. tuberculosis* é relativamente resistente a ácidos e álcalis. NaOH é utilizado para concentrar espécimes clínicos; destrói bactérias indesejadas, células humanas e muco, porém não destrói o microrganismo. *M. tuberculosis* é resistente à desidratação, de modo que sobrevive em escarro expectorado seco; essa propriedade pode ser importante em sua transmissão por aerossóis.

Cepas de *M. tuberculosis* resistentes ao principal fármaco antibacteriano, a isoniazida (**hidrazida do ácido isonicotínico [INH]**), além de cepas resistentes a múltiplos antibióticos (denominadas cepas **resistentes a múltiplos fármacos [MDR]**), se tornaram um problema mundial. Essa resistência é atribuída a uma ou mais mutações cromossômicas, uma vez que não foram encontrados plasmídeos nesse organismo. Uma dessas mutações ocorre em um gene envolvido na síntese de ácido micólico, enquanto outra ocorre no gene de catalase-peroxidase, enzima necessária à ativação da INH no interior da bactéria.

Transmissão e epidemiologia

O *M. tuberculosis* é transmitido de pessoa para pessoa através de aerossóis respiratórios produzidos durante a tosse. A fonte do organismo é uma lesão cavitária no pulmão que escoa inúmeros organismos para os brônquios onde são, posteriormente, "tossidos". A porta de entrada é o trato respiratório e o sítio inicial da infecção é o pulmão. No tecido, o microrganismo localiza-se principalmente no interior de células reticuloendoteliais (p. ex., **macrófagos**). Os macrófagos matam a maioria, mas não todos, dos organismos infectantes. Os que sobrevivem podem continuar infectando outras células adjacentes ou se disseminar para demais órgãos.

Os **humanos são o reservatório natural** de *M. tuberculosis*. Embora alguns animais, como os bovinos, possam ser infectados, eles não são o principal reservatório da infecção humana. A transmissão ocorre principalmente por aerossóis gerados pela tosse de indivíduos com "esfregaço-positivo" (i.e., indivíduos cujo escarro contém bacilos detectáveis pela coloração álcool-ácido-resistente). No entanto, cerca de 20% dos indivíduos são infectados por aerossóis produzidos pela tosse de indivíduos com "esfregaço-negativo".

Nos Estados Unidos, a tuberculose é uma doença praticamente exclusiva de seres humanos. Em países em desenvolvimento, *Mycobacterium bovis* também causa tuberculose em seres humanos. *M. bovis* é encontrado em leite de vaca, o qual, exceto quando pasteurizado, pode causar tuberculose gastrintestinal em seres humanos.

A tuberculose ocorre somente em um pequeno número de indivíduos infectados. Nos Estados Unidos, a maioria dos casos de tuberculose está associada à reativação em homens idosos mal nutridos. O risco de infecção e doença é maior em indivíduos de baixo poder socioeconômico, com moradia precária e má nutrição. Esses fatores, em detrimento de fatores genéticos, são os prováveis responsáveis pelas altas taxas de infecção nos Estados

TABELA 21-2 Características clínicas de micobactérias importantes

Organismo	Principal local de infecção	Teste cutâneo em uso comum	Uso de terapia com múltiplos fármacos	Vacina disponível
M. tuberculosis	Pulmões	Sim	Sim	Sim
M. avium-intracellulare	Pulmões	Não	Sim	Não
M. leprae	Pele, nervos	Não	Sim	Não

178 PARTE II • Bacteriologia clínica

TABELA 21-3 Fatores de risco para infecção e reativação

Fatores de risco para infecção	Fatores de risco para reativação
Estrangeiro/residente em um país com altas taxas de tuberculose	HIV/Aids
Contato próximo com uma pessoa que apresenta doença ativa	Uso de fármacos bloqueadores de TNF-α
Desabrigados ou indivíduos que residem em abrigos	Uso de drogas para a prevenção da rejeição de transplantes
Encarceramento	Uso de corticosteroides
Uso de drogas injetáveis	Diabetes
Profissionais da saúde	Uso de cigarros

Aids, síndrome da imunodeficiência adquirida; HIV, vírus da imunodeficiência humana; TNF-α, fator de necrose tumoral α.

Unidos, entre ameríndios, afro-americanos e indivíduos nativos do Alasca*.

Nos Estados Unidos, existem aproximadamente 15 milhões de pessoas com tuberculose latente e 10 mil casos de doença ativa. A maioria dos casos de doença ativa nos Estados Unidos é causada pela reativação da infecção latente. Os fatores de risco para infecção e reativação (progressão) da doença estão listados na Tabela 21-3.

Patogênese

Um esquema geral da patogênese por *M. tuberculosis* é mostrado na Figura 21-2. A figura descreve a tuberculose primária que normalmente resulta em um foco de Ghon na parte inferior do pulmão. A tuberculose primária pode evoluir para cura com o desenvolvimento de fibrose, pode levar a doença pulmonar progressiva, pode causar bacteriemia e tuberculose miliar, ou pode causar disseminação hematogênica, não resultando em doença imediata, mas apresentando o risco de reativação em um período posterior da vida.

Se a infecção primária evoluir para a cura sem causar doença, esta é chamada de **infecção latente**. Dos indivíduos expostos a *M. tuberculosis*, aproximadamente 90% desenvolvem infecção latente e aproximadamente 10% desenvolvem a doença. Daqueles que apresentam a infecção latente, aproximadamente 10% progridem para a doença ativa (reativação) posteriormente, enquanto 90% permanecem latentes.

A Figura 21-2 também descreve a tuberculose secundária demonstrando uma lesão cavitária nos lobos superiores. Esse quadro pode gerar doença imediatamente ou resultar em uma reativação em um período tardio da vida, com lesões no sistema nervoso central, osteomielite vertebral (doença de Pott) ou envolvimento de outros órgãos.

O *M. tuberculosis* não produz exotoxinas bem reconhecidas e não contém endotoxina na parede celular. No entanto, *M. tuberculosis* produz duas proteínas que parecem desempenhar um papel na patogênese. Uma é a toxina necrosante da tuberculose (TNT), que cliva a adenina-nicotinamida-dinucleotídeo (NAD) dentro dos macrófagos, resultando na morte do macrófago infectado. A outra é o antígeno-6 precocemente secretado (ESAT-6, *early secreted*

antigen-6), uma proteína que diminui a resposta imune inata, reduzindo a produção de interferon gama, aumentando assim a virulência do organismo. O papel exato dessas proteínas na patogênese ainda precisa ser determinado.

O microrganismo infecta preferencialmente **macrófagos** e outras células reticuloendoteliais. O *M. tuberculosis* sobrevive e multiplica-se no interior de um vacúolo celular, denominado fagossomo. O microrganismo sintetiza uma proteína, denominada "proteína repetitiva exportada", que impede a fusão do fagossomo com o lisossomo, permitindo, assim, que o organismo escape das enzimas degradativas do lisossomo.

As lesões são dependentes da presença do organismo e da resposta do hospedeiro. Existem dois tipos de lesões:

(1) **Lesões exsudativas**, que consistem em uma resposta inflamatória aguda e ocorrem principalmente nos pulmões, no local inicial da infecção.

(2) **Lesões granulomatosas**, que consistem em uma área central com células gigantes contendo bacilos tuberculosos, circundada por uma zona de células epitelioides. Essas células gigantes, denominadas **células gigantes de Langhans**, são um importante achado patológico das lesões tuberculosas. Um **tubérculo** consiste em um granuloma circundado por tecido fibroso que sofreu **necrose caseosa** central. Os tubérculos cicatrizam por fibrose e calcificação.

A lesão primária da tuberculose geralmente ocorre nos pulmões. A lesão exsudativa parenquimal e os linfonodos adjacentes são conjuntamente denominados **complexo de Ghon**. As lesões primárias, em geral, ocorrem nos lobos inferiores, ao passo que as lesões por reativação geralmente ocorrem nos ápices. As lesões de reativação ocorrem também em outros locais bem oxigenados, como rins, encéfalo e ossos. A reativação é observada principalmente em pacientes imunocomprometidos ou debilitados.

A disseminação do microrganismo pelo corpo ocorre por dois mecanismos:

(1) Um tubérculo pode erodir em um brônquio, perder seu conteúdo caseoso e, desse modo, disseminar o microrganismo para outras regiões dos pulmões, para o trato gastrintestinal, se deglutido, e para outros indivíduos quando expectorado.

(2) Pode se disseminar pela corrente sanguínea até vários órgãos internos. A disseminação pode ocorrer em um estágio precoce se a imunidade celular for incapaz de conter a infecção inicial, ou em um estágio tardio se o indivíduo tornar-se imunocomprometido.

Imunidade e hipersensibilidade

Após a recuperação da infecção primária, a resistência ao microrganismo é mediada pela **imunidade celular** (i.e., por células T CD4-positivas e macrófagos). As células T CD4-positivas são células T auxiliares Th-1 (ver Cap. 58).

Anticorpos circulantes também são formados, porém não desempenham qualquer papel na resistência e não são utilizados para fins diagnósticos. Pacientes que apresentam deficiência na resposta imune celular, como aqueles com a síndrome da imunodeficiência adquirida (Aids), possuem risco muito maior de desenvolver tuberculose disseminada e potencialmente fatal. Mutações no gene do receptor de interferona γ são outra causa de imunidade celular defectiva que predispõe à tuberculose grave. Isso enfatiza a importância da ativação de macrófagos por interferon γ na defesa do hospedeiro contra *M. tuberculosis*.

---

*N. de R.T. O Brasil é um dos 22 países no mundo que, segundo a Organização Mundial da Saúde, concentra 80% dos casos estimados. A maior parte das notificações acontece nos estados da região Sudeste do Brasil.

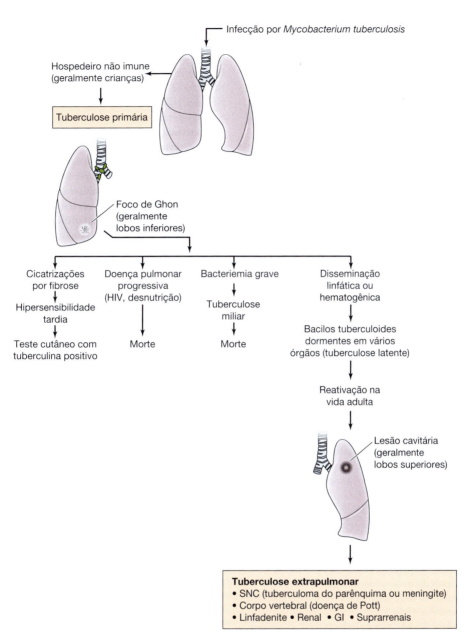

FIGURA 21-2 A patogênese por *Mycobacterium tuberculosis*. SNC, sistema nervoso central; GI, gastrointestinal. (Reproduzida, com permissão, de Le T, Bhushan V, Sochat M. *First Aid for the USMLE Step 1*. 25th Anniversary Edition. New York, NY: McGraw-Hill; 2015.)

A infecção prévia pode ser detectada por um resultado positivo no teste cutâneo de tuberculina, o qual é decorrente de uma reação de hipersensibilidade tardia. O **PPD** é utilizado como antígeno no teste cutâneo de tuberculina. A preparação de PPD de intensidade intermediária, que contém cinco unidades de tuberculina, é geralmente utilizada. O teste cutâneo é avaliado medindo-se o diâmetro do **intumescimento** ao redor do local do teste cutâneo (Fig. 21-3). Observa-se que deve ser encontrado intumescimento (espessamento), e não apenas eritema (vermelhidão).

O diâmetro necessário para julgar o teste como positivo depende do estado do indivíduo submetido ao teste. Intumescimentos de 15 mm ou mais são positivos para um indivíduo que não apresenta fatores de risco conhecidos. O intumescimento de 10 mm ou mais é positivo para um indivíduo que apresenta fatores de alto risco, como um indivíduo indigente, usuário de drogas intravenosas ou residente de asilos. O intumescimento de 5 mm ou mais é positivo para um indivíduo que apresenta deficiência na imunidade celular (p. ex., pacientes com Aids) ou indivíduos que estabeleçam contato próximo com uma pessoa apresentando tuberculose ativa.

Um teste cutâneo positivo indica infecção prévia pelo microrganismo, mas não necessariamente doença ativa. O teste de tuberculina mostra-se positivo 4 a 6 semanas após a infecção. A imunização com a vacina do bacilo Calmette-Guérin (BCG) (ver p. 182) pode provocar um teste positivo, porém as reações, em geral, apresentam 5 a 10 mm e tendem a diminuir com o tempo. Indivíduos apresentando reações de PPD com 15 mm ou mais são considerados infectados por *M. tuberculosis*, mesmo que tenham recebido a vacina BCG. Um teste cutâneo positivo reverte-se para negativo em

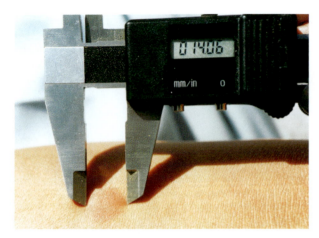

FIGURA 21-3 Teste cutâneo da tuberculina. Um derivado proteico purificado (PPD) foi injetado intradermicamente e, após 48 horas, o diâmetro do inchaço local é medido com um paquímetro. (Reproduzida, com permissão, de Talaro KP. *Foundations in Microbiology*. 8ª ed. New York, NY: McGraw-Hill; 2011.)

cerca de 5 a 10% dos indivíduos. Atualmente, nos Estados Unidos, a reversão para negativo é mais comum que há alguns anos, uma vez que, nos dias atuais, existe menor probabilidade de um indivíduo ser exposto ao microrganismo e, consequentemente, menor probabilidade de receber um estímulo para o sistema imune.

O teste cutâneo por si *não* induz uma resposta positiva em uma pessoa que não tenha sido exposta ao microrganismo. Ele pode, no entanto, "reforçar" uma resposta fraca ou negativa em um indivíduo que tenha sido exposto, produzindo uma reação positiva. As implicações clínicas desse "efeito de reforço" estão além do objetivo deste livro.

A reatividade à tuberculina é mediada pelo ramo celular do sistema imune; ela pode ser transferida por células T CD4 positivas, mas não pelo soro. A infecção pelo vírus do sarampo pode suprimir a imunidade celular, resultando em uma perda de reatividade ao teste cutâneo de tuberculina e, em algumas circunstâncias, na reativação de microrganismos dormentes e da doença clínica.

Um gene denominado *Nramp* determina a resistência natural à tuberculose. Indivíduos que apresentam mutações no gene *Nramp* exibem taxa muito mais elevada de tuberculose clínica em comparação aos indivíduos com o alelo normal. A proteína NRAMP localiza-se na membrana do fagossomo de macrófagos e desempenha importante papel na morte do microrganismo no interior do fagossomo.

Achados clínicos

Os achados clínicos são variados e muitos órgãos podem estar envolvidos, mas os pulmões são o principal sítio de infecção. Sintomas constitucionais como febre, fadiga, sudorese noturna e perda de peso são comuns.

Na **tuberculose pulmonar**, os principais achados são tosse e hemoptise. Os achados radiológicos em exames do tórax na tuberculose de reativação incluem infiltrado no lobo superior com ou sem lesão cavitária.

A **escrófula** corresponde a uma linfadenite cervical micobacteriana que se apresenta na forma de linfonodos intumescidos e não sensíveis, geralmente com distribuição unilateral. O *M. tuberculosis* é o agente causador da maior parte dos casos de escrófula. No entanto, micobactérias que não causam a tuberculose, como é o caso de *Mycobacterium scrofulaceum*, também podem causar a escrófula. A linfadenite é a manifestação extrapulmonar mais comum da tuberculose. Pacientes infectados pelo vírus da imunodeficiência humana (HIV) são mais propensos a apresentar a linfadenite multifocal do que aqueles não infectados pelo HIV.

O **eritema nodoso**, caracterizado por nódulos sensíveis ao longo das superfícies extensoras da tíbia e da ulna, é uma manifestação de infecção primária observada em pacientes que estão controlando a infecção por meio de uma resposta potente mediada por células (Fig. 21-4). A **tuberculose miliar** caracteriza-se por múltiplas lesões disseminadas, similares a grãos de alpiste. A **meningite tuberculosa** e a **osteomielite tuberculosa**, principalmente a osteomielite vertebral (doença de Pott), constituem formas disseminadas importantes.

A **tuberculose gastrintestinal** caracteriza-se por dor abdominal e diarreia, acompanhadas por sintomas gerais de febre e emagrecimento. Pode ocorrer obstrução ou hemorragia intestinal. A região ileocecal corresponde ao local mais frequentemente envolvido. A tuberculose do trato gastrintestinal pode ser causada por *M. tuberculosis* quando este é deglutido após ter sido expectorado a partir de uma lesão pulmonar, ou por *M. bovis* ingerido a partir de laticínios não pasteurizados. A **tuberculose orofaríngea** geralmente apresenta-se na forma de uma úlcera indolor, acompanhada por adenopatia local.

Na **tuberculose renal**, ocorrem disúria, hematúria e dor de flanco. A "piúria estéril" é um achado característico. A urina contém leucócitos, no entanto, as culturas de patógenos bacterianos comuns do trato urinário não exibem crescimento. Entretanto, as culturas micobacterianas são frequentemente positivas.

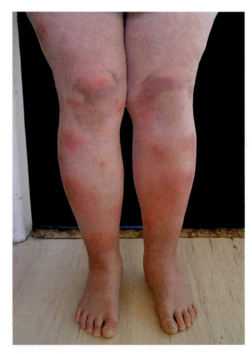

FIGURA 21-4 Eritema nodoso. Observe os nódulos eritematosos ao longo da superfície anterior da tíbia, bilateralmente. (Reproduzida com a permissão de Dr. Hanus Rozsypal.)

Observa-se que a maioria (aproximadamente 90%) das infecções por *M. tuberculosis* são assintomáticas. Infecções assintomáticas, também conhecidas como **infecções latentes**, podem reativar e causar tuberculose sintomática. **O determinante mais importante para a ocorrência da doença sintomática é a competência da imunidade mediada por células (CMI, *cell-mediated immune*) do hospedeiro**. Por exemplo, pacientes com Aids exibem uma taxa muito elevada de reativação a partir de uma infecção assintomática prévia e de rápida progressão da doença. Nesses pacientes, a doença causada por *M. tuberculosis* não tratada exibe taxa de mortalidade de 50%. Além disso, a administração de infliximabe, um anticorpo monoclonal que neutraliza o fator de necrose tumoral (TNF, *tumor necrosis factor*), promoveu a ativação de tuberculose latente em alguns pacientes. Infliximabe é utilizado no tratamento de artrite reumatoide (ver Cap. 66). Os diabéticos também são predispostos à reativação e progressão da doença.

Em alguns pacientes com Aids que são infectados pelo *M. tuberculosis*, o uso da terapia antirretroviral altamente ativa (HAART, *highly active antirretroviral therapy*) causa uma exacerbação dos sintomas. Esse fenômeno é chamado de síndrome inflamatória de reconstituição imune (SIRI). A explicação para essa exacerbação é que a HAART aumenta o número de células CD4, o que eleva a resposta inflamatória. Para prevenir esse fenômeno, os pacientes devem ser tratados para as infecções subjacentes antes do início da terapia HAART.

Adultos assintomáticos que apresentam alto risco de desenvolvimento de uma infecção latente devem ser rastreados utilizando-se o teste cutâneo de PPD ou o ensaio de liberação de gamainterferona. Exemplos de adultos considerados de alto risco são aqueles que viveram em países que apresentam alta prevalência da tuberculose e os desabrigados. Em caso positivo, esses pacientes devem ser tratados para infecção latente. Os testes de rastreamento e o tratamento de infecções latentes são descritos mais adiante neste capítulo.

Diagnóstico laboratorial

A **coloração álcool-ácido-resistente** do escarro ou de outro espécime clínico é o teste inicial comum (ver Fig. 21-1). Tanto a versão de Kinyoun da coloração álcool-ácido-resistente quanto a versão de Ziehl-Neelsen, mais antiga, podem ser utilizadas. A coloração álcool-ácido-resistente apresenta baixa sensibilidade, como evidenciado pelo achado de que aproximadamente 50% das amostras "coloração-negativas" são "cultura-positivas". Para fins de avaliação rápida, o corante auramina, que pode ser visualizado por microscopia de fluorescência, é utilizado.

Além de ser submetida a uma coloração álcool-ácido-resistente, a amostra deve ser cultivada. Após o processamento da amostra por tratamento com NaOH e concentração por centrifugação, o material é cultivado em um meio especial, como o ágar Löwenstein-Jensen ou ágar Middlebrook, por até 8 semanas. Esse microrganismo *não* cresce em placa de ágar-sangue. No meio líquido BACTEC, metabólitos radiativos são incorporados e o crescimento pode ser detectado pela produção de dióxido de carbono radiativo em cerca de duas semanas. Um meio líquido é preferido para o isolamento, uma vez que o microrganismo cresce de forma mais rápida e reprodutível do que em meio sólido. Se houver crescimento, o microrganismo pode ser identificado por meio de testes bioquímicos. Por exemplo, *M. tuberculosis* produz **niacina**, ao contrário de praticamente todas as demais micobactérias, sintetizando, também, catalase.

Os **testes de amplificação de ácidos nucleicos (NAATs)** podem ser utilizados para detectar a presença de *M. tuberculosis* diretamente de amostras clínicas, como o escarro. Já estão disponíveis NAATs que detectam o RNA ribossômico ou o DNA do organismo. Esses testes são altamente específicos, mas sua sensibilidade varia. Em espécimes de escarro que apresentam coloração álcool-ácido-resistente positiva, a sensibilidade é alta, mas em espécimes "esfregaço-negativos", a sensibilidade é significativamente baixa. Esses testes são muito úteis para decidir quando iniciar a terapia prévia para obter os resultados da cultura.

Uma vez que a resistência a fármacos, sobretudo contra a isoniazida (ver a seguir), representa um problema, testes de sensibilidade devem ser realizados. Todavia, o microrganismo cresce de forma muito lenta e os testes de sensibilidade geralmente demandam várias semanas, período muito longo para orientar a escolha inicial dos fármacos. Para resolver esse problema, podem ser realizados testes moleculares que detectam mutações nos genes cromossômicos que codificam para a catalase, que medeia a resistência à isoniazida, ou para a RNA-polimerase, que medeia a resistência à rifampicina.

O **ensaio de luciferase**, capaz de detectar em poucos dias microrganismos resistentes a fármacos, também é utilizado. A luciferase é uma enzima isolada de vagalumes, que produz luz na presença de trifosfato de adenosina (ATP). Se o microrganismo isolado do paciente for resistente, ele não será danificado pelo fármaco (i.e., produzirá quantidade normal de ATP), e a luciferase produzirá a quantidade normal de luz. Quando o organismo for sensível ao fármaco, haverá menor produção de ATP, bem como de luz.

Há duas abordagens para o diagnóstico de infecções latentes. Uma delas consiste no teste cutâneo de PPD, conforme descrito anteriormente neste capítulo na seção "Imunidade e hipersensibilidade". Uma vez que existem dificuldades para a interpretação do teste PPD, assim como para o retorno do indivíduo para a leitura do teste cutâneo, um teste laboratorial quantitativo mostra-se útil.

Esse teste laboratorial é um **ensaio de liberação do interferona γ (IGRA)**, e há duas versões disponíveis: QuantiFERON-TB Gold e T-SPOT.TB. No teste IGRA, as células sanguíneas do paciente são expostas a antígenos de *M. tuberculosis* e a quantidade de interferon-γ liberado pelas células é medida. A sensibilidade e a especificidade do IGRA são tão boas quanto as do teste cutâneo de PPD. Uma vez que os antígenos usados nesse teste são específicos para *M. tuberculosis* e não estão presentes no BCG, o ensaio não é influenciado pelo fato de o paciente ter sido previamente imunizado ou não com a vacina BCG.

Observe que os testes IGRA e PPD apresentam-se positivos tanto na doença latente quanto na tuberculose ativa, portanto, qualquer indivíduo com um resultado positivo deve ser avaliado quanto à presença de doença ativa, através de uma radiografia de tórax e do exame de uma amostra de escarro.

Tratamento e resistência

A terapia com **múltiplos fármacos** é utilizada para prevenir a emergência de mutantes resistentes a fármacos durante a longa duração do tratamento (de 6 a 9 meses). (Microrganismos que se tornam resistentes a um dos fármacos serão inibidos pelo outro.) A **isoniazida** (INH), um fármaco bactericida, corresponde à base do tratamento. O tratamento da maioria dos pacientes acometidos por tuberculose pulmonar é realizado com três fármacos: INH, rifampicina e pirazinamida. INH e rifampicina são administradas por 6 meses. Entretanto, o tratamento com pirazinamida é interrompido após dois meses. Um regime um pouco diferente também pode ser utilizado. Um método conveniente de se lembrar desse regime consiste em administrar quatro fármacos (isoniazida, rifampicina, pirazinamida e etambutol) por dois meses e dois fármacos (isoniazida e rifampicina) por 4 meses. Em pacientes imunocomprometidos (p. ex., pacientes com Aids), que apresentam doença disseminada, ou que provavelmente albergam organismos resistentes à INH, o quarto fármaco, o etambutol, é acrescentado, sendo todos os quatro fármacos administrados por um período de 9 a 12 meses.

Embora a terapia seja geralmente administrada durante meses, o escarro do paciente torna-se **não infeccioso no período de 2 a 3 semanas**. A necessidade de terapia prolongada é atribuída (1) à localização intracelular do microrganismo; (2) ao material caseoso, que bloqueia a penetração do fármaco; (3) ao crescimento lento do microrganismo; e (4) às formas "persistentes" metabolicamente inativas no interior da lesão. Uma vez que os microrganismos metabolicamente inativos podem não ser mortos pelos fármacos antituberculose, o tratamento pode não erradicar a infecção, podendo ocorrer a reativação da doença no futuro.

A linfadenite, incluindo a linfadenite cervical (escrófula) causada pelo *M. tuberculosis,* deve ser tratada com o mesmo regime de fármacos descrito anteriormente para a doença disseminada. A escrófula causada pelo *M. scrofulaceum* pode ser tratada pela remoção cirúrgica do linfonodo cervical, no entanto, existem abordagens alternativas. Uma discussão completa desses aspectos está além do escopo deste livro.

O tratamento de **infecções latentes (assintomáticas)** consiste na administração de INH por 6 a 9 meses ou INH mais rifapentina por 3 meses. Essa abordagem é mais frequentemente utilizada em pacientes assintomáticos cujo teste cutâneo de PPD ou IGRA recentemente converteu-se em positivo. O risco de infecção sintomática é maior nos primeiros 2 anos após a infecção, de modo que a INH é particularmente indicada para esses "convertidos recentes". A INH é também utilizada em crianças expostas a pacientes com tuberculose sintomática. Pacientes que recebem INH devem ser avaliados quanto à presença de hepatite induzida por fármacos, principalmente pacientes com idade acima de 35 anos. A rifampicina pode ser utilizada em indivíduos expostos a cepas resistentes à INH. Uma combinação de rifampicina e pirazinamida não deve ser utilizada, uma vez que ela foi responsável por elevada taxa de dano hepático grave.

A resistência à INH e a outros fármacos antituberculose é observada com frequência crescente nos Estados Unidos, sobretudo em imigrantes do Sudeste Asiático e da América Latina. Cepas de *M. tuberculosis* **resistentes a múltiplos fármacos** (cepas MDR) surgiram, principalmente em pacientes com Aids. O padrão mais comum corresponde à resistência à INH e à rifampicina, mas alguns isolados são resistentes a três ou mais fármacos. O tratamento de microrganismos MDR geralmente envolve o uso de 4 ou 5 fármacos, incluindo ciprofloxacino, amicacina, etionamida e ciclosserina. As recomendações exatas dependem do padrão de resistência do isolado e não fazem parte do objetivo deste livro.

Em 2013, a bedaquilina foi aprovada para o tratamento de cepas MDR. Ela deve ser usada em combinação com outros fármacos, e não como uma monoterapia. Ela é uma diarilquinolina que inibe uma ATP sintase exclusiva de *M. tuberculosis.*

O tratamento prévio contra a tuberculose predispõe à seleção desses microrganismos MDR. A **não adesão ao tratamento** (i.e., pacientes que não completam o curso total da terapia) representa um fator importante para a sobrevivência de microrganismos resistentes. Uma abordagem para o problema da não adesão corresponde ao **tratamento diretamente observado** (**DOT**), na qual profissionais da área da saúde observam o paciente tomando a medicação.

As cepas de *M. tuberculosis* que são resistentes à INH, à rifampicina, a uma fluoroquinolona e pelo menos mais um fármaco são chamadas de cepas extensamente resistentes a fármacos (XDR, *extensively drug-resistant*). As cepas XDR surgiram em 2005, na África do Sul, entre pacientes infectados por HIV.

Observe que *M. tuberculosis* produz β-lactamase, o que torna o organismo resistente a muitas penicilinas e cefalosporinas. Ensaios utilizando amoxicilina-clavulanato para o tratamento da tuberculose ativa não obtiveram êxito.

Prevenção

A incidência da tuberculose começou a diminuir significativamente antes mesmo do advento da terapia medicamentosa nos anos 1940. Esse fato é atribuído às melhores condições de moradia e nutrição, que aumentaram a resistência dos hospedeiros. Atualmente, a prevenção da disseminação do microrganismo depende, em grande parte, da rápida identificação e do tratamento adequado de pacientes que expelem o microrganismo pela tosse. O uso de máscaras e outros procedimentos de isolamento respiratório para impedir a disseminação da doença para os profissionais médicos também é importante. A identificação de indivíduos expostos a pacientes com doença pulmonar ativa com tosse deve ser realizada.

Um componente importante da prevenção consiste na aplicação do teste cutâneo de PPD, a fim de detectar convertidos recentes e realizar o tratamento de infecções latentes, conforme descrito anteriormente. Grupos que devem ser avaliados com o teste cutâneo de PPD incluem indivíduos com infecção por HIV, contatos próximos de pacientes com tuberculose ativa, populações de baixa renda, alcoólatras e usuários de drogas intravenosas, presidiários e indivíduos estrangeiros oriundos de países com alta incidência de tuberculose.

Uma vez que existem alguns problemas associados aos testes cutâneos de PPD, como a medida e interpretação dos resultados, e a inconveniência de o paciente precisar retornar para a leitura do teste cutâneo, foi desenvolvido um teste laboratorial para detectar infecções latentes. Esse teste, chamado QuantiFERON-TB Gold (QFT-G), mede a quantidade de interferona-γ liberada dos linfócitos do paciente após a exposição a antígenos de *M. tuberculosis* em cultura de células. O QFT-G requer apenas uma amostra de sangue e determina a quantidade de interferona-γ através de um teste de ELISA (ensaio imunoabsorvente ligado à enzima).

A vacina BCG pode ser utilizada para induzir resistência parcial à tuberculose. A vacina contém uma cepa de *M. bovis* viva atenuada, denominada bacilo de Calmette-Guérin. A vacina é eficaz na prevenção do surgimento de tuberculose na forma de uma doença clínica, sobretudo em crianças, embora não previna a infecção por *M. tuberculosis*. No entanto, um importante problema em relação à vacina é sua efetividade variável, que pode variar de 0 a 70%. É utilizada principalmente em regiões do mundo onde a incidência da doença é elevada. A vacina geralmente *não* é utilizada nos Estados Unidos, em virtude de sua efetividade variável e porque a incidência da doença é baixa, não compensando, portanto, seu custo*.

---

*N. de R.T. No Brasil, a vacina faz parte do Programa Nacional de Imunizações e é dada ao nascimento, em dose única.

A reatividade do teste cutâneo, induzida pela vacina administrada em crianças, desaparece com o tempo, e a interpretação da reação do teste cutâneo em adultos não é alterada pela vacina. Por exemplo, reações ao teste cutâneo de 10 mm ou mais não devem ser atribuídas à vacina, exceto quando esta foi administrada recentemente. Nos Estados Unidos, o uso da vacina limita-se a crianças pequenas que se encontram em contato próximo com indivíduos apresentando tuberculose ativa e aos militares. A vacina BCG não deve ser administrada em indivíduos imunocomprometidos, uma vez que os microrganismos BCG vivos podem causar doença disseminada.

A vacina BCG também é utilizada no tratamento de câncer de bexiga. A vacina é instilada na bexiga e atua na estimulação inespecífica da imunidade celular, a qual pode inibir o crescimento das células do carcinoma.

A pasteurização do leite e a eliminação do gado bovino infectado são importantes para a prevenção de tuberculose intestinal.

MICOBACTÉRIAS ATÍPICAS

Várias espécies de micobactérias são caracterizadas como atípicas, uma vez que diferem em certos aspectos do protótipo, *M. tuberculosis*. Por exemplo, micobactérias atípicas são amplamente distribuídas no **ambiente** e não são patogênicas para cobaias, ao passo que *M. tuberculosis* é encontrado apenas em seres humanos, sendo altamente patogênico para cobaias. As micobactérias atípicas muitas vezes são chamadas de micobactérias outras que não *M. tuberculosis* (MOTTs, *mycobacteria other than tuberculosis*) ou micobactérias não tuberculosas (MNT).

As micobactérias atípicas são classificadas em quatro grupos, de acordo com sua taxa de crescimento e sua condição de produzir pigmento em determinadas situações (Tab. 21-4). As micobactérias atípicas nos grupos I, II e III crescem lentamente, em uma taxa similar à de *M. tuberculosis*, ao passo que as no grupo IV são "produtores rápidos", produzindo colônias em menos de sete dias. Os microrganismos do grupo I formam colônias com pigmento amarelo-alaranjado somente quando expostos à luz (**fotocromogênicos**), ao passo que os organismos do grupo II produzem o pigmento principalmente na ausência de luz (**escotocromogênicos**). As micobactérias do grupo III produzem pouco ou nenhum pigmento amarelo-alaranjado, independentemente da presença ou ausência de luz (**acromogênicos**).

TABELA 21-4   Classificação de Runyon de micobactérias atípicas

Grupo	Taxa de crescimento	Formação de pigmento		Espécies típicas
		Claro	Escuro	
I	Lenta	+	−	*M. kansasii, M. marinum*
II	Lenta	+	+	*M. scrofulaceum*
III	Lenta	−	−	Complexo *M. avium-intra-cellulare*
IV	Rápida	−	−	Complexo *M. fortuitum--chelonae*

Grupo I (fotocromogênicos)

M. kansasii causa doença pulmonar clinicamente semelhante à tuberculose. Por ser antigenicamente similar à *M. tuberculosis*, os pacientes apresentam teste cutâneo de tuberculina positivo com frequência. Seu hábitat no meio ambiente é desconhecido, mas as infecções causadas por esse microrganismo são observadas, nos Estados Unidos, nos Estados do Centro-Oeste e no Texas. É suscetível aos fármacos antituberculose padrão.

Mycobacterium marinum causa "granuloma da piscina", também conhecido como "granuloma do aquário". Essas lesões ulcerantes granulomatosas ocorrem na pele no local de abrasões ocorridas em piscinas e aquários. O hábitat natural do microrganismo são águas doce e salgada. O tratamento com uma tetraciclina, como minociclina, é eficaz.

Grupo II (escotocromogênicos)

M. scrofulaceum causa escrófula, uma adenite cervical granulomatosa, geralmente em crianças. (*M. tuberculosis* também causa escrófula.) O microrganismo penetra através da parte oral da faringe e infecta os linfonodos adjacentes. Seu hábitat natural compreende fontes de água ambientais, mas foi também isolado como um saprófita do trato respiratório humano. A escrófula frequentemente pode ser curada pela excisão cirúrgica dos linfonodos afetados.

Grupo III (acromogênicos)

O complexo *M. avium-intracellulare* (MAI, MAC) é composto por duas espécies, *M. avium* e *M. intracellulare*, cuja diferenciação por meio de testes laboratoriais padrão é bastante difícil. Esses organismos causam doenças pulmonares clinicamente indistinguíveis da tuberculose, principalmente em pacientes imunocomprometidos, como aqueles com Aids, cuja contagem de células T CD4 está abaixo de 200/µL. MAI é a causa bacteriana mais comum da doença em pacientes com Aids. Os microrganismos são amplamente distribuídos no meio ambiente, incluindo água e solo, particularmente no sudeste dos Estados Unidos. São altamente resistentes a fármacos antituberculose e, frequentemente, é necessária a combinação de até seis fármacos para o tratamento adequado. Os fármacos de escolha atuais são a azitromicina ou a claritromicina em conjunto com um ou mais dos seguintes: etambutol, rifabutina ou ciprofloxacino. A claritromicina atualmente é recomendada na prevenção da doença em pacientes com Aids.

Grupo IV (micobactérias de crescimento rápido)

O complexo *Mycobacterium fortuitum-chelonae* é composto por duas espécies similares, *M. fortuitum* e *M. chelonae*. Esses microrganismos são saprófitas, encontrados sobretudo no solo e na água, raramente causando doença em seres humanos. As infecções ocorrem principalmente em duas populações: (1) pacientes imunocomprometidos e (2) indivíduos com articulações protéticas de quadril e fazendo uso de cateteres internos. Infecções da pele e de tecidos moles ocorrem nos locais de ferimentos por agulhas (p. ex., locais tatuados). Esses organismos são frequentemente resistentes à terapia antituberculose; a terapia com múltiplos fármacos em combinação, associada à excisão cirúrgica, pode ser requerida para o tratamento efetivo. Os atuais fármacos de escolha são amicacina mais doxiciclina.

Mycobacterium abscessus é outra micobactéria de crescimento rápido adquirida a partir do meio ambiente. Causa infecções pulmonares crônicas, especialmente em pacientes com fibrose cística, bem

184 **PARTE II** • Bacteriologia clínica

como, infecções da pele, ossos e articulações. É altamente resistente a antibióticos. As drogas atuais de escolha são a amicacina em conjunto com o imipenem ou a cefoxitina em conjunto com a claritromicina.

Mycobacterium smegmatis é uma micobactéria de crescimento rápido, não associada a doenças humanas. O microrganismo é membro da microbiota normal do esmegma, o material que se acumula abaixo do prepúcio.

MYCOBACTERIUM LEPRAE

Doença

Esse microrganismo causa lepra (hanseníase).

Propriedades importantes

O *M. leprae* **não é cultivável** em laboratório, quer em meios artificiais quer em cultura celular. Pode ser multiplicado em animais experimentais, como em camundongos ou tatus. Os seres humanos são os hospedeiros naturais, embora o tatu possa corresponder a um reservatório para a infecção humana na região do delta do Rio Mississippi, nos Estados Unidos, onde esses animais são comuns. Em vista disso, a hanseníase pode ser considerada uma zoonose, ao menos em determinados Estados do sul dos Estados Unidos, como Louisiana e Texas*.

A temperatura ideal de crescimento (30°C) do *M. leprae* é mais baixa do que a temperatura corpórea, de forma que a bactéria se multiplica preferencialmente na pele e em nervos superficiais. Cresce muito lentamente, apresentando um tempo de geração de 14 dias. Isso o torna o patógeno bacteriano de seres humanos de crescimento mais lento. Como consequência, a terapia antibiótica deve ser mantida por um longo período, em geral, por vários anos.

A hanseníase lepromatosa em seres humanos também é causada pela *Mycobacterium lepromatosis*, uma bactéria encontrada principalmente no México e na região do Caribe. Esse organismo também causa lesões cutâneas lepromatosas em esquilos vermelhos nas Ilhas Britânicas, indicando a provável origem zoonótica dessa bactéria.

Transmissão

A infecção é adquirida por **contato prolongado com pacientes** acometidos por hanseníase lepromatosa, que expelem grande número de *M. leprae* nas secreções nasais e a partir das lesões cutâneas. Nos Estados Unidos, a hanseníase ocorre principalmente no Texas, em Louisiana, na Califórnia e no Havaí. A maioria dos casos ocorre em imigrantes oriundos do México, das Filipinas, do Sudeste Asiático e da Índia. A doença ocorre em nível mundial, sendo a maioria dos casos observados nas regiões tropicais da Ásia e da África. Possivelmente, o tatu não corresponde a um reservatório importante, uma vez que não é encontrado em várias regiões do mundo nas quais a hanseníase é endêmica.

Patogênese

O microrganismo replica-se intracelularmente, em geral no interior de histiócitos cutâneos, células endoteliais e células de Schwann.

---

*N. de R.T. No Brasil, a hanseníase é considerada um grave problema de saúde pública, sendo que o país apresenta uma taxa relativamente elevada de casos (atualmente, de 18 casos por 100 mil habitantes) com registro de casos novos em todas as unidades federadas do país, com elevadas concentrações nas regiões Norte, Nordeste e Centro-Oeste (dados do Ministério da Saúde [2018]).

TABELA 21-5 **Comparação entre as hanseníases tuberculoide e lepromatosa**

Característica	Hanseníase tuberculoide	Hanseníase lepromatosa
Tipo de lesão	Uma ou poucas lesões com pequena destruição tecidual	Muitas lesões com destruição tecidual evidente
Número de bacilos álcool-ácido-resistentes	Poucos	Muitos
Probabilidade de transmitir a hanseníase	Baixa	Alta
Resposta celular a *M. leprae*	Presente	Reduzida ou ausente
Teste cutâneo da lepromina	Positivo	Negativo

O dano nervoso na hanseníase é o resultado de dois processos: dano causado pelo contato direto com a bactéria ou dano causado pela resposta da IMC nos nervos.

Existem duas formas distintas de hanseníase – **tuberculoide** e **lepromatosa** – com diversas formas intermediárias entre os dois extremos (Tab. 21-5).

(1) Na hanseníase tuberculoide (também conhecida como hanseníase **paucibacilar**), a resposta da IMC ao organismo limita o seu crescimento, raros bacilos álcool-ácido-resistentes são encontrados e os granulomas contêm formas celulares gigantes. Parece provável que a lesão do nervo seja causada pela imunidade celular, uma vez que existem poucos microrganismos e a resposta da IMC é forte.

A resposta da IMC consiste principalmente em células CD4-positivas e um perfil Th-1 de citocinas, ou seja, interferona-γ, interleucina-2 e interleucina-12. A resposta da IMC é responsável pelos danos aos nervos observados na hanseníase tuberculoide.

O resultado do teste cutâneo da lepromina é positivo. O teste cutâneo da lepromina é similar ao teste da tuberculina (ver anteriormente). Um extrato de *M. leprae* é injetado intradermicamente, sendo observada a induração após 48 horas nos indivíduos em que a resposta imune celular contra o microrganismo encontra-se presente.

(2) Na hanseníase lepromatosa (também conhecida como hanseníase **multibacilar**), a resposta celular contra a bactéria é parca, a pele e as membranas mucosas apresentam grandes quantidades de organismos, histiócitos esponjosos em vez de granulomas são encontrados e o resultado do teste cutâneo da lepromina é negativo. A lesão do nervo parece ser causada pelo contato direto, uma vez que existem muitos microrganismos e a resposta celular é pequena.

Há evidências de que pacientes com a hanseníase lepromatosa produzem interferona-β (interferona de atividade antiviral) em resposta à infecção pelo *M. leprae*, ao passo que indivíduos que apresentam a forma tuberculoide da hanseníase produzem gamainterferona. A presença de interferona-β inibe a síntese de gamainterferona e, portanto, diminui a resposta da IMC necessária para conter a infecção.

Observa-se que, na hanseníase lepromatosa, apenas a resposta celular contra *M. leprae* é defeituosa (i.e., o paciente é anérgico a *M. leprae*). A resposta celular contra outros microrganismos não é afetada, e a resposta humoral contra *M. leprae* encontra-se intacta.

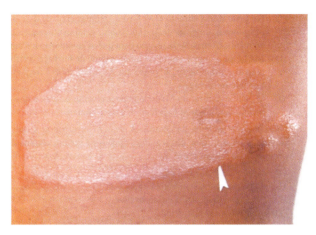

FIGURA 21-5 Hanseníase tuberculoide. A forma tuberculoide é caracterizada por uma lesão única, lisa e hipopigmentada que perdeu a sensibilidade. (Reproduzida, com permissão, de Longo DL et al eds. *Harrison's Principles of Internal Medicine.* 18th ed. New York, NY: McGraw-Hill; 2012.)

Entretanto, esses anticorpos não são protetores. A resposta de células T consiste principalmente em células Th-2.

Achados clínicos

O período de incubação perdura por vários anos e a manifestação da doença é gradual. Na hanseníase tuberculoide, são observadas lesões cutâneas de natureza macular hipopigmentada ou em placa, nervos superficiais espessados e anestesia significativa das lesões cutâneas (Fig. 21-5).

Na hanseníase lepromatosa, são observadas múltiplas lesões cutâneas nodulares, resultando na característica **fácies leonina** (Fig. 21-6). Após o início da terapia, pacientes com hanseníase lepromatosa frequentemente desenvolvem **eritema nodoso da hanseníase** (ENH), interpretado como sinal de restabelecimento da imunidade celular. O ENH caracteriza-se por nódulos dolorosos, principalmente ao longo das superfícies extensoras da tíbia e ulna, neurite e uveíte.

O aspecto desfigurante da doença resulta de vários fatores: (1) a anestesia cutânea resulta em queimaduras e outros traumas, que frequentemente se tornam infectados; (2) a reabsorção óssea leva à perda de traços, como os do nariz e das extremidades dos dedos; e (3) a infiltração da pele e dos nervos leva ao espessamento e pregueamento da pele. Na maioria dos pacientes apresentando lesão cutânea simples, a doença regride espontaneamente. Pacientes acometidos por formas intermediárias da doença, entre as formas tuberculoide e lepromatosa, podem progredir para qualquer dos extremos.

Diagnóstico laboratorial

Na hanseníase lepromatosa, a presença dos bacilos pode ser facilmente demonstrada realizando-se uma coloração álcool-ácido-resistente das lesões de pele ou dos raspados nasais. Macrófagos repletos de lipídeos, denominados "células esponjosas", que contêm muitos bacilos álcool-ácido-resistentes, são observados na pele. Na forma tuberculoide, são observados poucos microrganismos e o aparecimento de granulomas típicos é suficiente para o diagnóstico. As culturas são negativas, uma vez que o microrganismo não cresce em meios artificiais.

Um teste sorológico para detecção de IgM contra o glicolipídeo fenólico do tipo 1 é útil para o diagnóstico da hanseníase lepromatosa, mas não é útil no diagnóstico da hanseníase tuberculoide. O diagnóstico da hanseníase lepromatosa pode ser confirmado pelo uso da reação em cadeia da polimerase (PCR) a partir de uma amostra de pele. Resultados falso-positivos em testes sorológicos inespecíficos para sífilis – como Venereal Disease Research Laboratory (VDRL) e teste de reagina plasmática rápida (RPR) – ocorrem frequentemente em pacientes com hanseníase lepromatosa.

Tratamento

A principal terapia é a **dapsona** (diaminodifenilsulfona), porém, devido ao surgimento de resistência suficiente ao fármaco, a terapia combinada é agora recomendada. Para a hanseníase tuberculoide (paucibacilar), dapsona e rifampicina são administradas por 6 a 12 meses, enquanto que para a hanseníase lepromatosa (multibacilar), uma combinação de dapsona, rifampicina e clofazimina é administrada por 12 a 24 meses. Uma combinação de ofloxacino mais claritromicina constitui um regime alternativo. A talidomida é o tratamento de escolha para reações graves de ENH.

Prevenção

O isolamento de todos os pacientes acometidos por hanseníase lepromatosa, associado à quimioprofilaxia com dapsona em crianças expostas, é necessário. Não há vacina.

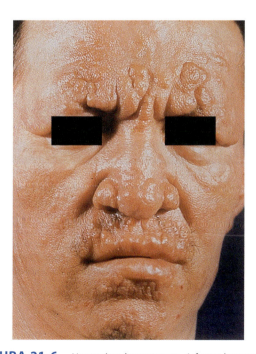

FIGURA 21-6 Hanseníase lepromatosa. A forma lepromatosa é caracterizada por lesões múltiplas, em relevo, frequentemente com a aparência de fácies leonina (a face assemelha-se à de um leão com a sobrancelha proeminente). (Reproduzida com permissão de Robert H. Gelber, MD.)

186 **PARTE II** • Bacteriologia clínica

TESTE SEU CONHECIMENTO

1. Seu paciente é um homem sem-teto de 25 anos que reclama de tosse durante o último mês. A tosse agora é produtora de uma quantidade razoável de escarro contendo sangue ao dia. O escarro não é malcheiroso. Ele perdeu 4,5 kg, mas disse que não se alimenta regularmente. Ao exame físico, a temperatura era de 38°C e crepitações roucas foram ouvidas no vértice do pulmão esquerdo. Uma coloração álcool-ácido-resistente do escarro revela bacilos álcool-ácido-resistentes. A cultura do escarro não mostra crescimento em sete dias, mas colônias amarelo-claras são visíveis em 21 dias. Dos seguintes microrganismos, qual deles provavelmente é o causador dessa infecção?

   (A) *Mycobacterium fortuitum-chelonae*
   (B) *Mycobacterium leprae*
   (C) *Mycobacterium marinum*
   (D) *Mycobacterium tuberculosis*

2. Qual dos seguintes regimes é o tratamento ótimo inicial para o paciente da Questão 1?

   (A) Isoniazida por 9 meses
   (B) Isoniazida e gentamicina por 2 semanas
   (C) Isoniazida e rifampicina por 4 meses
   (D) Isoniazida, rifampicina, etambutol e pirazinamida por 2 meses

3. Seu paciente é um homem de 70 anos com fraqueza progressiva em ambas as pernas que começou há cerca de uma semana. Ele relatou ter dor nas costas e febre desde o mês passado. A ressonância magnética (RM) da coluna vertebral revelou destruição da sétima vértebra torácica e a presença de massa paravertebral. Foram realizados descompressão cirúrgica e desbridamento. A análise histológica da massa revelou granulomas caseosos, e células de Langhans gigantes foram observadas nos granulomas. A coloração de Gram revelou ausência de microrganismos, mas uma coloração álcool-ácido-resistente mostrou bacilos vermelhos. A cultura não mostrou crescimento após 7 dias, mas foi observado crescimento após 28 dias. Das seguintes opções, qual é a causa mais provável?

   (A) *Mycobacterium fortuitum-chelonae*
   (B) *Mycobacterium leprae*
   (C) *Mycobacterium marinum*
   (D) *Mycobacterium tuberculosis*

4. Sua paciente é uma mulher de 30 anos que está infectada com HIV e apresenta baixa contagem de células CD4. Ela agora tem resultados de tuberculose pulmonar, mas você está preocupado com o fato de ela poder estar infectada com *Mycobacterium avium-intracellulare* (MAI). A respeito do MAI, qual das seguintes opções é a mais correta?

   (A) A doença disseminada causada pelo MAI é geralmente o resultado da redução na produção de anticorpos, ao passo que a doença disseminada causada por *M. tuberculosis* é normalmente causada pela redução da imunidade celular.
   (B) Imigrantes do Sudeste Asiático são mais suscetíveis a serem infectados com MAI do que com *M. tuberculosis*.

   (C) No laboratório clínico, MAI forma colônias em sete dias, ao passo que as colônias de *M. tuberculosis* geralmente requerem ao menos 21 dias de incubação para que as colônias apareçam.
   (D) MAI é geralmente suscetível a um regime de fármaco de isoniazida e rifampicina, ao passo que *M. tuberculosis* é frequentemente resistente.
   (E) O hábitat natural do MAI é o meio ambiente, ao passo que o hábitat natural de *M. tuberculosis* é o ser humano.

5. Em relação à paciente da Questão 4, se MAI mostrou-se a causa dos sintomas dela, qual das seguintes opções é a melhor escolha de antibióticos a ser prescrito?

   (A) Amicacina e doxiciclina
   (B) Claritromicina, etambutol e rifabutina
   (C) Dapsona, rifampicina e clofazimina
   (D) Isoniazida e gentamicina
   (E) Isoniazida, rifampicina, etambutol e pirazinamida

6. Seu paciente é um homem de 20 anos com uma lesão escamosa não dolorosa única, expandindo lentamente em seu peito pelos últimos dois meses. A lesão é não pruriginosa, e ele perdeu a sensibilidade no local da lesão. Aparentemente, está bem. Ele é um imigrante recente da América Central. Uma coloração álcool-ácido-resistente do raspado da lesão é positiva. Qual das seguintes doenças provavelmente acometeu o paciente?

   (A) Tuberculose cutânea
   (B) Granuloma de aquário
   (C) Hanseníase lepromatosa
   (D) Escrófula
   (E) Hanseníase tuberculoide

RESPOSTAS

(1) **(D)**
(2) **(D)**
(3) **(D)**
(4) **(E)**
(5) **(B)**
(6) **(E)**

VER TAMBÉM

- São apresentados breves **resumos dos microrganismos** descritos neste capítulo a partir da página 664. Favor consultar esses resumos para uma rápida revisão do material essencial.

- Mais **questões para autoavaliação** sobre os temas discutidos neste capítulo são encontradas na seção de Bacteriologia Clínica da Parte XIII: Questões para autoavaliação, a partir da página 715. Consulte também a Parte XIV: Simulado de provas e concursos, a partir da página 753.

CAPÍTULO 22

Actinomicetos

CONTEÚDO DO CAPÍTULO

Introdução
Actinomyces israelii
Nocardia asteroides

Teste seu conhecimento
Ver também

INTRODUÇÃO

Os actinomicetos são uma família de bactérias que formam **filamentos longos e ramificados** que se assemelham a hifas de fungos (Fig. 22-1). Eles são Gram-positivos, mas alguns (como *Nocardia asteroides*) também são bacilos fracamente álcool-ácido-resistentes (Tab. 22-1).

Mais informações sobre os aspectos clínicos das infecções causadas pelos microrganismos apresentados neste capítulo são fornecidas na Parte IX, intitulada Doenças Infecciosas, a partir da página 589.

ACTINOMYCES ISRAELII

Doença

Actinomyces israelii causa actinomicose.

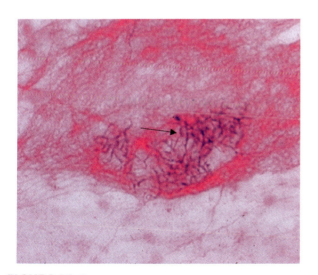

FIGURA 22-1 *Nocardia asteroides* – coloração de Gram. A seta aponta para a área de filamentos dos bacilos Gram-positivos. (Fonte: Dr. Thomas F. Sellers, Public Health Image Library, Centers for Disease Control and Prevention.)

Propriedades importantes e patogênese

Actinomyces israelii é um organismo **anaeróbio** que faz parte da **microbiota normal da cavidade oral**. Após um trauma local, como uma fratura mandibular ou extração dentária, esse organismo pode invadir os tecidos, formando filamentos circundados por áreas de inflamação.

Achados clínicos

As lesões típicas da actinomicose surgem como áreas de edema rígidas e não dolorosas que se desenvolvem lentamente e que, por fim, drenam pus através de **tratos sinusais** (Fig. 22-2). Grânulos amarelos e rígidos (**grânulos sulfúricos**) compostos por uma massa de filamentos são formados no pus.

Em cerca de 50% dos casos, a lesão inicial envolve a face e o pescoço; nos demais casos, o local corresponde ao tórax ou ao abdome. A actinomicose pélvica pode ocorrer em mulheres que fazem uso de dispositivo intrauterino por longo período. *A. israelii* e espécies de *Arachnia* são as causas mais comuns de actinomicose em seres humanos. A doença não é transmissível.

Diagnóstico laboratorial

O diagnóstico laboratorial é realizado pela (1) observação de bacilos ramificados Gram-positivos, especialmente na presença de grânulos de enxofre, e (2) observação de crescimento quando amostras de pus ou tecidos são cultivadas em condições anaeróbias. Os microrganismos podem ser identificados por imunofluorescência. Observe que, ao contrário de *N. asteroides* (ver adiante), *Actinomyces* não é álcool-ácido-resistente. Não há testes sorológicos.

Tratamento e prevenção

O tratamento consiste em administração prolongada de penicilina G, associada à drenagem cirúrgica. Não ocorre resistência significativa à penicilina G. Não há disponibilidade de vacina ou fármaco profilático.

TABLE 22-1 Actinomicetos

Espécies	Doença	Hábitat	Crescimento em meio	Diagnóstico	Tratamento
Actinomyces israelii	Actinomicoses (abscessos com drenagem do trato sinusal e "grânulos de enxofre" no pus)	Cavidade oral	Anaeróbio estrito	Bacilos Gram-positivos filamentosos ramificados; cultura (anaeróbia)	Penicilina G
Nocardia asteroides	Nocardiose (abscessos no encéfalo e nos rins em pacientes imunodeficientes, pneumonia)	Meio ambiente	Aeróbio	Bacilos Gram-positivos filamentosos ramificados; geralmente álcool-ácido-resistentes; cultura (aeróbia)	Sulfametoxazol-trimetoprima

NOCARDIA ASTEROIDES

Doença
Nocardia asteroides causa nocardiose.

Propriedades importantes e patogênese
As espécies de *Nocardia* são **aeróbias**, encontradas no meio ambiente, particularmente no **solo**. Em indivíduos imunocomprometidos, podem causar infecção pulmonar, bem como se disseminarem. Em tecidos, as espécies de *Nocardia* são evidenciadas como filamentos delgados ramificados Gram-positivos. Muitos isolados de *N. asteroides* são **fracamente álcool-ácido-resistentes** (i.e., o processo de coloração utiliza uma solução de ácido clorídrico mais fraca que a utilizada para corar micobactérias). Quando se utiliza ácido na concentração regular, eles não descolorem.

Achados clínicos
A *N. asteroides* geralmente causa pneumonia, abscessos pulmonares com formação de cavidades, nódulos pulmonares ou empiema. O microrganismo pode se espalhar do pulmão para vários outros órgãos, sobretudo o encéfalo, onde pode causar abscessos. A doença ocorre mais frequentemente em indivíduos imunocomprometidos, sobretudo nos com imunidade celular reduzida. A *Nocardia brasiliensis*, uma espécie diferente de *Nocardia*, causa infecções de pele nas regiões mais ao sul dos Estados Unidos e também causa o micetoma, normalmente em regiões tropicais.

Diagnóstico laboratorial
O diagnóstico laboratorial envolve (1) a observação de bacilos ou filamentos ramificados Gram-positivos (Fig. 22-1) ou fracamente álcool-ácido-resistentes em coloração álcool-ácido-resistente, e (2) a observação de crescimento aeróbio em meio bacteriológico em poucos dias.

Tratamento e prevenção
O tratamento é feito com a utilização de sulfametoxazol-trimetoprima. A drenagem cirúrgica também pode ser necessária. Ocasionalmente, ocorre resistência a fármacos. Não há vacina ou fármacos profiláticos disponíveis.

TESTE SEU CONHECIMENTO

1. Sua paciente é uma mulher de 75 anos com febre e um nódulo doloroso em seu antebraço. Ela também apresenta uma tosse não produtiva que ela diz estar pior que sua tosse associada ao fumo. Ela está tomando corticosteroides em altas doses (prednisona) devido a uma doença autoimune. A radiografia do tórax revela uma lesão nodular no lobo direito superior. Uma biópsia do nódulo em seu braço foi obtida. A coloração de Gram de sua amostra evidenciou bacilos Gram-positivos filamentosos. Os bacilos também eram fracamente álcool-ácido-resistentes. Quanto ao microrganismo causador, qual das seguintes alternativas é a mais correta?

   (A) A cultura do microrganismo deve ser feita em condições de anaerobiose.
   (B) O hábitat natural do microrganismo é o solo.

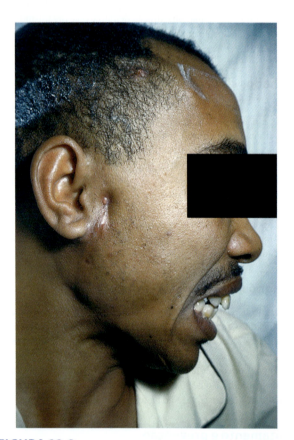

FIGURA 22-2 Actinomicose. Observa-se a lesão inflamada com pequena abertura do trato sinusal anterior à orelha direita. O "grânulo de enxofre" amarelado pode ser visto na abertura. (Fonte: Dr. Thomas F. Sellers, Public Health Image Library, Centers for Disease Control and Prevention.)

(C) Ele produz uma exotoxina que inibe a síntese proteica por ribosilação de ADP.

(D) Os grânulos de enxofre são frequentemente observados nas lesões cutâneas.

(E) A vacina contra o microrganismo contém o polissacarídeo capsular como o imunógeno.

2. Seu paciente é um homem de 20 anos que se envolveu em uma briga em um bar aproximadamente três semanas atrás. Ele levou um soco que quebrou o segundo molar esquerdo. Ele agora tem 3 centímetros de área inflamada na pele recobrindo o dente quebrado que está drenando pus. A coloração de Gram do pus revela bacilos filamentosos Gram-positivos. Os bacilos não aparecem em vermelho na coloração álcool-ácido-resistente. Quanto ao microrganismo causador, qual das seguintes alternativas é a mais correta?

(A) A infecção causada pelo microrganismo ocorre principalmente na área de Ohio e vale do rio Mississippi.

(B) O hábitat natural do microrganismo é o solo.

(C) O microrganismo é resistente tanto à penicilina quanto aos aminoglicosídeos.

(D) Grânulos de enxofre são frequentemente observados no pus localizado no orifício do trato sinusal na lesão cutânea.

(E) A vacina contra o microrganismo contém um toxoide como o imunógeno.

RESPOSTAS

(1) **(B)**

(2) **(D)**

VER TAMBÉM

- São apresentados breves **resumos dos microrganismos** descritos neste capítulo a partir da página 665. Favor consultar esses resumos para uma rápida revisão do material essencial.

- Mais **questões para autoavaliação** sobre os temas discutidos neste capítulo são encontradas na seção de Bacteriologia Clínica da Parte XIII: Questões para autoavaliação, a partir da página 715. Consulte também a Parte XIV: Simulado de provas e concursos, a partir da página 753.

CAPÍTULO

23 Micoplasmas

CONTEÚDO DO CAPÍTULO

Introdução
Mycoplasma pneumoniae

Teste seu conhecimento
Ver também

INTRODUÇÃO

Os micoplasmas consistem em um grupo de microrganismos muito pequenos e **desprovidos de parede celular**, entre os quais *Mycoplasma pneumoniae* corresponde ao principal patógeno.

Mais informações sobre os aspectos clínicos das infecções causadas pelos microrganismos apresentados neste capítulo são fornecidas na Parte IX, intitulada Doenças Infecciosas, a partir da página 589.

MYCOPLASMA PNEUMONIAE

Doença

Mycoplasma pneumoniae causa pneumonia "atípica".

Propriedades importantes

Os micoplasmas são os **menores organismos de vida livre**, sendo que muitos apresentam diâmetro celular pequeno, de até 0,3 μm. Sua característica mais marcante é a **ausência de uma parede celular**.[1]

Como consequência, os micoplasmas **coram-se fracamente pela coloração de Gram, e os antibióticos que inibem a síntese de parede celular (p. ex., penicilinas e cefalosporinas) são ineficazes**. Sua superfície externa consiste em uma membrana celular flexível; desse modo, esses microrganismos são capazes de assumir uma variedade de formas. Sua membrana citoplasmática é a única membrana bacteriana que contém **colesterol**, um esterol geralmente encontrado em membranas de células eucarióticas.

Os micoplasmas podem ser cultivados em laboratório em meios artificiais, porém apresentam exigências nutricionais complexas, incluindo diversos lipídeos. Os micoplasmas apresentam crescimento lento, requerendo pelo menos uma semana para originar uma colônia visível. Frequentemente, a colônia exibe uma forma

característica de "ovo frito", com o centro mais elevado e uma porção externa mais delgada.

Patogênese e epidemiologia

Mycoplasma pneumoniae, um patógeno **somente de seres humanos**, é transmitido através de **gotículas respiratórias.** Nos pulmões, o organismo apresenta forma de bacilo, com extremidades afiladas que contêm proteínas específicas que atuam como o ponto de adesão ao epitélio respiratório. A mucosa respiratória não sofre invasão, mas a movimentação ciliar é inibida e ocorre necrose epitelial. O mecanismo pelo qual o *M. pneumoniae* causa inflamação é incerto. Sabe-se que produz peróxido de hidrogênio, o que contribui para o dano às células do trato respiratório.

Mycoplasma pneumoniae possui apenas um sorotipo e é antigenicamente distinto de outras espécies de *Mycoplasma*. A imunidade é incompleta, podendo ocorrer outros episódios da doença. Durante a infecção por *M. pneumoniae*, são produzidos autoanticorpos contra hemácias (**crioaglutininas**) e células encefálicas, pulmonares e hepáticas. Esses anticorpos podem estar envolvidos em algumas manifestações extrapulmonares da infecção.

As infecções por *M. pneumoniae* ocorrem em nível mundial, com um aumento da incidência durante o inverno. Esse organismo é a **causa mais comum de pneumonia em jovens adultos** e é responsável por surtos em grupos que mantêm contato próximo, como famílias, militares e estudantes universitários. Estima-se que apenas 10% dos indivíduos infectados sejam, de fato, acometidos por pneumonia. A pneumonia por *Mycoplasma* corresponde a 5 a 10% de todas as pneumonias adquiridas em comunidade.

Achados clínicos

A pneumonia por *Mycoplasma* é o tipo mais comum de pneumonia atípica. Anteriormente, chamava-se **pneumonia atípica primária**. (Pneumonias atípicas podem ser causadas também por *Legionella pneumophila* [doença do legionário], *Chlamydia pneumoniae*, *Chlamydia psittaci* [psitacose], *Coxiella burnetii* [febre Q] e por vírus, como o vírus *Influenza* e por adenovírus. O termo *atípico* significa que a bactéria causal não pode ser isolada em meios rotineiros no diagnóstico laboratorial, ou que a doença não se assemelha à

---

[1]Outros tipos de bactérias, na presença de penicilina, podem existir sem uma parede, em um estado chamado "forma L", mas podem sintetizar novamente suas paredes celulares quando a penicilina é removida.

pneumonia pneumocócica.) A manifestação da pneumonia por *Mycoplasma* é gradual, iniciando-se geralmente com tosse não produtiva, faringite ou otalgia. Escarro esbranquiçado e não sanguinolento é produzido em pequenas quantidades. Os sintomas constitucionais de febre, cefaleia, mal-estar geral e mialgias são intensos. A parcimônia de achados no exame torácico exibe marcante contraste em relação à proeminência dos infiltrados observados no raio X de tórax do paciente. A doença regride espontaneamente em 10 a 14 dias. Além da pneumonia, *M. pneumoniae* também causa bronquite.

As manifestações extrapulmonares incluem a síndrome de Stevens-Johnson, eritema multiforme, fenômeno de Raynaud, arritmias cardíacas, artralgias, anemia hemolítica e manifestações neurológicas, como a síndrome de Guillain-Barré.

Diagnóstico laboratorial

O diagnóstico geralmente *não* é realizado pela cultura de amostras de escarro; o surgimento de colônias em meios especiais demanda pelo menos 1 semana. A cultura em meios comuns revela somente a microbiota normal.

Atualmente, um ensaio de reação em cadeia da polimerase (PCR) que detecta ácidos nucleicos específicos de *M. pneumoniae* no escarro ou em secreções respiratórias consiste no melhor procedimento diagnóstico.

A testagem sorológica para a presença de anticorpos no soro do paciente também pode ser útil. Um título de crioaglutinina de 1:128 ou superior é indicativo de infecção recente. As crioaglutininas são autoanticorpos IgM contra hemácias do tipo O, que aglutinam essas células a 4°C, mas não a 37°C. Entretanto, apenas metade dos pacientes com pneumonia por *Mycoplasma* apresentará resultado positivo em relação às crioaglutininas. O teste é inespecífico; resultados falso-positivos ocorrem em infecções por influenzavírus e adenovírus. O diagnóstico da infecção por *M. pneumoniae* pode ser confirmado através da observação de um aumento de quatro vezes ou mais no título de anticorpos específicos, avaliado em um ensaio de fixação do complemento ou por ELISA (ensaio imunoabsorvente ligado à enzima).

Tratamento

O tratamento de escolha é um macrolídio, como eritromicina ou azitromicina, ou uma tetraciclina, como doxiciclina. A fluoroquinolona levofloxacino é também efetiva. Esses fármacos podem reduzir a duração dos sintomas, embora, conforme mencionado anteriormente, a doença regrida espontaneamente. As penicilinas e cefalosporinas são **inativas**, uma vez que o microrganismo não possui parede celular.

Prevenção

Não há vacina ou outra medida preventiva específica.

Outros micoplasmas

O *Mycoplasma hominis* tem sido relacionado como uma causa pouco frequente de doença pélvica inflamatória.

Mycoplasma genitalium causa uretrite, predominantemente em homens. Estima-se que este organismo esteja associado a aproximadamente 20% dos casos de uretrite não gonocócica (UNG). Infecções em mulheres são tipicamente assintomáticas.

Ureaplasma urealyticum pode estar associado a aproximadamente 20% dos casos de UNG. Os ureaplasmas podem ser diferenciados dos micoplasmas por sua capacidade de produzir a enzima urease, que degrada a ureia em amônia e dióxido de carbono.

TESTE SEU CONHECIMENTO

1. O *Mycoplasma pneumoniae* é uma causa importante de pneumonia atípica. Em relação a esse organismo, qual das seguintes sentenças é a mais correta?

   (A) Amoxicilina é o fármaco de escolha para pneumonia causada por esse microrganismo.
   (B) Anticorpos no soro de pacientes irão aglutinar células sanguíneas humanas a 4°C, mas não a 37°C.
   (C) A coloração de Gram do escarro revela pequenos bacilos Gram-negativos.
   (D) Trata-se de um parasita intracelular obrigatório que pode crescer apenas dentro de células humanas no laboratório clínico.
   (E) Indivíduos com fibrose cística são predispostos à pneumonia causada por esse microrganismo.

2. Qual das seguintes alternativas é o fármaco de escolha para pneumonia atípica causada por *M. pneumoniae*?

   (A) Amoxicilina
   (B) Azitromicina
   (C) Ceftriaxona
   (D) Gentamicina
   (E) Vancomicina

RESPOSTAS

(1) **(B)**
(2) **(B)**

VER TAMBÉM

- São apresentados breves **resumos dos microrganismos** descritos neste capítulo a partir da página 666. Favor consultar esses resumos para uma rápida revisão do material essencial.

- Mais **questões para autoavaliação** sobre os temas discutidos neste capítulo são encontradas na seção de Bacteriologia Clínica da Parte XIII: Questões para autoavaliação, a partir da página 715. Consulte também a Parte XIV: Simulado de provas e concursos, a partir da página 753.

CAPÍTULO

24 Espiroquetas

CONTEÚDO DO CAPÍTULO

Introdução

Treponema

   1. Treponema pallidum

   2. Treponematoses não venéreas

Borrelia

   1. Borrelia burgdorferi

   2. Borrelia recurrentis e Borrelia hermsii

   3. Borrelia miyamotoi

Leptospira

Outros espiroquetas

Teste seu conhecimento

Ver também

INTRODUÇÃO

Três gêneros de espiroquetas causam infecção humana: (1) *Treponema*, que causa sífilis, e as treponematoses não venéreas; (2) *Borrelia*, responsável pela doença de Lyme e febre recorrente; e (3) *Leptospira*, o agente da leptospirose (Tab. 24-1).

As espiroquetas são **bacilos espiralados e flexíveis**, de parede delgada (Fig. 24-1). São móveis devido à ondulação de filamentos axiais situados abaixo da membrana externa. Os treponemas e

leptospiras são tão delgados que podem ser visualizados apenas por meio da microscopia de campo escuro, impregnação por prata ou por imunofluorescência. As borrélias são maiores, coradas por Giemsa e outros corantes hematológicos, podendo ser visualizadas ao microscópio óptico comum.

Mais informações sobre os aspectos clínicos das infecções causadas pelos microrganismos apresentados neste capítulo são fornecidas na Parte IX, intitulada Doenças Infecciosas, a partir da página 589.

TABELA 24-1   Espiroquetas de relevância médica

Espécies	Doença	Modo de transmissão	Diagnóstico	Morfologia	Crescimento em meio bacteriológico	Tratamento
Treponema pallidum	Sífilis	Contato íntimo (sexual); através da placenta	Microscopia; testes sorológicos	Fino, espirais justas, visto por microscopia de campo escuro, impregnação por prata ou coloração por imuno-fluorescência	–	Penicilina G
Borrelia burgdorferi	Doença de Lyme	Mordida de carrapato	Observações clínicas; microscopia	Grande, frouxamente espiralado; corado pela coloração de Giemsa	+	Tetraciclina ou amo-xicilina para doença aguda; penicilina G para doença crônica
Borrelia recurrentis	Febre recorrente	Mordida de piolho	Observações clínicas; microscopia	Grande, frouxamente espiralado; corado pela coloração de Giemsa	+	Tetraciclina
Leptospira interrogans	Leptospirose	Alimento ou bebida contaminada pela urina de animais infectados (ratos, cães, porcos, vacas)	Testes sorológicos	Fino, espirais justas, visto por microscopia de campo escuro	+	Penicilina G

CAPÍTULO 24 • Espiroquetas

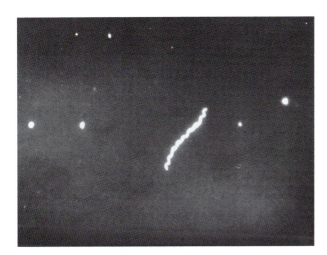

FIGURA 24-1 *Treponema pallidum* – Imagem obtida por microscopia de campo escuro. A forma em espiral desta espiroqueta está no centro do campo. (Fonte: Dr. Schwartz, Centers for Disease Control and Prevention.)

TREPONEMA

1. Treponema pallidum

Doença

O *T. pallidum* causa a sífilis.

Propriedades importantes

O *T. pallidum* ainda **não é cultivável** em meio bacteriológico ou em cultura de células. Os treponemas não patogênicos, os quais fazem parte da microbiota normal de membranas mucosas humanas, podem ser cultivados.

O *T. pallidum* exibe **crescimento muito lento**. A relevância médica desse fato refere-se à necessidade da presença de antibióticos em concentrações efetivas por algumas semanas, a fim de matar os microrganismos e curar a doença (ver a seguir a seção "Tratamento"). Por exemplo, a penicilina benzatina consiste na penicilina utilizada no tratamento da sífilis primária e secundária, uma vez que a penicilina é liberada lentamente a partir dessa preparação de depósito e as concentrações bactericidas mantêm-se por semanas após a administração do antibiótico.

Os antígenos de *T. pallidum* induzem anticorpos específicos, que podem ser detectados por imunofluorescência ou testes de hemaglutinação no laboratório clínico. Também induzem anticorpos inespecíficos (**reagina**),[1] que podem ser detectados pela floculação de lipídeos (cardiolipina) extraídos de tecidos normais de mamíferos (p. ex., coração bovino).

Tanto o anticorpo específico antitreponêmico quanto a reagina inespecífica são utilizados no diagnóstico sorológico de sífilis.

Transmissão e epidemiologia

O *T. pallidum* é transmitido a partir de lesões cutâneas ou de membranas mucosas (p. ex., órgãos genitais, cavidade oral e reto)

contendo espiroquetas de um indivíduo infectado a outros indivíduos por **contato íntimo**. Também pode ser transmitido de mulheres grávidas para o feto. Em casos raros, o sangue destinado a transfusões coletado durante fases precoces da sífilis também é infeccioso. *T. pallidum* é um microrganismo que infecta apenas seres humanos. Não há um reservatório animal.

A sífilis ocorre mundialmente e sua incidência tem aumentado. É uma das principais doenças notificáveis nos Estados Unidos. Acredita-se que muitos casos não sejam notificados, o que limita as medidas de saúde pública. Houve um aumento acentuado na incidência de sífilis em homens que fazem sexo com homens nos últimos anos.

Patogênese e achados clínicos

O *T. pallidum* não sintetiza toxinas ou enzimas importantes. O microrganismo frequentemente infecta o endotélio de pequenos vasos sanguíneos, causando endarterite. Isso ocorre durante todos os estágios da sífilis, porém é particularmente importante na patogênese das lesões encefálicas e cardiovasculares observadas na sífilis terciária.

Na **sífilis primária**, as espiroquetas multiplicam-se no local de inoculação, e uma úlcera localizada e indolor (**cancro**) é geralmente formada em 2 a 10 semanas (Fig. 24-2). A úlcera cicatriza espontaneamente, contudo as espiroquetas disseminam-se amplamente pela corrente sanguínea (bacteriemia), atingindo vários órgãos.

Após 1 a 3 meses, as lesões da **sífilis secundária** podem surgir. Essas lesões manifestam-se como um exantema maculopapular, principalmente nas **regiões palmares** e **plantares** (Fig. 24-3), ou como pápulas úmidas na pele e em membranas mucosas (placas mucosas). As lesões úmidas observadas nos órgãos genitais são denominadas **condilomas planos** (Fig. 24-4). Essas lesões são ricas em espiroquetas e altamente infectantes; no entanto, também cicatrizam espontaneamente. A alopecia focal também ocorre. Os sintomas constitutivos da sífilis secundária incluem febre baixa, mal-estar geral, anorexia, emagrecimento, cefaleia, mialgias e linfadenopatia generalizada. Pode ocorrer também faringite, meningite,

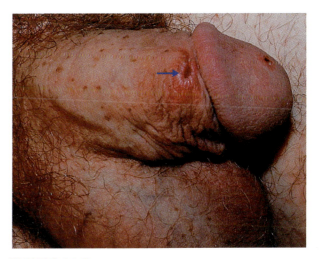

FIGURA 24-2 Cancro da sífilis primária. Observe a úlcera rasa e de borda enrolada (seta azul) que é típica de um cancro sifilítico. (Reproduzida, com permissão, de Wolff K, Johnson R, eds. *Fitzpatrick's Color Atlas & Synopsis of Clinical Dermatology.* 6th ed. New York, NY: McGraw-Hill; 2009.)

---

[1] A reagina da sífilis (IgM e IgG) não deve ser confundida com o anticorpo reagina (IgE) envolvido em alergia.

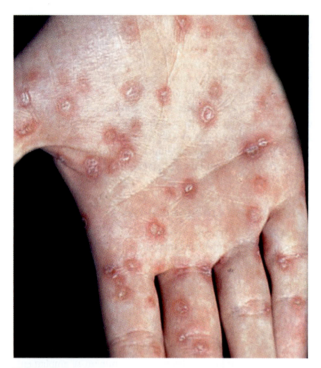

FIGURA 24-3 Lesões palmares na sífilis secundária. Observe as lesões papuloescamosas na palma direita. Lesões palmares são geralmente bilaterais. (Reproduzida com a permissão de Wolff K, Johnson R, eds. Fitzpatrick's Color Atlas & Synopsis of Clinical Dermatology. 6ª ed. New York, NY: McGraw-Hill; 2009.)

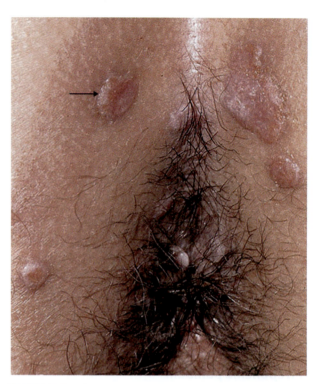

FIGURA 24-4 Condiloma plano da sífilis secundária. Observe as lesões planas e úmidas na região perianal (seta preta.). (Reproduzida com a permissão de Wolff K, Johnson R, eds. Fitzpatrick's Color Atlas & Synopsis of Clinical Dermatology. 6ª ed. New York, NY: McGraw-Hill; 2009.)

nefrite e hepatite. Em alguns indivíduos, os sintomas das fases primária e secundária podem não ocorrer, e, no entanto, a doença pode progredir.

Cerca de um terço dos casos de sífilis precoce (primária ou secundária) irão curar espontaneamente, sem tratamento. Outro terço permanece **latente** (i.e., não surgem lesões, porém testes sorológicos positivos indicam a continuidade da infecção). O período latente pode ser dividido em estágios **precoce** e **tardio**. No período latente precoce, que pode ter duração de um a dois anos após o estágio secundário, os sintomas da sífilis secundária podem reaparecer e os pacientes podem infectar outras pessoas. No período latente tardio, que pode perdurar por vários anos, não se manifestam sintomas e os pacientes não são infectantes. No terço restante dos indivíduos, a doença progride para o estágio **terciário**. A sífilis terciária pode apresentar granulomas (gomas), principalmente na pele e nos ossos; envolvimento do sistema nervoso central, também conhecido como neurossífilis (p. ex. tabes dorsallis, paresia); ou lesões cardiovasculares (p. ex, aortites, aneurisma da aorta ascendente). Os treponemas raramente são observados em lesões terciárias.

O *T. pallidum* também causa **sífilis congênita**. O microrganismo é transmitido através da placenta, geralmente após o terceiro mês de gestação, podendo ocorrer infecção fetal. Nos neonatos infectados, lesões de pele e ossos são comuns, como dentes de Hutchinson, "molares em amora", nariz em sela, rágades, voz nasalada e bossa frontal. Outros achados, como hepatosplenomegalia, ceratite intersticial e oito formas de surdez associada aos nervos também são observados. A infecção fetal também pode resultar em natimorto.

A imunidade contra sífilis é incompleta. Anticorpos contra o organismo são produzidos, mas não interrompem a progressão da doença. Pacientes com sífilis precoce que foram tratados podem contrair a sífilis novamente. Pacientes com sífilis tardia são relativamente resistentes à reinfecção.

Diagnóstico laboratorial

Existem três abordagens importantes a serem consideradas.

Microscopia

As espiroquetas podem ser demonstradas a partir de lesões primárias ou secundárias da sífilis, como cancro ou condiloma plano, por meio da microscopia de **campo escuro** ou pelo teste do anticorpo fluorescente direto (AFD). Eles *não* são observados em um esfregaço submetido à coloração de Gram. Em espécimes para biópsia, como os obtidos a partir de gomas observadas na sífilis terciária, podem ser utilizados corantes histológicos, como a coloração por prata ou anticorpos fluorescentes.

Testes sorológicos não específicos

Esses testes envolvem o uso de antígenos **não treponêmicos**. Extratos de tecidos normais de mamíferos (p. ex., **cardiolipina** de coração bovino) reagem com anticorpos presentes em amostras de soro de pacientes com sífilis. Esses anticorpos, que consistem em uma mistura de IgG e IgM, são denominados anticorpos "reagina" (ver anteriormente). Testes de floculação (p. ex., teste VDRL [*Veneral Disease Research Laboratory*] e reagina plasmática rápida [RPR]) detectam a presença desses anticorpos. Esses testes são positivos na maioria dos casos de sífilis primária e quase sempre positivos nos casos de sífilis secundária. O título desses anticorpos inespecíficos **diminui com o tratamento eficaz**, contrariamente aos anticorpos específicos, que são positivos por toda a vida (ver a seguir).

Reações falso-positivas ocorrem em infecções como hanseníase, hepatite B, mononucleose, bem como em várias doenças autoimunes. Portanto, resultados positivos devem ser confirmados por testes específicos (ver a seguir). Os resultados de testes inespecíficos geralmente **tornam-se negativos após o tratamento** e devem ser utilizados para determinar a resposta ao tratamento. Esses testes podem também ser falsamente negativos como resultado do fenômeno prozona. Nesse fenômeno, o título de anticorpos é muito elevado (excesso de anticorpos) e não ocorre floculação. Mediante a diluição do soro, no entanto, o resultado do teste torna-se positivo (ver Cap. 64). Esses testes são de baixo custo e de fácil realização e, desse modo, são utilizados como um método de varredura da população quanto à presença de infecção. Os testes inespecíficos, bem como os testes específicos (ver a seguir), são descritos em mais detalhes no Capítulo 9.

O diagnóstico laboratorial da sífilis congênita é baseado no achado de que o recém-nascido apresenta um título de anticorpos mais elevado que o da mãe durante o teste de VDRL. Além disso, se o teste VDRL da criança for um resultado falso-positivo em decorrência de anticorpos maternos que cruzaram a placenta, esse título declinará com o tempo. Se o recém-nascido estiver de fato infectado, o título permanecerá elevado. Contudo, independentemente dos resultados do teste VDRL, todo recém-nascido cuja mãe apresente sífilis deve ser submetido a tratamento.

Testes sorológicos específicos

Esses testes envolvem o uso de antígenos treponêmicos e, portanto, são mais específicos que os testes descritos anteriormente. Nesses testes, *T. pallidum* reage, em ensaios de imunofluorescência (FTA--ABS)[2] ou hemaglutinação (TPHA, MHA-TP)[3], com anticorpos treponema-específicos no soro do paciente.

A quantidade desses anticorpos eleva-se no decorrer de 2 a 3 semanas de infecção; portanto, os resultados do teste são positivos na maioria dos pacientes com sífilis primária. Esses testes **permanecem positivos por toda a vida** após o tratamento efetivo e *não podem* ser utilizados para determinar a resposta ao tratamento ou a ocorrência de reinfecção. Eles são de custo mais elevado e de realização mais difícil que os testes inespecíficos e, portanto, não são empregados como métodos de varredura.

Tratamento

A penicilina é efetiva no tratamento de todos os estágios da sífilis. Uma única injeção de penicilina G benzatina (2,4 milhões de unidades) pode erradicar o *T. pallidum* e curar a sífilis precoce (primária e secundária). Observe que a **penicilina benzatina** é usada porque

---

[2]FTA-ABS (anticorpo treponêmico fluorescente; do inglês, *fluorescent treponemal antibody-absorbed*) consiste no teste de absorção de anticorpos treponêmicos fluorescentes. O soro do paciente é absorvido com treponemas não patogênicos, a fim de remover anticorpos de reação cruzada antes de reagirem com *T. pallidum*.

[3]TPHA (hemaglutinação do *T. pallidum*; do inglês, *T. pallidum hemagglutination assay*) é o ensaio de hemaglutinação de *T. pallidum*. MHA-TP é um ensaio de hemaglutinação realizado em uma placa de microtitulação.

a penicilina é liberada de forma bem lenta a partir dessa preparação em depósito. O *T. pallidum* cresce muito lentamente, sendo necessária a presença da penicilina em concentração bactericida durante semanas. Se o paciente for alérgico à penicilina, a doxiciclina pode ser utilizada, porém deve ser administrada durante períodos prolongados, a fim de promover a cura.

A sífilis terciária que se manifesta através de gomas ou por achados cardiovasculares também pode ser tratada com penicilina G benzatina, sendo recomendadas três doses. No entanto, na *neurossífilis*, altas doses de *penicilina G aquosa* são administradas, uma vez que a penicilina benzatina penetra mal no sistema nervoso central. Nenhuma resistência à penicilina foi observada em *T. pallidum*. No entanto, cepas resistentes à azitromicina surgiram.

Mulheres grávidas com sífilis devem ser imediatamente tratadas com o tipo de penicilina aplicável ao seu estágio de doença. Neonatos que apresentam um teste sorológico positivo devem também ser tratados. Embora exista a possibilidade de que um teste positivo seja causado por anticorpos de origem materna, e não porque o neonato está infectado, é prudente tratar sem esperar vários meses para determinar se o título de anticorpos declinará ou não.

Mais da metade dos pacientes com sífilis secundária tratados com penicilina manifestam febre, calafrios, mialgias e outros sintomas semelhantes aos da gripe poucas horas após terem recebido o antibiótico. Essa resposta, denominada **reação de Jarisch-Herxheimer**, é atribuída à lise dos treponemas e à liberação de substâncias similares a endotoxinas. Os pacientes devem ser alertados sobre essa possibilidade, bem como sobre a possibilidade de os sintomas citados persistirem por até 24 horas, sendo que o alívio sintomático pode ser obtido com ácido acetilsalicílico. A reação de Jarisch-Herxheimer também ocorre após o tratamento de outras doenças causadas por espiroquetas, como doença de Lyme, leptospirose e febre recorrente. O fator de necrose tumoral (TNF, *tumor necrosis factor*) é um importante mediador dessa reação, uma vez que a imunização passiva com anticorpos contra TNF pode prevenir seus sintomas.

Prevenção

A prevenção depende do diagnóstico precoce e do tratamento adequado, do uso de preservativos, da administração de antibióticos após exposição suspeita, e do acompanhamento sorológico dos indivíduos infectados e de seus contatos. Para prevenir a sífilis congênita, todas as mulheres grávidas devem ser rastreadas utilizando-se um teste treponêmico, como o FTA-ABS.

A presença de qualquer doença sexualmente transmissível torna obrigatória a realização do teste para sífilis, uma vez que, com frequência, várias infecções diferentes são transmitidas simultaneamente. Não há vacina contra sífilis.

2. Treponematoses não venéreas

São infecções causadas por espiroquetas que são praticamente indistinguíveis daquelas causadas por *T. pallidum*. Elas são endêmicas em populações, sendo transmitidas por contato direto. Todas essas infecções geram resultados positivos (não treponêmicos e treponêmicos) em testes sorológicos para sífilis. Nenhum desses espiroquetas foi cultivado em meios bacteriológicos. As doenças incluem bejel, na África, bouba (causada por *T. pallidum* subespécie *pertenue*), em vários países tropicais úmidos, e pinta (causada por *Treponema carateum*), nas Américas Central e do Sul. Todas podem ser curadas com penicilina.

BORRELIA

As espécies de Borrelia são espiroquetas irregulares, frouxamente espiralados, que se coram prontamente com Giemsa e outros corantes. Podem ser cultivados em meios bacteriológicos contendo soro ou extratos teciduais. São transmitidas por **artrópodes** e causam duas doenças principais, a doença de Lyme e a febre recorrente.

1. Borrelia burgdorferi

Doença

A *Borrelia burgdorferi* causa a doença de Lyme (denominação derivada de uma cidade no Estado de Connecticut, Estados Unidos). A doença de Lyme é também conhecida por borreliose de Lyme. A doença de Lyme é a **doença transmitida por carrapatos mais comum nos Estados Unidos**. É também a doença transmitida por vetores mais comum nos Estados Unidos. Aproximadamente 20 mil casos ao ano são comunicados ao Centers for Disease Control and Prevention, e acredita-se que esse número seja significativamente menor que o número real.

Propriedades importantes

A *B. burgdorferi* é uma espiroqueta flexível, móvel, que pode ser visualizado por microscopia de campo escuro e por meio das colorações de Giemsa e prata. Pode ser cultivado em determinados meios bacteriológicos, porém culturas rotineiras obtidas a partir de paciente (p. ex., sangue, líquido espinal) são, em geral, negativas. Em contrapartida, a cultura do organismo a partir do vetor carrapato é geralmente positiva.

Transmissão e epidemiologia

Borrelia burgdorferi é transmitida por picada de carrapato (Figs. 24-5 a 24-7). O carrapato *Ixodes scapularis* é o vetor na costa leste dos Estado Unidos e também no centro-oeste. *Ixodes pacificus* é a espécie envolvida na costa oeste*. O microrganismo é encontrado com muito mais frequência em carrapatos *I. scapularis* (35-50%) do que em *I. pacificus* (aproximadamente 2%). Esse fato explica a menor incidência da doença na costa oeste. O principal reservatório do organismo consiste em mamíferos pequenos, principalmente o camundongo-de-pata branca, no qual as ninfas se alimentam.[4]

Mamíferos grandes, sobretudo cervos, correspondem a um hospedeiro obrigatório no ciclo de vida do carrapato, mas não se constituem em um reservatório importante para o organismo.

O estágio ninfal do carrapato transmite a doença com maior frequência que os estágios adulto e larval. As ninfas alimentam-se principalmente no verão, o que explica a alta incidência da doença durante os meses de maio a setembro no Hemisfério Norte.

O carrapato deve alimentar-se por 24 a 48 horas para transmitir uma dose infecciosa. Isso significa que a inspeção da pele após a exposição pode prevenir a doença. Contudo, as ninfas são bastante pequenas e podem facilmente passar despercebidas. Não ocorre disseminação entre seres humanos.

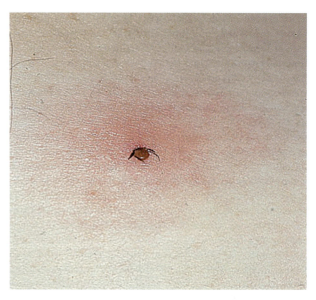

FIGURA 24-5 Carrapato do gênero *Ixodes*. Forma de ninfa do carrapato com a cabeça enfiada na pele cercada por uma erupção eritematosa macular. (Reproduzida, com permissão, de Wolff K, Johnson R, eds. *Fitzpatrick's Color Atlas & Synopsis of Clinical Dermatology*. 6th ed. New York, NY: McGraw-Hill; 2009.)

A doença ocorre mundialmente.** Nos Estados Unidos, três regiões são as mais afetadas: os estados ao longo da costa do Atlântico Norte, os Estados ao norte do centro-oeste (p. ex., Wisconsin), e a costa oeste, principalmente a Califórnia. Aproximadamente 80% dos casos relatados ocorrem em quatro Estados americanos: Nova Iorque, Connecticut, Pensilvânia e Nova Jersey.

A doença de Lyme é a doença transmitida por carrapato mais comum nos Estados Unidos. As principais doenças bacterianas transmitidas por carrapatos nos Estados Unidos são a doença de Lyme, a febre maculosa das Montanhas Rochosas, a erliquiose, a

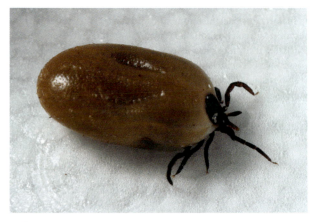

FIGURA 24-6 *Ixodes scapularis* – carrapato de "perna preta". Fêmea ingurgitada após o repasto sanguíneo. (Fonte: Dr. Gary Alpert, Centers for Disease Control and Prevention.)

---

*N. de R.T. No Brasil, o carrapato-estrela, da espécie *Amblyomma cajennense*, tem sido apontado como provável vetor. Capivaras podem ser os reservatórios animais.

[4]Na Califórnia, o rato-do-mato é o principal reservatório, e um segundo carrapato, *Ixodes neotomae*, perpetua a infecção no rato-do-mato, porém não transmite a infecção para seres humanos.

**N. de R.T. No Brasil, a ocorrência da doença de Lyme é extremamente rara, mas casos têm sido descritos nos últimos anos.

CAPÍTULO 24 • Espiroquetas **197**

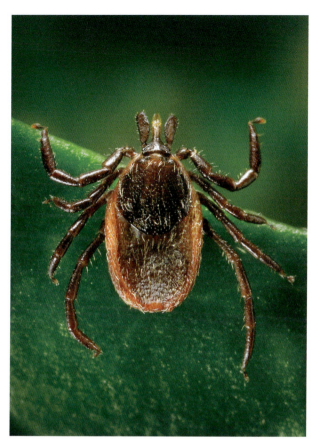

FIGURA 24-7 Carrapato do gênero *Ixodes* em uma folha de grama à procura de um hospedeiro, como um veado ou um ser humano. (Fonte: Drs. Amanda Loftis, Will Reeves e Chris Paddock, Centers for Disease Control and Prevention.)

febre recorrente e a tularemia. Os carrapatos *I. scapularis* transmitem três doenças: duas doenças bacterianas, a doença de Lyme e a erliquiose granulocítica humana, e uma doença causada por protozoários, a babesiose. A coinfecção com *B. burgdorferi* e *Babesia* ocorre principalmente em áreas endêmicas, como são os casos do Estado americano de Massachusetts e de outros Estados da região Nordeste daquele país.

Patogênese

A patogênese está associada à disseminação do microrganismo a partir do local da mordedura através da pele adjacente seguida da disseminação para vários órgãos por meio da corrente sanguínea (bacteriemia), sobretudo coração, articulações e sistema nervoso central. Não foram identificadas exotoxinas, enzimas ou outros fatores de virulência importantes.

Observa-se que o microrganismo deve adaptar-se a dois hospedeiros notavelmente diferentes, o carrapato e o mamífero (tanto camundongos quanto seres humanos). Ele faz isso modificando sua proteína da superfície externa (OSP, *outer surface protein*). Essas OSPs variam antigenicamente entre os seres humanos.

Episódios múltiplos da doença de Lyme ocorrem devido à reinfecção, e não pela recorrência em razão da reativação do organismo. Não há evidências que suportem um estágio latente causado por *B. burgdorferi*.

Achados clínicos

Os achados clínicos foram divididos em três estágios; entretanto, essa é uma doença progressiva, e os estágios não são distintos. No estágio 1 (estágio precoce localizado), o achado clínico mais comum é o **eritema crônico migratório** (também chamado de **eritema migratório**), que consiste em uma erupção macular eritematosa e expansiva que, frequentemente, apresenta uma aparência de "alvo" ou "olho-de-boi" (Fig. 24-8).

A erupção aparece entre 3 a 30 dias após a mordida do carrapato. Tanto a mordida do carrapato quanto a erupção são indolores e não causam prurido. A erupção se expande ao longo de dias a semanas e desaparece espontaneamente em algumas semanas.

A erupção cutânea pode ser acompanhada por sintomas inespecíficos semelhantes à uma "gripe", como febre, calafrios, fadiga, mialgia e dor de cabeça. Lesões cutâneas secundárias frequentemente ocorrem. A artralgia, porém não a artrite, constitui outro achado comum nesse estágio precoce. Em aproximadamente 25% dos casos da doença de Lyme, nenhuma erupção cutânea é observada, seja porque a erupção não se desenvolveu ou porque ocorreu em uma área do corpo que não é facilmente visualizada.

No estágio 2 (estágio precoce disseminado), que ocorre semanas a meses mais tarde, envolvimentos cardíacos e neurológicos predominam. Ocorre a miocardite, acompanhada por várias formas de bloqueio cardíaco. Meningite aguda (asséptica) e neuropatia craniana, como paralisia do nervo facial (paralisia de Bell), são proeminentes durante esse estágio. Paralisia bilateral do nervo facial é amplamente sugestiva de doença de Lyme. Neuropatias periféricas também ocorrem.

Em geral, segue-se uma fase latente que perdura por semanas ou meses. No estágio 3 (estágio tardio disseminado), a artrite, normalmente nas juntas maiores (p. ex., joelhos), é um achado característico. Acredita-se que a artrite de Lyme apresente origem autoimune. A encefalopatia também ocorre no estágio 3.

Alguns pacientes tratados para infecção de Lyme continuam a apresentar sintomas subjetivos prolongados de fadiga, dores nas articulações ou alterações do estado mental após os sintomas objetivos terem desaparecido. Essa condição é chamada de "doença de Lyme crônica" por alguns estudiosos, mas existem controvérsias acerca da existência real deste quadro. Nenhuma evidência microbiológica confirmada para a infecção por *B. burgdorferi* foi

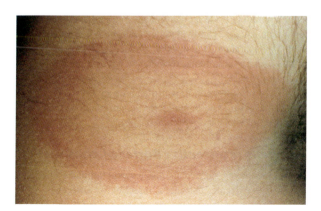

FIGURA 24-8 Eritema migratório crônico, erupção cutânea da doença de Lyme. Observe a erupção macular eritematosa e expansiva, em forma oval ou de "alvo". (Reproduzida com permissão de Vijay K. Sikand, MD.)

198 PARTE II • Bacteriologia clínica

detectada nesses pacientes e a antibioticoterapia prolongada não alivia os sintomas.

Diagnóstico laboratorial

Embora o microrganismo possa ser cultivado em laboratório, as culturas raramente são positivas e, portanto, em geral não são realizadas. O diagnóstico é realizado sorologicamente pela detecção de anticorpos IgM ou de uma elevação no título de anticorpos IgG por meio de ensaio imunoadsorvente ligado à enzima (ELISA) ou um teste de imunofluorescência indireta. A IgM é geralmente detectável duas semanas após a infecção, atingindo valor mais elevado em três a seis semanas. Testes sorológicos realizados antes de duas semanas provavelmente apresentarão resultados negativos. Trinta dias após a infecção os testes de detecção de IgG passam a ser mais confiáveis.

Infelizmente, existem problemas em relação à especificidade e à sensibilidade desses testes, em virtude da presença de anticorpos que reagem cruzadamente contra espiroquetas da microbiota normal. Um teste positivo deve ser confirmado por uma análise de *Western blot* (*immunoblot*). Além disso, pacientes tratados precocemente podem não desenvolver anticorpos detectáveis. Um teste de reação em cadeia da polimerase (PCR, *polymerase chain reaction*) capaz de detectar o DNA do organismo também se encontra disponível.

Tratamento e prevenção

O tratamento de escolha para a doença no estágio 1 ou outras manifestações brandas consiste em doxiciclina ou amoxicilina. A amoxicilina deve ser usada em mulheres grávidas e crianças, uma vez que a doxiciclina é contraindicada. Para as formas mais graves ou nos estágios tardios da doença, recomenda-se o uso de ceftriaxona. Não há resistência significativa a antibióticos.

A prevenção envolve o uso de roupas protetoras e de repelentes contra insetos. O exame cuidadoso da pele para verificar a presença de carrapatos é também muito importante, uma vez que o carrapato deve alimentar-se por 24 a 48 horas para transmitir uma dose infecciosa.

Antibióticos profiláticos devem ser administrados a pessoas picadas por carrapato? A decisão depende de dois fatores principais: a porcentagem de carrapatos infectados na região e o período de tempo durante o qual o carrapato alimentou-se do indivíduo. Se a porcentagem de carrapatos infectados for elevada e o tempo for superior a 48 horas, pode ser conveniente a prescrição profilática de doxiciclina. Qualquer indivíduo que tenha sido mordido por carrapato deve ser alertado a observar cuidadosamente o surgimento de uma erupção ou sintomas semelhantes aos da gripe durante as 3 semanas seguintes.

Uma vacina contendo uma proteína de superfície externa recombinante (OspA) de *B. burgdorferi* como imunógeno já esteve disponível, mas deixou de ser comercializada.

2. Borrelia recurrentis e Borrelia hermsii

Borrelia recurrentis, *Borrelia hermsii* e várias outras borrélias causam febre recorrente. Durante a infecção, os **antígenos** desses microrganismos **sofrem variação**. À medida que anticorpos se desenvolvem contra um antígeno, variantes emergem produzindo a recorrência da doença. Esse processo pode se repetir por 3 a 10 vezes.

A *B. recurrentis* é transmitida de pessoa a pessoa pelo **piolho corporal humano**. Os humanos são os únicos hospedeiros. *B. hermsii* e várias outras espécies de *Borrelia* são transmitidas aos seres humanos por **carrapatos** moles (*Ornithodoros*). Roedores e outros animais pequenos são os principais reservatórios. Essas espécies de *Borrelia* são transmitidas transovariamente nos carrapatos, fenômeno que desempenha importante papel na manutenção do microrganismo na natureza.

Durante a infecção, a mordida do artrópode introduz as espiroquetas, que, então, se multiplicam em vários tecidos, causando febre, calafrios, cefaleias e disfunção de múltiplos órgãos. Cada ataque termina quando surgem os anticorpos.

O diagnóstico é, em geral, realizado diante da observação de grandes espiroquetas em esfregaços de sangue periférico corados. Eles podem ser cultivados em meios especiais. Testes sorológicos raramente mostram-se úteis. A tetraciclina pode ser benéfica precocemente na doença, assim como pode prevenir recorrências. A melhor forma de prevenção consiste em evitar os vetores artrópodes.

3. Borrelia miyamotoi

Borrelia miyamotoi causa uma síndrome semelhante à febre recorrente. Ela foi descoberta em 1995 no Japão, mas causa doenças em todo o mundo, incluindo os Estados Unidos. É transmitida por carrapatos do gênero *Ixodes*. Clinicamente, a doença inicia com uma síndrome semelhante à gripe (febre, dor de cabeça e mialgia) acompanhada de hepatite e trombocitopenia. Ocorrem episódios de recorrência. As manifestações podem assemelhar-se à anaplasmose (ver Cap. 26), que também é transmitida por carrapatos do gênero *Ixodes*. Não são observadas erupções cutâneas, ao contrário da doença de Lyme.

O diagnóstico é tipicamente feito por sorologia pela detecção de anticorpos IgM ou pelo teste de PCR para o gene que codifica a proteína Glp Q que é específica para *B. miyamotoi*. Doxiciclina e ceftriaxona são escolhas eficazes de tratamento. Não há vacina. O uso de roupas impregnadas com permetrina pode reduzir o risco de picadas de carrapatos.

LEPTOSPIRA

As leptospiras são espiroquetas intensamente espiralados e que apresentam ganchos em suas terminações. Elas se coram pobremente com o uso de corantes comuns e, portanto, não são vistas à microscopia óptica convencional, porém podem ser visualizadas por meio da microscopia de campo escuro. Elas crescem em meios bacteriológicos contendo soro.

A *Leptospira interrogans* é o agente causador da leptospirose. A leptospirose é comum em países tropicais, principalmente durante as estações chuvosas, mas é rara nos Estados Unidos. A *L. interrogans* pode ser dividida em quatro sorogrupos que ocorrem em diferentes animais e áreas geográficas. Cada sorogrupo é subdividido em sorovares de acordo com a resposta a testes de aglutinação.

As leptospiras infectam animais variados, incluindo **ratos** e outros roedores, animais domésticos e animais de estimação. Nos Estados Unidos, os cães correspondem ao reservatório mais importante. Os animais excretam leptospiras na **urina**, a qual contamina a água e o solo.

Nadar em água contaminada ou consumir alimentos ou bebidas contaminados pode resultar em infecção humana. Já ocorreram surtos entre os participantes de triatlo e competições de aventura envolvendo natação em águas contaminadas. Mineiros, fazendeiros e indivíduos que trabalham em redes de esgoto apresentam risco elevado. Nos Estados Unidos, a população urbana de baixa renda exibe alta taxa de infecção, conforme determinado pela presença de anticorpos.* A transmissão de pessoa a pessoa é rara.

A infecção humana ocorre quando leptospiras são ingeridas ou cruzam as membranas mucosas ou a pele. Os microrganismos circulam pelo sangue e multiplicam-se em vários órgãos, produzindo febre e disfunção hepática (icterícia), renal (uremia), pulmonar (hemorragia) e do sistema nervoso central (meningite asséptica). A enfermidade é geralmente **bifásica**, com febre, calafrios, cefaleia intensa e sufusão conjuntiva (vermelhidão difusa da conjuntiva), manifestando-se precocemente na doença, seguidos por um curto período de desaparecimento desses sintomas, à medida que os microrganismos deixam o sangue. A segunda fase, a fase "imune", é frequentemente caracterizada pelos achados de meningite asséptica e, em casos graves, dano hepático (icterícia) e insuficiência renal. A imunidade sorovar-específica desenvolve-se com a infecção.

O diagnóstico baseia-se na história de possível exposição, sinais clínicos sugestivos e um aumento acentuado nos títulos de anticorpos IgM. Ocasionalmente, leptospiras são isoladas a partir de culturas de sangue e urina.

A penicilina G é o tratamento de escolha. Não há resistência significativa a antibióticos. A prevenção envolve principalmente evitar o contato com o ambiente contaminado. A doxiciclina é efetiva na prevenção da doença em indivíduos expostos.

OUTROS ESPIROQUETAS

Espiroquetas anaeróbios saprofíticos são proeminentes na microbiota normal da cavidade oral humana. Essas espiroquetas participam de infecções mistas por anaeróbios, mordidas humanas infectadas, úlceras de estase, etc.

TESTE SEU CONHECIMENTO

1. Seu paciente é um homem de 65 anos, com aumento gradual de confusão e instabilidade da marcha. Uma punção lombar espinal revelou líquido espinal claro, glicose normal e um nível de proteína elevado. Havia também 96 células/μL, das quais 86% eram linfócitos. O esfregaço de Gram do líquido cerebrospinal (LCS) foi negativo. A ressonância magnética (RM) do encéfalo foi normal. Uma amostra de LCS reagiu com cardiolipina de tecido cardíaco bovino a um

título de 1/1.024. Quanto ao microrganismo causador dessa infecção, qual das seguintes opções é a mais precisa?

(A) Ele é transmitido pela mordida de carrapato.

(B) A resistência à penicilina G é comum, logo, a ceftriaxona deve ser utilizada.

(C) Ele nunca foi cultivado em meio bacteriológico no laboratório clínico.

(D) É improvável de ser erradicado, uma vez que o gado bovino é um importante reservatório para o microrganismo.

(E) Um teste confirmatório para o microrganismo utiliza uma reação de aglutinação com seu polissacarídeo capsular.

2. Seu paciente é um homem de 20 anos que apresenta uma erupção eritematosa, macular e indolor em seu braço direito durante os últimos quatro dias. A erupção tem aproximadamente 10 cm de diâmetro. Ele também apresenta febre de 37,8°C e cefaleia moderada. Ele relata passeios em vários fins de semana recentemente no Estado de Nova Iorque. Você suspeita que a erupção cutânea é eritema migratório e que ele tem a doença de Lyme. Qual das seguintes opções é a melhor abordagem para confirmar seu diagnóstico clínico?

(A) Detectar anticorpos IgM utilizando o ensaio ELISA.

(B) Determinar o título em um teste VDLR.

(C) Coloração de Gram e cultura em ágar-sangue incubada aerobiamente.

(D) Coloração de Gram e cultura em ágar-sangue incubada anaerobiamente.

(E) Crescimento em células humanas em cultura de células e identificação com anticorpo fluorescente.

3. Suponha que o paciente da Questão 2 tenha a doença de Lyme. Qual dos seguintes antibióticos é o mais apropriado para tratar essa infecção?

(A) Azitromicina ou sulfametoxazol-trimetoprima

(B) Doxiciclina ou amoxicilina

(C) Gentamicina ou amicacina

(D) Metronidazol ou clindamicina

(E) Penicilina G ou levofloxacino

4. Em relação à sífilis, qual das seguintes opções é a mais correta?

(A) A lesão característica da sífilis primária é uma vesícula dolorosa nos órgãos genitais.

(B) Na sífilis secundária, o número de microrganismos é baixo, logo, a chance de transmitir a doença a outros é baixa.

(C) Na sífilis secundária, tanto a reagina plasmática rápida (RPR) quanto o teste de absorção de anticorpos treponêmicos fluorescentes (FTA-ABS) são geralmente positivos.

(D) O título de anticorpos no teste FTA-ABS normalmente declina quando o paciente tiver sido tratado adequadamente.

(E) Na sífilis congênita, nenhum anticorpo é formado contra o *Treponema pallidum*, uma vez que o feto é tolerante ao microrganismo.

5. Em relação à *Borrelia burgdorferi* e à doença de Lyme, qual das seguintes opções é a mais correta?

(A) *B. burgdoferi* infecta um grande percentual de reservatórios roedores nos estados do oeste, como a Califórnia, do que em estados do nordeste, como Nova Iorque.

(B) A patogênese da doença de Lyme é baseada na produção de uma exotoxina que induz a produção de IL-2 por células T auxiliares.

(C) A vacina contra a doença de Lyme contém o polissacarídeo capsular de todos os quatro sorotipos como imunógeno.

(D) Familiares próximos de pessoas infectadas com *B. burgdorferi* devem ser tratados com ciprofloxacino.

(E) *B. burgdorferi* é transmitida a seres humanos pela mordida de carrapatos do gênero *Ixodes*.

---

*N. de R.T. No Brasil, de acordo com o Ministério da Saúde, o número de casos relativos é alto, tanto nas populações urbanas quanto nas rurais, e a maioria dos casos se concentra nos estados das regiões Sudeste e Sul.

200 **PARTE II** • Bacteriologia clínica

6. A penicilina G benzatina é usada para tratar as sífilis primária e secundária em vez de penicilina G procaína. Qual das seguintes alternativas é a melhor razão para essa escolha?

   (A) Pacientes alérgicos à penicilina G procaína não são alérgicos à penicilina G benzatina.

   (B) A penicilina G benzatina apresenta uma concentração inibitória mínima maior que a penicilina G procaína.

   (C) A penicilina G benzitina penetra no sistema nervoso central em um nível maior que a penicilina G procaína.

   (D) A penicilina G benzatina é uma preparação de depósito que proporciona uma longa duração e um nível elevado do fármaco que mata *T. pallidum* de crescimento lento.

RESPOSTAS

(1) **(C)**
(2) **(A)**
(3) **(B)**
(4) **(C)**
(5) **(E)**
(6) **(D)**

VER TAMBÉM

- São apresentados breves **resumos dos microrganismos** descritos neste capítulo a partir da página 666. Favor consultar esses resumos para uma rápida revisão do material essencial.

- Mais **questões para autoavaliação** sobre os temas discutidos neste capítulo são encontradas na seção de Bacteriologia Clínica da Parte XIII: Questões para autoavaliação, a partir da página 715. Consulte também a Parte XIV: Simulado de provas e concursos, a partir da página 753.

CAPÍTULO

25

Clamídias

CONTEÚDO DO CAPÍTULO

Introdução
Chlamydia trachomatis
Chlamydia pneumoniae
Chlamydia psittaci

Teste seu conhecimento
Ver também

INTRODUÇÃO

As clamídias são parasitas intracelulares obrigatórios, isto é, crescem *somente* no interior de células. São os agentes de doenças sexualmente transmissíveis comuns, como uretrite e cervicite, bem como outras infecções, como pneumonia, psitacose, tracoma e linfogranuloma venéreo.

Mais informações sobre os aspectos clínicos das infecções causadas pelos microrganismos apresentados neste capítulo são fornecidas na Parte IX, intitulada Doenças Infecciosas, a partir da página 589.

Doenças

A *Chlamydia trachomatis* causa infecções oculares (conjuntivite, tracoma), dos tratos respiratório (pneumonia) e genital (uretrite, linfogranuloma venéreo). *C. trachomatis* é a **causa bacteriana mais comum de doenças sexualmente transmissíveis** nos Estados Unidos. (A infecção pelo papilomavírus humano é a **infecção sexualmente transmissível mais comum** nos Estados Unidos.). Infecções por *C. trachomatis* também estão associadas com a síndrome de Reiter, uma doença autoimune. Aproximadamente 40% dos casos de uretrite não gonocócica são causados por *C. trachomatis*.

Chlamydia pneumoniae causa pneumonia atípica. *Chlamydia psittaci* causa psitacose, que também é uma doença caracterizada principalmente por pneumonia (Tab. 25-1).

C. pneumoniae e *C. psittaci* são suficientemente diferentes quanto ao aspecto molecular em relação a *C. trachomatis*, de modo que foram reclassificadas em um novo gênero, denominado *Chlamydophila*. Taxonomicamente, esses organismos hoje são *Chlamydophila pneumoniae* e *Chlamydophila psittaci*. No entanto, do ponto de vista médico, ainda são conhecidos como *Chlamydia pneumoniae* e *Chlamydia psittaci*, que são as denominações utilizadas neste livro.

Propriedades importantes

As clamídias são bactérias **intracelulares obrigatórias**. Elas são incapazes de produzir energia suficiente para o crescimento independente, e, por essa razão, são capazes de crescer apenas no interior de células hospedeiras. Apresentam parede celular rígida, mas não têm uma camada de peptideoglicano típica. Suas paredes celulares são similares às de bactérias Gram-negativas, mas desprovidas de ácido murâmico.

As clamídias apresentam um ciclo replicativo diferente das demais bactérias. O ciclo é iniciado quando o **corpo elementar** extracelular, metabolicamente inerte e semelhante a um "esporo", penetra

TABELA 25-1   Clamídias de relevância médica

Espécies	Doença	Hospedeiros naturais	Forma de transmissão a seres humanos	Número de tipos imunológicos	Diagnóstico	Tratamento
C. trachomatis	Uretrite, pneumonia, conjuntivite, linfogranuloma venéreo, tracoma	Humanos	Contato sexual; transmissão perinatal	Mais de 15	Inclusões nas células epiteliais vistas com auxílio da coloração de Giemsa ou por imunofluorescência; também por cultura de células	Doxiciclina, eritromicina
C. pneumoniae	Pneumonia atípica	Humanos	Gotículas respiratórias	1	Teste sorológico	Doxiciclina
C. psittaci	Psitacose (pneumonia)	Aves	Inalação de fezes secas de aves	1	Teste sorológico (cultura de células raramente é feita)	Doxiciclina

202 PARTE II • Bacteriologia clínica

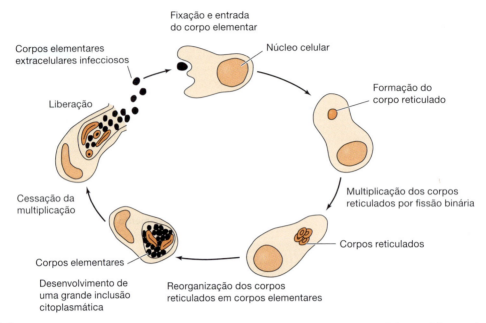

FIGURA 25-1 Ciclo replicativo da *Chlamydia*. O corpo elementar extracelular, inerte, entra na célula epitelial e transforma-se em corpo reticulado que se divide diversas vezes por fissão binária. Os corpos reticulados filhos transformam-se em corpos elementares e são liberados da célula epitelial. O corpo de inclusão citoplasmático, o qual é característico de infecções por clamídias, consiste em diversos corpos elementares e reticulados filhos. (Reproduzida, com permissão, de Ryan K et al. *Sherris Medical Microbiology*. 3rd ed. Publicada originalmente por Appleton & Lange. Copyright 1994, McGraw-Hill.)

na célula e reorganiza-se em um corpo reticulado maior e metabolicamente ativo (Fig. 25-1). Esse último sofre repetidos ciclos de fissão binária, originando corpos reticulados filhos, os quais são liberados da célula. Dentro das células, o sítio de replicação aparece como um corpo de inclusão no citoplasma que pode ser corado e visualizado microscopicamente (Fig. 25-2). Essas inclusões são úteis na identificação desses microrganismos no laboratório clínico.

Todas as clamídias compartilham um antígeno polissacarídico grupo-específico, o qual é detectado por testes de fixação do complemento. Elas também possuem antígenos (proteínas) espécie-específicos e imunotipo-específicos, os quais são detectados por imunofluorescência. *Chlamydia psittaci* e *C. pneumoniae*, apresentam um imunotipo cada, enquanto *C. trachomatis* possui ao menos 15 imunotipos.

Transmissão e epidemiologia

A *C. trachomatis* infecta **apenas seres humanos**, sendo, em geral, transmitida por contato pessoal próximo (p. ex., **sexualmente** ou pela passagem **através do canal de parto**). Indivíduos com **infecções assintomáticas do trato genital** correspondem a um importante reservatório de infecção para terceiros. No tracoma, *C. trachomatis* é transmitida pelo contato entre dedos e olhos ou entre fômites e olhos.

C. pneumoniae infecta apenas seres humanos e é transmitida de pessoa a pessoa por aerossóis. *C. psittaci* infecta **pássaros** (p. ex., papagaios, pombos e aves domésticas, e muitos mamíferos, incluindo seres humanos). Os humanos são infectados principalmente pela inalação de microrganismos presentes nas fezes secas de aves que se espalham pelo ar.

A infecção sexualmente transmissível causada por *C. trachomatis* ocorre mundialmente, porém o tracoma ocorre com maior frequência nos países em desenvolvimento, em regiões secas e quentes, como as do Norte da África. O tracoma corresponde à principal causa de cegueira nesses países.

Pacientes acometidos por uma doença sexualmente transmissível são **coinfectados** por *C. trachomatis* e *Neisseria gonorrhoeae* em aproximadamente 10 a 30% dos casos.

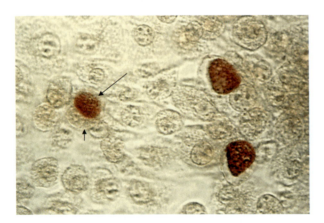

FIGURA 25-2 *Chlamydia trachomatis* – microscopia óptica de uma cultura de células. A seta longa aponta para o corpo de inclusão citoplasmático de *C. trachomatis*; a seta curta aponta para o núcleo da célula. (Fonte: Dr. E. Arum e Dr. N. Jacobs, Public Health Image Library, Centers for Disease Control and Prevention.)

Patogênese e achados clínicos

As clamídias infectam principalmente as células epiteliais das membranas mucosas ou os pulmões. Raramente causam infecções invasivas e disseminadas.

CHLAMYDIA TRACHOMATIS

C. trachomatis possui mais de 15 imunotipos (A-L). Os tipos A, B e C causam **tracoma**, uma conjuntivite crônica endêmica na África e na Ásia. O tracoma pode recorrer ao longo de vários anos e levar à cegueira, porém não causa enfermidade sistêmica.

Os tipos D-K causam **infecções do trato genital**. Nos homens, é uma causa comum de uretrite não gonocócica (UNG), caracterizada por disúria e descarga uretral aquosa e não purulenta (Fig. 25-3). A descarga pode ser leve, detectável apenas por manchas que aparecem nas roupas íntimas durante a noite. Essa infecção pode progredir para epididimite, prostatite ou proctite. As mulheres desenvolvem cervicite acompanhada por um corrimento vaginal que pode evoluir para salpingite e doença inflamatória pélvica (DIP). Episódios repetidos de salpingite ou de DIP podem resultar em infertilidade ou gravidez ectópica. Também ocorre uretrite acompanhada de disúria.

Infecções assintomáticas são muito comuns em homens e mulheres.

Os lactentes nascidos de mães infectadas geralmente desenvolvem conjuntivite mucopurulenta (**conjuntivite de inclusão** neonatal) 7 a 12 dias após o parto, e alguns desenvolvem pneumonia clamidial 2 a 12 semanas após o nascimento. A conjuntivite clamidial também ocorre em adultos, como resultado da transferência dos microrganismos a partir dos órgãos genitais para os olhos.

Pacientes com infecções do trato genital causadas por *C. trachomatis* têm uma alta incidência de **artrite reativa** e **síndrome de Reiter**, caracterizada por uretrite, artrite e uveíte. São doenças autoimunes causadas por anticorpos formados contra *C. trachomatis* que reagem de maneira cruzada com antígenos presentes nas células da uretra, articulações e trato uveal (ver Cap. 66).

Os imunotipos L1 a L3 de *C. trachomatis* causam **linfogranuloma venéreo**, uma doença sexualmente transmissível que apresenta lesões nos órgãos genitais e nos linfonodos.

A infecção por *C. trachomatis* leva à formação de anticorpos e reações celulares, porém não promove resistência à reinfecção nem eliminação dos organismos.

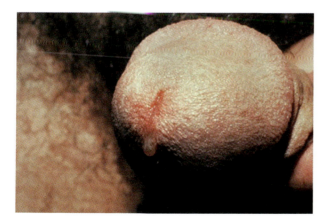

FIGURA 25-3 Uretrite não gonocócica. Observa-se o corrimento aquoso não purulento causado por *Chlamydia trachomatis*. O corrimento uretral causado por *Neisseria gonorrhoeae* é mais mucoide e purulento. (Reproduzida, com permissão, de Seattle STD/HIV Prevention Training Center.)

CHLAMYDIA PNEUMONIAE

A *C. pneumoniae* causa infecções dos tratos respiratórios superior e inferior, principalmente bronquite e pneumonia, em adultos jovens. A maioria das infecções é leve ou assintomática. O quadro clínico se assemelha a outras pneumonias atípicas, principalmente as causadas por *Mycoplasma pneumoniae*. Não está claro se *C. pneumoniae* causa infecções do trato respiratório superior, como a sinusite e a otite média.

CHLAMYDIA PSITTACI

A *C. psittaci* infecta principalmente os pulmões. A infecção pode ser assintomática (detectada apenas por uma elevação no título de anticorpos) ou pode causar febre alta e pneumonia. A psitacose humana geralmente não é transmissível de humano para humano.

Embora a maioria das infecções seja leve, algumas são bastante graves e envolvem outros órgãos além do pulmão. A infecção respiratória geralmente se manifesta com febre, tosse, dispneia, mialgias e dor de cabeça. Os órgãos extrapulmonares mais comumente envolvidos são o fígado (hepatomegalia, icterícia), coração (miocardite, pericardite) e sistema nervoso (perda auditiva, mielite transversa e encefalite).

Diagnóstico laboratorial

As clamídias formam **inclusões citoplasmáticas**, as quais podem ser visualizadas mediante o uso de corantes especiais (p. ex., corante de Giemsa) ou imunofluorescência (ver Fig. 25-2). De modo geral, a coloração de Gram *não* é útil, pois os organismos são muito pequenos para serem visualizados dentro do citoplasma. No entanto, a coloração de Gram de uma descarga uretral que mostra neutrófilos, mas nenhum diplococo Gram-negativo semelhante a *N. gonorrheae* caracteriza-se como uma provável evidência de infecção por *C. trachomatis.*

Testes de amplificação de ácidos nucleicos (NAATs, *nucleic acid amplification tests*), **a partir da urina de pacientes, são amplamente utilizados para o diagnóstico de doenças clamidiais sexualmente transmissíveis.** Testes que não envolvam cultura, como o NAAT, são agora mais comumente realizados que os testes baseados em cultura (ver a seguir).

Em exsudatos, o organismo pode ser identificado dentro de células epiteliais por meio do uso de anticorpos fluorescentes ou por hibridização com uma sonda de DNA. Os antígenos clamidiais também podem ser detectados em exsudatos ou na urina por ELISA (ensaio imunoadsorvente ligado à enzima).

As clamídias podem ser cultivadas em culturas celulares tratadas com ciclo-heximida, que inibe a síntese proteica das células hospedeiras mas não a síntese das clamídias, intensificando, assim, a replicação clamídia. Em cultura, *C. trachomatis* forma inclusões contendo glicogênio, ao passo que *C. psittaci* e *C. pneumoniae* formam inclusões que não contêm glicogênio. As inclusões contendo glicogênio são visualizadas pela coloração com iodo. Os exsudatos obtidos a partir de olhos, trato respiratório ou trato genital produzem culturas positivas em cerca de metade dos casos.

Testes sorológicos são utilizados para o diagnóstico de infecções por *C. psittaci* e *C. pneumoniae*. Entretanto, raramente são úteis para o diagnóstico de doença causada por *C. trachomatis*, uma vez que a frequência de infecção é tão elevada que vários indivíduos já apresentam anticorpos.

204 PARTE II • Bacteriologia clínica

Tratamento

Todas as clamídias são suscetíveis a tetraciclinas, como doxiciclina, e a macrolídios, como eritromicina e azitromicina. A azitromicina é o fármaco de escolha para doenças sexualmente transmissíveis causadas por *C. trachomatis*. Devido à alta taxa de coinfecção com gonococos e *C. trachomatis*, qualquer paciente com diagnóstico de gonorreia também deve ser tratado para *C. trachomatis* com azitromicina. Os parceiros sexuais devem receber tratamento.

O fármaco de escolha para o tratamento da conjuntivite de inclusão neonatal e da pneumonia causada por *C. trachomatis* é a eritromicina administrada via oral. O fármaco de escolha para tratar infecções por *C. psittaci* e *C. pneumoniae*, bem como para o linfogranuloma venéreo, é uma tetraciclina, como a doxiciclina.

Prevenção

Não há vacina contra qualquer doença clamídia. A melhor medida preventiva contra infecções sexualmente transmissíveis causadas por *C. trachomatis* é limitar a transmissão através de práticas sexuais seguras e tratamento imediato do paciente e seus parceiros sexuais, incluindo indivíduos assintomáticos. Os contatos sexuais devem ser localizados, e indivíduos que mantiveram contato no decorrer de um período de 60 dias devem ser tratados. O rastreamento de mulheres jovens assintomáticas e sexualmente ativas, bem como o tratamento de mulheres positivas são medidas que apresentam um excelente custo-benefício, uma vez que podem impedir a DIP e a gravidez ectópica.

Com frequência, vários tipos de doenças sexualmente transmissíveis estão presentes de forma simultânea. Desse modo, o diagnóstico de uma delas requer uma pesquisa por outros agentes etiológicos.

A administração de eritromicina oral a crianças recém-nascidas de mães infectadas pode prevenir a conjuntivite de inclusão e a pneumonite causadas por *C. trachomatis*. Observa-se que eritromicina pomada utilizada na prevenção de conjuntivite gonocócica neonatal é muito menos efetiva contra conjuntivite clamidial neonatal. A eritromicina oral deverá ser utilizada.

A psitacose em humanos é controlada pela restrição da importação de aves psitacídeas, pelo tratamento ou eliminação das aves doentes e adição de tetraciclina à alimentação destes animais.

Rebanhos domésticos de perus e patos são testados quanto à presença de *C. psittaci*.

TESTE SEU CONHECIMENTO

1. Seu paciente é um homem de 20 anos que apresenta corrimento uretral. A coloração de Gram do pus revelou diversos neutrófilos, mas nenhuma bactéria. Você suspeita que essa infecção possa ser causada por *Chlamydia trachomatis*. Qual das seguintes opções é o resultado laboratorial que melhor apoia o seu diagnóstico clínico?

    (A) A coloração de Gram do pus revela pequenos bacilos Gram-positivos.

    (B) O microrganismo produz colônias β-hemolíticas em placas de ágar-sangue quando incubadas em aerobiose.

    (C) O microrganismo produz colônias α-hemolíticas em placas de ágar-sangue quando incubadas em anaerobiose.

    (D) A marcação do exsudato com anticorpo fluorescente revela a presença de inclusões citoplasmáticas em células epiteliais.

    (E) É evidenciado um aumento de quatro vezes ou mais no título de anticorpos contra *C. trachomatis*.

2. Em relação às clamídias, qual das seguintes opções é a **mais** precisa?

    (A) A imunidade vitalícia geralmente segue um episódio de doença causada pelos microrganismos.

    (B) O hospedeiro reservatório para as três espécies de clamídia que causam infecção em seres humanos é o homem.

    (C) O ciclo de vida consiste em corpos elementares do lado de fora das células e corpos reticulados dentro das células.

    (D) Elas só podem se replicar dentro de células, uma vez que não apresentam ribossomos para sintetizar suas proteínas.

    (E) A vacina contra *C. pneumoniae* contém o polissacarídeo capsular como o imunógeno conjugado a uma proteína carreadora.

3. Qual das seguintes opções é o fármaco de escolha para doenças sexualmente transmissíveis (uretrite, cervicite) causadas por *C. trachomatis*?

    (A) Ampicilina
    (B) Azitromicina
    (C) Ciprofloxacino
    (D) Metronidazol
    (E) Rifampicina

RESPOSTAS

(1) **(D)**
(2) **(C)**
(3) **(B)**

VER TAMBÉM

- São apresentados breves **resumos dos microrganismos** descritos neste capítulo a partir da página 667. Favor consultar esses resumos para uma rápida revisão do material essencial.

- Mais **questões para autoavaliação** sobre os temas discutidos neste capítulo são encontradas na seção de Bacteriologia Clínica da Parte XIII: Questões para autoavaliação, a partir da página 715. Consulte também a Parte XIV: Simulado de provas e concursos, a partir da página 753.

CAPÍTULO

26

Riquétsias

CONTEÚDO DO CAPÍTULO

Introdução
Rickettsia rickettsii e *Rickettsia prowazekii*
Coxiella burnetii
Anaplasma phagocytophilum

Ehrlichia chaffeensis
Teste seu conhecimento
Ver também

INTRODUÇÃO

Riquétsias são parasitas intracelulares obrigatórios, isto é, crescem *somente* no interior de células. Elas são agentes de várias doenças importantes, como tifo, febres maculosas (como a febre maculosa das Montanhas Rochosas), febre Q, anaplasmose e erliquiose. Outras riquetsioses menos importantes, como o tifo endêmico e o tifo rural, ocorrem principalmente em países em desenvolvimento. A riquetsiose variceliforme, causada por *Rickettsia akari*, é uma doença rara encontrada em algumas cidades densamente povoadas nos Estados Unidos.

Mais informações sobre os aspectos clínicos das infecções causadas pelos organismos apresentados neste capítulo são fornecidas na Parte IX, intitulada Doenças Infecciosas, a partir da página 589.

RICKETTSIA RICKETTSII E *RICKETTSIA PROWAZEKII*

Doenças

Rickettsia rickettsii causa a febre maculosa das Montanhas Rochosas, uma doença que oferece risco a vida e acomete principalmente os estados do sudeste dos Estados Unidos, como a Carolina do Norte. *Rickettsia prowazekii* causa o tifo epidêmico, também uma doença que oferece risco a vida e acomete principalmente indivíduos que vivem aglomerados, sob condições de vida insalubres, como em períodos de guerra.

Propriedades importantes

Riquétsias são bacilos muito curtos e de difícil visualização ao microscópio óptico. Estruturalmente, sua parede celular assemelha-se à de bacilos Gram-negativos, porém coram-se com pouca intensidade pela coloração de Gram padrão.

As riquétsias são **parasitas intracelulares obrigatórios**, uma vez que são incapazes de produzir energia suficiente para replicar-se extracelularmente. Por esse motivo, as riquétsias devem crescer em cultura de células, ovos embrionados ou animais experimentais. As riquétsias dividem-se por fissão binária no interior da célula hospedeira, ao contrário das clamídias, as quais também são parasitas intracelulares obrigatórios, mas replicam-se por meio de um ciclo intracelular distinto (ver Cap. 25).

Várias riquétsias, como *R. rickettsii*, *R. prowazekii* e *Rickettsia tsutsugamushi* (renomeada *Orientia tsutsugamushi*), possuem antígenos que reagem cruzadamente com antígenos das cepas OX de *Proteus vulgaris*. O teste de **Weil-Felix**, o qual detecta anticorpos antirriquétsias no soro de pacientes por aglutinação de células de *Proteus*, é baseado nessa reação cruzada.

Transmissão

O aspecto mais marcante do ciclo de vida das riquétsias é que elas são mantidas na natureza em determinados artrópodes, como carrapatos, piolhos, pulgas e ácaros e, com uma exceção, são transmitidas a seres humanos por meio da **picada do artrópode**. As riquétsias circulam amplamente na corrente sanguínea (bacteriemia), infectando principalmente o endotélio da parede dos vasos sanguíneos.

A exceção à transmissão por artrópodes é a *Coxiella burnetii*, causadora da febre Q, que é transmitida por aerossol e inalada para os pulmões (ver adiante). Praticamente todas as riquetsioses são zoonoses (i.e., apresentam um reservatório animal), com a exceção notável do **tifo epidêmico**, o qual **ocorre apenas em seres humanos**. Ele ocorre apenas em seres humanos porque o organismo causador, *R. prowazekii*, é transmitido pelo piolho corporal humano. Um resumo dos vetores e reservatórios para riquetsioses está apresentado na Tabela 26-1.

A incidência da doença depende da distribuição geográfica do vetor artrópode e do risco de exposição, sendo reforçada por fatores como más condições de higiene e acampamento em regiões de mata. Esses fatores são discutidos posteriormente, juntamente com cada doença individual.

TABELA 26-1 Resumo de riquetsioses selecionadas

Doença	Organismo	Vetor artrópode	Reservatório em mamíferos	Importante nos Estados Unidos
Febre maculosa				
Febre maculosa das Montanhas Rochosas	R. rickettsii	Carrapatos	Cachorros, roedores	Sim (especialmente nos estados do Sudeste, como a Carolina do Norte)
Varíola por Rickettsia	R. akari	Ácaros	Ratos	Não
Grupo do tifo				
Epidêmico	R. prowazekii	Piolhos	Humanos	Não
Endêmico	R. typhi	Pulgas	Roedores	Não
Rural	R. tsutsugamushi	Ácaros	Roedores	Não
Outras				
Febre Q	C. burnetii	Nenhuma	Bovinos, ovinos, caprinos	Sim
Anaplasmose	A. phagocytophilum	Carrapatos	Cachorros, roedores	Sim
Erliquiose	E. chaffeensis	Carrapatos	Cães	Sim

Patogênese

A lesão típica causada por essas riquétsias é a **vasculite**, particularmente no revestimento endotelial da parede do vaso onde o microrganismo é encontrado. Danos aos vasos cutâneos resultam na erupção característica, bem como em edema e hemorragia causada pelo aumento da permeabilidade capilar. A vasculite cerebral leva à uma dor de cabeça acentuada.

A base da patogênese por esses microrganismos é desconhecida. Existem evidências de que a endotoxina pode estar envolvida, o que parece de acordo com a natureza de algumas das lesões, como febre, petéquias e trombocitopenia, mas o seu papel não foi confirmado. Nenhuma exotoxina ou enzima citolítica foi encontrada.

Achados clínicos e epidemiologia
Febre maculosa das Montanhas Rochosas

Essa doença é caracterizada pelo início agudo de sintomas inespecíficos (p. ex., febre, cefaleia grave, mialgias e prostração). A erupção típica, que aparece 2 a 6 dias depois, inicia com máculas que frequentemente progridem para petéquias (Fig. 26-1). A erupção normalmente aparece primeiro nas mãos e nos pés e, em seguida, desloca-se para o tronco. Associada à cefaleia, outras alterações profundas no sistema nervoso central, como delirium e coma, podem ocorrer. Coagulação intravascular disseminada, edema e colapso circulatório podem surgir em casos graves. O diagnóstico deve ser realizado com base na clínica e a terapia deve ser iniciada imediatamente, pois o diagnóstico laboratorial é adiado até que um aumento no título de anticorpos possa ser observado.

A denominação da doença é enganosa, uma vez que ela ocorre principalmente ao longo da **Costa Leste** dos Estados Unidos (nos Estados do sudeste, como Virgínia, Carolina do Norte e Geórgia), onde o carrapato do cão, *Dermacentor variabilis*, está localizado. O nome "febre maculosa das Montanhas Rochosas" é derivado da região na qual a doença foi primeiramente encontrada. No oeste dos Estados Unidos, é transmitida pelo carrapato-da-madeira, *Dermacentor andersoni*.

O **carrapato** é um importante reservatório de *R. rickettsii*, assim como o vetor; o microrganismo é transmitido de carrapato a carrapato pela via transovariana, resultando em uma infecção permanente. Certos mamíferos, como cães e roedores, também são reservatórios do microrganismo. Seres humanos são hospedeiros acidentais e não são necessários para a perpetuação do microrganismo na natureza; não há transmissão entre pessoas. A maioria dos casos ocorre em crianças durante a primavera e o início do verão, quando os carrapatos estão ativos. A febre maculosa das Montanhas Rochosas representa 95% das riquetsioses nos Estados Unidos; existem cerca de 1.000 casos por ano. Ela pode ser fatal se não for tratada, mas se for diagnosticada e tratada, resulta em cura imediata.*

Tifo

Existem várias formas de tifo, entre elas estão as chamadas tifo epidêmico associado ao piolho, causado por *R. prowazekii*, tifo endêmico associado à pulga, causado por *Rickettsia typhi*, tifo rural associado ao ácaro, causado por *O. tsutsugamushi*, e diversas outras formas mais raras. Casos de tifo endêmico associado à pulga, também chamado de tifo murino, ocorrem em número reduzido nas regiões sul da Califórnia e do Texas. A seguinte descrição está limitada ao tifo epidêmico, o mais importante do grupo de doenças do tifo.

O tifo inicia-se com o aparecimento súbito de calafrios, febre, cefaleia e outros sintomas semelhantes aos da gripe aproximadamente 1 a 3 semanas após ocorrer a mordida do piolho. Entre o quinto e nono dia após o início dos sintomas, uma erupção maculopapular inicia-se no tronco e espalha-se perifericamente. A erupção torna-se petequial e espalha-se por todo o corpo, mas poupa a face,

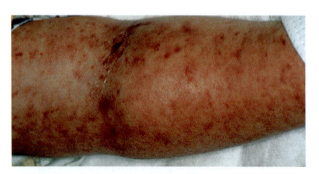

FIGURA 26-1 Febre maculosa das Montanhas Rochosas. Observe erupção petequial generalizada. (Reproduzida de MMWR, Diagnosis and Management of Tickborne Rickettsial Diseases: Rocky Mountain Spotted Fever, Ehrlichiosis, and Anaplasmosis–United States. March 13, 2006/55(RR04);1–27.)

---

*N. de R.T. No Brasil, doenças maculosas causadas por riquétsias ocorrem numa taxa relativamente baixa, porém casos são descritos todos os anos, principalmente nos Estados do Sudeste brasileiro. O principal vetor de transmissão é o carrapato-estrela (*Amblyomma cajennense*)

as palmas das mãos e as solas dos pés. Sinais de meningoencefalite grave, incluindo delirium e coma, iniciam com a erupção e continuam na segunda e terceira semanas. Nos casos não tratados, a morte ocorre em decorrência de um colapso vascular periférico ou de uma pneumonia bacteriana.

O tifo epidêmico é transmitido de pessoa a pessoa pelo **piolho corporal humano**, *Pediculus*. Quando um paciente bacteriêmico é mordido, o microrganismo é ingerido pelo piolho e multiplica-se no epitélio intestinal. Ele é excretado nas fezes do piolho durante o ato de picar a próxima pessoa e é autoinoculado pela própria pessoa quando esta coça o local da picada. O piolho infectado morre após poucas semanas, e não há nenhuma transmissão de piolho a piolho; portanto a infecção humana é um estágio obrigatório no ciclo. O tifo epidêmico está associado com guerras e pobreza; atualmente encontra-se em países em desenvolvimento na África e na América do Sul, mas não nos Estados Unidos.*

A forma recorrente do tifo epidêmico é chamada de doença de Brill-Zinsser. Os sinais e sintomas são semelhantes aos do tifo epidêmico, porém menos graves, de curta duração e raramente fatais. As recidivas podem ocorrer até 50 anos mais tarde e podem ser precipitadas por outra doença intercorrente. Nos Estados Unidos, a doença é vista em idosos que tiveram tifo epidêmico durante a II Guerra Mundial na Europa. A doença de Brill-Zinsser é epidemiologicamente interessante; pacientes persistentemente infectados podem servir como uma fonte do microrganismo se forem picados pelo piolho.

Diagnóstico laboratorial

O diagnóstico laboratorial de riquetsioses é baseado na análise sorológica em vez do isolamento do microrganismo. Embora riquétsias possam crescer em cultura de célula ou ovos embrionados, esse é um processo perigoso que não está disponível em laboratório clínico convencional.

Entre os testes sorológicos, o ensaio de imunofluorescência indireta e o ensaio imunoabsorvente ligado à enzima (ELISA) são os mais frequentemente usados. O teste de Weil-Felix é de interesse histórico, mas não é mais realizado; uma vez que sua especificidade e sensibilidade são muito baixas. A base do teste de Weil-Felix está descrita a seguir.

Um aumento de quatro vezes ou mais no título entre as amostras de soro da fase aguda e convalescente é a forma mais comum na qual o diagnóstico laboratorial é realizado. Isso geralmente é um diagnóstico retrospectivo, pois a amostra convalescente é obtida duas semanas após a amostra aguda. Se o quadro clínico é típico, um só título de fase aguda de 1:128 ou mais é aceito como evidência presuntiva. Se o teste estiver disponível, um diagnóstico pode ser feito durante a fase aguda da doença por ensaio imunofluorescente obtido a partir do local da erupção petequial.

O teste de Weil-Felix baseia-se na reação cruzada entre o antígeno presente em diversas riquétsias e o antígeno polissacarídico O encontrado em *P. vulgaris* OX-2, OX-19 e OX-K. O teste mede a presença de anticorpos antirriquétsias no soro de pacientes por meio de sua habilidade em aglutinar bactérias *Proteus*. Os microrganismos específicos causadores de riquetsioses podem ser identificados por meio da aglutinação observada com uma ou outra dessas três cepas diferentes de *P. vulgaris*. Entretanto, como mencionado, esse teste não é mais utilizado nos Estados Unidos.

---

*N. de R.T. No Brasil, essa forma de tifo é considerada inexistente.

Tratamento

O tratamento de escolha para todas as doenças causadas por riquétsias é a doxiciclina.

Prevenção

A prevenção de várias dessas doenças é baseada na redução da exposição aos vetores artrópodes pelo uso de roupas de proteção e pela utilização de repelente de insetos. A examinação frequente da pele para carrapatos é importante na prevenção da febre maculosa; o carrapato deve se manter preso por várias horas para transmitir a doença. Não há vacina contra a febre maculosa das Montanhas Rochosas. Antibióticos profiláticos não são recomendados para indivíduos assintomáticos mordidos pelo carrapato.

A prevenção do tifo é baseada na higiene pessoal e no "despiolhamento" com DDT. Uma vacina contra o tifo contendo organismos *R. prowazekii* mortos com formalina é eficaz e útil nas forças armadas durante períodos de guerra, mas não se encontra disponível para civis nos Estados Unidos.

COXIELLA BURNETII

Doença

Coxiella burnetii causa a febre Q. Q deriva de "*query*" ("pergunta"); a causa da doença era representada por um ponto de interrogação, pois quando a doença foi primeiramente descrita na Austrália, em 1937, sua causa era desconhecida.

Propriedades importantes

A *C. burnetii* apresenta um estágio semelhante a esporo que é altamente resistente ao dessecamento, o que aumenta sua habilidade de causar infecção. Também apresenta DI_{50} muito baixa, estimada em cerca de um organismo.

A *C. burnetii* existe em duas fases que diferem quanto à antigenicidade e à virulência: organismos da fase I são isolados do paciente, são virulentos, e sintetizam certos antígenos de superfície, ao passo que organismos da fase II são produzidos por repetidas passagens em cultura, não são virulentos, e perderam a capacidade de sintetizar certos antígenos de superfície. A importância clínica da variação de fases é que pacientes com febre Q crônica apresentam titulação de anticorpos muito mais elevada para antígenos da fase I do que os pacientes com febre Q aguda.

Transmissão

Coxiella burnetii, causadora da febre Q, é transmitida via aerossóis e inalada para os pulmões. A febre Q é a única riquetsiose que *não* é transmitida a seres humanos pela mordida de um artrópode. Os reservatórios importantes para a infecção humana são bovinos, ovinos e caprinos. *Coxiella burnetii* causa uma infecção inaparente nesses hospedeiros reservatórios e é encontrada em altas concentrações na urina, fezes, tecido placentário e líquido amniótico dos animais. Ele é transmitido a seres humanos via inalação de aerossóis desses materiais.

Achados clínicos e epidemiologia

Ao contrário de outras riquetsioses, os principais órgãos envolvidos na febre Q são os pulmões. Ela inicia-se subitamente com febre,

208 PARTE II • Bacteriologia clínica

cefaleia intensa, tosse e outros sintomas semelhantes aos da gripe. Essas são as únicas manifestações observadas em muitos pacientes, mas uma pneumonia desenvolve-se em aproximadamente metade desses pacientes. A hepatite é frequente o suficiente para que a combinação entre pneumonia e hepatite sugira febre Q. Erupções cutâneas são raras, ao contrário da maioria das outras doenças causadas por riquétsias. Em geral, a febre Q é uma doença aguda, e a recuperação é esperada mesmo na ausência de terapia antibiótica. Raramente, a febre Q crônica caracterizada por endocardite fatal ocorre.

A doença ocorre mundialmente, sobretudo em indivíduos cujas ocupações os expõem à pecuária, como pastores, funcionários de abatedouros e trabalhadores agrícolas. A ingestão de leite de vaca é geralmente a responsável por infecções subclínicas, e não por doenças, em seres humanos. A pasteurização do leite mata o microrganismo.

Diagnóstico laboratorial

Testes sorológicos, como o ensaio de imunofluorescência indireta, são utilizados ao invés de isolamento do organismo. *Coxiella burnetii* pode ser cultivada em cultura de células ou ovos embrionados, mas este é um procedimento perigoso que não se encontra disponível nos laboratórios clínicos padrão.

Tratamento

O tratamento de escolha é a doxiciclina.

Prevenção

Pessoas com alto risco de contrair a febre Q, como veterinários, pastores, trabalhadores dos matadouros e funcionários de laboratório expostos a *C. burnetii,* devem receber a vacina que consiste no microrganismo inativado. A pasteurização do leite mata o organismo *C. burnetii.*

ANAPLASMA PHAGOCYTOPHILUM

A *Anaplasma phagocytophilum* é um membro da família das riquétsias e causa a anaplasmose granulocítica humana (AGH). A doença é endêmica nos Estados norte-americanos da região Nordeste e Centro-Norte (p. ex., Connecticut e Wisconsin). A distribuição é similar àquela da doença de Lyme. Carrapatos *Ixodes* constituem um dos principais vetores. Roedores e cães são importantes reservatórios. Na AGH, granulócitos, ao invés de células mononucleares, são infectados, mas a doença é clinicamente indistinguível daquela causada por *Ehrlichia chaffeensis* (ver adiante). O microrganismo forma um corpo de inclusão, chamado de **mórula**, no citoplasma de células infectadas. A mórula, que apresenta forma de amora, é indistinguível da formada por *Ehrlichia*. O diagnóstico é feito sorologicamente pela detecção de um aumento no título de anticorpo. A doxiciclina é o fármaco de escolha para o tratamento. Esse organismo era conhecido anteriormente como *Ehrlichia equi* e a doença causada por ele era conhecida como erliquiose granulocítica humana (EGH).

EHRLICHIA CHAFFEENSIS

A *Ehrlichia chaffeensis* é um membro da família das riquétsias e agente causador da erliquiose monocítica humana (EMH). Essa doença assemelha-se à febre maculosa das Montanhas Rochosas, exceto pela

erupção cutânea característica que normalmente não ocorre. Febre alta, cefaleia grave e mialgias são os sintomas proeminentes. O microrganismo é endêmico em cães e é transmitido a seres humanos por carrapatos, sobretudo o carrapato de cachorros, *Dermacentor*, e o carrapato-estrela solitário, *Amblyomma*. Carrapatos do gênero *Ixodes* também são vetores. A *E. chaffeensis* infecta principalmente os leucócitos mononucleares e forma **mórulas** características no citoplasma. (Uma mórula é um corpo de inclusão que se assemelha a uma amora. Consiste em muitas células agrupadas de *E. chaffeensis*.) Linfopenia, trombocitopenia e valores elevados de enzimas hepáticas são observados. Nos Estados Unidos, a doença ocorre principalmente nos Estados do Sul, principalmente no Arkansas. O diagnóstico é, em geral, sorológico por meio da detecção do aumento no título de anticorpos. A doxiciclina é o fármaco de escolha para o tratamento.

TESTE SEU CONHECIMENTO

1. Sua paciente é uma mulher de 40 anos com o aparecimento súbito de febre de 40°C, cefaleia intensa e erupção petequial sobre a maior parte do corpo, incluindo a palma das mãos. Hemoculturas são negativas. Infelizmente, apesar dos antibióticos e outros tipos de tratamento de suporte, ela morre no dia seguinte à apresentação. Uma autópsia é realizada e testes imuno-histoquímicos realizados a partir de tecido cerebral revelaram uma infecção por *Rickettsia rickettsii*. Qual das seguintes opções é a **mais** provável?

   (A) A paciente vivia no Colorado e foi mordida por um carrapato.
   (B) A paciente vivia no Colorado e foi picada por um mosquito.
   (C) A paciente vivia na Virgínia e foi mordida por um carrapato.
   (D) A paciente vivia na Virgínia e foi mordida por uma pulga.
   (E) A paciente vivia em Connecticut e foi picada por um mosquito.

2. Quanto à febre Q, qual das seguintes opções é a **mais** precisa?

   (A) O microrganismo causador é transmitido pela picada de carrapato.
   (B) O hábitat natural do agente causador é o camundongo-de--pata-branca.
   (C) O diagnóstico é feito principalmente pela coloração de Gram e cultura em ágar-chocolate.
   (D) Ocupações que predispõem as pessoas à febre Q incluem veterinários e trabalhadores de matadouros.
   (E) Pacientes com febre Q frequentemente apresentam exantema petequial envolvendo as palmas das mãos.

RESPOSTAS

(1) **(C)**
(2) **(D)**

VER TAMBÉM

- São apresentados breves **resumos dos microrganismos** descritos neste capítulo a partir da página 668. Favor consultar esses resumos para uma rápida revisão do material essencial.

- Mais **questões para autoavaliação** sobre os temas discutidos neste capítulo são encontradas na seção de Bacteriologia Clínica da Parte XIII: Questões para autoavaliação, a partir da página 715. Consulte também a Parte XIV: Simulado de provas e concursos, a partir da página 753.

CAPÍTULO

27

Patógenos bacterianos de menor relevância

CONTEÚDO DO CAPÍTULO

Bactérias de menor relevância médica

Abiotrophia

Achromobacter

Actinobacillus (Aggregatibacter)

Aeromonas

Alcaligenes

Arachnia

Arcanobacterium

Arizona

Bartonella quintana e Bartonella bacilliformis

Bifidobacterium

Bradyrhizobium

Branhamella

Burkholderia pseudomallei

Calymmatobacterium

Capnocytophaga

Cardiobacterium

Chromobacterium

Chryseobacterium

Citrobacter

Corynebacterium jeikeium

Corynebacterium minutissimum

Edwardsiella

Eikenella

Erwinia

Erysipelothrix

Eubacterium

Grupo HACEK

Haemophilus aegyptius

Haemophilus ducreyi

Hafnia

Kingella

Lactobacillus

Micrococcus

Mobiluncus

Moraxella

Peptococcus

Peptostreptococcus

Plesiomonas

Porphyromonas

Propionibacterium

Rhodococcus

Sarcina

Spirillum

Streptobacillus

Streptococcus suis

Tropheryma

Veillonella

Wolbachia

Yersinia enterocolitica e Yersinia pseudotuberculosis

Teste seu conhecimento

Ver também

BACTÉRIAS DE MENOR RELEVÂNCIA MÉDICA

Os patógenos bacterianos de menor relevância médica são brevemente descritos neste capítulo. Especialistas podem diferir em sua escolha a respeito de quais microrganismos incluir nesta categoria. Contudo, a separação dos patógenos de menor relevância daqueles de maior relevância deve permitir que o leitor se concentre nos patógenos mais importantes, proporcionando ao menos alguma informação sobre os menos importantes.

Esses microrganismos estão apresentados em ordem alfabética. A Tabela 27-1 lista os microrganismos de acordo com sua aparência na coloração de Gram.

Mais informações sobre os aspectos clínicos das infecções causadas pelos organismos apresentados neste capítulo são fornecidas na Parte IX, intitulada Doenças Infecciosas, a partir da página 589.

210 PARTE II • Bacteriologia clínica

TABELA 27-1 Patógenos bacterianos de menor relevância

Tipo de bactéria	Gêneros ou espécies
Cocos Gram-positivos	Abiotrophia, Micrococcus, Peptococcus, Peptostreptococcus, Sarcina, Streptococcus suis
Bacilos Gram-positivos	Arachnia, Arcanobacterium, Bifidobacterium, Erysipelothrix, Eubacterium, Lactobacillus, Mobiluncus, Propionibacterium, Rhodococcus
Cocos Gram-negativos	Veillonella
Bacilos Gram-negativos	Achromobacter, Acinetobacter, Actinobacillus (Aggregatibacter), Aeromonas, Alcaligenes, Arizona, Bartonella quintana e B. bacilliformis, Bradyrhizobium, Burkholderia pseudomallei, Calymmatobacterium, Capnocytophaga, Cardiobacterium, Chromobacterium, Chryseobacterium, Citrobacter, Corynebacterium jeikeium, Corynebacterium minutissimum, Edwardsiella, Eikenella, Erwinia, grupo HACEK, Haemophilus ducreyi, Hafnia, Kingella, Moraxella, Plesiomonas, Porphyromonas, Spirillum, Streptobacillus, Yersinia enterocolitica, Yersinia pseudotuberculosis
Riquétsias	Wolbachia
Não classificadas	Tropheryma

Abiotrophia

Espécies de *Abiotrophia* eram conhecidas anteriormente como estreptococos nutricionalmente deficientes. Elas são membros da microbiota normal da boca e podem causar endocardite bacteriana subaguda.

Achromobacter

Espécies de *Achromobacter* são cocobacilos Gram-negativos encontrados principalmente em reservatórios de água. Eles são patógenos oportunistas e estão envolvidos em septicemia, pneumonia e infecções do trato urinário.

Actinobacillus (Aggregatibacter)

As espécies de *Actinobacillus* são bastonetes cocobacilares. O *Actinobacillus actinomycetemcomitans* é encontrado como parte da microbiota normal do trato respiratório superior. Trata-se de um patógeno oportunista raro, causador de endocardite em válvulas cardíacas danificadas e sepse. *Actinobacillus actinomycetemcomitans* foi renomeado como *Aggregatibacter actinomycetemcomitans*, porém o nome antigo do gênero, *Actinobacillus,* frequentemente é utilizado.

Aeromonas

Espécies de *Aeromonas* são bacilos Gram-negativos encontrados na água, no solo, em alimentos e em fezes de animais e seres humanos. A *Aeromonas hydrophila* causa infecções de feridas, diarreia e sepse, sobretudo em pacientes imunocomprometidos.

Alcaligenes

Espécies de *Alcaligenes* são cocobacilos Gram-negativos encontrados no solo e na água e estão associados a materiais contendo água, como respiradores em hospitais. *Alcaligenes faecalis* é um patógeno oportunista, capaz de causar sepse e pneumonia.

Arachnia

Espécies de *Arachnia* são bacilos Gram-positivos anaeróbios que formam filamentos longos e ramificados semelhantes aos de *Actinomyces*. Eles são encontrados principalmente na boca (associados à placa dental) e nas criptas tonsilares. *Arachnia propionica*, a principal espécie, causa abscessos similares aos causados por *Actinomyces israelii*, incluindo a presença de "grânulos de enxofre" nas lesões.

Arcanobacterium

O *Arcanobacterium haemolyticum* é um bacilo Gram-positivo em forma de clava que se assemelha às corinebactérias. É uma causa rara de faringite e úlceras cutâneas crônicas. A faringite pode ser acompanhada por uma erupção semelhante à erupção de escarlatina.

Arizona

Espécies de *Arizona* são bacilos Gram-negativos da família das *Enterobacteriaceae*; elas fermentam lactose lentamente. A *Arizona hinshawii* é encontrada nas fezes de galinhas e de outros animais domésticos e causa doenças semelhantes às causadas por *Salmonella*, como enterocolite e febre entérica. O microrganismo é, em geral, transmitido por alimento contaminado (p. ex., ovos secos).

Bartonella quintana e Bartonella bacilliformis

A *Bartonella quintana* é o agente causador da febre das trincheiras, sendo também implicada como causa de alguns casos de angiomatose bacilar. A febre das trincheiras é transmitida por piolhos, e os seres humanos são o reservatório para o microrganismo. *Bartonella bacilliformis* é a causa de duas enfermidades raras: febre de Oroya e verruga peruana, ambas fases da doença de Carrión. A doença ocorre apenas em certas áreas das Cordilheiras dos Andes, e suspeita-se que haja um reservatório animal.

Bifidobacterium

O *Bifidobacterium eriksonii* é um bacilo Gram-positivo anaeróbio e filamentoso encontrado como parte da microbiota normal na boca e no trato gastrintestinal. Ele ocorre em infecções anaeróbias mistas.

Bradyrhizobium

O *Bradyrhizobium enterica* é um bacilo Gram-negativo supostamente causador da colite do cordão umbilical. Essa colite se manifesta como uma diarreia não sanguinolenta em pacientes que receberam transplante halogênico de células-tronco de cordão umbilical. O agente foi identificado por meio de ensaios de reação em cadeia da polimerase (PCR) e sequenciamento de DNA a partir de tecidos infectados obtidos de biópsias de cólon.

Espécies de *Bradyrhizobium* são bactérias comuns do solo que são capazes de fixar o nitrogênio em plantas leguminosas. A *B. enterica* é o primeiro membro do gênero a ser identificado como um patógeno oportunista humano.

Branhamella

A *Branhamella catarrhalis* foi renomeada *Moraxella catarrhalis* (ver *Moraxella*, a seguir).

Burkholderia pseudomallei

Burkholderia pseudomallei (antigamente conhecida como *Pseudomonas pseudomallei*) é um bastonete Gram-negativo que causa a melioidose, uma doença rara encontrada principalmente no sudeste da Ásia. O microrganismo é encontrado no solo e é transmitido, com frequência, quando o solo contamina abrasões cutâneas. Essa doença tem sido vista nos Estados Unidos, devido ao fato de as infecções adquiridas por membros das Forças Armadas durante a Guerra do Vietnã serem reativadas muitos anos depois. A doença aguda é caracterizada por febre alta e expectoração purulenta e com sangue. Casos não tratados podem evoluir para sepse e morte. Na forma crônica, a doença pode aparecer como pneumonia ou abscessos pulmonares ou assemelhar-se à tuberculose. O diagnóstico é feito por meio da cultura do microrganismo do sangue ou escarro. O tratamento de escolha é a ceftazidima, que é administrada por várias semanas.

Calymmatobacterium

O *Calymmatobacterium granulomatis* é um bacilo Gram-negativo que causa granuloma inguinal (também conhecido como donovanose), uma doença sexualmente transmissível caracterizada por ulceração genital, tecido inchado e destruição óssea. É raro nos Estados Unidos, mas endêmico em muitos países em desenvolvimento. O diagnóstico é feito por meio da visualização dos microrganismos corados (corpos de Donovan) dentro de grandes macrófagos da lesão. Tanto a doxiciclina quanto a azitromicina são tratamentos eficazes para esta doença. O *C. granulomatis* é também conhecido como *Klebsiella granulomatis*.

Capnocytophaga

O *Capnocytophaga gingivalis* é um bacilo Gram-negativo fusiforme que está associado à doença periodontal, mas também pode ser um patógeno oportunista, causando sepse e mucosite em pacientes imunocomprometidos. A *Capnocytophaga canimorsus* é um membro da microbiota oral de cães e causa infecções decorrentes de mordida de cachorros. Ela também pode causar sepse em pacientes imunocomprometidos, principalmente naqueles que não possuem o baço, e também em pacientes com histórico de abuso de álcool.

Cardiobacterium

O *Cardiobacterium hominis* é um bacilo pleomórfico Gram-negativo. Ele é um membro da microbiota normal do cólon humano, mas pode ser um patógeno oportunista, causando principalmente endocardites.

Chromobacterium

O *Chromobacterium violaceum* é um bacilo Gram-negativo que produz um pigmento violeta. É encontrado no solo e na água e pode causar infecções de feridas, principalmente em regiões subtropicais do planeta.

Chryseobacterium

Espécies de *Chryseobacterium* são bacilos Gram-negativos encontrados no solo e na água. *Chryseobacterium meningosepticum*, o principal patógeno desse gênero, é um patógeno oportunista, causador de meningite e sepse, especialmente em lactentes prematuros. Em adultos, ele causa surtos de pneumonia hospitalar, sobretudo em pacientes e intubados. Ele é resistente à maioria dos antibióticos, no entanto, é notável como a única bactéria Gram-negativa que é suscetível à vancomicina. O gênero *Chryseobacterium* era anteriormente chamado de *Flavobacterium*.

Citrobacter

Espécies de *Citrobacter* são bacilos Gram-negativos (membros da família *Enterobacteriaceae*) relacionados a *Salmonella* e *Arizona*. Eles ocorrem no ambiente e no cólon humano e podem causar sepse em pacientes imunocomprometidos.

Corynebacterium jeikeium

O *Corynebacterium jeikeium* é um pequeno bacilo Gram-positivo encontrado principalmente na pele de pacientes hospitalizados. Ele causa sepse em pacientes imunocomprometidos, mais frequentemente nos neutropênicos. Infecções estão, em geral, associadas à introdução de cateteres e válvulas protéticas do coração. O fármaco de escolha é a vancomicina. Cepas adquiridas em hospitais são resistentes a muitos outros antibióticos.

Corynebacterium minutissimum

O *Corynebacterium minutissimum* é um pequeno bacilo Gram--positivo que causa a eritrasma. A eritrasma é caracterizada por máculas castanhas, em escamas, pruriginosas na pele da região genital. O diagnóstico é normalmente feito pela visualização de uma fluorescência vermelho-coral em vez do cultivo do microrganismo. O fármaco de escolha é a eritromicina oral.

Edwardsiella

Espécies de *Edwardsiella* são bacilos Gram-negativos (membros das *Enterobacteriaceae*) semelhantes à *Salmonella*. Eles podem causar enterocolite, sepse e infecções de feridas.

Eikenella

O *Eikenella corrodens* é um bacilo Gram-negativo que é membro da microbiota normal da boca humana. Ele causa infecções da pele e dos ossos associadas a **mordidas humanas** e a lesões em "punhos cerrados". Ele também causa sepse e infecções de tecidos moles da cabeça e do pescoço e em usuários de drogas que lambem as agulhas antes da injeção. O *E. corrodens* é também denominado *Bacteroides ureolyticus*.

Erwinia

Espécies de *Erwinia* são bacilos Gram-negativos (membros da família *Enterobacteriaceae*) encontrados no solo e na água e estão raramente envolvidos em doença humana.

Erysipelothrix

O *Erysipelothrix rhusiopathiae* é um bacilo Gram-positivo que causa erisipeloide, uma infecção cutânea que se assemelha à erisipela (causada por estreptococo). O erisipeloide normalmente ocorre nas mãos de pessoas que manipulam carne e peixe.

Eubacterium

Espécies de *Eubacterium* são bacilos Gram-positivos, anaeróbios, não formadores de esporo, que estão presentes em grande número como parte da microbiota normal do cólon humano. Raramente causam doença humana.

Grupo HACEK

É um grupo de pequenos bacilos Gram-negativos que têm em comum os seguintes itens: crescimento lento em cultura, necessidade de altas concentrações de CO_2 para crescer em cultura e habilidade de causar endocardite. Eles são membros da microbiota da parte oral da faringe e podem entrar na corrente sanguínea a partir desse local. O nome "HACEK" é um acrônimo das primeiras letras dos gêneros das seguintes bactérias: *Haemophilus aphrophilus* e *Haemophilus paraphrophilus*, *Actinobacillus* (*Aggregatibacter*) *actinomycetemcomitans*, *Cardiobacterium hominis*, *Eikenella corrodens*, e *Kingella kingae*.

Haemophilus aegyptius

O *Haemophilus aegyptius* (bacilo de Koch-Weeks) é um pequeno bacilo Gram-negativo, importante causa da conjuntivite em crianças. Algumas cepas de *H. aegyptius* causam a febre purpúrica brasileira, uma infecção infantil com risco à vida caracterizada por púrpura e choque. Esse microrganismo é também conhecido como *Haemophilus influenzae* biogrupo *aegyptius*.

Haemophilus ducreyi

Esse pequeno bacilo Gram-negativo causa a doença sexualmente transmissível **cancroide** (cancro mole), a qual é comum em países tropicais, mas incomum nos Estados Unidos. A doença inicia-se com lesões penianas dolorosas, úlceras não endurecidas (moles) e linfadenite local (bubão). O diagnóstico é feito por meio do isolamento de *H. ducreyi* da úlcera ou do pus aspirado de um linfonodo. O microrganismo requer ágar-sangue aquecido (chocolate) suplementado com fator X (heme), mas, ao contrário de *H. influenzae*, não requer o fator V (NAD). O cancroide pode ser tratado com eritromicina, azitromicina ou ceftriaxona. Devido ao fato de diversas cepas de *H. ducreyi* produzirem um plasmídeo codificador de penicilinase, as penicilinas não podem ser utilizadas.

Hafnia

Espécies de *Hafnia* são bacilos Gram-negativos (membros da família Enterobacteriaceae) encontrados no solo e na água, e são patógenos oportunistas raros.

Kingella

Kingella kingae é um bastonete Gram-negativo da flora normal da orofaringe humana. É uma causa rara de infecção oportunista e endocardite.

Lactobacillus

Lactobacilos são bacilos Gram-positivos não formadores de esporo encontrados como membros da microbiota normal da boca, do cólon e do trato genital feminino. Na boca, podem desempenhar papel na produção de cáries dentais. Na vagina, eles são a principal fonte de ácido láctico, o qual mantém o pH baixo. Os lactobacilos são causa rara de infecção oportunista.

Micrococcus

Os micrococos são cocos Gram-positivos que fazem parte da microbiota normal da pele. Eles são patógenos humanos raros.

Mobiluncus

Espécies de *Mobiluncus* são bacilos anaeróbios curvos Gram-positivos, que, frequentemente, apresentam coloração Gram-variável. Eles estão associados à **vaginose bacteriana** em mulheres. A *Gardnerella* (ver anteriormente), um bacilo facultativo, é também muitas vezes encontrado nessa doença.

Moraxella

Espécies de *Moraxella* são bastonetes Gram-negativos cocobacilares que possuem aparência diplocócica semelhante à das *Neisseriae*. A *M. catarrhalis* é o principal patógeno desse gênero. Ele causa otite média e sinusite, principalmente em crianças, assim como bronquite e pneumonia em idosos com doença pulmonar obstrutiva crônica. É encontrado apenas em seres humanos, sendo transmitido por aerossol respiratório. Sulfametoxazol-trimetoprima ou amoxicilina-clavulanato podem ser utilizados no tratamento dessas infecções. A maioria dos isolados clínicos produz β-lactamase. A *Moraxella nonliquefaciens* é uma das duas causas mais comuns de blefarite (infecção das pálpebras); o *Staphylococcus aureus* é a outra. O tratamento habitual é a aplicação local de pomada antibiótica, como eritromicina.

Peptococcus

Os peptococos são cocos anaeróbios Gram-positivos, semelhantes a estafilococos, encontrados como membros da microbiota normal da boca e do cólon. Eles também são isolados de abscessos de vários órgãos, normalmente de infecções anaeróbias mistas.

Peptostreptococcus

Os peptostreptococos são cocos anaeróbios Gram-positivos encontrados como membros da microbiota normal da boca e do cólon. Eles também são isolados de abscessos de vários órgãos, normalmente de infecções anaeróbias mistas.

Plesiomonas

A *Plesiomonas shigelloides* é um bacilo Gram-negativo associado a fontes de água. Ele causa gastrenterites autolimitadas,

CAPÍTULO 27 • Patógenos bacterianos de menor relevância

principalmente em áreas tropicais, e pode causar doença invasiva em indivíduos imunocomprometidos.

Porphyromonas

Porphyromonas gingivalis e *Porphyromonas endodontalis* são bacilos Gram-negativos, anaeróbios, encontrados na boca. Eles causam infecções periodontais, como gengivite e abscessos dentais.

Propionibacterium

As propionibactérias são bacilos pleiomórficos anaeróbios Gram-positivos encontrados na pele e no trato gastrintestinal. O *Propionibacterium acnes* é parte da microbiota normal da pele e pode causar infecções de cateteres e shunts. Ele está envolvido em infecções mistas associadas a mordidas de cães e gatos e em abscessos de cabeça e de pescoço.

O *P. acnes* também está envolvido na patogênese da acne, uma condição que afeta mais de 85% dos adolescentes. A patogênese da acne envolve a impactação das glândulas sebáceas seguida por inflamação causada pela presença de *P. acnes*. As pústulas da acne são compostas por sebo, células inflamatórias, como neutrófilos e linfócitos, e o microrganismo. Antibióticos, como a eritromicina, administrados tanto topicamente quanto oralmente, são efetivos sobretudo quando associados a outros agentes, como o peróxido de benzoíla ou retinoides.

Rhodococcus

O *Rhodococcus equi* é uma bactéria Gram-positiva cuja forma varia de coco a bacilo. É uma causa rara de pneumonia e doença pulmonar cavitária em pacientes cuja imunidade celular está comprometida. O diagnóstico é feito por meio do isolamento do microrganismo em ágar laboratorial e pela observação de colônias rosa-salmão que não fermentam a maioria dos carboidratos. Ele pode parecer álcool-ácido-resistente e, em caso afirmativo, pode ser confundido com *Mycobacterium tuberculosis*. O tratamento de escolha é uma combinação de rifampicina e eritromicina. (*Rhodococcus equi* era chamado anteriormente de *Corynebacterium equi*.)

Sarcina

Espécies de *Sarcina* são cocos anaeróbios Gram-positivos agrupados em conjuntos de quatro ou oito. Eles são membros minoritários da microbiota normal do cólon e raramente são patógenos.

Spirillum

O *Spirillum minor* é um bacilo Gram-negativo, em forma de espiral, que causa febre da mordida de rato ("sodoku"). A doença é caracterizada por uma erupção marrom-avermelhada que se espalha a partir da mordida, acompanhada por febre e linfadenopatia local. O diagnóstico é feito pela combinação de microscopia e inoculação em animal.

Streptobacillus

O *Streptobacillus moniliformis* é um bacilo Gram-negativo que causa outro tipo de febre associada à mordida de ratos (ver *Spirillum*, no parágrafo anterior).

Streptococcus suis

Em agosto de 2005, foi relatado que infecções por *S. suis* causaram a morte de 37 fazendeiros na China. A doença é caracterizada pelo desenvolvimento repentino de choque hemorrágico. Essa espécie é conhecida por causar doença em porcos, mas raramente em pessoas antes desse surto. A disseminação da bactéria a partir do caso principal para outros não ocorreu.

Tropheryma

A *Tropheryma whipplei* é a causa da doença de Whipple, uma doença rara caracterizada por perda de peso prolongada, diarreia e poliartrite. Sem o tratamento antibiótico, ela é fatal. Infiltrados de macrófagos "espumantes" no tecido afetado, sobretudo no intestino delgado, são comumente vistos. O reservatório desse microrganismo, seu modo de transmissão e sua patogênese são desconhecidos.

A natureza desse microrganismo permaneceu desconhecida por muitos anos. Em 1992, foi identificado como um actinomiceto quando o RNA ribossômico recuperado de bacilos observados em lesões duodenais foi comparado com o RNA ribossômico de outra bactéria. A *Tropheryma* é um microrganismo intracelular que tem sido cultivado em cultura de células humanas, mas cujo processo não é, em geral, para diagnosticar a doença. O diagnóstico laboratorial é geralmente feito por coloração por ácido periódico de Schiff (PAS) de biópsias do intestino delgado, no qual inclusões são vistas nos macrófagos. A coloração de PAS, no entanto, não é específica, de forma que ensaios de PCR, muito mais específicos, são usados para confirmar o diagnóstico. O tratamento de primeira linha geralmente envolve 2 semanas de ceftriaxona, seguidas por pelo menos 1 ano de sulfametoxazol-trimetoprima.

Veillonella

A *Veillonella parvula* é um diplococo anaeróbio Gram-negativo que é parte da microbiota normal da boca, do cólon e da vagina. É um patógeno oportunista raro que causa abscessos dos sínus, das tonsilas e do encéfalo, normalmente em infecções anaeróbias mistas.

Wolbachia

As espécies de *Wolbachia* são bactérias semelhantes à *Rickettsia*, encontradas no interior de células de nematódeos filariais, como *Wuchereria* e *Onchocerca* (ver Cap. 56). As células de *Wolbachia* liberam moléculas similares a endotoxinas e acredita-se que desempenhem papel na patogênese das infecções por *Wuchereria* e *Onchocerca*. O tratamento de pacientes com infecções por *Wuchereria* e *Onchocerca* com doxiciclina para matar a *Wolbachia* resulta em uma redução significativa no número de vermes filárias no paciente. As *Wolbachia* não são conhecidas como causadoras de doença humana, mas infectam diversas espécies de insetos em todo o mundo. Um fato interessante é que a neurotoxina da aranha viúva-negra é codificada pelo vírus WO, um bacteriófago que infecta bactérias *Wolbachia*.

Yersinia enterocolitica e Yersinia pseudotuberculosis

Y. enterocolitica e *Y. pseudotuberculosis* são bacilos ovais, Gram-negativos, maiores que *Yersinia pestis*. Os fatores de virulência

214 **PARTE II** • Bacteriologia clínica

produzidos por *Y. pestis* não são produzidos por essas espécies. Esses microrganismos são transmitidos a seres humanos por contaminação de alimento com fezes de animais domésticos como cães, gatos e gado. Infecções por *Yersinia* são relativamente infrequentes nos Estados Unidos, mas o número de casos documentados tem aumentado durante os últimos anos, talvez como resultado de procedimentos laboratoriais aperfeiçoados.

O *Y. enterocolitica* causa enterocolite clinicamente indistinguível da causada por *Salmonella* ou *Shigella*. Tanto o *Y. enterocolitica* quanto o *Y. pseudotuberculosis* podem causar **adenite mesentérica**, que se assemelham clinicamente a apendicites agudas. A adenite mesentérica é o principal achado em apendicectomia, na qual um apêndice normal é encontrado. Raramente, esses microrganismos estão envolvidos em bacteriemia e abscessos do fígado ou do baço, principalmente em pessoas com doença subclínica.

Infecções por *Yersinia* estão associadas a duas doenças autoimunes: artrite reativa e síndrome de Reiter. Outros patógenos entéricos, como *Salmonella, Shigella* e *Campylobacter*, também desencadeiam essas doenças. Artrite reativa e síndrome de Reiter estão descritas no Capítulo 66.

O *Y. enterocolitica* é normalmente isolado das amostras de fezes e forma uma colônia lactose-negativa no ágar de MacConkey. Ele cresce melhor a 25°C do que a 37°C; a maioria dos resultados de testes bioquímicos são positivos a 25°C e negativos a 37°C. A incubação de amostras de fezes a 4°C por uma semana, uma técnica chamada de enriquecimento frio, aumenta a frequência de recuperação do microrganismo. *Yersinia enterocolitica* pode ser diferenciada de *Y. pseudotuberculosis* através de reações bioquímicas.

O laboratório, em geral, não está envolvido no diagnóstico de *Y. pseudotuberculosis*; culturas são raramente realizadas nos casos de adenite mesentérica, e o microrganismo é raramente recuperado de amostras de fezes. Testes sorológicos não estão disponíveis na maioria dos laboratórios clínicos hospitalares.

A enterocolite e a adenite mesentérica causadas por microrganismos não requerem tratamento. Em casos de bacteriemia ou abscessos, tanto sulfametoxazol-trimetoprima quanto ciprofloxacino são normalmente efetivos. Não há medidas preventivas, exceto proteção contra contaminação de alimento pelas fezes de animais domésticos.

TESTE SEU CONHECIMENTO

1. A respeito de *Fusobacterium nucleatum*, qual das seguintes opções é a mais precisa?

   (A) Seu hábitat natural é o solo.
   (B) Trata-se de um bacilo puntiforme anaeróbio Gram-negativo.
   (C) O fármaco de escolha para infecções causadas por *F. nucleatum* é a azitromicina.
   (D) O diagnóstico laboratorial é baseado na detecção da habilidade da exotoxina em matar células em cultura de tecidos.

2. A respeito de *Haemophilus ducreyi*, qual das seguintes opções é a mais precisa?

   (A) Ele requer os fatores X e V para crescer no ágar de MacConkey.
   (B) A coloração de Gram do exsudato proveniente da lesão mostra grandes bacilos Gram-positivos.
   (C) A penicilina G é o fármaco de escolha para tratar infecções causadas por *H. ducreyi*.
   (D) Ele causa cancroide, o qual é caracterizado por uma úlcera dolorosa nos órgãos genitais.

3. A respeito de *Yersinia enterocolitica*, qual das seguintes opções é a mais precisa?

   (A) Ele causa adenite mesentérica, que pode mimetizar a apendicite.
   (B) É um diplococo Gram-negativo encontrado principalmente no interior de neutrófilos.
   (C) É a causa mais comum de enterocolite nos Estados Unidos.
   (D) Seu hábitat natural é a parte oral da faringe humana, e não há reservatório animal.

4. A respeito de *Ehrlichia chaffeensis*, qual das seguintes opções é a mais precisa?

   (A) É transmitida principalmente por picada de mosquito.
   (B) Ela forma colônias β-hemolíticas no ágar-sangue.
   (C) Sua apresentação clínica mais comum é a meningite aguda.
   (D) É endêmica nas ilhas da costa de Massachusetts (p. ex., Nantucket).
   (E) Ela forma um corpo de inclusão, chamado de mórula, no citoplasma das células infectadas.

RESPOSTAS

(1) **(B)**
(2) **(D)**
(3) **(A)**
(4) **(E)**

VER TAMBÉM

- São apresentados breves **resumos dos microrganismos** descritos neste capítulo a partir da página 668. Favor consultar esses resumos para uma rápida revisão do material essencial.
- Mais **questões para autoavaliação** sobre os temas discutidos neste capítulo são encontradas na seção de Bacteriologia Clínica da Parte XIII: Questões para autoavaliação, a partir da página 715. Consulte também a Parte XIV: Simulado de provas e concursos, a partir da página 753.

PARTE III

Virologia básica

Todos os outros agentes infecciosos descritos neste livro, ou seja, bactérias, fungos, protozoários e vermes, são compostos por uma única célula ou por muitas células. Os organismos celulares são capazes de se replicar de forma independente, podem sintetizar sua própria energia e proteínas, e podem ser visualizados por microscopia óptica. Em contrapartida, os vírus não são organismos celulares, não são capazes de se replicar independentemente, não são capazes de produzir sua própria energia e proteínas, e são demasiadamente pequenos para serem vistos por microscopia óptica*.

Os vírus apresentam as seguintes características:

(1) Vírus são partículas compostas por um cerne interno que contém DNA *ou* RNA (mas não ambos) coberto por um capsídeo proteico protetor. Alguns vírus apresentam uma membrana lipoproteica externa, denominada envelope, que circunda a camada proteica. Vírus não possuem núcleo, citoplasma, mitocôndrias e nem ribossomos. As células, procarióticas e eucarióticas, possuem *tanto* DNA *quanto* RNA. As células eucarióticas, como fungos, protozoários e células humanas, possuem núcleo, citoplasma, mitocôndrias e ribossomos. As células procarióticas, como as bactérias, não apresentam a separação entre núcleo e citoplasma, e não possuem mitocôndrias, embora possuam ribossomos, de forma que são capazes de sintetizar suas próprias proteínas.

(2) Os vírus precisam se reproduzir (replicar) dentro de células, uma vez que eles não são capazes de produzir sua própria energia ou sintetizar suas proteínas. Já que eles só podem se reproduzir dentro de células, os vírus são **parasitas intracelulares obrigatórios**. (As únicas bactérias que são parasitas intracelulares obrigatórios são as clamídias e as riquétsias. Essas bactérias não conseguem sintetizar energia suficiente para se replicarem de forma independente.)

(3) Os vírus se replicam de maneira diferente das células (i.e., os vírus não sofrem fissão binária ou mitose). Um único vírus pode se replicar de forma a produzir centenas de vírus, formando a progênie viral, ao passo que uma célula se divide e produz apenas duas células-filhas.

A Tabela III-1 compara alguns dos atributos de vírus e células.

---

*N. de R.T. Exceção feita aos vírus gigantes de DNA, que incluem, por exemplo, os mimivírus, que foram descobertos exatamente por serem passíveis de visualização por microscopia óptica.

TABELA III 1 Comparação entre vírus e células

Propriedades	Vírus	Células
Tipo de ácido nucleico	DNA ou RNA, mas não ambos	DNA e RNA
Proteínas	Poucas	Muitas
Membrana lipoproteica	Envelope presente em alguns vírus	Membrana celular sempre presente
Ribossomos	Ausentes[1]	Presentes
Mitocôndria	Ausentes	Presentes em células eucarióticas, mas não em células procarióticas
Multiplicação por meio de fissão binária ou mitose	Não	Sim

[1] Os arenavírus possuem alguns ribossomos não funcionais.

CAPÍTULO

28 Estrutura

CONTEÚDO DO CAPÍTULO

Tamanho e forma dos vírus
Ácidos nucleicos virais
Capsídeo viral e simetria
Proteínas virais
Envelope viral

Agentes atípicos semelhantes a vírus
Conceitos-chave
Teste seu conhecimento
Ver também

TAMANHO E FORMA DOS VÍRUS

O diâmetro dos vírus varia de 20 a 300 nm*; isso corresponde aproximadamente a uma faixa de tamanhos que vai da maior proteína até a menor célula (ver Fig. 2-2). Suas formas são frequentemente denominadas por termos coloquiais (p. ex., esferas, bastões, balas ou tijolos), mas, na realidade, são estruturas complexas de simetria geométrica precisa (ver a seguir). A forma das partículas virais é determinada pelo arranjo de **subunidades repetitivas** que formam a cobertura proteica (**capsídeo**) do vírus. As formas e os tamanhos de alguns vírus importantes são demonstrados na Figura 28-1.

ÁCIDOS NUCLEICOS VIRAIS

A anatomia de dois tipos representativos de partículas virais é apresentada na Figura 28-2. O ácido nucleico viral (genoma) é localizado internamente e pode ser tanto DNA de fita simples ou dupla quanto RNA de fita simples ou dupla.[1]

Somente os vírus possuem material genético (genoma) composto de DNA de fita simples ou de RNA de fita simples ou dupla. O ácido nucleico pode ser tanto linear quanto circular. O DNA é sempre uma molécula única; o RNA pode apresentar-se em uma molécula única ou em vários fragmentos. Por exemplo, tanto o vírus influenza quanto o rotavírus possuem genoma de RNA segmentado. Quase todos os vírus possuem uma cópia única de seu genoma (i.e., são haploides). Uma exceção é encontrada na família dos retrovírus, cujos membros possuem duas cópias de seu genoma (i.e., são diploides).

CAPSÍDEO VIRAL E SIMETRIA

O ácido nucleico é cercado por uma cobertura proteica, denominada **capsídeo**, composta por subunidades denominadas capsômeros. Cada capsômero, composto por uma ou várias proteínas, pode ser visto em microscópio eletrônico como uma partícula esférica, algumas vezes com um orifício central.

A estrutura composta pelo genoma de ácido nucleico e pelas proteínas do capsídeo é denominada **nucleocapsídeo**. O arranjo dos capsômeros fornece à estrutura viral sua simetria geométrica. Nucleocapsídeos virais possuem duas formas de simetria*: (1) **icosaédrica**, na qual os capsômeros são arranjados em 20 triângulos que formam uma figura simétrica (um icosaedro) com um contorno aproximado de uma esfera; e (2) **helicoidal**, na qual os capsômeros são arranjados em uma espiral oca que apresenta forma de bastão. A espiral pode ser rígida ou flexível. Todos os vírus de seres humanos que possuem nucleocapsídeo helicoidal são cobertos por uma membrana externa, chamada de **envelope** (i.e., não existem vírus helicoidais de seres humanos não envelopados). Vírus que possuem um nucleocapsídeo icosaédrico podem ser envelopados ou não envelopados (ver Fig. 28-2).

A vantagem de construir uma partícula viral com subunidades proteicas idênticas é dupla: (1) há uma redução na necessidade de informação genética, e (2) há favorecimento de automontagem (i.e., nenhuma enzima ou energia é necessária). De fato, partículas virais funcionais foram montadas em tubos de ensaio pela combinação de ácidos nucleicos purificados com proteínas purificadas na ausência de células, fonte de energia e enzimas.

PROTEÍNAS VIRAIS

As proteínas virais possuem várias funções importantes. As proteínas do capsídeo **protegem o genoma** de DNA ou RNA

---

*N. de R.T. Os vírus gigantes de DNA possuem tamanhos bem maiores, acima de 1 micrômetro. O maior vírus conhecido, o Tupanvírus (descoberto no Brasil), tem incríveis 2,3 micrômetros.
[1] A natureza do ácido nucleico de cada vírus é listada nas Tabelas 31-1 e 31-2.

---

*N. de R.T. Alguns vírus possuem estruturas que não se encaixam nessa classificação. Nesses casos, eles possuem simetrias denominadas "complexas" (é o caso, p. ex., dos poxvírus).

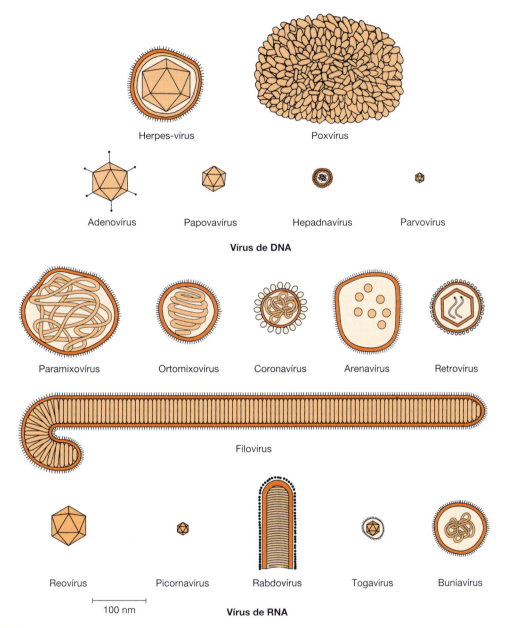

FIGURA 28-1 Formas e tamanhos de vírus de relevância médica.* (Reproduzida, com permissão, de Fenner F, White DO. *Medical Virology*. 4th ed. Academic Press. Copyright 1994 Elsevier.)

de degradação por nucleases. As proteínas na superfície dos vírus **medeiam a ligação** deles a receptores específicos presentes na superfície da célula hospedeira. Essa interação entre as proteínas virais e o receptor celular é o principal determinante da **especificidade de hospedeiros e de órgãos/tecidos**. Proteínas virais externas são também **antígenos importantes** que induzem anticorpos neutralizantes e ativam células T citotóxicas para matar células infectadas por vírus. Essas proteínas externas não apenas induzem anticorpos, mas também são alvos deles (i.e., anticorpos ligam-se a essas proteínas virais e impedem ["neutralizam"] o vírus de entrar na célula e replicar-se). As proteínas externas induzem essas respostas imunes após infecção natural e imunização (ver a seguir).

O termo "**sorotipo**" é usado para descrever uma subcategoria de vírus com base em seus antígenos de superfície. Por exemplo, o vírus do sarampo possui um sorotipo, os poliovírus possuem três sorotipos, e os rinovírus possuem mais de 100 sorotipos. Isso ocorre

---

*N. de T. A nomenclatura correta dos vírus é regulada por um órgão internacional, denominado International Committee on Taxonomy of Virus (ICTV), e segue os mesmos princípios da nomenclatura científica binomial de Lineu. Assim, o nome cientificamente correto do herpes-vírus causador do herpes labial, por exemplo, é *Human herpesvirus 1*, sendo o primeiro nome o epíteto genérico (*Human*, iniciando com maiúscula e em itálico) e o segundo nome o epíteto específico (*herpesvirus 1*, iniciando com minúscula e também em itálico. O numeral 1 auxilia na separação de outras espécies entre os herpes-vírus simples). Neste livro, o autor adotou o uso de uma nomenclatura vernacular não oficial para os vírus: herpes-vírus, por exemplo, que foi mantida na tradução.

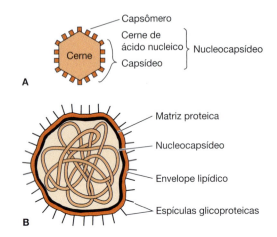

FIGURA 28-2 Corte transversal de dois tipos de partículas virais. **A:** Vírus não envelopado com um nucleocapsídeo icosaédrico. **B:** Vírus envelopado com um nucleocapsídeo helicoidal. (Reproduzida, com permissão, de Brooks GF et al. *Medical Microbiology*. 20th ed. Publicada originalmente por Appleton & Lange. Copyright 1995, McGraw-Hill.)

porque todos os vírus do sarampo possuem apenas um determinante antigênico na sua proteína de superfície que induz anticorpos neutralizantes capazes de prevenir infecções. Em contrapartida, os poliovírus possuem três diferentes determinantes antigênicos em suas proteínas de superfície, ou seja, o poliovírus tipo 1 possui um determinante antigênico, o poliovírus tipo 2 possui um determinante antigênico diferente, e o poliovírus tipo 3 possui um determinante antigênico diferente dos tipos 1 e 2 e, por isso, os poliovírus possuem três sorotipos. Alguns vírus apresentam diversos sorotipos que rapidamente sofrem mutação, muitas vezes em dias, semanas ou meses. Exemplos destes incluem o vírus influenza, o vírus da imunodeficiência humana (HIV, *human immunodeficiency virus*) e o vírus da hepatite C (HCV, *hepatitis C virus*).

Existem três implicações médicas importantes em relação a existência de um vírus com vários sorotipos. Em primeiro lugar, uma pessoa pode ser imune (possuir anticorpos) ao poliovírus do tipo 1 e ainda assim adquirir a doença, poliomielite, causada pelos poliovírus 2 ou 3. Em segundo lugar, a vacina contra a poliomielite deve conter todos os três sorotipos para exibir uma proteção completa. A terceira implicação é que a produção de uma vacina eficaz se torna ainda mais difícil, uma vez que a antigenicidade do vírus está em constante mudança. Por exemplo, os vírus presentes na vacina contra a influenza são diferentes a cada um ou dois anos, devido ao aparecimento de novos antígenos. Além disso, a rápida mudança nos antígenos do HIV e do HCV tem um papel importante na dificuldade em se produzir uma vacina contra esses vírus.

Algumas das proteínas internas virais são estruturais (p. ex., as proteínas do capsídeo de vírus envelopados), ao passo que outras são enzimas (p. ex., as polimerases que sintetizam o mRNA viral). As proteínas internas virais variam dependendo do vírus. Alguns vírus possuem DNA ou RNA-polimerases ligadas ao seu genoma; outros não possuem. Se um vírus possui um envelope, então uma proteína de matriz que medeia a interação entre as proteínas do capsídeo e as proteínas do envelope está presente.

Alguns vírus produzem proteínas que agem como "superantígenos", similares em sua ação aos superantígenos produzidos por bactérias, como é o caso da toxina da síndrome do choque tóxico de *Staphylococcus aureus* (ver Caps. 15 e 58). Vírus conhecidos por produzir superantígenos incluem dois membros da família dos herpes-vírus, denominados vírus Epstein-Barr e citomegalovírus, e o retrovírus de tumor mamário de camundongos. A hipótese atual fornecida para explicar porque esses vírus produzem um superantígeno é que a ativação de células T CD4-positivas é necessária para que a replicação deles ocorra.

Alguns vírus contêm proteínas reguladoras no vírion em uma estrutura denominada **tegumento**, que se localiza entre o nucleocapsídeo e o envelope. Essas proteínas reguladoras incluem fatores de transcrição e tradução que controlam tanto processos virais quanto celulares. Membros da família dos herpes-vírus, como o herpes-vírus simples e o citomegalovírus, possuem tegumentos proeminentes e bem caracterizados.

ENVELOPE VIRAL

Além do capsídeo e das proteínas internas, existem outros dois tipos de proteínas, ambas associadas ao envelope. O **envelope** é uma membrana de **lipoproteína** composta por lipídeos derivados da membrana celular do hospedeiro e por proteínas que são vírus-específicas. Além disso, muitas vezes há glicoproteínas na forma de projeções similares a espículas na superfície, que se ligam a receptores da célula hospedeira durante a entrada do vírus na célula. Outra proteína, a proteína de **matriz**, medeia a interação entre proteínas do capsídeo e o envelope.

O envelope viral é adquirido enquanto o vírus sai da célula por meio de um processo denominado "brotamento" (ver Cap. 29). O envelope da maioria dos vírus é derivado da membrana externa celular, com a notável exceção dos herpes-vírus, que obtêm seu envelope a partir da membrana nuclear da célula.

Em geral, a presença de um envelope confere **instabilidade** ao vírus. Vírus envelopados são mais sensíveis ao calor, dessecamento, detergentes e solventes lipídicos, como álcool e éter, do que os vírus com nucleocapsídeo não envelopado, que são compostos apenas por ácido nucleico e proteínas do capsídeo.

Um fato clínico interessante correlacionado a essa observação é que praticamente todos os vírus transmitidos pela via fecal-oral (os que precisam sobreviver no ambiente) *não* possuem um envelope, isto é, são vírus com nucleocapsídeo não envelopado. Esse grupo inclui vírus como o da hepatite A, poliovírus, vírus Coxsackie, ecovírus, vírus Norwalk e rotavírus. Em contrapartida, vírus envelopados são mais comumente transmitidos por contato direto, como pelo sangue ou por transmissão sexual. Exemplos destes incluem o HIV, o herpes-vírus simples tipo 2 e os vírus das hepatites B e C. Outros vírus envelopados são transmitidos diretamente através da picada de um inseto (p. ex., o vírus da febre amarela e o vírus do Nilo Ocidental [*West Nile virus*]) ou por mordedura animal (p. ex., o vírus da raiva).

Muitos outros vírus envelopados são transmitidos de pessoa a pessoa por gotículas de aerossol respiratório, como os vírus influenza, o vírus do sarampo, o vírus da rubéola, o vírus sincicial respiratório e o vírus da varicela-zóster. Se as gotículas não infectarem imediatamente, elas podem secar no ambiente e os vírus envelopados são rapidamente inativados. Observa-se que os rinovírus, que são transmitidos por gotículas de aerossol, são vírus com nucleocapsídeo não envelopado que podem sobreviver no ambiente por períodos de tempo significativos. Dessa forma, eles podem ser transmitidos por meio das mãos, caso elas tenham entrado em contato com o vírus em superfícies contaminadas.

Conforme descrito anteriormente neste capítulo, as proteínas de superfície dos vírus, sejam proteínas do capsídeo ou glicoproteínas do envelope, são os principais **antígenos** contra os quais o hospedeiro monta sua resposta imune contra o vírus. Elas também são determinantes de especificidade de tipo (frequentemente chamado de **sorotipo**). Em geral, há pouca proteção cruzada entre sorotipos diferentes. Vírus que apresentam múltiplos sorotipos (i.e., possuem variantes antigênicas) exibem uma habilidade aprimorada em evadir as defesas do hospedeiro, uma vez que anticorpos contra um sorotipo não protegem contra outro sorotipo.

AGENTES ATÍPICOS SEMELHANTES A VÍRUS

Há quatro exceções às descrições típicas dos vírus da forma como apresentadas anteriormente:

(1) Os vírus **defectivos** são compostos por ácidos nucleicos virais e proteínas, mas são incapazes de se replicar na ausência de um vírus auxiliar, que fornece as funções faltantes. Vírus defectivos geralmente possuem uma mutação ou uma deleção em parte do seu material genético. Durante o crescimento da maior parte dos vírus de seres humanos, é produzida uma maior quantidade de partículas defectivas do que de partículas virais infecciosas. A razão entre partículas defectivas e infecciosas pode ser tão alta quanto 100:1. Já que essas partículas defectivas podem interferir no crescimento das partículas infecciosas, foi hipotetizado que os vírus defectivos podem auxiliar na recuperação de uma infecção por limitar a habilidade de partículas infecciosas crescerem.

(2) Os **pseudovírions** contêm DNA da célula hospedeira no lugar do DNA viral dentro do capsídeo. Eles são formados durante infecções por certos vírus quando o DNA da célula hospedeira é fragmentado e pedaços dele são incorporados no interior do capsídeo proteico. Pseudovírions podem infectar células, mas não se replicam.

(3) Os **viroides** consistem apenas em uma única molécula de RNA circular sem capsídeo proteico nem envelope. Existe uma extensa homologia entre as bases do RNA de um viroide, gerando grandes regiões de fita dupla. Esse RNA é bastante pequeno (peso molecular de 1×10^5) e, aparentemente, não codifica nenhuma proteína. Porém, viroides replicam, mas o mecanismo ainda não é claro. Eles causam várias doenças em vegetais, mas não estão relacionados a nenhuma doença em humanos.

(4) Os **príons** são partículas infecciosas compostas **puramente por proteínas** (i.e., não contêm nenhum ácido nucleico detectável). Eles estão ligados à causa de certas doenças "lentas", chamadas de **encefalopatias espongiformes transmissíveis**, que incluem doenças como Creutzfeldt-Jakob em seres humanos e paraplexia enzoótica em ovinos (ver Cap. 44). Como nem DNA nem RNA foram detectados nos príons, eles são claramente diferentes dos vírus (Tab. 28-1). Além disso, a observação de príons por microscopia eletrônica mostra filamentos em vez de partículas virais. Príons são muito **mais resistentes** à inativação por luz ultravioleta e ao calor do que vírus. Eles são notavelmente resistentes a formaldeído e nucleases. Entretanto, são inativados por hipoclorito, NaOH e autoclavação. Hipoclorito é usado para esterilizar equipamentos cirúrgicos e outros insumos médicos que não podem ser autoclavados.

Príons são compostos por uma única glicoproteína com um peso molecular de 27 mil a 30 mil dáltons (27 a 30 KDa). Usando o príon da paraplexia enzoótica como modelo, foi descoberto que essa proteína é codificada por um único gene **celular**. Esse gene é encontrado em números iguais em células de animais infectados e animais não infectados. Além disso, a quantidade de mRNA que codifica a proteína do príon é a mesma em células não infectadas e infectadas. Mediante essas descobertas, conjectura-se que as modificações pós-traducionais da proteína do príon sejam a importante diferença entre as proteínas encontradas em células infectadas e não infectadas.

Existem evidências de que uma mudança na conformação da forma α-helicoidal normal (conhecida como PrP^C, ou proteína de príon celular) para uma forma anormal de folha β (conhecida como PrP^{SC}, ou proteína de príon da paraplexia enzoótica) seja a modificação importante. A forma anormal, então, recruta formas normais adicionais para mudar sua configuração, e o número de partículas anormais patogênicas aumenta. Apesar de os príons serem compostos apenas por proteínas, RNAs celulares específicos aumentam a conversão da forma α-helicoidal normal para a forma de folha β-pregueada.

Evidências de que o recrutamento é um passo essencial vêm de camundongos mutagenizados ("nocaute") nos quais o gene que codifica a proteína do príon é não funcional e nenhuma proteína de príon

TABELA 28-1 **Comparação entre príons e vírus convencionais**

Característica	Príons	Vírus convencionais
Partícula contendo ácido nucleico	Não	Sim
Partícula contendo proteína	Sim, codificados por genes celulares	Sim, codificados por genes virais
São inativados rapidamente pela luz ultravioleta ou pelo calor	Não	Sim
Aparência em microscópio eletrônico	Bacilos filamentosos (do tipo amiloide)	Simetria icosaédrica ou helicoidal
Infecções induzem anticorpos	Não	Sim
Infecções induzem inflamação	Não	Sim

PARTE III • Virologia básica

é produzida. Esses camundongos não desenvolvem a doença, apesar de receberem injeções contendo a proteína de príon patogênica.

A função da proteína de príon normal ainda não está clara. Existem algumas evidências de que ela é uma das proteínas de transdução de sinal em neurônios e que é capaz de se ligar ao cobre. Camundongos mutagenizados nos quais o gene que codifica a proteína do príon se encontra inativo parecem normais. A proteína do príon em células normais é sensível a proteases, ao passo que a proteína do príon em células infectadas é resistente a proteases, provavelmente devido à mudança de conformação.

A observação de que a proteína do príon é o produto de um gene normal celular pode explicar por que **nenhuma resposta imune** é formada contra essa proteína (i.e., ocorre tolerância). Similarmente, **não há resposta inflamatória** em tecido cerebral infectado. Uma aparência vacuolar (**espongiforme**) é encontrada, sem células inflamatórias. Proteínas do príon em tecido cerebral infectado formam partículas com forma de bastão que são morfológica e histoquimicamente indistinguíveis do **amiloide**, uma substância encontrada no tecido cerebral de indivíduos com várias doenças do sistema nervoso central (assim como com doenças de outros órgãos).

CONCEITOS-CHAVE

Tamanho e estrutura dos vírus

- Os vírus variam em tamanho, possuindo desde o tamanho de uma proteína grande (~20 nm) até o tamanho das menores células (~300 nm). A maioria dos vírus apresenta-se como esferas ou bastões em microscopia eletrônica.

- Os vírus **contêm DNA ou RNA, mas nunca ambos**.

- Todos os vírus possuem uma **cobertura proteica chamada de capsídeo**, que recobre o genoma. O capsídeo é composto por subunidades repetidas chamadas de capsômeros. Em alguns vírus, o capsídeo representa a superfície externa, mas, em outros, o capsídeo é coberto por um **envelope** lipoproteico que se torna a superfície externa da partícula. A estrutura composta pelo genoma de ácido nucleico e pelas proteínas do capsídeo é denominada nucleocapsídeo.

- As subunidades repetidas do capsídeo fornecem ao vírus uma aparência simétrica que é útil para propósitos de classificação. Alguns nucleocapsídeos virais possuem **simetria esférica (icosaédrica)**, ao passo que outros possuem **simetria helicoidal**.

- Todos os vírus de seres humanos que possuem nucleocapsídeo helicoidal são envelopados (i.e., não existem vírus não envelopados helicoidais que infectem seres humanos). Vírus que possuem um nucleocapsídeo icosaédrico podem ser tanto envelopados quanto não envelopados.

Ácidos nucleicos virais

- O genoma de alguns vírus consiste em **DNA**, ao passo que o genoma de outros consiste em **RNA**. Esses genomas de DNA e RNA podem ser tanto de **fita simples** quanto de **fita dupla**.

- Alguns vírus de RNA, como o vírus influenza e o rotavírus, possuem um **genoma segmentado** (i.e., o genoma é composto por vários fragmentos).

- Todos os vírus possuem uma cópia do seu genoma (haploides), exceto os retrovírus, que possuem duas cópias (diploides).

Proteínas virais

- As proteínas de superfície virais medeiam a **ligação com os receptores celulares do hospedeiro**. Essa interação **determina a especificidade de hospedeiro e de órgãos/tecidos** do vírus.

- As proteínas de superfície são **alvos de anticorpos** (i.e., anticorpos ligados a essas proteínas de superfície impedem que o vírus se ligue ao receptor celular). Isso "neutraliza" (inibe) a replicação viral.

- Os vírus também possuem proteínas internas, das quais algumas são **DNA ou RNA-polimerases**.

- A **proteína de matriz** medeia a interação entre as proteínas do nucleocapsídeo viral e as proteínas do envelope.

- Alguns vírus produzem **variantes antigênicos** de suas proteínas de superfície, que permitem ao vírus evadir as defesas do hospedeiro. Anticorpos contra um variante antigênico (**sorotipo**) não irão neutralizar um sorotipo diferente. Alguns vírus possuem um sorotipo; outros possuem múltiplos sorotipos.

Envelope viral

- O **envelope** viral consiste em uma membrana que contém lipídeos originados da célula do hospedeiro e proteínas codificadas pelo vírus. Na maioria dos casos, o envelope é adquirido enquanto o vírus deixa a célula por um processo chamado de **brotamento**.

- Vírus com um envelope são menos estáveis (i.e., são mais facilmente inativados) do que vírus não envelopados (sem envelope). Em geral, vírus envelopados são transmitidos por contato direto com sangue e fluidos corporais, ao passo que vírus não envelopados podem sobreviver mais tempo no ambiente e ser transmitidos por meios indiretos, como pela rota fecal-oral.

Príons

- **Príons** são partículas infecciosas compostas **inteiramente por proteínas**. Eles não possuem DNA nem RNA.

- Eles causam doenças como a doença de Creutzfeldt-Jakob e kuru em seres humanos e a doença da vaca louca e paraplexia enzoótica em animais. Essas doenças são chamadas de **encefalopatias espongiformes transmissíveis**. O termo **espongiforme** refere-se à aparência semelhante à esponja do encéfalo vista nessas doenças. Os buracos da esponja são vacúolos resultantes de neurônios mortos. Essas doenças estão descritas no Capítulo 44.

- As proteínas do príon são **codificadas por um gene celular**. Quando estas proteínas estão na **configuração α-helicoidal normal, elas são não patogênicas**, mas quando sua configuração muda para **folha β-pregueada, elas agregam-se em filamentos que perturbam a função neuronal e resultam nos sintomas da doença**.

- Príons são **altamente resistentes à inativação por luz ultravioleta, calor** e outros agentes inativantes. Como resultado, têm sido inadvertidamente transmitidos por hormônios de crescimento humanos e instrumentos neurocirúrgicos.

- **Por serem proteínas humanas normais, eles não geram resposta inflamatória nem resposta por anticorpos** em seres humanos.

CAPÍTULO 28 • Estrutura **221**

TESTE SEU CONHECIMENTO

1. As proteínas da superfície externa dos vírus apresentam diversas funções importantes. Considerando essas proteínas, qual das seguintes opções é a mais correta?

   (A) Elas são os antígenos contra os quais anticorpos neutralizantes são formados.
   (B) Elas são polimerases que sintetizam o RNA mensageiro viral.
   (C) Elas são proteases que degradam proteínas celulares, levando à morte celular.
   (D) Elas são proteínas que regulam a transcrição viral.
   (E) A mudança na conformação dessas proteínas pode resultar em doenças mediadas por príons, como a doença de Creutzfeldt-Jakob.

2. Se um vírus possui um envelope, ele é mais facilmente inativado por solventes lipídicos e detergentes do que um vírus que não possui um envelope. Qual dos seguintes vírus é mais sensível à inativação por solventes lipídicos e detergentes?

   (A) Coxsackievírus
   (B) Vírus da hepatite A
   (C) Herpes-vírus simples
   (D) Poliovírus
   (E) Rotavírus

3. Considerando o tegumento, qual das opções a seguir é a mais correta?

   (A) Ele desnuda o vírion dentro da vesícula fagocitária.
   (B) Ele medeia a ligação do vírus com a superfície celular.
   (C) Ele guia o cerne viral do citoplasma para o núcleo.
   (D) Ele é o local no qual novos vírions brotam da superfície de uma célula infectada.
   (E) Ele é a localização das proteínas do vírion que atuam como fatores de transcrição virais.

RESPOSTAS

(1) **(A)**
(2) **(C)**
(3) **(E)**

VER TAMBÉM

- Mais **questões para autoavaliação** sobre os temas discutidos neste capítulo são encontradas na seção de Virologia Básica da Parte XIII: Questões para autoavaliação, a partir da página 721. Consulte também a Parte XIV: Simulado de provas e concursos, a partir da página 753.

CAPÍTULO

29 Replicação

CONTEÚDO DO CAPÍTULO

Introdução
Curva de multiplicação viral
Eventos específicos durante o ciclo replicativo
  Adsorção, penetração e desnudamento
  Expressão gênica e replicação do genoma
  Montagem e liberação

Lisogenia
  Relação entre lisogenia em bactérias e latência em células humanas
Conceitos-chave
Teste seu conhecimento
Ver também

INTRODUÇÃO

O ciclo de replicação viral é descrito neste capítulo de duas formas diferentes. A primeira abordagem é a curva de multiplicação, que mostra a quantidade de vírus produzido em tempos diferentes após a infecção. A segunda é uma descrição passo a passo de eventos específicos que ocorrem no interior da célula durante a multiplicação viral.

CURVA DE MULTIPLICAÇÃO VIRAL

A curva de multiplicação representada na Figura 29-1 mostra que quando um **vírion** (uma partícula viral) infecta uma célula, ele pode replicar-se em aproximadamente 10 horas para produzir centenas de vírions no interior dessa célula. Essa notável amplificação explica como os vírus se espalham rapidamente de célula a célula. Observa-se que o tempo necessário para os ciclos de multiplicação variam; de minutos, para alguns vírus de bactérias, a horas, para alguns vírus de seres humanos.

O primeiro evento mostrado na Figura 29-1 é bastante surpreendente: o vírus desaparece, como representado pela linha contínua que decai até o eixo x. Apesar de a partícula viral não estar mais presente, o ácido nucleico viral continua a funcionar e começa a se acumular no interior da célula, como indicado pela linha tracejada. O tempo no qual nenhum vírus é encontrado no interior da célula é conhecido como **período de eclipse**. O período de eclipse termina com o aparecimento do vírus (linha contínua). O **período de crescimento**, em contrapartida, é definido pelo tempo do início da infecção até o aparecimento do vírus extracelularmente. Observe que a infecção inicia com uma partícula viral e termina com várias centenas de partículas virais sendo produzidas; esse tipo de reprodução é exclusivo dos vírus.

Alterações da morfologia celular acompanhadas por pronunciadas perturbações de funções celulares começam perto do fim do período de latência. Este **efeito citopático** (CPE, de *cytopathic effects*) culmina na lise e morte das células. O CPE pode ser visto em microscopia óptica e, quando observado, é um passo inicial importante no diagnóstico de infecções virais. Nem todos os vírus causam CPE; alguns podem replicar-se causando poucas mudanças morfológicas e funcionais nas células.

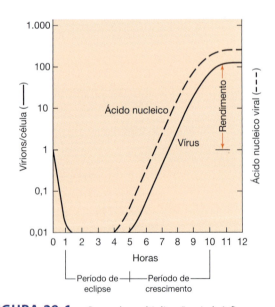

FIGURA 29-1 Curva de multiplicação viral. A figura mostra que uma partícula viral infecciosa (vírion) entrando em uma célula no momento da infecção resulta em mais de 100 vírions infecciosos 10 horas depois, um notável aumento. Pode-se observar o período de eclipse durante o qual nenhum vírus infeccioso é detectado dentro da célula infectada. Nesta curva de multiplicação, a quantidade de vírus infectantes é de 1 vírion/célula (i.e., uma unidade infecciosa por célula). (Reproduzida, com permissão, de Brooks GF et al. *Medical Microbiology*. 20ª ed. Publicada, originalmente, por Appleton & Lange. Copyright 1995 McGraw-Hill.)

EVENTOS ESPECÍFICOS DURANTE O CICLO REPLICATIVO

Uma visão geral dos eventos está descrita na Tabela 29-1 e é apresentada de forma diagramática na Figura 29-2. A partícula viral infectante parental liga-se à membrana celular e, então, penetra na célula hospedeira. O genoma viral é "desnudado" pela remoção das proteínas do capsídeo, deixando o genoma livre para funcionar. São sintetizados o RNA mensageiro (mRNA) e as proteínas precoces; as **proteínas precoces são enzimas** usadas para replicar o genoma viral. mRNA tardio e proteínas são, então, sintetizados. Essas **proteínas tardias são proteínas estruturais do capsídeo**. Os vírions da progênie são montados a partir do material genético replicado e das proteínas do capsídeo recém-produzidas, e são, então, liberados da célula.

Outra forma geral de descrever o ciclo de multiplicação é a seguinte: (1) eventos precoces (i.e., **adsorção, penetração e desnudamento**); (2) eventos intermediários (i.e., **expressão gênica e replicação do genoma**); e (3) eventos tardios (i.e., **montagem e liberação**). Com essa sequência em mente, cada estágio será descrito de maneira mais detalhada.

Adsorção, penetração e desnudamento

As proteínas da superfície do vírion ligam-se a receptores proteicos específicos na superfície da célula por meio de ligações fracas não covalentes. A **especificidade dessa ligação determina o espectro de hospedeiro** do vírus. Alguns vírus possuem um espectro limitado, ao passo que outros possuem um espectro amplo. Por exemplo, os poliovírus podem entrar somente em células de seres humanos e de outros primatas, ao passo que o vírus da raiva pode entrar em todas as células de mamíferos. A **especificidade de órgãos** de um vírus também é derivada da interação com receptores. Tais receptores celulares são proteínas de superfície que também apresentam várias outras funções (ver adiante).

Os vírus envelopados passam por outro processo chamado de **fusão, no qual o envelope do vírion se funde com a membrana externa da célula***. A importância clínica da fusão é ilustrada pelo fármaco antiviral enfuvirtida que impede a entrada do HIV na célula, inibindo o processo de fusão. A partícula viral penetra por meio de seu englobamento por uma vesícula pinocitótica, dentro da qual o processo de desnudamento se inicia. O pH baixo no interior da vesícula favorece o desnudamento. O rompimento da vesícula ou a fusão da camada externa do vírus com a membrana da vesícula deposita o cerne do vírus no citoplasma.

Os receptores para vírus na superfície celular são proteínas que possuem outras funções na vida da célula. Provavelmente, o receptor celular usado por vírus mais conhecido é a proteína CD4, que funciona como um dos receptores para o HIV, mas cuja função normal é a ligação com proteínas do complexo de histocompatibilidade principal (MHC, *major histocompatibility complex*) de classe 2, envolvidas na ativação de células T auxiliares. Alguns outros exemplos ilustrativos podem ser citados, como: o vírus da raiva, que se liga ao receptor da acetilcolina, o vírus Epstein-Barr, que se liga a um receptor do complemento, o herpes-vírus simples tipo 1, que se liga ao receptor do fator de crescimento de fibroblastos e o vírus vaccínia, que se liga ao receptor do fator de crescimento epidérmico**.

Agora, é interessante descrever o fenômeno de **ácido nucleico infeccioso**, pois ele fornece uma transição entre os conceitos de especificidade de hospedeiro, descritos anteriormente, e de funcionamento precoce do genoma, que será discutido a seguir. Observa-se que a questão é se o genoma purificado é infeccioso. Todos os vírus são "infecciosos" para uma pessoa ou cultivo celular, mas nem todos os genomas purificados são infecciosos.

Ácido nucleico infeccioso consiste em DNA ou RNA viral (sem nenhuma proteína) que pode executar o ciclo replicativo viral em sua totalidade e resultar na produção de partículas virais completas. Isso é interessante a partir de três pontos de vista:

(1) A observação de que o ácido nucleico purificado é infeccioso é a prova definitiva de que ele, e não as proteínas, é o material genético.

(2) O ácido nucleico infeccioso pode contornar a especificidade do espectro de hospedeiros determinada pela interação entre proteína viral-receptor celular. Por exemplo, apesar de poliovírus intactos só poderem se replicar em células de primatas, RNA purificado de poliovírus pode entrar em células de não primatas, passar pelo seu ciclo replicativo normal e produzir poliovírus normais. Os poliovírus produzidos nas células de não primatas só podem infectar células de primatas porque agora possuem suas proteínas de capsídeo. Essas observações indicam que as funções internas de células de não primatas são capazes de sustentar a replicação viral depois que a penetração ocorreu.

(3) Apenas alguns vírus possuem ácidos nucleicos infecciosos. A razão para isso será discutida posteriormente. Observa-se que todos os vírus são infecciosos, mas nem todos os DNAs ou RNAs virais (genomas) são infecciosos.

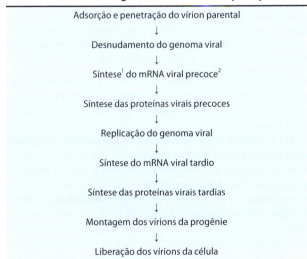

TABELA 29-1 Estágios do ciclo de multiplicação viral

Adsorção e penetração do vírion parental
↓
Desnudamento do genoma viral
↓
Síntese[1] do mRNA viral precoce[2]
↓
Síntese das proteínas virais precoces
↓
Replicação do genoma viral
↓
Síntese do mRNA viral tardio
↓
Síntese das proteínas virais tardias
↓
Montagem dos vírions da progênie
↓
Liberação dos vírions da célula

[1]Em alguns casos, o genoma viral é funcionalmente equivalente ao mRNA; dessa forma, o mRNA precoce não precisa ser sintetizado.
[2]*Precoce* é definido como o período que antecede a replicação do genoma. Nem todos os vírus apresentam uma distinção entre funções precoces e tardias. Em geral, proteínas precoces são enzimas, ao passo que proteínas tardias são componentes estruturais dos vírus.

---

*N. de R.T. Ou, em muitos casos, com a membrana do endossomo celular.

**N. de T. Trabalhos recentes têm desmentido essa hipótese. Atualmente, embora esta não seja uma questão definitiva, imagina-se que o vírus vaccínia utilize múltiplos receptores para se ligar à célula, e entre eles os mais aceitos são as moléculas de sulfato de heparana na superfície celular.

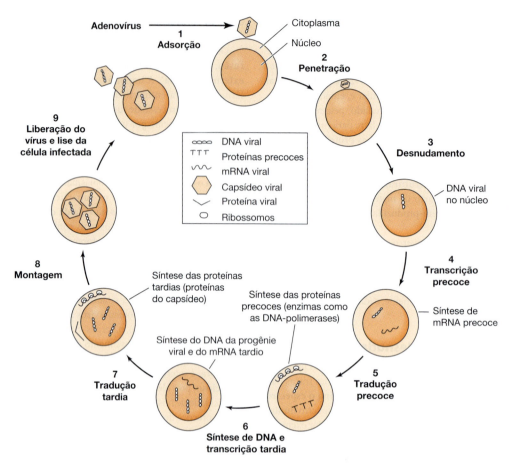

FIGURA 29-2 Ciclo de multiplicação viral. O ciclo replicativo do adenovírus, um vírus de DNA não envelopado, é mostrado. (Reproduzida, com permissão, de Jawetz E, Melnick JL, Adelberg EA. *Review of Medical Microbiology*. 16ª ed. Publicada, originalmente, por Appleton & Lange. Copyright 1984, McGraw-Hill.)

Expressão gênica e replicação do genoma

O primeiro passo na expressão gênica viral é a **síntese do mRNA**. É nesse ponto que os vírus seguem caminhos diferentes dependendo da natureza de seu ácido nucleico e da parte da célula onde eles se replicam (Fig. 29-3).

Os **vírus de DNA**, com uma exceção, **replicam-se no núcleo** e usam a RNA-polimerase dependente de DNA do hospedeiro para sintetizar seu próprio mRNA. Os poxvírus são a exceção porque se replicam no citoplasma, onde não têm acesso à RNA-polimerase da célula hospedeira. Eles, portanto, carregam sua própria polimerase dentro da partícula viral. **O genoma de todos os vírus de DNA consiste em DNA de fita dupla, exceto para os parvovírus, que possuem um genoma de DNA de fita simples*** (Tab. 29-2).

A maior parte dos vírus de RNA realiza seu ciclo replicativo inteiramente no citoplasma. As duas principais exceções são os retrovírus e os vírus influenza, que possuem um passo replicativo importante no núcleo. Os retrovírus integram uma cópia de DNA do seu genoma no DNA da célula hospedeira, e os vírus influenza sintetizam os genomas de sua progênie no núcleo. Além disso, o mRNA do vírus da hepatite delta é também sintetizado no núcleo dos hepatócitos.

O genoma de todos os vírus de RNA consiste em RNA de fita simples, exceto para os membros da família dos reovírus, que possuem um genoma de RNA de fita dupla. O rotavírus é um patógeno humano importante pertencente à família dos reovírus.

Os vírus de RNA dividem-se em quatro grupos com estratégias bastante diferentes para sintetizar mRNA (Tab. 29-3).

(1) A estratégia mais simples é ilustrada pelos poliovírus, que possuem **RNA de fita simples** com **polaridade positiva**[1] como seu material genético. Esses vírus usam seu genoma de RNA diretamente como mRNA.

(2) O segundo grupo possui **RNA de fita simples com polaridade negativa** como seu material genético. Um mRNA precisa ser transcrito pelo uso da fita negativa como molde. Como a célula não possui uma RNA-polimerase capaz de usar RNA como molde, o vírus carrega sua própria **RNA-polimerase dependente de RNA**. Existem duas subcategorias de vírus de RNA com polaridade negativa: os que possuem apenas um único segmento de RNA (p. ex., vírus do sarampo [um paramixovírus] ou o vírus da raiva [um

---

*N. de R.T. O vírus da hepatite B também é uma exceção nesse aspecto, já que seu DNA circular é metade fita dupla e metade fita simples.

[1] Polaridade positiva é definida como um RNA com a mesma sequência de bases do mRNA. Um RNA com polaridade negativa possui uma sequência de bases complementar ao mRNA. Por exemplo, se a sequência do mRNA é A-C-U-G, um RNA com polaridade negativa seria U-G-A-C, ao passo que um RNA com polaridade positiva seria A-C-U-G.

CAPÍTULO 29 • Replicação

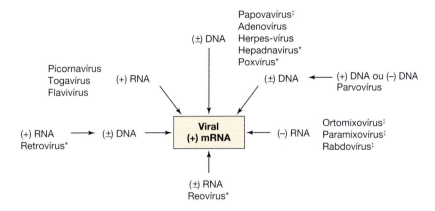

FIGURA 29-3 Síntese de mRNA viral por vírus de relevância médica. A informação a seguir inicia no topo da figura e move-se no sentido horário. Vírus com genoma de DNA de fita dupla (p. ex., papovavírus[‡], como os papilomavírus de seres humanos) usam a RNA-polimerase da célula hospedeira para sintetizar mRNA viral. Observa-se que os hepadnavírus (p. ex., vírus da hepatite B) possuem uma DNA-polimerase no vírion que sintetiza a porção faltante do genoma de DNA, mas o mRNA viral é sintetizado pela RNA-polimerase da célula hospedeira. Os parvovírus usam a DNA-polimerase da célula hospedeira para sintetizar o DNA viral de fita dupla e a RNA-polimerase da célula hospedeira para sintetizar mRNA viral. Vírus com genoma de RNA de fita simples e polaridade negativa (p. ex., ortomixovírus, como o vírus influenza) usam uma RNA-polimerase oriunda do vírion para sintetizar o mRNA viral. Vírus com um genoma de RNA de fita dupla (p. ex., reovírus) usam uma RNA-polimerase oriunda do vírion para sintetizar o mRNA viral. Alguns vírus com genoma de RNA de fita simples com polaridade positiva (p. ex., retrovírus) usam uma DNA-polimerase oriunda do vírion para sintetizar uma cópia de DNA do genoma de RNA, mas usam um RNA-polimerase da célula hospedeira para sintetizar mRNA viral. Alguns vírus com genoma de RNA de fita simples de polaridade positiva (p. ex., picornavírus) usam o próprio genoma de RNA como seu mRNA. (Reproduzida, com permissão, de Ryan K et al. Sherris Medical Microbiology. 3ª ed. Publicada, originalmente, por Appleton & Lange. Copyright 1994 McGraw-Hill.)

rabdovírus]) e os que possuem múltiplos segmentos de RNA (p. ex., o vírus influenza [um ortomixovírus]).

Alguns vírus, como os arenavírus e alguns bunyavírus, possuem um genoma de RNA segmentado, com a maior parte das fitas negativas, mas também com algumas regiões de fitas positivas. Segmentos de RNA que contêm regiões com polaridades positivas e negativas são chamados de **"ambissenso"**.

(3) O terceiro grupo possui **RNA de fita dupla** como material genético. Como a célula não possui enzimas capazes de transcrever esse RNA em mRNA, o vírus carrega sua própria polimerase. Observa-se que a fita positiva de um RNA de fita dupla não pode ser usada como mRNA, uma vez que está ligada por ligações de hidrogênio à fita negativa. Os rotavírus, importantes agentes causadores de diarreia em crianças, possuem 11 segmentos de RNA de fita dupla.

(4) O quarto grupo, exemplificado pelos retrovírus, possui RNA de fita simples de polaridade positiva transcrito em DNA de fita dupla pela DNA-polimerase dependente de RNA (**transcriptase**

---

*N. de T. Antigamente, os papovavírus e os poliomavírus eram classificados em uma única família, que recebia o nome de Papovaviridae (papovavírus). No entanto, essa família foi desmembrada em razão das diferenças genéticas entre os dois tipos de vírus, e o grupo Papovaviridae foi extinto. Atualmente, os papilomavírus pertencem à família Papillomaviridae, ao passo que os poliomavírus pertencem à família Polyomaviridae.

TABELA 29-2 Características importantes dos vírus de DNA

DNA genômico	Local de replicação	Polimerase no vírion	Infectividade do genoma	Vírus humano protótipo
Fita simples	Núcleo	Não[1,2]	Sim	Parvovírus B19
Fita dupla				
Circular	Núcleo	Não[1]	Sim	Papilomavírus
Circular; fita simples parcial	Núcleo	Sim[3]	Não	Vírus da hepatite B
Linear	Núcleo	Não[1]	Sim	Herpes-vírus, adenovírus
Linear	Citoplasma	Sim	Não	Vírus da varíola, vírus vaccínia

[1]O mRNA é sintetizado pela RNA-polimerase da célula hospedeira no núcleo.
[2]O genoma de DNA de fita simples é convertido em DNA de fita dupla pela polimerase da célula hospedeira. Então, uma DNA-polimerase codificada pelo vírus sintetiza o DNA da progênie.
[3]O vírus da hepatite B usa uma DNA-polimerase dependente de RNA codificada pelo vírion para sintetizar o DNA de sua progênie usando um mRNA completo como molde. Essa enzima é um tipo de "transcriptase reversa", mas funciona em uma etapa diferente no ciclo replicativo quando comparada com a transcriptase reversa dos retrovírus.
Nota: Todos os vírus de DNA codificam a sua própria DNA-polimerase que replica o genoma. Eles não usam a DNA-polimerase da célula hospedeira (com exceção dos parvovírus, como mencionado anteriormente).

226 **PARTE III** • Virologia básica

TABELA 29-3 **Características importantes dos vírus de RNA**

RNA genômico	Polaridade	Polimerase no vírion	Fonte de mRNA	Genoma infectivo	Vírus humano protótipo
Fita simples, não segmentado	+	Não	Genoma	Sim	Poliovírus
Fita simples					
Não segmentado	–	Sim	Transcrição	Não	Vírus do sarampo, vírus da raiva
Segmentado	–	Sim	Transcrição	Não	Vírus influenza
Fita dupla, segmentado	±	Sim	Transcrição	Não	Rotavírus
Fita simples, diploide	+	Sim[1]	Transcrição[2]	Não[3]	HTLV, HIV

HIV, vírus da imunodeficiência humana; HTLV, vírus linfotrópico de células T humanas.
[1]Os retrovírus possuem uma DNA-polimerase dependente de RNA.
[2]O mRNA é transcrito a partir de um DNA intermediário.
[3]Embora o genoma de RNA retroviral não seja infeccioso, o DNA intermediário é.

reversa) carregada pelo vírus. Essa cópia de DNA é, então, transcrita em mRNA viral pela RNA-polimerase comum da célula hospedeira (polimerase II). Os retrovírus são a única família de vírus **diploides** (i.e., eles possuem duas cópias do seu genoma de RNA).

Essas diferenças explicam por que alguns vírus produzem ácido nucleico infeccioso, ao passo que outros não o fazem. **Vírus que não necessitam de uma polimerase no vírion podem produzir DNA ou RNA infeccioso**. Em contrapartida, vírus como os poxvírus, os vírus de RNA senso negativo, os vírus de RNA de fita dupla e os retrovírus, que requerem uma polimerase do vírion, não podem gerar ácido nucleico infeccioso. Várias características adicionais do mRNA viral estão descritas no quadro "RNA mensageiro viral".

Observa-se que duas famílias de vírus utilizam uma transcriptase reversa (uma DNA-polimerase dependente de RNA) durante seu ciclo replicativo, mas o objetivo da enzima durante os ciclos é diferente. Como descrito na Tabela 29-4, **os retrovírus, como o HIV, usam seu genoma de RNA como molde para sintetizar um DNA intermediário no início de seu ciclo replicativo**. Entretanto, **os hepadnavírus, como o vírus da hepatite B (HBV), usam um RNA intermediário como molde para produzir seu genoma de DNA nas etapas finais de seu ciclo replicativo**. A importância clínica disso é que alguns fármacos antivirais, como a lamivudina, são eficazes contra infecções causadas pelo HIV e pelo HBV, uma vez que inibem a transcriptase reversa de ambos os vírus.

Observe que a DNA-polimerase do HBV possui **atividade DNA-dependente e RNA-dependente atuando em diferentes estágios do ciclo replicativo**. A atividade DNA-dependente no vírion consiste em sintetizar a porção incompleta do genoma e produzir um DNA circular covalente completo logo após a entrada na célula. A atividade RNA-dependente consiste em utilizar um RNA completo, cópia do genoma DNA, como modelo para a síntese dos genomas de DNA da progênie no final do ciclo replicativo. (Consulte o Capítulo 41 para obter informações adicionais sobre a replicação do HBV.)

Depois que o mRNA dos vírus de DNA ou RNA é sintetizado, ele é traduzido pelos ribossomos da célula hospedeira em proteínas virais, sendo algumas **proteínas precoces** (i.e., enzimas necessárias para a replicação do genoma viral) e outras **proteínas tardias** (i.e., proteínas estruturais) da progênie viral. (O termo *precoce* é definido como o que ocorre antes da replicação do genoma, e *tardio* é definido como o que ocorre após a replicação do genoma.) Das proteínas precoces, a mais importante para os vírus de RNA é a polimerase, que sintetizará muitas cópias do material genético viral para as partículas da progênie viral. Não importa como o vírus produz seu mRNA, a maioria dos vírus produz uma polimerase codificada pelo vírus (uma **replicase**) que replica o genoma (i.e., que faz muitas cópias do genoma parental que se tornará o genoma dos vírions da progênie). A Tabela 29-5 descreve quais vírus codificam sua própria replicase e quais vírus usam polimerases celulares para replicar seu genoma.

Alguns mRNAs virais são traduzidos em **polipeptídeos precursores que precisam ser clivados por proteases** para produzir as proteínas estruturais funcionais (Fig. 29-4 e Tab. 29-6), ao passo que outros mRNAs são traduzidos diretamente em proteínas estruturais. Um exemplo notável do primeiro caso ocorre durante a replicação dos picornavírus (p. ex., poliovírus, rinovírus e vírus da hepatite A), na qual o genoma de RNA, funcionando como mRNA, é traduzido em um **único polipeptídeo**, que é, então, clivado por uma protease codificada pelo vírus em várias proteínas. Essa protease é uma das proteínas do polipeptídeo único, um exemplo interessante de uma protease agindo em seu próprio polipeptídeo.

Outra família importante de vírus em que precursores polipeptídicos são sintetizados é a família dos retrovírus. Por exemplo, os genes *gag* e *pol* do HIV são traduzidos em precursores polipeptídicos, que são, então, clivados por uma protease codificada pelo vírus. É essa protease que é inibida pelas drogas classificadas como **inibidores de protease**. Os flavivírus, como o vírus da hepatite C e o vírus da febre amarela, também sintetizam precursores polipeptídicos

TABELA 29-4 **Comparação da atividade da transcriptase reversa do HIV (retrovírus) e do HBV (hepadnavírus)**

Tipo de vírus	Molde de RNA para a transcriptase reversa	Produto de DNA da transcriptase reversa	Fase da replicação quando a transcriptase reversa está ativa
HIV (retrovírus)	Genoma	Não genômico	Precoce
HBV (hepadnavírus)	Não genômico	Genoma	Tardia

HBV, vírus da hepatite B; HIV, vírus da imunodeficiência humana.

TABELA 29-5 Origem dos genes que codificam as polimerases que sintetizam o genoma viral

Tipo de polimerase	Polimerase codificada por	Vírus de relevância médica
DNA	Célula	Parvovírus B19, papilomavírus humano
DNA	Vírus	Herpes-vírus (HSV, VZV, CMV, EBV), adenovírus, vírus da hepatite B, vírus da varíola
RNA	Célula	HIV, HTLV, HDV
RNA	Vírus	Poliovírus, HAV, HCV, vírus influenza, vírus do sarampo, vírus sincicial respiratório, vírus da raiva, vírus da rubéola, rotavírus, vírus ebola, arenavírus, hantavírus

CMV, citomegalovírus; EBV, vírus Epstein-Barr; HAV, vírus da hepatite A; HCV, vírus da hepatite C; HDV, vírus da hepatite D; HIV, vírus da imunodeficiência humana; HSV, herpes-vírus simples; HTLV, vírus linfotrópico de células T humanas; VZV, vírus varicela-zóster.

que devem ser clivados por uma protease codificada pelo vírus para a formação de proteínas funcionais. Por outro lado, outros vírus, como o vírus influenza e o rotavírus, apresentam genomas segmentados, e cada segmento codifica um polipeptídeo funcional específico ao invés de um precursor polipeptídico.

A replicação do genoma viral é orientada pelo princípio da **complementaridade**, que exige que uma fita com uma sequência de base complementar seja sintetizada; essa fita serve como molde para a síntese do genoma viral real. Seguem exemplos na Tabela 29-7: (1) os poliovírus produzem uma fita-negativa intermediária que serve de molde para a produção do genoma fita-positiva; (2) os vírus influenza, do sarampo e da raiva produzem uma fita-positiva intermediária que serve de molde para a produção do genoma fita-negativa; (3) os rotavírus produzem uma fita-positiva que atua tanto como mRNA, quanto como molde para a produção da fita-negativa do genoma de RNA de fita dupla; (4) os retrovírus

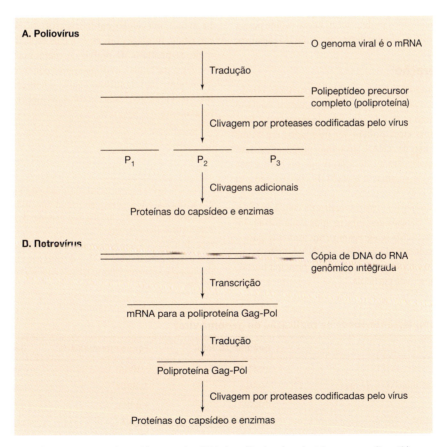

FIGURA 29-4 Síntese de precursores polipeptídicos. **A:** O mRNA do poliovírus é traduzido em um polipeptídeo precursor completo, que é clivado por uma protease codificada pelo vírus em proteínas virais funcionais. **B:** Os mRNAs retrovirais são traduzidos em polipeptídeos precursores, que são, então, clivados por uma protease codificada pelo vírus em proteínas virais funcionais. A clivagem da poliproteína precursora Gag-Pol pela protease do vírion ocorre no vírion imaturo após seu brotamento da membrana celular. A clivagem produz a proteína de capsídeo (p24), a proteína de matriz (p17) e enzimas, como a transcriptase reversa e a integrase. A clivagem da poliproteína Env é realizada por uma protease celular, e não pela protease do vírion. Inibidores da protease do vírion são fármacos eficientes contra o vírus da imunodeficiência humana.

228 PARTE III • Virologia básica

TABELA 29-6   Proteases codificadas por vírus de relevância médica

Família viral	Natureza da poliproteína	Local da clivagem proteolítica	Vírus de relevância médica
Picornaviridae	Polipeptídeo único formado pela tradução do genoma de RNA completo	Citoplasma	Poliovírus, rinovírus, vírus da hepatite A, vírus Coxsackie
Flavivírus	Polipeptídeo único formado pela tradução do genoma de RNA completo	Citoplasma	Vírus da hepatite C, vírus da febre amarela, vírus da dengue
Togaviridae	Mais de um polipeptídeo formado pela tradução de mRNAs subgenômicos	Citoplasma	Vírus das encefalites equinas do leste e oeste, vírus da rubéola
Coronavírus	Mais de um polipeptídeo formado pela tradução de mRNAs subgenômicos	Citoplasma	Coronavírus
Retrovírus	Mais de um polipeptídeo formado pela tradução de mRNAs subgenômicos	Vírion em brotamento	Vírus da imunodeficiência humana, vírus da leucemia de células T humanas

utilizam a fita-negativa do intermediário de DNA como molde para a produção de uma progênie de RNA fita-positiva; (5) o vírus da hepatite B usa seu mRNA como molde para a produção de uma progênie de DNA de fita dupla; e (6) os outros vírus de DNA de fita dupla replicam seu DNA pelo mesmo processo semiconservador pelo qual o DNA celular é sintetizado.

À medida que a replicação do genoma viral prossegue, são sintetizadas as proteínas estruturais do capsídeo que serão utilizadas na formação das partículas da progênie viral. Em alguns casos, os genomas virais recém-replicados podem servir como molde para a produção do mRNA tardio na síntese dessas proteínas do capsídeo.

Montagem e liberação

As partículas da progênie são montadas pelo empacotamento do ácido nucleico viral dentro das proteínas do capsídeo. Pouco é conhecido sobre os passos exatos do processo de montagem. Surpreendentemente, alguns vírus podem ser montados em tubos de ensaio apenas pelo uso de RNA e proteínas purificados. Isso indica que a especificidade para a interação reside no RNA e nas proteínas, e que a ação de enzimas e o gasto de energia não são necessários.

Na montagem do citomegalovírus no núcleo da célula, o DNA viral penetra no interior do capsídeo intacto após a sua formação. Nesse processo, os capsômeros se agregam primeiramente para a formação de uma "cápsula oca". O genoma de DNA é então acondicionado no interior do capsídeo através de uma "proteína portal" localizada em um dos ápices da partícula.

As partículas virais são liberadas da célula por um dos dois processos descritos a seguir. O primeiro é a ruptura da membrana celular e liberação das partículas maduras; isso geralmente ocorre com vírus não envelopados. O segundo, que ocorre com vírus envelopados, é a liberação dos vírus por **brotamento** através da membrana celular externa (Fig. 29-5). (Uma exceção é a família dos **herpes-vírus***, cujos membros adquirem seu envelope da **membrana nuclear**, em vez da membrana celular externa.**) O processo de brotamento inicia quando proteínas específicas virais se inserem na membrana celular em locais específicos. O nucleocapsídeo viral, então, interage com esses locais específicos na membrana por meio da **proteína de matriz**. A membrana celular evagina nesse local, e a partícula envelopada brota da membrana. O brotamento geralmente não danifica a célula, e, em certos casos, a célula sobrevive enquanto produz grandes números de partículas virais por brotamento.

---

*N. de R.T. Essa informação está desatualizada. Embora a tradução em relação ao original esteja correta, hoje se sabe que os herpes-vírus não adquirem seu envelope da membrana nuclear, mas sim de organelas citoplasmáticas, como o aparelho de Golgi.

**N. de R.T. Há outras exceções: os flavivírus, que incluem o vírus da dengue, o vírus Zika, o vírus do Oeste do Nilo, entre outros, obtêm seu envelope de organelas celulares, como o retículo endoplasmático, e não da membrana celular.

TABELA 29-7   Complementaridade na replicação do genoma viral

Protótipo viral	Genoma parental[1]	Forma intermediária	Genoma da progênie
Poliovírus	+ssRNA	−ssRNA	+ssRNA
Vírus influenza, vírus do sarampo, vírus da raiva	−ssRNA	+ssRNA	−ssRNA
Rotavírus	dsRNA	+ssRNA	dsRNA
Retrovírus	+ssRNA	dsDNA	+ssRNA
Parvovírus B19	ssDNA	dsDNA	ssDNA
Vírus da hepatite B	dsDNA	+ssRNA	dsDNA
Papovavírus, adenovírus, herpes-vírus, poxvírus	dsDNA	dsDNA	dsDNA

[1]Código: ss, fita simples; ds, fita dupla; +, polaridade positiva; −, polaridade negativa.

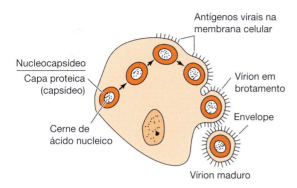

FIGURA 29-5 Brotamento. A maioria dos vírus envelopados obtém seu envelope lipoproteico da membrana celular. A proteína de matriz medeia a interação entre o nucleocapsídeo viral e o envelope viral. (Reproduzida, com permissão, de Mims CA. *The Pathogenesis of Infectious Disease*. 3ª ed. Academic Press. Copyright 1987 Elsevier.)

LISOGENIA

O ciclo de replicação típico, descrito anteriormente, ocorre na maioria das vezes em que o vírus infecta uma célula. Entretanto, alguns vírus podem usar uma via alternativa, chamada de **ciclo lisogênico**, na qual o DNA viral se torna integrado no cromossomo da célula hospedeira e nenhuma partícula viral da progênie é produzida nesse momento (Fig. 29-6). O ácido nucleico viral continua a funcionar em seu estado integrado de várias maneiras.

Umas das mais importantes funções da lisogenia do ponto de vista médico é a síntese de várias exotoxinas em bactérias, como **diftérica, botulínica, colérica** e **toxinas eritrogênicas**, codificadas por genes de um bacteriófago integrado (**prófago**). **Conversão lisogênica** é o termo aplicado para as novas propriedades que uma bactéria adquire como resultado da expressão dos **genes de um prófago integrado** (Fig. 29-7). A conversão lisogênica é mediada pela transdução de genes bacterianos de uma bactéria doadora para uma bactéria receptora por bacteriófagos. **Transdução** é o termo utilizado para se descrever a transferência de genes de uma bactéria para outra por meio de vírus (ver Figs. 29-7 e 29-8 e p. 21).

O ciclo lisogênico ou "temperado" é descrito para o bacteriófago lambda, pois ele é o modelo melhor entendido (ver Fig. 29-8). Vários aspectos de infecções por vírus causadores de tumores ou herpes-vírus são similares aos eventos do ciclo lisogênico do fago lambda.

A infecção pelo fago lambda em *Escherichia coli* se inicia com a injeção do genoma de DNA linear de fita dupla através da cauda do fago na célula. O DNA linear torna-se circular quando regiões de fita simples nas suas extremidades pareiam com suas bases complementares. Uma enzima de ligação faz uma ligação covalente em cada fita para fechar o círculo. A circularização é importante porque é a forma circular que integra no DNA da célula hospedeira.

A escolha entre o caminho que leva à lisogenia ou à replicação completa é realizada quando a síntese das proteínas precoces começa. De forma simples, a escolha depende do balanço entre duas proteínas, o **repressor**, produzido pelo gene *c*-I, e o **antagonista do repressor**, produzido pelo gene *cro* (Fig. 29-9). Se o repressor predomina, a transcrição de outros genes precoces é interrompida e a lisogenia prossegue. A transcrição é inibida pela ligação do repressor em dois locais operadores que controlam a síntese de proteínas precoces. Se o produto gênico do gene *cro* impedir a síntese de repressores suficientemente, o resultado é replicação e lise da célula. Um correlato do estado lisogênico é que o repressor pode também impedir a replicação de fagos lambda adicionais que infectarem posteriormente. Isso é chamado "imunidade" e é, especificamente, dirigido contra fagos lambda, uma vez que o repressor se liga apenas aos locais operadores do DNA do fago lambda; outros fagos não são afetados.

RNA MENSAGEIRO VIRAL

Existem quatro aspectos interessantes do mRNA viral e de sua expressão em células eucarióticas. (1) Os mRNAs virais possuem três características em comum com os mRNAs celulares: na extremidade 5′ há um "cap" de GTP metilado, que está acoplado por uma ligação "invertida" (3′ para 5′) no lugar da ligação comum 5′ para 3′; na extremidade 3′ há uma cauda de 100 a 200 resíduos de adenosina [poli(A)]; e o mRNA é gerado por *splicing* a partir de um transcrito maior do genoma. Na verdade, essas três modificações foram inicialmente observadas em estudos com mRNA viral e, então, estendidas para os mRNAs celulares. (2) Alguns vírus usam seu material genético ao máximo ao produzir mais de um tipo de mRNA a partir do mesmo fragmento de DNA por "deslocamento da fase de leitura". Isso é feito iniciando-se a transcrição uma ou duas bases além (a jusante) do local de iniciação original. (3) Em alguns vírus de DNA, há um controle temporal sobre a região do genoma que é transcrita em mRNA. Durante os estágios iniciais do ciclo de multiplicação, antes que a replicação do DNA inicie, apenas a região precoce do genoma é transcrita e, portanto, apenas certas proteínas precoces são produzidas. Uma das proteínas precoces é um repressor dos genes tardios; isso atrasa a transcrição até o momento apropriado. (4) Três processos diferentes são usados para gerar os mRNAs monocistrônicos que irão codificar para uma única proteína do genoma viral policistrônico:

(1) mRNAs individuais são transcritos a partir de vários pontos específicos de iniciação ao longo do genoma, que é o mesmo mecanismo usado por células eucarióticas e pelos herpes-vírus, adenovírus, e pelos vírus de DNA e RNA causadores de tumores.

(2) Nos reovírus e no vírus influenza, o genoma é segmentado em múltiplos fragmentos, cada um codificando para um único mRNA.

(3) Nos poliovírus, o genoma de RNA inteiro é traduzido em um longo polipeptídeo, que é, então, clivado em proteínas específicas por uma protease.

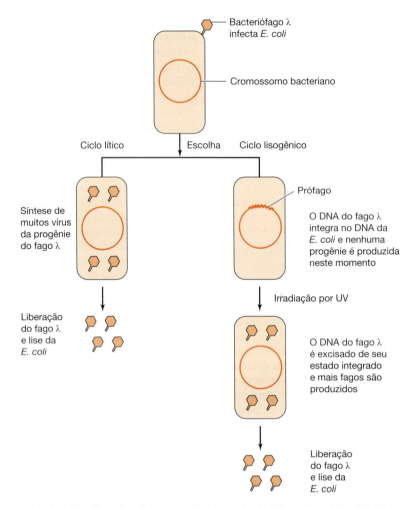

FIGURA 29-6 Comparação dos ciclos lítico e lisogênico de replicação dos bacteriófagos (fagos). No ciclo lítico, a replicação do fago completa-se sem interrupção. No ciclo lisogênico, a replicação do fago é interrompida, e o DNA do fago integra-se no DNA da bactéria. O DNA integrado é chamado de prófago e pode permanecer no estado integrado por longos períodos. Se a bactéria for exposta a certos ativadores, como luz ultravioleta (UV), o DNA do prófago é excisado do DNA da bactéria e o fago entra no ciclo lítico, que termina com a produção da progênie do fago.

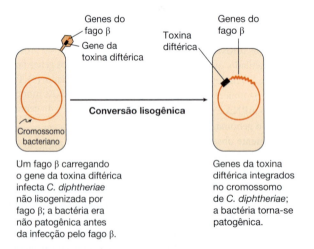

FIGURA 29-7 Conversão lisogênica. No painel à esquerda, a transdução do gene da toxina diftérica pelo bacteriófago β resulta na conversão lisogênica de *Corynebacterium diphtheriae* não lisogênica e não patogênica. No painel à direita, a bactéria receptora lisogenizada pode agora produzir toxina diftérica e causar difteria. Observe que nenhuma progênie viral é produzida dentro da bactéria lisogenizada, uma vez que o gene codificador da toxina diftérica substituiu alguns dos genes do fago β que são necessários à replicação. Portanto, o fago β não pode replicar. A bactéria lisogenizada não é morta pelo fago e pode multiplicar-se, produzir toxina diftérica e causar doença.

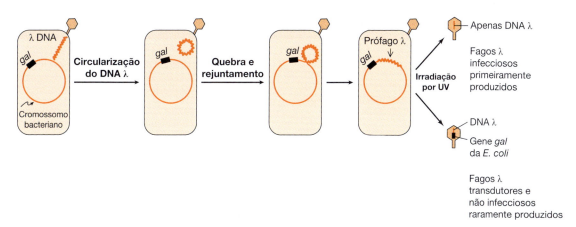

FIGURA 29-8 Lisogenia. O DNA linear do fago lambda (λ) é injetado na bactéria, circulariza e, então, integra-se no DNA bacteriano. Quando integrado, o DNA do fago é chamado de prófago. Quando o prófago é induzido a entrar no ciclo replicativo, uma excisão anormal do DNA do fago pode ocorrer (i.e., parte do DNA do fago e parte do DNA da bactéria, incluindo o gene *gal*, são excisados). O gene *gal* pode agora ser transduzido para outra bactéria. A transdução está também descrita na Figura 4-4. (Reproduzida, com permissão, de Jawetz E. *Review of Medical Microbiology*. 17ª ed. Publicada, originalmente, por Appleton & Lange. Copyright 1986 McGraw-Hill.)

O próximo passo importante no ciclo lisogênico é a **integração** do DNA viral no DNA da célula. Isso ocorre pela correspondência de um local de ligação específico no DNA do fago lambda a um local homólogo no DNA da *E. coli*, e a integração (quebra e rejuntamento) dos dois DNAs é mediada por uma enzima de recombinação codificada pelo fago. O DNA viral integrado é chamado de **prófago**. A maior parte dos fagos lisogênicos integra em um ou poucos locais específicos, mas alguns, como o fago Mu (ou mutador), podem integrar seu DNA em muitos locais, e outros fagos, como o fago P1, na verdade nunca integram, mas permanecem em um estado "temperado" extracromossomicamente, similar a um plasmídeo.

Uma vez que o DNA viral integrado se replica junto do DNA celular, cada célula-filha herda uma cópia. Entretanto, o prófago não fica permanentemente integrado. Ele pode ser induzido a retomar seu ciclo replicativo pela ação de luz ultravioleta (UV) e de certas substâncias químicas que danificam o DNA. A luz UV induz a síntese de uma protease, que cliva o repressor. Os genes precoces passam a funcionar, incluindo os genes que codificam para as enzimas que excisam o prófago do DNA celular. O vírus então completa seu ciclo replicativo, levando à produção de progênie viral e lise da célula.

Relação entre lisogenia em bactérias e latência em células humanas

Membros da família dos herpesvírus, como o herpes-vírus simples (HSV), vírus varicela-zóster, citomegalovírus (CMV) e vírus Epstein-Barr, exibem latência – o fenômeno no qual nenhum ou muito poucos vírus são produzidos depois da infecção inicial, mas que, em algum ponto posterior, ocorre a reativação e a produção viral completa. O paralelo com a lisogenia de bacteriófagos é claro.

O que é conhecido sobre como os herpes-vírus iniciam e mantêm o estado latente? Logo após a infecção de neurônios por HSV, um conjunto de **"transcritos associados à latência"** (LATs) é sintetizado. Eles são RNAs reguladores não codificadores que inibem a replicação viral. O mecanismo exato pelo qual eles fazem isso ainda não é claro. A reativação da replicação viral em um momento posterior ocorre quando os genes que codificam LATs são excisados.*

O CMV emprega mecanismos diferentes. O genoma do CMV codifica micro-RNAs que inibem a tradução de mRNAs necessários para a replicação viral. Além disso, o genoma do CMV codifica tanto uma proteína quanto um RNA que inibe apoptose em células infectadas. Isso permite que a célula infectada sobreviva.

---

*N. de T. Essa informação está incorreta. Embora os mecanismos que regulam a latência e a reativação dos herpes-vírus ainda não sejam totalmente conhecidos, sabemos que os genes LATs não são excisados do genoma viral, mas são simplesmente reprimidos e, consequentemente, silenciados.

Genes de integração	*c*-III	N	P$_L$	O$_L$	*c*-I	P$_{RM}$	O$_R$	P$_R$	*cro*	*c*-II	Genes de replicação do DNA e de proteínas do capsídeo

FIGURA 29-9 Controle de lisogenia. Logo após a infecção, a transcrição dos genes *N* e *cro* inicia-se. A proteína *N* é um antiterminador que permite a transcrição de *c*-II e *c*-III e dos genes à direita de *c*-II e à esquerda de *c*-III. A proteína *c*-II aumenta a produção da proteína *c*-I repressora. *c*-I possui duas funções importantes: (1) ela inibe a transcrição em P$_R$O$_R$ e P$_L$O$_L$, impedindo a replicação do fago, e (2) ela é um regulador positivo de sua própria síntese por ligar-se a P$_{RM}$. O ponto crucial de decisão para lisogenia é a ligação do repressor *c*-I ou da proteína *cro* ao local O$_R$. Se o repressor *c*-I ocupar O$_R$, a lisogenia prevalece; se a proteína *cro* ocupar O$_R$, a replicação viral prevalece. *N*, gene antiterminador; *c*-I, gene repressor; *c*-II e *c*-III, genes que influenciam a produção de *c*-I; P$_L$O$_L$, operador e promotor esquerdos; P$_R$O$_R$, operador e promotor direitos; P$_{RM}$, promotor para manutenção do repressor; *cro*, gene que antagoniza o repressor *c*-I.

232 PARTE III • Virologia básica

CONCEITOS-CHAVE

Curva de multiplicação viral

- Um vírion infecta uma célula e centenas de vírions da progênie são produzidos dentro de horas. Essa é uma notável amplificação e explica a rápida disseminação dos vírus de célula a célula.

- O **período de eclipse** é o momento em que nenhuma partícula viral é detectada dentro da célula infectada. Ele ocorre logo após a célula ser infectada.

- **Efeito citopático (CPE)** é o termo usado para descrever o dano, tanto morfológico quanto funcional, infligido na célula pelo vírus. Em um laboratório clínico, a presença de um vírus em uma amostra de paciente é geralmente detectada pela visualização do CPE em cultura de célula.

Ciclo de replicação viral

- **Anexo**: A interação de proteínas na superfície do vírus com proteínas receptoras específicas na superfície da célula é um dos principais determinantes da **especificidade a determinadas espécies e órgãos** apresentada pelos vírus.

- **Ácido nucleico infeccioso** é o genoma de DNA ou RNA viral, purificado e livre de todas as proteínas, que pode passar pelo ciclo replicativo inteiro no interior de uma célula e produzir progênie viral infecciosa. O ácido nucleico infeccioso, por não estar associado a proteínas, pode entrar e replicar-se no interior de células, fato não realizado por um vírion intacto.

- **Polaridade do genoma viral de RNA**: O genoma de RNA que possui a mesma sequência de bases que o mRNA é, por definição, um RNA de polaridade positiva. A maioria dos genomas de polaridade positiva é traduzida em proteínas virais sem a necessidade de uma polimerase contida no vírion. Os retrovírus são uma exceção, sendo que estes usam a transcriptase reversa contida no vírion para transcrever o RNA genômico em DNA. Um genoma de RNA que possui uma sequência de bases complementar a um mRNA tem, por definição, polaridade negativa. Um vírus de genoma de RNA com polaridade negativa necessita ter uma RNA-polimerase no vírion para sintetizar seu mRNA.

- **Expressão gênica viral**: Todos os vírus requerem um mRNA vírus-específico para a síntese de proteínas vírus-específicas.

- **Vírus de RNA:** Alguns vírus de RNA, como os poliovírus, possuem um genoma de RNA de polaridade positiva que atua como mRNA (i.e., o genoma é o mRNA). Outros vírus, como o vírus influenza, possuem um genoma de RNA de polaridade negativa e uma RNA-polimerase no vírion que sintetiza o mRNA viral. Os rotavírus possuem um genoma de RNA de fita dupla e uma RNA-polimerase no vírion que sintetiza o mRNA viral. Os retrovírus, como o HIV, possuem um genoma de RNA de polaridade positi-

va e uma DNA-polimerase no vírion que sintetiza uma cópia de DNA do genoma de RNA. Esse DNA é o molde usado pela RNA-polimerase da célula hospedeira para sintetizar o mRNA viral.

- **Vírus de DNA:** a maioria dos vírus de DNA, como os herpes-vírus, adenovírus e papilomavírus, possui um genoma de DNA de fita dupla e utiliza a RNA-polimerase da célula hospedeira para sintetizar o mRNA viral. Os poxvírus possuem um genoma de DNA de fita dupla, mas possuem também uma RNA-polimerase no vírion que sintetiza o mRNA viral. Os poxvírus possuem uma RNA-polimerase no vírion porque eles replicam no citoplasma e não têm acesso à RNA-polimerase do hospedeiro no núcleo.

- **Replicação viral:** Todos os vírus de DNA se replicam no núcleo, exceto os poxvírus, que se replicam no citoplasma. Todos os vírus de RNA replicam no citoplasma, exceto os retrovírus, vírus influenza e vírus da hepatite D, que necessitam de um passo intranuclear em sua replicação. Muitos vírus codificam uma replicase, que é uma DNA ou RNA-polimerase que sintetiza as muitas cópias dos genomas da progênie viral.

- **Genoma viral**: O genoma de todos os vírus de DNA é de fita dupla, exceto o dos parvovírus, que é de fita simples. O genoma de todos os vírus de RNA é de fita simples, exceto os genomas dos reovírus (p. ex., rotavírus), que são de fita dupla.

- **Proteínas virais:** As proteínas precoces normalmente são enzimas usadas na síntese dos ácidos nucleicos virais, ao passo que as proteínas tardias são normalmente componentes estruturais da progênie viral. Alguns vírus, como os poliovírus e retrovírus, traduzem seu mRNA em poliproteínas precursoras, que precisam ser clivadas por proteases para produzir proteínas funcionais.

- **Montagem e liberação**: Todos os vírus envelopados adquirem o seu envelope por brotamento através da membrana celular externa à medida que deixam a célula, exceto os herpes-vírus, que adquirem o seu envelope por brotamento através da membrana nuclear.* A proteína de matriz medeia a interação do nucleocapsídeo com o envelope.

- **Lisogenia** é o processo pelo qual o DNA viral se torna integrado no DNA da célula hospedeira, a replicação para, e nenhuma progênie viral é produzida. Posteriormente, se o DNA for danificado por, por exemplo, luz UV, o DNA viral é excisado do DNA da célula hospedeira, e a progênie viral é produzida. O DNA viral integrado é chamado de **prófago**. Células bacterianas carregando um prófago podem adquirir novas características, como a capacidade de produzir exotoxinas como a toxina diftérica. **Transdução** é o processo pelo qual vírus carregam genes de uma célula para outra. **Conversão lisogênica** é o termo usado para indicar que a célula adquiriu uma nova característica como resultado de um prófago integrado.

---

*N. de T. Essas informações estão incorretas e/ou desatualizadas, pois diversos vírus envelopados adquirem seus envelopes ao brotar por meio de membranas de organelas da célula hospedeira. Os flavivírus, por exemplo, adquirem o seu envelope ao brotar para o interior do retículo endoplasmático, e os herpes-vírus adquirem seu envelope ao brotar para dentro do aparelho de Golgi.

CAPÍTULO 29 • Replicação **233**

TESTE SEU CONHECIMENTO

1. Muitos vírus são altamente específicos considerando o tipo de células que infectam. Das seguintes opções, qual é o determinante mais importante dessa especificidade?

   (A) A proteína de matriz.
   (B) A polimerase do vírion.
   (C) A proteína protease.
   (D) A glicoproteína de superfície.
   (E) O mRNA viral.

2. Seu projeto de pesquisa é estudar os vírus que causam infecções do trato respiratório superior. Você isolou um vírus da garganta de um paciente e descobriu que seu genoma é de RNA. Além disso, você descobriu que o genoma é o complemento do mRNA viral do interior da célula infectada. Das seguintes opções, qual é a conclusão mais apropriada à qual você pode chegar?

   (A) O genoma de RNA é infeccioso.
   (B) O genoma de RNA é segmentado.
   (C) O vírion contém uma polimerase.
   (D) O vírion possui um envelope lipoproteico.
   (E) Um DNA de fita simples é sintetizado durante a replicação.

3. O genoma purificado de certos vírus pode entrar em uma célula e iniciar a produção de progênie viral (i.e., o genoma é infeccioso). Em relação a esses vírus, qual das seguintes opções é a mais correta?

   (A) Seu genoma de RNA possui uma polaridade positiva.
   (B) Seu genoma de RNA é de fita dupla.
   (C) Eles possuem uma polimerase no vírion.
   (D) Eles possuem um genoma segmentado.
   (E) Eles necessitam de proteínas do tegumento para serem infecciosos.

4. Considerando a replicação viral, qual das seguintes opções é a mais correta?

   (A) O efeito citopático normalmente ocorre durante o período de eclipse.
   (B) Na maioria dos casos, as proteínas precoces são enzimas, e as proteínas tardias são proteínas do capsídeo.
   (C) A montagem de um vírus não envelopado de maneira padronizada ocorre enquanto o vírion brota da membrana celular.
   (D) O vírus influenza sintetiza seu mRNA usando uma RNA-polimerase dependente de RNA da célula hospedeira.
   (E) Os retrovírus (p. ex., HIV) sintetizam seu mRNA usando uma enzima do vírion, chamada de transcriptase reversa.

5. Considerando o ciclo de replicação viral, qual das seguintes opções é a mais correta?

   (A) Durante a fase lisogênica, o resultado típico é a produção de centenas de vírions.
   (B) O vírus da hepatite B possui uma RNA-polimerase no vírion que é necessária para sintetizar mRNA a partir da fita positiva do DNA viral.
   (C) Os herpes-vírus possuem uma DNA-polimerase dependente de RNA no vírion.
   (D) A conversão lisogênica é o processo pelo qual bactérias adquirem novos genes devido à transdução por um bacteriófago lisogênico.
   (E) O vírus da varíola traduz seu genoma em um único polipeptídeo, que é, então, clivado em proteínas estruturais e não estruturais.

6. Qual das seguintes opções cita dois nomes de vírus em que ambos traduzem seu mRNA em polipeptídeos precursores que precisam ser clivados por proteases codificadas pelo vírion?

   (A) Herpes-vírus simples e papilomavírus humano.
   (B) Vírus da imunodeficiência humana e poliovírus.
   (C) Vírus influenza e vírus do sarampo.
   (D) Vírus da raiva e vírus da hepatite B.
   (E) Rotavírus e parvovírus.

RESPOSTAS

(1) **(D)**
(2) **(C)**
(3) **(A)**
(4) **(B)**
(5) **(D)**
(6) **(B)**

VER TAMBÉM

- Mais **questões para autoavaliação** sobre os temas discutidos neste capítulo são encontradas na seção de Virologia Básica da Parte XIII: Questões para autoavaliação, a partir da página 721. Consulte também a Parte XIV: Simulado de provas e concursos, a partir da página 753.

CAPÍTULO

30

Genética e terapia gênica

CONTEÚDO DO CAPÍTULO

Introdução
Mutações
Interações entre vírus
Terapia gênica e vacinas recombinantes
   Terapia gênica
   Vacinas recombinantes

Conceitos-chave
Teste seu conhecimento
Ver também

INTRODUÇÃO

O estudo da genética viral compreende duas grandes áreas: (1) mutações e o seu efeito na replicação e patogênese; e (2) a interação de dois vírus geneticamente distintos que infectam uma mesma célula. Além disso, os vírus servem como **vetores** de terapia gênica e de vacinas recombinantes, duas áreas que são uma grande promessa para o tratamento de doenças genéticas e para a prevenção de doenças infecciosas.

MUTAÇÕES

Mutações no DNA ou RNA viral ocorrem pelos mesmos processos de substituição de bases, deleções e mudança na fase de leitura, como as já descritas para bactérias no Capítulo 4. Provavelmente, o uso prático mais importante das mutações é a produção de vacinas contendo vírus vivos atenuados. Esses mutantes atenuados perderam sua patogenicidade, mas retiveram sua antigenicidade; assim, eles são capazes de induzir imunidade sem causar doença.

Existem dois outros tipos de mutantes de interesse. Os primeiros são **variantes antigênicos**, como os que ocorrem frequentemente com os vírus influenza, que possuem uma proteína de superfície alterada e, portanto, não são mais inibidos pelos anticorpos preexistentes de uma pessoa. O variante pode, então, causar doença, ao passo que a cepa original não. Os vírus da imunodeficiência humana e da hepatite C também produzem muitos variantes antigênicos. Esses vírus possuem uma **polimerase com tendência a erro**, responsável pelo surgimento de mutações. O segundo tipo são os **mutantes resistentes a fármacos**, os quais são insensíveis a um fármaco antiviral, uma vez que o alvo do fármaco, normalmente uma enzima, foi modificado.

Mutações letais condicionais são extremamente valiosas para determinar a função de genes virais. Essas mutações funcionam normalmente em condições permissivas, mas falham em replicar ou expressar o gene mutante em condições restritivas. Por exemplo, mutantes letais condicionais **sensíveis à temperatura** expressam seu fenótipo normalmente em uma temperatura baixa (permissiva), mas, em uma temperatura alta (restritiva), o produto gênico mutante é inativo. Um exemplo específico são os mutantes sensíveis à temperatura do vírus do sarcoma Rous, que podem transformar células normais em malignas na temperatura permissiva de 37°C. Quando as células transformadas são mantidas na temperatura restritiva de 41°C, seu fenótipo retorna à aparência e ao comportamento normais. O fenótipo maligno é recuperado quando a temperatura permissiva é restaurada.

Observa-se que mutantes sensíveis à temperatura já foram introduzidos na prática clínica. Mutantes sensíveis à temperatura do vírus influenza estão sendo utilizados para produção de vacinas, uma vez que esses vírus irão crescer nas vias aéreas superiores mais frias, onde causam poucos sintomas e induzem anticorpos, mas não crescerão nas vias aéreas inferiores mais quentes, onde podem causar pneumonia.

Alguns mutantes deletérios possuem a característica incomum de serem **partículas defectivas interferentes**. Eles são defectivos porque não podem se replicar, a não ser que a função removida seja fornecida por um vírus "auxiliar". Eles também interferem no crescimento do vírus normal se infectarem primeiro e impedem as funções celulares necessárias. Partículas defectivas interferentes podem contribuir para a recuperação de infecções virais; elas interferem na produção da progênie viral, limitando, assim, a disseminação do vírus para outras células.

INTERAÇÕES ENTRE VÍRUS

Quando dois vírus geneticamente distintos infectam uma célula, três fenômenos diferentes podem acontecer.

(1) **Recombinação** é a troca de genes entre dois cromossomos baseada no *crossing over* entre regiões de homologia significativa

na sequência de bases nucleotídicas. A recombinação pode ser facilmente demonstrada para vírus com DNA de fita dupla como material genético, podendo também ser usada para determinar seu mapa genético. Entretanto, a recombinação por vírus de RNA ocorre em uma frequência muito baixa, se ocorrer. **Rearranjo** é o termo usado quando vírus com um genoma segmentado, como o vírus influenza, trocam segmentos. Isso normalmente resulta em uma frequência de troca gênica muito mais alta do que a da recombinação. O rearranjo de segmentos de RNA do vírus influenza está envolvido nas intensas mudanças antigênicas do vírus, o que constitui a base para as epidemias recorrentes de gripe.

(2) **Complementação** pode ocorrer quando tanto um quanto ambos os vírus que infectam uma célula possuem uma mutação que resulta em uma proteína não funcional (Fig. 30-1). O vírus não mutado "complementa" o mutante, produzindo proteínas funcionais que servem para ambos os vírus. A complementação é um método importante pelo qual um vírus auxiliar permite a replicação de um vírus defectivo. Um exemplo clinicamente importante de complementação é o vírus da hepatite B, que fornece seu antígeno de superfície para o vírus da hepatite delta, que é defectivo em sua capacidade de produzir suas próprias proteínas externas.

Esse fenômeno é a base para o teste de complementação, que pode ser usado para determinar quantos genes existem em um genoma viral. Ele é realizado determinando se um vírus mutante A consegue complementar um vírus mutante B. Se ele conseguir, as duas mutações estão em genes diferentes, pois produzem proteínas complementares diferentes. Se ele não conseguir, as duas mutações estão no mesmo gene, e ambas as proteínas são não funcionais. Realizando muitos testes pareados com mutantes diferentes, é possível determinar domínios funcionais de grupos complementares que correspondem aos genes. Controles apropriados são necessários para remover os efeitos da recombinação.

(3) Na **mistura fenotípica**, o genoma de um vírus tipo A pode ser coberto com proteínas de superfície de um vírus tipo B (Fig. 30-2). Esse vírus fenotipicamente misto pode infectar células conforme determinado pelo seu revestimento proteico do tipo B. No entanto, a progênie viral oriunda dessa infecção apresentará um revestimento do tipo A, codificado apenas pelo seu material genético que é do tipo A. Um exemplo interessante de mistura fenotípica são os **pseudotipos** que apresentam o nucleocapsídeo de um vírus e o envelope de outro. Pseudotipos compostos pelo nucleocapsídeo do vírus da estomatite vesicular (um rabdovírus) e pelo envelope do vírus da imunodeficiência humana (HIV, um retrovírus) estão, atualmente, sendo utilizados para estudar a resposta imune contra o HIV.

TERAPIA GÊNICA E VACINAS RECOMBINANTES

Vírus estão sendo utilizados como vetores genéticos de duas formas inéditas: (1) para entregar novos genes funcionais em pacientes com doenças genéticas (terapia gênica); e (2) para produzir novas vacinas virais que contêm vírus recombinantes carregando os genes de vários vírus diferentes, induzindo, assim, imunidade para várias doenças.

Terapia gênica

Os retrovírus estão sendo utilizados atualmente como vetores do gene que codifica a adenosina-desaminase (ADA) em pacientes com imunodeficiências resultantes de um gene de ADA defectivo. Os retrovírus são excelentes vetores, uma vez que uma cópia de DNA do seu genoma de RNA é integrada de forma estável no DNA da célula hospedeira e os genes integrados são expressos de maneira eficiente. Vetores retrovirais são construídos pela remoção de genes codificadores de várias proteínas virais do vírus e pela sua substituição pelo gene humano de interesse (p. ex., o gene de ADA). Partículas virais contendo o gene humano são produzidas dentro de "células auxiliares" que contêm os genes virais removidos e que, portanto, podem fornecer, por complementação, as proteínas virais faltantes necessárias para que o vírus se replique. Os retrovírus produzidos pelas células auxiliares podem infectar células de pacientes e introduzir o gene humano nas células, mas não podem se replicar, uma vez que não possuem vários genes virais. A incapacidade de esses vírus se replicarem é uma vantagem importante para a terapia gênica humana.

Vacinas recombinantes

Vacinas virais recombinantes contêm vírus que foram modificados geneticamente para carregar genes de outros vírus. Vírus com genomas grandes (p. ex., vírus vaccínia) são excelentes candidatos para esse propósito. Para construir os vírus recombinantes, qualquer gene do vírus da vaccínia que não for essencial para replicação viral é removido, e um gene de outro vírus que codifica para um antígeno que gera anticorpos neutralizantes é introduzido. Por exemplo, o gene para o antígeno de superfície do vírus da hepatite B foi introduzido no vírus da vaccínia e é expresso em células infectadas. Vacinas recombinantes ainda não estão clinicamente disponíveis, mas vacinas desse tipo prometem melhorar muito a eficiência dos programas de imunização.

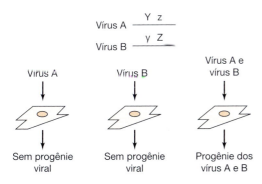

FIGURA 30-1 Complementação. Se *tanto* o vírus A *quanto* o vírus B infectam uma célula, nenhum vírus é produzido porque cada um possui um gene mutado. Se *ambos* os vírus infectam uma célula, o produto proteico do gene Y do vírus A irá complementar o vírus B, o produto proteico do gene Z do vírus B irá complementar o vírus A, e a progênie dos vírus A e B será produzida. Observa-se que nenhuma recombinação ocorreu e que a progênie do vírus A irá conter o gene z mutado e a progênie do vírus B irá conter o gene mutante y. Y, Z, genes funcionais; y, z, genes mutados não funcionais.

236 PARTE III • Virologia básica

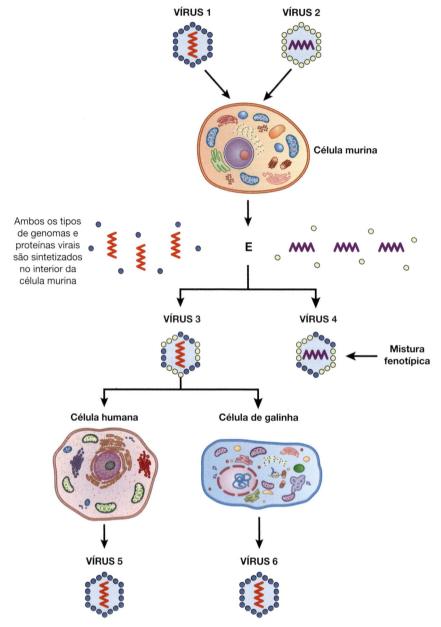

FIGURA 30-2 Mistura fenotípica. Inicialmente, o Vírus 1 (proteínas do capsídeo azuis e genoma vertical) e o Vírus 2 (proteínas do capsídeo amarelas e genoma horizontal) infectam a mesma célula murina. O Vírus 1 pode infectar células humanas, mas não as células de galinha (uma propriedade determinada pelas proteínas azuis de superfície); e o Vírus 2 pode infectar células de galinha, mas não as células humanas (uma propriedade determinada pelas proteínas amarelas de superfície). Entretanto, tanto o Vírus 1 quanto o Vírus 2 podem infectar células murinas. Dentro das células murinas, ambos os genomas são replicados e as proteínas azuis e amarelas dos capsídeos são sintetizadas. Como mostrado, alguns vírus da progênie (Vírus 3 e 4) apresentam uma *mistura fenotípica*, pois possuem tanto as proteínas de superfície azuis quanto as amarelas e, portanto, podem infectar tantos as células de galinha quanto as células humanas. Observa-se que, na próxima rodada de infecção, quando o Vírus 3 infectar uma célula humana ou de galinha, a progênie resultante daquela infecção (Vírus 5 e 6) é determinada pelo genoma vertical, e será idêntica ao Vírus 1, tendo apenas proteínas azuis no capsídeo e um genoma vertical. De maneira similar (mas não mostrada na figura), quando o Vírus 4 infectar células humanas ou de galinha, a progênie resultante da infecção será determinada pelo genoma horizontal, e será idêntica ao Vírus 2. (Adaptada de Joklik W *et al. Zinsser Microbiology*, 20ª ed. Originalmente publicado por Appleton & Lange. Copyright 1992 McGraw-Hill.)

CAPÍTULO 30 • Genética e terapia gênica 237

CONCEITOS-CHAVE

- Mutações no genoma viral podem produzir variantes antigênicos e variantes resistentes a fármacos. Mutações também podem produzir variantes **atenuados** (enfraquecidos) que não conseguem causar doença, mas que mantêm sua antigenicidade e são úteis em vacinas.

- Mutantes sensíveis à temperatura podem replicar em uma temperatura baixa (permissiva), mas não em uma temperatura alta (restritiva). Mutantes sensíveis à temperatura do vírus influenza são utilizados em uma das vacinas contra a doença.

- **Rearranjo** (troca) de segmentos do genoma de RNA do vírus influenza é importante na patogênese das epidemias globais causadas por esse vírus.

- **Complementação** ocorre quando um vírus produz uma proteína que pode ser usada por outro vírus. Um exemplo médico importante é o vírus da hepatite D, que usa o antígeno de superfície do vírus da hepatite B como sua proteína externa.

- **Mistura fenotípica** ocorre quando dois vírus diferentes infectam a mesma célula e a progênie viral contém proteínas de ambos os vírus parentais. Isso pode dotar a progênie viral com a habilidade de infectar células de espécies que o vírus parental normal não consegue.

TESTE SEU CONHECIMENTO

1. Em um laboratório, uma virologista estava estudando as propriedades do HIV. Ela infectou a mesma célula com o HIV e o vírus da raiva. (O HIV pode infectar apenas células CD4-positivas humanas, ao passo que o vírus da raiva pode infectar tanto células humanas quanto células caninas.) Alguns vírions da progênie foram capazes de infectar células caninas, dentro das quais ela encontrou RNA específico de HIV. Qual das seguintes opções é o termo usado para descrever esses resultados?

(A) Complementação
(B) Mistura fenotípica
(C) Rearranjo
(D) Recombinação

2. Você isolou dois mutantes de poliovírus, um mutado no gene X e outro mutado no gene Y. Se você infectar células com cada um individualmente, nenhum vírus é produzido. Se você infectar uma única célula com ambos os mutantes, qual das afirmações seguintes é a mais correta?

(A) Se ocorrer complementação entre os produtos gênicos mutantes, haverá produção de progênie viral dos tipos X e Y.
(B) Se ocorrer mistura fenotípica, tanto progênie do tipo X quanto Y serão produzidas.
(C) Se o genoma for transcrito em DNA, então tanto vírus X quanto Y serão produzidos.
(D) Como o rearranjo de segmentos genômicos ocorre com alta frequência, tanto progênie do tipo X quanto do tipo Y serão produzidas.

RESPOSTAS

(1) **(B)**
(2) **(A)**

VER TAMBÉM

- Mais **questões para autoavaliação** sobre os temas discutidos neste capítulo são encontradas na seção de Virologia Básica da Parte XIII: Questões para autoavaliação, a partir da página 721. Consulte também a Parte XIV: Simulado de provas e concursos, a partir da página 753.

CAPÍTULO

31 Classificação dos vírus de relevância médica

CONTEÚDO DO CAPÍTULO

Princípios de classificação

Vírus de DNA

  Parvovírus

  Poliomavírus

  Papilomavírus

  Adenovírus

  Hepadnavírus

  Herpes-vírus

  Poxvírus

Vírus de RNA

  Picornavírus

  Hepevírus

  Calicivírus

  Reovírus

  Flavivírus

  Togavírus

  Retrovírus

  Ortomixovírus

  Paramixovírus

  Rabdovírus

  Filovírus

  Coronavírus

  Arenavírus

  Buniavírus

  Deltavírus

Conceitos-chave

Ver também

PRINCÍPIOS DE CLASSIFICAÇÃO

A classificação dos vírus é baseada em critérios químicos e morfológicos. Os dois principais componentes dos vírus usados para classificação são (1) o ácido nucleico (seu peso molecular e sua estrutura) e (2) o capsídeo (seu tamanho e sua simetria e se ele é envelopado)*. Um esquema de classificação baseado nesses fatores é ilustrado nas Tabelas 31-1 e 31-2 para vírus de DNA e RNA, respectivamente.

Esse esquema foi simplificado a partir da classificação completa para enfatizar os organismos de relevância médica. Apenas as

---

*N. de R.T. Recentemente, não apenas o peso molecular e a estrutura genômica constituem caracteres taxonômicos para a classsfificação dos vírus. Desde o advento da genômica e da metagenômica, a sequência genética do ácido nucleico viral assumiu papel preponderante na taxonomia viral (de acordo com o Comitê Internacional de Taxonomia Viral - ICTV).

TABELA 31-1   **Classificação dos vírus de DNA***

Família viral**	Envelope presente	Simetria do capsídeo	Tamanho do vírion (nm)	Peso molecular do DNA ($\times 10^6$)	Estrutura do DNA[1]	Vírus de relevância médica
Parvovírus	Não	Icosaédrico	22	2	Linear ss	Vírus B19
Poliomavírus	Não	Icosaédrico	45	3	Circular ds, superenovelado	Vírus JC***, vírus BK
Papilomavírus	Não	Icosaédrico	55	5	Circular ds, superenovelado	Papilomavírus humano
Adenovírus	Não	Icosaédrico	75	23	Linear ds	Adenovírus
Hepadnavírus	Sim	Icosaédrico	42	1,5	Circular incompleto ds	Vírus da hepatite B
Herpes-vírus	Sim	Icosaédrico	100[2]	100-150	Linear ds	Herpes-vírus simples, vírus varicela-zóster, citomegalovírus, vírus Epstein-Barr
Poxvírus	Sim	Complexo	250×400	125-185	Linear ds	Vírus da varíola, vírus do molusco contagioso

[1] ss, fita simples; ds, fita dupla.

[2] O nucleocapsídeo dos herpes-vírus é de 100 nm, mas o envelope varia de tamanho. O vírus inteiro pode ter até 200 nm de diâmetro.

*N. de R.T. As famílias representadas na tabela correspondem às de maior relevância clínica. No entanto, existem outras famílias virais de menor importância que também possuem DNA como genoma. Entre elas estão os bacteriófagos, muitos dos quais existem em nossa microbiota intestinal normal; e os mimivírus, os maiores vírus conhecidos, parasitas regulares de amebas, mas que têm sido relacionados a eventuais surtos de pneumonia em seres humanos.

**N. de T. A nomenclatura foi alterada em relação ao texto original do autor para refletir as regras taxonômicas corretas.

***N. de R.T. O nome correto do vírus JC é poliomavírus JC, e será utilizado desta maneira no livro.

CAPÍTULO 31 • Classificação dos vírus de relevância médica

TABELA 31-2 Classificação dos vírus de RNA*

Família viral**	Envelope presente	Simetria do capsídeo	Tamanho da partícula (nm)	Peso molecular do RNA ($\times 10^6$)	Estrutura do RNA[1]	Vírus de relevância médica
Picornavírus	Não	Icosaédrico	28	2,5	Linear ss, não segmentado, polaridade positiva	Poliovírus, rinovírus, vírus da hepatite A
Hepevírus	Não	Icosaédrico	30	2,5	Linear ss, não segmentado, polaridade positiva	Vírus da hepatite E
Calicivírus	Não	Icosaédrico	38	2,7	Linear ss, não segmentado, polaridade positiva	Norovírus
Reovírus	Não	Icosaédrico	75	15	Linear ds, 10 ou 11 segmentos	Rotavírus
Flavivírus	Sim	Icosaédrico	45	4	Linear ss, não segmentado, polaridade positiva	Vírus da febre amarela, vírus da dengue, vírus do Oeste do Nilo, vírus da hepatite C, vírus zika
Togavírus	Sim	Icosaédrico	60	4	Linear ss, não segmentado, polaridade positiva	Vírus da rubéola
Retrovírus	Sim	Icosaédrico	100	7^2	Linear ss, 2 fitas idênticas (diploide), polaridade positiva	HIV, vírus da leucemia de células T humanas
Ortomixovírus	Sim	Helicoidal	80-120	4	Linear ss, 8 segmentos, polaridade negativa	Vírus influenza
Paramixovírus	Sim	Helicoidal	150	6	Linear ss, não segmentado, polaridade negativa	Vírus do do sarampo, vírus da caxumba, vírus sincicial respiratório
Rabdovírus	Sim	Helicoidal	75 × 180	4	Linear ss, não segmentado, polaridade negativa	Vírus da raiva
Filovírus	Sim	Helicoidal	80^3	4	Linear ss, não segmentado, polaridade negativa	Vírus ebola, vírus Marburg
Coronavírus	Sim	Helicoidal	100	10	Linear ss, não segmentado, polaridade positiva	Coronavírus
Arenavírus	Sim	Helicoidal	80-130	5	Circular ss, 2 segmentos com extremidades coesivas, polaridade negativa	Vírus da febre de Lassa, vírus da coriomeningite linfocítica
Buniavírus	Sim	Helicoidal	100	5	Circular ss, 3 segmentos com extremidades coesivas, polaridade negativa	Vírus da encefalite da Califórnia, hantavírus
Deltavírus***	Sim	Incerta[4]	37	0,5	Circular ss, círculo fechado, polaridade negativa	Vírus da hepatite delta

[1] ss, fita simples; ds, fita dupla.
[2] O genoma dos retrovírus contém duas moléculas idênticas, cada uma com peso molecular de 3,5 × 106.
[3] As partículas possuem 80 nm de largura, mas podem ter milhares de nanômetros de comprimento.
[4] O nucleocapsídeo parece esférico, mas sua simetria é desconhecida.
*N. de R.T. As famílias representadas na tabela correspondem às de maior importância clínica. No entanto, existem outras famílias virais de menor importância (ou que infectam outros hospedeiros que não os seres humanos) que também possuem RNA como genoma.
**N. de T. A nomenclatura foi alterada em relação ao texto original do autor para refletir as regras taxonômicas corretas.
***N. de R.T. Os deltavírus ainda não estão classificados taxonomicamente em família. A nomenclatura "deltavírus" corresponde à categoria taxonômica de gênero.

famílias virais são listadas; subfamílias são descritas no capítulo sobre vírus específicos. As Figuras 31-1 e 31-2 mostram um esboço de classificação para os vírus de DNA e de RNA, respectivamente, com base no tipo de genoma, na natureza do nucleocapsídeo e na presença ou não de um envelope.

VÍRUS DE DNA

As famílias dos vírus de DNA são descritas na Tabela 31-1. As quatro famílias de vírus icosaédricos **nus** (i.e., não envelopados) – os parvovírus, poliomavírus, papilomavírus e adenovírus – estão apresentadas em ordem crescente de tamanho da partícula, assim como

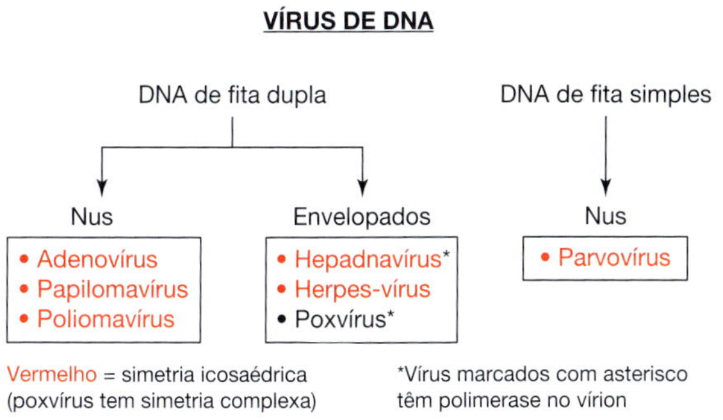

FIGURA 31-1 Esquema de classificação para os vírus de DNA.

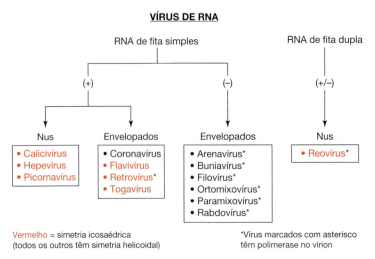

FIGURA 31-2 Esquema de classificação para os vírus de RNA.

estão as três famílias **envelopadas**. A família dos hepadnavírus, que inclui o vírus da hepatite B, e os herpes-vírus, é constituída por vírus icosaédricos envelopados. Os maiores vírus, os poxvírus, possuem uma simetria interna complexa.

Parvovírus

São vírus nus icosaédricos muito pequenos (22 nm de diâmetro) com um DNA linear de fita simples. Existem dois tipos de parvovírus: defectivos e não defectivos. Os parvovírus defectivos (p. ex., vírus adenoassociados) necessitam de um vírus auxiliar para replicação. O DNA dos parvovírus defectivos é incomum porque a fita positiva de DNA e a fita negativa de DNA são carregadas em partículas diferentes. Os parvovírus não defectivos podem ser exemplificados pelo parvovírus B19 que possui um genoma de DNA polaridade negativa. Esse vírus causa hidropsia fetal, anemia aplásica em pacientes com anemia falciforme e eritema infeccioso (quinta doença, síndrome das "bochechas esbofeteadas") – uma doença infantil inofensiva caracterizada por uma erupção cutânea eritematosa que se assemelha a uma "bochecha esbofeteada".

Poliomavírus

São vírus icosaédricos nus (45 nm de diâmetro) com DNA dupla-fita circular superenovelado. Dois exemplos de poliomavírus humanos são o poliomavírus JC, isolado de pacientes com leucoencefalopatia multifocal progressiva, e o vírus BK, isolado da urina de pacientes imunossuprimidos submetidos a transplante de rins. O poliomavírus e o vírus vacuolante símio 40 (vírus SV40) são poliomavírus de camundongos e macacos, respectivamente, que induzem tumores malignos em uma grande variedade de espécies.

Papilomavírus

Os papilomavírus são vírus icosaédricos nus (55 nm de diâmetro) com DNA de fita dupla superenovelado. O patógeno humano nessa família corresponde ao papilomavírus humano (HPV, *human papillomavirus*). Ele causa papilomas (verrugas) em vários locais do corpo, e algumas linhagens causam carcinoma cervical. Muitas espécies de animais são infectadas por papilomavírus, mas esses vírus são específicos para cada espécie animal e normalmente não infectam seres humanos.

Adenovírus

São vírus icosaédricos nus (75 nm de diâmetro) com DNA de fita dupla linear. Eles causam faringites, doenças do trato respiratório superior e inferior e uma variedade de outras infecções menos comuns. Existem pelo menos 40 tipos antigênicos, alguns dos quais causam sarcomas em animais, mas não causam tumores em seres humanos.

Hepadnavírus

São vírus com duplo envoltório (42 nm de diâmetro) composto por um capsídeo icosaédrico coberto por um envelope. O DNA é de fita dupla circular, considerado incomum, pois a fita completa não é um círculo covalentemente fechado, e a outra fita é aproximadamente 25% menor que a fita completa. O vírus da hepatite B é um patógeno humano dessa família.

Herpes-vírus

São vírus envelopados (100 nm de diâmetro) com um nucleocapsídeo icosaédrico e DNA de fita dupla linear. Eles são conhecidos por causarem infecções latentes. Os cinco patógenos humanos mais importantes são os herpes-vírus simples 1 e 2, vírus da varicela-zóster, citomegalovírus e vírus Epstein-Barr (que causa a mononucleose infecciosa).

Poxvírus

São os maiores vírus cujos hospedeiros principais são vertebrados, apresentam forma semelhante a tijolos, um envelope com uma aparência não usual, e uma simetria complexa de capsídeo. Eles são nomeados pelas lesões de pele, ou "pocks", que causam. O vírus da varíola e o vírus do molusco contagioso são dois importantes membros.

VÍRUS DE RNA

As 14 famílias de vírus de RNA são descritas na Tabela 31-2. Primeiramente, são listadas as três famílias de vírus **icosaédricos nus** e, após, são listadas as três famílias de vírus **icosaédricos envelopados**. As oito famílias restantes são de vírus **helicoidais envelopados**; as cinco primeiras possuem RNA de fita simples linear como genoma, ao passo que as últimas três possuem RNA fita simples circular.

Picornavírus

Estes são os menores vírus de RNA (28 nm de diâmetro) que se conhece. Eles apresentam um RNA de fita simples, linear, não segmentado e de polaridade positiva inserido no interior de um capsídeo icosaédrico desnudo. O nome "picorna" é derivado de *pico* (pequeno) que contém *RNA*. Existem dois grupos de patógenos humanos: (1) enterovírus, como poliovírus, vírus Coxsackie, ecovírus e vírus da hepatite A; e (2) rinovírus.

Hepevírus

São vírus nus (30 nm de diâmetro) com nucleocapsídeo icosaédrico. Eles possuem RNA de fita simples, polaridade positiva, linear, não segmentado. O principal patógeno humano é o vírus da hepatite E.

Calicivírus

São vírus nus (38 nm de diâmetro) com um capsídeo icosaédrico. Eles possuem RNA de fita simples, polaridade positiva, linear, não segmentado. O principal patógeno humano é o norovírus.

Reovírus

São vírus nus (75 nm de diâmetro) com dois capsídeos icosaédricos. Eles possuem 10 ou 11 segmentos de RNA de fita dupla lineares. O nome é um acrônimo de "*respiratory enteric orphan*", uma vez que eles foram originalmente encontrados nos tratos respiratório e entérico e não foram associados a nenhuma doença humana. O principal patógeno humano é o rotavírus, que causa diarreia, principalmente em crianças. O genoma do rotavírus possui 11 segmentos de RNA de fita dupla.

Flavivírus

São vírus envelopados com um capsídeo icosaédrico e RNA de fita simples, polaridade positiva, linear, não segmentado. Os flavivírus incluem o vírus da hepatite C, vírus da febre amarela, vírus da dengue, vírus do Nilo Ocidental, vírus *Zika* e os vírus da encefalite de St. Louis e Japonesa.

Togavírus

São vírus envelopados com um capsídeo icosaédrico e RNA de fita simples, polaridade positiva, linear, não segmentado. Nessa família, há dois principais grupos de patógenos humanos: os alfavírus e os rubivírus. O grupo dos alfavírus inclui os vírus da encefalite oriental e ocidental; o grupo dos rubivírus consiste apenas no vírus da rubéola.

Retrovírus

São vírus envelopados com um capsídeo icosaédrico e duas fitas idênticas (por isso são denominados "diploides") de RNA de fita simples, polaridade positiva, linear. O termo *retro* se refere a transcrição reversa do genoma de RNA em DNA. Existem dois grupos de interesse médico: (1) o grupo dos oncovírus, que contém os vírus de sarcoma e leucemia (p. ex., vírus linfotrópico de células T humanas [HTLV]) e (2) o grupo dos lentivírus ("vírus lentos"), que inclui o vírus da imunodeficiência humana (HIV) e alguns patógenos de animais (p. ex., o vírus visna). Um terceiro grupo, os espumavírus, é descrito no Capítulo 46.

Ortomixovírus

Esses vírus (mixovírus) são envelopados, com um capsídeo helicoidal e oito segmentos de RNA de fita simples, polaridade negativa, lineares. O termo *mixo* refere-se à afinidade desses vírus por mucinas, e *orto* foi adicionado para distingui-los dos paramixovírus. O vírus influenza é o principal patógeno humano.

Paramixovírus

São vírus envelopados com nucleocapsídeo helicoidal e RNA de fita simples, polaridade negativa, não segmentado, linear. Os patógenos humanos importantes são os vírus do sarampo, caxumba, da parainfluenza e sincicial respiratório.

Rabdovírus

São vírus envelopados em forma de bala com um nucleocapsídeo helicoidal e RNA de fita simples, polaridade negativa, não segmentado, linear. O termo *rabdo* refere-se à forma de bala. O vírus da raiva é o único patógeno humano importante.

Filovírus

São vírus envelopados com nucleocapsídeo helicoidal e RNA de fita simples, polaridade negativa, não segmentado, linear. Eles são longos filamentos altamente pleomórficos, com 80 nm de diâmetro, podendo ter milhares de nanômetros de comprimento. O termo *filo* significa "fio" e refere-se aos longos filamentos. Os dois patógenos humanos são o vírus ebola e o vírus Marburg.

Coronavírus

São vírus envelopados com um nucleocapsídeo helicoidal e um RNA de fita simples, polaridade positiva, não segmentado, linear. O termo *corona* refere-se ao halo proeminente de espículas que saem do envelope. Os coronavírus causam infecções do trato respiratório, como resfriados comuns e síndrome respiratória aguda grave (SRAG – do inglês, SARS, *severe acute respiratory syndrome*), em seres humanos.*

Arenavírus

São vírus envelopados com um nucleocapsídeo helicoidal e um RNA de fita simples, polaridade negativa, circular, dividido em dois segmentos. (Uma parte de ambos os segmentos é de RNA polaridade positiva, e o termo RNA *ambissenso* é usado para descrever esse genoma incomum.) O termo *arena* significa "areia" e refere-se

---

*N. de R.T. Em dezembro de 2019, um novo coronavírus, denominado "coronavírus associado à síndrome respiratória aguda grave 2" (SARS-CoV-2), surgiu na China e se espalhou rapidamente pelo globo, causando a maior pandemia humana desde a Gripe Espanhola, 100 anos antes. A doença causada pelo SARS-CoV-2 foi chamada de "doença associada ao coronavírus-2019" (COVID-19).

242 PARTE III • Virologia básica

aos grânulos na superfície viral que são ribossomos não funcionais. Dois patógenos humanos dessa família são o vírus da coriomeningite linfocitária e o vírus da febre do Lassa.

Buniavírus

São vírus envelopados com um nucleocapsídeo helicoidal e RNA de fita simples, polaridade negativa, circular, dividido em três segmentos. Alguns buniavírus apresentam um RNA ambissenso como genoma (consulte Arenavírus). O termo *bunia* refere-se ao protótipo, o vírus *Bunyamwera*, que foi nomeado pelo local onde foi isolado na África. Esses vírus causam encefalite e diversos tipos de febres, como a febre hemorrágica coreana e a febre hemorrágica da Crimeia-Congo. Os hantavírus e o vírus *Sin Nombre* (ver Cap. 46) são membros dessa família.

Deltavírus

O vírus da hepatite delta (HDV) é o único membro desse gênero (ainda não classificado em nenhuma família viral conhecida). Ele é um vírus envelopado com um genoma de RNA covalentemente fechado em círculo que é fita simples, senso negativo. A simetria do nucleocapsídeo é incerta. Ele é um vírus defectivo porque não possui a habilidade de se multiplicar, a não ser que o vírus da hepatite B (HBV) esteja presente dentro da mesma célula. O HBV é necessário porque ele codifica o antígeno de superfície da hepatite B (HBsAg), que é parte do envoltório externo do HDV. O genoma de RNA do HDV codifica apenas uma proteína, a proteína interna do cerne, chamada de antígeno delta*.

CONCEITOS-CHAVE

- A classificação dos vírus é baseada principalmente na natureza do genoma e se o vírus possui um envelope.*

- Os poxvírus, herpes-vírus e hepadnavírus são vírus de DNA envelopados, enquanto os adenovírus, poliomavírus, papilomavírus e parvovírus são vírus de DNA sem um envelope (i.e., eles são vírus com nucleocapsídeo nu). Os parvovírus possuem DNA de fita simples, enquanto todas as outras famílias de vírus de DNA possuem DNA de fita dupla. O DNA dos hepadnavírus (vírus da hepatite B) é, em sua maioria, fita dupla, mas possui uma região de fita simples.

- Os picornavírus, hepevírus, calicivírus e reovírus são vírus de RNA sem um envelope, enquanto todas as outras famílias de vírus de RNA possuem um envelope. Os reovírus possuem RNA de fita dupla; todas as outras famílias de vírus de RNA possuem RNA de fita simples. Os reovírus e vírus influenza possuem RNA segmentado; todas as outras famílias de vírus de RNA possuem RNA não segmentado. Os picornavírus, hepevírus, calicivírus, flavivírus, togavírus, retrovírus e coronavírus possuem RNA de polaridade positiva, enquanto todas as outras famílias possuem RNA de polaridade negativa.

VER TAMBÉM

- Mais **questões para autoavaliação** sobre os temas discutidos neste capítulo são encontradas na seção de Virologia Básica da Parte XIII: Questões para autoavaliação, a partir da página 721. Consulte também a Parte XIV: Simulado de provas e concursos, a partir da página 753.

---

*N. de R.T. Essa informação está incorreta. Os deltavírus codificam mais uma proteína: sua RNA-polimerase viral.

**N. de R.T. Nas últimas décadas, a sequência nucleotídica do genoma assumiu importância singular para a classificação taxonômica viral.

CAPÍTULO

32

Patogênese

CONTEÚDO DO CAPÍTULO

Introdução

A célula infectada

O paciente infectado

Transmissão e porta de entrada

Infecções localizadas ou disseminadas

Patogênese e imunopatogênese

Virulência

Evasão das defesas do hospedeiro

Infecções virais persistentes

Infecções em portadores crônicos

Infecções latentes

Infecções por vírus lentos

Conceitos-chave

Teste seu conhecimento

Ver também

INTRODUÇÃO

A capacidade dos vírus de causar doença pode ser analisada sob dois níveis distintos: (1) as mudanças que ocorrem no interior de células individuais, e (2) o processo que ocorre no paciente infectado.

A CÉLULA INFECTADA

Existem quatro principais efeitos de uma infecção viral em uma célula: (1) morte, (2) fusão das células para formar uma célula multinucleada, (3) transformação maligna, e (4) nenhuma mudança morfológica ou funcional aparente.

A morte da célula provavelmente ocorre devido à inibição da síntese de macromoléculas. A inibição da síntese de proteínas celulares do hospedeiro frequentemente ocorre primeiro e é provavelmente o efeito mais importante. A inibição da síntese de DNA e RNA pode ser um efeito secundário. É importante observar que a síntese de proteínas **celulares** é inibida, mas a síntese de proteínas virais ainda ocorre. Por exemplo, os poliovírus inativam um fator de iniciação (IF, de *initiation factor*) necessário para que o mRNA celular seja traduzido em proteínas celulares, mas os mRNAs dos poliovírus possuem um local particular de ligação ao ribossomo que os permitem ignorar o IF e, ainda assim, sintetizar proteínas virais.

Células infectadas frequentemente apresentam **corpúsculos de inclusão**, que são áreas distintas que contêm proteínas virais ou partículas virais. Eles possuem localização intranuclear ou intracitoplasmática característica, e sua aparência depende do tipo de vírus. Um dos melhores exemplos de corpúsculos de inclusão que podem auxiliar no diagnóstico clínico são os **corpúsculos de Negri**, que são inclusões citoplasmáticas eosinófilas encontradas em neurônios cerebrais infectados com o vírus da raiva. Outro importante exemplo é a **inclusão do tipo olho de coruja**, vista no núcleo de células infectadas pelo citomegalovírus. Micrografias eletrônicas de corpúsculos de inclusão podem também auxiliar no diagnóstico quando partículas virais de morfologias típicas são visualizadas.

A fusão de células infectadas por vírus produz células gigantes **multinucleadas**, que caracteristicamente se formam após infecções por **herpes-vírus** e **paramixovírus**. A fusão ocorre como resultado de mudanças na membrana celular, provavelmente causadas pela inserção de proteínas virais na membrana. O diagnóstico clínico de infecções de pele por herpes-vírus é auxiliado pelo encontro de células gigantes multinucleadas com inclusões intranucleares eosinofílicas em raspados de pele.

Uma característica de infecções virais em uma célula é o **efeito citopático** (CPE, de *cytopathic effect*). Essa mudança na aparência da célula infectada normalmente começa com arredondamento e escurecimento da célula, culminando em lise (desintegração) ou formação de células gigantes. A detecção de vírus em espécimes clínicos frequentemente é baseada no aparecimento de CPE em cultivo celular. Além disso, o CPE é a base para o ensaio de placa, um método importante para quantificação de vírus em uma amostra.

A infecção por certos vírus causa **transformação maligna**, que é caracterizada por crescimento descontrolado, sobrevivência prolongada e mudanças morfológicas, como áreas focais de células arredondadas e empilhadas. Essas mudanças são descritas detalhadamente no Capítulo 43.

A infecção de células acompanhada de produção viral pode ocorrer **sem** mudanças morfológicas ou mudanças funcionais intensas. Essa observação destaca a grande variação na natureza da interação entre o vírus e a célula, variando da destruição rápida da célula até um relacionamento simbiótico no qual a célula sobrevive e multiplica-se, independentemente da replicação do vírus.

244 PARTE III • Virologia básica

O PACIENTE INFECTADO

A patogênese no paciente infectado envolve (1) transmissão do vírus e sua entrada no hospedeiro; (2) replicação do vírus e dano às células; (3) disseminação do vírus para outras células e órgãos; (4) a resposta imune, tanto como uma defesa do hospedeiro quanto como uma causa que contribui para certas doenças; e (5) persistência do vírus em algumas situações.

Os estágios de uma infecção viral típica são os mesmos descritos para uma infecção bacteriana no Capítulo 7, isto é, um **período de incubação** durante o qual o paciente é assintomático, um **período prodrômico** durante o qual ocorrem sintomas não específicos, um **período específico da doença** durante o qual ocorrem sintomas e sinais característicos, e um **período de recuperação** durante o qual a doença diminui e o paciente recupera sua saúde. Em alguns pacientes, a infecção persiste e um estado carreador crônico ou uma infecção latente ocorre (ver a seguir).

Transmissão e porta de entrada

Os vírus são transmitidos para um indivíduo por várias rotas diferentes, e suas portas de entrada são variadas (Tab. 32-1). Por exemplo, disseminação pessoa a pessoa ocorre pela transferência de secreções respiratórias, saliva, sangue ou sêmen e pela contaminação fecal de água e de alimentos. A transferência de sangue, tanto por transfusão quanto pelo compartilhamento de agulhas durante uso de drogas intravenosas, pode transmitir vários vírus (e bactérias). O rastreamento no sangue doado para o vírus da imunodeficiência humana, vírus linfotrófico de células T humanas, vírus da hepatite B, vírus da hepatite C e vírus do Nilo Ocidental (assim como para *Treponema pallidum*) reduziu consideravelmente o risco de infecção por esses patógenos.

A transmissão também pode ocorrer entre mãe e filho no útero por meio da placenta, no momento do nascimento ou durante a amamentação (Tab. 32-2). (A transmissão entre mãe e filho é denominada

TABELA 32-1 Principais portas de entrada de patógenos virais importantes

Porta de entrada	Vírus	Doença
Trato respiratório[1]	Coronavírus	Covid-19
	influenza	Gripe
	Rinovírus	Resfriado comum
	Vírus sincicial respiratório	Bronquiolite
	Vírus Epstein-Barr	Monucleose infecciosa
	Vírus da varicela-zóster	Catapora
	Herpes-vírus	Herpes labial
	simples 1	Síndrome da mononucleose
	Citomegalovírus	Vírus do sarampo
	Vírus do sarampo	Caxumba
	Vírus da caxumba	Vírus da rubéola
	Vírus da rubéola	Pneumonia
	Hantavírus	Pneumonia
	Adenovírus	Síndrome da "bochecha esbofeteada"
	Parvovírus B19	
Trato gastrintestinal[2]	Vírus da hepatite A	Hepatite A
	Poliovírus	Poliomielite
	Rotavírus	Diarreia
	Norovírus	Diarreia
Pele	Vírus da raiva[3]	Raiva
	Vírus da febre amarela[3]	Febre amarela
	Vírus da dengue[3]	Dengue
	Papilomavírus humano	Papilomas (verrugas)
Trato genital	Papilomavírus humano	Papilomas (verrugas)
	Vírus da hepatite B	Hepatite B
	Vírus da imunodeficiência humana	Síndrome da imunodeficiência
	Herpes-vírus	adquirida (Aids)
	simples 2	Herpes genital e herpes neonatal
Sangue	Vírus da hepatite B	Hepatite B
	Vírus da hepatite C	Hepatite C
	Vírus da hepatite D	Hepatite D
	Vírus linfotrópico de células T humanas	Leucemia
	Vírus da imunodeficiência humana	Aids
	Citomegalovírus	Síndrome da mononucleose ou pneumonia
Transplacentária	Citomegalovírus	Anormalidades congênitas
	Vírus da rubéola	Anormalidades congênitas
	Parvovírus B19	Hidropsia fetal

[1]Na maioria dos casos, a transmissão desses vírus ocorre por aerossóis respiratórios ou saliva.
[2]Na maioria dos casos, a transmissão desses vírus ocorre pela via fecal-oral por meio de alimentos ou água contaminados.
[3]Na maioria dos casos, a transmissão desses vírus ocorre pela mordida de um animal infectado.

TABELA 32-2 Vírus que comumente causam infecções perinatais

Tipo de transmissão	Vírus
Transplacentária[1]	Citomegalovírus Parvovírus B19 Vírus da Rubéola Vírus Zika
Na hora do nascimento[2]	Vírus da hepatite B Vírus da hepatite C Herpes-vírus simples 2 Vírus da imunodeficiência humana3 Papilomavírus humano
Amamentação	Citomegalovírus Vírus linfotrópico de células T humanas

[1]Pode-se observar que existem bactérias importantes, como Treponema pallidum e Listeria monocytogenes, e um protozoário importante, Toxoplasma gondii, que também são transmitidos transplacentalmente.

[2]Pode-se observar que existem bactérias importantes, como Neisseria gonorrhoeae, Chlamydia trachomatis e estreptococos do grupo B, que também são transmitidas na hora do nascimento.

[3]O vírus da imunodeficiência humana também é transmitido por meio da placenta e pelo aleitamento materno.

transmissão vertical. Transmissão de pessoa a pessoa, que não seja de mãe para filho, é denominada transmissão horizontal.)

A transmissão de animais para seres humanos pode ocorrer tanto diretamente pela mordida de um hospedeiro reservatório, como na raiva, quanto indiretamente por meio da picada de um inseto-vetor, como um mosquito, que transfere o vírus de um reservatório animal para uma pessoa. As doenças zoonóticas causadas por vírus são descritas na Tabela 32-3. Além disso, a ativação de um vírus latente não replicativo, resultando em um vírus ativo e replicante, pode ocorrer no interior do indivíduo, sem nenhuma fonte externa de transmissão.

Infecções localizadas ou disseminadas

A maior parte das infecções virais pode ser localizada na porta de entrada ou disseminada sistemicamente pelo corpo. O melhor exemplo de uma infecção localizada é o resfriado comum causado por rinovírus, que envolve apenas o trato respiratório superior. Já a gripe, causada pelo vírus influenza, afeta principalmente os tratos respiratórios superior e inferior. Os vírus respiratórios possuem um período de incubação curto, uma vez que se replicam diretamente na mucosa, mas infecções sistêmicas como poliomielite e sarampo, possuem períodos de incubação longos, uma vez que há necessidade de viremia e locais secundários de replicação.

Uma das infecções virais sistêmicas melhor conhecidas é a poliomielite paralítica (Fig. 32-1). Após a ingestão do poliovírus, este infecta e multiplica-se no interior de células do intestino delgado e, então, se dissemina para os linfonodos mesentéricos, onde se multiplica novamente. Desse modo, ele entra na corrente sanguínea e é transmitido para certos órgãos internos, onde se multiplica mais uma vez. O vírus volta a entrar na corrente sanguínea e é transmitido para o sistema nervoso central, onde causa dano às células do corno anterior da medula espinal, resultando na paralisia muscular característica. É durante essa viremia obrigatória que anticorpos IgG circulantes induzidos pela vacina da pólio podem evitar que o vírus infecte o sistema nervoso central. A replicação viral no trato gastrintestinal resulta na presença de poliovírus nas fezes, perpetuando sua transmissão para outros.

Algumas infecções virais disseminam-se sistemicamente não por meio da corrente sanguínea, mas sim por fluxo axonal retrógrado no interior de neurônios. Quatro patógenos humanos importantes executam essa função: vírus da raiva, herpes-vírus simples do tipo 1, herpes-vírus simples 2 e vírus varicela-zóster. Como exemplo, o vírus da raiva é introduzido no corpo pelo local de mordida de um animal. O vírus infecta neurônios sensores locais e ascende para o sistema nervoso central por fluxo axonal retrógrado, onde ele pode causar encefalite.

TABELA 32-3 Vírus com relevância médica que possuem um reservatório animal

Vírus	Reservatório animal	Modo de transmissão	Doença
Vírus da raiva	Nos Estados Unidos, gambás, guaxinins e morcegos; em países em desenvolvimento, cães	Normalmente, mordida do animal infectado; também por aerossol da saliva do morcego	Raiva
Hantavírus[1]	Rato-veadeiro	Aerossol ou excretas secas	Síndrome pulmonar por hantavírus (pneumonia)
Vírus da febre amarela	Macacos	Picada do mosquito Aedes*	Febre amarela
Vírus da dengue	Macacos**	Picada do mosquito Aedes	Dengue
Vírus de encefalites[2]	Aves selvagens (p. ex., andorinhas)	Picadas de vários mosquitos	Encefalite
SARS-Cov[3]	Viverrídeos***	Gotas de aerossol	SRAG, Covid-19
Vírus da gripe aviária (H5N1)	Galinhas e outras aves domésticas	Gotas de aerossol, guano	Gripe

[1]O vírus Sin Nombre é o hantavírus mais importante nos Estados Unidos.

[2]Vírus de encefalite importantes nos Estados Unidos incluem os vírus da encefalite equina oriental e ocidental, vírus do Nilo Ocidental e vírus da encefalite Saint Louis.

[3]SRAG, síndrome respiratória aguda grave (do inglês, SARS, severe acute respiratory syndrome).

*N. de T. No ambiente periurbano, rural ou silvestre, o vírus da febre amarela pode ser transmitido por mosquitos de outros gêneros, como é o caso do gênero Haemagogus, na América do Sul.

** N. de R.T. O ciclo silvático da dengue, em macacos, não é mais considerado significativo, já que o vírus da dengue evoluiu para ter o ser humano como principal hospedeiro, sem a necessidade de um ciclo silvestre para se manter na natureza.

*** N. de R.T. Provavelmente morcegos, no caso do S-CoV-2.

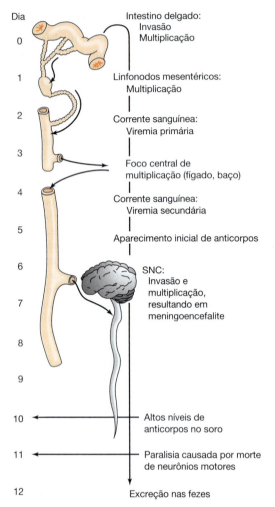

FIGURA 32-1 Infecção viral sistêmica por poliovírus, resultando em poliomielite paralítica. SNC, sistema nervoso central. (Reproduzida, com permissão, de Brooks GF et al. Medical Microbiology. 20ª ed. Publicada, originalmente, por Appleton & Lange. Copyright 1995 McGraw-Hill.)

Patogênese e imunopatogênese

Os sinais e sintomas da maioria das doenças virais indubitavelmente são o resultado da morte de células pela inibição da síntese macromolecular induzida por vírus. A morte das células infectadas por vírus resulta em perda de função e nos sintomas da doença. Por exemplo, quando o poliovírus mata neurônios motores, o resultado é paralisia dos músculos inervados por esses neurônios. Semelhantemente, a hemorragia causada pelo vírus ebola é devida aos danos às células endoteliais vasculares causados pela glicoproteína de envelope do vírus.

Entretanto, existem algumas doenças que não são ocasionadas pelos danos ou pela destruição causados pelo vírus em células infectadas. Por exemplo, a diarreia induzida por rotavírus é causada principalmente pela estimulação do sistema nervoso entérico. Acredita-se que enterócitos infectados por rotavírus produzam citocinas que estimulam os neurônios entéricos, resultando em excesso de fluido e secreção eletrolítica no lúmen do intestino.

Existem outras doenças nas quais a **morte celular por ataque imune** possui um papel importante na patogênese. **Tanto células T citotóxicas quanto anticorpos possuem um papel considerável na imunopatogênese**.

(1) O sistema melhor estudado é o da coriomeningite linfocitária (CML) em camundongos; a CML ocorre em seres humanos também, mas é muito rara. Quando o vírus da CML é inoculado no encéfalo de camundongos adultos, a replicação viral ocorre seguida de morte. Entretanto, quando o vírus da CML é inoculado no encéfalo de um camundongo adulto imunossuprimido ou de um camundongo recém-nascido, o animal permanece bem, apesar da extensiva replicação viral. Quando linfócitos imunes são inoculados nesses animais infectados, porém saudáveis, a morte ocorre. Parece que a morte das células é causada por ataque imune das células T citotóxicas aos novos antígenos virais presentes na membrana celular, em vez de ser via inibição das funções celulares mediada por vírus.

(2) **As células T citotóxicas estão envolvidas na patogênese da hepatite causada pelos vírus das hepatites A, B e C.** Esses vírus não causam CPE, e o dano aos hepatócitos é resultado do reconhecimento de antígenos virais na superfície dos hepatócitos pelas células T citotóxicas. As erupções cutâneas do sarampo são similarmente causadas por essas células, que atacam o endotélio vascular infectado na pele.

(3) **A patogênese imunomediada também ocorre quando complexos vírus-anticorpo-complemento se formam e são depositados em vários tecidos.** Isso ocorre nas infecções pelo vírus da hepatite B, nas quais imunocomplexos exercem um papel importante na produção da artrite característica dos estágios precoces da hepatite B. Os imunocomplexos também causam a artrite observada em infecções por parvovírus B19 e vírus da rubéola. A patogênese da pneumonia causada pelo vírus sincicial respiratório em crianças é atribuída a imunocomplexos formados por IgG maternos e antígenos virais.

Virulência

Linhagens de vírus variam muito na sua capacidade de causar doença. Por exemplo, existem linhagens de poliovírus que mutaram suficientemente para terem perdido a capacidade de causar pólio em indivíduos imunocompetentes (i.e., elas são **atenuadas**). Essas linhagens são usadas nas vacinas. Os genes virais que controlam a virulência desses vírus são pouco caracterizados, e o processo de virulência é pouco conhecido.

Evasão das defesas do hospedeiro

Os vírus apresentam diversas formas de escapar das defesas do hospedeiro (Tab. 32-4). Esses processos são normalmente denominados **imunoevasão**. Dois processos muito importantes são (1) a **síntese de receptores para mediadores imunes** e (2) a **redução da expressão de proteínas do complexo de histocompatibilidade principal classe I (MHC),** porém também existem outros.

Alguns vírus codificam receptores para vários mediadores de imunidade como interleucina 1 (IL-1) e fator de necrose tumoral (TNF). Por exemplo, o vírus vaccínia codifica uma proteína que se liga à IL-1, e o vírus fibroma codifica uma proteína que se liga ao TNF. O citomegalovírus (CMV) codifica um receptor de quimiocina que se liga a várias quimiocinas. Quando liberadas da célula infectada por vírus, essas proteínas ligam-se aos imunomediadores

CAPÍTULO 32 • Patogênese   **247**

TABELA 32-4   Mecanismos importantes de evasão imune

Defesa do hospedeiro envolvida	Mecanismo de evasão	Vírus que utiliza esse mecanismo
Células T citotóxicas	Redução da quantidade de proteínas de MHC de classe I, diminuindo a atividade de células T cito-tóxicas	HIV, HSV, CMV, adenovírus
Células T auxiliares (Th-1)	Bloqueio de IL-12, o que reduz a formação de células Th-1 e diminui a resposta imune celular	Vírus do sarampo
Interferona	Bloqueio da síntese de interferona pelas células infectadas pelo vírus	EBV
Interferona	Bloqueio da síntese da cinase que fosforila o fator de iniciação 2	HIV, influenza e HSV
Interleucinas	Produção de receptores para imunomediadores; receptores são secretados das células infectadas, se ligam aos mediadores e os inativam	Vírus vaccínia codifica receptor para IL-1
Quimiocinas	Produção de receptores de quimiocinas; bloqueio da ação da quimiocina, inibindo assim a migração de células inflamatórias para o local da infecção	Vírus vaccínia, CMV
Complemento	Produção de proteínas que se ligam à proteína do complemento C3b; isso bloqueia a ação opsonizante de C3b, assim como sua habilidade de participar na formação do complexo de ataque à membrana	HSV

CMV, citomegalovírus; EBV, vírus Epstein-Barr; HIV, vírus da imunodeficiência humana; HSV, herpes-vírus simples; IL, interleucina; MHC, complexo de histocompatibilidade principal.

e bloqueiam sua capacidade de interagir com receptores em seus alvos corretos, as células imunes que medeiam as defesas do hospedeiro contra infecções virais. Reduzindo as defesas do hospedeiro, a virulência do vírus é aumentada. Essas proteínas codificadas por vírus que bloqueiam imunomediadores do hospedeiro são geralmente chamadas de **viroceptores**, ou **sequestradores de citocinas**.

Além disso, alguns vírus (p. ex., o vírus da imunodeficiência humana [HIV] e herpes-vírus, como o herpes-vírus simples e o CMV) podem reduzir a expressão de proteínas MHC de classe I, reduzindo assim a capacidade das células T citotóxicas de matar as células infectadas e outros vírus (p.ex., herpes-vírus simples) inibem o complemento.

Vários vírus (HIV, vírus Epstein-Barr e adenovírus) sintetizam RNAs que bloqueiam a fosforilação de um fator de iniciação (eIF-2), o que reduz a capacidade das interferonas de bloquearem a replicação viral (ver Cap. 33). O CMV codifica um micro-RNA que se liga ao mRNA codificador de um ligante de superfície das células *natural killer*. A ligação do micro-RNA impede a síntese do ligante, o que previne a eliminação da célula infectada pelo CMV por células *natural killer*. O vírus ebola do sarampo bloqueia a síntese de IL-12, reduzindo uma resposta Th-1 efetiva. O vírus ebola sintetiza duas proteínas; uma proteína bloqueia a indução de interferona,

enquanto a outra bloqueia a sua ação. Coletivamente, esses fatores virais são chamados de **virocinas***.

Outro mecanismo importante pelo qual os vírus conseguem evadir das defesas do hospedeiro é apresentando **vários tipos antigênicos** (também conhecidos como múltiplos sorotipos) (Tab. 32-5). A importância clínica de um vírus possuir múltiplos sorotipos é que um paciente pode ser infectado com um sorotipo, recuperar-se e apresentar anticorpos que o protegerão de infecções por esse sorotipo no futuro; entretanto essa pessoa ainda pode ser infectada por outro sorotipo daquele vírus.

O exemplo clássico de um vírus com múltiplos sorotipos são os rinovírus, que apresentam mais de 100 sorotipos. Essa é a razão pela qual o "resfriado comum" causado pelos rinovírus é tão frequente. O vírus influenza também apresenta múltiplos sorotipos, e as graves epidemias globais de gripe são atribuídas à emergência

---

*N. de T. Na verdade, a classificação desses elementos de escape imune é mais complexa. Virocinas são proteínas codificadas pelos vírus que mimetizam a ação de citocinas; viroceptores são proteínas virais que funcionam como receptores solúveis de citocinas e quimiocinas; e proteínas de virocamuflagem são proteínas virais que impedem que o sistema imune identifique células infectadas pelos vírus (p. ex., diminuindo a expressão de MHC).

TABELA 32-5   Sorotipos de alguns vírus de relevância médica

Vírus que apresentam múltiplos sorotipos que mudam rapidamente	Vírus que apresentam múltiplos sorotipos que não se alteram	Vírus com um único sorotipo estável para os quais existe uma vacina	Vírus com um único sorotipo estável para o qual não existe vacina
Vírus influenza	Poliovírus	Vírus do sarampo	Herpes-vírus simples, tipos 1 e 2
Vírus da imunodeficiência humana	Rinovírus	Caxumba	Vírus Epstein-Barr
Vírus da hepatite C	Adenovírus Papilomavírus humano Rotavírus Norovírus Vírus sincicial respiratório	Vírus da rubéola Vírus da varicela-zóster Vírus da hepatite A Vírus da hepatite B Vírus da raiva Vírus da febre amarela Vírus da varíola	Parvovírus B19

248　**PARTE III** • Virologia básica

de novos tipos antigênicos. O HIV e o vírus da hepatite C possuem múltiplos sorotipos, o que contribui para a dificuldade em se obter uma vacina contra esses vírus. Observa-se que apenas alguns vírus possuem múltiplos sorotipos. Muitos patógenos humanos importantes (p. ex., vírus do sarampo, vírus da rubéola, vírus da varicela-zóster e vírus da raiva) possuem apenas um sorotipo, e alguns possuem apenas poucos sorotipos (p. ex., o poliovírus possui três sorotipos).

Infecções virais persistentes

Na maioria das infecções virais, o vírus não permanece no corpo por um período significativo após a recuperação clínica. Entretanto, em certas situações, o vírus permanece por longos períodos, intacto ou na forma de um componente subviral (p. ex., genoma). Alguns mecanismos que podem desempenhar um papel na persistência dos vírus incluem: (1) a integração de um DNA proviral no DNA da célula hospedeira, como ocorre com os retrovírus; (2) tolerância imunológica, uma vez que não são formados anticorpos neutralizantes contra o vírus; (3) a formação de complexos vírus-anticorpo que permanecem infecciosos; (4) a localização do vírus dentro de um "santuário" protegido imunologicamente (p. ex., o cérebro); (5) a rápida variação antigênica do vírus; (6) a disseminação do vírus de célula a célula sem uma fase extracelular para que os vírus não sejam expostos a anticorpos; e (7) imunossupressão, como na síndrome da imunodeficiência adquirida (Aids).

Existem três tipos de infecções virais persistentes de importância clínica. Elas são distinguidas principalmente por se o vírus é normalmente produzido pelas células infectadas e pelo tempo de aparecimento tanto do vírus quanto dos sintomas da doença.

Infecções em portadores crônicos

Alguns pacientes infectados com certos vírus continuam produzindo quantidades significativas do vírus por períodos longos. Este **estado de portador** pode se seguir tanto a uma infecção assintomática quanto à doença real. O próprio estado de portador pode tanto ser assintomático quanto resultar em uma doença crônica. Exemplos clínicos importantes são as hepatites crônicas, que ocorrem em portadores dos vírus da hepatite B ou hepatite C, e infecções neonatais com o vírus da rubéola ou CMV, nas quais os portadores podem produzir vírus por anos.

Infecções latentes

Nessas infecções, melhores ilustradas pelo grupo dos herpes-vírus, o paciente recupera-se de uma infecção inicial e a produção viral cessa. Subsequentemente, os sintomas podem **recorrer**, acompanhados de produção viral. Em infecções por herpes-vírus simples, o vírus entra no estado latente nas células dos gânglios sensoriais. A natureza molecular do estado de latência é desconhecida. O herpes-vírus simples 1, que causa infecções principalmente nos olhos e na face, torna-se latente no gânglio trigêmeo, ao passo que o herpes-vírus simples 2, que causa infecções principalmente nos órgãos genitais, torna-se latente nos gânglios lombares e sacral. O vírus varicela-zóster, outro membro da família dos herpes-vírus, causa varicela (catapora) como sua manifestação inicial e, então, permanece latente, principalmente em células dos gânglios trigêmeos ou torácicos. Ele pode reaparecer na forma de vesículas dolorosas de zóster (cobreiros), normalmente na face ou no tronco.

Infecções por vírus lentos

O termo *lento* refere-se ao **período prolongado** entre a infecção inicial e o início da doença, que é normalmente medido em anos. Em situações em que a causa foi identificada, o vírus mostrou ter um ciclo de crescimento normal, e não prolongado. Todavia, não significa que o crescimento do vírus seja lento, mas sim, que o período de incubação e a progressão da doença são prolongados. Duas dessas doenças são causadas por vírus convencionais, a panencefalite esclerosante subaguda, que se segue vários anos após infecções por vírus do sarampo, e leucoencefalopatia multifocal progressiva (LMP), causada pelo poliomavírus JC, um papovavírus. A LMP ocorre principalmente em pacientes que apresentam linfomas ou são imunossuprimidos. Outras infecções lentas em humanos (p.ex., doença de Creutzfeldt-Jakob e kuru) são causadas por agentes não convencionais chamados de **príons** (ver Cap. 28). As infecções virais lentas são descritas no Capítulo 44.

CONCEITOS-CHAVE

A célula infectada

- A morte de células infectadas é provavelmente causada pela inibição da síntese proteica celular. A tradução do mRNA viral em proteínas virais impede que os ribossomos sintetizem proteínas celulares.

- **Corpúsculos de inclusão** são agregados de vírions em locais específicos da célula que são úteis para diagnóstico laboratorial. Dois exemplos importantes são os **corpúsculos de Negri**, no citoplasma de células infectadas pelo vírus da raiva, e inclusões do **tipo olho de coruja**, no núcleo de células infectadas por citomegalovírus.

- Células gigantes multinucleadas formam-se quando células são infectadas por alguns vírus, principalmente herpes-vírus e paramixovírus, como o vírus sincicial respiratório.

- O **efeito citopático** (CPE) é uma mudança visual ou funcional em células infectadas, normalmente associado à morte das células.

- A transformação maligna ocorre quando células são infectadas por vírus oncogênicos. Células transformadas são capazes de crescer sem restrições.

- Algumas células infectadas por vírus parecem visual e funcionalmente normais, mas produzem grandes quantidades de progênie viral.

O paciente infectado

- Uma infecção viral em uma pessoa apresenta, normalmente, quatro estágios: período de incubação, período prodrômico, período específico da doença e período de recuperação.

- As principais portas de entrada são os tratos respiratório, gastrintestinal e genital, mas infecções na pele, da placenta e pelo sangue são igualmente importantes.

- A transmissão de mãe para o filho é chamada de **transmissão vertical**; todos os outros modos de transmissão (p. ex., fecal-oral, aerossol respiratório, picada de inseto) são **transmissões horizontais**. Uma transmissão pode ser de ser humano para ser humano ou de um animal para um ser humano.

- As infecções virais mais graves são sistêmicas (i.e., o vírus viaja de uma porta de entrada via sangue para vários órgãos). Entretanto, algumas são localizadas na porta de entrada, como a gripe comum, que envolve apenas o trato respiratório superior.

Patogênese

- Os sintomas das infecções virais são normalmente causados pela **morte de células infectadas e uma consequente perda de função**. Por exemplo, os poliovírus matam neurônios, resultando em paralisia.

- A **imunopatogênese** é o processo pelo qual os sintomas de uma doença viral são causados pelo sistema imune, em vez da morte de células pelo vírus. Um tipo de imunopatogênese é a **morte de células infectadas pelo vírus por ataque de linfócitos T citotóxicos** que reconhecem antígenos virais na superfície celular. Os danos ao fígado relacionados aos vírus que causam hepatites ocorrem por esse mecanismo. Outro mecanismo é a **formação de complexos vírus-anticorpos que são depositados em tecidos**. A artrite associada a infecções por parvovírus B19 ou vírus da rubéola ocorre por esse mecanismo.

- A virulência de vírus difere significativamente de um vírus para outro e entre linhagens diferentes do mesmo vírus. A base genética para essas diferenças não é bem conhecida. Linhagens com virulência enfraquecida (atenuada) são normalmente usadas como vacinas.

- Os vírus podem evadir as defesas do hospedeiro pela produção de **múltiplos antígenos**, impedindo inativação por anticorpos, e pela **redução da síntese de proteínas de MHC de classe I**, diminuindo a capacidade de uma célula apresentar antígenos virais e evitando a capacidade de células T citotóxicas de matar células infectadas por vírus. Os vírus também produzem receptores para imunomediadores, como IL-1 e TNF, evitando a capacidade desses mediadores de ativar processos antivirais.

Infecções virais persistentes

- O **estado portador** refere-se a pessoas que produzem vírus por longos períodos de tempo e podem servir como fonte de infecção para outros. O estado portador frequentemente associado a infecções pelo vírus da hepatite C é um exemplo de relevância médica.

- **Infecções latentes** são infecções que não estão produzindo vírus em um determinado momento, mas podem ser reativadas em um tempo subsequente. As infecções latentes frequentemente associadas a infecções por herpes-vírus simples são um exemplo de relevância médica.

- **Infecções virais lentas** referem-se às doenças com um longo período de incubação, normalmente medido em anos. Algumas, como a leucoencefalopatia multifocal progressiva, são causadas por vírus, ao passo que outras, como a doença de Creutzfeldt-Jakob, são causadas por príons. O encéfalo é frequentemente o local principal dessas doenças.

TESTE SEU CONHECIMENTO

1. Os vírus podem causar mudanças em células individuais visíveis no microscópio óptico após coloração adequada. Qual das seguintes opções apresenta a mudança mais característica observada em células infectadas pelo vírus da raiva?

   (A) Corpúsculos de inclusão no citoplasma de macrófagos.
   (B) Corpúsculos de inclusão no citoplasma de neurônios.
   (C) Corpúsculos de inclusão no núcleo de neurônios.
   (D) Células gigantes multinucleadas compostas por neurônios.
   (E) Células gigantes multinucleadas compostas por macrófagos.

2. Muitos vírus usam o trato respiratório superior (boca, faringe) como uma importante porta de entrada. Uma característica da porta de entrada é ser o local onde o vírus inicialmente infecta e se replica. Qual dos seguintes vírus é mais provável de entrar via trato respiratório superior?

   (A) Vírus da dengue.
   (B) Vírus Epstein-Barr.
   (C) Vírus da hepatite A.
   (D) Vírus da hepatite B.
   (E) Rotavírus.

3. O termo *transmissão vertical* refere-se à:

   (A) Transmissão por um inseto-vetor de um reservatório para o paciente.
   (B) Transmissão de uma profissional do sexo para um cliente.
   (C) Transmissão de mãe para filho.
   (D) Transmissão de uma criança para outra na escola.
   (E) Transmissão de pessoa a pessoa dentro de uma família.

4. Alguns vírus são conhecidos pela sua capacidade de causar infecções perinatais. Qual dos seguintes vírus tem mais chance de causar infecções perinatais?

   (A) Citomegalovírus.
   (B) Vírus Epstein-Barr.
   (C) Poliomavírus JC.
   (D) Norovírus.
   (E) Poliovírus.

5. Qual dos seguintes vírus causadores de doença em seres humanos possui um reservatório animal?

   (A) Citomegalovírus.
   (B) Vírus da hepatite C.
   (C) Vírus da varíola.
   (D) Vírus varicela-zóster.
   (E) Vírus da febre amarela.

PARTE III • Virologia básica

6. Qual das seguintes opções melhor descreve o mecanismo pelo qual a imunopatogênese ocorre?

(A) Capacidade dos anticorpos de bloquear a patogênese dos vírus.

(B) Capacidade das células T citotóxicas de bloquear a patogênese dos vírus.

(C) Capacidade dos neutrófilos de bloquear a patogênese dos vírus.

(D) Capacidade das células T citotóxicas de causar a patogênese dos vírus.

(E) Capacidade dos eosinófilos de causar a patogênese dos vírus.

RESPOSTAS

(1) **(B)**
(2) **(B)**
(3) **(C)**
(4) **(A)**
(5) **(E)**
(6) **(D)**

VER TAMBÉM

• Mais **questões para autoavaliação** sobre os temas discutidos neste capítulo são encontradas na seção de Virologia Básica da Parte XIII: Questões para autoavaliação, a partir da página 721. Consulte também a Parte XIV: Simulado de provas e concursos, a partir da página 753.

CAPÍTULO

33

Defesas do hospedeiro

CONTEÚDO DO CAPÍTULO

Introdução

Defesas não específicas

1. Interferonas alfa e beta
2. Células natural killer
3. Fagocitose
4. α-Defensinas
5. Enzima apolipoproteína B editora de RNA (APOBEC3G)
6. Febre
7. Depuração mucociliar

8. Circuncisão
9. Fatores que modificam as defesas do hospedeiro

Defesas específicas

1. Imunidade ativa
2. Imunidade passiva
3. Imunidade de rebanho

Conceitos-chave

Teste seu conhecimento

Ver também

INTRODUÇÃO

As defesas do hospedeiro contra vírus dividem-se em duas grandes categorias: (1) **não específicas**, das quais as mais importantes são as interferonas e as células *natural killer*; e (2) **específicas**, incluindo imunidade humoral e imunidade celular. As interferonas constituem uma precoce primeira linha de defesa, ao passo que a imunidade humoral e a imunidade celular são efetivas apenas posteriormente, pois são necessários vários dias para induzir os braços humoral e celular da resposta imune.

Uma descrição sobre como os vírus escapam das defesas do hospedeiro se encontra no Capítulo 32.

DEFESAS NÃO ESPECÍFICAS

1. Interferonas alfa e beta

As interferonas α e β constituem um grupo de proteínas produzidas pelas células humanas* em resposta a uma infecção viral (ou após a exposição a substâncias indutoras). Elas inibem a multiplicação dos vírus **bloqueando a síntese de proteínas virais** por dois mecanismos principais: um é uma ribonuclease que degrada o mRNA, e o outro é uma proteína-cinase que inibe a síntese de proteínas.

As interferonas são divididas em três tipos com base na célula de origem, seja ela leucócito, fibroblasto ou linfócito. Elas também são conhecidas como interferonas alfa, beta e gama, respectivamente. As interferonas alfa e beta, coletivamente conhecidas como interferona do tipo 1, são induzidas por vírus, enquanto a interferona

gama (célula T, imune), conhecida como interferona do tipo II, é induzida por antígenos e é um dos efetores da imunidade mediada por células (ver Cap. 58). A discussão a seguir sobre as interferonas α e β destaca a indução e ação de sua atividade antiviral (Fig. 33-1).

A interferona lambda (λ), conhecida como interferona do tipo III, é ativa contra vírus intestinais, especialmente rotavírus e norovírus. Ela atua reduzindo a persistência em longo prazo dos vírus nas células da mucosa intestinal. O papel da interferona lambda na doença humana é incerto e não será discutido em mais detalhes.

Indução de interferonas alfa e beta

Os indutores mais fortes dessas interferonas são **vírus** e **RNAs de fita dupla**. A indução não é específica para um vírus em particular. Muitos vírus de DNA e RNA são indutores competentes, embora eles difiram em sua eficiência. A descoberta de que o RNA de fita dupla, mas não RNA de fita simples ou DNA, é um bom indutor levou à hipótese de que um RNA de fita dupla é sintetizado como parte do ciclo replicativo de todos os vírus indutores. O RNA de fita dupla poli (rI-rC) é um dos mais fortes indutores e estava sendo considerado como um agente antiviral, mas efeitos colaterais tóxicos impediram seu uso clínico. Os indutores fracos de interesse microbiológico incluem uma variedade de bactérias intracelulares e protozoários, assim como certas substâncias de bactérias, como endotoxinas.

Essa extensa lista de indutores evidencia que a **indução** dessas interferonas **não é específica**. Similarmente, sua **ação** inibidora **não é específica** para nenhum vírus em particular. Entretanto, eles são **específicos** quando se considera a **espécie hospedeira** em que funcionam (i.e., interferonas produzidas por células humanas são ativos em células humanas, mas são muito menos efetivos em células de outras espécies). Fica claro, portanto, que outros animais não

---

*N. de T. Cabe ressaltar que não são apenas as células humanas que produzem interferonas, mas as células de muitos animais também.

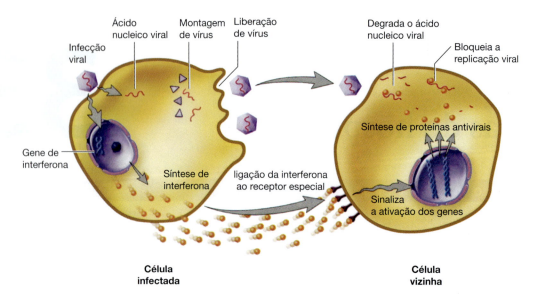

FIGURA 33-1 Indução e ação das interferonas. **À Esquerda:** Uma infecção viral induz a síntese de interferona, que, então, sai da célula infectada. **À Direita:** A interferona liga-se ao seu receptor na superfície de uma célula não infectada e induz a síntese de três novas enzimas codificadas pela célula (proteínas antivirais). Um novo vírion entra na célula, porém a replicação viral é inibida pelas proteínas antivirais induzidas pela interferona. Uma dessas proteínas antivirais é uma ribonuclease que degrada mRNAs, e outra é uma cinase proteica que fosforila um fator de iniciação, inibindo a síntese proteica. (Reproduzida, com permissão, de Willey J, Sherwood L and Woolverton CJ. *Microbiology*. 7ª ed. New York, NY: McGraw-Hill; 2007.)

podem ser utilizados como fonte de interferonas para terapia humana. Assim, os genes humanos para interferonas foram clonados, e interferonas para uso médico são agora produzidas por técnicas de engenharia genética.

Ação das interferonas alfa e beta

As interferonas inibem a replicação intracelular de uma **ampla variedade** de vírus de DNA e RNA, mas produzem pouco efeito no metabolismo de células não infectadas. Essa seletividade surge da presença de RNA de fita dupla em células infectadas por vírus, que não estão presentes em células não infectadas.

As interferonas não apresentam **nenhum efeito** sobre partículas virais extracelulares. Elas agem por meio de sua ligação a receptores na superfície celular que sinalizam para que a célula produza três proteínas, dessa forma induzindo um **"estado antiviral"** (Fig. 33-2). Essas três proteínas são produzidas como precursores inativos até o momento em que são ativados por RNAs de fita dupla sintetizados durante a replicação viral. Como resultado, essas proteínas são ativas em células infectadas por vírus, mas não em células não infectadas.

As três proteínas celulares são (1) uma **2,5-oligo A sintase** que sintetiza um trinucleotídeo de adenina (2,5-oligo A), (2) uma **ribonuclease** que é ativada pelo 2,5-oligo A e degrada mRNAs virais e celulares, e (3) uma **proteína-cinase** que fosforila um fator de iniciação (eIF-2) para a síntese proteica, inativando-o. O resultado final é que tanto a síntese proteica viral quanto a celular são inibidas e a célula morre. Nenhum vírus é produzido por aquela célula e a dispersão do vírus é reduzida.

Como as interferonas são produzidas em poucas horas após o início da replicação viral, elas podem agir nas fases precoces das doenças virais para limitar a disseminação do vírus. Por outro lado, os anticorpos começam a surgir no sangue vários dias após a infecção.

A alfainterferona foi aprovada para uso em pacientes com condiloma acuminado e hepatite crônica ativa causada pelos vírus das hepatites B e C. A betainterferona é utilizada no tratamento da esclerose múltipla. A gamainterferona reduz as infecções recorrentes em pacientes que apresentam a doença granulomatosa crônica (ver Cap. 68). As interferonas são também usadas clinicamente em pacientes com cânceres, como o sarcoma de Kaposi e a leucemia de células pilosas.

2. Células natural killer

Células *natural killer* (NK) são uma parte importante das defesas inatas contra células infectadas por vírus. Elas são chamadas de células "*natural*" *killer* porque são ativas sem a necessidade de serem expostas ao vírus previamente e não são específicas para nenhum vírus. As células NK são um tipo de linfócito T, mas não possuem um receptor para antígenos. Elas reconhecem células infectadas por vírus por meio da ausência de proteínas do complexo de histocompatibilidade principal (MHC) de classe I na superfície das células infectadas. Elas matam células infectadas por vírus por meio da secreção de perforinas e granzimas, que causam apoptose da célula infectada. (Ver p. 489 para obter mais informações.)

3. Fagocitose

Os macrófagos, principalmente macrófagos fixos do sistema reticuloendotelial e macrófagos alveolares, são os tipos celulares importantes na limitação de infecções virais. Por outro lado, leucócitos

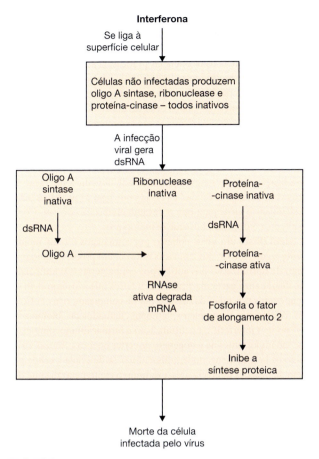

FIGURA 33-2 A interferona induz um estado antiviral dentro da célula não infectada. Ela se liga à superfície da célula não infectada e induz a produção de três proteínas que permanecem inativas até que um vírus infecte aquela célula. Essas proteínas são a oligo A sintase, a ribonuclease e a proteína cinase. Quando um vírus infecta aquela célula, moléculas de RNA de fita dupla (dsRNA) são sintetizadas como parte do ciclo replicativo viral. O dsRNA ativa a oligo A sintase, que sintetiza oligo A, que, por sua vez, ativa a ribonuclease, a qual degrada mRNAs virais (e celulares). O dsRNA também ativa a proteína cinase que fosforila o fator de iniciação 2 (eIF-2). Esse fenômeno inibe a síntese de proteínas, tanto virais quanto celulares. A célula morre sem que haja produção de progênie viral, dessa forma limitando a dispersão da infecção.

polimorfonucleares são a defesa celular predominante em infecções bacterianas.

4. α-Defensinas

As α-defensinas são uma família de peptídeos positivamente carregados com atividade antiviral. (Elas também apresentam atividade antibacteriana; ver Cap. 8.) Elas interferem no vírus da imunodeficiência humana (HIV) ligando-se ao receptor CXCR4 e bloqueando a entrada do vírus na célula. A produção de α-defensinas pode explicar por que alguns indivíduos infectados com HIV são "não progressores" em longo prazo.

5. Enzima editora do RNA da apolipoproteína B (Apobec3G)

A Apobec3G é um importante membro das defesas inatas do hospedeiro contra infecções retrovirais, sobretudo contra HIV. É uma enzima que causa hipermutações no DNA retroviral pela desaminação de citosinas tanto do mRNA quanto do DNA retroviral (provírus), dessa forma inativando essas moléculas e reduzindo a infectividade. O HIV defende-se contra essa defesa inata do hospedeiro produzindo Vif (proteína de infectividade viral), que neutraliza a Apobec3G, impedindo que as hipermutações ocorram.

6. Febre

A temperatura elevada do corpo pode ter um papel nas defesas do hospedeiro, mas sua importância ainda é incerta. A febre age de duas formas: (1) a temperatura alta do corpo pode diretamente inativar partículas virais, sobretudo os vírus envelopados, que são mais sensíveis ao calor do que vírus não envelopados; e (2) a replicação de alguns vírus é reduzida em altas temperaturas, portanto, a febre pode inibir a replicação.

7. Depuração mucociliar

O mecanismo de depuração mucociliar do trato respiratório pode proteger o hospedeiro. Seu dano (p. ex., por tabagismo) resulta em uma frequência aumentada de infecções do trato respiratório, principalmente por influenza.

8. Circuncisão

Há evidências de que a circuncisão previne a infecção por três vírus transmitidos sexualmente: HIV, papilomavírus humano e herpes-vírus simples 2 (HSV-2).

9. Fatores que modificam as defesas do hospedeiro

Vários fatores influenciam as defesas do hospedeiro de forma não específica ou multifatorial:

(1) A idade é uma variável significativa no resultado de infecções virais. Em geral, infecções são mais graves em neonatos e em idosos do que em crianças mais velhas e adultos jovens. Por exemplo, influenza é mais grave em pessoas idosas do que em jovens adultos, e infecções pelos herpes-vírus simples são mais graves em neonatos do que em adultos.

(2) Níveis aumentados de corticosteroides predispõem a infecções mais graves por alguns vírus, como o vírus varicela-zóster; o uso tópico de cortisona em ceratite herpética pode exacerbar o dano ocular. Não está claro como esses efeitos são mediados, já que os corticosteroides podem causar uma série de efeitos pertinentes, como lise de linfócitos, recrutamento diminuído de monócitos, inibição da produção de interferona e estabilização de lisossomos.

(3) A desnutrição leva a infecções virais mais graves (p. ex., existe uma taxa de mortalidade de sarampo muito mais alta em países em desenvolvimento do que em países desenvolvidos). Má nutrição causa produção diminuída de imunoglobulinas e de atividade de fagócitos, assim como integridade reduzida de pele e de membranas de mucosas.

DEFESAS ESPECÍFICAS

Existe evidência de resistência natural contra alguns vírus em certas espécies, provavelmente com base na ausência de receptores nas células da espécie resistente. Por exemplo, algumas pessoas são resistentes à infecção por HIV porque não possuem um dos receptores de quimiocina que medeia a entrada do vírus na célula. Entretanto, o tipo de defesa mais importante é a **imunidade adquirida**, tanto adquirida ativamente por exposição ao vírus quanto adquirida passivamente pela transferência de soro imune. Uma imunidade ativa pode ser iniciada contraindo-se a própria doença, passando por uma infecção não aparente, ou sendo vacinado.

1. Imunidade ativa

A imunidade ativa, na forma de anticorpos e células T citotóxicas, é muito importante para a prevenção de doenças virais. A primeira exposição ao vírus, causando tanto uma infecção não aparente quanto uma doença sintomática, estimula a produção de anticorpos e ativação de células T citotóxicas. O papel que os anticorpos e células T citotóxicas têm na recuperação dessa primeira infecção é incerto e pode variar de vírus para vírus, mas é evidente que eles possuem um papel essencial em proteger contra a doença quando expostos ao mesmo vírus em algum momento no futuro.

A duração da proteção varia; infecções virais disseminadas, como sarampo e caxumba, conferem imunidade duradoura contra recorrências, mas infecções localizadas, como a gripe comum, muitas vezes geram apenas uma breve imunidade de alguns meses. A IgA confere proteção contra vírus que entram através da mucosa respiratória e gastrintestinal, e IgM e IgG protegem contra vírus que entram ou são disseminados pelo sangue. A proteção duradoura contra infecções virais sistêmicas, como as doenças infantis sarampo, caxumba, rubéola e catapora (varicela), é uma função da resposta anamnésica (secundária) de IgG. Para certos vírus respiratórios, como os vírus parainfluenza e o vírus sincicial respiratório, o título de IgA na secreção respiratória correlaciona-se com a proteção, ao passo que o título de IgG não. Infelizmente, a proteção por IgA contra a maioria dos vírus do trato respiratório geralmente dura menos que cinco anos.

O papel da imunidade ativa na recuperação de uma infecção viral é incerto. Como a recuperação frequentemente precede o aparecimento de anticorpos detectáveis, as imunoglobulinas podem não ser importantes. Além disso, crianças com agamaglobulinemia recuperam-se de infecções por sarampo normalmente e podem ser imunizadas contra sarampo com sucesso, indicando que a imunidade celular tem um papel importante. Isso é sustentado pela observação de que crianças com deficiência congênita em células T são vulneráveis a infecções graves por vírus do sarampo e herpes-vírus. As células T são importantes para a recuperação de muitas, mas não de todas as doenças virais.

A proteção oferecida pela imunidade ativa pode ser afetada pelo fenômeno do **pecado antigênico original**. Esse termo refere-se à observação de que quando uma pessoa é exposta a um vírus que tem reatividade cruzada com outro vírus ao qual o indivíduo já foi exposto anteriormente, mais anticorpos podem ser produzidos contra o vírus original do que contra o vírus atual. Parece que as células imunes de memória podem responder contra a exposição antigênica original em um nível maior do que contra a subsequente. Isso foi observado em pessoas com anticorpos contra o tipo A_1 do vírus influenza, que, quando expostas ao tipo A_2, produziam grandes quantidades de anticorpos contra o A_1, mas poucos anticorpos contra o A_2. Essa é também uma causa fundamental da febre hemorrágica grave da dengue* (ver Cap. 42). Esse fenômeno também apresenta duas consequências práticas: (1) tentativas de vacinar pessoas contra diferentes linhagens do vírus influenza podem ser menos eficientes do que se espera; e (2) estudos epidemiológicos com base na medição de títulos de anticorpos podem gerar resultados enganosos.

Como um anticorpo inibe os vírus? Existem dois mecanismos principais. O primeiro é a **neutralização** da infectividade do vírus pela ligação do anticorpo a proteínas da superfície externa do vírus. Essa ligação tem dois efeitos: (1) ela pode impedir a interação do vírus com o receptor celular, e (2) ela pode ligar as proteínas virais e estabilizar o vírus para que o desnudamento não ocorra. Como resultado, o vírus não consegue se multiplicar.

Além disso, um vírus coberto por anticorpos é mais rapidamente fagocitado do que um vírus normal, um processo similar ao efeito de opsonização dos anticorpos em bactérias. Os anticorpos não degradam a partícula viral; vírus inteiros infecciosos podem ser recuperados por meio da dissociação de complexos vírus-anticorpos. Anticorpos incompletos, também chamados de "bloqueadores", podem interferir na neutralização e formar imunocomplexos, que são importantes na patogênese de certas doenças. Alguns vírus, como os herpes-vírus, podem disseminar-se de célula a célula por meio de ligações intercelulares, evadindo o efeito neutralizante dos anticorpos.

Anticorpos que interferem na aderência (adsorção e penetração) dos vírus à superfície celular são chamados de anticorpos neutralizantes. Observa-se que um anticorpo neutralizante é direcionado contra as proteínas de superfície do vírus, normalmente as proteínas envolvidas na interação do vírus com receptores da superfície da célula hospedeira. Anticorpos formados contra componentes internos do vírus (p. ex., o antígeno do cerne do vírus da hepatite B) não neutralizam a infectividade do vírus.

O segundo mecanismo principal é a **lise das células infectadas por vírus** na presença de anticorpos e complemento. O anticorpo liga-se a novos antígenos vírus-específicos na superfície da célula e então se liga ao complemento, que enzimaticamente degrada a membrana celular. Como a célula é morta antes que uma produção completa do vírus ocorra, a disseminação do vírus é significativamente reduzida.

A lise de células infectadas por vírus também é causada por **linfócitos T citotóxicos**. Essas células T CD8 positivas reconhecem antígenos virais apenas quando eles são apresentados em associação com proteínas do MHC de classe I (ver Cap. 58). Eles matam células infectadas por vírus por três métodos: (1) pela liberação de **perforinas**, que formam cavidades na membrana celular de células infectadas; (2) pela liberação de enzimas proteolíticas, chamadas de **granzimas**, no interior da célula infectada, que degradam o conteúdo celular; e (3) pela ativação da **proteína FAS**, que causa morte celular programada (**apoptose**).

Nem todas as infecções virais induzem anticorpos. **Tolerância** a antígenos virais pode ocorrer quando a infecção viral se desenvolve em um feto ou em um recém-nascido. O sistema-modelo no qual a tolerância foi demonstrada é a infecção que

---

*N. de T. No caso de dengue grave, no entanto, o fenômeno do pecado antigênico original está relacionado a linfócitos T que reagem cruzadamente contra sorotipos diferentes do vírus, e não a anticorpos.

causa coriomeningite linfocitária (CML) em camundongos. Se o vírus da CML for inoculado em um camundongo recém-nascido, o vírus replica-se amplamente, mas nenhum anticorpo é formado durante o período de vida do animal. O vírus é reconhecido como "próprio", porque estava presente no momento de maturação do sistema imune. Se o vírus da CML for dado a um camundongo adulto, anticorpos são formados normalmente. Não há exemplo de tolerância total a um vírus em seres humanos; até mesmo na síndrome da rubéola congênita, na qual o vírus infecta o feto, alguns anticorpos contra o vírus da rubéola são produzidos. Entretanto, a produção e liberação viral podem continuar por meses ou anos.

A supressão da resposta celular pode ocorrer durante infecções por certos vírus. O exemplo mais conhecido é a perda da reatividade ao teste cutâneo de tuberculina durante infecções por sarampo. Infecções por citomegalovírus ou HIV também podem causar supressão. Alguns vírus podem "regular negativamente" (reduzir) a quantidade de proteínas do MHC de classe I e classe II produzidas pelas células, o que pode ser um mecanismo pelo qual esses vírus suprimem a imunidade celular.

2. Imunidade passiva

A transferência de soro humano contendo os anticorpos apropriados fornece imunidade de curta duração para indivíduos expostos a certos vírus. O termo *passiva* refere-se à administração de **anticorpos pré-formados**. Dois tipos de preparações de imunoglobulinas são usados para esse propósito. Um deles possui altos títulos de anticorpos contra um vírus específico, e o outro é uma amostra misturada de doadores de plasma que contém uma mistura heterogênea de anticorpos com títulos baixos. As imunoglobulinas são preparadas por fracionamento alcoólico, que remove qualquer vírus do soro. As três preparações de alto título mais frequentemente utilizadas são empregadas após exposição aos vírus da hepatite B, raiva e varicela-zóster. Preparações de imunoglobulinas com baixo título são utilizadas principalmente para prevenir hepatite A em pessoas que viajam para áreas onde essa infecção é hiperendêmica.

Dois exemplos especializados de imunidade passiva incluem a transferência de IgG da mãe para o feto pela placenta e a transferência de IgA da mãe para o recém-nascido pelo colostro.

3. Imunidade de rebanho

A "imunidade de rebanho" (também conhecida como "imunidade de grupo") é a proteção de um indivíduo a uma infecção pelo fato de os outros membros da população (o "rebanho") serem **incapazes de transmitir o vírus** para aquele indivíduo (Fig. 33-33). A imunidade de rebanho pode ser obtida pela imunização da população com uma vacina que interrompe a transmissão, como a vacina viva

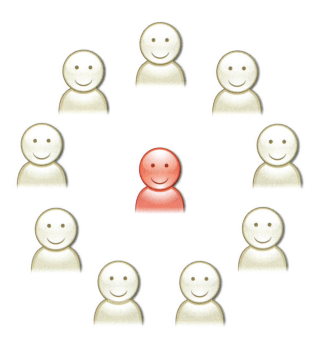

FIGURA 33-3 Imunidade de rebanho. A imunização de nove indivíduos (em bege) pode proteger a pessoa não imunizada (em vermelho) por meio da interrupção da transmissão. Níveis de imunização de 90% são geralmente considerados suficientes para proteger o indivíduo não imunizado.

atenuada de pólio, mas não com uma vacina que não interrompe a transmissão, como a vacina de pólio inativada (apesar de ela proteger o indivíduo imunizado contra a doença). Observa-se que a imunidade de rebanho ocorre com a vacina de pólio viva principalmente porque ela induz IgA no intestino, que inibe a infecção pelo vírus virulento, impedindo a transmissão para outros. Além disso, o vírus vivo vacinal pode se replicar na pessoa imunizada e disseminar-se para outros membros da população, aumentando o número de pessoas protegidas. Entretanto, a característica importante quando se considera imunidade de rebanho é a indução de IgA, que impede a transmissão.

A imunidade de rebanho pode ser obtida tanto por infecções naturais quanto por vacinas. Por exemplo, se uma doença viral, como o sarampo, ocorrer em aproximadamente 90% de um grupo, e se os que se recuperaram da doença possuírem imunidade suficiente para evitar que se tornem infectados e sirvam como fonte de vírus para outros, então os 10% restantes estarão protegidos pela imunidade de rebanho.

CONCEITOS-CHAVE

Interferonas

- **Vírus e RNA de fita dupla são os indutores mais potentes** de interferonas. Muitos vírus induzem interferonas, e muitos vírus são inibidos por interferonas (i.e., nem a indução das interferonas nem sua ação são específicos).

- As interferonas agem por meio de sua ligação a um receptor na superfície da célula, o que sinaliza para que a célula produza ribonuclease, oligo A sintase e proteína-cinase em suas formas inativas. O dsRNA produzido por um vírus infectante ativa essas proteínas. As interferonas não entram na célula e não possuem efeito em vírus extracelulares.

PARTE III • Virologia básica

- As interferonas inibem a replicação viral por meio do bloqueio da síntese proteica, principalmente **degradando mRNAs e pela inativação do fator de alongamento 2**.

- As interferonas α e β possuem uma ação antiviral mais forte do que a da interferona γ. O último age principalmente como uma interleucina que ativa macrófagos.

Outras defesas inespecíficas

- As células *natural killer* (NK) são linfócitos que **destroem células infectadas por muitos vírus diferentes (i.e., elas são não específicas)**. As células NK não possuem um receptor de antígeno em sua superfície, diferentemente dos linfócitos T e B. Estas células **reconhecem e destroem células que não apresentam proteínas do MHC de classe I em sua superfície**. Elas matam células pelos mesmos mecanismos usados pelas células T citotóxicas (i.e., pela secreção de perforinas e granzimas).

- A fagocitose por macrófagos e a depuração de muco pelos cílios do trato respiratório também são defesas importantes. Dano a essas defesas predispõem a infecções virais.

- Níveis aumentados de corticosteroides inibem várias defesas do hospedeiro e predispõem a infecções virais graves, sobretudo infecções disseminadas por herpes-vírus. Má nutrição predispõe a infecções graves de sarampo em países em de-

senvolvimento. Indivíduos muito jovens e idosos apresentam infecções virais mais graves.

Defesas específicas

- **Imunidade ativa contra infecções virais** é mediada por **anticorpos e células T citotóxicas**. Ela pode ser gerada tanto por exposição ao vírus quanto por imunização por uma vacina viral.

- **Imunidade passiva consiste em anticorpos pré-formados em outra pessoa ou animal.**

- A **duração da imunidade ativa é muito mais longa do que a da imunidade passiva**. A imunidade ativa é medida em anos, ao passo que a imunidade passiva dura poucas semanas ou poucos meses.

- **A imunidade passiva tem efeito imediatamente, enquanto a imunidade ativa leva de 7 a 10 dias na resposta primária** (ou 3 a 5 dias na resposta secundária) para estimular quantidades detectáveis de anticorpos.

- **Imunidade de rebanho** é a proteção de um indivíduo que resulta da imunidade de muitos outros membros da população (o "rebanho"), que interrompe a transmissão do vírus para o indivíduo. A imunidade de rebanho pode ser obtida tanto pela imunização quanto pela infecção natural de uma porcentagem suficientemente alta da população.

TESTE SEU CONHECIMENTO

1. Em relação ao modo de ação da interferona, qual das seguintes alternativas é a mais correta?

   (A) Ela age inibindo a protease viral.

   (B) Ela age inibindo a polimerase do vírion.

   (C) Ela age induzindo uma ribonuclease que degrada mRNA viral.

   (D) Ela age ligando-se ao vírion extracelular, dessa forma inibindo a penetração na célula.

   (E) Ela age contra vírus com um genoma de DNA, mas não contra vírus que possuem RNA como genoma.

2. Considerando os aspectos imunes das doenças virais, qual das seguintes opções é a mais correta?

   (A) Anticorpos protegem contra algumas doenças virais pela inibição da síntese de mRNA pela RNA-polimerase do vírion.

   (B) IgG possui um papel importante na neutralização da infectividade viral durante a infecção primária.

   (C) IgA exerce um efeito antiviral, impedindo o vírus de infectar as células das mucosas dos tratos respiratório e gastrintestinal.

   (D) IgE pode prevenir infecções virais ativando o complemento, o que leva à produção do complexo de ataque à membrana.

   (E) Interleucina 2 é importante na proteção de células não infectadas contra infecção viral pela inibição da liberação do vírus de células infectadas.

RESPOSTAS

(1) **(C)**

(2) **(C)**

VER TAMBÉM

- Mais **questões para autoavaliação** sobre os temas discutidos neste capítulo são encontradas na seção de Virologia Básica da Parte XIII: Questões para autoavaliação, a partir da página 721. Consulte também a Parte XIV: Simulado de provas e concursos, a partir da página 753.

CAPÍTULO

Diagnóstico laboratorial

34

CONTEÚDO DO CAPÍTULO

Introdução
Identificação em cultivo celular
 Fixação do complemento
 Inibição da hemaglutinação
 Neutralização
 Ensaio com anticorpo fluorescente
 Radioimunoensaio
 Ensaio imunoabsorvente ligado à enzima
 Microscopia imunoeletrônica

Identificação microscópica
Procedimentos sorológicos
Detecção de antígenos virais
Detecção de ácidos nucleicos virais
Conceitos-chave
Teste seu conhecimento
Ver também

INTRODUÇÃO

Existem cinco abordagens para o diagnóstico de doenças virais pelo uso de espécimes clínicos: (1) identificação do vírus em cultivo celular, (2) identificação microscópica diretamente do espécime, (3) procedimentos sorológicos para detectar um aumento no título de anticorpos ou a presença do anticorpo IgM, (4) detecção de antígenos virais no sangue ou em fluidos corporais e (5) detecção do ácido nucleico viral no sangue ou nas células do paciente.

A sensibilidade e a rapidez para a obtenção de resultados de diversos tipos de exames laboratoriais utilizados no diagnóstico de infecções virais estão descritas na Tabela 34-1.

IDENTIFICAÇÃO EM CULTIVO CELULAR

A replicação de vírus requer cultivos celulares, uma vez que os vírus se replicam apenas em células vivas, e não em meio livre de células, como a maioria das bactérias. Como muitos vírus são inativados à temperatura ambiente, é importante inocular o espécime no cultivo

celular rapidamente; transporte breve ou armazenamento a 4°C são aceitáveis.

A replicação viral em cultivo celular frequentemente produz um **efeito citopático** (CPE) característico que fornece uma **identificação presuntiva**. O CPE é a mudança da aparência das células infectadas por vírus. Essa mudança pode ser em tamanho, forma e em fusão de células, a fim de formar células gigantes multinucleadas (sincícios). Em geral, o CPE é a manifestação de células infectadas por vírus que estão morrendo ou que estão mortas. O tempo que o CPE leva para aparecer e o tipo de célula na qual o vírus produz o CPE são pistas importantes na identificação presuntiva.

Se o vírus não produz um CPE, sua presença pode ser detectada por várias outras técnicas:

(1) **Hemadsorção** (i.e., ligação de hemácias à superfície de células infectadas por vírus). Essa técnica é limitada aos vírus com uma proteína hemaglutinina em seu envelope, como os vírus do sarampo, parainfluenza e influenza.

(2) **Interferência** na formação de CPE por um segundo vírus. Por exemplo, o vírus da rubéola, que não causa CPE, pode ser

TABELA 34-1   Testes laboratoriais para infecções virais: comparação da sensibilidade e rapidez

	Cultura viral: detecção de efeito citopático	PCR: detecção de DNA ou RNA viral	AFD: detecção de antígenos virais em células	Teste antigênico rápido: detecção de proteínas do influenza
Sensibilidade	Alta (3+)	Alta (3+)	Intermediária (2+)	A mais baixa (1+)
Velocidade relativa de liberação dos resultados	O mais demorado	Rápido	Rápido	O mais rápido

AFD, anticorpo fluorescente direto; PCR, reação em cadeia da polimerase (do inglês, *polymerase chain reaction*).

detectado pela interferência na formação de CPE por certos entero-vírus, como os ecovírus ou vírus Coxsackie.

(3) Uma diminuição na produção de ácido por células infectadas que estão morrendo. Isso pode ser detectado visualmente pela mudança de cor do vermelho de fenol (um indicador de pH) do meio de cultura. O indicador permanece vermelho (alcalino) na presença de células infectadas por vírus, mas se torna amarelo na presença de células normais metabolizantes, como resultado do ácido produzido. Essa técnica pode ser usada para detectar certos enterovírus.

A **identificação definitiva** do crescimento viral em cultivo de células é realizada pelo uso de anticorpos conhecidos em um de vários testes. Fixação do complemento, inibição da hemaglutinação e neutralização do CPE são os testes mais frequentemente usados*. Outros procedimentos, como anticorpos fluorescentes, radioimunoensaios, ensaio imunoabsorvente ligado à enzima (ELISA) e microscopia imunoeletrônica, também são usados em casos especiais. Uma breve descrição desses testes é feita a seguir. Eles são descritos com mais detalhes na seção sobre Imunologia.

Fixação do complemento

Se o antígeno (o vírus desconhecido no sobrenadante da cultura) e o anticorpo conhecido forem homólogos, o complemento será fixado (ligado) ao complexo antígeno-anticorpo. Isso o torna indisponível para lisar o sistema "indicador", que é composto por hemácias sensibilizadas.

Inibição da hemaglutinação

Se o vírus e o anticorpo forem homólogos, o vírus é impedido de se ligar às hemácias e nenhuma hemaglutinação ocorre. Apenas vírus que aglutinam hemácias podem ser identificados por esse método.

Neutralização

Se o vírus e o anticorpo forem homólogos, o anticorpo ligado à superfície do vírus bloqueia sua entrada na célula. Isso neutraliza a infectividade do vírus, uma vez que impede a replicação viral e a subsequente formação de CPE ou infecção em animais.

Ensaio com anticorpo fluorescente

Se a célula infectada por vírus e o anticorpo marcado com fluoresceína forem homólogos, a característica cor verde-maçã da fluoresceína é observada nas células por microscopia ultravioleta (UV).

Radioimunoensaio

Se o vírus e o anticorpo forem homólogos, há menos anticorpos remanescentes para se ligarem ao vírus conhecido marcado radiativamente.

Ensaio imunoabsorvente ligado à enzima

Em um teste de ELISA para identificar um vírus, um anticorpo conhecido contra o vírus é ligado a uma superfície. Se o vírus estiver presente no espécime de um paciente, ele se ligará ao anticorpo.

Uma amostra de um anticorpo ligado a uma enzima é adicionada, e irá ligar-se ao vírus preso. O substrato da enzima é adicionado, e a quantidade de enzima ligada será determinada.

Microscopia imunoeletrônica

Se o anticorpo for homólogo ao vírus, agregados de complexos vírus-anticorpos são visualizados ao microscópio eletrônico.

IDENTIFICAÇÃO MICROSCÓPICA

Os vírus podem ser detectados e identificados pelo exame microscópico direto de espécimes clínicos, como materiais de biópsia e lesões de pele. Três procedimentos diferentes podem ser utilizados. (1) A microscopia óptica pode revelar corpúsculos de inclusão ou células gigantes multinucleadas características. O teste de Tzanck, que revela células gigantes multinucleadas induzidas por herpes-vírus em lesões vesiculares de pele, é um bom exemplo. (2) A microscopia UV é utilizada para detecção de vírus em células infectadas marcadas por anticorpos fluorescentes. (3) A microscopia eletrônica detecta partículas virais, que podem ser caracterizadas pelo seu tamanho e sua morfologia**.

PROCEDIMENTOS SOROLÓGICOS

O aumento no título[1] de um anticorpo contra um vírus pode ser utilizado para diagnosticar infecções presentes. **Soroconversão** é o termo usado para descrever a detecção de um anticorpo contra um vírus (ou qualquer micróbio) no soro de um paciente quando este anteriormente não possuía nenhum anticorpo. Dito de outra forma, o soro do paciente foi convertido de anticorpo-negativo para anticorpo-positivo.

Uma amostra de soro é obtida assim que a etiologia viral seja suspeitada (**fase aguda**), e uma segunda amostra é obtida **10 a 14 dias depois (fase convalescente)**. Se o título do anticorpo na amostra de soro da fase convalescente for pelo menos **quatro vezes maior** do que o título na amostra de soro da fase aguda, o paciente é considerado infectado. Por exemplo, se o título na amostra de soro da fase aguda é 1/4 e o título na amostra da fase convalescente é 1/16 ou maior, o paciente apresentou um aumento significativo no título do anticorpo e foi infectado recentemente. Se, entretanto, o título na amostra de soro da fase convalescente for 1/8, esse aumento não é significativo e não deve ser interpretado como um sinal de infecção recente.

É importante perceber que um título de anticorpo em uma única amostra não distingue entre uma infecção prévia e uma atual. O título do anticorpo pode ser determinado por muitos dos testes imunológicos mencionados anteriormente. Esses diagnósticos sorológicos são normalmente realizados retrospectivamente, uma vez que a doença muitas vezes já encerrou seu curso no momento em que os resultados são obtidos.

---

*N de T. Atualmente, esses testes são considerados obsoletos e vêm sendo substituídos no mundo todo por testes mais sensíveis, específicos e de mais fácil execução, como os testes NAT (empregando tecnologias de ácidos nucleicos) e testes imunocromatográficos.

**N. de R.T. É importante observar, no entanto, que muitos vírus que causam doenças completamente diferentes são idênticos quando vistos no microscópio eletrônico. Por exemplo, os vírus da hepatite A, da poliomielite e do resfriado comum são absolutamente idênticos morfologicamente.

[1]O *título* é a medida da concentração de anticorpos no soro do paciente. Ele é definido como a maior diluição do soro que gera uma reação positiva no teste. Ver Capítulo 64 para uma discussão sobre título e sobre vários testes sorológicos.

CAPÍTULO 34 • Diagnóstico laboratorial **259**

Em certas doenças virais, a presença de anticorpos IgM é usada para diagnosticar infecções atuais. Por exemplo, a presença de anticorpo IgM contra o antígeno do cerne indica infecção pelo vírus da hepatite B.

Outros testes sorológicos inespecíficos estão disponíveis. Por exemplo, o teste de anticorpo heterófilo (Monospot) pode ser usado para diagnosticar mononucleose infecciosa. No teste heterófilo, soro humano reage com hemácias de cavalos ou ovelhas. Se o anticorpo heterófilo está presente (i.e., se o paciente foi infectado pelo vírus Epstein-Barr), a aglutinação das hemácias ocorre. (Ver Cap. 37 para mais informações.)

DETECÇÃO DE ANTÍGENOS VIRAIS

Antígenos virais podem ser detectados no sangue do paciente ou em fluidos corporais por vários testes, mas com mais frequência por ELISA. Testes para o antígeno p24 do vírus da imunodeficiência humana (HIV) e para o antígeno de superfície do vírus da hepatite B são exemplos comuns dessa abordagem.

DETECÇÃO DE ÁCIDOS NUCLEICOS VIRAIS

Ácidos nucleicos virais (i.e., tanto o genoma viral quanto o mRNA viral) podem ser detectados no sangue ou nos tecidos de pacientes com o uso de DNA ou RNA complementar (cDNA ou cRNA) como sondas. Se apenas uma pequena quantidade de ácidos nucleicos virais estiver presente no paciente, a reação em cadeia da polimerase (PCR) pode ser usada para amplificar os ácidos nucleicos virais. Ensaios para detecção do RNA dos vírus HIV e da hepatite C e para detecção do DNA do vírus da hepatite B no sangue do paciente (**carga viral**) são comumente usados para se monitorar o curso da doença e avaliar o prognóstico do paciente.

Em infecções graves por vírus respiratórios, o diagnóstico laboratorial pode ser realizado utilizando-se ensaios baseados em PCR de amostras de secreções do trato respiratório. Um painel de ensaios de PCR é usado para se diagnosticar infecções causadas pelos vírus influenza, parainfluenza, vírus sincicial respiratório, rinovírus, metapneumovírus humano e adenovírus.

CONCEITOS-CHAVE

Identificação em cultivo celular

- A presença de vírus em um espécime de paciente pode ser detectada pela visualização de "efeito citopático" (CPE) em cultivo celular. O CPE não é específico (i.e., muitos vírus o causam). Uma identificação mais específica do vírus geralmente envolve um teste baseado em anticorpo, como a imunofluorescência, a fixação do complemento ou o ensaio imunoadsorvente ligado à enzima (ELISA).

Identificação microscópica

- **Corpúsculos de inclusão**, formados por agregados de muitas partículas virais, podem ser vistos tanto no núcleo quanto no citoplasma de células infectadas. Eles são inespecíficos. Dois exemplos importantes são as inclusões nucleares, formadas por certos herpes-vírus, e as inclusões citoplasmáticas, formadas pelo vírus da raiva (corpúsculos de Negri).
- **Células gigantes multinucleadas** são formadas por vários vírus, particularmente por certos herpes-vírus, vírus sincicial respiratório e vírus do sarampo.
- A coloração por anticorpos fluorescentes de células obtidas de pacientes ou de células infectadas em cultura podem fornecer um diagnóstico rápido e específico.
- A microscopia eletrônica não é frequentemente utilizada no diagnóstico clínico, mas é útil no diagnóstico de certos vírus, como o ebola que possui uma aparência característica e apresenta riscos para o cultivo em células.

Procedimentos sorológicos

- A **presença de IgM** pode ser utilizada para **diagnosticar infecções atuais**.
- A **presença de IgG não pode ser utilizada para diagnosticar infecções atuais** porque o anticorpo pode ser oriundo de uma infecção no passado. Assim, amostras pareadas de soro, das fases aguda e convalescente, devem ser analisadas. Um título de anticorpo que seja pelo menos quatro vezes maior na fase convalescente quando comparado com a fase aguda pode ser usado para fazer o diagnóstico.

Detecção de antígenos virais e ácido nucleico

- A **presença de proteínas virais**, como a p24 do HIV ou o antígeno de superfície da hepatite B, é normalmente usada no diagnóstico.
- A **presença de DNA ou RNA viral** está se tornando o "padrão-ouro" em diagnóstico viral. Sondas marcadas são altamente específicas e os resultados são obtidos rapidamente. Pequenas quantidades de ácidos nucleicos virais podem ser amplificadas usando transcriptase reversa para produzir quantidades detectáveis pela sonda. Um exemplo importante é o **ensaio de "carga viral" para RNA de HIV**.

TESTE SEU CONHECIMENTO

1. Considerando o diagnóstico de infecções virais no laboratório clínico, qual das seguintes opções fornece o diagnóstico MAIS específico?

   (A) Efeito citopático produzido por um vírus que se replica em células de prepúcio humano.

   (B) Corpúsculos de inclusão citoplasmáticos produzidos por um vírus que se replica no citoplasma.

   (C) Células gigantes multinucleadas produzidas por um vírus que se replica em células de pele humanas.

   (D) Neutralização da infectividade usando anticorpos contra a proteína de superfície viral.

   (E) Corpúsculos de inclusão intranucleares produzidos por um vírus que se replica no núcleo.

PARTE III • Virologia básica

2. A visualização de células gigantes multinucleadas em um teste de Tzanck pode ser utilizada para obter um diagnóstico presuntivo da infecção por qual dos seguintes vírus?

(A) Vírus Epstein-Barr.
(B) Herpes-vírus simples.
(C) Papilomavírus humano.
(D) Parvovírus B19.
(E) Vírus da rubéola.

RESPOSTAS

(1) **(D)**
(2) **(B)**

VER TAMBÉM

- Mais **questões para autoavaliação** sobre os temas discutidos neste capítulo são encontradas na seção de Virologia Básica da Parte XIII: Questões para autoavaliação, a partir da página 721. Consulte também a Parte XIV: Simulado de provas e concursos, a partir da página 753.

C A P Í T U L O

35

Fármacos antivirais

CONTEÚDO DO CAPÍTULO

Princípios de terapia antiviral

Inibição de eventos precoces

Inibição da síntese de ácidos nucleicos virais
Inibidores de herpes-vírus
Inibidores do vírus da imunodeficiência humana
Inibidores do vírus da hepatite B
Inibidores do vírus da hepatite C
Inibidores de outros vírus

Inibição da integrase

Inibição da clivagem de polipeptídeos precursores (inibidores de protease)

Inibidores do vírus da imunodeficiência humana
Inibidores do vírus da hepatite C

Inibição da síntese de proteínas virais
Interferona
Fomivirseno

Inibição da liberação do vírus

Quimioprofilaxia

Conceitos-chave

Teste seu conhecimento

Ver também

PRINCÍPIOS DE TERAPIA ANTIVIRAL

Comparado ao número de fármacos disponíveis para tratar infecções bacterianas, o número de fármacos antivirais é **muito baixo**. A principal razão para essa diferença é a **dificuldade em obter toxicidade seletiva** contra os vírus; sua replicação está intimamente envolvida com os processos sintetizantes normais da célula. Apesar

da dificuldade, vários passos de replicação específicos dos vírus já foram identificados e são alvos de ação de fármacos virais efetivos (Tab. 35-1). A Tabela 35-2 descreve o modo de ação de fármacos antivirais que bloqueiam eventos iniciais da replicação viral, e a Tabela 35-3 descreve o modo de ação de fármacos antivirais que bloqueiam a síntese de ácido nucleico viral. A Figura 35-1 mostra a

TABELA 35-1   Etapas da replicação viral inibidas por fármacos antivirais

Etapa da replicação viral inibida	Fármacos virais efetivos
Eventos precoces (entrada ou desnudamento do vírus)	Amantadina, rimantadina, entuvirtida, maraviroque, palivizumabe
Síntese de ácido nucleico por herpes-vírus	Aciclovir, ganciclovir, valaciclovir, valganciclovir, penciclovir, fanciclovir, cidofovir, trifluridina, foscarnete
Síntese de ácidos nucleicos pelo vírus da imunodeficiência humana (HIV)	Zidovudina, lamivudina, entricitabina, didanosina, estavudina, abacavir, tenofovir, nevirapina, delavirdina, efavirenz, etravirina, rilpivirina
Síntese de ácidos nucleicos pelo vírus da hepatite B (HBV)	Adefovir, entecavir, lamivudina, telbivudina, tenofovir
Síntese de ácidos nucleicos pelo vírus da hepatite C (HCV)	Inibidores de RNA polimerase: sofosbuvir, dasabuvir Inibidores de NS5A: ledipasvir, ombitasvir
Síntese de ácidos nucleicos por outros vírus	Ribavirina
Integrase que integra o DNA do HIV no DNA celular	Raltegravir, elvitegravir, dolutegravir
Clivagem de polipeptídeos precursores	Inibidores de protease do HIV: saquinavir, indinavir, ritonavir, nelfinavir, amprenavir, atazanavir, darunavir, lopinavir, tipranavir Inibidores de protease do vírus da hepatite C: boceprevir, simeprevir, telaprevir, paritaprevir
Síntese proteica direcionada por mRNA viral	Interferona, fomivirseno
Liberação do vírus influenza da célula infectada	Oseltamivir, zanamivir

TABELA 35-2 Fármacos antivirais que bloqueiam eventos precoces

Fármaco antiviral	Modo de ação	Vírus inibido
Amantadina, rimantadina	Inibe o desnudamento, bloqueando a proteína de matriz M2	Influenza
Enfuvirtida	Inibe a fusão se ligando à gp41 do vírus da imunodeficiência humana (HIV)	HIV
Maraviroque	Inibe a ligação ao receptor de superfície celular CCR-5	HIV
Palivizumabe	Anticorpo monoclonal que bloqueia a ligação da proteína de fusão viral a um receptor nas células da mucosa respiratória	Vírus sincicial respiratório

TABELA 35-3 Fármacos antivirais que bloqueiam a síntese de ácido nucleico viral

Modo de ação	Fármacos antivirais
Inibição da DNA-polimerase de herpes-vírus	Inibidores nucleosídeos: aciclovir, ganciclovir, valaciclovir, valganciclovir, penciclovir, fanciclovir, cidofovir, trifluridina Inibidores não nucleosídeos: foscarnete
Inibição da transcriptase reversa do vírus da imunodeficiência humana (HIV)	Inibidores nucleosídeos: zidovudina, lamivudina, entricitabina, didanosina, estavudina, abacavir, tenofovir Inibidores não nucleosídeos: nevirapina, delavirdina, efavirenz, etravirina, rilpivirina
Inibição da transcriptase reversa do vírus da hepatite B	Adefovir, entecavir, lamivudina, telbivudina
Inibição da RNA polimerase do vírus da hepatite C	Sofosbuvir, dasabuvir
Inibição da proteína NS5A do vírus da hepatite C	Ledipasvir, ombitasvir
Inibição da síntese de ácidos nucleicos por outros vírus	Ribarivina

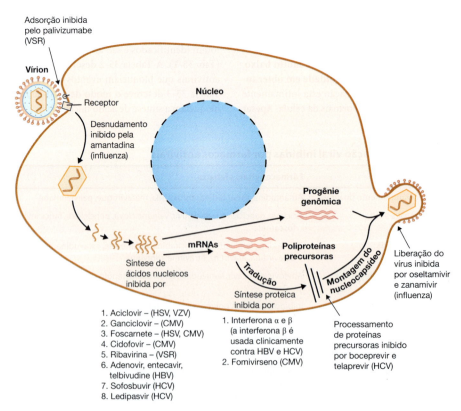

FIGURA 35-1 Ciclo replicativo de um vírus-modelo mostrando o local de ação de fármacos utilizados para tratar diversas infecções virais. CMV, citomegalovírus; HBV, vírus da hepatite B; HCV, vírus da hepatite C; HSV, herpes-vírus simples; VSR, vírus sincicial respiratório; VZV, vírus varicela-zóster.

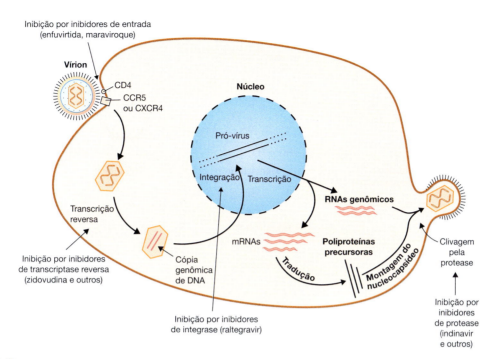

FIGURA 35-2 Ciclo replicativo do vírus da imunodeficiência humana (HIV) apresentando o sítio de ação de fármacos utilizados no tratamento da infecção pelo HIV.

replicação de um vírus-modelo e o local de ação de vários fármacos usados para tratar diversas infecções virais. A Figura 35-2 mostra a replicação do vírus da imunodeficiência humana (HIV) e o local de ação de fármacos utilizados para tratar a infecção pelo HIV.

Outra limitação dos fármacos antivirais é que eles são relativamente ineficazes, pois muitos ciclos de replicação viral ocorrem durante o período de incubação, quando o paciente ainda está bem. Quando o paciente apresenta uma doença viral sistêmica reconhecível, o vírus já se espalhou pelo corpo e é muito tarde para impedi-lo. Além do mais, alguns vírus (p. ex., herpes-vírus) tornam-se latentes no interior das células, e nenhum fármaco antiviral atual consegue erradicá-los.

Outro fator limitante é a emergência de mutantes virais resistentes a fármacos. Por exemplo, quando mutantes do HIV resistentes a fármacos emergem, é necessário que o regime de tratamento seja alterado. Assim, o tratamento de infecções por HIV utiliza múltiplos fármacos, geralmente de classes diferentes, para que no caso de mutantes resistirem a um fármaco, outro ainda seja efetivo.

INIBIÇÃO DE EVENTOS PRECOCES

A **Amantadina** (α-adamantanamina) é um composto de três anéis (Fig. 35-3) que bloqueia a replicação do vírus influenza A. Ela impede a replicação **inibindo o desnudamento do vírus**, através do bloqueio da atividade de "canal iônico" da proteína da matriz (proteína M2) viral. A absorção e penetração ocorrem normalmente, mas a transcrição pela RNA-polimerase do vírion não ocorre, uma vez que o desnudamento não acontece. Esse fármaco inibe especificamente o vírus influenza A; os vírus influenza B e C não são afetados.

Apesar da sua eficácia em prevenir influenza, ela não é amplamente utilizada nos Estados Unidos, porque a vacinação é preferível para a população de alto risco. Além disso, a maior parte dos isolados tornou-se resistente à amantadina. Os principais efeitos colaterais da amantadina são alterações do sistema nervoso central, como tontura, ataxia e insônia. A **rimantadina** é um derivado de amantadina que possui o mesmo mecanismo de ação, mas menos efeitos colaterais.

A **enfuvirtida** é um peptídeo sintético que se liga a gp41 da superfície do HIV, bloqueando a entrada do vírus na célula. Ela é a primeira de uma nova classe de fármacos anti-HIV, conhecidos como "inibidores de fusão" (i.e., eles impedem a fusão do envelope viral com a membrana celular).

O **maraviroque** bloqueia a ligação do HIV ao CCR-5 – um correceptor importante para as linhagens de HIV que usam CCR-5 para entrar nas células. O fármaco liga-se ao CCR-5 e bloqueia a interação de gp120, uma proteína de envelope do HIV, com o CCR-5 da superfície celular.

O **palivizumabe** é um anticorpo monoclonal direcionado contra a proteína de fusão do vírus sincicial respiratório (VSR). O palivizumabe neutraliza o RSV ligando-se à proteína de fusão da superfície do RSV, impedindo que o vírus se ligue a receptores na superfície de células da mucosa do trato respiratório. Ele é usado para prevenir bronquiolite e pneumonia em crianças prematuras ou imunocomprometidas.

INIBIÇÃO DA SÍNTESE DE ÁCIDOS NUCLEICOS VIRAIS

Inibidores de herpes-vírus

Inibidores nucleosídeos

Esses fármacos são análogos de nucleosídeos que inibem a DNA-polimerase de um ou mais membros da família dos herpes-vírus.

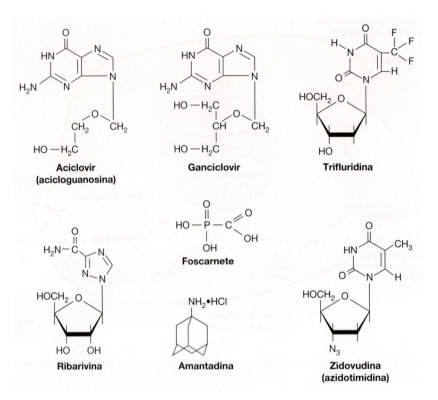

FIGURA 35-3 Estruturas de alguns fármacos antivirais de relevância médica.

Por exemplo, o aciclovir inibe a DNA-polimerase dos herpes-vírus simples 1 e 2 (HSV-1 e 2) e do vírus varicela-zóster, mas não do citomegalovírus (CMV).

1. Aciclovir – o aciclovir (acicloguanosina) é um análogo de guanosina que apresenta um fragmento de três átomos de carbono no lugar da ribose normal, que possui cinco carbonos (ver Fig. 35-3). O termo *aciclo* refere-se ao fato de que o fragmento de três carbonos não possui uma estrutura em anel (*a* = sem, *ciclo* = anel).

O aciclovir é ativo principalmente contra HSV-1 e 2 e vírus varicela-zóster (VZV). Ele é relativamente não tóxico, porque é ativado preferencialmente no interior de células infectadas por vírus. Isso é devido à **timidina-cinase codificada pelo vírus**, que fosforila o aciclovir de maneira muito mais eficiente do que a timidina-cinase celular. Como apenas HSV-1 e 2 e VZV codificam uma cinase que fosforila aciclovir de maneira eficiente, o fármaco é ativo principalmente contra esses vírus. Ele não apresenta atividade contra CMV. Uma vez que o fármaco é fosforilado para aciclovir monofosfato pela timidina-cinase viral, cinases celulares sintetizam o aciclovir trifosfato, que inibe a DNA-polimerase viral de maneira muito mais eficiente do que inibe a DNA-polimerase celular. O aciclovir causa **terminação da cadeia** porque não possui um grupo hidroxila na posição 3'.

Para recapitular, a ação seletiva do aciclovir é baseada em duas características do fármaco. (1) O aciclovir é fosforilado a aciclovir monofosfato de maneira muito mais eficiente pela timidina-cinase codificada pelos herpes-vírus do que pela timidina-cinase celular. Ele é, portanto, preferencialmente ativado em células infectadas por herpes-vírus e muito menos ativado em células não infectadas, o que explica os seus poucos efeitos colaterais. (2) O aciclovir trifosfato inibe a DNA-polimerase codificada pelos herpes-vírus de maneira muito mais eficiente do que inibe a DNA-polimerase celular. Ele, portanto, inibe a síntese de DNA viral em um grau muito maior do que inibe a síntese de DNA celular (Fig. 35-4).

O aciclovir tópico é eficiente no tratamento de herpes genital primária e reduz a frequência de recorrências enquanto está sendo utilizado. Entretanto, ele não possui **nenhum efeito na latência** ou na taxa de recorrências após a interrupção do tratamento. O aciclovir é o tratamento de escolha para encefalite por HSV-1 e é eficiente em impedir infecções sistêmicas por HSV-1 ou VZV em pacientes imunocomprometidos.

Mutantes resistentes a aciclovir já foram isolados de pacientes infectados com HSV-1 e VZV. A resistência ocorre com mais frequência devido a mutações no gene que codifica a timidina-cinase. Isso resulta em atividade reduzida ou na total ausência da timidina-cinase codificada pelo vírus.

O aciclovir é bem tolerado e causa poucos efeitos colaterais – mesmo em pacientes que tomam o fármaco oralmente por anos, para suprimir o herpes genital. O aciclovir intravenoso pode causar toxicidade renal ou no sistema nervoso central.

Derivados do aciclovir com várias propriedades estão disponíveis atualmente. O **valaciclovir** atinge uma alta concentração no plasma quando ingerido via oral e é utilizado para herpes genital e herpes-zóster. O creme de **penciclovir** é utilizado para o tratamento de herpes orolabial recorrente. O **fanciclovir**, quando ingerido via

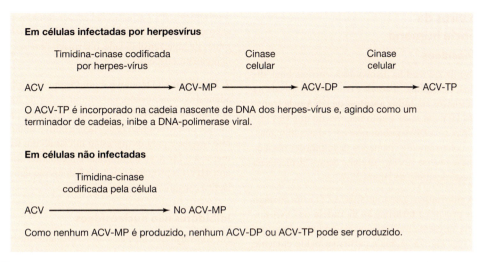

FIGURA 35-4 O aciclovir (ACV) é fosforilado em ACV-MP de maneira muito eficiente pela timidina-cinase codificada por herpes-vírus, mas de maneira muito pouco eficiente pela timidina-cinase codificada pela célula. As timidinas-cinase codificadas pelo herpes-vírus simples 1, herpes-vírus simples 2 e vírus varicela-zóster (VZV) são particularmente ativas com ACV; as timidina-cinase codificadas pelo citomegalovírus e vírus Epstein-Barr não são. Isso explica a ação seletiva de ACV em células infectadas por herpes-vírus simples 1, herpesvírus simples 2 e VZV. O fato de que ACV-TP não é produzido em células não infectadas explica por que ACV apresenta tão poucos efeitos colaterais (i.e., por que a síntese de DNA não é inibida em células não infectadas). ACV-MP, ACV monofosfato; ACV-DP, ACV difosfato; ACV-TP, ACV trifosfato.

oral, é convertido em penciclovir e é utilizado para tratar infecções por herpes-zóster ou herpes-vírus simples.

2. Ganciclovir – O ganciclovir (di-hidroxipropoximetilguanina, DHPG) é um análogo de nucleosídeo da guanina que apresenta um fragmento com quatro átomos de carbono, em vez da ribose (ver Fig. 35-3). Ele é estruturalmente similar ao aciclovir, mas é mais ativo contra CMV do que ele. O ganciclovir é ativado por uma fosfocinase codificada por CMV em um processo similar ao pelo qual o aciclovir é ativado pelo HSV. Isolados de CMV resistentes a ganciclovir já surgiram, principalmente devido a mutações no gene *UL97* que codifica a fosfocinase.

O ganciclovir é eficiente no tratamento da retinite causada pelo CMV em pacientes com a síndrome da imunodeficiência adquirida (Aids) e é útil para tratar outras doenças disseminadas, como colites e esofagites, causadas por aquele vírus. Os principais efeitos colaterais do ganciclovir são leucopenia e trombocitopenia, como resultado de inibição da médula óssea. O **valganciclovir**, que pode ser administrado oralmente, é também efetivo contra a retinite por CMV.

3. Cidofovir – O cidofovir (hidroxifosfonilmetoxi-propilcitosina, HPMPC) é um análogo da citosina que não possui um anel ribose. O cidofovir **não** precisa ser fosforilado e, portanto, não depende da ação de uma fosfocinase codificada pelo vírus. Ele é útil no tratamento de retinite causada por CMV e em infecções graves por papilomavírus humano. Ele pode ser útil no tratamento de molusco contagioso grave em pacientes imunocomprometidos. Um importante efeito colateral é o dano nos rins.

4. Trifluridina – A trifluridina (trifluorotimidina) é um análogo de nucleosídeo no qual o grupo metil da timidina contém três átomos de flúor em vez de três átomos de hidrogênio (ver Fig. 35-3). O fármaco é fosforilado a trifosfato por cinases celulares e incorporado ao DNA. Por apresentar uma alta frequência de erros de pareamento com a adenina, o fármaco leva à formação de moléculas de DNA e mRNA defeituosas. No entanto, como é incorporado ao DNA celular normal e ao DNA viral, é considerado muito tóxico para ser utilizado sistemicamente. Ele é o fármaco de escolha para tratamento tópico de ceratoconjuntivite causada pelo herpes-vírus simples.

Inibidores não nucleosídeos

Inibidores não nucleosídeos inibem a DNA-polimerase dos herpes-vírus por mecanismos diferentes dos descritos anteriormente para análogos de nucleosídeos. O foscarnete é o único fármaco nessa classe aprovado até este momento.

1. Foscarnete – O foscarnete (fosfonoformato trissódico), diferentemente dos fármacos anteriores, que eram análogos de nucleosídeos, é um análogo de pirofosfato (ver Fig. 35-3). Ele liga-se à DNA-polimerase no local de clivagem de pirofosfato e impede a remoção de fosfatos dos trifosfatos nucleosídeos (dNTP). Isso inibe a adição do próximo dNTP e, como consequência, a extensão da fita de DNA.

O foscarnete inibe a DNA-polimerase de todos os herpes-vírus, sobretudo herpes-vírus simples e CMV. Diferentemente do aciclovir, ele não requer ativação pela timidina-cinase. É útil no tratamento da retinite causada pelo CMV, contudo o ganciclovir é a primeira droga de escolha para esta doença. O foscarnete também é utilizado para tratar pacientes infectados com mutantes de HSV-1 e VZV resistentes ao aciclovir.

266 PARTE III • Virologia básica

Inibidores do vírus da imunodeficiência humana

Inibidores nucleosídeos

A toxicidade seletiva da zidovudina, lamivudina, entricitabina, didanosina, zalcitabina, estavudina, abacavir e tenofovir é baseada na habilidade desses fármacos em **inibir a síntese de DNA pela transcriptase reversa** do HIV em taxas muito maiores do que eles inibem a síntese de DNA pela DNA-polimerase em células humanas. Esses fármacos são coletivamente chamados de inibidores nucleosídeos da transcriptase reversa (INTR). O efeito desses fármacos na replicação do HIV está ilustrado na Figura 35-2.

1. Zidovudina – A zidovudina (azidotimidina, AZT) é um análogo de nucleosídeo que provoca a **terminação da cadeia** de DNA durante sua síntese; ela apresenta um grupo azida no lugar do grupo hidroxil na ribose (ver Fig. 35-3). Ela é particularmente eficiente contra síntese de DNA pela transcriptase reversa do HIV e inibe o crescimento do vírus em cultivo de células. Os principais efeitos adversos da zidovudina são supressão da medula óssea e miopatia.

2. Lamivudina – A lamivudina (didesoxitiacitidina) é um análogo nucleosídeo que causa terminação de cadeia durante a síntese do DNA pela transcriptase reversa do HIV. Quando utilizada em conjunto com AZT, ela é muito eficiente tanto em reduzir a carga viral quanto em elevar a contagem de células CD4. A lamivudina também é usada no tratamento da hepatite B crônica, uma vez que inibe a transcriptase reversa do vírus da hepatite B. É um dos inibidores de nucleosídeos mais bem tolerados, porém são observados efeitos adversos como neutropenia, pancreatite e neuropatia periférica.

3. Entricitabina – A entricitabina, um derivado da lamivudina, também é útil e bem tolerada. Uma combinação de entricitabina e tenofovir pode ser utilizada como profilaxia pré-exposição para homens homossexuais, assim como para profilaxia pós-exposição.

4. Didanosina – A didanosina (didesoxi-inosina, ddI, Videx) é um análogo de nucleosídeo que causa a terminação da cadeia durante a síntese de DNA; faltam grupos hidroxila na ribose. O fármaco administrado ddI é metabolizado para ddATP, o princípio ativo. Ele é eficiente contra síntese de DNA pela transcriptase reversa do HIV e é utilizado para tratar pacientes com Aids que são intolerantes para, ou resistentes à, zidovudina. Os principais efeitos adversos da didanosina são pancreatite e neuropatia periférica.

5. Estavudina – A estavudina (dideidrodideoxitimidina, d4T) é um análogo de nucleosídeo que causa a terminação da cadeia de DNA durante sua síntese. Ela inibe a síntese de DNA pela transcriptase reversa do HIV e é utilizada para tratar pacientes com Aids avançada que são intolerantes para, ou resistentes a, outras terapias aprovadas. O principal efeito adverso é neuropatia periférica.

6. Abacavir – O abacavir é um análogo de guanosina que causa a terminação da cadeia de DNA durante sua síntese. Ele está disponível por meio do programa "acesso expandido" para os que tiveram falhas com o regime de fármacos disponíveis. O abacavir é utilizado em combinação com um inibidor de protease, geralmente darunavir e ritonavir, ou juntamente com a zidovudina mais a lamivudina. Os principais efeitos adversos são dano hepático e reações graves de hipersensibilidade. Pacientes que apresentam o alelo HLA-B1701 são mais propensos a apresentarem reações de hipersensibilidade grave ao abacavir, incluindo febre, erupções ou problemas respiratórios. Os pacientes devem ser testados para a presença do alelo antes da prescrição do abacavir. Se o paciente desenvolve sintomas de hipersensibilidade, o fármaco deve ser imediata e permanentemente suspenso.

7. Tenofovir – O tenofovir é um fosfonato acíclico que é análogo à adenosina monofosfato. Ele é um inibidor de transcriptase reversa que age por terminação de cadeia. É aprovado para uso em pacientes que desenvolveram resistência a outros inibidores de transcriptase reversa e para os que estão iniciando um tratamento pela primeira vez. Ele deve ser utilizado em conjunto com outros fármacos anti-HIV. Os principais efeitos adversos são dano hepático, acidose láctica e insuficiência renal.

Inibidores não nucleosídeos

Ao contrário dos fármacos descritos anteriormente, os fármacos desse grupo não são análogos de nucleosídeos e não causam terminação de cadeia. Os inibidores não nucleosídeos da transcriptase reversa (INNTRs) agem ligando-se perto do local ativo da transcriptase reversa e induzindo uma mudança conformacional que inibe a síntese do DNA viral. Os INNTRs não devem ser utilizados como monoterapia porque mutantes resistentes surgem rapidamente. Linhagens de HIV resistentes a um INNTR são normalmente resistentes aos outros também. Com frequência, os INNTRs são utilizados em conjunto com um ou dois análogos de nucleosídeos.

1. Nevirapina – A nevirapina é normalmente usada em combinação com zidovudina e a didanosina. Não há resistência cruzada com os inibidores nucleosídeos de transcriptase reversa descritos anteriormente. O principal efeito colateral da nevirapina é erupção cutânea grave (síndrome de Stevens-Johnson).

2. Delavirdina – A delavirdina (Rescriptor) é eficaz em combinação com a zidovudina ou com a zidovudina junto com a didanosina. O principal efeito colateral da delavirdina é erupção cutânea.

3. Efavirenz – O efavirenz é eficiente em combinação com a zidovudina mais lamivudina. Os efeitos colaterais mais comuns são referentes ao sistema nervoso central, como tontura, insônia e dores de cabeça.

4. Etravirina – A etravirina é um INNTR de segunda geração que é útil no tratamento de pacientes previamente tratados e que apresentam viremia significativa. Ela é mais eficiente quando administrada em conjunto com dois inibidores de protease, darunavir e ritonavir. O efeito adverso mais comum é erupção, e a síndrome de Stevens--Johnson já foi relatada, embora seja rara.

5. Rilpivirina – A rilpivirina é um INNTR de segunda geração útil em pacientes que ainda não foram tratados. Ela é mais eficiente quando utilizada em conjunto tanto com tenofovir quanto com entricitabina. Os efeitos adversos mais comuns são depressão e insônia.

Inibidores do vírus da hepatite B

Adefovir

O adefovir é um análogo da adenosina monofosfato que inibe a DNA-polimerase (transcriptase reversa) do vírus da hepatite B (HBV). É utilizado para o tratamento de hepatites crônicas ativas causadas por esse vírus.

Entecavir

O entecavir (Baraclude) é um análogo de guanosina que inibe a DNA-polimerase (transcriptase reversa) do HBV. Ele não possui nenhuma atividade contra a DNA-polimerase (transcriptase reversa) do HIV. É aprovado para o tratamento de adultos com infecções crônicas por HBV.

Lamivudina

A lamivudina se encontra descrita na seção "Inibidores de retrovírus".

Telbivudina

A telbivudina é um análogo de timidina que inibe a DNA-polimerase (transcriptase reversa) do HBV, mas não possui nenhum efeito contra a transcriptase reversa do HIV. Ela é útil no tratamento de infecções crônicas por HBV.

Tenofovir

O tenofovir se encontra descrita na seção "Inibidores de retrovírus".

Inibidores do vírus da hepatite C

1. Inibidores de RNA polimerase

Sofosbuvir

O sofosbuvir é um análogo de uridina que inibe a RNA-polimerase do vírus da hepatite C (HCV). Atua como uma droga terminadora de cadeia. É útil no tratamento da infecção crônica pelo HCV causada pelos genótipos 1, 2, 3 e 4.

Dasabuvir

O dasabuvir é um inibidor não nucleosídeo da RNA polimerase do HCV. Seu modo preciso de ação é incerto até o momento em que este livro foi escrito. Encontra-se disponível em combinação com ombitasvir (inibidor de NS5A), paritaprevir (inibidor de protease) e ritonavir (um estimulador da atividade dos inibidores de protease). Essa combinação de quatro drogas é chamada de Viekira.

2. Inibidores de NS5A

Ledipasvir

O ledipasvir é um inibidor de NS5A, uma proteína de ligação ao RNA necessária para a atividade da RNA polimerase do HCV. O ledipasvir encontra-se disponível em combinação com o sofosbuvir e é útil no tratamento da infecção crônica pelo HCV causada pelo genótipo 1.

Ombitasvir

O ombitasvir é outro inibidor de NS5A que se encontra disponível em combinação com dasabuvir (inibidor de polimerase), paritaprevir (inibidor de protease) e ritonavir (um estimulador da atividade dos inibidores de protease). Essa combinação de quatro drogas é chamada de Viekira.

Inibidores de outros vírus

Ribavirina

A ribavirina é um análogo de nucleosídeo no qual uma fração de triazol-carboxiamida substitui o aminoimidazol-carboxiamida dos precursores de purinas normais (ver Fig. 35-3). O fármaco inibe a síntese de nucleotídeos de guanina, que são essenciais para vírus de DNA e de RNA. Ela também inibe o *capping* 5' de mRNAs virais. O aerossol de ribavirina é utilizado clinicamente no tratamento de pneumonite causada pelo vírus sincicial respiratório (VSR) em lactentes e no tratamento de infecções graves pelo vírus influenza B.

INIBIÇÃO DA INTEGRASE

O **raltegravir** é um inibidor de integrase (i.e., ele bloqueia a integrase codificada pelo HIV que medeia a integração do DNA viral recém-sintetizado no DNA da célula hospedeira). Dois inibidores de integrase adicionais se encontram disponíveis: dolutegravir e elvitegravir.

INIBIÇÃO DA CLIVAGEM DE POLIPEPTÍDEOS PRECURSORES (INIBIDORES DE PROTEASE)

Inibidores do vírus da imunodeficiência humana

Membros da classe de fármacos dos inibidores de protease (IPs), como saquinavir, indinavir, ritonavir, lopinavir/ritonavir, azatanavir, tipranavir, amprenavir e seu pró-fármaco fosamprenavir, darunavir e nelfinavir inibem a protease codificada pelo HIV (Fig. 35-5). A protease cliva os polipeptídeos precursores de *gag* e *pol* para produzir várias proteínas do nucleocapsídeo (p. ex., p24) e proteínas enzimáticas (p. ex., transcriptase reversa) necessárias para replicação viral. Esses inibidores contêm ligações peptídicas que se ligam ao local ativo da protease viral, impedindo a protease de clivar o precursor viral. Esses fármacos inibem a produção de vírions infecciosos, mas não afetam o DNA pró-viral e, portanto, não curam a infecção.

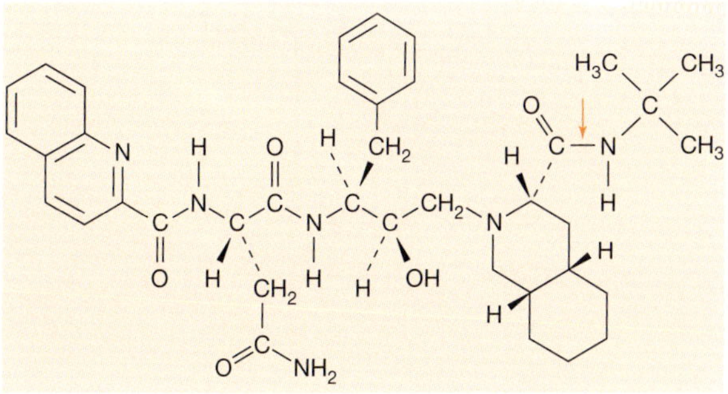

FIGURA 35-5 Estrutura do inibidor de protease saquinavir. Observa-se a presença de várias ligações peptídicas, que interagem com o local ativo da protease. A *seta* indica uma das ligações peptídicas.

268 **PARTE III** • Virologia básica

A monoterapia com IPs não deve ser utilizada porque mutantes resistentes emergem rapidamente. Na maioria dos casos, esses fármacos são prescritos em conjunto com inibidores de transcriptase reversa, como zidovudina e lamivudina. O ritonavir normalmente é utilizado em conjunto com outro IP, como na combinação de lopinavir/ritonavir comumente usada. O ritonavir inibe a enzima que metaboliza a outra IP, o que efetivamente aumenta a concentração do outro fármaco (p. ex., o lopinavir na combinação de lopinavir/ritonavir). Uma forma fácil de se lembrar dessa combinação é considerar que o ritonavir "intensifica" o efeito do lopinavir.

Os efeitos colaterais dos IPs incluem náusea, diarreia e acúmulo anormal de gordura na parte posterior do pescoço, que pode resultar em aparência de "dorso de búfalo". Esses depósitos anormais de gordura podem ser desfigurantes e levam à interrupção do tratamento pelos pacientes. Os depósitos de gordura são um tipo de lipodistrofia; o processo metabólico pelo qual isso ocorre é desconhecido. Indinavir pode causar cálculo renal; portanto, quantidades maiores de água devem ser consumidas para reduzir as chances de formação de cálculo.

Inibidores do vírus da hepatite C

Boceprevir, **simeprevir**, **telaprevir** e **paritaprevir** são IPs que bloqueiam uma serina protease necessária para a replicação do vírus da hepatite C. Eles são aprovados para o tratamento da hepatite C crônica, causada pelo vírus da hepatite C (genótipo 1), em combinação com peginterferona e ribavirina. O efeito adverso mais importante desse fármaco é a anemia. O **paritaprevir** é um inibidor da protease do HCV que se encontra disponível em combinação com o ombitasvir (inibidor de NS5A), o dasabuvir (inibidor de polimerase) e o ritonavir (um estimulador da atividade dos IP). Essa combinação de quatro drogas é chamada de Viekira.

INIBIÇÃO DA SÍNTESE DE PROTEÍNAS VIRAIS

Interferona

O modo de ação da interferona é descrito no Capítulo 33. A alfainterferona recombinante é eficaz no tratamento de alguns pacientes com hepatites B e C crônicas. O uso da alfainterferona e da alfainterferona peguilada (consulte o próximo parágrafo) na infecção crônica pelo HCV foi significativamente reduzido, devido à disponibilidade de novos regimes menos tóxicos.

A alfainterferona também induz a regressão das lesões conhecidas como condiloma acuminado, causadas pelo papilomavírus humano, e de lesões do sarcoma de Kaposi causadas pelo herpes-vírus humano-8.

A interferona peguilada (peginterferona), que consiste em uma alfainterferona conjugada ao polietilenoglicol, é utilizada para o tratamento de hepatites B e C crônicas. A vantagem da peginterferona está no fato de que ela possui uma meia-vida mais longa que alfainterferona não conjugada, podendo ser administrada uma vez por semana, em vez de três vezes por semana.

Fomivirseno

O fomivirseno é um DNA antissenso que bloqueia a replicação do CMV. DNA antissenso é um DNA de fita dupla cuja sequência de bases é complementar ao mRNA viral. O DNA antissenso liga-se ao mRNA do interior da célula infectada e o impede de ser traduzido em proteínas virais. O fomivirseno é aprovado para tratamento de retinite intraocular causada por CMV. Essa é a primeira e, até o momento, a única molécula antissenso a ser aprovada para o tratamento de doença humana.

INIBIÇÃO DA LIBERAÇÃO DO VÍRUS

Oseltamivir, zanamivir e peramivir inibem a neuraminidase do vírus influenza. Essa enzima está localizada na superfície do vírus influenza e é necessária para a liberação do vírus da célula hospedeira. A inibição da liberação do vírus influenza limita a infecção, reduzindo a disseminação do vírus de uma célula para outra. Esses fármacos são efetivos contra os vírus influenza A e B, ao contrário da amantadina, que é eficaz apenas contra o vírus influenza A. Essas drogas são efetivas contra variantes de influenza resistentes à amantadina.

QUIMIOPROFILAXIA

Na maior parte das situações, os agentes antivirais descritos neste capítulo são utilizados para o *tratamento* de doenças infecciosas. Entretanto, existem situações em que eles são usados para *prevenir* a ocorrência de doenças – um processo chamado de **quimioprofilaxia**. A Tabela 35-4 descreve os fármacos usados para esse propósito e as situações em que são utilizados. Para mais informações, ver os capítulos sobre vírus individuais.

CAPÍTULO 35 • Fármacos antivirais **269**

TABELA 35-4 Uso quimioprofilático dos fármacos descritos neste capítulo

Fármaco	Uso	Número do capítulo para informações adicionais
Amantadina	Prevenção de influenza durante epidemias causadas pelo vírus influenza A	39
Aciclovir	Prevenção de doença disseminada causada por herpes-vírus simples ou VZV em pacientes imunocomprometidos	37
Ganciclovir	Prevenção de doença disseminada causada por CMV em pacientes imunocomprometidos, principalmente retinite em pacientes com Aids	37
Oseltamivir	Prevenção da gripe durante epidemias causadas pelos vírus influenza A e B	39
Palivizumabe	Prevenção de bronquiolite e pneumonia causadas pelo vírus sincicial respiratório em crianças	39
Zidovudina ou nevirapina	Prevenção de infecção por HIV em neonatos	45
Tenofovir, entricitabina e raltegravir	Prevenção de infecção por HIV em ferimentos causados por agulhas	45
Tenofovir conjuntamente com entricitabina	Profilaxia pré-exposição da infecção pelo HIV em indivíduos de alto risco	45

Aids, síndrome da imunodeficiência adquirida; CMV, citomegalovírus; HIV, vírus da imunodeficiência humana; HSV, herpes-vírus simples; VZV, vírus varicela-zóster.

CONCEITOS-CHAVE

- **Toxicidade seletiva** é a capacidade de um fármaco inibir a replicação viral sem significativamente danificar a célula hospedeira. É difícil atingir um alto grau de toxicidade seletiva com fármacos antivirais, uma vez que o vírus só pode se replicar no interior de células e utiliza muitas funções celulares durante a replicação.

Inibição de eventos precoces

- A amantadina inibe o desnudamento do vírus influenza A bloqueando a atividade de "canal iônico" da proteína de matriz viral (proteína M2). O fármaco não tem efeito contra vírus influenza B ou C.

- O maraviroque inibe a ligação da gp120 do HIV ao receptor CCR-5 da célula.

- O enfuvirtida é um "inibidor de fusão". Ele inibe a fusão do HIV com a membrana da célula se ligando a gp41, uma proteína de envelope do HIV.

Inibidores de herpes-vírus: inibidores nucleosídeos

- O **aciclovir inibe a DNA polimerase** do herpes-vírus simples (HSV, *herpes simplex virus*) tipo 1, HSV-2 e do vírus varicela-zóster (VZV). O **aciclovir precisa ser ativado dentro da célula infectada por uma timidina-cinase codificada pelo vírus** que fosforila o fármaco. O aciclovir não é fosforilado em células não infectadas, e a síntese de DNA celular não é inibida. A toxicidade seletiva é alta, e há poucos efeitos colaterais.

- O **aciclovir é um fármaco terminador de cadeia** porque não possui um grupo hidroxila na posição 3'. Ele não possui um anel de ribose (i.e., ele é *aciclo*, que significa sem anel). A ausência desse grupo hidroxila faz o próximo nucleosídeo trifosfato não ser adicionado e a cadeia de DNA replicante ser terminada.

- O **aciclovir inibe a replicação, mas não apresenta efeito na latência** de HSV-1, HSV-2 e VZV.

- A ação do ganciclovir é muito similar à do aciclovir, mas ele é efetivo contra citomegalovírus (CMV), ao passo que o aciclovir não é.

Inibidores de herpes-vírus: inibidores não nucleosídeos

- O **foscarnete inibe a DNA-polimerase** de todos os herpes-vírus, mas é clinicamente útil contra herpes-vírus simples e CMV. Ele é um **análogo de pirofosfato** que inibe a clivagem de pirofosfato a partir do trifosfato nucleosídeo que foi adicionado à cadeia crescente de DNA.

Inibidores de retrovírus: inibidores nucleosídeos da transcriptase reversa (INTR)

- A **zidovudina inibe a DNA-polimerase (transcriptase reversa) do HIV**. Ela é um **fármaco terminador de cadeia** porque possui um grupo azida no lugar do grupo hidroxila na posição 3'. Diferentemente do aciclovir, ela não requer uma cinase codificada pelo vírus para ser fosforilada. Cinases celulares fosforilam o fármaco, então ela é ativa em células não infectadas, e efeitos adversos significativos podem ocorrer.

- Outros fármacos com o mesmo mecanismo de ação incluem lamivudina, didanosina, entricitabina, estavudina, abacavir e tenofovir.

Inibidores de retrovírus: inibidores não nucleosídeos da transcriptase reversa (INNTR)

- A **nevirapina**, delavirdina, efavirenz, etravirina e rilpivirina **inibem a DNA-polimerase (transcriptase-reversa) do vírus HIV**, contudo não são análogos de nucleosídeos.

Inibidores do vírus da hepatite B

- **Adefovir**, entecavir, lamivudina e telbivudina inibem a DNA-polimerae do vírus da hepatite B (HBV). Esses fármacos são úteis no tratamento de infecções crônicas por HBV.

Inibidores do vírus da hepatite C

- O **sofosbuvir inibe a RNA polimerase** e é útil no tratamento da infecção crônica pelo HCV.
- O **ledipasvir** inibe a proteína NS5A do HCV, inibindo assim a síntese de novos genomas RNA do HCV.

Inibidores de outros vírus

- A ribavirina é um análogo da guanosina que inibe a síntese de ácidos nucleicos de diversos vírus. É útil em infecções graves pelo vírus sincicial respiratório.

Inibidores da integrasse

- Raltegravir, elvitegravir e dolutegravir inibem a integrase codificada pelo HIV, bloqueando a integração do DNA pró-viral do HIV no genoma da célula hospedeira.

Inibidores da protease

- **O indinavir e outros fármacos similares inibem a protease codificada pelo HIV.** A inibição da protease impede a clivagem dos polipeptídeos precursores, que impede a formação das proteínas estruturais do vírus. A síntese de vírus infecciosos é inibida, mas o DNA viral integrado no DNA da célula hospedeira não é afetado.
- **Boceprevir**, simeprevir, telaprevir e paritaprevir inibem a protease do vírus da hepatite C.

Inibidores da síntese de proteínas virais

- **Interferonas inibem a replicação viral por meio da degradação do mRNA e do bloqueio da síntese proteica.** (Ver Cap. 33 para mais informações.). A alfainterferona peguilada é utilizada no tratamento da hepatite B crônica e da hepatite C aguda.
- O fomivirseno é um DNA antissenso que se liga ao mRNA do CMV, o que impede que o mRNA seja traduzido em proteínas virais.

Inibidores da liberação dos vírus

- **O zanamivir e o oseltamivir inibem a neuraminidase dos vírus influenza A e B. Essa inibição impede a liberação da progênie viral,** reduzindo assim a propagação do vírus para as células vizinhas.

TESTE SEU CONHECIMENTO

1. Considerando o modo de ação dos fármacos antivirais, qual das seguintes opções é a **MAIS** correta?

    (A) A amantadina inibe a DNA-polimerase codificada pelo vírus que é necessária para sintetizar o DNA da progênie viral.

    (B) A lamivudina inibe a RNA-polimerase codificada pela célula que é necessária para sintetizar o genoma viral.

    (C) O raltegravir inibe a tradução de mRNA viral em proteínas virais.

    (D) O ritonavir inibe a protease codificada pelo vírus que é necessária para clivar polipeptídeos precursores virais em proteínas funcionais.

    (E) A zidovudina inibe a RNA-polimerase codificada pelo vírus que é necessária para sintetizar mRNA viral.

2. Qual das seguintes opções melhor descreve a ação do oseltamivir (Tamiflu)?

    (A) Inibe a transcriptase reversa.

    (B) Inibe a RNA-polimerase dependente de RNA do vírion.

    (C) Inibe a RNA-polimerase dependente de DNA na célula infectada.

    (D) Inibe a síntese de proteínas virais pela ligação à subunidade 60S do ribossomo.

    (E) Inibe a neuraminidase necessária para liberação do vírus da célula infectada.

3. Qual das seguintes opções é um efeito adverso bem-descrito dos inibidores de protease utilizados para tratamento de infecções por HIV?

    (A) Inibição da medula óssea.

    (B) Perturbações no sistema nervoso central.

    (C) Hepatite induzida pelo fármaco.

    (D) Lipodistrofia.

    (E) Neuropatia periférica.

4. Em relação ao aciclovir, qual das seguintes opções é a **MAIS** correta?

    (A) Inibição da medula óssea é um efeito adverso significativo.

    (B) Ele termina o estado latente de herpes-vírus simples 1 e herpes-vírus simples 2.

    (C) Ele inibe a timidina-cinase codificada pelo vírus que é necessária para sintetizar DNA viral.

    (D) Resistência a aciclovir é principalmente causada por bombas de prótons que exportam o fármaco da célula.

    (E) Ele é um fármaco terminador de cadeia, uma vez não possui um anel de ribose completo e, portanto, não contém um grupo hidroxila no local correto.

RESPOSTAS

(1) **(D)**

(2) **(E)**

(3) **(D)**

(4) **(E)**

VER TAMBÉM

- Mais **questões para autoavaliação** sobre os temas discutidos neste capítulo são encontradas na seção de Virologia Básica da Parte XIII: Questões para autoavaliação, a partir da página 721. Consulte também a Parte XIV: Simulado de provas e concursos, a partir da página 753.

CAPÍTULO

36

Vacinas virais

CONTEÚDO DO CAPÍTULO

Introdução
Imunidade ativa
Imunidade passiva
Imunidade de rebanho

Conceitos-chave
Teste seu conhecimento
Ver também

INTRODUÇÃO

Como poucos fármacos são úteis contra infecções virais, a prevenção da infecção pelo uso de vacinas é muito importante. A prevenção de doenças virais pode ser conquistada pelo uso de vacinas que induzem imunidade ativa ou pela administração de anticorpos pré-formados que fornecem imunidade passiva.

IMUNIDADE ATIVA

Existem dois tipos de vacinas que induzem imunidade **ativa**: as que contêm **vírus vivo** cuja patogenicidade foi **atenuada** e as que contêm **vírus inativado***. Um vírus *atenuado*** é um vírus incapaz de causar doença, mas que mantém sua antigenicidade e pode induzir proteção.

Algumas vacinas, como a vacina da hepatite B, contêm proteínas virais purificadas e são, em geral, chamadas de vacinas de **subunidades**. As características das vacinas de subunidades lembram as das vacinas inativadas, uma vez que não ocorre replicação viral nessas vacinas. Os atributos das vacinas vivas e inativadas estão listados na Tabela 36-1.

Em geral, há uma preferência por vacinas vivas em vez de vacinas contendo vírus inativados, uma vez que sua proteção é **maior e mais duradoura**. Com as vacinas vivas, o vírus multiplica-se no hospedeiro, produzindo um estímulo antigênico prolongado, e tanto IgA quanto IgG são induzidos quando a vacina é administrada pela rota natural de infecção (p. ex., quando a vacina de pólio é administrada oralmente). Vacinas inativadas, que são normalmente administradas intramuscularmente, não estimulam uma grande resposta de IgA. Vacinas inativadas também não estimulam uma resposta de células T citotóxicas, já que o vírus da vacina não se replica. Na ausência de replicação, epítopos virais não são apresentados em associação com proteínas do complexo de histocompatibilidade principal (MHC) de classe I, e a resposta de células T citotóxicas não é ativada (ver Cap. 58). Apesar de as vacinas vivas estimularem uma resposta de longa duração, doses de reforço são atualmente recomendadas para as vacinas de sarampo e de pólio oral.

Uma forma singular de vacina viral viva atenuada é a vacina contra influenza que contém um mutante **sensível à temperatura** do vírus como imunógeno. O mutante sensível à temperatura irá se replicar nas vias aéreas mais frias do nariz, onde induz imunidade baseada em IgA, mas não irá se replicar no tecido pulmonar mais quente, não causando doença***.

***N. de R.T. O Brasil não utiliza a vacina viva contra a influenza em seus programas de vacinação contra a gripe, mas uma vacina inativada.

TABELA 36-1 **Características de vacinas virais vivas e inativadas**

Característica	Vacina viva	Vacina inativada
Duração da imunidade	Mais duradoura	Mais curta
Eficiência de proteção	Maior	Menor
Imunoglobulinas (Ig) produzidas	IgA[1] e IgG	IgG
Imunidade celular produzida	Sim	Fraca ou inexistente
Interrupção da transmissão de vírus virulentos	Mais eficiente	Menos eficiente
Reversão à virulência	Possível	Não
Estabilidade em temperatura ambiente	Baixa	Alta
Excreção do vírus vacinal e transmissão para contatos não imunizados	Possível	Não
Pode causar doença em pacientes imunocomprometidos	Sim	Não

[1]Se a vacina for administrada pela via natural.

---

*N. de R.T. Vacinas de subunidades também são capazes de induzir imunidade ativa.

**N. de T. A característica mais notável de um vírus vacinal atenuado, além daquelas apresentadas, é o fato de que ele ainda é capaz de se multiplicar – ou pelo menos iniciar seu ciclo replicativo – dentro das células de um indivíduo imunizado.

272   PARTE III • Virologia básica

Existem três considerações sobre o uso de vacinas vivas:

(1) Elas são compostas por mutantes virais atenuados, que podem **reverter a virulentos** tanto durante a produção da vacina quanto na pessoa imunizada. A reversão à virulência durante a produção pode ser detectada por testes de controle de qualidade, mas não há testes para predizer se a reversão ocorrerá no indivíduo imunizado. Das vacinas vivas comumente utilizadas, apenas a vacina da pólio já apresentou problemas relativos à reversão; vacinas de sarampo, caxumba, rubéola e varicela não apresentaram esses problemas.

Mesmo que o vírus de uma vacina viva não reverta, ele ainda pode causar doença porque, mesmo atenuado (enfraquecido), ele ainda pode ser patogênico em um hospedeiro com imunidade reduzida. Por essa razão, vacinas com vírus vivos *não* devem ser administradas a pessoas imunocomprometidas ou a mulheres grávidas, já que há risco de o feto ser infectado.

(2) A vacina viva pode ser **excretada** pela pessoa imunizada. Esse aspecto é uma faca de dois gumes. Por um lado, isso é vantajoso caso a disseminação do vírus imunize outros com sucesso, como ocorre com a vacina viva de pólio. Por outro lado, entretanto, isso pode ser um problema quando, por exemplo, um poliovírus revertido a virulento se dissemina para uma pessoa suscetível. Casos raros de paralisia por pólio ocorrem a cada ano nos Estados Unidos por essa via de infecção.

(3) Um segundo vírus pode **contaminar** a vacina se ele estiver presente nas culturas de células utilizadas para preparar a vacina. Essa preocupação existe tanto para vacinas vivas quanto inativadas, apesar de as vacinas vivas serem mais problemáticas, já que o processo que inativa o vírus da vacina inativada pode também inativar o vírus contaminante. É interessante, portanto, que o evento mais marcante de contaminação de uma vacina tenha ocorrido com a vacina *inativada* para pólio. Em 1960, foi relatado que o vírus vacuolizante símio 40 (SV40) vivo, um vírus "passageiro" inaparente em células de rim de macaco, havia contaminado alguns lotes de vacina de pólio e era resistente ao formaldeído utilizado para inativar o poliovírus. Houve grande preocupação quando se descobriu que o vírus SV40 causa sarcomas em uma variedade de roedores. Felizmente, ele não causou câncer em indivíduos inoculados com a vacina de pólio contaminada.

Algumas vacinas virais, como as vacinas de influenza, sarampo, caxumba e febre amarela, são produzidas em embriões de galinha. Essas vacinas *não* devem ser administradas em pessoas que apresentem uma **reação anafilática a ovos**. Pessoas com alergia a penas de galinha podem ser imunizadas.

Além das desvantagens já mencionadas das vacinas inativadas – isto é, elas induzem uma proteção de **curta duração**, são **menos protetoras** e **induzem menos anticorpos IgA** –, ainda há o problema em potencial de que o processo de inativação pode ser inadequado. Apesar de isso ser raro, já aconteceu nos primeiros dias da produção da vacina de pólio inativada. No entanto, as vacinas inativadas possuem duas vantagens: elas **não retornam à virulência** e são **mais termoestáveis**. Assim, elas podem ser utilizadas mais facilmente em climas tropicais.

A maioria das vacinas virais são, em geral, administradas antes de uma exposição conhecida (i.e., elas são administradas **pré-exposição**). Entretanto, existem duas vacinas, as vacinas contra raiva e hepatite B, que também são eficientes quando administradas **pós-exposição**, pois o período de incubação dessas doenças é longo o suficiente para que a imunidade induzida pela vacina possa prevenir a doença. Portanto, a vacina contra raiva é mais comumente administrada em pessoas depois que elas receberam uma mordida de um animal potencialmente raivoso, e a vacina contra hepatite B é administrada em pessoas que sofreram uma lesão causada por agulhas.

A perspectiva para o futuro é que algumas das desvantagens relacionadas às vacinas atuais sejam contornadas pelo uso de antígenos virais purificados produzidos a partir de genes clonados em bactérias ou leveduras por técnicas de DNA recombinante. As vantagens dos antígenos produzidos pelo processo de clonagem consistem em não possuir nenhum ácido nucleico viral, e, portanto, não poder replicar nem reverter a virulentos, não possuir vírus contaminantes de cultivo de células, e poder ser produzidos em grande quantidade. Uma desvantagem dessas vacinas clonadas é que elas são improváveis de estimular uma resposta de células T citotóxicas, já que nenhuma replicação viral ocorre. **As três vacinas de subunidades virais contendo antígenos purificados produzidos por técnicas de DNA recombinante são: a vacina contra o vírus da hepatite B (HBV, *hepatitis B virus*), a vacina contra o papilomavírus humano (HPV, *human papillomavirus*) e a versão *Shingrix* da vacina contra varicela-zóster (VZV) utilizada na prevenção do zóster ("cobreiro").** Em 2017, um teste bem-sucedido de uma vacina contra poliovírus contendo subunidades produzidas por técnicas de DNA recombinante foi conduzido em animais.

Outra expectativa para o futuro é o uso de "vacinas de DNA". Essas vacinas contêm DNA purificado, que codifica as proteínas virais apropriadas, geneticamente inserido em um vetor viral ou plasmídeo. A imunização com esse composto de DNA gera tanto anticorpos quanto células T citotóxicas e protege contra doenças em experimentos com animais.

Algumas vacinas vivas, como as vacinas contendo vírus vaccínia, adenovírus e poliovírus, estão sendo utilizadas experimentalmente para imunização contra outros vírus, como HIV. Isso é realizado pela inserção de um gene de HIV no genoma viral e, então, pela infecção de um animal experimental com o vírus construído. A vantagem desse procedimento é que uma resposta de células T citotóxicas é gerada (porque o vírus está se replicando), enquanto, se o antígeno purificado sozinho fosse usado para imunizar o animal, uma resposta de anticorpos – mas não uma resposta de células T citotóxicas – seria gerada.*

As vacinas virais atualmente em uso são descritas na Tabela 36-2. As vacinas, tanto virais quanto bacterianas, recomendadas para crianças de 0 a 6 anos de idade são listadas na Tabela 36-3.

IMUNIDADE PASSIVA

A imunidade **passiva** é fornecida pela administração de anticorpos pré-formados em preparações chamadas de imunoglobulinas. As imunoglobulinas úteis na prevenção de doenças virais são descritas a seguir. A imunidade **passivo-ativa** é induzida pela administração tanto de imunoglobulinas, para fornecer proteção imediata, quanto de uma vacina, para fornecer proteção a longo prazo. Essa estratégia é descrita nas seções sobre raiva e hepatite B. As seguintes preparações estão disponíveis:

---

*N. de R.T. Essa estratégia é chamada de "vetor viral recombinante", ou vacina "vetorizada". Vários candidatos vacinais desenvolvidos em 2020 contra o novo coronavírus (SARS-CoV-2) utilizam adenovírus como vetores para geração de vacinas "vetorizadas" contra a Covid-19.

CAPÍTULO 36 • Vacinas virais **273**

TABELA 36-2 Vacinas virais da atualidade

Uso	Vacina	Vírus vivo, vírus inativado ou subunidade viral
Comum	Vírus do sarampo	Viva
	Caxumba	Viva
	Vírus da rubéola	Viva
	Varicela (catapora)[1]	Vivo e subunidade
	Pólio	Vivo e inativado[2]*
	influenza	Vivo e inativado (subunidades purificadas)[3]
	Hepatite A	Inativada
	Hepatite B	Subunidade[4]
	Vírus da raiva	Inativada
	Rotavírus[5]	Viva
	Papilomavírus humano	Subunidade
Situações especiais	Febre amarela[6]**	Viva
	Encefalite japonesa[6]	Inativada
	Adenovírus	Viva
	Varíola[7]	Viva

[1]Existem duas vacinas que contêm o vírus varicela-zóster vivo: uma que previne a catapora (Varivax) e outra que previne o zóster (Zostavax). Outra vacina (Shingrix) contém glicoproteína do envelope recombinante do VZV (ver Cap. 37).

[2]Apenas a vacina inativada é recomendada para imunização de rotina nos Estados Unidos.

*N. de R.T. No Brasil, atualmente, recomenda-se um regime híbrido de vacinação, composto por doses iniciais da vacina inativada e um reforço com a vacina oral atenuada. Futuramente, no entanto, apenas a vacina inativada será mantida.

[3]A vacina viva contém um mutante do vírus influenza sensível à temperatura. A vacina inativada contém duas subunidades proteicas purificadas (hemaglutinina e neuraminidase) obtidas após o vírus ser quimicamente inativado.

[4]A vacina recombinante contém apenas o antígeno de superfície do vírus da hepatite B.

[5]Existem duas vacinas com rotavírus vivos (ver Cap. 40).

[6]Usada ao viajar para áreas endêmicas.

[7]Usada por militares e certos agentes de saúde, como os "primeiros respondedores", e equipes de salas de emergência.

**N. de R.T. No Brasil, por ser um país endêmico, a vacina viva contra a febre amarela faz parte do Programa Nacional de Vacinação do Ministério da Saúde, sendo dada primeiramente aos 9 meses de idade. A vacinação é altamente aconselhável nas regiões onde há ocorrência da febre amarela silvestre.

(1) Imunoglobulinas **antirrábica** (RIG, *rabies immune globulin*) são utilizadas na prevenção de raiva em pessoas que podem ter sido expostas ao vírus. Ela é administrada pela injeção da maior quantidade possível de RIG no tecido do local da mordida, enquanto o restante é administrado intramuscularmente. A preparação contém um alto título de anticorpos produzidos pela superimunização de voluntários humanos com a vacina da raiva. A RIG é obtida de seres humanos para evitar reações de hipersensibilidade. Além da RIG, a vacina contendo vírus inativado da raiva produzido em células diploides humanas deve ser administrada. A RIG e a vacina devem ser administradas em locais diferentes. Esse é um exemplo de imunização passivo-ativa.

(2) A imunoglobulina **anti-hepatite B** (HBIG, *hepatitis B immune globulin*) é utilizada na prevenção da hepatite B em indivíduos que podem ter sido expostos ao vírus por meio de uma picada de agulha ou em recém-nascidos de mães portadoras do vírus. A preparação contém um alto título de anticorpos contra o vírus da hepatite B e é obtida a partir de seres humanos para se evitar reações de hipersensibilidade. A HBIG é, em geral, utilizada em conjunto com a vacina contra hepatite B, um exemplo de imunização passivo-ativa.

(3) Imunoglobulina **antivaricela-zóster** (VZIG, *varicella-zoster immune globulin*) é utilizada na prevenção de zóster disseminado em pessoas que possam ter sido expostas ao vírus e que são imunocomprometidas. A preparação contém um alto título de anticorpos contra o vírus da varicela-zóster e é obtida de seres humanos para evitar reações de hipersensibilidade.

(4) As imunoglobulinas contra o vírus **vaccínia** (VIGs, *Vaccinia immune globulins*) podem ser usadas para o tratamento de algumas das complicações da vacinação contra a varíola.

(5) Imunoglobulinas (Igs) são úteis para a prevenção (ou mitigação) de **hepatite A** ou **sarampo** em pessoas que possam ter sido expostas a esses vírus. Essas Igs são, em geral, utilizadas antes de

TABELA 36-3 Vacinas recomendadas para crianças de 0-6 anos[1,2]

Vacinas bacterianas	Vacinas virais[3]
Toxoide diftérico, toxoide tetânico, pertússis acelular (DTaP)*	Hepatite A
Haemophilus influenzae tipo b (Hib)	Hepatite B
Meningocócica	Influenza
Pneumocócica	Sarampo, caxumba, rubéola (MMR)**
	Poliovírus, inativado
	Rotavírus
	Varicela (Varivax)

[1]As vacinas estão listadas em ordem alfabética.

[2]Uma descrição completa do esquema de vacinação está disponível no *site* do Centers for Disease Control and Prevention; www.cdc.gov.***

[3]A vacina contra o papilomavírus humano (Gardasil 9) é recomendada para meninos e meninas com idades entre 9 e 26 anos.

*N. de R.T. Vacina polivalente comumente conhecida no Brasil como vacina tríplice bacteriana.

**N. de R.T. Vacina polivalente comumente conhecida no Brasil como vacina tríplice viral.

***N. de T. Já a descrição das vacinas do Programa Nacional de Imunizações (PNI) Brasileiro pode ser encontrada no website do Portal Saúde – Ministério da Saúde do Brasil, Calendário Nacional de Imunizações: http://portalsaude.saude.gov.br/.

274   PARTE III • Virologia básica

viagens a áreas do mundo onde o vírus da hepatite A é endêmico. As Igs contêm um conjunto de soro obtido de um grande número de voluntários humanos que não foram hiperimunizados. A eficiência da Ig é baseada no fato de o anticorpo estar presente em muitos membros do conjunto.

IMUNIDADE DE REBANHO

A imunidade de rebanho (também conhecida como imunidade de grupo) ocorre quando uma porcentagem suficientemente alta da população (o "rebanho") é imunizada, a fim de que um indivíduo não imunizado esteja protegido (ver Cap. 33). Para a imunidade de rebanho ocorrer, a vacina precisa impedir a transmissão do vírus, assim como impede a doença. Por exemplo, a vacina viva atenuada de pólio consegue fornecer boa imunidade de rebanho porque ela induz IgA intestinal, que impede o poliovírus de se replicar no trato gastrintestinal e ser transmitido para outros. Entretanto, a vacina inativada de pólio não induz imunidade de rebanho, uma vez que IgA secretado não é produzido, e indivíduos imunizados (apesar de protegidos contra a poliomielite) ainda podem servir de fonte de poliovírus para outros.

CONCEITOS-CHAVE

Imunidade ativa

- Imunidade ativa pode ser gerada por vacinas contendo vírus inativado, subunidades proteicas purificadas ou vírus vivos atenuados (enfraquecidos).

- Em geral, **vacinas com vírus vivo são preferidas a vacinas inativadas** por três razões: (1) elas induzem um alto título de anticorpos e proteção de longa duração; (2) elas induzem uma maior variedade de anticorpos (p. ex., tanto IgA quanto IgG, e não apenas IgG); e (3) elas ativam células T citotóxicas, que matam células infectadas por vírus.

- Existem alguns **problemas potenciais com vacinas de vírus vivos, o mais importante sendo a reversão à virulência**. A transmissão do vírus vacinal para outros que possam ser imunocomprometidos é outra preocupação. Também pode haver um segundo vírus indesejado na vacina, que estava presente nas células utilizadas para produzir o vírus vacinal. Esse segundo vírus pode causar efeitos adversos.

- **Vacinas de vírus vivo não devem ser administradas em indivíduos imunocomprometidos ou para mulheres grávidas.**

- Vacinas produzidas em embriões de galinha, principalmente a vacina contra influenza, não devem ser administradas em pessoas que apresentam reação anafilática a ovos.

Imunidade passiva

- **Imunidade passiva é a imunidade adaptativa por um indivíduo pela transferência de anticorpos pré-formados** produzidos tanto em outros seres humanos quanto em animais. Essas preparações de anticorpos são normalmente chamadas de **imunoglobulinas**. A imunidade passiva também ocorre naturalmente quando IgG é transferido da mãe para o feto, por meio da placenta, e quando IgA é transferido da mãe para o recém-nascido, pelo colostro.

- A **principal vantagem da imunidade passiva** é que ela **fornece proteção imediata**. A principal desvantagem é que ela não fornece proteção a longo prazo (i.e., ela é ativa apenas por poucas semanas a poucos meses).

- Preparações de imunoglobulinas contra vírus da raiva, vírus da hepatite A, vírus da hepatite B e vírus da varicela-zóster são eficientes.

- A **imunidade passivo-ativa consiste na administração tanto de imunoglobulinas quanto de uma vacina viral.** Isso fornece proteção imediata e de longa duração. Por exemplo, proteção contra raiva em uma pessoa não imunizada que foi mordida por um animal potencialmente raivoso consiste tanto em imunoglobulinas contra raiva quanto em vacina contra raiva.

Imunidade de rebanho

- **Imunidade de rebanho** é a proteção de um indivíduo que resulta da imunidade de muitos outros membros da população (o "rebanho") que interrompe a transmissão do vírus para o indivíduo. Ela pode ser conquistada tanto por imunização ativa quanto pela infecção natural de uma porcentagem suficientemente alta da população. A imunidade de rebanho é dificilmente conquistada por imunidade passiva porque, apesar de os anticorpos protegerem o indivíduo contra a disseminação do vírus por meio da corrente sanguínea, eles dificilmente impediriam a replicação do vírus em outras portas de entrada e, consequentemente, a transmissão para outros.

TESTE SEU CONHECIMENTO

1. Em relação às vacinas virais, qual das seguintes opções é a **MAIS** correta?

   (A) Vacinas inativadas induzem uma resposta mais duradoura do que vacinas vivas atenuadas.
   (B) Vacinas inativadas não são mais utilizadas nos Estados Unidos porque elas não induzem IgA secretora.
   (C) Vacinas inativadas induzem uma maior gama de respostas imunes do que as vacinas vivas atenuadas.
   (D) Vacinas inativadas são mais seguras de ser administradas para pacientes imunocomprometidos do que as vacinas vivas atenuadas.

2. Indivíduos que possuem uma reação anafilática a proteínas de ovo **NÃO** devem receber qual das seguintes vacinas?

   (A) Vacina contra hepatite A.
   (B) Vacina contra hepatite B.
   (C) Vacina contra influenza.
   (D) Vacina contra pólio.
   (E) Vacina contra raiva.

3. A indução de imunidade passivo-ativa é útil na prevenção de qual dos seguintes conjuntos de duas doenças virais?

   (A) Hepatite A e dengue.
   (B) Hepatite B e raiva.
   (C) Influenza e varicela.
   (D) Caxumba e febre amarela.
   (E) Rubéola e sarampo.

CAPÍTULO 36 • Vacinas virais **275**

4. Proteção de um indivíduo não imunizado com base na imunização de um número suficiente de outros membros da população é a descrição de qual das seguintes imunidades?

(A) Imunidade ativa.
(B) Imunidade de rebanho.
(C) Imunidade passiva.
(D) Imunidade passivo-ativa.
(E) Imunidade pós-exposição.

RESPOSTAS

(1) **(D)**
(2) **(C)**
(3) **(B)**
(4) **(B)**

VER TAMBÉM

- Mais **questões para autoavaliação** sobre os temas discutidos neste capítulo são encontradas na seção de Virologia Básica da Parte XIII: Questões para autoavaliação, a partir da página 721. Consulte também a Parte XIV: Simulado de provas e concursos, a partir da página 753.

PARTE IV

Virologia clínica

Para fins médicos, os vírus são geralmente descritos a partir de uma organização clinicamente relevante – principal local de infecção, modo de transmissão ou tipo de lesões e doenças que causam. Os Capítulos 37 a 45 descrevem os vírus que são importantes na prática médica; alguns vírus de menor relevância são descritos no Capítulo 46.

Nesta breve introdução, os patógenos virais de relevância clínica são categorizados em grupos de acordo com as suas principais características estruturais – vírus de DNA envelopados, vírus de DNA não envelopados[1], vírus de RNA envelopados e vírus de RNA não envelopados (ver Tab. IV-1).

VÍRUS DE DNA ENVELOPADOS

Herpes-vírus

Esses vírus se destacam por sua capacidade de causar infecções latentes. Essa família de vírus inclui (1) os herpes-vírus simples 1 e 2, que causam a formação de vesículas dolorosas na face e na região genital, respectivamente; (2) o vírus varicela-zóster, causador da varicela (catapora) geralmente em crianças e, quando há a recorrência, do zóster; (3) o citomegalovírus, que constitui uma importante causa de malformações congênitas; (4) o vírus Epstein-Barr, agente da mononucleose infecciosa; e (5) o herpes-vírus humano 8, causador do sarcoma de Kaposi. (Ver Cap. 37.)

Vírus da hepatite B

Esse vírus é uma importante causa de hepatites virais. Diferentemente do vírus da hepatite A (um vírus de RNA nucleocapsídico), o vírus da hepatite B causa uma forma mais grave de hepatite, resulta frequentemente no estado de portador crônico, e está implicado na indução do carcinoma hepatocelular, que é o tipo de câncer mais comum em todo o mundo. (Ver Cap. 41.)

Poxvírus

Os poxvírus constituem os maiores e mais complexos vírus. A varíola foi erradicada por meio do uso efetivo de uma vacina. O vírus do molusco contagioso é o único poxvírus que causa doença nos Estados Unidos nos tempos atuais.* (Ver Cap. 37.)

VÍRUS DE DNA NÃO ENVELOPADOS

Adenovírus

Esses vírus são conhecidos por causar infecções dos tratos respiratórios inferior e superior, incluindo faringites e pneumonias. (Ver Cap. 38.)

Papilomavírus

Esses vírus causam papilomas na pele e nas membranas mucosas de diversas áreas do corpo. Alguns tipos virais estão implicados como causas de cânceres (p. ex., carcinoma de colo uterino). (Ver Cap. 37.)

TABELA IV-1 Patógenos de maior relevância

Estrutura	Vírus
Vírus de DNA envelopados	Herpes-vírus (herpes-vírus simples 1 e 2, vírus varicela-zóster, citomegalovírus, vírus Epstein-Barr, herpes-vírus humano 8), vírus da hepatite B, vírus da varíola
Vírus de DNA nucleocapsídicos	Adenovírus, papilomavírus, parvovírus B19
Vírus de RNA envelopados	Vírus influenza, vírus parainfluenza, vírus sincicial respiratório, vírus do sarampo, vírus da caxumba, vírus da rubéola, vírus da raiva, vírus linfotrópico de células T humanas, vírus da imunodeficiência humana (HIV), vírus da hepatite C
Vírus de RNA nucleocapsídicos	Enterovírus (poliovírus, vírus Coxsackie, ecovírus, vírus da hepatite A), rinovírus, rotavírus, norovírus, vírus da hepatite E

---

[1]Vírus não envelopados também são chamados de vírus nucleocapsídicos nus.

*N. de T. No entanto, outros poxvírus que acometem os seres humanos ocorrem na América do Sul (incluindo o Brasil), na Europa, na Ásia e na África.

PARTE IV • Virologia clínica

Parvovírus B19

Esse vírus causa a síndrome da "bochecha esbofeteada", hidropsia fetal e anemia grave, principalmente naqueles pacientes que apresentam alguma forma de anemia hereditária, como a anemia falciforme. (Ver Cap. 39.)

VÍRUS DE RNA ENVELOPADOS

Vírus respiratórios

(1) Vírus influenza A e B. O vírus influenza A é o principal causador de epidemias recorrentes de gripe. (Ver Cap. 38.)

(2) Vírus parainfluenza. Esses vírus constituem a causa principal de crupe em crianças mais novas e uma importante causa de resfriados comuns em adultos. (Ver Cap. 38.)

(3) Vírus sincicial respiratório. Esse vírus é o principal causador de bronquiolites e pneumonias em crianças. (Ver Cap. 38.)

(4) Metapneumovírus humano. Esse vírus causa doenças significativas do trato respiratório superior e inferior. (Ver Cap. 38.)

Vírus do sarampo, caxumba e rubéola

Esses vírus causam doenças conhecidas relacionadas à infância e são os componentes da vacina tríplice viral – sarampo, caxumba e rubéola (MMR, do inglês, *measles, mumps, rubella*). O amplo uso da vacina reduziu visivelmente a incidência dessas doenças nos Estados Unidos e em outras partes do mundo, incluindo o Brasil. Esses vírus são conhecidos por complicações associadas às doenças que causam (p. ex., a infecção pelo vírus da rubéola em mulheres grávidas pode causar malformações congênitas). (Ver Cap. 39.)

Vírus da raiva

Esse vírus causa uma encefalite quase invariavelmente fatal após a sua transmissão pela mordida de um animal rábico. Nos Estados Unidos, animais silvestres, como cangambás, raposas, guaxinins e morcegos, constituem os principais reservatórios do vírus. Entretanto, infecções em seres humanos são raras. (Ver Cap. 39.)

Vírus da hepatite C

Esses vírus causam a hepatite C, a forma mais prevalente de hepatites nos Estados Unidos. Ele é responsável por elevadas taxas do estado de carreador crônico e predispõe à hepatite crônica e também ao carcinoma hepático. (Ver Cap. 41.)

Vírus linfotrópico de células T humanas

Esse vírus causa a leucemia de células T em seres humanos. Também causa uma doença de cunho autoimune, denominada paraparesia espástica tropical. (Ver Cap. 43.)

Vírus da imunodeficiência humana

O vírus da imunodeficiência humana (HIV) causa a síndrome da imunodeficiência adquirida (Aids). (Ver Cap. 45.)

VÍRUS DE RNA NÃO ENVELOPADOS

Enterovírus

Esses vírus infectam o trato entérico e são transmitidos pela rota fecal-oral. Os poliovírus raramente causam doença nos Estados Unidos devido ao uso da vacina, no entanto, permanecem como causa importante de meningites assépticas e paralisia em alguns países em desenvolvimento. Mais importante nos Estados Unidos são os vírus Coxsackie, capazes de causar meningites assépticas, miocardites e pleurodinia, e também os ecovírus, que causam meningites assépticas. (Ver Cap. 40.)

Rinovírus

Esses vírus constituem a causa mais frequente de resfriados comuns. Eles possuem um grande número de tipos antigênicos diferentes, característica responsável por sua habilidade de causar doenças com tamanha frequência. (Ver Cap. 38.)

Rotavírus

Esses vírus possuem um genoma bastante incomum, composto por 11 segmentos de RNA de fita dupla. Os rotavírus são uma importante causa de gastrenterite em crianças mais novas. (Ver Cap. 40.)

Vírus da hepatite A

Esse vírus constitui uma importante causa de hepatite. É um enterovírus, contudo ele será descrito neste livro em conjunto com o vírus da hepatite B. É estruturalmente diferente do vírus da hepatite B, que é um vírus de DNA envelopado. Além disso, ele é epidemiologicamente distinto da hepatite B (i.e., afeta principalmente crianças, é transmitido pela via fecal-oral e raramente gera um estado de carreador crônico). (Ver Cap. 41.)

Norovírus

Os norovírus são uma causa comum de gastrenterites, sobretudo em adultos. Eles constituem uma causa conhecida de surtos de vômito e diarreia em hospitais, casas de repouso e em cruzeiros navais. (Ver Cap. 40.)

Hepevírus

O principal patógeno humano na família dos hepevírus é o vírus da hepatite E (HEV [do inglês, *hepatitis E virus*]). Ele causa uma hepatite adquirida pela via fecal-oral semelhante ao vírus da hepatite A. O HEV é um vírus não envelopado, com um genoma de RNA de fita simples, polaridade positiva. (Ver Cap. 41.)

OUTRAS CATEGORIAS

O Capítulo 42 descreve um grupo variado de arbovírus, cuja principal característica comum é o fato de serem transmitidos por um vetor artrópode. O Capítulo 43 discute os vírus tumorais, e o Capítulo 44, os vírus "lentos", que causam principalmente doenças degenerativas do sistema nervoso central. O Capítulo 45 descreve o HIV, causador da Aids. Os patógenos virais menos comuns são descritos no Capítulo 46.

CAPÍTULO

Herpes-vírus, poxvírus e papilomavírus humano

37

CONTEÚDO DO CAPÍTULO

Introdução
HERPES-VÍRUS
Visão geral
Herpes-vírus simples 1 e 2
Vírus varicela-zóster (VZV)
Citomegalovírus (CMV)
Vírus Epstein-Barr (EBV)
Herpes-vírus humano 8 (herpes-vírus associado ao sarcoma de Kaposi)

POXVÍRUS
Vírus da varíola
Vírus do molusco contagioso
PAPILOMAVÍRUS HUMANO
Teste seu conhecimento
Resumos dos organismos
Ver também

INTRODUÇÃO

A maioria dos vírus deste capítulo causa lesões cutâneas como manifestação clínica primária. Conforme descrito na Tabela 37-1, os herpes-vírus simples 1 e 2 e o vírus varicela-zóster causam vesículas. O herpes-vírus humano 8 causa o sarcoma de Kaposi, caracterizado por lesões maculares ou nodulares púrpuras. O vírus da varíola causa pústulas, mas como ele foi erradicado, essas lesões não são mais vistas na prática médica dos dias de hoje.* O vírus do molusco contagioso, um membro da família dos poxvírus, causa pápulas "carnudas" na pele. O papilomavírus humano causa papilomas (verrugas) na pele e em membranas mucosas de órgãos como colo do útero e laringe. Dos vírus descritos neste capítulo, apenas dois entre herpes-vírus, citomegalovírus e vírus Epstein-Barr não causam lesões na pele.

Todos os vírus deste capítulo apresentam DNA como genoma (Tab. 37-2). Os herpes-vírus e os poxvírus possuem DNA linear de fita dupla, enquanto o papilomavírus humano possui um DNA circular de fita dupla. Os herpes-vírus e o papilomavírus humano se replicam no núcleo das células infectadas, enquanto os poxvírus se replicam no citoplasma.

HERPES-VÍRUS

VISÃO GERAL

A família dos herpes-vírus contém 6 patógenos humanos considerados relevantes: herpes-vírus simples tipos 1 e 2, vírus varicela-zóster, citomegalovírus, vírus Epstein-Barr e herpes-vírus humano 8 (também conhecido como herpes-vírus associado ao sarcoma de Kaposi).

Todos os herpes-vírus são estruturalmente semelhantes. Cada um possui um cerne **icosaédrico** circundado por um **envelope** lipoproteico (Fig. 37-1). O genoma é composto por DNA de fita dupla linear. O vírion não contém uma polimerase. Os herpes-vírus são grandes (120-200 nm de diâmetro), perdendo em tamanho somente para os poxvírus.

Os herpes-vírus se replicam no núcleo, formam inclusões intranucleares e são os únicos vírus que obtêm o seu envelope a partir do brotamento pela membrana nuclear. Os vírions dos herpes-vírus possuem um **tegumento**, localizado entre o nucleocapsídeo e o envelope. Essa estrutura contém proteínas reguladoras, como fatores transcricionais e traducionais, que desempenham um papel importante na replicação viral.

Os herpes-vírus são conhecidos por sua capacidade de causar **infecções latentes** permanentes. Nessas infecções, a doença aguda é seguida por um período assintomático durante o qual o vírus permanece em estado quiescente (latente). Quando o paciente é exposto a um agente incitante ou a uma imunossupressão, pode ocorrer a reativação da replicação do vírus e consequentemente um quadro de doença.[2] Com alguns herpes-vírus (p. ex., o herpes-vírus sim-

---

*N. de R.T. Não obstante, outros poxvírus que ainda circulam em diferentes países causam infecções vesiculares cuja apresentação clínica se assemelha à varíola, como os vírus vaccínia zoonóticos (no Brasil e em outros países da América do Sul, além da Índia), o vírus da varíola bovina – na Europa e na África – e o vírus da varíola símia – na África.

---

[2]Observar a semelhança entre a latência dos herpes-vírus e a lisogenia dos bacteriófagos (discutida no Cap. 29).

TABELA 37-1 Características das lesões cutâneas causadas por herpes-vírus, poxvírus e papilomavírus humano

Nome do vírus	Lesão cutânea característica
Herpes-vírus simples 1	Vesícula
Herpes-vírus simples 2	Vesícula
Vírus varicela-zóster	Vesícula
Citomegalovírus	Nenhuma
Vírus Epstein-Barr	Nenhuma
Herpes-vírus humano 8 (vírus do sarcoma de Kaposi)	Lesão púrpura plana ou nodular
Vírus da varíola	Pústula
Vírus do molusco contagioso	Pápulas "carnudas" com a região central umbilicada
Papilomavírus humano	Pápula com superfície irregular e áspera e projeções espinhosas ou do tipo "couve-flor" (papiloma, verruga)

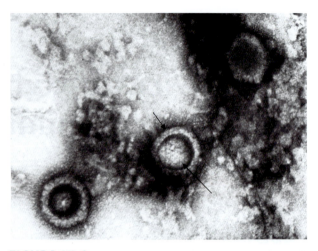

FIGURA 37-1 Herpes-vírus simples 1 (HSV-1) – microfotografia eletrônica. Três vírions são visíveis. A seta curta aponta para o envelope de um vírion de HSV. A seta longa aponta para o nucleocapsídeo do vírion. A área escura entre o nucleocapsídeo interno e o envelope externo é o tegumento. (Fonte: Dr. John Hierholzer, Public Health Image Library, Centers for Disease Control and Prevention.)

ples), os sintomas dos episódios subsequentes são semelhantes aos do episódio inicial; no entanto, com outros (p. ex., vírus varicela-zóster), a sintomatologia é diferente (Tab. 37-3).

Algumas informações estão disponíveis em relação aos mecanismos pelos quais o herpes-vírus simples (HSV)* e o citomegalovírus (CMV) iniciam e mantêm o estado latente. Logo em seguida à infecção dos neurônios sensoriais pelo HSV, é sintetizado um conjunto de "**transcritos associados à latência**" (LATs, *latency-associated transcripts*). Esses RNAs reguladores e não codificadores suprimem a replicação viral inibindo a expressão gênica precoce. O DNA do HSV persiste no núcleo das células infectadas. O processo pelo qual a latência é encerrada, a replicação viral é ativada e o HSV infeccioso é produzido é incerto, mas diversos gatilhos são conhecidos, como luz solar, febre e estresse.

Da mesma forma, o CMV estabelece latência produzindo micro-RNAs que inibem a tradução de RNAs mensageiros (mRNAs) necessários para a replicação viral. Além disso, o genoma do CMV codifica uma proteína e um RNA que têm a habilidade de inibir a apoptose nas células infectadas. A inibição da apoptose permite a sobrevivência das células infectadas.

---

*N. de R.T. O Comitê Internacional de Taxonomia Viral (ICTV) alterou o acrônimo de identificação dos herpesvírus, que agora se chamam herpesvírus humanos (HHV). No entanto, em vista da manutenção dessa nomenclatura em muitos exemplos de literatura médica, o acrônimo antigo foi mantido neste livro.

Três dos herpes-vírus, HSV tipos 1 e 2 e o vírus varicela-zóster (VZV), causam um **exantema vesicular**, tanto durante infecções primárias quanto nas reativações. As infecções primárias são, em geral, mais graves que as reativações.** Os outros dois herpes-vírus, CMV e o vírus Epstein-Barr (EBV), não causam exantema vesicular.

Quatro herpes-vírus, HSV-1, HSV-2, VZV e CMV, induzem a formação de **células gigantes multinucleadas**, as quais podem ser visualizadas microscopicamente nas lesões. A importância das células gigantes pode ser mais bem ilustrada pelo esfregaço de Tzanck, técnica que revela células gigantes multinucleadas em um esfregaço obtido das doloridas vesículas genitais, causadas pela infecção pelo HSV-2 (Fig. 37-2).

A família Herpesviridae pode ser dividida em três categorias com base no tipo de células mais frequentemente infectadas e no local de latência. Os α-herpes-vírus, consistindo nos vírus HSV-1 e 2, e o VZV infectam principalmente células epiteliais e causam infecções latentes em neurônios. Os β-herpes-vírus, consistindo no CMV e no herpes-vírus humano 6 (HHV-6), infectam e tornam-se latentes em uma variedade de tecidos. Os γ-herpes-vírus, consistindo no EBV e no herpes-vírus humano 8 (HHV-8, vírus associado ao

---

**N. de R.T. Exceção para o vírus VZV, cuja reativação se manifesta na forma de herpes-zóster, a qual pode ser mais grave do que a manifestação primária, que é a varicela.

TABELA 37-2 Propriedades dos herpes-vírus, poxvírus e papilomavírus humano

Propriedades	Herpes-vírus	Poxvírus	Papilomavírus humano
Família viral	Herpes-vírus	Poxvírus	Papilomavírus
Genoma	DNA de fita dupla; linear	DNA de fita dupla; linear	DNA de fita dupla; circular
DNA-polimerase viral	Não	Não	Não
RNA-polimerase viral	Não	Sim	Não
Nucleocapsídeo	Icosaédrico	Complexo	Icosaédrico
Envelope	Sim	Sim	Não

TABELA 37-3 Características importantes das infecções comuns por herpes-vírus

Vírus	Infecção primária	Local normal de latência	Infecção recorrente	Via de transmissão
HSV-1	Gengivoestomatite[1]	Gânglios sensoriais cranianos	Herpes labial,[2,3] encefalite, ceratite	Secreções respiratórias e saliva
HSV-2	Herpes genital, doença disseminada perinatal	Gânglios sensoriais lombares ou sacrais	Herpes genital[2,3]	Contato sexual, infecção perinatal
VZV	Varicela	Gânglios sensoriais cranianos ou torácicos	Zóster[2]	Secreções respiratórias
EBV	Mononucleose infecciosa[1]	Linfócitos B	Disseminação por assintomáticos[3,4]	Secreções respiratórias e saliva
CMV	Infecção congênita (no útero), mononucleose[1]	Monócitos	Disseminação por assintomáticos[2]	Infecção intrauterina, transfusões, contato sexual, secreções (p. ex., saliva e urina)
HHV-8[5]	Incerta[6]	Desconhecido	Sarcoma de Kaposi	Sexual ou transplante de órgãos

CMV, citomegalovírus; EBV, vírus Epstein-Barr; HHV-8, herpes-vírus humano 8; HSV-1 e 2, herpes-vírus simples 1 e 2, respectivamente; VZV, vírus varicela-zóster.
[1]A infecção primária é frequentemente assintomática.
[2]Em pacientes imunocomprometidos, a disseminação viral causa doença fatal.
[3]Também ocorre disseminação por indivíduos assintomáticos.
[4]Infecção latente por EBV predispõe ao linfoma de células B.
[5]Também conhecido como herpes-vírus associado ao sarcoma de Kaposi.
[6]Uma síndrome semelhante à mononucleose foi descrita. O sarcoma de Kaposi também pode resultar de uma infecção primária.

sarcoma de Kaposi), infectam e se tornam latentes principalmente em células linfoides. A Tabela 37-4 descreve algumas importantes características clínicas dos herpes-vírus mais comuns.

Certos herpes-vírus estão associados ou causam câncer em seres humanos (p. ex., EBV está associado ao linfoma de Burkitt e carcinoma nasofaríngeo, e o HHV-8 causa o sarcoma de Kaposi). Muitos herpes-vírus causam câncer em animais (p. ex., leucemia em macacos e linfomatose em galinhas) (ver Cap. 43).

HERPES-VÍRUS SIMPLES 1 E 2

O HSV tipo 1 (HSV-1) e o tipo 2 (HSV-2) podem ser distinguidos por dois caracteres principais: antigenicidade e local onde as lesões ocorrem. As lesões causadas pelo HSV-1 estão, em geral, acima da cintura, ao passo que as causadas pelo HSV-2 estão abaixo da cintura. A Tabela 37-5 descreve algumas diferenças importantes entre as doenças causadas por HSV-1 e HSV-2.

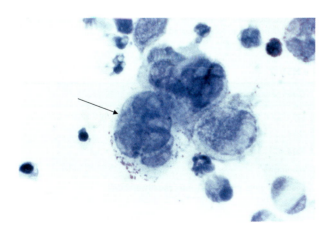

FIGURA 37-2 Herpes-vírus simples 2 – células gigantes multinucleadas em um esfregaço de Tzanck. A seta aponta para uma célula gigante multinucleada com aproximadamente 8 núcleos. (Fonte: Dr. Joe Miller, Public Health Image Library, Centers for Disease Control and Prevention.)

Doenças

O HSV-1 causa gengivoestomatite aguda, herpes labial recorrente, ceratoconjuntivite (ceratite) e encefalite, sobretudo em adultos. O HSV-2 causa herpes genital, encefalite neonatal e outras formas de herpes neonatal e meningite asséptica. A infecção pelo HSV-1 ou HSV-2 é uma causa comum de eritema multiforme.

Propriedades importantes

HSV-1 e HSV-2 são estrutural e morfologicamente indistinguíveis. No entanto, eles podem ser diferenciados por meio do padrão de restrição enzimática de seus DNAs genômicos e também por antissoros monoclonais direcionados contra a glicoproteína G. Os seres humanos são os hospedeiros naturais tanto do HSV-1 quanto do HSV-2.

Resumo do ciclo de replicação

O ciclo inicia quando o HSV-1 se liga inicialmente ao heparan-sulfato na superfície celular e, então, a um segundo receptor, a nectina. Logo após a fusão do envelope viral com a membrana celular, o nucleocapsídeo e as proteínas do tegumento são liberados no citoplasma. O nucleocapsídeo viral é transportado para o núcleo, de onde se dirige para o poro nuclear, e o DNA genômico penetra no núcleo juntamente com a proteína do tegumento VP16. O DNA genômico linear torna-se circular. VP16 interage com fatores de transcrição celulares para ativar a transcrição de genes imediatamente precoces (IE, *immediate early*) pela RNA-polimerase da célula hospedeira. O mRNA IE é traduzido em proteínas IE que regulam a síntese de proteínas precoces, como a **DNA-polimerase** que replica o genoma e a **timidina-cinase**. Essas duas proteínas são importantes, uma vez estão envolvidas na ação do **aciclovir**, o fármaco efetivo mais importante contra o HSV.

Observa-se que a síntese precoce de proteínas pelo HSV pode ser dividida em duas categorias: *imediatamente precoce* e *precoce*. As proteínas imediatamente precoces são aquelas cuja síntese de mRNA é ativada por uma proteína que faz parte da partícula viral (i.e., nenhuma síntese de nova proteína viral é requerida para a produção de cinco proteínas IEs). As proteínas precoces, por outro

282 **PARTE IV** • Virologia clínica

TABELA 37-4 Características clínicas dos herpes-vírus

Vírus	Produção de células gigantes	Doenças fetais ou neonatais importantes	Técnica de diagnóstico laboratorial importante	Terapia antiviral comumente utilizada	Vacina disponível
HSV-1	Sim	Não	PCR, cultura, esfregaço de Tzanck (células gigantes multinucleadas)	Aciclovir[1]	Não
HSV-2	Sim	Sim	PCR, cultura, esfregaço de Tzanck (células gigantes multinucleadas)	Aciclovir	Não
VZV	Sim	Não	PCR, cultura, esfregaço de Tzanck (células gigantes multinucleadas)	Aciclovir[2]	Sim
CMV	Sim	Sim	PCR, cultura, inclusões intranucleares do tipo "olho de coruja", antígeno pp65 em leucócitos	Ganciclovir[3]	Não
EBV	Não	Não	Anticorpo heterófilo (teste Monospot), anticorpo IgM para antígeno do capsídeo viral, linfócitos atípicos	Nenhuma	Não
HHV-8	Não	Não	Biópsia de lesões, PCR	Alfainterferona	Não

CMV, citomegalovírus; EBV, vírus Epstein-Barr; HHV-8, herpes-vírus humano 8; HSV, herpes-vírus simples; PCR, reação em cadeia da polimerase; VZV, vírus varicela--zóster.
[1]Não utilizado no herpes labial recorrente.
[2]Não utilizado em varicela em crianças imunocompetentes.
[3]Utilizado na retinite causada por CMV e em outras formas graves da doença.

lado, requerem a síntese de novas proteínas virais reguladoras para ativar a transcrição de seus mRNAs.

A DNA-polimerase viral replica o DNA genômico enquanto a síntese de proteínas precoces é interrompida e a síntese de proteínas tardias inicia. Essas proteínas tardias estruturais são transportadas ao núcleo, onde a montagem dos vírions ocorre. O vírion obtém seu envelope por brotamento por meio da membrana nuclear e é liberado da célula via túbulos ou vacúolos que se comunicam com o exterior.

Em células latentemente infectadas, como os neurônios infectados pelo HSV, o DNA circular de HSV reside no núcleo, mas não é integrado ao DNA genômico. A transcrição do DNA de HSV é limitado a poucos LATs. Esses RNAs reguladores, não codificantes, suprimem a replicação viral. A reativação da replicação viral pode ocorrer em uma fase tardia, quando os genes que codificam LATs são desligados.

Transmissão e epidemiologia

O HSV-1 é transmitido principalmente pela **saliva** e por contato direto, ao passo que o HSV-2 é transmitido por **contato sexual**. Como

resultado, as infecções pelo HSV-1 ocorrem sobretudo na face, ao passo que lesões pelo HSV-2 ocorrem na área genital. Entretanto, práticas de sexo orogenital podem resultar em infecção pelo HSV-1 nos órgãos genitais e em lesões por HSV-2 na cavidade oral (isso ocorre em cerca de 10-20% dos casos). Embora a transmissão ocorra mais frequentemente quando as lesões ativas estão presentes, verifica-se o espalhamento assintomático de HSV-1 e HSV-2, sendo este um fator importante na transmissão.

O número de infecções pelo HSV-2 tem aumentado acentuadamente nos últimos anos, ao passo que as infecções pelo HSV-1 não. Em torno de 80% da população dos Estados Unidos são infectados com HSV-1 e 40% têm herpes labial recorrente. A maioria das infecções primárias pelo HSV-1* ocorre na infância, o que é evidenciado pelo aparecimento precoce de anticorpos. Em contrapartida, anticorpos para o HSV-2 não aparecem até a idade do início da atividade sexual.

_____

*N. de R.T. No Brasil, os números não são bem conhecidos, mas estima-se que 60% da população esteja infectada pelo HSV-1.

TABELA 37-5 Comparação das doenças causadas por HSV-1 e HSV-2

Local	Doença causada por HSV-1	Doença causada por HSV-2
Pele	Lesões vesiculares acima da cintura	Lesões vesiculares abaixo da cintura (principalmente órgãos genitais)
Boca	Gengivoestomatite	Rara
Olhos	Ceratoconjuntivite	Rara
Sistema nervoso central	Encefalite (lobo temporal)	Meningite
Neonato	Rara[1]	Lesões de pele, encefalite e infecção disseminada[2]
Disseminação para as vísceras em pacientes imunocomprometidos	Sim	Rara

HSV, herpes-vírus simples.
[1]Infecção adquirida após o nascimento a partir de pessoa infectada pelo HSV-1.
[2]Infecção adquirida durante a passagem pelo canal do parto.

Patogênese e imunidade

O vírus multiplica-se na pele ou na membrana mucosa no local inicial da infecção e, então, migra até os neurônios pelo fluxo axonal retrógrado e torna-se **latente nas células dos gânglios sensoriais**. Em geral, o HSV-1 torna-se latente **nos gânglios trigeminais**, ao passo que o HSV-2 se torna latente nos **gânglios lombar e sacral**. Durante a latência, a maioria do DNA viral está localizada no núcleo, mas não está integrada no DNA nuclear. O vírus pode ser reativado do estado latente por uma variedade de indutores (p. ex., luz solar, mudanças hormonais, traumas, estresse e febre), quando ele migra a partir do neurônio e se multiplica na pele, causando lesões.

A lesão cutânea típica causada pelos HSV-1 e HSV-2 é uma **vesícula** que contém um fluido seroso preenchido com partículas virais e detritos celulares. Quando a vesícula se rompe, vírus são liberados e podem ser transmitidos a outros indivíduos. **Células gigantes multinucleadas** são, em geral, encontradas na base das lesões de herpes-vírus.

As lesões cutâneas progridem de eritema para pápulas, depois vesículas, seguidas de úlceras e terminam com a formação de crostas. Prurido ou formigamento prodrômico podem ser observados. Recorrências frequentes são geralmente observadas mais em infecções pelo HSV-2 do que em infecções pelo HSV-1.

A imunidade é tipo-específica, mas alguma proteção cruzada existe. Por exemplo, pacientes que possuem anticorpos preexistentes ao HSV-1 frequentemente apresentam infecções assintomáticas diante de HSV-2. Entretanto, a imunidade é incompleta e reinfecção e reativação ocorrem na presença de IgG circulante. A **imunidade mediada por células** (IMC) é um fator importante na limitação da infecção pelos herpes-vírus, uma vez que uma IMC reduzida geralmente resulta em reativação, disseminação e doença grave.

Achados clínicos

1. HSV-1

O HSV-1 causa muitas formas de doença primária e recorrente:

(1) A **gengivoestomatite** ocorre principalmente em crianças e é caracterizada por febre, irritabilidade e lesões vesiculares na boca. A doença primária é mais grave e apresenta duração superior se comparada às recidivas. As lesões se curam espontaneamente em 2 a 3 semanas. Muitas crianças têm infecção primária assintomática.

(2) O **herpes orolabial** (herpes labial) consiste na forma mais branda e recorrente da infecção pelo HSV-1 e é caracterizado por conjuntos de vesículas, geralmente na junção mucocutânea dos lábios ou nariz (Fig. 37-3). A recidiva normalmente reaparece no mesmo local.

(3) A **ceratoconjuntivite** é caracterizada por úlcera de córnea e lesões do epitélio conjuntival. Recidivas podem levar a cicatrizes e à cegueira.

(4) A **encefalite** causada pelo HSV-1 é caracterizada por uma lesão necrótica em um lobo temporal. Febre, vômitos, dores de cabeça, convulsões e estado mental alterado são características clínicas típicas. O início pode ser agudo ou prolongado por muitos dias. A doença ocorre como resultado da infecção primária ou da recidiva. Imagens obtidas por ressonância magnética frequentemente revelam as lesões. O exame do líquido espinal, em geral, mostra moderado aumento de linfócitos, moderada elevação na quantidade de proteína e quantidade normal de glicose. A encefalite pelo HSV-1 tem uma alta taxa de mortalidade e causa sequela neurológica grave nos sobreviventes.

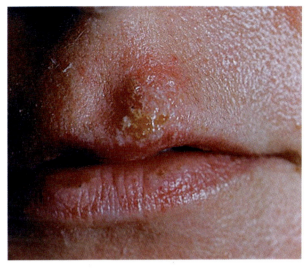

FIGURA 37-3 Herpes labial – observam-se vesículas sobre o lábio superior adjacente à vermelhidão da borda do lábio causada pelo herpes-vírus simples 1. (Reproduzida com a permissão de Jack Resneck, Sr., MD.)

(5) **Panarício herpético** é uma lesão pustulosa da pele dos dedos ou das mãos. Ela pode ocorrer em pessoas da área médica como resultado do contato com a lesão do paciente.

(6) **Herpes do gladiador**, como o próprio nome sugere, ocorre em lutadores e outros que têm contato próximo corporal. É causado principalmente por HSV-1 e é caracterizado por lesões vesiculares na cabeça, no pescoço e no tronco.

(7) **Eczema herpético** (erupção variceliforme de Kaposi) é uma infecção da pele em pacientes com dermatite atópica. As lesões vesiculares são encontradas no local da dermatite atópica (eczema). A maioria dos casos ocorre em crianças.

(8) **Infecções disseminadas**, como esofagite e pneumonia, ocorrem em pacientes imunocomprometidos com função de células T suprimida.

(9) Alguns casos de **herpes genital** podem ser causados pelo HSV-1 após contato oral-genital.

2. HSV-2

O **HSV-2** causa doenças graves, nas formas primária e recidivante:

(1) O **herpes genital** é caracterizado por lesões vesiculares dolorosas nos órgãos genitais masculinos e femininos e na área anal (Fig. 37-4). As lesões são mais graves e prolongadas na doença primária que na recorrente. Infecções primárias estão associadas à febre e à adenopatia inguinal.

Muitas infecções são assintomáticas (i.e., muitas pessoas possuem anticorpos anti-HSV-2, mas não têm história de doença). As infecções assintomáticas ocorrem em homens (na próstata ou na uretra) e em mulheres (no colo do útero). A transmissão do

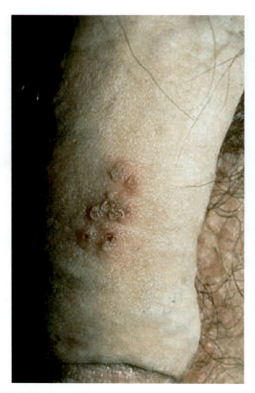

FIGURA 37-4 Herpes genital – observam-se vesículas na lateral do pênis causadas pelo herpes-vírus simples 2. (Reproduzida com a permissão de Jack Resneck, Sr., MD.)

vírus a partir de indivíduos assintomáticos ocorre esporadicamente e pode ser uma importante fonte de infecção para outros indivíduos.

Aproximadamente 80 a 90% dos herpes genitais são causados pelo HSV-2. Os casos restantes são causados pelo HSV-1 como resultado de contato oral-genital. A importância clínica desse fato é que a quimioprofilaxia para o HSV-2 deve ser considerada, uma vez que as lesões causadas pelo HSV-2 recidivam com mais frequência do que aquelas causadas pelo HSV-1. Aproximadamente 70% dos pacientes apresentarão recorrência dentro de 1 ano após a infecção primária pelo HSV-2. O paciente típico com herpes genital apresenta de 4 a 5 recorrências a cada ano, enquanto o paciente típico com infecção pelo HSV-1 apresenta apenas uma recorrência.

(2) **Herpes neonatal** é originado principalmente do contato com lesões vesiculares no canal do parto. Em alguns casos, embora não haja lesões visíveis, o HSV-2 é disseminado no canal do parto (disseminação assintomática) e pode afetar a criança durante o nascimento. Mulheres que adquirem uma infecção primária pelo HSV-2 no terceiro trimestre de gestação apresentam a maior taxa de parto de recém-nascidos que manifestam o herpes neonatal sintomático. Herpes neonatal varia de uma doença grave (p. ex., lesões disseminadas ou encefalite) a lesões locais mais brandas (pele, olhos, boca) e infecções assintomáticas. A doença neonatal pode ser prevenida pela realização da cesariana em mulheres que apresentam lesões ativas ou culturas virais positivas. HSV-1 e HSV-2 podem causar infecções neonatais graves, as quais são adquiridas a partir de pessoas cuidadoras que são portadoras. Apesar de sua associação com infecções neonatais, nem o HSV-1 ou o HSV-2 causam anomalias congênitas de nenhum grau significativo.

Infecção neonatal grave é mais provável de ocorrer quando a mãe está experimentando uma infecção primária, em vez de uma recidiva. Isso ocorre por duas razões: (1) a quantidade de vírus produzido durante a infecção primária é maior do que a produzida durante a infecção secundária, e (2) mães que tenham sido previamente infectadas podem passar IgG por meio da placenta, a qual pode proteger o neonato de uma infecção disseminada grave.

(3) **Meningite asséptica** causada pelo HSV-2 é comumente uma doença autolimitante, branda, com poucas sequelas.

As infecções pelo HSV-1 e HSV-2 são associadas ao eritema multiforme. A erupção do eritema multiforme aparece como uma área central vermelha, circundada por um anel de pele normal, sendo este circundado por um anel vermelho ("alvo" ou lesão "olho-de-boi"). Essas lesões são, em geral, maculares ou papulares e ocorrem simetricamente no tronco, nas mãos e nos pés. Acredita-se que a erupção seja uma reação imunomediada à presença de antígenos de HSV. O aciclovir é útil em prevenir episódios de recidiva do eritema multiforme, provalmente por reduzir a quantidade de antígenos do HSV. Muitos fármacos, sobretudo as sulfonamidas, entre os fármacos antimicrobianos, comumente causam o eritema multiforme. Outra causa infecciosa relevante inclui o *Mycoplasma pneumoniae* e vírus, como o da hepatite B e o da hepatite C.

O eritema multiforme principal, também conhecido como **síndrome de Stevens-Johnson**, é caracterizado por febre, lesões orais erosivas e lesões de pele extensivas e descamantes. A infecção por *M. pneumoniae* é a causa infecciosa mais comum dessa síndrome.

Diagnóstico laboratorial

Tanto o ensaio de reação em cadeia da polimerase (PCR) quanto a cultura viral são normalmente utilizados para o diagnóstico. O ensaio de PCR para a detecção de DNA viral é mais rápido e sensível do que a cultura e é capaz de distinguir prontamente a infecção pelo HSV-1 daquela pelo HSV-2.

Em relação à cultura viral, o efeito citopático típico ocorre em 1 a 3 dias, após o qual o vírus é identificado por meio de marcação das células infectadas com anticorpo fluorescente ou pela detecção de glicoproteínas vírus-específicas em ensaios imunoabsorventes ligados à enzima (Elisa, *enzyme-linked immunosorbent assays*). O HSV-1 pode ser distinguido do HSV-2 por meio do uso de anticorpos monoclonais direcionados contra a glicoproteína G, frequentemente empregados em testes de Elisa.

Um diagnóstico presuntivo rápido pode ser feito a partir das lesões da pele, pelo **esfregaço de Tzanck**, no qual células da base das vesículas são coradas com o corante de Giemsa. A presença de células gigantes multinucleadas sugere a infecção por herpes-vírus (ver Fig. 37-2). Além disso, o líquido vesicular oriundo das lesões cutâneas pode ser usado para se detectar células infectadas por herpes-vírus por meio de um teste de imunofluorescência direta (IFD).

Em caso de suspeita de encefalite herpética, um diagnóstico rápido pode ser realizado pela detecção do DNA do HSV no líquido espinal por meio de um ensaio de PCR. O diagnóstico da infecção neonatal por herpes-vírus geralmente envolve o uso de culturas virais ou ensaios de PCR.

Testes sorológicos, como o de neutralização, podem ser utilizados no diagnóstico das infecções primárias, já que um aumento significativo no título de anticorpos é rapidamente observado. Entretanto, esse teste não é utilizado nas infecções recidivantes porque muitos adultos já possuem anticorpos circulantes, e recidivas raramente causam um aumento no título de anticorpos.

Tratamento

O **aciclovir** (acicloguanosina) é o tratamento de escolha para a encefalite e doença sistêmica causada por HSV-1. Também é útil no tratamento do herpes genital primário e recorrente; o fármaco **diminui a duração** das lesões e também **reduz a intensidade da disseminação viral**, no entanto, *não* cura o estado latente. O aciclovir é também utilizado para tratar infecções neonatais causadas pelo HSV-2. O tratamento do herpes genital com aciclovir para mulheres gestantes parece ser seguro tanto para a mãe quanto para o feto em desenvolvimento. Mutantes do HSV-1 resistentes ao aciclovir têm sido isolados de pacientes; foscarnete é utilizado nesses casos.

Para infecções oculares do HSV-1, outros análogos de nucleosídeos (p. ex., trifluridina) são utilizados topicamente. Aciclovir oral é também utilizado para o tratamento da ceratite causada por HSV. Penciclovir (um derivado do aciclovir) ou docosanol (um álcool saturado de cadeia longa) pode ser utilizado para tratar recidivas de infecções orolabiais por HSV-1 em adultos imunocompetentes. Valaciclovir oral e fanciclovir são utilizados no tratamento do herpes genital e na supressão de recorrências.

Observe que nenhum tratamento antiviral aplicado para a infecção primária impede o estabelecimento do estado latente. Os fármacos também **não erradicam o estado latente**, mas a administração profilática e prolongada de aciclovir, valaciclovir ou fanciclovir pode suprimir as recorrências clínicas.

Prevenção

Valaciclovir e fanciclovir são utilizados na supressão de infecções recorrentes, principalmente no caso de pacientes que apresentam recorrência frequente pelo HSV-2. Alguns estudos demonstraram que o valaciclovir é mais efetivo do que o fanciclovir na supressão de recorrências de lesões genitais. A quimioprofilaxia supressiva também reduz a disseminação do vírus e, consequentemente, a sua transmissão para outros pacientes. A prevenção também envolve evitar o contato com a lesão vesicular ou úlcera por meio do uso de preservativos. A cesariana é recomendada para mulheres que apresentam lesões genitais ou cultura viral positiva no pré-parto. A circuncisão reduz o risco de infecção pelo HSV-2. Não há vacina contra HSV-1 ou HSV-2.

VÍRUS VARICELA-ZÓSTER (VZV)

Doença

Varicela (catapora) é a doença primária; o zóster (cobreiro) é a forma recorrente.

Propriedades importantes

O VZV é estrutural e morfologicamente similar a outros herpes-vírus, mas é antigenicamente diferente. Apresenta um único sorotipo. O mesmo vírus causa varicela e zóster. Os seres humanos são os hospedeiros naturais.

Resumo do ciclo de replicação

O ciclo de replicação é semelhante ao do HSV (ver p. 281).

Transmissão e epidemiologia

O vírus é transmitido por **gotículas respiratórias** e pelo contato direto com as lesões. A varicela é uma doença altamente contagiosa da infância; mais de 90% das pessoas nos Estados Unidos desenvolvem anticorpos a partir dos 10 anos de idade.* A varicela ocorre em todo o mundo. Antes de 2001, havia mais casos de varicela do que de qualquer outra doença notificável, mas o uso difundido da vacina tem reduzido significativamente o número de casos.

Há VZV infeccioso nas vesículas de zóster. Esse vírus pode ser transmitido para crianças, normalmente por contato direto, e causar varicela. A ocorrência de varicela e zóster em um hospital é um grande problema no controle de infecções, uma vez que o vírus pode ser transmitido a pacientes imunocomprometidos e causar infecção disseminada com risco de morte.

Patogênese e imunidade

O VZV infecta a mucosa do trato respiratório superior e se dissemina via sangue até a pele, onde **erupção vesicular** típica ocorre. **Células gigantes multinucleadas** com inclusões citoplasmáticas são visualizadas na base das lesões. O vírus infecta os neurônios sensoriais e é levado por fluxo axonal retrógrado para as células do **gânglio da raiz dorsal**, onde se torna **latente**.

Nas células latentemente infectadas, o DNA do VZV fica localizado no núcleo e não é integrado ao DNA celular. Na vida adulta, frequentemente quando a imunidade celular se encontra reduzida ou em razão de trauma local, o vírus é ativado e causa lesões vesiculares na pele e **neuralgia** por zóster.

A imunidade adquirida após a infecção pelo vírus e o aparecimento da varicela é para toda a vida, no entanto, este tipo de manifestação só ocorre uma vez, sendo possível o indivíduo apresentar zóster mesmo na presença dessa imunidade prévia. O zóster, em geral, ocorre somente uma vez. A frequência do zóster aumenta com o avanço da idade, talvez como consequência da perda de imunidade.

Achados clínicos

Varicela

Após um período de incubação de 14 a 21 dias, breves sintomas prodrômicos de febre e mal-estar podem ocorrer. Uma erupção papulovesiculosa aparece em agrupamentos no tronco e se espalha para a cabeça e extremidades (Fig. 37-5). A erupção evolui de pápulas a vesículas e depois a pústulas e, finalmente, a crostas. O prurido é um sintoma acentuado, principalmente quando as vesículas estão presentes. A varicela é branda em crianças, mas grave em adultos. A pneumonia e a encefalite são as principais complicações, sendo raras e ocorrendo com frequência em adultos. A **síndrome de Reye**, caracterizada por encefalopatia e degeneração do fígado, é associada à infecção por VZV e pelo vírus influenza B, principalmente em crianças que tomam ácido acetilsalicílico. Sua patogênese ainda é desconhecida.

---

*N. de R.T. Os números no Brasil são semelhantes, mas as crianças costumam ser acometidas mais cedo, até os 8 anos de idade.

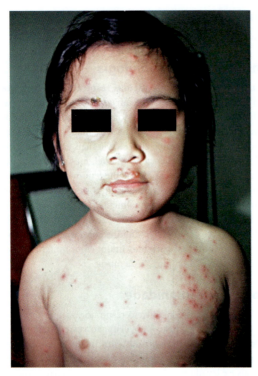

FIGURA 37-5 Varicela (catapora) – observam-se as vesículas sobre uma base eritematosa causada pelo vírus da varicela-zóster. (Reproduzida, com permissão, de Usatine RP et al. *The Color Atlas of Family Medicine*. Nova Iorque, NY: McGraw-Hill; 2009. Cortesia de Richard P. Usatine, MD.)

Zóster

A ocorrência de vesículas dolorosas ao longo de um nervo sensorial da cabeça ou do tronco é o quadro comum (Fig. 37-6). A dor pode durar semanas, e a **neuralgia pós-herpética (NPH)** pode ser debilitante. Em pacientes imunocomprometidos, especialmente em pacientes submetidos a transplante de células-tronco, podem ocorrer infecções disseminadas que representam risco à vida, como a pneumonia.

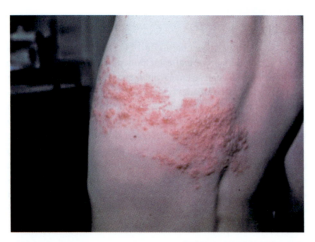

FIGURA 37-6 Zóster (cobreiro) – observam-se as vesículas ao longo do dermátomo de um nervo torácico causadas pelo vírus da varicela-zóster. (Reproduzida, com permissão, de Usatine RP et al. *The Color Atlas of Family Medicine*. Nova Iorque, NY: McGraw-Hill; 2009. Cortesia de Richard P. Usatine, MD.)

Diagnóstico laboratorial

Embora a maioria dos diagnósticos de varicela e zóster seja realizada clinicamente, testes laboratoriais encontram-se disponíveis. Testes de PCR, para a detecção de DNA viral, e IFD a partir de amostras de lesões cutâneas são frequentemente usados.

Um diagnóstico presuntivo pode ser feito pelo uso do esfregaço de Tzanck. Células gigantes multinucleadas são visualizadas em lesões por VZV, bem como nas por HSV (ver Fig. 37-2). O diagnóstico definitivo também pode ser feito por meio do isolamento do vírus em cultura de células e identificação com um antissoro específico. Um aumento no título de anticorpos pode ser utilizado para diagnosticar varicela, mas é menos útil no diagnóstico de zóster.

Tratamento

Nenhuma terapia antiviral é necessária para varicela ou zóster em crianças imunocompetentes. Adultos imunocompetentes que apresentam casos moderados ou graves de catapora ou zóster, geralmente são tratados com **aciclovir**, uma vez que este pode reduzir a duração e a gravidade dos sintomas, bem como a disseminação do vírus. Crianças e adultos imunocomprometidos com varicela, zóster ou doença disseminada devem ser tratados com aciclovir. Doença causada por amostras de VZV resistentes ao aciclovir pode ser tratada com foscarnete.

Dois fármacos semelhantes ao aciclovir, fanciclovir e valaciclovir, podem ser utilizados por pacientes com zóster, com o objetivo de acelerar a cicatrização das lesões, mas nenhum desses fármacos pode curar o estado latente. Existem evidências de que esses fármacos reduzem a incidência de NPH. O tratamento da NPH inclui drogas que amenizam a dor neuropática, como adesivos de gabapentina e lidocaína.

Prevenção

Existem três vacinas disponíveis contra o VZV: uma projetada para a prevenção da varicela, chamada Varivax, e duas projetadas para a prevenção do zóster, Zostavax e Shingrix. Tanto a Varivax quanto a Zostavax contêm **VZV vivo e atenuado**, contudo, a Zostavax contém 14 vezes mais partículas virais do que a Varivax. A Shingrix é uma vacina recombinante que contém a glicoproteína do envelope do VZV como imunógeno. As vacinas contra zóster são eficazes na prevenção dos sintomas, mas não erradicam o estado latente do VZV.

A vacina contra varicela é recomendada para crianças entre 1 e 12 anos, enquanto as vacinas contra zóster são recomendadas para indivíduos com mais de 50 anos. Como as vacinas Varivax e Zostavax contêm vírus vivos, elas não devem ser administradas a indivíduos imunocomprometidos ou a mulheres grávidas.

O **aciclovir** é útil na prevenção da varicela e na disseminação de zóster em pessoas imunocomprometidas expostas ao vírus. A **imunoglobulina antivaricela-zóster** (VZIG; do inglês, *varicella-zoster immune globulin*), a qual contém um alto título de anticorpos para o vírus, é também útil como profilaxia.

CITOMEGALOVÍRUS (CMV)

Doenças

O CMV causa uma doença de inclusão citomegálica (principalmente anormalidades congênitas) em neonatos. Essa é a **causa** mais comum de anormalidades congênitas nos Estados Unidos. O CMV é uma causa muito importante de pneumonia e outras doenças em pacientes imunocomprometidos, como receptores de medula óssea (células-tronco) e receptores transplantados de órgãos sólidos. Ele também causa mononucleose heterófila negativa em pacientes imunocomprometidos.

Propriedades importantes

O CMV é estrutural e morfologicamente similar a outros herpes-vírus, mas é antigenicamente diferente. Apresenta um único sorotipo. Os seres humanos são os hospedeiros naturais; amostras de CMV de animais não infectam seres humanos. Células gigantes são formadas, por isso o nome *citomegalo*.

Resumo do ciclo de replicação

O ciclo de replicação é semelhante ao do HSV (ver p. 281). Uma característica única da replicação do CMV é que algumas das proteínas imediatamente precoces são traduzidas dos mRNAs presentes na célula infectada pelo vírus parental, em vez de serem traduzidas a partir de mRNAs sintetizados em células recentemente infectadas.

Transmissão e epidemiologia

O CMV é transmitido por uma **variedade de modos**. No início da vida, ele é transmitido por meio da placenta, no canal do parto, e muito comumente durante a amamentação. Em crianças pequenas, o modo mais comum de transmissão é pela saliva. Posteriormente, ele é transmitido sexualmente; o vírus está presente no sêmen e na secreção do colo do útero. Ele pode ser transmitido naturalmente pelo sangue durante transfusões e transplantes de órgãos. A infecção pelo CMV ocorre mundialmente, e mais de 80% dos adultos possuem anticorpos contra esse vírus.

Patogênese e imunidade

A infecção do feto pode causar a **doença de inclusão citomegálica**, caracterizada por células gigantes multinucleadas, com acentuadas inclusões intranucleares. Muitos órgãos são afetados, e a infecção generalizada resulta em anormalidades congênitas. A infecção do feto ocorre principalmente quando a **infecção primária** ocorre na mulher grávida (i.e., quando ela não possui anticorpos que poderiam neutralizar o vírus antes que ele infectasse o feto). O feto, em geral, não é infectado quando a mulher grávida possui anticorpos contra o vírus. Anormalidades congênitas são **mais comuns quando o feto é infectado durante o primeiro trimestre da gestação**, pois é no primeiro trimestre que ocorre o desenvolvimento dos órgãos, e a morte de qualquer célula precursora pode resultar em defeitos congênitos.

A infecção de crianças e adultos é, em geral, assintomática, exceto em indivíduos imunocomprometidos. O CMV entra em um estado latente principalmente nos monócitos e pode ser reativado quando a imunidade celular está diminuída. O CMV pode ainda persistir nos rins por anos. A reativação do CMV do estado **latente** nas células do colo do útero pode resultar na infecção do recém-nascido durante sua passagem no canal do parto.

O CMV possui um mecanismo efetivo de "evasão imune", o qual permite que ele seja mantido no estado latente por longos períodos. Nas células infectadas pelo CMV, a montagem dos peptídeos virais

no complexo de histocompatibilidade principal (MHC) de classe I é instável, assim os antígenos virais não são apresentados na superfície celular e a morte pelas células T citotóxicas não ocorre. Além disso, o CMV codifica diversos micro-RNAs, um dos quais se liga ao mRNA celular que codifica a proteína de MHC de classe I, impedindo a sua tradução. Esse mecanismo previne as proteínas virais de serem apresentadas na superfície das células infectadas, e a morte pelas células T citotóxicas não ocorre.

O CMV também codifica uma proteína que atua como um receptor de quimiocina. Quando essa proteína é liberada a partir de células infectadas pelo CMV, a proteína se liga a quimiocinas, impedindo assim que estas sirvam como um sinal para que as células imunes do hospedeiro migrem para o sítio de infecção.

A infecção pelo CMV causa um efeito imunossupressor ao inibir as células T. As defesas do hospedeiro contra a infecção incluem a produção de anticorpos circulantes e imunidade mediada por células. A imunidade celular é mais importante, uma vez que sua supressão pode levar à doença sistêmica.

Achados clínicos

Aproximadamente 20% das crianças infectadas com o CMV durante a fase gestacional apresentam as manifestações clínicas aparentes da doença de inclusão citomegálica, como microcefalia, convulsões, surdez, icterícia e púrpura. As lesões púrpuras são semelhantes a um "bolinho de amoras", e são resultantes de trombocitopenia. Hepatosplenomegalia é muito comum. A doença da inclusão citomegálica é uma das causas que levam à deficiência intelectual nos Estados Unidos. Crianças infectadas podem continuar a excretar o CMV por muitos anos, principalmente na urina.

Em adultos imunocompetentes, o CMV pode causar a **mononucleose heterofílica negativa**, a qual é caracterizada por febre, letargia e pela presença de linfócitos atípicos do sangue periférico nos esfregaços.

Em pacientes imunocomprometidos, infecções sistêmicas pelo CMV, especialmente pneumonite, esofagite e hepatite, ocorrem em uma alta frequência (p. ex., aqueles com transplante renal e de células-tronco). No caso de pacientes que apresentam a síndrome da imunodeficiência adquirida (Aids), o CMV comumente infecta o trato intestinal e causa colites diarreicas intratáveis. O CMV também causa retinite em pacientes com Aids, podendo levar à cegueira. Anemia e trombocitopenia ocorrem frequentemente.

Diagnóstico laboratorial

Ensaios de PCR para a detecção do DNA ou RNA do CMV em fluidos ou tecidos, como líquido espinal e líquido amniótico, são frequentemente usados. Outra abordagem envolve a cultura do vírus em tubos especiais chamados de *shell vials* em conjunto com o uso de um anticorpo imunofluorescente para se detectar o antígeno precoce imediato do CMV. Essa técnica de cultura em *shell vials* permite que um diagnóstico seja realizado precocemente em até 72 horas. A vantagem da cultura é que o vírus obtido pode, então, ser utilizado para se determinar a suscetibilidade do mesmo ao ganciclovir.

Outro método diagnóstico inclui anticorpos fluorescentes e coloração histológica de corpos de inclusão em células gigantes na urina e em tecidos. Os corpúsculos de inclusão são intranucleares e apresentam uma forma de **olho de coruja** (Fig. 37-7). Os testes

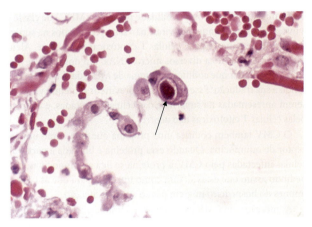

FIGURA 37-7 Citomegalovírus – corpúsculos de inclusão em forma de olho de coruja. A seta aponta para um corpúsculo de inclusão do tipo "olho de coruja" no núcleo de uma célula infectada. (Fonte: Dr. Edwin Ewing, Jr., Public Health Image Library, Centers for Disease Control and Prevention.)

sorológicos que detectam o anticorpo IgM no soro do paciente também são úteis na identificação de infecções recentes.

A antigenemia do CMV pode ser mensurada pela detecção da pp65 nos leucócitos do sangue pela utilização de um ensaio de imunofluorescência. A pp65 é uma proteína localizada no nucleocapsídeo do CMV e pode ser detectada no interior de leucócitos infectados por meio do uso de anticorpos monoclonais marcados com fluoresceína, específicos para pp65.

Tratamento

O ganciclovir é moderadamente efetivo no tratamento da retinite e pneumonia por CMV em pacientes com Aids. O valganciclovir, que pode ser administrado oralmente, é também efetivo contra a retinite por CMV. Amostras de CMV resistentes ao ganciclovir e ao valganciclovir têm surgido, principalmente devido a mutações no gene *d*, que codifica a fosfocinase. Testes de suscetibilidade a fármacos têm sido realizados.

Foscarnete é também efetivo, no entanto, causa mais efeitos colaterais. Diferentemente do HSV e do VZV, o CMV é muito resistente ao aciclovir. O cidofovir é útil no tratamento da retinite por CMV. O fomivirseno é um DNA antissenso aprovado para o tratamento intraocular da retinite por CMV. Essa é a primeira e, até o momento, a única molécula antissenso a ser aprovada para o tratamento de doença humana.

Prevenção

Não há vacina. O ganciclovir pode suprimir a retinite progressiva em pacientes com Aids. Crianças com a doença de inclusão citomegálica que estão transmitindo o vírus em sua urina devem ser isoladas de outras crianças. O sangue, para que seja transfundido a recém-nascidos, deve ser negativo para a presença de anticorpos anti-CMV. Se possível, somente órgãos de doadores negativos para anticorpos anti-CMV deveriam ser transplantados para receptores que são negativos para a presença desses anticorpos. Uma preparação de imunoglobulinas com alto título de anticorpos é usada para prevenir a infecção disseminada do CMV em órgãos de pacientes transplantados.

VÍRUS EPSTEIN-BARR (EBV)

Doenças

O EBV causa a mononucleose infecciosa. Esse vírus é associado ao linfoma de Burkitt, outros linfomas de células B e carcinoma da nasofaringe. O EBV também causa a leucoplasia pilosa.

Propriedades importantes

O EBV é estrutural e morfologicamente similar aos outros herpes-vírus, mas antigenicamente diferente. O antígeno mais importante é o **antígeno do capsídeo viral** (VCA, *viral capsid antigen*), uma vez que é o mais frequentemente utilizado nos testes diagnósticos. O antígeno precoce (EA, *early antigen*), produzido antes da síntese do DNA, e o antígeno nuclear do vírus Epstein-Barr (EBNA, *Epstein-Barr nuclear antigen*), localizado no núcleo ligado ao cromossomo, são algumas vezes úteis no diagnóstico. Dois outros antígenos, o antígeno de membrana determinado por linfócitos e o antígeno viral da membrana, também têm sido detectados. A atividade neutralizante é direcionada contra os antígenos da membrana viral.

Os seres humanos são os hospedeiros naturais. O EBV infecta principalmente células linfoides, especialmente os **linfócitos B**. O EBV também infecta as células epiteliais da faringe, resultando em dor de garganta acentuada. Nas células latentemente infectadas, o DNA do EBV fica no núcleo e não é integrado ao DNA celular.*
Alguns genes são transcritos, e somente um grupo deles é traduzido em proteínas.

Resumo do ciclo de replicação

O ciclo de replicação é similar ao do HSV (ver p. 281). O EBV penetra no linfócito B no local do receptor para o componente C3 do complemento.

Transmissão e epidemiologia

O EBV é transmitido principalmente pela troca de **saliva** (p. ex., durante o beijo). A saliva de indivíduos com uma reativação da infecção latente, bem como de indivíduos com infecção ativa, pode funcionar como uma fonte do vírus. Ao contrário do CMV, a infecção do EBV pelo sangue é muito rara.

A infecção pelo EBV é uma das infecções mundiais mais comuns; mais de 90% da população adulta dos Estados Unidos possuem anticorpos. A infecção nos primeiros anos de vida é normalmente assintomática. Infecções precoces tendem a ocorrer em indivíduos de grupos socioeconômicos menos privilegiados. A frequência de mononucleose clinicamente evidente, entretanto, é mais elevada em pessoas que são expostas ao vírus mais tardiamente na vida (p. ex., estudantes universitários).**

Patogênese e imunidade

A infecção ocorre primeiramente na orofaringe e depois se dissemina para o sangue, onde infecta os linfócitos B. Os linfócitos T citotóxicos reagem contra as células B infectadas. As células T são

---

*N. de R.T. O mesmo ocorre para todos os outros herpes-vírus humanos, independentemente do tipo celular onde o vírus estabelece latência.
**N. de R.T. Estudos indicam que 80% da população brasileira têm sorologia positiva para o EBV. A infecção nos primeiros anos de vida é normalmente assintomática.

os "linfócitos atípicos" visualizados no esfregaço sanguíneo. O EBV permanece **latente nos linfócitos B**.

A resposta imune à infecção pelo EBV consiste primeiramente em anticorpos IgM anti-VCA. Anticorpos IgG anti-VCA surgem em seguida e persistem por toda a vida. A resposta de IgM é, portanto, útil para o diagnóstico da infecção aguda, ao passo que a resposta de IgG é mais adequada para mostrar infecção anterior. A imunidade duradoura contra episódios de mononucleose infecciosa é baseada nos anticorpos ao antígeno viral da membrana.

Além dos anticorpos EBV-específicos, são encontrados **anticorpos heterofílicos**. O termo *heterofílico* se refere a anticorpos que são detectados por testes utilizando antígenos diferentes do antígeno que os induziram. Os anticorpos heterofílicos formados na mononucleose infecciosa aglutinam hemácias de ovinos ou de equinos em laboratório. (Anticorpos de Forssman no soro de seres humanos que reagem cruzadamente são retirados pela adsorção com extrato de rim de porquinhos-da-índia, antes da aglutinação.) Observa-se que esses anticorpos não reagem com quaisquer antígenos do EBV. Parece provável que a infecção pelo EBV modifique constituintes da membrana celular de forma que eles se tornam antigênicos e induzem os anticorpos heterofílicos. Anticorpos heterofílicos, em geral, desaparecem dentro de 6 meses depois da recuperação. Esses anticorpos não são específicos para a infecção pelo EBV e são também observados em indivíduos com hepatite B e doença do soro.

Achados clínicos

A **mononucleose infecciosa** é caracterizada principalmente por febre, dor de garganta, linfadenopatia e esplenomegalia. Anorexia e letargia são acentuadas. A hepatite é frequente; a encefalite ocorre em alguns pacientes. A recuperação espontânea ocorre, em geral, em 2 a 3 semanas. A ruptura esplênica, associada a esportes de contato, como o futebol, é uma complicação temida da esplenomegalia, embora rara.

Em adição à forma comum da mononucleose infecciosa, descrita no parágrafo anterior, o EBV causa também uma forma de mononucleose grave, frequentemente fatal, que ocorre em crianças que apresentam uma imunodeficiência hereditária, denominada **síndrome linfoproliferativa ligada ao X**. O gene mutado codifica uma proteína de transdução de sinal necessária para o funcionamento das células T e *natural killer*. A taxa de mortalidade é de 75% em crianças em torno dos 10 anos. Os transplantes de medula ou de sangue do cordão umbilical podem curar a imunodeficiência preexistente. O EBV também causa a **leucoplasia pilosa** – caracterizada por lesões esbranquiçadas, não malignas, e que apresentam uma superfície "pilosa" na região lateral da língua (Fig. 37-8). Isso ocorre em indivíduos imunocomprometidos, sobretudo em pacientes com Aids.

A infecção por EBV é associada a muitos cânceres, como o **linfoma de Burkitt**, algumas formas do linfoma de Hodgkin e **carcinoma da parte nasal da faringe**. A palavra *associada* se refere à observação de que a infecção pelo EBV é o evento inicial que induz as células a se dividirem, mas o evento em si não causa a malignização. Etapas adicionais são necessárias para que a transformação malignizante possa ocorrer. A redução da imunidade celular predispõe à multiplicação descontrolada das células infectadas pelo EBV.

Outra doença associada ao EBV é a **doença linfoproliferativa pós-transplante** (PTLD). A forma mais comum de PTLD é um linfoma de células B. A PTLD ocorre após transplantes de medula óssea e transplantes de órgãos sólidos. O principal fator predisponente

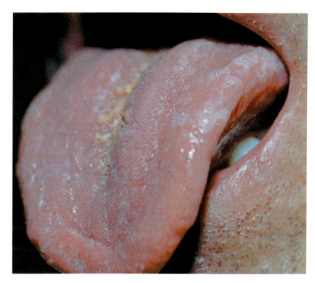

FIGURA 37-8 Leucoplasia pilosa – observe as placas esbranquiçadas na face lateral da língua causadas pelo vírus *Epstein-Barr*. (Reproduzida, com permissão, de Wolff K, Johnson R, eds. *Fitzpatrick's Color Atlas & Synopsis of Clinical Dermatology*. 6ª ed. Nova Iorque, NY: McGraw-Hill; 2009.)

à PTLD é a imunossupressão requerida para prevenir a rejeição do enxerto. O linfoma pode regredir se o grau de imunossupressão for reduzido.

Diagnóstico laboratorial

O diagnóstico da mononucleose infecciosa no laboratório clínico é baseado principalmente em testes sorológicos. Existem dois tipos de testes sorológicos:

(1) O teste de **anticorpos heterofílicos** é útil para o diagnóstico precoce da mononucleose infecciosa, pois ele é normalmente positivo em 2 semanas pós-adoecimento. Entretanto, devido ao declínio do título de anticorpos pós-recuperação, esse teste não é útil para detecção de infecções prévias. O **teste Monospot** é, em geral, utilizado na detecção de anticorpos heterofílicos; ele é mais sensível, mais específico e mais barato que o teste de aglutinação em tubo.

(2) Os testes de **anticorpos específicos para o EBV** são utilizados, principalmente, em casos difíceis de diagnosticar. A resposta de anticorpos IgM ao antígeno VCA pode ser utilizada para detectar precocemente o adoecimento; a resposta de anticorpos IgG ao VCA pode ser utilizada para detectar infecções prévias. Em certos casos, anticorpos contra EA e EBNA podem ser facilmente diagnosticados.

Além dos testes sorológicos, o diagnóstico da mononucleose infecciosa é auxiliado pelo exame de sangue. É observada uma linfocitose, sendo que até 30% de linfócitos anormais são vistos em um esfregaço corado. Esses **linfócitos atípicos** estão aumentados, possuem um núcleo expandido e um citoplasma abundante e, frequentemente, vacuolizado (Fig. 37-9). Eles são linfócitos T citotóxicos reativos a células B infectadas com o EBV.

Em infecções por EBV de difícil diagnóstico ou em doenças como a desordem linfoproliferativa pós-transplante, ensaios de PCR podem ser utilizados para a detecção do DNA do EBV no sangue do paciente.

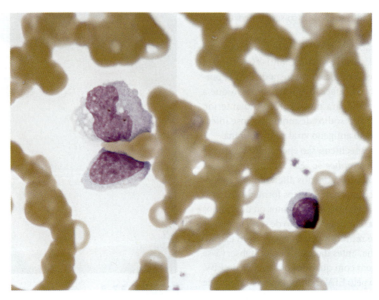

FIGURA 37-9 Linfócitos atípicos na mononucleose infecciosa – observam-se dois linfócitos atípicos, cada um com o núcleo aumentado e citoplasma abundante, no lado esquerdo. O linfócito no lado direito parece normal. (Reproduzida, com autorização, de Fauci AS, Braunwald E, Kasper DL et al, eds. *Harrison's Principles of Internal Medicine*. 17ª ed. Nova Iorque, NY: McGraw-Hill; 2008.)

Embora o EBV possa ser isolado de amostras clínicas, como a saliva, pela transformação morfológica dos linfócitos do cordão umbilical, esse é um procedimento tecnicamente difícil e não é facilmente disponível. Nenhum vírus é produzido nos linfócitos do cordão umbilical; sua presença é detectada pela coloração de antígenos no núcleo, utilizando anticorpos fluorescentes.

Tratamento

Nenhuma terapia antiviral é necessária para a mononucleose infecciosa sem complicações. O aciclovir tem pouca atividade contra o EBV, mas a administração de altas doses pode ser útil em infecções de EBV com risco à vida.

Prevenção

Não há vacina disponível para o EBV.

Associação ao câncer

A infecção pelo EBV está associada a cânceres de origem linfoide: o **linfoma de Burkitt** em crianças africanas, outros linfomas de células B, o carcinoma nasofaríngeo em populações chinesas e o carcinoma tímico nos Estados Unidos. A evidência inicial da associação da infecção pelo EBV com o linfoma de Burkitt foi a produção do EBV pelas células do linfoma em cultura. De fato, esse foi o modo pelo qual o EBV foi descoberto por Epstein e Barr, em 1964. Evidência adicional inclui o fato de que DNA do EBV e EBNA são encontrados nas células dos carcinomas nasofaríngeo e tímico. O EBV pode induzir transformação malignizante em linfócitos B *in vitro*.

No linfoma de Burkitt, a oncogênese ocorre em função da **translocação do oncogene *c-myc*** para um local genômico adjacente ao promotor de um gene codificador de imunoglobulina. Essa translocação aumenta a síntese da proteína c-myc, uma oncoproteína potente. A proteína c-myc é uma reguladora transcricional que aumenta a síntese de cinases que ativam o ciclo celular.

HERPES-VÍRUS HUMANO 8 (HERPES-VÍRUS ASSOCIADO AO SARCOMA DE KAPOSI)

Em 1994, foi descoberto que um novo herpes-vírus, atualmente conhecido como herpes-vírus humano 8 (HHV-8), ou herpes-vírus associado ao sarcoma de Kaposi (KSHV), causa o sarcoma de Kaposi, o tipo de câncer mais comum em pacientes com Aids. A ideia de que outro vírus além do HIV fosse a causa do sarcoma de Kaposi surgiu de dados epidemiológicos que mostraram que o sarcoma de Kaposi era comum em pacientes que haviam adquirido o HIV sexualmente, mas raro em pacientes que adquiriram o HIV via transfusão sanguínea. Um segundo vírus transmitido sexualmente parecia ser a provável causa.

A evidência inicial de que o HHV-8 estava envolvido foi o achado de que a maioria das células do sarcoma de Kaposi retiradas dos pacientes com Aids continham o DNA desse vírus, mas os tecidos retirados de pacientes com Aids sem o sarcoma de Kaposi tinham muito pouco DNA viral. O DNA desse vírus foi também encontrado em células do sarcoma de Kaposi que vieram de pacientes não infectados pelo HIV. A partir da análise do DNA, ficou demonstrado que o HHV-8 se assemelha mais aos herpes-vírus linfotróficos (p. ex., EBV e o herpes-vírus saimiri) do que aos herpes-vírus neurotróficos, como o HSV e o VZV.

Apoio adicional foi fornecido por estudos sorológicos, os quais mostravam que a maioria dos pacientes infectados com HIV que apresentavam sarcoma de Kaposi possuíam anticorpos para o HHV-8, ao passo que um número consideravelmente menor de pacientes infectados com HIV sem o sarcoma de Kaposi possuíam anticorpos para esse vírus, e um número ainda menor de pacientes com outras doenças sexualmente transmissíveis, mas que não eram infectados pelo HIV, possuíam esses anticorpos. A estimativa atual da infecção pelo HHV-8 na população, em geral, atinge cerca de 3% nos Estados Unidos e na Inglaterra, e cerca de 50% na África oriental.*

O HHV-8 causa transformação maligna por um mecanismo similar aos de outros vírus de DNA (p. ex., o papilomavírus humano), a inativação de um gene supressor de tumor. Uma proteína codificada pelo HHV-8, denominada antígeno nuclear associado à latência (LANA, *latency-associated nuclear antigen*) inativa as proteínas supressoras de tumor RB e p53, o que induz a transformação maligna de células endoteliais.

A transmissão do HHV-8 ocorre principalmente por meio de relação sexual desprotegida e da saliva, mas o vírus pode ser transmitido também em órgãos transplantados, como rins, o que parece ser a causa do sarcoma de Kaposi associado ao transplante. O DNA do HHV-8 é encontrado nas células do sarcoma de Kaposi associado ao transplante, mas não em células de outros cânceres associados ao transplante.

O sarcoma de Kaposi em pacientes com Aids é uma malignização das células endoteliais vasculares que contêm muitas células fusiformes e hemácias. As lesões variam de avermelhadas ao púrpura-escuro, de planas a nodulares, e, frequentemente, surgem em múltiplos locais, como a pele, a cavidade oral e as solas dos pés (mas não nas palmas das mãos) (Fig. 37-10). Internamente, as lesões ocorrem geralmente no trato intestinal e nos pulmões. As hemácias extravasadas dão à lesão a cor púrpura. O HHV-8 também infecta células B, induzindo-as a proliferar e produzir um tipo de linfoma, chamado de linfoma de efusão primária.

O diagnóstico laboratorial do sarcoma de Kaposi é, em geral, realizado em biópsias de lesões de pele. O DNA e o RNA do HHV-8 estão presentes na maioria das células fusiformes e podem ser detectados pelo teste de PCR. O vírus não cresce em culturas celulares.

O tipo de tratamento depende do local e do número de lesões. Excisão cirúrgica, radiação, quimioterapia ou fármacos imunomoduladores, como a alfainterferona, podem ser utilizados. No sarcoma de Kaposi associado ao HIV, a terapia antirretroviral altamente ativa (HAART, *highly active antiretroviral drugs*) pode representar um tratamento eficaz. Observe que fármacos anti-herpes-vírus, como o aciclovir, foscarnete e cidofovir, não são efetivos.

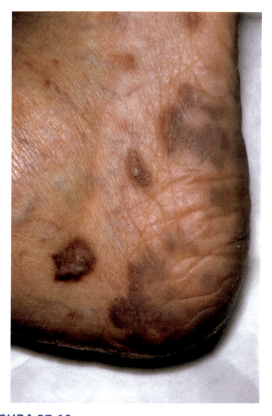

FIGURA 37-10   Sarcoma de Kaposi – Observam-se diversas lesões púrpuras e escuras no pé causadas pelo herpes-vírus humano 8 (vírus associado ao sarcoma de Kaposi). (Fonte: Public Health Image Library, Centers for Disease Control and Prevention.)

A HAART também pode prevenir o sarcoma de Kaposi, como evidenciado por uma diminuição da sua incidência em pacientes infectados pelo HIV e tratados com HAART. Não há vacina contra o HHV-8.

POXVÍRUS

A família Poxviridae inclui três vírus de relevância médica: vírus da varíola, vírus vaccinia e vírus do molusco contagioso (MCV). Os poxvírus são os maiores e mais complexos vírus.

VÍRUS DA VARÍOLA

Doença

O vírus da varíola é o agente da varíola, a única doença humana que foi totalmente erradicada. A **erradicação** foi alcançada por meio do uso disseminado da vacina contra a varíola. Existe uma preocupação com o uso do vírus da varíola como um agente do bioterrorismo. Poxvírus de origem animal, como os vírus *Cowpox* e *Monkeypox*, são descritos no Capítulo 46. (A peste bovina, uma doença que atinge principalmente o gado, também foi erradicada utilizando-se uma vacina contra o vírus da peste bovina [RPV, *rinderpest virus*]. O RPV é um paramixovírus relacionado ao vírus do sarampo.)

Propriedades importantes

Os poxvírus apresentam partículas em forma de tijolo contendo DNA linear de fita dupla, um cerne em forma de disco no interior de uma membrana dupla e um envelope lipoproteico (ver Tab. 37-2). O vírion contém uma RNA-polimerase dependente de DNA. Essa enzima é necessária, uma vez que o vírus se multiplica no citoplasma e não tem acesso à RNA-polimerase celular, que está localizada no núcleo.

O vírus da varíola possui um único e estável sorotipo, o qual é a chave para o sucesso da vacina. Se a antigenicidade variasse, como no caso do vírus influenza, a erradicação não teria tido sucesso. O vírus da varíola infecta somente seres humanos, não há reservatório animal.

---

*N. de R.T. Não há um consenso sobre a estimativa de indivíduos infectados no Brasil. Estudos diversos indicam números que variam de 2,8 a 15% da população em geral.

Resumo do ciclo de replicação

A seguinte descrição do ciclo de replicação é baseada em estudos com o vírus vaccínia, uma vez que é muito menos provável que esse vírus cause doença em seres humanos do que o vírus da varíola. Após a penetração na célula e desnudamento, a RNA-polimerase viral dependente de DNA sintetiza o mRNA precoce, o qual é traduzido em proteínas precoces não estruturais, principalmente enzimas requeridas para os passos subsequentes da replicação viral. O DNA viral é, então, replicado, e, após, serão sintetizadas proteínas estruturais que irão formar a progênie viral. Os vírions serão montados e irão adquirir seus envelopes por brotamento, a partir da membrana da célula hospedeira,* de onde são liberados. Observa-se que todos os passos da multiplicação ocorrem no citoplasma, o que é pouco comum para um vírus de DNA.

Transmissão e epidemiologia

O vírus da varíola é transmitido via aerossóis respiratórios ou por contato direto com o vírus em lesões de pele ou em fômites, como roupas de cama.

No período anterior aos anos 1960, a varíola se espalhou em grandes áreas da África, da Ásia e da América do Sul, e milhões de pessoas foram afetadas. Em 1967, a Organização Mundial da Saúde lançou uma campanha de vacinação que levou à erradicação da varíola. O último caso ocorrido naturalmente foi na Somália, em 1977.

Patogênese e imunidade

A varíola inicia quando o vírus infecta o trato respiratório superior e os linfonodos locais e, então, penetra no sangue (viremia primária). Os órgãos internos são infectados; então, o vírus se dissemina no sangue novamente (viremia secundária) e se espalha para a pele. Esses eventos ocorrem durante o período de incubação, quando o paciente ainda não apresenta sintomas específicos. A erupção é o resultado da multiplicação do vírus na pele, seguida do dano causado pelas células T citotóxicas que atacam as células infectadas pelo vírus.

A imunidade que se segue à varíola dura por toda a vida; a imunidade pós-vacinal dura cerca de 10 anos.**

Achados clínicos

Após um período de incubação de 7 a 14 dias, há um início súbito dos sintomas prodrômicos, como febre e mal-estar. Isso é seguido por erupção, a qual é pior na face e nas extremidades do que no tronco (i.e., apresenta uma distribuição centrífuga). A erupção se desenvolve por meio de estágio de máculas a pápulas, vesículas, pústulas e, finalmente, crostas em 2 a 3 semanas.

Diagnóstico laboratorial

No passado, quando a doença ocorria, o diagnóstico era feito pelo isolamento viral em cultura de células ou em embriões de galinha, ou pela detecção de antígenos virais no líquido vesicular por imunofluorescência.

---

*N. de R.T. Pesquisas recentes mostram que os poxvírus adquirem seu envelope de membranas do aparelho de Golgi ou da rede trans-Golgi.

**N. de T. Algumas pesquisas têm mostrado que a duração da imunidade varia muito, no entanto, é comum encontrar indivíduos com imunidade mesmo 35 a 40 anos depois da vacinação.

Prevenção

A doença foi erradicada pelo uso global da **vacina**, contendo o **vírus vaccínia** vivo atenuado. O sucesso da vacina é dependente de cinco fatores críticos: (1) o vírus da varíola tem um único e estável sorotipo; (2) não há reservatório animal, e os seres humanos são os únicos hospedeiros; (3) a resposta de anticorpos é rápida, e, portanto, as pessoas expostas podem ser protegidas; (4) a doença é facilmente reconhecível clinicamente e, assim, pessoas expostas podem ser rapidamente imunizadas; e (5) não há estado de portador ou infecção subclínica.

A vacina é inoculada intradermicamente, local onde a multiplicação do vírus ocorre. A formação da vesícula é indicativa de "pega" (sucesso). Embora a vacina fosse relativamente segura, tornou-se aparente na década de 1970, que a incidência de efeitos colaterais como encefalite, vaccínia generalizada e vaccínia gangrenosa, excediam a incidência de varíola. A rotina de vacinação de populações civis foi descontinuada, e não é mais um pré-requisito para viagens internacionais. Militares ainda são vacinados.

Em resposta à possibilidade de um ataque bioterrorista utilizando o vírus da varíola, o governo federal dos Estados Unidos instituiu um programa para vacinar os socorristas na linha de frente, para que eles pudessem fornecer cuidado médico emergencial sem medo de contrair a doença. Para proteger a população geral, não imunizada, será adotado o uso de vacinação em anéis. Esse fato é baseado no conhecimento de que **um indivíduo exposto pode ser imunizado até 4 dias pós-exposição e ser protegido**. Então, se um ataque ocorrer, pessoas que tiverem sido reconhecidamente expostas serão imunizadas, bem como as pessoas que tiverem contato com estas e, em seguida, tiverem o contato do contato, em um círculo em expansão (anéis). Muitas pessoas, civis e militares, têm tido miocardite após a vacinação, e, como já descrito, é necessário cuidado a respeito da expansão desse programa para a população em geral.

Imunoglobulina contra o vírus vaccínia (VIG, *vaccinia immune globulins*) contendo altos títulos de anticorpos contra o vírus vaccínia pode ser utilizada para tratar a maioria das complicações vacinais. No passado, a metisazona era utilizada para tratar as complicações da vacinação e poderia ser utilizada novamente. A rifampicina inibe a RNA-polimerase viral dependente de DNA, mas não foi utilizada clinicamente contra a varíola.

VÍRUS DO MOLUSCO CONTAGIOSO

O vírus do molusco contagioso (MCV, *molluscum contagiosum virus*) é um membro da família Poxviridae, mas é bastante distinto dos vírus vaccínia e da varíola. A lesão do molusco contagioso é uma pequena pápula (2-5 mm) cor de carne sobre a pele ou membrana mucosa, não dolorosa, não pruriginosa e não inflamada (Fig. 37-11). As lesões, características, apresentam uma depressão em forma de copo (umbilicadas) com o centro esbranquiçado. A lesão é composta por células epiteliais hiperplásicas, dentro das quais podem ser vistos corpúsculos de inclusão citoplasmáticos. Estes corpúsculos de inclusão contêm a progênie do MCV.

Observe que essas lesões são diferentes das verrugas, as quais são causadas pelo papilomavírus humano, um membro da família dos papovavírus (ver próxima seção).

O MCV é transmitido por contato pessoal íntimo, incluindo o contato sexual. A doença é bastante comum em crianças, nas quais as lesões ocorrem com mais frequência ao redor dos olhos e sobre o tronco. Adultos frequentemente apresentam lesões na área genital. As lesões podem ser grandes e numerosas em pacientes com

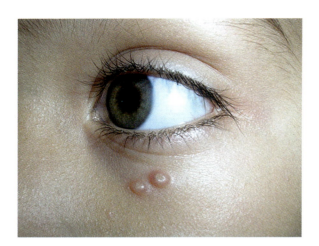

FIGURA 37-11 Molusco contagioso – observam-se duas lesões papulares abaixo do olho, causadas pelo vírus do molusco contagioso, um membro da família dos poxvírus. (Reproduzida, com permissão, de Usatine RP et al. *The Color Atlas of Family Medicine.* Nova Iorque, NY: McGraw-Hill; 2009.)

imunidade celular reduzida, como em pacientes com Aids. Em pacientes imunocompetentes, as lesões são autolimitantes, mas podem perdurar por meses.

O diagnóstico é geralmente feito clinicamente; o vírus não é isolado no laboratório clínico, e os títulos de anticorpos não são úteis. A remoção das lesões por curetagem ou com nitrogênio líquido são comumente efetivas. Não há terapia antiviral estabelecida, mas o cidofovir pode ser útil no tratamento de lesões extensivas que ocorrem em pacientes imunocomprometidos. Em pacientes com Aids, a terapia antirretroviral pode restaurar suficientemente a imunidade, causando a resolução das lesões. Não há vacina.

PAPILOMAVÍRUS HUMANO

Doenças

Os papilomavírus humanos (HPV) causam papilomas, que são tumores benignos de células escamosas (p. ex., verrugas de pele). Alguns tipos de HPV, principalmente os tipos 16 e 18, causam **carcinoma do colo do útero, do pênis e do ânus**. A infecção pelo HPV é a **infecção sexualmente transmissível mais comum** nos Estados Unidos.

Propriedades importantes

Os papilomavírus são vírus não envelopados, de DNA circular de fita dupla e um nucleocapsídeo icosaédrico (ver Tab. 37-2). O genoma do HPV possui sete genes precoces (*E1-E7*) e dois genes tardios (*L1* e *L2*). Os genes precoces codificam proteínas envolvidas na síntese do mRNA viral e na replicação do genoma, e os genes tardios codificam as proteínas estruturais da progênie viral.

Dois dos genes precoces, *E6* e *E7*, estão envolvidos na carcinogênese. Eles codificam proteínas que inativam as proteínas codificadas pelos genes supressores de tumores em células humanas (p. ex., o gene *p53* e o gene do *retinoblastoma* [*RB*], respectivamente). A inativação das proteínas p53 e RB é um importante passo no processo pelo qual uma célula normal se torna uma célula cancerígena.

Existem pelo menos 100 tipos de papilomavírus, classificados principalmente com base na análise de fragmentos de restrição de DNA. Há uma pronunciada **predileção de certos tipos infectarem determinados tecidos**. Por exemplo, verrugas cutâneas são causadas principalmente por HPV-1 a HPV-4, ao passo as verrugas genitais são, em geral, causadas por HPV-6 e HPV-11. Aproximadamente 30 tipos de HPV infectam o trato genital.

Resumo do ciclo de replicação

Após a adsorção e o desnudamento, o genoma de DNA se move para o núcleo. O mRNA é sintetizado pela RNA-polimerase da *célula hospedeira*, com a proteína viral precoce E2 atuando como um ativador transcricional. A proteína viral precoce E1 atua como uma helicase que separa as fitas de DNA do genoma viral. Isso permite que a DNA-polimerase da *célula hospedeira* sintetize os genomas de DNA da progênie. Os genomas iniciais da progênie são mantidos como epissomas no núcleo. A maior parte da síntese do DNA viral da progênie ocorre em conjunto com a síntese de DNA celular durante a fase S.

Os mRNAs tardios codificam a proteína estrutural maior (L1) e a proteína estrutural menor (L2). A proteína L1 forma o capsídeo dos vírions de HPV. L1 apresenta capacidade de autoagregação *in vitro*, sendo utilizada como imunógeno na vacina contra o HPV. A proteína L2 auxilia no empacotamento do genoma de DNA nos vírions, bem como no desnudamento do genoma na infecção da próxima célula.

Nos tecidos humanos, as partículas infecciosas do vírus são encontradas nas células escamosas terminalmente diferenciadas e não nas células basais (Fig. 37-12A). Observe que o HPV infecta inicialmente as células da camada basal da pele, mas nenhum vírus é produzido pelas células basais. Em vez disso, vírus infecciosos são produzidos por células escamosas da superfície, o que aumenta a probabilidade de que uma transmissão eficaz ocorra.

Nas células malignizadas, o DNA viral é integrado ao DNA da célula hospedeira nas proximidades dos proto-oncogenes celulares, e *E6* e *E7* são superexpressas (Fig. 37-12B). Entretanto, em células não malignas infectadas latentemente, o DNA viral é epissomal, e *E6* e *E7* não são superexpressos. Essa diferença ocorre porque outro gene precoce, *E2*, controla a expressão de *E6* e *E7*. O gene *E2* é funcional quando o DNA viral é epissomal, mas é inativado quando o DNA viral é integrado.

Transmissão e epidemiologia

Os papilomavírus são transmitidos principalmente pelo contato pele a pele, incluindo o contato genital. As microabrasões na pele permitem o acesso às células epiteliais basais onde a infecção se inicia (ver Fig. 37-12A).

Verrugas genitais estão entre as **doenças sexualmente transmissíveis mais comuns**. Verrugas cutâneas são mais comuns em

294 PARTE IV • Virologia clínica

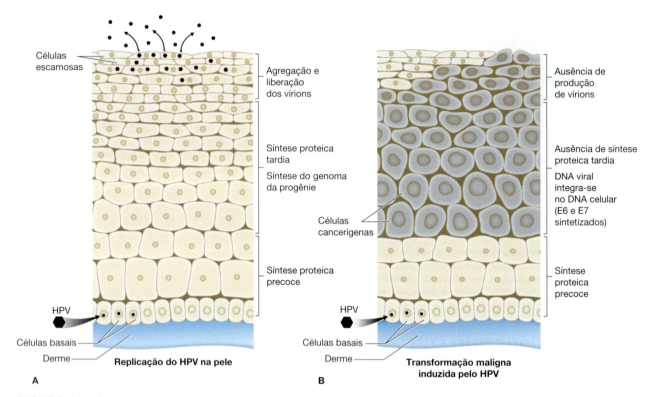

FIGURA 37-12 **A.** Replicação do papilomavírus humano (HPV, *human papilomavírus*) na pele. O HPV inicia a sua replicação nas células basais da superfície da pele, no local da abrasão. Pequenos pontos pretos no núcleo de três células representam o genoma viral de DNA. A síntese proteica precoce ocorre seguida pela síntese do genoma da progênie. As proteínas tardias são produzidas e os vírions da progênie são liberados das células escamosas na superfície da pele. Grandes pontos pretos no topo da figura representam a progênie viral. **B.** Transformação maligna por HPV na pele. O HPV inicia a sua replicação nas células basais da pele. Ocorre a síntese proteica precoce. O DNA viral se integra ao DNA celular e são produzidas grandes quantidades das proteínas virais E6 e E7. As proteínas E6 e E7 inativam as proteínas supressoras de tumor p53 e RB e a célula se torna malignizada. Não são produzidas proteínas virais tardias ou progênie viral.

crianças e em adultos jovens, e tendem a regredir em adultos mais velhos. O HPV transmitido de uma mãe infectada ao neonato durante o nascimento causa verrugas na boca e no trato respiratório da criança, sobretudo na laringe. Várias espécies de animais são infectadas por seus próprios tipos de papilomavírus, mas esses vírus não são uma fonte importante de infecção humana.

Patogênese e imunidade

Os papilomavírus infectam células epiteliais escamosas e induzem dentro dessas células a formação de um vacúolo citoplasmático perinuclear característico. Essas células vacuoladas, chamadas **coilócitos**, são a marca registrada da infecção por esses vírus (Fig. 37-13).

A maioria das verrugas é benigna e não progride para a malignidade. Contudo, a infecção por HPV está associada ao carcinoma de colo do útero e ao carcinoma do pênis. As proteínas codificadas pelos genes virais *E6* e *E7* interferem na atividade inibidora do crescimento de proteínas codificadas pelos genes supressores de tumor *p53* e *RB* e, assim, contribuem para a oncogênese causada por esses vírus. As proteínas E6 e E7 do HPV-16 se ligam mais fortemente às proteínas p53 e RB do que as proteínas E6 e E7 de outros tipos de HPV não associados aos carcinomas. Esse achado explica porque o HPV-16 causa carcinomas mais frequentemente do que outros tipos de HPV.

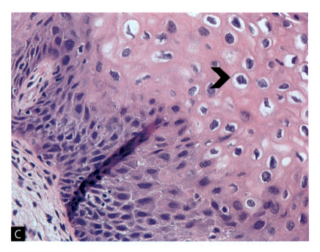

FIGURA 37-13 Coilócitos. A ponta de seta aponta para um coilócito, observado aqui em uma amostra de biópsia de uma neoplasia intraepitelial cervical causada pelo papilomavírus humano. Os coilócitos possuem um pequeno núcleo condensado e um grande vacúolo citoplasmático perinuclear. Ampliação de 400 ×. (Reproduzida, com permissão, de Kemp WL, Burns DK, Brown TG. *Pathology: The Big Picture*. Nova Iorque, NY: McGraw-Hill; 2008.)

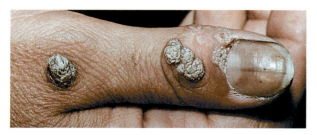

FIGURA 37-14 Papilomas (verrugas) no dedo. Observam-se lesões verrucosas secas e elevadas causadas pelo papilomavírus humano. (Reproduzida, com permissão, de Wolff K, Johnson R. *Fitzpatrick's eds. Color Atlas & Synopsis of Clinical Dermatology.* 6ª ed. Nova Iorque, NY: McGraw-Hill; 2009.)

A imunidade celular e os anticorpos são induzidos pela infecção viral e estão envolvidos na regressão espontânea das verrugas. Pacientes imunossuprimidos (p. ex., pacientes portadores da Aids) apresentam verrugas mais extensas e, da mesma forma, mulheres infectadas com o vírus da imunodeficiência humana (HIV) apresentam taxas mais altas de carcinoma de colo uterino.

Achados clínicos

Papilomas em vários órgãos é o achado predominante. Esses papilomas são causados por tipos específicos de HPV. Por exemplo, verrugas cutâneas e plantares (Fig. 37-14) são causadas principalmente por HPV-1 a HPV-4, ao passo que as verrugas genitais (**condilomas acuminados**) (Fig. 37-15) são causadas principalmente por HPV-6 e HPV-11. HPV-6 e HPV-11 também causam papilomas no trato respiratório, sobretudo papilomas de laringe em crianças pequenas.

Carcinomas do colo uterino, do pênis e do ânus, assim como as lesões pré-malignas, denominadas **neoplasias intraepiteliais**, são associados à infecção pelo HPV-16 e pelo HPV-18. As lesões pré-malignas recebem seu nome de acordo com o órgão afetado (p. ex., neoplasia intraepitelial cervical [NIC] e neoplasia intraepitelial peniana [NIP]). Lesões pré-malignas ocultas no colo do útero e no pênis podem ser reveladas pela aplicação de ácido acético no tecido. HPV-16 também está envolvido na causa de cânceres orais.

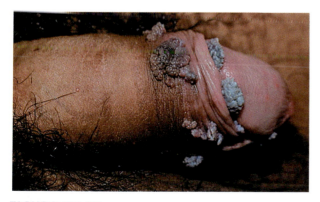

FIGURA 37-15 Papilomas (verrugas) no pênis (condiloma acuminado). Observam-se lesões verrucosas secas e elevadas causadas pelo papilomavírus humano. (Reproduzida, com permissão, de Wolff K, Johnson R. *Fitzpatrick's eds. Color Atlas & Synopsis of Clinical Dermatology.* 6ª ed. Nova Iorque, NY: McGraw-Hill; 2009.)

Diagnóstico laboratorial

As infecções são, em geral, diagnosticadas clinicamente. A presença de coilócitos nas lesões indica infecção por HPV. Um teste de PCR pode ser utilizado para se detectar a presença do DNA de 14 genótipos de alto risco, incluindo o HPV-16 e HPV-18.

Testes diagnósticos baseados na detecção de anticorpos no soro do paciente ou no isolamento do vírus a partir do seu tecido não são utilizados.

Tratamento e prevenção

O imiquimode tópico ou a podofilina são utilizados no tratamento das verrugas genitais. O nitrogênio líquido é comumente utilizado em verrugas na pele. Verrugas plantares podem ser removidas cirurgicamente por meio da aplicação tópica de ácido salicílico. O cidofovir é útil no tratamento de infecções graves pelo HPV, especialmente em pacientes imunocomprometidos.

A vacina contra o HPV é muito eficaz na prevenção de carcinoma de colo do útero, carcinoma anal e verrugas genitais. Destaca-se que as vacinas contra o HPV não apresentam efeito sob papilomas preexistentes.

Gardasil 9 é a única vacina contra o HPV disponível nos Estados Unidos a partir de 2017.* É uma vacina recombinante contra nove tipos de HPV. Ela contém a proteína maior do capsídeo (L1) dos tipos 6 e 11, os quais causam verrugas genitais, e dos tipos 16 e 18, que são as duas causas mais comuns de carcinoma cervical, peniano e anal. Ela também contém a proteína do capsídeo L1 de mais cinco tipos (31, 33, 45, 52 e 58) que são causas menos comuns desses cânceres. É recomendada para homens e mulheres, com idades entre 9 e 26 anos.

O papel da cesariana na prevenção da transmissão de HPV da mãe com verrugas genitais ao recém-nascido é incerto. A circuncisão reduz o risco de infecção pelo HPV.

TESTE SEU CONHECIMENTO

1. Seu paciente é um homem com 30 anos que tem episódios frequentes de herpes labial. Ele pede a você explicações sobre o herpes-vírus simples 1 (HSV-1). Qual das seguintes opções seria a afirmação mais precisa a se fazer?

    (A) O aciclovir pode erradicar o estado latente do HSV-1, mas não do HSV-2.
    (B) O principal local de latência do HSV-1 consiste em neurônios do gânglio sensorial da face.
    (C) O HSV-1 é um vírus envelopado que tem um genoma de DNA e uma DNA-polimerase no vírion.
    (D) As lesões primárias são menos extensas e graves que as lesões das infecções recorrentes pelo HSV-1.
    (E) O diagnóstico laboratorial das infecções pelo HSV-1 geralmente envolve a detecção de um aumento de mais de 4 vezes no título de anticorpos contra o vírus.

---

*N. de R.T. No Brasil, o Ministério da Saúde adotou a vacina quadrivalente, que protege contra o HPV de baixo risco (tipos 6 e 11, que causam verrugas anogenitais) e de alto risco (tipos 16 e 18, que causam câncer de colo uterino). A vacina é disponibilizada gratuitamente pelo Sistema Único de Saúde e é dada prioritariamente a meninas na faixa etária de 9 a 14 anos, e a meninos de 11 a 14 anos, que recebem duas doses (0 e 6 meses), com intervalo de 6 meses.

296 **PARTE IV** • Virologia clínica

2. Sua paciente é uma mulher que dará à luz na próxima semana. Ela pergunta a você sobre o risco de o bebê ser infectado com o herpes-vírus simples 2 (HSV-2). Qual das seguintes respostas é a mais correta?

   (A) HSV-2 é uma causa significativa de anormalidades congênitas.
   (B) O risco é maior se a mãe tiver lesões visíveis do que se ela não as tiver.
   (C) O risco é maior se a mãe tiver anticorpos IgG para o HSV-2 do que se ela tiver anticorpos IgM.
   (D) O risco é maior se o nascimento ocorrer por cesariana do que pelo canal do parto.
   (E) O risco é maior se a mãe estiver tendo um episódio de doença recidivante causada pelo HSV-2 do que se fosse um episódio primário.

3. Em relação ao vírus da varicela-zóster (VZV), qual das seguintes opções é a mais correta?

   (A) Altas doses de aciclovir podem eliminar o estado latente causado pelo VZV.
   (B) O principal local de latência do VZV está no núcleo dos neurônios motores.
   (C) Animais domésticos, como os suínos e as galinhas, são os principais reservatórios do VZV.
   (D) A vacina contra a varicela contém todos os três sorotipos do VZV inativado por formalina como imunógeno.
   (E) Quando o zóster ocorre em um paciente imunocomprometido, o aciclovir deve ser administrado para prevenir a infecção disseminada.

4. Em relação ao citomegalovírus (CMV), qual das seguintes opções é a mais correta?

   (A) O CMV é normalmente adquirido pela via fecal-oral em adultos.
   (B) Neonatos nascidos de mães infectadas devem receber a vacina de subunidade.
   (C) A reativação do CMV nas células dos gânglios sensoriais leva à ocorrência de vesículas dolorosas ao longo dos nervos.
   (D) A lamivudina deveria ser utilizada para tratar as infecções pelo CMV em pacientes imunocomprometidos.
   (E) A infecção de um feto pelo CMV durante o primeiro trimestre resulta em mais anormalidades congênitas que durante o terceiro trimestre.

5. Em relação ao vírus Epstein-Barr (EBV) e à mononucleose infecciosa, qual das seguintes opções é a mais correta?

   (A) O EBV entra no estado latente principalmente em células T auxiliares CD4 positivas.
   (B) Aproximadamente 10% das pessoas nos Estados Unidos já foram expostas ao EBV.
   (C) Pessoas com mononucleose infecciosa produzem anticorpos que aglutinam hemácias de ovinos.
   (D) Os linfócitos atípicos no sangue de pessoas com mononucleose infecciosa são células T auxiliares infectadas com EBV.
   (E) Pacientes com deficiência de imunidade celular poderiam receber imudização passivo-ativa contra o EBV.

6. A ocorrência natural de varíola foi totalmente erradicada. A erradicação foi alcançada pelo uso de vacina. Em relação a essa vacina, qual das seguintes opções é a mais correta?

   (A) A vacina deveria ser administrada em conjunto com anticorpos pré-formados para o vírus.
   (B) A administração da vacina 1 dia pós-exposição ao vírus não protege contra a doença.
   (C) A vacina contém vírus da varíola inativado; então, o vírus vacinal não causa efeito adverso.
   (D) O vírus da varíola tem um único e estável sorotipo; assim, novas formulações da vacina não devem ser refeitas a cada ano.
   (E) Uma vez que os animais domésticos, como as vacas, são o principal reservatório para o vírus da varíola, a vacina deve interromper a transmissão a partir dessas fontes.

7. Seu paciente é um homem de 35 anos que teve uma convulsão nesta manhã. Uma ressonância magnética nuclear revelou uma lesão do lobo temporal. Uma biópsia do encéfalo revelou células gigantes multinucleadas com corpos de inclusão intranucleares. Qual das seguintes alternativas representa a causa mais provável dessa doença?

   (A) Citomegalovírus.
   (B) Vírus Epstein-Barr.
   (C) Herpes-vírus simples 1.
   (D) Herpes-vírus humano 8.
   (E) Vírus varicela-zóster.

8. Em relação ao paciente da Questão 7, qual das seguintes opções é a melhor escolha de fármaco para tratar a sua infecção?

   (A) Aciclovir.
   (B) Lamivudina.
   (C) Oseltamivir.
   (D) Ritonavir.
   (E) Zidovudina.

9. Sua paciente é uma mulher de 22 anos com episódios graves de diarreia sanguinolenta. Ela tem sorologia positiva para o HIV com uma contagem de CD4 de 50. Coprocultura para *Shigella*, *Salmonella* e *Campylobacter* foram negativas. Um teste para a toxina de *Clostridium difficile* foi negativo. A colonoscopia revelou muitas lesões ulceradas. A biópsia revelou células com inclusões nucleares "olho de coruja". Qual das seguintes opções é a mais provável causa dessa doença?

   (A) Citomegalovírus.
   (B) Vírus Epstein-Barr.
   (C) Herpes-vírus simples 1.
   (D) Herpes-vírus humano 8.
   (E) Vírus varicela-zóster.

10. Em relação à paciente da Questão 9, qual das seguintes opções é a melhor escolha de fármaco para tratar a sua infecção?

    (A) Amantadina.
    (B) Enfuviritida.
    (C) Ganciclovir.
    (D) Nevirapina.
    (E) Ribavirina.

11. Em relação ao papilomavírus humano (HPV), qual das seguintes alternativas é a mais correta?

    (A) Não existe vacina disponível contra HPV.
    (B) Aciclovir é eficaz na prevenção de lesões causadas pelo HPV, mas não cura o estágio latente.
    (C) Complexos de antígeno-anticorpo desempenham um papel importante na patogênese de verrugas causadas pelo HPV.
    (D) As proteínas precoces do HPV desempenham um papel mais importante na transformação maligna do que as proteínas tardias.
    (E) O diagnóstico de infecções por HPV é comumente realizado pela detecção de inclusões citoplasmáticas nas células gigantes nas lesões.

12. Uma mulher de 24 anos é atendida pelo ginecologista para um exame de Papanicolaou de rotina. O exame mostra neoplasia intraepitelial cervical grau 3 (NIC 3). O médico decide examinar o parceiro sexual masculino de longo prazo. Qual das seguintes opções é o achado mais provável?

    (A) Condiloma plano.
    (B) Condiloma acuminado.
    (C) Neoplasia intraepitelial peniana associada ao HPV-6.
    (D) Neoplasia intraepitelial peniana associada ao HPV-16.

RESPOSTAS

(1) **(B)**
(2) **(B)**
(3) **(E)**
(4) **(E)**
(5) **(C)**
(6) **(D)**
(7) **(C)**
(8) **(A)**
(9) **(A)**
(10) **(C)**
(11) **(D)**
(12) **(D)**

RESUMOS DOS ORGANISMOS

Breves resumos dos organismos descritos neste capítulo iniciam-se na página 669. Favor consultar esses resumos para uma rápida revisão do material essencial.

VER TAMBÉM

- Mais **questões para autoavaliação** sobre os temas discutidos neste capítulo são encontradas na seção de Virologia Clínica da Parte XIII: Questões para autoavaliação, a partir da página 724. Consulte também a Parte XIV: Simulado de provas e concursos, a partir da página 753.

C A P Í T U L O

38 Vírus respiratórios

CONTEÚDO DO CAPÍTULO

Introdução

Vírus influenza

Vírus parainfluenza

Vírus sincicial respiratório

Metapneumovírus humano

Coronavírus

Rinovírus

Adenovírus

Teste seu conhecimento

Resumos dos organismos

Ver também

INTRODUÇÃO

Os vírus descritos neste capítulo são os considerados "verdadeiros" vírus do trato respiratório, aqueles cujas manifestações clínicas principais estão localizadas no trato respiratório superior e/ou inferior (Tab. 38-1). Muitos outros vírus, como o vírus do sarampo, vírus da caxumba, vírus da rubéola e vírus varicela-zóster, infectam inicialmente o trato respiratório, mas os seus achados clínicos característicos são observados em outros locais. Esses vírus são descritos em outros capítulos.

Quase todos os vírus do trato respiratório possuem RNA como genoma; apenas um possui DNA. A maioria são vírus envelopados, enquanto dois, rinovírus e adenovírus, são não envelopados. Além disso, os vírus respiratórios envelopados pertencem a diferentes

TABELA 38-1 Características clínicas dos vírus respiratórios

Vírus	Doença relevante	Número de sorotipos	Causa epidemias mundiais (pandemias)	Principais achados clínicos	Vacina disponível	Tratamento
Influenza	Gripe	Muitos	Sim	Cefaleia de início súbito, calafrios, dor de garganta, tosse e mialgias	+	Oseltamivir, zanamivir, amantadina, rimantadina
Parainfluenza	Crupe (laringotraqueo-bronquite)	4	Não	Tosse ladrante	–	Nenhum
Vírus sincicial respiratório	Bronquiolite em lactentes	2	Não	Tosse, dispneia, retrações, sibilos	–	Ribarivina
Metapneumovírus humano	Resfriado comum, bronquiolite, pneumonia	2	Não	Vários (coriza, chiado, tosse)	–	Nenhum
Coronavírus	Resfriado comum, SRAG,[1] SROM[2]	3	Não	Vários (coriza, tosse, pneumonia grave)	–	Nenhum
Rinovírus	Resfriado comum	Muitos	Não	Corrimento nasal (coriza), espirros, sem febre	–	Nenhum
Adenovírus	Faringite, pneumonia, conjuntivite	Muitos	Não	Dor de garganta, tosse, pneumonia, conjuntivite	+[3]	Nenhum

[1]SRAG, síndrome respiratória aguda grave.
[2]SROM, síndrome respiratória do Oriente Médio.
[3]Apenas para militares.

família virais, sendo ortomixovírus, paramixovírus e coronavírus. Portanto, eles são bastante variados em sua estrutura e replicação. A característica que une todos esses vírus é a capacidade de infectar as células da mucosa do trato respiratório e causar sintomas significativos.

Nas infecções graves por vírus respiratórios é possível realizar um diagnóstico laboratorial utilizando testes de reação em cadeia da polimerase (PCR) a partir de amostras de secreções do trato respiratório. Um painel de PCR é usado para o diagnóstico de infecções causadas por vírus como o influenza, parainfluenza, vírus sincicial respiratório, rinovírus, metapneumovírus humano e adenovírus.

VÍRUS INFLUENZA

O vírus influenza é um importante patógeno humano, uma vez que causa surtos de gripe que adoecem e matam milhares de pessoas a cada ano, além de epidemias mundiais infrequentes, porém devastadoras (pandemias).

Esse vírus é o único membro da família dos ortomixovírus. Os ortomixovírus se diferem dos paramixovírus principalmente pelo fato de que os primeiros possuem um genoma de RNA segmentado (geralmente 8 fragmentos), enquanto o genoma de RNA do último consiste em um único fragmento. O termo *mixo* refere-se à observação de que esses vírus interagem com as mucinas (glicoproteínas na superfície das células). A Tabela 38-2 apresenta uma comparação entre as propriedades do vírus influenza A e diversos outros vírus que infectam o trato respiratório.

A maioria dos casos de gripe é causada pelos subtipos H1N1 e H3N2 do vírus influenza A (ver p. 301). Contudo, em 1997, um surto de gripe em seres humanos (gripe aviária, influenza aviária) causada pelo subtipo H5N1 do vírus influenza A se iniciou. Esse e surtos subsequentes são descritos na página 303. Em 2009, houve um surto de gripe humana causado pelo vírus influenza H1N1 de origem suína (vírus influenza de origem suína, S-OIV [do inglês *swine-origin influenza virus*]). Esse surto e a pandemia que se seguiu estão descritos na página 304. Em 2013, um surto de gripe humana causado por outro subtipo associado a aves (H7N9) emergiu.

1. Vírus influenza humano

Doença

O vírus influenza A causa epidemias mundiais (pandemias) de gripe, o vírus influenza B causa importantes surtos de gripe, e o vírus influenza C causa infecções brandas do trato respiratório, mas não causa surtos de gripe. As pandemias ocorrem quando uma variante do vírus influenza A que contém uma nova hemaglutinina, contra a qual os indivíduos não possuem anticorpos preexistentes, é introduzida na população humana.

As pandemias causadas pelo vírus influenza A raramente ocorrem (a última ocorreu em 1968); no entanto, grandes surtos causados por esse vírus ocorrem praticamente todos os anos em muitos países. A cada ano, a gripe é a causa mais comum de infecções do trato respiratório que resultam em consultas médicas e hospitalizações nos Estados Unidos.

Durante a pandemia de gripe de 1918, morreram mais norte-americanos do que na Primeira Guerra Mundial, Segunda Guerra Mundial, Guerra da Coreia e Guerra do Vietnã em conjunto. O vírus influenza B não causa pandemias, sendo que os principais surtos causados por ele não ocorrem com a mesma frequência que aqueles causados pelo vírus influenza A. Estima-se que aproximadamente 36 mil pessoas morram de gripe a cada ano nos Estados Unidos.*

Propriedades importantes

O vírus influenza é composto por um genoma de RNA de fita simples **segmentado**, um nucleocapsídeo helicoidal e um envelope lipoproteico externo (Fig. 38-1). O vírion contém uma **RNA-polimerase** RNA-dependente, que transcreve o genoma de **polaridade negativa** em mRNA.

O envelope é recoberto com dois tipos diferentes de espículas, uma **hemaglutinina** e uma **neuraminidase.** O vírus influenza A possui 16 tipos antigenicamente distintos de hemaglutinina e 9

---

*N. de R.T. Embora uma estimativa acurada do total de óbitos causados pela gripe sazonal no Brasil não esteja disponível, o número de casos de síndromes gripais atendidos no sistema público de saúde é de aproximadamente 450 mil casos anuais. Ainda assim, esse número é considerado bastante subestimado.

TABELA 38-2 Propriedades dos vírus respiratórios

Propriedades	Vírus influenza	Vírus parainfluenza, vírus sincicial respiratório e metapneumovírus humano	Coronavírus	Rinovírus	Adenovírus
Família viral	Ortomixovírus	Paramixovírus	Coronavírus	Picornavírus	Adenovírus
Genoma	RNA de fita simples segmentado; polaridade negativa	RNA de fita simples não segmentado; polaridade negativa	RNA de fita simples não segmentado; polaridade positiva	RNA de fita simples não segmentado; polaridade positiva	DNA de fita dupla
RNA-polimerase viral	Sim	Sim	Não	Não	Não
Capsídeo	Helicoidal	Helicoidal	Helicoidal	Icosaédrico	Icosaédrico
Envelope	Sim	Sim	Sim	Não	Não
Proteína de fusão na superfície	Não	Sim	Não	Não	Não
Formação de células gigantes	Não	Sim	Não	Não	Não

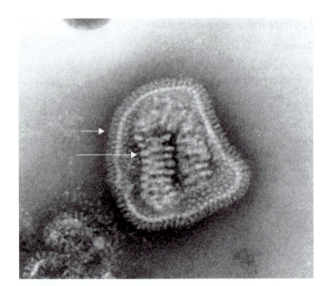

FIGURA 38-1 Vírus influenza – micrografia eletrônica. A seta longa aponta para o nucleocapsídeo helicoidal do vírus influenza. O nucleocapsídeo contém o genoma de RNA segmentado e de polaridade negativa. A seta curta aponta para as espículas do envelope viral. As espículas são as proteínas hemaglutinina e neuraminidase. (Fonte: Dr. Erskine Palmer e Dr. M. Martin, Public Health Image Library, Centers for Disease Control and Prevention.)

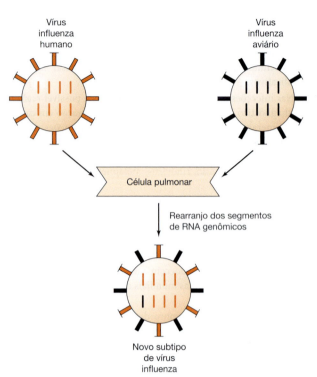

FIGURA 38-2 Alteração antigênica nos vírus influenza. Um subtipo humano do vírus influenza, contendo o gene codificador de um tipo antigênico de hemaglutinina (em cor de laranja) infecta a mesma célula pulmonar que um subtipo de vírus influenza aviário, contendo o gene codificador de um tipo antigênico de hemaglutinina distinto (em preto). Ocorre o rearranjo dos segmentos de RNA genômicos que codificam a hemaglutinina, e um novo subtipo de vírus influenza é produzido, contendo a hemaglutinina do tipo aviária (em preto).

tipos antigenicamente distintos de neuraminidase. Conforme descrito a seguir, alguns desses tipos causam doença em seres humanos, embora a maioria dos tipos normalmente cause doença em outras espécies animais, como aves, cavalos e porcos.

A função da hemaglutinina é ligar-se ao receptor da superfície celular (ácido neuramínico, ácido siálico) para iniciar a infecção da célula. No laboratório clínico, a hemaglutinina aglutina as hemácias, que constituem a base de um teste diagnóstico, denominado teste de inibição da hemaglutinação. A hemaglutinina é também o alvo de anticorpos neutralizantes (i.e., anticorpos contra a hemaglutinina são capazes de inibir a infeção da célula).

A neuraminidase cliva o ácido neuramínico (ácido siálico) para liberar a progênie viral da célula infectada. A hemaglutinina atua no início da infecção, ao passo que a neuraminidase atua no final da infecção. A neuraminidase também é capaz de degradar a camada protetora de muco que recobre o trato respiratório. Essa propriedade aumenta a habilidade do vírus de alcançar as células epiteliais respiratórias.

Os vírus influenza, sobretudo o vírus influenza A, apresentam **modificações na antigenicidade** de suas proteínas hemaglutinina e neuraminidase; essa propriedade contribui para sua capacidade de causar **epidemias mundiais (pandemias)** devastadoras. Existem dois tipos de modificações antigênicas: (1) **alterações antigênicas** (*shift*), que são modificações mais significativas, com base no rearranjo de segmentos do genoma de RNA, e (2) **derivas antigênicas** (*drift*), que são modificações menores, com base em mutações no genoma de RNA. Observa-se que, no rearranjo, segmentos inteiros de RNA são trocados, e cada um codifica uma única proteína (p. ex., a hemaglutinina) (Fig. 38-2).

O vírus influenza A possui duas proteínas da matriz: a proteína da matriz M1 está localizada entre a nucleoproteína interna e o envelope e oferece integridade estrutural para a partícula; a **proteína de matriz M2 forma um canal iônico** entre o interior do vírus e o meio externo. Esse canal iônico possui um papel essencial durante o **desnudamento do vírion** depois que este entra na célula. O canal transporta prótons para dentro do vírion causando a degradação do envelope, o que libera o nucleocapsídeo contendo o RNA genômico e permitindo sua migração até o núcleo.

Os vírus influenza possuem antígenos **grupo-específicos** e **tipo-específicos**.

(1) A ribonucleoproteína interna no nucleocapsídeo é o antígeno grupo-específico que diferencia os vírus influenza A, B e C.

(2) A hemaglutinina e a neuraminidase são os antígenos tipo-específicos situados na superfície. Anticorpos contra a hemaglutinina neutralizam a infectividade do vírus (e previnem a doença), ao passo que anticorpos contra o antígeno grupo-específico (que está situado internamente) não o fazem. Anticorpos contra a neuraminidase não neutralizam a infectividade, mas reduzem a doença, diminuindo a quantidade de vírus liberados da célula infectada e, desse modo, reduzindo a disseminação do vírus para células adjacentes.

Um importante determinante da virulência desse vírus é uma proteína não estrutural, denominada NS-1, codificada pelo RNA genômico do vírus influenza. A proteína NS-1 possui diversas funções, mas aquela ligada à virulência é a sua capacidade de inibir a produção de mRNA da interferona pela célula infectada. Como resultado, as defesas inatas são reduzidas e a virulência viral é proporcionalmente aumentada.

Muitas espécies de animais (p. ex., aves aquáticas, galinhas, suínos e cavalos) têm seus próprios vírus influenza. Esses **vírus animais são uma fonte de segmentos de RNA** que codificam as variações antigênicas (*shift*) responsáveis por epidemias entre os seres humanos. Por exemplo, se um vírus influenza A aviário e um ser humano infectam a mesma célula (p. ex., no trato respiratório de um agricultor), pode ocorrer um rearranjo e surgir uma nova variante do vírus A humano, contendo a hemaglutinina do vírus aviário (ver Fig. 38-1).

Há evidências de que aves aquáticas sejam uma fonte comum desses novos genes e que o evento de rearranjo que resulta em novas cepas humanas ocorra em porcos. Em outras palavras, porcos podem servir como o "recipiente de mistura" no qual os vírus humanos, aviários e suínos se rearranjam. Existem 16 tipos de hemaglutinina (H1 a H16) e 9 tipos de neuraminidase (N1 a N9) encontrados em aves aquáticas. Em seres humanos, predominam três tipos de hemaglutinina (H1, H2 e H3) e 2 de neuraminidase (N1 e N2).

Uma vez que o vírus influenza B é apenas um vírus humano, não há fonte animal de novos segmentos de RNA. O vírus influenza B, portanto, não sofre alterações antigênicas (*shift*). Todavia, sofre deriva antigênica suficiente para que a cepa circulante possa ser incluída na nova versão da vacina contra a gripe produzida a cada ano. O vírus influenza B não possui antígenos em comum com o vírus influenza A.

A/Filipinas/82 (H3N2) ilustra a nomenclatura dos vírus influenza. "A" refere-se ao grupo antigênico. Em seguida, estão a localização e o ano em que o vírus foi isolado. H3N2 é a designação dos tipos de hemaglutinina (H) e neuraminidase (N). Os subtipos H1N1 e H3N2 do vírus influenza A são, atualmente, os mais comuns, sendo as variantes incluídas na vacina atual. O subtipo H2N2 causou uma pandemia em 1957.

Resumo do ciclo de replicação

O vírus adsorve-se à célula quando a hemaglutinina viral interage com receptores de ácido siálico na superfície celular. (A hemaglutinina na superfície viral é clivada por proteases extracelulares, gerando uma hemaglutinina modificada que, efetivamente, medeia a ligação à superfície celular.) O vírus, então, penetra na célula em vesículas e se desnuda no interior de um endossomo. O desnudamento é facilitado pelo baixo pH no interior do endossomo. Prótons passam para o interior do vírion através do canal iônico, formado pela proteína M2. Esse processo causa a degradação do envelope e a liberação do nucleocapsídeo no citoplasma, o qual, então, migra para o núcleo da célula, onde o genoma de RNA é transcrito.

No núcleo, a RNA-polimerase do vírion transcreve os oito segmentos genômicos em oito RNAs mensageiros (mRNAs). A síntese dos 8 mRNAs ocorre no núcleo, pois é necessário um "cap" de guanosina metilado. O cap é obtido de RNAs nucleares da célula, em um processo denominado *cap snatching*. A maioria dos mRNAs desloca-se para o citoplasma, onde são traduzidos em proteínas virais. Alguns dos mRNAs virais permanecem no núcleo, no qual servem como molde para a síntese dos RNAs genômicos de fita negativa da progênie de vírions. A replicação dos genomas da progênie

é realizada por uma subunidade da RNA-polimerase viral diferente (que atua como replicase) da subunidade que atuou anteriormente como transcriptase na síntese dos mRNAs. Duas proteínas recentemente sintetizadas, a proteína NP e a proteína de matriz, ligam-se ao RNA genômico da progênie no núcleo, e esse complexo é transportado ao citoplasma.

A ribonucleoproteína helicoidal é montada no citoplasma, a proteína de matriz medeia a interação do nucleocapsídeo com o envelope, e o vírion é liberado da célula por brotamento a partir da membrana celular externa, no local onde a hemaglutinina e a neuraminidase estão situadas. A neuraminidase libera o vírus ao clivar o ácido neuramínico na superfície celular no local do brotamento da progênie de vírions. Os vírus influenza, os vírus da hepatite delta e os retrovírus são os **únicos vírus de RNA** que apresentam um estágio importante de multiplicação ocorrendo no **núcleo**.

Transmissão e epidemiologia

O vírus é transmitido por **gotículas respiratórias disseminadas pelo ar**. A capacidade de o vírus influenza A causar epidemias depende de modificações antigênicas na hemaglutinina e na neuraminidase. Conforme mencionado anteriormente, o vírus influenza A sofre tanto alterações antigênicas significativas quanto derivas antigênicas menos significativas. Variantes por alterações antigênicas surgem raramente, ao passo que variantes por deriva surgem praticamente todos os anos. A última alteração antigênica significativa responsável por uma pandemia em seres humanos ocorreu em 1968, quando o H3N2 surgiu. Epidemias e pandemias (epidemias mundiais) ocorrem quando a antigenicidade do vírus se modifica o suficiente, de modo que a imunidade preexistente de vários indivíduos deixa de ser eficaz. A antigenicidade do vírus influenza B sofre deriva antigênica, mas não alteração antigênica (*shift*). As modificações antigênicas exibidas pelos vírus influenza B são menos drásticas e menos frequentes que as do vírus influenza A.

Embora a ênfase seja na impressionante capacidade do vírus de causar pandemias, deve-se ressaltar que o vírus influenza A causa até meio milhão de mortes em todo o mundo anualmente, 90% das quais ocorrem em idosos.

A gripe ocorre principalmente nos meses de inverno, de dezembro a fevereiro no Hemisfério Norte, quando a gripe e pneumonias bacterianas secundárias causam um número significativo de óbitos, sobretudo entre indivíduos idosos. A morbidade da gripe em crianças menores de 2 anos é também muito alta, perdendo apenas para a morbidade em idosos. No Hemisfério Sul (p. ex., na Austrália, na Nova Zelândia e no Brasil), a gripe ocorre principalmente nos meses do inverno, de junho a agosto. Nas regiões tropicais, a gripe ocorre durante todo o ano, com pouca variação sazonal.

Patogênese e imunidade

A infecção pelo vírus influenza causa inflamação da mucosa de sítios do trato respiratório superior, como nariz e faringe, e do trato respiratório inferior, como laringe, traqueia e brônquios. Pneumonia com envolvimento dos alvéolos também pode ocorrer.

Após o vírus ter sido inalado, a neuraminidase degrada a camada protetora de muco, permitindo ao vírus acesso às células dos tratos respiratórios superior e inferior. A infecção é limitada principalmente a essa região, uma vez que as proteases que clivam a hemaglutinina localizam-se no trato respiratório.

PARTE IV • Virologia clínica

Apesar dos sintomas sistêmicos, raramente ocorre viremia. Os sintomas sistêmicos, como mialgias graves, são devidos a citocinas circulando no sangue. Há necrose das camadas superficiais do epitélio respiratório. A pneumonia por vírus influenza, o que pode complicar a gripe, apresenta localização intersticial.

A imunidade depende principalmente de IgA secretora no trato respiratório. IgG é também produzida, porém é menos protetora. Células T citotóxicas também desempenham papel protetor.

Achados clínicos

Após um período de incubação de 24 a 48 horas, febre, mialgias, cefaleia, dor de garganta e tosse se desenvolvem subitamente. Mialgias graves (dores musculares) associadas a sintomas do trato respiratório são características da gripe. Vômito e diarreia são raros. Em geral, os sintomas se solucionam espontaneamente em 4 a 7 dias, mas a ocorrência de pneumonia gripal ou bacteriana pode complicar o curso. Uma das complicações bem conhecidas da gripe é a pneumonia causada por *Staphylococcus aureus* ou *Streptococcus pneumoniae*.

A **síndrome de Reye**, caracterizada por encefalopatia e degeneração hepática, é uma complicação rara com risco à vida que ocorre em crianças após algumas infecções virais, principalmente influenza B e catapora. A administração de ácido acetilsalicílico para reduzir a febre em infecções virais foi associada à patogênese da síndrome de Reye.

Diagnóstico laboratorial

Embora a maioria dos diagnósticos de gripe seja realizada com base clínica, existem testes laboratoriais disponíveis. Um ensaio de PCR que detecta o RNA do vírus influenza em amostras respiratórias é geralmente utilizado em hospitais. O teste realiza o diagnóstico de infecções causadas pelo vírus influenza A (H3 e H1) e influenza B.

O teste mais comumente utilizado na clínica médica é um ensaio imunoabsorvente ligado à enzima (Elisa) para a detecção de *antígenos* virais em secreções respiratórias, como lavados nasais ou da garganta, *swabs* nasais ou da garganta, ou amostras de escarro. Vários testes de "Elisa rápidos" encontram-se disponíveis. Dois testes (FLU OIA e o teste de influenza QuickVue) são baseados na detecção de antígenos virais, utilizando anticorpos monoclonais, e um terceiro teste (ZstatFlu) baseia-se na detecção da neuraminidase viral, utilizando um substrato da enzima que muda de cor quando clivado pela neuraminidase. A justificativa para o uso dos testes rápidos é que o tratamento com inibidores da neuraminidase deve ser instituído dentro de 48 horas após o início dos sintomas.

A gripe também pode ser diagnosticada pela detecção de anticorpos no soro do paciente. Um aumento no título de anticorpos em pelo menos quatro vezes entre as amostras de soro coletadas no início da doença e após 10 dias é suficiente para o diagnóstico. Os testes de inibição da hemaglutinação ou de fixação do complemento (FC) podem ser utilizados para avaliar o título de anticorpos. Esse procedimento é utilizado na realização de diagnóstico retrospectivo, frequentemente com propósitos epidemiológicos, uma vez que a segunda amostra é coletada 10 dias após o início dos sintomas.

Outros ensaios, como a imunofluorescência direta a partir de amostras respiratórias e o isolamento viral em cultura de células, também podem ser realizados.

Tratamento

O **oseltamivir** administrado por via oral e o **zanamivir** administrado por via intranasal são os dois fármacos mais utilizados para o tratamento da gripe. Um terceiro fármaco, o peramivir, é administrado por via intravenosa e tornou-se disponível em 2015. São membros de uma classe de fármacos, denominados **inibidores de neuraminidases**, que atuam inibindo a liberação de vírus de células infectadas. Isso limita a extensão da infecção, reduzindo a disseminação do vírus de uma célula à outra. Esses fármacos são efetivos contra os vírus influenza A e B.

A resistência ao oseltamivir existe, mas atualmente não é clinicamente significativo. Alguns isolados do vírus influenza H1N1 são resistentes ao oseltamivir. No entanto, o subtipo H3N2 ainda é suscetível ao oseltamivir. Os subtipos H1N1 e H3N2 permanecem suscetíveis ao zanamivir. Todas as cepas de influenza B são suscetíveis ao oseltamivir e ao zanamivir.

As pílulas de oseltamivir são administradas por via oral, enquanto o zanamivir é administrado pela via intranasal, por meio da inalação do pó diretamente no trato respiratório. Estudos clínicos demonstraram que esses fármacos reduzem a duração dos sintomas em 1 a 2 dias. Também reduzem a quantidade de vírus produzido e, portanto, diminuem as chances de disseminação para outros indivíduos. Esses fármacos são mais eficazes quando administrados *dentro de 48 horas* após o início dos sintomas. Em 2015, surgiram algumas questões em relação à eficácia do oseltamivir e do zanamivir. Estudos adicionais são necessários para se chegar a um consenso.

A **amantadina** é aprovada tanto no tratamento quanto na prevenção de influenza A. Entretanto, 90% dos subtipos H3N2 nos Estados Unidos são resistentes à amantadina (e à rimantadina, ver a seguir), de modo que *esses fármacos não são mais recomendados*. Esses medicamentos bloqueiam o canal iônico de M2, inibindo, assim, o desnudamento. A resistência é causada principalmente por mutações no gene da proteína M2.

Observa-se que a amantadina é eficaz apenas contra influenza A e não contra influenza B. A **rimantadina**, um derivado da amantadina, também pode ser utilizada no tratamento e na prevenção de influenza A e possui menos efeitos colaterais que a amantadina. Deve-se enfatizar que o uso da vacina é preferível ao uso de fármacos antivirais para a prevenção da gripe.

Prevenção

A principal prevenção consiste na **vacina** que contém ambos os vírus influenza A e B. A vacina é *geralmente reformulada a cada ano*, a fim de conter variantes antigênicas correntes.

Há dois tipos principais de vacinas contra a gripe disponíveis nos Estados Unidos, **uma vacina inativada (morta) e uma vacina viva atenuada** (Tab. 38-3). Uma vacina trivalente contendo isolados recentes de dois subtipos A (H1N1 e H3N2) e uma cepa B e uma vacina quadrivalente contendo dois subtipos A e duas cepas B.

A vacina que foi utilizada por vários anos é uma vacina inativada contendo subunidades proteicas purificadas do vírus (hemaglutinina e neuraminidase). O vírus é inativado com formaldeído e, então, tratado com um solvente lipídico que desagrega os vírions. Observe que a **hemaglutinina é o antígeno mais importante**, pois ele induz a formação de anticorpos neutralizantes. Essa vacina é administrada, em geral, de forma intramuscular. Uma vacina inativada em altas doses que contenha cerca de 4 vezes mais hemaglutinina do

TABELA 38-3 Tipos de vacinas contra o vírus influenza

Vacinas produzidas em ovos embrionados	Vacinas não produzidas em ovos embrionados
1. Contêm o vírus inativado (vacina morta)	1. Vírus amplificados em culturas de células renais de bezerros para inativação
2. Contêm um vírus mutante, vivo e atenuado, sensível à temperatura (vacina viva)	3. Vírus de insetos recombinantes contendo a hemaglutinina (HA) do vírus influenza que são amplificados em células de insetos; a HA purificada é o antígeno

que a vacina-padrão é recomendada para aqueles com mais de 65 anos de idade. Uma vacina inativada contra o vírus influenza que pode ser administrada por via intradérmica também encontra-se disponível.

A outra vacina corresponde a uma vacina viva e atenuada que contém mutantes dos vírus influenza A e B sensíveis à temperatura. Esses mutantes sensíveis à temperatura podem se replicar na mucosa nasal, que é mais fresca (33°C), onde eles induzem a produção de IgA, mas são incapazes de se multiplicar no trato respiratório inferior, que é mais quente (37°C). Os vírus vivos na vacina, portanto, imunizam, mas não causam doença. Não existem evidências de reversão à virulência.

Essa vacina é administrada por pulverização no nariz ("vaporização nasal"). A vacina viva é recomendada para crianças, enquanto a vacina inativada é recomendada para adultos. A vacina viva não deve ser administrada a mulheres grávidas e a indivíduos imunocomprometidos.* É importante ressaltar que em 2016, a Food and Drug Administration (FDA) recomendou que a vacina viva atenuada não fosse utilizada devido à baixa eficácia apresentada nos últimos anos. Essa recomendação, no entanto, pode mudar no futuro e recomenda-se ao leitor que consulte as diretrizes atuais.

A maioria dessas vacinas descritas é produzida em ovos de galinha, e qualquer um que apresente alergia significativa às proteínas do ovo (p. ex., anafilaxia) *não* deve receber essas vacinas. No entanto, também encontra-se disponível uma vacina inativada contra o vírus influenza (Flucelvax), produzida em cultura de células renais de bezerros (ver Tab. 38-3). Essa vacina apresenta duas vantagens: pode ser administrada a indivíduos que possuem alergia a ovos e apresenta um menor tempo de conversão, de forma que os mutantes circulantes mais recentes podem ser usados.

Além disso, encontra-se disponível uma vacina recombinante (Flublok). Essa plataforma vacinal consiste na inserção do gene que codifica a hemaglutinina viral em um vírus de inseto (baculovírus) que é propagado em uma cultura de células de insetos. As células

---

*N. de T. No Brasil, apenas a vacina inativada é utilizada nas campanhas públicas de vacinação coordenadas pelo Ministério da Saúde. A vacina é dada preferencialmente a determinados grupos populacionais, que incluem idosos, gestantes a partir do 3º mês de gestação, profissionais da saúde, indivíduos com doenças pulmonares, entre outros. De acordo com determinação da Organização Mundial da Saúde (OMS), publicada na Resolução Nº 2.735, de 2 de outubro de 2019 da Anvisa, a vacina influenza trivalente utilizada na campanha de vacinação contra a gripe de 2020 tem a seguinte composição: A/Brisbane/02/2018 (H1N1)pdm09; A/South Australia/34/2019 (H3N2); B/Washington/02/2019 (linhagem B/Victoria)

de insetos produzem a hemaglutinina do vírus influenza. A Flublok contém a hemaglutinina purificada como imunógeno sem proteínas dos ovos embrionados. Essa vacina também apresenta um tempo de resposta curto e pode ser administrada a pessoas com alergia a ovo.

Observa-se que a vacina inativada não é um bom imunógeno, uma vez que pouco IgA é produzido e o título de IgG é relativamente baixo. A proteção dura apenas 6 meses. Doses de reforço anuais são recomendadas e devem ser administradas antes da estação da gripe (p. ex., em outubro, nos Estados Unidos, e, no Brasil, entre março e maio). Essas doses também fornecem uma oportunidade de imunizar contra as modificações antigênicas mais recentes. A vacina deve ser administrada a todos os indivíduos com 6 meses de idade ou mais, desde que não apresentem alguma contraindicação para recebê-la. É particularmente importante que indivíduos com doenças crônicas, sobretudo em condições respiratória e cardiovascular, recebam a vacina. Também deve ser administrada a profissionais da área da saúde que possivelmente podem transmitir o vírus a indivíduos sob alto risco. Recomenda-se a imunização de mulheres grávidas com a vacina inativada, tendo em vista que ela diminui o risco de gripe no recém-nascido. A IgG transplacentária protege o recém-nascido durante os primeiros 6 meses de vida, quando a criança não é capaz de responder imunologicamente à vacina sozinha.

Um efeito colateral da vacina contra a gripe utilizada nos anos 1970, contendo o subtipo da gripe suína que causou gripe em seres humanos, foi o risco aumentado da síndrome de Guillain-Barré, que se caracteriza por uma paralisia ascendente. Análises dos efeitos colaterais das vacinas contra a gripe em uso durante os últimos 10 anos não revelou aumento no risco da síndrome de Guillain-Barré.

Adicionalmente à vacina, a gripe pode ser prevenida pelo uso do oseltamivir, descrito anteriormente no tópico "tratamento". O oseltamivir é particularmente útil no caso de pessoas idosas que não foram imunizadas e que podem ter sido expostas ao vírus. Observe que o fármaco não deve ser considerado como um substituto para a vacina. A imunização é o mecanismo de prevenção mais confiável.

2. Infecção em seres humanos por vírus influenza aviário

Vírus influenza H5N1

Em 1997, o subtipo H5N1 do vírus influenza A, que causa **gripe aviária**, principalmente em galinhas, causou, em Hong Kong, uma forma agressiva de gripe humana com alta mortalidade. No inverno de 2003 a 2004, um surto de gripe aviária causada por um subtipo H5N1 matou milhares de galinhas em diversos países asiáticos. Milhões de galinhas foram sacrificadas em um esforço para conter a disseminação da doença. Quatrocentos e oito casos humanos de gripe pelo vírus H5N1 ocorreram entre 2003 e fevereiro de 2009, resultando em 254 óbitos (uma taxa de mortalidade de 62%). Observou-se que esses 408 indivíduos foram diretamente infectados por galinhas. Tanto as secreções respiratórias quanto o guano das galinhas contêm o vírus infeccioso.

A disseminação do subtipo H5N1 de indivíduo para indivíduo ocorre raramente, mas é uma importante preocupação, uma vez que ela pode aumentar drasticamente, caso um rearranjo com cepas adaptadas ao ser humano ocorra. Em 2005, o vírus H5N1 se

PARTE IV • Virologia clínica

disseminou da Ásia para a Sibéria e para o interior do Leste Europeu, onde foi responsável pela morte de milhares de aves, no entanto, não causou doença em seres humanos. Até julho de 2020, não houve casos de gripe humana por vírus H5N1 nos Estados Unidos. Entretanto, houve dois casos de gripe humana causadas pelo subtipo de vírus influenza aviário H7N2 nos Estados Unidos.

A capacidade do subtipo H5N1 em infectar galinhas (e outras aves) de maneira mais eficiente do que infecta seres humanos é devida à presença de certo tipo de receptor viral ao longo de toda a mucosa do trato respiratório das galinhas. Em contrapartida, seres humanos apresentam esse tipo de receptor apenas nos alvéolos, não no trato respiratório superior. Isso explica porque os seres humanos são raramente infectados com o subtipo H5N1. Todavia, quando a exposição é intensa, o vírus é capaz de alcançar os alvéolos e causar pneumonia grave.

A virulência do subtipo H5N1 é significativamente maior do que a dos subtipos H1N1 e H3N2, que vêm causando doença em seres humanos por muitos anos. Isso pode ser atribuído a duas características do subtipo H5N1, a saber, sua relativa resistência à ação da interferona, e sua capacidade de induzir a produção incrementada de citocinas, sobretudo do fator de necrose tumoral. Acredita-se que o aumento das citocinas medeie a patogênese da pneumonia e da síndrome da angústia respiratória aguda (SARA) observada nas infecções por H5N1.

O subtipo H5N1 é sensível aos inibidores de neuraminidase, oseltamivir e zanamivir, mas não é sensível à amantadina e à rimantadina. Tamiflu é o fármaco de escolha para o tratamento e a prevenção. Uma vacina contra o subtipo H5N1 do vírus influenza A encontra-se disponível.

Vírus influenza H7N9

Em 2013, ocorreu um surto de gripe causado por um subtipo H7N9 do vírus influenza A. Antes desse episódio, o subtipo H7N9 era conhecido por afetar apenas aves, sobretudo galinhas. Surtos anuais ocorreram até, e incluindo, o ano de 2017. Um total de 1.258 infecções em humanos foi documentado e 41% desses pacientes morreram. Os casos ocorreram principalmente na China e em Taiwan. Não foi documentada a disseminação sustentada de pessoa a pessoa.

Todos os genes deste vírus são de origem aviária. Ele adquiriu seu gene H7 de patos e seu gene N9 de aves selvagens, ao passo que todos os outros genes vieram de um subtipo de influenza que infecta uma espécie de tentilhão (um tipo de pássaro) comum na Ásia e na Europa. Este subtipo H7N9 é sensível aos inibidores de neuraminidase oseltamivir e zanamivir. Candidatos vacinais estão sendo desenvolvidos, mas nenhum se encontra disponível até o momento desta publicação.

3. Infecções em seres humanos por vírus influenza suíno

Em abril de 2009, um novo subtipo (H1N1) de S-OIV causou um surto de gripe humana, que surgiu inicialmente no México, depois nos Estados Unidos, posteriormente disseminando-se para 208 países. O Centers for Disease Control and Prevention (CDC) utiliza o nome "nova influenza A (H1N1)" para esse vírus.

Até dezembro de 2009, milhões de casos ocorreram em todo o mundo. Houve tantos casos que muitos países interromperam o registro do número de casos. Houve 9.596 mortes em todo o mundo,

das quais 1.445 ocorreram nos Estados Unidos.* Em 11 de junho de 2009, a Organização Mundial da Saúde (OMS) declarou uma alerta pandêmico do nível 6 (nível de alerta máximo). Até agosto de 2010, o número de casos declinou significativamente e o alerta de pandemia foi rescindido. Até o momento da escrita deste livro, o número de casos nos Estados Unidos e em todo mundo havia declinado sensivelmente.

A doença afetou principalmente pessoas jovens (60% dos casos eram em indivíduos com 18 anos ou mais novos). Os sintomas foram, no geral, brandos com poucas fatalidades ocorrendo em pacientes comprometidos em termos médicos. Não houve surto de gripe suína em porcos antes desse surto humano. A alimentação com carne de porco não transmite o vírus.

O S-OIV é fruto de um rearranjo quádruplo. A hemaglutinina, a nucleoproteína e genes de proteínas não estruturais são de origem suína e norte-americana; a neuraminidase e os genes codificadores das proteínas de matriz são de origem suína e da Eurásia; os genes que codificam duas subunidades da polimerase são de origem aviária e norte-americana; e, por fim, os genes que codificam uma terceira subunidade da polimerase têm como origem o subtipo H3N2 humano.

Um subtipo de rearranjo triplo circulou em suínos norte-americanos durante vários anos antes de 2009, mas raramente causou gripe humana. No subtipo de rearranjo triplo, todos os cinco genes, que não são genes da polimerase, são de origem suína norte-americana; e os genes da polimerase possuem a mesma origem do subtipo de rearranjo quádruplo. Esse subtipo não apresenta genes de origem suína euro-asiática.

É importante salientar que a maior parte dos indivíduos no mundo não possui anticorpos protetores contra a hemaglutinina suína de S-OIV, apesar de poder apresentar anticorpos contra o subtipo sazonal do vírus H1N1, adquirido por imunização ou por exposição ao próprio vírus. Observa-se também que o subtipo S-OIV dissemina-se facilmente entre seres humanos, ao contrário do subtipo aviário H5N1, que não se dissemina.

Um teste de PCR para diagnóstico da infecção por S-OIV está disponível. S-OIV é sensível a oseltamivir e zanamivir, mas resistente a amantadina e rimantadina. Tanto uma vacina inativada quanto uma vacina viva atenuada contra S-OIV tornaram-se amplamente disponíveis em novembro de 2009.

VÍRUS PARAINFLUENZA

Doenças

Os vírus parainfluenza causam o crupe (laringotraqueobronquite aguda), laringite, bronquiolite e pneumonia em crianças e uma doença semelhante ao resfriado comum em adultos.

Propriedades importantes

O RNA genômico e o nucleocapsídeo são os de um paramixovírus típico (ver Tab. 38-2). As espículas de superfície consistem nas proteínas hemaglutinina (H), neuraminidase (N) e de fusão (F). A proteína de fusão medeia a formação de células gigantes multinucleadas. As proteínas H e N estão na mesma espícula; a proteína F situa-se em uma espícula separada. Seres humanos e animais são infectados pelos vírus parainfluenza, mas os tipos animais não

---

*N. de R.T. Nessa mesma época, o Brasil notificou 750 óbitos causados pela nova cepa de influenza.

infectam seres humanos. Há quatro tipos que são diferenciados pela antigenicidade, efeito citopático e patogenicidade (ver a seguir). Anticorpos contra a proteína H ou proteína F neutralizam a infectividade.

Resumo do ciclo de replicação

Após a adsorção à superfície celular por meio de sua hemaglutinina, o vírus penetra e se desnuda, e a RNA-polimerase do vírion transcreve o genoma de fita negativa em mRNA. Múltiplos mRNAs são sintetizados, e cada um deles é traduzido nas proteínas virais específicas; nenhuma poliproteína análoga à sintetizada por poliovírus é produzida. O nucleocapsídeo helicoidal é montado, a proteína de matriz medeia a interação com o envelope, e o vírus é liberado por brotamento a partir da membrana celular.

Transmissão e epidemiologia

Esses vírus são transmitidos por **gotículas respiratórias**. Causam doença em todo o mundo, sobretudo nos meses de inverno.

Patogênese e imunidade

Esses vírus causam doença dos tratos respiratório superior e inferior sem viremia. Uma grande proporção das infecções é subclínica. Os vírus parainfluenza 1 e 2 são a principal causa de crupe. O vírus parainfluenza 3 é o vírus mais comum isolado de crianças com infecção do trato respiratório inferior nos Estados Unidos. O vírus parainfluenza 4 raramente causa doença, exceto o resfriado comum.

Achados clínicos

Os vírus parainfluenza são mais conhecidos como a principal causa de crupe em crianças menores de 5 anos de idade. O crupe é caracterizado por uma tosse forte, ladrante e rouca. Além de crupe, esses vírus causam uma variedade de doenças respiratórias, como resfriado comum, faringite, laringite, otite média, bronquite e pneumonia.

Diagnóstico laboratorial

A maioria das infecções é diagnosticada clinicamente. Um diagnóstico laboratorial pode ser feito pela detecção do RNA do vírus parainfluenza em amostras do trato respiratório por um ensaio de PCR. O diagnóstico também pode ser realizado através do isolamento do vírus em cultura de células, pela detecção de antígenos virais por anticorpo fluorescente ou por meio da observação de um aumento de quatro vezes ou mais no título de anticorpos.

Tratamento e prevenção

Não há terapia antiviral ou vacina disponível.

VÍRUS SINCICIAL RESPIRATÓRIO

Doenças

O vírus sincicial respiratório (VSR) é a causa mais importante de pneumonia e bronquiolite em bebês. É também uma causa importante de otite média em crianças e de pneumonia em idosos e pacientes com doenças cardiopulmonares crônicas.

Propriedades importantes

O RNA genômico e o nucleocapsídeo são os de um paramixovírus típico (ver Tab. 38-2). Suas espículas de superfície são proteínas

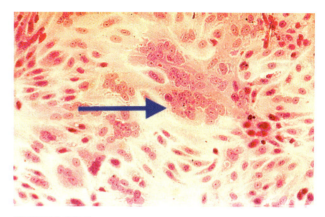

FIGURA 38-3 Células gigantes multinucleadas do vírus sincicial respiratório (VSR). A seta azul aponta para uma célula gigante multinucleada produzida pela infecção do vírus em fibroblastos de cultura de células. (Reproduzida com permissão: Fotografia de Dr. L. Stannard. Copyright University of Cape Town, 2016.)

de fusão, e não hemaglutininas ou neuraminidases. A **proteína de fusão** causa fusão das células, formando **células gigantes multinucleadas (sincícios)**, as quais dão origem à denominação do vírus (Fig. 38-3).

Os seres humanos são os hospedeiros naturais do VSR. Esse vírus possui dois sorotipos, subgrupo A e subgrupo B. O anticorpo contra a proteína de fusão neutraliza a infectividade do vírus.

Resumo do ciclo de replicação

A replicação é semelhante à do vírus parainfluenza (consulte "Resumo do ciclo de replicação" do vírus parainfluenza, nesta página.).

Transmissão e epidemiologia

A transmissão ocorre por **gotículas respiratórias** e pelo contato direto de mãos contaminadas com o nariz ou com a boca. O VSR causa **surtos** de infecções respiratórias a cada inverno, ao contrário de vários outros vírus de "resfriados", que retornam à comunidade a cada poucos anos. Ocorre em todo o mundo e praticamente todos os indivíduos já foram infectados por volta dos 3 anos de idade. O VSR também causa surtos de infecções respiratórias em **crianças hospitalizadas**; esses surtos podem ser controlados pela lavagem das mãos e pelo uso de luvas, que interrompem a transmissão pelos profissionais da saúde.

Patogênese e imunidade

A infecção por VSR **em bebês é mais grave** e, frequentemente, envolve o trato respiratório inferior, em comparação a crianças maiores e adultos. A infecção é localizada no trato respiratório e a viremia não ocorre.

A doença grave em bebês pode apresentar um mecanismo **imunopatogênico**. Anticorpos maternos transmitidos à criança podem reagir com o vírus, formar imunocomplexos e danificar as células do trato respiratório. Testes com uma vacina inativada resultaram em doença mais grave, uma descoberta inesperada que suporta esse mecanismo.

A maioria dos indivíduos apresenta múltiplas infecções causadas por VSR, indicando que a imunidade é incompleta. A razão para esse fato é desconhecida, mas não se deve à variação antigênica

PARTE IV • Virologia clínica

do vírus. Anticorpos IgA respiratórios reduzem a frequência de infecção por VSR conforme o indivíduo envelhece.

Achados clínicos

Em bebês, o VSR é uma importante causa de doenças do trato respiratório inferior, como bronquiolite e pneumonia. É também uma importante causa de otite média em crianças pequenas. Em crianças maiores e adultos jovens saudáveis, o VSR causa infecções do trato respiratório, como o resfriado comum e a bronquite. Entretanto, em idosos (indivíduos com idade superior a 65 anos) e em adultos com doenças cardiopulmonares crônicas, VSR causa doença grave do trato respiratório inferior, incluindo pneumonia.

Diagnóstico laboratorial

O diagnóstico laboratorial pode ser feito pela detecção do RNA do vírus sincicial respiratório em amostras do trato respiratório utilizando um ensaio de PCR. Um imunoensaio enzimático ("teste antigênico rápido") que detecta a presença de antígenos de RSV em secreções respiratórias é comumente utilizado.

A presença do vírus pode ser detectada por imunofluorescência em esfregaços do epitélio respiratório ou pelo isolamento em cultura celular. O efeito citopático em cultura celular é caracterizado pela formação de células gigantes multinucleadas. Um aumento de quatro vezes ou mais no título de anticorpos é também diagnóstico.

Tratamento

A ribavirina em aerossol é recomendada para bebês hospitalizados gravemente doentes, mas há incertezas quanto à sua eficácia. Uma combinação de ribavirina e globulinas hiperimunes contra o VSR pode ser mais eficaz.

Prevenção

Não há vacina. Tentativas prévias de proteção com uma vacina inativada resultaram em um aumento na gravidade dos sintomas. A imunização passiva com anticorpos monoclonais direcionados contra a proteína de fusão de VSR (palivizumabe) pode ser utilizada como profilaxia em bebês prematuros ou imunocomprometidos. Hiperimunoglobulinas (RespiGam) também estão disponíveis como profilaxia para esses bebês e para crianças com doença pulmonar crônica. Surtos nosocomiais podem ser limitados pela lavagem das mãos e pelo uso de luvas.

METAPNEUMOVÍRUS HUMANO

O metapneumovírus humano (hMPV, *human metapneumovirus*) foi relatado pela primeira vez em 2001 como a causa de bronquiolite e pneumonia graves em crianças na Holanda. É um membro da família dos paramixovírus e, como tal, é um vírus envelopado com um genoma de RNA de fita simples, não segmentado e de polaridade negativa. Uma das espículas de superfície é uma proteína de fusão que origina células gigantes multinucleadas no tecido do trato respiratório infectado. A proteína de fusão medeia a ligação do vírus à célula e anticorpos contra a proteína de fusão impedem a infecção. O hMPV possui dois genótipos e diversos subtipos.

É semelhante ao vírus sincicial respiratório (também um paramixovírus) em relação à faixa de doenças do trato respiratório que ele causa, desde infecções brandas do trato superior, até bronquiolite e pneumonia grave. Febre, coriza, sibilos e tosse são os sintomas mais comuns. Estudos sorológicos demonstram que a maioria das crianças é infectada aos 5 anos de idade. A imunidade é incompleta e a reinfecção ocorre apesar do desenvolvimento de uma resposta de anticorpos.

O diagnóstico laboratorial geralmente envolve a detecção do RNA viral em amostras do trato respiratório por um ensaio de PCR. O tratamento é de suporte. Não há fármaco antiviral ou vacina.

CORONAVÍRUS

Doenças

O coronavírus é uma causa importante do resfriado comum, provavelmente perdendo apenas para os rinovírus em frequência. Em 2002, uma nova doença caracterizada como uma pneumonia atípica, denominada síndrome respiratória aguda grave (SRAG [do inglês, SARS, *severe acute respiratory syndrome*]) surgiu. Em 2012, outra pneumonia grave chamada de síndrome respiratória do Oriente Médio (SROM [do inglês, MERS, *Middle East respiratory syndrome*]) emergiu nessa região. Essas pneumonias são causadas pelos coronavírus SARS (Sars-CoV)* e MERS (Mers-CoV), respectivamente.

Propriedades importantes

O coronavírus possui um genoma de RNA de fita simples, polaridade positiva, não segmentado (ver Tab. 38-2). É um vírus envelopado com um nucleocapsídeo helicoidal. Não existe polimerase do vírion. Ao microscópio eletrônico, podem ser observadas espículas proeminentes, em forma de clava e com aspecto de coroa (halo). Existem dois sorotipos, nomeados 229E e OC43. A sequência genômica do coronavírus que causou o surto de SRAG (Sars-CoV) difere das variantes humanas existentes. A sequência genômica de diferentes isolados de Sars-CoV é muito similar, de forma que a antigenicidade do vírus é provavelmente bastante estável. O receptor celular para o coronavírus SARS é a enzima conversora de angiotensina 2 (ECA).

Resumo do ciclo de replicação

O vírus adsorve-se a células por meio de suas espículas de superfície (hemaglutinina) e, em seguida, penetra no citoplasma, onde é desnudado. O genoma de fita positiva é traduzido em dois polipeptídeos grandes, que são autoclivados pela protease codificada pelo vírus. Dois desses peptídeos agregam-se para formar a RNA-polimerase que replica o genoma. Além disso, mRNAs são sintetizados e, então, traduzidos em proteínas estruturais. O vírus é montado e adquire seu envelope a partir do retículo endoplasmático, e não da membrana plasmática. A multiplicação ocorre no citoplasma.

Transmissão e epidemiologia

O coronavírus é transmitido por aerossóis respiratórios. A infecção ocorre mundialmente e no início da vida, conforme evidenciado pela descoberta de anticorpos em mais de metade das crianças. Surtos ocorrem principalmente no inverno, a cada 2 a 3 anos.

---

*N. de R.T. Em 2020, emergiu o vírus SARS-CoV-2, geneticamente relacionados ao vírus SARS-CoV-1, que causou a a doença SARS de 2003. Diferentemente da SARS de 2003 e da MERS de 2012, a doença causada pelo SARS-CoV-2, denominada Covid-19, se alastrou rapidamente para todo o globo, causando a maior pandemia registrada desde a gripe espanhola de 1918. Até outubro de 2020, mais de 37 milhões de casos foram registrados, com mais de 1 milhão de mortes em todo o mundo.

A SRAG originou-se na China, em novembro de 2002, e disseminou-se rapidamente para outros países. Até 2009, houve 8.300 casos e 785 mortes – uma taxa de mortalidade de aproximadamente 9%. A transmissão pessoa a pessoa ocorre, e alguns pacientes com SRAG são considerados "superdisseminadores". No início do surto, vários profissionais de saúde foram afetados, mas procedimentos de controle das infecções respiratórias reduziram significativamente a disseminação nos hospitais. Existem vários coronavírus de animais, e eles são suspeitos de serem a fonte de Sars-CoV. O morcego-ferradura parece ser o reservatório natural desse vírus, sendo a civeta um hospedeiro intermediário.

Em 2012 a 2013, um novo coronavírus humano causou um surto de pneumonia grave, frequentemente fatal, na Arábia Saudita e em outros países daquela região. A doença foi denominada síndrome respiratória do Oriente Médio (SROM) e o vírus denominado MERS-CoV. A partir de 2017, foram notificados 1.879 casos de SROM, com uma taxa de mortalidade de 35%.

O "parente" mais próximo do MERS-CoV é um coronavírus de morcego e acredita-se que estes animais sejam um reservatório. O contato próximo com os camelos parece ser o modo de transmissão aos seres humanos. O risco de transmissão de pessoa para pessoa é baixo, mas foi observado em hospitais com um controle de infecção inadequado. Outra nomenclatura comum para esse vírus é coronavírus-EMC (HCoV-EMC).

Patogênese e imunidade

A infecção por coronavírus é, em geral, limitada às células mucosas do trato respiratório. Aproximadamente 50% das infecções são assintomáticas e é incerto o papel que desempenham na disseminação da infecção. A imunidade após a infecção parece ser breve e reinfecções podem ocorrer.

A pneumonia causada pelo coronavírus SARS é caracterizada por edema difuso, resultando em hipóxia. A ligação do vírus à ECA-2 na superfície do epitélio do trato respiratório pode contribuir para a desregulação do balanço hídrico causando edema no espaço alveolar. O Mers-CoV se liga ao CD-26 na mucosa respiratória, não a ECA-2.

Achados clínicos

O resfriado comum causado por coronavírus é caracterizado por coriza (rinorreia, corrimento nasal), dor e ardência na garganta e febre baixa. Essa doença normalmente dura vários dias e não possui sequelas de longo prazo. Os coronavírus também causam bronquite.

A SRAG é uma pneumonia atípica grave, caracterizada por febre de pelo menos 38°C, tosse não produtiva, dispneia e hipóxia. Arrepios, calafrios, mal-estar e dor de cabeça comumente ocorrem, mas dor de garganta e rinorreia são incomuns. Radiografias de tórax revelam infiltrados intersticiais com aparência de "vidro fosco", que não cavitam. São observadas leucopenia e trombocitopenia. O período de incubação da SRAG varia de 2 a 10 dias, com média de 5 dias. Os achados clínicos relativos à SROM são similares àqueles vistos na SRAG.

Diagnóstico laboratorial

Em caso de suspeita de SRAG ou SROM podem ser utilizados ensaios de PCR para a detecção do RNA do vírus em amostras de sangue ou do trato respiratório. Testes sorológicos para a detecção de um aumento no título de anticorpos podem ser usados para fins epidemiológicos.

Tratamento e prevenção

Não existe terapia antiviral ou vacina disponível. Uma combinação de ribavirina e esteroides foi testada no tratamento de casos de SRAG com risco à vida, porém sua eficácia é incerta.

RINOVÍRUS

Doença

Esse vírus é a principal causa do resfriado comum.

Propriedades importantes

Os rinovírus possuem um genoma de RNA de fita simples, polaridade positiva, não segmentado. É um vírus não envelopado com nucleocapsídeo icosaédrico. O vírion não carreia uma polimerase (ver Tab. 38-2).

Há **mais de 100 tipos sorológicos**, o que explica por que o resfriado comum ocorre com tanta frequência. Eles se **replicam melhor a 33°C** do que a 37°C, o que explica o porque afetam principalmente o nariz e a conjuntiva, ao invés do trato respiratório inferior. Pelo fato de serem **acidolábeis**, são mortos pelo ácido gástrico quando engolidos. Isso explica por que eles não infectam o trato gastrintestinal, ao contrário dos enterovírus. A gama de hospedeiros é limitada aos seres humanos e aos chimpanzés.

Resumo do ciclo de replicação

A replicação dos rinovírus se inicia com a ligação do vírion a um receptor da superfície celular chamado molécula de adesão intercelular-1 (ICAM-1, *intercellular adhesion molecule-1*). O vírion penetra no citoplasma e as proteínas do capsídeo são removidas (desnudamento). Após o desnudamento, o genoma de RNA funciona como um mRNA e é traduzido em **um grande polipeptídeo**. Esse polipeptídeo é clivado por uma protease codificada pelo vírus, formando tanto as proteínas do capsídeo da progênie de vírions quanto as diversas proteínas não capsídeas, incluindo a RNA-polimerase que sintetiza os RNAs genômicos da progênie. A replicação do genoma ocorre pela síntese de uma fita complementar negativa, que serve de molde para as fitas positivas. Algumas dessas fitas positivas atuam como mRNA na produção de mais proteínas virais, enquanto o restante torna-se RNA genômico da progênie de vírions. A montagem da progênie de vírions ocorre pela encapsulação do RNA genômico com as proteínas do capsídeo. A progênie viral se acumula no citoplasma e é liberada após a morte da célula.

Transmissão e epidemiologia

Existem **dois mecanismos** de transmissão para esses vírus. No passado, acreditava-se que os rinovírus fossem transmitidos diretamente de um indivíduo para outro por meio de aerossóis de gotículas respiratórias. No entanto, parece que um modo indireto, no qual gotículas respiratórias são depositadas nas mãos ou sobre superfícies, como uma mesa, e, então, transportadas pelos dedos para o nariz ou para os olhos, também é importante.

O resfriado comum é considerado a infecção humana mais comum, embora dados sejam difíceis de se obter, uma vez que não se trata de uma doença bem-definida ou notificável. Muitos dias de trabalho e estudo são perdidos por ano como resultado dos "resfriados". Os rinovírus ocorrem mundialmente, causando doença

PARTE IV • Virologia clínica

sobretudo no outono e no inverno. A razão para essa variação sazonal é incerta. Somente baixas temperaturas não predispõem ao resfriado comum, porém, a aglomeração que ocorre em escolas, por exemplo, pode intensificar a transmissão durante o outono e o inverno. A frequência de resfriados é alta na infância e diminui durante a fase adulta, presumivelmente devido à aquisição de imunidade.

Alguns sorotipos de rinovírus são prevalentes durante uma estação, sendo substituídos por outros sorotipos apenas na estação seguinte. Aparentemente, a população desenvolve imunidade contra os sorotipos prevalentes, mas permanece suscetível aos outros.

Patogênese e imunidade

A porta de entrada é o trato respiratório superior e a infecção é limitada a essa região. Os rinovírus raramente causam doença do trato respiratório inferior, provavelmente devido ao seu crescimento deficiente a 37°C.

A imunidade é sorotipo-específica e é relacionada às IgAs secretoras nasais, em vez de a anticorpos humorais.

Achados clínicos

Após um período de incubação de 2 a 4 dias, espirros, corrimento nasal, dor de garganta, tosse e cefaleia são comuns. Uma sensação de frio pode ocorrer, embora haja alguns outros sintomas sistêmicos. A enfermidade dura aproximadamente 1 semana. Observa-se que outros vírus, como os coronavírus, adenovírus, vírus influenza C e vírus Coxsackie, também causam a síndrome do resfriado comum.

Diagnóstico laboratorial

O diagnóstico laboratorial pode ser realizado pela detecção do RNA do rinovírus em amostras do trato respiratório, utilizando um ensaio de PCR. Os testes sorológicos não são realizados devido à existência de muitos sorotipos.

Tratamento e prevenção

Não há terapia antiviral específica. Vacinas parecem ser impraticáveis devido ao grande número de sorotipos. Lenços de papel impregnados com uma combinação de ácido cítrico (que inativa os rinovírus) e lauril sulfato de sódio (um detergente que inativa vírus envelopados, como vírus influenza e vírus sincicial respiratório), limitam a transmissão quando utilizados para remover os vírus de dedos contaminados por secreções respiratórias. Altas doses de vitamina C possuem baixa capacidade de prevenir resfriados induzidos por rinovírus. Pastilhas contendo gluconato de zinco estão disponíveis para o tratamento do resfriado comum, mas sua eficácia ainda não foi comprovada.

ADENOVÍRUS

Doenças

Os adenovírus causam uma variedade de doenças dos tratos respiratório superior e inferior, como faringite, conjuntivite ("olho cor-de-rosa"), resfriado comum e pneumonia. Ceratoconjuntivite, cistite hemorrágica e gastrenterite também ocorrem. Alguns adenovírus causam sarcomas em roedores.

Propriedades importantes

Os adenovírus são vírus **não envelopados**, com um genoma de DNA linear de fita dupla e um nucleocapsídeo **icosaédrico** (ver Tab. 38-2). São os únicos vírus com uma **fibra** saliente em cada um dos 12 vértices do capsídeo. A fibra é o instrumento de ligação e é uma hemaglutinina. Quando purificada, livre de vírions, a fibra é tóxica para células humanas.

São conhecidos 41 tipos antigênicos; a proteína da fibra é o principal antígeno tipo-específico. Todos os adenovírus possuem um antígeno grupo-específico comum localizado na proteína hexona.

Certos sorotipos de adenovírus humanos (principalmente 12, 18 e 31) causam **sarcomas** no local de injeção em roedores de laboratório, como *hamsters* recém-nascidos. Não existem evidências de que adenovírus causem tumores em seres humanos.

Resumo do ciclo de replicação

Após a ligação à superfície celular por meio das suas fibras, o vírus penetra e sofre desnudamento, e o DNA viral se desloca para o núcleo. RNA-polimerases DNA-dependentes da célula hospedeira transcrevem os genes precoces, e enzimas de *splicing* alternativo removem o RNA referente aos íntrons, resultando em um mRNA funcional. (Observa-se que íntrons e éxons, comuns no DNA eucariótico, foram inicialmente descritos para o DNA de adenovírus.) O mRNA precoce é traduzido, no citoplasma, em proteínas não estruturais. O DNA genômico da progênie viral é sintetizado por uma DNA-polimerase codificada pelo vírion no núcleo. Após a replicação do DNA viral, mRNA tardio é transcrito e, então, traduzido nas proteínas estruturais do vírion. A montagem viral ocorre no núcleo, e o vírus é liberado pela lise da célula, e não por brotamento.

Transmissão e epidemiologia

Os adenovírus são transmitidos por diversos mecanismos: gotículas de **aerossol**, pela via **fecal-oral** e por **inoculação direta** nas conjuntivas por tonômetros ou dedos. A via fecal-oral é o mecanismo de transmissão mais comum entre crianças e seus familiares. Diversas espécies de animais são infectadas por cepas de adenovírus, mas essas cepas não são patogênicas para os seres humanos.

As infecções por adenovírus são endêmicas mundialmente, no entanto, ocorrem surtos entre recrutas militares, aparentemente como resultado das condições de vida que facilitam a transmissão. Certos sorotipos são associados a síndromes específicas (p. ex., os tipos 3, 4, 7 e 21 causam doença respiratória, principalmente em recrutas militares; os tipos 8 e 19 causam ceratoconjuntivite epidêmica; os tipos 11 e 21 causam cistite hemorrágica; e os tipos 40 e 41 causam gastrenterite infantil).

Patogênese e imunidade

Os adenovírus infectam o epitélio mucoso de vários órgãos (p. ex., o **trato respiratório** [superior e inferior], o **trato gastrintestinal** e as **conjuntivas**). A imunidade baseada em anticorpos neutralizantes é tipo-específica e duradoura.

Além da infecção aguda que leva à morte das células, os adenovírus causam uma infecção latente, particularmente nos tecidos adenóideos e tonsilares da garganta. Na verdade, esses vírus foram denominados devido às adenoides, de onde foram primeiramente isolados em 1953.

Achados clínicos

No trato respiratório superior, os adenovírus causam infecções, como faringite, febre faringoconjuntival e doença respiratória aguda, caracterizada por febre, dor de garganta, coriza (corrimento nasal) e conjuntivite. No trato respiratório inferior, causam bronquite e pneumonia atípica. Hematúria e disúria são evidentes na cistite hemorrágica. Gastrenterite com diarreia não sanguinolenta ocorre sobretudo em crianças com idade inferior a 2 anos. A maioria das infecções por adenovírus se resolve espontaneamente. Cerca de metade de todas as infecções por adenovírus é assintomática.

Diagnóstico laboratorial

O método mais comum de diagnóstico laboratorial é um ensaio de PCR que detecta o DNA do adenovírus em amostras do trato respiratório. Além disso, os adenovírus podem ser isolados em cultura celular e detectados por técnicas de anticorpo fluorescente. A detecção de um aumento de quatro vezes ou mais no título de anticorpos para adenovírus também pode ser utilizada.

Tratamento

Não há terapia antiviral.

Prevenção

Três vacinas vivas não atenuadas contra os sorotipos 4, 7 e 21 estão disponíveis, mas são administradas apenas a militares. Cada uma das três vacinas é monovalente (i.e., cada uma contém apenas um sorotipo). Os vírus são administrados separadamente, pois interferem entre si quando administrados em conjunto. As vacinas são disponibilizadas em uma cápsula com revestimento entérico, o que protege o vírus vivo da inativação pelo ácido gástrico. O vírus infecta o trato gastrintestinal, no qual causa uma infecção assintomática e induz imunidade contra a doença respiratória. A vacina não está disponível para o uso em civis.

A ceratoconjuntivite epidêmica é uma doença iatrogênica e evitável pela rigorosa assepsia e lavagem das mãos pelos profissionais da área da saúde que examinam os olhos.

TESTE SEU CONHECIMENTO

1. Em relação ao vírus influenza, qual das seguintes opções é a mais correta?

   (A) O vírion contém uma DNA-polimerase RNA-dependente.

   (B) Suas proteínas da superfície, hemaglutinina e neuraminidase, possuem múltiplos tipos sorológicos.

   (C) A proteína que sofre variação antigênica mais frequentemente é a ribonucleoproteína interna.

   (D) A deriva antigênica envolve modificações mais significativas na antigenicidade que resultam do rearranjo dos segmentos do RNA genômico.

   (E) A neuraminidase na superfície viral medeia a interação do vírus com os receptores no trato epitelial.

2. Em relação ao vírus influenza e à gripe, qual das seguintes opções é a mais correta?

   (A) Tanto a vacina inativada quanto a vacina viva atenuada induzem imunidade permanente.

   (B) O vírus influenza A causa doença mais grave e epidemias mais amplamente disseminadas do que o vírus influenza B.

   (C) O genoma do vírus influenza A possui 8 segmentos, mas o genoma do vírus influenza B possui um segmento.

   (D) A classificação dos vírus influenza em A, B e C é baseada nas diferenças antigênicas nas suas hemaglutininas.

   (E) Portadores crônicos (i.e., pacientes nos quais o vírus influenza é isolado por pelo menos 6 meses após a doença aguda) são uma importante fonte de infecção humana.

   (F) Esse vírus possui apenas um tipo antigênico, e a imunidade permanente ocorre em pacientes que tiveram sarampo.

3. Em relação ao vírus sincicial respiratório (VSR), qual das seguintes opções é a mais correta?

   (A) O VSR é uma causa importante de bronquiolite em bebês.

   (B) O VSR causa tumor em animais recém-nascidos, mas não em seres humanos.

   (C) A vacina contra VSR é recomendada para todas as crianças antes de iniciar a idade escolar.

   (D) Amantadina deve ser administrada a idosos moradores de asilos para prevenir surtos da doença causada por VSR.

   (E) O VSR forma corpúsculos de inclusão intranuclear em neutrófilos que são importantes para o diagnóstico pela clínica laboratorial.

4. Sua paciente é uma mulher de 75 anos com febre, calafrios e mialgias que iniciaram no dia anterior. É janeiro e um surto de gripe está ocorrendo no asilo de idosos onde ela vive. Um teste rápido para um antígeno de influenza é positivo. Qual das seguintes opções é a melhor escolha de fármaco para tratar a infecção?

   (A) Aciclovir.

   (B) Amantadina.

   (C) Interferona.

   (D) Oseltamivir.

   (E) Ribavirina.

5. Em relação aos rinovírus, qual das seguintes opções é a mais correta?

   (A) Os rinovírus são uma importante causa de meningite viral e miocardite.

   (B) A vacina contra rinovírus é recomendada para todas as crianças acima de 2 anos de idade.

   (C) Os rinovírus possuem vários tipos sorológicos, assim, uma pessoa pode apresentar várias infecções causadas por esses vírus.

   (D) Os rinovírus não são inativados pelo ácido estomacal, portanto, eles infectam o trato gastrintestinal superior e são uma das causas de diarreia.

   (E) Uma importante característica do diagnóstico laboratorial dos rinovírus é a descoberta de efeito citopático em culturas celulares consistindo de células gigantes multinucleadas.

6. Em relação aos adenovírus, qual das seguintes declarações é mais correta?

   (A) Aciclovir é o fármaco de escolha para infecções com risco à vida.

   (B) Eles causam faringite, pneumonia e conjuntivite ("olho rosa").

   (C) Eles são frequentemente transmitidos por meio da placenta e causam hidrocefalia no feto.

310 PARTE IV • Virologia clínica

(D) A vacina contra adenovírus é recomendada para todas as crianças antes da idade escolar.

(E) O diagnóstico laboratorial depende da identificação de células gigantes multinucleadas na biópsia, uma vez que o vírus não é cultivado em cultura celular.

RESPOSTAS

(1) **(B)**
(2) **(B)**
(3) **(A)**
(4) **(D)**
(5) **(C)**
(6) **(B)**

RESUMOS DOS ORGANISMOS

Breves resumos dos organismos descritos neste capítulo iniciam-se na página 669. Favor consultar esses resumos para uma rápida revisão do material essencial.

VER TAMBÉM

- Mais **questões para autoavaliação** sobre os temas discutidos neste capítulo são encontradas na seção de Virologia Clínica da Parte XIII: Questões para autoavaliação, a partir da página 724. Consulte também a Parte XIV: Simulado de provas e concursos, a partir da página 753.

Vírus de importância na infância e vírus com reservatórios animais

CAPÍTULO 39

CONTEÚDO DO CAPÍTULO

Introdução
VÍRUS DE IMPORTÂNCIA NA INFÂNCIA
Vírus do sarampo
Vírus da caxumba
Vírus da rubéola
Parvovírus B19

VÍRUS COM RESERVATÓRIOS ANIMAIS
Vírus da raiva
Vírus ebola
Teste seu conhecimento
Resumos dos organismos
Ver também

INTRODUÇÃO

Os vírus que causam sarampo, caxumba, rubéola e a síndrome das bochechas "esbofeteadas" (parvovírus B19) são tipicamente considerados causadores de doenças da infância, embora também possam causar doenças em adultos. Os vírus do sarampo, caxumba e rubéola em conjunto fazem parte da vacina MMR (*measles, mumps, rubella*) amplamente utilizada e muito bem-sucedida. Observe que o sarampo e a rubéola são caracterizados por uma erupção cutânea, enquanto a caxumba não é. A característica mais acentuada da caxumba é o inchaço da glândula parótida. A síndrome das "bochechas esbofeteadas", como o nome indica, é caracterizada por uma erupção cutânea na face.

O vírus da raiva e o vírus ebola são considerados conjuntamente, pois ambos possuem um reservatório animal. Isso implica que esses vírus podem se replicar tanto dentro das células do animal hospedeiro, quanto em células humanas. A maioria dos vírus que causam doenças em seres humanos está limitada à replicação em células humanas, uma vez que as proteínas de ligação na superfície viral interagem apenas com receptores presentes na superfície das células humanas. Observe-se que, além do vírus da raiva e do *ebola*, a maioria dos arbovírus também possui um reservatório animal. Os arbovírus são descritos no Capítulo 43.

Muitos mamíferos servem como reservatório para o vírus da raiva. Nos Estados Unidos, morcegos, gambás e guaxinins são reservatórios comuns, enquanto, no resto do mundo, os cães são os reservatórios mais frequentes. O reservatório animal do vírus ebola é incerto, mas existem suspeitas de que sejam os morcegos.

VÍRUS DE IMPORTÂNCIA NA INFÂNCIA

VÍRUS DO SARAMPO

Doença

Esse vírus causa o sarampo, uma doença caracterizada por uma erupção maculopapular. Ocorre principalmente na infância.

Propriedades importantes

O genoma do vírus do sarampo consiste em um RNA de fita simples, com polaridade negativa (Tab. 39-1). É um vírus envelopado com um nucleocapsídeo helicoidal. O vírus apresenta um único sorotipo. Os seres humanos são os hospedeiros naturais.

Resumo do ciclo de multiplicação

Após a adsorção à superfície celular por meio de sua hemaglutinina, o vírus penetra e se desnuda, e a RNA-polimerase do vírion transcreve o genoma de fita negativa em RNA mensageiro (mRNA). Múltiplos mRNAs são sintetizados, e cada um deles é traduzido nas proteínas virais específicas; nenhuma poliproteína análoga à sintetizada por poliovírus é produzida. O nucleocapsídeo helicoidal é montado, a proteína de matriz medeia a interação com o envelope, e o vírus é liberado por brotamento a partir da membrana celular.

Transmissão e epidemiologia

O vírus do sarampo é transmitido por **gotículas respiratórias** produzidas por tosse ou espirro, tanto durante o período prodrômico quanto por alguns dias após o aparecimento da erupção. O sarampo ocorre mundialmente, em geral, em surtos a cada 2 a 3 anos, quando o número de crianças suscetíveis alcança um alto nível. A Organização Mundial da Saúde (OMS) estima que ocorram cerca de 30 milhões de casos de sarampo a cada ano em todo o mundo.

312 PARTE IV • Virologia clínica

TABELA 39-1 Propriedades dos vírus de importância na infância

Propriedades	Vírus do sarampo	Vírus da caxumba	Vírus da rubéola	Parvovírus B19
Família viral	Paramixovírus	Paramixovírus	Togavírus	Parvovírus
Genoma	RNA de fita simples; polaridade negativa	RNA de fita simples; polaridade negativa	RNA de fita simples; polaridade positiva	DNA de fita simples
RNA-polimerase viral	Sim	Sim	Não	Não
Nucleocapsídeo	Helicoidal	Helicoidal	Icosaédrico	Icosaédrico
Envelope	Sim	Sim	Sim	Não
Número de sorotipos	1	1	1	1

No ano 2000, o Centers for Disease Control and Prevention (Centros de Controle e Prevenção de Doenças – CDC) declarou o sarampo eliminado dos Estados Unidos. A eliminação significa que a transmissão sustentada não ocorre mais nos Estados Unidos. No entanto, casos adquiridos no exterior (casos importados) seguidos por pequenos surtos continuam ocorrendo. Em 2016, o sarampo foi declarado erradicado do Hemisfério Ocidental.

A taxa de acometimento é uma das mais altas entre as doenças virais; a maioria das crianças contrai a doença clínica por exposição. Quando esse vírus é introduzido em uma população que não enfrentou o sarampo, como foi verificado nos habitantes do arquipélago do Havaí por volta de 1800, ocorrem epidemias devastadoras. No caso de crianças desnutridas, principalmente em países em desenvolvimento, o sarampo é uma doença muito mais séria do que quando ela ocorre em crianças bem nutridas. A deficiência em vitamina A é especialmente importante nesse aspecto, e a suplementação dessa vitamina reduz enormemente a gravidade do sarampo. Pacientes com a imunidade celular deficiente (p. ex., pacientes com síndrome da imunodeficiência adquirida [Aids]) apresentam doença grave, com risco de vida, quando contraem sarampo.*

Patogênese e imunidade

Após infectar as células de revestimento do trato respiratório superior, o vírus entra na corrente sanguínea e infecta as células reticuloendoteliais, onde se multiplica novamente. Então, dissemina-se até a pele pela corrente sanguínea. A **erupção** é causada principalmente pelas células T citotóxicas que atacam as células endoteliais vasculares da pele infectadas pelo vírus do sarampo. A vasculite mediada por anticorpos também pode desempenhar um papel importante. Logo após o surgimento da erupção, o vírus não pode mais ser recuperado e o paciente não dissemina o vírus para os outros. **Células gigantes multinucleadas**, formadas como resultado da proteína de fusão das espículas, são características das lesões.

A **imunidade permanente** ocorre em indivíduos que já apresentaram a doença. A hemaglutinina na superfície do vírion é o antígeno contra o qual são produzidos anticorpos neutralizantes. Embora anticorpos IgG possam desempenhar um papel significativo na neutralização do vírus durante o estágio de viremia, a imunidade celular é mais importante. A importância da imunidade celular é ilustrada pelo fato de crianças agamaglobulinêmicas

apresentarem um curso normal da doença e imunidade subsequente, e por serem protegidas pela imunização. Anticorpos maternos cruzam a placenta e os bebês são protegidos durante os primeiros 6 meses de vida.

A infecção pelo vírus do sarampo pode **causar uma depressão transiente da imunidade celular** contra outros microrganismos, como *Mycobacterium tuberculosis,* gerando uma perda da reatividade do teste epitelial derivado proteico purificado (PPD), induzindo a reativação de organismos dormentes e a ocorrência de doença clínica. O mecanismo proposto para essa descoberta incomum é que quando o vírus do sarampo se liga ao seu receptor (denominado CD46) na superfície de macrófagos humanos, a produção de interleucina 12 (IL-12), necessária para que ocorra a imunidade celular, é suprimida.

Achados clínicos

Após um período de incubação de 10 a 14 dias, ocorre uma fase prodrômica caracterizada por febre, conjuntivite (causando fotofobia), coriza e tosse. **Manchas de Koplik** são lesões vermelhas brilhantes com um ponto branco central, localizadas na mucosa bucal, sendo praticamente diagnósticas. Poucos dias depois, surge uma erupção maculopapular na face, que progride gradualmente pelo corpo até as extremidades inferiores, incluindo as palmas das mãos e as plantas dos pés (Fig. 39-1 e Tab. 39-2). Posteriormente, a erupção desenvolve uma tonalidade marrom.

As complicações do sarampo podem ser bastante graves. A encefalite ocorre com uma taxa de 1 a cada 1.000 casos de sarampo. A taxa de mortalidade da encefalite é de 10%, e ocorrem sequelas permanentes, como surdez e deficiência intelectual, em 40% dos casos. Além disso, há ocorrência de pneumonia primária associada ao sarampo (células gigantes) e pneumonia bacteriana secundária. Otite média bacteriana é bastante comum. A panencefalite esclerosante subaguda (PEES) é uma doença fatal rara do sistema nervoso central que ocorre vários anos após o sarampo (ver Cap. 44).

O sarampo em mulheres grávidas leva ao aumento do risco de natimorto, em vez de anomalias congênitas. A infecção do feto pelo vírus do sarampo é mais grave que a infecção pelo vírus da rubéola, pois o vírus do sarampo geralmente causa morte fetal, ao passo que o vírus da rubéola causa anomalias congênitas.

O sarampo atípico ocorre em alguns indivíduos que receberam a vacina inativada e foram subsequentemente infectados pelo vírus do sarampo. É caracterizado por uma erupção atípica sem as manchas de Koplik. Uma vez que a vacina inativada não é utilizada há vários anos, o sarampo atípico ocorre apenas em adultos e é infrequente.

---

*N. de T. A diminuição da cobertura vacinal em países industrializados e desenvolvidos da Europa e da América do Norte, causadas principalmente em virtude de movimentos de grupos sociais antivacinas, têm levado a um aumento preocupante do número de casos de sarampo nesses países.

combinação com as vacinas contra rubéola e caxumba. A vacina não deve ser administrada às crianças antes dos **15 meses de idade, uma vez que anticorpos maternos na criança podem neutralizar o vírus** e reduzir a resposta imune. Uma **dose de reforço** é recomendada, já que a imunidade pode sofrer um declínio. A vacina contém vírus vivos, portanto, não deve ser administrada em indivíduos imunocomprometidos ou em gestantes. A vacina reduziu significativamente o número de casos de sarampo nos Estados Unidos; foram relatados apenas 138 casos de sarampo em 1997. No entanto, ainda ocorrem surtos entre indivíduos não imunizados (p. ex., crianças de cidades do interior norte-americano e de países em desenvolvimento).*

A vacina inativada não deve ser utilizada. Imunoglobulinas podem ser utilizadas para modificar a doença quando administradas a indivíduos não imunizados precocemente, no período de incubação. Isso é especialmente necessário quando os indivíduos não imunizados são imunocomprometidos.

VÍRUS DA CAXUMBA

Doença

Esse vírus causa a caxumba, uma doença caracterizada por inchaço da glândula salivar. Ocorre principalmente na infância.

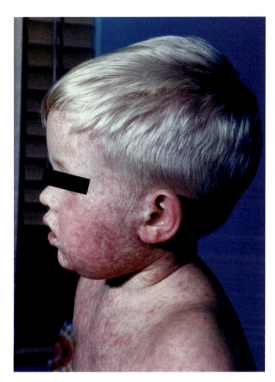

FIGURA 39-1 Sarampo. Observa-se erupção maculopapular manchada "morbiliforme". (Fonte: Public Health Image Library, Centers for Disease Control and Prevention.)

Propriedades importantes

O genoma do vírus da caxumba consiste em um RNA de fita simples, polaridade negativa (ver Tab. 39-1). É um vírus envelopado com um nucleocapsídeo helicoidal. O vírus apresenta um único sorotipo. Os seres humanos são os hospedeiros naturais.

Diagnóstico laboratorial

A maioria dos diagnósticos é realizada clinicamente, mas um ensaio de reação em cadeia da polimerase (PCR) para a detecção do RNA do vírus do sarampo pode ser realizado em casos de difícil diagnóstico. A observação de um aumento superior a quatro vezes no título de anticorpos contra o vírus do sarampo também pode ser considerada.

Resumo do ciclo de replicação

A replicação é semelhante à do vírus do sarampo (ver p. 311).

Transmissão e epidemiologia

O vírus da caxumba é transmitido por gotículas respiratórias. A caxumba ocorre mundialmente, com o pico de incidência durante o inverno. Cerca de 30% das crianças apresentam infecção subclínica (inaparente), a qual confere imunidade. Foram relatados apenas

Tratamento

Não há terapia antiviral disponível.

Prevenção

A prevenção baseia-se na imunização com a **vacina viva atenuada**. A vacina é eficaz e causa poucos efeitos colaterais. É administrada por via subcutânea em crianças aos 15 meses de idade, geralmente em

*N. de R.T. O Brasil é considerado um modelo mundial de cobertura vacinal contra o sarampo. Nos últimos 10 anos, foram relatados aproximadamente 180 casos. No entanto, diminuições consecutivas das taxas anuais de cobertura vacinal têm causado aumento nos casos de infecções documentadas, causando preocupação entre as autoridades de saúde no país.

TABELA 39-2 Características clínicas dos vírus de importância na infância

Vírus	Doença	Erupção cutânea é uma característica marcante	Causa malformações congênitas	Infecção gera imunidade permanente à doença	Vacina disponível	Tratamento
Vírus do sarampo	Sarampo	Sim	Não	Sim	Sim	Não há terapia antiviral disponível
Vírus da caxumba	Caxumba	Não	Não	Sim	Sim	Não há terapia antiviral disponível
Vírus da Rubéola	Rubéola	Sim	Sim	Sim	Sim	Não há terapia antiviral disponível
Parvovírus B19	Síndrome das "bochechas esbofeteadas"; hidropsia fetal	Sim	Sim	Sim	Não	Não há terapia antiviral disponível

683 casos de caxumba nos Estados Unidos em 1997 – um achado atribuído ao uso disseminado da vacina. No entanto, em 2006, um ressurgimento da caxumba ocorreu, e 6.584 casos foram registrados, apesar da alta taxa de cobertura (87%) da vacina.*

Patogênese e imunidade

O vírus infecta o trato respiratório superior e depois se dissemina pelo sangue para infectar as glândulas salivares, especialmente a glândula parótida, testículos, ovários, pâncreas e, em alguns casos, meninges. De forma alternativa, o vírus pode ascender da mucosa bucal até a glândula parótida pelo ducto de Stensen.

A **imunidade permanente** ocorre nos indivíduos que já apresentaram a doença. Há um equívoco popular de que a caxumba unilateral pode ser seguida por caxumba no outro lado. A caxumba ocorre apenas uma vez; casos subsequentes de parotidite podem ser causados por outros vírus, como os vírus da parainfluenza, por bactérias e por pedras nos ductos. Anticorpos maternos cruzam a placenta e conferem proteção durante os primeiros seis meses de vida.

Achados clínicos

Após um período de incubação de 18 a 21 dias, um estágio prodrômico de febre, mal-estar e anorexia é seguido por um inchaço sensível das glândulas salivares, unilateral ou bilateral (Fig. 39-2). É observado um aumento característico da dor nas glândulas parótidas quando da ingestão de sucos cítricos. A doença é, em geral, benigna e se resolve espontaneamente em uma semana. Uma erupção cutânea *não* é observada na caxumba (ver Tab. 39-2).

Duas complicações são importantes. Uma é a orquite em homens na pós-puberdade, que, quando bilateral, pode resultar em esterilidade. Homens na pós-puberdade apresentam uma túnica albugínea fibrosa, que resiste à expansão, causando, assim, necrose por pressão dos espermatócitos. A orquite unilateral, embora bastante dolorosa, não provoca esterilidade. A outra complicação é a meningite, que é, em geral, benigna, autolimitante e sem sequelas. O vírus da caxumba, vírus Coxsackie e ecovírus são as três causas mais frequentes de meningite viral (asséptica). O uso disseminado da vacina nos Estados Unidos levou a uma evidente redução na incidência de meningite por caxumba.

Diagnóstico laboratorial

A maioria dos casos de caxumba é diagnosticada com base em características clínicas, mas encontra-se disponível um teste de PCR para a detecção do RNA viral. Testes sorológicos, nos quais há um aumento superior a quatro vezes no título de anticorpos para o vírus da caxumba, também podem ser utilizados.

Tratamento

Não há terapia antiviral contra a caxumba.

Prevenção

A prevenção consiste na imunização com a **vacina viva atenuada**. A vacina é eficaz e de longa duração (pelo menos 10 anos) e provoca poucos efeitos colaterais. São recomendadas duas imunizações, uma aos 15 meses e uma dose de reforço dos 4 aos 6 anos, geralmente em combinação com as vacinas contra sarampo e rubéola.

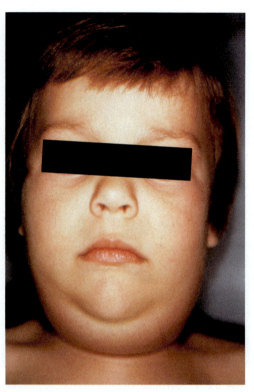

FIGURA 39-2 Caxumba. Observa-se o inchaço bilateral do pescoço devido à inflamação das glândulas salivares; também a ausência de erupção cutânea, ao contrário do sarampo e da rubéola. (Fonte: Dr. Patricia Smith e Dr. Barbara Rice, Public Health Image Library, Centers for Disease Control and Prevention.)

Por ser uma vacina viva, não deve ser administrada em indivíduos imunocomprometidos ou mulheres grávidas. A imunoglobulina não é útil para prevenir ou mitigar a orquite por caxumba.

No fim dos anos 1980, surtos de caxumba ocorreram tanto em indivíduos imunizados quanto não imunizados. Isso provocou, em 1989, a recomendação da administração de uma segunda dose da vacina tríplice viral (sarampo, caxumba, rubéola). A incidência da caxumba caiu, e não houve surtos até 2006, quando 6.584 casos ocorreram, principalmente em indivíduos com idade universitária que, surpreendentemente, receberam duas doses da vacina. O enfraquecimento da imunidade após a segunda dose e a imunização com um genótipo diferente do genótipo que causou o surto são explicações sugeridas.

Em 2009 e novamente em 2014, ocorreram surtos de caxumba em jovens adultos, incluindo naqueles que receberam duas doses da vacina. Em muitos dos indivíduos, mais de 10 anos haviam se passado desde da última imunização com a vacina MMR, indicando que a diminuição da imunidade pode ter desempenhado um papel nesse contexto.

VÍRUS DA RUBÉOLA

Doenças

Esse vírus causa a rubéola e a síndrome da rubéola congênita. A síndrome da rubéola congênita caracteriza-se por **malformações congênitas**.

---

*N. de R.T. No Brasil, a caxumba não é uma doença de notificação obrigatória e, em razão disso, não há dados compilados que avaliem a situação epidemiológica atual.

Propriedades importantes

O vírus da rubéola é um membro da família dos togavírus. É composto por um segmento de RNA de fita simples, um nucleocapsídeo **icosaédrico** e um **envelope** lipoproteico (ver Tab. 39-1). Entretanto, ao contrário dos paramixovírus, como os vírus do sarampo e da caxumba, o vírus da rubéola possui RNA de **fita positiva** e, portanto, não possui uma polimerase no vírion. Suas espículas de superfície contêm hemaglutinina. O vírus apresenta um único sorotipo. Os seres humanos são os hospedeiros naturais.

Resumo do ciclo de replicação

Uma vez que o conhecimento sobre a replicação do vírus da rubéola é incompleto, o ciclo a seguir se baseia na multiplicação de outros togavírus. Após a penetração na célula e o desnudamento, o genoma de RNA de fita positiva é traduzido em diversas proteínas estruturais e não estruturais. Pode ser observada a diferença entre togavírus e poliovírus, que também possuem genoma de RNA com fita positiva, mas traduzem seu RNA em uma única poliproteína grande, posteriormente clivada. Uma das proteínas não estruturais do vírus da rubéola é uma RNA-polimerase RNA-dependente, que inicialmente replica o genoma, sintetizando um molde de fita negativa e, a partir daí, as fitas positivas da progênie. Tanto a multiplicação quanto a montagem ocorrem no citoplasma, e o envelope é adquirido da membrana citoplasmática quando o vírion sai da célula.

Transmissão e epidemiologia

O vírus é transmitido por meio de **gotículas respiratórias** e da mãe para o feto, por **via transplacentária**. A doença ocorre mundialmente. Em regiões onde a vacina não é utilizada, ocorrem epidemias a cada 6 a 9 anos.

Em 2005, o CDC declarou que a rubéola havia sido eliminada dos Estados Unidos e, em 2015, a doença foi declarada eliminada do Hemisfério Ocidental. Os poucos casos notificados nos Estados Unidos são importados e adquiridos fora do país. A eliminação foi possível pelo amplo uso da vacina. Como resultado, o citomegalovírus é uma causa mais comum de malformações congênitas nos Estados Unidos do que o vírus da rubéola.*

Patogênese e imunidade

A multiplicação inicial do vírus ocorre na parte nasal da faringe e nos linfonodos locais. A partir daí, o vírus se dissemina pela corrente sanguínea aos órgãos internos e à pele. A origem da erupção é incerta, podendo ser devida à vasculite mediada por complexos antígeno-anticorpo.

A infecção natural leva à **imunidade permanente**. Não ocorrem segundos casos de rubéola; erupções similares são causadas por outros vírus, como vírus de Coxsackie e ecovírus. Os anticorpos cruzam a placenta e protegem o recém-nascido.

Achados clínicos

Rubéola

A rubéola é uma doença mais branda e curta que o sarampo. Após um período de incubação de 14 a 21 dias, um breve período prodrômico,

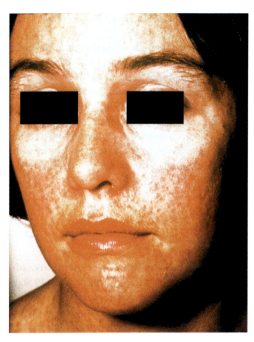

FIGURA 39-3 Rubéola. Observam-se as erupções maculopapulares finas e quase confluentes. (Reproduzida com a permissão de Stephen E. Gellis, MD.)

apresentando febre e mal-estar, é seguido por uma erupção maculopapular, que inicia na face e progride de forma descendente, envolvendo as extremidades (Fig. 39-3 e Tab. 39-2). Linfadenopatia auricular posterior é característica. A erupção dura, em geral, 3 dias. Quando a rubéola ocorre em adultos, sobretudo em mulheres, a poliartrite causada por imunocomplexos ocorre com frequência.

Síndrome da rubéola congênita

O vírus da rubéola não é importante como causa de uma doença branda da infância, mas sim por ser **teratogênico**. Quando uma gestante não imune é **infectada durante o primeiro trimestre**, principalmente no primeiro mês, importantes malformações congênitas podem ocorrer como resultado da viremia materna e da infecção fetal (ver Tab.39-2). A taxa aumentada de anomalias durante as primeiras semanas de gravidez é atribuída ao desenvolvimento muito sensível de órgãos que ocorre nesse período. As malformações são generalizadas e envolvem principalmente o coração (p. ex., ducto arterial patente), os olhos (p. ex., cataratas) e o encéfalo (p. ex., surdez e deficiência intelectual).

Além disso, algumas crianças infectadas no útero podem **continuar a excretar** o vírus da rubéola durante meses após o nascimento, o que representa um importante risco à saúde pública, já que o vírus pode ser transmitido a mulheres grávidas. Alguns eliminadores congênitos são assintomáticos e não apresentam malformações e, portanto, só podem ser diagnosticados se o vírus for isolado. Bebês infectados congenitamente também apresentam títulos de IgM significativos e títulos de IgG persistentes por longo período após o desaparecimento dos anticorpos maternos.

Diagnóstico laboratorial

O diagnóstico laboratorial da infecção pelo vírus da rubéola a partir de amostras de adultos ou recém-nascidos, ou no líquido

---

*N. de R.T. O Brasil apresentou surtos de rubéola entre os anos de 2006 e 2008, quando cerca de 12 mil casos foram notificados. Esses surtos levaram a campanhas intensificadas de vacinação em adultos e, como resultado, nenhum novo caso foi notificado no Brasil desde 2009.

316 **PARTE IV** • Virologia clínica

amniótico, pode ser realizado pela detecção do RNA viral em um ensaio de PCR.

O diagnóstico também pode ser realizado observando-se um aumento de quatro vezes ou mais no título de anticorpos entre amostras de fase aguda e convalescente ou observando-se a presença de anticorpo IgM em uma única amostra de soro de fase aguda.

Em gestantes, a presença do **anticorpo IgM indica infecção recente**, enquanto um título de 1:8 ou superior de anticorpos IgG indica imunidade e, consequentemente, a proteção do feto. Se houve infecção recente, uma **amniocentese** pode revelar a presença do vírus da rubéola no líquido amniótico, indicando infecção fetal definitiva.

Tratamento

Não há terapia antiviral.

Prevenção

A prevenção envolve imunização com a **vacina viva atenuada**. A vacina é eficiente e de longa duração (pelo menos 10 anos) e causa poucos efeitos colaterais, exceto por artralgias transientes em algumas mulheres. É administrada por via subcutânea a crianças com 15 meses de idade (geralmente em combinação com a vacina contra sarampo e caxumba), bem como a mulheres adultas jovens, se elas não estiverem grávidas e forem usar contraceptivos nos próximos 3 meses. Não há evidências de que o vírus vacinal cause malformações. Uma vez que é uma vacina viva, não deve ser administrada a pacientes imunocomprometidos ou a mulheres grávidas.

A vacina foi responsável por uma redução significativa na incidência de rubéola e da síndrome da rubéola congênita. Ela induz a formação de IgA respiratória, interrompendo, assim, a disseminação de vírus virulentos por transporte nasal.

Imunoglobulinas (Ig) séricas podem ser administradas a mulheres grávidas no primeiro trimestre, caso tenham sido expostas a um caso diagnosticado de rubéola e a interrupção da gravidez não seja uma opção. Os principais problemas relacionados à administração de Ig são o fato de que existem circunstâncias em que esse método falha em prevenir a infecção fetal e, então, isso pode confundir a interpretação dos testes sorológicos. Quando a interrupção da gestação é uma opção, recomenda-se tentar determinar se a mãe e o feto foram infectados, como descrito na seção anterior, "Diagnóstico laboratorial".

Para proteger mulheres grávidas da exposição ao vírus da rubéola, vários hospitais requerem que seus profissionais comprovem sua imunidade por testes sorológicos ou por provas de imunização.

PARVOVÍRUS B19

Doenças

O parvovírus B19 causa eritema infeccioso (síndrome da "bochecha esbofeteada", quinta doença), anemia aplásica (principalmente em pacientes com anemia falciforme) e infecções fetais, incluindo hidropsia fetal.

Propriedades importantes

O parvovírus B19 é um vírus muito pequeno (22 nm), não envelopado, com genoma de **DNA de fita simples** (ver Tab. 39-1). O genoma é um DNA de fita negativa, porém não há uma polimerase do vírion. O capsídeo possui simetria icosaédrica. Há 1 sorotipo.

Resumo do ciclo de replicação

Após a adsorção aos receptores da célula hospedeira, o vírion penetra e desloca-se para o núcleo, onde ocorre a replicação. O genoma de DNA de fita simples apresenta alças em forma de "grampo" nas duas extremidades, que fornecem regiões de fita dupla para a DNA-polimerase celular iniciar a síntese dos genomas da progênie. O mRNA viral é sintetizado pela RNA-polimerase celular a partir do intermediário de DNA de fita dupla. A progênie viral é montada no núcleo. O vírus B19 multiplica-se apenas quando a célula se encontra na fase S, o que explica por que o vírus se multiplica em precursores de hemácias, mas não em hemácias maduras.

Transmissão e epidemiologia

O vírus B19 é transmitido principalmente pela via respiratória; a transmissão transplacentária também ocorre. Sangue doado para transfusões também pode transmitir o vírus. A infecção pelo vírus B19 ocorre mundialmente, e cerca da metade dos indivíduos dos Estados Unidos com idade acima de 18 anos possui anticorpos contra o vírus. Os seres humanos são o reservatório natural; os animais não são uma fonte de infecção humana.

Patogênese e imunidade

O vírus B19 infecta principalmente dois tipos de células: **células precursoras de hemácias** (eritroblastos) na medula óssea, o que explica a anemia aplásica, e células endoteliais dos vasos sanguíneos, o que explica, em parte, a erupção associada ao eritema infeccioso. Imunocomplexos compostos por vírus e IgM ou IgG também contribuem para a patogênese da erupção e para a artrite observada em alguns adultos infectados pelo vírus B19. A infecção confere imunidade permanente contra a reinfecção.

A hidropsia fetal manifesta-se como um extenso edema do feto. Ela é secundária à falência cardíaca congestiva, precipitada por anemia grave causada pela morte de eritroblastos infectados pelo parvovírus B19 no feto.

Achados clínicos

Existem cinco apresentações clínicas importantes.

Eritema infeccioso (síndrome da "bochecha esbofeteada", quinta moléstia)

É uma doença branda, principalmente da infância, caracterizada por uma erupção vermelho-brilhante que é mais proeminente nas bochechas (Fig. 39-4), acompanhada de febre baixa, corrimento nasal (coriza) e dor de garganta. Uma erupção eritematosa, menos intensa e de aspecto "rendado" surge no corpo. Os sintomas se resolvem em cerca de uma semana.

A doença em crianças é também denominada quinta doença. As outras quatro doenças de erupção macular ou maculopapular da infância são sarampo, rubéola, escarlatina e roséola.

Anemia aplásica

Crianças com anemia crônica, como anemia falciforme, talassemia e esferocitose, podem apresentar anemia aplásica transitória, porém grave (crise aplásica), quando infectadas pelo vírus B19. Indivíduos com hemácias normais não exibem anemia clinicamente aparente, embora os precursores de hemácias sejam infectados.

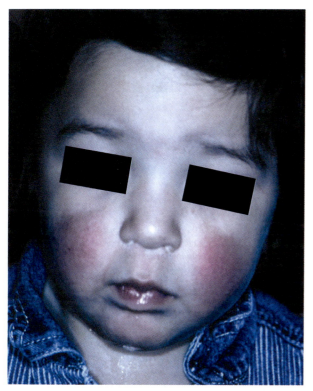

FIGURA 39-4 Síndrome da "bochecha esbofeteada". Observam-se as erupções bilaterais maculares eritematosas nas bochechas causadas pelo parvovírus B19. (Reproduzida, com permissão, de Usatine RP et al. *The Color Atlas of Family Medicine*, Nova Iorque, NY: McGraw-Hill; 2009. Cortesia de Richard P. Usatine, MD.)

Infecções fetais

Se uma mulher estiver infectada pelo vírus B19 durante o primeiro ou segundo trimestre de gravidez, o vírus pode cruzar a placenta e infectar o feto. A infecção durante o primeiro trimestre é associada à morte fetal, ao passo que a infecção durante o segundo trimestre leva à **hidropsia fetal** (ver Tab. 39-2). As infecções de terceiro trimestre não resultam em achados clínicos importantes. O vírus B19 não é uma causa comum de anormalidades congênitas, provavelmente porque o feto morre quando precocemente infectado na gestação.

Artrite

A infecção por parvovírus B19 em adultos, principalmente em mulheres, pode causar artrite, envolvendo sobretudo as pequenas articulações das mãos e dos pés bilateralmente. Assemelha-se à artrite reumatoide. Outras infecções virais que causam artrite associada a imunocomplexos incluem a hepatite B e a rubéola.

Infecção crônica pelo parvovírus B19

Indivíduos com imunodeficiências, sobretudo pacientes infectados por HIV, submetidos à quimioterapia ou transplantados, podem apresentar anemia crônica, leucopenia ou trombocitopenia como resultado da infecção crônica por B19.

Diagnóstico laboratorial

A quinta doença e a anemia aplásica são geralmente diagnosticadas pela detecção de anticorpos IgM contra o parvovírus B19. A infecção fetal pode ser determinada por meio de PCR de amostras do líquido amniótico para a detecção do DNA viral. Em pacientes imunocomprometidos, anticorpos podem não ser detectáveis; portanto, o DNA viral no sangue pode ser determinado por métodos de PCR.

Tratamento e prevenção

Não existe tratamento específico para infecção por B19. Imunoglobulinas combinadas podem ter um efeito benéfico na infecção crônica por B19 em pacientes com imunodeficiências. Não existe vacina nem quimioprofilaxia.

VÍRUS COM RESERVATÓRIOS ANIMAIS

VÍRUS DA RAIVA

Doença

Este vírus causa a raiva, doença caracterizada por encefalite.

Propriedades importantes

O vírus da raiva é o único membro de relevância médica da família dos rabdovírus. Possui um genoma **RNA de fita simples** que fica localizado no interior de um **capsídeo em forma de "bala de revólver"**, cercado por uma lipoproteína (Tab. 39-3). Uma vez que o RNA genômico possui **polaridade negativa**, o vírion contém uma **RNA-polimerase** RNA-dependente. O vírus da raiva possui um único sorotipo. A antigenicidade reside nas espículas glicoproteicas do envelope.

O vírus da raiva apresenta uma **ampla gama de hospedeiros**: ele pode infectar todos os mamíferos, mas apenas certos mamíferos são importantes fontes de infecções humanas (ver adiante).

Resumo do ciclo de replicação

O vírus da raiva liga-se ao **receptor de acetilcolina** na superfície celular. Após a entrada na célula, a RNA-polimerase do vírion sintetiza cinco mRNAs que codificam para proteínas virais. Após a replicação do RNA genômico viral pela RNA-polimerase codificada pelo vírus, o RNA progênie é montado com proteínas virais para formar o nucleocapsídeo, e o envelope é adquirido quando o vírion brota através da membrana celular.

Transmissão e epidemiologia

O vírus é transmitido pela **mordida** de um animal raivoso, que manifesta comportamento agressivo e com tendência a morder, o que é induzido pela encefalite viral. O vírus está na saliva do animal raivoso. Nos Estados Unidos, a transmissão geralmente ocorre a partir da mordida de **animais silvestres**, como gambás, guaxinins e morcegos; cães e gatos são imunizados com frequência e, portanto, raramente são fontes de infecção humana. Recentemente, **morcegos** foram

TABELA 39-3 Propriedades dos vírus com reservatórios animais

Propriedades	Vírus da raiva	Vírus ebola
Família viral	Rabdovírus	Filovírus
Genoma	RNA de fita simples; polaridade negativa	RNA de fita simples; polaridade negativa
RNA-polimerase viral	Sim	Sim
Nucleocapsídeo	Helicoidal	Helicoidal
Envelope	Sim	Sim
Número de sorotipos	1	Os 5 sorotipos reagem cruzadamente

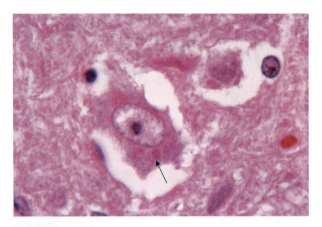

FIGURA 39-5 Vírus da raiva – Corpúsculo de Negri. A seta aponta para um "corpúsculo de Negri", um corpúsculo de inclusão no citoplasma de um neurônio infectado. (Fonte: Public Health Image Library, Centers for Disease Control and Prevention.)

a fonte da maioria dos casos de raiva humana nos Estados Unidos. Roedores e coelhos não transmitem a raiva.* Nos países em desenvolvimento, os cães não imunizados são o reservatório mais comum.

A raiva humana também ocorreu nos Estados Unidos em indivíduos que não foram mordidos, e esses casos foram denominados exposições "sem mordida". O exemplo mais importante desse tipo de transmissão é a exposição a aerossóis de secreções de morcegos contendo o vírus da raiva. Outro exemplo raro é a transmissão em transplantes de córneas obtidas de pacientes que morreram por raiva não diagnosticada.

Nos Estados Unidos, ocorrem menos de 10 casos de raiva a cada ano (sobretudo importados), ao passo que em países em desenvolvimento ocorrem centenas de casos, principalmente devido a cães raivosos. Em 2007, os Estados Unidos foram declarados "livres da raiva canina" – resultado da ampla imunização de cães. Mundialmente, cerca de 50 mil pessoas morrem de raiva a cada ano.**

O país de origem e o hospedeiro reservatório de uma cepa do vírus da raiva podem ser frequentemente identificados pela determinação da sequência de bases do RNA genômico. Por exemplo, um indivíduo desenvolveu raiva clínica nos Estados Unidos, porém o sequenciamento do RNA genômico revelou que o vírus pertencia à cepa mexicana. Foi, posteriormente, descoberto que o homem foi mordido por um cão enquanto esteve no México, alguns meses antes.

---

*N. de R.T. No Brasil, cães domésticos e morcegos são os principais reservatórios da doença.
**N. de R.T. Desde 2006, o número de casos anuais no Brasil é inferior a 10. No período de 2010 a 2020, foram registrados 38 casos de raiva humana, sendo que, em 2014, não houve casos. Desses casos, 9 tiveram o cão como animal agressor, 20 por morcegos, 4 por primatas não humanos, 4 por felinos e em um deles não foi possível identificar o animal agressor (Fonte: Ministério da Saúde do Brasil).

Patogênese e imunidade

O vírus se multiplica localmente no local da mordida, infecta os neurônios sensitivos e **se desloca por transporte axônico ao sistema nervoso central**. Durante esse transporte no interior do nervo, o vírus é protegido do sistema imune e ocorre pouca ou nenhuma resposta imune. O vírus multiplica-se no sistema nervoso central e, então, se desloca pelos nervos periféricos até as glândulas salivares e outros órgãos. A partir das glândulas salivares, penetra na saliva para ser transmitido pela mordida. Não há estágio virêmico.

No sistema nervoso central, desenvolve-se a **encefalite**, com a morte de neurônios e desmielinização. Neurônios infectados contêm uma inclusão citoplasmática eosinofílica, denominada **corpúsculo de Negri**, que é importante no diagnóstico laboratorial da raiva (Fig. 39-5). Uma vez que poucos indivíduos sobreviveram à raiva, não há informação sobre a imunidade à doença ao ser mordido novamente.

Achados clínicos

O período de incubação varia de 2 a 16 semanas ou mais, de acordo com a localização da mordida. É mais curto quando as mordidas ocorrem na cabeça, em vez de na perna, uma vez que o vírus tem uma distância mais curta para percorrer até alcançar o sistema nervoso central (Tab. 39-4).

Clinicamente, os pacientes acometidos apresentam um pródromo caracterizado por sintomas inespecíficos, os quais incluem febre, anorexia e mudanças da sensibilidade na região da mordida,

TABELA 39-4 Características clínicas de vírus com reservatórios animais

Vírus	Doença	Reservatório animal	Importantes achados clínicos	Vacina disponível	Tratamento
Vírus da raiva	Raiva (encefalite)	1. Nos Estados Unidos: morcegos, gambás, guaxinins 2. Nos países em desenvolvimento: cães	Duas formas: 1. Furiosa (delírio, convulsões) 2. Muda (paralisia)	Sim	Não há terapia antiviral disponível
Vírus ebola	Febre hemorrágica do ebola	Suspeita-se de morcegos frugívoros	Sangramento na pele, trato gastrointestinal e cérebro (dor de cabeça); CIVD; trombocitopenia	Não	Não há terapia antiviral disponível

CIVD, coagulação intravascular disseminada.

denominadas parestesias. Após o pródromo, a encefalite da raiva pode se manifestar de duas formas: "**furiosa**" (encefalítica) ou "**muda**" (paralítica). A forma furiosa ocorre em cerca de 80% dos casos. Na forma furiosa, ocorrem agitação, delírios, convulsões e **hidrofobia**. A hidrofobia se caracteriza como uma aversão à deglutição de água em razão dos espasmos dolorosos dos músculos da faringe. Em contrapartida, na forma estúpida esses sintomas não ocorrem. Nesse caso, a medula espinal é primeiramente envolvida, gerando uma paralisia ascendente. A morte ocorre quase invariavelmente após ambas as formas, mas com a evolução dos sistemas artificiais de suporte vitais, alguns poucos indivíduos têm sobrevivido.

Diagnóstico laboratorial

O diagnóstico rápido de infecções por raiva no *animal* é, em geral, realizado pelo exame do tecido cerebral pela utilização de ensaios de PCR, anticorpos fluorescentes contra o vírus da raiva ou pela coloração histológica dos corpúsculos de Negri no citoplasma de neurônios do hipocampo (ver Fig. 39-5). O vírus pode ser isolado do encéfalo animal pelo crescimento em cultura celular, mas isso demanda muito tempo para ser considerado útil na decisão quanto à administração da vacina.

A raiva em seres *humanos* pode ser diagnosticada por ensaios de PCR; marcação por anticorpos fluorescentes de um espécime de biópsia, geralmente obtido da pele da nuca, na base dos cabelos; isolamento do vírus a partir de fontes como saliva, líquido espinal e tecido cerebral; ou por um aumento no título de anticorpos contra o vírus. Corpúsculos de Negri podem ser revelados em raspados de córnea e em necropsia de espécimes cerebrais.

Tratamento

Não há terapia antiviral para um paciente com raiva. Apenas o tratamento de suporte está disponível.

Prevenção

Nos Estados Unidos, a **vacina contra raiva** contém vírus inativados multiplicados em células diploides humanas. (Vacinas multiplicadas em células pulmonares de macaco ou células de embrião de galinha também se encontram disponíveis.)* Em outros países, a vacina em embrião de pato ou em diversos tecidos nervosos também estão disponíveis. A vacina produzida em embrião de pato apresenta baixa imunogenicidade, ao passo que a vacina produzida em tecidos nervosos pode causar uma encefalite alérgica como resultado de reações cruzadas com a mielina humana. Por essas razões, a vacina de células diploides humanas (HDCV) é a preferida.

Existem duas abordagens para a prevenção da raiva em seres humanos: a **imunização pré-exposição** e a **imunização pós-imunização**. A imunização pré-exposição com a vacina contra a raiva deve ser administrada a indivíduos em grupos de alto risco, como veterinários, tratadores de zoológicos e viajantes a regiões de infecção hiperendêmica (p. ex., membros do Corpo da Paz). A imunização pré-exposição consiste em três doses, administradas nos dias 0, 7 e 21 ou 28. Doses de reforço são administradas de acordo com a necessidade para manter um título de anticorpos de 1:5.

_____
*N. de R.T. A vacina disponível no Brasil é produzida em cultivo celular. Tanto as vacinas produzidas em células humanas como as produzidas em células de animais estão disponíveis.

A vacina contra a raiva é também rotineiramente utilizada na pós-exposição (i.e., após o indivíduo ter sido exposto ao vírus pela mordida do animal). O longo período de incubação da doença concede ao vírus da vacina tempo suficiente para induzir imunidade protetora.

A imunização pós-exposição envolve o uso da **vacina e da imunoglobulina antirrábica** (RIG, obtida de indivíduos hiperimunizados) junto da limpeza imediata da ferida. Esse é um exemplo de imunização passivo-ativa. A imunização contra o tétano também deve ser considerada.

A decisão de administrar a imunização pós-exposição depende de vários fatores, como (1) o tipo do animal (todos os ataques por animais silvestres requerem imunização); (2) se um ataque por um animal doméstico foi provocado, se o animal foi imunizado adequadamente e se o animal encontra-se disponível para ser observado; e (3) se a raiva é endêmica na região. Deve ser solicitada a recomendação das autoridades locais de saúde pública. Profissionais hospitalares expostos a um paciente com raiva não precisam ser imunizados, exceto se ocorreu uma exposição significativa (p. ex., um ferimento traumático em um profissional da saúde).

Se a decisão for imunizar, são recomendadas HDCV e RIG. Cinco doses de HDCV são administradas (nos dias 0, 3, 7, 14 e 28), no entanto, RIG é administrada apenas uma vez, juntamente com a primeira dose de HDCV (em um local diferente). HDCV e RIG são administradas em locais distintos para prevenir a neutralização do vírus na vacina pelos anticorpos na RIG. A maior quantidade possível de RIG é administrada no local da mordida, e o restante é administrado por via intramuscular. Se o animal foi capturado, deve ser observado por 10 dias e sacrificado caso desenvolva os sintomas. O encéfalo do animal deve ser examinado por imunofluorescência.

A vacina para a imunização de cães e gatos consiste em vírus da raiva inativados. A primeira imunização geralmente é administrada aos 3 meses de idade, com doses de reforço administradas anualmente, ou a intervalos de três anos. Nos Estados Unidos, uma vacina alternativa utilizada em cães e gatos contém vírus canaripox vivos geneticamente modificados para conter o gene para proteína do envelope do vírus da raiva.

VÍRUS EBOLA

Doença

O vírus ebola causa a **febre hemorrágica do Ebola (FHE)**. O vírus recebeu este nome em homenagem a um rio no Zaire, local do primeiro surto conhecido de FHE em 1976. Uma epidemia devastadora de FHE ocorreu em diversos países da África Ocidental, especialmente Libéria, Serra Leoa e Guiné, em 2014-2015.

Propriedades importantes

O vírus ebola é membro da família dos Filovírus. Os filovírus são longos vírus envelopados filamentosos (filo = fio). Eles são os vírus mais longos, frequentemente medindo milhares de nanômetros (Fig. 39-6). O vírus ebola possui um genoma de RNA de fita simples, polaridade negativa, não segmentado (ver Tab. 39-3). O vírion carreia uma RNA-polimerase RNA-dependente. O nucleocapsídeo possui simetria helicoidal. O vírus ebola possui 5 sorotipos (ver a seguir) que reagem de maneira cruzada.

O vírus ebola é um dos vírus humanos mais virulentos e é cultivado apenas sob o nível mais elevado de biossegurança (NBS-4). Pode ser inativado por solventes lipídicos e alvejantes (hipoclorito).

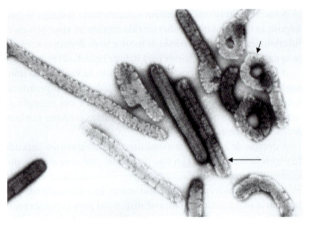

FIGURA 39-6 Vírus ebola – micrografia eletrônica. A seta longa aponta para um vírion característico do vírus ebola. A seta curta aponta para a aparência de "cajado de pastor" de alguns vírions ebola. (Fonte: Dr. Erskine Palmer e Dr. Russell Regnery, Public Health Image Library, Centers for Disease Control and Prevention.)

São identificados 5 sorotipos: o ebola-Zaire é o mais patogênico para humanos e o ebola-Reston é patogênico para macacos, mas não para humanos. O ebola-Sudão também é altamente patogênico. O grau de patogenicidade do ebola-Costa do Marfim (floresta de Tai) e do ebola-Bundibugyo para humanos é incerto, uma vez que o número de casos é relativamente pequeno. Os tipos Zaire, Sudão, Costa do Marfim e Bundibugyo são encontrados na África, enquanto o tipo Reston é originário das Filipinas.

Resumo do ciclo de replicação

O esquema geral de sua replicação é semelhante ao de outros vírus de RNA polaridade negativa envelopados. Após as glicoproteínas do envelope viral se ligarem à superfície da célula humana, o nucleocapsídeo penetra no citoplasma onde a RNA-polimerase viral transcreve os sete genes em mRNAs individuais. Os mRNAs são traduzidos em proteínas estruturais e não estruturais. O genoma polaridade negativa da progênie é sintetizado pela RNA-polimerase viral através de um molde polaridade positiva. As proteínas do nucleocapsídeo recém-sintetizadas envolvem então o genoma e a RNA-polimerase viral. A proteína da matriz media a interação da proteína do nucleocapsídeo com a membrana celular externa, no local modificado com proteínas virais para a aquisição do envelope. A progênie viral então deixa a célula infectada por brotamento.

Transmissão e epidemiologia

O reservatório natural do vírus ebola é desconhecido. Suspeita-se que morcegos frugívoros ou roedores sejam o reservatório. Os macacos podem ser infectados, mas, como adoecem e morrem, é improvável que sejam o reservatório natural. O modo de transmissão do hospedeiro-reservatório para os seres humanos é desconhecido.

A transmissão de humano para humano ocorre via sangue e fluidos corporais. Profissionais da saúde que não utilizam uma proteção adequada encontram-se especialmente em risco. Muitos casos surgem por transmissão secundária a partir do contato com sangue ou secreções do paciente (p. ex., em equipe hospitalar). A reutilização de agulhas e seringas tem sido implicada na disseminação da doença em alguns hospitais de países com poucos recursos. Não existem evidências de transmissão da doença para seres humanos por via aérea ou por contato pessoal casual. No entanto, existem evidências de que o vírus ebola persiste no sêmen de sobreviventes da doença.

Após o primeiro surto registrado de FHE em 1976, foram notificados surtos esporádicos em áreas rurais em vários países da África Subsaariana, principalmente nas décadas de 1990 e 2000. Então, em 2014-2015, ocorreu a maior epidemia da doença na Libéria, Serra Leoa e Guiné, na qual mais de 10.000 pessoas morreram. A taxa de mortalidade foi de 60% nessa epidemia. Essa epidemia incluiu casos em áreas rurais e áreas altamente populosas.

Patogênese e imunidade

A alta taxa de mortalidade do vírus ebola é atribuída a diversos fatores de virulência: sua glicoproteína de superfície é capaz de matar células endoteliais, o que resulta em hemorragia. Além disso, duas outras proteínas virais são capazes de inibir a indução e ação da interferona. Linfócitos, macrófagos e células dendríticas também são mortos. Como resultado, a resposta de anticorpos frequentemente é ineficaz na prevenção da doença. Os hepatócitos também são mortos, levando à insuficiência hepática.

Achados clínicos

O período de incubação é tipicamente de 5 a 7 dias, mas pode ser de até 21 dias. A FHE se inicia com inúmeros sintomas, alguns dos quais são febre, dor de cabeça, dor de garganta, mialgia, artralgia, dor epigástrica, vômito e diarreia (ver Tab. 39-4). Posteriormente, ocorre sangramento na pele e no trato gastrintestinal, seguido de choque e coagulação intravascular disseminada, levando à falência múltipla dos órgãos. As hemorragias são um resultado da trombocitopenia grave e morte das células endoteliais. Uma linfopenia acentuada é observada. A taxa de mortalidade associada a esse vírus pode ser de até 90%.

Em alguns pacientes que se recuperam da FHE, ocorre uma síndrome pós-ebola (SPE). Os achados clínicos da SPE incluem dor ocular, visão turva, catarata, perda auditiva, dor de cabeça, dor nas articulações, fadiga e insônia. Em um paciente com uveíte, partículas virais infecciosas foram recuperadas do líquido aspirado do interior do olho vários meses após a recuperação.

Diagnóstico laboratorial

O diagnóstico é frequentemente realizado pela detecção de antígenos virais no soro utilizando-se um ensaio imunoabsorvente ligado à enzima (Elisa), pela detecção de RNA viral por meio de um teste de PCR ou pela detecção de anticorpos IgM no soro. (Extremo cuidado deve ser tomado na manipulação de espécimes no laboratório.) O vírus pode ser cultivado em células de macaco em instalações de contenção de NBS-4. A microscopia eletrônica pode revelar a forma de bastão longo dos filovírus, indicando ser o vírus ebola ou o vírus Marburg.

Tratamento e prevenção

Não há terapia antiviral disponível. A terapia de suporte, incluindo a administração de fluidos intravenosos e eletrólitos, é eficaz. Tratamento com imunoglobulinas séricas contendo anticorpos contra o vírus ebola teve resultados variáveis. Um anticorpo monoclonal

CAPÍTULO 39 • Vírus de importância na infância e vírus com reservatórios animais **321**

experimental (ZMapp) foi usado na epidemia de 2014, mas a sua eficácia é incerta.

A prevenção se concentra na limitação da disseminação secundária pelo manuseio adequado das secreções e sangue dos pacientes e pelo uso de equipamentos de proteção individual (EPIs). A quarentena de indivíduos potencialmente expostos por 21 dias também é importante. Não há vacina.

Diversos candidatos vacinais estão sendo testados até o momento. Em 2016, um teste clínico de uma vacina recombinante que apresenta como plataforma o vírus da estomatite vesicular contendo o gene que codifica a glicoproteína de superfície do vírus ebola demonstrou ser 100% efetiva na prevenção da doença em humanos.

TESTE SEU CONHECIMENTO

1. Em relação ao vírus do sarampo e ao sarampo, qual das seguintes opções é a mais correta?

   (A) A vacina contra o sarampo contém vírus inativados como imunógeno.

   (B) Uma das principais sequelas do sarampo é a glomerulonefrite autoimune e a falência do rim.

   (C) O sarampo é improvável de ser erradicado, uma vez que existe um importante reservatório animal para esse vírus.

   (D) A transmissão fecal-oral durante a fase de fralda é o principal método de aquisição do vírus do sarampo.

   (E) Esse vírus possui apenas um tipo antigênico, e a imunidade permanente ocorre em pacientes que tiveram sarampo.

2. Em relação ao vírus da rubéola, qual das seguintes opções é a mais correta?

   (A) Infecção sistêmica com o vírus da rubéola frequentemente causa dano grave ao fígado, resultando em cirrose.

   (B) Quando uma gestante é infectada durante o primeiro trimestre, geralmente resulta em malformações fetais significativas.

   (C) A principal fonte de vírus são adultos que se recuperaram da doença mas são portadores crônicos do vírus.

   (D) É recomendada a imunização de profissionais da saúde dos sexos masculino e feminino com a vacina inativada por formalina.

   (E) As modificações significativas na antigenicidade desse vírus são devidas ao rearranjo dos segmentos do genoma.

3. Em relação ao parvovírus B19, qual das seguintes alternativas é a mais correta?

   (A) Uma vacina está disponível e contém vírus mortos como imunógeno.

   (B) Pacientes infectados pelo parvovírus B19 podem ser diagnosticados no laboratório pelo uso do teste de crioaglutinina.

   (C) Parvovírus B19 causa uma anemia grave, uma vez que ele infecta preferencialmente hemácias precursoras, como eritroblastos.

   (D) Comumente infecta neutrófilos, resultando em uma imunodeficiência que predispõe a infecções por bactérias piogênicas.

   (E) Parvovírus possuem um genoma de DNA de fita dupla, mas requerem uma DNA-polimerase no vírion, pois replicam-se no citoplasma.

4. Em relação ao vírus da raiva, qual das seguintes opções é a mais correta?

   (A) A observação de corpúsculos de inclusão intranuclear em macrófagos é evidência presumível da infecção por vírus da raiva.

   (B) Lamivudina é utilizada para tratar raiva, uma vez que inibe a DNA-polimerase RNA-dependente do vírion.

   (C) Nos Estados Unidos, gambás e morcegos são mais prováveis de transmitir o vírus da raiva para indivíduos do que cães e gatos.

   (D) O período de incubação da doença é, em geral, de 2 a 4 dias, levando ao rápido progresso da encefalite e à morte.

   (E) Após a mordida do animal, o vírus da raiva entra na corrente sanguínea, multiplica-se em órgãos internos, como o fígado, e, então, alcança o sistema nervoso central durante a viremia secundária.

5. Uma mulher estava caminhando em áreas isoladas, quando um gambá apareceu e a mordeu na perna. Ela chega à sua sala de emergência aproximadamente 1 hora após a mordida. Qual das seguintes opções representa a ação mais adequada a ser tomada?

   (A) Administrar imediatamente vacina contra raiva e imunoglobulinas séricas.

   (B) Tranquilizá-la de que a raiva não é um problema, pois gambás não transmitem raiva.

   (C) Observar o animal por 10 dias e somente tratar a mulher se sinais de raiva aparecerem no animal.

   (D) Testar o soro da paciente para anticorpos no momento e em 10 dias para avaliar se existe um aumento do título de anticorpos antes do tratamento.

   (E) Administrar ribavirina por via intravenosa.

6. Em relação ao vírus ebola, qual das seguintes opções é a mais correta?

   (A) Gambás e guaxinins são os principais reservatórios naturais para o vírus ebola.

   (B) Em áreas endêmicas, a maioria dos indivíduos é latentemente infectada com o vírus ebola.

   (C) Deve ser administrado ganciclovir para prevenir a doença em indivíduos expostos ao vírus ebola.

   (D) A febre hemorrágica ebola ocorre principalmente em indivíduos com imunidade celular deficiente.

   (E) A aparência do vírus ebola na microscopia eletrônica é de um fio longo, que, frequentemente, possui uma extremidade curva.

RESPOSTAS

(1) **(E)**

(2) **(B)**

(3) **(C)**

(4) **(C)**

(5) **(A)**

(6) **(E)**

RESUMOS DOS ORGANISMOS

Breves resumos dos organismos descritos neste capítulo iniciam-se na página 669. Favor consultar esses resumos para uma rápida revisão do material essencial.

VER TAMBÉM

- Mais **questões para autoavaliação** sobre os temas discutidos neste capítulo são encontradas na seção de Virologia Clínica da Parte XIII: Questões para autoavaliação, a partir da página 724. Consulte também a Parte XIV: Simulado de provas e concursos, a partir da página 753.

CAPÍTULO

40 Vírus que infectam o trato entérico

CONTEÚDO DO CAPÍTULO

Introdução
Norovírus
Rotavírus
Poliovírus
Vírus Coxsackie

Ecovírus
Outros enterovírus
Teste seu conhecimento
Resumos dos organismos
Ver também

INTRODUÇÃO

Os vírus descritos neste capítulo são transmitidos pela via fecal-oral e têm acesso ao corpo pelo trato entérico. Alguns, como norovírus e rotavírus, causam doenças diarreicas, enquanto outros, como poliovírus, vírus Coxsackie e ecovírus, causam doenças principalmente fora do trato entérico. O poliovírus, Coxsackie e ecovírus são causas bem conhecidas de doenças do sistema nervoso central, como a meningite e a encefalite. O vírus Coxsackie também causa a doença da mão-pé-boca e miocardite.

Poliovírus, vírus Coxsackie e ecovírus são membros de um grupo de vírus chamado de enterovírus, da família dos picornavírus. O termo "Enterovírus" refere-se ao trato entérico como um importante sítio de replicação viral e às fezes como uma fonte comum de infecção e uma amostra comum a partir da qual esses vírus são isolados. Observe, no entanto, que o vírus Coxsackie e o ecovírus também se replicam e causam sintomas de doença no trato respiratório superior.

Todos os vírus descritos neste capítulo são vírus de nucleocapsídeo "desnudo" (ou seja, não possuem envelope). Os vírus *sem* um envelope são *mais* estáveis no ambiente, um recurso que lhes permite sobreviver fora do corpo e serem transmitidos pela via fecal-oral.

Observe que outros vírus também utilizam o trato entérico para a infecção, como o vírus da hepatite A e o vírus da hepatite E. Eles são discutidos no Capítulo 41 juntamente com os outros vírus da hepatite.

NOROVÍRUS

Doença

O norovírus é uma das causas mais comuns de gastrenterite viral em adultos nos Estados Unidos e no mundo. Os norovírus são também a principal causa de gastrenterites virais em crianças nos Estados Unidos, uma vez que a vacina contra os rotavírus levou à diminuição da incidência de doenças causadas por este

último.* O vírus Norwalk é um importante norovírus e seu nome advém de um surto de gastrenterite que ocorreu em uma escola na cidade de Norwalk, Ohio, Estados Unidos, em 1969.

Propriedades importantes

Os norovírus possuem um genoma de RNA de polaridade positiva, de fita simples e não segmentado (Tab. 40-1). É um vírus não envelopado com nucleocapsídeo icosaédrico. Não há polimerase no interior do vírion. Ao microscópio eletrônico, podem ser observadas 10 espículas proeminentes e 32 depressões em forma de taça. Existem dois ou mais sorotipos, sendo o número exato incerto e seis genogrupos já foram identificados. A maioria das infecções humanas é causada por membros do genogrupo II.

Resumo do ciclo de replicação

Os norovírus se replicam de maneira semelhante aos poliovírus (ver adiante, neste capítulo).

Transmissão e epidemiologia

Os norovírus são transmitidos pela rota fecal-oral, frequentemente envolvendo a ingestão de frutos do mar ou água contaminados. Os surtos, em geral, ocorrem em situações de aglomeração, como navios de cruzeiros (sobretudo na região do Caribe), escolas, acampamentos, hospitais e casas de repouso. A transmissão entre pessoas também ocorre, principalmente em situações de aglomeração. Existem vários calicivírus de animais, mas não existem evidências de que causem infecção humana.

A infecção pode ser intensificada em virtude de diversas características virais: baixas doses infectantes, excreção dos vírus nas fezes

---

*N. de T. No Brasil, embora a vacina contra rotavírus já esteja incluída no calendário público de vacinação, surtos de gastrenterites virais por esses vírus ainda são bastante importantes. Além dos rotavírus, os norovírus (particularmente o vírus de Norwalk) também são causas comuns de surtos de gastrenterites. Em menor frequência, outros agentes virais associados a surtos de gastrenterites virais no país incluem astrovírus, adenovírus e calicivírus.

CAPÍTULO 40 • Vírus que infectam o trato entérico   323

TABELA 40-1   **Propriedades dos vírus que comumente infectam o trato intestinal**

Propriedades	Norovírus	Rotavírus	Poliovírus	Vírus Coxsackie	Ecovírus
Família viral	Calicivírus	Reovírus	Picornavírus	Picornavírus	Picornavírus
Genoma	RNA de fita simples; polaridade positiva	RNA de fita dupla; 11 segmentos	RNA de fita simples; polaridade positiva	RNA de fita simples; polaridade positiva	RNA de fita simples; polaridade positiva
RNA-polimerase viral	Não	Sim	Não	Não	Não
Nucleocapsídeo	Icosaédrico	Icosaédrico	Icosaédrico	Icosaédrico	Icosaédrico
Envelope	Não	Não	Não	Não	Não
Número de sorotipos	2 ou mais	Ao menos 6	3	Muitos	Muitos

tanto antes quanto após a ocorrência dos sintomas e por muitas semanas após a recuperação, e resistência à inativação por cloração e também à dessecação quando exposto ao ambiente. Imagina-se que o vírus permaneça infeccioso por muitos dias em água, alimentos crus e em superfícies, como maçanetas.

Patogênese e imunidade

A infecção pelos norovírus é, em geral, limitada às células da mucosa do trato intestinal. Ocorre diarreia aquosa destituída de hemácias ou leucócitos. Várias infecções assintomáticas ocorrem, como determinado pela detecção de anticorpos. A imunidade após a infecção parece ser breve e reinfecções podem ocorrer. Novas cepas surgem a cada 2 a 4 anos, causando surtos disseminados.

Achados clínicos

A doença é caracterizada pelo início súbito de vômitos e diarreia acompanhados por febre baixa e cólicas abdominais (Tab. 40-2). Tanto o vômito quanto as fezes não contêm sangue. A doença dura geralmente de 2 a 3 dias e não há sequelas de longa duração, exceto no caso de alguns pacientes imunocomprometidos, nos quais gastrenterites crônicas podem ocorrer. Em alguns surtos, determinados pacientes manifestam sinais de envolvimento do sistema nervoso central, como cefaleia, meningismo, fotofobia e obnubilação.

Diagnóstico laboratorial

Um ensaio de reação em cadeia da polimerase (PCR) utilizando amostras de fezes ou vômito é realizado quando um diagnóstico específico é necessário. Não obstante, o diagnóstico é normalmente clínico.

Tratamento e prevenção

Não existe terapia antiviral ou vacina disponível. A desidratação e o desequilíbrio eletrolítico provocados pelo vômito e pela diarreia podem exigir a reidratação oral ou aplicação de fluidos intravenosos. Higiene pessoal, como o hábito de lavar as mãos, e medidas de saúde pública, como o tratamento adequado do esgoto e a desinfecção de superfícies contaminadas, são úteis.

ROTAVÍRUS

Doença

Os rotavírus constituem uma causa comum de gastrenterites virais, principalmente em crianças mais novas.

Propriedades importantes

Os rotavírus possuem um **genoma de RNA de fita dupla, segmentado**, envolto por um nucleocapsídeo icosaédrico de camada dupla* sem um envelope (ver Tab. 40-1). O genoma dos rotavírus apresenta 11 segmentos. O vírion contém uma **RNA-polimerase RNA-dependente**. Uma polimerase do vírion é requerida, pois as células humanas não possuem uma RNA-polimerase capaz de sintetizar RNAs mensageiros (mRNAs) a partir de um molde de RNA de fita dupla.

Diversos animais domésticos são infectados por suas próprias cepas de rotavírus, no entanto, esses animais não são uma fonte de doença humana. Existem pelo menos seis sorotipos de rotavírus humanos. A proteína da superfície externa (também conhecida como hemaglutinina viral) é o antígeno tipo-específico e induz anticorpos protetores.

Resumo do ciclo de replicação

Os rotavírus ligam-se à superfície celular no local do receptor β-adrenérgico. Após a penetração do vírion na célula, a

---

*N. de R.T. Vírions extracelulares podem possuir até três capsídeos proteicos concêntricos.

TABELA 40-2   **Características clínicas dos vírus que comumente infectam o trato intestinal**

Vírus	Doença	Principais achados clínicos	Vacina disponível	Terapia antiviral
Norovírus	Gastrenterite	Diarreia aquosa	Não	Não
Rotavírus	Gastrenterite	Diarreia aquosa, especialmente em bebês	Sim	Não
Poliovírus	Poliomielite	Paralisia por morte dos neurônios motores	Sim	Não
Vírus Coxsackie	1. Doença de mão-pé-boca 2. Meningite 3. Miocardite	1. Lesões vesiculares nas mãos, pés e boca 2. Febre, dor de cabeça e rigidez do pescoço 3. Insuficiência cardíaca congestiva	Não	Não
Ecovírus	Meningite	Febre, dor de cabeça e rigidez do pescoço	Não	Não

RNA-polimerase RNA-dependente sintetiza mRNA a partir de cada um dos 11 segmentos no interior do citoplasma. Os 11 mRNAs são traduzidos em um número correspondente de proteínas estruturais e não estruturais. Uma delas, uma RNA-polimerase, sintetiza fitas senso-negativas, que passarão a fazer parte do genoma da progênie viral. Proteínas capsídicas formam um capsídeo incompleto ao redor das fitas senso-negativas e, em seguida, as fitas senso-positivas dos segmentos genômicos da progênie são sintetizadas. O vírus é liberado do citoplasma pela lise da célula e não por brotamento.*

Transmissão e epidemiologia

Os rotavírus são transmitidos pela via **fecal-oral**. A infecção ocorre mundialmente, e, por volta dos 6 anos de idade, a maioria das crianças apresenta anticorpos contra pelo menos um sorotipo.

Patogênese e imunidade

Os rotavírus multiplicam-se nas células mucosas do intestino delgado, resultando no excesso de secreção de líquidos e eletrólitos no lúmen intestinal. A consequente perda de sais, glicose e água leva à diarreia. Não ocorre inflamação, e a diarreia é não sanguinolenta. Acredita-se que essa diarreia aquosa seja causada principalmente pela estimulação do sistema nervoso entérico.

A virulência de certos reovírus em camundongos foi associada a proteínas codificadas por diversos segmentos genômicos específicos. Por exemplo, um gene controla o tropismo tecidual, enquanto outro controla a inibição da síntese de RNA e de proteínas celulares.

A imunidade à infecção por rotavírus é incerta. É provável que IgA intestinal direcionada contra sorotipos específicos proteja contra a reinfecção e que IgA do colostro proteja recém-nascidos até a idade de 6 meses.

Achados clínicos

A infecção por rotavírus é caracterizada por náusea, vômito e diarreia aquosa não sanguinolenta (ver Tab. 40-2). A **gastrenterite** é mais grave em **crianças mais novas**, nas quais a desidratação e o desequilíbrio eletrolítico são uma grande preocupação. Adultos geralmente apresentam sintomas leves.

Diagnóstico laboratorial

Embora o diagnóstico da maioria dos casos de gastrenterite viral não envolva um ensaio laboratorial, o diagnóstico pode ser feito pela **detecção de rotavírus em amostras de fezes** por meio de um ensaio imunoabsorvente ligado à enzima (Elisa, *enzyme-linked immunosorbent assay*). O ensaio de PCR para a detecção de RNA de rotavírus em amostras de fezes é o método mais sensível de diagnóstico. O diagnóstico também pode ser realizado pela detecção de um aumento de quatro vezes ou mais no título de anticorpos.

Tratamento e prevenção

Existem duas vacinas disponíveis contra rotavírus. Ambas contêm vírus vivos e são administradas oralmente. Uma é uma vacina viva atenuada, a qual contém apenas o sorotipo mais comum (G1) que causa doença nos Estados Unidos. A outra é uma vacina viva recombinante (Rotateq) que contém cinco sorotipos de rotavírus (G1,

G2, G3, G4 e G9).** Um risco aumentado de intussuscepção foi relatado para ambas as vacinas. Pacientes com história de intussuscepção não devem receber nenhuma das vacinas.

Os cinco rotavírus na vacina Rotateq são obtidos por rearranjo gênico, em que o gene para a proteína da superfície externa do rotavírus humano é inserido em uma cepa bovina de rotavírus. (Deve-se mencionar que os rotavírus apresentam genoma segmentado.) A cepa bovina não é patogênica para seres humanos, mas a proteína da superfície externa humana presente no vírus da vacina induz a imunidade (IgA) protetora no trato gastrintestinal.

Uma vacina aprovada anteriormente foi removida quando uma alta taxa de intussuscepção ocorreu nos receptores da vacina. Medidas higiênicas como despejo apropriado de esgoto e a lavagem das mãos são úteis. Não há terapia antiviral.

POLIOVÍRUS

Doença

Esse vírus causa a poliomielite, cujo sintoma mais proeminente é a paralisia.

Propriedades importantes

O poliovírus possui um genoma de RNA de fita simples, polaridade positiva, não segmentado (ver Tab. 40-1). É um vírus não envelopado com nucleocapsídeo icosaédrico. Não há polimerase no interior do vírion. Existem 3 sorotipos.

A gama de hospedeiros é limitada aos primatas (i.e., seres humanos e **primatas** não humanos, como macacos e símios). Essa limitação deve-se à ligação da proteína do capsídeo viral ao receptor encontrado apenas nas membranas de células de primatas. Entretanto, observa-se que o RNA viral purificado (destituído da proteína do capsídeo) pode penetrar e se replicar em diversas células de não primatas – o RNA pode escapar do crivo do receptor da membrana celular (i.e., um "RNA infeccioso").

Existem **três tipos sorológicos (antigênicos)** baseados em diferentes determinantes antigênicos das proteínas externas do capsídeo. Devido à pouca reação cruzada existente, a proteção contra a doença requer a presença de anticorpos contra cada um dos três tipos.

Resumo do ciclo de replicação

O vírion interage com receptores celulares específicos da membrana celular e penetra na célula. As proteínas do capsídeo são, então, removidas. Após o desnudamento, o genoma de RNA funciona como mRNA e é traduzido em **um grande polipeptídeo**, denominado proteína viral não capsídea 00. Esse polipeptídeo é clivado em múltiplas etapas por uma **protease codificada pelo vírus**, formando tanto as proteínas do capsídeo da progênie de vírions quanto as diversas proteínas não capsídeas, incluindo a RNA-polimerase que sintetiza os RNAs genômicos da progênie. A replicação do genoma

---

*N. de R.T. Na verdade, estudos recentes têm demonstrado que os rotavírus são liberados por mecanismos exocíticos não convencionais independentemente da lise das células infectadas.

**N. de R.T. O Programa Nacional de Imunizações do Brasil utiliza a vacina G1P1[8] (atenuada) em crianças menores de 6 meses. O esquema de vacinação é de duas doses exclusivamente por via oral, sendo a primeira aos 2 meses e a segunda aos 4 meses de idade com intervalo mínimo de 30 dias entre as doses. A vacina apresenta eficácia contra gastrenterites causadas por genótipos de rotavírus mais comuns G1P[8], G2P[4], G3P[8] e G9P[8] e contra genótipos de rotavírus incomuns G8P[4] (gastrenterites graves) e G12P[6] (quaisquer gastrenterites).

CAPÍTULO 40 • Vírus que infectam o trato entérico

ocorre pela síntese de uma fita complementar negativa, que serve de molde para as fitas positivas. Algumas dessas fitas positivas atuam como mRNA na produção de mais proteínas virais, enquanto o restante torna-se RNA genômico da progênie de vírions. A montagem da progênie de vírions ocorre pela encapsulação do RNA genômico com as proteínas do capsídeo. Os vírions acumulam-se no citoplasma celular e são liberados como consequência da morte celular. Os vírions não brotam da membrana celular.

Transmissão e epidemiologia

Os poliovírus são transmitidos pela via **fecal-oral**. Replicam-se na parte oral da faringe e no trato intestinal. Os seres humanos são os únicos hospedeiros naturais.

Devido ao sucesso da vacina, a poliomielite causada pelo vírus "selvagem" de ocorrência natural foi **erradicada** dos Estados Unidos e, de fato, **de todo o Hemisfério Ocidental**. Os casos raros nos Estados Unidos ocorrem principalmente em (1) indivíduos expostos a revertentes virulentos do vírus atenuado da vacina viva e (2) indivíduos não imunizados expostos ao poliovírus selvagem quando viajam ao exterior. Anteriormente à disponibilidade da vacina, ocorriam epidemias no verão e no outono.

A Organização Mundial da Saúde estabeleceu como meta a erradicação da pólio paralítica até 2005. Infelizmente, essa meta não foi alcançada. Em 1988, ocorreram 388 mil casos de pólio paralítica em todo o mundo, ao passo que em 2005 ocorreram menos de 2 mil. Apesar dessa notável diminuição, a pólio paralítica continua a ocorrer. A partir de 2017, foram notificados menos de 100 casos em apenas dois países: Paquistão e Nigéria. Portanto o progresso em direção à erradicação continua. Até o momento, a varíola é a única doença infecciosa humana que foi erradicada, uma consequência do uso mundial da vacina contra a varíola.

Patogênese e imunidade

Após multiplicação na parte oral da faringe e no intestino delgado, sobretudo no tecido linfoide, o vírus se dissemina pela corrente sanguínea até o sistema nervoso central. Também pode se disseminar por via retrógrada pelos axônios dos nervos.

No sistema nervoso central, o poliovírus se multiplica preferencialmente nos **neurônios motores**, localizados no **corno anterior** da medula espinal. A morte dessas células resulta em paralisia dos músculos inervados pelos neurônios motores. A paralisia não é devida à infecção viral de células musculares. O vírus também pode afetar o tronco encefálico, ocasionando a poliomielite "bulbar" (com paralisia respiratória), mas apenas raramente danifica o córtex cerebral.

Em indivíduos infectados, a resposta imune consiste tanto em IgA intestinal quanto em IgG humoral específicos para o sorotipo. Infecções proporcionam imunidade tipo-específica duradoura.

Achados clínicos

A gama de respostas à infecção por poliovírus inclui (1) infecção assintomática inaparente, (2) poliomielite abortiva, (3) poliomielite não paralítica e (4) poliomielite paralítica (ver Tab. 40-2). A infecção assintomática é bastante comum. Cerca de 1% das infecções é clinicamente aparente. O período de incubação geralmente é de 10 a 14 dias.

A forma clínica mais comum é a poliomielite abortiva, que é uma doença branda e febril, caracterizada por cefaleia, garganta inflamada, náusea e vômitos. A maioria dos pacientes se recupera espontaneamente. A poliomielite não paralítica se manifesta como meningite asséptica com febre, cefaleia e torcicolo. Esse quadro, com frequência, também regride de forma espontânea. Na poliomielite paralítica, a paralisia flácida é o achado predominante, mas o envolvimento do tronco encefálico pode levar à paralisia respiratória com risco à vida. Espasmos musculares dolorosos também ocorrem. O dano aos nervos motores é permanente, porém alguma recuperação da função motora ocorre à medida que outras células nervosas assumem a função. Na pólio paralítica, tanto as meninges quanto o parênquima encefálico (meningoencefalite) estão frequentemente envolvidos. Quando a medula espinal também está envolvida, o termo *meningomieloencefalite* é empregado.

Uma síndrome pós-poliomielite que ocorre vários anos após a doença aguda tem sido descrita. Uma deterioração significativa da função residual dos músculos afetados ocorre vários anos após a fase aguda. A causa dessa deterioração é desconhecida.

O estado de portador permanente não ocorre após a infecção por poliovírus, mas a excreção de vírus nas fezes pode ocorrer por diversos meses.

Diagnóstico laboratorial

O diagnóstico é realizado pelo isolamento do vírus ou pela elevação no título de anticorpos. O vírus pode ser recuperado da garganta, das fezes ou do líquido espinal pela inoculação em culturas celulares. O vírus causa um efeito citopático (CPE) e pode ser identificado pela neutralização do CPE com antissoros específicos. Um teste de PCR para a detecção de RNA de poliovírus também se encontra disponível.

Tratamento

Não há terapia antiviral. O tratamento é limitado ao alívio sintomático e ao suporte respiratório, se necessário. Fisioterapia para os músculos afetados é importante.

Prevenção

A poliomielite pode ser prevenida tanto pela vacina **inativada** (vacina Salk, vacina inativada, VPI) quanto pela **vacina viva atenuada** (vacina Sabin, vacina oral, VPO) (Tab. 40-3). Ambas as vacinas induzem anticorpos humorais que neutralizam os vírus que penetram no sangue e, desse modo, previnem a infecção do sistema nervoso central e a doença. Ambas as vacinas, viva e inativada, contêm os três sorotipos. Atualmente, a **vacina inativada** é preferida por razões descritas a seguir. Em 2017, um teste em animais de uma vacina contra o poliovírus contendo subunidades produzidas por técnicas de DNA recombinante foi conduzido de maneira bem sucedida.

A versão atual da vacina inativada é chamada de **vacina intensificada antipólio**, ou **eVPI** (*enhanced polio vaccine*). Essa vacina apresenta uma maior taxa de soroconversão e induz títulos de anticorpos maiores que a VPI anterior. A eVPI também induz alguma imunidade de mucosas por IgA, tornando-a capaz de interromper a transmissão, embora a quantidade de IgA secretora induzida pela eVPI seja significativamente menor que a quantidade induzida pela VPO. Desse modo, a VPO é preferida para os esforços de erradicação. A única versão da vacina contra a poliomielite que atualmente é produzida e utilizada nos Estados Unidos é a eVPI.

Anteriormente, havia preferência pela vacina viva nos Estados Unidos por duas razões principais: (1) Interrompe a transmissão fecal-oral ao induzir IgA secretora no trato gastrintestinal. (2) É administrada pela via oral e, portanto, é mais facilmente aceita do que a vacina inativada que precisa ser injetada.

PARTE IV • Virologia clínica

TABELA 40-3 Características importantes das vacinas contra o poliovírus

Propriedade	Inativada (Salk)	Viva (Sabin)
Previne doença	Sim	Sim
Interrompe a transmissão	Não	Sim
Induz IgG humoral	Sim	Sim
Induz IgA intestinal	Não	Sim
Confere proteção secundária pela disseminação a outras pessoas	Não	Sim
Interfere na multiplicação de vírus virulentos no intestino	Não	Sim
Reverte à virulência	Não	Sim (raramente)
Coinfecção com outros enterovírus pode prejudicar a imunização	Não	Sim
Pode causar doença em indivíduos imunocomprometidos	Não	Sim
Via de administração	Injetável	Oral
Requer refrigeração	Não	Sim
Duração da imunidade	Mais curta	Mais duradoura

A vacina viva* apresenta quatro desvantagens: (1) Raramente ocorre a **reversão** do vírus atenuado para virulência, podendo provocar a doença (especialmente para o vírus do tipo 3). (2) Pode causar doenças em pessoas imunocomprometidas e, portanto, não deve ser administrada a esse grupo. (3) A infecção do trato gastrintestinal por outros enterovírus pode limitar a replicação do vírus vacinal reduzindo a proteção. (4) Deve ser mantida refrigerada para impedir a inativação do vírus vivo pelo calor.

Surtos de pólio paralítica causada por poliovírus derivados da vacina (VDPVs) continuam a ocorrer, principalmente em regiões onde existe um grande número de pessoas não imunizadas. Essas cepas de VDPV perderam sua atenuação pela aquisição, por recombinação, de genes de enterovírus selvagens. Surtos de pólio paralítica associada a VDPV foram contidos por campanhas para imunizar pessoas na região afetada com a vacina oral (Sabin), que interrompe a transmissão fecal-oral.

Acredita-se que a duração da imunidade seja mais longa com a vacina viva quando comparada com a vacina inativada, embora uma dose de reforço seja recomendada para ambas.

O esquema de vacinação atualmente aprovado nos Estados Unidos consiste em quatro doses da vacina inativada, administradas aos 2 meses, 4 meses, 6 a 18 meses e após o ingresso na escola, dos 4 aos 6 anos. Um reforço (vitalício) é recomendado para adultos que viajam para regiões endêmicas. O uso da vacina inativada pode prevenir o aparecimento de aproximadamente 10 casos por ano de poliomielite paralítica associada à vacina.

---

*N. de R.T. No Brasil, o uso da vacina viva contra pólio (vacina Sabin) foi feito de forma quase exclusiva por várias décadas. No entanto, desde 2016, o esquema vacinal contra a poliomielite passou a ser de três doses da vacina inativada – VIP (2, 4 e 6 meses) e mais duas doses de reforço com a vacina oral bivalente – VOP. Essa estratégia faz parte do processo final de eliminação completa do poliovírus, já que as cepas vacinais também devem ser eliminadas para garantir a total erradicação do poliovírus.. Desde a década de 1990, o Brasil não apresenta nenhum caso de poliomielite autóctone.

Em 2016, a OMS decidiu utilizar apenas a vacina inativada trivalente em todo o mundo. A decisão de se interromper o uso da vacina oral foi baseada no número inaceitável de casos de poliomielite paralítica causada pelos sorotipos presentes na vacina.

No passado, alguns lotes da vacina de poliovírus foram contaminados por um papovavírus, o vírus SV40, que causa sarcomas em roedores. O vírus SV40 foi um vírus "contaminante" nas células renais de macaco utilizadas para cultivar os poliovírus para a vacina. Felizmente, não houve aumento na incidência de câncer nos indivíduos inoculados com a vacina contra a pólio contendo o vírus SV40. No entanto, existem algumas evidências de que o DNA de SV40 possa ser encontrado em certos cânceres humanos, como linfoma não Hodgkin; o papel do SV40 como causador de câncer em indivíduos imunizados com as primeiras versões da vacina contra a pólio é indefinido. Atualmente, culturas celulares utilizadas para fins vacinais são cuidadosamente analisadas para excluir a presença de vírus acidentais.

A imunização passiva com imunoglobulinas séricas está disponível para a proteção de indivíduos não imunizados que foram expostos. A imunização passiva de recém-nascidos também ocorre, como resultado da passagem de anticorpos IgG maternos por meio da placenta.

A quarentena de pacientes com a doença não é efetiva, uma vez que a excreção fecal dos vírus ocorre em indivíduos infectados antes da manifestação dos sintomas, bem como nos que permanecem assintomáticos.

VÍRUS COXSACKIE

O vírus Coxsackie recebeu este nome em homenagem à cidade de Coxsackie, Nova York, onde foi isolado pela primeira vez.

Doenças

Os vírus Coxsackie causam uma variedade de doenças. Os vírus do grupo A causam, por exemplo, herpangina, conjuntivite hemorrágica aguda e doença de mão-pé-boca, ao passo que os vírus do grupo B causam pleurodinia, miocardite e pericardite. Ambos os tipos causam doença inespecífica do trato respiratório superior (resfriado comum), erupções febris e meningite asséptica. Os vírus Coxsackie e os ecovírus (ver a próxima seção), juntos, causam aproximadamente 90% dos casos de meningite (asséptica) viral. Ambos os tipos também causam paralisia flácida aguda semelhante à poliomielite paralítica (Tab. 40-4).

Propriedades importantes

O tamanho e a estrutura do vírion, assim como a natureza do RNA genômico, são similares aos dos poliovírus (ver Tab. 40-1).

TABELA 40-4 Características clínicas dos vírus Coxsackie

Tipo de vírus Coxsackie	Doença associada
Tipo A	Doença da mão-pé-boca, herpangina, conjuntivite hemorrágica
Tipo B	Miocardite, pericardite, pleurodinia, miosite
Tipo A e tipo B	Meningite asséptica, resfriado comum, faringite, erupção cutânea febril, paralisia flácida aguda

CAPÍTULO 40 • Vírus que infectam o trato entérico

A classificação dos vírus Coxsackie em grupo A ou B é baseada em sua patogenicidade em camundongos. Os vírus do grupo A causam miosite difundida e paralisia flácida, que é rapidamente fatal, ao passo que os vírus do grupo B causam lesões generalizadas menos graves no coração, no pâncreas e no sistema nervoso central, bem como miosite focal. Pelo menos 24 sorotipos de vírus Coxsackie A e 6 sorotipos de vírus Coxsackie B são reconhecidos.

Resumo do ciclo de replicação

A replicação é similar à dos poliovírus.

Transmissão e epidemiologia

Os vírus Coxsackie são transmitidos principalmente pela via **fecal-oral**, mas **aerossóis** respiratórios também desempenham um papel importante na transmissão. Multiplicam-se na parte oral da faringe e no trato intestinal. Os seres humanos são os únicos hospedeiros naturais. As infecções por vírus Coxsackie ocorrem mundialmente, sobretudo no verão e no outono.

Patogênese e imunidade

Os vírus do grupo A têm preferência pela pele e pelas membranas mucosas, ao passo que os vírus do grupo B causam doenças em vários órgãos, como coração, pleura, pâncreas e fígado. Tanto os vírus do grupo A quanto os do B podem afetar as meninges e os neurônios motores (células do corno anterior), causando paralisia. A partir de seu local inicial de multiplicação, na parte oral da faringe e no trato intestinal, eles disseminam-se pela corrente sanguínea.

A imunidade após a infecção é conferida por anticorpos IgG tipo-específicos.

Achados clínicos

Doenças específicas do grupo A

A **herpangina** caracteriza-se por febre, dor de garganta e vesículas sensíveis na parte oral da faringe. A **doença de mão-pé-boca** (ver Tab. 40-2) é caracterizada por uma erupção vesicular nas mãos e nos pés e por ulcerações na boca, principalmente em crianças.

Doenças específicas do grupo B

A **pleurodinia** (doença de Bornholm, mialgia epidêmica, "garra do diabo") caracteriza-se por febre e dor peitoral grave do tipo pleural. Observa-se que a dor da pleurodinia é devida à infecção de músculos intercostais (miosite), e não à infecção da pleura.

A **miocardite** e a pericardite são caracterizadas por febre, dor peitoral e sinais de insuficiência congestiva. Miocardiopatia dilatada com hipocinesia global do miocárdio é uma sequela temida, que, frequentemente, requer transplante cardíaco para manutenção da vida. **Diabetes** em camundongos pode ser causado por dano pancreático resultante da infecção por vírus Coxsackie B4. Esse vírus é suspeito de desempenhar um papel similar no diabetes juvenil em seres humanos.

Doenças causadas por ambos os grupos

Ambos os grupos de vírus podem causar **meningite asséptica**, paresia leve e paralisia flácida aguda, similar à poliomielite. Infecções respiratórias superiores, faringites e doenças febris menores, com ou sem erupção, também podem ocorrer.

Diagnóstico laboratorial

Um ensaio de PCR para a detecção do RNA do vírus Coxsackie no líquido espinal é efetivo para um diagnóstico imediato da meningite viral, uma vez que as técnicas de cultura geralmente levam dias para se obter um resultado. O diagnóstico também pode ser realizado isolando-se o vírus em cultura celular, pela amamentação de camundongos ou pela observação de um aumento no título de anticorpos neutralizantes.

Tratamento e prevenção

Não existe terapia com fármacos antivirais ou uma vacina disponível contra esses vírus. A imunização passiva não é recomendada.

ECOVÍRUS

Em inglês, o prefixo *echo* é um acrônimo para *enteric cytopathic human orphan*. Embora chamados de "órfãos" por não estarem inicialmente associados a nenhuma doença, agora são associados a uma variedade de enfermidades como meningite asséptica, infecção do trato respiratório superior, doença febril com e sem erupção cutânea, hepatite infantil e conjuntivite hemorrágica.

A estrutura dos ecovírus é similar à de outros enterovírus (ver Tab. 40-1). Mais de 30 sorotipos foram isolados. Ao contrário dos vírus Coxsackie, os ecovírus não são patogênicos para camundongos. Diferentemente dos poliovírus, não causam doenças em macacos. São transmitidos pela via **fecal-oral** e ocorrem mundialmente. A patogênese é similar à de outros enterovírus.

Juntamente com os vírus Coxsackie, os ecovírus são uma das **principais causas de meningite asséptica (viral)**. O diagnóstico geralmente é realizado por PCR que detecta o RNA do ecovírus. Testes sorológicos são de pouca relevância, uma vez que há um grande número de sorotipos e nenhum antígeno em comum. Não existe terapia antiviral ou vacina disponível.

OUTROS ENTEROVÍRUS

Em vista da dificuldade de se classificar vários enterovírus, todos os isolados novos receberam uma simples denominação numérica desde 1969.

O enterovírus 68 (EV68 e EVD68) é uma causa comum de doenças do trato respiratório que variam desde um resfriado comum leve a pneumonia e insuficiência respiratória. Também está associado a paralisia flácida aguda (*poliolike*, semelhante à pólio) em crianças. Um teste de PCR encontra-se disponível. Não há terapia antiviral nem vacina.

O enterovírus 70 é a principal causa de conjuntivite hemorrágica aguda, caracterizada por hemorragias petequiais nas conjuntivas bulbares. A recuperação completa geralmente ocorre, e não há terapia.

O enterovírus 71 é uma das principais causas de doenças virais do sistema nervoso central, incluindo meningite, encefalite e paralisia. Também causa diarreia, hemorragias pulmonares, doença de mão-pé-boca e herpangina. O enterovírus 72 é o vírus da hepatite A, descrito no Capítulo 41.

328 PARTE IV • Virologia clínica

TESTE SEU CONHECIMENTO

1. Em relação aos poliovírus e à poliomielite, qual das seguintes opções é a mais correta?

   (A) O poliovírus é transmitido principalmente pela via fecal-oral.
   (B) Novas variantes antigênicas surgem pela coinfecção com cepas animais de poliovírus.
   (C) Poliomielite paralítica é a manifestação mais comum de uma infecção por um poliovírus.
   (D) Os poliovírus possuem um RNA de fita simples, como seu genoma e uma polimerase no vírion, que sintetiza o seu mRNA.
   (E) A atual recomendação vacinal é administrar a vacina viva atenuada nas três primeiras imunizações, prevenindo que a criança atue como reservatório, seguida de reforços utilizando a vacina inativada.

2. Um carpinteiro aposentado de 70 anos inscreveu-se em uma organização voluntária para construir casas em um país em desenvolvimento onde a pólio ainda é endêmica. Ele planeja estabelecer residência por cerca de 9 meses e acha que nunca foi imunizado contra a poliomielite. Qual das seguintes opções é a ação mais apropriada?

   (A) Administrar soro imune de globulinas (SIG).
   (B) Administrar a vacina inativada contendo apenas o tipo 3.
   (C) Administrar a vacina inativada contendo os tipos 1, 2 e 3.
   (D) Administrar a vacina viva contendo apenas o tipo 3.
   (E) Administrar a vacina viva contendo os tipos 1, 2 e 3.

3. Em relação aos norovírus, qual entre as seguintes opções é a resposta mais correta?

   (A) A diarreia é causada por uma exotoxina que aumenta a quantidade de adenosina monofosfato cíclico (AMP cíclico).
   (B) Não há neutrófilos ou hemácias nas fezes.
   (C) O ritonavir, um inibidor de protease, é o fármaco de escolha para diarreia crônica causada pelos norovírus.
   (D) Ingestão de hambúrguer malcozido é um modo comum de aquisição de norovírus, visto que o gado é o principal reservatório do vírus.
   (E) O diagnóstico de diarreia induzida por norovírus é geralmente realizado pela detecção de um aumento de quatro vezes ou mais no título de anticorpos contra o vírus.

4. Em relação aos rotavírus, qual das seguintes opções é a mais correta?

   (A) Os rotavírus são a principal causa de diarreia nosocomial em unidades de tratamento intensivo.
   (B) A vacina contra rotavírus contém vírus vivos atenuados como imunógeno.
   (C) Os rotavírus possuem um genoma de RNA de fita simples não segmentado e não possuem uma polimerase no vírion.
   (D) O diagnóstico de diarreia por rotavírus é geralmente realizado pela detecção de um aumento de quatro vezes ou mais no título de anticorpos contra o vírus.
   (E) A diarreia causada por rotavírus é devida a uma proteína viral que aumenta a liberação de IgA por vários linfócitos B submucosos.

RESPOSTAS

(1) **(A)**
(2) **(C)**
(3) **(B)**
(4) **(B)**

RESUMOS DOS ORGANISMOS

Breves resumos dos organismos descritos neste capítulo iniciam-se na página 669. Favor consultar esses resumos para uma rápida revisão do material essencial.

VER TAMBÉM

- Mais **questões para autoavaliação** sobre os temas discutidos neste capítulo são encontradas na seção de Virologia Clínica da Parte XIII: Questões para autoavaliação, a partir da página 724. Consulte também a Parte XIV: Simulado de provas e concursos, a partir da página 753.

CAPÍTULO

41

Vírus de hepatites

CONTEÚDO DO CAPÍTULO

Introdução

Vírus da hepatite A (HAV)

Vírus da hepatite B (HBV)

Vírus de hepatites não A, não B

Vírus da hepatite C (HCV)

Vírus da hepatite D (HDV, deltavírus)

Vírus da hepatite E (HEV)

Vírus da hepatite G (HGV)

Teste seu conhecimento

Resumos dos organismos

Ver também

INTRODUÇÃO

Muitos vírus causam hepatite. Destes, cinco vírus de relevância médica são comumente descritos como "vírus da hepatite", uma vez que seu local principal de infecção é o fígado. Os cinco vírus são o vírus da hepatite A (HAV, *hepatitis A virus*), vírus da hepatite B (HBV, *hepatitis B virus*), vírus da hepatite C (HCV, *hepatitis C virus*), vírus da hepatite D (HDV, *hepatitis D virus*, deltavírus) e vírus da hepatite E (HEV, *hepatitis E virus*) (Tabs. 41-1 e 41-2). Outros vírus, como o vírus Epstein-Barr (que causa a mononucleose infecciosa), o citomegalovírus e o vírus da febre amarela, infectam o fígado, mas também infectam outros locais do corpo, e, portanto, não são exclusivamente vírus causadores de hepatite. Eles são discutidos em outros capítulos deste livro.

Observe que esses vírus pertencem a diferentes famílias virais; alguns são vírus de DNA, enquanto outros são vírus de RNA, alguns são envelopados, enquanto outros são não envelopados. Eles são apresentados em conjunto devido à sua capacidade de infectar hepatócitos, uma vez que possuem proteínas em sua superfície que reagem com os receptores dessas células.

Observe também que eles não são citotóxicos (ou seja, eles não matam os hepatócitos diretamente). A morte dos hepatócitos é mediada por células T citotóxicas sensibilizadas contra antígenos virais apresentados na superfície destas células em associação com proteínas do complexo de histocompatibilidade principal (MHC) de classe I.

TABELA 41-1   Glossário dos vírus da hepatite e seus marcadores sorológicos

Abreviatura	Nome e descrição
HAV	Vírus da hepatite A, um picornavírus (vírus de RNA não envelopado)
IgM anti-HAV	Anticorpo IgM anti-HAV; o melhor teste para detectar a hepatite A aguda
HBV	Vírus da hepatite B, um hepadnavírus (envelopado, vírus de DNA de fita parcialmente dupla); também conhecido como partícula de Dane
HbsAg	Antígeno encontrado na superfície do HBV, também encontrado em partículas não infecciosas no sangue dos pacientes; positivo durante a fase aguda da doença; a presença continuada indica o estado de portador crônico
Anti-HBs	Anticorpo anti-HBsAg; fornece imunidade à hepatite B
HbcAg	Antígeno associado ao cerne do HBV
Anti-HBc	Anticorpo anti-HBcAg; positivo durante a fase de janela imunológica; o HBcAb IgM é um indicador de doença recente
HbeAg	Um segundo e diferente determinante antigênico no cerne do HBV; indicador importante da transmissibilidade
anti-HBe	Anticorpo para o antígeno e; indica baixa transmissibilidade
Não A, não B	Os vírus da hepatite que não são HAV nem HBV
HCV	Vírus da hepatite C, um flavivírus (vírus de RNA envelopado); um dos vírus não A, não B
HDV	Vírus da hepatite D, um pequeno vírus de RNA com o envelope HBsAg; vírus defectivo que se multiplica somente em células infectadas pelo HBV
HEV	Vírus da hepatite E, um hepevírus (vírus de RNA não envelopado); um dos vírus não A, não B

330 PARTE IV • Virologia clínica

TABELA 41-2 Propriedades importantes dos vírus da hepatite

Vírus	Genoma	Replicação defectiva	DNA-polimerase no vírion	HBsAg no envelope	Família viral
HAV	ssRNA	Não	Não	Não	Picornavírus
HBV	dsDNA[1]	Não	Sim	Sim	Hepadnavírus
HCV	ssRNA	Não	Não	Não	Flavivírus
HDV	ssRNA[2]	Sim	Não	Sim	Não atribuída (gênero *Deltavirus*)
HEV	ssRNA	Não	Não	Não	Calicivírus

ds, fita dupla; ss, fita simples.
[1]dsDNA circular incompleto.
[2]ssRNA, circular, com polaridade negativa.

VÍRUS DA HEPATITE A (HAV)

Doença

O HAV causa a hepatite A.

Propriedades importantes

O HAV é um **enterovírus** típico, classificado na família Picornaviridae. Ele possui um genoma de RNA de fita simples e um nucleocapsídeo icosaédrico não envelopado, e multiplica-se no citoplasma da célula. O HAV é também conhecido como enterovírus 72. Há apenas um sorotipo e não há relação antigênica com o HBV ou outros vírus causadores de hepatites.

Resumo do ciclo de replicação

O HAV possui um ciclo de replicação similar ao dos outros enterovírus (o ciclo de replicação do poliovírus é discutido no Cap. 40).

Transmissão e epidemiologia

O HAV é transmitido pela rota **fecal-oral**. Os seres humanos são o reservatório do HAV. Os vírus aparecem subitamente nas fezes 2 semanas antes de os sintomas aparecerem, e a quarentena dos pacientes é ineficaz. **As crianças são o grupo mais frequentemente infectado**, e os surtos ocorrem em ocasiões particulares, como acampamentos de verão e internatos. Os surtos originam-se a partir de fontes comuns, como água e alimentos contaminados (p. ex., ostras de águas poluídas ingeridas cruas). Diferentemente do HBV, o HAV é **raramente transmitido pelo sangue**, porque o nível de viremia é baixo e a infecção crônica não ocorre. Cerca de 50 a 75%

dos adultos nos Estados Unidos já foram infectados, conforme evidenciado pelos anticorpos IgG.*

Patogênese e imunidade

A patogênese da infecção pelo HAV não é completamente conhecida. O vírus se multiplica, provavelmente, no trato gastrintestinal e é disseminado até o fígado pelo sangue. Os hepatócitos são infectados, mas o mecanismo pelo qual o dano celular ocorre não está claro. A infecção pelo HAV de células em cultura não produz efeito citopático. É provável que o dano que ocorre aos hepatócitos seja devido à agressão de células T citotóxicas. A infecção é clarificada, o dano é reparado e nenhuma infecção crônica se segue. A hepatite causada por diferentes vírus não pode ser distinguida patologicamente.

A resposta imune consiste, inicialmente, em anticorpos IgM, os quais são detectados no período em que a icterícia aparece. Portanto, isso é importante no diagnóstico laboratorial da hepatite A. O aparecimento da IgM precede em 1 a 3 semanas a produção de anticorpos IgG, os quais fornecem proteção por toda a vida.

Achados clínicos

As manifestações clínicas da hepatite são praticamente as mesmas, independentemente de qual é o vírus causador (Tab. 41-3). Febre, anorexia, náusea, vômito e icterícia são característicos. Urina escura, fezes pálidas e níveis elevados de transaminases são observados. A maioria dos casos se resolve espontaneamente em 2 a 4 semanas. O HAV tem um curto período de incubação (3 a 4 semanas), ao contrário do HBV, que tem o período de incubação de 10 a 12

---

*N. de R.T. No Brasil, estima-se que 70% da população adulta tenha anticorpos contra o HAV, denotando infecção ou contato prévio com o vírus.

TABELA 41-3 Características clínicas das hepatites virais

Vírus	Modo de transmissão	Portador crônico	Teste laboratorial normalmente utilizado para o diagnóstico	Vacina disponível	Imunoglobulinas úteis
HAV	Fecal-oral	Não	IgM HAV	Sim	Sim
HBV	Sangue, sexual, ao nascimento	Sim	HBsAg, Anti-HBs, Anti-HBc IgM	Sim	Sim
HCV	Sangue, sexual[1]	Sim	Anti-HCV	Não	Não
HDV	Sangue, sexual[1]	Sim	Anticorpos contra o antígeno delta	Não	Não
HEV	Fecal-oral	Não	Nenhuma	Não	Não

Anti, anticorpo; Ag, antígeno.
[1]A transmissão sexual parece provável, mas é pouco documentada.

semanas. A maioria das infecções pelo HAV é assintomática e é detectada somente pela presença de anticorpos IgG. Não há hepatite crônica ou estado de portador crônico, e não há predisposição ao hepatocarcinoma celular.

Diagnóstico laboratorial

A detecção de **anticorpos IgM** é o teste mais importante. Um aumento de quatro vezes no título dos anticorpos IgG pode ser utilizado. O isolamento viral em cultura celular é possível, mas não está disponível no laboratório clínico.

Tratamento e prevenção

Nenhuma terapia antiviral é indicada para a hepatite A aguda.

A prevenção contra a hepatite A é realizada por meio da **imunização ativa** com uma vacina contendo o HAV inativado. O vírus vacinal é amplificado em cultura de células humanas e inativado com formalina. Duas doses, uma dose inicial seguida de um reforço 6 a 12 meses mais tarde, devem ser administradas. Nenhuma dose de reforço subsequente é recomendada. A vacina é recomendada a viajantes para países em desenvolvimento, para crianças de 2 a 18 anos e para homossexuais do sexo masculino. Se uma pessoa não imunizada necessita viajar para uma área endêmica em um período de quatro semanas, deve ser administrada a imunização passiva (ver a seguir) para fornecer proteção imediata, e a vacina deve ser administrada, a fim de oferecer proteção de longa duração. Esse é um exemplo de **imunização passivo-ativa**.

Uma vez que muitos adultos possuem anticorpos anti-HAV, pode ser adequado determinar se os anticorpos estão presentes antes de administrar a vacina. A vacina é também efetiva na profilaxia pós-exposição se administrada em até 2 semanas da exposição. Uma vacina combinada que imuniza contra HAV e HBV, denominada Twinrix, se encontra disponível. Twinrix contém os mesmos imunógenos das vacinas individuais para os dois vírus citados.

A **imunização passiva** com soroglobulina imune antes da infecção ou no período de 14 dias após a exposição pode prevenir ou suavizar a doença. Observações de higiene apropriada (p. ex., saneamento básico e lavagem das mãos após defecar) são de importância crucial.

VÍRUS DA HEPATITE B (HBV)

Doença

O HBV é o agente causador da hepatite B.

Propriedades importantes

O HBV é um membro da família Hepadnaviridae. É um vírion **envelopado** de 42 nm[1], com um cerne de capsídeo icosaédrico contendo um genoma de DNA **circular de fita parcialmente dupla** (Fig. 41-1 e Tab. 41-2).

O envelope contém uma proteína, chamada de **antígeno de superfície** (HBsAg), a qual é importante para o diagnóstico laboratorial e para a imunização.[2]

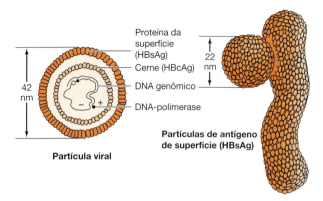

FIGURA 41-1 Vírus da hepatite B (HBV). **À esquerda:** Corte transversal do vírion de HBV. **À direita:** As esferas e filamentos de 22 nm são compostos apenas pelo antígeno de superfície do vírus da hepatite B. Como não há DNA viral nas esferas e filamentos, estes não são infecciosos. (Reproduzida, com permissão, de Ryan K et al. *Sherris Medical Microbiology*. 3ª ed. Publicada, originalmente, por Appleton & Lange. Copyright 1994 McGraw-Hill.)

O cerne viral carreia uma **DNA-polimerase**. O genoma contém quatro genes (quatro janelas abertas de leitura) que codificam cinco proteínas. O gene S codifica o antígeno de superfície; o gene C codifica o antígeno do capsídeo e também o antígeno e; o gene P codifica a polimerase; e o gene X codifica a proteína X (HBx). A HBx é um ativador da transcrição do RNA viral e pode estar envolvida em oncogênese, já que esta proteína viral pode inativar a proteína supressora de tumor p53 (ver Cap. 43). A DNA-polimerase possui as atividades RNA-dependente (transcriptase reversa) e DNA-dependente.

A microscopia eletrônica do soro de pacientes revela três tipos diferentes de partículas: alguns vírions com 42 nm e muitas **esferas** de 22 nm e **filamentos** longos de 22 nm de comprimento, os quais compõem o antígeno de superfície (Fig. 41-2). O HBV é o único vírus de seres humanos que produz esferas e filamentos em grande número no sangue dos pacientes. A taxa de filamentos e pequenas esferas para os vírions é de 1.000:1.

Além do HBsAg, há dois outros antígenos localizados no cerne do vírus: o **antígeno do capsídeo** (HBcAg) e o **antígeno e** (HBeAg).* O antígeno do capsídeo, como sugerido pelo nome, se localiza no nucleocapsídeo viral e forma o cerne do vírion, ao passo que o antígeno e é solúvel, sendo liberado de células infectadas na corrente sanguínea. O antígeno e é um importante indicador de **transmissibilidade**.

Para fins vacinais, o HBV tem um único sorotipo com base no HBsAg. Entretanto, para fins epidemiológicos, há quatro subtipos sorológicos do HBsAg com base no antígeno grupo-específico "a" e dois conjuntos de epítopos mutuamente exclusivos, d ou y e w ou r. Isso leva a quatro sorotipos – adw, adr, ayw e ayr –, os quais são úteis em estudos epidemiológicos, uma vez que estão concentrados em áreas geográficas determinadas.

A especificidade do HBV para as células do fígado é baseada em duas propriedades: receptores vírus-específicos localizados na membrana celular dos hepatócitos (facilitam a entrada) e fatores de transcrição encontrados somente no hepatócito que

---

[1]Também conhecida como partícula de Dane (denominada a partir do nome do cientista que primeiramente publicou uma micrografia eletrônica do vírion).

[2]O HBsAg foi conhecido como antígeno Austrália por ter sido primeiramente encontrado no soro de um aborígene australiano.

---

*N. de T. Essa informação está incorreta: o antígeno e (HBeAg) não é encontrado na partícula viral, mas apenas em células infectadas pelo vírus replicante.

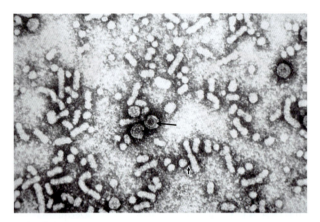

FIGURA 41-2 Vírus da hepatite B – micrografia eletrônica. A seta longa aponta para um vírion típico do vírus da hepatite B. A seta curta aponta para uma esfera pequena (à esquerda da ponta da seta) e para um bastonete longo (à direita da ponta da seta), ambos compostos apenas pelo antígeno de superfície do vírus da hepatite B. (Fonte: Public Health Image Library, Centers for Disease Control and Prevention.)

aumentam a síntese de RNA mensageiro (mRNA) viral (atuam após a penetração).

Os seres humanos são o único hospedeiro natural do HBV. Não há um reservatório animal.

Resumo do ciclo de replicação

O ciclo replicativo do HBV é mostrado na Figura 41-3. Após a entrada do vírion na célula e seu desnudamento, o nucleocapsídeo se move para o núcleo. No núcleo, a DNA-polimerase viral sintetiza a porção ausente do DNA e um DNA circular de fita dupla é produzido. O DNA serve de molde para síntese de mRNA pela RNA-polimerase celular. Após a síntese dos mRNAs individuais, um RNA de polaridade positiva completo é produzido, servindo de molde para a síntese das fitas-negativas de DNA da progênie. A fita negativa serve, então, como molde para a fita positiva do DNA genômico. Esta **síntese de DNA RNA-dependente,** catalisada pela **transcriptase reversa** codificada pelo HBV, ocorre no interior do nucleocapsídeo viral recém-montado no citoplasma. A síntese de DNA dependente de RNA que produz o genoma e a síntese de DNA dependente de DNA que preenche a porção ausente do DNA logo após a infecção da próxima célula são realizadas pela mesma enzima (i.e., o genoma do HBV codifica uma única polimerase). A progênie do HBV com seu envelope contendo o HBsAg é liberada da célula por brotamento através da membrana celular.

Os hepadnavírus são os *únicos* vírus que produzem **DNA genômico** por transcrição reversa utilizando um RNA viral como molde. (Observa-se que esse tipo de síntese de DNA RNA-dependente é similar, no entanto apresenta diferenças em relação ao processo nos retrovírus, nos quais o RNA genômico é transcrito em um DNA intermediário.)

Na infecção crônica pelo HBV se desenvolve um estado portador em que a progênie continua a ser produzida. Nesse estado portador, a maior parte do DNA circular do HBV é encontrada livre no núcleo na forma de epissoma. Uma pequena quantidade de DNA do HBV é integrada ao DNA da célula hospedeira. Ainda não é claro como o DNA epissomal do HBV é mantido no estado portador por muitos anos.

Transmissão e epidemiologia

Os três principais modos de transmissão são pelo sangue, durante o intercurso sexual, e de forma perinatal, da mãe para o filho. A observação de que acidentes com agulhas podem transmitir o vírus indicam que somente pequenas quantidades de sangue são necessárias. A infecção pelo HBV é especialmente prevalente em usuários

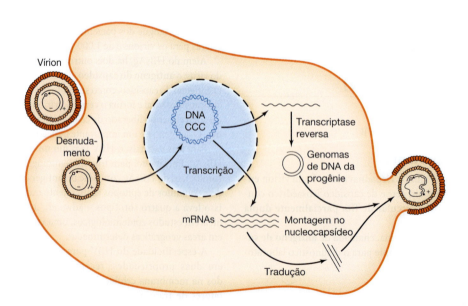

FIGURA 41-3 Ciclo replicativo do vírus da hepatite B. Observe que a transcriptase reversa codificada pelo vírus sintetiza os genomas de DNA da progênie utilizando RNA viral como molde. DNA CCC (*covalently closed circular*) significa DNA circular covalentemente fechado no núcleo (círculo azul).

de drogas intravenosas. O rastreamento do sangue para a presença do HBsAg tem diminuído de maneira considerável o número de casos de hepatite B associados à transfusão.[3]

Entretanto, devido ao fato de a transfusão sanguínea ser um procedimento moderno, deve haver outra rota natural de transmissão. O HBV pode ser encontrado no sêmen e em fluidos vaginais, de forma que a transmissão **sexual** é provavelmente importante. A transmissão **da mãe para o filho durante o parto** é outra importante rota natural de infecção. A transmissão transplacentária, se ocorrer, é rara. Não há evidência de que a transmissão do HBV possa ocorrer durante a amamentação.

Observa-se que os vírus envelopados, como o HBV, são mais sensíveis ao ambiente que os vírus não envelopados, e são transmitidos de maneira mais eficiente por contato íntimo (p. ex., contato sexual). Os vírus não envelopados, como o HAV, são muito estáveis e são bem transmitidos no ambiente (p. ex., transmissão fecal-oral).

A hepatite B é encontrada em todo o mundo, mas é particularmente prevalente na Ásia. Mundialmente, mais de 300 milhões de pessoas são cronicamente infectadas com o HBV, e cerca de 75% destas são asiáticas. Há alta incidência de **carcinoma hepatocelular (hepatoma)** em muitos países asiáticos – um achado que indica que o HBV pode ser um vírus tumoral humano (ver Cap. 43). A imunização contra o HBV tem reduzido significativamente a incidência de hepatoma em crianças. A vacina para o HBV parece ser a **primeira vacina a prevenir o câncer humano**.

Patogênese e imunidade

Após entrar no sangue, o vírus infecta os hepatócitos, e os antígenos virais são apresentados na superfície das células. Células T citotóxicas medeiam um ataque imune contra os antígenos virais, e ocorrem inflamação e necrose. O **ataque imune** contra antígenos virais em hepatócitos infectados é mediado por células T citotóxicas. A patogênese da hepatite B é provavelmente o resultado da lesão celular, uma vez que o HBV por si só não induz efeito citopático. Os complexos antígeno-anticorpo causam a maioria dos sintomas precoces (p. ex., artralgias, artrite e urticária) e algumas das complicações em hepatites crônicas (p. ex., glomerulonefrite, crioglobulinemia e vasculite).

Cerca de 5% dos pacientes adultos com HBV se tornam portadores crônicos do vírus. Por outro lado, 90% dos recém-nascidos se tornam portadores crônicos quando infectados (ver a seguir). Um portador crônico é alguém que apresenta **HBsAg persistente no sangue por 6 meses ou mais**. O estado de portador crônico é atribuído à infecção persistente dos hepatócitos, que resulta na presença prolongada de HBV e HBsAg no sangue. O principal fator a determinar se uma pessoa se cura da infecção ou se torna portador crônico é a adequação da resposta por células T citotóxicas. O DNA do HBV existe principalmente na forma de um epissoma no núcleo de células persistentemente infectadas; um pequeno número de cópias do DNA do HBV é integrado ao DNA da célula.

Uma alta taxa de **carcinoma hepatocelular (CHC) ocorre em portadores crônicos**. O gene *HBx* pode ser um oncogene, uma vez que a proteína HBx é capaz de inativar a proteína supressora de tumor p53 (ver Cap. 43). Além disso, o CHC pode decorrer da regeneração celular persistente de hepatócitos, uma tentativa natural do corpo para substituir os hepatócitos mortos pela infecção. Alternativamente, a transformação maligna pode ser o resultado de uma mutagênese inserticional que pode ocorrer quando o DNA do HBV se integra ao DNA dos hepatócitos. A integração do DNA do HBV poderia ativar uma oncogênese celular, levando à perda do controle do crescimento. Quase todas as células de CHC apresentam o DNA do HBV integrado ao DNA da célula.

O estado de portador crônico é mais provável de se estabelecer quando a infecção ocorre em recém-nascidos do que em um adulto, provavelmente porque o sistema imune do recém-nascido é menos competente do que o do adulto. **Aproximadamente 90% dos recém-nascidos infectados** se tornam portadores crônicos. O portador crônico resultante da infecção neonatal está associado ao alto risco de CHC.

Alguns portadores crônicos produzem o antígeno e (eles são considerados **positivos ao antígeno e**) e, portanto, apresentam uma alta probabilidade de produzir vírions infecciosos e transmitir assim a doença. O **antígeno e é o indicador de transmissibilidade**, uma vez que é codificado pelo mesmo gene que codifica a proteína do cerne, indicando que o genoma de DNA do HBV está presente. Alguns portadores crônicos não produzem o antígeno e (eles são considerados **negativos para o antígeno e**) e, portanto, apresentam uma baixa probabilidade de produzir vírions infecciosos e são menos propensos a transmitir a doença.

A imunidade por toda a vida ocorre após a infecção natural e é mediada pela resposta de anticorpos contra o HBsAg. Anticorpos anti-HBsAg (anti-HBs) são protetores, uma vez que se ligam ao antígeno de superfície do vírion, prevenindo sua interação com os receptores no hepatócito. Em outras palavras, o anti-HBs neutraliza a infectividade do HBV. Observa-se que os anticorpos contra o antígeno do cerne (anti-HBc) *não* são protetores, uma vez que o antígeno do cerne está no interior do vírion e os anticorpos não podem interagir com ele.

Achados clínicos

Muitas infecções pelo HBV são assintomáticas e são detectadas somente pela presença de anticorpos ao HBsAg. O período médio de incubação para a hepatite B é de 10 a 12 semanas, o qual é muito mais longo que o da hepatite A (3-4 semanas). A aparência clínica da hepatite B aguda é similar à da hepatite A. Entretanto, em relação à hepatite B, os sintomas tendem a ser mais graves, e hepatite com risco de vida pode ocorrer. A maioria dos portadores crônicos é assintomática, mas alguns apresentam hepatite crônica ativa, que pode levar à cirrose e à morte.

Além de achados relacionados ao fígado, são observadas manifestações extra-hepáticas da infecção pelo HBV. Na infecção aguda, podem ocorrer sintomas semelhantes à doença do soro, como febre, erupção cutânea e artralgias. Na infecção crônica pelo HBV, podem ocorrer neuropatias, glomerulonefrite e poliarterite nodosa (uma vasculite de artérias pequenas e médias). Autoanticorpos, como crioglobulinas e fator reumatoide, podem ser detectados.

Pacientes coinfectados com HBV e vírus da imunodeficiência humana (HIV) podem apresentar dano hepático aumentado se o HIV for tratado antes do HBV. Isso ocorre devido à "**reconstituição imune**", que ocorre quando o HIV é tratado com sucesso, levando

---

[3]Nos Estados Unidos, o sangue doado é triado para o HBsAg, anticorpos HBcAg, HCV, HIV-1, HIV-2 e HTLV-1. Dois outros testes também são realizados, um teste de VDRL para a sífilis e um ensaio de transaminase, o qual, se elevado, indica dano no fígado e é um marcador substituto para a infecção viral.*

*N. de R.T. No Brasil, os mesmos testes são realizados (para detecção de HBV, HCV, HIV, HTLV e sífilis). Atualmente, a legislação brasileira dispensou o teste de transaminases. Diferentemente dos Estados Unidos, um teste para detecção da doença de Chagas também é realizado.

ao aumento do dano nos hepatócitos pela restauração das células T citotóxicas competentes. Por essa razão, sugere-se que o HBV seja tratado antes de tratar o HIV.

Diagnóstico laboratorial

Os dois testes sorológicos mais importantes para o diagnóstico precoce da hepatite B são os testes para **HBsAg** e para **anticorpos do tipo IgM contra o antígeno do capsídeo**. Ambos surgem precocemente no soro do paciente acometido. O HBsAg aparece durante o período de incubação e é detectado na maioria dos pacientes durante o pródromo e a doença aguda (Fig. 41-4). Ele cai até níveis indetectáveis durante a convalescença na maioria dos casos; sua **presença prolongada** (pelo menos 6 meses) indica o estado de portador e o risco de hepatite crônica e carcinoma hepático. Como descrito na Tabela 41-4, o anti-HBs não é detectável durante o estado de portador crônico. Observa-se que o anti-HBs está, de fato, sendo produzido, mas não é detectável nos testes laboratoriais, uma vez que se liga à grande quantidade de HBsAg presente no sangue. O anti-HBs também é produzido durante o estado agudo da doença, mas não é detectável, uma vez que está ligado a complexos antígeno-anticorpo.

Observa-se que há um período de muitas semanas após o desaparecimento de HBsAg em que o Anti-HBs ainda não é detectável. Essa é a **fase de janela imunológica**. Neste momento, o Anti-HBc é sempre positivo e pode ser utilizado para estabelecer o diagnóstico. O Anti-HBc está presente em pacientes que apresentam infecção aguda ou crônica, bem como nos que se recuperaram da infecção aguda. Portanto, o Anti-HBc não pode ser utilizado para distinguir entre infecção aguda e infecção crônica. A forma IgM do Anti-HBc está presente durante a infecção aguda e desaparece aproximadamente seis meses após a infecção. O teste para o HBcAg não está prontamente disponível. A Tabela 41-4 descreve os resultados dos testes sorológicos que caracterizam os quatro importantes estágios da infecção pelo HBV.

O **HBeAg** surge durante o período de incubação e está presente durante o pródromo e a doença aguda precoce e em certos portadores crônicos. A sua presença em portadores crônicos indica uma **alta probabilidade de transmissibilidade** e, inversamente, a ausência de HBeAg indica uma baixa probabilidade de transmissão. Além disso, apesar da identificação da presença do anticorpo anti-HBe indicar uma menor probabilidade de transmissão, a mesma ainda pode ocorrer. A atividade da DNA-polimerase é detectável durante o período de incubação e precocemente na doença, mas o ensaio não está disponível na maioria dos laboratórios clínicos.

A detecção do DNA viral (**carga viral**) no soro é uma forte evidência de que vírus infecciosos estão presentes. A redução da carga viral em pacientes com hepatite B crônica é utilizada para monitorar o sucesso da terapia antiviral.

Tratamento

Nenhuma terapia antiviral, em geral, utilizada no caso da hepatite B aguda. No caso da hepatite B crônica, por outro lado, o entecavir ou o tenofovir são os fármacos de escolha. Estes são análogos de nucleosídeos que inibem a atividade da transcriptase reversa do HBV. A interferona em sua forma peguilada (alfapeginterferona 2a – Pegasys) também é utilizada. Outros análogos de nucleotídeo como a lamivudina, o adefovir e a telbivudina são utilizados com menor frequência. Uma combinação de tenofovir e entricitabina é também utilizada.

Esses fármacos reduzem a inflamação hepática a diminuem a carga viral do HBV em pacientes com hepatite B crônica ativa. Nem

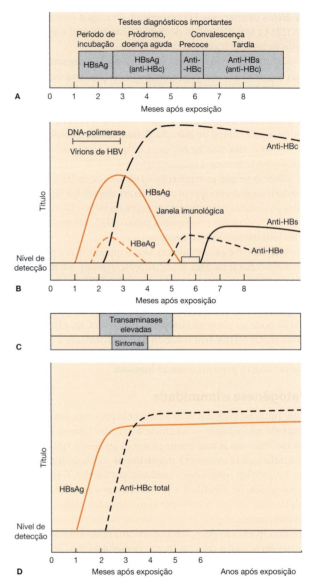

FIGURA 41-4 **A:** Testes diagnósticos importantes durante os vários estágios da hepatite B. **B:** Achados sorológicos em um paciente com hepatite B aguda. **C:** Duração do aumento da atividade das enzimas hepáticas e dos sintomas em um paciente com hepatite B aguda. **D:** Achados sorológicos em um paciente com hepatite B crônica. Anti-HBc, anticorpo contra o antígeno do cerne de HBV; anti-HBe, anticorpo contra o antígeno e de HBV; anti-HBs, anticorpo contra o antígeno de superfície de HBV; HBeAg, antígeno e de HBV; HBsAg, antígeno de superfície de HBV; HBV, vírus da hepatite B. (Adaptada de Hollinger FB, Dienstag JL. Hepatitis viruses: In: Lennette EH et al., eds. *Manual of Clinical Microbiology*. 4ª ed. Washington, DC: ASM Press; 1985.)

a interferona ou os análogos de nucleosídeo curam a infecção pelo HBV. Em muitos pacientes, quando é suspendido o uso do fármaco, a multiplicação do HBV retorna.

Os pacientes coinfectados com HBV e HIV devem ser tratados cautelosamente com a terapia antirretroviral altamente ativa (HAART, *highly active antiretroviral therapy*), uma vez que a recuperação da imunidade celular pode resultar em uma exacerbação da hepatite (síndrome inflamatória de reconstituição imune, SIRI). Deve-se considerar o tratamento da infecção pelo HBV antes de iniciar a HAART.

CAPÍTULO 41 • Vírus de hepatites — 335

TABELA 41-4   Resultados dos testes sorológicos em quatro estágios da infecção pelo HBV

Teste	Doença aguda	Janela imunológica	Recuperação completa	Estado de portador crônico[1]
HBsAg	Positivo	Negativo	Negativo	Positivo
Anti-HBs	Negativo	Negativo	Positivo	Negativo[2]
Anti-HBc	Positivo[3]	Positivo	Positivo	Positivo

Nota: pessoas imunizadas com a vacina para HBV possuem Anti-HBs, mas não Anti-HBc, pois o imunógeno vacinal é o HBsAg purificado.

[1]Portadores crônicos que são HBeAg-positivos apresentam uma alta probabilidade de transmitir o HBV, enquanto aqueles que são anti-HBe-positivos têm uma menor probabilidade de transmitir o HBV.

[2]Portadores crônicos possuem teste de anticorpos negativos, mas o Anti-HBs é produzido nesses indivíduos. Ele é indetectável nos testes, uma vez que se liga à grande quantidade de HBsAg presente no plasma. Eles não são tolerantes ao HBsAg.

[3]A IgM é encontrada no estágio agudo; a IgG é encontrada nos estágios subsequentes.

Prevenção

Os dois principais modos de prevenção envolvem o uso da **vacina**, da **globulina hiperimune,** ou de ambos.

(1) **A vacina (p. ex., Recombivax) contém o HBsAg** produzido em leveduras pela tecnologia do DNA recombinante. A vacina é altamente efetiva na prevenção da hepatite B e tem poucos efeitos colaterais. A taxa de soroconversão é de aproximadamente 95% em adultos saudáveis. A vacina é indicada para pessoas que são frequentemente expostas ao sangue e seus derivados, como profissionais da saúde (p. ex., estudantes de medicina, cirurgiões e dentistas), pacientes que são submetidos a múltiplas transfusões ou diálise, pacientes com doenças sexualmente transmissíveis frequentes e usuários de drogas ilegais injetáveis. Viajantes que planejam longa estadia em áreas endêmicas, como muitos países da Ásia e da África, devem ser vacinados. O U.S. Public Health Service (Serviço de Saúde Pública dos Estados Unidos) recomenda que todos os recém-nascidos e os adolescentes recebam a vacina.*

Atualmente, doses de reforço após o regime das três doses iniciais são recomendadas. Entretanto, se os títulos de anticorpos declinarem em pacientes imunizados que estão sob alto risco, como os pacientes dialisados, então uma dose de reforço deve ser considerada.

A imunização com a vacina do HBV muito difundida tem reduzido significativamente o carcinoma hepatocelular em crianças. Uma vacina que contém o HBsAg e o HAV inativado fornece proteção contra a hepatite B e a hepatite A.

(2) **A imunoglobulina anti-hepatite B (HBIG) contém alto título de HBsAb.** Ela é utilizada para fornecer proteção passiva imediata aos indivíduos com exposição conhecida ao sangue HBsAg-positivo (p. ex., após ferimento acidental com agulhas).

A recomendação precisa para o uso da vacina para o HBV e da HBIG vão além do escopo deste livro. Entretanto, a recomendação em relação a uma preocupação comum entre os estudantes de medicina, o ferimento acidental com agulha de um paciente HBsAg-positivo, é que a vacina e a HBIG podem ser administradas (em locais separados). Isso é verdadeiro se o sangue do paciente for anti-HBe-positivo.

A vacina e a HBIG podem ser administradas a um recém-nascido cuja mãe é HBsAg-positiva. Esse regime é bastante efetivo na redução da taxa de infecção em recém-nascidos cujas mães são portadoras crônicas do HBV. O regime composto pela vacina acrescida de HBIG em pacientes com ferimentos por agulhas e em recém-nascidos é um bom exemplo de imunização **passivo-ativa**, em que tanto a proteção imediata quanto a proteção de longa duração são fornecidas.

A efetividade do parto realizado por meio de cesariana com o objetivo de reduzir a infecção de recém-nascidos pelo HBV é incerta. Atualmente, não se recomenda esse procedimento. A amamentação de recém-nascidos imunizados por mães portadoras de hepatite B crônica gera pouco risco de infecção para a criança.

Todas as transfusões de sangue devem ser triadas para o HBsAg. Nenhum paciente com história de hepatite (de qualquer tipo) deve doar sangue, uma vez que vírus não A, não B podem estar presentes. O rastreamento de populações de alto risco para se detectar portadores crônicos por meio de métodos sorológicos deve ser realizado, pois a identificação e o tratamento de portadores poderá reduzir a transmissão do vírus.

Observe que a profilaxia pré-exposição utilizando a combinação tenofovir com entricitabina para a prevenção da infecção pelo HIV também previne a infecção pelo HBV.

VÍRUS DE HEPATITES NÃO A, NÃO B

O termo "hepatite não A, não B" foi criado para descrever os casos de hepatite para os quais os testes sorológicos existentes haviam descartado todas as causas virais conhecidas. O termo não é frequentemente utilizado porque a principal causa de hepatite não A, não B, o HCV, foi identificada. Além disso, HDV e HEV também foram descritos. Experimentos de proteção cruzada indicam que existem outros vírus de hepatite adicionais.

VÍRUS DA HEPATITE C (HCV)

Doença

O HCV causa a hepatite C.

Propriedades importantes

O HCV é um membro da família Flaviviridae. Ele é um vírion envelopado, contendo um genoma de RNA de fita simples, de polaridade positiva. O vírion não possui uma polimerase.

---

*N. de R.T No Brasil, a vacina faz parte do Programa Nacional de Imunizações e está disponível no Sistema Único de Saúde para todas as pessoas não vacinadas, independentemente da idade. Para crianças, a recomendação é que se façam quatro doses da vacina, sendo: ao nascer, e aos 2, 4 e 6 meses de idade (vacina pentavalente). Já para a população adulta, via de regra, o esquema completo se dá com aplicação de três doses.

336 PARTE IV • Virologia clínica

O HCV possui pelo menos 6 genótipos e múltiplos subgenótipos baseados nas diferenças entre os genes que codificam uma das duas glicoproteínas do envelope. Essa variação genética resulta em uma região "hipervariável" na glicoproteína do envelope. A variabilidade é devida à alta taxa de mutação no gene do envelope, aliada à ausência de atividade de correção na RNA-polimerase codificada pelo vírus. Como resultado, muitas subespécies (quase espécies) frequentemente ocorrem no sangue de um indivíduo ao mesmo tempo. O genótipo 1 causa aproximadamente 75% das infecções nos Estados Unidos.

Mais de 50% das infecções por HCV resultam em **infecção crônica**, uma taxa muito maior do que a do HBV. A infecção crônica pelo HCV predispõe ao desenvolvimento do **carcinoma hepatocelular**. A alta taxa de infecção crônica é atribuída à capacidade da protease do HCV em desativar uma proteína sinalizadora envolvida na indução de interferona nos hepatócitos.

Resumo do ciclo de replicação

A replicação do HCV é incerta porque ele não foi multiplicado em cultivo celular. Outros flavivírus multiplicam-se no citoplasma e traduzem o seu genoma de RNA em grandes poliproteínas, a partir das quais as proteínas funcionais são clivadas por uma protease codificada pelo vírion. Essa protease é o alvo de uma potente terapia anti-HCV (ver seção "Tratamento"). Além disso, o genoma de RNA do HCV codifica uma proteína chamada de NS5A que coopera com a RNA polimerase viral para a síntese dos RNAs genômicos da progênie. A proteína NS5A também é o alvo de uma potente terapia anti-HCV (ver seção "Tratamento").

A replicação do HCV no fígado é intensificada por um micro-RNA específico do fígado denominado miR-122. Esse micro-RNA atua aumentando a síntese do mRNA do HCV. (Micro-RNAs são conhecidos por potencializar a síntese de mRNA em muitos tecidos.). Um ensaio clínico de um nucleotídeo antissenso chamado de Miravirsen, que se liga e bloqueia a atividade do miR-122, demonstrou redução prolongada nos níveis de RNA do HCV em pacientes infectados.

Transmissão e epidemiologia

Os seres humanos são o reservatório do HCV. Ele é transmitido principalmente pelo **sangue**. Atualmente, o uso de drogas injetáveis responde por quase todas as novas infecções por HCV. A transmissão da mãe para o filho durante o parto é outro modo de transmissão importante. A transmissão via transfusão de sangue raramente acontece, uma vez que o sangue doado contendo anticorpos anti-HCV é descartado. A transmissão via ferimento acidental com agulha ocorre, mas o risco é mais baixo que para o HBV. A transmissão sexual é incomum e não há evidências de transmissão por meio da placenta ou durante o aleitamento materno.

O HCV é o **patógeno transmitido pelo sangue mais prevalente** nos Estados Unidos.* (Dados epidemiológicos nos Estados Unidos demonstram que o HCV está abaixo do HIV e do HBV em termos de transmissão pelo sangue, mas estima-se que o HCV é realmente o mais prevalente.) Aproximadamente 4 milhões de pessoas nos Estados Unidos (1-2% da população) são cronicamente infectadas com o HCV.* Diferentemente do vírus da febre amarela,

outro flavivírus que infecta o fígado e é transmitido por mosquitos, não há evidência de um inseto-vetor para o HCV. Em todo o mundo, é estimado que 180 milhões de pessoas sejam infectadas com o HCV.

Muitas infecções são **assintomáticas**, assim, a busca de anticorpos contra o HCV em indivíduos pertencentes a grupos de risco deve ser conduzida. Além disso, a triagem daqueles indivíduos que nasceram entre os anos de 1945 e 1965 deve ser feita, uma vez que este grupo apresenta altas taxas de infecção.

Nos Estados Unidos, cerca de 1% dos candidatos à doação de sangue possui anticorpos anti-HCV. Pessoas que compartilham agulhas ao injetar drogas intravenosas são infectadas com frequência. As preparações comerciais de imunoglobulinas são, em geral, seguras, mas muitos casos de transmissão do HCV têm ocorrido. Esse é o único exemplo de uma doença infecciosa capaz de ser transmitida por meio de preparações comerciais de imunoglobulinas.

Patogênese e imunidade

O HCV infecta principalmente os hepatócitos, mas não há evidências de que o vírus induza efeitos citopáticos nas células hepáticas. Em vez disso, a morte dos hepatócitos é provavelmente causada pelo ataque imune das células T citotóxicas. A **infecção pelo HCV predispõe fortemente ao carcinoma hepatocelular**, embora não haja evidência para um oncogene no genoma viral ou para inserção de uma cópia do genoma viral no DNA das células cancerígenas.

O alcoolismo intensifica consideravelmente a taxa de carcinoma hepatocelular em indivíduos infectados pelo HCV. Esse fato suporta a ideia de que o câncer é causado pelo dano prolongado ao fígado e pela consequente rápida taxa de crescimento dos hepatócitos, como tentativa de regeneração, em vez de ser causado por um efeito oncogênico direto do HCV. Suporte adicional para essa ideia é a observação de que pacientes portadores de cirrose de qualquer etiologia, não somente cirrose alcoólica, têm risco aumentado de carcinoma hepatocelular.

Anticorpos contra o HCV são produzidos, mas **aproximadamente 75% dos pacientes são cronicamente infectados** e continuam a produzir vírus por pelo menos um ano. (**Observa-se que a taxa de portadores crônicos do HCV é muito mais alta que a de portadores crônicos do HBV.**) A hepatite crônica ativa e a cirrose ocorrem em aproximadamente 10% desses pacientes. No caso de pacientes que se curam da infecção, não se sabe se a reinfecção ocorre ou se a imunidade continua por toda a vida.

Achados clínicos

A infecção aguda é frequentemente assintomática. Em caso de ocorrência de sintomas como mal-estar, náusea e dor no quadrante superior direito, eles serão mais brandos do que na infecção por outros vírus da hepatite. Febre, anorexia, náusea, vômito e icterícia são comuns. Urina escura, fezes pálidas e níveis elevados de transaminases são observados.

A hepatite C assemelha-se à hepatite B na medida em que a doença crônica do fígado que se segue, a cirrose, e a predisposição ao carcinoma hepatocelular são preocupantes. Observa-se que o estado de portador crônico ocorre *muito mais frequentemente* na

---

*N. de R.T. No Brasil, os dados são escassos, mas estima-se que o HIV e o HBV ainda são mais prevalentes que o HCV como patógeno transmissível por meio do sangue. A este grupo adiciona-se ainda o HTLV, uma vez que o país apresenta a maior prevalência mundial deste vírus.

---

*N. de R.T. O Brasil é considerado pela Organização Mundial da Saúde como um país de endemicidade intermediária para a hepatite C. Estima-se que a prevalência das infecções por HCV no Brasil seja em torno de 2,5%.

CAPÍTULO 41 • Vírus de hepatites **337**

TABELA 41-5 Resultados dos testes laboratoriais em diferentes estágios da infecção pelo HCV

Teste diagnóstico	Infecção pelo HCV aguda	Infecção pelo HCV crônica	Após recuperação da infecção pelo HCV
Anticorpo contra o HCV	Positivo em 6-24 semanas; negativo no início da infecção	Positivo	Positivo
Carga viral (RNA do HCV no soro)	Detectável dentro de 1-2 semanas	Detectável	Indetectável
Transaminase (alanina-amino-transferase, ALT)	Elevada	Normalmente elevada, mas flutua para níveis próximos do normal	Pode ser normal, mas pode ser positiva e flutuar

infecção pelo HCV que pelo HBV. A biópsia de fígado é, muitas vezes, realizada em pacientes com infecção crônica para avaliar a extensão do dano no fígado e para guiar as decisões no tratamento. Muitas infecções pelo HCV são assintomáticas, incluindo as infecções agudas e crônicas, e são detectadas somente pela presença de anticorpos. O período de incubação médio é de 8 semanas. A cirrose resultante da infecção crônica pelo HCV é a indicação mais comum para transplante de fígado.

A infecção pelo HCV também pode gerar reações autoimunes extra-hepáticas significativas, incluindo vasculite, artralgias, púrpura e glomerulonefrite membranoproliferativa. O HCV é a principal causa de crioglobulinemia mista essencial. As crioglobulinas são definidas por sua capacidade de precipitar em baixa temperatura (crio = frio). Os crioprecipitados são imunocomplexos compostos por antígenos e anticorpos do HCV.

Diagnóstico laboratorial

A infecção pelo HCV é diagnosticada por meio da detecção de anticorpos contra HCV em um ensaio imunoabsorvente ligado à enzima (Elisa) (Tab. 41-5). O antígeno no ensaio é uma proteína recombinante formada por três proteínas do HCV imunogenicamente estáveis, e não inclui as proteínas do envelope, altamente variáveis. O teste não distingue entre IgM e IgG, assim como não distingue entre infecção aguda, crônica ou resolvida.

Se o resultado do teste para a detecção de anticorpos (Elisa) for positivo, um ensaio de reação em cadeia da polimerase que detecta a presença de RNA viral (**carga viral**) no soro deve ser realizado para se determinar se existe doença ativa. A redução da carga viral em pacientes com hepatite C é utilizada como ferramenta para se monitorar o sucesso da terapia antiviral. O isolamento do vírus de espécimes do paciente não é realizado. Uma infecção crônica é caracterizada por níveis elevados de transaminase, um teste de Elisa positivo e **RNA viral detectável por pelo menos 6 meses**.

Tratamento

O tratamento da hepatite C **aguda** com alfapeginterferona diminui significativamente o número de pacientes que se tornam portadores crônicos do vírus.

O tratamento de escolha para a hepatite C **crônica** é uma combinação de fármacos pertencentes a três classes: inibidores de RNA polimerase, inibidores de NS5A e inibidores de protease (Tab. 41-6 e Fig. 41-5). Esses fármacos são administrados por via oral, o que representa um aprimoramento em relação aos fármacos administrados em regimes anteriores que frequentemente incluíam a alfa-peginterferona, o qual é administrado por via parenteral e apresenta efeitos adversos significativos.

As combinações atualmente disponíveis estão descritas na Tabela 41-7. Observe que essas combinações de fármacos são mais eficazes contra determinados genótipos do HCV. Essas diversas combinações oferecem uma perspectiva de "cura" para a hepatite C crônica.

Um efeito adverso importante desses fármacos utilizados no tratamento da infecção crônica pelo HCV é a reativação da infecção pelo HBV. O mecanismo de reativação do HBV é desconhecido.

Prevenção

Não há vacina, e globulinas hiperimunes não estão disponíveis. Globulinas de soro imune em forma de pool não são úteis para profilaxia pós-exposição. Não existe indicação efetiva para a profilaxia após um ferimento acidental com agulha; somente o monitoramento é recomendado.

O sangue com anticorpos anti-HCV é descartado – um procedimento que tem prevenido praticamente todas as infecções pelo HCV via transfusão desde 1994, quando a testagem foi iniciada. Recomenda-se a pesquisa de anticorpos anti-HCV em indivíduos nascidos nos Estados Unidos entre os anos de 1945 e 1965, pois pessoas neste grupo apresentam altas taxas de infecção. O tratamento daqueles que são anticorpo-positivos ajuda a reduzir a transmissão do vírus.

Pacientes com infecção crônica pelo HCV devem ser advertidos para reduzir ou eliminar o consumo de bebidas alcoólicas a fim de diminuir o risco de carcinoma hepatocelular e cirrose. Pacientes com infecção crônica pelo HCV e cirrose devem ser monitorados com testes para a a-fetoproteína e ultrassonografias de fígado para detectar carcinomas no estágio precoce. Pacientes com falha renal devida à infecção pelo HCV podem receber o transplante de fígado, mas a infecção do enxerto com HCV geralmente ocorre.

TABELA 41-6 Fármacos administrados por via oral para o tratamento da infecção crônica pelo HCV

Classe do fármaco	Nome do fármaco	Mecanismo de ação
Inibidor de RNA-polimerase	Sofosbuvir	Inibe a síntese do genoma de RNA; análogo de nucleosídeo (uridina); droga terminadora de cadeia
Inibidor de RNA-polimerase	Dasabuvir	Inibe a síntese do genoma de RNA; inibidor não nucleosídeo
Inibidor de NS5A	Ledipasvir Ombitasvir Daclatasvir Elbasvir Velpatasvir Pibrentasvir	Inibe a síntese do genoma de RNA; bloqueia a ação da proteína NS5A, um cofator necessário para a atividade da RNA-polimerase
Inibidores da protease	Boceprevir Simeprevir Telaprevir Paritaprevir Grazoprevir Glecaprevir	Inibe a clivagem do precursor polipeptídico; bloqueia a produção de proteínas do HCV estruturais e não estruturais funcionais

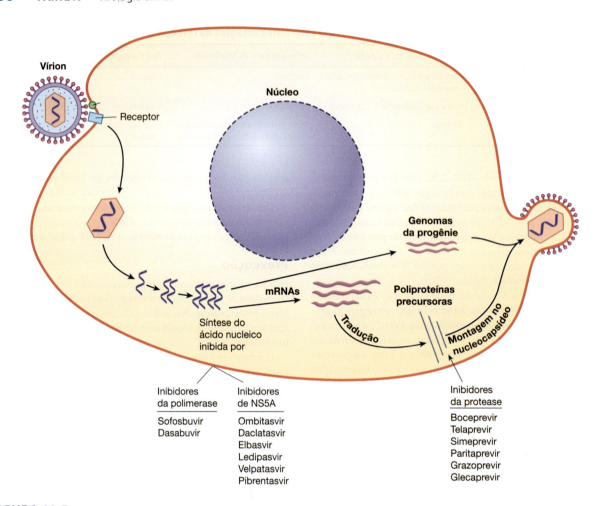

FIGURA 41-5 Sítio de ação dos fármacos utilizados no tratamento da infecção crônica pelo vírus da hepatite C.

Os pacientes coinfectados com HCV e HIV devem ser tratados cautelosamente com a HAART, uma vez que a recuperação da imunidade celular pode resultar em uma exacerbação da hepatite (SIRI). Deve-se considerar o tratamento da infecção pelo HCV antes de iniciar a HAART.

VÍRUS DA HEPATITE D (HDV, DELTAVÍRUS)

Doença
O HDV causa hepatite D (hepatite delta).

Propriedades importantes e ciclo de replicação
O HDV não é comum, uma vez que é um vírus **defectivo** (i.e., não se replica sozinho, pois não possui o gene codificador da proteína do envelope). O HDV só pode se replicar em células também infectadas pelo HBV, uma vez que utiliza os antígenos de superfície do HBV (HBsAg) como sua proteína de envelope. O HBV é, portanto, o vírus auxiliar para HDV (Fig. 41-6).

O HDV é um vírus envelopado com um genoma de RNA circular, covalentemente fechado, de fita simples e polaridade negativa. O RNA do HDV é muito pequeno e codifica somente uma proteína, a proteína interna do cerne, chamada de **antígeno delta**. O RNA genômico do HDV não possui nenhuma sequência homóloga ao DNA genômico do HBV. O HDV não possui uma polimerase no vírion; o genoma de RNA é replicado e transcrito pela RNA-polimerase da célula hospedeira. O genoma do RNA do HDV é uma "ribozima" (i.e., ele possui a habilidade de realizar autoclivagem e autoligação – propriedades que são empregadas durante a replicação do genoma). O HDV se multiplica no núcleo, mas as especificidades do ciclo replicativo são complexas e estão além do escopo deste livro.

O HDV possui somente um sorotipo porque o HBsAg tem somente um sorotipo. Não há evidência da existência de um reservatório animal para o HDV.

Transmissão e epidemiologia
O HDV é transmitido das mesmas maneiras que o HBV (i.e., sexualmente, por contato com sangue e durante o nascimento). Nos Estados Unidos, a maioria das infecções por HDV ocorre em usuários de drogas intravenosas que compartilham agulhas. Infecções pelo HDV ocorrem em todo o mundo, com distribuição similar à das infecções pelo HBV.

TABELA 41-7 Combinações efetivas de fármacos para o tratamento da infecção crônica pelo HCV

Genótipo do HCV contra o qual o tratamento é efetivo	Nome do inibidor de HCV	Sítio de ação do inibidor de HCV
1	Sofosbuvir	RNA-polimerase
	Simeprevir	Protease
1	Dasabuvir	RNA-polimerase
	Ombitasvir	NS5A
	Paritaprevir	Protease
	Ritonavir	Estimulador de inibidor de protease
1 ou 3	Sofosbuvir	RNA-polimerase
	Daclatasvir	NS5A
1 ou 4	Elbasvir	NS5A
	Grazoprevir	Protease
1, 4, 5 ou 6	Sofosbuvir	RNA-polimerase
	Ledipasvir	NS5A
4	Ombitasvir	NS5A
	Paritaprevir	Protease
	Ritonavir	Estimulador de inibidor de protease
Todos os 6	Sofosbuvir	RNA-polimerase
	Velpatasvir	NS5A
Todos os 6	Pibrentasvir	NS5A
	Glecaprevir	Protease

Patogênese e imunidade

É provável que a patogênese da hepatite causada por HDV e HBV seja a mesma (i.e., os hepatócitos infectados pelo vírus são danificados pelas células T citotóxicas). Há evidência de que o antígeno delta seja citopático para os hepatócitos.

Anticorpos IgG antiantígeno delta não são detectados por longos períodos após a infecção; é, portanto, incerto se a imunidade de longo prazo para o HDV existe.

Achados clínicos

Devido ao HDV poder se replicar somente em células também infectadas com o HBV, a hepatite delta pode ocorrer somente em uma pessoa infectada com o HBV. Um indivíduo pode ser infectado por HDV e HBV ao mesmo tempo (i.e., ser "coinfectado") ou ser previamente infectado pelo HBV e, então, "superinfectado" com o HDV.

A hepatite em pacientes coinfectados com o HDV e o HBV é mais grave que nos infectados somente com o HBV, mas a incidência de hepatite crônica é aproximadamente a mesma de pacientes infectados somente com HBV. Entretanto, a hepatite em portadores crônicos que se tornam superinfectados com HDV é muito mais grave, e a incidência de hepatite fulminante, hepatite com risco de vida, hepatite crônica e insuficiência hepática é significativamente mais alta.

Diagnóstico laboratorial

O diagnóstico da infecção pelo HDV no laboratório é feito pela detecção do antígeno delta ou de anticorpos IgM contra o antígeno delta no soro dos pacientes.

Tratamento e prevenção

A alfapeginterferona pode mitigar alguns dos efeitos da hepatite crônica causada pelo HDV, mas não elimina o estado de portador crônico. Não há terapia antiviral específica contra o HDV. Não há, também, vacina contra o HDV, no entanto, uma pessoa imunizada contra o HBV não será infectada pelo HDV, uma vez que o HDV não se replica na ausência da infecção pelo HBV.

VÍRUS DA HEPATITE E (HEV)

O HEV é uma importante causa de hepatites transmitidas via fecal-oral. Imagina-se que seja mais comum que o HAV em muitos países em desenvolvimento. Ele é uma causa comum de epidemias de hepatite transmitida pela água na Ásia, na África, na Índia e no México, mas é incomum nos Estados Unidos.* O HEV é um vírus não envelopado de RNA de fita simples, classificado como membro da família Hepeviridae, gênero *Hepevirus*.

Clinicamente, a doença assemelha-se à hepatite A, com exceção da alta taxa de mortalidade em mulheres grávidas. A maioria dos

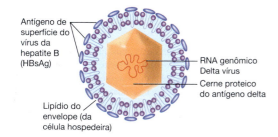

FIGURA 41-6 Vírus da hepatite D. Observe que o antígeno de superfície do vírus da hepatite B (HBsAg) forma o envelope externo. O genoma consiste em uma molécula de RNA circular. (Reproduzida, com permissão, de Ryan KJ, Ray C. Hepatitis Viruses. In: Ryan KJ, Ray C, eds. *Sherris Medical Microbiology*. 6ª ed. Nova Iorque, NY: McGraw-Hill; 2014.)

---

*N. de R.T. É também incomum no Brasil, sendo apenas a quinta hepatite viral mais frequente (depois das hepatites A, B, C e D, respectivamente).

340 **PARTE IV** • Virologia clínica

casos se resolve sem sequelas. A infecção crônica que resulta em hepatite crônica e cirrose, mas não em carcinoma hepatocelular, é observada em indivíduos imunocomprometidos, como em pacientes infectados pelo HIV, em indivíduos recebendo quimioterapia para câncer e pacientes que estão recebendo fármacos imunossupressores para prevenção da rejeição de transplantes de órgãos sólidos.

O diagnóstico é geralmente realizado por meio da detecção de anticorpos IgM contra o HEV. Encontra-se disponível um ensaio de reação em cadeia da polimerase (PCR) que detecta o RNA do HEV em amostras de pacientes. Não existe fármaco antiviral disponível para o tratamento da infecção aguda em pacientes imunocompetentes. Em pacientes imunocomprometidos, a ribavirina foi capaz de eliminar a viremia por HEV em receptores de transplante de órgãos sólidos. Não há vacina.

VÍRUS DA HEPATITE G (HGV)

Em 1996, o vírus da hepatite G (HGV) foi isolado de pacientes com hepatite pós-transfusional. O HGV é um membro da família Flaviviridae, como o HCV. Entretanto, de maneira distinta do HCV, que é claramente a causa da hepatite aguda e da hepatite crônica ativa, e predispõe ao carcinoma hepatocelular, o HGV não foi documentado como causa de nenhum desses achados clínicos. O papel do HGV como causador de doença no fígado ainda precisa ser estabelecido, mas se sabe que ele pode causar infecção crônica com duração de décadas. Aproximadamente 60 a 70% dos pacientes infectados eliminam o vírus e desenvolvem anticorpos.

O HGV é transmitido na relação sexual e pelo sangue. Ele é carreado no sangue de milhões de pessoas em todo o mundo. Nos Estados Unidos, ele é encontrado no sangue de aproximadamente 2% dos candidatos aleatórios à doação de sangue, 15% dos infectados com HCV e 35% dos infectados com HIV. Pacientes coinfectados com HIV e HGV têm baixa taxa de mortalidade e menos HIV em seu sangue do que os infectados somente com HIV. Sugeriu-se que o HGV pode interferir na multiplicação do HIV. (O HGV também é conhecido como vírus GB-C, hepegivírus humano e pegivírus H.)

TESTE SEU CONHECIMENTO

1. Um surto de icterícia ocorreu em muitas crianças de uma mesma creche. Se o surto tiver sido causado por um vírus, qual das seguintes opções é a causa mais provável?

    (A) Vírus da hepatite A.
    (B) Vírus da hepatite B.
    (C) Vírus da hepatite C.
    (D) Vírus da hepatite D.

2. Em relação ao vírus da hepatite A (HAV), qual das seguintes opções seria a afirmação mais correta?

    (A) A vacina do HAV contém vírus vivo atenuado como imunógeno.
    (B) A testagem do sangue para a transfusão reduz grandemente a disseminação pelo HAV.
    (C) O diagnóstico é geralmente feito por testes sorológicos e não pelo cultivo viral.
    (D) Episódios múltiplos de hepatite A são comuns uma vez que essa doença possui três sorotipos.
    (E) O vírus apresenta um genoma de RNA de fita simples, segmentado e de polaridade positiva, e também uma RNA-polimerase no vírion.

3. Uma mulher positiva para o antígeno de superfície do vírus da hepatite B (HBsAg) e negativa para o anticorpo contra este antígeno (anti-HBs) acabou de dar à luz a uma criança. Qual das seguintes opções é o procedimento mais apropriado a ser feito em relação ao recém-nascido?

    (A) Nenhum. A criança está protegida contra a hepatite B.
    (B) Imunizar com a vacina contendo o HBsAg (vacina HBV).
    (C) Administrar a globulina hiperimune anti-hepatite B (HBIG).
    (D) Administrar a vacina e a HBIG.

4. Em relação ao vírus da hepatite B (HBV) e à doença hepatite B, qual das seguintes opções é a mais correta?

    (A) O indicador mais confiável de que a pessoa pode transmitir o HBV é a presença do HBsAg no sangue.
    (B) O HBV tem um DNA de fita parcialmente dupla como genoma e possui uma DNA-polimerase no vírion.
    (C) Profissionais da área da saúde que sofreram uma picada de agulha enquanto tiravam sangue de uma pessoa com hepatite B devem receber aciclovir.
    (D) A infecção pelo HBV induz anticorpos anti-HBc (antígeno do cerne), os quais protegem a pessoa de uma segunda infecção pela mesma amostra de HBV.
    (E) Uma pessoa na "fase de janela imunológica" pode ser diagnosticada como tendo sido infectada pelo HBV se os anticorpos contra o antígeno de superfície (HBsAg) estiverem presentes.

5. Em relação ao vírus da hepatite C (HCV), qual das seguintes opções é a mais correta?

    (A) A infecção crônica com o HCV predispõe ao carcinoma hepatocelular.
    (B) O HCV é um vírus defectivo que requer a infecção concorrente do HBV para se multiplicar.
    (C) A infecção crônica pelo HCV ocorre menos frequentemente que a infecção crônica pelo HBV.
    (D) A vacina inativada contra o HCV é pouco imunogênica, então doses de reforço devem ser administradas pelo menos a cada 5 anos.
    (E) Saneamento básico adequado reduz significativamente a incidência de hepatite C.

6. Em relação ao vírus da hepatite D (HDV), qual das seguintes opções é a mais correta?

    (A) O uso da alfainterferona pode erradicar o estado de infecção latente estabelecido pelo HDV.
    (B) A imunização contra o HBV reduzirá a incidência da hepatite causada pelo HDV.
    (C) O HDV possui DNA como genoma e uma DNA-polimerase dependente de RNA em seu vírion.
    (D) O diagnóstico laboratorial da infecção pelo HDV é feito pela multiplicação do HDV em células coinfectadas pelo HBV.
    (E) Muitas infecções pelo HDV ocorrem em creches, em crianças na fase de fralda, porque o vírus é transmitido principalmente via fecal-oral.

7. Seu paciente é um homem de 35 anos que reclamou que o branco dos seus olhos tinha se tornado amarelo. Após coletar a história e fazer um exame físico, você pediu testes sorológicos para determinar se ele tem hepatite viral. Com base nos resultados, você diz a ele que ele tem uma forma leve de hepatite que não causa danos a longo prazo ao fígado. Sua conclusão é baseada no resultado positivo de qual dos seguintes testes?

    (A) Anticorpos antivírus da hepatite C.
    (B) Antígeno de superfície da hepatite B.
    (C) Antígeno da hepatite delta.
    (D) Anticorpos IgM antivírus da hepatite A.

8. Sua paciente é uma mulher de 20 anos com hepatite B crônica que foi diagnosticada por detecção de antígeno de hepatite B em seu sangue mais de 6 meses após ter apresentado hepatite aguda. Qual das seguintes opções é a melhor escolha de fármaco para tratar a hepatite B crônica?

(A) Aciclovir.
(B) Foscarnete.
(C) Entecavir.
(D) Ritonavir.
(E) Zidovudina.

9. Seu paciente é um homem de 27 anos com um histórico de uso de drogas intravenosas e que foi diagnosticado com hepatite C crônica. Ele é negativo para anticorpos anti-HIV. Qual das seguintes opções é a melhor escolha de fármacos para tratar a hepatite C crônica?

(A) Aciclovir e foscarnete.
(B) Ganciclovir e enfuvirtida.
(C) Sofosbuvir e velpatasvir.
(D) Zidovudina e lamivudina.
(E) Tenofovir e simeprevir.

RESPOSTAS

(1) **(A)**
(2) **(C)**
(3) **(D)**
(4) **(B)**
(5) **(A)**
(6) **(B)**
(7) **(D)**
(8) **(C)**
(9) **(C)**

RESUMOS DOS ORGANISMOS

Breves resumos dos organismos descritos neste capítulo iniciam-se na página 669. Favor consultar esses resumos para uma rápida revisão do material essencial.

VER TAMBÉM

- Mais **questões para autoavaliação** sobre os temas discutidos neste capítulo são encontradas na seção de Virologia Clínica da Parte XIII: Questões para autoavaliação, a partir da página 724. Consulte também a Parte XIV: Simulado de provas e concursos, a partir da página 753.

CAPÍTULO

42 Arbovírus

CONTEÚDO DO CAPÍTULO

Introdução
  Propriedades importantes
  Transmissão
  Achados clínicos e epidemiologia
Arbovírus importantes que causam doenças nos Estados Unidos
  Vírus da encefalite equina oriental
  Vírus da encefalite equina ocidental
  Vírus da encefalite de Saint Louis
  Vírus da encefalite da Califórnia
  Vírus da febre do carrapato do Colorado
  Vírus do Nilo Ocidental

Arbovírus que causam doenças importantes fora dos Estados Unidos
  Vírus da febre amarela
  Vírus da dengue
  Vírus chikungunya
  Vírus zika
Teste seu conhecimento
Resumos dos organismos
Ver também

INTRODUÇÃO

A palavra **arbovírus** é um acrônimo para *arthrop-borne virus*, e enfatiza o fato de que estes vírus são transmitidos por **artrópodes**, principalmente mosquitos e carrapatos. É uma denominação coletiva para um grande grupo de vírus distintos, com mais de 600 na última contagem. Em geral, são denominados de acordo com as doenças que causam (p. ex., vírus da febre amarela) ou com a localidade onde foram primeiramente isolados (p. ex., vírus da encefalite de Saint Louis).

Um novo grupo de vírus, denominados **robovírus**, surgiu recentemente. O termo *robo* refere-se ao fato de esses vírus serem transmitidos por roedores (i.e., são transmitidos diretamente de roedores para seres humanos, sem um artrópode-vetor). A transmissão ocorre quando excrementos secos de roedores são inalados até o pulmão humano (p. ex., ao varrer o chão de uma cabana). Dois robovírus causam uma síndrome do desconforto respiratório que é frequentemente fatal: o vírus *Sin Nombre* (um hantavírus) e o vírus Whitewater Arroyo (um arenavírus).* Esses vírus são descritos no Capítulo 46.

Propriedades importantes

A maioria dos arbovírus é classificada em três famílias,[1] a saber, Togaviridae, Flaviviridae e Bunyaviridae (Tab. 42-1).

---

*N. de R.T. No Brasil, os hantavírus causam infecções pulmonares que podem ser classificadas como roboviroses.

[1] Alguns arbovírus pertencem a outras duas famílias. Por exemplo, o vírus do carrapato do Colorado é um reovírus; o vírus Kern Canyon e o vírus da estomatite vesicular são rabdovírus.

(1) Os togavírus[2] são caracterizados por um nucleocapsídeo icosaédrico envolto por um envelope e genoma de RNA de fita simples, de polaridade positiva. Exibem diâmetro de 70 nm, ao contrário dos flavivírus, que apresentam diâmetro de 40 a 50 nm (ver a seguir). Os togavírus são divididos em duas famílias, alfavírus e rubivírus.** Apenas os alfavírus são considerados neste livro. O único rubivírus é o vírus da rubéola, que é discutido no Capítulo 39.

(2) Os flavivírus[3] são similares aos togavírus, já que também apresentam nucleocapsídeo icosaédrico envolto por um envelope e genoma de RNA de fita simples, de polaridade positiva; contudo, os flavivírus apresentam diâmetro de apenas 40 a 50 nm, ao passo que os togavírus apresentam diâmetro de 70 nm.

(3) Os buniavírus[4] apresentam nucleocapsídeo helicoidal envolto por um envelope e genoma consistindo em três segmentos de RNA de polaridade negativa unidos por ligações de hidrogênio.

Transmissão

O ciclo de vida dos arbovírus é baseado na habilidade desses vírus de se multiplicarem *tanto* no hospedeiro vertebrado *quanto* no

---

[2] *Toga* significa capa.

**N. de R.T. De acordo com o Comitê Internacional de Taxonomia Viral (ICTV), o vírus da rubéola, única espécie dentro do gênero *Rubivirus*, não pertence mais à família Togaviridae. O gênero *Rubivirus* foi removido da família Togaviridae e agora pertence a uma nova família viral denominada Matonaviridae, da qual é o único gênero.

[3] *Flavi* significa amarelo, como em febre amarela.

[4] "*Bunya*" é o diminutivo de Bunyamwera – a cidade na África onde o vírus protótipo foi identificado.

TABELA 42-1 Classificação dos principais arbovírus

Família	Gênero	Vírus de interesse médico nas Américas
Togavírus	Alphavirus[1]	Vírus da encefalite equina oriental, vírus da encefalite equina ocidental, vírus chikungunya
Flavivírus	Flavivirus[2]	Vírus da encefalite de St. Louis, vírus da febre amarela, vírus da dengue, vírus do Nilo Ocidental, vírus zika
Buniavírus	Bunyavirus[3]	Vírus da encefalite da Califórnia
Reovírus	Orbivirus	Vírus da febre do carrapato do Colorado

[1] Alfavírus de outras regiões incluem os vírus chikungunya, Mayaro, O'Nyong-Nyong, Ross River e da floresta de Semliki.
[2] Flavivírus de outras regiões incluem os vírus da encefalite japonesa, da doença da floresta de Kyasanur, da encefalite de Murray Valley, da febre hemorrágica de Omsk, das encefalites de Powassan e do Nilo Ocidental.
[3] Buniavírus de outras regiões incluem os vírus do complexo *Bunyamwera* e o vírus *Oropouche*.

vetor hematófago (Fig. 42-1). Para que a transmissão eficaz ocorra, o vírus deve estar presente na corrente sanguínea do hospedeiro vertebrado (viremia) em um título suficientemente alto para ser captado no pequeno volume de sangue ingerido durante a picada do inseto. Após a ingestão, o vírus se multiplica no intestino do artrópode e se dissemina para outros órgãos, incluindo as glândulas salivares. Apenas as fêmeas da espécie atuam como vetor dos vírus, pois só elas necessitam de alimentação de sangue, a fim de produzir a progênie. Um período de tempo obrigatório, denominado **período de incubação extrínseco**,[5] deve ocorrer para que o vírus se multiplique adequadamente, permitindo que a saliva do vetor contenha quantidade suficiente de vírus para transmitir uma dose infectante. Para a maioria dos vírus, o período de incubação extrínseco varia de 7 a 14 dias.

Além da transmissão entre vertebrados, alguns arbovírus são transmitidos por passagem vertical "transovariana" da fêmea do carrapato para sua prole. A transmissão vertical é importante para a sobrevivência do vírus quando um hospedeiro vertebrado não está disponível.

Os seres humanos estão envolvidos no ciclo de transmissão dos arbovírus de duas maneiras distintas. Em geral, os seres humanos são **hospedeiros terminais**, pois a concentração de vírus no sangue humano é muito baixa e a duração da viremia é muito curta para a próxima picada transmitir o vírus. Entretanto, em algumas doenças (p. ex., febre amarela e dengue), seres humanos apresentam alto nível de viremia e atuam como reservatório do vírus.

A infecção por arbovírus, em geral, não resulta em doença no artrópode-vetor ou no animal vertebrado que atua como hospedeiro natural. A doença ocorre principalmente quando o vírus infecta hospedeiros terminais. Por exemplo, o vírus da febre amarela circula inofensivamente entre macacos selvagens da América do Sul, mas quando o vírus infecta um ser humano, a febre amarela pode ocorrer.*

Achados clínicos e epidemiologia

A maioria das infecções arbovirais humanas são assintomáticas. Das infecções que são sintomáticas, a maioria são enfermidades

---

[5] O período de incubação intrínseco é o intervalo entre o momento da picada e o surgimento dos sintomas no hospedeiro humano.

*N. de R.T. Embora macacos infectados possam apresentar infecções inaparentes pelo vírus da febre amarela, a doença em primatas não humanos ocorre, e a identificação de animais mortos ou moribundos pela infecção (epizootia) é um importante indicador epidemiológico para a ocorrência de surtos em seres humanos.

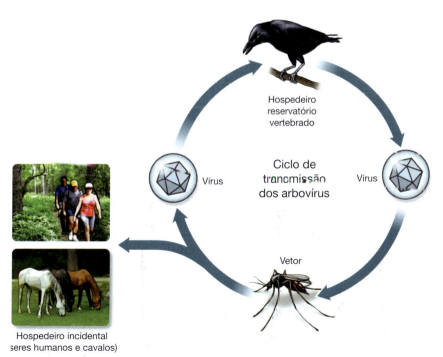

FIGURA 42-1 Ciclo de transmissão dos arbovírus. Os arbovírus normalmente estabelecem um ciclo entre o hospedeiro reservatório vertebrado, frequentemente uma ave, e o vetor, frequentemente um mosquito. O vetor infectado pode também picar outros hospedeiros, como seres humanos e cavalos, os quais são "hospedeiros terminais", uma vez que a viremia nesses hospedeiros é muito baixa para prover ao vetor uma dose infectante. (Fonte: Centers for Disease Control and Prevention.)

PARTE IV • Virologia clínica

agudas febris. A minoria das infecções causa doença neuroinvasiva, como encefalite e meningite. As doenças causadas pelos arbovírus variam de gravidade branda a rapidamente fatal.

O quadro clínico, em geral, corresponde a uma das três categorias: (1) **encefalite**, (2) **febre hemorrágica** ou (3) febre com mialgias, artralgias e erupção não hemorrágica. A patogênese dessas doenças envolve não apenas o efeito citocida do vírus, mas também, em alguns casos, um proeminente componente imunopatológico. Após a recuperação da doença, em geral, a imunidade é permanente.

As doenças arbovirais ocorrem principalmente nos **trópicos**, mas também são observadas nas zonas temperadas, como nos Estados Unidos, e zonas do extremo norte, como no Alasca e na Sibéria. Possuem tendência a causar surtos súbitos, muitas vezes na fronteira entre comunidades humanas e regiões de selva ou floresta.

ARBOVÍRUS IMPORTANTES QUE CAUSAM DOENÇAS NOS ESTADOS UNIDOS*

Vírus da encefalite equina do leste

Dos quatro vírus de encefalite listados na Tabela 42-2, o vírus da encefalite equina do leste (EEL) causa a doença mais grave e está associado à maior taxa de mortalidade (cerca de 50%). Em seu hábitat natural, o vírus é transmitido principalmente pelo **mosquito do pântano**, *Culiseta*, que vive entre pequenas aves silvestres dos Estados do Atlântico e da Costa do Golfo. Espécies de mosquitos *Aedes* são suspeitos de transportar o vírus das **aves selvagens reservatórias** para os principais **hospedeiros terminais**, cavalos e seres **humanos**. O número de casos de encefalite humana causados pelo vírus da EEL nos Estados Unidos, em geral, varia de 0 a 4 por ano, embora surtos envolvendo centenas de casos também ocorram. As infecções subclínicas excedem enormemente o número de casos evidentes.

A encefalite é caracterizada por início súbito de cefaleia grave, náusea, vômito e febre. Alterações no estado mental, como confusão e letargia, acontecem em seguida. Ocorre um curso descendente rapidamente progressivo, com rigidez de nuca, convulsões e coma. Se o paciente sobreviver, as sequelas do sistema nervoso central são geralmente graves. A imunidade após a infecção é permanente.

O diagnóstico é realizado pelo isolamento do vírus ou pela demonstração de aumento no título de anticorpos. Médicos devem ter alto índice de suspeita durante os meses do verão nas regiões geográficas propícias. A doença não ocorre no inverno, uma vez que os mosquitos não são ativos. Não se sabe como o vírus sobrevive durante o inverno – em aves, mosquitos ou talvez em algum outro animal.

Não há terapia antiviral disponível. Uma vacina inativada está disponível para proteção de cavalos, mas não de seres humanos. A doença é muito rara para que a produção de uma vacina humana seja economicamente viável.

Vírus da encefalite equina do oeste

O vírus da encefalite equina do oeste (EEO) causa doença com mais frequência que o vírus da EEL, mas a doença é menos grave. Infecções inaparentes ultrapassam o número de infecções aparentes em pelo menos 100:1. O número de casos nos Estados Unidos varia, em geral, de 5 a 20 por ano, e a taxa de mortalidade é de aproximadamente 2%.

O vírus é transmitido principalmente por **mosquitos** *Culex* entre a população de **aves selvagens** dos Estados ocidentais, principalmente em áreas de terras irrigadas.

O quadro clínico da infecção pelo vírus da EEO é similar, porém, menos grave que o causado pelo vírus da EEL. As sequelas são menos comuns. O diagnóstico é realizado pelo isolamento do vírus ou pela observação de aumento no título de anticorpos. Não há terapia antiviral. Existe uma vacina inativada para cavalos, mas não para seres humanos.

Vírus da encefalite de Saint Louis

O vírus da encefalite de Saint Louis (SLE, *Saint Louis encephalitis*) causa doença em uma região geográfica mais ampla que os vírus da EEL e da EEO. É encontrado nos Estados do Sul, Centro e Oeste e causa 10 a 30 casos de encefalite por ano nos Estados Unidos.

O vírus é transmitido por várias espécies de mosquitos *Culex*, que diferem dependendo da localização. Ainda, **aves silvestres** pequenas, sobretudo pardais ingleses, são o reservatório, e os seres humanos são hospedeiros terminais. Embora os vírus da EEL e da EEO sejam predominantemente rurais, o vírus da SLE ocorre em

---

*N. de R.T. De todos os vírus listados nesta seção, apenas os vírus da encefalite de Saint Louis e da encefalite do Nilo Ocidental já foram detectados no Brasil. Mesmo assim, casos de infecção humana só foram confirmados para o vírus da encefalite de Saint Louis, ao passo que o vírus da encefalite do Nilo Ocidental só foi detectado em animais na região do Pantanal Brasileiro.

TABELA 42-2 Epidemiologia das doenças importantes causadas por arbovírus nos Estados Unidos

Doença[1]	Vetor	Reservatório animal	Distribuição geográfica	Incidência aproximada por ano[2]
EEL	Mosquito	Aves selvagens[3]	Estados do Atlântico e do Golfo	0-4
EEO	Mosquito	Aves selvagens[3]	Oeste do Mississippi	5-20[4]
SLE	Mosquito	Aves selvagens	Ampla distribuição nos Estados do Sul, Centrais e do Oeste	10-30[4]
CE	Mosquito	Pequenos mamíferos	Estados do Centro-Norte	40-80
FCC	Carrapato	Pequenos mamíferos	Montanhas Rochosas	100-300
Encefalite do Nilo Ocidental	Mosquito	Aves selvagens	Endêmica na África; ampla distribuição nos Estados Unidos	700-1.000

CE, encefalite da Califórnia; FCC, febre do carrapato do Colorado; EEL, encefalite equina do leste; SLE, encefalite de St. Louis; EEO, encefalite equina do oeste.
[1]O vírus da encefalite equina venezuelana causa doença nos Estados Unidos muito raramente para ser incluído.
[2]Casos em seres humanos.
[3]Cavalos são hospedeiros terminais, não reservatórios.
[4]Centenas de casos durante surtos.

áreas urbanas, já que esses mosquitos preferem se reproduzir em águas residuais paradas.

O vírus da SLE causa encefalite moderadamente grave com taxa de mortalidade de cerca de 10%. A maioria das infecções é inaparente. Sequelas são raras.

O diagnóstico é, muitas vezes, realizado sorologicamente, uma vez que o vírus é difícil de isolar. Não há terapia antiviral ou vacina disponível.

Vírus da encefalite da Califórnia

O vírus da encefalite da Califórnia (CE, *California encephalitis*) foi inicialmente isolado de mosquitos na Califórnia, em 1952, no entanto essa denominação é imprópria, uma vez que a maioria das doenças em seres humanos ocorre nos Estados do Centro-norte. A cepa do vírus da CE que causa encefalite com maior frequência é denominada La Crosse, devido à cidade em Wisconsin onde foi isolada. O vírus da CE é o único entre os quatro principais vírus de encefalite nos Estados Unidos que é membro da família dos **buniavírus**.

O vírus La Crosse é transmitido pelo **mosquito** *Aedes triseriatus* entre **roedores** de florestas. O vírus é transmitido nos mosquitos via transovariana e, desse modo, sobrevive no inverno, quando os mosquitos não estão ativos. O quadro clínico pode ser brando, semelhante à meningite enteroviral, ou grave, semelhante à encefalite herpética. A morte raramente ocorre. O diagnóstico é, na maioria das vezes, realizado sorologicamente, e não pelo isolamento do vírus. Não há terapia antiviral ou vacina disponível.

Vírus da febre do carrapato do Colorado

Entre as cinco doenças descritas na Tabela 42-2, a febre do carrapato do Colorado (FCC) é a mais facilmente diferenciada das demais, tanto biológica quanto clinicamente. O vírus da FCC é um **reovírus** transmitido pelo **carrapato-do-mato** *Dermacentor andersoni* entre os **roedores** pequenos (p. ex., esquilos) das Montanhas Rochosas. Ocorrem aproximadamente 100 a 300 casos por ano nos Estados Unidos.

A doença ocorre, principalmente, em indivíduos que praticam caminhadas ou que acampam nas Montanhas Rochosas, e é caracterizada por febre, cefaleia, dor retro-orbital e mialgia grave. O diagnóstico é realizado pelo isolamento do vírus a partir do sangue ou pela detecção de aumento no título de anticorpos. Não há terapia antiviral ou vacina disponível. A prevenção envolve o uso de roupas protetoras e inspeção da pele para presença de carrapatos.

Vírus do Nilo Ocidental

O vírus do Nilo Ocidental (WNV, *West Nile virus***) é a causa mais comum de doença arboviral neuroinvasiva (encefalite, meningite) nos Estados Unidos.** WNV foi responsável por um surto de encefalite na cidade de Nova Iorque e arredores em julho, agosto e setembro de 1999. Foi a primeira vez que o WNV causou doença nos Estados Unidos. Nesse surto, ocorreram 27 casos confirmados e 23 casos prováveis, incluindo 5 óbitos. Diversas aves, sobretudo corvos, também morreram. Nenhum caso em seres humanos ocorreu após a ampla pulverização de compostos para controle de mosquitos e o início de condições climáticas mais frias.

No verão de 2000, ocorreram 18 casos e 1 óbito e, até julho de 2001, o vírus se disseminou por vários Estados ao longo da costa Leste (de New Hampshire até a Flórida), bem como para o Oeste, em Louisiana. Em 2002, houve aumento acentuado no número de casos. Ocorreram mais de 4 mil casos, 274 indivíduos morreram e o vírus se disseminou mais para o Oeste, até o Colorado. Em 2003,

ocorreram 7.700 casos, com 166 mortes, e o vírus se disseminou até a Califórnia. Em 2012, ocorreram 3.142 casos relatados e 134 mortes. A cada ano, o WNV causa um elevado número de mortes por encefalite transmitida por mosquitos nos Estados Unidos. É desconhecido o modo pelo qual o WNV foi introduzido nos Estados Unidos, mas provavelmente um viajante infectado ou um mosquito infectado, transportado por avião, estejam envolvidos.

O WNV é um flavivírus classificado no mesmo grupo antigênico que o vírus da SLE. É endêmico na África, mas também causou encefalite em regiões da Europa e da Ásia. Aves selvagens são o principal reservatório do vírus, o qual é transmitido por mosquitos, principalmente os do gênero *Culex*. Os humanos são hospedeiros terminais. A transmissão do vírus por transplantes de órgãos também já ocorreu.

O quadro clínico mais importante é a encefalite, com ou sem sintomas de meningite, que ocorre, em geral, em pessoas com mais de 60 anos. A encefalite ocorre em cerca de 1% das infecções; febre e cefaleia sem a ocorrência de encefalite ocorre em cerca de 20%; e por volta de 80% das infecções são assintomáticas.

O diagnóstico laboratorial pode ser realizado pelo isolamento do vírus a partir de tecido cerebral, sangue ou líquido espinal, ou pela detecção de anticorpos no líquido espinal ou no sangue. Ensaios baseados na reação em cadeia da polimerase (PCR) encontram-se também disponíveis. Não há terapia antiviral ou vacina disponível. Em uma tentativa de prevenir infecções pelo sangue, bancos de sangue pesquisam o sangue de doadores para a presença de WNV por meio do uso de sondas de ácido nucleico específicas para o vírus.

ARBOVÍRUS QUE CAUSAM DOENÇAS IMPORTANTES FORA DOS ESTADOS UNIDOS

Embora a febre amarela e a dengue não sejam endêmicas nos Estados Unidos, o extensivo número de viagens de cidadãos norte-americanos a regiões tropicais implica a ocorrência de casos importados. Assim, é importante que os médicos dos Estados Unidos se familiarizem com essas duas doenças.

O vírus da febre amarela, o vírus da dengue e o vírus zika são classificados como flavivírus. O vírus chikungunya é um membro da família dos Togavírus. A Tabela 42-3 descreve a epidemiologia de importantes doenças causadas por arbovírus que ocorrem fora dos Estados Unidos. O vírus da encefalite japonesa, também um flavivírus e uma importante causa de encefalite epidêmica na Ásia, é descrito no Capítulo 46.

Observe que todos os quatro vírus descritos nesta seção: vírus da febre amarela, vírus da dengue, vírus chikungunya e vírus zika são transmitidos por mosquitos do gênero *Aedes*.*

Vírus da febre amarela

Como o nome indica, a febre amarela é caracterizada por icterícia e febre. É uma doença grave e com risco à vida, que inicia com o aparecimento súbito de febre, cefaleia, mialgias e fotofobia. Após esse pródromo, os sintomas progridem e comprometem o fígado, os rins e o coração. Ocorrem prostração e choque, acompanhados de hemorragia do trato gastrintestinal superior com hematêmese ("vômito negro").

---

*N. de R.T. Ressalta-se que esses vírus são considerados quatro das viroses mais importantes para a saúde pública brasileira.

346 PARTE IV • Virologia clínica

TABELA 42-3 Epidemiologia das doenças arbovirais de importância fora dos Estados Unidos

Doença	Vetor	Reservatório animal	Distribuição geográfica	Vacina disponível
Febre amarela				Sim
1. Urbana	Mosquito *Aedes*	Humanos	África tropical e América do Sul	
2. Silvestre	Mosquito *Haemagogus*	Macacos	África tropical e América do Sul	
Dengue	Mosquito *Aedes*	Seres humanos e possivelmente macacos	Áreas tropicais, principalmente no Caribe	Não
Vírus chikungunya	Mosquito *Aedes*	Humanos	Áreas tropicais, principalmente no Caribe	Não
Vírus zika	Mosquito *Aedes*	Seres humanos e primatas não humanos	Áreas tropicais da América Central e do Sul	Não

A febre amarela ocorre principalmente nas regiões tropicais da África e da América do Sul. Na epidemiologia da febre amarela, existem **dois ciclos distintos** na natureza, com diferentes reservatórios e vetores.

(1) A febre amarela silvestre é uma doença de **macacos** na África tropical e na América do Sul; é transmitida principalmente por **mosquitos**, encontrados nas copas das árvores, da espécie *Haemagogus*. Macacos são o reservatório permanente, enquanto os seres humanos são hospedeiros acidentais. Os seres humanos (p. ex., lenhadores) são infectados quando entram na selva de forma ocupacional.

(2) Em contrapartida, a febre amarela urbana é uma doença de seres **humanos**, transmitida pelo **mosquito** *Aedes aegypti*, que se reproduz em águas paradas. Na forma urbana da doença, os seres humanos são o reservatório. Para que a transmissão eficiente ocorra, o vírus deve multiplicar-se no mosquito durante o período de incubação extrínseco de 12 a 14 dias. Após o mosquito infectado picar o indivíduo, o período de incubação intrínseco é de 3 a 6 dias.

O diagnóstico em laboratório pode ser realizado pelo isolamento do vírus ou pela detecção de aumento no título de anticorpos. Não há terapia antiviral disponível e a taxa de mortalidade é alta. Se o paciente se recupera, não ocorre infecção crônica e uma imunidade permanente é conferida.

A prevenção da febre amarela envolve o controle dos mosquitos e a imunização com a **vacina** contendo vírus vivos atenuados da febre amarela.* Viajantes e residentes de áreas endêmicas devem ser imunizados. A proteção dura até 10 anos, e reforços são necessários a cada 10 anos para viajantes que entram em certos países. Epidemias ainda ocorrem em regiões da África tropical e da América do Sul. Por se tratar de uma vacina viva, não deve ser administrada a indivíduos imunocomprometidos nem a mulheres grávidas.

Vírus da dengue**

Embora a dengue **não seja endêmica** nos Estados Unidos, alguns turistas do Caribe e de outras regiões tropicais retornam com essa doença. Recentemente, ocorreram de 100 a 200 casos por ano nos Estados Unidos, principalmente nos Estados do Sul e do Leste. Nenhum caso de transmissão endógena ocorreu nos Estados Unidos. É estimado que cerca de 20 milhões de indivíduos sejam infectados pelo vírus da dengue a cada ano mundialmente. **O dengue é a doença viral transmitida por inseto mais comum no mundo.**

A **dengue clássica***** (febre "quebra-ossos")** se inicia subitamente com uma síndrome semelhante à gripe que consiste em febre, mal-estar, dor retro-orbital e dor de cabeça. São observadas também dores fortes nos músculos (mialgia) e articulações (artralgia, dores nos ossos). Linfonodos aumentados, rubor facial, erupção cutânea maculopapular e leucopenia também são comuns. Aproximadamente após uma semana, os sintomas regridem, no entanto, a fraqueza pode persistir. Embora desagradável, essa forma típica da dengue é raramente fatal e apresenta poucas sequelas.

Em contrapartida, a **febre da dengue hemorrágica** é uma doença muito mais grave, com taxa de mortalidade que se aproxima de 10%. O quadro inicial é o mesmo da dengue clássica, porém, em seguida, desenvolve-se choque e hemorragia, principalmente no trato gastrintestinal e na pele. A febre da dengue hemorrágica ocorre particularmente no Sul da Ásia, ao passo que a forma clássica é encontrada nas regiões tropicais em todo o mundo.

A síndrome do choque hemorrágico é devida à produção de grandes quantidades de **anticorpos de reação cruzada** no momento da segunda infecção de dengue. A patogênese se desenvolve da seguinte maneira: o paciente se recupera da dengue clássica causada por um dos quatro sorotipos e anticorpos contra esse sorotipo são produzidos. Quando o paciente é infectado por outro sorotipo do vírus da dengue, ocorre uma resposta anamnéstica heterotípica, e grandes quantidades de anticorpos de reação cruzada contra o primeiro sorotipo são produzidas. Existem duas hipóteses sobre o que ocorre em seguida. A primeira é a de que imunocomplexos compostos por vírus e anticorpos são formados e ativam o complemento, causando aumento da permeabilidade vascular e trombocitopenia. A segunda é a de que os anticorpos intensificam a entrada do vírus em monócitos e macrófagos, com a consequente liberação de grandes quantidades de citocinas. Ambos os cenários resultam em choque e hemorragia.

---

*N. de R.T. O Brasil é um país endêmico para a febre amarela, onde o ciclo silvestre ocorre em toda a região Centro-sul, Central e Norte. Embora surtos da doença ocorram, o país é considerado livre da febre amarela urbana. A vacina viva atenuada faz parte do Programa Nacional de Imunizações e é administrada em dose única aos 9 meses de idade.

**N. de R.T. Até o início da pandemia do Sars-CoV-2, a dengue era considerada a mais importante doença infectocontagiosa no Brasil, em termos epidemiológicos. Os surtos, causados pela cocirculação dos quatro sorotipos conhecidos geralmente afetam mais de 1 milhão de pessoas a cada ano.

***N. de T. Desde 2010, a Organização Mundial da Saúde propôs uma nova classificação para as manifestações clínicas da dengue, em vez do uso das terminologias "dengue clássica" e "febre hemorrágica da dengue". Nesta nova proposta, as doenças causadas são classificadas como **dengue** – com ou sem sinais de alerta – ou **dengue grave**. Essa nova terminologia objetiva a inclusão de pacientes apresentando falência orgânica importante, mas sem sinais hemorrágicos, dentro do grupo de tratamento prioritário. A mudança foi proposta com base num grande número de pacientes que não eram hospitalizados por não apresentarem sinais de hemorragia, mas que vinham a falecer mais tarde em razão da falência de órgãos.

O vírus da dengue é transmitido pelo **mosquito** *A. aegypti*, que também é o vetor para o vírus da febre amarela. Os seres humanos são o reservatório do vírus da dengue, porém, suspeita-se de um ciclo silvestre envolvendo macacos como reservatório e outras espécies *Aedes* como vetores.

O diagnóstico pode ser realizado no laboratório pelo isolamento do vírus em cultura celular ou por testes sorológicos que demonstram a presença de anticorpos IgM ou aumento de quatro vezes ou mais no título de anticorpos no soro da fase aguda e da fase de convalescença. Um ensaio de PCR que detecta o vírus no sangue também se encontra disponível.

Não há terapia antiviral contra dengue disponível. Os surtos são controlados pelo uso de inseticidas e drenagem das águas paradas, que servem como local de procriação para os mosquitos. A proteção pessoal inclui o uso de repelente de mosquitos e o uso de roupas que recobrem todo o corpo (uma vacina contra a dengue produzida a partir do vírus vacinal atenuado da febre amarela, geneticamente modificado para a produção de proteínas do vírus da dengue que atuam como imunógenos foi aprovada pelo México em 2015, mas não encontra-se disponível nos Estados Unidos).*

Vírus chikungunya

Esse vírus causa a febre chikungunya, caracterizada por aparecimento súbito de febre alta e dores nas articulações, principalmente nos punhos e nos tornozelos. O envolvimento das articulações é bilateral e simétrico. A artrite grave, especialmente das mãos, pode perdurar por meses. Uma erupção macular ou maculopapular em grande parte do corpo é comum. Também pode ocorrer encefalite.

Surtos envolvendo milhões de pessoas na Índia, na África e nas ilhas do Oceano Índico ocorreram nos anos de 2004 a 2006. De 2013 a 2014, esse vírus se deslocou para o Hemisfério Ocidental, causando surtos envolvendo milhares de pessoas em muitas ilhas do Caribe e no estado da Flórida.

O vírus chikungunya é um vírus de RNA envelopado e membro da família dos togavírus. Possui genoma de RNA de fita simples e polaridade positiva. Ele é transmitido por mosquitos do gênero *Aedes*, tanto o *A. aegypti* quanto o *A. albopictus*. Este último mosquito é encontrado nos Estados Unidos e também no Brasil,** de forma que existe o potencial para ocorrerem surtos. Os seres humanos são o reservatório mais importante, mas acredita-se que a infecção de primatas não humanos sustenta o vírus em áreas não povoadas.

Indivíduos retornando aos Estados Unidos vindos de regiões onde houve surtos foram diagnosticados com febre chikungunya. O diagnóstico laboratorial envolve a detecção do vírus no sangue por PCR, para a detecção do RNA viral, ou pelo ensaio imunoabsorvente ligado à enzima (Elisa) para a detecção de anticorpos IgM. Não há terapia antiviral ou vacina disponível.

Vírus zika

O vírus zika (ZIKV, *Zika virus*) é um flavivírus que causa a febre do zika, uma doença semelhante à dengue caracterizada por febre, artralgia, mialgia, erupção cutânea maculopapular pruriginosa e conjuntivite não purulenta. Aproximadamente 80% das infecções são assintomáticas. A doença típica dura de alguns dias a uma semana. A maioria dos adultos sintomáticos se recupera sem sequelas. No entanto, a infecção predispõe à síndrome de Guillain-Barré. Ao contrário da dengue, não ocorre choque hemorrágico.

O aspecto mais importante da infecção pelo ZIKV é a transmissão vertical da mãe para o feto através da placenta. A infecção em gestantes pode causar **anormalidades fetais graves, incluindo microcefalia**. O risco de microcefalia é maior quando a mãe é infectada no primeiro trimestre de gestação. Outras anormalidades fetais incluem defeitos visuais, perda auditiva e calcificações cerebrais. Além do cérebro, outros órgãos podem ser afetados, e o termo "síndrome congênita do zika" é usado para descrever os vários efeitos no feto. A morte fetal também ocorre. O ZIKV é o único arbovírus documentado que causa microcefalia.

O vetor é o mosquito do gênero *Aedes* e os hospedeiros vertebrados são humanos e primatas não humanos. Quase todas as infecções são transmitidas por mosquitos, contudo o sêmen também pode apresentar o vírus favorecendo a transmissão sexual. Não existem relatos confirmados de transmissão por transfusão sanguínea ou pelo leite materno. O ZIKV possui um único sorotipo.

A doença causada pelo ZIKV era muito rara até 2007, quando ocorreu um surto em Yap, uma ilha na Micronésia. Em 2015, o ZIKV causou surtos no Caribe e na América do Sul.*** Em março de 2016, o ZIKV havia se espalhado para 33 países nas Américas causando doenças em milhares de pessoas.

O diagnóstico é estabelecido pela detecção do RNA viral no soro ou na urina por um ensaio de PCR ou pela detecção de anticorpos IgM no soro por meio de um teste de Elisa. A interpretação dos resultados dos ensaios de anticorpos é complicada devido à reação cruzada observada em indivíduos infectados com outros flavivírus, como o vírus da dengue, ou imunizados contra a febre amarela.

O tratamento da infecção pelo ZIKV em adultos é sintomático. Não existe um fármaco antiviral efetivo ou vacina contra o ZIKV.

O principal objetivo da prevenção é eliminar a infecção em gestantes. Como não existe vacina, a prevenção envolve diversas medidas ambientais e pessoais, como o uso de roupas de proteção, repelente de mosquitos, mosquiteiros e janelas com telas (Tab. 42-4). As gestantes não devem viajar para áreas de surtos. Homens

TABELA 42-4 Medidas de saúde pública para a prevenção da transmissão do vírus zika

Tipo de prevenção	Medida específica
Medidas ambientais	1. Usar telas nas portas e janelas 2. Remover a água parada em casa 3. Dormir protegido por um mosquiteiro 4. Usar *spray* inseticida em casa
Proteção pessoal	1. Usar repelente de mosquitos 2. Usar roupas com mangas e calças compridas 3. Não viajar para áreas endêmicas caso seja gestante
Prevenção da transmissão sexual	Usar preservativos ou abster-se de atividade sexual durante a gravidez

---

*N. de R.T. Essa vacina foi aprovada para uso em diversos países do mundo. No Brasil, ela também foi aprovada e se encontra disponível, mas apenas na rede de saúde privada, pois não é adotada pelo Programa Nacional de Imunizações.
**N. de R.T. No Brasil, a febre chikungunya surgiu como doença emergente no ano de 2014 e até os dias atuais permanece como importante patógeno de circulação nacional.

***N. de T. Os primeiros casos de infecção pelo vírus zika no Brasil ocorreram em 2015, no Rio Grande do Sul e na Bahia. Também em 2015, milhares de casos de microcefalia em recém-nascidos foram atribuídos à infecção da gestante. O surto de zika no Brasil durou até o ano de 2016, mas casos continuam a ocorrer anualmente até os dias de hoje.

348 **PARTE IV** • Virologia clínica

diagnosticados com infecção pelo ZIKV devem usar preservativos ou se abster de relações sexuais por pelo menos 6 meses após o início dos sintomas. Homens que viajaram para uma área onde o ZIKV é endêmico e que são considerados assintomáticos devem se abster de relações sexuais por pelo menos 2 meses após o retorno da área endêmica.

TESTE SEU CONHECIMENTO

1. Um surto de febre da dengue hemorrágica ocorreu recentemente em dois países da América Central. Em relação à dengue e à febre da dengue hemorrágica, qual das seguintes opções é a mais correta?

   (A) Os seres humanos são hospedeiros terminais para o vírus da dengue.

   (B) A febre da dengue hemorrágica ocorre principalmente em indivíduos deficientes nos componentes do complemento de ação tardia.

   (C) O vírus da dengue é transmitido pelos mosquitos *Aedes*, e macacos são um importante reservatório natural.

   (D) A vacina contendo o vírus da dengue vivo atenuado é recomendada para indivíduos que vivem em ou viajam para áreas endêmicas.

   (E) A febre da dengue hemorrágica ocorre com maior frequência em indivíduos infectados pela primeira vez do que quando eles são reinfectados, uma vez que anticorpos protegem contra reinfecção.

2. A febre amarela ainda existe em diversas regiões tropicais do mundo. Qual das seguintes opções é a melhor razão para a febre amarela ainda existir?

   (A) O saneamento básico é inadequado em diversas regiões.

   (B) Seres humanos e macacos são reservatórios para o vírus da febre amarela.

   (C) O vírus sofreu mutação e, portanto, a vacina existente não é mais eficiente.

   (D) A vacina foi retirada do mercado, uma vez que foram encontrados efeitos colaterais inaceitáveis.

   (E) Indivíduos em países em desenvolvimento não podem tomar amantadina quando entram em regiões endêmicas.

3. Em relação ao vírus do Nilo Ocidental (WNV), qual das seguintes opções é a mais correta?

   (A) Os roedores são o principal reservatório para o WNV.

   (B) O WNV não causa doença nos Estados Unidos.

   (C) O WNV é transmitido principalmente por carrapatos *Ixodes*.

   (D) A maioria das infecções é assintomática, mas idosos estão sob risco de encefalite.

   (E) A vacina viva atenuada deve ser administrada a adultos idosos em regiões endêmicas.

4. Um surto de doença febril envolvendo dor nas articulações e erupção macular eritematosa emergiu em várias ilhas do Caribe. Suspeita-se de infecção pelo vírus chikungunya. Qual das seguintes alternativas está correta em relação a esse vírus?

   (A) O seu genoma é composto de um DNA de fita dupla.

   (B) É transmitido por mosquitos do gênero *Aedes*.

   (C) Aves selvagens são o reservatório mais importante.

   (D) O diagnóstico laboratorial envolve microscopia eletrônica para a observação de formas virais longas e filamentosas.

   (E) A vacina inativada deve ser administrada a indivíduos que estão viajando para áreas endêmicas.

RESPOSTAS

(1) **(C)**
(2) **(B)**
(3) **(D)**
(4) **(B)**

RESUMOS DOS ORGANISMOS

Breves resumos dos organismos descritos neste capítulo iniciam-se na página 669. Favor consultar esses resumos para uma rápida revisão do material essencial.

VER TAMBÉM

• Mais **questões para autoavaliação** sobre os temas discutidos neste capítulo são encontradas na seção de Virologia Clínica da Parte XIII: Questões para autoavaliação, a partir da página 724. Consulte também a Parte XIV: Simulado de provas e concursos, a partir da página 753.

CAPÍTULO

43

Vírus tumorais

CONTEÚDO DO CAPÍTULO

Introdução

Transformação maligna de células

Morfologia alterada

Controle de crescimento alterado

Propriedades celulares alteradas

Propriedades bioquímicas alteradas

Papel dos vírus tumorais na transformação maligna

Provírus e oncogenes

Consequência da infecção por vírus tumorais

Transmissão de vírus tumorais

Vírus tumorais humanos

Vírus linfotrópico de células T humanas

Vírus da hepatite C

Papilomavírus humano

Vírus Epstein-Barr

Herpes-vírus humano 8

Vírus da hepatite B

Poliomavírus de células de Merkel

Vacinas contra o câncer

Vírus tumorais de animais podem causar câncer em seres humanos?

Vírus tumorais de animais

Papovavírus

Adenovírus

Herpes-vírus

Poxvírus

Teste seu conhecimento

Resumos dos organismos

Ver também

INTRODUÇÃO

Os vírus podem causar tumores benignos ou malignos em muitas espécies de animais (p. ex., sapos, peixes, aves e mamíferos). Apesar da ocorrência comum de vírus tumorais em animais, somente poucos vírus são associados a tumores de seres **humanos**, e a evidência de que eles são os agentes causadores é verdadeira para muito poucos.

Os vírus tumorais não possuem tamanho, forma ou composição química característica. Alguns são grandes, e outros são muito pequenos; alguns são envelopados, e outros não possuem envelope; alguns possuem DNA como seu material genético, e outros, RNA. O fator que une todos é a habilidade comum de causar tumores.

Os vírus tumorais estão na vanguarda da investigação do câncer, por duas razões principais:

(1) Eles são mais rápidos e eficientes na produção de tumores, se comparados a agentes químicos ou radiações. Por exemplo, muitos desses vírus podem causar tumores em todos os animais suscetíveis em uma ou duas semanas e podem produzir transformações malignas em células em cultura em poucos dias.

(2) Eles possuem poucos genes se comparados às células humanas (somente três, quatro ou cinco para muitos retrovírus) e, consequentemente, o seu papel na produção do câncer pode ser

rapidamente analisado e compreendido. Até o momento, os genomas de muitos vírus tumorais já foram sequenciados, e o número de genes e suas funções têm sido determinados, fornecendo importantes informações.

TRANSFORMAÇÃO MALIGNA DE CÉLULAS

O termo *transformação maligna* se refere a mudanças nas propriedades de crescimento, morfologia e outras características das células tumorais (Tab. 43-1). A transformação maligna pode ser induzida por vírus tumorais não somente em animais, mas também em células em cultura. Em cultura, as mudanças que se seguem ocorrem quando as células se tornam transformadas malignamente.

Morfologia alterada

As células malignas perdem suas características formas diferenciadas e parecem arredondadas e mais refringentes quando visualizadas ao microscópio. O arredondamento é devido à desagregação dos filamentos de actina, e a aderência reduzida das células à superfície da placa de cultura é o resultado das mudanças de carga da superfície celular.

350 PARTE IV • Virologia clínica

TABELA 43-1 Características da transformação maligna

Característica	Descrição
Morfologia alterada	Perda da forma diferenciada Arredondamento como resultado da desagregação dos filamentos de actina e da diminuição da adesão à superfície Mais refringentes
Controle alterado do crescimento	Perda de inibição da multiplicação por contato Perda de inibição do movimento por contato Requerimentos reduzidos para fatores de crescimento do soro Aumento da capacidade de ser clonada a partir de uma única célula Aumento da capacidade de se multiplicar em suspensão Aumento da capacidade de multiplicação contínua ("imortalização")
Propriedades celulares alteradas	Indução de síntese de DNA Mudanças cromossômicas Aparecimento de novos antígenos Aglutinação aumentada por lectinas
Propriedades bioquímicas alteradas	Níveis reduzidos de AMP cíclico Secreção aumentada de ativador de plasminogênio Glicólise anaeróbia aumentada Perda de fibronectina Mudanças em glicoproteínas e glicolipídeos

Controle de crescimento alterado

(1) As células malignas crescem em um padrão sobreposto e desorganizado se comparadas às células normais, as quais possuem aparência plana e organizada. O termo aplicado a essa mudança no padrão de crescimento nas células malignas é a **perda de inibição por contato**. Inibição por contato é a propriedade das células normais que se refere à sua habilidade de interromper seu crescimento e movimento quando em contato com outra célula. As células malignas perderam essa habilidade e, consequentemente, movem-se umas sobre as outras, continuando a crescer até uma quantidade elevada, e formam uma disposição aleatória de células.

(2) Células malignas apresentam maior probabilidade de crescer *in vitro* com concentração muito mais baixa de soro do que células normais.

(3) Células malignas crescem bem em suspensão, ao passo que células normais crescem bem somente quando estão aderidas a uma superfície (p. ex., em uma placa de cultura).

(4) Células malignas são facilmente clonadas (i.e., elas crescem em uma colônia de células a partir de uma célula inicial), ao passo que as células normais não servem para esse propósito de forma eficaz.

(5) A infecção de uma célula por um vírus tumoral "imortaliza" essa célula, permitindo-lhe continuar a se multiplicar muito além do que se multiplicaria sua célula homóloga normal. Células normais em cultura têm tempo de vida de cerca de 50 gerações, mas células transformadas malignamente se multiplicam de maneira indefinida.

Propriedades celulares alteradas

(1) A síntese de DNA é induzida. Se as células em repouso na fase G1 foram infectadas com vírus tumorais, elas entrarão prontamente na fase S (i.e., sintetizar DNA e iniciar a divisão).

(2) O cariótipo torna-se alterado (i.e., ocorrem mudanças na quantidade e na forma dos cromossomos como resultado de deleções, duplicações e translocações).

(3) Antígenos diferentes dos das células normais aparecem. Esses novos antígenos podem ser proteínas codificadas pelos vírus, proteínas celulares preexistentes que foram modificadas ou proteínas celulares que estavam anteriormente sob repressão e que são, agora, sintetizadas. Alguns novos antígenos estão na superfície celular e induzem anticorpos circulantes ou uma resposta celular que pode matar a célula tumoral. Esses novos antígenos são o local de reconhecimento para a vigilância contra células tumorais.

(4) A aglutinação por lectinas é aumentada. As lectinas são glicoproteínas de plantas que se ligam especificamente a certos açúcares sobre a superfície celular (p. ex., aglutinina do germe de trigo). O aumento da aglutinação pelas células tumorais pode ser devido ao agrupamento de locais de receptores existentes, em vez de resultar da síntese de novos receptores.

Propriedades bioquímicas alteradas

(1) Os níveis de monofosfato de adenosina (AMP) cíclico são reduzidos nas células malignas. A adição do AMP cíclico permite que as células malignas revertam para a aparência e as propriedades de crescimento de células normais.

(2) Células malignas secretam mais ativador de plasminogênio que as células normais. Esse ativador é uma protease que converte o plasminogênio em plasmina, a enzima que dissolve o coágulo de fibrina.

(3) O aumento da glicólise anaeróbia leva ao aumento da produção de ácido láctico (efeito de Warburg). O mecanismo que induz essa mudança é desconhecido.

(4) É também observada uma perda de uma glicoproteína de alto peso molecular chamada de fibronectina. O efeito dessa perda é desconhecido.

(5) Ocorrem mudanças nos açúcares componentes das glicoproteínas a glicolipídeos nas membranas de células malignas.

PAPEL DOS VÍRUS TUMORAIS NA TRANSFORMAÇÃO MALIGNA

A transformação maligna é uma mudança permanente no comportamento da célula. A pergunta é: o material genético viral deve estar presente e ativo durante todo o tempo, ou pode alterar algum componente celular e não ser mais necessário posteriormente? A resposta a esta pergunta foi obtida utilizando-se um mutante sensível à temperatura do vírus do sarcoma de Rous. Esse mutante tem um gene transformador alterado que é funcional em uma temperatura baixa e permissiva (35°C), mas não em uma temperatura alta e restritiva (39°C). Quando células de galinha foram infectadas a 35°C, elas se transformaram conforme o esperado, mas quando incubadas a 39°C recuperaram a sua morfologia e comportamento normais em poucas horas. Dias ou semanas depois, quando essas células retornaram a 35°C, elas recuperaram o seu fenótipo transformado. Assim, é necessária a produção continuada de alguma proteína funcional codificada pelo vírus para a manutenção do estado transformado.

Embora a transformação maligna seja uma mudança permanente, reversores aparecem, embora raramente. Nos reversores estudados, o genoma viral permaneceu integrado no DNA celular, mas houve modificação na qualidade e na quantidade do RNA vírus-específico.

PROVÍRUS E ONCOGENES

Os dois principais conceitos relativos aos mecanismos de desenvolvimento da tumorigênese viral estão inseridos nos termos **provírus** e **oncogene**. Estes conceitos abordam a questão fundamental da origem dos genes que levam à malignidade.

(1) No modelo do provírus, os genes entram na célula no momento da infecção, carreados pelo vírus tumoral.

(2) No modelo do oncogene, os genes para a malignização já estão presentes em todas as células do organismo, em virtude de já estarem presentes no óvulo ou no esperma iniciais. Esses oncogenes codificam proteínas que estimulam o crescimento celular (p. ex., fator de crescimento de fibroblastos). No modelo do oncogene, agentes carcinogênicos, como produtos químicos, radiação e vírus tumorais ativam oncogenes celulares levando à superprodução desses fatores de crescimento. Esse processo inicia o crescimento celular inapropriado e a transformação maligna (Fig. 43-1).

Tanto os provírus quanto os oncogenes podem desempenhar funções nas transformações malignas. Evidência para o modelo do provírus consiste em encontrar cópias do DNA viral integrado no DNA celular somente em células que tenham sido infectadas por vírus tumorais. As células correspondentes não infectadas não possuem cópias do DNA viral.

1. Papel dos oncogenes celulares na tumorigênese

A primeira evidência direta de que oncogenes existem em células normais foi baseada nos resultados de experimentos nos quais uma cópia do DNA do gene *onc* de um retrovírus aviário, o vírus do sarcoma de Rous, foi utilizado como sonda. O DNA de células normais embrionárias se hibridizou à sonda, indicando que células normais continham um gene homólogo ao gene viral. Hipotetiza-se que os **oncogenes celulares** possam ser os precursores dos oncogenes virais. Os **proto-oncogenes** são os precursores normais dos oncogenes celulares. Os proto-oncogenes codificam proteínas celulares normais e estão sob controle regulador da célula. Os oncogenes celulares adquiriram mutações que fazem eles escaparem do controle regulador, gerando a produção exacerbada das proteínas alteradas. A Figura 43-2 mostra as funções de oncoproteínas importantes codificadas por oncogenes celulares.

Embora os oncogenes celulares e virais sejam similares, eles não são idênticos. Eles diferem na sequência de base em vários pontos; e os oncogenes celulares possuem íntrons e éxons, ao passo que os oncogenes virais não os possuem. É provável que os oncogenes virais tenham sido adquiridos pela incorporação dos oncogenes celulares a retrovírus que não continham esses genes. Os retrovírus podem ser vistos como **agentes de transdução**, transportando os oncogenes a partir de uma célula para outra. (Ver Cap. 4 para a discussão sobre transdução.)

Desde essa observação inicial, **mais de 20 oncogenes celulares** foram identificados pelo uso de sondas de DNA do vírus do sarcoma de Rous, ou por sondas feitas a partir de outros oncogenes virais. A Tabela 43-2 descreve a função de diversos oncogenes celulares importantes e sua relação com vários cânceres humanos.

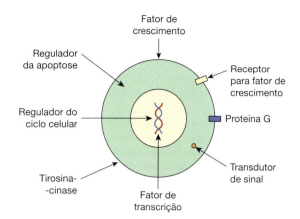

FIGURA 43-2 Funções das oncoproteínas celulares. Oncogenes celulares codificam proteínas que possuem uma variedade de funções, muitas das quais estão mostradas na figura. Essas oncoproteínas ativam o ciclo celular e causam o crescimento desregulado da célula. (Reproduzida, com permissão, de Murray RK et al. *Harper's Illustrated Biochemistry*. 29ª ed. Nova Iorque, NY: McGraw-Hill; 2012.)

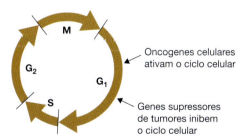

FIGURA 43-1 Efeitos dos oncogenes celulares e dos genes supressores de tumor no ciclo celular. As oncoproteínas codificadas pelos oncogenes celulares ativam o ciclo celular, permitindo a passagem da fase G_1 para a fase S. As proteínas codificadas pelos genes supressores de tumor, particularmente p53 e RB (retinoblastoma), inibem o ciclo celular na fase G_1. A inativação dessas proteínas causa a ativação do ciclo celular por permitir a passagem da fase G_1 para a fase S. G_1, *gap* 1 (intervalo 1); G_2, *gap* 2 (intervalo 2); M, mitose; S, síntese de DNA. (Reproduzida, com permissão, de Murray RK et al. *Harper's Illustrated Biochemistry*. 29ª ed. Nova Iorque, NY: McGraw-Hill; 2012.)

TABELA 43-2 Exemplos de oncogenes celulares envolvidos em cânceres humanos

Oncogene celular	Função do oncogene	Cânceres humanos importantes
abl	Tirosina-cinase de via sinalizadora	Leucemia mielocítica crônica
erb B-2 (*her/neu*)	Receptor com função tirosina-cinase	Carcinoma de mama e de ovário, neuroblastoma
ras	Proteína G	Carcinoma de cólon, de pulmão e de tireoide; melanoma
myc	Fator de transcrição	Linfoma de Burkitt; carcinoma de mama e de ovário
jun/fos	Regulador de transcrição	Carcinoma de mama e de pulmão
src	Tirosina-cinase de via sinalizadora	Carcinoma de cólon
pi3k	Cinase lipídica de via sinalizadora	Carcinoma de cólon

352 PARTE IV • Virologia clínica

Muitas células contêm diversos oncogenes celulares diferentes. Além disso, os mesmos oncogenes celulares podem ser encontrados em espécies tão diversas quanto moscas-da-fruta, roedores e seres humanos. Essa conservação por meio da evolução sugere uma função fisiológica normal para esses genes. Alguns são conhecidos por serem expressos durante o desenvolvimento embrionário normal.

Uma marcante **diversidade** das funções dos oncogenes virais foi encontrada. Alguns oncogenes, como o gene *src*, codificam uma proteína-cinase que fosforila especificamente o aminoácido tirosina, ao contrário das **proteínas-cinases** mais encontradas nas células, as quais fosforilam preferencialmente o aminoácido serina. Existem evidências de que a proteína cinase fosforila fatores de transdução de sinal que ativam a síntese de ciclinas. Isso direciona a célula à fase S e à subsequente mitose.

Outros oncogenes possuem uma sequência de bases quase idêntica à dos genes para certos **fatores de crescimento** celulares (p. ex., fator de crescimento epidérmico). Muitas proteínas codificadas pelos oncogenes produzem efeito na membrana celular (p. ex., o oncogene *ras* codifica uma proteína G), ao passo que alguns atuam no núcleo pela ligação ao DNA (p. ex., o oncogene *myc* codifica um fator de transcrição). Essas observações indicam que o controle de crescimento é um processo de várias etapas e que a carcinogênese pode ser induzida por meio da interferência em uma ou mais dessas etapas.

Com base no conhecimento das categorias dos oncogenes, o seguinte modelo de crescimento pode ser construído. Após o **fator de crescimento** se ligar ao seu **receptor** na membrana celular, as **proteínas G** associadas à membrana e as **tirosinas-cinases** são ativadas. Estas, por sua vez, interagem com as **proteínas citoplasmáticas** ou produzem **segundos mensageiros**, os quais são transportados ao núcleo e interagem com fatores nucleares. A síntese de DNA é ativada e a divisão celular ocorre. Superexpressão ou expressão inapropriada de quaisquer desses fatores precedentes em **negrito** podem resultar em transformação maligna.

Observe que nem todos os vírus tumorais da família Retroviridae contêm genes *onc*. Como esses vírus causam transformação maligna? Parece que o DNA copiado do RNA viral se integra próximo a um oncogene celular, causando aumento marcante em sua expressão. Esse processo é denominado **mutagênese insercional**. A **superexpressão** do oncogene celular pode ter um papel importante na transformação maligna induzida por esses vírus.

Embora tenha sido demonstrado que os oncogenes virais possam causar a transformação maligna, não foi diretamente evidenciado que os oncogenes celulares possam fazê-lo. Entretanto, como descrito na Tabela 43-3, as evidências sugerem que eles podem.

(1) DNA contendo os oncogenes celulares isolados de certas células tumorais pode transformar células normais em cultura. Quando as sequências de base desses oncogenes celulares "transformadores" foram analisadas, encontrou-se uma **única base alterada** em relação ao oncogene da célula normal (i.e., a base havia sido **mutada**). Em muitas células isoladas de tumores, os locais alterados nos genes são os mesmos.

(2) Em certos tumores, **translocações** características de segmentos cromossômicos podem ser visualizadas. Nas células do linfoma de Burkitt, ocorre uma translocação que move o oncogene celular (*c-myc*) do seu local normal no cromossomo 8 para uma nova

TABELA 43-3 Evidências de que oncogenes celulares (c-*onc*) podem causar tumores

Evidência	Descrição
Mutação do gene *c-onc*	O DNA isolado de células tumorais pode transformar células normais. Esse DNA possui um gene *c-onc* com mutação de uma única base.
Translocação do gene *c-onc*	O movimento do gene *c-onc* para uma nova localização em um cromossomo diferente resulta em malignização, acompanhada por aumento na expressão do gene.
Amplificação do gene *c-onc*	O número de cópias do gene *c-onc* é aumentado, resultando na expressão reforçada de seus mRNAs e proteínas.
Inserção do retrovírus próximo ao gene *c-onc*	O DNA proviral insere-se próximo ao gene *c-onc*, alterando sua expressão e causando tumores.
Superexpressão do gene *c-onc* por modificação em laboratório	A adição de um local de promotor ativo reforça a expressão do gene *c-onc* e a transformação maligna ocorre.

localização adjacente a um gene da cadeia pesada da imunoglobulina no cromossomo 14. Esse deslocamento aumenta a expressão do gene *c-myc*.

Em células afetadas pela leucemia mielocítica crônica (LMC), um cromossomo truncado, denominado **cromossomo Filadélfia**, é observado. Esse cromossomo apresenta uma translocação característica que resulta na expressão exacerbada do oncogene *bcr-abl*, o qual codifica uma tirosina-cinase. A atividade aumentada dessa cinase eleva a taxa de divisão celular e inibe o reparo do DNA, o que resulta na leucemia. Fármacos que inibem a ação dessa cinase, como a imatinibe, induzem uma remissão prolongada e são bem tolerados.

(3) Alguns tumores possuem múltiplas cópias dos oncogenes celulares, no mesmo cromossomo ou em múltiplos cromossomos pequenos. A **amplificação** desses genes resulta em superexpressão de seus RNAs mensageiros (mRNAs) e proteínas.

(4) A **inserção** da cópia de DNA do RNA retroviral (DNA proviral) próximo a um oncogene celular estimula a expressão do gene *c-onc*.

(5) Certos oncogenes celulares isolados de células normais podem causar transformação maligna se tiverem sido modificados para ser **superexpressos** na célula receptora.

Em síntese, dois diferentes mecanismos – **mutação** e **expressão aumentada** – parecem ser capazes de ativar os "proto-oncogenes" quiescentes em um oncogene funcional, capaz de transformar uma célula. Os oncogenes celulares fornecem uma base racional para a carcinogênese por agentes químicos e radiação (p. ex., um carcinogênico químico pode atuar por reforçar a expressão de um oncogene celular). Além disso, o DNA isolado de células tratadas com um carcinogênico químico pode transformar malignamente outras células normais. As células tumorais resultantes contêm oncogenes das células tratadas quimicamente, e esses genes são expressos com alta eficiência.

2. Papel dos genes supressores de tumor celular na tumorigênese

Há, ainda, outro mecanismo de carcinogênese envolvendo genes celulares. Trata-se da mutação em um gene **supressor de tumor**. (Fig. 43-1). Um exemplo bem documentado é o gene da suscetibilidade ao retinoblastoma, o qual normalmente atua como supressor da formação do retinoblastoma. Quando ambos os alelos deste **antioncogene** são mutados (tornando-se não funcionais), o retinoblastoma ocorre. O papilomavírus humano e o vírus SV40 produzem uma proteína que se liga a e inativa a proteína codificada pelo gene do retinoblastoma. O papilomavírus humano também produz uma proteína que inativa a proteína codificada pelo gene *p53*, outro gene supressor de tumor nas células humanas. O gene *p53* codifica um fator de transcrição que ativa a síntese de uma segunda proteína, a qual bloqueia as cinases dependentes de ciclina, requeridas para que a divisão celular ocorra. A proteína p53 também promove a apoptose das células que tenham sofrido danos no DNA ou que contenham oncogenes celulares ativos. A morte dessas células induzida por apoptose tem efeito "supressor de tumor", pois mata as células destinadas a se tornarem cancerosas.

Parece provável que a inativação dos genes supressores de tumor seja um mecanismo geral importante da oncogênese viral. Os genes supressores de tumor estão também envolvidos na formação de outros cânceres (p. ex., câncer de mama, carcinomas de cólon e vários sarcomas). Por exemplo, em muitos carcinomas de cólon, dois genes são inativados, o gene *p53* e o *DCC* (removido no carcinoma de cólon, *deleted in colon carcinoma*). A Tabela 43-4 lista diversos genes supressores de tumores importantes e sua relação com vários cânceres humanos. **Mais da metade dos cânceres de seres humanos tem o gene *p53* mutado no DNA das células malignas.**

3. Papel dos genes celulares codificadores de micro-RNAs na tumorigênese

Os genes de micro-RNA não codificam proteínas, mas, em vez disso, exercem seu efeito regulador sendo transcritos em micro-RNAs que se ligam a sequências no mRNA e impedem que este seja traduzido em proteína. Por exemplo, existem micro-RNAs que se ligam ("silenciam") a transcritos de mRNA de um gene supressor de tumor. Como resultado, a proteína supressora de tumor não é sintetizada, o que aumenta a probabilidade de tumorigênese.

TABELA 43-4 Exemplos de genes supressores de tumor envolvidos em cânceres humanos

Gene supressor de tumor	Cânceres humanos importantes
Rb	Retinoblastoma; carcinoma de mama, de bexiga e de pulmão
p53	Carcinoma de mama, de cólon e de pulmão; astrocitoma
WT1	Tumor renal de Wilms
DCC	Carcinoma de cólon

CONSEQUÊNCIA DA INFECÇÃO POR VÍRUS TUMORAIS

A consequência da infecção por vírus tumorais depende do vírus e do tipo celular. Alguns tumores virais realizam todo o seu ciclo de multiplicação viral com a produção de progênie viral, ao passo que outros realizam um ciclo interrompido, análogo à lisogenia, no qual o **DNA proviral é integrado** ao DNA celular, e ocorre limitada expressão de genes virais. Entretanto, a transformação maligna não requer que a progênie viral seja produzida. Em vez disso, tudo o que é necessário é a expressão de um ou, no máximo, alguns genes virais. Observa-se, entretanto, que alguns vírus tumorais se transformam pela inserção de seu DNA proviral de uma maneira que ativa os oncogenes celulares.

Na maioria dos casos, os vírus tumorais de DNA, como os papovavírus, transformam somente as células nas quais eles não se replicam. Essas células são chamadas de "não permissivas" porque não permitem a multiplicação viral. As células das espécies nas quais o vírus tumoral foi inicialmente isolado são "permissivas" (i.e., os vírus se multiplicam e normalmente matam as células, e nenhum tumor é formado). Por exemplo, o vírus SV40 se multiplica em células de macaco-verde africano (sua espécie de origem) e causa efeito citopático, mas não causa tumores. Entretanto, em células de roedores, os vírus não se replicam, expressam somente seus genes precoces e causam transformação maligna. Nas células transformadas "não produtivas", o DNA viral é integrado no cromossomo do hospedeiro e permanece lá por meio de divisões celulares subsequentes. O conceito básico aplicável tanto a vírus tumorais de RNA quanto de DNA é o que diz que **somente a expressão de genes virais**, e não a replicação do genoma viral ou a produção de progênie, é requerida para a transformação.

A etapa essencial requerida para um vírus tumoral de DNA (p. ex., o SV40) causar uma transformação maligna é a expressão dos **genes "precoces"** do vírus (Tab. 43-5). (Os genes precoces são os expressos antes da replicação do DNA viral.) Esses genes precoces requeridos produzem um grupo de proteínas precoces, denominadas **antígenos T**.[1]

O antígeno T grande, necessário e suficiente para induzir a transformação, liga-se ao DNA do SV40 no local de ligação da síntese do DNA viral. Isso é compatível com o achado de que o antígeno T grande é requerido para a iniciação da síntese de DNA celular nas células infectadas pelo vírus. Bioquimicamente, o antígeno T grande possui atividade de proteína-cinase e de trifosfato de adenosina (ATPase). A grande maioria dos antígenos T grande está localizada no núcleo celular, mas alguns deles estão na membrana celular externa. Nessa localização, o antígeno T grande pode ser detectado como um antígeno de transplante, denominado **antígeno de transplante tumor-específico** (TSTA, *tumor-specific transplantation antigen*). O TSTA é o antígeno que induz a resposta imune contra o transplante de células transformadas por vírus. Relativamente

---

[1]Nas células infectadas pelo vírus SV40, dois antígenos T, o grande (PM 100.000) e o pequeno (PM 17.000) são produzidos, ao passo que nas células infectadas por poliomavírus, três antígenos T são produzidos, o grande (PM 90.000), o médio (PM 60.000) e o pequeno (PM 22.000). Outros vírus tumorais, como os adenovírus, também induzem os antígenos T, os quais são imunologicamente distintos dos outros dois papovavírus.

TABELA 43-5 Oncogenes virais

Característica	Vírus de DNA	Vírus de RNA
Protótipo viral	Vírus SV40	Vírus do sarcoma de Rous
Nome do gene	Gene precoce da região A	Gene *src*
Nome da proteína	Antígeno T	Proteína *src*
Função da proteína	Proteína-cinase, atividade de ATPase, ligação ao DNA e estimulação da síntese de DNA	Proteína-cinase que fosforila tirosina[1]
Localização da proteína	Principalmente nuclear, mas há alguns na membrana plasmática	Membrana plasmática
Necessária para a replicação viral	Sim	Não
Necessária para a transformação celular	Sim	Sim
Gene possui homólogo celular	Não	Sim

[1]Alguns retrovírus possuem o gene *onc*, que codifica para outras proteínas, como o fator de crescimento derivado de plaquetas e o fator de crescimento epidérmico.

poucas informações são conhecidas sobre o antígeno T pequeno do SV40, exceto que se ele não for sintetizado, a eficiência de transformação decresce. Em células infectadas pelo poliomavírus, o antígeno T médio possui o mesmo papel do antígeno T grande do SV40.

Em células infectadas por vírus tumorais de RNA, este gene necessário pode ter uma entre muitas funções diferentes, dependendo do retrovírus. O oncogene do vírus do sarcoma de Rous, e de muitos outros vírus, codifica para uma proteína-cinase que fosforila a tirosina. Alguns vírus têm um gene para um fator que regula o crescimento celular (p. ex., fator de crescimento epidermal ou fator de crescimento derivado de plaqueta), e ainda outros têm um gene que codifica para uma proteína ligante de DNA. A conclusão é que o controle do crescimento normal é um processo de várias etapas, que pode ser afetado em um ou mais níveis. A adição de um oncogene viral perturba o controle do processo de crescimento e resulta em tumor celular.

O material genético viral permanece estavelmente integrado no DNA da célula hospedeira por um processo similar à lisogenia. No ciclo lisogênico, o DNA do bacteriófago torna-se estavelmente integrado ao genoma bacteriano. O genoma de DNA linear dos fagos temperados lambda forma um círculo de fita dupla no interior da célula infectada, e, então, se integra covalentemente ao DNA

bacteriano (Tab. 43-6). Um repressor que previne a transcrição da maioria dos outros genes do fago lambda é sintetizado. Similarmente, o DNA circular de fita dupla dos vírus tumorais de DNA integra-se covalentemente no DNA das células eucarióticas, e somente os genes precoces são transcritos. Até o momento, nenhum repressor foi identificado em qualquer célula infectada por vírus tumoral de DNA. Com os vírus tumorais de RNA (retrovírus), o genoma de RNA de fita simples linear é transcrito em um DNA de fita dupla linear que se integra ao DNA celular. Em síntese, apesar das diferenças em seus genomas e na natureza das células hospedeiras, esses vírus percorrem o caminho comum de um DNA de fita dupla intermediário seguido pela integração covalente no DNA celular e a subsequente expressão de certos genes.

Assim, como um bacteriófago lisogênico pode ser induzido a entrar no ciclo replicativo por radiação ultravioleta e certas substâncias químicas, os vírus tumorais podem ser induzidos por muitos mecanismos. A indução é uma das abordagens usadas para determinar se os vírus tumorais estão presentes em células cancerígenas (p. ex., o vírus T linfotrópico humano foi descoberto por indução do vírus das células leucêmicas utilizando iododesoxiuridina).

Três técnicas têm sido utilizadas para induzir vírus tumorais a se replicarem em células transformadas:

(1) O método mais frequentemente utilizado é a adição de análogos de nucleosídeos (p. ex., iododesoxiuridina). O mecanismo da indução por esses análogos ainda é incerto.

(2) O segundo método envolve a fusão com células "auxiliares" (i.e., a célula transformada não permissiva é fundida com uma célula permissiva) nas quais o vírus passa por um ciclo de multiplicação normal. No interior do heterocarionte (uma célula com dois ou mais núcleos, formada pela fusão de dois diferentes tipos celulares), o vírus tumoral é induzido e vírus infecciosos são produzidos. O mecanismo de indução é desconhecido.

(3) No terceiro método, os vírus auxiliares fornecem função ausente para complementar o vírus tumoral integrado. A infecção com o vírus auxiliar resulta na produção tanto do vírus tumoral integrado quanto do vírus auxiliar.

O processo de resgate de vírus tumorais das células revelou a existência de vírus **endógenos**. O tratamento de células embrionárias *normais não infectadas* com os análogos de nucleosídeo resultou na produção de retrovírus. O DNA retroviral está integrado no DNA cromossômico de todas as células e serve como molde para a multiplicação viral. Esse DNA proviral provavelmente surgiu da infecção retroviral da célula germinativa de algum ancestral pré-histórico.

Os retrovírus endógenos, que são resgatados de células de algumas espécies (incluindo os seres humanos), diferem dependendo

TABELA 43-6 Lisogenia como modelo para integração dos vírus tumorais

Tipo de vírus	Nome	Genoma	Integração	Transcrição limitada de genes virais
Fago temperado	Fago lambda	Vírus de dsDNA linear	+	+
Vírus tumoral de DNA	Vírus SV40	Vírus de dsDNA circular	+	+
Vírus tumoral de RNA	Vírus do sarcoma de Rous	Vírus de ssRNA linear	+	+[1]

ds, fita dupla; ss, fita simples.

[1]Transcrição limitada em algumas células ou sob certas condições, mas transcrição integral com multiplicação viral em outras.

das espécies de origem. Os retrovírus endógenos são xenotrópicos (*xeno* significa estrangeiro; *tropismo* significa ser atraído por; i.e., eles infectam com maior eficiência células de outras espécies do que as células de sua espécie de origem). A entrada dos vírus endógenos nas células de origem é limitada como resultado de uma interação do envelope viral defectivo com o receptor celular. Embora eles sejam retrovírus, a maioria dos vírus endógenos não é vírus tumoral (i.e., somente poucos causam leucemia).

TRANSMISSÃO DE VÍRUS TUMORAIS

A transmissão dos vírus tumorais em animais experimentais pode ocorrer por dois processos: vertical e horizontal. A **transmissão vertical** indica o movimento do vírus da mãe para o recém-nascido, ao passo que a **transmissão horizontal** descreve a passagem do vírus entre animais que não têm uma relação mãe-filho. A transmissão vertical ocorre por três métodos: (1) o material genético está no esperma ou no óvulo, (2) o vírus passa pela placenta, e (3) é transmitido na amamentação.

Quando a transmissão vertical ocorre, a exposição ao vírus precocemente na vida pode resultar em tolerância aos antígenos virais e, como consequência, o sistema imune não eliminará o vírus. Grandes quantidades de vírus são produzidas, e há alta frequência de câncer. Em contrapartida, quando uma transmissão horizontal ocorre, o animal imunocompetente produz anticorpos contra o vírus, e a frequência do câncer é baixa. Se um animal imunocompetente é tornado imunodeficiente por meio experimental, a frequência do câncer aumenta de maneira considerável.

A transmissão horizontal provavelmente não ocorre em seres humanos; aqueles em contato íntimo com pacientes com câncer (p. ex., familiares e profissionais da saúde) não têm frequência aumentada de câncer. Aconteceram surtos de leucemia em várias crianças na mesma escola, mas eles foram interpretados estatisticamente como eventos raros aleatórios que acontecem de maneira coincidente.

VÍRUS TUMORAIS HUMANOS

Existem sete vírus tumorais humanos conhecidos (Tab. 43-7). Dois são vírus de RNA: o vírus linfotrópico de células T humanas e o vírus da hepatite C. Os outros cinco são vírus de DNA: o papilomavírus humano, vírus Epstein-Barr, herpes-vírus humano 8 (vírus do sarcoma de Kaposi), vírus da hepatite B e o poliomavírus de células de Merkel.

1. Vírus tumorais de RNA

Vírus linfotrópico de células T humanas

Existem dois importantes retrovírus humanos: vírus linfotrópico de células T humanas (HTLV), descrito neste capítulo, e o vírus da imunodeficiência humana (HIV), descrito no Capítulo 45.

Doença

O HTLV-1 causa duas doenças claramente diferentes: um câncer, denominado leucemia/linfoma de células T do adulto, e uma doença neurológica, denominada mielopatia associada ao HTLV (também conhecida como paraparesia espástica tropical ou mielopatia progressiva crônica). O HTLV-2 também parece causar essas doenças, embora a associação não seja explicitamente documentada. (Todas as informações desta seção referem-se ao HTLV-1, exceto quando for mencionado o contrário.)

Propriedades importantes

HTLV e HIV são os dois membros de relevância médica da família dos retrovírus. Ambos são vírus envelopados, contendo uma transcriptase reversa no vírion e duas cópias de um genoma de RNA de fita simples de polaridade positiva. Entretanto, o HTLV não mata células T, ao passo que o HIV mata. Na verdade, o HTLV realiza o oposto, causando uma transformação maligna que "imortaliza" as células T infectadas e permite que as células proliferem de maneira não controlada.

Os genes do genoma do HTLV, cujas funções foram claramente identificadas, são os três genes estruturais comuns a todos os retrovírus, *gag*, *pol* e *env*, além de dois genes reguladores, *tax* e *rex*. Em geral, os genes e as proteínas do HTLV são similares aos do HIV em relação ao tamanho e à função, porém os genes diferem na sequência de bases e, portanto, as proteínas diferem na sequência de aminoácidos (e na antigenicidade). Por exemplo, p24 é a principal proteína do nucleocapsídeo tanto no HTLV quanto no HIV, mas diferem antigenicamente. Os vírions de HTLV e HIV contêm uma transcriptase

TABELA 43-7 Diversidade dos vírus tumorais

Ácido nucleico genômico	Família viral	Vírus tumorais humanos	Vírus tumorais de animais
1. RNA	Retrovírus	Vírus linfotrópico de células T humanas	Vírus causadores de sarcomas, leucemia e carcinomas em diversas espécies de aves e mamíferos
	Flavivírus	Vírus da hepatite C	
2. DNA	Papilomavírus	Papilomavírus humano	Papilomavírus de diversos mamíferos
	Herpes-vírus	Vírus *Epstein-Barr*; herpes-vírus humano 8 (vírus associado ao sarcoma de Kaposi)	O herpes-vírus saimiri causa linfomas em macacos; o vírus da doença de Marek causa doença em galinhas
	Hepadnavírus	Vírus da hepatite B	Vírus de hepatites de patos e esquilos
	Poliomavírus	Poliomavírus de células de Merkel	Poliomavírus e o vírus SV40 causam diversos cânceres em roedores
	Adenovírus		Os adenovírus humanos dos sorotipos 12, 18 e 31 causam sarcomas em roedores
	Poxvírus		Vírus do fibroma-mixoma; vírus tumoral do macaco de Yaba

reversa, integrase e protease. As proteínas do envelope do HTLV são gp46 e gp21, ao passo que as do HIV são gp120 e gp41.

As proteínas codificadas pelos genes *tax* e *rex* desempenham os mesmos papéis funcionais do que aquelas codificadas pelos genes regulatórios do HIV, *tat* e *rev*. A proteína Tax é um ativador transcricional e a proteína Rex direciona o processamento do mRNA viral e a sua exportação do núcleo para o citoplasma.

O gene *tax* é um oncogene e a proteína Tax é necessária para a transformação maligna das células T. A proteína Tax ativa a síntese de interleucina 2 (IL-2; que é um fator de crescimento das células T) e do receptor de IL-2. IL-2 promove o rápido crescimento das células T e, eventualmente, as transformações malignas das células T.

A estabilidade dos genes do HTLV é muito maior do que a do HIV. Como consequência, o HTLV não apresenta o alto grau de variabilidade da antigenicidade das proteínas do envelope, como ocorre no HIV.

Resumo do ciclo de replicação

Acredita-se que a replicação do HTLV obedeça a um ciclo retroviral típico, mas informações específicas têm sido difíceis de se obter, uma vez que o vírus multiplica-se mal em cultura celular. O HTLV infecta principalmente linfócitos T CD4-positivos. O receptor celular do vírus é desconhecido. No interior do citoplasma, a transcriptase reversa sintetiza uma cópia de DNA do genoma, a qual migra até o núcleo e integra-se ao DNA celular. O mRNA viral é sintetizado pela RNA-polimerase celular e a transcrição é ativada pela proteína Tax, conforme mencionado anteriormente. A proteína Rex controla a síntese dos mRNAs *gag/pol* e *env*, e o subsequente transporte ao citoplasma, onde são traduzidos em proteínas virais estruturais. O RNA de comprimento total destinado a tornar-se RNA genômico da progênie também é sintetizado e transportado ao citoplasma. O nucleocapsídeo do vírion é montado no citoplasma e o brotamento ocorre na membrana celular externa. A clivagem dos polipeptídeos precursores em proteínas estruturais funcionais é mediada pela protease codificada pelo vírus.

Transmissão e epidemiologia

O HTLV é transmitido principalmente pelo uso de drogas intravenosas, pelo contato sexual ou pela amamentação. Transmissão transplacentária tem sido raramente documentada. Nos Estados Unidos, a transmissão por transfusão de sangue foi drasticamente reduzida com o advento do rastreamento do sangue doado para a presença de anticorpos contra HTLV e o descarte das amostras positivas*. A transmissão por produtos sanguíneos processados, como imunoglobulinas séricas, não ocorreu. Acredita-se que a transmissão ocorra principalmente pela transferência de células infectadas e não por vírus livres extracelulares. Por exemplo, o sangue total, mas não o plasma, é a principal fonte, bem como linfócitos infectados no sêmen são a principal fonte de vírus transmitidos sexualmente.

A infecção pelo HTLV é endêmica em certas regiões geográficas, como a região do Caribe, incluindo o sul da Flórida, o leste da América do Sul, o oeste da África e o sul do Japão**. A taxa de adultos soropositivos é de até 20% em algumas dessas regiões, embora a infecção possa ocorrer em qualquer lugar, já que indivíduos infectados migram dessas regiões de infecção endêmica. Pelo menos a metade dos indivíduos infectados por HTLV nos Estados Unidos é infectada pelo HTLV-2, geralmente adquirido pelo uso de drogas intravenosas.

Patogênese e imunidade

O HTLV causa duas doenças distintas, cada qual com um tipo diferente de patogênese. Uma doença é a leucemia/linfoma de células T do adulto (L/LTA), em que a infecção de linfócitos T CD4-positivos por HTLV induz transformação maligna. Conforme descrito anteriormente, a proteína Tax codificada pelo HTLV aumenta a síntese de IL-2 (fator de crescimento de células T) e do receptor de IL-2, o que inicia o crescimento descontrolado característico de uma célula cancerosa. Todas as células T malignas contêm o mesmo DNA proviral integrado, indicando que a malignidade é monoclonal (i.e., surgiu de uma única célula infectada por HTLV). O HTLV permanece latente nas células T malignas (i.e., o HTLV é, em geral, não produzido pelas células malignas).

A outra doença é a mielopatia associada ao HTLV (MAH), também conhecida como paraparesia espástica tropical ou mielopatia progressiva crônica. MAH é uma doença desmielinizante do encéfalo e da medula espinal, sobretudo dos neurônios motores da medula. MAH é causada por uma reação autoimune cruzada (em que a resposta imune contra o HTLV danifica os neurônios) ou por células T citotóxicas que matam os neurônios infectados por HTLV.

Achados clínicos

A L/LTA é caracterizada por linfadenopatia, hepatosplenomegalia, lesões ósseas líticas e lesões cutâneas. Essas características são causadas por células T em proliferação que infiltram nesses órgãos. No sangue, as células T malignas apresentam um núcleo distinto "em forma de flor". A hipercalcemia devida ao aumento da atividade dos osteoclastos, no interior das lesões ósseas, é observada. Pacientes com L/LTA frequentemente apresentam imunidade celular reduzida e infecções oportunistas por fungos e vírus são comuns.

As características clínicas da MAH incluem distúrbio da marcha, fraqueza dos membros inferiores e dor lombar. Pode ocorrer perda do controle do intestino e da bexiga. A perda da função motora é muito maior que a perda sensitiva. Células T com núcleo "em forma de flor" podem ser encontradas no líquido espinal. A ressonância magnética nuclear do encéfalo mostra achados inespecíficos. A progressão dos sintomas ocorre lentamente por um período de anos. MAH ocorre principalmente em mulheres de meia-idade. A doença assemelha-se à esclerose múltipla, exceto pelo fato de que MAH não exibe as remissões características da esclerose múltipla.

A L/LTA e a MAH são doenças relativamente raras. A grande maioria das pessoas infectadas por HTLV desenvolve infecções assintomáticas, geralmente detectadas pela presença de anticorpos. Apenas uma pequena parte dos indivíduos infectados desenvolve L/LTA ou MAH.

Diagnóstico laboratorial

A infecção pelo HTLV é determinada pela detecção de anticorpos contra o vírus no soro do paciente utilizando-se um ensaio imunoabsorvente ligado à enzima (Elisa, *enzyme-linked immunosorbent assay*). O ensaio de *Western blot* é utilizado para confirmar um resultado de Elisa positivo. O ensaio de reação em cadeia da polimerase (PCR) pode detectar a presença de RNA ou DNA de HTLV no

---

*N. de T. Esses testes também são realizados em bancos de sangue brasileiros.

**N de T. O Brasil, juntamente com outros países, como o Japão, apresenta uma das maiores prevalências mundiais de infecção pelo HTLV e, consequentemente, de linfomas de células T.

interior de células infectadas. Os testes de laboratório utilizados no rastreamento do sangue doado contêm apenas antígenos de HTLV-1, porém, devido ao fato de que ocorre reação cruzada entre HTLV-1 e HTLV-2, a presença de anticorpos contra ambos os vírus é, em geral, detectada. Entretanto, alguns anticorpos contra HTLV-2 não são detectados nesses testes rotineiros de triagem. O isolamento do HTLV em cultura celular de espécimes do paciente não é realizado.

A L/LTA é diagnosticada pelo achado de células T malignas nas lesões. O diagnóstico de MAH é apoiado pela presença de anticorpos contra HTLV no líquido espinal ou pela observação de ácidos nucleicos de HTLV em células do líquido espinal.

Tratamento e prevenção

Não existe tratamento antiviral específico para infecção por HTLV, bem como nenhum fármaco antiviral irá curar infecções latentes por HTLV. A L/LTA é tratada com regimes de quimioterapia anticancerígenos. Fármacos antivirais não foram eficazes no tratamento de MAH. Corticosteroides e danazol produziram melhora em alguns pacientes.

Não há nenhuma vacina contra HTLV. Medidas preventivas incluem o rastreamento do sangue doado para a presença de anticorpos, o uso de preservativos para prevenir a transmissão sexual e orientação às mulheres com anticorpos contra HTLV para evitarem a amamentação.

Vírus da hepatite C

A infecção crônica pelo vírus da hepatite C (HCV), da mesma forma que no caso do vírus da hepatite B (HBV), também predispõe ao carcinoma hepatocelular. O HCV é um vírus de RNA que não possui oncogene e não forma DNA intermediário durante a replicação. Ele causa hepatite crônica, que parece ser o principal evento predisponente. (Informação adicional sobre o HCV pode ser encontrada no Cap. 41.)

2. Vírus tumorais de DNA

Papilomavírus humano

O papilomavírus humano (HPV, *human papillomavirus*) é um dos dois vírus definitivamente conhecidos por causar tumores em seres humanos. Os papilomas (verrugas) são benignos, mas podem progredir e formar carcinomas, sobretudo em uma pessoa imunocomprometida. O HPV infecta principalmente o epitélio escamoso ou queratinizado da mucosa. (Informação adicional sobre o HPV pode ser encontrada no Cap. 38.)

Os papilomavírus são vírus não envelopados que possuem como genoma uma molécula de DNA superenovelado, circular e de fita dupla, com um capsídeo icosaédrico. A carcinogênese causada pelo HPV envolve duas proteínas codificadas pelos genes *E6* e *E7*, as quais interferem com a atividade de proteínas codificadas por dois genes supressores de tumor encontrados em células normais: *p53* e *Rb* (retinoblastoma). Nas células cancerosas, o DNA viral é integrado no DNA celular, e as proteínas E6 e E7 são produzidas.

Há pelo menos 100 diferentes tipos de HPV, e muitos deles causam entidades clínicas distintas. Por exemplo, HPV-1 a HPV-4 causam verrugas plantares nas solas dos pés, ao passo que HPV-6 e HPV-11 causam verrugas anogenitais (condiloma acuminado) e papilomas laríngeos. Certos tipos de HPV, principalmente os tipos 16 e 18, são implicados como causa do carcinoma de colo do útero, do pênis e do ânus.

Vírus Epstein-Barr

O vírus Epstein-Barr (EBV) é um herpes-vírus que foi isolado a partir de células de um indivíduo da África Oriental com **linfoma de Burkitt**. O EBV, agente causal da mononucleose infecciosa, transforma os linfócitos B em cultura e causa linfoma em saguis. Ele é também associado ao **carcinoma da nasofaringe**, um tumor que ocorre principalmente na China, e ao carcinoma tímico e ao linfoma de células B, nos Estados Unidos. Entretanto, as células de pacientes com linfoma de Burkitt nos Estados Unidos não mostraram evidência de infecção pelo EBV. (Informação adicional sobre o EBV pode ser encontrada no Cap. 37.)

Células isoladas de indivíduos da África Oriental com linfoma de Burkitt continham DNA de EBV e antígeno nuclear de EBV. Somente uma pequena fração de muitas cópias do DNA de EBV estava integrada; a maioria do DNA viral encontra-se na forma de círculos fechados, no citoplasma.

A dificuldade em provar que o EBV é um vírus tumoral humano é o fato de a infecção pelo vírus ser disseminada, mas o tumor ser raro. A hipótese atual é que a infecção pelo EBV induz a proliferação das células B, aumentando a possibilidade de um segundo evento ocorrer (p. ex., ativação de oncogene celular). Nas células do linfoma de Burkitt, um oncogene celular, c-*myc*, que está normalmente localizado no cromossomo 8, é **translocado** ao cromossomo 14, no local dos genes da cadeia pesada da imunoglobulina. Essa translocação traz o gene c-*myc* em justaposição a um promotor ativo, e grande quantidade de RNA de c-*myc* é sintetizada. Sabe-se que o oncogene c-*myc* codifica um fator de transcrição, mas o papel desse fator na oncogênese é incerto.

Herpes-vírus humano 8

O herpes-vírus humano 8 (HHV-8), também conhecido como herpes-vírus associado ao sarcoma de Kaposi (KSHV, *Kaposi's sarcoma–associated herpesvirus*), causa o sarcoma de Kaposi (SK). O SK é um tumor maligno de células endoteliais que apresenta muitas células e hemácias em forma de fuso. É o tipo de câncer mais comum em pacientes com a síndrome da imunodeficiência adquirida (Aids). O KSHV pode ser transmitido tanto sexualmente quanto por meio da saliva. Uma proteína codificada pelo KSHV, denominada antígeno nuclear associado à latência (LANA, *latency-associated nuclear antigen*), inativa as proteínas supressoras de tumor p53 e RB, o que origina a transformação maligna das células endoteliais. (Informação adicional sobre o HHV-8 pode ser encontrada no Cap. 37.)

Vírus da hepatite B

A infecção pelo HBV é significativamente mais comum em pacientes que apresentam o carcinoma hepatocelular primário (**hepatoma**) do que em indivíduos não acometidos pela doença. Essa relação é notável em áreas da África e da Ásia, onde a incidência tanto de infecção pelo HBV quanto do hepatoma é alta. A infecção crônica pelo HBV comumente causa cirrose do fígado; esses dois eventos são os principais fatores predisponentes ao hepatoma. Parte do genoma do HBV está integrada no DNA celular em células malignas. Entretanto, nenhum gene do HBV foi definitivamente implicado na oncogênese. A integração do DNA do HBV pode causar mutagênese insercional, resultando na ativação de um oncogênese celular. Além disso, a proteína HBx pode apresentar um papel na carcinogênese, uma vez que ela inibe a proteína

358 PARTE IV • Virologia clínica

supressora de tumor p53. (Informação adicional sobre o HBV pode ser encontrada no Cap. 41.)

Poliomavírus de células de Merkel

O poliomavírus de células de Merkel (MCPV, *Merkel cell polyomavirus*) causa o carcinoma de células de Merkel na pele. (As células de Merkel são neuroreceptores de pressão e tato). O carcinoma ocorre mais frequentemente na pele exposta ao sol, como na face e no pescoço. Indivíduos imunossuprimidos e idosos apresentam predisposição para esse tipo de câncer.

Membros da família Polyomaviridae são vírus pequenos, não envelopados, com o genoma composto por DNA de fita dupla, e que são conhecidos por causarem tumores em animais (ver seção sobre vírus tumorais de animais). A infecção pelo MCPV é comum, como indicado pela presença de anticorpos contra o vírus no sangue de muitos doadores saudáveis. O modo de transmissão ainda não é conhecido.

Em células do carcinoma, o DNA do MCPV está integrado ao genoma da célula. O gene que codifica para o antígeno T grande se encontra mutado, de forma que o vírus não pode se replicar. No entanto, o antígeno T grande continua a ser sintetizado. O antígeno T induz a malignização da célula por meio da inibição de proteínas supressoras de tumor, como p53 e RB. Uma vez que o MCPV não se replica nas células do carcinoma, pacientes não são infeciosos.

O diagnóstico é feito por meio de análises patológicas a partir de espécimes cirúrgicos. Não há nenhum teste laboratorial, baseado no vírus, clinicamente disponível. Não há terapia antiviral e nem vacina disponíveis. A prevenção envolve a redução da exposição ao sol, uso de bloqueadores solares e a realização frequente de exames de pele para se detectar o câncer antes do surgimento de metástases.

VACINAS CONTRA O CÂNCER

Há duas vacinas projetadas para prevenir o câncer de seres humanos: a vacina para o HBV e a vacina para o HPV. O uso disseminado da vacina de HBV na Ásia tem reduzido significativamente a incidência do carcinoma hepatocelular. A vacina contra o HPV, a causa do carcinoma de colo do útero, foi aprovada para uso nos Estados Unidos em 2006.

VÍRUS TUMORAIS DE ANIMAIS PODEM CAUSAR CÂNCER EM SERES HUMANOS?

Não há evidências de que os vírus tumorais de animais causem tumor em seres humanos. Na verdade, a única informação disponível sugere que eles não causam, pois (1) as pessoas que foram inoculadas com a vacina de poliovírus contaminada com o SV40 não tiveram maior incidência de câncer que o grupo-controle não inoculado, (2) soldados inoculados com a vacina da febre amarela contaminada com o vírus da leucemia aviária não tiveram alta incidência de tumores, e (3) membros de famílias que possuíam gatos que morreram de leucemia, causada pelo vírus da leucemia felina, não mostraram aumento da ocorrência de leucemia em relação às famílias-controle. Observa-se, entretanto, que alguns tumores de células humanas, como o linfoma não Hodgkin, contêm DNA do SV40, mas a relação desse DNA com a transformação maligna é incerta.

VÍRUS TUMORAIS DE ANIMAIS

1. Vírus tumorais de RNA

Os vírus tumorais de RNA têm sido isolados de um grande número de espécies, como cobras, aves e mamíferos, incluindo os primatas não humanos. Os vírus tumorais de RNA importantes são listados na Tabela 43-7. Eles são importantes em razão de sua ubiquidade, sua habilidade em causar tumores em seus hospedeiros de origem, seu pequeno número de genes e pela relação de seus genes aos oncogenes celulares (ver p. 351).

Esses vírus pertencem à família Retroviridae (o prefixo retro significa reverso), nomeados assim em consequência de uma **transcriptase reversa** localizada no vírion. Essa enzima transcreve o RNA genômico em um DNA proviral de fita dupla, essencial para sua replicação. O genoma viral consiste em duas moléculas idênticas de RNA senso-positiva. Cada molécula tem peso molecular de aproximadamente 2×10^6 (esses são os únicos vírus que são diploides [i.e., possuem duas cópias do seu genoma no vírion]). As duas moléculas são ligadas por ligações de hidrogênio por bases complementares localizadas próximas à extremidade 5′ de ambas as moléculas de RNA. Também ligado próximo à extremidade 5' de cada RNA está o RNA de transferência (tRNA), que serve como iniciador[2] para a transcrição do RNA em DNA.

O capsídeo icosaédrico é circundado por um envelope contendo espículas de glicoproteínas. Algumas proteínas do capsídeo interno são antígenos grupo-específicos, os quais são comuns aos retrovírus de uma espécie. Há três tipos morfológicos importantes de retrovírus, denominados B, C e D, dependendo da localização do capsídeo ou cerne. A maioria dos retrovírus é de partículas do tipo C, mas o vírus do tumor mamário de camundongos é uma partícula do tipo B, e o HIV, o causador da Aids, é uma partícula do tipo D.

A sequência gênica do RNA de um vírus do sarcoma aviário típico é *gag*, *pol*, *env* e *src*. Os retrovírus não transformadores possuem três genes, pois perderam o gene *src*. A região *gag* codifica os antígenos grupo-específicos, o gene *pol* codifica para a transcriptase reversa, e o gene *env* codifica as duas proteínas do envelope (espículas) e o gene *src* codifica para a proteína-cinase. Existem evidências de que a proteína cinase fosforila fatores de transdução de sinal que ativam a síntese de ciclinas que, por sua vez, direcionam a célula à fase S e à subsequente mitose.

As sequências nas extremidades 5′ e 3′ funcionam na integração do DNA proviral e na transcrição dos mRNAs a partir do DNA proviral integrado, pela RNA-polimerase II do hospedeiro. A cada extremidade, há uma sequência[3] chamada de LTR, que é composta por muitas regiões, e uma delas, próxima à extremidade 5′, é o local de ligação para o tRNA iniciador.

---

[2] A proposta desse tRNA iniciador é atuar como ponto de ligação para o primeiro desoxinucleotídeo no início da síntese do DNA. Os iniciadores são tRNAs normais das células que são características para cada retrovírus.

[3] O comprimento da sequência varia de 250 a 1.200 bases, dependendo do vírus.

CAPÍTULO 43 • Vírus tumorais **359**

Após a infecção da célula por um retrovírus, ocorrem os seguintes eventos: Utilizando o genoma de RNA como molde, a transcriptase reversa (DNA polimerase RNA-dependente) sintetiza o DNA proviral de fita dupla. O DNA, então, é integrado ao DNA celular. A integração do DNA proviral é um evento obrigatório, mas não há um local específico de integração. A inserção da LTR viral pode reforçar a transcrição de genes celulares adjacentes. Se esse gene celular for um oncogene, pode resultar em transformação maligna. Isso explica como os retrovírus sem os oncogenes virais podem causar transformação.

2. Vírus tumorais de DNA

Papovavírus

Dentro do antigo grupo dos papovavírus, os dois mais bem-caracterizados são os **poliomavírus** e o **vírus SV40**. Os poliomavírus (*poli* significa muitos; *oma* significa tumor) causam uma ampla variedade de tumores histologicamente diferentes quando inoculados em roedores neonatos. Seu hospedeiro natural é o camundongo. O vírus SV40, que foi isolado de células renais de macaco Rhesus, causa sarcomas em *hamsters* recém-nascidos.

Os poliomavírus e o vírus SV40 compartilham muitas características biológicas e químicas (p. ex., fita dupla, DNA circular superenovelado de peso molecular 3×10^6 e um nucleocapsídeo icosaédrico de 45 nm). Entretanto, a sequência de seus DNAs e a antigenicidade de suas proteínas são bastante distintas. Ambos sofrem um ciclo lítico (permissivo) nas células de seus hospedeiros naturais, com a produção da progênie viral. Entretanto, quando eles infectam as células de espécies heterólogas, o ciclo não permissivo segue-se e nenhum vírus é produzido, sendo a célula malignamente transformada.

Nas células transformadas, o DNA viral integra-se no DNA da célula hospedeira, e somente proteínas precoces são sintetizadas. Algumas dessas proteínas (p. ex., os antígenos T descritos na p. 353) são necessárias para a indução e manutenção do estado transformado.

O poliomavírus JC, um poliomavírus humano, é o causador da leucoencefalopatia multifocal progressiva (ver Cap. 44). Ele também causa tumores encefálicos em macacos e *hamsters*. Não há evidência de que esse vírus cause câncer em seres humanos.

Adenovírus

Alguns adenovírus humanos, especialmente os sorotipos 12, 18 e 31, induzem sarcomas em *hamsters* recém-nascidos e transformam células de roedores em cultura. Não há evidência de que esses vírus causem tumores em seres humanos, e nenhum DNA adenoviral tem sido detectado no DNA de quaisquer células humanas tumorais.

Os adenovírus passam tanto por um ciclo permissivo, em algumas células, quanto por um ciclo não permissivo e transformador, em outras. O genoma de DNA linear torna-se circular dentro da célula infectada, porém, ao contrário do que acontece com os papilomavírus e poliomavírus (em que o genoma inteiro se integra), somente uma pequena região (10%) do genoma dos adenovírus se integra ao genoma celular. Ainda assim, a transformação ocorre. Essa região codifica para muitas proteínas, e uma delas é o antígeno T (antígeno tumoral). O antígeno T de adenovírus é necessário para a transformação e é antigenicamente distinto dos antígenos T de poliomavírus e SV40.

Herpes-vírus

Muitos herpes-vírus de animais são conhecidos por causar tumores. Quatro espécies de herpes-vírus causam **linfomas** em primatas não humanos. Os herpes-vírus saimiri e ateles induzem linfomas de células T em macacos do Novo Mundo. Já os herpes-vírus pan e papio transformam linfócitos B em chimpanzés e babuínos, respectivamente.

Um herpes-vírus de galinhas causa a doença de Marek, uma neurolinfomatose contagiosa e rapidamente fatal. A imunização de galinhas com uma vacina viva atenuada resulta em decréscimo no número de casos. Um herpes-vírus está implicado como causa de carcinomas renais em sapos.

Poxvírus

Dois poxvírus causam tumores em animais; eles são o vírus do fibroma de coelho (*Rabbit fibroma virus*), o qual causa fibromas ou mixomas em coelhos e em outros animais, e o vírus do tumor do macaco de Yaba (*Yaba monkey tumor virus*), o qual causa histiocitomas benignos em animais e voluntários humanos. Pouco se sabe sobre esses vírus.

TESTE SEU CONHECIMENTO

1. Em relação aos vírus que possuem um papel na carcinogênese humana, qual das seguintes opções é a mais correta?

   (A) O vírus Epstein-Barr é implicado como causa do carcinoma da parte nasal da faringe principalmente na Ásia, onde ele é transmitido por mosquitos em áreas rurais.

   (B) A evidência para o vírus da hepatite C como causa do carcinoma hepatocelular inclui encontrar uma cópia do DNA viral do genoma do HCV integrado no DNA de hepatócitos.

   (C) O vírus da hepatite B é implicado como causa do carcinoma hepatocelular porque países com alta incidência de hepatite B crônica também apresentam alta incidência de carcinoma hepatocelular.

   (D) O vírus linfotrópico de células T humanas é um retrovírus que foi encontrado associado à leucemia no Japão, mas não foi encontrado nos Estados Unidos.

2. Quanto aos oncogenes de vírus tumorais de DNA, qual das seguintes opções é a mais correta?

   (A) Eles codificam a proteína-cinase que fosforila a proteína p53.

   (B) Eles interagem com os proto-oncogenes celulares e os ativa.

   (C) Eles codificam fatores de crescimento celulares que ativam a fase S, de síntese de DNA.

   (D) Eles codificam proteínas que se ligam a proteínas codificadas pelos genes supressores de tumor.

3. Quanto ao mecanismo principal pelos quais os retrovírus oncogênicos causam transformações malignas, qual das seguintes opções é a mais correta?

   (A) Eles causam mutações pontuais em genes reguladores celulares.

   (B) Eles carregam genes para proteínas que atuam como fatores celulares de crescimento.

   (C) Eles sintetizam uma proteína que inibe a ação da proteína celular p53.

   (D) Eles codificam uma recombinase que causa a translocação de certos cromossomos.

   (E) Eles codificam uma DNA-polimerase que aumenta a taxa de síntese de DNA celular.

360 PARTE IV • Virologia clínica

4. O vírus linfotrópico de células T humanas (HTLV) causa leucemia das células T em adultos. Em relação a esse vírus, qual das seguintes opções é a mais correta?

(A) HTLV é transmitido principalmente pela via fecal-oral.

(B) Oseltamivir cura o estágio latente estabelecido pelo HTLV nas células T.

(C) O genoma do HTLV consiste em um RNA de fita dupla, entretanto, não há polimerase no vírion.

(D) A infecção pelo HTLV é diagnosticada no laboratório clínico por meio da observação de corpúsculos de inclusão citoplasmáticos.

(E) A oncogênese pelo HTLV é relacionada a um fator transcricional viral que ativa a produção de interleucina 2 e o seu receptor.

RESPOSTAS

(1) **(C)**

(2) **(D)**

(3) **(B)**

(4) **(E)**

RESUMOS DOS ORGANISMOS

Breves resumos dos organismos descritos neste capítulo iniciam-se na página 669. Favor consultar esses resumos para uma rápida revisão do material essencial.

VER TAMBÉM

- Mais **questões para autoavaliação** sobre os temas discutidos neste capítulo são encontradas na seção de Virologia Clínica da Parte XIII: Questões para autoavaliação, a partir da página 724. Consulte também a Parte XIV: Simulado de provas e concursos, a partir da página 753.

C A P Í T U L O

44

Vírus lentos e príons

CONTEÚDO DO CAPÍTULO

Introdução

Doenças lentas causadas por vírus convencionais

  Leucoencefalopatia multifocal progressiva

  Panencefalite esclerosante subaguda

  Síndrome da imunodeficiência adquirida

Doenças lentas causadas por príons

  Kuru

  Doença de Creutzfeldt-Jakob

  Variante da doença de Creutzfeldt-Jakob (vDCJ)

Doenças lentas de animais

  Scrapie

  Visna

  Encefalopatia espongiforme bovina

  Doença consumptiva crônica

Teste seu conhecimento

Resumos dos organismos

Ver também

INTRODUÇÃO

Doenças infecciosas "lentas" são causadas por um grupo heterogêneo de agentes contendo tanto vírus convencionais quanto agentes não convencionais que não são vírus (p. ex., os príons). **Príons são partículas contendo proteínas sem nenhum ácido nucleico detectável**, que são altamente resistentes à inativação pelo calor, formaldeído e luz ultravioleta em doses que inativariam os vírus. Observa-se que os príons são resistentes às temperaturas geralmente empregadas no cozimento, um fato que pode ser importante em sua possível habilidade de serem transmitidos pelos alimentos (ver, a seguir, uma variante da doença de Creutzfeldt-Jakob [DCJ]). Os príons são, entretanto, inativados por agentes que desagregam proteínas e lipídeos, como o fenol, éter, NaOH e hipoclorito (ver Cap. 28).

A proteína príon é codificada por um gene da célula normal e acredita-se que faz parte de vias de transdução de sinal em neurônios. A proteína príon normal (conhecida como PrP^C, ou proteína príon celular) possui uma quantidade significativa de conformações em α-hélice. Quando a conformação em α-hélice muda para uma folha β-pregueada (conhecida como PrP^{SC}, ou proteína príon associada ao *scrapie*), essas formas anormais agregam-se em filamentos, os quais interrompem a função normal dos neurônios e causam a morte celular. Os príons, entretanto, se "reproduzem" por meio do recrutamento das formas em α-hélice pelas formas anormais em folha β-pregueada, alterando a conformação das primeiras. Perceba que a forma normal em α-hélice e a forma anormal em folha β-pregueada apresentam a mesma sequência de aminoácidos. Apenas a conformação difere entre as duas formas. Um RNA celular específico reforça essa mudança conformacional. Os príons são descritos de maneira mais detalhada no Capítulo 28.

As proteínas priônicas patogênicas podem ser conceitualmente imaginadas como proteínas malformadas. Essas **proteínas malformadas** não apenas causam a DCJ em seres humanos e a doença da "vaca louca" no gado, mas também são suspeitas de estarem envolvidas na patogênese de outras importantes doenças do sistema nervoso central, como Alzheimer e Parkinson.

Em seres humanos, os agentes "lentos" causam doenças no **sistema nervoso central**, caracterizadas por um longo período de incubação, um início gradual e um curso invariavelmente fatal e progressivo. Não há nenhuma terapia antimicrobiana para essas doenças. Observa-se que o termo lento se refere à doença, não à taxa de multiplicação dos vírus que causam doenças lentas. A taxa de multiplicação desses vírus é similar à da maioria de outros vírus.

As doenças humanas mediadas por príons (p. ex., kuru e DCJ) são chamadas de **encefalopatias espongiformes transmissíveis** (TSEs, *transmissible spongiform encephalopathies*). O termo *espongiforme* se refere ao aspecto esponjoso, cheios de buracos, semelhantes aos do queijo suíço, visualizados no parênquima do encéfalo e que são causados pela morte dos neurônios (Fig. 44-1). Nenhuma partícula viral é visualizada no encéfalo de pessoas com essas doenças.

O termo *encefalopatia* se refere a um processo patológico no encéfalo sem sinais de inflamação. Em contrapartida, o termo *encefalite* se refere a um processo inflamatório no encéfalo no qual estão presentes neutrófilos ou linfócitos. Em TSEs, não há mudanças inflamatórias no encéfalo.

A transmissibilidade do agente de kuru e DCJ ("príons") foi inicialmente estabelecida pela inoculação em primatas de material proveniente dos encéfalos de pacientes infectados, seguida por transferência seriada aos encéfalos de outros primatas.

Observa-se, entretanto, que a kuru e a variante da DCJ (e a encefalopatia espongiforme bovina [EEB] – "doença da vaca louca") são adquiridas por ingestão. Nesta rota, a proteína príon deve

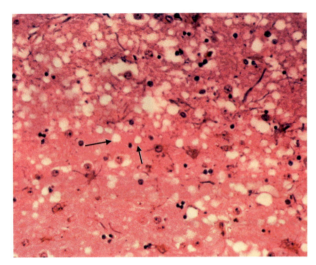

FIGURA 44-1 Encefalopatia espongiforme mediada por príons (doença da vaca louca) – duas setas apontam para a aparência espongiforme (buracos semelhantes aos do queijo suíço) no encéfalo de uma vaca com doença da vaca louca. O encéfalo de um paciente com a doença de Creutzfeldt-Jakob apresenta uma aparência semelhante. (Fonte: Dr. Al Jenny, Public Health Image Library, Centers for Disease Control and Prevention.)

sobreviver à digestão no trato intestinal, e, assim, penetrar na mucosa do intestino. A proteína príon é, então, amplificada no interior do folículo das células dendríticas no tecido linfoide, como as placas de Peyer. Os príons se disseminam para o baço, levados pelas células dendríticas. Do baço, os príons se disseminam para o sistema nervoso central, provavelmente por inervação simpática.

É também possível que os príons alcancem o encéfalo por estarem no interior de linfócitos, uma vez que há um caso bem-documentado de DCJ adquirida por transfusão sanguínea. Além disso, a DCJ tem sido transmitida de maneira **iatrogênica** (i.e., no contexto médico, por transplante de córnea, enxertos de dura-máter, eletrodos implantados no encéfalo e extratos de hormônio do crescimento produzidos a partir de hipófises humanas).

Há evidências de que a quinacrina e outros análogos de acridina inibam a formação da forma patológica PrP^{SC} em cultura de células. Esses fármacos têm sido atualmente testados em modelos animais por sua habilidade para tratar ou prevenir as doenças priônicas.

Doenças causadas por príons podem ser classificadas em três categorias. Algumas são, claramente, doenças **transmissíveis (infecciosas)**, como o kuru; outras são claramente **hereditárias (genéticas)**, como a insônia familiar fatal; e outras são **esporádicas** (nem infecciosa e nem hereditária), como é o caso da maioria dos casos de DCJ. Os casos esporádicos provavelmente são devidos a mutações somáticas espontâneas nos indivíduos afetados.

DOENÇAS LENTAS CAUSADAS POR VÍRUS CONVENCIONAIS

Leucoencefalopatia multifocal progressiva

A leucoencefalopatia multifocal progressiva (LEMP) é uma doença fatal desmielinizante da substância branca (i.e., leucoencefalopatia) e envolve múltiplas áreas do encéfalo (i.e., multifocal). Observa-se que ela não é uma encefalite uma vez que não há inflamação no encéfalo.

O quadro clínico inclui defeitos do campo visual, mudanças no estado mental e fraqueza. A doença rapidamente progride para a cegueira, demência e coma; a maioria dos pacientes morre no período de 6 meses. A doença ocorre principalmente em indivíduos que apresentam a imunidade celular comprometida, principalmente aqueles com a síndrome da imunodeficiência adquirida (Aids). Pacientes recipientes de terapia contra o câncer ou pacientes que utilizam fármacos imunossupressores após transplantes de órgãos também são acometidos. Alguns pacientes submetidos a tratamento para esclerose múltipla com o anticorpo monoclonal natalizumabe desenvolvem LEMP. A Tabela 44-1 descreve algumas características importantes das doenças lentas virais em seres humanos causadas por vírus convencionais.

A LEMP é causada pelo poliomavírus JC, um membro da família *Polyomaviridae*. Os poliomavírus são vírus não envelopados com um genoma formado por DNA de fita dupla circular. O poliomavírus JC infecta e mata oligodendrócitos, causando desmielinização. Os neurônios não são afetados. Anticorpos contra o poliomavírus JC são encontrados em aproximadamente 75% do soro de seres humanos em geral, indicando que a infecção é muito difundida. A doença ocorre quando o poliomavírus JC latente é ativado em pacientes imunocomprometidos. O vírus persiste nos rins e é excretado na urina. O diagnóstico é, em geral, realizado pelo ensaio da reação em cadeia da polimerase de biópsia do encéfalo ou líquido cerebrospinal. Não há um tratamento antiviral específico, mas o cidofovir pode ser benéfico.

Panencefalite esclerosante subaguda

A panencefalite esclerosante subaguda (PEES) é uma doença lenta e progressiva caracterizada por lesões inflamatórias em muitas áreas do encéfalo. É uma doença rara que ocorre em **crianças** que foram infectadas com o **vírus do sarampo** muitos anos antes do aparecimento da doença. Diferentemente da LEMP, imunossupressão *não* é um fato predisponente. A PEES inicia com leves mudanças na personalidade e termina com demência e morte.

TABELA 44-1 Características importantes das doenças lentas virais causadas por vírus convencionais

Doença	Vírus	Família viral	Características importantes
Leucoencefalopatia multifocal progressiva	Poliomavírus JC	Polyomaviridae	Infecção generalizada; doença somente em pacientes imunocomprometidos
Panencefalite esclerosante subaguda	Vírus do sarampo	Paramyxoviridae	Doença em crianças jovens com vírus defectivo no encéfalo
Síndrome da imunodeficiência adquirida (Aids)	Vírus da imunodeficiência humana (HIV)	Retroviridae	O HIV infecta células CD4-positivas (p. ex., macrófagos do encéfalo)

CAPÍTULO 44 • Vírus lentos e príons · **363**

A PEES é uma infecção persistente por uma variante do vírus do sarampo que não pode completar sua replicação. A evidência para essa ocorrência é:

(1) Corpúsculos de inclusão contendo nucleocapsídeos helicoidais, os quais reagem com anticorpos ao vírus do sarampo, são visualizados nos neurônios afetados.

(2) Um vírus similar ao vírus do sarampo pode ser induzido a partir dessas células por cocultivo com células permissivas em cultura. O vírus induzido possui uma proteína de matriz diferente; essa proteína é importante na montagem viral.

(3) Os pacientes possuem altos títulos de anticorpos contra o vírus do sarampo no sangue e no líquido cerebrospinal.

(4) A PEES praticamente desapareceu nos Estados Unidos desde o início da imunização generalizada com a vacina contra o sarampo.

A panencefalite progressiva pode ocorrer em pacientes com rubéola congênita.

Síndrome da imunodeficiência adquirida

A Aids é causada pelo vírus da imunodeficiência humana (HIV), um membro do gênero Lentivirus dos retrovírus. A Aids é uma doença com um longo período latente e um curso progressivo e pode envolver o sistema nervoso central. Ver Capítulo 45 para mais informações.

DOENÇAS LENTAS CAUSADAS POR PRÍONS

Existem cinco TSEs humanas causadas por príons: kuru, DCJ, variante de DCJ, síndrome de Gerstmann-Sträussler-Scheinker (GSS, *Gerstmann-Sträussler-Scheinker syndrome*) e a insônia familiar fatal. A Tabela 44-2 descreve algumas características importantes das doenças lentas humanas causadas pelos príons.

Kuru

Essa doença fatal é caracterizada por tremores progressivos e ataxia, mas não por demência. Ela ocorre *somente* entre membros das **tribos Fore da Nova Guiné**. Ela foi transmitida durante um ritual no qual os crânios dos mortos foram abertos e os encéfalos, comidos. Há dois modos pelos quais a doença pode ser adquirida: ou por ingestão de encéfalos ou por ferimentos na pele que ocorrem durante

a preparação dos encéfalos, quando tecidos de encéfalo são introduzidos no corpo. Desde que a prática foi encerrada, a kuru praticamente desapareceu. Os agentes da kuru e da DCJ (ver a seguir) têm sido transmitidos de maneira seriada em primatas.

Doença de Creutzfeldt-Jakob

O exame patológico de encéfalos de pacientes com DCJ e kuru revela a aparência espongiforme (esponja ou queijo suíço) similar à associada com *scrapie* em ovelhas (ver posteriormente). As mudanças espongiformes são o resultado da vacuolização e de perda neuronais, em vez de desmielinização. Não são visualizadas células inflamatórias no encéfalo. Os príons causam *scrapie* e têm sido encontrados nos encéfalos de pacientes com DCJ.

Ao contrário da kuru, a DCJ é **encontrada esporadicamente no mundo todo** e afeta ambos os sexos. A incidência de DCJ é de aproximadamente 1 caso por milhão, e não há aumento de risco associado com hábitos alimentares, ocupação ou exposição animal. Indivíduos vegetarianos e indivíduos que comem carne possuem a mesma taxa. A taxa de DCJ é a mesma nos países nos quais os animais têm *scrapie* e nos países em que os animais não têm. Não há evidência de transmissão de pessoa a pessoa ou transmissão transplacentária.

Não há aumento de risco para prestadores de cuidados médicos; portanto, jalecos e máscaras são desnecessários. As precauções-padrão para a obtenção de espécimes infecciosos devem ser observadas. A doença tem sido transmitida de forma **iatrogênica** (p. ex., em transplante de córnea, por meio de eletrodos intracerebrais, em hormônios extraídos de hipófises humanas e em enxertos de dura-máter de cadáveres). Há somente um caso confirmado de DCJ transmitida por transfusão de sangue, e o uso de drogas intravenosas não aumenta o risco. Esterilização apropriada do material contaminado com o agente da DCJ consiste no uso da autoclavação ou tratamento com hipoclorito de sódio.

Os principais achados clínicos da DCJ são demência (incluindo mudança comportamental, perda de memória e confusão) e mioclonias. Achados adicionais incluem ataxia, afasia, perda visual e hemiparesia. Os sintomas muitas vezes aparecem gradualmente e progridem inexoravelmente. No estágio terminal, o paciente torna-se mudo e acinético, e, então, comatoso. Cerca de 80% de todas as pessoas afetadas morrem no período de 1 ano. A maioria dos casos ocorre em pessoas entre os 50 e os 70 anos.

Um diagnóstico provável de DCJ pode ser realizado patologicamente pela detecção de mudanças espongiformes em uma biópsia

TABELA 44-2 Características importantes das doenças lentas causadas por príons

Doença	Patogênese	Características importantes
Kuru	Transmissível/infecciosa	Causada pela ingestão ou manuseio de tecido cerebral; ocorre em populações tribais na Nova Guiné
Doença de Creutzfeldt-Jakob	1. Transmissível/infecciosa	Transmissão iatrogênica por transporte de córnea, eletrodos cerebrais e hormônio do crescimento
	2. Hereditária/genética	Mutação em células germinativas
	3. Esporádica	Nenhuma relação com qualquer causa conhecida; possível nova mutação em células somáticas; é a forma mais comum
Variante da doença de Creutzfeldt-Jakob	Transmissível/infecciosa	Provavelmente adquirida por ingestão de carne ou tecido nervoso de animais com doença da vaca louca
Síndrome de Gerstmann-Sträussler-Scheinker	Hereditária/genética	Mutação em células germinativas
Insônia familiar fatal	Hereditária/genética	Mutação em células germinativas

de encéfalo. Perda neuronal e gliose são observadas. Placas amiloides são também observadas em alguns casos de DCJ. Na variante da DCJ, placas "floridas" compostas por placas amiloides semelhantes a flores circundadas por um halo de vacúolos são visualizadas. Imagens do encéfalo e o eletrencefalograma podem mostrar mudanças características. Não há evidência de inflamação (i.e., nenhum neutrófilo ou linfócito é visto). Os resultados da contagem sanguínea e testes de rotina do líquido cerebrospinal são normais. O achado de uma proteína normal do encéfalo, denominada 14-3-3, no líquido cerebrospinal fornece suporte ao diagnóstico.

O diagnóstico específico de DCJ é, em geral, realizado por imuno-histoquímica, na qual anticorpos antipríons marcados são utilizados para corar os espécimes de encéfalo do paciente. Como ainda não foram desenvolvidos anticorpos antiproteínas príons, não há testes diagnósticos sorológicos. Nenhum anticorpo é produzido em seres humanos, uma vez que estes são tolerantes às proteínas príons. (Os anticorpos utilizados nos testes laboratoriais de imuno-histoquímica são produzidos em outros animais nos quais os príons de seres humanos são imunogênicos.) Diferentemente dos vírus, os príons não podem crescer em cultura, portanto, não há métodos de diagnóstico com base em culturas celulares.

Tecido tonsilar obtido de pacientes com a variante da DCJ foi positivo para o príon, pela utilização de ensaios baseados em anticorpos monoclonais. O uso do tecido tonsilar ou outro tecido linfoide similar pode prevenir a necessidade da biópsia de encéfalo. Proteínas de príon patológicas têm sido também detectadas no epitélio olfatório de pacientes com DCJ.

Não há tratamento para DCJ e não há nenhum fármaco ou vacina disponível para a prevenção.

Embora a maioria dos casos de DCJ seja esporádico, cerca de 10% são hereditários. A forma hereditária (familiar) é herdada de forma autossômica dominante. Nesses pacientes, 12 diferentes pontos de mutações e muitas mutações insercionais no gene da proteína do príon têm sido encontrados. Uma delas, a mutação de ponto no códon 102, é a mesma mutação encontrada em pacientes com a **síndrome GSS** – outra doença lenta do sistema nervoso central de seres humanos. As principais características clínicas da síndrome de GSS são ataxia cerebelar e paraparesia espástica. As formas hereditárias dessa doença podem ser prevenidas pela detecção de portadores e aconselhamento genético.

A origem dessas encefalopatias espongiformes é composta por três formas: **infecciosa, hereditária** e **esporádica**. As formas infecciosas são a kuru e provavelmente a forma variante da DCJ (ver a próxima seção). A transmissão do agente infeccioso foi documentada por passagem seriada do material de encéfalo de uma pessoa com DCJ a chimpanzés. A forma hereditária é melhor ilustrada pela síndrome GSS (ver parágrafo anterior) e por uma doença fatal, chamada de insônia familiar fatal. O termo *esporádica* se refere ao aparecimento da doença na ausência de uma causa infecciosa ou hereditária.

A **insônia familiar fatal** é uma doença muito rara caracterizada por insônia progressiva e disautonomia (disfunção do sistema nervoso autônomo), resultando em vários sintomas, demência e morte. Uma mutação específica na proteína príon é encontrada em pacientes com essa doença.

Variante da doença de Creutzfeldt-Jakob (vDCJ)

Em 1996, muitos casos de DCJ ocorreram na Grã-Bretanha devido à ingestão de carne bovina. Esses casos são uma nova variante da DCJ (vDCJ, também denominada nvDCJ) porque eles ocorreram em pessoas muito mais jovens e tinham certos achados clínicos e patológicos diferentes dos encontrados na forma típica da doença. Nenhuma das pessoas afetadas havia consumido encéfalos bovinos ou ovinos, mas material encefálico havia sido misturado em carnes processadas, como salsichas.

Somente pessoas cuja proteína príon nativa é homozigota para a metionina no aminoácido 129 contraem a vDCJ. As pessoas cuja proteína príon nativa é homozigota para a valina no aminoácido 129, ou que são heterozigotas, não contraem a vDCJ. Esses achados indicam que as proteínas príons com metionina são mais facilmente dobradas nas formas patológicas da folha β-pregueada.

Os príons isolados de casos da forma "variante da DCJ" em seres humanos se assemelham quimicamente aos príons isolados da doença da vaca louca mais que a outros príons, o que constitui evidência para corroborar a hipótese de que a variante da DCJ foi originada do consumo da carne bovina. Não há evidência de que a ingestão de ovelha esteja associada à variante da DCJ. Desde fevereiro de 2009, a vDCJ foi diagnosticada em 209 pessoas, e 165 delas tinham vivido no Reino Unido. Três casos de vDCJ ocorreram nos Estados Unidos; imagina-se que em dois casos a doença foi adquirida no Reino Unido. Todos os casos de vDCJ ocorreram em indivíduos que viveram em ou viajaram para um país onde a EEB foi detectada.

É desconhecido o número de pessoas que carregam o príon patogênico na forma latente (assintomática). A possibilidade de que essas pessoas portadoras assintomáticas do príon da vDCJ possam ser a fonte de infecção para outros (p. ex., por meio de transfusão de sangue) tem levado os bancos de sangue nos Estados Unidos a eliminar do *pool* de doadores pessoas que tenham vivido na Grã-Bretanha por mais de 6 meses.

DOENÇAS LENTAS DE ANIMAIS

As doenças lentas transmissíveis dos animais são modelos importantes para as doenças humanas. *Scrapie* e visna são doenças de ovelhas, e EEB (doença da vaca louca) é uma doença de bovinos que parece ter surgido da ingestão de tecido de ovelha pelo gado bovino. A doença debilitante crônica ocorre em cervos e alces. Visna é causada por um vírus, ao passo que as outras três são doenças mediadas por príon.

Scrapie

A *scrapie* é uma doença de ovelhas, caracterizada por tremores, ataxia e coceira, devido à qual ovelhas raspam sua lã contra cercas. Ela tem um período de incubação de muitos meses. A degeneração espongiforme sem inflamação é visualizada no tecido cerebral dos animais afetados. É transmitida aos camundongos e a outros animais por um extrato encefálico que não contém nenhuma partícula viral reconhecível. Estudos em camundongos revelaram que a infectividade está associada a uma proteína de peso molecular de 27 mil conhecida como um príon (ver p. 219).

Visna

Visna é uma doença de ovelhas caracterizada por pneumonia e lesões desmielinizantes no encéfalo. Ela é causada pelo vírus visna-maedi, um membro do gênero Lentivirus da família Retroviridae. Dessa forma, possui um genoma de RNA diploide de fita simples e

CAPÍTULO 44 • Vírus lentos e príons

uma DNA-polimerase dependente de RNA em seu vírion. Acredita-se que a integração do DNA pró-viral no DNA da célula hospedeira possa ser importante para a persistência do vírus no hospedeiro e, consequentemente, em seu longo e prolongado período de incubação e curso progressivo.

Encefalopatia espongiforme bovina

A EEB é também conhecida como doença da vaca louca. O gado torna-se agressivo, atáxico e, por fim, morre. O gado bovino adquire a EEB por meio de alimentos suplementados com órgãos (p. ex., encéfalo) obtidos de ovelhas infectadas com príons *scrapie*. (É também possível que a EEB surja no gado por uma mutação no gene que codifica a proteína príon.)

A EEB é endêmica na Grã-Bretanha. A suplementação alimentar com órgãos de ovelhas foi banida na Grã-Bretanha em 1988 e milhões de bovinos foram sacrificados, duas medidas que levaram a um declínio pronunciado no número de novos casos de EEB. A EEB foi encontrada em bovinos em outros países europeus, como França, Alemanha, Itália e Espanha, e há uma preocupação significativa nos países em que a variante de CDJ possa surgir em seres humanos. Dois casos de EEB em gado bovino nos Estados Unidos foram relatados.

Doença consumptiva crônica

A Doença consumptiva crônica (DCC) que atinge cervos, alces e renas é uma doença mediada por príons encontrada nos Estados Unidos. Já que a vDCJ é fortemente suspeita de ser transmitida pela ingestão de carne, há uma preocupação em relação às consequências da ingestão de carne de cervos e de rena (carne de caça). Em 2002, foi relatado que doenças neurodegenerativas ocorreram em três homens que haviam comido carne de cervo nos anos 1990. Uma dessas doenças foi confirmada como DCJ. Não está claro se há uma relação causal, e a vigilância continua. Essa preocupação foi intensificada em 2006, quando príons foram detectados no músculo de cervo com DCC, mas não em músculo de cervos normais.

A partir de 2017, a DCC foi detectada em cervos, alces e renas de 21 estados, mas não foram encontradas evidências de transmissão para seres humanos. A DCC é fatal para os animais e não existe tratamento ou vacina.

TESTE SEU CONHECIMENTO

1. Em relação aos "vírus lentos" e suas doenças, qual das seguintes opções é a mais correta?

    (A) Os vírus que causam doenças lentas, como a leucoencefalopatia multifocal progressiva (LEMP), têm baixa taxa de replicação que conta para o longo período latente e lenta progressão da doença.

    (B) A LEMP é causada por um vírus que causa infecções inaparentes generalizadas.

    (C) A doença de Creutzfeldt-Jakob (DCJ) é causada pelo poliomavírus CJ, um retrovírus que integra uma cópia de seu DNA genômico no DNA de neurônios cerebrais.

    (D) A DCJ ocorre principalmente em indivíduos imunocomprometidos, mas a infecção com o vírus que causa a DCJ é comum, como evidenciado pela presença de anticorpos.

2. Quanto aos príons, qual das seguintes opções é a mais correta?

    (A) O genoma dos príons consiste em RNA de polaridade negativa que tem um gene da polimerase defectivo.

    (B) As proteínas príons são caracterizadas por apresentarem mudanças conformacionais da forma α-hélice para a forma β-pregueada.

    (C) Os príons são muito sensíveis à luz ultravioleta, motivo pelo qual a luz UV é utilizada em salas de cirurgia de hospitais para evitar a sua transmissão.

    (D) A principal defesa contra os príons consiste em uma resposta inflamatória composta principalmente por macrófagos e células T CD4-positivas.

3. Em relação à leucoencefalopatia multifocal progressiva (LEMP), qual das seguintes opções é a mais correta?

    (A) Ela é causada por um mutante defectivo do vírus do sarampo.

    (B) O vírus permanece latente em hepatócitos por muitos anos.

    (C) As lesões ocorrem em muitas áreas do encéfalo, resultando em diversos sintomas.

    (D) O aciclovir é o fármaco de escolha para pacientes em estágios iniciais da LEMP.

    (E) Ela é caracterizada por uma reação inflamatória no encéfalo contendo muitos neutrófilos.

4. Quanto às doenças mediadas por príons, qual das seguintes opções é a mais correta?

    (A) As doenças mediadas por príons são caracterizadas por vacúolos no encéfalo, denominados "modificações espongiformes".

    (B) A variante da doença de Creutzfeldt-Jakob é uma doença do gado bovino causada pela ingestão de encéfalo de ovelha misturado ao alimento do gado.

    (C) Kuru é uma doença mediada por príons para a qual o diagnóstico pode ser confirmado em laboratório por aumento maior ou igual a quatro vezes no título de anticorpos.

    (D) Na doença de Creutzfeldt-Jakob, somente os neurônios latentemente infectados pelo poliomavírus JC produzem filamentos de príon que rompem a função neuronal.

    (E) A doença de Creutzfeldt-Jakob ocorre principalmente em crianças antes dos 2 anos de idade, uma vez que elas não apresentam resposta imune adequada contra a proteína príon.

RESPOSTAS

(1) **(B)**
(2) **(B)**
(3) **(C)**
(4) **(A)**

RESUMOS DOS ORGANISMOS

Breves resumos dos organismos descritos neste capítulo iniciam-se na página 669. Favor consultar esses resumos para uma rápida revisão do material essencial.

VER TAMBÉM

- Mais **questões para autoavaliação** sobre os temas discutidos neste capítulo são encontradas na seção de Virologia Clínica da Parte XIII: Questões para autoavaliação, a partir da página 724. Consulte também a Parte XIV: Simulado de provas e concursos, a partir da página 753.

CAPÍTULO

45 Vírus da imunodeficiência humana

CONTEÚDO DO CAPÍTULO

Introdução
 Doença
 Propriedades importantes
 Resumo do ciclo de replicação
 Transmissão e epidemiologia
 Patogênese e imunidade
 Achados clínicos

Diagnóstico laboratorial
Tratamento
Prevenção
Teste seu conhecimento
Resumos dos organismos
Ver também

INTRODUÇÃO

Doença

O vírus da imunodeficiência humana (HIV) é a causa da síndrome da imunodeficiência adquirida (Aids).

Os vírus HIV-1 e HIV-2 causam Aids, mas o HIV-1 é encontrado mundialmente, ao passo que o HIV-2 é encontrado principalmente na África Ocidental. Este capítulo se refere ao HIV-1, salvo quando forem discutidos outros assuntos pertinentes.

Propriedades importantes

O HIV é um dos dois importantes retrovírus linfotrópicos de células T humanas (o outro é o HTLV, *human T-cell leukemia virus*). O HIV preferencialmente **infecta e mata linfócitos T auxiliares (CD4)**, resultando na perda da imunidade celular e alta probabilidade de que o hospedeiro desenvolva **infecções oportunistas**. Outras células (p. ex., macrófagos e monócitos) que possuem proteína CD4 em sua superfície podem também ser infectadas.

O HIV pertence ao gênero *Lentivirus* da família Retroviridae, e causa infecções "lentas" com longos períodos de incubação (ver Cap. 44). O HIV possui um capsídeo cilíndrico (tipo D) envolto por um envelope contendo glicoproteínas virais específicas (gp120 e gp41) (Figs. 45-1 e 45-2). O genoma do HIV consiste em duas moléculas idênticas de RNA de fita simples, de polaridade positiva, ditas **diploides**. (Observe que este *não* é um RNA de fita dupla que consiste em uma fita positiva e uma negativa).

O genoma do HIV é o mais complexo dos retrovírus conhecidos (Fig. 45-3). Além dos três genes retrovirais típicos, *gag*, *pol* e *env*, os quais codificam as proteínas estruturais, o RNA genômico possui seis genes reguladores (Tab. 45-1). Dois desses genes reguladores, *tat* e *rev*, são necessários para a replicação viral, e os outros quatro, *nef*, *vif*, *vpr* e *vpu*, não são necessários para a replicação e são denominados "genes acessórios".

O gene *gag* codifica as proteínas do "cerne" interno, entre as quais a mais importante é a proteína p24. Esta proteína é importante do ponto de vista médico, pois é o antígeno que determina se o paciente possui anticorpos contra o HIV no teste sorológico inicial (i.e., se foi infectado pelo HIV). (Ver seção "Diagnóstico laboratorial" neste capítulo.)

O gene *pol* codifica muitas proteínas, incluindo a "transcriptase reversa" do vírion, a qual sintetiza DNA utilizando o RNA genômico como molde, uma integrase que integra o DNA viral no DNA genômico celular, e a protease que cliva as diversas proteínas

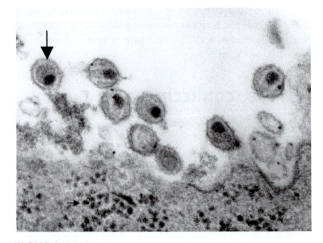

FIGURA 45-1 Vírus da imunodeficiência adquirida (HIV) – microfotografia eletrônica. A seta grande aponta para um vírion de HIV maduro que acabou de ser liberado do linfócito infectado na parte inferior da figura. A seta pequena (na parte inferior esquerda da imagem) aponta para muitos vírions nascentes no citoplasma, imediatamente antes de brotarem da membrana celular. (Fonte: Dr. A. Harrison, Dr. P. Feirino, e Dr. E. Palmer, Public Health Image Library, Centers for Disease Control and Prevention.)

CAPÍTULO 45 • Vírus da imunodeficiência humana

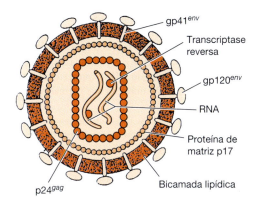

FIGURA 45-2 Secção transversal do vírus da imunodeficiência adquirida (HIV). No interior, duas moléculas de RNA viral são mostradas associadas à transcriptase reversa. Envolvendo essas estruturas, está o nucleocapsídeo retangular, composto por proteínas p24. Observa-se que a protease viral e a integrase estão também localizadas no interior do capsídeo (além da transcriptase reversa), mas, por ausência de espaço, não estão mostradas na figura. No exterior, estão as duas proteínas do envelope, gp120 e gp41, que estão encaixadas no envelope de bicamada lipídica, derivada da membrana celular. (Reproduzida, com permissão, de Green WC. Mechanisms of disease: the molecular biology of human immunodeficiency virus type 1 infection. *N Engl J Med.* 1991;324(5):309.)

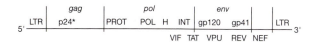

FIGURA 45-3 O genoma do vírus da imunodeficiência adquirida (HIV). Acima da linha estão os três genes que codificam para as principais proteínas estruturais: (1) o gene *gag* codifica os antígenos internos grupo-específicos (p. ex., p24); (2) o gene *pol* codifica proteínas que possuem quatro diferentes atividades enzimáticas: protease (PROT), uma polimerase que funciona como transcriptase reversa (POL), RNase H (H) e integrase (INT); (3) o gene *env* codifica as duas glicoproteínas do envelope viral, gp120 e gp41. Abaixo da linha estão cinco genes reguladores: fator de infectividade viral (VIF), proteína transativadora (TAT), proteína viral U (VPU), regulador da expressão de proteínas virais (REV) e fator regulador negativo (NEF). Nas duas extremidades, estão as terminações longas repetidas (LTR), as quais são os locais de início de transcrição. No interior da 5′ LTR está o local de ligação para a proteína TAT, denominado elemento de resposta à transativação (TAR). TAT aumenta o início e o elongamento da transcrição do mRNA viral. (*p24 e outras pequenas proteínas, como p17 e p7, são codificadas pelo gene *gag*.)

precursoras virais. O gene *env* codifica a gp160, uma glicoproteína precursora que é clivada para formar as duas glicoproteínas do envelope (superfície), gp120 e gp41.

As diferenças na sequência de base do gene que codifica a gp120 são utilizadas para subdividir o HIV em subtipos, chamados de **clados**. Diferentes clados são encontrados em diferentes áreas do mundo. Por exemplo, o clado B é o subtipo mais comum na América do Norte.* O subtipo B infecta preferencialmente células mononucleares e parece ser rapidamente transmitido durante o sexo anal, ao passo que o subtipo E infecta preferencialmente células do trato genital de mulheres e parece ser rapidamente transmitido durante o sexo vaginal. Observe que esses clados (p. ex., B e E) são subtipos do grupo M (Maior, *Major*), o grupo de HIV-1 mais frequentemente encontrado em todo o mundo.

---

*N. de R.T. No Brasil, os clados B e C predominam.

TABELA 45-1 Genes e proteínas do vírus da imunodeficiência humana

Gene	Proteínas codificadas pelo gene	Função das proteínas
I. Genes estruturais encontrados em todos os retrovírus		
gag	p24, p7	Nucleocapsídeo
	p17	Matriz
pol	Transcriptase reversa[1]	Transcreve RNA genômico em DNA
	Protease	Cliva polipeptídeos precursores
	Integrase	Integra o DNA viral no genoma da célula hospedeira
env	gp120	Ligação à proteína CD4
	gp41	Fusão com a célula hospedeira
II. Genes reguladores encontrados no vírus da imunodeficiência humana necessários para a replicação		
tat	Tat	Ativação da transcrição de genes virais
rev	Rev	Transporte de mRNAs tardios do núcleo para o citoplasma
III. Genes reguladores encontrados no vírus da imunodeficiência humana que não são necessários para a replicação (genes acessórios)		
nef	Nef	Reduz proteínas CD4 e proteínas do MHC de classe I na superfície das células infectadas; induz morte de células T citotóxicas não infectadas; importante para a patogênese do SIV[2]
vif	Vif	Aumenta a infectividade por inibição da ação da APOBEC3G (uma enzima que causa hipermutação no DNA retroviral)
vpr	Vpr	Transporta o cerne viral do citoplasma ao núcleo em células que não estão em divisão
vpu	Vpu	Aumenta a liberação do vírus a partir da célula

MHC, complexo de histocompatibilidade principal (do inglês, *major histocompatibility complex*); mRNA, RNA mensageiro.
[1]A transcriptase reversa também possui atividade de ribonuclease H, a qual degrada o RNA genômico para permitir que a segunda fita de DNA seja produzida.
[2]Mutantes para o gene *nef* do vírus da imunodeficiência dos símios (SIV, *simian immunodeficiency virus*) não causam síndrome da imunodeficiência adquirida em macacos.

368 PARTE IV • Virologia clínica

Três enzimas estão localizadas dentro do nucleocapsídeo do vírion: a **transcriptase reversa**, a **integrase** e a **protease** (ver Fig. 45-2).

A transcriptase reversa é a DNA-polimerase RNA-dependente, fonte do nome da família dos retrovírus. Essa enzima transcreve o RNA genômico em DNA proviral. A transcriptase reversa é uma enzima bifuncional e também possui atividade de ribonuclease H. A ribonuclease H degrada o RNA quando este encontra-se na forma de uma molécula híbrida RNA-DNA. A degradação do RNA genômico viral é um passo essencial na síntese do DNA proviral de fita dupla. A integrase, outra enzima importante no interior do vírion, medeia a integração do DNA proviral no DNA da célula hospedeira. A protease viral cliva as poliproteínas precursoras em polipeptídeos virais funcionais.

Um gene regulador essencial é o *tat* (transativação da transcrição)[1], o qual codifica a proteína que aumenta a transcrição dos genes virais (e talvez dos genes celulares).

A proteína Tat e outra proteína reguladora codificada pelo HIV, denominada Nef, reprimem a síntese de proteínas do complexo de histocompatibilidade principal (MHC) de classe I, reduzindo a habilidade das células T citotóxicas de matarem as células infectadas pelo HIV. O outro gene regulador essencial, *rev*, controla a passagem do RNA mensageiro (mRNA) tardio do núcleo ao citoplasma. A função dos quatro genes acessórios está descrita na Tabela 45-1.

A proteína acessória Vif (infectividade viral) aumenta a infectividade do HIV por inibir a ação da APOBEC3G, uma enzima que causa hipermutação no DNA retroviral. A APOBEC3G é a "enzima apolipoproteína B editora de RNA" que desamina citosinas no mRNA e no DNA retroviral, inativando, assim, essas moléculas e diminuindo a infectividade. A APOBEC3G é considerada um importante membro da imunidade inata do hospedeiro contra a infecção retroviral. O HIV se defende contra a imunidade inata do hospedeiro produzindo Vif, que neutraliza a APOBEC3G, prevenindo a ocorrência da hipermutação.

Há muitos antígenos do HIV importantes:

(1) gp120 e gp41 são as **glicoproteínas tipo-específicas do envelope**. A gp120 se projeta a partir da superfície e interage com o receptor CD4 (e com uma proteína secundária, um receptor de quimiocina) na superfície celular. A gp41 está encaixada no envelope e medeia a fusão do envelope viral com a membrana celular durante a infecção. O gene que codifica a gp120 sofre mutações rapidamente, resultando em muitas **variantes antigênicas**. A região mais imunogênica da gp120 é chamada de alça V3; esse é um dos locais que variam antigenicamente em grau significativo. Anticorpos anti-gp120 neutralizam a infectividade do HIV, mas o rápido aparecimento de variantes de gp120 tem dificultado a produção de uma vacina efetiva. A alta taxa de mutação pode ser devida à ausência de uma função de correção da transcriptase reversa.

(2) O antígeno grupo-específico, p24, está localizado no cerne do nucleocapsídeo e não apresenta variações. Anticorpos contra p24 não neutralizam a infectividade do HIV, mas servem como importante marcador sorológico da infecção.

---

[1]A *transativação* refere-se à ativação da transcrição de genes distantes (i.e., outros genes no mesmo DNA proviral ou no DNA celular). Um sítio de ação da proteína Tat é a terminação longa repetida na extremidade 5' do genoma viral.

A gama de hospedeiros naturais do HIV é limitada aos seres humanos, embora certos primatas possam ser infectados experimentalmente. O HIV **não é um vírus endógeno** de seres humanos (i.e., nenhuma sequência do HIV é encontrada no DNA de células humanas normais). A origem do HIV e como ele foi introduzido nas populações humanas são questões que permanecem incertas. Há evidência de que chimpanzés que vivem na África Ocidental tenham sido a fonte do HIV-1. Se os chimpanzés fossem a fonte de HIV para seres humanos, seria um bom exemplo de um vírus que "cruza a barreira entre espécies".

Além do HIV-1, dois outros retrovírus similares são dignos de nota:

(1) O vírus da imunodeficiência humana tipo 2 (HIV-2) foi isolado de um paciente com Aids na África Ocidental, em 1986. As proteínas do HIV-2 são somente cerca de 40% idênticas às dos isolados iniciais do HIV. O HIV-2 permanece localizado principalmente na África Ocidental e é muito menos transmissível que o HIV-1. O HIV-2 está intimamente relacionado ao vírus da imunodeficiência dos símios (SIV, *simian immunodeficiency virus*) de uma espécie de macaco conhecida como "Mangabey fuligem". Acredita-se que a infecção acidental de um indivíduo com o SIVsmm (vírus da imunodeficiência símia do macaco Mangabey) seja a origem do HIV-2.

(2) Os SIVs foram isolados de vários primatas não humanos, como macacos e chimpanzés (SIVcpz). Os SIVs causam infecções persistentes nessas espécies e acredita-se que a inoculação acidental de sangue contaminado desses animais em seres humanos seja a origem do HIV.

Por exemplo, o genoma RNA do HIV-1 está intimamente relacionado ao do SIVcpz. Ao contrário do HIV em humanos, a infecção pelo SIV em primatas não humanos é frequentemente assintomática. No entanto, uma doença semelhante à Aids causada pelo SIVcpz é observada em alguns chimpanzés.

Resumo do ciclo de replicação

Em geral, o ciclo de replicação do HIV segue o ciclo característico dos retrovírus (Fig. 45-4). O passo inicial de entrada do HIV nas células é a ligação do vírion da proteína do envelope gp120 à proteína CD4 da superfície celular. A proteína gp120 do vírion interage, então, com uma segunda proteína na superfície celular, um dos **receptores de quimiocina**. Em seguida, a proteína gp41 do vírion medeia a fusão do envelope viral com a membrana celular, e o cerne viral contendo nucleocapsídeo, RNA genômico e transcriptase reversa penetra no citoplasma.

Os receptores de quimiocina, como as proteínas CXCR4 e CCR5, são necessários para a entrada do HIV nas células CD4-positivas. As amostras de HIV que possuem tropismo pelas células T se ligam ao CXCR4, ao passo que as amostras que possuem tropismo pelos macrófagos se ligam ao CCR5. Mutações no gene que codifica o CCR5 protegem o indivíduo contra a infecção pelo HIV. Pessoas que são homozigotas recessivas são completamente resistentes à infecção, e os heterozigotos progridem para a doença mais lentamente. Cerca de 1% da população ancestral da Europa Ocidental possui mutações nesse gene, e cerca de 10 a 15% são heterozigotos. Uma das mutações mais bem-caracterizadas é a mutação delta 32, na qual 32 pares de base encontram-se removidos do gene *CCR5*.

No citoplasma, a **transcriptase reversa** transcreve o genoma de RNA em DNA de fita dupla, o qual migra para o núcleo,

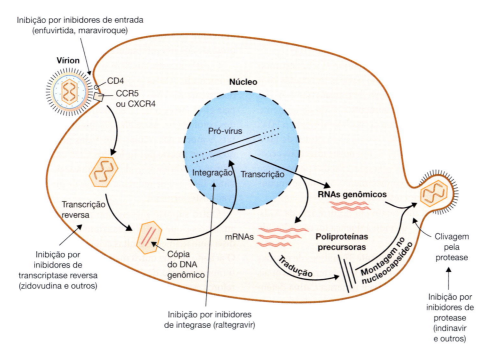

FIGURA 45-4 Ciclo replicativo do vírus da imunodeficiência adquirida (HIV). A figura mostra os locais de ação de fármacos importantes utilizados no tratamento das infecções pelo HIV. O modo de ação dos inibidores de transcriptase reversa, inibidores de entrada, inibidores de integrase e inibidores de protease são descritos no Capítulo 35. No lado direito da figura, o item "clivagem pela protease" descreve o processo por meio do qual a protease codificada pelo vírus cliva a poliproteína Gag-Pol em duas proteínas virais funcionais à medida que o vírus brota pela membrana celular. Essas proteínas funcionais recém-sintetizadas são transportadas pelo vírion maduro para a próxima célula e agem dentro da célula recém-infectada. A transcriptase reversa e a integrase são duas dessas proteínas virais. (Reproduzida, com permissão, de Ryan K et al. *Sherris Medical Microbiology*. 3ª ed. Publicada, originalmente, por Appleton & Lange. Copyright 1994 McGraw-Hill.)

onde se integra ao DNA da célula hospedeira. O DNA viral pode integrar-se em diferentes locais no DNA da célula hospedeira, e múltiplas cópias do DNA podem ser integradas. A integração é mediada por uma endonuclease codificada pelo vírus (**integrase**). O mRNA viral é transcrito a partir do DNA (pr oviral) integrado pela RNA polimerase da célula hospedeira (produção aumentada pela proteína Tat codificada pelo vírus) e traduzido em várias poliproteínas. As poliproteínas Gag e Pol são clivadas pela **protease viral**, ao passo que a poliproteína Env é clivada por uma protease celular.

A poliproteína Gag é clivada para formar a principal proteína do cerne viral (p24), a proteína de matriz (p17) e muitas proteínas pequenas. A poliproteína Pol é clivada para formar transcriptase reversa, integrase e protease. O vírion imaturo contendo as poliproteínas precursoras é formado no citoplasma, e a clivagem pela protease viral ocorre quando o vírion imaturo brota da membrana celular. Esse processo de clivagem resulta na forma madura e infecciosa do vírion.

Observa-se que a multiplicação do HIV é dependente tanto de proteínas virais quanto de proteínas celulares. Primeiramente, há proteínas celulares necessárias durante os eventos precoces, como a proteína CD4 e os receptores de quimiocina CXCR4 e CCR5. Proteínas celulares, como a actina e a tubulina, estão envolvidas com o movimento do DNA viral para o núcleo. A proteína celular ciclina T1 e a proteína viral Tat são partes do complexo que transcreve o mRNA viral. As proteínas celulares também estão envolvidas no processo de brotamento pelo qual o vírus deixa a célula.

Transmissão e epidemiologia

A transmissão do HIV ocorre principalmente pelo contato sexual e por transferência de sangue contaminado. A transmissão perinatal a partir de mães infectadas ao neonato também ocorre por cruzamento da barreira placentária no nascimento ou pela amamentação. É estimado que mais de 50% das infecções neonatais ocorram no momento do nascimento e que a porcentagem restante seja dividida em partes iguais entre a transmissão transplacentária e o aleitamento. Não há evidência de transmissão do HIV via aérea, pela água ou por insetos.

A infecção ocorre pela transferência de células infectadas pelo HIV ou por partículas do HIV livres (i.e., HIV não associado à célula). Embora pequenas quantidades de vírus sejam encontradas em fluidos (p. ex., saliva e lágrimas), não há evidência de que elas tenham um papel na infecção. Em geral, a transmissão do HIV segue o modelo da infecção pelo vírus da hepatite B, exceto pelo fato de que o HIV é transferido com menor eficiência (i.e., o inóculo viral necessário para causar infecção pelo HIV é muito maior que para o HBV). Pessoas com doenças sexualmente transmissíveis, principalmente as com lesões ulcerativas, como sífilis, cancros e herpes genital, têm risco significativamente mais alto de adquirir o HIV. Homens não circuncisados têm risco maior de adquirir o HIV que os circuncisados.

A transmissão do HIV via transfusão sanguínea tem sido grandemente reduzida pela testagem de doadores de sangue para a presença de anticorpos para o HIV. Entretanto, há um período precoce na infecção, denominado "janela", quando o sangue de uma pessoa infectada pode conter o HIV, mas os anticorpos ainda não são detectáveis. Atualmente, bancos de sangue testam para a presença do antígeno p24 na tentativa de detectar sangue contendo HIV.

O Centers for Disease Control and Prevention (CDC) estimou que até o fim de 2015 havia 1,1 milhão de pessoas infectadas com HIV vivendo nos Estados Unidos. A taxa de transmissão tem declinado de maneira marcante, essencialmente devido ao aumento dos esforços de prevenção e à melhoria do tratamento para o HIV; este último reduziu o número de pessoas com altos títulos de HIV. O CDC estima que aproximadamente 50 mil novas infecções ocorram a cada ano. O CDC também calcula que 15% das pessoas que são infectadas pelo HIV não têm conhecimento de que se encontram infectadas, pois nunca foram testadas.*

Aproximadamente 630 mil morreram em decorrência da Aids, nos Estados Unidos, desde 1981, quando a doença foi reconhecida pela primeira vez.

Até 2016, estima-se que aproximadamente 37 milhões de pessoas em todo o mundo estejam infectadas pelo HIV, dois terços das quais vivem na África Subsaariana. África, Ásia e América Latina detêm as mais altas taxas de novas infecções. A Aids é a quarta causa de morte em todo o mundo. (Doenças cardíacas isquêmicas, doenças cerebrovasculares e doenças do trato respiratório inferior são ranqueadas em primeiro, segundo e terceiro lugar, respectivamente.)

Nos Estados Unidos e na Europa, durante os anos 1980, a infecção pelo HIV e pela Aids ocorreram principalmente em homossexuais do sexo masculino (sobretudo os com parceiros múltiplos), usuários de drogas intravenosas e hemofílicos. A transmissão heterossexual era rara nessas regiões nos anos 1980, mas tem aumentado significativamente. A transmissão heterossexual é o modo predominante de transmissão nos países africanos.

Poucos profissionais da área de saúde têm se infectado, apesar da exposição frequente e de lesões causadas por seringas, sustentando a premissa de que a dose infectante para o HIV é alta. O risco de se tornar infectado após exposição percutânea ao sangue infectado com HIV é estimado em torno de 0,3%. A transmissão do HIV a partir dos profissionais da área de saúde para os pacientes é extremamente rara.

Patogênese e imunidade

O HIV infecta as células T auxiliares (células CD4-positivas) e as mata, resultando em uma **supressão da imunidade celular**. Isso predispõe o hospedeiro a várias infecções oportunistas e certos cânceres, como o sarcoma de Kaposi e o linfoma. O HIV não causa esses tumores diretamente uma vez que não é encontrado nas células cancerígenas. A infecção inicial do trato genital ocorre em células dendríticas que revestem a mucosa (células de Langerhans); após, as células T auxiliares CD4-positivas se tornam infectadas. O HIV é primeiramente encontrado no sangue, cerca de 4 a 11 dias após a infecção.

A infecção pelo HIV também tem como alvo um subconjunto de células CD4-positivas, denominadas células Th17. Essas células constituem importantes mediadores de imunidade de mucosas, sobretudo no trato gastrintestinal. Muitas células Th17 de mucosa são mortas precocemente na infecção pelo HIV. As células Th17 produzem a interleucina 17 (IL-17), citocina que atrai neutrófilos para o

local de infecções bacterianas. A perda das células Th17 predispõe o indivíduo infectado pelo HIV a infecções sanguíneas por bactérias presentes na microbiota normal do cólon, como a *Escherichia coli*.

O HIV infecta também monócitos e macrófagos do encéfalo, produzindo células gigantes multinucleadas e sintomas relevantes do sistema nervoso central. A fusão de células infectadas mediada pela gp41, no encéfalo e em outros locais, é um dos principais achados patológicos. As células recrutadas no sincício acabam por morrer. A morte das células infectadas pelo HIV é também resultado do ataque imune por linfócitos CD8 citotóxicos. A efetividade das células T citotóxicas pode ser limitada pela habilidade das proteínas virais Tat e Nef de reduzir a síntese de proteínas do MHC de classe I (ver posteriormente).

Outro suposto mecanismo para explicar a morte de células T auxiliares é que o HIV atua como um "superantígeno" que ativa indiscriminadamente muitas células T auxiliares, levando-as à morte. O achado de que outro membro da família Retroviridae, o vírus do tumor mamário de camundongo, pode atuar como superantígeno reforça essa teoria. Os superantígenos são descritos no Capítulo 58.

A infecção não citopática persistente dos linfócitos T também ocorre. As células persistentemente infectadas continuam a produzir o HIV, o que ajuda a sustentar a infecção *in vivo*. O tecido linfoide (p. ex., os linfonodos) é o principal local de manutenção da infecção pelo HIV.

Além disso, pode ocorrer uma **verdadeira infecção latente** na qual nenhum HIV é produzido. Isso ocorre nas células T de memória CD4 positivas em repouso, nas quais é encontrado o genoma do HIV integrado. O período latente pode durar meses ou anos, mas se a célula em repouso for ativada, o HIV poderá ser produzido. A replicação do HIV depende de fatores de transcrição da célula hospedeira produzidos em células CD4 positivas ativadas, mas não em repouso.

Uma pessoa infectada pelo HIV é considerada **infectada por toda a vida**. Isso é o resultado da integração do DNA viral no DNA das células infectadas. Embora o uso de drogas antivirais poderosas (ver seção "Tratamento" adiante) possa reduzir significativamente a quantidade de vírus HIV que é produzida, a infecção silenciosa e latente nas células T de memória CD4 positivas pode ser ativada e servir como uma fonte contínua de vírus.

Os **controladores de elite** são um grupo raro de pessoas infectadas pelo HIV (menos de 1% de todos os infectados) que não têm HIV detectado em seu sangue. Sua contagem de CD4 é normal sem o uso de fármacos antirretrovirais. A habilidade de ser um controlador de elite não depende de sexo, etnia ou modo de aquisição do vírus. Embora o mecanismo ainda não esteja claro, há evidências de que certos alelos HLA sejam protetores, e que um inibidor da cinase dependente de ciclina, conhecida como p21, tenha um importante papel nesse mecanismo.

Além disso, há um grupo de indivíduos infectados pelo HIV que tem vivido por muitos anos sem infecções oportunistas e sem redução na contagem de células CD4. As amostras isoladas desses indivíduos mostram mutação no gene *nef*, indicando sua importância na patogênese. A proteína Nef atua diminuindo a síntese de proteínas do MHC de classe I, e a incapacidade do vírus mutante em produzir a proteína Nef funcional permite que as células T citotóxicas retenham sua atividade.

Há a hipótese de que alguns indivíduos sejam "não progressores" de longo prazo, e que essa condição possa estar ligada à sua habilidade de produzir grandes quantidades de α-defensinas. Essas moléculas compõem uma família de peptídeos carregados positivamente

---

*N. de T. Até o ano de 2018, os dados do Ministério da Saúde do Brasil indicavam 593.594 pessoas em tratamento antirretroviral no país. Em 2019, foram diagnosticados 41.919 novos casos de infecção pelo HIV e 37.308 novos casos de Aids.

que apresentam atividade antibacteriana e que também têm atividade antiviral. Elas interferem na ligação do HIV ao receptor CXCR4 e bloqueiam a entrada do vírus na célula.

Além dos efeitos prejudiciais sobre as células T, anormalidades nas células B também ocorrem. A ativação clonal de células B é observada, tendo como resultado altos níveis de imunoglobulinas. As doenças autoimunes, como a trombocitopenia, podem ocorrer.

A principal resposta às infecções pelo HIV consiste em linfócitos citotóxicos CD8-positivos. Essas células respondem à infecção inicial e a controlam por muitos anos. Surgem mutantes do HIV, principalmente com mutações no gene *env* que codifica a gp120, mas novos clones de células T citotóxicas proliferam e controlam as amostras mutantes. É o inexorável esgotamento das células T citotóxicas que resulta no quadro clínico da Aids. As células T citotóxicas perdem sua efetividade, já que muitas células T CD4 auxiliares morrem; então, a suplementação de citocinas, como IL-2, requeridas para a ativação das células T citotóxicas, não é mais suficiente.

Há evidências de que mutantes "furtivos" de HIV sejam hábeis em proliferar sem controle, uma vez que o paciente não possui clones de células T citotóxicas capazes de responder à amostra mutante. Além disso, mutações em qualquer gene codificador de proteínas do MHC de classe I resultam em uma progressão mais rápida para a Aids clínica. A proteína mutante para MHC de classe I não apresenta adequadamente os epítopos do HIV, o que resulta na incapacidade das células T citotóxicas em reconhecer e destruir as células infectadas pelo HIV.

Anticorpos contra várias proteínas do HIV, como as proteínas p24, gp120 e gp41, são produzidos, mas eles neutralizam o vírus de maneira deficiente, e parecem ter pouco efeito no curso da doença.

O HIV possui três mecanismos principais pelos quais ele evade do sistema imune: (1) integração do DNA viral no DNA da célula hospedeira, resultando em uma infecção persistente; (2) uma alta taxa de mutação no gene *env*; e (3) a produção das proteínas Tat e Nef que modulam negativamente as proteínas do MHC de classe I necessárias para que as células T citotóxicas possam reconhecer e matar as células infectadas pelo HIV. A habilidade do HIV em infectar e destruir as células T auxiliares CD4-positivas aumenta sua capacidade de evitar a destruição pelo sistema imune.

Achados clínicos

Os achados clínicos da infecção pelo HIV podem ser divididos em três estágios: um estágio agudo precoce, um estágio latente intermediário e um estágio tardio, a imunodeficiência (Fig. 45-5). No estágio agudo, o qual, em geral, inicia dentro de 2 a 4 semanas após a infecção, ocorre um quadro semelhante à mononucleose, que inclui febre, letargia, dor de garganta e linfadenopatia generalizada. Uma erupção maculopapular no tronco, nos braços e nas pernas (mas preservando a palma das mãos e a planta dos pés) é também observada. A leucopenia ocorre, mas o número de células CD4 é geralmente normal. Com frequência, altos níveis de viremia ocorrem, e a infecção é rapidamente transmitida durante esse curto estágio. O estágio agudo, em geral, tem resolução espontânea em cerca de duas semanas. A resolução do quadro agudo pode ser acompanhada por redução da viremia e aumento no número de células T CD8-positivas (citotóxicas) dirigidas contra o HIV.

Os anticorpos anti-HIV aparecem, em geral, de 10 a 14 dias após a infecção, e muitos pacientes irão soroconverter em 3 a 4 semanas após a infecção. Observa-se que a inabilidade em detectar os anticorpos previamente a esse tempo pode resultar em testes

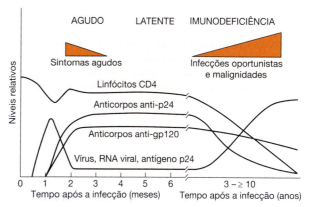

FIGURA 45-5 Curso da infecção pelo vírus da imunodeficiência adquirida (HIV). Os três principais estágios da infecção pelo HIV – agudo, crônico e imunodeficiência – são mostrados em conjunção com importantes achados laboratoriais. Observa-se que os níveis de vírus e de RNA viral (carga viral) são altos no estágio precoce da infecção, tonando-se baixos por muitos anos e, então, aumentados novamente durante o estágio de imunodeficiência. O nível de linfócitos CD4 permanece mais ou menos normal durante muitos anos e, então, cai. Isso resulta no estágio de imunodeficiência, o qual é caracterizado por infecções oportunistas e malignidades. Não é apresentada na figura a diminuição acentuada do subconjunto Th-17 de células T CD4 positivas no início da infecção. (Adaptada de Weiss RA. How does HIV cause AIDS? *Science*. 1993;260:1273.)

sorológicos falso-negativos (i.e., a pessoa está infectada, mas os anticorpos não são detectáveis no momento do teste). Isso traz implicações importantes, pois o HIV pode ser transmitido para outras pessoas durante esse período. Se o teste de anticorpos for negativo, mas ainda houver suspeita da infecção por HIV, devem ser realizados testes baseados na reação em cadeia da polimerase (PCR) para o RNA viral no plasma.

Dos que se tornaram soropositivos durante a fase aguda da infecção, aproximadamente 87% são sintomáticos (i.e., cerca de 13% experimentam uma fase inicial assintomática).

Após a viremia inicial, um **platô** viral ocorre, o qual pode diferir de uma pessoa para outra. Esse platô representa a quantidade de vírus produzida (i.e., a **carga viral**), e tende a permanecer "estável", ou constante, por anos. Quanto mais alta a carga no final da infecção inicial, mais probabilidade há de que o indivíduo progrida para a fase sintomática de Aids. É estimado que uma pessoa infectada possa produzir até 10 bilhões de novos vírions a cada dia. Essa carga viral pode ser estimada utilizando um ensaio para a detecção do RNA viral no plasma dos pacientes. (O ensaio detecta RNA de vírions livres no plasma, não de vírus associados às células.)

A quantidade de RNA viral serve para guiar as decisões sobre o tratamento e o prognóstico. Por exemplo, se um tratamento falhar em reduzir a carga viral, os fármacos devem ser substituídos. No que diz respeito ao prognóstico, um paciente com mais de 10 mil cópias de RNA viral por mL de plasma é significativamente mais provável de progredir para a Aids que um paciente com menos de 10 mil cópias.

O número de células T CD4-positivas é outra importante medida que guia o manejo dos pacientes infectados. Esse marcador é utilizado para determinar quando um paciente necessita de quimioprofilaxia contra organismos oportunistas, para determinar quando um paciente necessita da terapia anti-HIV e para determinar

372 PARTE IV • Virologia clínica

a resposta a essa terapia. O limite inferior para uma contagem de células T CD4 considerada normal é de 500 células/μL. Pessoas que apresentam essa contagem, ou mais elevada, são geralmente assintomáticas. A frequência e a gravidade das infecções oportunistas aumentam significativamente quando a contagem de CD4 reduz a níveis abaixo de 200 células/μL. Uma contagem de CD4 de 200 células/μL ou menos é considerada como condição que define a ocorrência da Aids.

No estágio intermediário da infecção pelo HIV, um longo período latente, medido em anos, normalmente se segue. Nos pacientes não tratados, o período latente típico tem duração de 7 a 11 anos. O paciente é assintomático durante esse período. Embora o paciente seja assintomático e a viremia seja baixa ou ausente, uma grande quantidade de partículas de HIV ainda são produzidas pelas células dos linfonodos, mas permanecem isoladas no interior deles. Isso indica que durante o período de latência clínica o vírus propriamente dito não entra em estado latente.

Uma síndrome, denominada complexo relacionado à Aids (CRA), pode ocorrer durante o período latente. As mais frequentes manifestações são febres persistentes, fadiga, perda de peso e linfadenopatia. A CRA frequentemente progride para Aids.

A fase tardia da infecção pelo HIV é geralmente a Aids, manifestada por um declínio no número de células CD4, para um nível abaixo de 200/mL e um aumento da frequência e gravidade de infecções oportunistas. A Tabela 45-2 descreve algumas das infecções oportunistas comuns observadas e seu organismo causador, visualizados nos pacientes infectados pelo HIV durante a fase tardia, o estágio de imunocomprometimento da infecção.

As duas manifestações mais características da Aids são a pneumonia por *Pneumocystis* e o sarcoma de Kaposi. Entretanto, muitas outras infecções oportunistas ocorrem com alguma frequência. Elas incluem infecções virais, como herpes-vírus simples disseminada, herpes-zóster, infecções por citomegalovírus e leucoencefalopatia multifocal progressiva; infecções fúngicas, como candidíase (causada por *Candida albicans*), meningite criptocócica e histoplasmose disseminada; infecções por protozoários, como toxoplasmose e criptosporidiose; e infecções bacterianas disseminadas, como as causadas por *Mycobacterium avium-intracellulare* e *Mycobacterium tuberculosis*. Muitos pacientes com Aids apresentam problemas neurológicos graves (p. ex., demência e neuropatia), os quais podem ser causados pela infecção do encéfalo pelo HIV ou por muitos desses organismos oportunistas.

Diagnóstico laboratorial

O diagnóstico precoce da infecção pelos HIV-1 e HIV-2 é realizado por meio de imunoensaios que detectam anticorpos contra o HIV e contra o antígeno p24 no soro. Esse teste de combinação ("Combo") é útil para o diagnóstico de infecções recentes, uma vez que o antígeno p24 é tipicamente detectável anteriormente na infecção do que o anticorpo (Fig. 45-6). As amostras positivas no teste Combo prosseguem para um teste de anticorpos para se diferenciar o HIV-1 do HIV-2 e para um teste de PCR (teste de amplificação de ácido nucleico, NAAT) para a detecção do RNA viral.

O OraQuick é um imunoensaio rápido de triagem do tipo Elisa, que pode ser feito em casa, para a detecção de anticorpos anti-HIV a partir de uma amostra de *swab* oral. Devido ao aparecimento de resultados falso-positivos em amostras de *swab* oral e manchas de sangue seco, um teste de *Western blot* (*immunoblot*, imunotransferência) é realizado naquelas amostras que se mostraram positivas. A Figura 64-9 retrata um teste de *Western blot* (*Immunoblot*) utilizado para diagnosticar a infecção pelo HIV.

Após a infecção pelo HIV ter sido estabelecida, a quantidade de RNA viral no plasma (i.e., a carga viral) também pode ser determinada por PCR. A carga viral é usada para orientar as decisões de tratamento e prever o risco de progressão para a Aids.

Outros testes laboratoriais que são importantes no manejo de um indivíduo infectado pelo HIV incluem a contagem de células T CD4 e testes de resistência a fármacos com a amostra do vírus HIV que é a responsável pela infecção daquele paciente. Os testes de resistência ao fármaco são descritos ao fim da seção sobre Tratamento, neste capítulo. O HIV pode ser isolado em cultura de células a partir de amostras clínicas, mas esse procedimento está disponível somente para alguns centros médicos.

TABELA 45-2 Infecções oportunistas comuns em pacientes com Aids

Local da infecção	Doença ou sintoma	Organismo causador
Pulmões	1. Pneumonia 2. Tuberculose	*Pneumocystis jiroveci*, citomegalovírus *Mycobacterium tuberculosis*
Boca	1. Candidíase 2. Leucoplasia pilosa 3. Úlceras	*Candida albicans* Vírus Epstein-Barr Herpes-vírus simples 1, *Histoplasma capsulatum*
Esôfago	1. Candidíase 2. Esofagite	*C. albicans* Citomegalovírus, herpes-vírus simples 1
Trato intestinal	Diarreia	Espécies de *Salmonella*, Espécies de *Shigella*, citomegalovírus, *Cryptosporidium parvum*, *Giardia lamblia*
Sistema nervoso central	1. Meningite 2. Abscesso encefálico 3. Leucoencefalopatia multifocal progressiva	*Cryptococcus neoformans* *Toxoplasma gondii* Poliomavírus JC
Olhos	Retinite	Citomegalovírus
Pele	1. Sarcoma de Kaposi 2. Zóster 3. Nódulos subcutâneos	Herpes-vírus humano 8 Vírus da varicela-zóster *C. neoformans*
Sistema reticuloendotelial	Linfadenopatia ou esplenomegalia	Complexo *Mycobacterium avium*, vírus Epstein-Barr

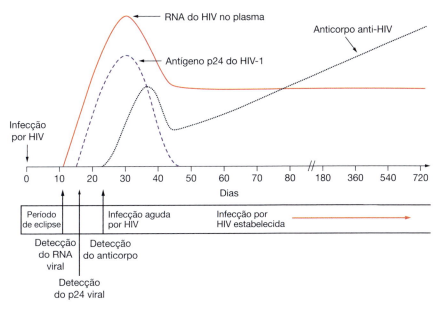

FIGURA 45-6 Representação gráfica do momento da infecção em que surgem o RNA viral, o antígeno viral p24 e os anticorpos contra o vírus da imunodeficiência humana (HIV). Observe que a presença do RNA do HIV no plasma consiste no primeiro achado laboratorial, seguido pela detecção do antígeno p24. Anticorpos anti-HIV são os últimos a se tornarem detectáveis. (Fonte: Modified from Laboratory Testing for the Diagnosis of HIV Infection. Centers for Disease Control and Prevention. Junho 27, 2014.)

Tratamento

O tratamento da infecção pelo HIV tem resultado em redução marcante na mortalidade e em melhor qualidade de vida dos indivíduos infectados. Os dois objetivos específicos do tratamento são: (1) reestabelecer as funções imunes por meio do incremento da contagem de CD4, o que reduz a ocorrência de infecções oportunistas e certas neoplasias; e (2) reduzir a carga viral, o que reduz as chances de transmissão do vírus para outras pessoas. Existem evidências de que o início precoce da terapia antirretroviral após o diagnóstico da infecção pelo HIV é a melhor maneira de se atingir esses objetivos.

Infelizmente, nenhum tratamento resulta em "cura" (i.e., erradica o vírus do organismo), mas uma supressão em longo prazo pode ser alcançada. Entretanto, se o tratamento é interrompido, o vírus retorna à multiplicação ativa e grandes quantidades de vírus infeccioso reaparecem.

O tratamento das infecções pelo HIV, em geral, envolve múltiplos medicamentos antirretrovirais. O uso de um único fármaco (monoterapia) para o tratamento não é feito devido à elevada taxa de mutação que leva à resistência a medicamentos.

A escolha dos fármacos é complexa e depende de vários fatores (p. ex., se a infecção é inicial ou uma infecção já estabelecida, o número de células CD4, a carga viral, o modelo de resistência do vírus e se a pessoa é gestante ou é coinfectada com HBV ou HCV). A Tabela 45-3 descreve o mecanismo de ação dos fármacos e seus principais efeitos adversos. O número de medicamentos e os vários fatores determinantes previamente mencionados fazem a descrição de todos os tratamentos estar além do escopo deste livro. Recomenda-se que o leitor consulte as diretrizes de terapia antirretroviral do *Department of Health and Human Services*, como o *Medical Letter*.*

Até 2016, a abordagem preferencial para iniciar a terapia antirretroviral consistia de um entre quatro regimes, sendo que todos eles utilizam três de quatro fármacos possíveis. Cada regime inclui entricitabina e tenofovir ("a espinha dorsal"), ao qual se adiciona efavirenz, raltegravir, rilpivirina ou uma combinação de dois inibidores de protease (ritonavir com atazanavir ou ritonavir com darunavir) ou uma combinação de elvitegravir com o potenciador cobicistat. Uma única pílula administrada em uma dose diária melhora a adesão e atualmente uma variedade dessas combinações de três ou quatro drogas encontra-se disponível em uma única formulação.

Essas combinações são conhecidas como **terapia antirretroviral altamente ativa** (HAART, *highly active antiretroviral therapy*). Essa terapia é muita efetiva no prolongamento da vida, no aumento da qualidade de vida e na redução da carga viral, mas não cura a infecção crônica pelo HIV (i.e., a multiplicação do HIV no interior de células CD4-positivas continua indefinidamente). A descontinuação do HAART quase sempre resulta em viremia (um retorno da carga viral para o platô viral pré-tratamento) e queda na contagem de CD4.

Inibidores nucleosídeos da transcriptase reversa (INTRs)

A Tabela 45-3 descreve 6 INTRs (abacavir, didanosina, entricitabina, lamivudina, estavudina e zidovudina) e um único inibidor nucleotídeo de transcriptase reversa, tenofovir. Esses fármacos são caracterizados por *não* apresentar um grupo hidroxil-3 no anel da ribose e, portanto, são **medicamentos terminadoras de cadeia**. Eles inibem a replicação do HIV por interferir na síntese de DNA proviral pela transcriptase reversa. Eles não podem curar uma célula infectada de uma cópia de DNA proviral já integrada. Informações adicionais sobre esses medicamentos "análogos de nucleosídeos" e outros antirretrovirais podem ser encontradas no Capítulo 35. Observa-se que a zalcitabina, um INTR análogo de citosina, não está mais disponível.

---

*N. de R.T. No Brasil, recomenda-se a consulta das diretrizes fornecidas pelo Departamento de DST, Aids e Hepatites Virais, do Ministério da Saúde, disponíveis em www.aids.gov.br.

374 **PARTE IV** • Virologia clínica

TABELA 45-3   Fármacos utilizados para o tratamento da infecção pelo HIV

Classe do fármaco	Nome do fármaco	Efeito adverso (EA) principal ou comentário
Inibidores da transcriptase reversa		
Nucleosídeos (INTRs)	Abacavir (ABC)	EA: reação de hipersensibilidade multiorgânica grave, principalmente em pacientes portadores do HLA-B5701
	Didanosina (ddI)	EA: pancreatite e neuropatia periférica
	Entricitabina (FTC)	Derivado de lamivudina; bem tolerado
	Lamivudina (3TC)	Bem tolerado. Também utilizado para o tratamento de infecções pelo vírus da hepatite B.
	Estavudina (d4T)	EA: neuropatia periférica, lipoatropia, acidose láctica com esteatose hepática, pancreatite
	Zidovudina (AZT, ZDV)	EA: supressão de medula óssea (anemia, neutropenia)
Nucleotídeos	Tenofovir	EA: bem tolerado, mas ocorre toxicidade renal
Não nucleosídeos (INNTRs)	Delavirdina	EA: erupção; evitar na gravidez; raramente utilizado
	Efavirenz	AE: modificações no SNC e erupções; evitar na gravidez devido à possível teratogenia
	Rilpivirina	EA: erupção
	Etravirina	AE: síndrome de Stevens-Johnson; hepatotoxicidade
	Nevirapina	EA: depressão, insônia
Inibidores da protease[1]	Amprenavir	EA: erupção, anemia hemolítica
	Atazanavir	EA: hiperbilirrubinemia, intervalo PR prolongado
	Darunavir	EA: hepatotoxicidade
	Fosamprenavir	Um pró-fármaco de amprenavir; metabolizado a amprenavir por fosfatases no epitélio gástrico. EA: erupção
	Indinavir	EA: cristalúria e nefrolitíase devidas à pobre solubilidade. Não é utilizado com frequência.
	Lopinavir/ritonavir	Ritonavir inibe o metabolismo de CYP3A do lopinavir, aumentando, assim, a concentração efetiva do lopinavir
	Nelfinavir	Pode conter níveis de etilmetanossulfonato (etilmesilato), que pode ser carcinogênico, mutagênico ou teratogênico. EA: diarreia. Não é mais recomendado.
	Ritonavir	Ver lopinavir/ritonavir, saquinavir e tipranavir
	Saquinavir	A invirase deve ser administrada com o ritonavir; fortovase pode ser administrada sem o ritonavir. Não é utilizado com frequência.
	Tipranavir	EA: se administrada com o ritonavir (Norvir), pode ocorrer doença grave do fígado
Inibidores de entrada		
Inibidor de fusão	Enfuvirtida	Liga-se à gp41 viral e bloqueia a fusão do vírus com a membrana celular EA: reações no local de injeção
Correceptor antagonista	Maraviroque	Bloqueia a ligação da gp120 viral ao correceptor CCR5 na membrana celular; efetivo contra os vírus CCR5-trópicos, mas não contra os CXCR4-trópicos EA: hepatotoxicidade, principalmente em infectados com HBV ou HCV
Inibidores da integrase	Raltegravir	Inibe a integração do DNA proviral no DNA celular EA: náusea, diarreia, erupção
	Elvitegravir	Disponível em combinação com cobicistat, tenofovir e entricitabina EA: diarreia
	Dolutegravir	EA: insônia, dores de cabeça

SNC, sistema nervoso central.

[1]Todos os inibidores de protease causam lipodistrofia ("corcunda de búfalo") e obesidade central como efeitos adversos. Náusea e diarreia também são muito comuns. A hepatotoxicidade ocorre especialmente nos pacientes com hepatite B ou C.

Dois principais problemas limitam o uso do NRTI: a emergência de resistência e os efeitos adversos. Os principais efeitos adversos são descritos na Tabela 45-3. Por exemplo, o uso prolongado da zidovudina (ZDV) é limitado pela supressão da medula óssea, o que pode levar à anemia e à neutropenia. Essa hematotoxicidade é devida à inibição da DNA-polimerase mitocondrial. Apesar disso, a ZDV é utilizada em profilaxia pós-exposição e na prevenção da transmissão vertical da mãe para o feto. A lamivudina e seu análogo entricitabina possuem o mesmo mecanismo de ação da ZDV, mas são mais bem toleradas, e uma ou outra é um componente da HAART. Abacavir é também comumente utilizado. Pacientes que apresentam o alelo HLA-B1701 são mais suscetíveis à ocorrência de reações de hipersensibilidade grave ao abacavir. Os pacientes devem ser testados para a presença do alelo antes da prescrição do abacavir.

Inibidores não nucleosídeos da transcriptase reversa

A Tabela 45-3 descreve cinco inibidores não nucleosídeos da transcriptase reversa (delavirdina, efavirenz, etravirina, nevirapina e rilpivirina) que são efetivos contra o HIV. Diferentemente dos INTRs, esses medicamentos não são análogos de bases. Efavirenz e nevirapina são os fármacos mais comumente utilizados nessa classe de medicamentos. Efavirenz é um componente comum dos tratamentos de HAART, principalmente uma única pílula que contém efavirenz, tenofovir e entricitabina. A nevirapina é comumente utilizada na prevenção da transmissão vertical do HIV da mãe para o feto. A nevirapina e o efavirenz podem causar erupções na pele e a síndrome de Stevens-Johnson. A rilpivirina encontra-se disponível como Odefsey, uma combinação fixa de fármacos que contém entricitabina e tenofovir.

Inibidores da protease

A Tabela 45-3 descreve os inibidores atualmente disponíveis (amprenavir, atazanavir, darunavir, fosamprenavir, indinavir, nelfinavir, ritonavir, saquinavir, tipranavir e uma combinação de lopinavir e ritonavir). Quando utilizados em combinação com os análogos de nucleosídeo, os inibidores da protease são muito eficazes em inibir a multiplicação viral e aumentar a contagem de células CD4, sendo comumente utilizados em regimes HAART. Lopinavir e ritonavir são administrados em combinação porque o ritonavir inibe a degradação do lopinavir, aumentando, assim, a concentração do lopinavir. Uma referência mais simples é dizer que o **ritonavir "reforça" o lopinavir**.

Os mutantes do HIV resistentes aos inibidores da protease podem ser um problema clínico significativo. A resistência a um dos inibidores da protease frequentemente transmite a resistência a todos; entretanto, a combinação de dois inibidores da protease, ritonavir e lopinavir, é efetiva contra as amostras mutantes e não mutantes do HIV. Além disso, o darunavir é efetivo contra muitas amostras de HIV que são resistentes a outros inibidores da protease. Mutantes do HIV resistentes aos inibidores da protease e da transcriptase reversa têm sido isolados de pacientes.

Um importante efeito colateral dos inibidores da protease é a deposição anormal de gordura em áreas específicas do corpo, como a parte de trás do pescoço (ver Fig. 45-7). Quando isso ocorre, diz-se que a pessoa tem o aspecto de "**corcunda de búfalo**". Esse depósito anormal de gordura é um tipo de lipodistrofia; o processo metabólico pelo qual isso ocorre não é conhecido. O saquinavir e o indinavir são pouco utilizados devido à toxicidade e o nelfinavir não é mais recomendado.

O tratamento para a infecção aguda pelo HIV com dois inibidores da transcriptase reversa e um inibidor da protease é frequentemente utilizado. Com esse tratamento, a carga viral cai abaixo dos níveis de detecção, a contagem de células CD4 sobe e a atividade de CD8 aumenta. O efeito, em longo prazo, dessa abordagem na taxa de progressão para a Aids ainda necessita ser determinado.

Mulheres grávidas infectadas com o HIV devem ser tratadas com dois análogos de nucleosídeos e um inibidor da protease. Um regime típico inclui o uso de lamivudina, ZDV e lopinavir/ritonavir. Além disso, ZDV deve ser administrado ao neonato. Esses fármacos parecem não causar dano ao feto, embora casos raros de disfunção mitocondrial e morte devido à ZDV tenham sido descritos. O leitor deve consultar as informações atuais sobre o uso desses medicamentos durante a gestação. Uma discussão completa está além do escopo deste livro.

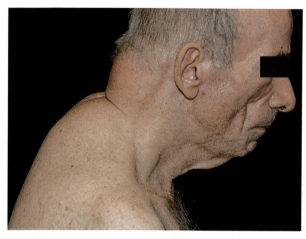

FIGURA 45-7 Lipodistrofia – observa-se um acúmulo de gordura na parte de trás do pescoço. Isso é conhecido como "corcunda de búfalo", e é um efeito adverso dos fármacos antirretrovirais da classe dos inibidores da protease. (Reproduzida, com permissão, de Wolff K, Johnson R eds: *Fitzpatrick's Color Atlas & Synopsis of Clinical Dermatology*. 6ª ed. Nova Iorque, NY: McGraw-Hill; 2009.)

Inibidores de entrada

A Tabela 45-3 descreve dois inibidores de entrada, enfuvirtida e maraviroque. Enfuvirtida é a primeira das novas classes de fármacos anti-HIV, conhecidos como **inibidores de fusão** (i.e., eles previnem a fusão do envelope viral com a membrana celular). Enfuvirtida é um peptídeo sintético que se liga à gp41 no envelope viral, bloqueando, assim, a entrada do HIV na célula. Ele deve ser administrado por injeção e tem um custo muito elevado.

O maraviroque também impede a entrada do HIV nas células. Ele **bloqueia a ligação da proteína gp120** do envelope viral do HIV ao CCR5, o qual é um importante correceptor na superfície celular. Antes de prescrever o maraviroque, um teste laboratorial (ensaio de Tropismo) deve ser realizado para se garantir que o tropismo da cepa de HIV do paciente em questão é para o CCR5. O maraviroque deve ser utilizado em combinação com outro fármaco antirretroviral em pacientes portadores de cepas de HIV com tropismo pelo CCR5, e em adultos que apresentam cepas de HIV conhecidamente resistentes a outros fármacos antirretrovirais.

Inibidores da integrase

O raltegravir é o primeiro fármaco a **inibir a integrase codificada pelo HIV** (Tab. 45-3). Ele é recomendado para uso em pacientes que tenham sido tratados com outros antirretrovirais, mas que continuam a produzir níveis significativos de HIV. Outros dois inibidores de integrase encontram-se disponíveis: dolutegravir e elvitegravir.

Resistência aos fármacos antirretrovirais

Mutantes do HIV resistentes aos fármacos têm surgido, afetando significativamente a habilidade de inibidores da transcriptase

376 PARTE IV • Virologia clínica

reversa e da protease em manter sua eficácia clínica. Aproximadamente 10% dos pacientes recentemente infectados o são com amostras de HIV resistentes a pelo menos um dos fármacos antirretrovirais. Testes laboratoriais para detectar amostras mutantes incluem análises fenotípicas e genotípicas. A genotipagem revela a presença de mutações específicas nos genes da transcriptase reversa (*TR*) ou da protease (*PR*). A fenotipagem determina a habilidade dos vírus em crescer em culturas de células na presença do medicamento. Um dos métodos de fenotipagem recupera os genes da *TR* e *PR* dos vírus de pacientes e os inclui em uma amostra-teste do HIV, a qual é, então, utilizada para infectar células em cultura. Outro teste laboratorial pode determinar o tropismo dos vírus isolados de pacientes (i.e., se ele utiliza o CCR5 como seu correceptor). Se assim for, o maraviroque pode, então, ser utilizado no tratamento.

Síndrome inflamatória de reconstituição imune

A **síndrome inflamatória de reconstituição imune** (SIRI) pode ocorrer em pacientes infectados pelo HIV tratados pela terapia HAART e que são coinfectados por outros micróbios, como HBV, HCV, *M. tuberculosis,* complexo do *M. avium, Cryptococcus neoformans* e *Toxoplasma gondii*. Nessa síndrome, uma exacerbação dos sintomas clínicos ocorre, uma vez que os fármacos antirretrovirais reforçam a habilidade da montagem da resposta inflamatória. Pacientes infectados com o HIV com baixa contagem de CD4 têm capacidade reduzida de produzir inflamação, porém a HAART restaura a resposta inflamatória e, como resultado, os sintomas tornam-se mais pronunciados. Para evitar a ocorrência de SIRI, as coinfecções devem ser tratadas antes da instituição da terapia HAART, se possível.

Prevenção

Não há vacina disponível. Vários ensaios clínicos de diversas vacinas experimentais falharam na tentativa de induzir a produção de anticorpos protetores, células T citotóxicas protetoras ou imunidade de mucosa. A prevenção consiste em tomar medidas para evitar a exposição ao vírus (p. ex., usar preservativos, não compartilhar seringas e agulhas e descartar o sangue doado contaminado com o HIV).

A **profilaxia pós-exposição (PPE)**, como a administrada após uma lesão com agulha ou uma exposição não ocupacional de alto risco, emprega três drogas: o regime preferencial consiste na combinação de tenofovir e entricitabina juntamente com o raltegravir. Três esquemas alternativos de drogas encontram-se disponíveis. A PPE deve ser aplicada tão cedo quanto possível após a exposição, e deve ser continuada por 28 dias. A entricitabina também pode ser utilizada como **profilaxia pré-exposição (PPrE)** no caso de indivíduos que possuem alto risco de infecção, como é o caso de homossexuais masculinos.

Dois passos podem ser utilizados para reduzir o número de casos da infecção pelo HIV em crianças: terapia antirretroviral deve ser administrada a mães infectadas com HIV e neonatos, e mães infectadas com o HIV não devem amamentar. A escolha dos fármacos antirretrovirais depende de vários fatores, então, diretrizes atuais devem ser consultadas. Além disso, o risco da infecção neonatal pelo HIV é baixo se o parto for por cesariana em vez de parto normal. A circuncisão reduz a infecção pelo HIV.

Muitos fármacos são comumente utilizados por pacientes em estágios avançados da Aids para prevenir infecções oportunistas (Tab. 45-4). Alguns exemplos incluem o uso do sulfametoxazol-trimetoprima para prevenir a pneumonia por *Pneumocystis*, o fluconazol para

TABELA 45-4 Fármacos utilizados na prevenção de infecções oportunistas em pacientes com Aids

Nome do fármaco	Infecção prevenida
Sulfametoxazol--trimetoprima	1. Pneumonia por *Pneumocystis* 2. Toxoplasmose
Fluconazol	Meningite criptocócica
Clotrimazol	Candidíase causada por *Candida albicans.*
Ganciclovir	Retinite causada por citomegalovírus
Azitromicina	Infecção pelo complexo *Mycobacterium avium* (MAC, *Mycobacterium avium* complex)

prevenir recorrências de meningites criptocócicas, o ganciclovir para prevenir recorrências de retinites, causadas pelo citomegalovírus, e preparações orais de fármacos antifúngicos, como o clotrimazol, para prevenir candidíases, causadas pela *C. albicans*.

TESTE SEU CONHECIMENTO

1. Em relação à estrutura e à multiplicação do vírus da imunodeficiência humana (HIV), qual das seguintes opções é a mais correta?

   (A) O mRNA viral é o molde para a síntese do genoma de RNA.

   (B) Durante a entrada do HIV na célula, a proteína viral p24 interage com a proteína CD4 na superfície celular.

   (C) O HIV contém uma integrase no interior do vírion que integra cópias do genoma viral nos vírions da progênie.

   (D) O HIV possui uma enzima no vírion que sintetiza DNA de fita dupla utilizando um genoma de RNA de fita simples como molde.

   (E) O genoma do HIV codifica uma protease que cliva as proteínas celulares ribossômicas, resultando na inibição da síntese de proteínas específicas da célula.

2. Em relação aos aspectos clínicos do vírus da imunodeficiência humana (HIV), qual das seguintes opções é a mais correta?

   (A) Durante a infecção primária do HIV, pneumonia por *Pneumocystis* frequentemente ocorre.

   (B) Durante o longo período assintomático que pode durar anos, nenhum HIV é sintetizado.

   (C) Durante o período em que ocorrem muitas infecções oportunistas, o HIV não pode ser detectado no sangue.

   (D) A resposta de anticorpos à infecção primária pelo HIV normalmente é detectada no período de 7 a 10 dias pós-infecção.

   (E) Pessoas com alto nível de RNA viral em seu plasma são mais suscetíveis à infecção por Aids sintomática (i.e., infecções oportunistas) que as com baixos níveis.

3. Em relação ao diagnóstico laboratorial do vírus da imunodeficiência humana (HIV), qual das seguintes opções é a mais correta?

   (A) O rastreamento inicial do sangue para anticorpos anti-HIV é realizado pelo teste da fixação de complemento.

   (B) Carga viral é o termo utilizado para descrever a quantidade de vírus infecciosos produzidos pelos linfócitos T CD4-positivos em cultura de células.

   (C) Após a infecção com o HIV, anticorpos contra o vírus podem ser detectados antes de o teste da reação em cadeia da polimerase (PCR) poder detectar os ácidos nucleicos virais específicos.

   (D) Já que resultados falsos-positivos podem ocorrer nos testes de rastreamento para o HIV, um teste confirmatório, chamado de ensaio de Western blot, deve ser realizado naqueles com o resultado positivo nos testes de rastreamento.

CAPÍTULO 45 • Vírus da imunodeficiência humana **377**

4. Em relação ao modo de ação dos medicamentos utilizados no tratamento do vírus da imunodeficiência humana (HIV), qual das seguintes opções é a mais correta?

   (A) O maraviroque atua inibindo a transcriptase reversa no vírion.
   (B) O raltegravir inibe a integração do DNA do HIV no genoma da célula hospedeira.
   (C) A zidovudina é um análogo de nucleosídeo que inibe a síntese de mRNA do HIV.
   (D) O ritonavir atua pela ligação à proteína Tat, a qual previne a ligação e liberação do vírion de HIV.
   (E) A lamivudina é um fármaco de "cadeia de terminação", uma vez que inibe o crescimento da cadeia de peptídeo por causar erro de leitura do mRNA viral.

5. Em relação aos efeitos adversos dos fármacos utilizados no tratamento da infecção pelo vírus da imunodeficiência humana (HIV), qual das seguintes opções é a mais provável de causar supressão da medula óssea?

   (A) Lamivudina.
   (B) Lopinavir.
   (C) Nevirapina.
   (D) Maraviroque.
   (E) Zidovudina.

6. Em relação aos efeitos adversos dos fármacos utilizados no tratamento da infecção pelo vírus da imunodeficiência humana (HIV), qual das seguintes opções é a mais provável de causar lipodistrofia, isto é, depósito anormal de gordura?

   (A) Lamivudina.
   (B) Lopinavir.
   (C) Nevirapina.
   (D) Maraviroque.
   (E) Zidovudina.

7. Em relação aos efeitos adversos dos fármacos utilizados no tratamento da infecção pelo vírus da imunodeficiência humana (HIV), qual das seguintes opções é a mais provável de causar a síndrome de Stevens-Johnson?

   (A) Lamivudina.
   (B) Lopinavir.
   (C) Nevirapina.
   (D) Maraviroque.
   (E) Zidovudina.

8. Qual dos seguintes modos de transmissão do vírus da imunodeficiência humana (HIV) ocorre de maneira significativamente **MAIS** frequente do que os outros?

   (A) Contato direto com a pele.
   (B) Durante o nascimento.
   (C) Via fecal-oral.
   (D) Aerossóis respiratórios.

9. Seu paciente é um homem de 25 anos que descobriu recentemente, por meio de testes imunoenzimático (Elisa) e de *Western blot* positivos, estar infectado pelo HIV. Sua contagem de CD4 é 125 e sua carga viral é 7 mil. Ele não recebeu nenhuma medicação antirretroviral. Qual das alternativas a seguir representa o melhor regime de tratamento para a infecção?

   (A) Aciclovir, foscarnete e ribavirina.
   (B) Enfurvitida, raltegravir e maraviroque.
   (C) Lamivudina, ribavirina e ritonavir/lopinavir.
   (D) Entricitabina, tenofovir, efavirenz e atazanavir conjuntamente com ritonavir.

RESPOSTAS

(1) **(D)**
(2) **(E)**
(3) **(D)**
(4) **(B)**
(5) **(E)**
(6) **(B)**
(7) **(C)**
(8) **(B)**
(9) **(D)**

RESUMOS DOS ORGANISMOS

Breves resumos dos organismos descritos neste capítulo iniciam-se na página 669. Favor consultar esses resumos para uma rápida revisão do material essencial.

VER TAMBÉM

- Mais **questões para autoavaliação** sobre os temas discutidos neste capítulo são encontradas na seção de Virologia Clínica da Parte XIII: Questões para autoavaliação, a partir da página 724. Consulte também a Parte XIV: Simulado de provas e concursos, a partir da página 753.

CAPÍTULO

46 Patógenos virais de menor relevância

CONTEÚDO DO CAPÍTULO

VÍRUS DE MENOR RELEVÂNCIA MÉDICA
Astrovírus
Vírus BK
Vírus Borna
Vírus Cache Valley
Vírus da febre hemorrágica da Crimeia-Congo
Hantavírus
Vírus Heartland
Vírus Hendra
Herpes-vírus B
Bocavírus humano
Herpes-vírus simples 6
Vírus Jamestown Canyon
Vírus da encefalite japonesa

Vírus da febre de Lassa
Vírus Lujo
Vírus da coriomeningite linfocítica
Vírus Marburg
Vírus Nipah
Vírus Powassan
Poxvírus de origem animal
Vírus Sapporo
Espumavírus
Vírus do complexo Tacaribe
Vírus Whitewater Arroyo
Teste seu conhecimento
Resumos dos organismos
Ver também

VÍRUS DE MENOR RELEVÂNCIA MÉDICA

Os vírus estão listados na Tabela 46-1 de acordo com o tipo de ácido nucleico e presença ou não de envelope.

ASTROVÍRUS

Astrovírus são vírus de RNA não envelopados, de tamanho similar ao dos poliovírus. Apresentam morfologia característica de cinco ou seis pontas. Causam diarreia aquosa, sobretudo em crianças. A maioria dos adultos possui anticorpos contra astrovírus, sugerindo que a infecção ocorre frequentemente. Não há fármacos antivirais ou medidas preventivas disponíveis.

VÍRUS BK

O vírus BK é um membro da família dos poliomavírus. Os poliomavírus são vírus não envelopados com um genoma formado por DNA de fita dupla circular. Vírus BK e poliomavírus JC (ver Cap. 44) são os dois poliomavírus que infectam seres humanos.

A infecção pelo vírus BK é amplamente difundida, conforme determinado pela presença de anticorpo, geralmente adquirida na infância, e a infecção não é associada a nenhuma doença até o momento. Contudo, causa nefropatia e perda de enxerto em

transplantados renais imunossuprimidos. Ocorre eliminação assintomática do vírus BK na urina de pacientes imunocomprometidos e na de mulheres grávidas no terceiro trimestre. Não há terapias antivirais eficientes contra o vírus BK.

VÍRUS BORNA

O vírus Borna é um vírus envelopado com genoma de RNA de fita simples não segmentado e polaridade negativa. Possui o menor genoma entre os vírus com esse tipo de RNA e é o único vírus que se multiplica no núcleo da célula infectada. Sequências de DNA homólogas ao genoma do vírus Borna estão integradas no DNA humano. Ele é um vírus neurotrófico conhecido por infectar regiões do encéfalo, como o hipocampo.

Borna é o nome de uma cidade na Alemanha na qual o vírus foi responsável por causar doença em cavalos, em 1885. É principalmente um vírus zoonótico que causa doenças em animais domésticos, como bovinos, ovelhas, cães e gatos. Nos seres humanos, o vírus Borna causa uma encefalite frequentemente fatal. Além disso, existem evidências de que ele está associado a doenças psiquiátricas humanas caracterizadas por comportamento anormal, como o transtorno bipolar.

TABELA 46-1   Patógenos de menor relevância

Características	Vírus representativos
Vírus de DNA envelopados	Herpes-vírus B, herpes-vírus simples 6, poxvírus de origem animal (vírus da varíola bovina, vírus da varíola dos macacos)
Vírus de DNA não envelopados	Vírus BK, bocavírus humano
Vírus de RNA envelopados	Vírus Borna, vírus Cache Valley, vírus da febre hemorrágica da Crimeia-Congo, hantavírus, vírus Heartland, vírus Hendra, vírus Jamestown Canyon, vírus da encefalite japonesa, vírus da febre de Lassa, vírus Lujo, vírus da coriomeningite linfocítica, vírus Nipah, vírus Powassan, espuma-vírus, vírus do complexo Tacaribe (p. ex., vírus Junin e Machupo), vírus Whitewater Arroyo
Vírus de RNA não envelopados	Astrovírus, vírus Sapporo

VÍRUS CACHE VALLEY

Esse vírus foi inicialmente isolado em Utah, em 1956, embora seja encontrado em todo o Hemisfério Ocidental. É um buniavírus transmitido de animais domésticos para pessoas pelos mosquitos *Aedes*, *Anopheles* ou *Culiseta*. É uma causa rara de encefalite em seres humanos. Não há tratamento nem vacina contra infecções pelo vírus do Cache Valley.

VÍRUS DA FEBRE HEMORRÁGICA DA CRIMEIA-CONGO

O vírus hemorrágico da Crimeia-Congo (VHCC) causa a febre hemorrágica da Crimeia-Congo (FHCC), caracterizada por febre, hemorragia na pele (equimoses) e trato gastrintestinal e necrose hepática grave. A morte geralmente ocorre devido ao choque e falência múltipla dos órgãos. Um amplo espectro de adoecimento é observado, desde sintomas leves semelhantes à gripe até febre hemorrágica grave. Não existe terapia antiviral ou vacina.

O VHCC é um vírus de RNA envelopado, de polaridade negativa, membro da família dos buniavírus. É geralmente transmitido pela picada de carrapatos do gênero *Hyalomma*. A transmissão nosocomial também é observada.

HANTAVÍRUS

Os hantavírus são membros da família dos buniavírus. O vírus-protótipo é o vírus Hantaan, o agente da febre hemorrágica da Coreia (FHC). A FHC é caracterizada por cefaleia, hemorragias petequiais, choque e insuficiência renal. Ocorre na Ásia e na Europa, mas não na América do Norte nem na América do Sul, e exibe uma taxa de mortalidade de aproximadamente 10%. Os Hantavírus fazem parte de um grupo heterogêneo de vírus, denominados **robovírus**, sigla que significa "*ro*dent-*bo*rne virus" (ou vírus originados de roedores). Os robovírus são transmitidos por roedores de forma direta (sem que haja necessidade de um vetor artrópode), ao passo que os arbovírus são "*ar*thropod-*bo*rne", ou seja, originados de artrópodes.

Em 1993, um surto de uma nova doença, caracterizada por sintomas similares aos da gripe, seguidos rapidamente por insuficiência respiratória aguda, ocorreu no Oeste dos Estados Unidos, centralizado no Novo México e no Arizona. Essa doença, atualmente denominada síndrome pulmonar por hantavírus, é causada por um hantavírus (vírus Sin Nombre) endêmico em camundongos-cervos (*Peromyscus*) e é adquirida pela inalação de aerossóis de urina e fezes do roedor. Esse hantavírus não é transmitido de um indivíduo para outro. Poucos indivíduos possuem anticorpos contra o vírus, indicando que infecções assintomáticas não são comuns.

O diagnóstico é realizado pela detecção de RNA viral no tecido pulmonar pelo ensaio de reação em cadeia da polimerase (PCR), por imuno-histoquímica de tecido pulmonar ou pela detecção de anticorpos IgM no soro. A taxa de mortalidade da síndrome pulmonar por hantavírus é muito alta, aproximadamente 35%. Entre 1993 e dezembro de 2009, um total de 534 casos de síndrome pulmonar por hantavírus foram relatados nos Estados Unidos. A maioria dos casos ocorreu nos Estados do Oeste do Mississippi, particularmente Novo México, Arizona, Califórnia e Colorado, nessa ordem.*

Não há fármaco efetivo; ribavirina foi utilizada, no entanto, parece ser ineficaz. Não há vacina contra nenhum dos hantavírus.

VÍRUS HEARTLAND

Esse vírus foi primeiramente reconhecido como patógeno humano em 2012, quando foi relacionado a episódios de febre, trombocitopenia e leucopenia em dois homens no estado Norte-americano do Missouri. É um membro da família dos buniavírus, transmitido pela picada do carrapato Lone Star, *Amblyomma*. Não há tratamento antiviral ou vacina para esse vírus.

VÍRUS HENDRA

Esse vírus foi inicialmente reconhecido como patógeno humano em 1994, quando causou uma grave doença respiratória em Hendra, Austrália. É um paramixovírus semelhante ao vírus do sarampo, anteriormente denominado morbilivírus equino. As infecções humanas foram adquiridas pelo contato com cavalos infectados, porém, morcegos frutíferos parecem ser o reservatório natural. Não há tratamento ou vacina para infecções pelo vírus Hendra.

HERPES-VÍRUS B

Esse vírus (vírus B de macacos ou herpes-vírus de símios) causa uma encefalite rara e é frequentemente fatal em indivíduos em contato próximo com macacos ou seus tecidos (p. ex., tratadores de zoológicos ou técnicos de culturas celulares). O vírus causa uma infecção latente em macacos similar à infecção pelo herpes-vírus simples (HSV) 1.

---

*N. de R.T. No Brasil, as hantaviroses (causadas por vírus do gênero *Hantavirus*) são consideradas doenças emergentes e causam desde infecções assintomáticas e febris até doenças graves. As infecções graves incluem duas síndromes principais: 1) a síndrome pulmonar por hantavírus, doença caracterizada por extenso comprometimento respiratório; e 2) a síndrome cardiopulmonar por hantavírus, na qual, além dos sintomas pulmonares, há também extenso dano cardíaco. De 2007 a 2015, foram notificados 13.181 casos de hantavirose no Brasil, dos quais 8% foram confirmados laboratorialmente e 3,1% evoluíram para óbito.

PARTE IV • Virologia clínica

O herpes-vírus B e o HHV-1 reagem cruzadamente, mas os anticorpos contra o HHV-1 não protegem contra a encefalite pelo herpes-vírus B. A presença de anticorpos anti-HHV-1 pode, no entanto, confundir o diagnóstico sorológico, dificultando a interpretação de um aumento no título de anticorpos. Assim, o diagnóstico pode ser realizado apenas pela recuperação do vírus. O uso do aciclovir pode ser benéfico. A prevenção consiste no uso de vestuário e máscaras para prevenir a exposição ao vírus. Imunoglobulinas contendo anticorpos contra herpes-vírus B devem ser administradas após uma mordida de macaco.

BOCAVÍRUS HUMANO

O bocavírus humano (HBoV) é um parvovírus isolado de crianças pequenas com infecções do trato respiratório. Anticorpos contra HBoV são encontrados na maioria dos adultos em todo o mundo. Uma descrição desse vírus foi inicialmente relatada em 2005, e o seu exato papel na doença do trato respiratório ainda precisa ser definido.

HERPES-VÍRUS SIMPLES 6

Esse herpes-vírus é a causa do exantema súbito (roséola infantil), uma doença comum em crianças, caracterizada por febre alta e erupção macular ou maculopapular transiente. O vírus é encontrado mundialmente e até 80% dos indivíduos são soropositivos. O vírus é linfotrópico e infecta as células T e B. Ele permanece latente nessas células, mas pode ser reativado em pacientes imunocomprometidos e causar pneumonia. Muitas das características virológicas e clínicas do herpes-vírus simples 6 são similares àquelas do citomegalovírus, outro membro da família dos herpes-vírus.

VÍRUS JAMESTOWN CANYON

O vírus Jamestown Canyon (JCV) é um membro da família dos buniavírus que causa encefalite. É transmitido pela picada de mosquitos, mais comumente pela espécie *Aedes*. O JCV circula amplamente em cervos na América do Norte, mas raramente causa doença em seres humanos. Nos Estados Unidos, os casos ocorrem principalmente nos Estados do nordeste e Centro-Oeste. Não há tratamento antiviral ou vacina contra infecções por JCV.

VÍRUS DA ENCEFALITE JAPONESA

Este vírus é a causa mais comum de **encefalite epidêmica** em áreas rurais da Ásia. A doença é caracterizada por febre, cefaleia, rigidez da nuca, estados alterados de consciência, tremores, falta de coordenação e convulsões. A taxa de mortalidade é alta, e as sequelas neurológicas são graves e podem ser observadas na maioria dos sobreviventes. A doença ocorre em toda a Ásia, porém, é mais prevalente no Sudeste Asiático. Os casos raros observados nos Estados Unidos ocorreram em viajantes retornando da Ásia. Militares norte-americanos foram afetados na Ásia.

O vírus da encefalite japonesa é membro da família dos flavivírus. É transmitido aos seres humanos por certas espécies de mosquitos *Culex*, endêmicos nos campos de arroz da Ásia. Existem dois principais hospedeiros reservatórios – aves e porcos. O diagnóstico pode ser realizado pelo isolamento do vírus, pela detecção de anticorpos IgM no soro ou no líquido espinal, ou pela coloração do tecido cerebral com anticorpos fluorescentes. Não há terapia antiviral. A prevenção consiste em uma vacina inativada e na proteção pessoal contra picadas de mosquitos. A imunização é recomendada para indivíduos que vivem em áreas com infecção endêmica por vários meses ou mais.

VÍRUS DA FEBRE DE LASSA

O vírus da febre de Lassa foi inicialmente observado em 1969, na cidade nigeriana de mesmo nome. O vírus causa **febre hemorrágica** grave, caracterizada por envolvimento de múltiplos órgãos. A doença inicia lentamente, com febre, cefaleia, vômitos e diarreia, progredindo para o envolvimento de pulmões, coração, rins e encéfalo. Ocorre erupção petequial e hemorragia do trato gastrintestinal, seguidas pelo óbito por colapso vascular. A taxa de mortalidade é de aproximadamente 20%.

O vírus da febre de Lassa é membro da família Arenaviridae, que inclui outros patógenos humanos infrequentes, como o vírus da coriomeningite linfocitária e certos membros do complexo Tacaribe. Os arenavírus (arena significa areia) são agrupados em razão de sua aparência incomum ao microscópio eletrônico. Sua característica mais notável são as partículas semelhantes à areia na sua superfície, que são os ribossomos. A função desses ribossomos, se houver, é desconhecida. Os arenavírus são vírus envelopados com superfície espiculada, nucleocapsídeo helicoidal e RNA de fita simples e polaridade negativa.

O hospedeiro natural do vírus da febre de Lassa é o pequeno roedor *Mastomys*, que apresenta infecção crônica por toda a vida. O vírus é transmitido aos seres humanos por alimentos ou água contaminados pela urina do animal. A transmissão secundária entre profissionais hospitalares também ocorre. A infecção assintomática é amplamente disseminada em regiões de infecção endêmica.

O diagnóstico é realizado pelo isolamento do vírus ou pela detecção de aumento no título de anticorpos. Ribavirina reduz a taxa de mortalidade quando administrada precocemente, e o soro hiperimune, obtido de indivíduos que se recuperaram da doença, tem sido benéfico em alguns casos. Não há vacina disponível e a prevenção se concentra nas práticas adequadas de controle das infecções e no controle dos roedores.

VÍRUS LUJO

O vírus Lujo é um arenavírus que causa uma febre hemorrágica semelhante à febre de Lassa. Esse vírus surgiu na Zâmbia, em 2008, e foi a causa de um surto no qual quatro dos cinco pacientes infectados morreram. O único sobrevivente foi tratado com ribavirina. A identificação desse vírus foi realizada pelo sequenciamento do RNA viral do fígado e do soro de pacientes. O reservatório animal e o mecanismo de transmissão são desconhecidos, mas outros arenavírus são transmitidos pela excreta de roedores.

VÍRUS DA CORIOMENINGITE LINFOCÍTICA

O vírus da coriomeningite linfocítica é um membro da família dos arenavírus. É uma causa rara de meningite asséptica e não pode ser diferenciado clinicamente de causas virais mais frequentes (p. ex., ecovírus, vírus Coxsackie ou vírus da caxumba). O quadro geral consiste em febre, cefaleia, vômito, torcicolo e alterações do estado mental. O líquido espinal apresenta um maior número de células, principalmente linfócitos, com alta concentração de proteínas e concentração normal ou baixa de açúcar.

O vírus é endêmico na população de camundongos, nos quais ocorre infecção crônica. Animais infectados via transplacentária tornam-se portadores permanentes sadios. O vírus é transmitido aos seres humanos por alimentos ou água contaminados por urina ou fezes de camundongos. Não ocorre disseminação de pessoa a pessoa (i.e., seres humanos são hospedeiros acidentais terminais), embora a transmissão do vírus por transplante de órgãos tenha ocorrido. Em 2005, sete entre oito receptores de transplante que foram infectados morreram. O diagnóstico é realizado pelo isolamento do vírus a partir do líquido espinal ou pela detecção de aumento no título de anticorpos. Não há terapia antiviral ou vacina disponível.

Essa doença é o protótipo utilizado para ilustrar a **imunopatogênese**. Se camundongos adultos imunocompetentes forem inoculados, ocorrem meningite e morte. Entretanto, se camundongos recém-nascidos ou adultos imunodeficientes por radiação X forem inoculados, não ocorre meningite, apesar da intensa multiplicação viral. Quando células T sensibilizadas são transplantadas nos adultos imunodeficientes, ocorrem meningite e morte. Os camundongos adultos imunodeficientes, aparentemente sadios, lentamente desenvolvem glomerulonefrite. Esses camundongos parecem ser parcialmente tolerantes ao vírus pelo fato de sua imunidade celular estar inativa, embora anticorpos suficientes sejam produzidos para causar a doença por imunocomplexos.

VÍRUS MARBURG

O vírus Marburg e o vírus ebola são similares pelo fato de que ambos causam **febre hemorrágica** e são membros da família dos filovírus; no entanto, são antigenicamente distintos. O vírus Marburg foi inicialmente reconhecido como causa de doença em seres humanos, em 1967, em Marburg, na Alemanha. A característica comum dos indivíduos infectados foi a exposição a macacos-verdes africanos recentemente chegados da Uganda. Assim como o vírus ebola, o reservatório natural do vírus Marburg é desconhecido, apesar de morcegos serem suspeitos. O vírus Ebola é descrito no Capítulo 39.

A febre hemorrágica de Marburg se inicia com inúmeros sintomas, alguns dos quais são febre, dor de cabeça, dor de garganta, mialgia, artralgia, dor epigástrica, vômito e diarreia. Posteriormente, ocorre sangramento na pele e no trato gastrintestinal, seguido de choque e coagulação intravascular disseminada, levando à falência múltipla de órgãos. As hemorragias são resultado de trombocitopenia grave e morte de células endoteliais. Uma linfopenia acentuada é observada. A taxa de mortalidade associada a esse vírus pode ser de até 90%.

Em 2005, um surto de febre hemorrágica causado pelo vírus de Marburg matou centenas de pessoas em Angola. Nenhum caso de doença causada pelo vírus Marburg foi notificado nos Estados Unidos antes de 2008. No entanto, nesse ano, um viajante dos Estados Unidos ficou doente após visitar uma caverna em Uganda habitada por morcegos frutíferos. Ele retornou aos Estados Unidos, onde foi diagnosticado com a febre hemorrágica de Marburg. O paciente se recuperou sem apresentar sequelas.

O diagnóstico é feito por PCR ou pela detecção de um aumento no título de anticorpos IgM. Não há terapia antiviral ou vacina disponível. Assim como o vírus ebola, ocorreram casos secundários

entre profissionais da área de saúde; portanto, práticas rigorosas de controle das infecções devem ser instituídas para prevenir a disseminação nosocomial.

VÍRUS NIPAH

O vírus Nipah é um paramixovírus que causa encefalite, principalmente em países do Sul da Ásia, como Bangladesh, Malásia e Singapura. O reservatório natural parece ser morcegos frutíferos. Indivíduos que tiveram contato com porcos estão, particularmente, sob risco de encefalite, e alguma transmissão entre seres humanos ocorre. Em geral, paramixovírus são transmitidos pela saliva e pelo escarro, e esse é, provavelmente, o mecanismo de transmissão. Não há tratamento ou vacina para infecções pelo vírus Nipah.

VÍRUS POWASSAN

O vírus Powassan é um flavivírus que causa encefalite com o potencial para deixar sequelas significativas. É transmitido por carrapatos do gênero *Ixodes,* e roedores são o reservatório. Trata-se do único flavivírus transmitido por carrapatos.*

O vírus recebeu seu nome em referência à cidade de Powassan, Ontario, Canadá, onde um dos primeiros casos notificados ocorreu. Nos Estados Unidos, a maioria dos casos ocorre nos Estados de Minnesota e Wisconsin. A cada ano ocorrem, em geral, entre 0 e 10 casos nos Estados Unidos. O diagnóstico pode ser feito por PCR ou por meio de testes sorológicos. Não existe nenhum fármaco antiviral ou vacina disponível.

POXVÍRUS DE ORIGEM ANIMAL**

Quatro poxvírus causam doenças em animais e também causam lesões pustulosas em seres humanos em ocasiões raras. São transmitidos pelo contato com os animais infectados, geralmente em situações ocupacionais.

O vírus da varíola bovina causa lesões vesiculares nos úberes das vacas e pode causar lesões similares na pele de indivíduos que realizam a ordenha das vacas. O vírus da pseudovaríola bovina causa um quadro similar, porém, é antigenicamente distinto. O vírus Orf é a causa da dermatite pustulosa contagiosa em carneiros e de lesões vesiculares nas mãos de tosquiadores.

O vírus da varíola dos macacos é distinto dos outros três; causa uma doença em seres humanos semelhante à varíola. Essa doença ocorre quase exclusivamente na África Central. Em 2003, um surto de varíola dos macacos ocorreu em Wisconsin, Illinois e Indiana. Nesse surto, a fonte do vírus foi animais importados da África. Aparentemente, os vírus dos animais importados infectaram

---

*N. de T. Essa informação está incorreta. O vírus Powassan é o único flavivírus transmitido por carrapatos na América do Norte, porém vários outros flavivírus transmitidos por carrapatos causam entre 10 mil e 15 mil casos de infecção humana em todo o mundo.

**N. de R.T. No Brasil, doenças zoonóticas causadas pelo vírus vaccínia e que afetam gado bovino e seres humanos são descritas desde 1996. Vacas infectadas apresentam lesões nas tetas, por meio das quais ordenhadores se infectam e passam a apresentar a formação de pústulas nas mãos e nos membros superiores. Ainda não está claro como e quando esse vírus passou a circular em ambientes rurais e silvestres, mas sabe-se que roedores peridomésticos estão envolvidos na cadeia de transmissão.

cães-da-pradaria locais, os quais, então, foram a fonte da infecção humana. Nenhum dos afetados morreu. Na África, o vírus da varíola dos macacos apresenta taxa de mortalidade entre 1 e 10%, ao contrário dos 50% para a varíola. Não há tratamento antiviral efetivo. A vacina contra varíola parece ter algum efeito protetor contra o vírus da varíola dos macacos.

Qualquer caso novo de doença similar à varíola deve ser precisamente diagnosticado para garantir que não seja devido ao vírus da varíola. Não foram registrados casos de varíola no mundo todo desde 1977,[1] e a imunização contra varíola foi autorizada a ser interrompida.

Por essas razões, é importante ter certeza de que casos novos de doença similar à varíola devem-se ao vírus da varíola dos macacos. O vírus da varíola dos macacos pode ser diferenciado, em laboratório, do vírus da varíola pela antigenicidade e pelas lesões características que causa na membrana corioalantoide de ovos de galinha.

VÍRUS SAPPORO

O vírus Sapporo é um calicivírus que causa gastrenterite aguda, principalmente em adultos. Os principais sintomas são vômitos e diarreia. É transmitido pela ingestão de alimentos ou água contaminada com fezes humanas. Não existe nenhum fármaco antiviral ou vacina disponível. O nome Sapporo é em homenagem à cidade japonesa na qual o vírus foi isolado pela primeira vez.

ESPUMAVÍRUS

Os espumavírus são uma subfamília dos retrovírus que provocam um aspecto espumoso nas culturas celulares. Podem representar um problema na produção de vacinas virais quando contaminam as culturas celulares utilizadas na produção de vacinas. Não há patógenos humanos conhecidos.

VÍRUS DO COMPLEXO TACARIBE

O complexo Tacaribe contém diversos patógenos humanos, todos causadores de febre hemorrágica.

Os mais conhecidos são o vírus Sabiá, no Brasil, vírus Junin, na Argentina, e vírus Machupo, na Bolívia. As febres hemorrágicas, como o nome implica, são caracterizadas por febre e sangramento no trato gastrintestinal, na pele e em outros órgãos. O sangramento deve-se à trombocitopenia. Morte ocorre em até 20% dos casos, e os surtos podem envolver milhares de pessoas. Trabalhadores agrícolas estão particularmente em risco.

Semelhantes a outros arenavírus, como o vírus da febre de Lassa e o vírus da coriomeningite linfocitária, esses vírus são endêmicos na população de roedores e são transmitidos a seres humanos pela contaminação acidental de alimentos e da água pela excreta de roedores. O diagnóstico pode ser realizado pelo isolamento do vírus ou pela detecção de aumento no título de anticorpos. Em uma infecção laboratorial pelo vírus Sabiá, a ribavirina foi um tratamento eficaz. Não há vacina disponível.

[1]Com a exceção de dois casos adquiridos em laboratório, em 1978.

VÍRUS WHITEWATER ARROYO

Esse vírus é a causa de febre hemorrágica/síndrome da angústia respiratória aguda no Oeste dos Estados Unidos. É um membro da família Arenaviridae, assim como o vírus da febre de Lassa, que causa febre hemorrágica na África (ver anteriormente neste capítulo). Ratos do mato são o reservatório do vírus, o qual é transmitido pela inalação de excrementos secos dos roedores. Esse modo de transmissão é idêntico ao observado para hantavírus, como o vírus Sin Nombre (ver anteriormente neste capítulo). Não há terapia antiviral estabelecida e não há vacina.

TESTE SEU CONHECIMENTO

1. Em relação ao vírus Sin Nombre (um hantavírus), qual das seguintes opções é a mais correta?
   (A) Sua principal manifestação clínica é encefalite.
   (B) Os principais reservatórios são animais domésticos, como o porco.
   (C) A infecção é adquirida pela inalação de fezes secas e urina de camundongo.
   (D) Oseltamivir é um fármaco profilático eficiente se administrado em 48 horas de exposição.
   (E) A imunização de crianças com idade de 15 meses com a vacina inativada reduz consideravelmente a incidência da doença.

2. Em relação ao vírus da encefalite japonesa (JEV), qual das seguintes opções é a mais correta?
   (A) O principal reservatório do JEV são morcegos.
   (B) É transmitido pela picada do carrapato de cães, *Dermacentor*.
   (C) Aciclovir é o fármaco de escolha para a encefalite causada pelo JEV.
   (D) A vacina inativada deve ser administrada em pessoas que vivem em áreas endêmicas.
   (E) JEV é um vírus não envelopado com genoma de RNA de fita dupla circular.

RESPOSTAS

(1) **(C)**
(2) **(D)**

RESUMOS DOS ORGANISMOS

Breves resumos dos organismos descritos neste capítulo iniciam-se na página 669. Favor consultar esses resumos para uma rápida revisão do material essencial.

VER TAMBÉM

- Mais **questões para autoavaliação** sobre os temas discutidos neste capítulo são encontradas na seção de Virologia Clínica da Parte XIII: Questões para autoavaliação, a partir da página 724. Consulte também a Parte XIV: Simulado de provas e concursos, a partir da página 753.

PARTE V

Micologia

CAPÍTULO

47

Micologia básica

CONTEÚDO DO CAPÍTULO

Estrutura e crescimento
Patogênese
Toxinas fúngicas e alergias
Diagnóstico laboratorial

Terapia antifúngica
Mecanismo de ação das drogas antifúngicas
Teste seu conhecimento
Ver também

ESTRUTURA E CRESCIMENTO

Fungos (leveduras e fungos filamentosos) são organismos **eucariotos** que diferem das bactérias, organismos procariotos, em várias características fundamentais (Tab. 47-1). Duas estruturas celulares dos fungos são importantes na área clínica:

(1) A parede celular fúngica consiste principalmente de quitina (não de peptideoglicano como em bactérias); desta forma, os fungos são insensíveis a determinados antibióticos, como as penicilinas e cefalosporinas que inibem a síntese de peptideoglicanos. A quitina é um polissacarídeo composto por longas cadeias de N-acetilglicosamina. A célula fúngica também contém outros polissacarídeos, e entre eles o mais importante é o β-glicano, um longo polímero de D-glicose. O β-glicano tem relevância médica, pois representa o local de atuação do fármaco antifúngico caspofungina.

(2) A membrana celular dos fungos contém ergosterol, ao contrário da membrana da célula humana, que contém colesterol. A ação seletiva da anfotericina B e antifúngicos azoicos nos fungos, como o fluconazol e o cetoconazol, é baseada nos diferentes esteróis de membrana.

Existem dois tipos morfológicos de fungos: as leveduras e os fungos filamentosos. As **leveduras** crescem de forma **unicelular** e se reproduzem por brotamento. **Fungos** filamentosos crescem como **longos filamentos (hifas)** e formam um emaranhado (**micélio**).

Algumas hifas possuem septos transversais (**hifa septada**), e outras não (**hifa asseptada**). As hifas asseptadas são multinucleadas (cenocíticas). O crescimento das hifas ocorre pela elongação da sua extremidade e não por divisão celular do seu filamento.

Alguns fungos de interesse clínico são chamados de **dimórficos** (i.e., fungos que apresentam diferenças morfológicas em diferentes temperaturas). Eles são encontrados na forma de bolores à temperatura ambiente e na forma de leveduras (ou outras estruturas, como as esférulas de *Coccidioides*) nos tecidos humanos à temperatura corporal. A maioria dos fungos é aeróbia obrigatória; alguns são anaeróbios facultativos; entretanto, nenhum é anaeróbio obrigatório. Todos os fungos necessitam de uma fonte de carbono orgânico pré-formado por isso são encontrados com frequência na matéria orgânica em decomposição. O hábitat natural da maioria dos fungos é o **meio ambiente**. Uma exceção importante se refere à espécie *Candida albicans*, a qual faz parte da microbiota normal humana.

Alguns fungos reproduzem-se de forma sexuada pela produção de esporos sexuados (p. ex., **zigósporos, ascósporos** e **basidiósporos**). Zigósporos são esporos simples e extensos de parede espessa; ascósporos são formados no interior de sacos, denominados ascos; e os basidiósporos são formados externamente na extremidade de um pedestal, denominado basídio. A classificação desses fungos é baseada nos seus esporos sexuados. Fungos que não formam esporos sexuados são chamados de "imperfeitos" e classificados como **fungos imperfeitos**.

TABELA 47-1   Comparação entre fungos e bactérias

Característica	Fungos	Bactérias
Diâmetro	Aproximadamente 4 μm (*Candida*)	Aproximadamente 1 μm (*Staphylococcus*)
Núcleo	Eucariótico	Procarióticas
Citoplasma	Mitocôndria e retículo endoplasmático presentes	Mitocôndria e retículo endoplasmático ausentes
Membrana celular	Esteróis presentes	Esteróis ausentes (exceto em *Mycoplasma*)
Conteúdo da parede celular	Quitina	Peptideoglicano
Esporos	Esporos sexuados e assexuados para reprodução	Endósporos para sobrevivência, não para reprodução
Dimorfismo térmico	Sim (alguns)	Não
Metabolismo	Requerem carbono orgânico; não são anaeróbios obrigatórios	Muitas não requerem carbono orgânico; muitas são anaeróbias obrigatórias

A maioria dos fungos de interesse clínico propaga-se de forma assexuada, formando os **conídios** (esporos assexuados) produzidos na lateral e na extremidade de estruturas especializadas (Fig. 47-1). A forma, a cor e o arranjo dos conídios ajudam na identificação desses fungos. Alguns conídios importantes são (1) **artrósporos**,[1] que são produzidos pela fragmentação da extremidade da hifa e representam a forma de transmissão da espécie *Coccidioides immitis*; (2) **clamidósporos**, que são arredondados, com parede espessa e muito resistentes (os clamidósporos produzidos por *C. albicans* ajudam na sua identificação); (3) **blastósporos**, que são formados pelo processo de brotamento, pelo qual as leveduras se reproduzem assexuadamente (algumas leveduras, como *C. albicans*, podem formar brotamentos múltiplos que não são liberados, produzindo cadeias, denominadas **pseudo-hifas**, as quais são utilizadas para sua identificação); e (4) **esporangiósporos**, que são formados no interior de uma estrutura sacular (esporângio) na extremidade de colunas produzidas pelos fungos filamentosos dos gêneros *Rhizopus* e *Mucor*.

Embora este livro tenha como foco os fungos patogênicos de seres humanos, é preciso enfatizar que os fungos também são utilizados na produção de importantes alimentos (p. ex., pão, queijo, vinho e cerveja). Os fungos também são responsáveis pela degradação de alguns alimentos. Por poderem crescer em ambientes mais secos, mais ácidos e sob pressões osmóticas mais elevadas do que as bactérias, os bolores são frequentemente envolvidos na degradação de frutas, grãos, vegetais e compotas.

PATOGÊNESE

A resposta para infecções causadas por muitos fungos é a formação de **granulomas**. Granulomas são produzidos nas principais micoses sistêmicas (p. ex., coccidioidomicose, histoplasmose, blastomicose e outras). A resposta imune celular está envolvida na formação de granulomas. A supuração aguda, caracterizada pela presença de neutrófilos em exsudatos, também ocorre em certas micoses, como aspergilose e esporotricose. Os fungos não possuem endotoxinas em suas paredes celulares, e não produzem exotoxinas similares às das bactérias.

A ativação do sistema imune celular resulta em uma resposta de **hipersensibilidade tardia cutânea** para certos antígenos fúngicos injetados de forma intradérmica. Um teste cutâneo positivo indica a exposição a um antígeno fúngico. Entretanto, o teste positivo *não* implica uma infecção atual, pois a exposição ao antígeno pode ter ocorrido anteriormente. O teste cutâneo negativo torna o diagnóstico improvável se for realizado em um paciente imunocomprometido. Devido à presença de *Candida* como parte da microbiota normal em seres humanos, o teste cutâneo com seus antígenos pode ser utilizado para determinar se a resposta imune celular está normal.

A transmissão e localização geográfica de alguns fungos importantes são descritas na Tabela 47-2.

A pele intacta é uma defesa efetiva do hospedeiro contra certos fungos (p. ex., *Candida*, dermatófitos), mas se a pele estiver danificada, esses organismos podem se estabelecer. Ácidos graxos presentes na pele inibem o crescimento de dermatófitos, e hormônios associados à pele, que ocorrem na puberdade, limitam o aparecimento de tinhas no couro cabeludo, causadas por *Trichophyton*. A microbiota normal da pele, bem como a membrana mucosa, é capaz de suprimir o desenvolvimento dos fungos. Quando a microbiota normal é inibida (p. ex., no caso do uso de antibióticos), o crescimento excessivo de fungos, como a *C. albicans*, pode ocorrer.

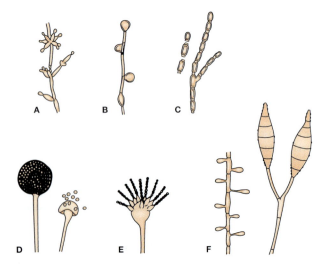

FIGURA 47-1   Esporos assexuados. **A:** Blastoconídios e pseudo-hifas (*Candida*). **B:** Clamidósporos (*Candida*). **C:** Artrósporos (*Coccidioides*). **D:** Esporângios e esporangiósporos (*Mucor*). **E:** Microconídios (*Aspergillus*). **F:** Microconídios e macroconídios (*Microsporum*). (Reproduzida, com permissão, de Conant NF et al. *Manual of Clinical Mycology*. 3ª ed. Nova Iorque, NY: Saunders; 1971.)

---

[1] O termo esporos pode ser substituído por *conídios* (p. ex., artroconídios).

CAPÍTULO 47 • Micologia básica **385**

TABELA 47-2 Transmissão e localização geográfica de alguns fungos importantes

Gênero	Hábitat	Forma do organismo transmitido	Porta de entrada	Localização geográfica endêmica
Coccidioides	Solo	Artrósporos	Inalação para os pulmões	Sudoeste dos Estados Unidos e América Latina
Histoplasma	Solo (associado a fezes de aves)	Microconídio	Inalação para os pulmões	Mississippi e vale do Rio Ohio, nos Estados Unidos; muitos outros países
Blastomyces	Solo	Microconídio	Inalação para os pulmões	Estados a Leste do Rio Mississippi, nos Estados Unidos; África
Paracoccidioides	Solo	Desconhecido	Inalação para os pulmões	América Latina
Cryptococcus	Solo (associado a fezes de pombos)	Leveduras	Inalação para os pulmões	No mundo todo
Aspergillus	Solo e plantas	Conídios	Inalação para os pulmões	No mundo todo
Candida	Corpo humano	Leveduras	Microbiota normal da pele, boca, trato gastrintestinal e vagina	No mundo todo

No trato respiratório, uma importante defesa do hospedeiro são as membranas mucosas da parte nasal da faringe, que são capazes de capturar esporos fúngicos inalados, bem como os macrófagos alveolares. As imunoglobulinas circulantes IgG e IgM são produzidas em resposta às infecções fúngicas; entretanto, seu papel na proteção contra essas doenças ainda não é claro. A resposta imune celular é protetora; sua supressão pode levar à reativação e à disseminação de infecções fúngicas assintomáticas e a doenças causadas por fungos oportunistas.

TOXINAS FÚNGICAS E ALERGIAS

Além das infecções micóticas, existem dois outros tipos de doenças fúngicas: (1) **micotoxicoses**, causadas pela ingestão de toxinas, e (2) **alergias** a esporos fúngicos. As micotoxicoses mais conhecidas ocorrem após a ingestão de cogumelos do gênero *Amanita*. Esses fungos produzem cinco toxinas conhecidas, e duas delas – amanitina e faloidina – estão entre as hepatotoxinas mais potentes. A toxicidade da amanitina é baseada em sua capacidade de inibir a RNA-polimerase celular, inibindo a síntese do RNA mensageiro (mRNA). Outra micotoxicose, o ergotismo, é causada pelo fungo filamentoso *Claviceps purpurea*, o qual infecta grãos e produz alcaloides (p. ex., ergotamina e dietilamida do ácido lisérgico [LSD]) que causam fortes efeitos vasculares e neurológicos.

Outras toxinas ingeridas, as **aflatoxinas**, são derivadas de cumarinos produzidas por *Aspergillus flavus*, que causam danos ao fígado e tumores em animais, além de serem suspeitas de causar carcinoma hepático em seres humanos. As aflatoxinas são ingeridas com grãos industrializados, bem como com amendoins, e metabolizadas pelo fígado em epóxido, o qual representa um potente agente carcinogênico. A aflatoxina B1 induz uma mutação no gene supressor de tumor *p53*, levando à perda da proteína p53 e, consequentemente, perda do controle de crescimento dos hepatócitos.

Alergias causadas por esporos de fungos, principalmente esporos de *Aspergillus*, são manifestadas, em geral, por uma reação asmática (rápida broncoconstrição mediada por IgE), eosinofilia e formação de pápula e rubor no teste de reação cutânea. Esses sinais clínicos são causados pela resposta de hipersensibilidade imediata aos esporos fúngicos.

DIAGNÓSTICO LABORATORIAL

Existem quatro procedimentos para o diagnóstico laboratorial de doenças fúngicas: (1) exame microscópico direto, (2) cultura do organismo, (3) ensaios de reação em cadeia da polimerase (PCR, *polymerase chain reaction*) e (4) testes sorológicos. O exame microscópico direto de amostras clínicas, como escarro, biópsia de pulmão e raspagem de pele, depende da caracterização de esporos assexuados, hifas ou leveduras utilizando um microscópio óptico. O espécime deve ser tratado com hidróxido de potássio (KOH) a 10% para dissolver o material tecidual, deixando o fungo, que é alcalirresistente, intacto. O espécime pode, também, ser corado por meio de preparações especiais. Alguns exemplos de importantes diagnósticos realizados por exame direto são (1) presença de esférulas por *C. immitis* e (2) presença de cápsula espessa de *Cryptococcus neoformans*, observada com auxílio do corante da Índia em líquido espinal. O calcoflúor branco é um corante fluorescente que se liga à parede da célula fúngica, útil para identificação de fungos em amostras de tecidos. O corante metenamina de prata também é útil no diagnóstico microscópico de fungos em amostras de tecidos.

Fungos são frequentemente cultivados em ágar de Sabouraud, que facilita o crescimento de fungos de crescimento mais lento pela inibição do crescimento de bactérias presentes nas amostras. A inibição do crescimento bacteriano ocorre devido ao baixo pH do meio e à penicilina, estreptomicina e ciclo-heximida que são frequentemente adicionadas. A aparência do micélio e a natureza dos esporos assexuados são, em geral, suficientes para identificação do organismo.

Os ensaios de PCR que utilizam sondas de DNA podem identificar precocemente colônias em um estágio inicial de crescimento em cultura, diferentemente dos testes baseados na detecção visual das colônias. Como resultado, a análise de DNA pode ser realizada mais rapidamente. Atualmente, ensaios de PCR encontram-se disponíveis para a identificação de *Coccidioides, Histoplasma, Blastomyces* e *Cryptococcus*.

Testes para a presença de anticorpos em soro ou líquido espinal de pacientes são úteis no diagnóstico de micoses sistêmicas, mas são menos efetivos em diagnósticos de outras infecções fúngicas. Como nos casos de testes sorológicos para bactérias e vírus, um aumento significativo na titulação de anticorpos deve ser observado para confirmar um diagnóstico. O teste de fixação do complemento é o mais frequentemente utilizado em suspeitas de casos de coccidioidomicose, histoplasmose e blastomicose. Em meningite criptocócica, a presença de antígenos polissacarídeos capsulares de *C. neoformans* no líquido espinal pode ser detectada pelo teste de aglutinação do látex.

TERAPIA ANTIFÚNGICA

Os fármacos utilizados para o tratamento de doenças causadas por bactérias não têm efeito sobre doenças fúngicas. Por exemplo, penicilinas e aminoglicosídeos inibem o crescimento de muitas bactérias, mas não afetam o crescimento dos fungos. Essa diferença é explicada pela presença de algumas estruturas presentes nas bactérias (p. ex., peptideoglicano e ribossomos 70S) que estão ausentes nos fungos.

Os fármacos antifúngicos mais efetivos, anfotericina B e vários azóis, exploram o **ergosterol** presente na membrana celular dos fungos, o qual não é encontrado em bactérias ou na membrana celular de seres humanos. A anfotericina B rompe a membrana celular fúngica no local do ergosterol e os azóis inibem a síntese do ergosterol, um componente essencial das membranas fúngicas. Outro fármaco antifúngico, a caspofungina, inibe a síntese do β-glicano, que é encontrado na parede celular dos fungos, mas é ausente na parede celular das bactérias. As células humanas não possuem parede celular.

O mecanismo de ação desses fármacos é descrito abaixo. A Tabela 47-3 resume o mecanismo de ação e efeitos adversos importantes dos principais fármacos antifúngicos. A Figura 47-2 apresenta uma célula fúngica típica e o local de ação de drogas antifúngicas relevantes.

A resistência a drogas antifúngicas tem se tornado um problema de relevância clínica (Tab. 47-4). Certas espécies de *Candida*, especialmente *Candida glabrata*, são resistentes ao fluconazol e ao voriconazol. *Candida auris* é altamente resistente a fármacos. As espécies de *Cryptococcus*, especialmente *Cryptococcus gattii*, estão cada vez mais resistentes ao fluconazol. *Aspergillus fumigatus* tem apresentado uma resistência elevada a fármacos azólicos, como itraconazol e voriconazol. *Scedosporium apiospermum*, a forma assexuada de *Pseudallescheria boydii*, é resistente a praticamente todos os fármacos antifúngicos.

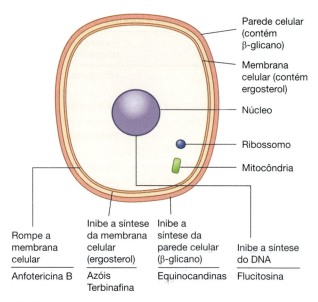

FIGURA 47-2 Modelo de célula fúngica típica apresentando os sítios de ação de drogas antifúngicas relevantes.

MECANISMO DE AÇÃO DAS DROGAS ANTIFÚNGICAS

Inibição da síntese da parede celular fúngica

Equinocandinas, como a caspofungina e a micafungina, são lipopeptídeos que bloqueiam a síntese da parede celular fúngica através

TABELA 47-3 Mecanismos de ação e efeitos adversos dos fármacos antifúngicos

Uso	Nome do fármaco	Mecanismo de ação	Importantes efeitos colaterais
Uso sistêmico (intravenoso, oral)	Anfotericina B	Ligação ao ergosterol e ruptura da membrana celular dos fungos	Toxicidade renal, febre e calafrios; monitoramento da função renal; uso em dose-teste; preparações lipossomais reduzem a toxicidade
	Azóis, como fluconazol, cetoconazol, itraconazol, voriconazol, posaconazol	Inibição da síntese do ergosterol	Cetoconazol inibe o citocromo P450 humano; a diminuição da síntese de esteroides pelas gônadas resulta em ginecomastia
	Equinocandinas como a caspofungina, micafungina	Inibição da síntese de D-glicano, um componente da parede celular dos fungos	Bem tolerado
	Flucitosina (FC)	Inibição da síntese de DNA; FC é convertida em fluoruracil, que inibe a timidina sintase	Toxicidade para a medula óssea
	Griseofulvina	Ruptura do fuso mitótico por meio da ligação à tubulina	Toxicidade para o fígado
Uso tópico (apenas na pele); muito tóxico para uso sistêmico	Azóis, como clotrimazol, miconazol	Inibição da síntese do ergosterol	Bem tolerado na pele
	Terbinafina	Inibição da síntese do ergosterol	Bem tolerado na pele
	Tolnaftato	Inibição da síntese do ergosterol	Bem tolerado na pele
	Nistatina	Ligação ao ergosterol e ruptura da membrana celular dos fungos	Bem tolerado na pele

da inibição da β-glucana sintase, a enzima que sintetiza a β-glicana (ver Fig. 47-2). A β-glicana é um polissacarídeo composto por longas cadeias de D-glicose que é um componente essencial de certos patógenos fúngicos de relevância médica.

A caspofungina inibe o crescimento de *Aspergillus* e *Candida*, mas não de *Cryptococcus* ou *Mucor*. A caspofungina é utilizada no tratamento de candidíase disseminada, assim como no tratamento de aspergilose invasiva que não responde à anfotericina B. A micafungina é aprovada para o tratamento de candidíase esofágica e na profilaxia de infecções invasivas por *Candida* em pacientes submetidos a transplante de medula óssea. A anidulafungina foi aprovada para o tratamento de candidíase esofágica e outras infecções graves por *Candida*.

Alterações de membranas celulares fúngicas

Anfotericina B e nistatina

A **anfotericina B**, o fármaco antifúngico mais importante, é utilizado no tratamento de uma variedade de doenças fúngicas disseminadas. É classificada como um composto polieno porque apresenta um conjunto de sete ligações duplas insaturadas na estrutura de seu anel macrolídeo (*poli* significa muitos, e o sufixo *eno* indica a presença de ligações duplas; Fig. 47-3). Esse fármaco rompe a membrana celular de fungos devido à sua afinidade por **ergosterol**, componente das membranas fúngicas, mas não das membranas de células bacterianas ou humanas. Fungos resistentes à anfotericina B raramente foram recuperados a partir de espécimes de pacientes.

A anfotericina B apresenta significativa toxicidade renal e medidas dos níveis séricos de creatinina são realizadas para monitorar a dose. A nefrotoxicidade é reduzida de forma significativa quando o fármaco é administrado em veículos lipídicos como lipossomos. Todavia, essas formulações são de alto custo. Febre, calafrios, náusea e vômitos são efeitos colaterais comuns.

A **nistatina** é outro agente antifúngico polieno que, em virtude de sua toxicidade, é utilizado topicamente em infecções causadas pela levedura *Candida*.

Azóis e Terbinafina

Os **azóis** são fármacos antifúngicos que atuam **inibindo a síntese de ergosterol**. Eles bloqueiam a demetilação dependente do citocromo P450 do lanosterol, um precursor do ergosterol. Fluconazol,

TABLE 47-4 Resistência a fármacos em fungos de relevância médica

Nome do fungo	Fármacos aos quais o fungo apresenta resistência clinicamente significativa
1. Leveduras	
Candida krusei	Fluconazol
Candida glabrata	Fluconazol, voriconazol, equinocandinas
Candida auris	Fluconazol, anfotericina B, equinocandinas
Espécies de *Cryptococcus*, especialmente *C. gattii*	Equinocandinas
2. Bolores	
Aspergillus fumigatus	Fármacos azólicos
Aspergillus terreus	Anfotericina B
Scedosporium apiospermum	Frequentemente resistente a todos os fármacos antifúngicos

cetoconazol, voriconazol, posaconazol, itraconazol e isavuconazônio (um pró-fármaco do isavuconazol) são usados no tratamento de doenças fúngicas sistêmicas. O clotrimazol e o miconazol são apenas de uso tópico, pois são muito tóxicos para serem administrados sistemicamente. Os dois anéis azol contendo nitrogênio do fluconazol podem ser observados na Figura 47-4.

O cetoconazol tem utilidade no tratamento de blastomicose, candidíase mucocutânea, coccidioidomicose e infecções cutâneas causadas por dermatófitos. O fluconazol é útil no tratamento de infecções por cândida e criptococos. Itraconazol é utilizado no tratamento de histoplasmose e blastomicose. Posaconazol é utilizado no tratamento de candidíase da parte oral da faringe e na prevenção de infecções por *Candida* e *Aspergillus* em indivíduos imunocomprometidos. O isavuconazônio é utilizado no tratamento da aspergilose invasiva. O miconazol e o clotrimazol, dois outros imidazois, são úteis para o tratamento tópico de infecções por *Candida* e também no tratamento de dermatofitoses. Fungos resistentes aos fármacos azólicos representam um problema crescente.

A **terbinafina** bloqueia a síntese de ergosterol pela inibição do esualeno epoxidase. É utilizada no tratamento de infecções dermatológicas da pele e das unhas.

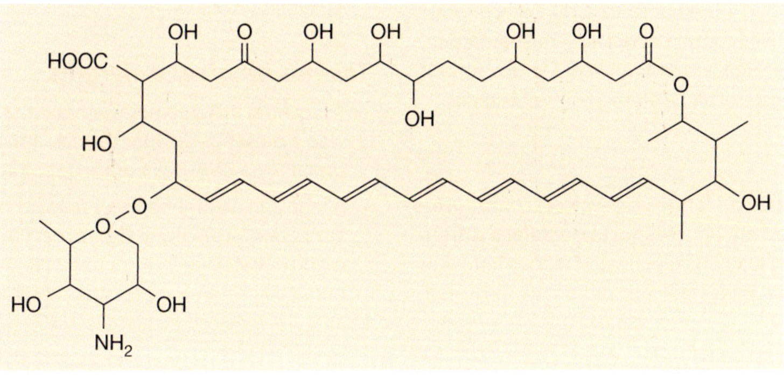

FIGURA 47-3 Anfotericina B.

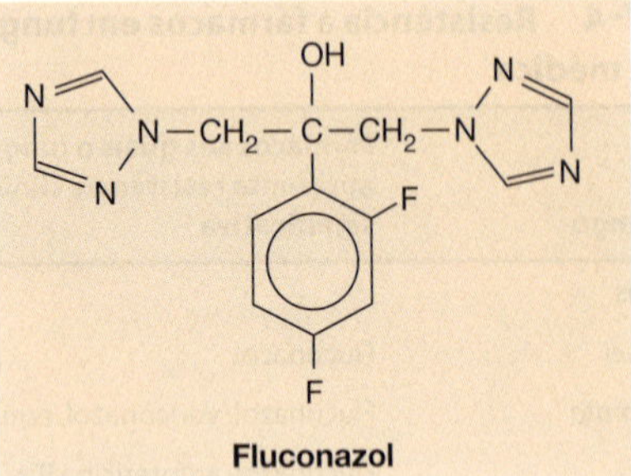

388 PARTE V • Micologia

FIGURA 47-4 Fluconazol.

Inibição da síntese de DNA fúngico

Flucitosina

A flucitosina (fluorocitosina, 5-FC) é um fármaco antifúngico que inibe a síntese de DNA. É um análogo nucleosídeo metabolizado a fluoruracil, que inibe o timidilato sintase, limitando, assim, o fornecimento de timidina. É utilizada em combinação com anfotericina B no tratamento de infecções disseminadas por cândida ou criptocócicas, especialmente meningite criptocócica. Não é utilizada isoladamente, uma vez que mutantes resistentes emergem muito rapidamente.

Outros mecanismos de ação de fármacos antifúngicos

A **griseofulvina** é um fármaco antifúngico útil no tratamento de infecções nos cabelos e nas unhas causadas por dermatófitos. Ela liga-se à tubulina dos microtúbulos e pode atuar impedindo a formação do fuso mitótico.

A **pentamidina** é ativa contra fungos e protozoários. É amplamente utilizada na prevenção ou no tratamento de pneumonia causada por *Pneumocystis jiroveci*. Inibe a síntese de DNA por um mecanismo desconhecido.

CONCEITOS-CHAVE

Estrutura e crescimento

- Os fungos são organismos eucarióticos que existem em duas formas básicas: **leveduras e bolores**. As leveduras são unicelulares, já os fungos filamentosos possuem longos filamentos de células, denominados hifas. As leveduras se reproduzem por **brotamento**, processo no qual as células-filhas apresentam tamanhos diferentes; por outro lado, os fungos filamentosos se reproduzem por divisão celular (as células-filhas são iguais em tamanho).

- Alguns fungos são **dimórficos** (i.e., eles podem existir tanto como leveduras quanto como fungos filamentosos). À temperatura ambiente (p. ex., 25°C), fungos dimórficos são filamentosos, já à temperatura corporal de seres humanos eles ocorrem como leveduras (ou em forma esférica).

- A parede celular dos fungos é constituída de **quitina**; a parede celular de bactérias é constituída de peptideoglicano. Entretanto, antibióticos que inibem a síntese do peptideoglicano, como penicilinas, cefalosporinas e vancomicinas, não são efetivos contra os fungos.

- As membranas celulares dos fungos contêm **ergosterol**, ao passo que a membrana celular das bactérias não possui ergosterol. Entretanto, antibióticos que inibem a síntese do ergosterol (p. ex., os azóis) não são efetivos contra bactérias. Semelhantemente, a anfotericina B que se liga à membrana celular dos fungos por meio do local do ergosterol não é efetiva contra bactérias.

Patogênese

- Infecções com alguns tipos de fungos sistêmicos, como *Histoplasma* e *Coccidioides*, causam uma **resposta de defesa granulomatosa do hospedeiro** (composta por macrófagos e linfócitos T auxiliares). Infecções causadas por outros fungos, principalmente *Aspergillus*, *Mucor* e *Sporothrix*, causam uma **resposta piogênica** (composta por neutrófilos).

- Infecções com fungos sistêmicos, como *Histoplasma* e *Coccidioides*, podem ser detectadas pelo **teste cutâneo**. Um antígeno extraído do organismo é injetado de forma intradérmica e produz uma **reação de hipersensibilidade tardia**, manifestada como um **endurecimento** (aumento da espessura) da pele. Observa-se que um teste cutâneo positivo indica apenas que a infecção ocorreu, mas não se ocorreu no passado ou no presente. Entretanto, um teste cutâneo positivo não indica que a doença do paciente foi causada por aquele determinado organismo. Observa-se também que um teste cutâneo negativo pode ocorrer em pacientes com baixa imunidade celular, como os com uma baixa contagem de CD4. Para determinar se o paciente aumenta a resposta de hipersensibilidade tardia, um controle do teste cutâneo utilizando um antígeno comum, como *Candida albicans*, pode ser utilizado.

- A imunidade celular reduzida predispõe à disseminação de doenças causadas por fungos sistêmicos, como *Histoplasma* e *Coccidioides*, embora um número reduzido de neutrófilos predisponha à disseminação de doença causada por fungos, como *Aspergillus* e *Mucor*.

Toxinas fúngicas e alergias

- A ingestão de cogumelos *Amanita* causa **necrose do fígado** devido à presença de duas toxinas, amanitina e faloidina. A **amanitina** inibe a RNA-polimerase que sintetiza o mRNA celular.

- A ingestão de amendoins e grãos contaminados com *Aspergillus flavus* causa **câncer no fígado** devido à presença de **aflatoxinas**. A epoxiaflatoxina induz a mutação do gene *p53*, que resulta em perda da proteína supressora tumoral p53.

CAPÍTULO 47 • Micologia básica **389**

- A inalação dos esporos de *Aspergillus fumigatus* pode causar **aspergilose broncopulmonar alérgica**. Essa reação alérgica é mediada pela resposta de hipersensibilidade imediata mediada por IgE.

Diagnóstico laboratorial

- O exame microscópico de uma **preparação com KOH** pode revelar a presença de estruturas fúngicas. A função do KOH é dissolver as células humanas, permitindo a visualização do fungo.
- O **ágar de Sabouraud** é frequentemente utilizado para cultivar fungos devido ao seu baixo pH, que inibe o crescimento de bactérias, permitindo o desenvolvimento de fungos de crescimento lento.
- Ensaios de PCR podem ser utilizados para a identificação de fungos em cultura que estejam em estágios muito precoces de crescimento (i.e., quando o tamanho da colônia ainda é muito pequeno).
- Testes para presença de antígenos e anticorpos para antígenos fúngicos são frequentemente utilizados. Dois testes comumente utilizados são os testes para o antígeno criptocócico no líquido espinal e para anticorpos para *Coccidioides* no soro de pacientes.

Terapia antifúngica

- A toxicidade seletiva da anfotericina B e dos grupos azóis é baseada na presença do **ergosterol** da membrana celular dos fungos, ao contrário do colesterol encontrado nas membranas das células humanas e da ausência de esteróis nas membranas das células bacterianas.
- A anfotericina B liga-se à membrana celular dos fungos no local do ergosterol e rompe a integridade das membranas.
- Os azóis, como itraconazol, fluconazol e cetoconazol, inibem a síntese do ergosterol.
- A toxicidade seletiva das equinocandinas, como caspofungina, é baseada na presença de parede celular fúngica, ao passo que células humanas não possuem parede celular. As equinocandinas inibem a síntese do **D-glicano**, o qual é um componente da parede celular dos fungos.

TESTE SEU CONHECIMENTO

1. Em relação às estruturas e à reprodução dos fungos, qual das seguintes opções é a mais correta?

   (A) O peptideoglicano é um importante componente da parede celular dos fungos.
   (B) Fungos filamentosos são fungos que crescem como células únicas e se reproduzem por brotamento.
   (C) Alguns fungos são dimórficos (i.e., apresentam-se como leveduras à temperatura ambiente e como filamentosos à temperatura corporal).
   (D) A membrana celular dos fungos contém ergosterol, ao contrário da membrana celular humana, que contém colesterol.
   (E) Como a maioria dos fungos é anaeróbia, eles devem ser cultivados em condições anaeróbias em laboratórios de análises clínicas.

2. Em relação à patogênese dos fungos, qual das seguintes opções é a mais correta?

   (A) A ingestão do cogumelo *Amanita* geralmente causa problemas renais.
   (B) A resposta do hospedeiro para infecções sistêmicas dos fungos, como as causadas por *Histoplasma* e *Coccidioides*, consiste na formação de granulomas.
   (C) A febre observada na infecção fúngica sistêmica é causada por endotoxinas induzidas liberadas por interleucina 1.
   (D) A ingestão de aflatoxina produzida por *Aspergillus flavus* pode causar adenocarcinoma de cólon.
   (E) Um resultado positivo no teste cutâneo para antígenos fúngicos, como a coccidioidina, é causado por uma reação de hipersensibilidade imediata.

3. Em relação ao modo de ação dos fármacos antifúngicos, qual das seguintes opções é a mais correta?

   (A) Os azóis, como o fluconazol, atuam inibindo a síntese do ergosterol.
   (B) A anfotericina B atua inibindo a síntese proteica dos fungos sobre a subunidade ribossomal 40S.

   (C) A terbinafina atua inibindo a síntese de DNA dos fungos, mas não afeta a síntese de DNA em células humanas.
   (D) As equinocandinas, como a caspofungina, atuam inibindo a síntese do RNA mensageiro em leveduras, mas não em fungos filamentosos.

4. A toxicidade seletiva da anfotericina B se baseia na presença de qual dos seguintes componentes nos fungos?

   (A) Subunidade 30S ribossomal.
   (B) Di-hidrofolato redutase.
   (C) DNA-girase.
   (D) Ergosterol.
   (E) Ácido micólico

RESPOSTAS

(1) **(D)**
(2) **(B)**
(3) **(A)**
(4) **(D)**

VER TAMBÉM

- Mais **questões para autoavaliação** sobre os temas discutidos neste capítulo são encontradas na seção de Micologia da Parte XIII: Questões para autoavaliação, a partir da página 730. Consulte também a Parte XIV: Simulado de provas e concursos, a partir da página 753.

C A P Í T U L O

48 Micoses cutâneas e subcutâneas

CONTEÚDO DO CAPÍTULO

Introdução
Micoses cutâneas
    Dermatofitoses
    Tinea versicolor
    Tinea nigra
Micoses subcutâneas
    Esporotricose

    Cromomicose
    Micetoma
Teste seu conhecimento
Ver também

INTRODUÇÃO

Micoses de interesse médico podem ser divididas em quatro categorias: (1) **cutâneas**, (2) **subcutâneas**, (3) **sistêmicas** e (4) **oportunistas**. Algumas características de importantes doenças fúngicas estão descritas na Tabela 48-1. Micoses cutâneas e subcutâneas são discutidas neste capítulo, e características importantes dos organismos causadores encontram-se descritas na Tabela 48-2. As micoses sistêmicas e oportunistas são discutidas nos Capítulos 49 e 50, respectivamente.

MICOSES CUTÂNEAS

Dermatofitoses

As dermatofitoses são causadas por fungos (**dermatófitos**) que infectam apenas estruturas queratinizadas superficiais (pele, pelos e unhas) e não tecidos profundos. Os dermatófitos mais importantes estão classificados em três gêneros: *Trichophyton, Epidermophyton,* e *Microsporum.* Eles são transmitidos por pessoas infectadas pelo contato direto. *Microsporum* também é transmitido por animais, como cachorros e gatos. Isso indica que, para prevenir reinfecções, os animais também devem ser tratados.

As dermatofitoses (tínea, tinha) são infecções crônicas frequentemente localizadas nas áreas quentes e úmidas do corpo (p. ex., pé de atleta e frieira).[1] As lesões típicas da tínea apresentam uma borda circular inflamada, contendo pápulas e vesículas em torno de uma área "limpa" de pele relativamente normal. As lesões, em geral, são pruriginosas. Fios de cabelo quebradiços e unhas danificadas são frequentemente observados. A doença é, em geral, identificada

pela parte do corpo afetada (p. ex., tínea do couro cabeludo [cabeça], tínea do corpo [corpo], tínea crural [coxas] e tínea do pé [pés]) (Fig. 48-1). A *tinea unguium,* também chamada de onicomicose, é uma doença das unhas observada especialmente nas unhas dos pés. As unhas se tornam espessadas, quebradiças e descoloridas.

O *Trichophyton tonsurans* é a causa mais comum da proliferação de **tínea do couro cabeludo** (*tinea capitis*) em crianças e a principal causa de infecções tipo endótrix (no interior do pelo). *Trichophyton rubrum* é também um agente causador muito comum de tínea do couro cabeludo. *Trichophyton schoenleinii* é o causador do **favo**, uma forma de tínea do couro cabeludo em que uma crosta pode ser observada no escalpo. Espécies de *Trichophyton* também causam uma lesão pustular inflamada, no escalpo, denominada **kerion**. A marcante inflamação é causada por uma intensa reação à presença do fungo mediada por células T.

Em algumas pessoas infectadas, a hipersensibilidade causa a reação de **dermatofítide ("id")** (p. ex., vesículas nos dedos). As lesões id são a resposta do antígeno fúngico circulante; as lesões não possuem hifas. Os pacientes com infecções por tínea apresentam teste cutâneo positivo em contato com extratos de fungos (p. ex., tricofitina).

Lâminas contendo raspados de pele ou de unhas, tratados com hidróxido de potássio a 10% (KOH), revelam hifas septadas à microscopia. Culturas em ágar Sabouraud à temperatura ambiente produzem hifas e conídios característicos. Lesões de tínea do couro cabeludo, causadas por espécies de *Microsporum,* podem ser detectadas com fluorescência quando são expostas à luz ultravioleta.

O tratamento envolve cremes antifúngicos de aplicação local, como terbinafina, ácido undecilênico, miconazol ou tolnaftato. A griseofulvina oral ou itraconazol oral também podem ser utilizados. A *tinea unguium* pode ser tratada utilizando-se uma solução de efinaconazol de uso tópico nas unhas. A prevenção pode ser realizada mantendo-se a pele seca e fresca.

---

[1]Essas infecções são também conhecidas como tínea do pé e tínea crural, respectivamente.

CAPÍTULO 48 • Micoses cutâneas e subcutâneas **391**

TABELA 48-1 Características de importantes doenças fúngicas

Tipo	Localização anatômica	Doença representativa	Gênero(s) do(s) agente(s) causador(es)	Gravidade da doença[1]
Cutânea	Camada morta da pele	Tinea versicolor	*Malassezia*	1+
	Epiderme, pelos, unhas	Dermatofitose (tínea)	*Microsporum, Trichophyton, Epidermophyton*	2+
Subcutânea	Subcútis	Esporotricose	*Sporothrix*	2+
		Micetoma	Vários gêneros	2+
Sistêmica	Órgãos internos	Coccidioidomicose	*Coccidioides*	4+
		Histoplasmose	*Histoplasma*	4+
		Blastomicose	*Blastomyces*	4+
		Paracoccidioidomicose	*Paracoccidioides*	4+
Oportunista	Órgãos internos	Criptococose	*Cryptococcus*	4+
		Candidíase	*Candida*	2+ a 4+
		Aspergilose	*Aspergillus*	4+
		Mucormicose	*Mucor, Rhizopus*	4+

[1]1+, não é grave, o tratamento pode ou não ser administrado; 2+, moderadamente grave, tratamento frequentemente administrado; 4+, grave, tratamento administrado principalmente em doenças disseminadas.

Tinea versicolor

A *tinea versicolor* (pitiríase versicolor) é uma infecção superficial da pele apenas de importância cosmética, causada por espécies de *Malassezia*. As lesões são, em geral, observadas como áreas hipopigmentadas, sobretudo na pele bronzeada no verão. A infecção pode ser levemente escamosa ou com coceira, mas, em geral, é assintomática. Isso ocorre com mais frequência em climas quentes e úmidos. As lesões contêm células leveduriformes em brotamento e hifas. O diagnóstico pode ser realizado pela observação dessa mistura em preparações de KOH de raspagem de pele. A cultura geralmente não é realizada. O tratamento de escolha envolve o uso tópico do miconazol, porém, as lesões apresentam a tendência de recorrer. Fármacos antifúngicos orais, como o fluconazol e o itraconazol, podem ser utilizados para tratar as lesões recorrentes.

Tinea nigra

A *tinea nigra* (tínea negra) é uma infecção de camadas queratinizadas da pele. Ela ocorre como uma mancha marrom, causada por um pigmento similar à melanina presente nas hifas. O agente causador, *Cladosporium werneckii*, é encontrado no solo e transmitido para as lesões. Nos Estados Unidos, a doença ocorre nos Estados do Sul. O diagnóstico pode ser realizado pelo exame de microscopia direta e pelo isolamento da cultura utilizando raspagens da pele. A infecção é tratada com um agente queratolítico tópico (p. ex., ácido salicílico).

MICOSES SUBCUTÂNEAS

São micoses causadas por fungos que crescem no solo e sobre vegetais, e são introduzidas no tecido subcutâneo através de um **trauma**.

TABELA 48-2 Características importantes das doenças fúngicas da pele e subcutâneas

Gênero	Forma microscópica observada no tecido	Modo de transmissão	Importantes achados clínicos	Diagnóstico laboratorial
Trichophyton, Epidermophyton	Hifa	De pessoa a pessoa	*Tinea capitis* (dermatofitose do couro cabeludo), tinea pedis (dermatofitose dos pés), etc., ("tinha") – anel de vesículas inflamatórias e pruriginosas em torno de uma área "limpa" de pele relativamente normal	Preparações com hidróxido de potássio (KOH) revelam hifas septadas. Cultura em ágar Sabouraud
Microsporum	Hifa	De pessoa a pessoa e de animal a pessoa	*Tinea capitis* (dermatofitose do couro cabeludo), *tinea pedis* (dermatofitose dos pés), etc., ("tinha") – anel de vesículas inflamatórias e pruriginosas em torno de uma área "limpa" de pele relativamente normal	Preparações com hidróxido de potássio (KOH) revelam hifas septadas. Cultura em ágar Sabouraud
Malassezia	Hifas e leveduras	De pessoa a pessoa	Placas descamadas no tronco; frequentemente não pigmentado; frequentemente não prurítico	Preparações com hidróxido de potássio (KOH) revelam mistura de hifas e leveduras
Sporothrix	Leveduras	Lesões penetrantes a partir de atividades, como jardinagem, causam a implantação dos esporos fúngicos; p. ex., espinhos de rosas.	Pústulas ou úlceras nas mãos, frequentemente acompanhados de nódulos nos braços	Preparações com hidróxido de potássio (KOH) revelam leveduras em forma de charuto. O cultivo a 20°C revela hifas com conídios em forma de flor

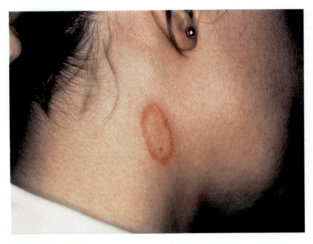

FIGURA 48-1 *Tinea corporis* (tinha). Observa-se uma lesão circular e inflamada com uma zona central clara. É causada por dermatófitos, como *Epidermophyton*, *Trichophyton* e *Microsporum*. (Reproduzida, com permissão, de Fauci AS, Braunwald E, Kasper DL et al, eds. *Harrison's Principles of Internal Medicine*. 17ª ed. Nova Iorque, NY: McGraw-Hill; 2008.)

Esporotricose

O *Sporothrix schenckii* é um fungo **dimórfico**. A forma filamentosa ocorre sobre vegetais e a forma leveduriforme ocorre nos tecidos humanos. Quando os esporos do fungo filamentoso são introduzidos na pele, normalmente por um espinho, é formada uma pústula local, ou úlcera, com nódulos ao longo dos vasos linfáticos (Fig. 48-2). As lesões são, em geral, indolores e ocorre uma pequena doença sistêmica. Lesões sem tratamento podem aumentar e diminuir durante os anos. Pacientes infectados pelo vírus da imunodeficiência humana (HIV) que apresentam baixa contagem de células CD4 podem apresentar esporotricose disseminada. A esporotricose ocorre com mais frequência em **jardineiros, principalmente nos que podam rosas**, pois eles podem se ferir com os espinhos das rosas.

No laboratório clínico, leveduras em brotamento podem ser visualizadas em amostras de tecidos. Em cultura à temperatura ambiente, ocorrem hifas rodeadas por grupos de conídios ovais nas extremidades dos conidióforos (assemelhando-se a uma margarida). O fármaco de escolha para lesões de pele é o itraconazol (Sporanox). A doença pode ser prevenida por meio da proteção da pele quando ocorre contato com plantas, musgos e madeira.

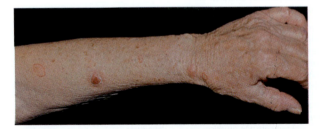

FIGURA 48-2 Esporotricose. Observam-se lesões papulares na mão esquerda e no antebraço. Causada por *Sporothrix schenckii*. (Reproduzida, com autorização, de Wolff K, Johnson R eds: *Fitzpatrick's Color Atlas & Synopsis of Clinical Dermatology*. 6ª ed. Nova Iorque, NY: McGraw-Hill; 2009.)

Cromomicose

Essa é uma infecção granulomatosa progressiva e lenta causada por vários fungos do solo (*Fonsecaea, Phialophora, Cladosporium*, etc.) quando estes são introduzidos na pele através de um trauma. Esses fungos são coletivamente chamados de fungos **dematiáceos**, pois seus conídios ou hifas são escuros, tanto nas cores cinza quanto preta. Lesões semelhantes a verrugas com abscessos incrustados se estendem pelos vasos linfáticos. A doença ocorre principalmente nos trópicos e são observadas nos pés e nas pernas. No laboratório clínico, células marrom-escuras arredondadas são visualizadas em leucócitos ou em células gigantes. A doença é tratada com flucitosina ou tiabendazol oral, além de cirurgia local.

Micetoma

Fungos do solo (*Petriellidium, Madurella*) penetram através de ferimentos nos pés, nas mãos ou nas costas e causam abscessos, com pus que escorre pelos sínus. O pus contém grânulos compactos coloridos. Actinomicetos, como *Nocardia*, podem causar lesões similares (micetoma actinomicótico). As sulfonamidas podem auxiliar no caso da ocorrência da forma actinomicótica. Não existe um fármaco efetivo contra a forma fúngica; a remoção cirúrgica é recomendada.

TESTE SEU CONHECIMENTO

1. Em relação às tíneas e aos dermatófitos, qual das seguintes opções é a mais correta?
   (A) Os dermatófitos são fungos filamentosos sem dimorfismo térmico.
   (B) O fármaco de escolha para o tratamento das lesões de tíneas é a anfotericina B.
   (C) O propósito da preparação de KOH é a observação de antígenos fúngicos no interior de células infectadas.
   (D) A reação de dermatofítide refere-se à área necrosada, geralmente observada no centro de lesões de tínea.
   (E) O reservatório principal dos dermatófitos do gênero *Trichophyton* são os animais domésticos, como cães e gatos.

2. Em relação à esporotricose e ao *Sporothrix schenckii*, qual das seguintes opções é a mais correta?
   (A) Os principais reservatórios de *Sporothrix* são as fezes de cachorro.
   (B) O diagnóstico laboratorial envolve a observação de fungos filamentosos não septados em uma amostra de lesão.
   (C) *Sporothrix* é frequentemente contraído por feridas durante a jardinagem.
   (D) O tratamento de escolha para esporotricose é a remoção cirúrgica de lesões, pois não há nenhum fármaco efetivo.
   (E) A doença ocorre principalmente em pacientes deficientes na atuação tardia do complemento.

3. Sua paciente é uma mulher de 65 anos com uma lesão ulcerada de 2 cm na palma da mão, a qual aumentou nos últimos meses. A lesão está levemente sensível e sem rubor, calor ou dor. Uma análise cuidadosa da história revela que a paciente fez um arranjo de azevinho para utilizar no Natal. (Folhas de azevinho possuem pontas afiadas.) A paciente tem febre, mas está bem. Um aspirado da lesão foi obtido. Qual das seguintes opções representa o melhor diagnóstico da esporotricose?
   (A) A cultura em ágar-sangue a 25°C revelou colônias brancas b-hemolíticas.

(B) Uma coloração de metenamina de prata examinada sob microscopia óptica revelou leveduras com brotamentos.

(C) O exame microscópico com uma preparação de KOH revelou hifas septadas.

(D) A cultura em ágar Sabouraud a 37°C revelou um micélio marrom com esporos verdes.

(E) O exame de amostra não corada em microscópio de campo escuro revelou hifas não septadas.

4. Seu paciente é um garoto de 10 anos com tínea do pé (pé de atleta). Qual das seguintes opções representa o melhor fármaco de escolha para o tratamento da infecção?

(A) Anfotericina B.

(B) Caspofungina.

(C) Flucitosina.

(D) Terbinafina.

RESPOSTAS

(1) **(A)**
(2) **(C)**
(3) **(B)**
(4) **(D)**

VER TAMBÉM

- Breves **resumos dos organismos** descritos neste capítulo iniciam-se na página 680. Favor consultar esses resumos para uma rápida revisão do material essencial.

- Mais **questões para autoavaliação** sobre os temas discutidos neste capítulo são encontradas na seção de Micologia da Parte XIII: Questões para autoavaliação, a partir da página 730. Consulte também a Parte XIV: Simulado de provas e concursos, a partir da página 753.

CAPÍTULO

49 Micoses sistêmicas

CONTEÚDO DO CAPÍTULO

Introdução
Coccidioides
Histoplasma
Blastomyces

Paracoccidioides
Teste seu conhecimento
Resumos dos organismos
Ver também

INTRODUÇÃO

Micoses sistêmicas resultam da **inalação** de esporos de fungos **dimórficos** que ocorrem em sua forma **filamentosa** no **solo**. Nos **pulmões**, os esporos diferenciam-se em **leveduras** ou outras formas especializadas, como esférulas.

A maioria das infecções nos pulmões é assintomática e limitada. Entretanto, em algumas pessoas, a doença dissemina-se e os organismos desenvolvem-se em outros órgãos, causando lesões destrutivas que podem resultar em morte. Pessoas infectadas *não* transmitem essas micoses sistêmicas para outras pessoas.

As características importantes das doenças fúngicas sistêmicas são descritas na Tabela 49-1. Os fungos sistêmicos são também chamados de fungos endêmicos, pois são endêmicos (localizados) de certas áreas geográficas.

COCCIDIOIDES

Doença

Coccidioides immitis e *C. posadasi* causam coccidioidomicose. As manifestações clínicas das doenças causadas por essas duas espécies são as mesmas, mas a distribuição geográfica de ambas difere. Por simplicidade, o nome da espécie original, *C. immitis*, será utilizado mais frequentemente neste capítulo.

Características

As espécies de *Coccidioides* são fungos **dimórficos** que são encontrados na forma de **bolores** no solo e na forma de **esférulas** nos tecidos (Fig. 49-1). *C. immitis* e *C. posadasi* podem ser diferenciadas por genotipagem, mas não através de testes diagnósticos de rotina no laboratório clínico.

TABELA 49-1   Características importantes das doenças fúngicas sistêmicas

Gênero	Forma microscópica observada no tecido	Localização geográfica	Importantes achados clínicos	Diagnóstico laboratorial
Coccidioides	Esférula	Sudoeste dos Estados Unidos e América Latina	Febre do Vale em indivíduos imunocompetentes; disseminação aos ossos e meninges em indivíduos imunossuprimidos, mulheres grávidas, afro-americanos e em filipinos	Cultura a 20°C cresce na forma filamentosa com presença de artrósporos; teste sorológico para IgM e IgG
Histoplasma	Leveduras no interior dos macrófagos	Ohio e vales do Rio Mississippi; distribuição mundial; associado com pássaros e guano de morcegos	Lesões nas cavidades dos pulmões; granulomas no fígado e baço; pancitopenia e úlcera na língua em imunocomprometidos	Cultura a 20°C cresce na forma filamentosa com macroconídios tuberculados; teste sorológico para IgM e IgG; antígeno na urina
Blastomyces	Leveduras com brotos únicos e de base larga	Regiões Sudeste e Central dos Estados Unidos; África	Lesões ulceradas na pele	Cultura a 20°C cresce na forma filamentosa
Paracoccidioides	Leveduras com múltiplos brotos	América Latina, sobretudo Brasil	Lesões ulceradas no rosto e na boca	Cultura a 20°C cresce na forma filamentosa; teste sorológico para IgM e IgG

CAPÍTULO 49 • Micoses sistêmicas **395**

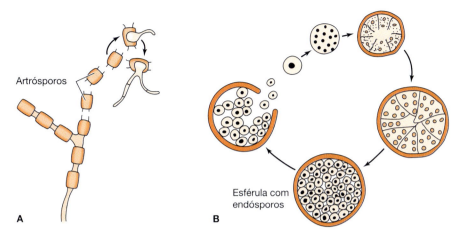

FIGURA 49-1 Estágios de *Coccidioides immitis*. **A:** Artrósporos formam-se nas extremidades das hifas presentes no solo. Eles germinam no solo para formar novas hifas. Se inalados, os artrósporos diferenciam-se em esférulas. **B:** Endósporos no interior das esférulas presentes nos tecidos. Quando as esférulas se rompem, os endósporos disseminam-se e formam novas esférulas. (Reproduzida, com permissão, de Brooks GF et al. *Medical Microbiology*. 20ª ed. Publicada, originalmente, por Appleton & Lange. Copyright 1995 McGraw-Hill.)

Transmissão e epidemiologia

O fungo é **endêmico** no solo de regiões áridas do **sudoeste dos Estados Unidos** e **América Latina**. Indivíduos que vivem no Centro e no Sul da Califórnia, Arizona, Novo México, Oeste do Texas e Norte do México, região geográfica chamada de "zona inferior do deserto de Sonora", são infectados com frequência. O organismo também é encontrado no solo em áreas da América Central e do Sul. *Coccidioides immitis* é encontrado na Califórnia, enquanto *C. posadasi* é encontrado em outros estados do sudoeste e na América Latina.

No solo, o fungo forma hifas com **artrósporos**, que se alternam com células vazias (Fig. 49-2). Os artrósporos são muito leves e carregados pelo vento. Eles podem ser **inalados** e infectam os pulmões.

Patogênese

Nos pulmões, os artrósporos formam grandes **esférulas** (30 mm de diâmetro), com parede dupla, espessa e refratária, que é preenchida com os **endósporos** (Fig. 49-3). Quando ocorre a ruptura da parede, os endósporos são liberados e diferenciam-se em novas esférulas. O organismo pode disseminar-se no interior do indivíduo pela extensão direta ou via corrente sanguínea. Lesões granulomatosas podem ocorrer praticamente em qualquer órgão, mas são encontradas, a princípio, nos ossos e no sistema nervoso central (meningite).

A **disseminação** a partir dos pulmões para os outros órgãos ocorre em pessoas com deficiência na imunidade celular. A maioria dos indivíduos infectados com *C. immitis* desenvolve uma resposta imune celular (hipersensibilidade tardia) que restringe o desenvolvimento do organismo. Um modo para determinar se uma pessoa produziu resposta imune celular adequada para o organismo é a realização do teste cutâneo (ver posteriormente). Em geral, uma pessoa que apresenta teste cutâneo positivo desenvolveu imunidade suficiente para prevenir a disseminação da doença. Se, tardiamente, a imunidade celular do indivíduo for suprimida por fármacos ou pela doença, pode ocorrer uma doença disseminada.

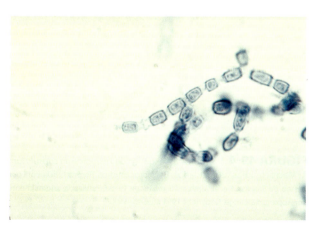

FIGURA 49-2 *Coccidioides immitis* – artrósporos. Artrósporos retangulares em forma de barril visualizados na cor azul devido ao corante lactofenol azul de algodão. Artrósporos também são chamados de artroconídios. (Fonte: Dr. Hardin, Public Health Image Library, Centers for Disease Control and Prevention.)

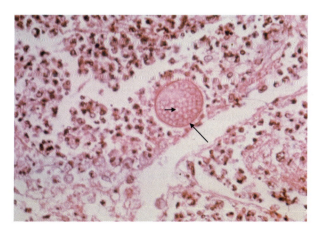

FIGURA 49-3 *Coccidioides immitis* – esférula. A seta longa aponta para uma esférula no tecido pulmonar. Esférulas são estruturas grandes e de parede celular espessa que contêm muitos endósporos. A seta curta aponta para um endósporo. (Fonte: Dr. L. Georg, Public Health Image Library, Centers for Disease Control and Prevention.)

Achados clínicos

A infecção dos pulmões é normalmente assintomática e detectada apenas pelo teste cutâneo positivo e pela presença de anticorpos. Algumas pessoas infectadas apresentam uma doença semelhante à gripe com febre e tosse, similar a uma pneumonia adquirida na comunidade. Cerca de 50% dos infectados apresentam mudanças nos pulmões (infiltrados, adenopatia ou efusões), como pode ser observado por meio de uma radiografia de tórax, e 10% dos infectados desenvolvem eritema nodoso (ver posteriormente) ou artralgias. Essa síndrome é chamada de "febre do vale" (no Vale de São Joaquim na Califórnia) ou "reumatismo do deserto" (no Arizona); ela tende a diminuir espontaneamente.

A disseminação da doença pode ocorrer em quase todos os órgãos; as meninges (meningite), os ossos (osteomielite) e a pele (nódulos) são locais importantes onde pode ocorrer a doença. A incidência mundial da disseminação em pessoas infectadas com *C. immitis* é de 1%; entretanto, a incidência em filipinos e afro-americanos é 10 vezes maior. Mulheres no terceiro trimestre de gestação também apresentam aumento de incidência da disseminação.

O eritema nodoso (EN) manifesta-se como nódulos vermelhos e firmes (*desert bumps*) na extensão de superfícies, como a pele sobre a tíbia e a ulna. Isso é uma resposta de hipersensibilidade tardia (mediada por células) para os antígenos fúngicos e, então, um indicador de bom prognóstico. Não há organismos nas lesões; eles não representam sinais da disseminação da doença. O EN não é específico para coccidioidomicose; ele ocorre em outras doenças granulomatosas (p. ex., histoplasmose, tuberculose e hanseníase).

Em pessoas infectadas, o teste cutâneo com extratos fúngicos (coccidioidina e esferulina) causa pelo menos um endurecimento de 5 mm 48 horas após sua aplicação (reação de hipersensibilidade tardia). Os testes cutâneos tornam-se positivos em 2 a 4 semanas de infecção e permanecem assim por anos, mas são, em geral, negativos (anergia) em pacientes com doença disseminada.

Diagnóstico laboratorial

Em amostras de tecido, as esférulas são visualizadas microscopicamente. A presença de esférulas é patognomônica para a infecção por *Coccidioides*.

Culturas em ágar Sabouraud, incubadas a 25°C, mostram hifas septadas com a presença de artrósporos (ver Fig. 49-2). (*Cuidado*: As culturas são altamente infecciosas; precauções em relação a inalação de artrósporos devem ser providenciadas.)

O teste sorológico é um procedimento comum no diagnóstico de infecções por *Coccidioides*. Os anticorpos IgM são detectados através de um teste de precipitina em tubo e a sua presença é indicativo de infecção aguda. Os anticorpos IgG são detectados por um teste de fixação do complemento e a sua presença é indicativo de infecção prolongada (crônica) ou de uma infecção disseminada. Um título de 1/16 ou acima é comumente observado na meningite coccidioidal.

Um ensaio de reação em cadeia da polimerase (PCR, *polymerase chain reaction*) para a detecção de ácidos nucleicos de *Coccidioides* encontra-se disponível.

Tratamento e prevenção

Nenhum tratamento é necessário para infecções assintomáticas ou primárias brandas. O fluconazol ou itraconazol é utilizado no tratamento de lesões pulmonares persistentes ou de doença disseminada branda. A doença disseminada grave, incluindo lesões ósseas, deve ser tratada com anfotericina B. Em caso de meningite, o fluconazol é a droga de escolha. A anfotericina B intratecal pode ser necessária e pode induzir a remissão da doença, mas resultados em longo prazo são geralmente desfavoráveis.

Não há vacina. A prevenção envolve evitar-se viagens para áreas endêmicas. Os pacientes com infecção por *Coccidioides* que são significativamente imunocomprometidos (p. ex., pacientes com transplantes de órgãos) devem receber fluconazol. Pacientes que se recuperaram da meningite coccidioidal devem receber terapia supressora de longo prazo com fluconazol.

HISTOPLASMA

Doença

O *Histoplasma capsulatum* causa a histoplasmose.

Características

O *H. capsulatum* é um fungo **dimórfico** que ocorre como **filamentoso** no solo e como **levedura** nos tecidos. Esse fungo forma dois tipos de esporos assexuados (Fig. 49-4): (1) **macroconídios tuberculados**, com característica parede espessa e projeções semelhantes a dedos, que são importantes para identificação laboratorial; e (2) **microconídios**, esporos menores com parede fina e lisa, que, se inalados, transmitem a infecção.

Transmissão e epidemiologia

Esse fungo ocorre em muitas partes do mundo. Nos Estados Unidos, ele é **endêmico** nos Estados Centrais e Orientais, principalmente em **Ohio e nos vales do Rio Mississippi***. O fungo cresce no solo, particularmente se o solo for contaminado com muitos **excrementos de pássaros**, sobretudo os de estorninhos. Apesar de os

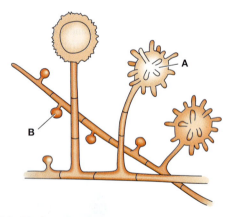

FIGURA 49-4 Esporos assexuados de *Histoplasma capsulatum*. **A:** Macroconídios tuberculados. **B:** Microconídios. (Reproduzida, com permissão, de Brooks GF et al. *Medical Microbiology*. 19ª ed. Publicada, originalmente, por Appleton & Lange. Copyright 1991 McGraw-Hill.)

---

*N. de R.T. No Brasil, a doença ocorre esporadicamente. Relatos de casos vêm aumentando nos últimos anos, principalmente nas regiões Nordeste e Sudeste.

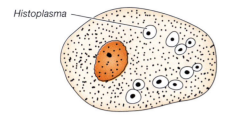

FIGURA 49-5 *Histoplasma capsulatum*. As leveduras estão localizadas no interior do macrófago. (Reproduzida, com permissão, de Brooks GF et al. *Medical Microbiology*. 19ª ed. Publicada, originalmente, por Appleton & Lange. Copyright 1991 McGraw-Hill.)

pássaros não serem infectados, os morcegos podem ser infectados e excretar o organismo em seu guano. Em áreas de infecção endêmica, a escavação do solo durante construções ou explorações de cavernas infestadas com morcegos tem resultado em número significativo de pessoas infectadas.

Em diferentes países tropicais africanos, a histoplasmose é causada pelo *Histoplasma duboisii*. O panorama clínico dessa espécie é diferente do causado pelo *H. capsulatum*. Uma descrição das diferenças entre a histoplasmose africana e a que é observada nos Estados Unidos está além do escopo deste livro.

Patogênese e achados clínicos

Os **esporos inalados** são fagocitados pelos **macrófagos** e transformados em formas leveduriformes. Nos tecidos, *H. capsulatum* ocorre como uma **levedura oval, com brotamentos, no interior dos macrófagos** (Figs. 49-5 e 49-6). As leveduras sobrevivem nas fagolisossomas dos macrófagos por meio da produção de substâncias alcalinas, como bicarbonato e amônia, as quais elevam o pH e inativam as enzimas degradativas dos fagolisossomos.

Os organismos disseminam-se amplamente por todo o corpo, sobretudo no fígado e no baço, entretanto, a maioria das infecções permanece assintomática e os pequenos focos granulomatosos

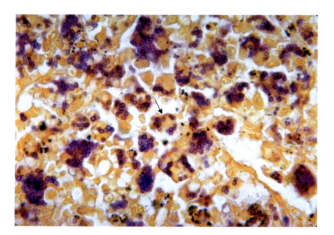

FIGURA 49-6 *Histoplasma capsulatum* – leveduras no interior de macrófagos. A seta aponta para um macrófago que contém várias leveduras coradas em púrpura no citoplasma. Leveduras dentro de macrófagos podem ser vistas em muitos macrófagos nesta amostra do baço. (Fonte: Dr. M. Hicklin, Public Health Image Library, Centers for Disease Control and Prevention.)

cicatrizam por calcificação. Com exposição intensa (p. ex., em granjas ou em cavernas infestadas de morcegos), pneumonia e lesões nos pulmões podem manifestar-se clinicamente. A histoplasmose grave disseminada se desenvolve numa minoria dos pacientes infectados, principalmente em crianças e em indivíduos que apresentam sua imunidade celular reduzida, como é o caso de indivíduos que apresentam a síndrome da imunodeficiência adquirida (Aids). Nestes, a pancitopenia e as lesões ulcerativas na língua são características da histoplasmose disseminada. Em pessoas imunocompetentes, o EN pode ocorrer (ver a descrição do EN anteriormente, na seção sobre *Coccidioides*). EN é um sinal de que a imunidade celular está ativa e o organismo será provavelmente contido.

Um teste cutâneo utilizando a histoplasmina (um extrato micelial) se torna positivo (i.e., evidencia uma induração de até 5 mm) no período de 2 a 3 semanas após a infecção e permanece positivo por muitos anos. Entretanto, como há ocorrência de muitas reações falso-positivas (devido à reação cruzada) e muitas reações falso-negativas (na doença disseminada), o teste cutâneo não é útil para o diagnóstico. Além disso, o teste cutâneo pode estimular uma resposta com anticorpos e confundir o teste sorológico. O teste cutâneo é útil para estudos epidemiológicos, pois mais de 90% de indivíduos apresentam resultados positivos em áreas de infecções endêmicas.

Diagnóstico laboratorial

Em amostras de biópsia de tecidos ou aspirados de medula óssea, **células leveduriformes ovais presentes no interior dos macrófagos** são observadas microscopicamente (ver Fig. 49-6). Culturas em ágar Sabouraud revelam hifas com macroconídios tuberculados quando o crescimento ocorre em temperaturas mais baixas (p. ex., 25°C), ou leveduras quando o crescimento se dá a 37°C. Testes imunoenzimáticos (Elisa) que detectam um antígeno polissacarídico de *Histoplasma* são úteis, assim como o são testes que detectam RNA do fungo por meio de sondas de DNA. Em pacientes imunocomprometidos com a doença disseminada, testes para o antígeno de *Histoplasma* na urina são especialmente utilizados uma vez que os testes com anticorpos podem ser negativos.

Dois exames sorológicos são úteis para o diagnóstico: fixação do complemento (FC) e imunodifusão (ID). Um título de anticorpos de 1:32 no exame de FC com antígenos na fase leveduriforme é considerado diagnóstico. Entretanto, a reação cruzada com outros fungos, sobretudo *Blastomyces*, pode ocorrer. Os títulos de FC diminuem quando a doença se torna inativa e aumentam na disseminação da doença. O exame de ID detecta a precipitação dos anticorpos (precipitinas) pela formação de duas bandas, M e H, em um ensaio de difusão em ágar-gel. O teste de ID é mais específico, mas menos sensível em comparação com o exame de FC.

Tratamento e prevenção

Nenhuma terapia é necessária em infecções assintomáticas e primárias não graves. No caso de lesões pulmonares progressivas, o uso de itraconazol oral é efetivo. Na doença disseminada, a utilização de itraconazol (ou anfotericina B) parenteral é o tratamento de escolha. A anfotericina B lipossomal deve ser administrada em pacientes com história de problemas renais. Em meningites, o fluconazol é, em geral, administrado já que é capaz de penetrar bem no líquido espinal. O itraconazol oral é utilizado para a supressão crônica em

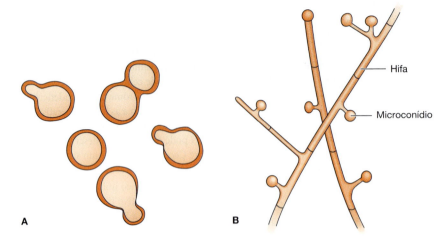

FIGURA 49-7 *Blastomyces dermatitidis* **A:** Leveduras com brotos de base larga a 37°C. **B:** Fungo filamentoso com microconídios a 20°C. (Reproduzida, com permissão, de Brooks GF et al. *Medical Microbiology*. 19ª ed. Publicada, originalmente, por Appleton & Lange. Copyright 1991 McGraw-Hill.)

pacientes com Aids. Não existem meios de prevenção, exceto evitar exposição em áreas de infecção endêmica.

BLASTOMYCES

Doença

O fungo *Blastomyces dermatitidis* causa a blastomicose, doença também conhecida como blastomicose norte-americana.

Características

O *B. dermatitidis* é um fungo **dimórfico** que existe como filamentoso em solos e como levedura em tecidos infectados. A levedura é envolvida com uma parede celular dupla e refratária e apresenta um **broto simples de base larga** (Figs. 49-7 e 49-8). Observa-se que esse organismo forma um broto de base larga, ao passo que *Cryptococcus neoformans* forma um broto de base estreita.

Transmissão e epidemiologia

Esse fungo é **endêmico** principalmente na região oriental da América do Norte, na região próxima aos rios Ohio, Mississippi e Saint Lawrence, bem como na região dos Grandes Lagos. Menos comum, a blastomicose ocorre nas Américas Central e do Sul, África e Oriente Médio. Esse fungo cresce no solo úmido rico em matéria orgânica, formando hifas com conídios em forma de pera. A inalação dos conídios causa a infecção humana.

Patogênese e achados clínicos

A infecção ocorre principalmente via trato respiratório. Casos assintomáticos ou brandos são dificilmente detectados. A disseminação pode resultar em granulomas ulcerativos da pele, dos ossos ou de outros locais.

Diagnóstico laboratorial

Em biópsias de amostras de tecidos, leveduras com parede espessa e com um broto de base larga são visualizadas microscopicamente (ver Fig. 49-8). Hifas com pequenos conídios em forma de pera são visíveis em cultura. O teste cutâneo não fornece especificidade e possui baixa relevância. Testes sorológicos têm pouco valor. Um ensaio de PCR que detecta ácidos nucleicos de *Blastomyces* encontra-se disponível.

Tratamento e prevenção

O itraconazol é o fármaco de escolha para a maior parte dos pacientes, mas a anfotericina B deve ser utilizada para tratamento de doenças graves. A remoção cirúrgica pode ser útil. Não há forma de prevenção.

PARACOCCIDIOIDES

Doença

O fungo *Paracoccidioides brasiliensis* causa a paracoccidioidomicose, também conhecida como blastomicose sul-americana.

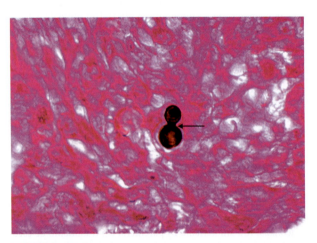

FIGURA 49-8 *Blastomyces dermatitidis* – levedura com brotamento de base larga. A seta indica a base larga do broto da levedura. (Fonte: Dr. L. Ajello, Public Health Image Library, Centers for Disease Control and Prevention.)

FIGURA 49-9 *Paracoccidioides brasiliensis*. Observe os múltiplos brotos da forma leveduriforme do *Paracoccidioides*, ao contrário do broto único de *Blastomyces*.

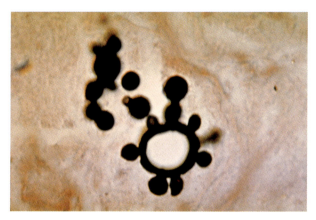

FIGURA 49-10 *Paracoccidioides* – leveduras com múltiplos brotamentos similares a uma "roda de leme utilizada por capitães de navios". Coloração de metenamina de prata. (Fonte: Dr. Lucille Georg, Public Health Image Library, Centers for Disease Control and Prevention.)

Características

Paracoccidioides brasiliensis é um fungo **dimórfico** encontrado na forma de bolor no solo e na forma de levedura em tecidos. A levedura possui parede espessa com **múltiplos brotos**, ao contrário de *B. dermatitidis*, que possui um broto simples (Figs. 49-9 e 49-10).

Transmissão e epidemiologia

Esse fungo cresce no solo e é endêmico em áreas rurais da América Latina. A doença ocorre somente nessa região*.

Patogênese e achados clínicos

Os esporos são **inalados**, e ocorrem lesões tardias nos pulmões. As infecções assintomáticas são comuns. Alternativamente, ocorre o desenvolvimento de lesões nas membranas mucosas, aumento dos linfonodos e disseminação em muitos órgãos.

Diagnóstico laboratorial

No pus e em tecidos, células leveduriformes que se assemelham a um timão de navio podem ser microscopicamente observadas. Em uma amostra cultivada por 2 a 4 semanas, pode crescer o organismo característico. Testes cutâneos raramente são úteis. Testes sorológicos indicam que, quando títulos significativos de anticorpos são detectados (por ID ou FC), a doença ativa está presente.

Tratamento e prevenção

O fármaco de escolha é o itraconazol administrado via oral por vários meses. Não há forma de prevenção.

TESTE SEU CONHECIMENTO

1. Em relação à coccidioidomicose e *C. immitis*, qual entre as seguintes opções é a mais correta?
    (A) *C. immitis* é um fungo filamentoso no solo e uma levedura no corpo humano.
    (B) O diagnóstico da coccidioidomicose aguda pode ser realizado pela detecção de anticorpos IgM no soro dos pacientes.
    (C) Turistas que vão para as Filipinas têm alto risco de contrair a doença.
    (D) Os nódulos de eritema nodoso são uma descoberta característica na coccidioidomicose disseminada.
    (E) A infecção geralmente ocorre quando os artrósporos penetram na pele (p. ex., por meio de uma ferida causada por espinhos de rosas).

2. Em relação à histoplasmose e ao *H. capsulatum*, qual das seguintes opções é a mais correta?
    (A) Em biópsias de tecido, *H. capsulatum* é encontrado como levedura no interior dos macrófagos.
    (B) O diagnóstico laboratorial é realizado pela visualização de tubos germinativos quando incubados a 37°C.
    (C) A histoplasmose ocorre principalmente em áreas tropicais das Américas Central e do Sul.
    (D) Para prevenir a doença, pessoas que vivem em áreas endêmicas devem receber vacina contendo histoplasmina.
    (E) A maioria das infecções é adquirida pela ingestão acidental de comida contaminada com esporos fúngicos provenientes do solo.

3. Em relação à *B. dermatitidis*, qual das alternativas a seguir é a mais correta?
    (A) O fungo forma um micélio em cultura a 37°C no laboratório clínico.
    (B) A imunidade humoral é a principal defesa do hospedeiro contra esse organismo.
    (C) Esse fungo causa a reação de dermatofítide ("id") quando se dissemina para pele.
    (D) O mais importante fator de virulência desse organismo é a endotoxina presente em sua parede celular.
    (E) É um fungo dimórfico que ocorre como filamentoso no solo e como levedura no corpo humano.

4. Sua paciente é uma mulher de 30 anos que está em seu terceiro trimestre de gestação, tem origem filipina e vive no Vale Central da Califórnia. Ela apresenta fortes dores nas costas há várias semanas. Uma radiografia revela uma lesão na quarta vértebra lombar. Uma amostra de biópsia da lesão foi examinada por um patologista, que lhe informou que a paciente tem uma coccidioidomicose. Das seguintes opções, qual foi observada na biópsia?
    (A) Hifas asseptadas.
    (B) Hifas septadas.
    (C) Esférulas contendo endósporos.
    (D) Leveduras contendo apenas um broto.
    (E) Leveduras contendo múltiplos brotos.

---

* N. de R.T. O Brasil apresenta elevada endemicidade para a paracoccidioidomicose. A maioria dos casos relatados ocorre nas regiões Sul, Sudeste e Centro-oeste, mas aspectos como o desmatamento acelerado têm contribuído para o aumento do número de casos na região Norte do país. O fato de a doença não ser de notificação obrigatória em todos os estados brasileiros dificulta o levantamento dos números reais da infecção.

400 **PARTE V** • Micologia

5. Seu paciente é um homem de 30 anos, sorologicamente positivo para o vírus da imunodeficiência adquirida (HIV) e que apresenta contagem de linfócitos CD4+ em 100. Ele apresenta uma lesão ulcerada na língua e biópsias da lesão revelaram leveduras dentro de macrófagos. Um diagnóstico de histoplasmose disseminada foi feito. Qual das seguintes opções é a melhor escolha de fármaco para tratar sua histoplasmose disseminada?

   (A) Anfotericina B.
   (B) Caspofungina.
   (C) Clotrimazol.
   (D) Flucitosina.
   (E) Terbinafina.

RESPOSTAS

   (1) **(B)**
   (2) **(A)**
   (3) **(E)**
   (4) **(C)**
   (5) **(A)**

VER TAMBÉM

- Breves **resumos dos organismos** descritos neste capítulo iniciam-se na página 680. Favor consultar esses resumos para uma rápida revisão do material essencial.

- Mais **questões para autoavaliação** sobre os temas discutidos neste capítulo são encontradas na seção de Micologia da Parte XIII: Questões para autoavaliação, a partir da página 730. Consulte também a Parte XIV: Simulado de provas e concursos, a partir da página 753.

CAPÍTULO

50

Micoses oportunistas

CONTEÚDO DO CAPÍTULO

Introdução
Candida
Cryptococcus
Aspergillus
Mucor e Rhizopus
Pneumocystis

FUNGOS DE MENOR RELEVÂNCIA
Penicillium marneffei
Pseudallescheria boydii e Scedosporium apiospermum
Fusarium solani
Teste seu conhecimento
Resumos dos organismos

INTRODUÇÃO

Fungos oportunistas não são capazes de causar doenças na maioria das pessoas imunocompetentes, mas podem causá-las em pessoas com as **defesas imunes debilitadas**. Existem cinco gêneros de fungos de relevância médica: *Candida, Cryptococcus, Aspergillus, Mucor* e *Rhizopus*. Algumas características importantes das doenças ocasionadas por fungos oportunistas estão descritas na Tabela 50-1.

CANDIDA

Doenças

Candida albicans, a espécie mais importante de *Candida,* causa candidíase, vaginite, esofagite, assaduras e candidíase mucocutânea

crônica. Essa espécie de levedura também é capaz de causar infecções disseminadas, como endocardite (particularmente em usuários de drogas intravenosas), infecções na corrente sanguínea (candidemia) e endoftalmite. As infecções associadas a sondas intravenosas ou cateteres urinários também são importantes. *Candida glabrata* é a segunda causa mais comum de infecções disseminadas por *Candida* e é mais resistente a drogas do que *C. albicans*. *Candida auris* causa infecções sanguíneas graves e é altamente resistente a antibióticos.

Características

C. albicans é uma **levedura oval com um broto único** (Figs. 50-1 e 50-2). Ela faz parte da **microbiota normal** das membranas mucosas do trato respiratório superior, sistema gastrintestinal e trato genital

TABELA 50-1   Características importantes de doenças fúngicas oportunistas

Gênero	Forma microscópica observada no tecido	Localização geográfica	Importantes achados clínicos	Diagnóstico laboratorial
Candida	Levedura formadora de pseudo-hifas (também hifas)	No mundo todo	Cândida na boca e na vagina; endocardite em usuários de drogas intravenosas	Gram-positivo; a cultura apresenta crescimento de colônias de leveduras; *Candida albicans* forma tubos germinativos; ensaio de reação em cadeia da polimerase (PCR, *polymerase chain reaction*)
Cryptococcus	Levedura com cápsula bem desenvolvida	No mundo todo	Meningite	A coloração com tinta da Índia mostra a presença de leveduras com uma grande cápsula; a cultura apresenta crescimento de colônias muito mucóides; Ensaio de PCR
Aspergillus	Micélio com hifa septada	No mundo todo	Massa micelial no pulmão; infecções por queimadura e ferida; infecções em cateteres; sinusite	A cultura gera micélio com esporos verdes; conídios em cadeia
Mucor e Rhizopus	Bolores com hifas asseptadas	No mundo todo	Lesão necrótica produzida quando o micélio invade os vasos sanguíneos; fatores de predisposição são a cetoacidose diabética, acidose renal e câncer	A cultura gera micélio com esporos pretos; conídios no interior de uma bolsa, chamada de esporângio

402   PARTE V • Micologia

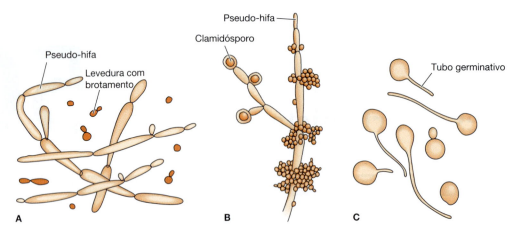

FIGURA 50-1 *Candida albicans.* **A:** Leveduras em brotamento e pseudo-hifas em tecidos ou exsudatos. **B:** Pseudo-hifa e clamidósporos em cultura a 20°C. **C:** Tubos germinativos a 37°C. (Reproduzida, com permissão, de Brooks GF et al. *Medical Microbiology.* 20ª ed. Publicada, originalmente, por Appleton & Lange. Copyright 1995 McGraw-Hill.)

feminino. Nos tecidos, aparece mais frequentemente na forma de leveduras ou **pseudo-hifas** (Figs. 50-1 e 50-3). Pseudo-hifas são leveduras alongadas que visualmente assemelham-se a hifas, mas não são hifas verdadeiras. As hifas verdadeiras também são formadas quando *C. albicans* invade tecidos.

As reações de fermentação de carboidratos podem ser utilizadas na diferenciação de diferentes espécies de *Candida* (p. ex., *Candida tropicalis, Candida parapsilosis, Candida krusei* e *C. glabrata*) que causam infecções em seres humanos.

Candida dubliniensis é intimamente relacionada à *C. albicans* e também causa infecções oportunistas em pacientes imunocomprometidos, especialmente em pacientes com síndrome da imunodeficiência adquirida (Aids). Ambas as espécies formam clamidósporos, mas *C. albicans* cresce a 42°C, enquanto *C. dubliniensis* não.

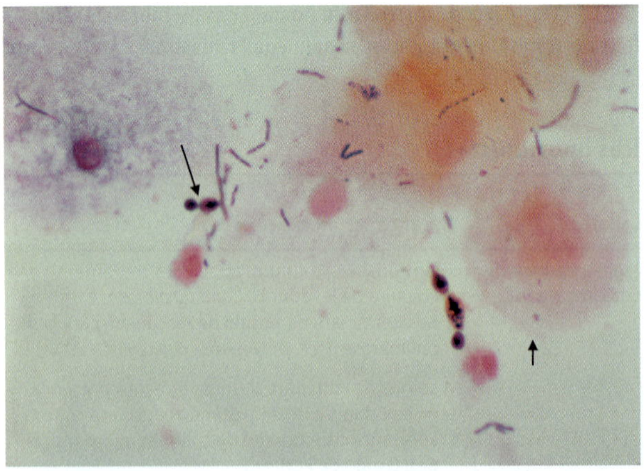

Transmissão

Como um membro da microbiota normal, *C. albicans* já se encontra presente na pele e nas membranas mucosas. Além da pele, *C. albicans* é encontrada ao longo do trato gastrintestinal (principalmente na boca e no esôfago) e na vagina. O "sapinho" no recém-nascido é o resultado da passagem por um canal de parto fortemente colonizado por este organismo. A presença de *C. albicans* na pele predispõe a infecções envolvendo instrumentos que penetram na pele, como agulhas (uso de drogas intravenosas) e cateteres. É frequentemente encontrada na urina de pacientes que utilizam cateteres urinários internos (Foley).

Patogênese e achados clínicos

A primeira linha de defesa contra infecções por *Candida* consiste na **pele e membranas mucosas intactas**. A segunda linha é a imunidade celular, mediada especialmente por **células Th-1** que produzem interferon gama, o qual, por sua vez, estimula a eliminação eficiente

FIGURA 50-2 *Candida albicans* – levedura. A seta longa indica levedura com brotamento. A seta curta indica a membrana externa de uma célula epitelial vaginal. Na coloração de Gram de uma amostra, diferentes bactérias que fazem parte da microbiota normal da vagina podem ser observadas. (Fonte: Dr. S. Brown, Public Health Image Library, Centers for Disease Control and Prevention.)

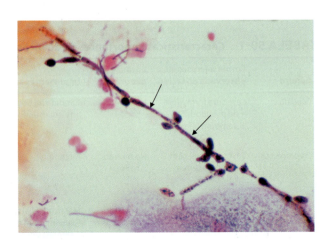

FIGURA 50-3 *Candida albicans* – pseudo-hifas. As duas setas indicam pseudo-hifas de *Candida albicans*. (Fonte: Dr. S. Brown, Public Health Image Library, Centers for Disease Control and Prevention.)

do fungo por parte dos macrófagos. Os **neutrófilos** também são importantes, premissa evidenciada pelo achado de que a neutropenia predispõe a infecções disseminadas por *Candida*.

Quando a defesa local ou sistêmica do hospedeiro estiver enfraquecida, a doença poderá ocorrer. Uma elevada proliferação de *C. albicans* na boca produz manchas, chamadas de "**sapinho**" (Fig. 50-4). (Observe que o "sapinho" é uma *pseudomembrana*, um termo definido no Cap. 7, p. 38.) A vaginite com coceira e secreção é favorecida por um pH elevado, diabetes ou uso de antibióticos. Os antibióticos suprimem os *Lactobacillus* da microbiota normal, os quais mantêm o pH baixo. Como resultado, o pH aumenta, o que favorece a proliferação de *Candida*.

A invasão da pele ocorre em áreas quentes e úmidas, as quais se tornam vermelhas e danificadas. Dedos e unhas se tornam envolvidos no processo de invasão quando são repetidamente imersos em água; indivíduos que realizam a lavagem de pratos em restaurantes são comumente afetados. Como consequência, pode ocorrer o espessamento ou a perda da unha. As assaduras em crianças ocorrem quando as fraldas úmidas não são trocadas imediatamente (Fig. 50-5).

Em pessoas imunossuprimidas, *Candida* pode disseminar-se para muitos órgãos ou causar candidíase mucocutânea crônica (CMC). A CMC é uma infecção prolongada (crônica) da pele, mucosa oral e genital, e unhas observada em indivíduos deficientes em uma imunidade por células T. Pacientes com mutações nos genes que codificam a interleucina 17 (IL-17) e o receptor da IL-17 estão predispostos à CMC. Após um transplante de órgãos, pacientes que recebem fármacos imunossupressores para a prevenção da rejeição encontram-se predispostos ao desenvolvimento de infecções invasivas por *Candida*.

O abuso de drogas intravenosas, a utilização de cateteres intravenosos e a hiperalimentação também são fatores predisponentes para a disseminação da candidíase, principalmente na endocardite do lado direito e na endoftalmite (infecção no olho). A esofagite por *Candida*, frequentemente acompanhada do envolvimento do estômago e do intestino delgado, é observada em pacientes com leucemia e linfoma. Os nódulos subcutâneos são frequentemente

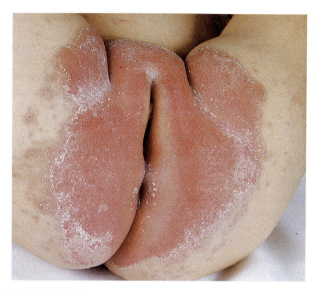

FIGURA 50-5 *Candida albicans* – assadura. Observa-se a ampla área de inflamação na região perineal. (Reproduzida, com permissão, de Wolff K, Johnson R eds: *Fitzpatrick's Color Atlas & Synopsis of Clinical Dermatology*. 6ª ed. Nova Iorque, NY: McGraw-Hill; 2009.)

observados em pacientes neutropênicos com a doença disseminada. *Candida albicans* é a espécie mais comumente associada a doenças disseminadas nesses pacientes, mas *C. tropicalis*, *C. auris* e *C. parapsilosis* também são patógenos importantes.

Diagnóstico laboratorial

Em exsudatos ou tecidos, leveduras com brotamentos e pseudo-hifas ocorrem como Gram-positivas e podem ser visualizadas por meio da utilização do corante branco calcoflúor. Em cultura, colônias de leveduras típicas são formadas, as quais são semelhantes às grandes colônias dos estafilococos. *Candida albicans* forma **tubos germinativos** no soro a 37°C, enquanto a maioria das outras espécies patogênicas de *Candida* não o faz (ver Fig. 50-1). Os **clamidósporos** são tipicamente formados por *C. albicans*, mas não pela maioria das outras espécies de *Candida*. Observe que *C. dubliniensis* também forma clamidósporos, mas não cresce a 42°C, enquanto *C. albicans* cresce. Testes sorológicos raramente são úteis.

Métodos moleculares também são úteis no diagnóstico de infecções por *Candida*. Dois métodos utilizados atualmente são: (1) ensaios de reação em cadeia da polimerase (PCR, *polymerase chain reaction*) que detectam o DNA que codifica o RNA ribossomal das espécies de *Candida* e (2) espectrometria de massa (espectrometria de massa por ionização e dessorção a *laser* assistida por matriz [MALDI-TOF, *matrix-assisted laser desorption ionization-time of flight*]) que detecta proteínas das espécies de *Candida*.

Tratamento e prevenção

O fármaco de escolha para o tratamento da maioria das infecções por *Candida* é o fluconazol, incluindo a candidíase orofaríngea ou esofágica. O itraconazol e o voriconazol também são efetivos. Uma equinocandina, como a caspofungina ou a micafungina, também pode ser utilizada para o tratamento da candidíase esofágica.

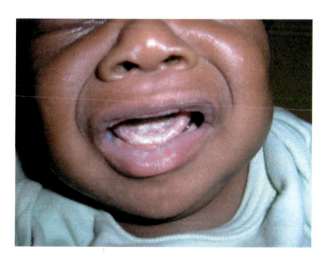

FIGURA 50-4 *Candida albicans* – "sapinho" na boca. Observam-se placas esbranquiçadas na língua. (Reproduzida, com permissão, de Usatine, RP et al. *The Color Atlas of Family Medicine*, Nova Iorque, NY: McGraw-Hill; 2009. Cortesia de Richard P. Usatine, MD.)

O tratamento de infecções na pele consiste em fármacos antifúngicos de uso tópico (p. ex., clotrimazol ou nistatina). A vaginite por *Candida* é tratada com fármacos azóis tópicos (intravaginais), como o clotrimazol ou miconazol, ou com fluconazol via oral. A candidíase mucocutânea crônica pode ser controlada com o uso de fluconazol ou itraconazol. O tratamento da candidíase disseminada consiste no uso de fluconazol ou de uma equinocandina, como a caspofungina.

O tratamento de infecções por cândida com fármacos antifúngicos pode ser suplementado por fatores de predisposição. Cepas de *C. albicans* resistentes aos fármacos azóis emergiram em pacientes com Aids que receberam tratamento profilático de longo prazo com fluconazol. A maioria dos isolados de *C. glabrata* é resistente ao fluconazol e ao voriconazol. Uma equinocandina, como a caspofungina, ou anfotericina B devem ser utilizados. *Candida auris* é frequentemente resistente a múltiplas drogas.

Certas infecções causadas por *Candida* (p. ex., candidíase) podem ser prevenidas por clotrimazol via oral, miconazol em pastilhas ou nistatina. O fluconazol é útil na prevenção de infecções causadas por *Candida* em pacientes de alto risco, como os submetidos a transplante de medula óssea e recém-nascidos prematuros. A micafungina também pode ser utilizada. Não há vacina.

CRYPTOCOCCUS

Doença

Cryptococcus neoformans causa a criptococose, sobretudo a meningite criptocócica. A criptococose é a doença fúngica invasiva, que apresenta risco à vida, mais comum em todo o mundo. Ela é notadamente importante em pacientes com Aids. Outra espécie, *Cryptococcus gattii*, causa doença em seres humanos menos frequentemente do que *C. neoformans*.

Características

Cryptococcus neoformans é uma **levedura oval que apresenta brotamentos**, envolvida por uma **grande cápsula polissacarídica** (Figs. 50-6 e 50-7). Esse fungo não é dimórfico. Observa-se que esse organismo produz um broto de base estreita, ao passo que a forma leveduriforme de *Blastomyces dermatitidis* produz um broto de base larga.

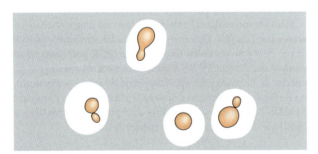

FIGURA 50-6 *Cryptococcus neoformans*. Preparação com tinta nanquim evidenciando leveduras com brotamento e com cápsula proeminente. A tinta nanquim proporciona um contraste preto, e a levedura não é corada. (Reproduzida, com permissão, de Brooks GF et al. *Medical Microbiology*. 20ª ed. Publicada, originalmente, por Appleton & Lange. Copyright 1995 McGraw-Hill.)

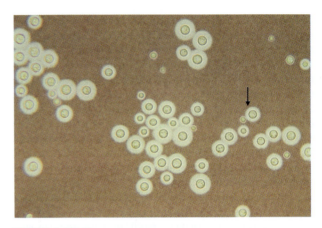

FIGURA 50-7 *Cryptococcus neoformans* – preparação com tinta nanquim. A seta indica uma levedura com brotamento de *Cryptococcus neoformans*. Observa-se a proeminente e translúcida cápsula de polissacarídeo delineada pelas partículas da tinta nanquim. (Fonte: Dr. L. Haley, Public Health Image Library, Centers for Disease Control and Prevention.)

Transmissão

Cryptococcus neoformans é disseminado na natureza e cresce abundantemente em **solos contendo excrementos de pássaros (especialmente pombos)**. Os pássaros não são infectados. A infecção humana resulta da **inalação** do organismo. Não há transmissão de humano para humano. *Cryptococcus gattii* está associado a eucaliptos, mais frequentemente nos estados do noroeste dos Estados Unidos. Ele também é encontrado em regiões tropicais e subtropicais de muitos países, inclusive no Brasil.

Patogênese e achados clínicos

A infecção pulmonar é normalmente assintomática ou pode produzir uma pneumonia branda. A doença causada por *C. neoformans* ocorre principalmente em pacientes com baixa imunidade celular, sobretudo em pacientes com Aids, nos quais o organismo se dissemina para o sistema nervoso central (meningite) e outros órgãos. Os nódulos subcutâneos são, em geral, observados na doença disseminada. Observa-se, entretanto, que aproximadamente metade dos pacientes com meningite criptocócica não apresenta evidências de imunossupressão.

Em alguns pacientes com Aids infectados por *Cryptococcus*, o tratamento com a terapia antirretroviral altamente ativa (HAART) provoca uma exacerbação dos sintomas. Esse fenômeno é chamado de síndrome inflamatória de reconstituição imune (SIRI). A explicação para essa exacerbação é que a HAART aumenta o número de células T CD4, o que eleva a resposta inflamatória. Alguns pacientes foram a óbito como consequência da SIRI criptocócica. Para a prevenção da SIRI, os pacientes devem ser tratados para a infecção subjacente antes do início da HAART.

C. gattii causa doença em seres humanos menos frequentemente, porém é mais capaz de desencadear uma doença em um indivíduo imunocompetente do que *C. neoformans*. *C. gattii* apresenta maior probabilidade de causar criptococomas (granulomas), sobretudo no encéfalo, do que *C. neoformans*.

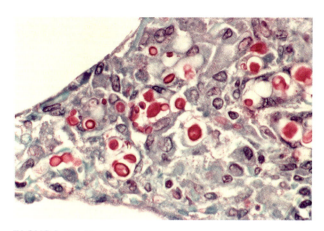

FIGURA 50-8 *Cryptococcus neoformans* – coloração por mucicarmina. Observe muitas leveduras de *C. neoformans* ovais, de coloração avermelhada no tecido pulmonar de um paciente com Aids. (Fonte: Dr. Edwin P. Ewing, Jr, Public Health Image Library, Centers for Disease Control and Prevention.)

Diagnóstico laboratorial

No líquido espinal misturado com a **tinta nanquim**, a célula leveduriforme é visualizada microscopicamente envolvida por uma proeminente cápsula não corada. A visualização do organismo pela coloração de Gram não é confiável, mas colorações utilizando **ácido periódico de Schiff (coloração PAS, *periodic acid–Schiff*)**, **metenamina de prata** e **mucicarmina** permitem a visualização do mesmo (Fig. 50-8). O organismo pode ser cultivado a partir do líquido espinal e de outras amostras. As colônias são altamente mucoides – um reflexo da grande quantidade de polissacarídeo capsular produzido pelo organismo.

Os testes sorológicos podem ser realizados para anticorpos e antígenos. No líquido espinal infectado, o **antígeno capsular** ocorre em elevada titulação e pode ser detectado pelo **teste de aglutinação com partículas de látex**. Esse teste é chamado de teste do antígeno criptocócico, normalmente abreviado como "crag". Ensaios de PCR que detectam o DNA ribossomal de *Cryptococcus* também são úteis.

A distinção entre *C. neoformans* e *C. gattii* em laboratório requer meios especializados que, em geral, não estão disponíveis; dessa forma, muitas infecções por *C. gattii* podem não ser diagnosticadas.

Tratamento e prevenção

O tratamento combinado com anfotericina B e flucitosina é utilizado para meningite e outras doenças disseminadas. A anfotericina B lipossomal deve ser administrada em pacientes com história de problemas renais. Não há métodos específicos de prevenção. O fluconazol é utilizado em pacientes com Aids para supressão em longo prazo da meningite criptocócica. *C. gattii* é menos responsivo aos fármacos antifúngicos do que *C. neoformans*.

ASPERGILLUS

Doença

As espécies de *Aspergillus*, sobretudo *Aspergillus fumigatus*, causam infecções na pele, nos olhos, nas orelhas e em outros órgãos; "bola fúngica" nos pulmões; e aspergilose alérgica broncopulmonar.

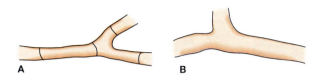

FIGURA 50-9 *Aspergillus* e *Mucor* em tecidos. **A:** *Aspergillus* apresenta hifas septadas com ramificações em formato de V. **B:** *Mucor* apresenta hifas asseptadas com ramificações em ângulo reto.

Características

As espécies de *Aspergillus* ocorrem somente como **fungos filamentosos**; não são fungos dimórficos. Possuem **hifa septada** e formam ramificações em forma de V (dicotômicas) (Figs. 50-9 e 50-10). As paredes das hifas são mais ou menos paralelas, ao contrário das de *Mucor* e *Rhizopus*, que são irregulares (Figs. 50-9 e 50-11). Os conídios de *Aspergillus* formam cadeias radiais, ao contrário das formadas por *Mucor* e *Rhizopus*, que se encontram no interior de um esporângio (Fig. 50-12).

Transmissão

Esses fungos filamentosos estão amplamente distribuídos na natureza. Eles desenvolvem-se em vegetação em decomposição, produzindo cadeias de conídios. A transmissão ocorre pelos **conídios presentes no ar**.

Patogênese e achados clínicos

Aspergillus fumigatus é capaz de colonizar e, posteriormente, invadir regiões danificadas da pele, de feridas, de queimaduras, da córnea, da orelha externa e dos seios paranasais. *A. fumigatus* é a causa mais comum de sinusite fúngica. Em indivíduos imunocomprometidos, especialmente aqueles com neutropenia, o fungo pode invadir os pulmões, produzindo hemoptise, e o cérebro, causando um abscesso. Os pacientes neutropênicos também estão predispostos a infecções em cateteres intravenosos causadas por esse organismo.

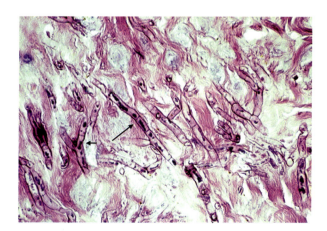

FIGURA 50-10 *Aspergillus fumigatus* – hifa septada. A seta longa indica a hifa septada de *Aspergillus*. Observa-se a parede celular delgada dos fungos filamentosos. A seta curta indica o característico ângulo curto da ramificação em forma de Y. (Reproduzida com a permissão de Prof. Henry Sanchez, University of California, San Francisco School of Medicine.)

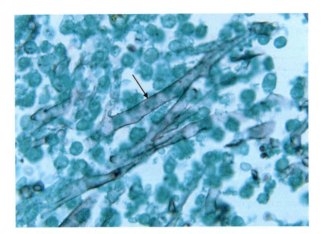

FIGURA 50-11 Espécies de *Mucor* – hifas asseptadas. A seta indica a hifa asseptada com forma irregular de *Mucor*. (Fonte: Dr. L. Ajello, Public Health Image Library, Centers for Disease Control and Prevention.)

Os aspergilos são bem conhecidos por sua capacidade de crescer em cavidades dos pulmões, principalmente cavidades causadas por tuberculose. No interior das cavidades, eles produzem um aspergiloma (**bola fúngica**), a qual pode ser observada por meio de radiografia do tórax como uma estrutura radiopaca que muda sua posição quando o paciente se move da posição ereta para a supina.

A aspergilose broncopulmonar alérgica (ABPA) é uma reação de hipersensibilidade à presença de *Aspergillus* nos brônquios. Os pacientes com ABPA apresentam sintomas de asma e alta titulação de IgE frente a antígenos de *Aspergillus*, e expectoram fragmentos de hifas amarronzados. A asma causada pela inalação dos conídios presentes no ar, sobretudo em certos locais, também pode ocorrer. O *Aspergillus flavus* que cresce em cereais ou castanhas produz aflatoxinas que podem ser carcinogênicas ou muito tóxicas.

Diagnóstico laboratorial

As amostras de biópsia revelam **hifas ramificadas e septadas** invadindo o tecido (ver Fig. 50-10). As culturas apresentam colônias com cadeia de conídios dispostas radialmente (ver Fig. 50-12). Entretanto, as culturas positivas não provam a existência de doença, pois a colonização é comum. Em indivíduos com aspergilose invasiva, podem ocorrer altos títulos do antígeno galactomanana no soro. Os pacientes com ABPA apresentam elevados níveis de IgE específicos para antígenos de *Aspergillus* e eosinofilia proeminente. As precipitinas IgG também estão presentes.

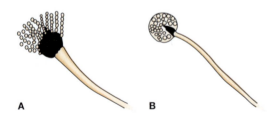

FIGURA 50-12 *Aspergillus* e *Mucor* em cultura. **A:** Os esporos de *Aspergillus* formam-se radialmente em colunas. **B:** Os esporos de *Mucor* estão presentes no interior de um esporângio.

Tratamento e prevenção

O voriconazol é a droga de escolha para o tratamento da aspergilose invasiva. Anfotericina B lipossomal, posaconazol, caspofungina e isavuconazônio são drogas alternativas. Uma "bola fúngica" em crescimento nos seios nasais ou em uma cavidade pulmonar pode ser removida cirurgicamente. Pacientes com ABPA podem ser tratados com corticosteroides e agentes antifúngicos, como o itraconazol. Não há métodos específicos de prevenção.

MUCOR E RHIZOPUS

A mucormicose (zigomicose, ficomicose) é uma doença causada por **fungos filamentosos** saprofíticos (p. ex., *Mucor, Rhizopus* e *Absidia*), amplamente encontrados no meio ambiente. Esses fungos não são dimórficos. Esses organismos são transmitidos por esporos presentes no ar e invadem tecidos de pacientes com baixa resistência. Eles proliferam nas paredes dos vasos sanguíneos, particularmente nos seios paranasais, nos pulmões ou no intestino, e causam infarto e necrose do tecido distal pelo entupimento das veias (Fig. 50-13).

Pacientes que apresentam **cetoacidose diabética**, queimaduras, transplantes de medula óssea ou leucemia são particularmente suscetíveis. Os pacientes diabéticos são suscetíveis à **mucormicose rinocerebral**, na qual os esporos do fungo germinam para formar as hifas que invadem a corrente sanguínea responsável por suprir o encéfalo. Uma espécie, *Rhizopus oryzae*, causa cerca de 60% dos casos de mucormicose.

Em amostras de biópsia, os organismos são observados microscopicamente como **hifas asseptadas** com paredes espessas, irregulares e ramificadas que formam ângulos mais ou menos retos (ver Figs. 50-9 e 50-11). As culturas apresentam colônias com esporos presentes no interior de um esporângio (ver Fig. 50-12). Esses organismos são difíceis de cultivar porque se apresentam como uma célula única e longa, e danos a qualquer parte da célula podem inviabilizar seu crescimento.

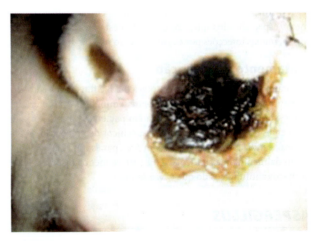

FIGURA 50-13 Espécies de *Mucor* – mucormicose. Observa-se a área de necrose que envolve o nariz e a face. (Reproduzida, com permissão, de Lichtman MA et al, eds. *Lichtman's Atlas of Hematology*. Nova Iorque, NY: McGraw-Hill; 2007.)

Se o diagnóstico for precoce, o tratamento do distúrbio, associado à administração de anfotericina B e à remoção cirúrgica do tecido necrosado infectado, resulta em redução da doença ou cura. A anfotericina B lipossomal deve ser administrada em pacientes com histórico de problemas renais. O posaconazol também pode ser utilizado no tratamento da mucormicose. O posaconazol também é usado na profilaxia contra infecções por *Mucor* em pacientes gravemente imunocomprometidos.

PNEUMOCYSTIS

Pneumocystis jiroveci é classificado como uma levedura de acordo com análises moleculares, mas possui muitas características de um protozoário. Alguns o consideram um organismo "não classificado". Um resumo das informações clínicas importantes é apresentado aqui e uma descrição mais detalhada é apresentada no Capítulo 52 junto aos protozoários do sangue e de tecidos. Em 2002, taxonomistas renomearam as espécies de *Pneumocystis* que acometem seres humanos, como *P. jiroveci*, e recomendaram que *P. carinii* seja utilizado somente para descrever as espécies de *Pneumocystis* que acometem ratos.

Pneumocystis é adquirido através da inalação de organismos presentes no ar para os pulmões. Um exsudato inflamatório composto principalmente de células plasmáticas é observado, a troca de oxigênio é reduzida e, consequentemente, ocorre dispneia. Um número reduzido de linfócitos T CD4, assim como observado na Aids, predispõe à pneumonia. A maioria dos indivíduos imunocompetentes apresentam infecções assintomáticas.

Os achados clínicos da pneumonia por *Pneumocystis* incluem febre, tosse não produtiva e dispneia. Estertores (ruídos pulmonares anormais) são ouvidos bilateralmente e a radiografia de tórax apresenta um padrão de "vidro fosco". A taxa de mortalidade da pneumonia por *Pneumocystis* não tratada é de aproximadamente 100%.

O diagnóstico é tipicamente realizado através da identificação dos cistos de *Pneumocystis* em amostras de lavados brônquicos. Marcações com anticorpos fluorescentes ou colorações de amostras de tecidos, com metenamina de prata ou Giemsa, são usados na identificação do organismo. Ensaios de PCR também são utilizados. Testes sorológicos não são úteis.

O fármaco de escolha para o tratamento da pneumonia por *Pneumocystis* é o sulfametoxazol-trimetoprima. O sulfametoxazol-trimetoprima ou a pentamidina em aerossol podem ser usados para a profilaxia em pacientes com contagem de células T CD4 abaixo de 200.

FUNGOS DE MENOR RELEVÂNCIA

PENICILLIUM MARNEFFEI

Penicillium marneffei é um fungo dimórfico que causa uma doença similar à tuberculose em pacientes com Aids, particularmente em países do Sudeste Asiático, como a Tailândia. Ele cresce como um fungo filamentoso que produz pigmentos cor-de-rosa a 25°C, mas a 37°C cresce como uma pequena levedura que se assemelha ao *Histoplasma capsulatum*. Os ratos-de-bambu são os únicos hospedeiros conhecidos. O diagnóstico é realizado tanto pelo crescimento do organismo em cultura quanto pela utilização de anticorpos corados com fluorescência em tecidos afetados. O tratamento de escolha consiste na anfotericina B por 2 semanas seguida pelo itraconazol oral por 10 semanas. As recidivas podem ser prevenidas com uso prolongado de itraconazol oral. *Penicillium marneffei* também é chamado de *Talaromyces marneffei*.

PSEUDALLESCHERIA BOYDII e SCEDOSPORIUM APIOSPERMUM

Pseudallescheria boydii é um fungo filamentoso que causa doença principalmente em pacientes imunocomprometidos. Os achados clínicos e a aparência microscópica de hifas septadas em tecido são semelhantes às características do *Aspergillus*. Em cultura, a aparência dos conídios (piriformes) e a coloração do micélio (cinza-amarronzado) de *P. boydii* são diferentes das características de *Aspergillus*. O fármaco de escolha pode ser tanto o cetoconazol quanto o itraconazol, pois a resposta à anfotericina B é fraca. O desbridamento de tecidos necrosados também é importante.

Scedosporium apiospermum é a forma assexuada de *P. boydii*. *Scedosporium* causa principalmente doença em pacientes imunocomprometidos, mas também causa micetoma em indivíduos imunocompetentes. Em pacientes imunocomprometidos, *Scedosporium* causa doença angioinvasiva, principalmente pneumonia e abscessos disseminados. O diagnóstico microbiológico é realizado através da identificação de hifas septadas nos tecidos e pelo crescimento em cultivo em meios fúngicos de colônias incolores. *Scedosporium* é resistente a todos os antifúngicos usados atualmente. As taxas de mortalidade em pacientes imunocomprometidos com doença disseminada variam de 85 a 100%.

FUSARIUM SOLANI

Fusarium solani é um fungo filamentoso que causa doença principalmente em pacientes neutropênicos. Febre e lesões na pele são as características clínicas mais comuns. O organismo é similar ao *Aspergillus*, pois possui hifa septada que tende a invadir a corrente sanguínea. As culturas em sangue são normalmente positivas na doença disseminada. Em cultura, conídios em forma de banana são observados. A anfotericina B lipossomal é o fármaco de escolha. Os cateteres devem ser removidos ou trocados. Em 2006, um surto de queratite de *Fusarium* (infecção da córnea) ocorreu em pessoas que utilizaram uma determinada solução para lentes de contato.

TESTE SEU CONHECIMENTO

1. Em relação à *C. albicans*, qual das seguintes opções é a mais correta?
   (A) O diagnóstico da candidíase disseminada é geralmente realizado pela detecção de anticorpos IgM.
   (B) Ela ocorre como levedura na superfície de mucosas, mas forma pseudo-hifa quando invade tecidos.
   (C) A imunidade mediada por anticorpos é a mais importante defesa do hospedeiro em comparação com a imunidade celular.

408 **PARTE V** • Micologia

(D) O teste cutâneo positivo pode ser utilizado para confirmar o diagnóstico da infecção cutânea causada por *Candida albicans*.

(E) No laboratório clínico, ela é diagnosticada pelo isolamento da fase de micélio com hifas asseptadas quando as culturas crescem à temperatura ambiente.

2. Em relação a *Cryptococcus neoformans*, qual das seguintes opções é a mais correta?

(A) Ele é um fungo dimórfico, que cresce como filamentoso no solo e como levedura no corpo humano.

(B) Ele é adquirido principalmente pela ingestão de alimento contaminado com guano de pombo.

(C) Microscopia de campo escuro é geralmente utilizada para visualizar o organismo no líquido espinal.

(D) A patogênese envolve uma exotoxina que atua como um superantígeno que recruta linfócitos para o líquido espinal.

(E) O diagnóstico laboratorial da meningite criptocócica pode ser documentado pela detecção do polissacarídeo capsular do organismo no líquido espinal.

3. Em relação a *Aspergillus fumigatus*, qual das seguintes opções é a mais correta?

(A) O hábitat natural de *A. fumigatus* é o folículo capilar da pele humana.

(B) No laboratório clínico, as culturas de *A. fumigatus* incubadas a 37°C formam colônias de leveduras.

(C) A tinta nanquim é normalmente utilizada para visualizar *A. fumigatus* no laboratório clínico.

(D) *A. fumigatus* causa a "bola fúngica" em pacientes com cavidades pulmonares provocadas por tuberculose.

(E) O principal fator de predisposição à aspergilose alérgica broncopulmonar é a neutropenia.

4. Em relação a espécies de *Mucor*, qual das seguintes opções é a mais correta?

(A) A infecção é adquirida pela ingestão de alimento contaminado com esporos do organismo.

(B) A cetoacidose diabética é o principal fator de predisposição para a mucormicose invasiva.

(C) As espécies de *Mucor* possuem hifas septadas, ao contrário das espécies de *Aspergillus*, que possuem hifas asseptadas.

(D) Em amostras de biópsia obtidas de pacientes com doença invasiva, espécies de *Mucor* ocorrem como pseudo-hifas.

(E) Os testes cutâneos utilizando mucoroidina como imunógeno são utilizados para determinar se o paciente foi infectado com espécies de *Mucor*.

5. A sua paciente é uma mulher de 20 anos de idade que possui anticorpos contra o vírus da imunodeficiência humana (HIV, *human immunodeficiency virus*) e uma contagem de células T CD4 de 50. Ela contraiu meningite criptocócica. Qual das seguintes opções é a escolha mais adequada de fármaco para uso como profilaxia em longo prazo para prevenir outro episódio de meningite criptocócica?

(A) Anfotericina B.

(B) Caspofungina.

(C) Fluconazol.

(D) Flucitosina.

(E) Terbinafina.

6. Seu paciente é um bebê de 1 mês de idade com lesões esbranquiçadas na boca que são diagnosticadas como candidíase orofaríngea. Qual das seguintes opções representa o fármaco de escolha para o tratamento dessa infecção?

(A) Anfotericina B.

(B) Caspofungina.

(C) Fluconazol.

(D) Flucitosina.

(E) Terbinafina.

7. Sua paciente é uma mulher de 50 anos com leucemia, neutropênica devido à quimioterapia de seu câncer. Ela agora tem uma aspergilose disseminada que não responde à anfotericina B. Qual das seguintes opções representa o fármaco de escolha para o tratamento dessa infecção?

(A) Anfotericina B.

(B) Caspofungina.

(C) Fluconazol.

(D) Flucitosina.

(E) Terbinafina.

RESPOSTAS

(1) **(B)**
(2) **(E)**
(3) **(D)**
(4) **(B)**
(5) **(C)**
(6) **(C)**
(7) **(B)**

VER TAMBÉM

- Breves **resumos dos organismos** descritos neste capítulo iniciam-se na página 680. Favor consultar esses resumos para uma rápida revisão do material essencial.

- Mais **questões para autoavaliação** sobre os temas discutidos neste capítulo são encontradas na seção de Micologia da Parte XIII: Questões para autoavaliação, a partir da página 730. Consulte também a Parte XIV: Simulado de provas e concursos, a partir da página 753.

PARTE VI
Parasitologia

Parasitas ocorrem em duas formas distintas: **protozoários** compostos por uma única célula e metazoários multicelulares, denominados **helmintos** ou vermes. Para fins médicos, os protozoários são classificados de acordo com o seu sítio mais importante de infecção, a saber, protozoários **intestinais**, como a *Giardia*, protozoários **urogenitais**, como *Trichomonas*, protozoários **sanguíneos**, como o *Plasmodium* (a causa da malária) e protozoários **teciduais**, como *Toxoplasma*. Este livro discute os protozoários de acordo com essas categorias. Em alguns contextos, os protozoários são classificados em quatro grupos: *Sarcodina* (amebas), *Sporozoa* (esporozoários), *Mastigophora* (flagelados) e *Ciliata* (ciliados).

Os metazoários são subdivididos em dois filos: Platyhelminthes (**vermes-chatos**) e Nemathelminthes (**nematódeos**). O filo Platyhelminthes apresenta duas classes de relevância médica: Cestoda (**tênias**) e Trematoda (**outros vermes**). Essa classificação está representada na Figura VI-1. Exemplos de vermes chatos de relevância médica incluem *Taenia solium*, a tênia que causa a cisticercose, e *Schistosoma mansoni*, o verme que causa a esquistossomose. Nematódeos de relevância médica incluem o "verme alfinete" (*Enterobius*), os ancilóstomos (*Ancylostoma* e *Necator*), *Strongyloides* (a causa da estrongiloidíase) e *Trichinella* (a causa da triquinose).

A compreensão do ciclo de vida e da patogênese de protozoários e helmintos requer uma explicação acerca de determinados termos. Muitos protozoários possuem um ciclo de vida que consiste em um **trofozoíto**, forma móvel, que se alimenta e reproduz e é circundada por uma membrana flexível, e um **cisto**, que corresponde a uma forma imóvel, sem metabolismo e não reprodutiva, a qual é circundada por uma espessa parede celular. A forma encistada sobrevive bem no meio ambiente, sendo frequentemente envolvida na transmissão do patógeno. Certos protozoários, como a *Leishmania* e o *Trypanosoma*, apresentam formas flageladas, denominadas **promastigotas ou tripomastigotas**, assim como formas não flageladas denominadas **amastigotas**.

A transmissão dos protozoários intestinais ocorre tipicamente pela ingestão de cistos, enquanto a transmissão dos protozoários sanguíneos ocorre via insetos vetores, como o mosquito no caso do *Plasmodium* (malária), o barbeiro no caso do *Trypanosoma cruzi* (doença de Chagas), a mosca tsé-tsé no caso do *Trypanosoma brucei* (doença do sono) e o mosquito-palha no caso de *Leishmania donovani* (leishmaniose visceral ou calazar).

A prevenção dessas doenças envolve a **interrupção da cadeia de transmissão**, em especial através do descarte adequado de esgotos

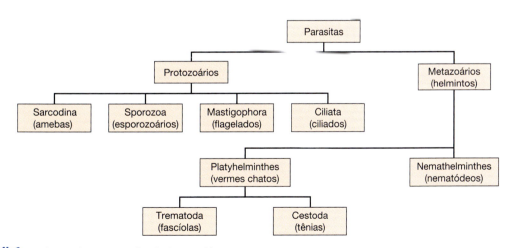

FIGURA VI-1 Relações dos parasitas de relevância médica.

410 PARTE VI • Parasitologia

e purificação da água no caso de protozoários intestinais e controle de insetos no caso de protozoários sanguíneos.

Muitos helmintos possuem um ciclo de vida que progride **do ovo, passando pela larva, até a forma adulta**. O ovo contém o embrião que, após a eclosão, se diferencia em uma forma larval, a qual sofre um processo de amadurecimento até atingir a forma adulta e produtora de ovos.

Há certos termos aplicados aos hospedeiros de determinados parasitas à medida que os últimos progridem em seus ciclos de vida. O **hospedeiro definitivo** é aquele em que o ciclo sexuado do parasita ocorre, ou aquele em que o patógeno adulto está presente. Já o **hospedeiro intermediário** é aquele em que o ciclo assexuado do parasita ocorre, ou aquele em que a forma larvária está presente. Em algumas infecções helmínticas, os seres humanos são **hospedeiros terminais ou não competentes** – ou seja, a forma larval no ser humano não é transmitida a outros seres humanos ou animais. Os seres humanos são hospedeiros terminais para *Taenia solium* (cisticercose), *Echinococcus* (hidatidose) e *Trichinella* (triquinose).

A transmissão ocorre por três formas principais: ingestão de ovos (*T. solium, Enterobius, Ascaris*), penetração da pele por larvas (*Schistosoma*, ancilóstomos, *Strongyloides*) ou picada de insetos (*Wuchereria, Onchocerca, Dracunculus*). Assim como os protozoários, a prevenção dessas doenças envolve a interrupção da cadeia de transmissão, em especial através do descarte adequado de esgotos,

purificação da água, controle de insetos e proteção pessoal, como o uso de repelentes e mosquiteiros. Além disso, evitar banho ou natação em determinadas fontes de água doce (*Schistosoma*) e o uso de sapatos (ancilóstomos e *Strongyloides*) evitam a infecção por esses organismos.

Em relação ao diagnóstico laboratorial de infecções helmínticas é frequentemente realizado o exame das fezes para identificação de **ovas e parasitas (O&P)**. Ovas se refere a ovos, e o termo **parasita**, nesse caso, se refere às larvas ou às formas adultas.

A **eosinofilia** está associada a diversas infecções helmínticas, principalmente quando larvas de fascíolas migram por meio dos tecidos. Elevadas contagens de eosinofilia são encontradas em infecções causadas pelos seguintes vermes: *Ascaris, Strongyloides, Trichinella, Toxocara*, e pelos ancilóstomos, *Necator* e *Ancylostoma*. Infecções pelo verme chato *Schistosoma* também provocam eosinofilia. Os eosinófilos constituem uma importante defesa do hospedeiro contra esses parasitas. A imunoglobulina (Ig) E também é elevada nessas infecções. Além disso, a imunidade mediada por células (IMC) é importante em algumas infecções helmínticas. Por exemplo, na infecção por *Strongyloides*, uma IMC reduzida (como resultado de, por exemplo, administração de corticosteroides em altas doses para síndrome da imunodeficiência adquirida [Aids, *acquired immunodeficiency syndrome*]) pode resultar em estrongiloidíase disseminada, uma complicação que apresenta risco à vida.

CAPÍTULO

51

Protozoários intestinais e urogenitais

CONTEÚDO DO CAPÍTULO

Introdução
PROTOZOÁRIOS INTESTINAIS
Entamoeba
Giardia
Cryptosporidium

PROTOZOÁRIOS UROGENITAIS

Trichomonas

Teste seu conhecimento

Resumos de organismos

Ver também

INTRODUÇÃO

Neste livro, os principais protozoários patogênicos estão agrupados de acordo com sua localização no corpo humano onde geralmente causam doença. Os protozoários intestinais e urogenitais são descritos neste capítulo e os protozoários do sangue e do tecido são descritos no Capítulo 52.

(1) No interior do trato intestinal, três organismos – a ameba *Entamoeba histolytica*, o flagelado *Giardia lamblia* e o esporozoário *Cryptosporidium hominis* – são os mais importantes.

(2) No trato urogenital, o flagelado *Trichomonas vaginalis* é o patógeno mais importante.

(3) Os protozoários do sangue e do tecido representam um grupo variado que inclui os flagelados *Trypanosoma* e *Leishmania* e os esporozoários *Plasmodium* e *Toxoplasma*. O importante patógeno oportunista pulmonar *Pneumocystis* é discutido neste grupo, embora haja evidências moleculares de que ele deveria ser classificado como um fungo.

Os principais protozoários e os de menor relevância são listados na Tabela 51-1. Na Tabela 51-2, estão listadas características de protozoários relevantes na medicina. Na Tabela 51-3, descrevem-se estágios do ciclo de vida dos protozoários intestinais clinicamente relevantes.

PROTOZOÁRIOS INTESTINAIS

ENTAMOEBA

Doenças

Entamoeba histolytica causa a disenteria amebiana e o abscesso hepático.

Propriedades importantes

O ciclo de vida de *E. histolytica* é apresentado na Figura 51-1. O ciclo de vida possui dois estágios: a **ameba móvel (trofozoíto)** e o cisto imóvel (Figs. 51-2A e B, 51-3 e 51-4). O trofozoíto é encontrado no interior de lesões intestinais e extraintestinais e em fezes diarreicas. Os cistos predominam em fezes não diarreicas. Esses cistos não são muito resistentes e são rapidamente mortos por água fervente, mas não por cloração dos suprimentos de água. Eles são removidos pela filtração da água.

O cisto possui **quatro núcleos**, um critério importante para o diagnóstico. Mediante a excistação no trato intestinal, uma ameba com quatro núcleos desenvolve-se e divide-se em oito trofozoítos.

O trofozoíto adulto possui um único núcleo com revestimento uniforme de cromatina periférica e um núcleo central proeminente (cariossomo).

Os anticorpos são formados contra os antígenos dos trofozoítos na amebíase invasiva, mas eles não são protetores, infecções anteriores não previnem novas infecções. Os anticorpos são úteis para diagnósticos sorológicos.

Patogênese e epidemiologia

O organismo é contraído pela ingestão de cistos transmitidos principalmente pela rota **fecal-oral** em alimentos e água contaminados. A transmissão anal-oral também pode ocorrer. **Não há um reservatório animal**. Os cistos ingeridos diferenciam-se em trofozoítos no íleo, mas tendem a colonizar o ceco e o cólon.

Os trofozoítos invadem o epitélio do cólon e secretam enzimas que causam necrose localizada. Uma pequena inflamação ocorre no local. Assim que a lesão atinge a camada muscular, ocorre a formação de uma **úlcera na "forma de balão"**, característica que pode

412 PARTE VI • Parasitologia

TABELA 51-1 Protozoários patogênicos de maior e menor relevância

Tipo e localização	Espécie	Doença
Protozoários principais		
Trato intestinal	Entamoeba histolytica	Amebíase
	Giardia lamblia	Giardíase
	Cryptosporidium hominis	Criptosporidiose
Trato urogenital	Trichomonas vaginalis	Tricomoníase
Sangue e tecido	Espécies de Plasmodium	Malária
	Toxoplasma gondii	Toxoplasmose
	Pneumocystis jiroveci	Pneumonia
	Espécies de Trypanosoma	Tripanossomíase
	T. cruzi	Doença de Chagas
	T. gambiense[1]	Doença do sono
	T. rhodesiense[1]	Doença do sono
	Espécies de Leishmania	Leishmaniose
	L. donovani	Calazar
	L. tropica	Leishmaniose cutânea[2]
	L. mexicana	Leishmaniose cutânea[2]
	L. braziliensis	Leishmaniose mucocutânea
Protozoários secundários		
Trato intestinal	Balantidium coli	Disenteria
	Isospora belli	Isosporíase
	Enterocytozoon bieneusi	Microsporidiose
	Septata intestinalis	Microsporidiose
	Cyclospora cayetanensis	Ciclosporíase
Sangue e tecido	Espécies de Naegleria	Meningite
	Espécies de Acanthamoeba	Meningite
	Babesia microti	Babesiose

[1]Também conhecidos como T. brucei gambiense e T. brucei rhodesiense, respectivamente.
[2]L. tropica e L. mexicana causam leishmaniose cutânea no Velho Mundo e no Novo Mundo, respectivamente.

debilitar e destruir grandes áreas do epitélio do intestino (Fig. 51-5). A progressão dos trofozoítos para a submucosa leva à invasão da circulação portal. O local mais frequente da doença sistêmica é o **fígado**, onde se formam abscessos contendo trofozoítos.

A infecção causada por E. histolytica é encontrada em todo o mundo, mas ocorre com mais frequência em países tropicais, principalmente em áreas com deficiência no saneamento básico. Cerca de 1 a 2% dos habitantes dos Estados Unidos são afetados. A infecção é comum em homossexuais do sexo masculino.

Achados clínicos

A amebíase intestinal aguda ocorre na forma de **disenteria** (i.e., diarreia mucosa sanguinolenta) acompanhada por um desconforto no baixo abdome, flatulência e tenesmo. A amebíase crônica pode ocorrer na forma de sintomas com baixa intensidade, como diarreia ocasional, perda de peso e fadiga. Cerca de 90% das pessoas infectadas apresentam infecções assintomáticas, podendo ser portadoras,

e as fezes contêm cistos que podem ser transmitidos para outras pessoas. Em alguns pacientes, uma lesão granulomatosa chamada de **ameboma**, pode se formar no ceco ou nas áreas retossigmoides do cólon. Essas lesões podem assemelhar-se a um adenocarcinoma de cólon e devem ser distinguidas dele.

Um **abscesso amebiano** do fígado é caracterizado por uma dor no quadrante superior direito, perda de peso, febre e aumento do fígado. Os abscessos no lobo hepático direito podem penetrar no diafragma e causar uma doença pulmonar. A maioria dos casos de abscesso hepático amebiano ocorre em pacientes que não apresentam amebíase intestinal. A aspiração dos abscessos hepáticos produz um pus de coloração marrom-amarelada, com a aparência e consistência de uma **pasta de anchova**.

Diagnóstico laboratorial

O diagnóstico da amebíase intestinal baseia-se na presença tanto dos trofozoítos nas fezes diarreicas quanto de cistos presentes nas fezes (Figs. 51-3 e 51-4). As fezes diarreicas devem ser examinadas até 1 hora após a coleta para verificar a motilidade ameboide dos trofozoítos. Os trofozoítos caracteristicamente contêm hemácias ingeridas. O erro mais comum é confundir leucócitos fecais com trofozoítos. Já que os cistos alcançam as fezes intermitentemente, pelo menos três amostras devem ser examinadas. O teste O&P não é sensível, e resultados falso-negativos ocorrem com frequência. Além disso, cerca de metade dos pacientes que apresentam amebíase extraintestinal possuem os exames de fezes negativos.

E. histolytica pode ser diferenciada de outras amebas por meio de dois critérios principais. (1) O primeiro é a natureza do **núcleo** do trofozoíto. O núcleo de E. histolytica possui um pequeno nucléolo central e grânulos finos de cromatina na borda da membrana nuclear. Os núcleos de outras amebas são completamente diferentes. (2) O segundo é o **tamanho do cisto e a quantidade de núcleos**. Os cistos adultos de E. histolytica são menores que os de Entamoeba coli e contêm quatro núcleos, ao passo que os cistos de Entamoeba coli possuem oito núcleos.

Os trofozoítos de Entamoeba dispar, uma espécie não patogênica de Entamoeba, são morfologicamente diferenciados dos de E. histolytica; entretanto, uma pessoa que possui trofozoítos nas fezes é tratada apenas se apresentar os sintomas. Dois testes são altamente específicos para a detecção de E. histolytica nas fezes: um detecta o antígeno de E. histolytica, e o outro detecta o ácido nucleico do organismo por meio de um ensaio baseado na reação em cadeia da polimerase (PCR).

Uma busca detalhada por cistos inclui preparação a fresco em solução salina, preparação a fresco com iodo e fixação com uma preparação com corante tricrômico; cada preparação mostra diferentes aspectos da morfologia do cisto. Essas preparações também são úteis para distinguir disenteria amebiana de disenteria bacilar. Posteriormente, muitas células inflamatórias, como leucócitos polimorfonucleares, são observadas, ao passo que na disenteria amebiana elas não são observadas.

Os **testes sorológicos** são úteis para o diagnóstico da amebíase invasiva. O teste de hemaglutinação direta é geralmente positivo em pacientes com doença invasiva, mas é frequentemente negativo em indivíduos assintomáticos que transmitem cistos.

CAPÍTULO 51 • Protozoários intestinais e urogenitais **413**

TABELA 51-2 Características dos protozoários de relevância médica

Microrganismo	Modo de transmissão	Ocorrência nos Estados Unidos	Diagnóstico	Tratamento
I. Protozoários intestinais ou urogenitais				
Entamoeba	Ingestão de cistos presentes no alimento	Sim	Trofozoítos ou cistos nas fezes; sorologia	Metronidazol ou tinidazol
Giardia	Ingestão de cistos presentes no alimento	Sim	Trofozoítos ou cistos nas fezes	Metronidazol ou tinidazol
Cryptosporidium	Ingestão de cistos presentes no alimento	Sim	Coloração álcool-ácido-resistente dos cistos	Nitazoxanida em indivíduos imunocompetentes; paromomicina pode ser útil em pacientes com AIDS
Trichomonas	Sexual	Sim	Trofozoítos em lâmina a fresco	Metronidazol ou tinidazol
II. Protozoários do sangue e tecidos				
Trypanosoma				
T. cruzi	Barbeiro	Rara	Esfregaço de sangue, medula óssea, xenodiagnóstico	Nifurtimox
T. gambiense, T. rhodesiense	Mosca tsé-tsé	Não	Esfregaço de sangue	Suramina[1]
Leishmania				
L. donovani	Flebotomíneos	Não	Medula óssea, baço ou linfonodo	Estibogluconato
L. tropica, L. mexicana, L. braziliensis	Flebotomíneos	Não	Fluido da lesão	Estibogluconato
Plasmodium				
P. vivax, P. ovale, P. malariae	Mosquito *Anopheles*	Rara	Esfregaço de sangue	Cloroquina, se sensível; também primaquina para *P. vivax* e *P. ovale*
P. falciparum	Mosquito *Anopheles*	Não	Esfregaço de sangue	Cloroquina, se sensível; mefloquina ou quinina com doxiciclina; atovaquona + proguanil ou artemisinina, se resistente
Toxoplasma	Ingestão de cistos em carne crua; contato com fezes de gatos	Sim	Sorologia; exame microscópico do tecido; inoculação em camundongos	Sulfadiazina e pirimetamina para doença congênita e pacientes imunocomprometidos
Pneumocystis	Inalação	Sim	Biópsia ou lavado do pulmão	Sulfametoxazol-trimetoprima; também pentamidina ou atovaquona

[1]Melarsoprol é utilizado se o sistema nervoso central estiver envolvido.

Tratamento

O tratamento de escolha para amebíase intestinal sintomática ou abscessos hepáticos é o metronidazol ou tinidazol. Os abscessos hepáticos não precisam ser drenados. Os carreadores assintomáticos de cistos devem ser tratados com iodoquinol ou paromomicina.

Prevenção

A prevenção envolve proteção contra contaminação fecal dos alimentos e da água e a adoção de boas práticas de higiene, como a lavagem das mãos. O tratamento da água pelos órgãos municipais é geralmente efetivo, mas surtos de amebíase em moradores das cidades ocorrem quando a contaminação é significativa. O uso de fezes humanas para fertilização de plantações deve ser proibido. Em áreas onde ocorrem infecções endêmicas, os vegetais devem ser cozidos.

GIARDIA

Doença

Giardia lamblia causa giardíase.

TABELA 51-3 Estágios de relevância médica do ciclo de vida de protozoários intestinais

Microrganismo	Inseto-vetor	Estágio em que infecta seres humanos	Estágio(s) mais associado(s) à doença em seres humanos	Estágio(s) importante(s) fora de seres humanos
Entamoeba	Nenhum	Cisto	Os trofozoítos causam diarreia sanguinolenta e abscesso no fígado	Cisto
Giardia	Nenhum	Cisto	Os trofozoítos causam diarreia aquosa	Cisto
Cryptosporidium	Nenhum	Cisto	Os trofozoítos causam diarreia aquosa	Cisto
Trichomonas	Nenhum	Trofozoíto	Os trofozoítos causam corrimento vaginal	Nenhum

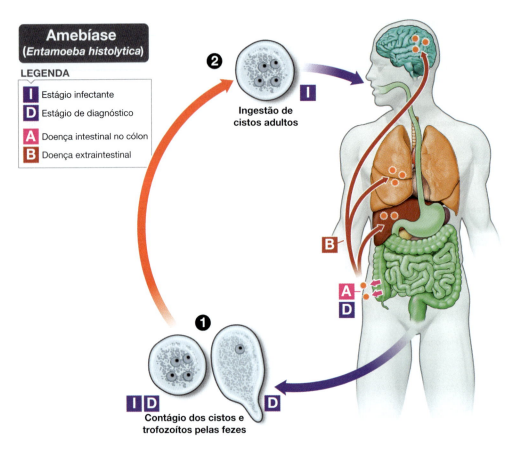

FIGURA 51-1 *Entamoeba histolytica*. Ciclo de vida. A seta roxa na parte superior mostra os cistos sendo ingeridos. No interior do intestino, o cisto produz os trofozoítos que causam a amebíase disentérica no cólon e podem se disseminar para o fígado (mais frequente), pulmão e encéfalo (A e B). A seta roxa na parte inferior indica cistos e trofozoítos sendo passados para as fezes e contaminando o meio ambiente. A seta vermelha indica a sobrevivência dos cistos no meio ambiente. (Fonte: Centers for Disease Control and Prevention.)

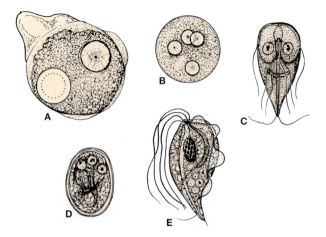

FIGURA 51-2 **A:** Trofozoíto de *Entamoeba histolytica* com uma hemácia ingerida e um núcleo (o círculo interno com linha pontilhada representa uma hemácia). **B:** Cisto de *E. histolytica* com quatro núcleos. **C:** Trofozoíto de *Giardia lamblia*. **D:** Cisto de *G. lamblia*. **E:** Trofozoíto de *Trichomonas vaginalis* (1.200×).

Propriedades importantes

O ciclo de vida de *G. lamblia* é apresentado na Figura 51-6. O ciclo de vida consiste em dois estágios: **trofozoíto** (Figs. 51-2C e 51-7) e **cisto** (Figs. 51-2D e 51-8). O trofozoíto possui forma de pera com dois núcleos, quatro pares de flagelos e um disco de sucção com o qual ele se adere à parede do intestino. O cisto oval possui parede espessa com quatro núcleos e muitas fibras internas. Cada cisto forma dois trofozoítos durante a excistação no trato intestinal.

Patogênese e epidemiologia

A transmissão ocorre pela ingestão de cistos em alimentos e água **contaminados com fezes**. A excistação ocorre no duodeno, onde o trofozoíto se fixa à parede do intestino, mas *não* invade a mucosa e não penetra na corrente sanguínea. O trofozoíto causa inflamação da mucosa duodenal, levando à **má absorção** de proteínas e gorduras.

O organismo é encontrado em todo o mundo; cerca de 5% de amostras de fezes nos Estados Unidos contêm cistos de *Giardia*. Aproximadamente metade dos indivíduos infectados são

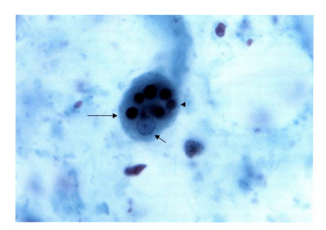

FIGURA 51-3 *Entamoeba histolytica* – trofozoíto. A seta longa indica o trofozoíto de *E. histolytica*. A seta curta indica o núcleo do trofozoíto. A ponta de seta indica uma das seis hemácias ingeridas. (Fonte: Centers for Disease Control and Prevention.)

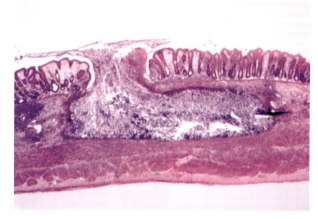

FIGURA 51-5 *Entamoeba histolytica* – formação de uma úlcera em forma de "balão" na mucosa do cólon, resultando em diarreia sanguinolenta. (Fonte: Dr. Mae Melvin, Centers for Disease Control and Prevention.)

carreadores assintomáticos que continuam a excretar cistos por anos. A deficiência de IgA predispõe largamente à infecção sintomática.

Além de ser endêmica, a giardíase ocorre em surtos associados a fontes de água contaminadas. A cloração da água não mata os cistos, mas a filtração é capaz de removê-los. Aventureiros que bebem água de riacho não tratada são frequentemente infectados. Muitas espécies de mamíferos, bem como os seres humanos, atuam como reservatórios. Eles transmitem cistos por meio das fezes, os quais contaminam subsequentemente as fontes de água. A giardíase é comum em homens homossexuais como resultado do contato oral-anal. A incidência é alta entre crianças em creches e entre pacientes de hospitais psiquiátricos.

Achados clínicos

A **diarreia aquosa (não sanguinolenta) e com mau cheiro** é acompanhada por náusea, anorexia, flatulência e cólicas abdominais que duram semanas ou meses. Não ocorre febre.

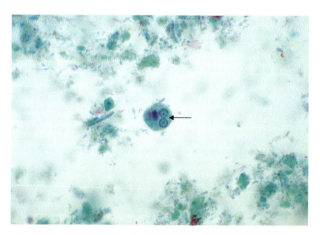

FIGURA 51-4 *Entamoeba histolytica* – cisto. A seta indica um cisto de *E. histolytica*. Dois dos quatro núcleos são visíveis apenas à esquerda da cabeça da seta. (Fonte: Centers for Disease Control and Prevention.)

Diagnóstico laboratorial

O diagnóstico é realizado através da identificação de trofozoítos e cistos, ou ambos, em amostras de fezes diarreicas (ver Figs. 51-7 e 51-8). Em fezes evacuadas (p. ex., em carreadores assintomáticos), apenas os cistos podem ser visualizados. Um ensaio imunoabsorvente ligado à enzima (Elisa), capaz de detectar antígenos de *Giardia* nas fezes, também é muito efetivo no diagnóstico. Os testes para anticorpos no soro não estão disponíveis rotineiramente.

Se esses testes forem negativos e os sintomas persistirem, o **teste do barbante**, que consiste em engolir um pedaço de barbante até ele chegar ao duodeno, pode ser útil. Os trofozoítos aderem-se ao barbante e podem ser visualizados após a sua retirada.

Tratamento

O tratamento de escolha é o tinidazol ou o metronidazol. O tinidazol é melhor tolerado.

Prevenção

A prevenção envolve o consumo de água fervida, filtrada ou tratada com iodo em áreas endêmicas ou em caminhadas por trilhas. Não há fármaco profilático ou vacina.

CRYPTOSPORIDIUM

Doença

Cryptosporidium hominis causa a criptosporidiose, doença cujo principal sintoma é a diarreia. A diarreia é mais severa em pacientes **imunocomprometidos** (p. ex., aqueles portadores da síndrome da imunodeficiência adquirida [Aids, *acquired immunodeficiency syndrome*]). *Cryptosporidium parvum* é o nome adotado anteriormente, contudo este não é mais usado.

Propriedades importantes

O ciclo de vida de *C. hominis* é apresentado na Figura 51-9. Alguns aspectos do ciclo de vida ainda são desconhecidos, mas os estágios apresentados vêm sendo identificados. Os oocistos liberam

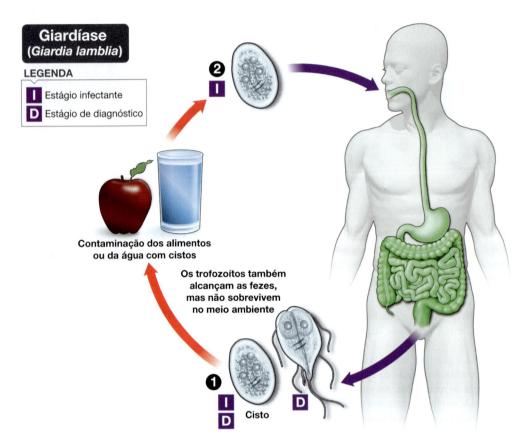

FIGURA 51-6 *Giardia lamblia*. Ciclo de vida. A seta roxa na parte superior mostra os cistos sendo ingeridos. No interior do intestino, o cisto produz os trofozoítos que causam diarreia. A seta roxa na parte inferior indica cistos e trofozoítos sendo passados para as fezes e contaminando o meio ambiente. A seta vermelha indica a sobrevivência dos cistos no meio ambiente. (Fonte: Dr. Alexander J. da Silva and Melanie Moser, Centers for Disease Control and Prevention.)

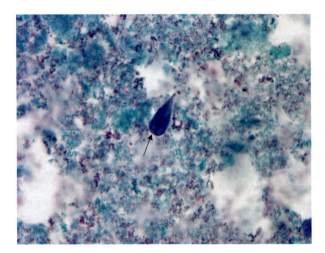

FIGURA 51-7 *Giardia lamblia* – trofozoíto. A seta aponta para um trofozoíto em forma de "pêra" de *G. lamblia*. (Fonte: Dr. M. Mosher, Centers for Disease Control and Prevention.)

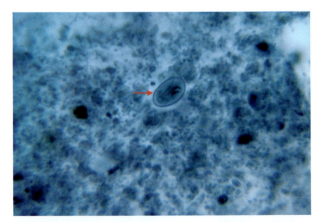

FIGURA 51-8 *Giardia lamblia* – cisto. A seta aponta para um cisto oval de *G. lamblia*. (Fonte: Dr. George Healy, Centers for Disease Control and Prevention.)

CAPÍTULO 51 • Protozoários intestinais e urogenitais   417

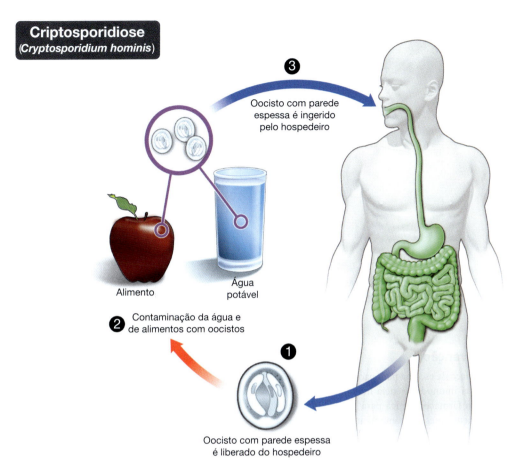

FIGURA 51-9   *Cryptosporidium hominis*. Ciclo de vida. A seta roxa na parte superior mostra os cistos sendo ingeridos. No interior do intestino, o oocisto produz trofozoítos que causam diarreia. A seta roxa na parte inferior mostra os cistos sendo transmitidos às fezes e contaminando o meio ambiente. A seta vermelha indica a sobrevivência dos cistos no meio ambiente. (Fonte: Dr. Alexander J. da Silva and Melanie Moser, Centers for Disease Control and Prevention.)

esporozoítos, que originam os trofozoítos. Seguem-se vários estágios, os quais envolvem a formação de esquizontes e merozoítos. Por fim, formam-se microgametas e macrogametas; estes unem-se para formar o zigoto, o qual se diferencia em um oocisto. Esse ciclo possui várias características em comum com outros esporozoários (p. ex., *Isospora*). Taxonomicamente, *Cryptosporidium* encontra-se na subclasse Coccidia.

Patogênese e epidemiologia

O organismo é adquirido pela transmissão **fecal-oral** de oocistos provenientes tanto de fontes humanas (principalmente) quanto de fontes animais, como o gado (ocasionalmente). Os oocistos excistam no intestino delgado, onde os trofozoítos (e outras formas) se aderem à parede intestinal. A invasão não ocorre. O jejuno é o local mais infectado. A patogênese da diarreia é incerta; nenhuma toxina conhecida foi identificada.

Os criptosporídeos causam diarreia em todo o mundo. Grandes surtos de diarreia causados por criptosporídeos em várias cidades nos Estados Unidos são atribuídos à falha na purificação da água potável. Outros surtos são relacionados à contaminação fecal de piscinas e lagos. Os cistos são altamente resistentes à cloração, mas são mortos pela pasteurização e podem ser removidos por filtração.

Achados clínicos

A doença em pacientes imunocomprometidos apresenta-se primeiramente como uma **diarreia** aquosa e não sanguinolenta, que causa grande perda de líquidos. Os sintomas persistem por longos períodos em pacientes imunocomprometidos, ao passo que são autolimitados em indivíduos imunocompetentes. Embora pacientes imunocomprometidos geralmente não morram em consequência de criptosporidiose, a perda de líquidos e a má nutrição causam debilitação grave.

Diagnóstico laboratorial

O diagnóstico é realizado pela detecção de oocistos em esfregaço de fezes, utilizando o método de coloração Kinyoun (Fig. 51-10). Um ensaio para a detecção de antígenos de *Cryptosporidium* nas fezes também é efetivo no diagnóstico.

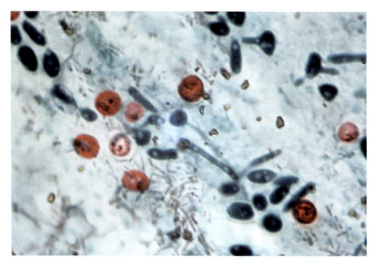

FIGURA 51-10 *Cryptosporidium hominis* – cistos. Coloração álcool-ácido-resistente dos cistos nas fezes. Os cistos aparecem vermelhos em um contraste azul. (Fonte: Centers for Disease Control and Prevention; *J Infect Dis.* 1983;147(5):824-828.)

Tratamento e prevenção

A nitazoxanida é o fármaco de escolha para pacientes que não são infectados pelo vírus da imunodeficiência humana (HIV). Não existe uma terapia com fármacos efetiva para pacientes imunocomprometidos gravemente, mas a paromomicina pode ser útil na redução da diarreia. Não há vacina ou outros meios de prevenção. A purificação das fontes de água, incluindo filtração para remover os cistos, que são resistentes ao cloro utilizado para desinfecção, pode prevenir a criptosporidiose.

PROTOZOÁRIOS UROGENITAIS

TRICHOMONAS

Doença

Trichomonas vaginalis causa tricomoníase.

Propriedades importantes

T. vaginalis é um organismo em forma de pera com um núcleo central e quatro flagelos anteriores (Figs. 51-2E e 51-11). Ele apresenta uma membrana ondulante que se estende por cerca de dois terços de seu comprimento. Ele ocorre **apenas como trofozoíto**; não existe na forma de cisto.

Patogênese e epidemiologia

O organismo é transmitido pelo contato sexual e, portanto, não há necessidade de uma forma resistente do cisto. As localizações primárias do organismo são a vagina e a próstata. Ele é encontrado apenas em seres humanos; não há um reservatório animal.

A tricomoníase é uma das infecções mais comuns mundialmente. Cerca de 25 a 50% das mulheres nos Estados Unidos são portadoras do organismo. A frequência da doença sintomática é mais alta em mulheres sexualmente ativas, em torno dos 30 anos de idade, e mais baixa em mulheres na pós-menopausa. As infecções assintomáticas são comuns em homens e mulheres.

Achados clínicos

Em mulheres ocorre um corrimento aquoso, com mau cheiro, esverdeado, acompanhado por prurido e ardor. A infecção em homens é, em geral, assintomática, mas cerca de 10% dos homens infectados apresentam uretrite.

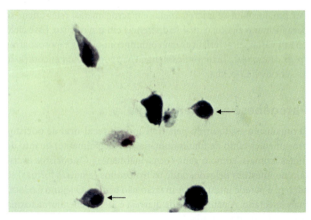

FIGURA 51-11 *Trichomonas vaginalis* – trofozoítos. As setas indicam dois trofozoítos. (Fonte: Centers for Disease Control and Prevention.)

Diagnóstico laboratorial

Em uma preparação úmida de corrimento vaginal, os trofozoítos em forma de "pêra" apresentam um movimento espasmódico típico (ver Fig. 51-11). Os testes de amplificação de ácidos nucleicos (NA-ATs, *nucleic acid amplification tests*) são frequentemente utilizados, pois são altamente específicos e sensíveis. Não há teste sorológico.

Tratamento e prevenção

O tratamento de escolha é o tinidazol ou o metronidazol para ambos os parceiros, a fim de evitar a reinfecção. O tinidazol é melhor tolerado. A manutenção de um pH baixo da vagina é útil. O uso de preservativos limita a transmissão. Não há fármaco profilático ou vacina.

TESTE SEU CONHECIMENTO

1. Em relação à *E. histolytica*, qual das seguintes opções é a mais correta?

   (A) *E. histolytica* causa úlceras em formato de balão na mucosa do cólon.

   (B) Animais domésticos, como cães e gatos, são os principais reservatórios de *E. histolytica*.

   (C) Ao microscópio, *E. histolytica* é reconhecida por possuir dois pares de flagelos.

   (D) As infecções por ***E. histolytica*** são limitadas à mucosa intestinal e não se disseminam pelos órgãos.

   (E) A infecção é geralmente adquirida pela ingestão do trofozoíto em alimentos e água contaminados.

2. Em relação à *G. lamblia*, qual das seguintes opções é a mais correta?

   (A) O fármaco de escolha para giardíase é a cloroquina.

   (B) Na giardíase, a análise de ovas e parasitas (O&P) nas fezes revela esporozoítos.

   (C) *G. lamblia* produz uma enterotoxina que aumenta o AMP cíclico no interior do enterocisto, resultando em diarreia.

   (D) A infecção por *G. lamblia* é adquirida pela ingestão de alimentos e água contaminados apenas com fezes de seres humanos (i.e., não há nenhum reservatório animal para esse organismo).

   (E) A infecção por *G. lamblia* ocorre principalmente no intestino delgado, resultando em má absorção e fezes com mau cheiro, espumosas e contendo gordura.

3. Em relação a *C. hominis*, qual das seguintes opções é a mais correta?

   (A) Os seres humanos são os únicos reservatórios para *C. hominis*.

   (B) O exame microscópico das fezes diarreicas revela hemácias e leucócitos.

   (C) O diagnóstico laboratorial envolve a observação de cistos do organismo em um corante álcool-ácido-resistente nas fezes.

   (D) *C. hominis* é geralmente adquirido pela ingestão de trofozoítos presentes em alimentos e água contaminados.

   (E) Em pacientes imunocomprometidos, como os pacientes com Aids com baixa contagem de T CD4, ocorre a doença disseminada que geralmente envolve o encéfalo e as meninges.

4. Em relação a *Trichomonas vaginalis*, qual das seguintes opções é a mais correta?

   (A) O fármaco de escolha para tricomoníase é o metronidazol.

   (B) Animais domésticos, como cães e gatos, são os principais reservatórios do organismo.

   (C) *T. vaginalis* é geralmente adquirido pelo contato com cistos do organismo durante o contato sexual.

   (D) O diagnóstico laboratorial geralmente envolve a detecção do aumento de quatro vezes da titulação de IgA.

   (E) O parceiro assintomático de uma mulher com *T. vaginalis* com infecção não deve ser tratado, pois homens assintomáticos raramente são fontes do organismo.

5. Sua paciente é uma mulher de 30 anos que retornou de uma viagem pela Europa Oriental há uma semana. Na viagem, ela apresentou anorexia, náuseas sem vômito e distensões abdominais. Nos dois últimos dias, teve diarreias aquosas explosivas. Um exame de suas fezes revelou organismos móveis, flagelados e com forma de "pera". Das seguintes opções, qual é a provável causa dessa infecção?

   (A) *Cryptosporidium hominis.*

   (B) *Entamoeba histolytica.*

   (C) *Giardia lamblia.*

   (D) *Trichomonas vaginalis.*

6. Considerando o paciente da Questão 5, qual das seguintes opções representa o melhor antibiótico para o tratamento dessa infecção?

   (A) Cloroquina.

   (B) Metronidazol.

   (C) Nifurtimox.

   (D) Praziquantel.

   (E) Estibogluconato.

7. Sua paciente é uma mulher de 30 anos, voluntária do Corpo da Paz, que retornou recentemente da América Central. Ela agora apresenta febre e dores no quadrante superior direito. Ela disse que teve diarreia sanguinolenta há dois meses. A tomografia computadorizada revelou uma área radiolúcida no fígado que foi interpretada como um abscesso. A aspiração do material do abscesso foi realizada. Um exame microscópico revelou trofozoítos não flagelados móveis com movimento ameboide. Das seguintes opções, qual é a provável causa dessa infecção?

   (A) *Cryptosporidium hominis.*

   (B) *Entamoeba histolytica.*

   (C) *Giardia lamblia.*

   (D) *Trichomonas vaginalis.*

8. Seu paciente é um homem de 30 anos com diarreia aquosa persistente por 2 semanas. Ele é HIV-positivo com contagem de T CD4 de 10. A cultura das fezes revelou a ausência de bactérias patogênicas. A análise de ovas e parasitas revelou cistos que foram corados de vermelho com corante álcool ácido-resistente. Das seguintes opções, qual é a provável causa dessa infecção?

   (A) *Cryptosporidium hominis.*

   (B) *Entamoeba histolytica.*

   (C) *Giardia lamblia.*

   (D) *Trichomonas vaginalis.*

RESPOSTAS

(1) **(A)**
(2) **(E)**
(3) **(C)**
(4) **(A)**
(5) **(C)**
(6) **(B)**
(7) **(B)**
(8) **(A)**

VER TAMBÉM

- Breves **resumos dos organismos** descritos neste capítulo iniciam-se na página 683. Favor consultar esses resumos para uma rápida revisão do material essencial.

- Mais **questões para autoavaliação** sobre os temas discutidos neste capítulo são encontradas na seção de Parasitologia da Parte XIII: Questões para autoavaliação, a partir da página 732. Consulte também a Parte XIV: Simulado de provas e concursos, a partir da página 753.

Protozoários do sangue e de tecidos

CAPÍTULO

52

CONTEÚDO DO CAPÍTULO

Introdução

Plasmodium

Toxoplasma

Pneumocystis

Trypanosoma

Leishmania

Teste seu conhecimento

Ver também

INTRODUÇÃO

Os organismos de relevância médica nessa categoria de protozoários consistem nos esporozoários *Plasmodium* e *Toxoplasma* e nos flagelados *Trypanosoma* e *Leishmania*. *Pneumocystis* é discutido neste livro como um protozoário, pois é considerado como tal do ponto de vista médico. Entretanto, dados moleculares indicam que *Pneumocystis* está relacionado a leveduras, como *Saccharomyces cerevisiae*. A Tabela 51-2 resume as várias características desses protozoários do sangue e do tecido.

Os estágios de relevância médica no ciclo de vida dos protozoários do sangue e do tecido estão descritos na Tabela 52-1.

PLASMODIUM

Doença

A malária é causada principalmente por quatro plasmódios: *Plasmodium vivax*, *Plasmodium ovale*, *Plasmodium malariae* e *Plasmodium falciparum*. *P. vivax* e *P. falciparum* são causas mais comuns de malária do que *P. ovale* e *P. malariae*. *Plasmodium vivax* é o mais amplamente disseminado e *P. falciparum* causa a doença mais grave. Uma quinta espécie, *Plasmodium knowlesi*, é encontrada no sudeste da Ásia.

Em todo o mundo, a malária é uma das doenças infecciosas mais comuns e uma das principais causas de morte.

Propriedades importantes

O ciclo de vida de espécies de *Plasmodium* é apresentado na Figura 52-1. O vetor e hospedeiro definitivo para os plasmódios é a **fêmea do mosquito *Anopheles*** (somente a fêmea suga sangue). Existem duas fases no ciclo de vida: o ciclo sexuado, que ocorre principalmente nos mosquitos, e o ciclo assexuado, que ocorre nos seres humanos, os hospedeiros intermediários.[1]

O ciclo sexuado é denominado **esporogônico**, pois são produzidos esporozoítos (o ciclo esporogônico está representado pela letra C na Fig. 52-1), e o ciclo de vida assexuado é denominado **esquizogônico**, devido à produção dos esquizontes.

O ciclo de vida em seres humanos inicia com a introdução de esporozoítos no sangue por meio da saliva do mosquito, ao picar. Os esporozoítos são absorvidos pelos hepatócitos em 30 minutos. Essa fase "exoeritrocítica" (representada pela letra A na Fig. 52-1) consiste na multiplicação e diferenciação da célula em **merozoítos**. *P. vivax* e *P. ovale* produzem uma forma latente (**hipnozoíto**) no fígado; essa forma é a causa das recidivas observadas na malária *vivax* e *ovale*.

Os merozoítos são liberados das células hepáticas e infectam as hemácias. Durante a fase eritrocítica (representada pela letra B na Fig. 52-1), o organismo diferencia-se em um trofozoíto em forma de anel (Figs. 52-2A e B, e 52-3). A forma de anel desenvolve-se em uma forma ameboide e, então, se diferencia em um esquizonte repleto de merozoítos (Fig. 52-2C). Após a liberação, os merozoítos infectam outros eritrócitos (etapa 6 da Fig. 52-1). Esse ciclo repete-se em intervalos regulares típicos para cada espécie. O período de liberação de merozoítos causa os característicos sintomas recorrentes de calafrios, febre e sudorese, observados em pacientes com malária.

O ciclo sexuado inicia nas hemácias humanas quando alguns merozoítos se desenvolvem em gametócitos femininos e outros

---

[1]O ciclo sexuado é iniciado em seres humanos com a formação do gametócito no interior das hemácias (gametogonia) e completado nos mosquitos com a fusão dos gametas masculinos e femininos, formação do oocisto e produção de muitos esporozoítos (esporogonia).

422 PARTE VI • Parasitologia

TABELA 52-1 Estágios de relevância médica no ciclo de vida de protozoários do sangue e do tecido

Microrganismo	Inseto-vetor	Estágio em que infecta seres humanos	Estágio(s) mais associado(s) à doença em seres humanos	Estágio(s) importante(s) fora de seres humanos
Plasmodium	Mosquito fêmea (*Anopheles*)	Esporozoíto na saliva do mosquito	Trofozoítos e merozoítos nas hemácias	Mosquito ingere gametócitos → fusão para formar o zigoto → oocineto → esporozoítos
Toxoplasma	Nenhum	Cistos em tecido (pseudocistos) em carne malcozida ou oocistos em fezes de gatos	Trofozoítos que se multiplicam rapidamente (taquizoítos) no interior de vários tipos de células; os taquizoítos podem cruzar a placenta e infectar o feto; trofozoítos que se multiplicam lentamente (bradizoítos) em tecidos com cistos	Gato ingere cistos dos tecidos contendo bradizoítos → gametas → oocineto → oocistos nas fezes
Pneumocystis	Nenhum	Incerto; provavelmente cistos	Cistos	Nenhum conhecido
Trypanosoma cruzi	Barbeiro (*Triatoma*)	Formas tripomastigotas nas fezes do barbeiro	Formas amastigotas no músculo cardíaco e nos neurônios	Inseto ingere formas tripomastigotas no sangue humano → epimastigotas → tripomastigotas
Trypanosoma gambiense e *Trypanosoma rhodesiense*	Mosca tsé-tsé (*Glossina*)	Formas tripomastigotas na saliva da mosca	Formas tripomastigotas no sangue e no encéfalo	Mosca ingere formas tripomastigotas no sangue humano → epimastigotas → tripomastigotas
Leishmania donovani	Mosquito-palha (*Phlebotomus* e *Lutzomyia*)	Formas promastigotas na saliva do mosquito	Formas amastigotas em macrófagos no baço, no fígado e na medula óssea	Mosca ingere macrófagos contendo amastigotas → promastigotas
Leishmania tropica e outros	Mosquito-palha (*Phlebotomus* e *Lutzomyia*)	Formas promastigotas na saliva do mosquito	Formas amastigotas em macrófagos na pele	Mosca ingere macrófagos contendo amastigotas → promastigotas

em gametócitos masculinos (Figs. 52-2D a F e 52-4, e etapa 7 da Fig. 52-1). As hemácias que contêm o gametócito são ingeridas pela fêmea do mosquito *Anopheles* e, no seu intestino, produzem um macrogameta feminino e oito microgametas masculinos. Após a fertilização, o zigoto diploide diferencia-se em um oocineto móvel que penetra na parede do intestino, onde se desenvolve em um oocisto, no interior do qual muitos esporozoítos haploides são produzidos. Os esporozoítos são liberados e migram para as glândulas salivares, prontos para completar o ciclo assim que o mosquito se alimentar de sangue novamente.

Uma característica muito importante de *P. falciparum* é a **resistência à cloroquina**. Cepas resistentes à cloroquina predominam na maioria das áreas do mundo onde a malária é endêmica. A resistência à cloroquina é mediada por uma mutação no gene que codifica o transportador de cloroquina na membrana celular do organismo.

Patogênese e epidemiologia

A maioria dos achados patológicos da malária resulta da **destruição das hemácias**. As hemácias são destruídas tanto pela liberação dos merozoítos quanto pela ação do baço, que sequestra e lisa hemácias infectadas. O aumento característico do baço pela malária é devido à congestão de sinusoides com hemácias, associado à hiperplasia de linfócitos e macrófagos.

A malária causada pelo *P. falciparum* é **mais grave** quando comparada à causada por outros plasmódios. Ela é caracterizada pela infecção de mais hemácias em comparação com as outras espécies de malária e pela oclusão dos capilares com agregados de hemácias parasitadas. Isso leva a hemorragia e necrose potencialmente fatais, particularmente no encéfalo (malária cerebral). Além disso,

pode ocorrer hemólise extensiva e danos aos rins, resultando em hemoglobinúria. A cor escura da urina dos pacientes deu origem ao termo "febre da água negra". A hemoglobinúria pode levar à insuficiência renal aguda.

O tempo do ciclo de febre é de 72 horas para *P. malariae* e de 48 horas para os outros plasmódios. A doença causada por *P. malariae* é chamada de malária quartã, pois a febre ocorre a cada quatro dias, ao passo que a malária causada pelos outros plasmódios é chamada de malária terçã, pois a febre ocorre a cada três dias. A malária terçã é subdivida em maligna, causada por *P. falciparum*, e benigna, causada por *P. vivax* e *P. ovale*.

P. falciparum causa um alto nível de parasitemia, pois pode infectar hemácias em todos os seus estágios. Em contrapartida, *P. vivax* infecta somente reticulócitos, e *P. malariae* infecta apenas hemácias desenvolvidas; entretanto, eles produzem níveis mais baixos de parasitas no sangue. Indivíduos com genes relacionados à anemia falciforme, mas cuja doença não é ativa (heterozigotos), estão protegidos contra malária, pois suas hemácias possuem baixa atividade da ATPase e não produzem energia suficiente para suportar o crescimento do parasita. Pessoas com anemia falciforme ativa (homozigotos) também estão protegidos, mas raramente sobrevivem o bastante para obter esse benefício.

O receptor para *P. vivax* é o antígeno de grupo sanguíneo Duffy. Indivíduos homozigotos recessivos para o gene que codifica essa proteína são resistentes à infecção por *P. vivax*. Mais de 90% dos africanos ocidentais e muitos de seus descendentes norte-americanos não produzem o antígeno Duffy e são, por isso, resistentes à malária *vivax*.

CAPÍTULO 52 • Protozoários do sangue e de tecidos

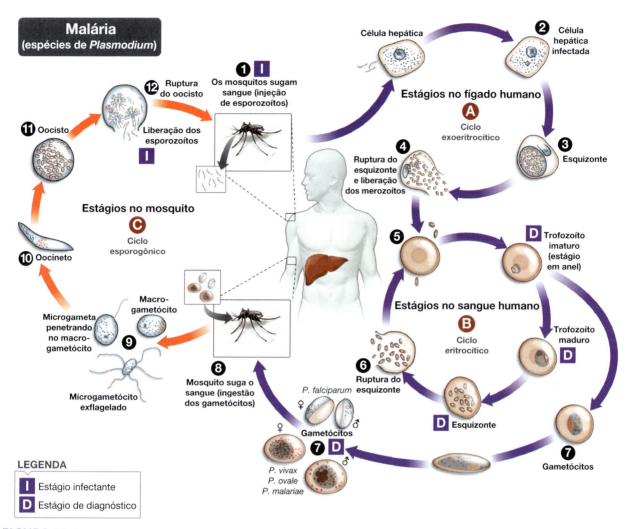

FIGURA 52-1 Espécies de *Plasmodium*. Ciclo de vida. O lado direito da figura descreve os estágios no interior de seres humanos (setas roxas). O ciclo A (à direita, na parte superior) é o estágio exoeritrocítico que ocorre no fígado. Apenas *P. vivax* e *P. ovale* produzem hipnozoítos (uma forma latente) nas células hepáticas (não mostrados). O ciclo B (à direita, na parte inferior) é o estágio eritrocítico que ocorre nas hemácias. Observa-se que na etapa 6 do ciclo, os merozoítos liberados dos esquizontes rompidos infectam, então, outras hemácias. A liberação sincronizada de merozoítos causa a febre periódica e os calafrios característicos da malária. O lado esquerdo da figura descreve os estágios no interior do mosquito (setas vermelhas). Os seres humanos são infectados na etapa 1, quando o mosquito injeta esporozoítos. O mosquito é infectado na etapa 8, quando ingere gametócitos presentes no sangue humano. (Fonte: Dr. Alexander J. da Silva and Melanie Moser, Centers for Disease Control and Prevention.)

Pessoas com deficiência de glicose-6-fosfato-desidrogenase (G6PD) também estão protegidas contra os efeitos graves da malária *falciparum*. A deficiência de G6PD é uma hemoglobinopatia ligada ao X encontrada em alta frequência em áreas tropicais onde a malária é endêmica. Indivíduos dos sexos masculino e feminino carreadores do gene mutado estão protegidos contra malária.

A malária é transmitida principalmente pela picada do mosquito, mas também pode ocorrer transmissão por meio da placenta, por transfusões de sangue e pelo uso de drogas intravenosas.

A imunidade parcial baseada em anticorpos humorais que bloqueiam a invasão das hemácias por merozoítos ocorre em indivíduos infectados. Como resultado, há um baixo nível de parasitemia e sintomas brandos; essa condição é conhecida como **premunição**.

Em contrapartida, um indivíduo não imune, como um viajante presente pela primeira vez em uma área onde a malária falciparum é endêmica, está em risco de doença grave e potencialmente fatal.

Mais de 200 milhões de pessoas no mundo têm malária e mais de 1 milhão morre em decorrência dela a cada ano, o que faz da malária a doença infecciosa letal mais comum. Isso ocorre principalmente em regiões tropicais e subtropicais, sobretudo na Ásia, na África e nas Américas Central e do Sul. A malária nos Estados Unidos é diagnosticada em norte-americanos que viajam para áreas de infecção endêmica sem quimioprofilaxia adequada e em imigrantes de áreas de infecções endêmicas. A malária não é endêmica nos Estados Unidos. Determinadas regiões do Sudeste da Ásia, da América do Sul (incluindo o Brasil) e da África Oriental

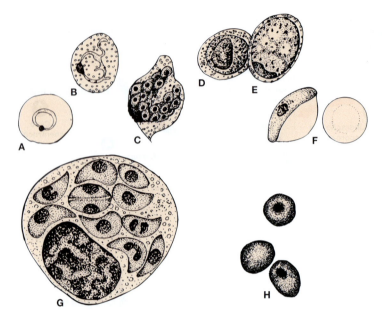

FIGURA 52-2 **A:** Trofozoíto em anel de sinete de *Plasmodium vivax* no interior de uma hemácia. **B:** Trofozoíto ameboide de *Plasmodium vivax* no interior de uma hemácia, mostrando os pontos de Schüffner. **C:** Esquizonte maduro de *Plasmodium vivax* apresentando merozoítos em seu interior. **D:** Microgametócito de *Plasmodium vivax*. **E:** Macrogametócito de *Plasmodium vivax*. **F:** Gametócito "em forma de banana" de *Plasmodium falciparum* associado a uma hemácia-fantasma. **G:** Trofozoítos de *Toxoplasma gondii* dentro de macrófagos. **H:** Cistos de *Pneumocystis jiroveci*. (A a G, aumento de 1.200x; H, aumento de 800x.)

são particularmente afetadas por cepas resistentes à cloroquina de *P. falciparum*. Indivíduos que viveram em ou viajaram para áreas onde ocorre a malária devem procurar atendimento médico no caso de doença febril até três anos após a saída das áreas endêmicas.

Achados clínicos

A malária apresenta, como primeiros sintomas, febre abrupta e calafrios, acompanhados de dor de cabeça, mialgias e artralgias, cerca de 2 semanas após a picada do mosquito. A febre pode ser contínua durante a doença; o típico ciclo periódico não se desenvolve por vários dias após os primeiros sintomas. O pico de febre, que pode chegar a 41°C, é frequentemente acompanhado por calafrios, náusea, vômito e dores abdominais. A febre é seguida por sudorese. Os pacientes, em geral, se sentem bem entre os episódios febris. A esplenomegalia é observada na maioria dos pacientes e a hepatomegalia ocorre em cerca de um terço deles. A anemia é proeminente.

A malária não tratada causada por *P. falciparum* é potencialmente fatal como resultado de danos extensivos ao encéfalo (malária cerebral) e ao rim (febre da água negra). A malária causada pelos outros três plasmódios é geralmente autolimitada, com uma baixa

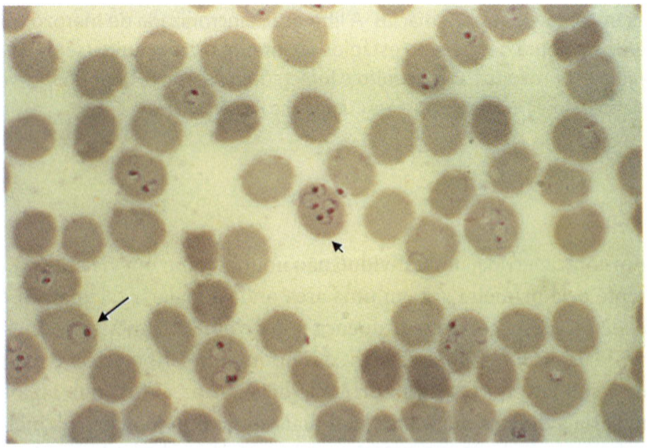

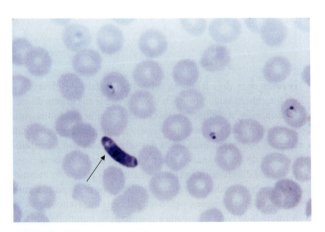

FIGURA 52-3 *Plasmodium falciparum* – trofozoíto em forma de anel. A seta longa indica uma hemácia contendo um trofozoíto em forma de anel. A cabeça de seta indica uma hemácia contendo quatro trofozoítos em forma de anel. Observa-se a alta porcentagem de hemácias contendo forma de anel. Esse alto nível de parasitemia é mais frequentemente observado em infecções de *Plasmodium falciparum* que em outras infecções de plasmódios. (Fonte: Dr. S. Glenn, Public Health Image Library, Centers for Disease Control and Prevention.)

FIGURA 52-4 *Plasmodium falciparum* – gametócito. A seta indica um gametócito de *Plasmodium falciparum* "em forma de banana". (Fonte: Dr. S. Glenn, Public Health Image Library, Centers for Disease Control and Prevention.)

taxa de mortalidade. Entretanto, recidivas de malárias causadas por *P. vivax* e *P. ovale* podem ocorrer vários anos após a doença inicial como resultado de hipnozoítos latentes presentes no fígado.

Diagnóstico laboratorial

O diagnóstico baseia-se no exame microscópico do sangue, utilizando esfregaços em gota **espessa** e **fina**, em corante de Giemsa. A gota espessa é utilizada para triar a presença dos organismos e a gota fina é utilizada para a identificação das espécies. É importante identificar a espécie, pois o tratamento das diferentes espécies pode variar. Os trofozoítos em forma de anel podem ser observados no interior das hemácias infectadas (ver Fig. 52-3). Os gametócitos de *P. falciparum* apresentam forma de **quarto-crescente** ("forma de banana"), ao passo que os outros plasmódios são esféricos (Fig. 52-2F). Se mais de 5% das hemácias estiverem parasitadas, o diagnóstico é geralmente de malária causada por *P. falciparum*.

As espécies de *Plasmodium* normalmente produzem o pigmento **hemozoína** nas hemácias infectadas, enquanto as espécies de *Babesia* (ver Cap. 53) não. Os plasmódios metabolizam o grupo heme presente nas hemácias para a produção de hemozoína. Também encontrados nas hemácias infectadas por *P. vivax* e *P. ovale* são os **pontos de Schüffner**. Estes são grânulos intracitoplasmáticos que se coram de vermelho pela coloração de Romanovsky.

Se o esfregaço sanguíneo não for suficiente para estabelecer um diagnóstico, a realização de um ensaio baseado na reação em cadeia da polimerase (PCR), para a detecção de ácidos nucleicos de *Plasmodium*, ou um ensaio imunoabsorvente ligado à enzima (Elisa), para a detecção de uma proteína específica de *P. falciparum*, pode ser bastante útil.

Tratamento

O tratamento da malária é complicado, e os detalhes encontram-se fora do escopo deste livro. A Tabela 52-2 apresenta os fármacos comumente utilizados nos Estados Unidos. Os principais critérios utilizados para a escolha de fámacos específicos são: a gravidade da doença e se o organismo é resistente à cloroquina. A resistência à cloroquina é determinada pela localização geográfica onde a infecção foi adquirida, em vez de por ensaios laboratoriais.

A cloroquina é o fármaco de escolha para o tratamento da malária não complicada, causada por espécies não falciparum em áreas que não apresentam resistência à cloroquina. A cloroquina mata os merozoítos, reduzindo a parasitemia, mas não afeta os hipnozoítos de *P. vivax* e *P. ovale* no fígado. Estes são mortos pela primaquina, a qual deve ser utilizada para prevenir recidivas. A primaquina pode induzir hemólise grave em indivíduos com deficiência de G6PD, assim, testes para essa enzima devem ser realizados antes da utilização do fármaco. A primaquina não deve ser administrada caso o paciente seja gravemente deficiente em G6PD. Se a primaquina não for administrada, uma abordagem consiste na observação dos sintomas para avaliar se haverá recorrência e, subsequentemente, é realizado o tratamento com a cloroquina.

Infecções não complicadas por *P. falciparum* resistente à cloroquina são tratadas com arteméter associado à lumefantrina ou atovaquona + proguanil. Nos casos graves e complicados de malária *falciparum* resistente à cloroquina, é realizada a administração intravenosa de artesunato ou quinidina.

Fora dos Estados Unidos, as artemisininas, como artesunato ou arteméter, são amplamente utilizadas em combinação com outros fármacos antimaláricos. As artemisininas têm um baixo custo e poucos efeitos colaterais. No entanto, foi observada resistência de *P. falciparum* às artemisininas no sudeste da Ásia (p. ex., Vietnã, Camboja, Mianmar e Tailândia) e na África (p. ex., Guiné Equatorial). Recomenda-se adicionar primaquina aos regimes de tratamento à base de artemisinina em áreas onde é observada resistência.

Prevenção

A **quimioprofilaxia** da malária para viajantes de áreas endêmicas para o *P. falciparum* resistente à cloroquina consiste em mefloquina ou doxiciclina. Uma combinação de atovaquona e proguanil, em doses fixas, também pode ser administrada. A cloroquina deve ser utilizada em áreas onde o *P. falciparum* é sensível ao fármaco. Viajantes com destino a áreas onde os outros três plasmódios são encontrados devem receber cloroquina duas 2 semanas antes da chegada ao local, com regime continuado por 4 semanas após deixarem a área endêmica. Essa terapia deve ser sucedida por 2 semanas de administração de primaquina, caso a exposição tenha sido alta. A primaquina matará os hipnozoítos de *P. vivax* e *P. ovale*.

Outras medidas preventivas incluem o uso de redes do tipo "mosquiteiro", telas nas janelas, roupas protetoras e repelentes de insetos. Os mosquitos alimentam-se do fim do dia ao amanhecer; assim, a proteção é particularmente importante durante a noite.

TABELA 52-2 Fármacos comumente utilizados para o tratamento da malária nos Estados Unidos

Espécie	Fármaco(s)	Comentários
Plasmodium falciparum e *Plasmodium malariae* sensíveis à cloroquina	Cloroquina	Oral
Plasmodium vivax e *Plasmodium ovale* sensíveis à cloroquina	Cloroquina associada à primaquina	Oral Não utilizar a primaquina se o paciente for deficiente em G6PD
P. falciparum resistente à cloroquina; infecção não complicada	Associação de arteméter e lumefantrina ou associação de atovaquona e proguanil	Oral
P. falciparum resistente à cloroquina; infecção grave complicada	Artesunato[1] ou quinidina[2]	Intravenoso

G6PD, glicose-6-fosfato-desidrogenase.
[1] Disponível nos Estados Unidos por meio do Centers for Disease Control and Prevention.
[2] Se a quinidina intravenosa for utilizada, deve ser realizado um monitoramento cardíaco.

426   **PARTE VI** • Parasitologia

Medidas preventivas comuns são direcionadas à redução da população de mosquitos. Muitos aerossóis inseticidas, como o DDT, não são duradouros, pois os mosquitos desenvolveram resistência. A drenagem de água parada em pântanos e valas reduz as áreas de reprodução. Não há vacina.

TOXOPLASMA

Doença

Toxoplasma gondii causa a toxoplasmose, incluindo a toxoplasmose congênita.

Propriedades importantes

O ciclo de vida de *T. gondii* é apresentado na Figura 52-5. O hospedeiro definitivo é o **gato doméstico** e outros felinos; seres humanos e outros mamíferos são hospedeiros intermediários. A infecção dos seres humanos inicia com a **ingestão de cistos** presentes na carne malcozida ou pelo contato acidental com cistos presentes em fezes de gatos. No intestino delgado, a ruptura dos cistos libera formas que invadem a parede do intestino, onde eles são ingeridos pelos macrófagos e diferenciam-se em trofozoítos com multiplicação rápida (**taquizoítos**), os quais matam as células e infectam outras células (Figs. 52-2G e 52-6). A imunidade celular geralmente limita a dispersão dos taquizoítos, e os parasitas entram nas células dos hospedeiros no encéfalo, no músculo e em outros tecidos, onde eles se desenvolvem em cistos em que o parasita multiplica-se lentamente. Essas formas são chamadas de **bradizoítos**. Esses cistos teciduais são uma característica importante para o diagnóstico e uma fonte de organismos quando o cisto do tecido se rompe em um paciente imunocomprometido.

O ciclo no interior do gato inicia com a ingestão dos cistos na carne crua (p. ex., ratos). Os bradizoítos são liberados dos cistos no intestino delgado, infectam as células mucosas e diferenciam-se em gametócitos masculinos e femininos, cujos gametas se fundem para formar os oocistos que são excretados nas fezes do gato. O ciclo é completado quando o solo contaminado com fezes de gato é acidentalmente ingerido. A infecção humana geralmente ocorre por meio da alimentação de carne malcozida (p. ex., cordeiro e porco) de animais que pastaram em solo contaminado com fezes de gatos.

Patogênese e epidemiologia

Toxoplasma gondii é geralmente adquirido através da **ingestão** de cistos em carne malcozida ou em alimentos acidentalmente contaminados por fezes de gatos.

A **transmissão transplacentária** de uma mãe infectada para o feto também ocorre. A transmissão de pessoa para pessoa, com exceção da transmissão transplacentária, não ocorre. Após a infecção do epitélio intestinal, os organismos espalham-se para outros órgãos, sobretudo para o encéfalo, os pulmões, o fígado e os olhos. A progressão da infecção é, em geral, limitada pelo sistema imune competente. A **imunidade celular** exerce o principal papel, mas os anticorpos circulantes aumentam a chance de eliminação do organismo. A maioria das infecções iniciais é assintomática. Quando contidos, os organismos persistem como cistos no interior dos tecidos. Não há inflamação e o indivíduo permanece bem, a menos que uma imunossupressão permita a ativação dos organismos no interior dos cistos.

A **infecção congênita** do feto ocorre somente quando a mãe é infectada na gravidez. Se ela for infectada antes da gravidez, o organismo estará na forma de cisto e não haverá nenhum trofozoíto para passar por meio da placenta. A mãe que é reinfectada durante a gravidez, mas que tem imunidade devida a uma infecção prévia, não irá transmitir o organismo para seu filho. Cerca de um terço das mães infectadas durante a gravidez dá à luz a crianças infectadas, mas somente 10% dessas crianças são sintomáticas.

A infecção por *T. gondii* ocorre mundialmente. Pesquisas sorológicas revelam que nos Estados Unidos anticorpos são encontrados em 5 a 50% das pessoas em várias regiões. A infecção é geralmente esporádica, mas surtos associados à ingestão de carne crua ou água contaminada ocorrem. Aproximadamente 1% dos gatos domésticos nos Estados Unidos dissemina cistos de *Toxoplasma*.

Achados clínicos

A maioria das infecções primárias em adultos imunocompetentes é assintomática, mas algumas se assemelham à mononucleose infecciosa, com a exceção de que o teste do anticorpo heterófilo é negativo. A infecção congênita pode resultar em aborto, natimorto ou doença neonatal com encefalite, **coriorretinite** e hepatosplenomegalia. Febre, icterícia e **calcificações intracranianas** também são observadas. A maioria dos recém-nascidos infectados é assintomática, mas coriorretinite ou deficiência intelectual se desenvolverá em algumas crianças após meses ou anos. A infecção congênita por *Toxoplasma* é uma das principais causas de cegueira em crianças. Em pacientes que apresentam uma imunidade celular reduzida (p. ex., pacientes com síndrome da imunodeficiência adquirida [Aids]), ocorre doença disseminada que representa risco à vida, principalmente encefalite.

Diagnóstico laboratorial

Para o diagnóstico das infecções agudas congênitas, um ensaio de imunofluorescência para **anticorpos IgM** é realizado. A IgM é utilizada para diagnosticar a infecção congênita, pois IgG pode ter uma origem materna. Testes de anticorpo IgG podem ser utilizados para o diagnóstico de infecções agudas se um aumento significativo do título de anticorpos for observado no soro pareado.

O exame microscópico de preparações com corante de Giemsa mostra trofozoítos em forma de quarto crescente durante as infecções agudas. Os cistos podem ser observados no tecido. O organismo pode ser cultivado em cultura de célula. A inoculação em camundongos pode confirmar o diagnóstico.

Tratamento

A toxoplasmose congênita, sintomática ou assintomática, deve ser tratada com a combinação de sulfadiazina e pirimetamina. Esses fármacos também representam o tratamento de escolha para a doença disseminada em pacientes imunocomprometidos. A toxoplasmose aguda em um indivíduo imunocompetente é geralmente autolimitada, mas qualquer paciente com coriorretinite deve ser tratado.

Prevenção

A forma mais efetiva de prevenir a toxoplasmose é cozinhar bem as carnes para matar os cistos. Mulheres grávidas devem apresentar

CAPÍTULO 52 • Protozoários do sangue e de tecidos 427

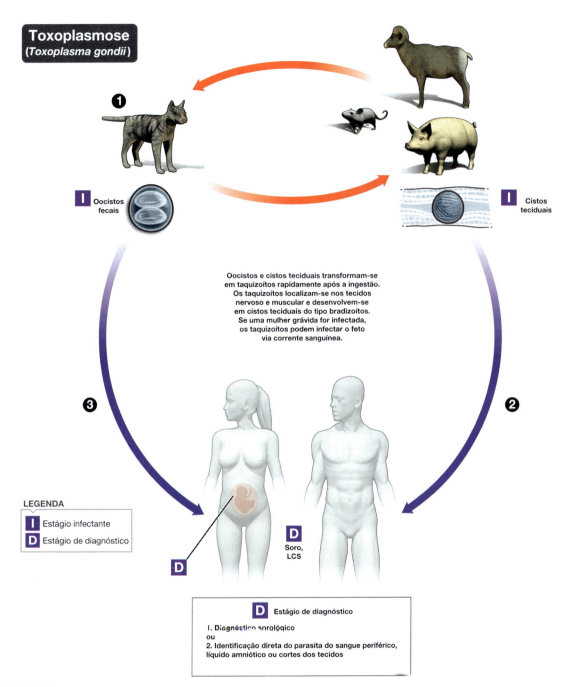

FIGURA 52-5 *Toxoplasma gondii*. Ciclo de vida. As setas vermelhas na parte superior mostram o ciclo de vida natural da circulação de *T. gondii* entre os gatos (n° 1), os quais excretam oocistos nas fezes que são comidas pelo rato, mas também por animais domésticos, como porcos e ovelhas. Os cistos formam-se em tecidos, como músculo e encéfalo. O ciclo natural é completado quando gatos comem ratos. Os seres humanos são hospedeiros acidentais. Eles podem ser infectados pela ingestão de carne de porco ou cordeiro malcozida (seta azul n° 2) contendo cistos teciduais no músculo ou pela ingestão de alimentos contaminados por fezes de gatos contendo oocistos (seta azul n° 3). LCS, líquido cerebrospinal. (Fonte: Dr. Alexander J. da Silva and Melanie Moser, Centers for Disease Control and Prevention.)

um cuidado especial em evitar o consumo de carne malcozida e no contato com fezes de gatos. Elas devem abster-se de esvaziar as caixas de areia de gatos. Os gatos não devem ser alimentados com carne crua. O fármaco sulfametoxazol-trimetoprima é utilizado na prevenção da encefalite por *Toxoplasma* em pacientes infectados pelo vírus da imunodeficiência humana (HIV).

PNEUMOCYSTIS

Doença

Pneumocystis jiroveci é uma importante causa de pneumonia em indivíduos imunocomprometidos. Em 2002, taxonomistas renomearam as espécies de *Pneumocystis* que acometem seres humanos

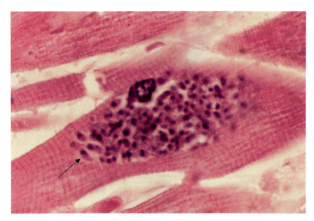

FIGURA 52-6 *Toxoplasma gondii* – taquizoíto. A seta aponta para um taquizoíto de *T. gondii* presente no músculo cardíaco. (Fonte: Dr. E. Ewing, Jr., Public Health Image Library, Centers for Disease Control and Prevention.)

como *P. jiroveci*, e recomendaram que *P. carinii* seja utilizado somente para descrever as espécies de *Pneumocystis* que acometem ratos.

Propriedades importantes

A classificação e o ciclo de vida do *Pneumocystis* não são claros. Muitos aspectos da sua bioquímica indicam que o organismo é uma levedura, mas ele também possui várias características de um protozoário. Uma análise de sequências do rRNA, publicada em 1988, indica que *Pneumocystis* deve ser classificado como um **fungo** relacionado a leveduras, como *Saccharomyces cerevisiae*. Uma análise subsequente do DNA mitocondrial e de várias enzimas suporta a ideia de que Pneumocystis é um fungo. No entanto, ele não apresenta ergosterol em suas membranas, como os fungos. Ele apresenta colesterol.

Clinicamente, o organismo é tratado como um protozoário. No tecido, ele aparece como um cisto que se assemelha a cistos de protozoários (Figs. 52-2H e 52-7). As descobertas de que ele não cresce em meios de cultura para fungos e de que fármacos antifúngicos não são efetivos têm atrasado a aceitação de sua classificação como fungo.

As espécies de *Pneumocystis* são encontradas em animais domésticos, como cavalos e ovelhas, e em uma variedade de roedores, mas esses animais não são considerados reservatórios para infecções humanas. Cada espécie de mamífero possui sua própria espécie de *Pneumocystis*.

As espécies de *Pneumocystis* possuem uma glicoproteína principal de superfície que exibe uma variação antigênica significativa, de maneira similar ao que ocorre com *Trypanosoma brucei*. As espécies de *Pneumocystis* têm múltiplos genes codificadores dessas proteínas de superfície, mas somente um é expresso em um determinado momento. Esse processo de rearranjo programado foi primeiramente observado em *T. brucei*.

Patogênese e epidemiologia

A transmissão ocorre por **inalação**, e a infecção é predominante nos pulmões. A presença de cistos nos alvéolos induz uma resposta inflamatória consistindo principalmente em células plasmáticas, resultando em um exsudato espumoso que bloqueia a troca de oxigênio. (A presença de células plasmáticas dá nome à "pneumonia de células plasmáticas".) O organismo não invade o tecido pulmonar.

A pneumonia ocorre quando as defesas do hospedeiro (p. ex., o número de células T [auxiliares] CD4-positivas) são reduzidas. Isso explica a proeminência de *Pneumocystis* em pacientes com Aids e em crianças prematuras ou debilitadas. Surtos hospitalares não ocorrem, e pacientes com pneumonia por *Pneumocystis* não são isolados.

Pneumocystis jiroveci é encontrado em todo o mundo. Estima-se que 70% das pessoas tenham sido infectadas. A maioria das crianças com mais de 5 anos de idade nos Estados Unidos possui anticorpos para esse organismo. As infecções assintomáticas são muito comuns. Antes do advento da terapia imunossupressora, a pneumonia por *Pneumocystis* foi raramente observada nos Estados Unidos. Sua incidência tem relação com o aumento da imunossupressão e com o número de casos de Aids.

A maioria das infecções de *Pneumocystis* em pacientes com Aids é recente quando comparada a uma reativação de infecções latentes. Essa conclusão é baseada na descoberta de que *Pneumocystis* obtidos de pacientes com Aids apresentam resistência a fármacos que o paciente não utilizou.

Achados clínicos

O aparecimento repentino de febre, tosse, dispneia e taquipneia é característico de pneumonia por *Pneumocystis*. Crepitações bilaterais e roncos são ouvidos, e uma radiografia do tórax mostra uma pneumonia intersticial difusa com infiltrados bilaterais do tipo "vidro fosco". Em crianças, a doença geralmente apresenta um desenvolvimento mais gradual. Infecções extrapulmonares de *Pneumocystis* ocorrem em estágios tardios de Aids e afetam principalmente o fígado, o baço, os linfonodos e a medula óssea. A taxa de mortalidade de pneumonia por *Pneumocystis* sem tratamento aproxima-se de 100%.

Diagnóstico laboratorial

O diagnóstico é realizado pela descoberta de cistos típicos por meio do exame microscópico de tecido pulmonar ou fluidos

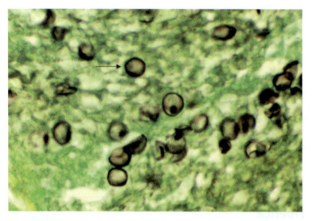

FIGURA 52-7 *Pneumocystis jiroveci* – a seta aponta para um cisto de *P. jiroveci* em tecido pulmonar. (Fonte: Dr. E. Ewing, Jr., Public Health Image Library, Centers for Disease Control and Prevention.)

obtidos por broncoscopia, lavagem bronquial ou biópsia pulmonar (ver Fig. 52-7). A expectoração geralmente é menos apropriada. Os cistos podem ser visualizados com metenamina de prata, Giemsa ou outros corantes de tecidos. A coloração por anticorpos fluorescentes também é comumente utilizada para o diagnóstico. Testes baseados em PCR que utilizam amostras do trato respiratório também são úteis. O organismo não se cora bem com a coloração de Gram. Não há testes sorológicos e o organismo não cresce em cultura.

Tratamento

O tratamento de escolha é o sulfametoxazol-trimetoprima. A pentamidina e a atovaquona são fármacos alternativos.

Prevenção

O sulfametoxazol-trimetoprima ou a pentamidina aerossolizada devem ser utilizados como quimioprofilaxia em pacientes que têm contagem de T CD4 abaixo de 200.

TRYPANOSOMA

O gênero *Trypanosoma* inclui três patógenos principais: *Trypanosoma cruzi*, *Trypanosoma gambiense* e *Trypanosoma rhodesiense*.[2]

1. Trypanosoma cruzi

Doença

Trypanosoma cruzi é a causa da doença de Chagas (tripanossomíase americana).

Propriedades importantes

O ciclo de vida do *T. cruzi* é apresentado na Figura 52-8. O ciclo de vida envolve o **inseto reduviídeo** (*Triatoma*, barbeiro ou chupão) como vetor, e animais e seres humanos como hospedeiros reservatórios. Os reservatórios animais incluem gatos e cachorros domésticos e espécies selvagens, como tatu, guaxinim e ratos. O ciclo de vida no barbeiro inicia com a ingestão de tripomastigotas no sangue do hospedeiro reservatório. No intestino do inseto, eles multiplicam-se e diferenciam-se em epimastigotas e, então, em tripomastigotas. Quando o inseto pica novamente, o local é contaminado com fezes contendo tripomastigotas, que penetram no sangue da pessoa (ou outros reservatórios) e formam amastigotas não flagelados no interior da célula hospedeira. Muitas células podem ser afetadas, mas células do miocárdio, da glia e reticuloendoteliais são os locais mais frequentes. Para completar o ciclo, amastigotas diferenciam-se em tripomastigotas, os quais penetram no sangue e são adquiridos pelo barbeiro (Figs. 52-9A a C, e 52-10).

Patogênese e epidemiologia

A doença de Chagas ocorre principalmente nas regiões rurais das Américas Central e do Sul, inclusive no Brasil. A doença de Chagas

aguda raramente ocorre nos Estados Unidos, mas a forma crônica, que causa miocardite e insuficiência cardíaca congestiva, é observada com progressiva frequência em imigrantes da América Latina. A doença é observada principalmente em regiões rurais, onde o barbeiro vive nas paredes de casebres rurais e alimenta-se à noite. O barbeiro pica preferencialmente ao redor da boca ou dos olhos, por isso a denominação em inglês para o inseto é equivalente a "besouro-beijador".

Os amastigotas podem matar as células e causar inflamação, consistindo principalmente em células mononucleares. O **músculo cardíaco** é o tecido afetado com mais frequência e gravidade. Além disso, o dano neuronal leva à arritmia cardíaca e à perda do tônus no cólon (**megacólon**) e esôfago (**megaesôfago**). Durante a fase aguda, ocorrem tripomastigotas no sangue e amastigotas intracelulares nos tecidos. Na fase crônica, o organismo persiste na forma amastigota.

Nos Estados Unidos, a doença de Chagas ocorreu em receptores de transfusões de sangue ou de transplantes de órgãos oriundos de doadores infectados. O organismo também pode ser transmitido congenitamente da mãe infectada para o feto por meio da placenta.*

Achados clínicos

A fase aguda da doença de Chagas consiste em edema facial e nódulo (chagoma) próximo ao local da picada, acompanhados por febre, linfadenopatia e hepatosplenomegalia. A picada ao redor do olho pode resultar em um inchaço da pálpebra, denominado sinal de Romaña. A fase aguda regride em aproximadamente dois meses. A maioria dos indivíduos permanece assintomática, contudo, alguns progridem para a forma crônica, com miocardite e megacólon. A morte por doença de Chagas crônica muitas vezes é decorrente de arritmia e insuficiência cardíaca congestiva.

Diagnóstico laboratorial

A doença aguda é diagnosticada demonstrando-se a presença de tripomastigotas em esfregaços espessos ou delgados do sangue do paciente. Preparações coradas e a fresco devem ser examinadas, sendo as últimas realizadas para detecção de organismos móveis. Uma vez que os tripomastigotas não são numerosos no sangue, outros métodos de diagnósticos podem ser necessários, como (1) uma preparação corada de um aspirado de medula óssea ou biópsia muscular (que pode revelar amastigotas), (2) cultura do organismo em meio especial e (3) **xenodiagnóstico**, que consiste na utilização de um barbeiro criado em laboratório, não infectado, que se alimenta do sangue do paciente. Após algumas semanas, examina-se o intestino do inseto para detectar o organismo.

Os testes sorológicos também podem ser úteis. O teste de fluorescência indireta com anticorpos é o primeiro a tornar-se positivo. Testes de hemaglutinação indireta e fixação de complemento também são disponíveis. O diagnóstico da doença crônica é difícil, já que há poucos tripomastigotas no sangue. Xenodiagnóstico e testes sorológicos são utilizados.

---

[2]Taxonomicamente, os dois últimos organismos são espécies morfologicamente idênticas, denominadas *T. brucei gambiense* e *T. brucei rhodesiense*, mas neste livro são utilizados os nomes abreviados.

---

*N. de R.T. No Brasil, a alteração dos padrões de habitação em muitos locais anteriormente afetados pela doença de Chagas diminuiu drasticamente a ocorrência da doença. No entanto, surtos não convencionais podem ocorrer em centros urbanos, causados pelo consumo de garapa de cana contendo insetos infectados esmagados, por exemplo.

430 PARTE VI • Parasitologia

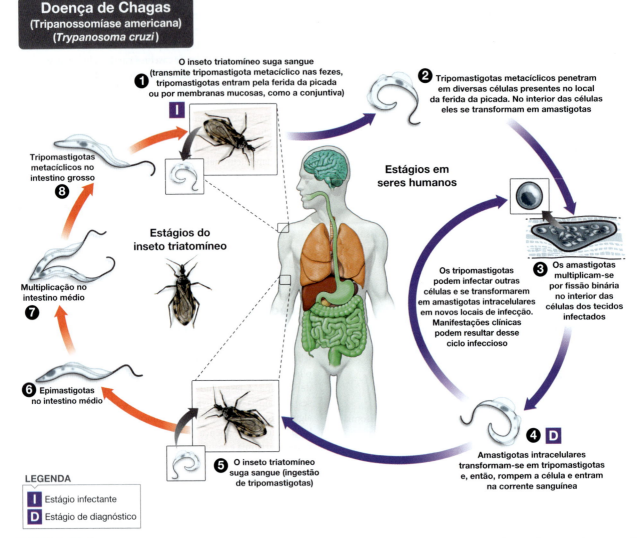

FIGURA 52-8 *Trypanosoma cruzi.* Ciclo de vida. O lado direito da figura descreve os estágios no interior de seres humanos (setas roxas). Os seres humanos são infectados na etapa 1, quando o triatomíneo (barbeiro) pica o ser humano e defeca próximo à picada. Tripomastigotas nas fezes entram na ferida da picada. Os amastigotas formam-se no interior das células, especialmente no músculo cardíaco e no tecido neuronal. O barbeiro é infectado na etapa 5, quando ingere tripomastigotas no sangue humano. O lado esquerdo da figura descreve os estágios no interior do barbeiro (setas vermelhas). (Fonte: Dr. Alexander J. da Silva and Melanie Moser, Centers for Disease Control and Prevention.)

Tratamento

O fármaco de escolha para a fase aguda é o nifurtimox, que mata tripomastigotas no sangue, embora seja menos eficaz contra amastigotas nos tecidos. O benzonidazol é um fármaco alternativo. Não há fármaco efetivo para a forma crônica.

Prevenção

A prevenção envolve proteção contra a picada do barbeiro, melhoria nas condições de moradia e controle dos insetos. Não há fármaco profilático ou vacina. O sangue para transfusão é testado para a presença de anticorpos para *T. cruzi*. Sangue contendo anticorpos não deve ser utilizado.

2. *Trypanosoma gambiense* e *Trypanosoma rhodesiense*

Doença

Esses organismos causam a doença do sono (tripanossomíase africana). São também conhecidos como *Trypanosoma brucei gambiense* e *Trypanosoma brucei rhodesiense*.

Propriedades importantes

O ciclo de vida do *Trypanosoma brucei* é mostrado na Figura 52-11. A morfologia e o ciclo de vida das duas espécies são similares. O vetor é a **mosca tsé-tsé**, *Glossina*, embora diferentes espécies de

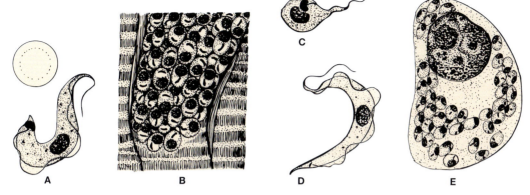

FIGURA 52-9 **A:** Tripomastigota de *Trypanosoma cruzi* encontrado no sangue humano (aumento de 1.200×). **B:** Amastigotas de *T. cruzi* encontrados no músculo cardíaco (aumento de 850×). **C:** Epimastigota de *T. cruzi* encontrado no inseto reduviídeo (aumento de 1.200×). **D:** Tripomastigota de *Trypanosoma brucei gambiense* ou *rhodesiense* encontrado no sangue humano (aumento de 1.200×). **E:** Amastigotas de *Leishmania donovani* no interior de macrófagos esplênicos (aumento de 1.000×). (O círculo com linha pontilhada interna representa uma hemácia.)

mosca estejam envolvidas para cada organismo. Os seres humanos são o reservatório de *T. gambiense*, enquanto *T. rhodesiense* possui reservatórios em animais domésticos (sobretudo o gado bovino) e animais selvagens (p. ex., antílopes).

O ciclo de vida de três semanas na mosca tsé-tsé inicia pela ingestão de tripomastigotas em um repasto sanguíneo a partir do hospedeiro reservatório. Multiplicam-se no intestino do inseto e migram para as glândulas salivares, onde se transformam em epimastigotas, multiplicam-se novamente e formam tripomastigotas metacíclicos, que são transmitidos pela picada da mosca tsé-tsé. Os organismos na saliva são injetados na pele, onde penetram na corrente sanguínea, diferenciam-se na forma de tripomastigotas sanguíneos e multiplicam-se, completando, assim, o ciclo (Figs. 52-9D e 52-12). Observa-se que essas espécies raramente são encontradas como amastigotas em tecidos, ao contrário de *T. cruzi* e espécies de *Leishmania*, em que amastigotas são comumente observados.

Esses tripanossomas exibem extraordinária **variação antigênica** de suas glicoproteínas de superfície, havendo centenas de tipos antigênicos. Um tipo antigênico revestirá a superfície dos parasitas por aproximadamente 10 dias, seguido sequencialmente por outros tipos na nova progênie. Essa variação deve-se ao movimento sequencial dos genes da glicoproteína para um local preferencial no cromossomo, onde apenas o gene específico é transcrito em mRNA. Essas variações antigênicas permitem ao organismo evadir continuamente a resposta imune do hospedeiro.

Patogênese e epidemiologia

Os tripomastigotas disseminam-se a partir da pele até a corrente sanguínea, para os linfonodos e o encéfalo. A sonolência típica (**doença do sono**) progride ao coma como resultado de uma encefalite desmielinizante.

Na forma aguda, ocorre um pico de febre cíclica (aproximadamente a cada duas semanas) relacionado à variação antigênica. À medida que ocorrem aglutinação mediada por anticorpos e lise dos tripomastigotas, a febre regride. Entretanto, alguns variantes antigênicos sobrevivem, multiplicam-se e causam um novo pico febril. Esse ciclo se repete por um longo período. Os anticorpos líticos são dirigidos contra a glicoproteína de superfície.

A doença é endêmica na África Subsaariana, o hábitat natural da mosca tsé-tsé. As moscas de ambos os sexos são hematófagas e podem transmitir a doença. A mosca é infecciosa ao longo do seu período de vida, de dois a três meses. *T. gambiense* é a espécie que causa doença ao longo dos cursos hídricos da África Ocidental, ao passo que *T. rhodesiense* é encontrado nas regiões áridas da África Oriental. Ambas as espécies são encontradas na África Central.

Achados clínicos

Embora ambas as espécies causem a doença do sono, a progressão da doença difere. A doença induzida por *T. gambiense* segue um curso crônico de baixo grau por alguns anos, ao passo que *T. rhodesiense* causa doença mais aguda e de progressão rápida que, quando não tratada, é geralmente fatal no período de alguns meses.

A lesão inicial consiste em uma úlcera cutânea endurecida ("cancro tripanossomal") no local da picada da mosca. Após os organismos atingirem o sangue, ocorre febre semanal intermitente e

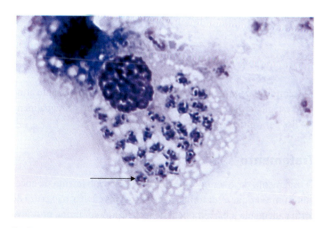

FIGURA 52-10 *Trypanosoma cruzi* – amastigotas. A seta indica um amastigota (forma não flagelada) no citoplasma. (Fonte: Dr. A. J. Sulzer, Public Health Image Library, Centers for Disease Control and Prevention.)

432 PARTE VI • Parasitologia

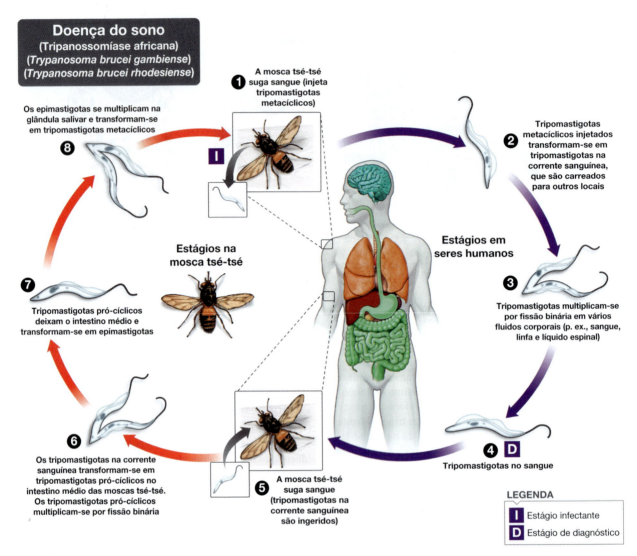

FIGURA 52-11 *Trypanosoma brucei.* Ciclo de vida. O lado direito da figura descreve os estágios no interior de seres humanos (setas roxas). Seres humanos são infectados na etapa 1, quando a mosca tsé-tsé pica uma pessoa e injeta tripomastigotas em sua corrente sanguínea. A mosca tsé-tsé é infectada na etapa 5, quando esta ingere tripomastigotas presentes no sangue humano. O lado esquerdo da figura descreve os estágios no interior da mosca tsé-tsé (setas vermelhas). (Fonte: Dr. Alexander J. da Silva and Melanie Moser, Centers for Disease Control and Prevention.)

linfadenopatia. O inchaço de linfonodos cervicais posteriores (sinal de Winterbottom) é geralmente observado. A encefalite é inicialmente caracterizada por dor de cabeça, insônia e alterações de humor, seguidas por tremores musculares, fala arrastada e apatia, progredindo para sonolência e coma. A doença não tratada é geralmente fatal, sendo resultante de pneumonia.

Diagnóstico laboratorial

Durante os estágios iniciais, o exame microscópico do sangue (preparações a fresco ou esfregaços espessos ou delgados) revela tripomastigotas (ver Fig. 52-12). Um aspirado do cancro ou de linfonodos aumentados pode também demonstrar os parasitas. A presença de tripomanossomas no líquido espinal, associada a uma alta concentração de proteínas e pleocitose, indica que o paciente atingiu o estágio tardio e encefalítico. Testes sorológicos, principalmente Elisa para anticorpos IgM, podem ser úteis.

Tratamento

O tratamento deve ser iniciado antes do desenvolvimento da encefalite, uma vez que a suramina, o fármaco mais efetivo, não cruza de forma adequada a barreira hematencefálica. A suramina promove a cura quando administrada precocemente. A pentamidina é um fármaco alternativo. Havendo sintomas do sistema nervoso central, suramina (para eliminar a parasitemia) seguida de melarsoprol devem ser administrados.

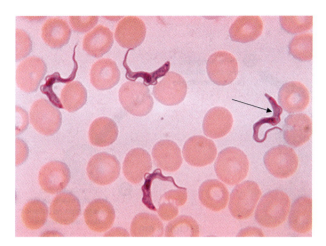

FIGURA 52-12 *Trypanosoma brucei* – tripomastigotas. A seta indica um tripomastigota (forma não flagelada) no sangue. (Fonte: Dr. M. Schultz, Public Health Image Library, Centers for Disease Control and Prevention.)

Prevenção

A medida preventiva mais importante é a proteção contra a picada da mosca com uso de mosquiteiros e vestimentas protetoras. O desmatamento de áreas ao redor de vilas e o uso de inseticidas são medidas úteis. Não há vacina disponível.

LEISHMANIA

O gênero *Leishmania* inclui quatro patógenos importantes: *Leishmania donovani, Leishmania tropica, Leishmania mexicana* e *Leishmania braziliensis.*

1. Leishmania donovani

Doença

Leishmania donovani é a causa do calazar (leishmaniose visceral).

Propriedades importantes

O ciclo de vida de *L. donovani* é apresentado na Figura 52-13. O ciclo de vida envolve o **mosquito-pólvora**[3] como vetor e uma variedade de mamíferos, como cães, raposas e roedores, como reservatórios.

Apenas as moscas fêmeas atuam como vetores, uma vez que somente as fêmeas são hematófagas (um requisito para a maturação dos ovos). Quando o mosquito-pólvora suga o sangue de um hospedeiro infectado, ingere **macrófagos contendo amastigotas** (Figs. 52-9E e 52-14).[4]

Após a dissolução dos macrófagos, os amastigotas liberados diferenciam-se em promastigotas no intestino. Eles se multiplicam e, então, migram para a faringe e probóscide, onde podem ser transmitidos na próxima picada. O ciclo no mosquito-pólvora demanda aproximadamente 10 dias.

---

[3]Espécies de *Phlebotomus* no Velho Mundo; espécies de *Lutzomyia* na América do Sul.

[4]Amastigotas não são flagelados, ao contrário dos promastigotas, que apresentam flagelo com um característico cinetoplasto anterior.

Pouco tempo depois de um mosquito-pólvora infectado picar um ser humano, os promastigotas são capturados por macrófagos, onde se transformam em amastigotas (Fig. 52-9E). Os amastigotas podem permanecer no citoplasma de macrófagos, pois eles podem evitar a fusão de vacúolos com lisossomos.

As células infectadas morrem e liberam a progênie de amastigotas, os quais infectam outros macrófagos e células reticuloendoteliais. O ciclo é completado quando o mosquito ingere macrófagos contendo amastigotas.

Patogênese e epidemiologia

Na leishmaniose visceral, os órgãos do sistema **reticuloendotelial** (fígado, baço e medula óssea) são os mais gravemente afetados. A redução da atividade da medula óssea, associada à destruição celular no baço, resulta em anemia, leucopenia e trombocitopenia. Isso leva a infecções secundárias e à tendência ao sangramento. O acentuado **aumento do baço** deve-se a uma combinação de macrófagos em proliferação e leucócitos sequestrados. O aumento acentuado de IgG não é específico ou protetor.

O calazar ocorre em três padrões epidemiológicos distintos. Em uma área que inclui a bacia do Mediterrâneo, o Oriente Médio, o sul da Rússia e algumas regiões da China, os hospedeiros reservatórios são principalmente cães e raposas. Na África Subsaariana, ratos e pequenos carnívoros (p. ex., gatos-almiscarados) são os principais reservatórios. Um terceiro padrão é observado na Índia e nos países vizinhos (e no Quênia), onde, aparentemente, os seres humanos são os únicos reservatórios.

Achados clínicos

Os sintomas iniciam com febre intermitente, fraqueza e emagrecimento. Um aumento maciço do baço é característico. A hiperpigmentação cutânea é observada em pacientes de pele clara (calazar significa **febre negra**). O curso da doença perdura de meses a anos. No início, o paciente sente-se razoavelmente bem, apesar da febre persistente. À medida que a anemia, a leucopenia e a trombocitopenia se tornam mais acentuadas, ocorrem fraqueza, infecção e sangramento gastrintestinal. A doença grave não tratada é quase sempre fatal, como resultado de infecção secundária.

Diagnóstico laboratorial

O diagnóstico é, em geral, realizado pela detecção de amastigotas em uma biópsia de medula óssea, baço ou linfonodo ou por uma preparação por "toque" (ver Fig. 52-14). Os organismos também podem ser cultivados. Testes sorológicos (imunofluorescência indireta) são positivos na maioria dos pacientes. Embora não diagnóstica, uma concentração muito elevada de IgG é indicativa de infecção. Um teste cutâneo utilizando um homogeneizado bruto de promastigotas (leishmanina) como antígeno está disponível. O teste cutâneo é negativo durante a doença ativa, mas positivo em pacientes recorrentes.

Tratamento

O fármaco de escolha pode ser tanto a anfotericina B lipossomal quanto o estibogliconato de sódio. Com a utilização da terapia apropriada, a taxa de mortalidade é reduzida em quase 5%. A recuperação resulta em imunidade permanente.

434 PARTE VI • Parasitologia

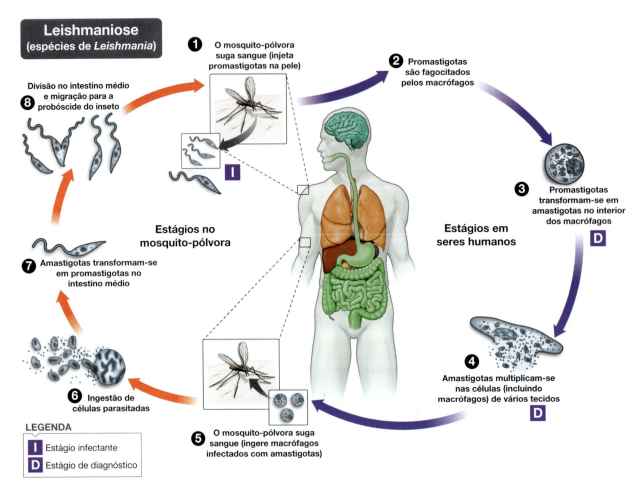

FIGURA 52-13 *Leishmania donovani.* Ciclo de vida. O lado direito da figura descreve os estágios no interior de seres humanos (setas roxas). Os seres humanos são infectados na etapa 1 por meio da picada do mosquito-pólvora, que injeta os promastigotas. O mosquito-pólvora é infectado na etapa 5, quando ingere macrófagos contendo amastigotas do sangue humano. O lado esquerdo da figura descreve os estágios no interior do mosquito-pólvora (setas vermelhas). (Fonte: Dr. Alexander J. da Silva and Melanie Moser, Centers for Disease Control and Prevention.)

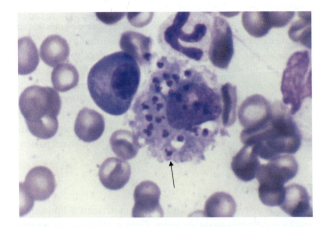

FIGURA 52-14 *Leishmania donovani* – amastigotas. A seta indica um amastigota (forma não flagelada) no citoplasma da célula da medula óssea. (Fonte: Dr. Francis Chandler, Public Health Image Library, Centers for Disease Control and Prevention.)

Prevenção

A prevenção envolve proteção contra a picada dos mosquitos-pólvora (uso de redes, roupas protetoras e repelentes de insetos) e aplicação de inseticidas.

2. *Leishmania tropica*, *Leishmania mexicana* e *Leishmania braziliensis*

Doença

L. tropica e *L. mexicana* causam leishmaniose cutânea; o primeiro organismo é encontrado no Velho Mundo, ao passo que o último é encontrado somente nas Américas. *L. braziliensis* causa leishmaniose mucocutânea, a qual ocorre somente nas Américas Central e do Sul.

Propriedades importantes

Os mosquitos-pólvora são os vetores desses três organismos, assim como de *L. donovani*, e roedores silvestres são seus principais

CAPÍTULO 52 • Protozoários do sangue e de tecidos

reservatórios. O ciclo de vida desses parasitas é essencialmente o mesmo do de *L. donovani*.

Patogênese e epidemiologia

As lesões são limitadas à pele na leishmaniose cutânea, e às membranas mucosas, às cartilagens e à pele na leishmaniose mucocutânea. Ocorre uma resposta granulomatosa e forma-se uma úlcera necrótica no local da picada. As lesões tendem a tornar-se superinfectadas por bactérias.

A leishmaniose cutânea do Velho Mundo (úlcera oriental, furúnculo de Délhi), causada por *L. tropica*, é endêmica no Oriente Médio, na África e na Índia. A leishmaniose cutânea do Novo Mundo (úlcera dos chicleros, úlcera da baía), causada por *L. mexicana*, é encontrada nas Américas Central e do Sul. A leishmaniose mucocutânea (espúndia), causada por *L. braziliensis*, ocorre principalmente no Brasil e na América Central e é predominante em trabalhadores florestais e de construção.

Achados clínicos

A lesão inicial da leishmaniose cutânea consiste em uma pápula vermelha no local da picada, geralmente em uma extremidade exposta. Essa pápula aumenta vagarosamente e forma múltiplos nódulos-satélites que coalescem e ulceram. Em pacientes com sistema imune competente, geralmente ocorre uma única lesão que regride de forma espontânea. Entretanto, em certos indivíduos, quando a imunidade celular não se desenvolve, as lesões podem disseminar-se e envolver grandes áreas da pele e conter grande número de organismos.

A leishmaniose mucocutânea inicia com uma pápula no local da picada, porém, em seguida, formam-se lesões metastáticas, geralmente na junção mucocutânea do nariz e da boca. Lesões ulcerativas, granulomatosas e desfigurantes destroem a cartilagem nasal, mas não os ossos adjacentes. A cicatrização dessas lesões, quando ocorre, é lenta. A morte pode ocorrer por infecção secundária.

Diagnóstico laboratorial

O diagnóstico e, em geral, realizado por microscopia, pela demonstração da presença de **amastigotas** em um esfregaço obtido a partir da lesão cutânea. O teste cutâneo de leishmanina torna-se positivo quando surge a úlcera cutânea, e pode ser utilizado no diagnóstico de casos externos à região de infecção endêmica.

Tratamento

O estibogluconato de sódio é o fármaco de escolha, porém, os resultados são frequentemente insatisfatórios.

Prevenção

A prevenção envolve proteção contra a picada do mosquito-pólvora mediante o uso de mosquiteiros, telas nas janelas, vestimenta protetora e repelentes de insetos.

TESTE SEU CONHECIMENTO

1. Em relação às espécies de *Plasmodium*, qual das seguintes opções é a mais correta?

   (A) Esses organismos são transmitidos pela picada de mosquitos *Anopheles* fêmeas.

   (B) A picada do vetor injeta merozoítos no interior da corrente sanguínea que, então, infecta as hemácias.

   (C) Tanto o gametófito masculino quanto o feminino são formados no vetor e são injetados no interior do indivíduo no momento da picada.

   (D) Hipnozoítos são produzidos pelo *Plasmodium falciparum* e podem causar recidiva da malária após o final da fase aguda.

   (E) A malária causada pelo *Plasmodium vivax* é caracterizada por uma malária cerebral e febre da água negra mais frequentemente se comparada à malária causada pelas outras três espécies.

2. Em relação aos fármacos para tratamento e prevenção de malária, qual das seguintes opções é a mais correta?

   (A) A combinação de atovaquona e proguanil é útil para o tratamento da malária aguda, mas não para prevenção.

   (B) A cloroquina é o fármaco de escolha na malária causada pelo *Plasmodium falciparum*, uma vez que a resistência a esse fármaco é rara.

   (C) A mefloquina é útil para a prevenção de *Plasmodium falciparum* sensível à cloroquina, mas não para cepas resistentes à cloroquina.

   (D) Os derivados de artemisinina, como artesunato e arteméter, são efetivos no tratamento de *Plasmodium falciparum* multirresistente a fármacos.

   (E) A primaquina é útil no tratamento de infecções causadas por *Plasmodium falciparum*, uma vez que ela mata os hipnozoítos residentes no fígado.

3. Em relação à *T. gondii*, qual das seguintes opções é a mais correta?

   (A) Uma maneira de prevenir a infecção é aconselhar mulheres grávidas a não beber leite não pasteurizado.

   (B) A forma de *Toxoplasma* encontrada nos cistos de tecidos em seres humanos é o trofozoíto que se multiplica rapidamente.

   (C) O hospedeiro definitivo mais importante (o hospedeiro no qual o ciclo sexuado ocorre) para *Toxoplasma* é o gato doméstico.

   (D) A infecção em pessoas com imunidade celular reduzida, como pacientes com Aids, é caracterizada pela persistência de diarreia aquosa (não sanguinolenta).

   (E) Se a paciente é uma mulher grávida que tem anticorpos IgM para *Toxoplasma* no sangue, então você pode dizer a ela que é improvável que o feto corra risco de infecção.

4. Em relação a *P. jiroveci*, qual das seguintes opções é a mais correta?

   (A) O tratamento de escolha é uma combinação de penicilina G e um aminoglicosídeo.

   (B) A descoberta de cistos ovais na lavagem bronquial corrobora um diagnóstico de pneumonia por *Pneumocystis*.

   (C) Animais domésticos de grande porte, como vacas e ovelhas, são um importante reservatório de infecções humanas com esse organismo.

   (D) Pacientes com contagem de T CD4 abaixo de 200 devem receber a vacina contendo a glicoproteína de superfície como imunógeno.

   (E) A transmissão ocorre pela ingestão de alimento contaminado com o organismo; após isso, ele entra na corrente sanguínea e é transportado para os pulmões.

5. Em relação a *T. cruzi*, qual das seguintes opções é a mais correta?

   (A) Seres humanos são o principal reservatório de *T. cruzi*.

   (B) O fármaco de escolha para a fase aguda da doença de Chagas é a cloroquina.

   (C) O vetor para *T. cruzi*, a causa da doença de Chagas, é o barbeiro.

   (D) A observação de tripomastigotas em uma biópsia muscular corrobora o diagnóstico da doença de Chagas.

   (E) O principal local da doença causada pelo *T. cruzi* é o músculo esquelético, o que resulta em uma intensa dor muscular.

436 **PARTE VI** • Parasitologia

6. Em relação à leishmaniose, qual das seguintes opções é a mais correta?

   (A) A mefloquina é efetiva na prevenção da doença causada por *L. donovani*.

   (B) Animais domésticos de grande porte, como o gado bovino, são os principais reservatórios de *L. donovani*.

   (C) Ambas as leishmanioses, cutânea e visceral, são transmitidas pela picada de mosquitos-pólvora.

   (D) Um aumento acentuado do coração em uma radiografia do tórax é típico da leishmaniose visceral.

   (E) Um exame patológico de uma amostra para presença de *L. donovani* deve principalmente observar eosinófilos no sangue periférico.

7. Seu paciente é um homem de 20 anos que, jogando futebol, apresentou palpitações e tontura e, então, desmaiou. Um eletrocardiograma apresentou um bloqueio do ramo direito. Um monitoramento com Holter mostrou eventos múltiplos de taquicardia do ventrículo. Uma biópsia do miocárdio do ventrículo foi realizada. O exame microscópico mostrou um processo de inflamação linfocítica ao redor da área contendo amastigotas. O paciente nasceu e cresceu na região rural de El Salvador e foi para os Estados Unidos há 2 anos. Das seguintes opções, qual é a causa mais provável?

   (A) *Leishmania donovani*.

   (B) *Plasmodium falciparum*.

   (C) *Toxoplasma gondii*.

   (D) *Trypanosoma brucei*.

   (E) *Trypanosoma cruzi*.

8. Seu paciente é um homem de 25 anos com febre e perda de peso nas últimas três semanas. Ele é um soldado das Forças Armadas dos Estados Unidos que recentemente retornou de suas atividades do Oriente Médio. Exames físicos não foram úteis. Testes laboratoriais revelaram anemia e leucopenia. Várias culturas do sangue para bactérias e fungos foram negativas, como o teste para o antígeno p24 do HIV. Uma tomografia computadorizada do abdome revelou esplenomegalia. Uma biópsia da medula óssea foi realizada, e uma amostra corada revelou amastigotas no interior de células mononucleares. Das seguintes opções, qual é a causa mais provável?

   (A) *Leishmania donovani*.

   (B) *Plasmodium falciparum*.

   (C) *Toxoplasma gondii*.

   (D) *Trypanosoma brucei*.

   (E) *Trypanosoma cruzi*.

9. Seu paciente é um homem de 55 anos com febre e fadiga durante a última semana. Hoje, ele está tão fraco que "não consegue ficar em pé". Ele trabalhou em Camarões e Chade por 2 meses e retornou há duas semanas. Durante o exame, ele estava febril com 40°C, hipotenso e com taquicardia. Um exame laboratorial pertinente revelou anemia e trombocitopenia. Um esfregaço do sangue revelou trofozoítos em forma de foice no interior das hemácias. Das seguintes opções, qual é a causa mais provável?

   (A) *Leishmania donovani*.

   (B) *Plasmodium falciparum*.

   (C) *Toxoplasma gondii*.

   (D) *Trypanosoma brucei*.

   (E) *Trypanosoma cruzi*.

10. Sua paciente é uma mulher de 35 anos que acaba de ter uma convulsão. Uma TC apresentou uma lesão com "reforço em anel" no cérebro da paciente. Descobriu-se que ela é usuária de droga intravenosa e é HIV-positiva com uma contagem de T CD4 de 30. Ensaios sorológicos confirmaram que a paciente está infectada com *T. gondii*. Qual das seguintes opções é o melhor fármaco de escolha para o tratamento da sua toxoplasmose cerebral?

    (A) Arteméter.

    (B) Atovaquona.

    (C) Mefloquina.

    (D) Metronidazol.

    (E) Pirimetamina e sulfadiazina.

11. Em relação à paciente da Questão 10, ela foi tratada e recuperada sem sequelas. Uma terapia antirretroviral foi instituída. Enquanto sua contagem de T CD4 permanecer abaixo de 100, ela deve receber quimioprofilaxia para prevenir a recorrência da doença causada por *T. gondii*. Qual das seguintes opções é o melhor fármaco quimioprofilático?

    (A) Artesunato.

    (B) Metronidazol.

    (C) Pentamidina.

    (D) Primaquina.

    (E) Sulfametoxazol-trimetoprima.

RESPOSTAS

(1) **(A)**
(2) **(D)**
(3) **(C)**
(4) **(B)**
(5) **(C)**
(6) **(C)**
(7) **(E)**
(8) **(A)**
(9) **(B)**
(10) **(E)**
(11) **(E)**

VER TAMBÉM

- Breves **resumos dos organismos** descritos neste capítulo iniciam-se na página 683. Favor consultar esses resumos para uma rápida revisão do material essencial.

- Mais **questões para autoavaliação** sobre os temas discutidos neste capítulo são encontradas na seção de Parasitologia da Parte XIII: Questões para autoavaliação, a partir da página 732. Consulte também a Parte XIV: Simulado de provas e concursos, a partir da página 753.

CAPÍTULO

Protozoários patógenos de menor relevância

53

CONTEÚDO DO CAPÍTULO

Acanthamoeba e Naegleria
Babesia
Balantidium
Cyclospora
Isospora

Microsporídeos
Teste seu conhecimento
Ver também

Os estágios de relevância médica no ciclo de vida de determinados protozoários de menor relevância são descritos na Tabela 53-1.

ACANTHAMOEBA E NAEGLERIA

Acanthamoeba castellanii e *Naegleria fowleri* são **amebas** de vida livre que causam **meningoencefalite**. Esses organismos são encontrados em lagos de água continental e morna, bem como no solo. Seu ciclo de vida envolve estágios de trofozoíto e cisto. Os cistos são bastante resistentes e não são mortos por cloração.

Os trofozoítos de *Naegleria*, em geral, penetram no corpo através das membranas mucosas enquanto um indivíduo está **nadando**. Eles podem penetrar na mucosa nasal e na placa cribriforme, causando meningite purulenta e encefalite, as quais, em geral, são rapidamente fatais (Fig. 53-1). *Acanthamoeba* pode atingir a pele ou os olhos durante um traumatismo. Infecções por *Acanthamoeba* ocorrem principalmente em indivíduos imunocomprometidos, ao passo que infecções por *Naegleria* ocorrem em indivíduos saudáveis, sobretudo crianças. Nos Estados Unidos, essas infecções raras ocorrem principalmente nos Estados do Sul e na Califórnia.

O diagnóstico é realizado pela observação de amebas no líquido espinal. O prognóstico é desfavorável mesmo nos casos tratados. A anfotericina B pode ser efetiva em infecções por *Naegleria*. Pentamidina, cetoconazol ou flucitosina podem ser efetivos nas infecções por *Acanthamoeba*.

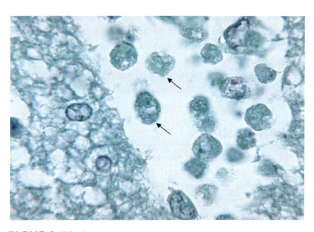

FIGURA 53-1 *Naegleria fowleri* – trofozoítos. As setas indicam dois trofozoítos em forma de ameba no tecido cerebral. (Fonte: Public Health Image Library, Centers for Disease Control and Prevention.)

Acanthamoeba também causa **ceratite** – uma inflamação da córnea que ocorre principalmente em indivíduos que fazem uso de lentes de contato. Com o crescente uso de lentes de contato, a ceratite tornou-se a doença mais comum associada à infecção por *Acanthamoeba*. As amebas têm sido retiradas de lentes de contato, estojos para lentes e soluções desinfetantes para lentes.

TABELA 53-1 Estágios clinicamente importantes no ciclo de vida de certos protozoários de menor relevância

Microrganismo	Inseto-vetor	Estágio em que infecta humanos	Estágio(s) mais associado(s) à doença em seres humanos	Estágio(s) importante(s) fora de seres humanos
Acanthamoeba e Naegleria	Nenhum	Trofozoíto	Trofozoítos nas meninges	Cisto
Babesia	Carrapato (*Ixodes*)	Esporozoíto na saliva do carrapato	Trofozoítos e merozoítos nas hemácias	Nenhum

Água de torneira contaminada com amebas é a fonte de infecção para usuários de lentes.

BABESIA

Babesia microti causa babesiose – uma zoonose adquirida principalmente nas regiões costeiras e nas ilhas da costa nordeste dos Estados Unidos (p. ex., Ilha Nantucket). Esse esporozoário é endêmico em roedores, sendo transmitido pela picada do **carrapato** *Ixodes dammini* (renomeado como *I. scapularis*), a mesma espécie de carrapato que transmite *Borrelia burgdorferi*, o agente da doença de Lyme. *Babesia* infecta hemácias, provocando sua lise, porém, diferentemente dos plasmódios, não exibe fase exoeritrocítica. Pacientes asplênicos e pacientes em tratamento com rituximabe são afetados mais severamente.

Sintomas similares à gripe manifestam-se gradualmente, podendo perdurar por várias semanas. Ocorrem hepatosplenomegalia e anemia. O diagnóstico é realizado pela observação de parasitas intraeritrocíticos em forma de anel em esfregaços de sangue corados por Giemsa. Os trofozoítos intraeritrocíticos em forma de anel são frequentemente encontrados em tétrades, na forma de **cruz-de-malta** (Fig. 53-2). Diferentemente dos casos envolvendo plasmódios, não há pigmentos nas hemácias. O tratamento de escolha para a doença branda à moderada é uma combinação de atovaquona e azitromicina. Pacientes que apresentam doença grave devem receber uma combinação de quinidina e clindamicina. A transfusão de troca também deve ser considerada em pacientes com doença grave. A prevenção envolve a proteção contra picadas de carrapatos e, se o indivíduo for picado, remoção imediata do carrapato.

BALANTIDIUM

Balantidium coli é o **único protozoário ciliado** que causa doença em seres humanos (i.e., **diarreia**). É encontrado em escala mundial, mas com pouca frequência nos Estados Unidos. Animais domésticos, sobretudo porcos, são o principal reservatório do organismo, sendo os seres humanos infectados após a ingestão de cistos presentes nos alimentos ou na água contaminados por fezes animais ou humanas. Os trofozoítos sofrem excistação no intestino delgado, migram para o cólon e causam uma úlcera similar à de *Entamoeba histolytica*, devido ao seu íntimo contato com à parede intestinal. Todavia, diferentemente do quadro associado ao *E. histolytica*, não ocorrem lesões extraintestinais.

A maioria dos indivíduos infectados é assintomática; raramente ocorre diarreia. O diagnóstico é realizado pela observação de grandes trofozoítos ciliados, ou grandes cistos com núcleo característico em forma de V nas fezes. Não há testes sorológicos. Tetraciclina é o tratamento de escolha. A prevenção consiste em evitar a contaminação de alimentos e da água por fezes de animais domésticos.

CYCLOSPORA

Cyclospora cayetanensis é um protozoário intestinal que causa diarreia aquosa em indivíduos imunocompetentes e imunossuprimidos. É classificado como um membro de *Coccidia*.[1]

O organismo é adquirido por transmissão fecal-oral, principalmente a partir de sistema de abastecimento de água contaminado. Um surto ocorrido nos Estados Unidos foi atribuído à ingestão de framboesas contaminadas. Não há evidências de um reservatório animal.

A diarreia pode ser recorrente e prolongada, especialmente em pacientes imunocomprometidos. A infecção ocorre em nível mundial. O diagnóstico é realizado microscopicamente pela observação de oocistos esféricos em uma amostra de fezes submetida a uma coloração álcool-ácido-resistente modificada. Não há testes sorológicos. O tratamento de escolha consiste em sulfametoxazol-trimetoprima.

ISOSPORA

Isospora belli é um protozoário intestinal que causa **diarreia**, sobretudo em **pacientes imunocomprometidos** (p. ex., aqueles com síndrome da imunodeficiência adquirida [Aids]). Seu ciclo de vida é equivalente ao de outros membros de *Coccidia*. O organismo é adquirido por transmissão fecal-oral de oocistos a partir de fontes humanas ou animais. Os oocistos sofrem excistação no intestino delgado superior e invadem a mucosa, causando destruição da "borda em escova".

A doença em pacientes imunocomprometidos manifesta-se na forma de diarreia aquosa, profusa e crônica. A patogênese da diarreia é desconhecida. O diagnóstico é realizado pela observação de oocistos típicos em espécimes fecais. Testes sorológicos não estão disponíveis. O tratamento de escolha consiste em sulfametoxazol-trimetoprima.

MICROSPORÍDEOS

Os microsporídeos compõem um grupo de protozoários caracterizados por replicação intracelular obrigatória e formação de esporos. Conforme a denominação indica, os esporos são bastante pequenos, cerca de 1 a 3 mm, aproximadamente o tamanho de *Escherichia coli*. Uma característica exclusiva desses esporos consiste em um "tubo polar", que se enovela no interior do esporo e se projeta

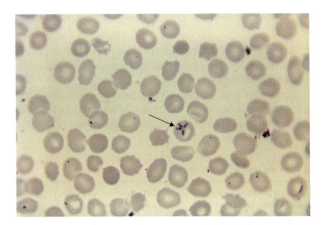

FIGURA 53-2 *Babesia microti* – trofozoítos em tétrade. A seta indica uma hemácia contendo quatro trofozoítos em uma tétrade semelhante a uma cruz-de-malta. (Fonte: Dr. S. Glenn, Public Health Image Library, Centers for Disease Control and Prevention.)

---

[1]Coccidia é uma subclasse da classe Sporozoa.

CAPÍTULO 53 • Protozoários patógenos de menor relevância **439**

para ligar-se às células humanas durante a infecção. O protoplasma do esporo penetra, então, na célula humana através do tubo polar.

Enterocytozoon bieneusi e *Encephalitozoon intestinalis* são duas importantes espécies de microsporídeos, responsáveis por diarreia aquosa grave e persistente em pacientes com Aids. Os organismos são transmitidos de pessoa a pessoa pela rota fecal-oral. Microsporídeos também estão implicados em infecções do sistema nervoso central, do trato urogenital e dos olhos. A existência de um reservatório animal é incerta. O diagnóstico é realizado pela visualização de esporos em amostras de fezes ou biópsia intestinal. O tratamento de escolha é o albendazol.

TESTE SEU CONHECIMENTO

1. Em relação a *Acanthamoeba* e espécies de *Naegleria*, qual das seguintes opções é a mais correta?

   (A) Eles são amebas de vida livre que vivem em águas continentais quentes.
   (B) *Naegleria* é um agente causal bem conhecido de otite média, principalmente em crianças.
   (C) O fármaco de escolha para infecção causada por esses organismos é a cloroquina.
   (D) Seu principal sintoma clínico é pneumonia adquirida quando água é aspirada para o pulmão.

2. Em relação a *Babesia microti*, qual das seguintes opções é a mais correta?

   (A) Ele infecta macrófagos, causando lise.
   (B) A doxiciclina é o fármaco de escolha para babesiose.
   (C) Ele é transmitido pela picada do mosquito *Culex*.
   (D) A observação de esporozoítos no interior das hemácias corrobora o diagnóstico da babesiose.
   (E) *B. microti* causa doença primária na região nordeste dos Estados Unidos.

3. Sua paciente é uma menina de 10 anos com febre e dor de cabeça intensa durante os últimos 2 dias. Uma história pertinente inclui natação em uma lagoa próxima ao seu lar na região rural da Califórnia em agosto. No exame, foi observada rigidez na nuca e uma punção lombar foi realizada. A contagem de glóbulos brancos no líquido espinal era de 12.200 com 80% de neutrófilos. O exame microscópi-

co de uma preparação úmida do líquido espinal revelou trofozoítos móveis. Das seguintes opções, qual é a causa mais provável?

   (A) *Babesia microti*.
   (B) *Cryptosporidium parvum*.
   (C) *Naegleria fowleri*.
   (D) *Toxoplasma gondii*.
   (E) *Trypanosoma cruzi*.

4. Seu paciente é um homem de 50 anos com febre e calafrios que esteve de férias por 2 semanas em uma ilha na costa de Massachusetts. O exame microscópico do esfregaço de sangue revelou trofozoítos em forma de anel em tétrades no interior de hemácias. Das seguintes opções, qual é a causa mais provável?

   (A) *Babesia microti*.
   (B) *Cryptosporidium parvum*.
   (C) *Naegleria fowleri*.
   (D) *Toxoplasma gondii*.
   (E) *Trypanosoma cruzi*.

RESPOSTAS

(1) **(A)**
(2) **(E)**
(3) **(C)**
(4) **(A)**

VER TAMBÉM

- Breves **resumos dos organismos** descritos neste capítulo iniciam-se na página 683. Favor consultar esses resumos para uma rápida revisão do material essencial.

- Mais **questões para autoavaliação** sobre os temas discutidos neste capítulo são encontradas na seção de Parasitologia da Parte XIII: Questões para autoavaliação, a partir da página 732. Consulte também a Parte XIV: Simulado de provas e concursos, a partir da página 753.

C A P Í T U L O

54 Cestódeos

CONTEÚDO DO CAPÍTULO

Introdução
Taenia
1. Taenia solium
2. Taenia saginata
Diphyllobothrium

Echinococcus
Cestódeos de menor relevância
Teste seu conhecimento
Ver também

INTRODUÇÃO

Os platelmintos (*plati*, chato; *helminto*, verme) dividem-se em duas classes: Cestoda (tênias) e Trematoda (outros vermes). Os trematódeos são descritos no Capítulo 55.

As tênias são formadas por duas partes principais: uma cabeça arredondada, denominada **escólex**, e um corpo plano, que consiste em múltiplos segmentos. Cada segmento é chamado de **proglótide**. O escólex possui mecanismos especializados para ligar-se à parede intestinal, isto é, ventosas, ganchos ou sulcos de sucção. O verme cresce ao adicionar novas proglótides a partir de seu centro germinativo, próximo ao escólex. As proglótides mais antigas da extremidade distal estão grávidas e produzem muitos ovos, os quais são excretados nas fezes e transmitidos a diferentes hospedeiros intermediários, como gado bovino, porcos e peixes.

Os seres humanos geralmente adquirem a infecção pela ingestão de carne malcozida ou peixes contendo as larvas. Contudo, em duas importantes doenças humanas, cisticercose e hidatidose, os ovos são ingeridos e as larvas resultantes causam a doença.

Existem quatro cestódeos de relevância médica: *Taenia solium*, *Taenia saginata*, *Diphyllobothrium latum* e *Echinococcus granulosus*. Suas características são resumidas na Tabela 54-1, ao passo que os estágios de relevância médica do ciclo de vida desses organismos são descritos na Tabela 54-2. Três cestódeos de menor relevância, *Echinococcus multilocularis, Hymenolepis nana* e *Dipylidium caninum*, são descritos ao fim deste capítulo.

TAENIA

Existem dois importantes patógenos humanos no gênero *Taenia*: *T. solium* (tênia de suínos) e *T. saginata* (tênia de bovinos).

TABELA 54-1 Características de cestódeos (tênias) de relevância médica

Cestódeo	Modo de transmissão	Hospedeiro(s) intermediário(s)	Principais locais afetados no corpo humano	Diagnóstico	Tratamento
Taenia solium	(A) Ingestão de larvas presentes na carne de porco malcozida	Porcos	Intestino	Proglótides nas fezes	Praziquantel
	(B) Ingestão de ovos em alimentos ou água contaminados por fezes humanas		Encéfalo e olhos (cisticercos)	Biópsia, tomografia computadorizada (TC)	Praziquantel, albendazol ou remoção cirúrgica dos cisticercos
Taenia saginata	Ingestão de larvas na carne bovina malcozida	Gado bovino	Intestino	Proglótides nas fezes	Praziquantel
Diphyllobothrium latum	Ingestão de larvas em peixe malcozido	Copépodes e peixes	Intestino	Ovos operculados nas fezes	Praziquantel
Echinococcus granulosus	Ingestão de ovos em alimentos contaminados por fezes caninas	Carneiros	Fígado, pulmões e encéfalo (cistos hidáticos)	Biópsia, TC, sorologia	Albendazol ou remoção cirúrgica dos cistos

TABELA 54-2 Estágios de relevância médica no ciclo de vida de cestódeos (tênias)

Microrganismo	Inseto-vetor	Estágio em que infecta seres humanos	Estágio(s) mais associado(s) à doença em seres humanos	Importante(s) estágio(s) fora de seres humanos
Taenia solium	Nenhum	1. Larva em carne de porco malcozida	Tênia adulta no intestino	Larva no músculo de porco
		2. Ovos em alimentos ou água contaminados com fezes humanas	Cisticerco, sobretudo no encéfalo	Nenhum
Taenia saginata	Nenhum	Larva em carne de gado malcozida	Tênia adulta no intestino	Larva no músculo de porco
Diphyllobothrium latum	Nenhum	Larva em carne de peixe malcozida	Tênia adulta no intestino pode causar deficiência de vitamina B_{12}	Larva no músculo de peixe de água doce
Echinococcus granulosus	Nenhum	Ovos em alimentos ou água contaminados com fezes de cachorro	Cistos hidáticos, principalmente no fígado e nos pulmões	Tênia adulta no intestino de cães produz ovos

1. Taenia solium

Doença

A forma adulta de *T. solium* causa teníase. As larvas de *T. solium* causam cisticercose.

Propriedades importantes

O ciclo de vida da *T. solium* é apresentado na Figura 54-1. A *T. solium* pode ser identificada por seu escólex, que possui **quatro ventosas e um círculo de ganchos**, e por suas proglótides grávidas, que possuem de cinco a 10 ramificações uterinas principais (Figs. 54-2A, B e 54-3). Ao microscópio, os ovos exibem o mesmo aspecto que aqueles de *T. saginata* e de espécies de *Echinococcus* (Fig. 54-4A).

Na teníase, a tênia adulta localiza-se no intestino humano (ver Fig. 54-1). Isso ocorre quando seres humanos são infectados pela ingestão de carne de **porco** crua ou malcozida contendo as larvas, denominadas **cisticercos**. (Um cisticerco é uma vesícula do tamanho de uma ervilha, preenchida por fluido e com um escólex invaginado.) No intestino delgado, as larvas aderem-se à parede intestinal e crescem por cerca de 3 meses, originando vermes adultos que medem até 5 m. As proglótides terminais grávidas, contendo diversos ovos, desprendem-se diariamente, são eliminadas nas fezes e acidentalmente ingeridas por porcos. Observa-se que os porcos são infectados pelos ovos do verme; portanto, as larvas (cisticercos) são encontradas nos porcos. Um embrião com seis ganchos (oncosfera) desenvolve-se a partir de cada ovo no intestino do porco. Os embriões penetram em um vaso sanguíneo e são transportados a músculos esqueléticos. Desenvolvem-se em cisticercos no músculo, onde permanecem até serem ingeridos por um ser humano. Os seres humanos são os hospedeiros definitivos, ao passo que os porcos são os hospedeiros intermediários.

Na cisticercose, ocorre uma sequência mais perigosa, quando um indivíduo **ingere os ovos do verme** em alimentos ou água contaminados por fezes humanas (Fig. 54-5). Observa-se que na cisticercose os seres humanos são infectados pelos ovos excretados nas fezes humanas, e *não* pela ingestão de carne de porco malcozida. Além disso, os porcos não contêm o verme adulto em seu intestino, de modo que não são a fonte dos ovos responsáveis pela cisticercose humana. Os ovos eclodem no intestino delgado, e as oncosferas penetram através da parede, atingindo um vaso sanguíneo. Eles podem se disseminar para muitos órgãos, especialmente para os olhos, pele e cérebro, onde se encistam para a formação de cisticercos (Fig. 54-6). Cada cisticerco contém uma larva.

Patogênese e epidemiologia

A tênia adulta aderida à parede intestinal causa poucos danos. Os cisticercos, por outro lado, podem tornar-se muito volumosos, sobretudo no **encéfalo**, onde se manifestam como uma **lesão ocupante de espaço** (ver Fig. 54-6). Cisticercos vivos não causam inflamação, entretanto, quando morrem, podem liberar substâncias que provocam uma resposta inflamatória. Por fim, os cisticercos calcificam-se.

A epidemiologia da teníase e da cisticercose está relacionada ao acesso dos porcos às fezes humanas e ao consumo de carne de porco crua ou malcozida. A doença ocorre mundialmente, porém é endêmica em regiões da Ásia, da América do Sul e do Leste Europeu. A maioria dos casos nos Estados Unidos é importada.

Achados clínicos

A maioria dos pacientes com tênias adultas é assintomática, podendo, contudo, ocorrer anorexia e diarreia. Alguns indivíduos podem observar proglótides nas fezes. A cisticercose no encéfalo causa cefaleia, vômitos e convulsões. A cisticercose ocular pode manifestar-se como uveíte ou retinite, ou as larvas podem ser visualizadas flutuando no vítreo. Nódulos subcutâneos contendo cisticercos ocorrem com frequência. Os cistos também são comumente encontrados no músculo esquelético.

Diagnóstico laboratorial

A identificação de *T. solium* consiste na observação de proglótides grávidas, com entre 5 e 10 ramificações uterinas principais nas fezes. Em contrapartida, proglótides de *T. saginata* apresentam entre 15 e 20 ramificações uterinas principais. Ovos são encontrados nas fezes com menor frequência do que nas proglótides. O diagnóstico de cisticercose depende da comprovação da presença do cisto no tecido, geralmente por remoção cirúrgica ou tomografia computadorizada (TC). Ensaios sorológicos (p. ex., o ensaio imunoabsorvente ligado à enzima [Elisa]) que detectam anticorpos contra antígenos de *T. solium* encontram-se disponíveis, porém podem ser negativos na neurocisticercose.

Tratamento

Praziquantel é o tratamento de escolha para vermes intestinais. O tratamento de cisticercose consiste em praziquantel ou albendazol, embora a excisão cirúrgica possa ser necessária.

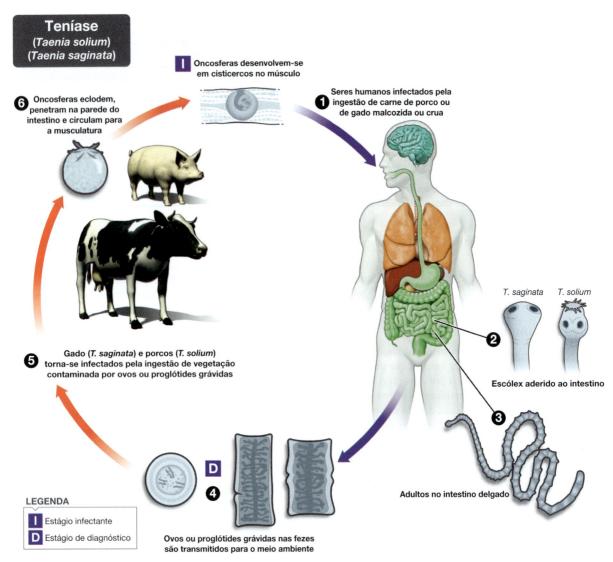

FIGURA 54-1 *Taenia solium* e *Taenia saginata*. Ciclo de vida. O lado direito da figura descreve os estágios no interior de seres humanos (setas roxas). Os seres humanos são infectados na etapa 1, quando ingerem carne de **porco** (*T. solium*) ou de gado (*T. saginata*) malcozida contendo cisticercos (estágio larval). Tênias adultas formam-se no intestino e depositam ovos. Porcos e gado são infectados quando ingerem ovos ou proglótides presentes em fezes humanas. O lado esquerdo da figura descreve os estágios no interior de porcos e de gado (setas vermelhas). (Fonte: Public Health Image Library, Centers for Disease Control and Prevention.)

Prevenção

A prevenção da teníase envolve o cozimento adequado da carne de porco e o descarte apropriado de dejetos, de modo a impedir que os porcos ingiram fezes humanas. A prevenção da cisticercose consiste no tratamento dos pacientes para impedir a autoinfecção, além da adoção de medidas higiênicas apropriadas, incluindo lavagem das mãos, a fim de prevenir a contaminação de alimentos com os ovos.

2. Taenia saginata

Doença

Taenia saginata causa teníase. As larvas de *Taenia saginata* não causam cisticercose.

Propriedades importantes

Taenia saginata possui um escólex com quatro ventosas, mas, ao contrário da *T. solium*, **não apresenta ganchos**. Suas proglótides grávidas apresentam de 15 a 25 ramificações uterinas principais, em contraste com as proglótides de *T. solium* que apresentam de 5 a 10 (ver Figs. 54-2C e D). Os ovos são morfologicamente indistinguíveis dos de *T. solium*.

O ciclo de vida da *T. saginata* é apresentado na Figura 54-1. Os seres humanos são infectados pela ingestão de **carne bovina** crua ou malcozida contendo larvas (cisticercos). No intestino delgado, as larvas aderem à parede intestinal, e após cerca de três meses tornam-se vermes adultos, medindo até 10 m (Fig. 54-7). As proglótides grávidas, então, desprendem-se, são eliminadas nas fezes e ingeridas pelo gado bovino. Os embriões (**oncosferas**) saem dos ovos no intestino

CAPÍTULO 54 • Cestódeos 443

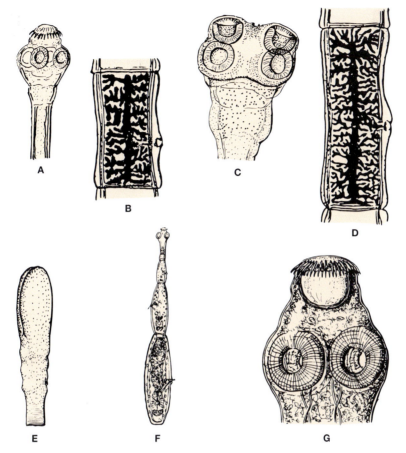

FIGURA 54-2   **A:** Escólex de *Taenia solium* com ventosas e ganchos (aumento de 10x). **B:** Proglótide grávida de *Taenia solium*. Ela apresenta menos ramificações uterinas que a proglótide de *Taenia saginata* (consultar a Fig. D) (aumento de 2x). **C:** Escólex de *T. saginata* com ventosas (aumento de 10x). **D:** Proglótide grávida de *T. saginata* (aumento de 2x). **E:** Escólex de *Diphyllobothrium latum* com sulcos de sucção (aumento de 7x). **F:** Verme adulto completo de *Echinococcus granulosus* (aumento de 7x). **G:** Escólex adulto de *E. granulosus* (aumento de 70x).

da vaca e penetram em um vaso sanguíneo, sendo transportados aos músculos esqueléticos. No músculo, desenvolvem-se em cisticercos. O ciclo é completado quando os cisticercos são ingeridos. Os seres humanos são os hospedeiros definitivos, ao passo que o gado bovino é o hospedeiro intermediário. Diferentemente de *T. solium*, *T. saginata* **não causa cisticercose** em seres humanos.

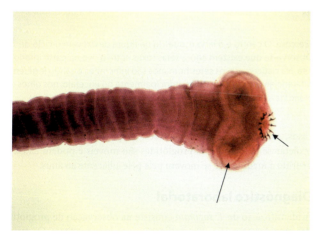

FIGURA 54-3   *Taenia solium* – escólex e várias proglótides. A seta longa indica uma das quatro ventosas no escólex da *Taenia solium*. A seta curta indica o círculo do gancho. As proglótides podem ser vistas estendendo-se do escólex em direção ao lado esquerdo da imagem. (Fonte: Dr. M. Melvin, Public Health Image Library, Centers for Disease Control and Prevention.)

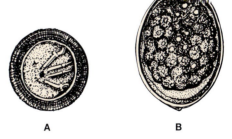

FIGURA 54-4   **A:** Ovo de *Taenia solium* contendo embrião de oncosfera. Quatro ganchos são visíveis. Ovos de *Taenia saginata* e *Echinococcus granulosus* são muito similares a ovos de *Taenia solium*, mas não possuem ganchos. **B:** Ovo de *Diphyllobothrium latum* contendo um opérculo em sua porção superior (aumento de 300x).

444   PARTE VI • Parasitologia

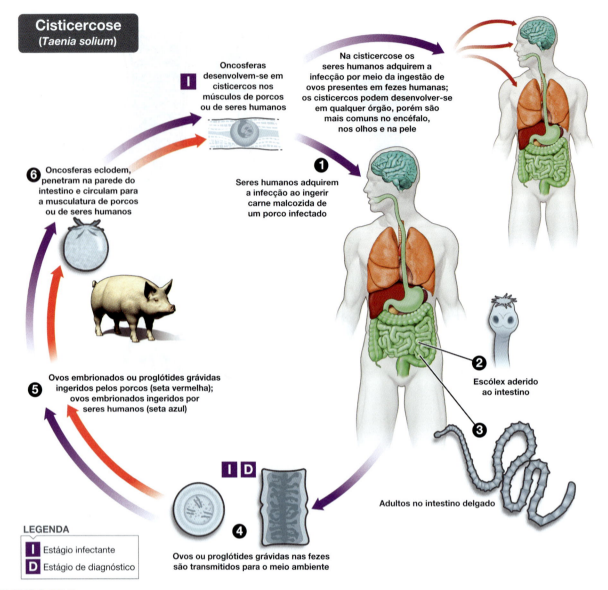

FIGURA 54-5 *Taenia solium*. Ciclo de vida incluindo o estágio de cisticercose. O centro e o lado esquerdo da figura descrevem o ciclo de *T. solium* no interior de seres humanos e de porcos, semelhante à Figura 54-1. Observa-se que existem agora setas roxas entre o ovo na parte inferior que vão para o lado esquerdo da figura até o indivíduo na parte superior direita. Na cisticercose, os seres humanos são infectados quando ingerem os ovos de *T. solium* no alimento contaminado com fezes humanas. Os ovos diferenciam-se em cisticercos, principalmente no encéfalo, nos olhos e na pele. (Fonte: Dr. Alexander J. da Silva and Melanie Moser, Centers for Disease Control and Prevention.)

Patogênese e epidemiologia

Poucos danos resultam da presença do verme adulto no intestino delgado. A epidemiologia da teníase causada por *T. saginata* está associada ao acesso do gado bovino às fezes humanas e ao consumo de carne bovina crua ou malcozida. A doença é disseminada mundialmente, entretanto, é endêmica na África, na América do Sul e no Leste Europeu. Nos Estados Unidos, a maioria dos casos é importada.

Achados clínicos

A maioria dos pacientes com tênias adultas é assintomática, contudo, podem ocorrer mal-estar geral e cólicas moderadas. Em alguns casos, surgem proglótides nas fezes, as quais podem até mesmo projetar-se pelo ânus. As proglótides são móveis e podem causar prurido à medida que se movem pela pele adjacente ao ânus.

Diagnóstico laboratorial

A identificação de *T. saginata* consiste na observação de proglótides grávidas com 15 a 20 ramificações uterinas nas fezes. Os ovos são encontrados com menor frequência nas fezes do que nas proglótides.

Tratamento

O tratamento de escolha é o praziquantel.

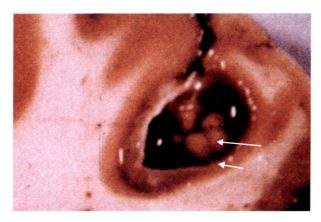

FIGURA 54-6 Cisticerco de *Taenia solium* no encéfalo – a seta longa indica uma larva de *T. solium*. A seta curta indica a parede do cisticerco (saco) que envolve a larva. (Reproduzida com a permissão de Rhodes B. Holliman, PhD, Professor Emeritus, Virgina Tech.)

Prevenção

A prevenção envolve o cozimento adequado da carne bovina e o descarte adequado dos dejetos, de modo a impedir que o gado consuma fezes humanas.

DIPHYLLOBOTHRIUM

Doença

Diphyllobothrium latum, a tênia de peixes, causa difilobotríase.

Propriedades importantes

Ao contrário dos demais cestódeos, os quais apresentam ventosas, o escólex de *D. latum* apresenta dois **sulcos de sucção** alongados, pelos quais o verme se adere à parede intestinal (ver Fig. 54-2E). O escólex não apresenta ganchos, diferentemente de *T. solium* e *Echinococcus*. As proglótides são mais largas que longas, e o útero grávido apresenta-se na forma de roseta. Ao contrário dos ovos de outras tênias, que são esféricos, os ovos de *D. latum* são ovais e apresentam uma abertura semelhante a uma tampa (opérculo) em uma extremidade (Fig. 54-4B). *Diphyllobothrium latum* é a tênia que atinge o maior comprimento, medindo até 13 m.

Os seres humanos são infectados pela ingestão de **peixe cru ou malcozido** contendo larvas (denominadas larvas plerocercoides ou espárgano). No intestino delgado, as larvas aderem à parede intestinal e desenvolvem-se em vermes adultos. As proglótides grávidas liberam ovos fertilizados por meio de um poro genital e eles são eliminados nas fezes. Os ovos imaturos devem ser depositados em água doce para que o ciclo de vida prossiga. Os embriões desenvolvem-se a partir dos ovos e são ingeridos por pequenos crustáceos copépodes (primeiros hospedeiros intermediários). Nestes, os embriões diferenciam-se e formam larvas procercoides na cavidade corporal. Quando o copépode é ingerido por peixes de água doce (p. ex., lúcio, truta e percídeos), as larvas diferenciam-se em plerocercoides no músculo do peixe (segundo hospedeiro intermediário). O ciclo é completado quando o peixe cru ou malcozido é ingerido por seres humanos (hospedeiros definitivos).

Patogênese e epidemiologia

A infecção por *D. latum* causa poucos danos ao intestino delgado. Em alguns indivíduos, ocorre anemia megaloblástica como resultado da deficiência de vitamina B_{12}, causada pela captação preferencial da vitamina pelo verme.

A epidemiologia da infecção por *D. latum* está relacionada à ingestão de peixe cru ou malcozido, assim como à contaminação de corpos de água doce com fezes humanas. A doença ocorre em nível mundial, contudo, é endêmica em regiões onde existe o costume de ingerir peixe cru, como Escandinávia, norte da Rússia, Japão, Canadá e determinados Estados do Centro-Norte dos Estados Unidos.

Achados clínicos

A maioria dos pacientes é assintomática, porém podem ocorrer desconforto abdominal e diarreia.

Diagnóstico laboratorial

O diagnóstico depende da observação dos ovos característicos (i.e., dos ovos ovais, marrom-amarelados, com opérculo em uma das extremidades, nas fezes). Não há teste sorológico.

Tratamento

O tratamento de escolha é o praziquantel.

Prevenção

A prevenção envolve o cozimento adequado de peixes e o descarte apropriado das fezes humanas.

ECHINOCOCCUS

Doença

Echinococcus granulosus (tênia do cão) causa a equinococose. A larva de *E. granulosus* causa a doença cística hidática unilocular.

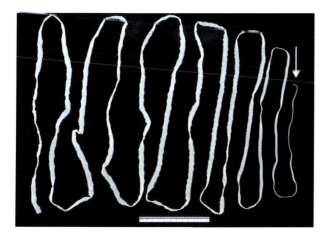

FIGURA 54-7 *Taenia saginata* – tênia adulta. Observa-se o diminuto escólex no lado direito da imagem e as proglótides grávidas no lado esquerdo da imagem. A seta branca indica o escólex. A régua tem 30,5 cm. (Fonte: Public Health Image Library, Centers for Disease Control and Prevention.)

A doença hidática multilocular é causada por *E. multilocularis*, patógeno de menor relevância discutido a seguir.

Propriedades importantes

Echinococcus granulosus é **uma das menores tênias**, sendo composto por um escólex e apenas três proglótides (ver Figs. 54-2F e G e Fig. 54-8). O escólex apresenta um círculo de ganchos e quatro ventosas, assim como *T. solium*. Os **cães** são os hospedeiros definitivos mais importantes. Os hospedeiros intermediários geralmente são as **ovelhas**. Os seres humanos são, quase sempre, hospedeiros intermediários terminais.

O ciclo de vida de *E. granulosus* é apresentado na Figura 54-9. No ciclo de vida típico, os vermes presentes no intestino do cão liberam milhares de ovos, os quais são ingeridos por ovelhas (ou seres humanos) (ver Fig. 54-4). Os embriões presentes na oncosfera desenvolvem-se no intestino delgado e migram, em geral, até o fígado, mas também para os pulmões, os ossos e o encéfalo. Os embriões se desenvolvem em grandes **cistos hidáticos** preenchidos por fluido, cuja camada germinativa interna produz muitos protoescólex (forma larval) (Fig. 54-10) no interior de "cápsulas prolígeras". O ciclo de vida é completado quando as vísceras (p. ex., fígado contendo cistos hidáticos) de ovelhas abatidas são ingeridas por cachorros.

Patogênese e epidemiologia

Echinococcus granulosus geralmente forma um grande cisto preenchido por fluido (unilocular) que contém milhares de protoescólex individuais, bem como, muitos "cistos-filhos". Os protoescólex individuais situados na parte inferior do cisto grande são chamados de "areia hidática". O cisto atua como uma lesão ocupante de espaço, causando pressão sobre o tecido adjacente. A camada externa do cisto consiste em tecido espesso e fibroso produzido pelo hospedeiro. O fluido do cisto contém antígenos do parasita, que podem sensibilizar o hospedeiro. Posteriormente, quando o cisto se rompe espontaneamente, ou durante trauma ou remoção cirúrgica, pode ocorrer **choque anafilático** com risco à vida. A ruptura de um cisto pode também causar ampla disseminação de protoescólex.

A doença é encontrada principalmente em pastores que vivem na região do Mediterrâneo, no Oriente Médio e na Austrália. Nos Estados Unidos, os Estados do Oeste relatam o maior número de casos.

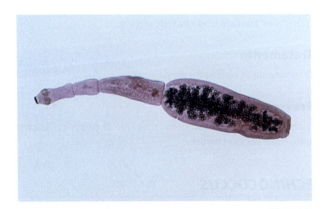

FIGURA 54-8 *Echinococcus granulosus* – verme adulto apresentando o escólex com ganchos e ventosas e três proglótides. A proglótide terminal apresenta muitas ramificações uterinas com ovos. (Fonte: Dr. Peter Schantz, Centers for Disease Control and Prevention.)

Achados clínicos

A maioria dos indivíduos com cistos hidáticos é assintomática, entretanto, cistos hepáticos podem causar **disfunção hepática**. Cistos nos pulmões podem erodir, atingindo um brônquio e causando escarro sanguinolento, enquanto cistos cerebrais podem causar cefaleia e sinais neurológicos focais. A ruptura do cisto pode causar choque anafilático fatal.

Diagnóstico laboratorial

O diagnóstico baseia-se no exame microscópico para demonstrar a presença de cápsulas prolígeras contendo múltiplos protoescólex ou em testes sorológicos (p. ex., o teste de hemaglutinação indireto).

Tratamento

O tratamento envolve albendazol, acompanhado ou não da remoção cirúrgica do cisto. Devem ser adotados cuidados extremos para impedir a liberação dos protoescólex durante a cirurgia. Um agente protoscolicida (p. ex., solução salina hipertônica) deve ser injetado no cisto, a fim de matar os organismos e prevenir a disseminação acidental.

Prevenção

A prevenção da doença em seres humanos envolve não alimentar cães com vísceras de ovelhas abatidas.

CESTÓDEOS DE MENOR RELEVÂNCIA

1. Echinococcus multilocularis

Muitas das características desse organismo são similares às de *E. granulosus*, entretanto, os hospedeiros definitivos são principalmente raposas, e os hospedeiros intermediários são diferentes roedores. Os seres humanos são infectados pela ingestão acidental de alimento contaminado por fezes de raposa. A doença ocorre principalmente em caçadores, sendo endêmica na Europa Setentrional, na Sibéria e nas províncias ocidentais do Canadá. Nos Estados Unidos, ocorre nas Dakotas do Norte e do Sul, no Minnesota e no Alaska.

No interior do fígado humano, as larvas formam cistos multiloculados, contendo poucos protoescólex. Não há formação de cápsula fibrosa externa, de modo que a proliferação dos cistos prossegue, conferindo um aspecto em favo de mel, com centenas de pequenas vesículas. O quadro clínico geralmente envolve icterícia e emagrecimento. O prognóstico é desfavorável. O tratamento com albendazol pode ser bem-sucedido em alguns casos. Remoção cirúrgica pode ser viável.

2. Hymenolepis nana

Hymenolepis nana (a tênia anã) é a tênia **mais frequentemente** encontrada nos Estados Unidos. Apresenta apenas 3 a 5 cm de comprimento e difere de outras tênias pelo fato de seus ovos serem **diretamente infecciosos** para seres humanos (i.e., ovos ingeridos podem desenvolver-se em vermes adultos, sem hospedeiro intermediário). No interior do duodeno, os ovos rompem-se e diferenciam-se em larvas cisticercoides e, em seguida, em vermes adultos. Proglótides grávidas desprendem-se, desintegram-se e liberam ovos fertilizados. Os ovos são eliminados nas fezes ou podem reinfectar o intestino delgado (autoinfecção). Ao contrário da infecção por

CAPÍTULO 54 • Cestódeos 447

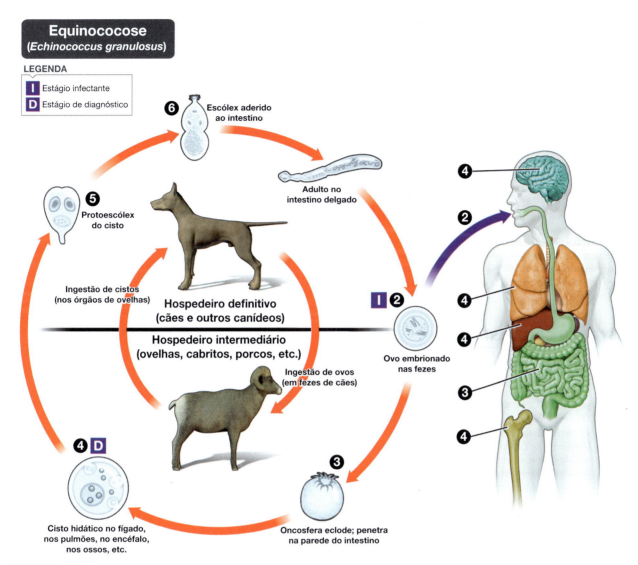

FIGURA 54-9 *Echinococcus granulosus*. Ciclo de vida. O centro e o lado esquerdo da figura descrevem o ciclo natural de *E. granulosus* no interior de cães (parte superior) e ovelhas (parte inferior). Os cães são os hospedeiros definitivos e contêm a tênia adulta no intestino. As ovelhas são um importante hospedeiro intermediário e ingerem ovos das fezes dos cães. Os cistos hidáticos contendo larvas se formam na ovelha. Os seres humanos tornam-se hospedeiros intermediários acidentais terminais ou não competentes (*dead end*) quando ingerem alimentos contaminados com fezes de cães contendo os ovos (nº 2 na seta azul à direita). Os embriões nas oncosferas eclodem dos ovos no intestino humano (nº 3 na figura humana). Cistos hidáticos contendo protoescólex (larvas) se formam principalmente no fígado, pulmão, cérebro e ossos (nº 4 na figura humana). (Fonte: Dr. Alexander J. da Silva and Melanie Moser, Centers for Disease Control and Prevention.)

outras tênias, em que apenas um verme adulto encontra-se presente, são encontrados diversos vermes *H. nana* (às vezes, centenas).

A infecção causa poucos danos, e a maioria dos pacientes é assintomática. O organismo é encontrado mundialmente, em geral, nos trópicos. Nos Estados Unidos, é mais prevalente nos Estados do Sudeste, geralmente em crianças. O diagnóstico é baseado na observação dos ovos nas fezes. A propriedade característica dos ovos de *H. nana* são os 8 ou 10 filamentos polares situados entre a membrana da larva de seis ganchos e o envoltório externo. O tratamento consiste na administração de praziquantel. A prevenção consiste na adoção de medidas adequadas de higiene pessoal e em evitar a contaminação fecal dos alimentos e da água.

3. Dipylidium caninum

Dipylidium caninum é a tênia mais comum em cães e gatos. Ocasionalmente infecta seres humanos, muitas vezes, crianças pequenas, enquanto brincam com seus animais de estimação. A infecção humana ocorre quando pulgas de cães ou gatos carregando cisticercos são ingeridas. Os cisticercos desenvolvem-se em tênias adultas no intestino delgado. A maioria das infecções humanas é assintomática, porém diarreia e prurido anal podem ocorrer. O diagnóstico nos animais e nos seres humanos é realizado pela observação das típicas proglótides "em forma de barril" nas fezes ou nas fraldas. Niclosamida é o fármaco de escolha.

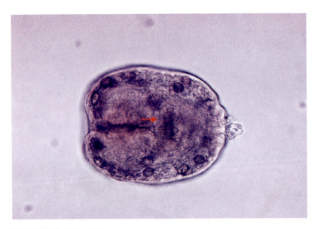

FIGURA 54-10 *Echinococcus granulosus* – protoescólex de *Echinococcus*. Os protoescólex compõem a "areia hidática" no interior do cisto hidático. A seta aponta para uma área em que vários ganchos podem ser visualizados. (Fonte: Dr. L. Moore, Jr., Centers for Disease Control and Prevention.)

TESTE SEU CONHECIMENTO

1. Em relação à *Taenia solium*, qual das seguintes opções é a mais correta?
   (A) O escólex de *T. solium* tem quatro ventosas e um círculo de ganchos.
   (B) O fármaco de escolha para vermes adultos em seres humanos é o metronidazol.
   (C) O cisticerco de *T. solium* contém os ovos maduros do organismo.
   (D) No laboratório, a identificação de vermes adultos é baseada na descoberta do escólex típico nas fezes.
   (E) A ingestão de proglótides terminais de *T. solium* por porcos resulta em tênias maduras no intestino dos porcos.

2. A cisticercose é comumente adquirida por meio de:
   (A) Consumo de água contaminada com fezes de porcos infectados.
   (B) Consumo de água contaminada com fezes de vacas infectadas.
   (C) Consumo de água contaminada com fezes de seres humanos infectados.
   (D) Ingestão de carne malcozida de porco infectado.
   (E) Ingestão de carne malcozida de gado bovino infectado.

3. Em relação a *D. latum*, qual das seguintes opções é a mais correta?
   (A) O gado é o hospedeiro intermediário mais importante.
   (B) A anemia megaloblástica pode ocorrer como resultado da deficiência de vitamina B_{12}.
   (C) O diagnóstico laboratorial depende da descoberta do escólex com ganchos nas fezes.
   (D) A infecção é adquirida pela ingestão de ovos em alimentos e água contaminados com fezes de seres humanos.
   (E) A larva migra do trato gastrintestinal pela circulação portal para o fígado, onde podem ocorrer abscessos.

4. Em relação à *Echinococcus granulosus*, qual das seguintes alternativas é a mais correta?
   (A) O fármaco de escolha para infecção por *E. granulosus* é o metronidazol.
   (B) Os cães consistem em uma parte requerida do ciclo de vida do organismo causador.
   (C) *E. granulosum* é uma das mais longas tênias, às vezes medindo 3 m.
   (D) A larva de *E. granulosus* migra geralmente para o músculo esquelético, onde causa um abscesso.
   (E) O principal modo de transmissão para seres humanos é a ingestão de ovos em alimentos e água contaminados com fezes humanas.

5. Sua paciente é uma menina de 15 anos com histórico de dor de cabeça de duração de 2 semanas, vômito e histórico de três dias de confusão e discurso incoerente. Ela nasceu no Equador, mas se mudou para os Estados Unidos cinco anos atrás. Imagens de ressonância magnética (RM) do cérebro revelaram múltiplas lesões bilateralmente. No dia seguinte, ela apresentou uma convulsão e faleceu. Na necropsia, as lesões no encéfalo consistiram em um saco semelhante a um cisto contendo uma larva. Das seguintes opções, qual é a causa mais provável?
   (A) *Dipylidium latum*.
   (B) *Echinococcus granulosus*.
   (C) *Taenia saginata*.
   (D) *Taenia solium*.

6. Seu paciente é um homem de 40 anos com um ocasional desconforto abdominal no lado superior direito, mas está aparentemente bem. No exame, seu fígado está aumentado. A ressonância magnética revelou uma massa cística no fígado. Em uma anamnese, ele disse que nasceu e cresceu na região rural da Argentina em um rancho de ovelhas e veio para os Estados Unidos há 10 anos. Das seguintes opções, qual é a causa mais provável?
   (A) *Dipylidium latum*.
   (B) *Echinococcus granulosus*.
   (C) *Taenia saginata*.
   (D) *Taenia solium*.

7. Sua paciente é uma mulher de 20 anos que é uma imigrante recente da América Central. No exame de rotina, um teste de fezes de ovos e parasitas revelou ovas semelhantes aos de *Taenia solium*. Em relação às seguintes opções, qual a melhor escolha de fármaco para tratar essa paciente?
   (A) Ivermectina.
   (B) Pentamidina.
   (C) Praziquantel.
   (D) Pirimetamina e sulfadiazina.
   (E) Estibogluconato.

RESPOSTAS

(1) **(A)**
(2) **(C)**
(3) **(B)**
(4) **(B)**
(5) **(D)**
(6) **(B)**
(7) **(C)**

VER TAMBÉM

- Breves **resumos dos organismos** descritos neste capítulo iniciam-se na página 683. Favor consultar esses resumos para uma rápida revisão do material essencial.
- Mais **questões para autoavaliação** sobre os temas discutidos neste capítulo são encontradas na seção de Parasitologia da Parte XIII: Questões para autoavaliação, a partir da página 732. Consulte também a Parte XIV: Simulado de provas e concursos, a partir da página 753.

C A P Í T U L O

55

Trematódeos

CONTEÚDO DO CAPÍTULO

Introdução

Schistosoma

Clonorchis

Paragonimus

Trematódeos de menor relevância

    Fasciola

    Fasciolopsis

    Heterophyes

Teste seu conhecimento

Ver também

INTRODUÇÃO

Trematoda (trematódeos) e *Cestoda* (tênias) são duas grandes classes de parasitas do filo *Platyhelminthes*. Os trematódeos mais importantes são as espécies de *Schistosoma* (vermes do sangue), *Clonorchis sinensis* (vermes hepáticos) e *Paragonimus westermani* (vermes pulmonares). Os esquistossomos apresentam o maior impacto em termos do número de indivíduos infectados, da morbidade e da mortalidade. As características dos trematódeos de relevância médica são resumidas na Tabela 55-1, e os estágios de relevância médica do ciclo de vida desses organismos são descritos na Tabela 55-2. Três trematódeos de menor relevância, *Fasciola hepatica*, *Fasciolopsis buski* e *Heterophyes heterophyes*, são descritos ao fim deste capítulo.

O ciclo de vida dos trematódeos de relevância médica envolve um ciclo sexuado em seres humanos (hospedeiros definitivos) e a reprodução assexuada em **caramujos de água doce** (hospedeiros intermediários) (Fig. 55-1). A transmissão aos seres humanos ocorre pela penetração na pele por **cercárias** de vida livre dos esquitossomos (Figs. 55-2D e 55-3) ou pela ingestão de cistos em peixes ou caranguejos malcozidos (crus) na infecção por *Clonorchis* e *Paragonimus*, respectivamente.

Trematódeos que causam doença humana não são endêmicos nos Estados Unidos. Entretanto, imigrantes de regiões tropicais, sobretudo Sudeste Asiático, são frequentemente infectados.

TABELA 55-1   **Características de trematódeos (vermes parasitas) de relevância médica**

Trematódeo	Modo de transmissão	Principais locais afetados	Hospedeiro(s) intermediário(s)	Características diagnósticas dos ovos	Área(s) endêmica(s)	Tratamento
Schistosoma mansoni	Penetração na pele	Veias do cólon	Caramujo	Grande espinho lateral	África, América Latina (Caribe e Brasil)	Praziquantel
Schistosoma japonicum	Penetração na pele	Veias do intestino delgado, fígado	Caramujo	Pequeno espinho lateral	Ásia	Praziquantel
Schistosoma haematobium	Penetração na pele	Veias da bexiga urinária	Caramujo	Grande espinho terminal	África, Oriente Médio	Praziquantel
Clonorchis sinensis	Ingestão de peixe cru	Fígado	Caramujo e peixe	Operculado	Ásia	Praziquantel
Paragonimus westermani	Ingestão de caranguejo cru	Pulmões	Caramujo e caranguejo	Operculado	Ásia, Índia	Praziquantel

450 PARTE VI • Parasitologia

TABELA 55-2 Estágios de relevância médica do ciclo de vida de trematódeos (vermes parasitas)

Microrganismo	Inseto-vetor	Estágio em que infecta seres humanos	Estágio(s) mais associado(s) à doença em seres humanos	Estágio(s) importante(s) fora de seres humanos
Schistosoma mansoni, Schistosoma haematobium, Schistosoma japonicum	Nenhum	Cercárias penetram na pele	Vermes adultos alojados em veias mesentéricas ou da bexiga liberam ovos que causam granulomas	Miracídios (larvas ciliadas) infectam caramujos → cercárias infectam humanos
Clonorchis	Nenhum	Larva em carne de peixe malcozida	Vermes adultos vivem em ductos biliares	Ovos ingeridos por caramujos → cercárias infectam peixes
Paragonimus	Nenhum	Larvas no caranguejo malcozido	Vermes adultos vivem nos pulmões	Ovos ingeridos por caramujos → cercárias infectam caranguejos

SCHISTOSOMA

Doença

Espécies de *Schistosoma* causam esquistossomose. *Schistosoma mansoni* e *Schistosoma japonicum* afetam o **trato gastrintestinal**,[1] ao passo que *Schistosoma haematobium* afeta o **trato urinário**.

Propriedades importantes

O ciclo de vida das espécies de *Schistosoma* é apresentado na Figura 55-1. Ao contrário dos demais trematódeos, que são hermafroditas, os esquistossomos adultos são de **sexos distintos**, mas vivem presos um ao outro. A fêmea aloja-se em um sulco do macho, o canal ginecóforo ("esquisto"), onde o macho continuamente fertiliza os ovos da fêmea (ver Fig. 55-2A). As três espécies de *Schistosoma* podem ser diferenciadas pela aparência de seus ovos ao microscópio: os ovos de *S. mansoni* apresentam um **espinho lateral proeminente**, enquanto os ovos de *S. japonicum* possuem um pequeno espinho lateral e os ovos de *S. haematobium* apresentam um espinho terminal (Figs. 55-4A e B, 55-5 e 55-6). *S. mansoni* e *S. japonicum* adultos vivem nas veias mesentéricas, ao passo que *S. haematobium* vive nas veias de drenagem da bexiga urinária. Desse modo, esquistossomos são referidos como vermes **parasitas do sangue**.

Os seres humanos são infectados quando as **cercárias** de cauda bifurcada, de vida livre, penetram na pele (ver Figs. 55-2D e 55-3). Elas diferenciam-se em larvas (esquistossômulos), atingem o sangue e são transportadas pelas veias até a circulação arterial. As que penetram na artéria mesentérica superior cruzam a circulação portal e atingem o fígado, onde amadurecem em vermes adultos. *S. mansoni* e *S. japonicum* adultos migram contra o fluxo portal e alojam-se nas vênulas mesentéricas. *S. haematobium* adultos atingem as veias da bexiga por meio do plexo venoso entre o reto e a bexiga.

Em seu local venoso definitivo, a fêmea libera ovos fertilizados, que penetram no endotélio vascular e atingem o lúmen do intestino ou da bexiga, respectivamente. Os ovos são excretados nas fezes ou na urina e devem entrar em água doce, onde liberam larvas ciliadas, natatórias, chamadas de **miracídios**. Os miracídios então penetram nos **caracóis** e continuam o seu desenvolvimento e multiplicação produzindo muitas cercárias. (Os três esquistossomos utilizam diferentes espécies de caramujos como hospedeiros intermediários.) As cercárias deixam os caramujos, chegam à água doce e completam o ciclo ao penetrar na pele humana.

Patogênese e epidemiologia

A maioria dos achados patológicos é causada pela presença dos ovos no fígado, no baço ou na parede do intestino ou da bexiga. Os ovos no fígado induzem granulomas, que levam à fibrose, à hepatomegalia e à hipertensão portal. Os granulomas são formados em resposta aos antígenos secretados pelos ovos. Os hepatócitos, em geral, não são danificados, e os testes de função hepática permanecem normais. A hipertensão portal leva à **esplenomegalia**.

Os ovos de *S. mansoni* danificam a parede do cólon distal (vênulas mesentéricas inferiores), ao passo que os ovos de *S. japonicum* danificam as paredes dos intestinos delgado e grosso (vênulas mesentéricas superiores e inferiores). O dano é decorrente da digestão do tecido por enzimas proteolíticas produzidas pelo ovo, assim como da resposta inflamatória do hospedeiro, que forma granulomas nas vênulas. Os ovos de *S. haematobium* na parede da bexiga induzem granulomas e fibrose, podendo levar ao **carcinoma de bexiga**.

Os esquistossomos desenvolveram um notável processo de **evasão das defesas do hospedeiro**. Evidências indicam que sua superfície é revestida por antígenos do hospedeiro, limitando, assim, a capacidade de o sistema imune reconhecê-los como exógenos.

A epidemiologia da esquistossomose depende da presença de caramujos de água doce específicos, que atuam como hospedeiros intermediários. *S. mansoni* é encontrado na África e na América Latina (incluindo Porto Rico e Brasil), ao passo que *S. haematobium* é encontrado na África e no Oriente Médio. *S. japonicum* é encontrado apenas na Ásia, e é o único em que animais domésticos (p. ex., búfalo da água e porcos) funcionam como importantes reservatórios. Mais de 150 milhões de indivíduos das regiões tropicais da África, da Ásia e da América Latina são afetados.

Achados clínicos

A maioria dos pacientes é assintomática, porém infecções crônicas podem tornar-se sintomáticas. O estágio agudo, iniciado logo após a penetração das cercárias, consiste em prurido e dermatite, seguidos por febre, calafrios, diarreia, linfadenopatia e hepatosplenomegalia após 2 a 3 semanas. A eosinofilia é observada em resposta às larvas migratórias. Esse estágio geralmente regride espontaneamente.

---

[1]Assim como *Schistosoma mekongi*.

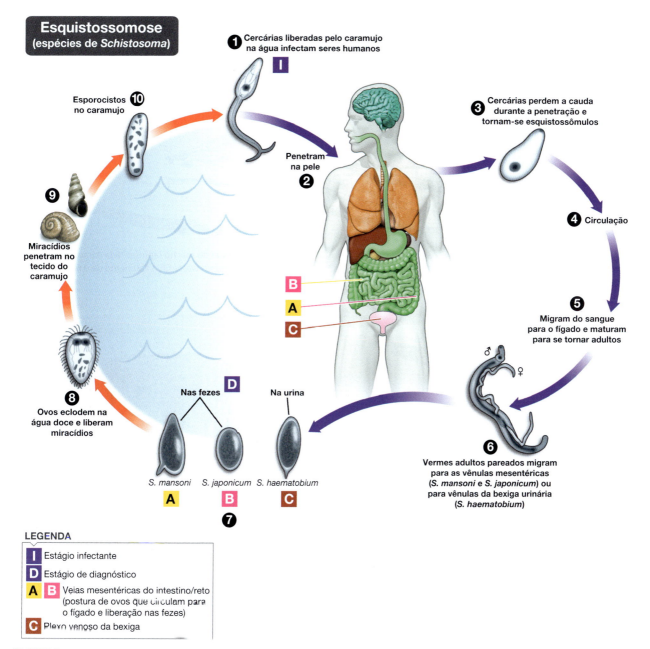

FIGURA 55-1 Espécies de *Schistosoma*. Ciclo de vida. O lado direito da figura descreve os estágios no interior de seres humanos (setas roxas). Os seres humanos são infectados na etapa 2, quando cercárias de vida livre penetram na pele humana. As cercárias se diferenciam em vermes adultos (dois sexos) que migram para as veias mesentéricas (*Schistosoma mansoni* e *Schistosoma japonicum*) ou para o plexo venoso da bexiga urinária (*Schistosoma haematobium*). Os vermes adultos botam ovos, os quais aparecem nas fezes (*S. mansoni* e *S. japonicum*) ou na urina (*S. haematobium*). Os ovos são conduzidos para a água doce, onde o estágio de miracídio infecta os caramujos que produzem as cercárias. O lado esquerdo da figura descreve os estágios na água doce e no caramujo (setas vermelhas). (Fonte: Dr. Alexander J. da Silva and Melanie Moser, Centers for Disease Control and Prevention.)

O estágio crônico pode apresentar morbidade e mortalidade significativas. Em pacientes com infecção por *S. mansoni* ou *S. japonicum*, pode ocorrer hemorragia gastrintestinal, hepatomegalia e esplenomegalia intensa. A causa mais comum de morte é a exsanguinação decorrente da ruptura de varizes esofágicas. Pacientes infectados por *S. haematobium* apresentam hematúria como principal queixa precoce. Infecções bacterianas sobrepostas no trato urinário ocorrem com frequência.

O "prurido do nadador", que consiste em pápulas pruriginosas, é um problema frequente em diversos lagos dos Estados Unidos. As pápulas são uma reação imune à presença de cercárias de esquistossomos não humanos na pele. As pápulas pruriginosas aparecem

452 PARTE VI • Parasitologia

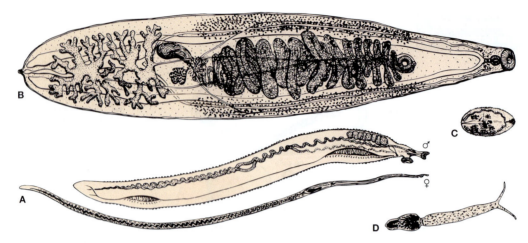

FIGURA 55-2 **A:** Adultos machos e fêmeas de *Schistosoma mansoni*. A fêmea vive na fenda do macho (apresentada como uma abertura ventral) (aumento de 6×). **B:** Adulto de *Clonorchis sinensis* (aumento de 6×). **C:** Adulto de *Paragonimus westermani* (aumento de 0,6×). **D:** Cercária de *Schistosoma mansoni* (aumento de 300×).

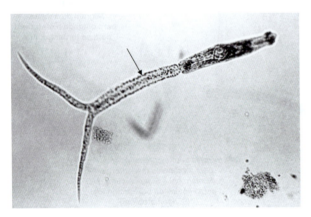

FIGURA 55-3 *Schistosoma* – cercária. A seta indica uma cercária de *Schistosoma*. Observa-se a cauda bifurcada típica no lado esquerdo da figura. (Fonte: The Minnesota Department of Health, R.N. Barr Library; Bibliotecários M. Rethlefson e M. Jones; Prof. W. Wiley, Public Health Image Library, Centers for Disease Control and Prevention.)

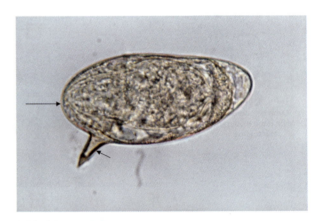

FIGURA 55-5 *Schistosoma mansoni* – ovo. A seta longa indica um ovo de *S. mansoni*. A seta curta indica seu grande espinho lateral. (Fonte: Public Health Image Library, Centers for Disease Control and Prevention.)

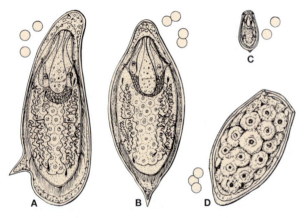

FIGURA 55-4 **A:** Ovo de *Schistosoma mansoni* apresentando o espinho lateral. **B:** Ovo de *Schistosoma haematobium* apresentando o espinho terminal. **C:** Ovo de *Clonorchis sinensis* apresentando opérculo. **D:** Ovo de *Paragonimus westermani* apresentando opérculo (aumento de 300×). (Os círculos representam hemácias.)

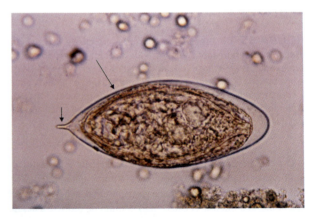

FIGURA 55-6 *Schistosoma haematobium* – ovo. A seta longa indica um ovo de *S. haematobium*. A seta curta indica seu espinho terminal. (Fonte: Public Health Image Library, Centers for Disease Control and Prevention.)

CAPÍTULO 55 • Trematódeos 453

dentro de minutos a horas após a exposição, indicando que estas são resultado de uma reação de hipersensibilidade imediata (mediada pela imunoglobulina [Ig]-E). Esses esquitossomos não humanos são incapazes de se replicar em seres humanos e não causam doença disseminada.

Diagnóstico laboratorial

O diagnóstico depende da observação dos ovos característicos nas fezes ou na urina. O grande espinho lateral de *S. mansoni* e o espinho rudimentar de *S. japonicum* são típicos, assim como o grande espinho terminal de *S. haematobium* (ver Figs. 55-4A e B, 55-5 e 55-6). Testes sorológicos não são úteis. Ocorre eosinofilia moderada.

Tratamento

Praziquantel é o tratamento de escolha para as três espécies.

Prevenção

A prevenção envolve o descarte adequado dos dejetos humanos e, quando possível, a erradicação do caramujo hospedeiro. Deve-se evitar a natação em regiões de infecção endêmica.

CLONORCHIS

Doença

Clonorchis sinensis causa clonorquíase (infecção por parasita hepático da Ásia).

Propriedades importantes

Os seres humanos são infectados pela ingestão de **peixe** cru ou malcozido, contendo as larvas encistadas (metacercárias). Após excistação no duodeno, os vermes parasitas imaturos penetram nos **ductos biliares** e diferenciam-se em adultos (ver Fig. 55-2B). Os adultos hermafroditas produzem ovos, os quais são excretados nas fezes (ver Fig. 55-4C). Ao chegar à água doce, os ovos são ingeridos por caramujos, os primeiros hospedeiros intermediários. Os ovos eclodem no interior do intestino e diferenciam-se inicialmente em larvas (rédias) e, então, em diversas cercárias de vida livre. As cercárias encistam sob as escamas de determinados peixes de água doce (hospedeiros intermediários secundários), sendo, então, ingeridas por seres humanos.

Patogênese e epidemiologia

Em algumas infecções, a resposta inflamatória pode causar hiperplasia e fibrose do trato biliar, mas geralmente não há lesões. A clonorquíase é endêmica na China, no Japão, na Coreia e na Indochina, onde afeta aproximadamente 20 milhões de indivíduos. A doença é observada nos Estados Unidos entre os imigrantes dessas regiões.

Achados clínicos

A maioria das infecções é assintomática. Em pacientes com grande carga de vermes, podem ocorrer dor abdominal superior, anorexia, hepatomegalia e eosinofilia.

Diagnóstico laboratorial

O diagnóstico é realizado a partir da observação dos típicos ovos pequenos, marrons e operculados nas fezes (ver Fig. 55-4C). Testes sorológicos não são úteis.

Tratamento

Praziquantel é um fármaco efetivo.

Prevenção

A prevenção concentra-se no cozimento adequado de peixes e no descarte adequado dos dejetos humanos.

PARAGONIMUS

Doença

Paragonimus westermani, um verme parasita dos pulmões, causa paragonimíase.

Propriedades importantes

Os seres humanos são infectados pela ingestão de **carne de caranguejo** (ou lagostim) crua ou malcozida, contendo larvas encistadas (metacercárias). Após excistação no intestino delgado, os vermes imaturos penetram na parede intestinal e migram pelo diafragma até o parênquima **pulmonar**. Eles se diferenciam em adultos hermafroditas (ver Fig. 55-2C) e produzem ovos que penetram nos bronquíolos e são tossidos ou engolidos (ver Fig. 55-4D). Os ovos presentes no escarro ou nas fezes que chegam à água doce eclodem na forma de miracídios, que penetram nos caramujos (primeiros hospedeiros intermediários). Nestes, diferenciam-se inicialmente em larvas (rédias) e, então, em cercárias de vida livre. As cercárias infectam e encistam em caranguejos de água doce (hospedeiros intermediários secundários). O ciclo é completado quando caranguejos infectados malcozidos são ingeridos por seres humanos.

Patogênese e epidemiologia

No interior do pulmão, os vermes ocorrem em uma cápsula fibrosa que se comunica com um bronquíolo. Frequentemente ocorre infecção bacteriana secundária, resultando em escarro sanguinolento. A paragonimíase é endêmica na Ásia e na Índia. Nos Estados Unidos, ocorre em imigrantes dessas regiões.

Achados clínicos

O principal sintoma é uma tosse crônica com escarro sanguinolento. São observados também dispneia, dor torácica pleurítica e manifestações recorrentes de pneumonia bacteriana. A doença pode assemelhar-se à tuberculose.

Diagnóstico laboratorial

O diagnóstico é realizado a partir da observação dos típicos ovos operculados no escarro ou nas fezes (Fig. 55-4D). Testes sorológicos não são úteis.

Tratamento

Praziquantel é o tratamento de escolha.

Prevenção

O cozimento adequado de caranguejos é o melhor método de prevenção.

TREMATÓDEOS DE MENOR RELEVÂNCIA

Fasciola

Fasciola hepatica, o verme parasita do fígado de ovinos, causa doença principalmente em ovelhas e em outros animais domésticos na América Latina, na África, na Europa e na China. Os seres humanos são infectados pela **ingestão de agrião** (ou outras plantas aquáticas) contaminado por larvas (metacercárias) que excistam no duodeno, penetram na parede intestinal e alcançam o fígado, onde se tornam adultas. Nos ductos biliares, os adultos hermafroditas produzem ovos, que são excretados nas fezes. Os ovos eclodem na água doce, e os miracídios penetram nos caramujos. Os miracídios desenvolvem-se em cercárias, que, então encistam na vegetação aquática. Ovelhas e seres humanos ingerem as plantas, completando, assim, o ciclo de vida.

Os sintomas devem-se principalmente à presença do verme adulto no trato biliar. Precocemente na infecção, podem ocorrer dor no quadrante superior direito, febre e hepatomegalia, embora a maioria das infecções seja assintomática. Após meses ou anos, pode ocorrer icterícia obstrutiva. O halzum é uma faringite dolorosa causada pela presença de vermes adultos na parede posterior da faringe. Os vermes adultos são adquiridos pela ingestão de fígado cru de ovelha.

O diagnóstico é realizado a partir da identificação dos ovos nas fezes. Não há teste sorológico. O fármaco de escolha é o triclabendazol. Vermes adultos na faringe e na laringe podem ser removidos cirurgicamente. A prevenção envolve não ingerir vegetais aquáticos silvestres ou fígado cru de ovelha.

Fasciolopsis

Fasciolopsis buski é um parasita intestinal de seres humanos e de porcos, endêmico na Ásia e na Índia. Os seres humanos são infectados pela **ingestão de vegetação aquática** contendo os cistos. Após excistação no intestino delgado, os parasitas aderem-se à mucosa e diferenciam-se em adultos. Os ovos são eliminados nas fezes; ao chegar à água doce, diferenciam-se em miracídios. Os miracídios ciliados penetram nos caramujos e, após vários estágios, desenvolvem-se em cercárias, que encistam na vegetação aquática. O ciclo é completado quando as plantas contendo os cistos são ingeridas.

Os achados patológicos devem-se aos danos à mucosa intestinal causados pelos vermes adultos. A maioria das infecções é assintomática, mas pode haver ulceração, formação de abscessos e hemorragia. O diagnóstico é baseado na observação dos ovos típicos nas fezes. Praziquantel é o tratamento de escolha. A prevenção consiste no descarte apropriado do esgoto humano.

Heterophyes

Heterophyes heterophyes é um parasita intestinal de indivíduos que residem na África, no Oriente Médio e na Ásia, que são infectados pela **ingestão de peixe** cru contendo os cistos. As larvas excistam no intestino delgado, aderem à mucosa e desenvolvem-se em adultos. Os ovos são eliminados nas fezes e, ao atingirem água salobra, são ingeridos por caramujos. Após vários estágios de desenvolvimento, são produzidas cercárias que encistam sob as escamas de determinados peixes. O ciclo é completado quando os peixes contendo cistos infecciosos são ingeridos.

Os achados patológicos devem-se à inflamação do epitélio intestinal, resultante da presença dos vermes adultos. A maioria das infecções é assintomática, embora possam ocorrer dores abdominais e diarreia não sanguinolenta. O diagnóstico baseia-se na observação dos ovos típicos nas fezes. Praziquantel é o tratamento de escolha. A prevenção consiste no descarte apropriado do esgoto humano.

TESTE SEU CONHECIMENTO

1. Em relação à esquistossomose, qual das seguintes opções é a mais correta?
   - **(A)** A aparência visual dos esquistossomos macho e fêmea é a mesma.
   - **(B)** Os seres humanos são infectados pelos esquistossomos quando a cercária penetra na pele.
   - **(C)** A infecção do peixe de água doce é uma etapa necessária para o ciclo do esquistossomo.
   - **(D)** A patologia da esquistossomose é causada principalmente pela cercária que entra e mata os hepatócitos.
   - **(E)** A infecção esquistossômica não humana pode causar meningite em pessoas que nadam em certos lagos nos Estados Unidos.

2. Em relação à *Schistosoma mansoni*, qual das alternativas a seguir é a mais correta?
   - **(A)** O principal local do *S. mansoni* no corpo humano são as veias mesentéricas.
   - **(B)** A esquistossomose causada por *S. mansoni* foi erradicada do hemisfério ocidental.
   - **(C)** O diagnóstico laboratorial do *S. mansoni* depende da observação de ovos com um espinho terminal nas fezes.
   - **(D)** Esquistossomos adultos são eliminados nas fezes, e são obrigatoriamente ingeridos pelos caramujos de água doce para continuidade do ciclo de vida.
   - **(E)** O prurido do nadador ocorre quando os ovos de *S. mansoni* espalham-se do fígado para a pele, onde induzem uma reação de hipersensibilidade imediata mediada por histamina (tipo 1).

3. Qual das seguintes opções corresponde ao fármaco de escolha para o tratamento de infecções por *S. mansoni* e *S. haematobium*?
   - **(A)** Albendazol.
   - **(B)** Metronidazol.
   - **(C)** Nifurtimox.
   - **(D)** Praziquantel.
   - **(E)** Estibgluconato.

4. Seu paciente é um homem de 30 anos com dor perineal de baixo grau por várias semanas que teve um episódio de ejaculação com dor e hematúria pós-relação sexual ontem. Ele está há muito tempo em um relacionamento monogâmico. Ele viajou extensivamente

pelo mundo durante os últimos 10 anos. O exame de urina foi negativo. Um exame citológico das células na urina não revelou células tumorais. A citoscopia revelou várias lesões poliploides e uma biópsia da lesão foi obtida. O tecido foi examinado em microscópio óptico e ovos com espinhos laterais foram observados. Das alternativas a seguir, qual corresponde à causa **MAIS** provavelmente associada ao quadro do seu paciente?

(A) *Clonorchis sinensis.*
(B) *Paragonimus westermani.*
(C) *Schistosoma haematobium.*
(D) *Schistosoma japonicum.*
(E) *Schistosoma mansoni.*

RESPOSTAS

(1) **(B)**
(2) **(A)**
(3) **(D)**
(4) **(C)**

VER TAMBÉM

- Breves **resumos dos organismos** descritos neste capítulo iniciam-se na página 683. Favor consultar esses resumos para uma rápida revisão do material essencial.

- Mais **questões para autoavaliação** sobre os temas discutidos neste capítulo são encontradas na seção de Parasitologia da Parte XIII: Questões para autoavaliação, a partir da página 732. Consulte também a Parte XIV: Simulado de provas e concursos, a partir da página 753.

C A P Í T U L O

56 Nematódeos

CONTEÚDO DO CAPÍTULO

Introdução
NEMATÓDEOS INTESTINAIS
Enterobius
Trichuris
Ascaris
Ancylostoma e Necator
Strongyloides
Trichinella
NEMATÓDEOS TECIDUAIS
Wuchereria
Onchocerca

Loa
Dracunculus
NEMATÓDEOS CUJAS LARVAS CAUSAM DOENÇA
Toxocara
Ancylostoma
Angiostrongylus
Anisakis
Teste seu conhecimento
Ver também

INTRODUÇÃO

Nematódeos (também conhecidos como nematelmintos) são vermes cilíndricos que possuem trato digestivo completo, incluindo boca e ânus. O corpo é envolto por um revestimento acelular altamente resistente, denominado cutícula. Os nematódeos apresentam sexos distintos; a fêmea é geralmente maior que o macho. O macho geralmente apresenta cauda espiralada.

Os nematódeos de relevância médica podem ser divididos em duas categorias, de acordo com sua principal localização no corpo, isto é, nematódeos **intestinais** e de **tecidos**.

(1) Os nematódeos intestinais incluem *Enterobius* (oxiúro), *Trichuris* (verme-chicote), *Ascaris* (lombriga), *Necator* e *Ancylostoma* (os dois ancilóstomos), *Strongyloides* (pequeno verme cilíndrico) e *Trichinella*. *Enterobius*, *Trichuris* e *Ascaris* são transmitidos pela ingestão de ovos; os demais são transmitidos por larvas. Existem duas formas larvais: as larvas de primeiro e segundo estágios (**rabditiformes**) são formas não infecciosas e que se alimentam; as larvas do terceiro estágio (**filariformes**) são formas infecciosas e que não se alimentam. Quando adultos, esses nematódeos vivem no interior do corpo humano, exceto *Strongyloides*, que pode também ser encontrado no solo.

(2) Os importantes nematódeos de tecidos, *Wuchereria*, *Onchocerca* e *Loa*, são denominados "filárias", uma vez que produzem embriões móveis, denominados **microfilárias**, no sangue e nos líquidos teciduais. Esses organismos são transmitidos de pessoa a pessoa por mosquitos ou moscas hematófagas. Uma quarta espécie é o verme-da-guiné, *Dracunculus*, cujas larvas vivem em pequenos crustáceos (copépodes), sendo ingeridas por meio da água potável.

Os nematódeos descritos anteriormente causam doença como resultado da presença de vermes adultos no interior do corpo. Além disso, diversas espécies não podem amadurecer para vermes adultos no tecido humano, porém suas larvas são capazes de provocar doença. A mais grave destas doenças é a larva *migrans* visceral, causada principalmente pelas larvas do ascarídeo do cão, *T. canis*. A larva *migrans* cutânea, causada principalmente pelas larvas do ancilóstomo do cão e do gato, *Ancylostoma caninum*, é menos grave. Uma terceira doença, anisaquíase, é causada pela ingestão de larvas de *Anisakis* em frutos do mar crus.

Em infecções causadas por determinados nematódeos que migram através dos tecidos (p. ex., *Strongyloides*, *Trichinella*, *Ascaris* e os dois ancilóstomos, *Ancylostoma* e *Necator*), ocorre um acentuado aumento no número de eosinófilos (**eosinofilia**). Os eosinófilos não fagocitam os organismos; em vez disso, aderem-se à superfície do parasita via IgE e secretam enzimas citotóxicas contidas no interior de seus grânulos eosinofílicos. As defesas do hospedeiro contra os helmintos são estimuladas por interleucinas sintetizadas pelo subconjunto Th-2 de células T auxiliares (p. ex., a produção de IgE é aumentada pela interleucina 4, e o número de eosinófilos é aumentado pela interleucina 5) (ver Cap. 58). Cisteínas proteases produzidas pelos vermes para facilitar sua migração através dos tecidos são o estímulo para a produção de IL-5.

TABELA 56-1 Características de nematódeos de relevância médica

Localização primária	Espécie	Denominação comum ou doença	Modo de transmissão	Regiões endêmicas	Diagnóstico	Tratamento
Intestinos	Enterobius	Oxiúro	Ingestão de ovos	No mundo todo	Ovos na pele	Albendazol, mebendazol ou pamoato de pirantel
	Trichuris	Verme-chicote	Ingestão de ovos	No mundo todo, sobretudo nos trópicos	Ovos nas fezes	Albendazol
	Ascaris	Ascaridíase	Ingestão de ovos	No mundo todo, sobretudo nos trópicos	Ovos nas fezes	Albendazol, mebendazol, ou ivermectina
	Ancylostoma e Necator	Ancilóstomo	Penetração da pele pelas larvas	No mundo todo, sobretudo nos trópicos (Ancylostoma), Estados Unidos (Necator)	Ovos nas fezes	Albendazol, mebendazol, ou pamoato de pirantel
	Strongyloides	Estrongiloidíase	Penetração da pele pelas larvas; também autoinfecção	Principalmente nos trópicos	Larvas nas fezes	Ivermectina
	Trichinella	Triquinose	Ingestão de larvas em carne malcozida	No mundo todo	Larvas encistadas nos músculos; sorologia	Albendazol em conjunto com prednisona contra as larvas; Mebendazol contra o verme adulto
	Anisakis	Anisaquíase	Ingestão de larvas em frutos do mar malcozidos	Japão, Estados Unidos, Países Baixos	Clínico	Não há fármaco disponível
Tecido	Wuchereria	Filariose	Picada de mosquito	Principalmente nos trópicos	Esfregaço de sangue	Dietilcarbamazina
	Onchocerca	Oncocercose (cegueira dos rios)	Picada da mosca-negra	África, América Central	Biópsia de pele	Ivermectina
	Loa	Loíase	Picada da mosca-do-cervo	África Tropical	Esfregaço de sangue	Dietilcarbamazina
	Dracunculus	Verme-da-guiné	Ingestão de copépodes da água	África Tropical e Ásia	Clínico	Extração gradual do verme
	Toxocara larvae	Larva migrans visceral	Ingestão de ovos	No mundo todo	Clínico e sorológico	Albendazol ou mebendazol.
	Ancylostoma larvae	Larva migrans cutânea	Penetração da pele pelas larvas	No mundo todo	Clínico	Albendazol ou ivermectina

As características dos nematódeos de relevância médica são resumidas na Tabela 56-1. Os estágios de relevância médica do ciclo de vida dos nematódeos intestinais são descritos na Tabela 56-2, e os estágios dos nematódeos dos tecidos são descritos na Tabela 56-3.

NEMATÓDEOS INTESTINAIS

ENTEROBIUS

Doença

Enterobius vermicularis causa infecção por oxiúros (enterobíase).

Propriedades importantes

O ciclo de vida de *E. vermicularis* é apresentado na Figura 56-1. A infecção ocorre **apenas em seres humanos**; não há reservatório animal ou vetor. A infecção é adquirida pela ingestão dos ovos do verme. Os ovos rompem-se no intestino delgado, onde as larvas se diferenciam em adultos e migram para o cólon. Os vermes machos e fêmeas adultos vivem no cólon, onde ocorre o acasalamento (Fig. 56-2A). À noite, a fêmea migra para o ânus e libera milhares de ovos fertilizados na pele perianal e no meio ambiente. Dentro de 6 horas, os ovos se desenvolvem em ovos embrionados (Figs. 56-3A e 56-4) e tornam-se infecciosos. A reinfecção pode ocorrer se os ovos forem transportados até a boca por meio das mãos após se coçar o prurido cutâneo.

Patogênese e achados clínicos

O **prurido perianal** é o sintoma mais marcante. Acredita-se que o prurido seja uma reação alérgica às proteínas da fêmea adulta ou dos ovos. O ato de coçar predispõe à infecção bacteriana secundária.

458 **PARTE VI** • Parasitologia

TABELA 56-2 Estágios de relevância médica do ciclo de vida de nematódeos intestinais (vermes cilíndricos)

Microrganismo	Inseto-vetor	Estágio em que infecta seres humanos	Estágio(s) mais associado(s) à doença em seres humanos	Estágio(s) importante(s) fora de seres humanos
Enterobius	Nenhuma	Ovos	O verme fêmea migra para fora do ânus e deposita ovos na pele perianal, causando prurido	Nenhuma
Trichuris	Nenhuma	Ovos	Vermes adultos no cólon podem causar prolapso retal	Os ovos sobrevivem no meio ambiente
Ascaris	Nenhuma	Ovos	Larvas migram para os pulmões, causando pneumonia	Os ovos sobrevivem no meio ambiente
Ancylostoma e Necator	Nenhuma	Larvas filariformes penetram na pele	Vermes adultos no intestino delgado causam perda de sangue (anemia)	Ovo → larva rabditiforme → larva filariforme
Strongyloides	Nenhuma	Larvas filariformes penetram na pele	As larvas se disseminam para vários tecidos em indivíduos imunocomprometidos (autoinfecção)	Ovo → larva rabditiforme → larva filariforme; também o ciclo de "vida livre" no solo
Trichinella	Nenhuma	Larvas na carne ingerida	Larvas encistam no músculo, causando mialgia	Larvas no músculo de porcos, ursos e outros animais
Anisakis	Nenhuma	Larvas em peixes ingeridos	Larvas na submucosa do trato GI	Larvas no músculo do peixe

Epidemiologia

Enterobius é encontrado no mundo todo, sendo o helminto **mais comum** nos Estados Unidos. Crianças com menos de 12 anos constituem o grupo mais comumente afetado.

Diagnóstico laboratorial

Os ovos são retirados da pele perianal com o uso da técnica da **fita adesiva** e podem ser observados microscopicamente (ver Fig. 56-4).

Diferentemente dos ovos de outros nematódeos intestinais, esses **ovos não são encontrados nas fezes**. Os vermes adultos pequenos e esbranquiçados podem ser encontrados nas fezes ou próximo ao ânus em crianças que usam fraldas. Não há testes sorológicos.

Tratamento

As drogas de escolha são o albendazol, mebendazol ou pamoato de pirantel. Essas drogas matam os vermes adultos no cólon, mas não os ovos, por isso é sugerido um reforço do tratamento após 2 semanas. A reinfecção é muito comum. Os demais membros da família também devem ser tratados.

Prevenção

Não existem estratégias específicas de prevenção, mas a lavagem das mãos no preparo de alimentos e a lavagem de lençóis, toalhas, fraldas e roupas para a remoção dos ovos são medidas de bastante utilidade.

TRICHURIS

Doença

Trichuris trichiura causa infecção pelo verme-chicote (tricuríase).

Propriedades importantes

Os seres humanos são **infectados** pela ingestão de ovos do verme nos alimentos ou na água contaminados por fezes humanas (ver Figs. 56-3B e 56-5). Os ovos eclodem no intestino delgado, onde as larvas se diferenciam em adultos imaturos. Esses adultos imaturos migram para o cólon, onde se tornam maduros, acasalam e produzem milhares de ovos fertilizados diariamente, que são expelidos

TABELA 56-3 Estágios de relevância médica do ciclo de vida de nematódeos teciduais (vermes redondos)

Microrganismo	Inseto-vetor	Estágio em que infecta seres humanos	Estágio(s) mais associado(s) à doença em seres humanos	Estágio(s) importante(s) fora de seres humanos
Wuchereria	Mosquito	Larvas	Vermes adultos no sistema linfático (elefantíase)	O mosquito ingere microfilárias no sangue humano → larvas
Onchocerca	Mosca-negra	Larvas	Vermes adultos na pele; microfilárias nos olhos (cegueira)	A mosca-negra ingere microfilárias na pele humana larvas
Loa	Mosca-do-cervo (mosca-da-manga)	Larvas	Vermes adultos em tecidos (pele, conjuntivas)	A mosca-do-cervo ingere microfilárias larvas
Dracunculus	Nenhum	Larvas em copépodes são deglutidas na água potável	Vermes fêmeas causam vesículas cutâneas; observação da cabeça do verme	Copépodes ingerem larvas
Toxocara canis	Nenhum	Ovos nas fezes caninas	Larvas em órgãos internos	Vermes adultos no intestino do cão S ovos
Ancylostoma caninum	Nenhum	Larvas filariformes penetram na pele	Larvas em tecidos subcutâneos	Vermes adultos no intestino do cão → ovos → larvas

CAPÍTULO 56 • Nematódeos

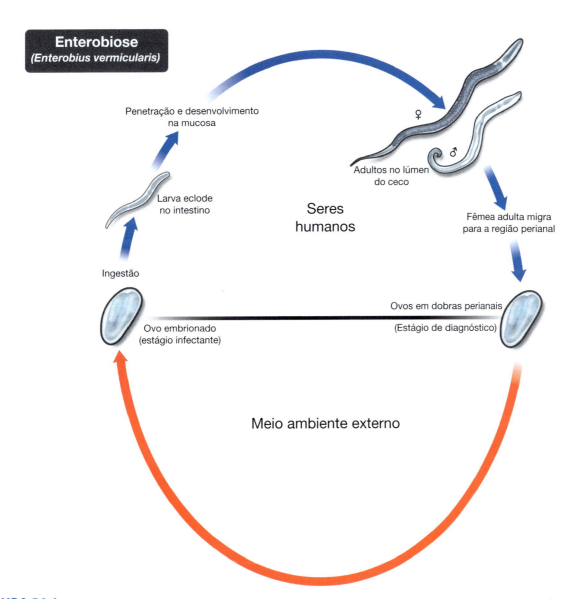

FIGURA 56-1 *Enterobius vermicularis*. Ciclo de vida. **Parte superior:** A seta azul na parte superior esquerda mostra ovos sendo ingeridos. Oxiúros adultos formam-se no cólon. Fêmea migra para fora do ânus e deposita ovos na pele perianal. **Parte inferior:** a seta vermelha indica a sobrevivência dos ovos no meio ambiente. (Fonte: Public Health Image Library, Centers for Disease Control and Prevention.)

nas fezes. Ovos depositados no solo quente e úmido formam embriões. Quando os ovos embrionados são ingeridos, completa-se o ciclo. A Figura 56-2B ilustra o aspecto característico similar a um "chicote" do verme adulto.

Patogênese e achados clínicos

Embora os vermes *Trichuris* adultos enterrem suas extremidades anteriores, semelhantes a pelos, na mucosa intestinal, eles não causam anemia significativa, ao contrário dos ancilóstomos. *Trichuris* podem causar diarreia; entretanto, a maioria das infecções é assintomática.

Trichuris podem também causar **prolapso retal** em crianças com infecção acentuada. O prolapso resulta do maior peristaltismo que ocorre em um esforço para expelir os vermes. Os vermes esbranquiçados podem ser observados na mucosa em prolapso.

Epidemiologia

A infecção por verme-chicote ocorre no mundo todo, sobretudo nos trópicos; mais de 500 milhões de indivíduos são afetados. Nos Estados Unidos, a infecção ocorre principalmente nos Estados do Sul.*

Diagnóstico laboratorial

O diagnóstico é baseado na observação dos ovos típicos (i.e., em forma de barril [em forma de limão], com um tampão mucoide em cada extremidade) nas fezes (Figs. 56-3B e 56-5).

---

*N. de R.T. No Brasil, a infecção por *Trichuris* está entre as verminoses mais prevalentes, alcançando de 19 a 35% de positividade, dependendo da região. Estados das regiões Norte e Nordeste possuem as maiores taxas de prevalência.

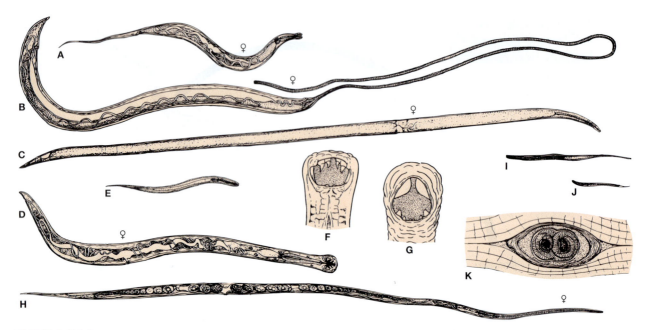

FIGURA 56-2 **A:** Fêmea adulta de *Enterobius vermicularis* (aumento de 6x). **B:** Fêmea adulta de *Trichuris trichiura*. Observe a extremidade anterior delgada (similar a um chicote) (aumento de 6x). **C:** Fêmea adulta de *Ascaris lumbricoides* (aumento de 0,6x). **D:** Fêmea adulta de *Ancylostoma duodenale* (aumento de 6x). **E:** Larva filariforme de *Ancylostoma duodenale* (aumento de 60x). **F:** Cabeça com dentes de *Ancylostoma duodenale* (aumento de 25x). **G:** Cabeça com placas cortantes de *Necator americanus* (aumento de 25x). **H:** Fêmea adulta de *Strongyloides stercoralis* (aumento de 60x). **I:** Larva filariforme de *Strongyloides stercoralis* (aumento de 60x). **J:** Larva rabditiforme de *Strongyloides stercoralis* (aumento de 60x). **K:** Cisto de *Trichinella spiralis* no músculo, contendo duas larvas (aumento de 60x).

Tratamento

Mebendazol é o fármaco de escolha.

Prevenção

O descarte apropriado das fezes previne a transmissão.

ASCARIS

Doença

Ascaris lumbricoides causa ascaridíase.

Propriedades importantes

O ciclo de vida de *A. lumbricoides* é apresentado na Figura 56-6. Os seres humanos são infectados pela **ingestão de ovos do verme** em alimentos ou água contaminados por fezes humanas (ver Figs. 56-3C e 56-7). Os ovos eclodem no intestino delgado e as larvas migram através da parede intestinal até a corrente sanguínea e, então, até os pulmões. Elas penetram nos alvéolos, deslocam-se pelos brônquios e pela traqueia e são, então, deglutidas. Tornam-se adultas no interior do intestino delgado (Figs. 56-2C e 56-8). Vivem, então, no lúmen, não se aderindo à parede e obtendo seu sustento a partir dos alimentos ingeridos. Os adultos são os **maiores nematódeos intestinais**, atingindo frequentemente 25 cm ou mais. *Ascaris lumbricoides* é conhecido como o "verme redondo gigante." Milhares de ovos são depositados diariamente, são eliminados nas fezes e diferenciam-se em ovos embrionados no solo quente e úmido (Fig. 56-3C). A ingestão dos ovos embrionados completa o ciclo.

Patogênese e achados clínicos

O maior dano ocorre durante a migração larval, e não pela presença do verme adulto no intestino. Os principais locais de reação tecidual são os **pulmões**, onde ocorre inflamação com **exsudato**

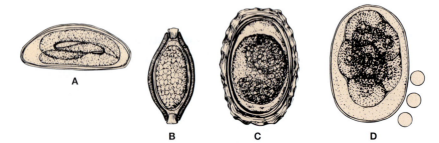

FIGURA 56-3 **A:** Ovo de *Enterobius vermicularis*. **B:** Ovo de *Trichuris trichiura*. **C:** Ovo de *Ascaris lumbricoides*. **D:** Ovo de *Ancylostoma duodenale* ou *Necator americanus* (aumento de 300x). (Os círculos representam hemácias.)

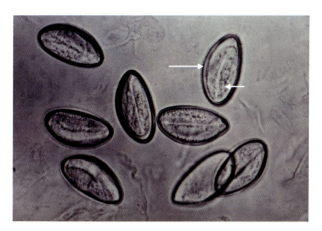

FIGURA 56-4 *Enterobius vermicularis* – ovos. A seta longa indica um ovo do oxiúro, *Enterobius vermicularis*, obtido pelo método da "fita adesiva". A seta curta indica o embrião no interior do ovo. (Fonte: Public Health Image Library, Centers for Disease Control and Prevention.)

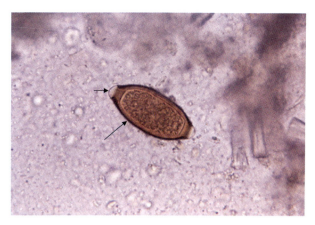

FIGURA 56-5 Ovo de *Trichuris trichiura*. A seta longa aponta para um ovo de *T. trichiura*. A seta curta indica um dos dois "plugues" nas extremidades do ovo. (Fonte: Dr. M. Melvin, Public Health Image Library, Centers for Disease Control and Prevention.)

eosinofílico em resposta aos antígenos das larvas. Uma vez que os adultos obtêm sua nutrição a partir do alimento ingerido, a presença de uma grande quantidade de vermes pode contribuir para a má nutrição, principalmente em crianças habitantes de países em desenvolvimento.

A maioria das infecções é assintomática. **Pneumonia por *Ascaris***, com febre, tosse e eosinofilia, pode ocorrer quando há grande quantidade de larvas. Dor abdominal e obstrução podem resultar da presença de vermes adultos no intestino.

Epidemiologia

A infecção por *Ascaris* é muito comum, sobretudo nos trópicos; centenas de milhões de indivíduos são infectados. Nos Estados Unidos, a maioria dos casos ocorre nos Estados do Sul.*

Diagnóstico laboratorial

O diagnóstico geralmente é realizado por microscopia, a partir da detecção dos ovos nas fezes. O ovo é oval, com superfície irregular (ver Figs. 56-3C e 56-7). Ocasionalmente, o paciente observa vermes adultos nas fezes.

Tratamento

Albendazol, mebendazol e ivermectina são efetivos.

Prevenção

O descarte apropriado das fezes pode prevenir a ascaridíase.

ANCYLOSTOMA E NECATOR

Doença

Ancylostoma duodenale (ancilóstomo do Velho Mundo) e *Necator americanus* (ancilóstomo do Novo Mundo) causam ancilostomose.

Propriedades importantes

O ciclo de vida dos ancilóstomos é mostrado na Figura 56-9. Os seres humanos são infectados quando **larvas filariformes presentes no solo úmido penetram na pele**, geralmente nos pés ou nas pernas (Figs. 56-2E e 56-10). Elas são carreadas para o sangue e para os pulmões, migram em direção aos alvéolos, brônquios e pela traqueia, sendo, então, deglutidas. Desenvolvem-se em adultos no intestino delgado, aderindo-se à parede por meio de lâminas cortantes (*Necator*) ou dentículos (*Ancylostoma*) (Figs. 56-2D, F e G, e 56-11). Alimentam-se de sangue a partir dos capilares das vilosidades intestinais. Milhares de ovos são eliminados diariamente nas fezes (Figs. 56-3D e 56-12). Inicialmente, os ovos desenvolvem-se em larvas não infecciosas e que se alimentam (rabditiformes) e, em seguida, em larvas do terceiro estágio, infecciosas e que não se alimentam (filariformes) (Fig. 56-2E), as quais penetram na pele para completar o ciclo.

Patogênese e achados clínicos

O principal dano é decorrente da **perda de sangue** no local de aderência no intestino delgado. Pode haver perda diária de 0,1 a 0,3 mL por verme. O sangue é consumido pelo verme e também extravasa do local em resposta a um anticoagulante produzido por ele. Fraqueza e palidez acompanham a anemia microcítica causada pela perda sanguínea. Esses sintomas ocorrem em pacientes cujo estado nutricional não é capaz de compensar a perda sanguínea. A ancilostomose cutânea, uma pápula ou vesícula pruriginosa, pode ocorrer no local de entrada das larvas na pele. Os ancilóstomos humanos também causam larva *migrans* cutânea. Pneumonia com eosinofilia pode ser observada durante a migração larval pelos pulmões.

Epidemiologia

Ancilóstomos são encontrados no mundo todo, especialmente em regiões tropicais. Nos Estados Unidos, *Necator* é endêmico nos Estados rurais do Sul.** Andar descalço no solo predispõe à infecção.

---

*N. de R.T. A ascaridíase é considerada a helmintose mais frequente no Brasil, com uma prevalência que alcança até 55% de acometimento, dependendo da região geográfica analisada. Não obstante, a melhoria das condições fitossanitárias em comunidades menos favorecidas tem ajudado a diminuir o número de pessoas infectadas nas últimas décadas.

**N. de R.T. A ancilostomose, popularmente conhecida como amarelão, foi muito prevalente no Brasil, a ponto de ser referenciada na literatura nacional pelo personagem de Monteiro Lobato, Jeca Tatu. Hoje, no entanto, as taxas de prevalência decresceram enormemente, principalmente em função da

462 PARTE VI • Parasitologia

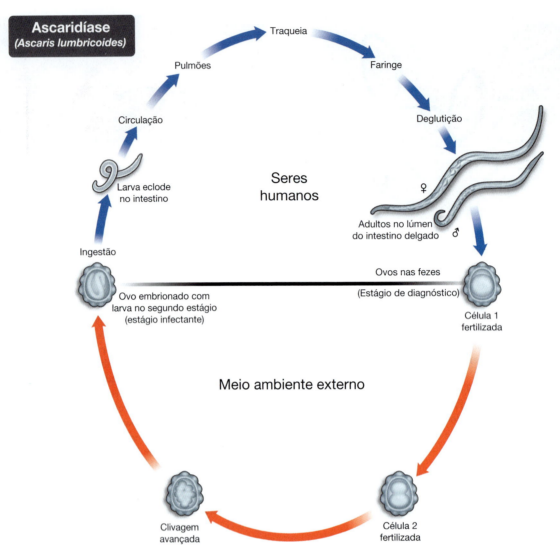

FIGURA 56-6 *Ascaris lumbricoides.* Ciclo de vida. **Parte superior:** A seta azul na parte superior esquerda mostra ovos sendo ingeridos. As larvas emergem no trato intestinal, penetram na corrente sanguínea e migram para os pulmões. Elas, então, entram nos alvéolos, ascendem em direção aos brônquios e à traqueia, migram para a faringe e são engolidas. Vermes *Ascaris* adultos formam-se no intestino delgado. Os ovos são transmitidos pelas fezes de seres humanos. **Parte inferior:** A seta vermelha indica a maturação dos ovos no solo. (Fonte: Public Health Image Library, Centers for Disease Control and Prevention.)

Uma importante medida de saúde pública consiste em exigir que as crianças utilizem calçados para frequentar a escola.

Diagnóstico laboratorial

O diagnóstico é realizado microscopicamente a partir da observação dos ovos nas fezes (ver Figs. 56-3D e 56-12). É frequente a presença de sangue oculto nas fezes. Eosinofilia é típico.

Tratamento

As drogas de escolha são o albendazol, mebendazol ou pamoato de pirantel.

---

melhoria das condições fitossanitárias. Estima-se que a prevalência tenha caído de 74%, no início do século XX, para 5,5% no início deste século, na zona rural. Ainda ass im, algumas comunidades rurais de Minas Gerais e da região Nordeste apresentam índices de infecção superiores a 60%.

Prevenção

Descarte apropriado de detritos e uso de calçados são medidas de prevenção efetivas.

STRONGYLOIDES

Doença

Strongyloides stercoralis causa estrongiloidíase.

Propriedades importantes

O ciclo de vida de *S. stercoralis* é apresentado na Figura 56-13. *Strongyloides stercoralis* possui **dois ciclos de vida distintos**, um no interior do corpo humano e o outro de vida livre no solo. O ciclo de vida no corpo humano inicia pela **penetração de larvas (filariformes) infecciosas** na pele (ver Figs. 56-2I e 56-10), geralmente na pele dos

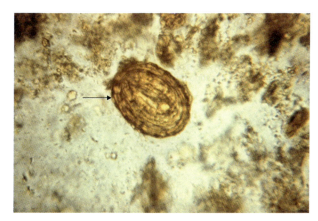

FIGURA 56-7 *Ascaris lumbricoides* – Ovo. A seta indica um ovo de *Ascaris*. Observa-se a típica "curvatura" do ovo. (Fonte: Public Health Image Library, Centers for Disease Control and Prevention.)

pés, e sua migração para os pulmões. As larvas penetram nos alvéolos, ascendem pelos brônquios e pela traqueia, sendo, então, deglutidas. No intestino delgado, as larvas transformam-se em adultos (ver Fig. 56-2H), que penetram na mucosa e produzem ovos.

Os ovos geralmente eclodem no interior da mucosa, formando larvas rabditiformes (ver Fig. 56-2J) que são eliminadas nas fezes. Algumas larvas transformam-se em larvas filárias, que penetram diretamente na parede intestinal sem deixar o hospedeiro, e migram até os pulmões (**autoinfecção**). As larvas filariformes também podem sair do ânus e causar uma reinfecção através da pele perianal. Em pacientes imunocompetentes, esse é um evento incomum, sem relevância clínica.

No entanto, em pacientes imunocomprometidos (p. ex., aqueles que apresentam síndrome da imunodeficiência adquirida [Aids, *acquired immunodeficiency syndrome*] ou que estão sob tratamento com altas doses de corticosteroides ou inibidores do fator de necrose tumoral [TNF, *tumor necrosis factor*]), ou em pacientes severamente desnutridos, a autoinfecção pode levar a uma **reinfecção maciça (hiperinfecção)** com disseminação de larvas para muitos órgãos e consequências graves, muitas vezes fatais. A reinfecção também pode ocorrer em indivíduos infectados pelo vírus linfotrópico de células T humano (HTLV), uma vez que sua capacidade de organizar uma resposta de células T protetora é reduzida.

Quando as larvas são eliminadas nas fezes e atingem o solo quente e úmido, passam por estágios sucessivos, formando vermes adultos machos e fêmeas. Após o acasalamento, o ciclo completo de ovo, larva e adulto pode ocorrer no solo. Após diversos ciclos de vida livre, são formadas larvas filariformes. Quando em contato com a pele, as larvas penetram nela novamente e iniciam o ciclo parasitário no interior dos seres humanos.

Patogênese e achados clínicos

A maioria dos pacientes é assintomática, principalmente os com pequena quantidade de vermes. Vermes fêmeas adultas presentes na parede do intestino delgado podem causar inflamação, resultando em diarreia aquosa. Larvas nos pulmões podem produzir pneumonite similar à causada por *Ascaris*. Pode ocorrer prurido (ancilostomose cutânea) no local de penetração das larvas na pele, como observado com ancilóstomos. *Strongyloides stercoralis* também causa larva *migrans* cutânea.

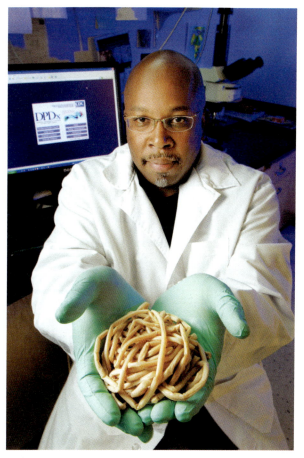

FIGURA 56-8 *Ascaris lumbricoides* – Vermes adultos. (Fonte: Dr. Henry Bishop, Public Health Image Library, Centers for Disease Control and Prevention.)

A autoinfecção pode resultar em estrongiloidíase crônica caracterizada por dor abdominal intermitente, erupções cutâneas flutuantes e eosinofilia intermitente. Na hiperinfecção, as larvas penetrantes podem causar danos suficientes à mucosa intestinal, podendo ocorrer **sepse causada por bactérias entéricas**, como *Escherichia coli* e *Bacteroides fragilis*.

Epidemiologia

A estrongiloidíase ocorre principalmente nos trópicos, sobretudo no Sudeste Asiático. Seu padrão geográfico é similar ao dos ancilóstomos, uma vez que o mesmo tipo de solo é necessário. Nos Estados Unidos, *Strongyloides* é endêmico nos Estados do sudeste.*

Diagnóstico laboratorial

O diagnóstico depende da detecção das **larvas**, em vez da detecção dos ovos, nas fezes (ver Fig. 56-10). Como em todas as infecções por nematódeos migratórios, a **eosinofilia pode ser intensa**. Testes sorológicos são úteis quando as larvas não são visualizadas. Um imunoensaio enzimático, que detecta anticorpos contra antígenos larvais, é disponibilizado pelo CDC, em Atlanta.

---

*N. de R.T. No Brasil, a prevalência da infecção é baixa, e a maior parte das notificações ocorre nos Estados de Amapá, Goiás, Minas Gerais e Rondônia.

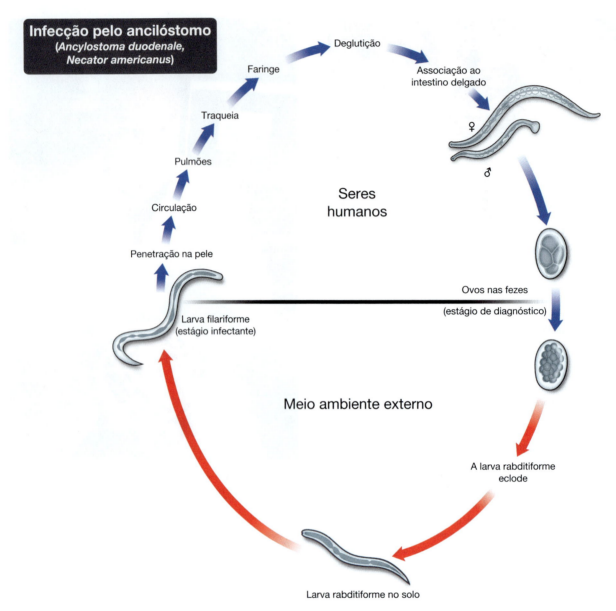

FIGURA 56-9 Ancilóstomos (*Necator* e *Ancylostoma*). Ciclo de vida. **Parte superior:** A seta azul na parte esquerda mostra a penetração da larva filariforme na pele. As larvas migram pelo pulmão e podem causar pneumonia. O ancilóstomo adulto associa-se à mucosa intestinal e causa hemorragia e anemia. Os ovos são transmitidos pelas fezes de seres humanos. **Parte inferior:** A seta vermelha indica a maturação dos ovos no solo para formar a larva rabditiforme e, então, a larva filariforme infectante. (Fonte: Public Health Image Library, Centers for Disease Control and Prevention.)

Tratamento

A ivermectina é o fármaco de escolha. O albendazol é uma droga alternativa.

Prevenção

A prevenção envolve o descarte apropriado de esgoto e o uso de calçados. Para se evitar uma hiperinfecção por *Strongyloides* em pacientes que receberão fármacos imunossupressores (p. ex., corticosteroides, inibidores de TNF) e que tenham vivido em áreas endêmicas, devem ser realizados testes sorológicos para se determinar a presença de anticorpos contra *Strongyloides*. Se estes forem identificados, o paciente deve ser tratado com ivermectina antes da imunossupressão, se possível.

TRICHINELLA

Doença

Trichinella spiralis causa triquinose. *Trichinella spiralis* também é chamado de triquina.

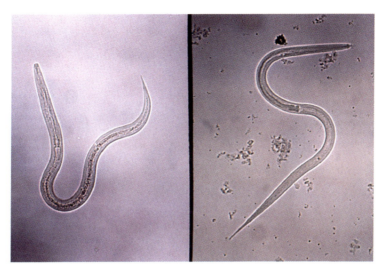

FIGURA 56-10 *Necator* e *Strongyloides* – Larvas filariformes. Larva filariforme de *Necator*, à esquerda, e de *Strongyloides*, à direita. A larva filariforme é a forma infecciosa que penetra na pele. (Fonte: Public Health Image Library, Centers for Disease Control and Prevention.)

Propriedades importantes

O ciclo de vida de *T. spiralis* é apresentado na Figura 56-14. Qualquer mamífero pode ser infectado, mas os **porcos** são os reservatórios mais importantes da doença humana nos Estados Unidos (exceto no Alasca, onde os ursos constituem o principal reservatório). Os seres humanos são infectados pela **ingestão de carne crua ou malcozida** contendo larvas encistadas nos músculos (Fig. 56-2K). As larvas excistam e tornam-se adultas no interior da mucosa do intestino delgado. Os ovos eclodem no interior das fêmeas adultas, sendo as larvas liberadas e disseminadas para vários órgãos pela corrente sanguínea; entretanto, as larvas desenvolvem-se apenas em **células de músculos estriados**. No interior dessas "**células alimentadoras**", encistam em uma cápsula fibrosa e podem permanecer viáveis por vários anos, embora eventualmente calcifiquem-se (Fig. 56-15).

O parasita é mantido na natureza por ciclos no interior dos hospedeiros reservatórios, principalmente suínos e ratos. Os seres humanos são **hospedeiros terminais**, uma vez que a carne infectada não é consumida por outros animais.

Patogênese e achados clínicos

Alguns dias após o consumo de carne malcozida, geralmente carne de porco, o paciente apresenta diarreia seguida de 1 a 2 semanas depois por **febre, dor muscular, edema periorbital e eosinofilia**. Hemorragias subconjuntivais são um importante critério diagnóstico. Sinais de doenças cardíaca e do sistema nervoso central são frequentes, uma vez que as larvas migram também para esses tecidos. A morte é rara e decorre geralmente de insuficiência cardíaca congestiva ou paralisia respiratória.

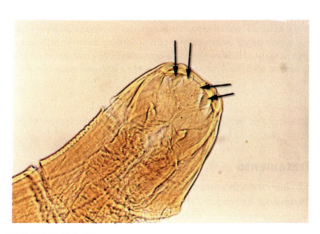

FIGURA 56-11 *Ancylostoma duodenale* – cabeça do ancilóstomo adulto. As setas indicam os quatro dentes cortantes na boca do *Ancylostoma*. (Fonte: Dr. M. Melvin, Public Health Image Library, Centers for Disease Control and Prevention.)

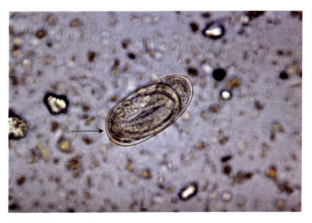

FIGURA 56-12 *Necator* e *Ancylostoma* (ancilóstomos) – Ovo. A seta indica um ovo de um ancilóstomo. Os ovos de *Necator* e *Ancylostoma* são indistinguíveis. Observa-se o embrião enrolado no interior do ovo. (Fonte: Public Health Image Library, Centers for Disease Control and Prevention.)

466 PARTE VI • Parasitologia

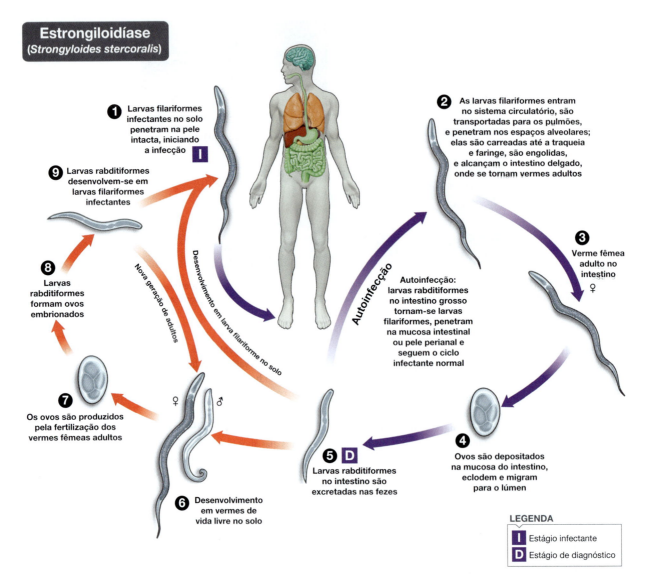

FIGURA 56-13 *Strongyloides stercoralis*. Ciclo de vida. O centro e o lado direito da figura descrevem os estágios no interior de seres humanos (setas roxas). As larvas filariformes penetram na pele (etapa 1). As larvas migram pelo pulmão e podem causar pneumonia. Vermes *Strongyloides* adultos formam-se no intestino delgado. Os ovos eclodem na mucosa intestinal e as larvas rabditiformes são excretadas nas fezes humanas, e não os ovos dos vermes. A seta roxa curvada que parte da etapa 5 e sobe descreve o ciclo de autoinfecção pelo qual se formam as larvas filariformes no trato GI, infectando através da penetração da mucosa do intestino ou da pele perianal. O lado esquerdo da figura descreve a maturação no solo (setas vermelhas). Observa-se que as etapas 6, 7 e 8 constituem o ciclo de vida livre no solo. (Fonte: Dr. Alexander J. da Silva and Melanie Moser, Centers for Disease Control and Prevention.)

Epidemiologia

A triquinose ocorre em todo o mundo, principalmente no Leste Europeu e na África Ocidental. Nos Estados Unidos, está relacionada à ingestão de salsichas de preparo caseiro, geralmente em fazendas onde os porcos são alimentados com lavagem não cozida. Carnes de ursos e focas também são fontes de contaminação. Em vários países, a doença ocorre principalmente em caçadores que ingerem caça silvestre malcozida.

Diagnóstico laboratorial

A biópsia muscular revela **larvas no músculo estriado** (ver Figs. 56-2K e 56-15). Testes sorológicos, sobretudo o teste de floculação de bentonita, tornam-se positivos três semanas após a infecção.

Tratamento

Não há tratamento para triquinose, embora se possa administrar esteroides e mebendazol em pacientes com sintomas graves. Precocemente na infecção, mebendazol é efetivo contra vermes intestinais adultos.

Prevenção

A doença pode ser prevenida pela cocção adequada da carne de porco e pela alimentação de porcos apenas com lavagem cozida.

CAPÍTULO 56 • Nematódeos 467

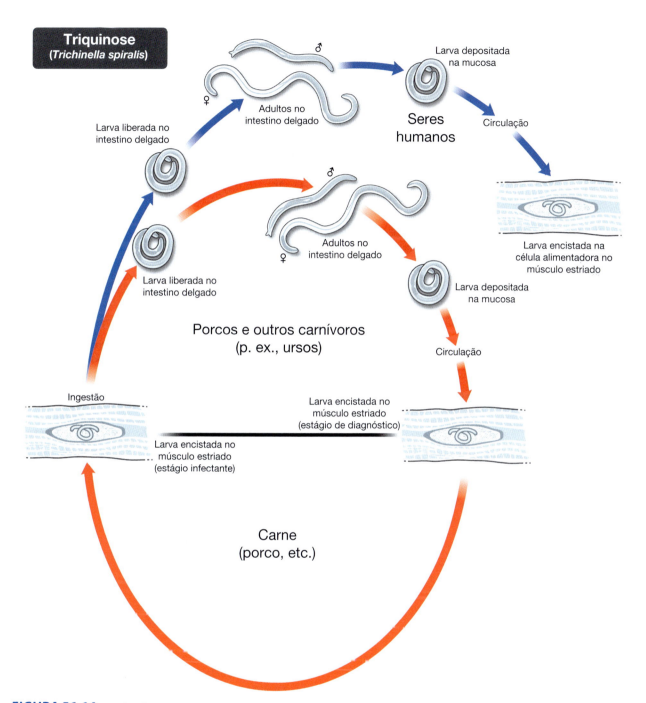

FIGURA 56-14 *Trichinella spiralis.* Ciclo de vida. **Parte superior:** A seta azul no lado esquerdo mostra a ingestão de carne (músculo) contendo a larva de *Trichinella* encistada. Os vermes adultos no intestino produzem as larvas que entram na corrente sanguínea e encistam no músculo humano. **Parte inferior:** A seta vermelha circular descreve o ciclo natural no qual *Trichinella* circula entre os porcos e vários carnívoros, como os ursos. (Fonte: Public Health Image Library, Centers for Disease Control and Prevention.)

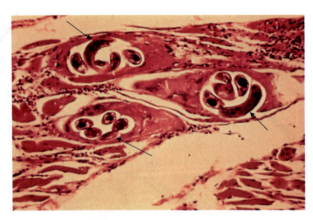

FIGURA 56-15 *Trichinella spiralis* – larvas no músculo esquelético. As três setas indicam larvas de *Trichinella* no interior das "células alimentadoras" no músculo esquelético. (Fonte: Public Health Image Library, Centers for Disease Control and Prevention.)

NEMATÓDEOS TECIDUAIS

WUCHERERIA

Doença

Wuchereria bancrofti causa filariose.[1] A elefantíase é uma característica marcante desta doença. A eosinofilia pulmonar tropical é uma reação de hipersensibilidade imediata a *W. bancrofti* que ocorre no pulmão.

Propriedades importantes

O ciclo de vida de *W. bancrofti* é apresentado na Figura 56-16. Os seres humanos são infectados quando o **mosquito fêmea** (principalmente espécies de *Anopheles* e *Culex*) deposita larvas infectantes na pele durante a picada. As larvas penetram na pele, atingem um linfonodo e, após um ano, tornam-se adultos que produzem **microfilárias** (Figs. 56-17A e 56-18). Elas circulam no sangue, principalmente à noite, sendo ingeridas por mosquitos picadores. No interior do mosquito, as microfilárias produzem larvas infectantes, que são transferidas na picada seguinte. Os humanos são os únicos hospedeiros definitivos.

Patogênese e achados clínicos

Vermes adultos nos linfonodos causam inflamação que, eventualmente, obstrui os vasos linfáticos, causando edema. O edema maciço das pernas é denominado **elefantíase** (Fig. 56-19). Observa-se que as microfilárias *não* causam sintomas.

Infecções precoces são assintomáticas. Posteriormente, ocorre febre, linfangite e celulite. De maneira gradual, a obstrução leva a edema e fibrose das pernas e dos órgãos genitais, sobretudo do escroto. A elefantíase ocorre principalmente em pacientes que sofreram repetidas infecções durante longo período. Turistas, que, em geral, são infectados apenas uma vez, não são acometidos por elefantíase.

Espécies de *Wolbachia* são bactérias semelhantes à *Rickettsia* encontradas intracelularmente no interior de nematódeos filariais, como *Wuchereria* e *Onchocerca*. As células de *Wolbachia* liberam moléculas similares a endotoxinas e acredita-se que desempenhem papel na patogênese das infecções por *Wuchereria* e *Onchocerca*. Evidências desse fato incluem a redução da resposta inflamatória à infecção pelo nematódeo pelo uso de doxiciclina, que mata as células de *Wolbachia*, resultando na redução do número de microfilárias e da resposta inflamatória à infecção pelo nematódeo.

A eosinofilia pulmonar tropical é caracterizada por tosse e dificuldade respiratória, sobretudo à noite. Os sintomas são causados por microfilárias nos pulmões, que provocam reação de hipersensibilidade imediata, caracterizada por alta concentração de imunoglobulina E (IgE) e eosinofilia.

Epidemiologia

A doença ocorre em regiões tropicais da África, da Ásia e da América Latina*. A espécie de mosquito que atua como vetor varia de região para região. No total, 200 a 300 milhões de indivíduos são infectados.

Diagnóstico laboratorial

Esfregaços espessos de sangue, coletados do paciente à noite, revelam as microfilárias (ver Fig. 56-18). Testes sorológicos não são úteis.

Tratamento

Dietilcarbamazina é efetiva apenas contra microfilárias; não há terapia com fármacos contra vermes adultos. O tratamento de pacientes que apresentam infecções por *Wuchereria* (e *Onchocerca*) com doxiciclina, que possui como alvo as bactérias *Wolbachia*, resulta em uma redução significativa no número de microfilárias no paciente.

Prevenção

A prevenção envolve o controle de mosquitos com inseticidas e uso de vestuário de proteção, mosquiteiros e repelentes.

---

[1] *Brugia malayi* causa filariose na Malásia.

*N. de R.T. A filariose linfática ou elefantíase já foi endêmica e disseminada no Brasil. No entanto, em razão de uma campanha de erradicação sustentada conduzida pelo Ministério da Saúde por décadas, a transmissão da doença está atualmente restrita a áreas endêmicas nas cidades de Recife, Olinda, Jaboatão dos Guararapes e Paulista, todas no estado de Pernambuco.

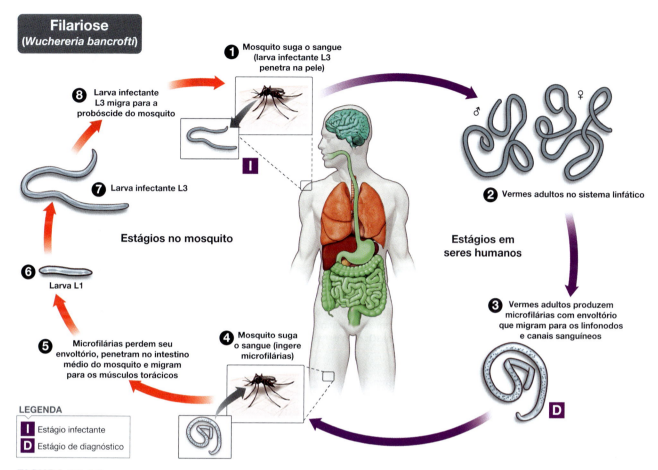

FIGURA 56-16 *Wuchereria bancrofti*. Ciclo de vida. O lado direito da figura descreve os estágios no interior de seres humanos (setas roxas). Os seres humanos são infectados na etapa 1, quando o mosquito pica o ser humano e as larvas entram na corrente sanguínea. Vermes adultos de *Wuchereria* são formados no sistema linfático. O mosquito é infectado na etapa 4, quando ingere microfilárias no sangue humano. O lado esquerdo da figura descreve os estágios no interior do mosquito (setas vermelhas). (Fonte: Dr. Alexander J. da Silva and Melanie Moser, Centers for Disease Control and Prevention.)

ONCHOCERCA

Doença

Onchocerca volvulus causa oncocercose.

Propriedades importantes

Os seres humanos são infectados quando a **mosca-negra fêmea**, *Simulium*, deposita larvas infectantes durante a picada. As larvas penetram no ferimento e migram para o tecido subcutâneo, onde se diferenciam em adultos, geralmente no interior de **nódulos dérmicos**. A fêmea produz microfilárias (ver Fig. 56-17B) que são ingeridas por outra mosca-negra durante a picada. As microfilárias desenvolvem-se em larvas infectantes na mosca, completando o ciclo. Os humanos são os únicos hospedeiros definitivos.

Patogênese e achados clínicos

Ocorre inflamação no tecido subcutâneo, com a formação de pápulas e nódulos pruriginosos em resposta às proteínas dos vermes adultos. As microfilárias migram através do tecido subcutâneo, concentrando-se finalmente nos olhos. Nesse local, causam lesões que podem levar à cegueira. A perda de fibras elásticas subcutâneas leva ao enrugamento da pele, denominada "virilha pendente", quando ocorre na região inguinal. Espessamento, descamação e ressecamento da pele, acompanhados por prurido intenso, são manifestações de uma dermatite frequentemente denominada "pele de lagarto".

O papel de *Wolbachia* na patogênese da oncocercose foi discutido anteriormente em "*Wuchereria*".

Epidemiologia

Milhões de indivíduos são afetados na África e na América Central. A doença é uma importante causa de cegueira. É denominada **cegueira dos rios**, pois as moscas-negras se desenvolvem nos rios, e indivíduos que vivem ao longo dos rios são afetados. As taxas de infecção são, em geral, superiores a 80% em regiões de infecção endêmica.

Diagnóstico laboratorial

A biópsia da pele afetada revela microfilárias (ver Fig. 56-17B). O exame do sangue para detecção de microfilárias não é útil, uma

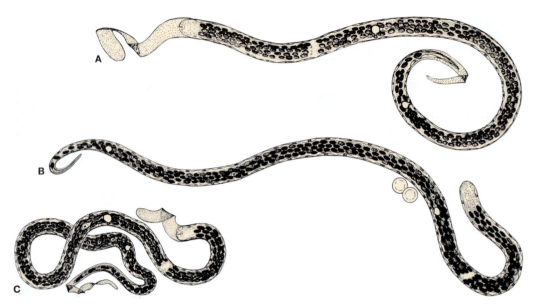

FIGURA 56-17 **A:** Microfilária de *Wuchereria bancrofti* no sangue. Observa-se que a cauda pontiaguda é desprovida de núcleos (225-300 x 8-10 μm). **B:** Microfilária de *Onchocerca volvulus* na pele (raramente no sangue) (300-350 x 5-9 μm). **C:** Microfilária de *Loa loa* no sangue. Observa-se que a cauda pontiaguda contém núcleos (250-300 × 6-9 μm). (Os círculos representam hemácias.)

vez que elas não circulam no sangue. A eosinofilia é comum. Testes sorológicos não são úteis.

Tratamento

Ivermectina é efetiva contra microfilárias, mas não contra adultos. Suramina mata vermes adultos, porém é bastante tóxica, sendo utilizada particularmente nos indivíduos com doença ocular. Nódulos cutâneos podem ser removidos cirurgicamente, mas novos nódulos também podem se desenvolver; portanto, uma cura cirúrgica é improvável em regiões de infecção endêmica.

Prevenção

A prevenção envolve o controle da mosca-negra com inseticidas. Ivermectina previne a doença.

LOA

Doença

Loa loa causa loíase.

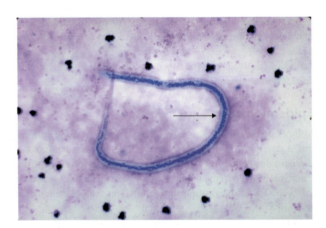

FIGURA 56-18 *Wuchereria bancrofti* – verme filarial no sangue. A seta indica o verme filarial no esfregaço de sangue. (Fonte: Dr. M. Melvin, Public Health Image Library, Centers for Disease Control and Prevention.)

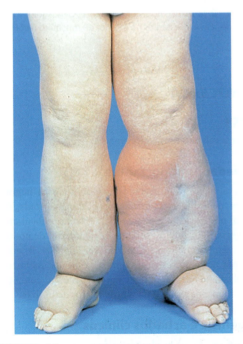

FIGURA 56-19 *Wuchereria bancrofti*. Elefantíase. Observa-se o inchaço maciço das pernas bilateralmente. (Reproduzida com a permissão de Jay S. Keystone, MD, FRCPC.)

Propriedades importantes

Os seres humanos são infectados pela picada da **mosca-do-cervo** (mosca-da-manga), *Chrysops*, que deposita larvas infectantes na pele. As larvas penetram através do ferimento da picada, circulam pelo corpo e desenvolvem-se em adultos. As fêmeas liberam microfilárias (ver Fig. 56-17C) que penetram no sangue, particularmente durante o dia. As microfilárias são captadas pela mosca durante um repasto sanguíneo e diferenciam-se em larvas infectantes, que dão continuidade ao ciclo quando a mosca pica outro indivíduo.

Patogênese e achados clínicos

Não há resposta inflamatória às microfilárias ou aos indivíduos adultos, mas uma reação de hipersensibilidade causa edema subcutâneo transitório, localizado e não eritematoso (tumefações de Calabar). O achado mais crítico consiste em um **verme adulto atravessando a conjuntiva ocular**, um evento inofensivo, mas desconcertante.

Epidemiologia

A doença é encontrada apenas na África Tropical Central e na África Ocidental, o hábitat do vetor *Chrysops*.

Diagnóstico laboratorial

O diagnóstico é realizado pela visualização das microfilárias em um esfregaço de sangue (ver Fig. 56-17C). Não há testes sorológicos úteis.

Tratamento

Dietilcarbamazina elimina as microfilárias e pode matar os adultos. Os vermes nos olhos podem requerer excisão cirúrgica.

Prevenção

O controle da mosca com inseticidas pode prevenir a doença.

DRACUNCULUS

Doença

Dracunculus medinensis (verme da Guiné) causa dracunculíase. Esta doença está prestes a ser erradicada (ver seção "Epidemiologia" a seguir).

Propriedades importantes

Seres humanos são infectados quando pequenos **crustáceos** (copépodes) contendo larvas infectantes são **deglutidos na água potável**. As larvas são liberadas no intestino delgado e migram pelo corpo, onde se desenvolvem em adultos. Fêmeas adultas, com comprimento na escala de metros, causam ulceração cutânea, liberando, então, larvas na água doce. Copépodes ingerem as larvas, que se transformam em larvas infectantes. O ciclo é completado quando estas são ingeridas na água.

Patogênese e achados clínicos

A fêmea adulta produz uma substância que provoca inflamação, formação de vesículas e ulceração da pele, geralmente nas extremidades inferiores. A pápula inflamada provoca **ardência e prurido**, e a úlcera pode sofrer infecção secundária. O diagnóstico, em geral, é realizado clinicamente pela detecção do **verme na úlcera cutânea**.

Epidemiologia

A campanha de erradicação global patrocinada pela Organização Mundial da Saúde (OMS) que forneceu água limpa potável reduziu bastante o número de casos. Durante o ano de 2015, apenas 22 novos casos foram identificados em todo o mundo. Os casos ocorreram em quatro países africanos (Chade, Etiópia, Mali e Sudão do Sul). Antes da campanha, a doença ocorreu em grandes áreas tropicais da África, do Oriente Médio e da Índia, onde dezenas de milhões de indivíduos foram infectados.

Diagnóstico laboratorial

O laboratório, em geral, não contribui para o diagnóstico.

Tratamento

O tratamento consagrado pelo uso consiste na extração gradativa do verme, enrolando-o em uma haste durante um período de alguns dias.

Prevenção

A prevenção consiste em filtrar ou ferver a água potável.

NEMATÓDEOS CUJAS LARVAS CAUSAM DOENÇA

TOXOCARA

Doença

Toxocara canis é a principal causa de larva *migrans* visceral. *Toxocara cati* e diversos outros nematódeos relacionados também provocam essa doença.

Propriedades importantes

O hospedeiro definitivo de *T. canis* é o cão. A fêmea adulta de *T. canis* presente no intestino do cão produz ovos que são eliminados nas fezes e atingem o solo. Os seres humanos ingerem partículas do solo contendo os ovos, que eclodem em larvas no intestino delgado. As larvas migram para diversos órgãos, sobretudo o fígado, o encéfalo e os olhos. As larvas são, por fim, encapsuladas e morrem. O ciclo de vida não se completa nos seres humanos; portanto, os seres humanos são hospedeiros acidentais.

Patogênese e achados clínicos

A patogênese está relacionada aos granulomas que se formam ao redor das larvas mortas, como resultado de uma resposta de hipersensibilidade tardia às proteínas larvais. O achado clínico mais grave é a cegueira associada ao comprometimento da retina. Febre, hepatomegalia e eosinofilia são comuns.

Epidemiologia

Crianças pequenas são as principais afetadas, uma vez que exibem maior probabilidade de ingerir terra contendo os ovos. *T. canis* é um parasita comum de cães nos Estados Unidos.

Diagnóstico laboratorial

Testes sorológicos são comumente utilizados; entretanto, um diagnóstico definitivo depende da visualização das larvas no tecido. A presença de hipergamaglobulinemia e eosinofilia fundamenta o diagnóstico.

Tratamento

O tratamento de escolha consiste em albendazol ou mebendazol, embora não haja tratamento eficaz comprovado. Diversos pacientes recuperam-se sem tratamento.

Prevenção

Os cães devem ser vermifugados e deve-se evitar que as crianças ingiram terra.

ANCYLOSTOMA

A larva *migrans* cutânea é causada pelas larvas filariformes de *A. caninum* (ancilóstomo canino) e *Ancylostoma braziliense* (ancilóstomo felino), bem como por outros nematódeos. O organismo não é capaz de completar seu ciclo de vida em seres humanos. As larvas penetram na pele e **migram através do tecido subcutâneo**, causando uma resposta inflamatória. As lesões ("erupção serpiginosa") são extremamente pruriginosas (Fig. 56-20).

As larvas ficam tipicamente confinadas à epiderme, uma vez que não possuem a colagenase necessária para romper a membrana basal. A maioria das infecções está localizada na parte inferior da perna, pois é o local comum de penetração das larvas. A erupção parece migrar à medida que as larvas se movem para cima ("sobem") alguns centímetros por dia.

A doença ocorre principalmente no Sul dos Estados Unidos em crianças e trabalhadores de construções, expostos ao solo infectado. O diagnóstico é realizado clinicamente; o laboratório é de pouca utilidade. Albendazol ou ivermectina geralmente são efetivos.

ANGIOSTRONGYLUS

As larvas do nematódeo pulmonar de ratos, *Angiostrongylus cantonensis*, causam meningite eosinófila, isto é, meningite caracterizada por diversos eosinófilos no líquido cerebrospinal e no sangue. Pelo menos 10% dos leucócitos correspondem a eosinófilos. As larvas geralmente são ingeridas em frutos do mar malcozidos, como caranguejos, camarões e caramujos. A infecção por esse organismo ocorre com maior frequência nos países da Ásia. O diagnóstico é realizado, em geral, com base clínica; contudo, o laboratório pode, ocasionalmente, detectar a larva no líquido cerebrospinal. Não existe tratamento. A maioria dos pacientes recupera-se de forma espontânea, sem sequelas relevantes.

A meningite eosinofílica também é causada pelas larvas de outros dois nematódeos. *Gnathostoma spinigerum*, um nematódeo intestinal de gatos e cães, é adquirido por meio do consumo de peixe malcozido, e *Baylisascaris procyonis*, uma lombriga de guaxinim, é adquirida pela ingestão acidental de fezes do animal. Esses organismos causam doença mais grave que *Angiostrongylus*, havendo casos fatais. Albendazol pode ser eficaz contra *Gnathostoma*, mas não há tratamento para *Baylisascaris*.

ANISAKIS

Anisaquíase é causada pelas larvas do nematódeo *Anisakis simplex*. As larvas são **ingeridas em frutos do mar crus** e podem penetrar na submucosa gástrica ou intestinal. Os vermes adultos vivem no intestino de mamíferos marinhos, como baleias, golfinhos e focas. Os ovos produzidos pelos adultos são ingeridos por crustáceos e, então, por peixes marinhos, como salmão, cavala e arenque. Gastrenterite, dor abdominal, eosinofilia e sangue oculto nas fezes normalmente ocorrem. A infecção aguda pode assemelhar-se à apendicite, enquanto a infecção crônica pode ser similar ao câncer gastrintestinal.

Nos Estados Unidos, a maioria dos casos foi associada ao consumo de sushi e sashimi (principalmente de salmão e cioba) em restaurantes japoneses. O diagnóstico pode ser realizado por endoscopia ou laparotomia. Testes microbiológicos e sorológicos não são úteis para o diagnóstico. Não há fármacos efetivos. A remoção cirúrgica pode ser necessária. A prevenção consiste na cocção adequada dos frutos do mar ou no congelamento destes por 24 horas antes da ingestão.

Outro membro da família de nematódeos anisaquídeos é *Pseudoterranova decepiens*, cujas larvas causam uma forma não invasiva de anisaquíase. As larvas são adquiridas pela ingestão de peixe malcozido e causam vômito e dor abdominal. O diagnóstico é realizado pela detecção das larvas no trato intestinal ou no vômito. Não existem fármacos disponíveis para o tratamento. As larvas podem ser removidas durante uma endoscopia.

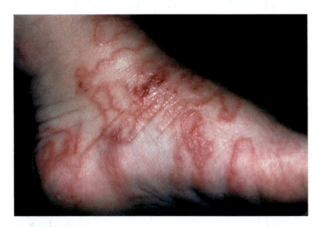

FIGURA 56-20 *Ancylostoma caninum* – Larva *migrans* cutânea. Observa-se a erupção serpiginosa no pé. (Reproduzida, com permissão, de Usatine RP: A rash on the feet and buttocks. *West J Med*. 170; 334:1999.)

CAPÍTULO 56 • Nematódeos **473**

TESTE SEU CONHECIMENTO

1. Você é voluntário do grupo Médicos sem Fronteiras na África Sub-saariana. Em certas vilas, você detecta que um número significativo de crianças apresenta anemia. A presença desse quadro é mais provável devido à infecção por qual dos seguintes agentes?

   (A) *Ancylostoma duodenale.*
   (B) *Ascaris lumbricoides.*
   (C) *Enterobius vermicularis.*
   (D) *Trichinella spiralis.*
   (E) *Wuchereria bancrofti.*

2. Nas mesmas vilas descritas na Questão 1, você observa que alguns indivíduos fazem consumo de vegetais crus não higienizados. Qual dos seguintes organismos é o mais provável causador da infecção nessas pessoas?

   (A) *Ancylostoma duodenale.*
   (B) *Ascaris lumbricoides.*
   (C) *Enterobius vermicularis.*
   (D) *Trichinella spiralis.*
   (E) *Wuchereria bancrofti.*

3. Qual dos seguintes nematódeos é transmitido por uma larva filariforme que penetra na pele?

   (A) *Anisakis simplex.*
   (B) *Onchocerca volvulus.*
   (C) *Strongyloides stercoralis.*
   (D) *Toxocara canis.*
   (E) *Trichuris trichiura.*

4. Uma das mais importantes medidas de saúde pública nos Estados Unidos no século XX foi a recomendação para que crianças nas áreas rurais usassem calçados. Esse esforço foi designado para prevenir infecções, por meio dos pés, de qual dos seguintes organismos?

   (A) *Ascaris lumbricoides.*
   (B) *Enterobius vermicularis.*
   (C) *Necator americanus.*
   (D *Onchocerca volvulus.*
   (D) *Trichuris trichiura.*

5. A larva de certos nematódeos migra por meio do pulmão e causa pneumonia caracterizada por tosse ou engasgamento. A infecção causada por qual dos seguintes nematódeos é a provável causa desse quadro clínico?

   (A) *Anisakis simplex.*
   (B) *Ascaris lumbricoides.*
   (C) *Enterobius vermicularis.*
   (D) *Trichinella spiralis.*
   (E) *Trichuris trichiura.*

6. Dos seguintes fármacos, qual é o **MAIS** efetivo em infecções por nematódeos?

   (A) Albendazol.
   (B) Cloroquina.
   (C) Praziquantel.
   (D) Primaquina.
   (E) Estibogluconato.

7. Seu paciente é um homem de 60 anos com dor abdominal, vômito e perda de peso nos últimos dois meses. Ele tem história de asma que requer 20 mg de prednisona diariamente para controle. Ele morou a maior parte de sua vida em Cuba, mudou-se para a Espanha há 10 anos e vive nos Estados Unidos há 1 ano. O exame abdominal está normal e estudos radiológicos não revelaram nada. Sua contagem de glóbulos brancos é de 10.900 com 16% de eosinófilos. O exame de fezes revelou a presença de larvas rabditiformes. Das seguintes opções, qual organismo é a causa **MAIS** provável desse quadro?

   (A) *Ascaris lumbricoides.*
   (B) *Onchocerca volvulus.*
   (C) *Strongyloides stercoralis.*
   (D) *Toxocara canis.*
   (E) *Trichinella spiralis.*

8. Em relação ao paciente da Questão 7, qual das seguintes opções é o melhor fármaco de escolha para tratar a infecção?

   (A) Ivermectina.
   (B) Metronidazol.
   (C) Nifurtimox.
   (D) Pentamidina.
   (E) Praziquantel.

9. Seu paciente é um homem de 40 anos com febre, mialgia e inchaço facial. A contagem de leucócitos foi de 14.400 com 24% de eosinófilos. Além disso, sua história revelou que ele caçou um urso no Canadá e comeu parte dele cerca de seis semanas atrás. Ele enfatizou que gosta de carne malpassada. Foram realizadas uma biópsia muscular e uma coloração do tecido com hematoxilina e eosina (H&E) que permitiu a identificação de larvas enroladas no interior do músculo esquelético. Das seguintes opções, qual é a causa mais provável?

   (A) *Ancylostoma caninum.*
   (B) *Anisakis simplex.*
   (C) *Necator americanus.*
   (D) *Trichinella spiralis.*
   (E) *Wuchereria bancrofti.*

10. Sua paciente é uma mulher de 35 anos com intensa dor abdominal nas últimas horas. Não ocorre náuseas, vômito ou diarreia. Você suspeita que ela pode ter colecistite, pancreatite ou uma víscera perfurada, mas antes pergunta se ela ingeriu carne de peixe crua recentemente. Ela afirma positivamente, e relata o consumo de sashimi na noite anterior a esta. A endoscopia revelou uma larva na mucosa gástrica. Das seguintes opções, qual é a causa mais provável?

    (A) *Ancylostoma caninum.*
    (B) *Ancylostoma duodenale.*
    (C) *Anisakis simplex.*
    (D) *Toxocara canis.*
    (E) *Trichuris trichiura.*

11. Seu paciente é um garoto de 5 anos que reclama de prurido perianal, principalmente durante a noite. Uma preparação de "fita adesiva" revela os ovos de *Enterobius* no microscópio. Qual das seguintes opções é o melhor fármaco para tratar seu verme?

    (A) Ivermectina.
    (B) Mebendazol.
    (C) Pentamidina.
    (D) Praziquantel.
    (E) Pirimetamina e sulfadiazina.

RESPOSTAS

(1) **(A)**
(2) **(B)**
(3) **(C)**
(4) **(C)**
(5) **(B)**
(6) **(A)**
(7) **(C)**
(8) **(A)**
(9) **(D)**
(10) **(C)**
(11) **(B)**

VER TAMBÉM

- Breves **resumos dos organismos** descritos neste capítulo iniciam-se na página 683. Favor consultar esses resumos para uma rápida revisão do material essencial.

- Mais **questões para autoavaliação** sobre os temas discutidos neste capítulo são encontradas na seção de Parasitologia da Parte XIII: Questões para autoavaliação, a partir da página 732. Consulte também a Parte XIV: Simulado de provas e concursos, a partir da página 753.

PARTE VII

Imunologia

CAPÍTULO

57

Visão geral da imunidade

CONTEÚDO DO CAPÍTULO

Função do sistema imune

Imunidade inata e adaptativa

1. Imunidade inata

2. Imunidade adaptativa (adquirida)

Imunidade ativa e passiva

Imunógenos

1. Antígenos

2. Haptenos

3. Adjuvantes

Idade e resposta imune

Teste seu conhecimento

Ver também

FUNÇÃO DO SISTEMA IMUNE

A principal função do sistema imunológico é **prevenir ou limitar infecções** virais, bacterianas, fúngicas ou causadas por protozoários e vermes. A primeira linha de defesa contra microrganismos é a barreira formada pela **pele intacta e** pelas **membranas mucosas**. Se os microrganismos violarem essa barreira e penetrarem no corpo, há uma segunda linha de defesa disponível para detectar rapidamente essas partículas estranhas e destruir quaisquer agentes nocivos. Esses componentes do sistema imunológico são pré-formados e codificados pelo genoma e, portanto, esse braço de defesa do hospedeiro é chamado de **imunidade inata** (Tab. 57-1). A imunidade inata atua imediatamente após o primeiro encontro

com um microrganismo. O braço inato é inespecífico, pois pode reconhecer **padrões** compartilhados entre muitos microrganismos (descritos em mais detalhes no Cap. 58). Por exemplo, um neutrófilo pode detectar, capturar e destruir muitos tipos diferentes de bactérias ao explorar características comuns encontradas nas células bacterianas.

Alguns microrganismos podem sofrer mutações para sobreviver às estratégias da imunidade inata. Para esses, existe uma proteção imunológica mais direcionada, específica para cada agente infeccioso, fornecida pelo braço **adaptativo (adquirido)** do sistema imunológico (geralmente considerado a terceira linha de defesa). O braço adaptativo leva dias para se tornar totalmente funcional, mas, uma vez ativado, é capaz de se "lembrar" de um agente infeccioso e

TABELA 57-1 Características importantes da imunidade inata e adaptativa

	Especificidade	Tempo desde a exposição até a ação	Apresenta memória	Exemplos de imunidade mediada por células	Exemplos de proteínas humorais
Inata	Não específica	Rápido – age dentro de minutos	Não	Células *natural killer*, macrófagos	Complemento
Adaptativa	Altamente específica	Demorado – requer vários dias antes de se tornar efetiva	Sim	Células T auxiliares, células T citotóxicas	Anticorpos (produzidos pelas células B)

476 **PARTE VII** • Imunologia

responder mais rapidamente aos encontros repetidos. Por exemplo, após receber a primeira dose da vacina pneumocócica, são necessários de 7 a 10 dias para a produção de níveis protetores de anticorpos, porém, quando se recebe um reforço vacinal, esse processo leva apenas 2 a 3 dias. A Tabela 57-1 fornece um resumo das principais características da imunidade inata e adaptativa.

Historicamente, o sistema imune também foi classificado como um **braço mediado por células** (orquestrado principalmente por **linfócitos T**) e um **braço humoral** (fatores de livre circulação, como as **proteínas do complemento** que estimulam a atividade dos **anticorpos**). Este capítulo apresenta os personagens centrais dos braços inato e adaptativo do sistema imune, e os capítulos subsequentes discutem em mais detalhes como eles cooperam durante as respostas imunológicas normais e como a sua falha pode desencadear doenças.

IMUNIDADE INATA E ADAPTATIVA

As defesas imunes do hospedeiro podem ser divididas em duas categorias principais: **inata (natural)** e **adaptativa (adquirida)** (ver Tab. 57-1).

1. Imunidade inata

Propriedades da imunidade inata

No momento do nascimento, você já possui um poderoso arsenal de defesas imunológicas em atividade. Essas defesas imunológicas existem, totalmente codificadas pelos seus genes, **antes da exposição** a quaisquer microrganismos e, por isso, são chamadas de **inatas**. A imunidade inata é **inespecífica** e inclui defesas do hospedeiro

como barreiras a agentes infecciosos (p. ex., pele e membranas mucosas), determinadas células (p. ex., **macrófagos** e **células natural killer**) e determinadas proteínas (p. ex., **complemento**) (Tab. 57-2). Além de realizar a defesa do hospedeiro, outra função importante da imunidade inata é regenerar tecidos danificados e remover células mortas e detritos de vários órgãos, fazendo isso de uma maneira que não induza uma resposta imune prejudicial. Assim, a imunidade inata pode funcionar **independentemente da imunidade adaptativa**, embora esta seja frequentemente amplificada pelo braço imune adaptativo. Além disso, os **processos imunes inatos não geram memória**, enquanto a imunidade adaptativa é caracterizada pela geração de uma memória de longo prazo.

Observe que o braço inato das defesas do hospedeiro desempenha duas funções principais: **eliminar microrganismos invasores** e **ativar processos imunológicos adaptativos**. Alguns componentes do braço inato, como os neutrófilos, eliminam apenas microrganismos, enquanto outros, como **macrófagos** e **células dendríticas**, desempenham ambas as funções (i.e., eliminam microrganismos e se comunicam com células T, conforme descrito a seguir). Para desempenhar essas funções, a imunidade inata deve primeiramente **reconhecer** padrões moleculares associados a patógenos comuns entre famílias microbianas por meio de **receptores de reconhecimento de padrão**. Uma vez que eles reconhecem um microrganismo, as células fagocíticas do sistema imune inato, incluindo **macrófagos**, tentam ingeri-lo e matá-lo. (O processo de fagocitose e morte do microrganismo capturado pelo fagócito é descrito nos Caps. 8 e 58). Essas e outras células efetoras inatas liberam **citocinas** (proteínas que as células imunes usam para se comunicar) e **quimiocinas** (proteínas que recrutam células efetoras para o local da inflamação) e outros **sinais inflamatórios**. As células fagocíticas também exibem pedaços das proteínas microbianas originadas da

TABELA 57-2 **Componentes importantes da imunidade inata**

Fator	Modo de ação
I. Fatores que limitam a entrada de microrganismos no corpo	
Camada de queratina na pele intacta	Age como barreira mecânica
Lisozima na lágrima e outras secreções	Degrada peptideoglicanos presentes na parede celular bacteriana
Cílios respiratórios	Impulsionam e expulsam o muco contendo microrganismos aprisionados
pH baixo no estômago e na vagina; ácidos graxos na pele	Retardam o crescimento microbiano
Fagócitos de superfície (p. ex., macrófagos alveolares)	Ingerem e destroem microrganismos
Defensinas (peptídeos catiônicos)	Criam poros nas membranas microbianas
Microbiota normal da garganta, do cólon e da vagina	Ocupa receptores, o que previne a colonização por patógenos
II. Fatores que limitam o crescimento de microrganismos no interior do corpo	
Células natural killer	Matam células infectadas por vírus
Neutrófilos	Ingerem e destroem microrganismos
Macrófagos e células dendríticas	Ingerem e destroem microrganismos e apresentam antígenos às células T auxiliares
Interferonas	Inibem a replicação viral
Complemento	C3b é uma opsonina; o complexo de ataque à membrana cria poros nas membranas bacterianas
Transferrina e lactoferrina	Sequestram ferro necessário ao crescimento bacteriano
Febre	Temperaturas elevadas retardam o crescimento microbiano
Resposta inflamatória	Limita a disseminação de microrganismos no organismo
APOBEC3G (enzima editora do mRNA da apolipoproteína B, tipo polipeptídeo catalítico 3G)	Causa aumento de mutações no DNA e mRNA retrovirais

degradação dos agentes infecciosos em sua superfície para alertar e ativar as células do sistema imune adaptativo, especificamente as células T. Esses fragmentos de peptídeos são chamados de **antígenos,** e o processamento de produtos microbianos em peptídeos para ativação das células T é chamado de **apresentação de antígenos**. Outra célula inata, a **célula** *natural killer* (**NK**), mata principalmente células hospedeiras infectadas por vírus ou malignas.

Embora a imunidade inata seja frequentemente bem-sucedida na eliminação de microrganismos e na prevenção de doenças infecciosas, claramente ela não é suficiente para conferir proteção total, pois crianças com síndrome da imunodeficiência combinada grave (IDCG) que possuem a imunidade inata intacta, mas não uma imunidade adaptativa, sofrem infecções repetidas que apresentam risco à vida (Cap. 68).

2. Imunidade adaptativa (adquirida)

A imunidade adaptativa ocorre **após a exposição** a um agente, **melhora depois de repetidas exposições** e é **específica**. É mediada por **linfócitos B** (ou células B, assim denominadas porque o seu desenvolvimento ocorre principalmente na medula óssea [*bone marrow*]) e por **linfócitos T** (ou células T, assim denominadas porque o seu desenvolvimento ocorre principalmente no *timo*). Ao contrário das células imunes inatas, as células T e as células B reconhecem **antígenos** em vez de "padrões" microbianos universais.

Os linfócitos B e T compartilham três características importantes: (1) eles apresentam incrível **diversidade** (i.e., coletivamente podem responder a milhões de antígenos diferentes); (2) eles apresentam uma longa **memória** (i.e., podem responder muitos anos após a exposição inicial, pois células B e T de memória são produzidas); e (3) eles apresentam fantástica **especificidade** (i.e., sua atividade é especificamente direcionada contra o antígeno que iniciou a resposta). Algumas das principais funções das células T e das células B são mostradas na Tabela 57-3, incluindo exemplos de situações em que são protetoras e situações em que causam doenças. A Figura 57-1 mostra como os componentes do braço adaptativo da resposta imune aumentam a atividade dos componentes da imunidade inata.

As células T podem ser divididas ainda com base em sua função e em moléculas presentes na superfície celular denominadas "**grupos de diferenciação**" (ou **CDs**, de *cluster of differentiation*). Essas proteínas são importantes para o funcionamento dessas células e

são usadas para a sua distinção. O **CD8** é característico das células chamadas **linfócitos T citotóxicos** (**LTCs**), enquanto o **CD4** é característico das chamadas **células T auxiliares** (**Th**). Como descrito anteriormente, as células apresentadoras de antígenos da imunidade inata fagocitam e processam antígenos microbianos, sendo importante lembrar que, em raras exceções, o braço adaptativo pode ser ativado **somente após** o braço inato interagir com o microrganismo. A Figura 57-2 é um resumo de como as células fagocíticas interagem com as células T auxiliares através das **proteínas do complexo de histocompatibilidade principal** (**MHC**, *major histocompatibility complex*). O papel das células imunes inatas como células efetoras e apresentadoras de antígenos é descrito em mais detalhes no Capítulo 58, e os vários tipos de células T são abordados em mais detalhes no Capítulo 60.

A principal função das **células T citotóxicas** (**CD8-positivas**) é reconhecer e eliminar qualquer célula que apresente proteínas "estranhas" (não próprias) em sua superfície. As células podem apresentar essas proteínas "estranhas" devido a infecções virais, bacterianas, fúngicas ou por serem células cancerosas que formam novas proteínas que não são reconhecidas como próprias. As **células T auxiliares** (**CD4-positivas**) instruem as células B a produzirem anticorpos e aumentam a atividade de células inatas, como os macrófagos.

As células B que foram ativadas podem proliferar e se diferenciar em **plasmócitos** que secretam grandes quantidades de **anticorpos** altamente específicos (também chamados de **imunoglobulinas** [**Ig**]). Os anticorpos apresentam várias funções (ver Cap. 61), como a **neutralização de toxinas e vírus** e a **opsonização de microrganismos**, um processo pelo qual anticorpos e proteínas do complemento se ligam à superfície do microrganismo e aumentam a sua taxa de fagocitose. As células B que foram ativadas por um antígeno específico também podem se tornar células B de memória que responderão mais rapidamente a um novo desafio diante desse antígeno.

Os efeitos combinados de determinadas células (p. ex., células T, células B, macrófagos) e determinadas proteínas (p. ex., anticorpos, complemento, citocinas) produzem uma **resposta inflamatória**, um dos principais mecanismos de defesa do corpo. Durante esse processo, os sistemas inato e adaptativo precisam interagir e as células apresentadoras de antígenos formam uma ponte entre esses dois braços. Como parte do braço inato, elas ingerem e destroem diversos microrganismos. Elas também apresentam antígenos para as células T auxiliares, uma etapa essencial na ativação do braço adaptativo. O processo pelo qual esses componentes interagem para causar inflamação é descrito em detalhes no Capítulo 8.

IMUNIDADE ATIVA E PASSIVA

A **imunidade ativa** é uma resposta imune do hospedeiro induzida após o **contato** com antígenos estranhos (p. ex., microrganismos). Esse contato pode consistir em infecção clínica ou subclínica, imunização por patógenos vivos ou inativos ou por seus antígenos ou exposição a produtos microbianos (p. ex., toxinas e toxoides). Em todos esses casos, o hospedeiro produz ativamente uma resposta imune consistindo em anticorpos e linfócitos T ativados (i.e., imunidade adaptativa).

A principal vantagem da imunidade ativa é a resistência de **longa duração** (Tab. 57-4). Sua maior desvantagem é o **lento desenvolvimento**, principalmente no caso da resposta primária (ver Cap. 61).

TABELA 57-3   Principais funções das células T e B

Funções das células B (anticorpos)	Funções das células T
1. Defesa do hospedeiro contra infecções (opsonização de bactérias, neutralização de toxinas e vírus)	1. Defesa do hospedeiro contra infecções (especialmente *Mycobacterium tuberculosis*, fungos e células infectadas por vírus)
	2. Rejeição a tumores
	3. Coordenação e regulação da resposta imune adaptativa (células T auxiliares)
2. Alergia/hipersensibilidade (p. ex., rinite alérgica, choque anafilático)	3. Alergia/hipersensibilidade (p. ex., alergia ao carvalho-venenoso)
3. Autoimunidade	4. Autoimunidade
	5. Rejeição a enxertos transplantados

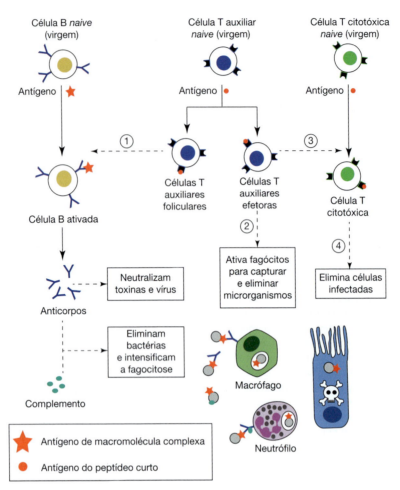

FIGURA 57-1 Introdução às interações e funções dos principais componentes do sistema imune. **À esquerda:** Imunidade mediada por anticorpos. Associados ao complemento, os anticorpos auxiliam os neutrófilos e outras células na defesa contra bactérias piogênicas extracelulares encapsuladas, como estafilococos e estreptococos (ver Caps. 8 e 63 para obter informações sobre o complemento). Os anticorpos também neutralizam toxinas, como a toxina tetânica, e vírus. Os anticorpos reconhecem ainda estruturas complexas de muitas macromoléculas, representadas pelas estrelas vermelhas. **À direita:** Imunidade mediada por células T. Existem quatro componentes distintos. (1) As células T CD4 positivas auxiliares foliculares (Tfh, de *T follicular helper*) auxiliam as células B na produção de anticorpos nos folículos do tecido linfoide. (2) As células T CD4 positivas auxiliares/efetoras (Th, de *T helper*) ativam macrófagos que oferecem defesa contra bactérias e fungos intracelulares. (3) As células Th CD4 positivas produzem interleucinas que suportam a proliferação e sobrevivência de outras células T. (4) Os linfócitos T CD8 positivos citotóxicos (LTCs, de *cytotoxic T lymphocytes*) são uma importante defesa contra bactérias intracelulares e vírus e atuam destruindo as células infectadas. As células T reconhecem apenas cadeias peptídicas curtas, representadas pelos círculos vermelhos. Na figura, esses quatro processos são indicados por setas acompanhadas de números circulados.

A **imunidade passiva** é recebida passivamente pelo hospedeiro na forma de componentes imunes que foram **pré-formados** em outro hospedeiro. Os departamentos de emergência dos hospitais possuem suprimentos de anticorpos contra toxinas de agentes infecciosos associados ao tétano, botulismo (e outras doenças), e a administração destes a um paciente transfere grandes quantidades de **antitoxinas** que se encontram imediatamente disponíveis para neutralizar as toxinas.

Da mesma forma, anticorpos pré-formados contra os vírus da raiva e das hepatites A e B podem ser injetados para neutralizar o vírus e, assim, controlar a multiplicação viral. Outras formas de imunidade passiva incluem a passagem de IgG da mãe para o feto durante a gravidez e de IgA da mãe para o recém-nascido durante o aleitamento. A imunidade passiva pode ser observada até entre espécies, como quando vítimas de picadas de cobra (geralmente seres humanos ou cães) recebem um soro rico em anticorpos. Esse soro é produzido em um animal (em geral, cavalo ou ovelha) que é previamente inoculado com o veneno para a produção de um soro com altos níveis de anticorpos específicos.

A principal vantagem da imunização passiva é a **pronta disponibilidade** de grandes quantidades de anticorpos. As desvantagens são a **curta vida útil** dos anticorpos e possíveis reações de hipersensibilidade caso seja usado um soro produzido em outra espécie (ver seção sobre doença do soro no Cap. 65).

Na **imunidade passivo-ativa**, um paciente recebe anticorpos pré-formados para proteção imediata e uma vacina para fornecer proteção de longo prazo. Essas preparações são administradas em diferentes locais do corpo para impedir que os anticorpos neutralizem a vacina. Essa abordagem é usada na prevenção do tétano (ver Caps. 12 e 17), da raiva (ver Caps. 36 e 39) e da hepatite B (ver Caps. 36 e 41).

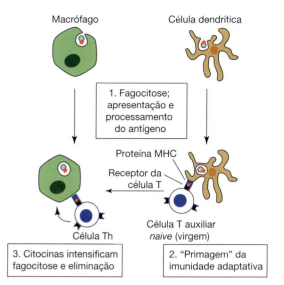

FIGURA 57-2 Macrófagos e células dendríticas participam do braço inato e do braço adaptativo das respostas imunes. (1) Essas células são consideradas parte do braço inato, pois fagocitam muitos tipos de microrganismos e também produzem citocinas que causam inflamação. (2) As células dendríticas também são essenciais para o braço adaptativo, pois apresentam antígenos associados às proteínas do complexo de histocompatibilidade principal (MHC) para a ativação de células T CD4 auxiliares naive ("virgens"). (Não mostrado: as células dendríticas também apresentam antígenos associados a proteínas MHC para a ativação de células T CD8 citotóxicas.) (3) As células T auxiliares/efetoras (Th) migram para os tecidos periféricos e, ao entrarem em contato com macrófagos que exibem o mesmo antígeno, liberam citocinas inflamatórias que auxiliam os macrófagos na eliminação dos patógenos e no reparo das barreiras danificadas.

IMUNÓGENOS

Um **imunógeno** é qualquer molécula capaz de induzir uma resposta imune. Como descrito anteriormente, os **antígenos** são imunógenos que reagem com os receptores altamente específicos das células T ou B.

1. Antígenos

Neste ponto, você pode estar se perguntando por que certas moléculas são **imunogênicas**. As características que determinam a sua imunogenicidade são descritas a seguir.

Condição de corpo estranho

Em geral, moléculas reconhecidas como "próprias" não são imunogênicas (i.e., os seres humanos são tolerantes aos próprios antígenos) (ver Cap. 66). Para serem imunogênicas, proteínas precisam ser reconhecidas como "não próprias" (i.e., estranhas).

Tamanho molecular

Os imunógenos mais potentes são proteínas de alto peso molecular (i.e., acima de 100.000 g/mol). Em geral, proteínas com peso molecular inferior a 10.000 são fracamente imunogênicas; e as ainda menores (p. ex., um aminoácido) não são imunogênicas. Certas moléculas pequenas (p. ex., os **haptenos**) tornam-se imunogênicas apenas quando ligadas a uma proteína carreadora (ver adiante).

Complexidade químico-estrutural

Certa quantidade de complexidade é necessária (p. ex., homopolímeros de aminoácidos são menos imunogênicos que heteropolímeros contendo 2 ou 3 aminoácidos diferentes).

Determinantes antigênicos (epítopos)

Epítopos são os determinantes químicos da molécula antigênica que se ligam fisicamente ao anticorpo (nas células B) ou aos receptores das células T. Um antígeno pode ter um ou mais determinantes (epítopos). Na verdade, a maioria dos antígenos apresenta múltiplos determinantes (i.e., são multivalentes). De modo geral, os anticorpos ligam-se a epítopos que apresentam aproximadamente cinco aminoácidos ou açúcares, enquanto os receptores de células T ligam-se a epítopos com um tamanho entre 8 e 17 aminoácidos.

Dosagem, via e momento da administração do antígeno

Esses fatores também afetam a imunogenicidade. Além disso, a constituição genética do hospedeiro (especialmente os genes que codificam o MHC, descritos anteriormente) determina se uma molécula é imunogênica. Diferentes cepas de uma mesma espécie de animal podem responder de forma diferente a um mesmo antígeno.

2. Haptenos

Ao contrário de um antígeno, um **hapteno** é uma molécula que não é imunogênica por si só, mas que pode reagir com anticorpos específicos. Os haptenos podem ser moléculas pequenas, ácidos nucleicos, lipídeos ou fármacos (p. ex., penicilinas). O catecol presente no óleo vegetal da hera venenosa e do carvalho venenoso é um hapteno.

Uma razão pela qual os haptenos não são imunogênicos é que eles **não ativam as células T auxiliares**. Lembre-se de que as proteínas do MHC só podem se ligar a antígenos peptídicos; haptenos não conseguem se ligar pois não são peptídeos. Portanto, os haptenos não podem induzir uma resposta de células B de forma T-dependente. (Observe que certos polissacarídeos podem induzir a produção de IgM por células B de forma T-independente, como será discutido no Cap. 61, mas como os haptenos são definidos como moléculas não imunogênicas por si só, esses polissacarídeos, por definição, não são haptenos.)

TABELA 57-4 Características das imunidades ativa e passiva

	Mediadores	Vantagens	Desvantagens
Imunidade ativa	Anticorpos e células T	Longa duração (anos)	Desenvolvimento lento
Imunidade passiva	Somente anticorpos	Disponibilidade imediata	Curta duração (meses)

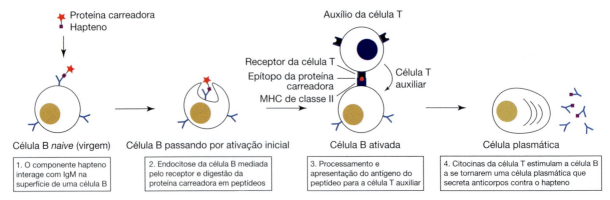

FIGURA 57-3 O conjugado hapteno-carreador induz anticorpos contra o hapteno. Um hapteno ligado a uma proteína carreadora pode induzir a produção de anticorpos contra o hapteno por meio do mecanismo representado na figura. (1) Um hapteno pode ligar-se à imunoglobulina receptora na superfície da célula B específica para o hapteno. (2) O conjugado hapteno-carreador é capturado pela célula B que processa a proteína carreadora em peptídeos. (3) Porém, um hapteno sozinho não consegue induzir a produção de anticorpos, pois apenas peptídeos (não haptenos) podem ser associados às proteínas do complexo de histocompatibilidade principal (MHC) para apresentação às células T CD4-positivas auxiliares. (4) O reconhecimento do epítopo da proteína carreadora pelo receptor de células T induz a produção imediata de citocinas pelas células T auxiliares que são necessárias para estimular a diferenciação da célula B. Uma vez estimulado, o clone de células B amadurece originando células plasmáticas secretoras de anticorpos contra o hapteno.

Embora os haptenos não possam estimular por si só uma resposta adaptativa primária, eles podem fazer essa estimulação quando ligados covalentemente a uma proteína "carreadora" (Fig. 57-3). Nesse processo, o hapteno interage com receptores de células B *naive* e todo o complexo proteína carreadora-hapteno é internalizado. A célula B processa esse complexo e apresenta um peptídeo da proteína carreadora em associação com o MHC para as células T auxiliares, de forma que esta célula T auxiliar, sendo capaz de reconhecer esse peptídeo, oferecerá a estimulação necessária para que as células B produzam anticorpos contra o hapteno. Essa estratégia também é usada em **vacinas conjugadas,** nas quais um imunógeno fraco é "conjugado" a um antígeno peptídico forte, de modo que as células T (ao reconhecerem o peptídeo) possam estimular a expansão e produção de anticorpos protetores pelas células B (através do reconhecimento do imunógeno mais fraco). Essas interações entre células T e B são abordadas em mais detalhes no Capítulo 61.

Outros dois conceitos são necessários para compreender como os haptenos interagem com o sistema imune. O primeiro é que **muitos haptenos se ligam às nossas proteínas normais**, às quais somos tolerantes, e as modificam. Alguns exemplos de haptenos que fazem isso são drogas (p. ex., penicilina) e o óleo do carvalho venenoso. Nessa circunstância, a combinação proteína-hapteno torna-se imunogênica (i.e., o hapteno modifica a proteína suficientemente para que, quando a combinação peptídeo-hapteno for apresentada pelas proteínas do MHC, esta passe a ser reconhecida como um antígeno estranho).

O segundo conceito é que, embora a maioria dos haptenos não seja imunogênica, eles podem se ligar a anticorpos e ativar diretamente as células se **muitas moléculas de hapteno ligadas a uma proteína carreadora conseguirem ligar de forma cruzada anticorpos adjacentes**. O melhor exemplo disso ocorre nos mastócitos que são células inatas ativadas quando um grande número de anticorpos IgE se liga ao antígeno e são agrupados na superfície celular, um processo chamado **ligação cruzada de receptores**. Quando um hapteno, como a penicilina, se liga a uma proteína hospedeira, muitas moléculas de IgE podem ser recrutadas formando uma grande rede e os receptores no mastócito que reconhecem essas IgEs são ligados de forma cruzada. Isso ativa o mastócito que libera os mediadores que causam urticária (mastócitos presentes na pele), broncoconstrição (mastócitos presentes nos pulmões) e anafilaxia (mastócitos da vasculatura sistêmica). Observe que isso só pode ocorrer em uma pessoa alérgica à penicilina (i.e., previamente sensibilizada por uma ativação de células B de forma T-dependente que produziu anticorpos IgE específicos para a penicilina).

3. Adjuvantes

Os **adjuvantes** aumentam a resposta imune contra um imunógeno, mas o fazem sem se ligar a anticorpos. Eles não são quimicamente relacionados ao imunógeno e diferem de uma proteína carreadora, uma vez que o adjuvante não se liga covalentemente ao imunógeno, ao contrário da proteína carreadora.

Os adjuvantes podem atuar de várias maneiras em todo o espectro de captação de antígenos, apresentação de antígenos e estimulação da imunidade adaptativa; adjuvantes podem causar a liberação lenta do imunógeno, prolongando, assim, o estímulo inicial; podem aumentar a captação do imunógeno pelas células apresentadoras de antígenos; podem acelerar a migração de células apresentadoras de antígenos para os tecidos linfoides; e podem induzir a produção de moléculas coestimulatórias ("sinais secundários", descritos no Cap. 60). Outro mecanismo de ação importante de alguns adjuvantes é estimular receptores do tipo Toll (ver Cap. 58) na superfície de macrófagos e células B, o que resulta na produção de citocinas que acentuam a resposta das células T e B ao imunógeno. Algumas vacinas humanas contêm adjuvantes, como o hidróxido de alumínio ou lipídeos.

IDADE E RESPOSTA IMUNE

A imunidade é subótima nos dois extremos da vida (i.e., no caso de bebês recém-nascidos e de pessoas idosas). Nos recém-nascidos, as barreiras naturais, como o intestino, não estão totalmente desenvolvidas até 3 a 4 semanas, e as células inatas, como os fagócitos, são menos sensíveis às citocinas e quimiocinas pró-inflamatórias. Na verdade, os recém-nascidos apresentam um número maior de linfócitos circulantes do que os adultos, mas as células T e B do recém-nascido são individualmente menos efetivas.

CAPÍTULO 57 • Visão geral da imunidade **481**

A produção de IgG e IgA começa após o nascimento e só atinge níveis protetores por volta de 1 ano de idade. Como consequência, até cerca de 6 meses, a maioria da IgG circulante é de fato derivada da mãe, tendo atravessado a placenta antes do nascimento, e a superfície mucosa do trato gastrintestinal é similarmente protegida por IgAs maternas que são secretadas no leite.

A razão exata pela qual os recém-nascidos têm uma imunidade reduzida é desconhecida, mas o mesmo fenômeno é observado em todos os mamíferos, sugerindo que esse estado confere uma vantagem evolutiva à sobrevivência durante a transição feto-neonato. Uma explicação possível é que a mudança repentina do útero relativamente estéril para o mundo externo é acompanhada de um enorme aumento na quantidade de materiais estranhos com os quais o recém-nascido se depara, a maioria inofensivos (p. ex., microrganismos comensais). Assim, o sistema imunológico do recém-nascido precisa adotar uma postura "tolerante", uma vez que responder a todos esses materiais estranhos como sendo invasores patogênicos resultaria em uma resposta inflamatória exacerbada e inapropriada que causaria danos colaterais aos tecidos do próprio recém-nascido (ver síndrome IPEX, Cap. 66).

A janela neonatal deixa os bebês altamente suscetíveis a infecções, sendo assim o calendário de administração das vacinas deve ser cuidadosamente analisado. As vacinas devem ser administradas o mais cedo possível para que a criança obtenha uma proteção oportuna, mas, se administradas muito precocemente, a criança não conseguirá produzir uma resposta efetiva. Por exemplo, a vacina pneumocócica contendo polissacarídeos não conjugados não induz imunidade protetora quando administrada antes dos 18 meses de idade, indicando que, nessa faixa etária, essas crianças não conseguem elaborar uma resposta protetora T-independente (ver Cap. 61). Já a vacina pneumocócica contendo os polissacarídeos conjugados a uma proteína carreadora é efetiva quando administrada aos 2 meses de idade.

Como a imunidade adaptativa fornece memória de longo prazo, pode-se esperar que a imunidade fique cada vez mais forte com a idade, e isso é verdade até certo ponto. No entanto, à medida que envelhecemos, a imunidade diminui. O timo, que é a fonte de todas as células T (ver Cap. 59), começa a atrofiar após a puberdade e, quando atingimos 60 anos de idade, há um acúmulo de células de memória, mas quase total incapacidade de se gerarem novas células T capazes de reconhecer novos antígenos. O efeito da idade nas células B é menos drástico, mas mostra uma tendência semelhante de acúmulo de células B maduras e "exaustas". Isso significa que a resposta de IgG é reduzida para certos antígenos e as respostas imunes a determinadas vacinas e infecções são atenuadas.

Assim como os indivíduos muito jovens, os idosos experimentam infecções mais graves e frequentes, como a gripe. Além disso, os idosos podem desenvolver "reativação" de uma infecção latente causada por, por exemplo, *Mycobacterium tuberculosis* ou pelo vírus varicela-zóster, que anteriormente eram controladas pelo sistema imunológico "jovem". A frequência de doenças autoimunes também aumenta em idosos, possivelmente devido a um declínio no número de células T reguladoras, o que permite que células T e B autorreativas se proliferem e causem doenças.

TESTE SEU CONHECIMENTO

1. Qual das seguintes opções é um atributo do braço inato, e não do adaptativo (adquirido), do sistema de defesa do hospedeiro?

   (A) É altamente específico em sua resposta às espécies bacterianas individualmente.

   (B) Responde a vírus e fungos, mas não a bactérias.

   (C) Exibe memória após exposição a bactérias.

   (D) É parte do sistema de defesa contra bactérias, mas não contra fungos.

   (E) É tão eficiente na primeira vez que é exposto a uma bactéria quanto em exposições subsequentes.

2. Em relação aos haptenos, qual das seguintes opções é a mais correta?

   (A) Um hapteno é o sítio de ligação ao antígeno de uma imunoglobulina.

   (B) Um hapteno não pode induzir a produção de anticorpos por si só, mas pode realizar indução quando ligado covalentemente a uma proteína carreadora.

   (C) Um hapteno pode se ligar aos receptores das células T CD4-positivas sem ser processado pelas células apresentadoras de antígenos.

   (D) Um hapteno é definido por sua habilidade em se ligar ao menor entre os dois polipeptídeos que compõem a proteína do MHC de classe I.

3. Determinados componentes do nosso sistema imune são caracterizados por dois atributos: são capazes (1) de responder de forma específica aos microrganismos e (2) de exibir memória após terem respondido previamente a um microrganismo em particular. Qual das seguintes opções apresenta tanto especificidade quanto memória?

   (A) Células B.

   (B) Células *natural killer.*

   (C) Células dendríticas.

   (D) Macrófagos.

   (E) Neutrófilos.

4. Sua paciente afirma que necessita viajar a negócios daqui a 3 dias para um país onde a hepatite A é endêmica. Ela leu em um jornal que existem duas formas de se proteger da doença: uma consiste em uma vacina que contém o vírus morto da hepatite A, e a outra consiste em uma preparação de globulinas do soro que contém anticorpos contra o vírus. A paciente pergunta: "Qual das duas opções você recomenda e por quê?".

   (A) A vacina contendo vírus da hepatite A inativados é melhor porque é capaz de induzir mais anticorpos.

   (B) A vacina contendo vírus da hepatite A inativados é melhor porque provê imunidade de maior duração.

   (C) A preparação de globulinas séricas que contém anticorpos contra o vírus é melhor porque proporciona imunidade em menor espaço de tempo.

   (D) A preparação de globulinas séricas que contém anticorpos contra o vírus é melhor porque proporciona imunidade de maior duração.

RESPOSTAS

(1) **(E)**
(2) **(B)**
(3) **(A)**
(4) **(C)**

VER TAMBÉM

- Mais **questões para autoavaliação** sobre os temas discutidos neste capítulo são encontradas na seção de Imunologia da Parte XIII: Questões para autoavaliação, a partir da página 735. Consulte também a Parte XIV: Simulado de provas e concursos, a partir da página 753.

CAPÍTULO

58

Imunidade inata

CONTEÚDO DO CAPÍTULO

Barreira
    Barreira mecânica
    Barreira química
    Barreira biológica

Fagócitos e outras células mieloides
    Origem das células da linhagem mieloide

Receptores de reconhecimento de padrão das células imunes inatas
    Receptores semelhantes ao Toll
    Receptores de lectina do tipo C
    Receptores semelhantes ao NOD
    Receptores semelhantes ao RIG-1 helicase

Mecanismos efetores das células imunes inatas
    Células apresentadoras de antígeno: macrófagos e monócitos

Células apresentadoras de antígeno: células dendríticas
Granulócitos: neutrófilos
Granulócitos: eosinófilos
Granulócitos: basófilos e mastócitos
Células *natural killer*

Mediadores inflamatórios
    Citocinas
    Quimiocinas

Resposta de fase aguda

Teste seu conhecimento

Ver também

O sistema imune inato é composto por barreiras físicas, células e fatores circulantes que estão sempre ativos e prontos para afastar os microrganismos. Eles formam uma barreira de proteção entre os seus tecidos e a grande maioria dos vírus, bactérias e fungos que vivem sobre e dentro de você. As células imunes inatas também são importantes na limpeza dos resíduos oriundos das células em processo de morte e na reparação de tecidos danificados. Neste capítulo, são discutidos os mecanismos da imunidade inata, incluindo o seu papel na defesa do hospedeiro e na indução da inflamação. Ao contrário dos linfócitos que compõem o sistema imune adaptativo, o qual pode ser ajustado para detectar e responder de maneiras diferentes a infecções distintas, os componentes do sistema imune inato possuem formas limitadas de detectar e responder a essas infecções. No entanto, a vantagem do sistema imune inato é que ele é ativado rapidamente e direcionado a padrões amplamente compartilhados entre microrganismos.

BARREIRA

Um componente extremamente importante, mas muitas vezes esquecido, da defesa do hospedeiro é a barreira formada pela pele e membranas mucosas. Os epitélios que cobrem o nosso trato cutâneo, respiratório, gastrintestinal e geniturinário fornecem a primeira linha de defesa contra microrganismos do mundo externo. Isso é possível por meio de uma combinação de barreiras mecânicas, químicas e biológicas. A missão central dessas barreiras é separar o

mundo externo do hospedeiro, permitindo que vários microrganismos sobrevivam em nichos ao longo da superfície, mas impedindo que algum patógeno encontre uma lacuna que poderia ser utilizada para invasão. Como discutido mais adiante, a quebra da barreira causa a ativação da inflamação local e sistêmica, seguida pelo recrutamento da imunidade adaptativa.

Barreira mecânica

A camada mais externa da nossa barreira de proteção é formada por células epiteliais, conectadas umas às outras por junções estreitas. A **epiderme** da pele é coberta por uma camada de células escamosas queratinizadas que são continuamente eliminadas ("descamadas"). Juntamente com a secreção do suor, essa descamação limita a capacidade dos microrganismos de se fixarem e invadirem. Da mesma forma, além das barreiras da pele temos as chamadas **membranas mucosas**, que são revestidas por **mucinas**, uma mistura aderente ("pegajosa") de glicoproteínas produzida por células epiteliais secretórias dos tratos respiratório, gastrintestinal e geniturinário. O muco dificulta a adesão e a penetração de microrganismos invasores.

As células das membranas mucosas também passam por um rápido processo de divisão, descamação contínua, o que, em conjunto com as células ciliadas que revestem o trato respiratório, o peristaltismo do trato gastrintestinal e o fluxo contínuo de urina do rim para a bexiga e a uretra, garante que os microrganismos não consigam se fixar e invadir esses órgãos. A falha em qualquer um desses

CAPÍTULO 58 • Imunidade inata

mecanismos é uma causa comum de infecção por bactérias ou fungos que, de outro modo, seriam colonizadores inofensivos. Em pacientes com queimaduras graves na pele, pacientes com distúrbios das células ciliadas pulmonares e pacientes com obstrução intestinal ou urinária, infecções são as principais causas de morbimortalidade.

Barreira química

As células epiteliais também produzem uma série de substâncias químicas e proteínas que inibem o crescimento ou a adesão dos microrganismos. A pele e o estômago excretam **ácido clorídrico** concentrado que mata bactérias. A **lisozima** é uma enzima da saliva e das lágrimas que produz poros nas paredes celulares bacterianas ao romper as ligações das moléculas de peptideoglicano. Além disso, **peptídeos antimicrobianos**, como as **defensinas**, são produzidos por toda a pele e membranas mucosas.

Defensinas são peptídeos altamente carregados positivamente (i.e., catiônicos), produzidos principalmente nos tratos gastrintestinal e respiratório inferior, que são capazes de criar poros nas membranas lipídicas de bactérias, fungos e até de alguns vírus. Os neutrófilos e as células de Paneth nas criptas intestinais produzem um tipo de defensina (α-defensinas) que pode apresentar atividade antiviral, enquanto o trato respiratório produz β-defensinas, que são antibacterianas. Os **surfactantes** são lipoproteínas produzidas nos alvéolos pulmonares que se ligam à superfície dos microrganismos facilitando a sua fagocitose (i.e., função de **opsonina**) ou que podem ser diretamente bactericidas aumentando a permeabilidade da membrana celular bacteriana.

Barreira biológica

Alguns microrganismos desenvolveram maneiras de se defenderem contra os componentes da barreira química, e esse acesso seletivo obtido por alguns microrganismos em detrimento de outros cria microambientes ecológicos por todo o corpo. Há muito se sabe que a barreira epitelial abriga uma infinidade de microrganismos comensais inofensivos, coletivamente chamados de **microbioma**, que habitam nichos distintos, incluindo bactérias, fungos, protozoários e até ácaros *Demodex* que habitam os nossos folículos capilares. Cada uma dessas espécies compete por nutrientes, desenvolvendo estratégias antimicrobianas para coexistir e defender o nicho. Quando administramos antibióticos aos pacientes para uma infecção, também estamos eliminando muitas das espécies comensais, o que permite a proliferação das poucas restantes, perturbando a nossa ecologia microbiana normal. A alteração do microbioma desempenha um papel importante em muitas doenças infecciosas, incluindo na colite por *Clostridium difficile*, e possivelmente em doenças inflamatórias, como a dermatite seborreica e a doença inflamatória intestinal.

Outras barreiras biológicas são compostas pela **imunoglobulinas (Ig) A e pela IgG**, duas classes de anticorpos (ver Caps. 59 e 61). Quantidades enormes de IgA são secretadas de nossas superfícies mucosas, ligando-se a bactérias, vírus e toxinas e impedindo-os de aderirem à camada epitelial. Discutiremos mais a IgA e as outras classes de anticorpos nos Capítulos 59 e 61. A Tabela 58-1 resume os principais componentes das defesas de barreira.

Algumas doenças infecciosas são causadas por patógenos que desenvolveram maneiras de contornar as defesas de barreira. Por exemplo, os herpes-vírus e os vírus respiratórios se ligam e invadem utilizando receptores-alvo específicos nas células epiteliais da mucosa. Patógenos transmitidos por vetores, como os arbovírus e o protozoário causador da malária, evoluíram a ponto de serem transferidos de um hospedeiro para outro por meio de insetos que, através da picada, rompem algumas barreiras e liberam os microrganismos. Além disso, a maioria das bactérias e fungos que normalmente vivem no ambiente ou no nosso intestino é inofensiva, mas pode causar infecções que apresentam risco à vida se uma quebra da barreira permitir a entrada desses microrganismos. Alguns exemplos incluem infecções respiratórias em pessoas com fibrose cística, que apresentam defeitos na depuração do muco, ou infecções da corrente sanguínea em pessoas que necessitam de cateteres intravenosos.

FAGÓCITOS E OUTRAS CÉLULAS MIELOIDES

As células imunes inatas respondem quando as barreiras da primeira linha de defesa são rompidas. Elas são a segunda linha de defesa, e as células mais importantes são os **fagócitos**. O nome "fagócito" deriva do grego, enfatizando a capacidade dessas células de "ingerirem" (fagocitarem) materiais e detritos estranhos. (Os fagócitos da imunidade inata também desempenham um papel importante na detecção, limpeza e reparo de tecidos danificados, mesmo na ausência de uma infecção externa, embora isso não seja abordado em profundidade aqui.)

Existem várias células fagocíticas essenciais: os **macrófagos teciduais** residem no tecido normal e são as primeiras células a encontrarem materiais estranhos; os **neutrófilos** migram para o tecido danificado e contribuem para a inflamação; e as **células dendríticas** transportam o material microbiano para os tecidos linfoides próximos (os linfonodos ou baço), onde ativam a resposta imune adaptativa. Uma quarta célula, chamada **monócito**, pode ser recrutada para o tecido inflamado para assumir o papel desempenhado pelos macrófagos ou pelas células dendríticas. Os fagócitos pertencem à família de células imunes inatas denominadas células **mieloides**, pois se originam a partir de células-tronco "mieloides" da medula óssea (Fig. 58-1).

TABELA 58-1 Componentes das barreiras

Sítio anatômico	Mecânica	Química	Biológica
Pele	Células epiteliais escamosas queratinizadas	Ácidos graxos; defensinas	Microbiota da pele
Trato gastrintestinal	Mucinas; peristaltismo; descamação normal das células epiteliais	Ácido gástrico; enzimas digestivas; defensinas; lisozima; proteínas de ligação ao ferro	Microbiota intestinal; IgA
Trato geniturinário	Fluxo de urina	Baixo pH	Microbiota vaginal; IgA
Trato respiratório	Fluxo de ar; células ciliadas das vias aéreas; tosse	Proteínas surfactantes	Microbiota do nariz, boca e faringe; IgA

Ig, imunoglobulina.

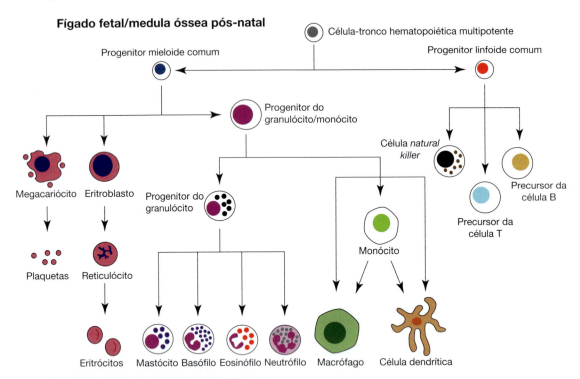

FIGURA 58-1 Origem das células hematopoiéticas. As células-tronco da medula óssea (ou fígado fetal) são as precursoras de todas as células sanguíneas. As células-tronco se diferenciam em células progenitoras mieloides ou linfoides. As células mieloides são a fonte de plaquetas, eritrócitos, granulócitos, macrófagos e células dendríticas. Os monócitos são um tipo especial de célula mieloide que podem se diferenciar em macrófagos ou células dendríticas quando necessário. As células linfoides são a fonte de linfócitos T, linfócitos B e células *natural killer*. O desenvolvimento dos linfócitos é abordado em detalhes no Capítulo 59.

Origem das células da linhagem mieloide

No momento do nascimento, as células-tronco que dão origem a todos os glóbulos vermelhos e brancos residem principalmente na medula óssea. Ao longo da vida, essas células-tronco continuam produzindo células-filhas que se tornam as precursoras de todos os glóbulos vermelhos e brancos. As células imunes, ou células não eritroides, são frequentemente chamadas de glóbulos brancos, ou **leucócitos**, e incluem **células linfoides** e **células mieloides**. Ao contrário dos linfócitos T e B, que se diferenciam a partir das células-tronco linfoides, a maioria das células do sistema imune inato se origina de precursores mieloides. (Existem algumas exceções, como as **células natural killer [NK]**, abordadas mais adiante neste capítulo).

RECEPTORES DE RECONHECIMENTO DE PADRÃO DAS CÉLULAS IMUNES INATAS

A primeira etapa de uma resposta imune consiste no **reconhecimento** de materiais estranhos pelas células imunes inatas. Para identificar o que é "estranho" e o que não é, vários componentes do braço imune inato detectam a presença de certos carboidratos ou lipídeos na superfície dos microrganismos. Os componentes do braço imune inato apresentam receptores, chamados **receptores de reconhecimento de padrão** (**PRRs**, de *pattern recognition receptors*), que reconhecem um padrão molecular, chamado **padrão molecular associado a patógenos** (**PAMP**, de *pathogen-associated molecular pattern*), presente na superfície de muitos microrganismos. Mas, é importante mencionar que ele *não está presente em células humanas e é conservado (de difícil alteração via mutações) entre os microrganismos*. Ao usar essa estratégia, as células imunes inatas não precisam de um receptor altamente específico para identificar cada cepa de microrganismo individualmente, mas ainda assim conseguem distinguir grandes classes de agentes estranhos daquilo que é próprio do organismo. A Tabela 58-2 lista exemplos das quatro principais classes de PRRs.

Existem duas classes de receptores (receptores semelhantes ao Toll e os receptores de lectina do tipo C) que *reconhecem microrganismos que estão fora das células ou no interior das vesículas celulares*. Duas outras classes de receptores localizadas no citoplasma celular (receptores semelhantes ao NOD e receptores semelhantes ao RIG-1 helicase) *reconhecem microrganismos que invadem o citoplasma da célula*. Mutações nos genes que codificam esses receptores de padrões resultam na falha em perceber a presença do patógeno, o que predispõe o organismo a infecções virais, bacterianas e fúngicas graves.

Os mais importantes entre esses PRRs são os **receptores semelhantes ao Toll** (**TLRs**, de *Toll-like receptors*). Essa é uma família de 10 receptores encontrados na superfície de muitas células, incluindo células epiteliais e células imunes inatas, como macrófagos e células dendríticas. Cada um dos 10 TLRs reconhece o padrão constitucional central de determinado microrganismo (p. ex., endotoxinas ou peptideoglicanos) e o sinal resultante ativa fatores de transcrição que aumentam a síntese de **citocinas** pró-inflamatórias e **moléculas de superfície celular**. O resultado é uma resposta imune inata rápida, desencadeada por um microrganismo em particular em um sítio específico.

Como discutido mais adiante, o tipo de defesa adaptativa do hospedeiro orquestrada pelo organismo difere dependendo do tipo

CAPÍTULO 58 • Imunidade inata **485**

TABELA 58-2   **Receptores de reconhecimento de padrão**

Localização	Classe do receptor	Exemplos	Ligantes microbianos ativadores
Extracelular	Receptores semelhantes ao Toll (TLRs)	TLR2	Peptideoglicano (bactérias Gram-positivas)
		TLR4	Lipopolissacarídeo (endotoxina bacteriana)
		TLR9	DNA bacteriano
	Receptores de lectina do tipo C (CLRs)	MBL	Manose (carboidrato viral, fúngico e bacteriano)
		Dectina-1	Glucanos (parede celular fúngica)
Intracelular	Receptores semelhantes ao NOD (NLRs)	NOD2	Peptideoglicano (bactérias Gram-positivas)
		NLRP3	Toxina α de *Staphylococcus*
	Receptores semelhantes ao RIG-1 helicase (RLRs)	RIG-1	RNA de fita dupla (viral)

MBL, lectina de ligação à manana, de *mannan-binding lectin*; NOD, domínio de ligação e oligomerização de nucleotídeos, de *nucleotide-binding oligomerization domain*; RIG-1, gene 1 indutível pelo ácido retinoico, de *retinoic acid-inducible gene 1*.

de organismo e de onde ele foi encontrado. Parte da função da imunidade inata é garantir que um ataque apropriado seja organizado contra determinado tipo de microrganismo naquele local. Portanto, **toda a resposta imune é modelada pela combinação de PRRs ativados durante o encontro inicial com a imunidade inata.** Por exemplo, as respostas mediadas por anticorpos são eficazes contra bactérias extracelulares (principalmente encapsuladas), enquanto as respostas mediadas por células T são necessárias contra microrganismos intracelulares, como vírus e micobactérias, como o *Mycobacterium tuberculosis*. O processo que determina o tipo de resposta depende dos sinais produzidos pelos "primeiros respondedores" inatos, e isso, por sua vez, depende de quais PRRs são ativados pelo organismo, conforme descrito a seguir.

Alguns exemplos importantes de receptores de reconhecimento de padrão são descritos nas seções a seguir.

Receptores semelhantes ao Toll

A endotoxina é um lipopolissacarídeo (LPS) encontrado na superfície da maioria das bactérias Gram-negativas (mas não nas células humanas). Quando liberado da superfície bacteriana, o LPS se combina com a proteína de ligação ao LPS, um componente normal do plasma, que transfere o LPS para um receptor na superfície dos macrófagos chamado de CD14. O LPS, então, estimula um PRR chamado de **receptor semelhantes ao Toll 4** (TLR4) que transmite um sinal para o núcleo da célula. Isso induz a produção de citocinas e proteínas de superfície (ver Cap. 60) necessárias para a ativação das células T auxiliares e produção de anticorpos. Observa-se que um TLR diferente, o TLR2, sinaliza para a presença do peptideoglicano de bactérias Gram-positivas, o qual apresenta um padrão molecular distinto, mas induz a mesma ativação celular inata.

A ativação excessiva dos PRRs de macrófagos é uma causa importante de choque séptico e morte em pacientes hospitalizados; portanto, fármacos capazes de modificar a ação desses TLRs podem ser ferramentas essenciais na prevenção do choque séptico mediado por endotoxinas.

Receptores de lectina do tipo C

Muitas bactérias e leveduras possuem um polissacarídeo, denominado manana, em sua superfície, o qual não está presente nas células humanas. (A manana é um polímero do açúcar manose.) Um PRR chamado de **lectina de ligação à manana (MBL**, de

mannan-binding lectin) (também conhecido como proteína de ligação à manose) é produzido no fígado e pode ser encontrado tanto na circulação quanto na superfície de células dendríticas e macrófagos. A MBL liga-se à manose na superfície dos microrganismos e ativa o complemento (ver Cap. 63), resultando na morte do patógeno. A MBL também acentua a fagocitose (agindo como uma **opsonina**) por meio de receptores aos quais se liga na superfície de fagócitos, como os macrófagos. A MBL é uma proteína comum no soro, e sua concentração no plasma aumenta enormemente durante a **fase de resposta aguda** (ver adiante).

A MBL é membro de um grupo de receptores de padrão chamados **receptores de lectina do tipo C (CLRs**, de *C-type lectin receptors*). Um CLR diferente, chamado **dectina-1**, reconhece betaglucanos na parede celular de fungos, como de *Candida albicans*.

Receptores semelhantes ao NOD

Parte do peptideoglicano (parede celular) das bactérias é reconhecido pelos **receptores semelhantes ao NOD (NLRs**, de *NOD-like receptors*). (NOD significa domínio de ligação e oligomerização de nucleotídeos). Esses receptores estão localizados no citoplasma das células humanas (p. ex., macrófagos, células dendríticas e células epiteliais), sendo, portanto, importantes para a resposta inata a bactérias intracelulares, como a *Listeria*.

Receptores semelhantes ao RIG-1 helicase

Finalmente, os **receptores semelhantes ao RIG-1 helicase**, ou **RLRs** (*RIG-1 helicase-like receptors*), reconhecem ácidos nucleicos microbianos no citoplasma das células infectadas. (RIG-1 significa gene 1 indutível pelo ácido retinoico.) Por exemplo, membros das famílias dos ortomixovírus, paramixovírus e rabdovírus sintetizam RNA de fita dupla durante a replicação que é reconhecido pelos RLRs. A ativação desses receptores resulta na síntese de alfa e betainterferonas, que desencadeiam respostas imunes antivirais (ver adiante).

MECANISMOS EFETORES DAS CÉLULAS IMUNES INATAS

Quando o reconhecimento acontece, a imunidade inata é ativada aumentando a produção de **sinais pró-inflamatórios** que apresentam três efeitos principais: (1) matar os invasores e recrutar outras células imunes para o local; (2) impedir que a infecção cause doenças além do local da inflamação; e (3) auxiliar na reparação da barreira danificada. As células que exercem essas funções podem ser categorizadas como células apresentadoras de antígenos (APCs, de *antigen-presenting cells*), granulócitos e linfócitos inatos, chamadas de células NK.

Células apresentadoras de antígeno: macrófagos e monócitos

Todas as células nucleadas expressam uma proteína denominada **complexo de histocompatibilidade principal (MHC,** *major histocompatibility complex*) **de classe I** em sua superfície, associada a peptídeos do citosol celular para o reconhecimento pelas **células T citotóxicas** (ver Cap. 60). Algumas células, por exemplo, macrófagos e células dendríticas, também expressam uma proteína diferente chamada de **MHC de classe II**. Essa proteína é apresentada na superfície celular associada a peptídeos presentes dentro de endossomos, ou vesículas, na célula, e eles só podem ser reconhecidos pelas **células T auxiliares**. Por esse motivo, as células capazes de apresentar peptídeos através das proteínas do MHC de classe II são chamadas de APCs "profissionais".

As APCs profissionais mais abundantes são as células mieloides, chamadas **macrófagos**. Elas derivam de precursores no saco vitelínico e no fígado durante o desenvolvimento fetal ou da medula óssea em adultos. Em todos os tecidos do corpo são encontrados macrófagos residentes de vida longa que se deslocam antes do nascimento. Essas geralmente são as primeiras células a encontrarem invasores estranhos ou a identificarem tecidos lesionados, e alguns exemplos incluem as células microgliais no cérebro, os macrófagos

TABELA 58-3 Características importantes dos macrófagos

Função	Mecanismos
Fagocitose	Ingestão e morte de microrganismos em fagolisossomos. A morte é causada pela ação de intermediários reativos de oxigênio, como os superóxidos, intermediários reativos de nitrogênio, como o óxido nítrico, e enzimas lisossomais, como proteases, nucleases e lisozima.
Apresentação de antígeno	Apresentação de antígenos peptídicos curtos em associação a proteínas do MHC de classe II para as células T auxiliares. Sinais coestimulatórios também são necessários (ver Cap. 60).
Produção de citocinas	Síntese e liberação de citocinas, como IL-1, IL-6, IL-8 e TNF.

IL, interleucina; MHC, complexo de histocompatibilidade principal (*major histocompatibility complex*); TNF, fator de necrose tumoral (*tumor necrosis factor*).

alveolares no pulmão e as células de Kupffer no fígado. Além dos macrófagos residentes nos tecidos, existem outras células, chamadas **monócitos**, que são células mieloides de vida curta, que patrulham o corpo ao longo da vida, reagindo à inflamação, penetrando rapidamente no tecido inflamado e **diferenciando**-se em macrófagos ou células dendríticas de acordo com a demanda.

Os **macrófagos residentes em tecidos** e os **macrófagos derivados de monócitos** têm três funções principais: fagocitose, apresentação de antígenos e produção de citocinas (Tab. 58-3 e Fig. 58-2).

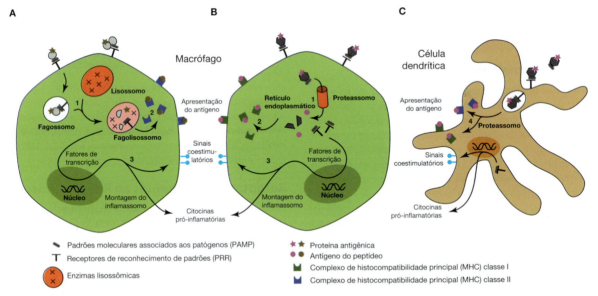

FIGURA 58-2 Funções das células fagocíticas apresentadoras de antígenos. **A:** (1) microrganismos, como bactérias, vírus ou fungos, são detectados por receptores de reconhecimento de padrão (PRRs, de *pattern recognition receptors*) de superfície e/ou receptores de anticorpos (opsoninas), facilitando a fagocitose pelos macrófagos. Os receptores são capturados juntamente com o microrganismo para o fagossomo no interior da célula. Uma vez dentro da célula, fagossomo e lisossomo são fundidos, expondo o microrganismo a enzimas degradativas e radicais livres. (2) O microrganismo é morto e suas proteínas são clivadas em peptídeos curtos, que são, então, associados a proteínas do complexo de histocompatibilidade principal (MHC) de classe II para apresentação na superfície celular. (3) Ao mesmo tempo, a morte do microrganismo expõe mais ligantes para os PRRs, o que leva à transcrição de genes de citocinas inflamatórias, ativação do inflamassoma e expressão de sinais e citocinas coestimulatórias, as quais estimulam ainda mais a inflamação. **B:** (1) Os microrganismos intracelulares (citosólicos) são degradados pelo proteassomo, liberando (1) antígenos para associação a proteínas do MHC de classe I e (2) ligantes para os PRRs, os quais ativam macrófagos para a expressão de sinais coestimulatórios e citocinas inflamatórias. **C:** As células dendríticas desempenham essas funções da mesma maneira e, além disso, algumas podem (4) associar antígenos endossômicos tanto a proteínas do MHC de classe I quanto de classe II. (Para simplificação, alguns aspectos das vias foram omitidos.)

(1) **Fagocitose.** Macrófagos, neutrófilos e células dendríticas fagocitam bactérias, vírus e outras partículas estranhas. Eles são ativados para desempenhar essa função quando os seus PRRs reconhecem padrões moleculares estranhos (ver Tab. 58-2). Os fagócitos também apresentam dois outros tipos importantes de receptores: um tipo para C3b, parte do **sistema complemento**, que se liga aos microrganismos facilitando a sua ingestão (ver Cap. 63) e outro tipo para **imunoglobulinas**, que aumentam de maneira semelhante a captação de microrganismos ligados à Ig. (Fatores como o complemento e imunoglobulinas que se ligam aos microrganismos e aumentam a sua fagocitose são chamados de **opsoninas**.)

Após a ingestão, o fagossomo contendo o microrganismo se funde com um lisossomo. O microrganismo é morto dentro desse **fagolisossoma** por proteases, bem como por radicais reativos de oxigênio e nitrogênio (gerados pela **NADPH-oxidase** e óxido nítrico-sintase respectivamente), que podem atacar diretamente o microrganismo ou podem ser convertidos em outras espécies tóxicas, como peróxido e hipoclorito. Essa reação é chamada de **explosão oxidativa** e é um mecanismo imune inato essencial para a eliminação de muitos microrganismos.

Defeitos genéticos na NADPH-oxidase causam a **doença granulomatosa crônica (DGC)**, uma condição na qual os fagócitos são incapazes de gerar uma explosão oxidativa. Isso leva a infecções graves, uma vez que os macrófagos e neutrófilos, sendo incapazes de eliminar os microrganismos que ingeriram, recorrem à formação de grandes granulomas (ver Cap. 68). Observe que a ingestão e morte dos microrganismos são ainda mais estimulados pela imunidade adaptativa: os **anticorpos**, especialmente IgG, podem atuar como opsoninas (ver Cap. 61), e os mecanismos de morte dos fagócitos são induzidos por citocinas, especialmente a gamainterferona, produzidas por células T ativadas (i.e., **imunidade mediada por células T**; ver Cap. 61).

(2) **Apresentação de antígeno.** Após a ingestão e degradação do material estranho, fragmentos de antígenos são apresentados na superfície celular dos macrófagos em conjunto com **proteínas do MHC de classe II** (para interação com as **células T auxiliares**). Os fragmentos apresentados no MHC como antígenos são peptídeos curtos. (Ver Tab. 58-3 e Caps. 60, 61 e 62 para obter mais detalhes sobre as interações das células T com as proteínas do MHC de classe I e II.) A degradação da proteína exógena é interrompida quando o fragmento se associa à proteína do MHC no citoplasma. O complexo peptídeo-MHC é, então, transportado para a superfície celular para ser apresentado às células T. As APCs profissionais também fornecem sinais "coestimulatórios" de superfície para as células T que atuam como uma "bandeira vermelha" de que o peptídeo veio de uma fonte estranha, sendo esses sinais acentuados durante a **ativação dos macrófagos** (ver adiante e Cap. 60).

(3) **Produção de citocinas.** Além dos sinais coestimulatórios que são aumentados em um contexto inflamatório, os macrófagos produzem diversas citocinas que acentuam ainda mais a inflamação. As mais importantes são a interleucina (IL)-1, a IL-6 e o fator de necrose tumoral α (TNF-α, de *tumor necrosis factor-α*). Eles são importantes mediadores da inflamação. Além disso, os macrófagos produzem IL-8, uma "quimiocina" que atrai neutrófilos e células T para o local da infecção. (As **quimiocinas** são citocinas que atraem leucócitos para os locais onde são necessários.)

A capacidade fagocítica do macrófago, a apresentação de antígenos e a produção de citocinas são bastante acentuadas quando ocorre um processo chamado de **ativação de macrófagos**.

Os macrófagos são ativados inicialmente por substâncias como LPS bacteriano (endotoxina), peptideoglicano bacteriano ou DNA bacteriano. Essas substâncias são PAMPs que interagem com os TLRs e outros **PRRs** de macrófagos, como descrito anteriormente, e sinalizam para a célula aumentar a sua expressão de moléculas coestimulatórias e a sua produção de citocinas, incluindo de TNF-α.

Os macrófagos também são ativados por citocinas produzidas por outras células. Por exemplo, a **gamainterferona (IFN-γ)**, produzida pelas células T e NK, aumenta a síntese de proteínas do MHC de classe II, o que estimula a apresentação de antígenos. A IFN-γ também aumenta a atividade microbicida dos macrófagos, induzindo a síntese da NADPH-oxidase que produz espécies reativas de oxigênio.

Células apresentadoras de antígeno: células dendríticas

As células dendríticas são outras APCs "profissionais" (i.e., elas expressam proteínas do MHC de classe II e apresentam antígenos para células T auxiliares). Elas são particularmente importantes, pois são os **principais indutores da resposta imune adaptativa primária**, atuando como uma ponte entre a imunidade inata e a adaptativa. Elas são chamadas de "dendríticas" devido às suas ramificações longas e estreitas que contribuem para a sua eficiência em fazer contato com materiais estranhos (*déndron* em grego significa "árvore").

As células dendríticas estão localizadas principalmente em tecidos de barreira, incluindo a pele e as mucosas dos tratos gastrintestinal, respiratório e geniturinário. Como mencionado anteriormente, algumas células dendríticas também são derivadas de **monócitos** que são recrutados para o tecido infectado por meio de sinais inflamatórios. Assim como os macrófagos, as células dendríticas capturam o material estranho, processam-no em fragmentos peptídicos, ou antígenos, e os apresentam em proteínas do MHC que interagem com as células T citotóxicas (através das proteínas do MHC de classe I) e com células T auxiliares (através das proteínas do MHC de classe II).

No entanto, duas características muito importantes das células dendríticas as diferenciam dos macrófagos. A primeira é a capacidade de capturar antígenos e posteriormente migrar desses locais de barreira, através dos vasos linfáticos drenantes, para os linfonodos locais. Para isso, a célula dendrítica utiliza o receptor 7 da quimiocina CC, ou **CCR7** (*C-C chemokine receptor 7*), um receptor em sua superfície celular que permite a detecção e migração em direção a um gradiente de quimiocinas produzidas por células estromais (chamadas células reticulares fibroblásticas) no tecido linfoide.

Uma vez no linfonodo, a célula dendrítica apresenta o antígeno associado a proteínas do MHC para células T *naïve* ("virgens") na **zona de células T**. Assim, as células dendríticas, e não os macrófagos, são os responsáveis pela "primagem" (estimulação) das células T *naïve* para que estas se tornem ativadas durante o início de uma resposta imune. Os macrófagos só interagem com células T já ativadas no tecido periférico inflamado. O modo como as células T *naïve* são primadas pelas células dendríticas é discutido em mais detalhes no Capítulo 60.

A segunda característica especial das células dendríticas é que algumas delas podem apresentar antígenos **endossômicos** via MHC de classe I. Como descrito anteriormente, todas as células nucleadas expressam peptídeos **citosólicos** no MHC de classe I. Geralmente, esses peptídeos são antígenos "próprios" inócuos que não desencadeiam uma resposta imune, mas, se uma célula estiver

488 **PARTE VII** • Imunologia

infectada por um vírus, esses peptídeos virais serão apresentados em associação ao MHC de classe I para reconhecimento pelas células T citotóxicas. Um subconjunto específico de células dendríticas é capaz de fagocitar as partículas virais em seus endossomos e apresentá-las **tanto** via MHC de classe I **quanto** via MHC de classe II, sem necessariamente a célula estar infectada pelo vírus. Esse processo é chamado de **apresentação cruzada** e permite que as células dendríticas "primem" (ativem) as células T citotóxicas *naïve* para o reconhecimento de vírus trópicos de tecidos, como o vírus da hepatite B, sem que a própria célula dendrítica esteja realmente infectada (Fig. 58-3). O processo pelo qual determinadas células dendríticas são capazes de **apresentação cruzada** não é totalmente conhecido.

Granulócitos: neutrófilos

Os neutrófilos são as células imunes mais abundantes no sangue. São fagócitos que pertencem à família dos glóbulos brancos mieloides e, além disso, fazem parte de um subgrupo chamado de **granulócitos**, nome derivado dos seus **grânulos** citoplasmáticos visíveis pela coloração de Wright. Os neutrófilos são componentes muito importantes das nossas defesas inatas, e infecções bacterianas e fúngicas graves ocorrem em detrimento de uma baixa contagem de neutrófilos (neutropenia) ou se os neutrófilos forem

deficientes em função (como em alguns distúrbios imunes discutidos no Cap. 68).

Os grânulos dos neutrófilos assumem uma cor rosa-pálido (neutra) na coloração de Wright, em contraste com eosinófilos e basófilos, cujos grânulos se coram em vermelho e azul, respectivamente. (As distintas colorações observadas para os vários tipos de granulócitos ocorrem em virtude das diferenças de carga relacionadas ao conteúdo de seus grânulos.) Os grânulos rosados são lisossomos que contêm uma variedade de enzimas degradativas importantes para a ação microbicida dessas células. O processo de fagocitose e morte por neutrófilos é descrito em detalhes no Capítulo 8.

Assim como os macrófagos, os neutrófilos apresentam receptores de superfície para IgG, facilitando a fagocitose dos microrganismos opsonizados. Observa-se que os neutrófilos não exibem proteínas do MHC de classe II em sua superfície e, assim, não apresentam antígenos a células T auxiliares, diferentemente dos macrófagos, que são fagócitos *e* APCs, conforme discutido anteriormente.

Os neutrófilos são, muitas vezes, considerados "facas de dois gumes". Se por um lado apresentam poderosa ação microbicida, por outro lado podem induzir extenso dano tecidual por ação de suas enzimas degradativas. Por exemplo, a lipocalina associada à gelatinase neutrofílica (**NGAL**, *neutrophil gelatinase-associated lipocalin*,

		Características	Funções principais	Interação com a imunidade adaptativa
Macrófago	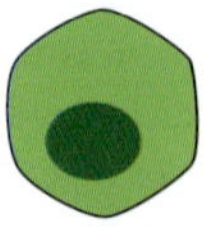	Fagócitos grandes, localizados em todos os tecidos, expressão de MHC classe II	Captura e elimina muitas classes de microrganismos, remoção de debris, reparo tecidual	Possui receptores de superfície IgG que facilitam a fagocitose (opsonização), ativada por IFN-γ e TNF-α de células T APC profissional que expressa MHC classe II
Célula dendrítica	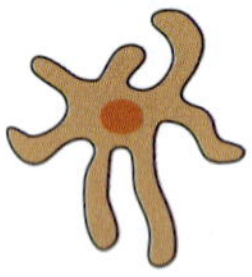	Células sentinela com longos ramos; residem em barreiras epiteliais e órgãos linfoides secundários, expressão de MHC classe II	Captação e apresentação de antígeno incluindo apresentação cruzada	APC profissional que expressa MHC classe II, responsável pela "primagem" de células T *naive* (virgem)
Neutrófilo	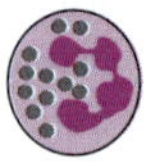	Leucócito mais comum no sangue, primeiro a responder em tecido inflamado ou necrosado	Captura e elimina bactérias e fungos, digere debris celulares	Atraído para os tecidos por quimiocinas, que são aumentadas por IL-17 derivada de célula T
Eosinófilo	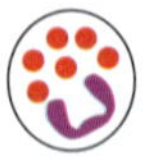	Grânulos de eosinófilos contêm as principais proteínas básicas; recrutado ao tecido inflamado pela eotaxina	Proteínas granuladas são tóxicas para as células; está envolvido em doenças alérgicas e asma e protege contra infecções helmínticas invasivas	Receptores de superfície IgE; maturação e sobrevivência sustentada por IL-5 de células T
Basófilo	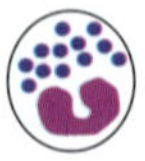	Presentes em baixa frequência no sangue	Liberam histamina, proteases, quimiocinas e citocinas; contribuem com doenças alérgicas e anafilaxia	Receptores de IgE carregam moléculas IgE que procuram por antígeno
Mastócito	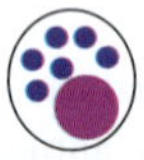	Distribuído em todos os tecidos em torno da vasculatura		

FIGURA 58-3 Principais características das células imunes inatas. A figura lista algumas das características e funções distintivas das células imunes inatas, bem como suas interações com a imunidade adaptativa (células T e anticorpos). Observe que apenas macrófagos e células dendríticas são células apresentadoras de antígenos (APCs) "profissionais", e que as células dendríticas são as principais responsáveis pela ativação inicial da resposta de células T. Ver o texto para as abreviações.

também conhecida como **lipocalina-2**) é uma protease que também atua como um biomarcador de lesão renal aguda na urina durante a glomerulonefrite pós-estreptocócica aguda. Nessa doença, **imunocomplexos** compostos por anticorpos, antígenos estreptocócicos e complemento se ligam à membrana glomerular. Os neutrófilos que são atraídos para os glomérulos e são ativados pelos imunocomplexos liberam as suas enzimas, causando danos aos rins.

Granulócitos: eosinófilos

Os eosinófilos são leucócitos que apresentam **grânulos** citoplasmáticos que se coram em vermelho quando tratados com o corante de Wright. A coloração vermelha é resultante da ligação entre a eosina, negativamente carregada, e a **proteína básica principal** presente nos grânulos, positivamente carregada. A contagem de eosinófilos é elevada em dois tipos de doenças clinicamente importantes: **doenças parasitárias**, especialmente aquelas causadas por nematódeos e trematódeos invasores de tecidos (ver Caps. 56 e 55, respectivamente) e **doenças de hipersensibilidade**, como a asma e a doença do soro (ver Cap. 65). Doenças causadas por protozoários normalmente *não* causam eosinofilia.

A proteína básica principal dos eosinófilos pode danificar o epitélio respiratório e contribuir para a patogênese da asma. Curiosamente, a função protetora dos eosinófilos não é claramente estabelecida. Parece provável que eles atuem na defesa contra larvas migratórias de parasitas, como *Strongyloides* e *Trichinella*. Esses parasitas ficam revestidos por IgE, e os eosinófilos, que possuem receptores para IgE, podem se fixar na superfície das larvas e descarregar o conteúdo de seus grânulos eosinofílicos, danificando a cutícula delas. Os grânulos também contêm **leucotrienos** e **peroxidases**, os quais podem danificar os tecidos e causar inflamação.

No entanto, outra função dos eosinófilos pode ser reduzir a inflamação. Os grânulos eosinofílicos contêm **histaminase,** uma enzima que degrada a histamina, que é um importante mediador de reações de hipersensibilidade (alérgicas) imediata. Os eosinófilos possuem pouca capacidade fagocítica e não apresentam antígenos via MHC de classe II. Portanto, eles não são suficientes para proteger contra infecções bacterianas piogênicas em pacientes neutropênicos. A expansão e a diferenciação dos eosinófilos são estimuladas pela citocina **IL-5,** e a **eotaxina** é uma quimiocina (ver adiante) que atrai eosinófilos do sangue para os tecidos.

Granulócitos: basófilos e mastócitos

Os basófilos são leucócitos com grânulos citoplasmáticos que se coram em azul quando tratados com o corante de Wright. A coloração azul ocorre em decorrência da ligação do corante azul de metileno, positivamente carregado, com diversas moléculas negativamente carregadas presentes nos grânulos. Os basófilos circulam na corrente sanguínea, ao passo que os mastócitos, similares aos basófilos em muitos aspectos, encontram-se fixos nos tecidos, principalmente sob a pele e na mucosa dos tratos respiratório e gastrintestinal.

Basófilos e mastócitos apresentam receptores em suas superfícies celulares que se ligam à porção Fc da cadeia pesada de IgE. Quando moléculas de IgE adjacentes são ligadas de forma cruzada pelo antígeno, as células liberam **mediadores inflamatórios pré-formados** de seus grânulos. Alguns exemplos desses mediadores são **histamina, enzimas** proteolíticas e **proteoglicanos**, como a heparina. Elas também liberam eicosanoides **recém-gerados**, como **prostaglandinas** e **leucotrienos**. Eles causam inflamação e, quando produzidos em grandes quantidades, desencadeiam uma ampla gama de reações de hipersensibilidade imediata: a forma mais branda é a **urticária** (erupções cutâneas), enquanto a forma mais grave é a **anafilaxia sistêmica.**

Basófilos e mastócitos também liberam citocinas e quimiocinas que recrutam e ativam outras células durante infecções bacterianas e virais. Por exemplo, a superfície dos mastócitos contém TLRs que reconhecem bactérias e vírus. Em resposta, os mastócitos liberam citocinas e enzimas contidas em seus grânulos que medeiam a inflamação e atraem neutrófilos e células dendríticas para o local de infecção.

Células *natural killer*

As células NK desempenham dois papéis importantes na imunidade: (1) matam células infectadas por vírus e células tumorais e (2) produzem gamainterferona, que ativa os macrófagos para eliminarem as bactérias que ingeriram (ver Cap. 60). As células NK são chamadas de "naturais" porque, diferentemente das células adaptativas, elas não reconhecem as suas células-alvo pela detecção de antígenos apresentados pelas proteínas do MHC de classe I ou II, elas não têm a sua atividade intensificada pela exposição prévia ao antígeno, não têm memória e são relativamente inespecíficas para qualquer vírus ou tumor. Pelo contrário, as células NK identificam os alvos a serem eliminados pela detecção de outras características que remetem a uma disfunção celular, por exemplo, a *falta* de expressão de proteínas do MHC de classe I na superfície celular. Esse processo de detecção é eficiente, pois muitas células perdem a sua capacidade de sintetizar proteínas do MHC de classe I após serem infectadas por um vírus.

As células NK também podem detectar células cancerígenas ao reconhecerem uma proteína chamada MICA, que é encontrada na superfície de muitas células cancerígenas, mas não de células normais. A interação de MICA com um receptor nas células NK desencadeia a produção de citotoxinas. A Tabela 58-4 resume algumas das principais características das células NK.

As células NK matam células infectadas por vírus e células tumorais através da secreção de citotoxinas (**perforinas** e **granzimas**) que induzem a apoptose. Essa é uma atividade independente de anticorpos, porém o anticorpo (IgG) aumenta a sua eficiência, um processo chamado de **citotoxicidade celular dependente de anticorpos** (**CCDA**) (ver Cap. 61). A IL-12 produzida por macrófagos e as IFN-α e β produzidos pelas células infectadas por vírus são potentes ativadores das células NK. Aproximadamente 5 a 10% dos linfócitos periféricos são células NK. Os seres humanos que não possuem células NK funcionais estão predispostos a infecções graves por herpes-vírus e pelo papilomavírus humano, além de vários tipos de câncer.

MEDIADORES INFLAMATÓRIOS

A inflamação local no sítio de uma infecção causa quatro sintomas clássicos: dor, vermelhidão, calor e inchaço. Esses sintomas são manifestações da atuação do sistema imune que luta para recrutar leucócitos para a área e limitar a propagação da infecção. Sinais inatos de dano tecidual, incluindo **mediadores lipídicos** (i.e., prostaglandinas e leucotrienos), **histamina**, ativação do **complemento** e componentes da **cascata de coagulação**, causam vermelhidão, calor e inchaço por vasodilatação e vazamento vascular. O **óxido nítrico**

TABELA 58-4 Características importantes das células *natural killer* (NK)

I. Natureza das células NK
- Linfócitos grandes e granulosos
- Não possuem receptor de células T, proteínas CD3 e IgM e IgD de superfície
- O timo não é necessário para o seu desenvolvimento
- Apresentam-se em quantidades normais em pacientes com imunodeficiência combinada grave
- Atividade não intensificada por meio da exposição prévia
- Não possuem memória

II. Funções das células NK
- Reconhecer células infectadas por vírus, detectando a falta de proteínas do MHC de classe I na superfície das células infectadas
- Matar células infectadas por vírus e células cancerígenas utilizando perforinas e granzimas
- A ação (morte) não é específica e nem é dependente da apresentação do antígeno estranho pelas proteínas do MHC de classes I ou II
- Produzem gamainterferona, que ativa macrófagos, induzindo-os a matar bactérias ingeridas

Ig, imunoglobulina; MHC, complexo de histocompatibilidade principal.

(NO) é produzido por macrófagos e neutrófilos e causa vasodilatação, o que contribui para a hipotensão observada no choque séptico. As espécies reativas de oxigênio (ROS, *reactive oxygen species*) e o NO são diretamente tóxicos para certas bactérias e fungos e são produzidos por fagócitos para a eliminação dos microrganismos que foram ingeridos. A **bradicinina** também causa vasodilatação, vazamento vascular e dor.

Observe que esses mediadores são liberados em segundos ou minutos e são sinais **inespecíficos** de dano tecidual, independentemente do agente causador. Uma vez iniciada a inflamação, ela pode ser imensamente amplificada pela presença de produtos microbianos que estimulam os PRRs.

Além desses mediadores, **citocinas** e **quimiocinas** do sistema imune inato estão envolvidas no recrutamento e ativação de leucócitos. Os leucócitos geralmente patrulham a corrente sanguínea e o sistema linfático, mas podem migrar dos vasos sanguíneos para os tecidos em um processo chamado de **extravasamento** (Fig. 58-4), que envolve três etapas principais de **rolagem**, **adesão** e **migração**, mediadas pela ação combinada de **selectinas**, **integrinas** e **quimiocinas**: (1) primeiramente, as células endoteliais, que formam o revestimento interno dos capilares sanguíneos, detectam os mediadores inflamatórios e aumentam a quantidade de **selectinas** "pegajosas" (aderentes) que são expressas em sua superfície. Leucócitos, como neutrófilos e monócitos, apresentam altos níveis de ligantes de selectina em sua superfície e, quando estes interagem com as selectinas recém-expressas, diminuem a velocidade e **rolam** ao longo da parede do capilar. (2) Em seguida, à medida que os leucócitos detectam níveis mais elevados de quimiocinas locais, eles expressam níveis mais altos de **integrinas** ativadas em sua superfície que **aderem** firmemente às **moléculas de adesão celular** nas células endoteliais. Isso interrompe o rolamento dos leucócitos, apesar do sangue que continua a fluir ao seu redor. (3) Finalmente, os leucócitos se espremem e espalham seus corpos celulares, passando entre as células endoteliais vizinhas, e **transmigram** arrastando-se juntos às moléculas de adesão celular para fora do capilar e para dentro do tecido circundante.

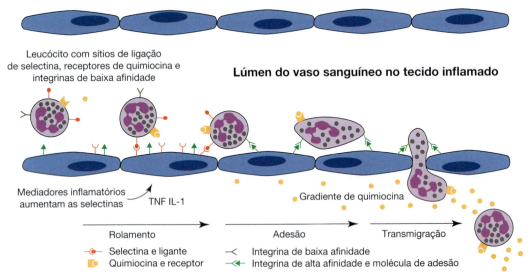

FIGURA 58-4 As cinco etapas do extravasamento de leucócitos. (1) As células endoteliais capilares aumentam suas selectinas de superfície (em vermelho) em resposta a mediadores inflamatórios, como o fator de necrose tumoral (TNF) e a interleucina-1 (IL-1). (2) Os leucócitos (p. ex., neutrófilos) que patrulham a corrente sanguínea desaceleram e *rolam* ao longo da superfície luminal das células endoteliais quando seus ligantes se ligam às selectinas. (3) As quimiocinas inflamatórias locais (em amarelo) se ligam aos receptores de quimiocinas dos leucócitos, desencadeando uma mudança conformacional em suas integrinas de superfície de um estado de baixa afinidade (em laranja) para alta afinidade (em verde). (4) As integrinas de alta afinidade interagem com as moléculas de adesão celular endoteliais, interrompendo o rolamento do leucócito e fazendo ele se *fixar* ao longo da superfície da parede do vaso. (5) Utilizando moléculas de adesão celular, os leucócitos mudam de forma e *transmigram* entre as lacunas das células endoteliais para o tecido inflamado, seguindo o gradiente de quimiocina. (Adaptada, com permissão, de Goldsmith LA et al. *Fitzpatrick's Dermatology in General Medicine*. 8th ed. New York, NY: McGraw-Hill; 2012.)

Citocinas

Como linha de frente da defesa do hospedeiro, as células epiteliais de barreira e os leucócitos do sistema imune inato trabalham em conjunto para detectar e afastar invasores exógenos e, quando necessário, recrutar e ativar células imunes adaptativas. Essa rede de comunicação célula a célula aumenta ou diminui a inflamação. As **citocinas** são a linguagem do sistema imune, sendo que as células imunes utilizam as citocinas para se comunicarem entre si e com as outras células de seu ambiente. Ao contrário dos hormônios, que circulam na corrente sanguínea, as citocinas geralmente atuam em distâncias muito curtas no tecido local. A inflamação inicia uma rede, ou **cascata,** de comunicação de citocinas, incluindo algumas citocinas que posteriormente desativam a inflamação quando esta não é mais necessária.

As citocinas podem ser produzidas e detectadas por vários tipos de células em diferentes locais e, portanto, os efeitos da sinalização de citocinas podem variar dependendo desses fatores. Por exemplo, algumas citocinas são "parácrinas", o que significa que agem nas células vizinhas, outras "autócrinas", o que significa que elas retornam para atuar na mesma célula que as produziu.

Historicamente, as citocinas foram nomeadas de acordo com a função que originalmente exerciam, como "fator de necrose tumoral" (TNF) ou "fator estimulador de colônias de granulócitos" (G-CSF, *granulocyte colony-stimulating factor*). Contudo, recentemente a maioria recebe o nome de "interleucina" com uma atribuição de número que corresponde à ordem em que foram descobertas (Tab. 58-5). Com o tempo, novas funções foram atribuídas a muitas citocinas e seus nomes passaram a refletir menos suas funções. Observe que as terapias médicas que têm como alvo muitas dessas vias de sinalização as utilizam para *aumentar* a imunidade (por meio de agonismo/ativação) ou *limitar* a inflamação excessiva (por antagonismo/bloqueio).

(1) O **TNF-α** é uma citocina pró-inflamatória produzida principalmente por macrófagos. Ele apresenta muitos efeitos importantes que diferem de acordo com sua concentração. Em baixas concentrações, a citocina aumenta a síntese de moléculas de adesão pelas células endoteliais, o que permite aos neutrófilos sua aderência aos vasos sanguíneos no local de infecção. Ela também intensifica a atividade respiratória no interior de neutrófilos, o que aumenta o efeito de eliminação dos fagócitos. O TNF também é um **pirogênio endógeno**, uma citocina que causa febre.

Em altas concentrações, é um importante mediador do choque séptico **induzido por endotoxina**. (A ação da endotoxina é discutida no Cap. 7.) O TNF-α medeia o choque séptico, induzindo febre e provocando hipotensão por meio de vasodilatação e do incremento da permeabilidade capilar.

O TNF-α é também conhecido como **caquetina**, porque inibe a ação da lipase em tecidos adiposos, reduzindo, portanto, a utilização de ácidos graxos. Isso resulta em caquexia ou em perda de peso. O TNF-α, como o nome indica, causa a **morte e necrose de determinados tumores** em modelos animais. Essa ação pode ser induzida pela formação de coágulos intravasculares que causam o infarto do tecido tumoral. Observe a similaridade dessa coagulação intravascular com a coagulação intravascular disseminada (CIVD) que ocorre durante o choque séptico, tendo ambos o TNF-α como causador.

(2) A **IL-1** é uma citocina pró-inflamatória que é pré-fabricada em uma forma inativa, chamada **pró-IL-1**, a qual é armazenada, pronta para uso, dentro de macrófagos e células epiteliais. Como o macrófago ativa a IL-1? Como descrito anteriormente, os NLRs são PRRs que detectam produtos microbianos dentro do citoplasma da célula. Quando ativados, esses NLRs podem se agrupar em um complexo multiproteico, chamado **inflamassoma**, que inicia uma reação em cadeia na qual as proteínas inativas são processadas em suas formas ativas. O resultado é que a pró-IL-1 é convertida em IL-1 e liberada da célula. A função da IL-1 é principalmente aumentar a "aderência" das células endoteliais nos vasos sanguíneos e aumentar a produção de quimiocinas (discutidas a seguir), o que, por sua vez, aumenta o recrutamento de células inflamatórias. Como o TNF-α, a IL-1 também é um pirogênio endógeno que causa febre.

(3) A **IL-6** é uma citocina de resposta de fase aguda liberada por macrófagos e mastócitos e provavelmente também por células não imunes, como células musculares e adipócitos. Sua principal função é sinalizar ao fígado para aumentar a produção de **proteínas de fase aguda**, que entram na circulação e causam febre e caquexia. A resposta de fase aguda é descrita em mais detalhes a seguir. A IL-6 também desencadeia a produção e liberação de novos neutrófilos

TABELA 58-5   Citocinas imunes inatas/agudas

Citocina	Fonte celular	Alvos celulares importantes e função da citocina
Interleucina 1	Macrófagos, CDs (outros)	Células endoteliais: aumento de selectinas Hipotálamo: febre Fígado: síntese de proteínas de fase aguda
Interleucina 6	Macrófagos, células endoteliais	Fígado: síntese de proteínas de fase aguda Células B: proliferação de células produtoras de anticorpos
Fator de necrose tumoral α	Macrófagos, células NK	Células endoteliais: aumento de selectinas Hipotálamo: febre Músculo/gordura: catabolismo (caquexia) Neutrófilos e macrófagos: ativação
Gamainterferona, betainterferona	Macrófagos, CDs, fibroblastos e células epiteliais	Todas as células: defesa inata contra vírus através da inibição da síntese de proteínas e indução de ribonuclease que degrada o mRNA Células NK: ativação da função de morte

CD, célula dendrítica; NK, célula *natural killer*.

492 PARTE VII • Imunologia

da medula óssea, processo que geralmente é detectado por meio de uma contagem elevada de glóbulos brancos ou **leucocitose**.

(4) Duas outras citocinas importantes que estimulam a migração de leucócitos para fora da medula óssea são o **fator estimulador de colônias de granulócitos** (G-CSF ou CSF1) e **o fator estimulador de colônias de granulócitos e macrófagos** (GM-CSF ou CSF2). O G-CSF e o GM-CSF são produzidos por várias células e estimulam o desenvolvimento de neutrófilos (no caso do G-CSF) ou de todos os granulócitos e monócitos (no caso do GM-CSF) a partir de células-tronco da medula óssea. Ambas as citocinas são utilizadas clinicamente para aumentar o número de leucócitos e prevenir infecções em pacientes que receberam quimioterapia para câncer e/ou transplante de células-tronco.

(5) As **interferonas** são glicoproteínas que foram originalmente nomeadas por **interferirem** na replicação viral, mas, na verdade, são citocinas inatas que apresentam diversos efeitos nas células. As **IFNs do tipo I** (chamadas de **IFN-α**, produzidas por leucócitos, e **IFN-β**, produzidas por células não hematopoiéticas) são induzidas quando as células detectam que foram infectadas por um vírus. Ambas sinalizam células próximas para que estas produzam enzimas degradativas que inativarão o vírus quando ele infectar essas células. As células vizinhas podem impedir a replicação do vírus e, assim, sua consequente propagação de célula para célula. Isso é possível através de enzimas fundamentais que (1) degradam o RNA mensageiro viral, inibindo assim a replicação viral; (2) bloqueiam a tradução de novas proteínas, inibindo assim a montagem de novos vírions; e (3) iniciam vias de apoptose para que a célula morra antes que a sua maquinaria possa ser utilizada para auxiliar na disseminação do vírus. As IFNs do tipo I também podem aumentar a expressão das proteínas do MHC de classe I e II nas células infectadas por vírus, tornando a presença da infecção viral mais facilmente reconhecível por outras células imunes (ver Cap. 33).

A **IFN do tipo II** (também chamada **IFN-γ**) é produzida principalmente por células T ativadas e células NK. Seu nome deriva do fato de ela ser estruturalmente relacionada a outras IFNs, mas diferentemente dessas citocinas, a sua principal função é ativar macrófagos (discutido no Cap. 60), em vez de induzir um estado antiviral inato.

Quimiocinas

As **quimiocinas** são um grupo de citocinas que atraem leucócitos e os auxiliam na migração para os sítios onde são necessários. O termo *quimiocina* é uma contração das palavras **quimio**tático e cito**cina**. As quimiocinas são produzidas por várias células; nas áreas infectadas, células endoteliais e macrófagos produzem quimiocinas para recrutar mais células inflamatórias (ver Fig. 58-4). Essas células se ligam às **selectinas** na superfície das células endoteliais, permitindo o seu **rolamento**. As quimiocinas também ativam

integrinas na superfície dos leucócitos para que estas assumam um estado de alta afinidade capaz de se ligar às moléculas de adesão na superfície celular endotelial, permitindo a sua **adesão**. Outras quimiocinas são produzidas nos tecidos linfáticos, como os linfonodos e o baço, onde seus gradientes guiam as células dendríticas em direção às áreas onde podem encontrar e se comunicar com outros leucócitos.

Aproximadamente 50 quimiocinas já foram identificadas; elas são pequenos polipeptídeos que variam em tamanho de 68 a 120 aminoácidos. Elas são frequentemente classificadas de acordo com a sua estrutura: as alfaquimiocinas possuem duas cisteínas adjacentes separadas por outro aminoácido (Cys-X-Cys), enquanto as betaquimiocinas possuem duas cisteínas adjacentes (Cys-Cys) (Tab. 58-6).

As alfaquimiocinas geralmente atraem neutrófilos, monócitos, células dendríticas e células NK. **IL-8** e **eotaxinas** são membros importantes desse grupo. As betaquimiocinas atraem macrófagos e monócitos e são produzidas por células T ativadas. **RANTES** e **MCAF** são importantes betaquimiocinas. Algumas quimiocinas têm estruturas incomuns que não se enquadram nesses grupos, incluindo as **linfotoxinas** (quimiocinas C) e a **fractalquina** (a única quimiocina CX3C). **C5a**, o produto da clivagem do componente C5 do complemento que é liberado quando é ativado pela C5 convertase, também é um poderoso agente quimiotático, embora não esteja estruturalmente relacionado a outras quimiocinas (ver Cap. 63).

Existem receptores específicos para as quimiocinas na superfície dos leucócitos. Como descrito anteriormente, a interação da quimiocina com o seu receptor resulta em alterações nas proteínas da superfície celular que permitem à célula **aderir** e **migrar** através do endotélio para o local da infecção (ver Fig. 58-4). Fatores quimiotáticos para neutrófilos, basófilos e eosinófilos atraem seletivamente cada um desses diferentes tipos de células. Por exemplo, a IL-8 e o componente **C5a** do complemento são fortes agentes quimiotáticos para os neutrófilos. **C3a** é um agente quimiotático fraco para mastócitos e eosinófilos.

RESPOSTA DE FASE AGUDA

Em contraste com os efeitos **locais** da inflamação descritos anteriormente, a **resposta de fase aguda** consiste em um rápido aumento **sistêmico** de várias proteínas plasmáticas em resposta à inflamação inata. Em conjunto, elas causam os sintomas sistêmicos de febre, mal-estar, frequência cardíaca elevada e perda de apetite, comumente associados a uma infecção. Como descrito anteriormente, os macrófagos e outras células que são ativadas por seus PRRs reúnem **inflamassomas** em seu citoplasma e esses complexos multiproteicos clivam a IL-1, a partir de seu precursor inativo, em sua forma ativa antes da sua liberação. A IL-6 e o TNF-α

TABELA 58-6 **Quimiocinas de relevância médica**

Classe	Química	Atrai	Produzida por	Exemplos
α	C-X-C	Neutrófilos	Células mononucleares ativadas	Interleucina-8, eotaxinas
β	C-C	Monócitos	Células T ativadas	RANTES,[1] MCAF[2]

[1]RANTES é uma sigla em inglês para *regulated upon activation, normal T expressed and secreted* (regulada sob ativação, expressa e secretada por células T normais).
[2]MCAF é uma sigla em inglês para *macrophage chemoattractant and activating factor* (fator de quimioatração e ativação de macrófagos).

CAPÍTULO 58 • Imunidade inata 493

também são produzidos por macrófagos em resposta à estimulação via IL-1 e PRR.

IL-1, IL-6 e TNF-α são **citocinas pró-inflamatórias**, o que significa que acentuam a resposta inflamatória de várias maneiras (ver Tab. 58-5). Elas sinalizam para o hipotálamo alterar o termostato do corpo, causando febre. Elas também sinalizam para os hepatócitos aumentarem a produção de proteína C-reativa, MBL, proteínas da cascata do complemento (abordada no Cap. 63), ferritina e outras proteínas de fase aguda. Os **mastócitos** podem detectar diretamente padrões microbianos por meio de PRRs, por receptores de anticorpos (i.e., receptores de IgE) ou podem ainda ser estimulados pela IL-1 a liberar IL-6, leucotrienos, sinais vasoativos e outros mediadores pró-inflamatórios.

Algumas das proteínas de fase aguda são anticoagulantes que melhoram o fluxo sanguíneo para os tecidos inflamados. Outras proteínas de fase aguda, como a ferritina, sequestram o ferro que as bactérias precisam para a sua multiplicação, ou se ligam à superfície das bactérias e ativam o complemento, o que pode matá-las. Por exemplo, a proteína C-reativa se liga a um carboidrato na parede celular do *Streptococcus pneumoniae* e, como mencionado anteriormente, a MBL se liga à manana (manose) na superfície de muitas bactérias, fungos e protozoários. Finalmente, muitas proteínas de fase aguda sinalizam também para as células imunes, aumentando a migração de novos neutrófilos e leucócitos da medula óssea e melhorando as suas funções microbicida, migratória e fagocitária.

TESTE SEU CONHECIMENTO

1. Qual das seguintes alternativas é a afirmação mais correta?

   (A) A perda da barreira epitelial predispõe a infecções fúngicas, mas não a infecções bacterianas ou virais.
   (B) A principal função dos mastócitos e eosinófilos é ingerir microrganismos e detritos.
   (C) Eosinófilos e células *natural killer* são células inatas da linhagem mieloide.
   (D) As células dendríticas são as células primárias responsáveis pelo início de uma resposta imune adaptativa.

2. Inchaço, vermelhidão, calor e dor locais associados à inflamação devem-se principalmente a?

   (A) padrões moleculares associados a patógenos (PAMPs) reconhecidos por neurônios e células endoteliais.
   (B) liberação de mediadores pré-formados, como leucotrienos e histamina, e ativação do complemento.
   (C) citocinas, como o fator de necrose tumoral alfa liberado pelas células T.
   (D) IgE ligada à superfície dos eosinófilos.

3. Qual das seguintes opções consiste em uma afirmação correta sobre as células apresentadoras de antígenos (APCs)?

   (A) Os monócitos podem penetrar no tecido inflamado e se diferenciarem em macrófagos e células dendríticas.
   (B) As células dendríticas "desligam" o CCR7 após o reconhecimento dos padrões moleculares associados a patógenos.
   (C) Macrófagos são APCs "profissionais" que expressam o complexo de histocompatibilidade principal (MHC) de classe II, mas não o MHC de classe I.
   (D) Os antígenos citosólicos são degradados pelo proteassoma e apresentados em associação ao MHC de classe II.

4. Qual das alternativas a seguir NÃO consiste em uma função essencial dos fagócitos?

   (A) Ingerir e eliminar microrganismos invasores.
   (B) Expressão de citocinas pró-inflamatórias e quimiocinas.
   (C) Atacar células com perforinas e granzimas.
   (D) Produção de radicais oxidativos livres.
   (E) Apresentação de peptídeos antigênicos em associação ao MHC para células T.

5. Qual das alternativas a seguir descreve os sinais imunológicos responsáveis pela febre?

   (A) Histamina e proteases produzidas por mastócitos.
   (B) Interleucina-1 (IL-1) e fator de necrose tumoral (TNF) produzidos por macrófagos.
   (C) Interferonas do tipo I produzidas por células infectadas por vírus.
   (D) Interferona do tipo II e perforinas produzidas por células *natural killer* (NK).

6. A patogênese da doença granulomatosa crônica é MELHOR descrita em qual das seguintes alternativas?

   (A) Um defeito na sinalização de quimiocinas que compromete a saída de granulócitos da medula óssea.
   (B) Um defeito nos receptores do complemento que compromete a ativação de granulócitos.
   (C) Um defeito na sinalização da integrina que compromete a migração dos granulócitos para o tecido inflamado.
   (D) Um defeito na explosão oxidativa que compromete a capacidade dos granulócitos de eliminarem os microrganismos.

7. Em relação às quimiocinas, qual das seguintes opções é a mais correta?

   (A) Quimiocinas penetram nas membranas de células-alvo durante o ataque de células T citotóxicas.
   (B) Quimiocinas ligam-se ao receptor de células T em uma posição fora do local de ligação ao antígeno e ativam muitas células T.
   (C) As quimiocinas atraem neutrófilos para o local de infecção bacteriana, contribuindo para a resposta inflamatória.
   (D) Quimiocinas induzem a troca de genes em células B, o que aumenta a quantidade de IgE sintetizada e, dessa forma, predispõem a alergias.

RESPOSTAS

(1) **(D)**
(2) **(B)**
(3) **(A)**
(4) **(C)**
(5) **(B)**
(6) **(D)**
(7) **(C)**

VER TAMBÉM

• Mais **questões para autoavaliação** sobre os temas discutidos neste capítulo são encontradas na seção de Imunologia da Parte XIII: Questões para autoavaliação, a partir da página 735. Consulte também a Parte XIV: Simulado de provas e concursos, a partir da página 753.

CAPÍTULO

59 Imunidade adaptativa: receptores de antígenos linfocitários

CONTEÚDO DO CAPÍTULO

Origem das células linfoides

Diversidade dos receptores linfocitários

Células B
Estrutura dos anticorpos
Genes de anticorpos
Seleção clonal
Mudança de classe
Exclusão alélica

Células T
Estrutura do receptor de células T
Genes dos receptores de células T
Seleção tímica positiva e negativa

Células T do tipo inatas

Teste seu conhecimento

Ver também

O **sistema imune inato** é frequentemente capaz de conter e erradicar microrganismos invasores, mas alguns deles desenvolveram maneiras de subverter ou evadir-se da imunidade inata. A próxima linha de defesa do hospedeiro é o **sistema imune adaptativo**, composto por **linfócitos** (também chamados de células linfoides) e seus fatores secretados (ver Tab. 57-1).

Uma propriedade fundamental da imunidade adaptativa é que a resposta imune é **especificamente adaptada** para os diferentes microrganismos. Isso é possível através da geração de uma grande quantidade de linfócitos diversos, cada um apresentando uma especificidade antigênica única. Antes de encontrarem com o seu antígeno, esses linfócitos são chamados de *naïve* ("virgens") (Fig. 59-1). O mecanismo de atuação dessas células está intimamente relacionado à forma como elas se desenvolveram a partir das células-tronco. Portanto, para entender como os linfócitos podem auxiliar na defesa do hospedeiro ou causar doenças, é necessário primeiramente compreender o seu processo de desenvolvimento.

ORIGEM DAS CÉLULAS LINFOIDES

Conforme descrito no Capítulo 58, todos os glóbulos brancos e vermelhos se originam a partir de células-tronco no fígado fetal e saco vitelínico durante a vida embrionária e na medula óssea após o nascimento (ver Fig. 58-1). O **progenitor linfoide comum** é um tipo de célula-tronco que dá origem a linfócitos do sistema imune adaptativo, incluindo **células B** e **T**. O progenitor linfoide comum também é a fonte de linfócitos da imunidade inata, como as **células** *natural killer* (**NK**). O processo pelo qual progenitores linfoides comuns se desenvolvem em linfócitos depende de citocinas, e mutações nos genes que codificam os receptores dessas citocinas geralmente são a causa da imunodeficiência combinada grave, uma completa ausência de linfócitos maduros (ver Cap. 68).

A razão de células T para células B é de aproximadamente 3:1. A Figura 59-1 descreve a origem das células B e de dois dos principais tipos de células T. Frequentemente, as células T são nomeadas por marcadores que podem ser detectados em sua superfície celular, chamados de **"grupos de diferenciação"** (*cluster of differentiation*) (**CD**): as células T auxiliares são positivas para CD4 (CD4+), enquanto as células T citotóxicas são positivas para CD8 (CD8+). A Tabela 59-1 compara várias características importantes das células B e T. Essas particularidades são discutidas em detalhes neste e nos próximos capítulos.

DIVERSIDADE DOS RECEPTORES LINFOCITÁRIOS

Todos os vertebrados produzem conjuntos enormemente diversos de receptores de antígenos; em seres humanos, estima-se que esse conjunto compreenda 100 milhões de moléculas com especificidades diferentes, capazes de nos proteger de milhões de patógenos potenciais. Como isso é possível com um genoma que contém apenas aproximadamente 20.000 genes? A solução é que, durante o seu desenvolvimento, os linfócitos T e B fazem algo extremamente não convencional. Eles ativam um programa de **rearranjo de DNA**, cortando o seu DNA, removendo pedaços e combinando outros pedaços, para a formação de sequências de codificação inteiramente novas em seus genes de receptores de antígenos. As duas enzimas mais importantes nesse processo são as **recombinases**, chamadas *RAG-1* e *RAG-2* (genes ativadores de recombinação). Os genes *RAG* foram encontrados em nossos primeiros ancestrais vertebrados de 500 milhões de anos atrás.

Esse rearranjo de DNA é absolutamente necessário para o nosso sistema imune adaptativo; mutações nesses genes *RAG* interrompem o desenvolvimento dos linfócitos e resultam em imunodeficiência combinada grave (ver Cap. 68). No entanto, o rearranjo do DNA também é arriscado. Supõe-se que as proteínas RAG atuem apenas em locais específicos (i.e., nos *loci* gênicos das

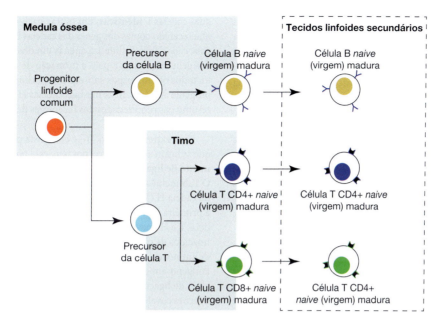

FIGURA 59-1 Desenvolvimento dos linfócitos *naïve* ("virgens"). Progenitores linfoides comuns dão origem a precursores de células B, os quais se desenvolvem em linfócitos B maduros na medula óssea, e a precursores de células T, os quais deixam a medula óssea e completam o seu desenvolvimento em células T CD4-positivas e CD8-positivas maduras no timo. Os linfócitos *naïve* maduros migram por todo o tecido linfoide secundário, fazendo a vigilância de antígenos. CD, grupo de diferenciação (*cluster of differentiation*).

imunoglobulinas e receptores de células T, conforme discutido a seguir), porém podem ocorrer erros. Se a recombinase mediar um rearranjo com o gene errado, ela poderá matar a célula, ou pior, induzir uma divisão incontrolável, resultando em leucemia ou linfoma. Primeiramente, discutiremos o desenvolvimento de células B, as quais detectam antígenos a partir de suas **imunoglobulinas**, e depois discutiremos as células T, as quais detectam antígenos a partir de seus **receptores de células T.**

CÉLULAS B

As células B executam duas importantes funções: (1) elas se diferenciam em células plasmáticas que produzem **anticorpos** (também chamados **imunoglobulinas**) e (2) podem se tornar **células B de memória** de vida longa que respondem rapidamente a uma reinfecção. *A imunoglobulina na superfície da célula B é o seu receptor de antígenos* (**receptor de célula B** ou **BCR** [*B-cell receptor*]) *e a capacidade de um precursor de célula B de produzir esse receptor de antígenos determina se este é capaz de se desenvolver em uma célula B* **madura**.

Os precursores de células B se originam a partir de células-tronco no fígado fetal, mas, no momento do nascimento, essas células-tronco migram para a medula óssea, onde preferencialmente se localizam durante a infância e a vida adulta. Ao contrário das células T, as células B não requerem o timo para a maturação. A maturação das células B apresenta duas fases: a primeira é a **fase independente de antígenos** da qual participam células-tronco, células pré-B e células B, sendo durante essa fase que a célula B recombina os seus genes de imunoglobulina para formar um receptor de antígenos específico. Para que as células pré-B se diferenciem em células B, uma imunoglobulina funcional deve estar presente na superfície celular. Uma proteína chamada **tirosina-cinase de Bruton** (**BTK**, de *Bruton's tyrosine kinase*) detecta essa imunoglobulina e sinaliza para que a célula continue a se dividir e se diferenciar. Uma mutação no gene que codifica essa proteína causa **agamaglobulinemia** ligada ao X, uma condição na qual as células não podem progredir para o estágio da célula pré-B e nenhum anticorpo é produzido (ver Cap. 68).

TABELA 59-1 Comparação entre células T e células B

Característica	Células T	Células B
Receptores de antígenos na superfície	Sim	Sim
Receptores de antígenos reconhecem apenas peptídeos em associação a proteínas do MHC	Sim	Não
Receptores de antígenos reconhecem proteínas totais, não processadas, e não necessitam de apresentação pelas proteínas do MHC	Não	Sim
IgM na superfície	Não	Sim
Proteínas CD3 na superfície	Sim	Não
Expansão clonal após contato com antígeno específico	Sim	Sim
Síntese de imunoglobulinas	Não	Sim
Regulação da síntese de anticorpos	Sim	Não
Síntese de IL-2, IL-4, IL-5 e gamainterferona	Sim	Não
Efetor de imunidade celular	Sim	Não
Maturação no timo	Sim	Não
Maturação na medula óssea	Não	Sim

IgM, imunoglobulina M; IL, interleucina; MHC, complexo de histocompatibilidade principal.

Durante a segunda fase, a **fase dependente de antígeno**s, as células B maduras com receptores de antígenos funcionais interagem com os antígenos. Essa fase é abordada em maiores detalhes no Capítulo 61.

A imunoglobulina (Ig), ou **BCR**, de uma célula B madura é uma molécula de IgM com uma região adicional ao final de sua cadeia pesada que a ancora à superfície da célula B. Aproximadamente 10^9 células B são produzidas a cada dia, mas apenas uma pequena fração delas migra da medula óssea para a circulação e, a menos que sejam ativadas pelos seus respectivos receptores de antígenos, as células B circulantes apresentam uma vida útil curta (i.e., dias ou semanas). Neste capítulo, são exploradas a estrutura e a diversidade dos BCRs e, no Capítulo 61, são descritos como esses receptores de antígenos levam à ativação das células B e como os anticorpos resultantes realizam a defesa do hospedeiro.

Estrutura dos anticorpos

Anticorpos são glicoproteínas compostas de cadeias polipeptídicas **leves** (L) e **pesadas** (H, *heavy*). Os termos *leve* e *pesado* referem-se ao peso molecular de cada uma; as cadeias leves apresentam peso molecular de aproximadamente 25.000, ao passo que cadeias pesadas possuem peso molecular de 50.000 a 70.000. A molécula de anticorpo mais simples tem o formato de um Y (Fig. 59-2) e consiste em quatro cadeias polipeptídicas: duas cadeias H **idênticas** e duas cadeias L **idênticas**. Em outras palavras, mesmo que você tenha recebido cópias dos genes das cadeias H e L de cada um de seus pais, cada célula B sintetiza apenas um dos genes da cadeia H e um dos genes da cadeia L para a formação de um anticorpo e, portanto, todos os anticorpos subsequentes oriundos dessa célula B e sua progênie apresentam as mesmas cadeias H e L. A Tabela 59-2 é um resumo das propriedades dos receptores de antígenos dos linfócitos humanos.

Uma extremidade do "Y" é composta por duas partes idênticas que se ligam ao antígeno e, por isso, essa porção é chamada de **fragmento de ligação ao antígeno** (ou **Fab**, *antigen-binding fragment*). O Fab inclui a região **variável** da cadeia L (V_L) e a região **variável** da cadeia H (V_H), bem como a região **constante** da cadeia L (C_L) e a primeira região **constante** da cadeia H (C_H1). As porções das cadeias L e H que de fato se ligam ao antígeno têm apenas 5 a 10 aminoácidos de comprimento, cada uma composta por três sequências de aminoácidos *extremamente* variáveis (**hipervariáveis**). A ligação antígeno-anticorpo envolve forças eletrostáticas e de van der Waals, além de ligações de hidrogênio e ligações hidrofóbicas, em vez de ligações covalentes. A notável especificidade dos anticorpos se deve a essas regiões hipervariáveis.

A outra extremidade do "Y" consiste em uma haste única, onde as cadeias H se juntam, e é composta pelas três ou quatro regiões **constantes** restantes de cada uma das cadeias H (C_H2, etc.). Este é chamado de fragmento **constante** ou "**cristalizável**" (ou **Fc**).

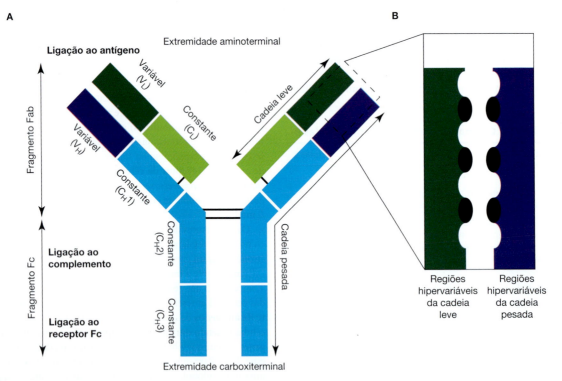

FIGURA 59-2 Estrutura da imunoglobulina G (IgG). **A:** A molécula de IgG em forma de Y consiste em duas cadeias leves e duas cadeias pesadas. Cada cadeia leve consiste em uma região variável (verde-escuro) e uma região constante (verde-claro). Cada cadeia pesada consiste em uma região variável (azul-escuro) e uma região constante (azul-claro) dividida em três domínios: C_H1, C_H2 e C_H3. O domínio C_H2 contém o local de ligação ao complemento, e o domínio C_H3 corresponde ao local de ligação da IgG a receptores na superfície de macrófagos e neutrófilos. O local de ligação ao antígeno é formado pelas regiões variáveis de ambas as cadeias leve e pesada. **B:** A especificidade do sítio de ligação ao antígeno está relacionada à sequência de aminoácidos das regiões hipervariáveis, mostrada em ampliação. (Adaptada, com permissão, de Brooks GF et al. *Medical Microbiology*. 20th ed. Publicada originalmente por Appleton & Lange. Copyright 1995, McGraw-Hill.)

CAPÍTULO 59 • Imunidade adaptativa: receptores de antígenos linfocitários   497

Pode-se pensar que o Fab é a parte mais importante do anticorpo, uma vez que este se liga ao antígeno, mas a porção Fc é necessária para conectar o anticorpo às células hospedeiras (p. ex., via receptores de Fc) ou para a ligação do complemento (no domínio C_H2). A Fc também é a região utilizada para unir moléculas de IgM e IgA em "multímeros" maiores. Também é necessária no transporte de IgA através das barreiras epiteliais e no transporte de IgG da mãe para o feto através da placenta.

Existem cinco classes de anticorpos: IgM, IgD, IgG, IgE e IgA. Cada classe apresenta diferenças estruturais que as tornam únicas. Por exemplo, IgG e IgA possuem três domínios C_H, ao passo que IgM e IgE possuem quatro. As diferenças estruturais entre as classes de anticorpos se traduzem em diferenças funcionais importantes. As células B *naïve* maduras inicialmente produzem apenas IgM e IgD, mas em um momento posterior "mudam" a produção para outras classes de anticorpos. Discutiremos as diferentes funções dos anticorpos e como as células B mudam de classe no Capítulo 61.

As cadeias L podem ser de dois tipos, κ (**kappa**) ou λ (**lambda**), as quais diferem em suas regiões constantes. Qualquer um dos dois tipos pode parear com cadeias H em todas as classes de imunoglobulinas (IgG, IgM, etc.), mas uma vez que uma célula B opta por usar κ ou λ, ela desliga o outro gene da cadeia L, de modo que toda a imunoglobulina produzida por qualquer célula B oriunda desse clone apresente apenas um tipo de cadeia L. Em seres humanos, a proporção de imunoglobulinas contendo cadeias κ em relação àquelas contendo cadeias λ é aproximadamente 2:1 e uma proporção drasticamente diferente desta pode ser um sinal de uma malignidade relacionada à produção de imunoglobulinas monoclonais, como o mieloma múltiplo.

As cadeias H são distintas para cada uma das cinco **classes** de imunoglobulinas e são designadas γ (**gama**), α (**alfa**), μ (**mu**), ε (**épsilon**) e δ (**delta**). A região hipervariável V_H da cadeia H se une a V_L na ligação ao antígeno; as regiões opostas às cadeias V_H formam o fragmento Fc que determina de qual classe é o anticorpo e, portanto, quais serão as suas atividades biológicas (ver Cap. 61).

Genes de anticorpos

Como descrito anteriormente, cada anticorpo é composto por quatro cadeias (duas cadeias leves e duas cadeias pesadas). Existem dois conjuntos de genes de cadeia leve, um que codifica a cadeia leve kappa (κL) no cromossomo humano 2 e um que codifica a cadeia leve lambda (λL), no cromossomo 22. Todos os genes da cadeia pesada (μH, δH, γH, εH e αH) estão localizados juntos em um agrupamento no cromossomo 14. As cadeias pesadas e leves são montadas após a recombinação de segmentos gênicos em seus respectivos agrupamentos, um processo que é direcionado pelas **enzimas recombinases (RAG1 e RAG2).** Um diagrama esquemático da recombinação gênica é mostrado na Figura 59-3.

Primeiramente, os genes V_H e V_L são recombinados. Cada conjunto contém dezenas de segmentos gênicos V diferentes amplamente separados dos segmentos D (diversidade, visto apenas nas cadeias H), J (junção) e C. A região V_H de cada cadeia pesada é codificada por três segmentos gênicos (V + D + J). Na síntese de uma cadeia pesada, uma região V específica (entre aproximadamente 45) é translocada para um sítio próximo de um segmento D específico (entre aproximadamente 23), um segmento J específico (entre 6) e um segmento C.

A combinação V_H/C_H é transcrita em conjunto em uma única molécula de RNA que é processada produzindo um mRNA que codifica a cadeia pesada completa, composta por segmentos V, D e J únicos ligados a um segmento C. Por que IgM e IgD são os primeiros anticorpos a serem produzidos? Os segmentos gênicos V + D + J recém-recombinados estão mais próximos dos genes Cμ e Cδ! No Capítulo 61, descreve-se como a troca de classe leva à produção de IgG, IgE e IgA, cujos genes estão localizados mais a jusante no *locus* da cadeia pesada.

A região V_L de cada cadeia L é codificada por dois segmentos gênicos (V + J). Na montagem de uma cadeia L, o mesmo processo ocorre, exceto pelo fato de que existe um número ligeiramente menor de segmentos V possíveis de serem recombinados (aproximadamente 30-35 em kappa e lambda), e nenhuma das cadeias L possui segmentos D. Além disso, o gene da cadeia kappa possui um único Cκ, enquanto o gene da cadeia lambda possui quatro segmentos Cλ, um já associado a cada segmento J. A cadeia L é formada a partir de uma translocação semelhante, na qual segmentos V e J únicos são reunidos e depois transcritos e traduzidos com o segmento C apropriado. Observe que o DNA dos genes V, D e J não utilizado é descartado; uma vez que uma célula B em particular recombina suas cadeias leve e pesada, ela se compromete a produzir anticorpos que apresentam apenas uma especificidade.

As cadeias H e L são sintetizadas como peptídeos separados que depois são dobrados e montados no citoplasma por meio de ligações dissulfeto formando unidades H2L2. Finalmente, um oligossacarídeo é adicionado à região constante da cadeia pesada e a molécula de BCR é transportada para a superfície celular.

Seleção clonal

Observe que a recombinação genética descrita anteriormente pode produzir um número enorme de combinações possíveis. Existem aproximadamente 10^{11} combinações possíveis de cadeia pesada-cadeia leve! A **diversidade** dos anticorpos depende (1) de múltiplos segmentos gênicos, (2) do seu rearranjo em diferentes sequências, (3) da combinação de diferentes cadeias L e H na montagem de moléculas de imunoglobulinas e (4) de mutações. Um quinto mecanismo, denominado diversidade juncional, aplica-se principalmente à cadeia pesada do anticorpo. A diversidade juncional ocorre por meio da adição de novos nucleotídeos à junção onde ocorre o processamento entre os segmentos V-D e D-J. Os anticorpos resultantes têm o potencial de reconhecer a estrutura tridimensional de uma ampla gama de proteínas, carboidratos, ácidos nucleicos e lipídeos.

Apesar da enorme diversidade potencial, as especificidades reais observadas no conjunto de células B circulantes que cada um de nós possui são um pouco menores (cerca de 10^6). Cada célula B imunologicamente responsiva carrega cópias de um único BCR em sua superfície (composto inicialmente por cadeias VDJ + Cμ ou Cδ, pareado com uma cadeia VJ + Cκ ou VJ + Cλ) que pode reagir com um antígeno (ou com um grupo estreitamente relacionado de antígenos). Mesmo depois que a célula B se divide, todas as suas progênies, ou **clones,** continuarão produzindo anticorpos com a mesma especificidade antigênica.

Existem duas etapas pelas quais os precursores de células B passam para serem "testados" e **selecionados,** para só então ficarem disponíveis para se tornarem células plasmáticas ativadas produtoras de anticorpos. O primeiro passo da seleção clonal de células

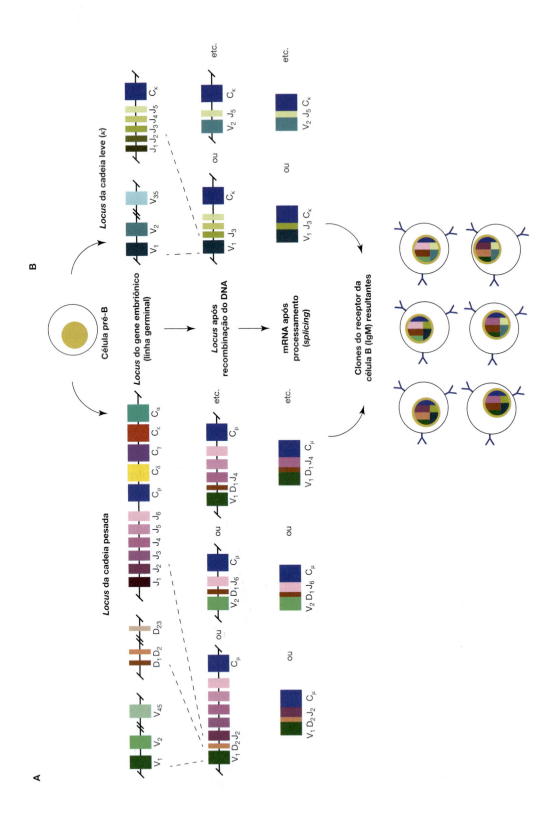

FIGURA 59-3 Produção de diversas moléculas de imunoglobulina (Ig) M por rearranjo gênico das cadeias leve (κ) e pesada. A célula pré-B (acima) não possui Ig em sua superfície. **A:** O sítio de ligação ao antígeno da cadeia pesada é formado após as proteínas RAG produzirem quebras na fita dupla de DNA, sendo que um dos segmentos V_H, um dos segmentos D_H e um dos segmentos J_H são escolhidos aleatoriamente para serem reunidos. O segmento C da cadeia pesada determina a classe de Ig (i.e., o isótipo). (Apenas três exemplos de VDJC são mostrados das muitas combinações possíveis.) **B:** Apresentação da cadeia leve κ. Os genes da cadeia leve não possuem segmentos D_H; o sítio de ligação ao antígeno κ é formado pela união aleatória de um dos segmentos V_L e um dos segmentos J_L. Existe apenas um segmento C para o gene κ. (Apenas dois exemplos de VJC são mostrados das muitas combinações possíveis.) Na recombinação de genes de cadeia pesada e cadeia leve, o DNA intermediário não utilizado é descartado. Após transcrição e processamento (*splicing*), um possível mRNA da cadeia pesada e um possível mRNA da cadeia leve são traduzidos produzindo uma molécula única de IgM. C, segmentos constantes; D, segmentos de diversidade; J, segmentos de junção; V, segmentos variáveis.

B é chamado **seleção positiva.** As células pré-B não possuem BCR de superfície. Se um precursor de células B falhar na reorganização de seus segmentos gênicos relacionados a imunoglobulinas e na geração de um BCR funcional, ele morre antes de atingir o estágio maduro de células B. Isso é chamado de seleção positiva porque somente as células que **produzem um BCR** têm permissão para sobreviver e amadurecer. Por exemplo, mutações nos genes que codificam as **enzimas recombinases** (ver anteriormente) resultam em uma falha na produção de receptores antigênicos e, portanto, em uma deficiência de linfócitos (**imunodeficiência combinada grave**). Da mesma forma, uma mutação em um gene no cromossomo X que codifica a **BTK**, importante na transmissão do sinal do BCR na superfície celular, resulta na doença **agamaglobulinemia ligada ao X**, na qual células B e anticorpos estão ausentes. Esses pacientes são mais suscetíveis a infecções bacterianas em seus seios nasais, pulmões e trato gastrintestinal porque não possuem os anticorpos que geralmente protegem essas superfícies de barreira (ver Cap. 68).

As células pré-B que geram com sucesso IgM de superfície passam pela seleção positiva e progridem para se tornarem células B. Nesta fase, seus BCRs IgM encontram imediatamente antígenos próprios. Lembre-se de que, enquanto os receptores de células T só podem se ligar a peptídeos associados a proteínas do complexo de histocompatibilidade principal (MHC), o BCR pode potencialmente se ligar **a quaisquer proteínas, lipídeos, carboidratos ou ácidos nucleicos em circulação**. No entanto, como essa fase do desenvolvimento ocorre na medula óssea, e não nos tecidos periféricos ou nos órgãos linfoides secundários, **todos os antígenos que a célula B pode encontrar nesse estágio são antígenos próprios**. Durante esta fase, chamada **seleção negativa**, se o BCR se ligar fortemente a um antígeno próprio, isso indica um alto potencial de *autorreatividade*. Essa célula será removida do conjunto de clones de células B maduros, embora tenha uma chance de escapar desse destino por um processo chamado **edição de receptor**. Nesse processo, uma combinação alternativa de V_L usando um alelo de cadeia leve não utilizado pode substituir o alelo anterior, criando um novo receptor IgM. Mas, se esse receptor também for autorreativo, as células B são mortas por **apoptose** ou se tornam "**anérgicas**" (a sua produção de IgM de superfície é desativada e tornam-se insensíveis à ativação). Estima-se que 25 a 50% das células B circulantes tenham sido submetidas à edição do receptor. Essa fase é chamada **seleção negativa** porque assegura que apenas as células B que **não** se ligam fortemente a antígenos próprios possam sair da medula óssea sendo, portanto, **autotolerantes.**

Mudança de classe

Inicialmente, todas as células B que saem da medula óssea carreiam uma IgM antígeno-específica. Nessa fase, elas podem ser consideradas **maduras**, pois possuem um BCR funcional, porém ainda são *naïve*, uma vez que ainda não encontraram o seu antígeno cognato. Posteriormente, em um processo chamado **mudança de classe**, um novo rearranjo gênico permite a geração de novos anticorpos que usam a mesma V_H, mas diferentes cadeias C_H. (No Cap. 61, descreveremos como a ativação das células B leva a essa mudança de classe e a função das diferentes classes de Ig.) Uma célula B que mudou de classe a partir de IgM nunca mais pode voltar à classe anterior.

Exclusão alélica

Uma única célula B possui uma cópia materna e uma paterna dos genes da cadeia L (ambos κ e λ) e do gene da cadeia H. Como descrito anteriormente, as células B que reconhecem antígenos próprios durante a seleção clonal podem tentar passar por uma "edição do receptor", utilizando um alelo alternativo para escapar da apoptose ou anergia. Mas, uma vez que elas conseguem deixar a medula óssea como uma célula B madura, os alelos que codificaram o BCR bem-sucedido são mantidos e os outros são silenciados. Esse fenômeno é chamado de **exclusão alélica**. Todos nós temos uma mistura diversificada de clones de células B que expressam diferentes combinações de genes paternos e maternos. O mecanismo preciso de como os alelos alternativos são desativados é desconhecido.

CÉLULAS T

Assim como as células B, os precursores de células T derivam de progenitores linfoides comuns. Mas, diferentemente das células B, o desenvolvimento das células T inclui uma etapa na qual os precursores migram através de um órgão especializado chamado **timo**, razão pela qual são chamadas de células "T". Observe que, antes de entrar no timo, os precursores de células T não possuem receptores antigênicos (**receptores de antígenos de células T ou TCRs**, *T-cell receptors*), nem os outros receptores de superfície que suportam a sinalização do TCR. É durante a passagem pelo timo que um precursor de células T começa a expressar um **TCR específico** e, ao sair do timo, eles são chamados de **células T maduras** *naïve*, porque nessa fase ainda não se encontraram com antígenos "estranhos".

Observe que o timo começa a se degenerar na puberdade, porém os adultos continuam produzindo novas células T, sugerindo que outro sítio possa assumir o controle assim que o timo para de funcionar. No entanto, o timo é essencial para o desenvolvimento normal das células T. Pacientes com uma doença congênita chamada **síndrome de DiGeorge**, nascidos sem timo, são deficientes em células T e morrem precocemente de infecções caso não sejam tratados (ver Cap. 68).

Estrutura do receptor de células T

Anteriormente, os BCRs foram descritos como apresentando duas cadeias leves idênticas (lambda ou kappa) e duas cadeias pesadas idênticas (mu, delta, gama, alfa ou épsilon), Os TCRs possuem cadeias análogas, mas possuem apenas duas em vez de quatro. Com raras exceções, discutidas mais adiante neste capítulo, o TCR é composto por uma única cadeia α (**alfa**) e uma única cadeia β (**beta**) (Fig 59-4 e Tab. 59-2). Cada cadeia possui uma região **variável,** que inclui a região **hipervariável** a qual se liga ao complexo peptídeo-MHC, e uma região **constante** que liga a cadeia α e a cadeia β uma a outra.

As cadeias α e β estão localizadas principalmente fora da célula e são ancoradas à membrana celular por um domínio transmembrana e uma cauda citoplasmática curta. A cauda se liga a uma molécula chamada CD3ζ (**CD3-zeta**). Embora não faça parte do receptor de antígenos, **todas as células T apresentam proteínas CD3 em associação com o TCR**. A função da CD3 é transmitir o sinal de reconhecimento peptídico do TCR da superfície para o interior da célula. Isso é possível através de tirosinas-cinases intracelulares que se encontram ligadas à CD3 e que fosforilam mensageiros secundários a jusante.

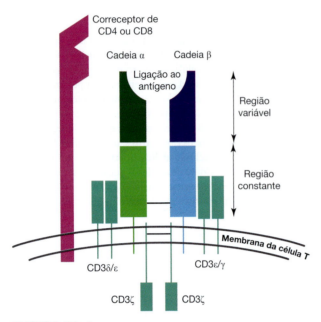

FIGURA 59-4 Esquema da estrutura do receptor de células T (TCR). O TCR é composto por uma cadeia alfa (α) e uma cadeia beta (β), cada uma das quais apresentando uma região variável e uma constante. Após a estimulação do TCR, o TCR se associa às subunidades delta (δ), épsilon (ε), gama (γ) e zeta (ζ) da molécula CD3 que transmite o sinal para a célula através de tirosinas-cinases. CD4 e CD8 são correceptores que participam da sinalização do TCR ligando-se à molécula de MHC associada ao peptídeo (não mostrado).

As proteínas CD4 e CD8 atuam como **correceptoras** junto ao TCR; elas se localizam na membrana das células T e se ligam a regiões não polimórficas no MHC (classe II e classe I, respectivamente). Os domínios citoplasmáticos de CD4 e CD8 amplificam a transmissão do sinal do TCR, também por meio de uma tirosina-cinase citoplasmática (ver Cap. 60).

Genes dos receptores de células T

Durante a sua passagem pelo córtex do timo, cada precursor de célula T duplo-positivo sintetiza um TCR diferente e altamente específico. O rearranjo dos segmentos gênicos **variáveis**, de **diversidade** e de **junção**, análogos aos que codificam o receptor imunoglobulínico das células B, explica a notável capacidade das células T de reconhecer milhões de antígenos diferentes. Os genes do TCR são expressos inicialmente por timócitos duplo-negativos com recombinação da cadeia β. O gene da cadeia β do TCR está localizado no cromossomo humano 7 e, assim como os genes da cadeia pesada das imunoglobulinas, é composto pelos segmentos V, D e J que são selecionados e reunidos aleatoriamente através de um processo que requer **enzimas recombinases** (**RAG1** e **RAG2**). Um dos aproximadamente 48 segmentos Vβ, um de dois segmentos Dβ e um dos aproximadamente 13 segmentos Jβ são selecionados aleatoriamente e translocados para próximos um do outro, seguidos de uma translocação para um sítio adjacente a um dos dois segmentos Cβ. O novo gene V + D + J + Cβ é, então, transcrito e seu mRNA é processado e traduzido em uma cadeia β funcional (Fig. 59-5).

Um processo semelhante ocorre na recombinação do *locus* da cadeia α do TCR, embora, assim como os genes da cadeia leve dos BCRs, o gene da cadeia α do TCR não possua regiões "D". A cadeia α é, portanto, construída a partir da translocação de um dos aproximadamente 45 segmentos Vα (selecionado aleatoriamente) para um sítio adjacente a um dos aproximadamente 50 segmentos Jα (também selecionado aleatoriamente), um processo que também requer recombinação via RAG. (Diferentemente dos genes da cadeia leve dos BCRs, que são encontrados em dois *loci* κ e λ separados, existe apenas um *locus* gênico para a cadeia α do TCR localizado no cromossomo humano 14.) Em seguida, os segmentos V + J reunidos aleatoriamente são translocados para próximo de uma região Cα e, após o processamento do mRNA resultante, a proteína da cadeia α do TCR é sintetizada.

Assim como ocorre nas células B durante a recombinação V (D) J, quando as proteínas RAG recombinam o DNA dos *loci* gênicos da cadeia α e β do TCR, os fragmentos de DNA não utilizados são excisados permanentemente, com suas extremidades sendo reunidas formando anéis. Esses anéis de DNA são chamados de círculos de excisão de receptores de células T (ou TRECs, ***T**-cell **r**eceptor **ex**cision **c**ircles*) e são facilmente detectados por meio de um ensaio de reação em cadeia da polimerase (PCR) que amplifica o material a partir de amostras de sangue de indivíduos que apresentam um desenvolvimento *normal* de células T. Na verdade, muitos departamentos de saúde pública dos Estados Unidos atualmente usam esse teste como uma triagem para a deficiência de células T em todos os recém-nascidos; como mais de 70% das células T geram TRECs como subproduto de seu TCR, a *ausência* desses TRECs é um indicativo de que mais testes devem ser realizados para se descobrir o por que das células T do bebê em questão não estarem atingindo esse estágio. Esse teste apresenta um alto custo-benefício, uma vez que a detecção da deficiência de células T no momento do nascimento permite que os médicos antecipem a imunodeficiência e se preparem para um transplante de células-tronco *antes* que o bebê apresente complicações infecciosas graves (ver Cap. 68).

TABELA 59-2 Propriedades dos receptores de antígenos linfocitários

Tipo celular	Tipos de cadeias	Tipos de antígenos reconhecidos
Células B	Pesada	Macromoléculas, incluindo grandes proteínas, carboidratos, lipídeos, ácidos nucleicos
	Leve (κ)	
	Leve (λ)	
Células T αβ	α	Peptídeos associados ao MHC de classe I ou II (Exceções raras são as células iNKT que reconhecem glicolipídeos associados a CD1d; e as células MAIT as quais reconhecem metabólitos de bactérias associadas à mucosa associadas a MR1)
	β	
Células T γδ	γ	Possivelmente metabólitos de moléculas pequenas de micobactérias e plasmódios; mecanismo de apresentação antigênica desconhecido
	δ	

iNKT, célula T *natural killer* invariante, de *invariant Natural Killer T cell*; célula MAIT, célula T invariante associada à mucosa, de *mucosal associated invariant T cell*; MHC, complexo de histocompatibilidade principal, de *major histocompatibility complex*.

CAPÍTULO 59 • Imunidade adaptativa: receptores de antígenos linfocitários   **501**

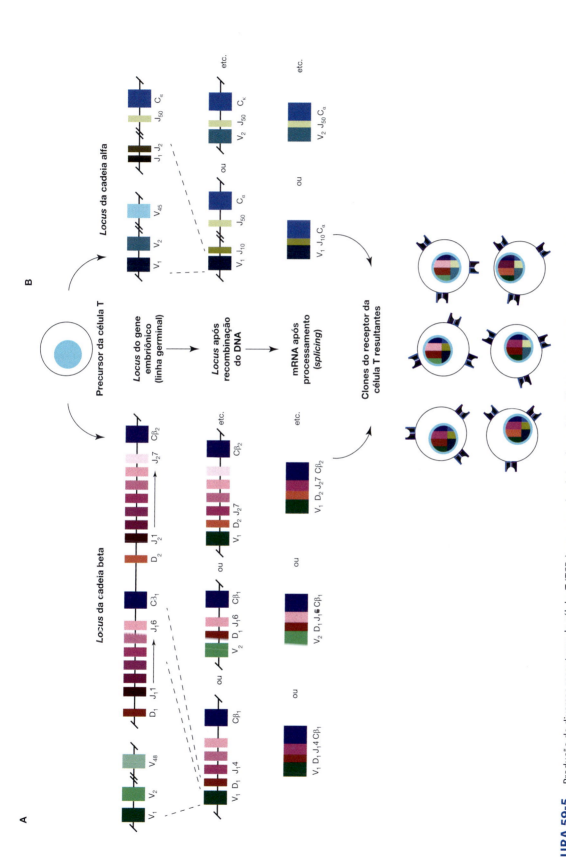

FIGURA 59-5 Produção de diversos receptores de células T (TCRs) por rearranjo gênico das cadeias alfa (α) e beta (β). **A:** A cadeia beta é formada após as proteínas RAG produzirem quebras na fita dupla de DNA e um dos segmentos Vβ, um dos segmentos Dβ e um dos segmentos Jβ serem escolhidos aleatoriamente para serem unidos ao segmento Cβ correspondente. (Apenas três exemplos de VDJC são mostrados das muitas combinações possíveis.) **B:** A cadeia alfa não possui segmentos D; seu sítio de ligação ao antígeno é formado através da escolha aleatória de um dos segmentos Vα e um dos segmentos Jα e da translocação para próximo a um segmento Cα. (Apenas dois exemplos de VJC são mostrados das muitas combinações possíveis.) O transcrito gênico resultante é processado para a codificação de uma cadeia α e uma cadeia β por célula. As partes do DNA que são excisadas formam círculos de excisão de receptores de células T (TRECs, *T-cell receptor excision circles*) que são descartados do genoma. C, segmentos constantes; D, segmentos de diversidade; J, segmentos de junção; V, segmentos variáveis.

Seleção tímica positiva e negativa

Exatamente análogo ao desenvolvimento de células B, cada precursor individual no timo possui um TCR exclusivo e, mesmo após este se dividir, a sua progênie ou seus **clones** apresentarão um TCR idêntico. Devido ao grande número de segmentos Vα e Vβ, incluindo aqueles oriundos das cópias paterna e materna dos genes das cadeias α e β, a recombinação do TCR pode teoricamente gerar 10^{13} combinações diferentes de receptores! Porém, nós só possuímos cerca de 10^7 células T em nossos corpos. Antes de deixarem o timo, os precursores de células T são submetidos à **seleção tímica**, uma rigorosa "audição" em duas etapas, análoga à descrita anteriormente para as células B, que gera células T funcionais prontas para identificar e responder a um antígeno estranho (Fig. 59-6):

(1) Primeiro, as células duplo-positivas no **córtex do timo** migram para próximo às células especializadas do timo contendo proteínas do MHC associadas a peptídeos "próprios". Os precursores de células T, que não possuem CD4 e CD8, começam a expressar ambas as proteínas e recombinam seus genes de TCR gerando TCRs específicos. Se essas células "duplo-positivas" se ligarem às proteínas do MHC, elas recebem um sinal de sobrevivência por meio do TCR recém-formado, levando-as a se dividirem e formando uma população de **clones** (ver Fig. 59-6A). Isso é chamado de **seleção positiva**, porque apenas os precursores de células T que **se ligam** ao MHC são escolhidos para sobreviver. (Os peptídeos próprios apresentados neste estágio representam a diversidade de peptídeos que as células T maduras encontrarão quando deixarem o timo.) As células que falham nessa etapa podem fazer novas tentativas; como todas as células têm alelos maternos e paternos de seus genes TCR, uma célula T que fica "presa" nesse estágio pode continuar a sofrer mutações e novas audições na tentativa de produzir um receptor de ligação ao MHC mais adequado. No entanto, a maioria das células duplo-positivas não sobrevive à seleção positiva. Além disso, o tipo de MHC que é ligado pelo TCR durante a seleção positiva determinará qual tipo de célula T que se desenvolverá; por exemplo, se a célula se ligar fortemente ao **MHC de classe II**, então ela desativará a expressão de CD8 e permanecerá (*single*, unicamente) **positiva para CD4**, e o contrário também será verdadeiro se a célula se ligar ao MHC de classe I. (Isso às vezes é chamado de "regra dos oito", uma vez que as células CD4 positivas se ligam ao MHC de classe II $[4 \times 2 = 8]$ e as células CD8 positivas se ligam ao MHC de classe I $[8 \times 1 = 8]$).

Por que isso é importante? Para que uma célula T exerça a sua função, é essencial que o seu TCR consiga interagir fortemente com uma molécula de MHC apropriada e a seleção positiva garante que as células T que eventualmente deixem o timo apresentem TCRs de ligação a MHC funcionais.

(2) Existe um segundo processo de seleção que ocorre quando as células duplo-positivas que sobreviveram à seleção positiva começam a se mover para a **medula do timo**. Como descrito anteriormente, essas células continuam a entrar em contato com células tímicas que exibem antígenos próprios associados ao MHC de classe I ou classe II. Qualquer célula T que se ligue *muito* fortemente a essas células apresentadoras de antígenos próprios é eliminada por um processo de morte celular programada ou **apoptose** (ver Fig. 59-6B). Isso é chamado **seleção negativa**, uma vez que somente as células T que **não se ligam fortemente** aos peptídeos próprios têm permissão para sobreviver. Para que a seleção negativa seja eficiente, as células tímicas devem exibir um amplo repertório de peptídeos próprios. Um fator de transcrição chamado **regulador autoimune** (AIRE, de *autoimmune regulator*) direciona esse conjunto de peptídeos próprios para o timo.

Por que isso é importante? A remoção de células autorreativas garante que as células T *naïve* que eventualmente deixam o timo não sejam específicas para antígenos próprios, e essa **autotolerância** é uma das principais maneiras pelas quais o sistema imunológico discrimina entre o que é próprio e o que é "estranho". A seleção tímica usa um limiar de sinal rigidamente controlado que garante que a ligação do TCR ao MHC próprio seja forte (seleção positiva) e a ligação do TCR aos antígenos próprios seja fraca (seleção negativa). Em outras palavras, se a ligação do TCR ao MHC próprio for

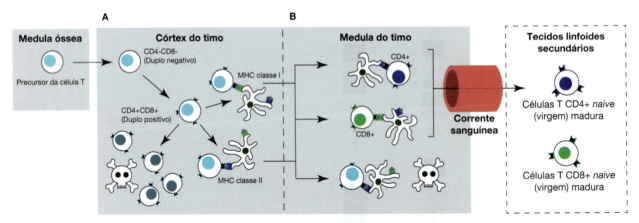

FIGURA 59-6 A seleção tímica gera células T *naïve* maduras. **A: Seleção positiva**. Os precursores de células T chegam ao córtex do timo sem apresentarem CD4 e CD8 (duplo-negativas) e sem receptores de células T (TCR). Eles, então, se tornam células CD4+ CD8+ (duplo-positivas), enquanto reorganizam seus genes TCR. Em seguida, as células duplo-positivas encontram-se com células especializadas do timo que expressam uma ampla gama de peptídeos próprios associados ao complexo de histocompatibilidade principal (MHC) de classe I e classe II. Apenas algumas células são capazes de realizar contatos funcionais com esses complexos do MHC e receberão sinais de sobrevivência (seleção positiva). **B: Seleção negativa.** As células sobreviventes movem-se para a medula do timo, onde aquelas que se ligam fortemente a antígenos próprios são eliminadas por apoptose (seleção negativa). As células restantes que se ligam fracamente a antígenos próprios sobrevivem. Essas células deixam o timo como células T *naïve* maduras e migram por toda a circulação e tecidos linfoides secundários, realizando a vigilância antigênica.

CAPÍTULO 59 • Imunidade adaptativa: receptores de antígenos linfocitários **503**

muito fraca, essas células serão eliminadas, e se a ligação do TCR ao antígeno próprio for muito forte, também. O resultado final é uma célula T *naïve* que se liga bem ao MHC próprio e não ao antígeno próprio, mas que se liga bem a antígenos estranhos, como os antígenos microbianos. Mutações nos genes que controlam a sinalização do TCR ou no gene que codifica o AIRE podem causar **doenças autoimunes devido à seleção tímica defeituosa** (ver Cap. 66).

Em resumo, as seleções positiva e negativa eliminam todos os clones de células T, exceto aqueles que reagem fracamente com os peptídeos próprios apresentados em associação com proteínas MHC. Observe que as mesmas proteínas MHC necessárias para a **seleção tímica** inicial dos precursores de células T posteriormente são críticas para a **ativação** das células T através de seus TCRs.

CÉLULAS T DO TIPO INATAS

Aproximadamente 95% das células T do corpo são células CD4 ou CD8 positivas que transportam TCRs αβ, conforme descrito anteriormente. Essas células apresentam um **repertório de TCR altamente diversificado**, capaz de responder a uma ampla gama de potenciais agentes infecciosos. Algumas outras células T se desenvolvem de maneira incomum: embora ainda passem pelo timo, elas apresentam um **repertório de TCR altamente restrito**, capaz de responder rapidamente, porém a uma faixa limitada de antígenos. Portanto, como respondem mais rapidamente e são menos diversas do que outras células T, são frequentemente consideradas células do "tipo inatas" (ver Tab. 59-2).

Um tipo de célula T do tipo inata é a **célula T *natural killer* (célula NK-T).** Como o próprio nome indica, as células NK-T compartilham muitas características com as células NK da imunidade inata, incluindo receptores de superfície e marcadores importantes para a função das células NK (ver Cap. 58). Porém, não confunda os dois tipos de células! As células NK-T **não** são células inatas; eles possuem um receptor de células T αβ e requerem o timo para o seu desenvolvimento. A célula NK-T mais bem descrita, denominada célula NK-T "invariante" (iNKT), usa um conjunto altamente limitado de segmentos gênicos V, D e J para criar as cadeias receptoras α e β de seus TCRs (ver Tab. 59-2). Em vez de reconhecer peptídeos associados ao MHC, os TCRs das células iNKT reconhecem lipídeos e glicolipídeos associados a uma molécula alternativa de apresentação de antígenos chamada CD1d. O papel preciso das células NK-T é desconhecido, mas elas podem ser importantes na defesa do hospedeiro contra organismos que contêm determinados lipídeos ou na resposta a situações de estresse tecidual nas quais lipídeos são liberados das células danificadas.

Outra célula T incomum é a **célula T invariante associada à mucosa** (**MAIT**, *mucosal-associated invariant T*). Assim como as células NK-T, as células MAIT se desenvolvem no timo e usam um conjunto limitado de segmentos gênicos α e β para a criação de seus TCRs, porém sua ligação é restrita a uma molécula de apresentação de antígenos diferente chamada MR1 (ver Tab. 59-2). Como o MHC de classe I, o MR1 é expresso em uma grande variedade de células. No entanto, em vez de apresentar apenas peptídeos, o MR1 ativa as células MAIT a partir de uma ampla variedade de outros tipos de antígenos. Nem todos os ligantes associados ao MR1 que ativam a célula MAIT foram identificados, mas sabe-se que pelo menos alguns deles são metabólitos de moléculas pequenas produzidos por bactérias. Isso pode explicar por que as células MAIT são encontradas nas superfícies de barreira periféricas, como pulmão,

intestino e fígado, onde produtos bacterianos são frequentemente encontrados.

Finalmente, a **célula T γδ (gama-delta)** é talvez a célula T do tipo inata mais incomum, pois **não** possui um TCR αβ. Contrariamente, por razões que ainda não são bem compreendidas, no momento em que os precursores de células T tímicos iniciam a recombinação dos genes das cadeias α e β, as células T γδ recombinam os genes das cadeias γ e δ (localizados nos cromossomos humanos 7 e 14, respectivamente) O gene da cadeia γ é composto pelos segmentos V, D e J (semelhantes à cadeia β) e o gene da cadeia δ é composto pelos segmentos V e J (semelhantes à cadeia α). Essas cadeias alternativas de TCR combinam-se com a CD3ζ na superfície da célula. Pouco se sabe sobre os antígenos reconhecidos pelos TCRs γδ, mas algumas células T γδ podem até responder a esses antígenos *na ausência* das moléculas usuais de apresentação de antígenos, como MHC, MR1 ou CD1d. Como as células MAIT, as células T γδ residem principalmente nos tecidos das mucosas, mas os seus ligantes ativadores não foram totalmente caracterizados e o seu papel preciso na defesa do hospedeiro não é claro.

TESTE SEU CONHECIMENTO

1. Em relação aos genes que codificam os anticorpos, qual das seguintes opções é a mais correta?

   (A) Regiões hipervariáveis são codificadas pelos genes tanto da cadeia pesada quanto da cadeia leve.

   (B) Os genes para as cadeias leve e pesada estão ligados no mesmo cromossomo, adjacente ao *locus* do antígeno leucocitário humano (HLA).

   (C) Durante a produção de IgG, as cadeias leve e pesada adquirem o mesmo local de ligação ao antígeno por meio da translocação dos mesmos genes variáveis.

   (D) O gene para a região constante da cadeia pesada gama é o primeiro na sequência de genes que codificam as cadeias pesadas, e, por isso, a IgG é produzida em maiores quantidades.

2. Em relação aos eventos que ocorrem no timo durante a maturação das células T, qual das seguintes opções é a mais correta?

   (A) Células T carreando receptores de antígenos que reconhecem antígenos próprios são removidas por meio de um processo conhecido como "seleção negativa".

   (B) A "seleção positiva" assegura que as células T CD4 e T CD8 positivas reconheçam antígenos apresentados pelas proteínas do complexo de histocompatibilidade principal (MHC) classe I e II, respectivamente.

   (C) Células T carreando receptores de antígenos que reconhecem antígenos em associação a proteínas do MHC estranhas sobrevivem, processo conhecido como "seleção positiva".

   (D) A maioria das células T maduras apresenta tanto proteínas CD4 quanto CD8 em sua superfície, o que garante sua habilidade em reagir com antígenos apresentados tanto por proteínas do MHC de classe I quanto de classe II.

3. Qual das alternativas seguintes é um mecanismo usado pelos linfócitos B e T para reconhecer uma gama diversificada de microrganismos?

   (A) Um receptor codificado desde o nascimento na linhagem germinativa.

   (B) Um receptor que reconhece motivos moleculares comuns entre muitos microrganismos diferentes.

   (C) Processo de seleção clonal que elimina células autorreativas.

   (D) Processo de recombinação de DNA que gera clones com receptores antigênicos exclusivos.

   (E) Um processo que desliga alelos alternativos.

504 PARTE VII • Imunologia

4. Qual das alternativas a seguir lista os componentes do mRNA que podem ser encontrados em uma célula B *naïve* madura no tecido linfoide secundário?

   (A) mRNA contendo segmentos V, D, J e Cμ; mRNA contendo segmentos V, J e Cκ; e mRNA contendo segmentos V, J e Cλ.

   (B) mRNA contendo segmentos V, D, J e Cμ e mRNA contendo segmentos V, J e Cκ.

   (C) mRNA contendo segmentos V, D, J e Cγ e mRNA contendo segmentos V, D, J e Cκ.

   (D) mRNA contendo segmentos V, J e Cγ e mRNA contendo segmentos V, D, J e Cλ.

   (E) mRNA contendo segmentos V, D, J e Cγ; mRNA contendo segmentos V, J e Cκ; e mRNA contendo segmentos V, J e Cλ.

   (F) mRNA contendo segmentos V, J e Cκ e mRNA contendo segmentos V, J e Cλ.

5. Você está acompanhando uma criança com suspeita de imunodeficiência e, nos testes, descobre que ela apresenta ausência de células B, níveis indetectáveis de anticorpos, mas um número ligeiramente elevado de células T e células NK. Qual etapa do desenvolvimento linfocitário provavelmente está com defeito?

   (A) Montagem anormal das cadeias leves lambda e kappa.

   (B) Função anormal das enzimas recombinases codificadas pelos genes ativadores de recombinase.

   (C) Desenvolvimento anormal do timo.

   (D) Sobrevivência e diferenciação anormais das células progenitoras linfoides comuns.

   (E) Expressão anormal das proteínas do MHC.

RESPOSTAS

(1) **(A)**

(2) **(A)**

(3) **(D)**

(4) **(B)**

(5) **(A)**

VER TAMBÉM

- Mais **questões para autoavaliação** sobre os temas discutidos neste capítulo são encontradas na seção de Imunologia da Parte XIII: Questões para autoavaliação, a partir da página 735. Consulte também a Parte XIV: Simulado de provas e concursos, a partir da página 753.

CAPÍTULO

60

Imunidade adaptativa: mediada por células T

CONTEÚDO DO CAPÍTULO

Ativação das células T
  Arquitetura dos tecidos linfoides
  Sinalização do receptor de células T
  Coestimulação (sinal 2)

Funções efetoras das células T
  Células T auxiliares/efetoras
  Células T auxiliares foliculares
  Células T reguladoras
  Células T citotóxicas
  Células T de memória

Efeitos dos superantígenos nas células T

Testes para avaliação da imunidade celular
  Quantificação das células T e suas subpopulações
  Testes *in vivo* para avaliação da competência de células T (testes cutâneos)
  Testes *in vitro* para avaliação da proliferação e função das células T

Teste seu conhecimento

Ver também

A imunidade inata (ver Cap. 58) e os anticorpos (ver Cap. 61) são mecanismos importantes na prevenção do desenvolvimento de infecções, mas, em muitas doenças infecciosas, são principalmente as células T que orquestram a resistência e a recuperação do organismo. Além disso, as células T são importantes na vigilância do sistema imune para a presença de células cancerígenas e são responsáveis pela maioria das doenças autoimunes e pela rejeição a transplantes de órgãos. A evidência mais forte da importância das células T vem do aumento das taxas de infecções e cânceres quando a função dessas células é reduzida por drogas imunossupressoras, por doenças adquiridas – como a causada pelo vírus da imunodeficiência humana (HIV, de *human immunodeficiency virus*) – ou em síndromes de imunodeficiência congênitas (primárias)

Os constituintes do sistema imune mediado por células T incluem vários tipos celulares: (1) **macrófagos** e **células dendríticas**, que fagocitam microrganismos e apresentam antígenos para as células T (ver Cap. 58); (2) **células T CD4-positivas auxiliares/efetoras**, que usam *receptores antigênicos* para reconhecer antígenos e produzir citocinas que estimulam ou suprimem as funções imunológicas; (3) **células T CD8-positivas citotóxicas**, que usam *receptores antigênicos* para detectar e matar células infectadas; e (4) **células *natural killer* (NK)**, que detectam e matam células infectadas utilizando *receptores inatos*.

A principal característica que define a imunidade celular, abordada em detalhes neste capítulo, é que ela é essencialmente dependente das **citocinas** produzidas por essas células. Embora as interações entre várias células sejam complexas, o resultado é relativamente simples: **microrganismos oportunistas** só causam doenças quando a imunidade mediada por células T está comprometida.

ATIVAÇÃO DAS CÉLULAS T

Conforme discutido nos capítulos anteriores, os precursores de linfócitos desenvolvem-se em células **B** e **T** maduras na medula óssea e no timo respectivamente, e estes são, portanto, denominados **órgãos linfoides primários** (ver Cap. 59). O resultado é uma enorme diversidade de "clones" de células imunes adaptativas e cada clone possui um receptor de antígeno único e específico, que é um receptor de células B (**BCR**, de *B-cell receptor*) ou um receptor de células T (**TCR**, de *T-cell receptor*). Nessa fase, um linfócito é considerado **maduro**, pois possui um receptor de antígeno funcional, mas ***naïve*** ("virgem"), porque ainda não encontrou um antígeno "estranho" que consiga se ligar fortemente ao seu TCR ou BCR. Observe que apenas *alguns clones de linfócitos* podem ser específicos para qualquer antígeno.

Como os clones de linfócitos fazem a vigilância de toda a nossa barreira, corrente sanguínea e órgãos para os antígenos microbianos? Os **órgãos linfoides secundários** concentram e filtram materiais antigênicos para que as células imunes possam realizar a triagem e removê-lo, se necessário. Depois que os linfócitos terminam a sua maturação (ver Cap. 59), eles saem para circular pelos órgãos linfoides secundários via **sangue** e vasos **linfáticos** (Fig. 60-1).

O **sistema linfático** é um sistema circulatório especializado paralelo ao sistema sanguíneo, com válvulas unidirecionais que mantêm a linfa circulando em uma direção. Os vasos linfáticos drenam todos os tecidos do corpo, concentrando e filtrando materiais estranhos através de **linfonodos drenantes**. A **fase inicial da ativação das células T** ocorre nos órgãos linfoides secundários quando os receptores de antígenos das células T e/ou células B reconhecem os antígenos. A ativação inicial, ou primagem (***priming***), das células

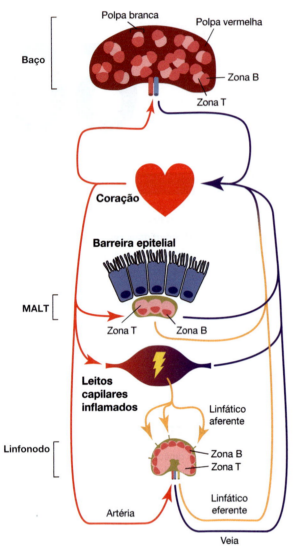

FIGURA 60-1 Esquema da circulação através dos órgãos linfoides secundários. (1) O baço possui circulação arterial (vermelha) e venosa (azul). A "polpa vermelha" filtra e limpa o sangue de hemácias danificadas e microrganismos circulantes, e a "polpa branca" contém linfócitos T e B que fazem a vigilância antigênica no sangue. (2) O tecido linfoide associado à mucosa (MALT, de *mucosa-associated lymphoid tissue*) está em contato direto com as superfícies da barreira epitelial e compartilha o suprimento sanguíneo com ela. As células epiteliais transportam microrganismos e antígenos para o MALT, onde as células imunes ingerem e matam os microrganismos e fazem a vigilância antigênica. (3) Os linfonodos têm um suprimento sanguíneo arterial e venoso, mas também recebem circulação linfática de todos os tecidos do corpo por meio de vasos linfáticos *aferentes*. Os vasos linfáticos aferentes correm ao longo dos leitos capilares sanguíneos e transportam antígenos livres ou células apresentadoras de antígenos para longe dos tecidos inflamados e infectados. (4) As células que saem do MALT e dos linfonodos drenantes o fazem principalmente através dos vasos linfáticos *eferentes*, mas algumas também podem sair pelas veias. Os vasos linfáticos movem o líquido linfático filtrado por meio de válvulas unidirecionais para vasos progressivamente maiores que eventualmente se juntam à circulação venosa.

T *naïve* depende de células apresentadoras de antígenos (APCs, de *antigen-presenting cells*) que geralmente são **células dendríticas**.

Arquitetura dos tecidos linfoides

Os órgãos linfoides secundários podem ser divididos em zonas com base em diferentes funções e composição celular, sendo que as quimiocinas direcionam a migração das células para as suas zonas apropriadas. O **folículo** é uma área composta principalmente por células B, com uma **zona de células T** adjacente ou circundante. Quando as células dendríticas (CDs) capturam os antígenos, elas encontram primeiramente células T *naïve* na zona de células T.

As CDs processam proteínas estranhas que são extracelulares (capturadas em vesículas) ou citoplasmáticas. Elas quebram essas proteínas em **pequenos peptídeos** e as associam a proteínas do complexo de histocompatibilidade principal (MHC, de *major histocompatibility complex*). O complexo peptídeo-MHC é transportado para a superfície da CD, onde o peptídeo é apresentado aos TCRs das células T circulantes nas proximidades da zona de células T do tecido linfoide secundário.

Como essas CDs e essas células T se encontram na zona de células T? As células T circulam livremente pela corrente sanguínea e vasos linfáticos, usando seu **receptor de quimiocina CCR7** para migrar em direção a quimiocinas produzidas por células fibroblásticas estruturais nas zonas de células T do tecido linfoide secundário (Fig. 60-2). Depois que uma CD ingere um microrganismo, os padrões moleculares associados a patógenos (PAMPs, de *pathogen-associated molecular patterns*) que o acompanham estimulam a célula a expressar o mesmo receptor de quimiocina, CCR7, e, portanto, o gradiente de quimiocina também atrai a CD para a zona de células T.

Observe que algumas CDs e macrófagos aguardam nas camadas externas do tecido linfoide secundário para ingerir antígenos que circulam livremente. Isso é particularmente importante nos órgãos linfoides secundários que recebem antígenos diretamente. Esses órgãos incluem o **baço**, que filtra o sangue para que hemácias danificadas ou infectadas e patógenos transmitidos pelo sangue possam ser eliminados e processados para apresentação antigênica. Isso também ocorre nos **tecidos linfoides associados à mucosa** (MALTs), que também fazem a vigilância e recebem antígenos diretamente da barreira epitelial da mucosa contígua. Nos **linfonodos**, existe uma via de entrada adicional, a saber, os **vasos linfáticos aferentes** que drenam todos os tecidos. Os antígenos podem viajar através desses vasos linfáticos para serem ingeridos e processados quando chegam a um linfonodo drenante, ou as CDs no tecido periférico podem capturar os antígenos e transportá-los pelos vasos linfáticos aferentes para a zona de células T utilizando o CCR7 para navegação.

Sinalização do receptor de células T

As células T reconhecem *apenas* antígenos polipeptídicos, na forma de cadeias peptídicas curtas. O polipeptídeo específico que se liga a um TCR é chamado de **antígeno cognato** (ou **peptídeo cognato**). Além disso, elas reconhecem esses polipeptídeos apenas quando eles são apresentados em associação a proteínas do MHC. (Como descrito no Cap. 59, existem células T do tipo inatas raras que reconhecem antígenos apresentados por proteínas não clássicas de apresentação de antígenos, mas essas são exceções!)

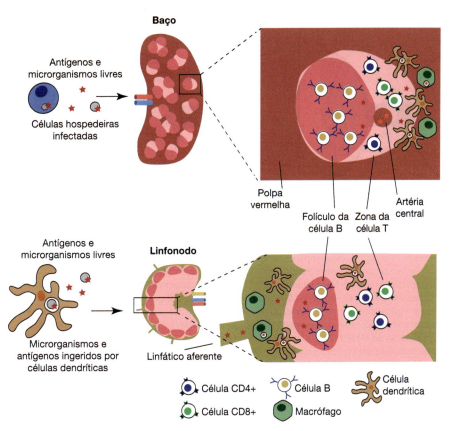

FIGURA 60-2 Os antígenos são apresentados às células T *naïve* nos tecidos linfoides secundários. **Parte superior:** O baço filtra a corrente sanguínea. Microrganismos circulantes (círculo em cinza) ou seus antígenos (estrelas vermelhas) ou células hospedeiras infectadas (grande círculo azul) se deslocam através das artérias centrais. Os antígenos são detectados e ingeridos pelas células dendríticas e macrófagos ou se deslocam para o folículo de células B, onde podem ser detectados pelas células B que possuem uma imunoglobulina de superfície (Ig; receptor de células B). **Parte inferior:** Os linfonodos drenam os leitos capilares dos tecidos através dos vasos linfáticos aferentes. Os microrganismos ou seus antígenos podem ser ingeridos pelas células dendríticas no tecido não linfoide e transportados para o linfonodo por meio de vasos linfáticos aferentes. Alternativamente, antígenos livres podem ser transportados através dos vasos linfáticos aferentes para serem depositados nos linfonodos. Os antígenos são detectados e ingeridos pelas células apresentadoras de antígenos ou são levados para o folículo de células B.

Lembre-se da "regra dos oito": as células T CD4-positivas reconhecem o antígeno em associação com as proteínas do MHC de classe II (4 × 2 = 8), enquanto as células T CD8-positivas reconhecem o antígeno em associação com as proteínas do MHC de classe I (8 × 1 = 8). Esse mecanismo é chamado de **restrição ao MHC**, uma vez que cada tipo de célula T é "restrito" ao reconhecimento de antígenos apresentados *apenas* pela classe apropriada de proteína MHC. Conforme descrito no Capítulo 59, a restrição ao MHC é uma característica da *seleção positiva* tímica, e é mediada por sítios de ligação específicos no TCR, bem como nas proteínas CD4 e CD8 que se ligam a regiões específicas nas proteínas do MHC. Além disso, os genes específicos das classes I e II que você herda de seus pais garantem que as suas células T sejam selecionadas para reconhecer apenas antígenos apresentados pelas suas APCs (ver Cap. 62).

Quando o TCR interage com o complexo peptídeo-MHC, a proteína CD4 ou CD8 na superfície da célula T também interage com a proteína do MHC de classe II ou I na APC. Essa ligação é reforçada por outras interações proteicas (p. ex., ligação do antígeno 1 associado à função leucocitária [LFA-1, de *lymphocyte function-associated antigen 1*] à molécula de adesão intracelular 1 [ICAM-1, de *intracellular adhesion molecule 1*]), estabilizando o contato entre a célula T e a APC. A ativação inicial de células T *naïve* é denominada **primagem** e ocorre quando o TCR reconhece um complexo peptídeo-MHC apresentado por uma CD na zona de células T de um órgão linfoide secundário. Uma série de interações célula-célula fornece **dois sinais** que estimulam a célula T *naïve* (Fig. 60-3).

O **sinal 1** consiste na interação do TCR com o seu *peptídeo cognato* associado à proteína do MHC. Quando o complexo peptídeo-MHC na CD está fortemente ligado ao TCR, um sinal é transmitido pelo complexo proteico **CD3** através de várias vias que eventualmente levam a um grande influxo de cálcio na célula. (A estimulação do TCR ativa uma série de fosfocinases, que ativam a fosfolipase C, que cliva a fosfoinositida produzindo trifosfato de inositol, o qual abre os canais de cálcio. A estrutura do TCR é apresentada no Capítulo 59. Mais detalhes sobre a via de transdução de sinal estão além do escopo deste livro.) O cálcio ativa a calcineurina, uma serina-fosfatase. A calcineurina se move para o núcleo e está envolvida na ativação dos genes da interleucina-2 (**IL-2**) e do **receptor de IL-2 de alta afinidade**. (A função da calcineurina é bloqueada pela

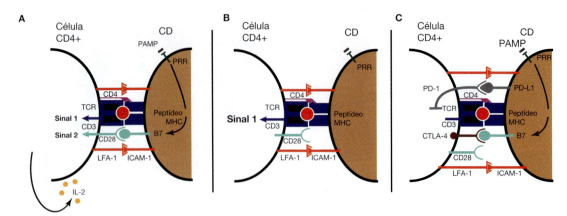

FIGURA 60-3 Os sinais e moléculas de adesão necessários para a primagem inicial do receptor de células T (TCR, de *T-cell receptor*). **A: Ativação e proliferação**. O sinal 1 é iniciado quando o TCR de uma célula T CD4-positiva (retângulos em preto e azul) reconhece o seu *antígeno cognato* (círculo vermelho) apresentado pelo complexo principal de histocompatibilidade de classe II (MHC; retângulos em azul) em uma célula dendrítica (CD). A molécula CD4 (em roxo) atua como um correceptor, estabilizando a interação TCR-MHC. O sinal 1 prossegue através da molécula CD3 (seta azul), aumentando as interações LFA-1/ICAM-1 (em laranja), garantindo uma forte adesão. O sinal 2 é fornecido pela ligação do CD28 ao B7 (em azul-turquesa). Uma célula apresentadora de antígenos (APC, *antigen-presenting cell*) que foi estimulada por padrões moleculares associados a patógenos (PAMPs, *pathogen-associated molecular patterns*) por meio de receptores de reconhecimento de padrão (PRRs; *pattern recognition receptors*, em verde) pode fornecer o sinal 2, por exemplo, aumentando os níveis de B7, levando à produção de interleucina (IL)-2 e proliferação clonal da célula T. **B: Anergia**. Sem a ativação do PAMP-PRR, os níveis de B7 são baixos, portanto, não há sinal 2, e essa interação APC-células T leva à *anergia*. **C: Supressão**. O CTLA-4 na superfície das células T é um "ponto de controle" inibitório que compete com o CD28, pois possui maior afinidade pelas moléculas de B7, mas, diferentemente do CD28, não fornece o sinal 2. PD-1 é outro "ponto de controle" inibitório que reconhece PD-L1 e atua para inibir a sinalização do TCR/CD3. Observe que os mesmos processos ocorrem na ativação de células T CD8-positivas, exceto pelo fato de que a apresentação de antígenos peptídicos é feita pelo MHC de classe I. CTLA-4, antígeno-4 associado a linfócitos T citotóxicos, de *cytotoxic T lymphocyte antigen-4*; ICAM-1, molécula de adesão intracelular 1, de *intracellular adhesion molecule 1*; LFA-1, antígeno 1 associado à função leucocitária, de *lymphocyte function-associated antigen 1*.

ciclosporina, um dos fármacos mais eficientes utilizados para prevenir a rejeição em transplantes de órgãos [ver Cap. 62].)

Coestimulação (sinal 2)

O processo de ativação de células T *naïve* não ocorre como um simples interruptor "liga/desliga". Como mencionado anteriormente, dois sinais são necessários na ativação inicial das células T *naïve*, e as interações que fornecem o **sinal 2** são chamadas de **coestimulação**. O melhor exemplo de coestimulação é a proteína B7 em uma CD que interage com a proteína CD28 na célula T (ver Fig. 60-3A). As APCs em repouso expressam baixos níveis de proteínas B7, mas aumentam esses níveis mediante a estimulação de seus receptores de reconhecimento de padrão por produtos microbianos, como

APLICAÇÕES TERAPÊUTICAS DOS PONTOS DE CONTROLE DE SINALIZAÇÃO

Após o recebimento de um sinal de ativação pela célula T por meio do complexo TCR-peptídeo-MHC e da coestimulação B7/CD28, mecanismos inibitórios, chamados **pontos de controle**, impedem a ativação irrestrita das células T. Uma proteína diferente chamada de antígeno 4 associado a linfócitos T citotóxicos (**CTLA-4**, de *cytotoxic T lymphocyte antigen-4*) aparece na superfície da célula T e, por apresentar uma maior afinidade pelas proteínas B7, compete com e substitui o CD28. O CTLA-4 atua como um "freio" na ativação das células T. **Reforçar** as respostas das células T bloqueando o CTLA-4 tem sido uma estratégia bem-sucedida na imunoterapia contra o câncer e, alternativamente, **suprimir** as respostas das células T através da administração de um "mimético" do CTLA-4 tem sido uma estratégia bem-sucedida no tratamento da rejeição de transplantes de órgãos e em doenças autoimunes.

Além do CTLA-4, existe outra proteína de "ponto de controle" inibitória na superfície das células T chamada proteína da **morte celular programada 1** (**PD-1**, de *programmed cell death-1*). Quando PD-1 interage com seus ligantes, **PD-L1** ou **PD-L2** (também membros da família B7), que estão na superfície das APCs, um sinal é transmitido para a célula T que bloqueia a cascata de fosforilação iniciada por TCR/CD3 e CD28. Muitas células tumorais também expressam altos níveis de PD-L1. Nesses tumores, os anticorpos monoclonais que bloqueiam as interações PD-1/PD-L1 aumentam a ativação das células T e, portanto, têm sido bastante efetivos como fármacos anticâncer em casos nos quais a quimioterapia tradicional geralmente não é bem-sucedida.

Não é de se surpreender que o reforço imune benéfico oferecido pelos pontos de inibição via CTLA-4 e PD-1 possa, ocasionalmente, gerar efeitos adversos devido à autoimunidade. Pesquisas estão em andamento para uma melhor compreensão desses eventos. A manipulação da força de ativação das células T através dessas vias permitirá novos avanços no desenvolvimento de vacinas e na terapia do câncer.

PAMPs ou adjuvantes, que são componentes não antigênicos de vacinas (ver Cap. 58).

O requisito de uma coestimulação é importante pois evita a ativação inadvertida de células T por antígenos benignos. Por exemplo, se o TCR reconhecer um antígeno cognato em uma APC adjacente, mas o sinal coestimulador estiver **ausente**, a célula T adotará um estado não responsivo chamado de **anergia** (ver Fig. 60-3B). Como descrito anteriormente, antígenos estranhos oriundos de patógenos geralmente contêm PAMPs que estimulam os receptores de reconhecimento de padrão das APCs, enquanto os antígenos próprios não. A coestimulação (sinal 2) informa à célula T que o seu antígeno cognato está sendo apresentado em um contexto inflamatório.

Observe que todas as vias citadas, do reconhecimento do TCR à proliferação estimulada por IL-2, são importantes para a ativação de **ambas** as células T CD4-positivas e CD8-positivas. No entanto, uma característica única das células CD8-positivas é que elas requerem uma "ajuda" adicional na forma de citocinas advindas das células CD4-positivas para se tornarem células efetoras totalmente funcionais (ver Fig. 57-1). Como discutido a seguir, as células CD8-positivas podem ser *extremamente* letais para as células hospedeiras. Como elas reconhecem peptídeos apresentados pelas proteínas do MHC de classe I que são expressas em todas as células nucleadas, essa "ajuda" acessória essencial é uma garantia adicional de que as células CD8-positivas não serão ativadas inadvertidamente. (O papel central das células CD4-positivas em orquestrar tantos componentes diferentes das respostas imunes, como descrito a seguir, explica por que a deficiência de células CD4-positivas associada ao HIV predispõe a uma variedade tão grande de infecções oportunistas graves.)

FUNÇÕES EFETORAS DAS CÉLULAS T

O resultado final da estimulação do TCR é a ativação da célula T que produz várias citocinas (p. ex., IL-2), bem como expressa o receptor de IL-2 de alta afinidade. A IL-2, também conhecida como fator de crescimento de células T, estimula a multiplicação das células T, resultando em uma "**proliferação clonal**" de uma população de células antígeno-específicas. À medida que proliferam, diferentes células descendentes dessa população clonal assumem uma de várias funções essenciais. Algumas dessas células permanecem no órgão linfoide secundário, enquanto outras deixam esse sítio através do sangue ou pelos vasos linfáticos eferentes e migram para os tecidos inflamados, onde as mesmas vias TCR-peptídeo-MHC as **reestimulam** para exercerem as suas funções efetoras. A Figura 60-4 apresenta uma visão geral da **primagem** de células T CD4-positivas e CD8-positivas *naïve* em um linfonodo drenante de um sítio de infecção.

As funções das células T podem ser divididas em quatro categorias principais: as células CD4-positivas se tornam (1) **células auxiliares/efetoras** (**Th** ou **Tef**), as quais deixam o órgão linfoide e coordenam as respostas imunes nos tecidos inflamados; (2) **células auxiliares foliculares** (**Tfh**), que se movem para o folículo de células B do órgão linfoide e "**ajudam**" as células B; e (3) **células T reguladoras** (Tregs), que suprimem a inflamação. As células CD8-positivas tornam-se (4) **células T citotóxicas** (ou linfócitos T citotóxicos, geralmente abreviados **LTC**), que matam células infectadas por vírus e células tumorais. Lembre-se de que todas essas células T requerem interações célula-célula e o reconhecimento TCR-peptídeo-MHC, tanto para a primagem inicial, quanto posteriormente para as suas funções efetoras. Além disso, após a eliminação de uma

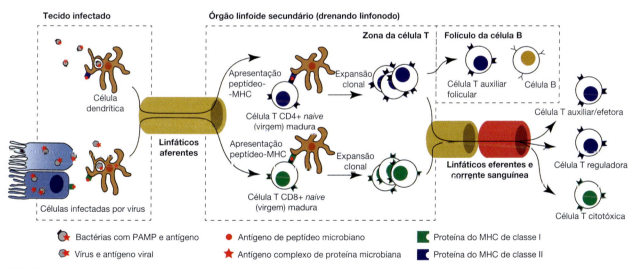

FIGURA 60-4 Visão geral da primagem inicial e da diferenciação de células T CD4-positivas e CD8-positivas em um órgão linfoide secundário. As células dendríticas (CDs) de um tecido infectado capturam o antígeno e migram através dos vasos linfáticos aferentes para a zona de células T de um linfonodo drenante. Os antígenos endossômicos são apresentados nas proteínas do complexo de histocompatibilidade principal (MHC) de classe II para células T CD4-positivas (em azul) e os antígenos citosólicos (p. ex., virais) são apresentados nas proteínas do MHC de classe I para células T CD8-positivas (em verde). Os receptores de células T *naïve* (TCRs) reconhecem seus antígenos peptídicos *cognatos* apresentados pelas proteínas do MHC correspondentes e tornam-se ativados. À medida que as células T proliferam, elas se diferenciam: células CD4-positivas tornam-se células T auxiliares foliculares (Tfh, de *follicular helper*), células T auxiliares (Th, de *T helper*)/efetoras ou células T reguladoras (Tregs), enquanto as células CD8-positivas tornam-se células T citotóxicas. Dependendo de sua função, as células T diferenciadas permanecem nos linfonodos ou migram pelos vasos linfáticos ou pela corrente sanguínea para os locais de inflamação. PAMP, padrões moleculares associados a patógenos, de *pathogen-associated molecular pattern*.

510 PARTE VII • Imunologia

infecção, cada um desses tipos de células T pode contribuir com clones para o conjunto de **células T de memória** que patrulham o corpo e respondem rapidamente à reinfecção.

Células T auxiliares/efetoras

Os **linfócitos T CD4-positivos** desempenham uma variedade de funções que **auxiliam na resposta imune, melhorando as funções de outras células**. As células T efetoras/auxiliares (Th) deixam o linfonodo, migram para os tecidos inflamados do corpo e produzem citocinas. Diferentes patógenos infecciosos devem ser tratados pelo sistema imune de diferentes maneiras. Para oferecer uma defesa imune direcionada contra um organismo específico, as células Th podem produzir diversas citocinas que apresentam vários efeitos distintos.

No entanto, isso significa que as células Th devem ser programadas para produzir as citocinas apropriadas para cada organismo. Isso ocorre através de um processo de diferenciação adicional, em que os sinais que as células Th recebem no primeiro momento de reconhecimento do antígeno direcionam a diferenciação destas em um dos vários tipos de células especializadas, ou **subconjuntos Th**. No tecido inflamado, os subconjuntos Th interagem com as APCs e, quando detectam seu antígeno específico, respondem da maneira definida para o seu subconjunto.

A Tabela 60-1 lista as principais citocinas inatas que influenciam na diferenciação dos subconjuntos Th. De forma análoga a uma célula-tronco multipotente, o clone celular *naïve* original tem o potencial de se diferenciar em qualquer um dos subconjuntos. Mas, à medida que as células descendentes se dividem, os seus programas de transcrição são intensificados por um processo de modificação epigenética. Os primeiros sinais que estariam associados à iniciação do processo de diferenciação são apenas parcialmente conhecidos, mas, após algumas poucas divisões celulares, já é possível identificar clones da célula original com capacidades especializadas, definidas por seus **fatores de transcrição** e **citocinas característicos**.

A maior parte do nosso entendimento acerca dos subconjuntos de células Th vem de estudos nos quais clones de células Th são transferidos entre camundongos geneticamente idênticos. Apesar

TABELA 60-1 Citocinas inatas que influenciam na diferenciação de subconjuntos de células Th

Citocina	Fonte celular	Efeitos biológicos principais
IL-1	Macrófagos, células dendríticas	Diferenciação de células Th-17
IL-4	Mastócitos, basófilos, células T	Diferenciação de células Th-2
IL-6	Macrófagos, células endoteliais, células T	Diferenciação e ativação de células Th-17
IL-12	Macrófagos, células dendríticas	Diferenciação de células Th-1; células NK e células T CD8+: aumento da atividade citotóxica e síntese de IFN-γ
IL-23	Macrófagos, células dendríticas	Diferenciação e ativação de células Th-17

IFN, interferona; IL, interleucina; NK, células *natural killer*; Th, células T auxiliares, *T helper*.

da exposição a novos estímulos infecciosos e inflamatórios, essas células Th e sua progênie continuam a apresentar as mesmas citocinas características de seu subconjunto original. Por exemplo, todos os subconjuntos de células Th efetoras/auxiliares expressam o gene *PRDM1* (que codifica a proteína BLIMP-1) e têm a capacidade de produzir IL-2 em abundância, migrar do órgão linfoide secundário para o local da infecção e expressar mais citocinas após reestimulação do seu TCR.

(1) As **células Th-1** são as principais responsáveis pela ativação "clássica" dos macrófagos, levando a um aumento da fagocitose, produção de radicais livres nos fagolisossomos e formação de granuloma (Fig. 60-5 e Tab. 60-2). As células Th-1 surgem após a chegada dos antígenos à zona de células T no tecido linfoide secundário. As CDs apresentam fragmentos peptídicos associados a proteínas do MHC de classe II para células T CD4-positivas *naïve* nas proximidades. A ativação e a proliferação clonal de células Th antígeno-específicas ocorrem como um resultado da estimulação do TCR, sinais coestimulatórios e produção de IL-2 a partir das células T.

Em certas infecções, as CDs produzem **IL-12** no momento da ativação das células Th, levando à diferenciação dessas células CD4-positivas em **células Th-1**. As células Th-1 expressam o fator de transcrição característico *TBX21* e produzem a citocina **gamainterferona (IFN-γ)**. Os clones de células Th-1 ativados saem do tecido linfoide, para a circulação arterial e para o tecido inflamado por meio de extravasamento induzido por inflamação (ver Fig. 58-4). Lá, eles entram em contato com **macrófagos** e, após reconhecerem *o mesmo peptídeo apresentado via MHC de classe II* por esses macrófagos, as células Th-1 produzem mais IFN-γ, bem como **fator de necrose tumoral** (TNF, de *tumor necrosis factor*). Essas citocinas acentuam as funções microbicidas dos macrófagos para a morte dos **organismos intracelulares fagocitados** e auxiliam os macrófagos na produção de grandes granulomas para isolar microrganismos que são de difícil eliminação.

As células Th-1 e os macrófagos desempenham um papel importante na defesa do hospedeiro contra muitas bactérias, fungos e vírus, bem como contra tumores, mas indivíduos com deficiências em IL-12 ou IFN-γ são *particularmente* suscetíveis a **infecções por micobactérias**, como a **tuberculose**. Além de seu papel no controle de patógenos fagocitados, as células Th-1 hiperativas estão associadas a doenças autoimunes e inflamatórias, incluindo a doença de Crohn, psoríase e artrite reumatoide.

(2) O subconjunto de **células Th-17** está intimamente relacionado ao subconjunto de células Th-1, mas é gerado em resposta a altos níveis de **IL-1, IL-6 e IL-23** no momento da ativação inicial pelas CDs (ver Fig. 60-5 e Tab. 60-2). As células Th-17 expressam os fatores de transcrição característicos *RORC* e *STAT3* que são estimulados pela sinalização autócrina da citocina IL-21. As células Th-17 também produzem a citocina **IL-17** (a origem do seu nome), que estimula os fagócitos e as células epiteliais da mucosa a aumentarem a produção de IL-1, IL-6 e de quimiocinas quimiotáticas para neutrófilos. As células Th-17 também produzem **IL-22**, que estimula as células epiteliais da mucosa a aumentarem a produção de defensinas antimicrobianas e de proteínas de junção apertada. Em conjunto, as citocinas das células Th-17 e os neutrófilos recrutados por elas **defendem os tecidos de barreira contra infecções bacterianas e fúngicas**.

Pacientes com mutações genéticas que causam deficiência de IL-17 apresentam uma particular suscetibilidade a infecções

CAPÍTULO 60 • Imunidade adaptativa: mediada por células T   **511**

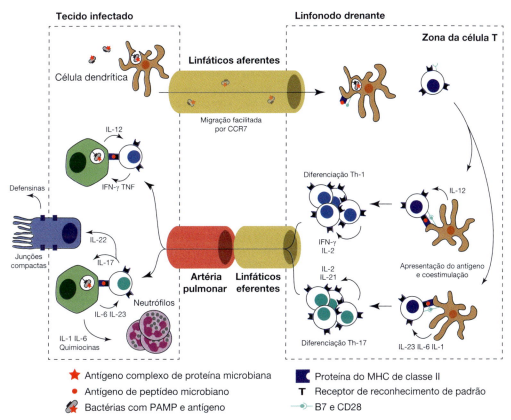

FIGURA 60-5 A resposta imune Th-1 auxilia na eliminação de bactérias que são fagocitadas durante a infecção. Os antígenos livres circulam através da linfa para a zona de células T no linfonodo drenante e as células dendríticas (CD) que também fagocitam essas bactérias migram para a zona de células T através de um aumento na expressão do seu receptor de quimiocina de superfície CCR7. As CDs processam os antígenos proteicos complexos das bactérias endossômicas (estrelas vermelhas) e os apresentam como peptídeos curtos associados a proteínas do complexo de histocompatibilidade principal (MHC) de classe II para células T CD4-positivas, juntamente com o coestimulador B7 (em azul-turquesa). Durante esse processo, se as CDs produzirem interleucina (IL)-12, isso promoverá a diferenciação das células Th antígeno-específicas ativadas em células Th-1 que produzem IL-2 e sofrem proliferação clonal. Alternativamente, se as CDs produzirem IL-23, IL-1 e IL-6, estas promoverão a diferenciação das células Th ativadas em células Th-17. Essas células produzem IL-2 e sofrem proliferação clonal.

As células Th-1 migram através dos vasos linfáticos eferentes para a corrente sanguínea e penetram no tecido infectado, onde interagem com macrófagos apresentadores de antígenos, apresentando *antígenos cognatos*, oriundos de suas bactérias fagocitadas, associados ao MHC de classe II. Em resposta ao antígeno e à IL-12, as células Th-1 liberam gamainterferona (IFN-γ) e fator de necrose tumoral (TNF), o que estimula ainda mais a atividade dos macrófagos. As células Th-17 migram através dos vasos linfáticos e da corrente sanguínea para os tecidos de barreira inflamados, onde interagem com os macrófagos apresentadores de antígenos. Em resposta à IL-23 e IL-6, as células Th-17 liberam IL-17, o que aumenta a expressão de citocinas inflamatórias e quimiocinas pelos macrófagos, e IL-22, o que aumenta a expressão de defensinas e proteínas de junção apertada por células epiteliais. PAMP, padrões moleculares associados a patógenos.

mucocutâneas pela levedura *Candida albicans*. Além disso, a diminuição das células Th-17 na doença causada pelo HIV está associada à translocação crônica de um pequeno número de bactérias do lúmen intestinal, através da parede intestinal, para a circulação portal. Assim como as células Th-1, as células Th-17 hiperativas estão associadas a doenças autoimunes e inflamatórias.

(3) O subconjunto de **células Th-2** é mais comumente associado à infecção por certos vermes helmínticos, como *Schistosoma* e *Strongyloides*, que apresentam um estágio tecidual invasivo em seu ciclo de vida (Fig. 60-6 e Tab. 60-2). O fator de transcrição Th-2 característico é o *GATA3* e as citocinas Th-2 características são **IL-4** e **IL-13**, duas citocinas que compartilham o mesmo receptor e, portanto, apresentam efeitos semelhantes. Essas citocinas aumentam a produção de muco pelas células caliciformes das superfícies de barreira, causam a hipercontratilidade da musculatura lisa e a ativação "alternativa" de macrófagos, levando à deposição de colágeno frequentemente observada na cicatrização de feridas. A IL-4 também sinaliza de maneira autócrina para intensificar o programa transcricional Th-2 (análogo à IL-21 para as células Th-17). As células Th-2 também produzem **IL-5**, que é o fator específico que recruta e mantém os eosinófilos, e **IL-9**, que ativa mastócitos.

Quando desreguladas, as células Th-2 causam doenças alérgicas, como dermatite atópica, asma alérgica e doença gastrintestinal eosinofílica. Como mostrado na Figura 60-6, outra parte importante da resposta imune Th2 é a IgE, que mastócitos e eosinófilos utilizam para detectar os antígenos. As células T auxiliares foliculares são provavelmente a principal fonte de IL-4 que auxilia na maturação das células B em células plasmáticas produtoras de IgE.

512 **PARTE VII** • Imunologia

TABELA 60-2   **Citocinas efetoras importantes produzidas por células T**

Citocina	Fonte celular	Efeitos biológicos principais
IL-2	Todas as células T	Células T e NK: proliferação Células Tregs: diferenciação, sobrevivência e função
IL-4	Células T CD4+ (Th-2 e Tfh), principalmente no tecido linfoide secundário	Células B: mudança de isotipo para IgE Células T: estimulam a diferenciação de células Th-2 Outras células: mesmos efeitos que a IL-13 (abaixo)
IL-5	Células T CD4+ (Th-2)	Eosinófilos: sobrevivência, maturação e recrutamento da medula óssea
IL-9	Células T CD4+ (Th-2)	Mastócitos: ativação
IL-10	Células T CD4+ (Tregs)	Células mieloides: supressão de sinais coestimulatórios e citocinas pró-inflamatórias
IL-13	Células T CD4+ (Th-2), principalmente no tecido não linfoide	Células epiteliais: muco Eosinófilos: quimiocinas Células musculares lisas: hipercontratilidade Macrófagos: ativação "alternativa" e deposição de colágeno
IL-17	Células T CD4+ (Th-17)	Macrófagos: aumento da produção de quimiocinas e citocinas (p. ex., IL-1, IL-6, TNF) Células epiteliais: aumento da IL-1 Neutrófilos: quimiocinas, peptídeos antimicrobianos
IL-21	Células T CD4+ (Th-17 e Tfh)	Células B: mudança de isotipo para todas as subclasses de Ig e maturação de afinidade Células Tfh: estimulam a diferenciação de células Tfh Células Th-17: estimulam a diferenciação de células Th-17
IL-22	Células T CD4+ (Th-17)	Células epiteliais: aumento da produção de defensinas e de proteínas de junção apertada
IFN-γ (i.e., IFN do tipo II)	Células T (Th-1, células CD8+, Tfh), células NK (e outras)	Células B: mudança de isotipo para subclasses de IgG opsonizantes e fixadoras de complemento; expressão aumentada de MHC de classe I e classe II Células T: estimulam a diferenciação de células Th-1 Macrófagos: ativação "clássica", estímulo à fagocitose e morte intracelular
TNF	Células T (Th-1, Th-17)	Células endoteliais: quimiocinas inflamatórias Macrófagos: ativação Neutrófilos: ativação

IFN, interferona; Ig, imunoglobulina; IL, interleucina; NK, células *natural killer*; Tfh, células T auxiliares foliculares, de *follicular helper T cell*; Th, células T auxiliares, de *T helper cell*; TNF, fator de necrose tumoral, de *tumor necrosis factor*; Treg, célula T reguladora.

Células T auxiliares foliculares

As células T auxiliares foliculares (**Tfh**, de *follicular helper*) diferenciam-se a partir de células T CD4 *naïve*, assim como as outras células T ativadas, mas, em vez de se dispersarem do tecido linfoide para outros locais, elas migram para os folículos de células B (ver Fig. 60-6 e Tab. 60-2). **O posicionamento das células Tfh no tecido linfoide é absolutamente crítico para a sua função**, pois determina quais células elas encontrarão. Elas encontram o folículo por meio de uma regulação negativa do receptor de quimiocina CCR7 e da regulação positiva do receptor de quimiocina CXCR5, que detecta quimiocinas produzidas pelas células estromais do folículo. Os primeiros sinais que iniciam o programa transcricional das células Tfh são desconhecidos, mas à medida que proliferam e migram para o folículo, as células Tfh começam a expressar o fator de transcrição *BCL6* e suprimem a expressão de *PRDM1* (o gene que codifica BLIMP-1). Além disso, as células Tfh produzem **IL-21**, que, de maneira autócrina, aumenta seus próprios níveis de BCL-6 e CXCR5.

As células Tfh "ajudam" as células B principalmente por meio da produção de citocinas como IL-4 e IL-21 e também pela expressão do ligante CD40 (**CD40L**) na superfície da célula Tfh, que interage com o receptor **CD40** na superfície da célula B. (Para mais detalhes sobre como as células Tfh auxiliam as células B, ver Cap. 61.)

Devido ao seu papel central na função das células B, as células Tfh são particularmente importantes para as respostas de anticorpos, incluindo para as respostas vacinais. Uma mutação no gene que codifica o CD40L causa a **síndrome de hiper-IgM**, na qual as células B são incapazes de "mudar de classe" de IgM para isotipos de imunoglobulina mais maduros, conforme discutido no Capítulo 68. A ativação inadequada de células Tfh pode levar à produção de anticorpos autorreativos em doenças autoimunes.

Células T reguladoras

Respostas imunes normais podem se tornar patológicas se forem irrestritas. Isso pode causar danos aos tecidos, seja por inflamação excessiva no local de uma infecção ou por ativação inadequada de células adaptativas autorreativas (i.e., autoimunes). O subconjunto de células CD4-positivas chamado **células T reguladoras** (**Tregs**) ou supressoras, é o responsável por limitar as respostas imunes e manter a **tolerância** a **antígenos próprios** e **antígenos comensais** inofensivos. Algumas Tregs são programadas para serem células supressoras no timo, enquanto outras são programadas no momento da primagem em órgãos linfoides secundários.

O subconjunto de células Tregs expressa o fator de transcrição característico *FOXP3*. Pacientes com mutações nesse gene apresentam ausência de Tregs, órgãos linfoides secundários aumentados e

CAPÍTULO 60 • Imunidade adaptativa: mediada por células T   **513**

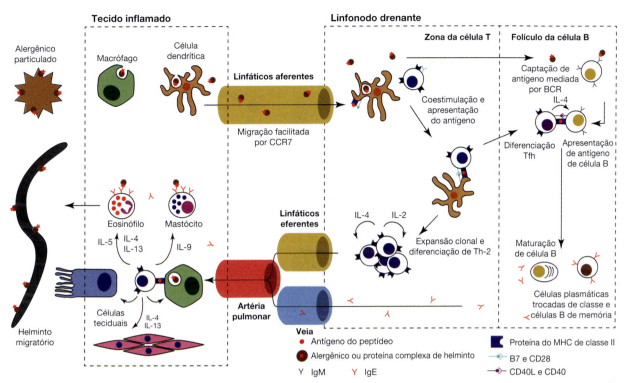

FIGURA 60-6 A resposta imune Th-2 reage a helmintos migratórios e alérgenos. Nesse exemplo, antígenos livres circulam do tecido inflamado, através da linfa, para a zona de células T no linfonodo drenante. As células dendríticas (CDs) que possuem bactérias fagocitadas também migram para a zona de células T, aumentando a sua expressão do receptor de quimiocina de superfície CCR7. Alguns antígenos livres também circulam no folículo de células B, onde são capturados por essas através da endocitose mediada pelo receptor de células B (BCR, de *B-cell receptor*). As CDs e células B processam os antígenos proteicos complexos das bactérias endosômicas (estrelas vermelhas) e os apresentam como peptídeos curtos associados a proteínas do complexo de histocompatibilidade principal (MHC) de classe II para células T CD4-positivas (em azul). As CDs também produzem a molécula B7 coestimulatória (em azul-turquesa). Alguns dos clones T CD4-positivas *naïve* se diferenciam em células T auxiliares foliculares que migram para o folículo de células B e fornecem "ajuda" para as células B *naïve* (em amarelo) na forma de ligante CD40 (CD40L) e interleucina (IL)-4.

Essas células B amadurecem em células de memória (marrom) e células plasmáticas que produzem anticorpos que circulam e interagem com mastócitos e eosinófilos (ver Cap. 61). (Na presença de grandes quantidades de IL-4, estes são anticorpos IgE.) Os sinais específicos que iniciam a diferenciação Th-2 são desconhecidos, mas as primeiras células Th-2 produzem IL-2 e IL-4, reforçando ainda mais a identidade Th-2 dos clones em divisão subsequentes. As células Th-2 migram através dos vasos linfáticos eferentes para a corrente sanguínea e penetram no tecido inflamado, onde interagem com macrófagos e monócitos apresentadores de antígenos, apresentando o *antígeno cognato* associado ao MHC de classe II. Em resposta ao antígeno, as células Th-2 liberam IL-4 e IL-13 que recrutam eosinófilos, induzem células caliciformes que produzem muco, provocam a hipercontratilidade da musculatura lisa e induzem a ativação "alternativa" de macrófagos. Juntamente com os anticorpos IgE, IL-9 e IL-5 derivadas de Th2 estimulam ainda mais mastócitos e eosinófilos respectivamente.

doenças autoimunes graves em diversos tecidos. Existem múltiplos mecanismos pelos quais as Tregs provavelmente suprimem a imunidade, embora os mecanismos mais bem descritos envolvam a **inibição da ativação de linfócitos Th e T citotóxicos**. Esses mecanismos são descritos com mais detalhes no Capítulo 66. Essas vias são alvos significativos de interesse terapêutico, pois *reforçar* a função das células Tregs pode ser benéfico para a rejeição de transplantes e doenças autoimunes, e a *inibição* da função de células Tregs pode ser benéfica para a imunoterapia anticâncer e em infecções crônicas.

A Tabela 60-2 lista as principais citocinas produzidas pelos vários subconjuntos de células Th e as suas principais células-alvo.

Células T citotóxicas

Os **linfócitos T CD8-positivos citotóxicos (ou citolíticos) (LTCs)** são particularmente efetivos na eliminação de células infectadas por vírus. As células T CD8-positivas *naïve* maduras surgem no timo e reconhecem antígenos peptídicos não próprios associados a proteínas do MHC de classe I (ver Cap. 59). Como **todas** as células nucleadas expressam MHC de classe I, **todas** as células nucleadas portadoras do peptídeo cognato para esse LTC são potenciais APCs. Para evitar a ativação inadvertida de LTCs autorreativos, existe um requisito adicional de que, durante a sua ativação, os LTCs recebam IL-2 produzida por células T CD4-positivas próximas também em ativação.

Por exemplo, se um vírus (p. ex., vírus influenza) infectar e lisar uma célula epitelial respiratória, as partículas virais (vírions) são liberadas para serem fagocitadas pelas CDs (Fig. 60-7). As CDs transportam essas partículas para os tecidos linfoides secundários e os antígenos peptídicos virais aparecem na superfície da CD em associação a proteínas do MHC. O "peptídeo A" viral (círculo vermelho) é apresentado via MHC de classe II e reconhecido pelo TCR de uma **célula T CD4-positiva**. Além disso, pelo processo de "apresentação cruzada" (ver Cap. 58), o "peptídeo B" viral (círculo

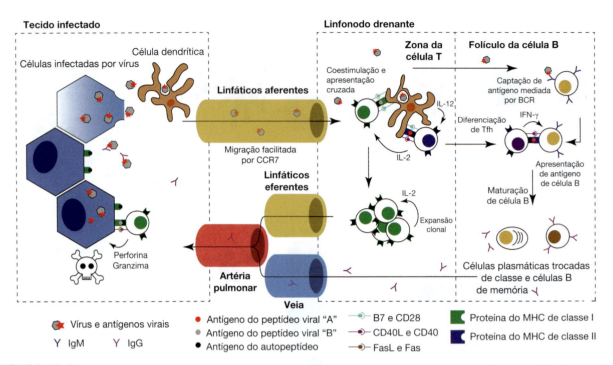

FIGURA 60-7 As células T auxiliares (Th) auxiliam na ativação dos linfócitos T citotóxicos (LTCs) e na morte de células infectadas por vírus. Nesse exemplo, as células infectadas liberam partículas virais livres que circulam do tecido inflamado, através da linfa, para a zona de células T no linfonodo drenante. As células dendríticas (CDs) que ingerem o vírus também migram para a zona de células T, aumentando a sua expressão do receptor de quimiocina de superfície CCR7. Algumas partículas virais livres também circulam no folículo de células B, onde são capturadas através da endocitose mediada pelo receptor de células B (BCR). CDs e células B processam os antígenos proteicos virais complexos (estrelas vermelhas) e apresentam o peptídeo curto "A" (círculo vermelho) associado a proteínas do complexo de histocompatibilidade principal (MHC) de classe II para células T CD4-positivas (em azul). As CDs também apresentam de maneira cruzada o peptídeo "B" (em cinza) via proteínas do MHC de classe I para células T CD8-positivas (em verde).

A célula Th ativada "ajuda" a célula T CD8-positivas de duas maneiras: (1) a célula Th expressa o ligante CD40 (CD40L) que sinaliza através do receptor CD40 para a CD aumentar a produção de seus sinais coestimulatórios (em azul-turquesa) e (2) a célula Th produz a IL-2 que sinaliza para os LTCs recém-ativados para entrarem em proliferação clonal. Alguns dos clones T CD4-positivas se diferenciam em células T auxiliares foliculares que migram para o folículo de células B e fornecem "ajuda" para as células B *naïve* (em amarelo) na forma de ligante CD40 (CD40L) e gamainterferona (IFN-γ). Essas células B amadurecem em células de memória (marrom) e em células plasmáticas que produzem anticorpos que circulam para o tecido inflamado e neutralizam o vírus. Os LTCs migram através dos vasos linfáticos eferentes para a corrente sanguínea e penetram no tecido inflamado, onde matam as células infectadas que apresentam o peptídeo "B" associado ao MHC de classe I pela ação da perforina, granzima e do ligante Fas. Observe que esses LTCs matam as células no tecido infectado que apresentam o peptídeo viral "B", pois esse foi o antígeno apresentado à célula T citotóxica *naïve* pela célula dendrítica na zona de células T do linfonodo drenante.

---

cinza) é apresentado via MHC de classe I e reconhecido pelo TCR de uma **célula T CD8-positiva**. As células CD4-positivas ajudam na interação celular CD-CD8-positiva de duas maneiras: (1) Quando ativada, a célula T CD4-positiva específica para o antígeno "A" expressa altos níveis de superfície do ligante CD40 (**CD40L**) que interage com o receptor **CD40** na superfície da CD. Isso sinaliza para a CD aumentar ainda mais a sua expressão de moléculas coestimulatórias, garantindo a ativação da célula CD8-positiva específica para o antígeno "B". (Note que esse mecanismo de "licenciamento" do CD40L observado nas CDs é semelhante ao do CD40L que as células Tfh fornecem às células B, mencionadas anteriormente e descritas no Cap. 61.) (2) A célula T CD4-positiva específica para o antígeno "A" também secreta IL-2 que sinaliza diretamente para o clone de células T CD8-positivas específico para o antígeno "B" entrar em proliferação. Esses novos LTCs são "assassinos" *vírus-específicos*, capazes de reconhecer e matar qualquer célula que apresentar o peptídeo viral "B" em sua superfície.

A principal função dos LTCs é secretar **perforinas** e **proteases** nas células infectadas. As perforinas formam um canal através da membrana que permite o vazamento do conteúdo celular. Também permite que as proteases penetrem no citosol celular e degradem as proteínas celulares. Uma dessas proteases, a **granzima B**, cliva as pró-caspases em sua forma ativa, iniciando a apoptose. Outro mecanismo pelo qual os LTCs matam as células-alvo é através da interação do **ligante Fas-Fas (FasL)**. Fas é uma proteína presente na superfície de muitas células. O FasL é induzido na superfície da célula T citotóxica quando o seu TCR reconhece o seu antígeno cognato na superfície da célula-alvo. Quando Fas e FasL interagem, as caspases que iniciam a apoptose na célula-alvo são ativadas. Após a morte da célula infectada pelo vírus, o próprio LTC não é danificado e pode continuar a matar outras células infectadas pelo mesmo vírus.

Assim como as células Th-1, os LTCs expressam o fator de transcrição *TBX21* e produzem a citocina IFN-γ. Os LTCs são especialmente importantes como defesa imunológica contra vírus e algumas bactérias intracelulares, como *Listeria monocytogenes*. Isso porque esses **patógenos intracelulares** residem no interior das células hospedeiras e usam a maquinaria celular para se replicarem e se disseminarem. Esses patógenos passam pouco tempo fora das células hospedeiras, o que significa que não são suscetíveis a anticorpos e complemento, portanto a melhor maneira de eliminá-los é através da morte da célula infectada pelos LTCs, permitindo que os fagócitos absorvam os restos celulares. (As células T citotóxicas não afetam partículas virais livres, mas apenas as células infectadas por eles.) Em alguns casos, as mortes causadas pelos LTCs são realmente patogênicas: o dano hepático grave causado pelos vírus de hepatites *não* é resultado da citotoxicidade viral, mas sim de uma resposta robusta dos LTCs que eliminam os hepatócitos infectados pelos vírus.

Os LTCs também são importantes na vigilância do corpo quanto ao câncer: quando as células malignizadas acumulam mutações somáticas, elas começam a produzir novas proteínas (não "próprias"). Os LTCs que reconhecem e são ativados pelas CDs que apresentam esses peptídeos "neoantígenos" podem se infiltrar no tumor e matar as células malignizadas que expressam essas proteínas. As células transplantadas de um aloenxerto podem igualmente ser reconhecidas como não próprias com base na presença de diferentes polimorfismos do antígeno leucocitário humano (HLA, de *human leukocyte antigen*) e, portanto, serem alvos de LTCs (ver Cap. 62).

Células T de memória

Células T de memória, como o nome indica, conferem ao sistema de defesa a habilidade de responder rápida e vigorosamente por muitos anos após a exposição inicial a um microrganismo ou a outro antígeno estranho. A **resposta imune primária** ocorre após a exposição inicial ao antígeno, quando as células T *naïve* são primadas pela primeira vez. Os clones específicos de células T primados durante a resposta primária proliferam em grande número, superando muitos dos outros clones de células T em circulação. Por exemplo, estima-se que durante a mononucleose infecciosa causada pelo vírus Epstein-Barr (EBV), 40% de todas as células T CD8-positivas em circulação são específicas para proteínas de fase lítica do EBV. Após a resolução da infecção, muitas das células T antígeno-específicas morrem por apoptose e as poucas restantes permanecem como **células de memória**.

As células de memória vivem por muitos anos e têm a capacidade de se reproduzirem por muitas gerações celulares. Em uma exposição subsequente ao antígeno, esses poucos clones de células T proliferam rapidamente novamente como parte de uma **resposta imune secundária**, gerando uma quantidade superior de células T específicas. Essa resposta secundária a um antígeno específico é mais robusta e mais rápida pois: (1) o conjunto inicial de células de memória é maior do que o conjunto inicial desse clone durante a resposta primária; portanto, leva menos tempo para reexpandir essa população; (2) comparadas às células *naïve*, as células de memória possuem um limiar de ativação mais baixo, o que significa que são necessárias quantidades menores de antígenos e de fatores coestimulatórios; e (3) as células de memória ativadas produzem uma quantidade maior de citocinas do que as células T *naïve* no momento da primagem inicial. (Ver Cap. 61 para uma discussão mais aprofundada acerca das respostas primárias e secundárias de anticorpos.)

EFEITOS DOS SUPERANTÍGENOS NAS CÉLULAS T

Certas proteínas, particularmente enterotoxinas estafilocócicas e toxinas da síndrome do choque tóxico, agem como "superantígenos" (Fig. 60-8). Elas ligam as proteínas do MHC aos TCRs nas superfícies de APCs e células T adjacentes, respectivamente, forçando a união das duas moléculas de sinalização. Como resultado, a célula T recebe um sinal robusto do TCR, *independentemente do peptídeo que é apresentado em associação à molécula de MHC*. Os superantígenos são "super" não porque ativam cada célula T individualmente de maneira mais robusta, mas sim porque ativam um número muito maior de células T disponíveis, em muitos casos ignorando a necessidade de uma coestimulação. Por exemplo, a toxina 1 da síndrome do choque tóxico estafilocócico (TSCT-1) liga proteínas

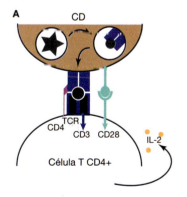 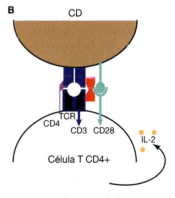

FIGURA 60-8 Ativação de células T auxiliares por superantígenos. **A: Ativação por um antígeno que não é um superantígeno.** Um antígeno (estrela cinza) é processado por uma célula dendrítica (CD) e apresentado a uma célula T CD4-positiva em associação a uma proteína do complexo de histocompatibilidade principal (MHC) de classe II, junto com uma coestimulação. (Observe que proteínas adicionais de adesão célula-célula não são mostradas.) Somente as células T com receptores de células T (TCRs) específicos para esse antígeno serão ativadas. **B: Ativação por um superantígeno.** A célula T CD4-positiva é ativada pela ligação de um superantígeno *não processado* (haltere vermelho) à porção Vβ do TCR *fora* do sítio específico de ligação ao antígeno. Como o superantígeno não utiliza o sítio de ligação ao antígeno original, este pode ativar muito mais células T auxiliares. Observe que a quantidade de sinais de ativação "por célula" é a mesma, representada neste caso pelas células produzindo a mesma quantidade de interleucina (IL)-2.

516 PARTE VII • Imunologia

do MHC de classe II diretamente à porção variável da cadeia β do TCR, especificamente Vβ2. Isso leva a uma ativação irrestrita de quaisquer células T CD4-positivas que utilizem essa Vβ em seu TCR, independentemente da especificidade antigênica desse TCR e independentemente do peptídeo associado à proteína do MHC.

Como muitas células T humanas utilizam a Vβ2 (até 30%), se todas essas células T forem ativadas, isso poderia levar a uma liberação de quantidades maciças de IL-2 pelas células T e de IL-1 e TNF pelos macrófagos. Essas citocinas são as responsáveis por muitos dos achados observados em doenças estafilocócicas mediadas por toxinas, como a síndrome do choque tóxico. Determinadas proteínas virais (p. ex., as do vírus do tumor mamário murino [um retrovírus]) também possuem atividade de superantígeno. (Embora nem todos os superantígenos se liguem à Vβ2, todos eles causam patologias ao ativar um número excessivo de células T, independentemente das especificidades do TCR dessas células.)

TESTES PARA AVALIAÇÃO DA IMUNIDADE CELULAR

A avaliação da "imunocompetência" de um indivíduo geralmente depende da identificação de respostas imunes intactas, mediadas por células T, a antígenos "inofensivos" geralmente presentes (i.e., uma reação de hipersensibilidade mediada por células T) ou, mais especificamente, da avaliação laboratorial da **quantidade** e **função** de suas células T.

Quantificação das células T e suas subpopulações

A quantificação de cada tipo de célula imune pode ser realizada com precisão através de um **citômetro de fluxo** (ver Cap. 64). As células são marcadas com anticorpos fluorescentes, de modo que esses marcadores apresentam propriedades que lhes conferem comprimentos de onda de excitação e emissão específicos. Os diversos tipos de anticorpos se ligam especificamente às proteínas na superfície das células. Células individuais passam por um feixe de *laser* que estimula os marcadores fluorescentes, e o número de células que emitem luz de uma cor específica é registrado. Anticorpos específicos direcionados contra marcadores de células T permitem a quantificação das células T **totais** e do **percentual** de células CD4-positivas, CD8-positivas, reguladoras, etc. O número normal de células T CD4-positivas em indivíduos adultos fica entre 500 e 1.500 células/µL, enquanto em pacientes com HIV/Aids avançada, esse número cai para menos de 200 células/µL. (No Cap. 59, é descrito o teste de reação em cadeia da polimerase [PCR, de *polymerase chain reaction*] para a detecção de círculos de excisão de receptores de células T [TRECs, de *T-cell receptor excision circles*], um teste de triagem neonatal de baixo custo para a identificação de deficiências de células T.)

Testes *in vivo* para avaliação da competência de células T (testes cutâneos)

Testes cutâneos para avaliação de hipersensibilidade mediada por células T preexistente (memória)

A maioria das pessoas normais responde com reações inflamatórias a antígenos de *Candida* e a outros antígenos ambientais benignos em testes cutâneos, devido à memória imune de uma exposição passada a esses antígenos. Após a perfuração da pele com uma agulha contendo pequenas quantidades desses antígenos proteicos, uma resposta normal de células T de memória leva de 2 a 3 dias para se desenvolver, gerando uma área de endurecimento e vermelhidão na pele. A ausência dessa resposta imune sugere um comprometimento da imunidade mediada por células T. Esse também é o princípio por trás dos testes cutâneos para tuberculose latente.

Testes cutâneos para hipersensibilidade mediada por células T recentemente desenvolvida

A maioria das pessoas imediatamente desenvolve reatividade a compostos químicos simples (p. ex., dinitroclorobenzeno [DNCB]) aplicados à sua pele em solventes lipídicos. Quando o mesmo produto químico é aplicado na mesma área 7 a 14 dias depois, as células T recém-primadas do hospedeiro geram uma reação cutânea. Pessoas imunocomprometidas com um desenvolvimento inadequado das respostas mediadas por células T falham em gerar uma reação em uma nova exposição ao DNCB.

Testes *in vitro* para avaliação da proliferação e função das células T

Como descrito anteriormente, a citometria de fluxo pode ser utilizada para a contagem de populações celulares específicas a partir de um conjunto de células do paciente. Também pode ser utilizada para identificar uma **proliferação celular**, determinando o percentual de células que incorporam nucleotídeos modificados com alcinos adicionados a uma cultura celular. A captação e incorporação desses nucleotídeos ocorre apenas em células em divisão.

Da mesma forma, a citometria de fluxo pode ser usada para se avaliar a ativação celular, determinando-se o nível de certos marcadores de superfície ou medindo-se a produção de certas citocinas. Esses testes podem ser realizados em conjunto com uma variedade de estímulos para se testar respostas de células T *antígeno-específicas*, como no caso de ensaios de liberação de gamainterferona (IGRAs, *IFN-γ release assays*) usados no diagnóstico da tuberculose latente ou respostas de células T inespecíficas, como no caso de ensaios que usam "mitógenos", como a fito-hemaglutinina ou a concanavalina A, que são extratos de plantas que envolvem o TCR na estimulação das células T.

Finalmente, a função citotóxica dos LTCs pode ser testada cultivando-se células CD8-positivas juntamente a células que apresentam um MHC compatível exibindo peptídeos estranhos (p. ex., virais). Algumas células CD8-positivas devem reconhecer esses peptídeos estranhos e, se a sua atividade estiver normal, devem aumentar a sua expressão de marcadores de ativação e proteínas de morte efetoras, causando morte generalizada das células-alvo na cultura.

TESTE SEU CONHECIMENTO

1. A imunidade mediada por células T é a principal defesa do hospedeiro contra qual dos seguintes organismos?

    (A) *Escherichia coli.*
    (B) *Mycobacterium leprae.*
    (C) *Pseudomonas aeruginosa.*
    (D) *Staphylococcus aureus.*
    (E) *Streptococcus pneumoniae.*

CAPÍTULO 60 • Imunidade adaptativa: mediada por células T **517**

2. Você tem como alvo uma das células envolvidas em uma determinada doença autoimune, descrita como uma célula CD4-positiva e CD3-positiva. Qual das alternativas a seguir é a mais correta em relação a função dessa célula?

(A) Produz IgG.
(B) Produz interleucina 2.
(C) Mata células infectadas por vírus.
(D) Apresenta antígenos em associação a proteínas do MHC de classe II.
(E) Apresenta antígenos em associação a proteínas do MHC de classe I.

3. Qual dos seguintes conjuntos de células é o principal responsável pela apresentação de antígenos às células T auxiliares?

(A) Células B e células dendríticas
(B) Células B e células T citotóxicas
(C) Macrófagos e eosinófilos
(D) Neutrófilos e células T citotóxicas
(E) Neutrófilos e células plasmáticas

4. Além da apresentação de antígenos em associação a proteínas do MHC de classe I, a ativação de uma célula T CD8-positiva requer qual das seguintes opções?

(A) Altos níveis de coestimulação e IL-2 produzida por células T CD4-positivas.
(B) Altos níveis de coestimulação e gamainterferona produzida por macrófagos.
(C) Apresentação de antígenos em associação a proteínas do MHC de classe II e IL-1 produzida por macrófagos.
(D) Apresentação de antígenos em associação a proteínas do MHC de classe II e IL-4 produzida por células T CD4-positivas.

5. Em relação às células Th-1, Th-2 e Th-17, qual das seguintes opções é a mais correta?

(A) Células Th-17 produzem IL-17, que estimula a produção de células Th-2.
(B) A produção de células Th-1 é intensificada pela IL-4, ao passo que a produção de células Th-2 é intensificada pela IL-2.
(C) Células Th-2 podem produzir gamainterferona, que é importante no controle de infecções causadas por *Staphylococcus aureus* e outras bactérias piogênicas.
(D) As células Th-1 controlam infecções causadas por *Mycobacterium tuberculosis*.

6. Em relação às interleucinas, qual das seguintes opções é a mais correta?

(A) A IL-2 é produzida por células B e incrementa a mudança de classe de IgM para IgG.
(B) A IL-4 é produzida por linfócitos T citotóxicos e medeia a morte de células infectadas por vírus.

(C) A IL-21 é produzida pelas células Th-17 e estimula a diferenciação de células que atuam na proteção das superfícies da barreira epitelial.
(D) A IL-12 é produzida pelas células Tfh e estimula a geração de células T citotóxicas.

7. Sua paciente é uma mulher de 20 anos que apresentou surgimento súbito de febre, vômitos, mialgia e diarreia. Também ocorreu hipotensão e o surgimento de manchas na pele, semelhantes a queimaduras solares, por todo o corpo. Você fez um diagnóstico presuntivo de síndrome do choque tóxico. Qual das seguintes opções apresenta a descrição mais correta da patogênese dessa doença?

(A) Ela é causada pela liberação de grandes quantidades de histamina pelos basófilos.
(B) Ela é causada por quantidades insuficientes do inibidor do componente do complemento C1.
(C) Ela é causada por um superantígeno que induz a produção exagerada de citocinas pelas células T.
(D) Ela é causada por uma resposta de hipersensibilidade tardia à procainamida, medicamento que a paciente estava tomando para controlar uma fibrilação atrial.
(E) Ela é causada por uma mutação genética que causa transdução excessiva de sinal através do receptor de células T.

RESPOSTAS

(1) **(B)**
(2) **(B)**
(3) **(A)**
(4) **(A)**
(5) **(D)**
(6) **(C)**
(7) **(C)**

VER TAMBÉM

- Mais **questões para autoavaliação** sobre os temas discutidos neste capítulo são encontradas na seção de Imunologia da Parte XIII: Questões para autoavaliação, a partir da página 735. Consulte também a Parte XIV: Simulado de provas e concursos, a partir da página 753.

CAPÍTULO

61

Imunidade adaptativa: células B e anticorpos

CONTEÚDO DO CAPÍTULO

Maturação das células B

Ativação das células B
  Ativação independente de células T
  Ativação dependente de células T
  Mudança de classe e maturação da afinidade

Resposta primária

Resposta secundária

Resposta a múltiplos antígenos administrados simultaneamente

Funções efetoras dos anticorpos

Isotipos e alotipos

Propriedades dos isotipos (classes) de anticorpos
  IgG
  IgA
  IgM
  IgD
  IgE

Anticorpos no feto

Anticorpos monoclonais

Ensaios para avaliação de células B e anticorpos

Produzindo anticorpos monoclonais terapêuticos

Teste seu conhecimento

Ver também

As células B executam duas importantes funções: (1) diferenciam-se em células plasmáticas que produzem anticorpos e (2) diferenciam-se em células de memória de vida longa que respondem de forma rápida e robusta à reinfecção. Os anticorpos são a principal defesa utilizada pelo sistema imune para *prevenir* infecções, pois, ao se ligarem às superfícies dos microrganismos, **eles podem impedi-los de se ligarem às células-alvo** e/ou **recrutar mecanismos da imunidade inata para eliminar patógenos**. Os anticorpos também podem **inibir toxinas**, como as produzidas pelos microrganismos do tétano e da difteria. Quase todas as vacinas são projetadas para a indução desses anticorpos protetores ou **neutralizantes**.

Avanços na biologia celular permitiram a geração de grandes quantidades de anticorpos monoclonais engenheirados. A capacidade desses anticorpos de se ligarem fortemente a um antígeno específico com uma "reatividade cruzada" a outros antígenos limitada é a base de muitos testes diagnósticos e de uma variedade crescente de terapias para câncer, doenças inflamatórias e infecciosas (ver seção "Anticorpos monoclonais" posteriormente neste capítulo).

MATURAÇÃO DAS CÉLULAS B

Conforme descrito no Capítulo 59, as células B se originam de células-tronco chamadas **progenitores linfoides comuns**, os quais dão origem a todos os linfócitos. Diferentemente das células T, os precursores de células B se diferenciam em células B totalmente funcionais na **medula óssea**; eles não passam pelo timo. Assim como as células T, cada célula B madura representa um **clone**, um grupo de células que foram submetidas aos mesmos rearranjos de cadeia

pesada e cadeia leve para terminarem apresentando o mesmo **receptor de célula B** (**BCR**, de *B-cell receptor*). E, como as células T, os clones de células B sofrem **seleção positiva** e **seleção negativa** para assegurar que cada **célula B *naïve* ("virgem") e madura** que entre na circulação tenha um BCR funcional que se liga ao MHC próprio e não se liga fortemente a antígenos próprios. O BCR desse clone de células B será a base para os anticorpos produzidos por suas células descendentes. A Figura 61-1 mostra uma visão geral das fases de maturação das células B.

ATIVAÇÃO DAS CÉLULAS B

As células B constituem cerca de 30% de todos os pequenos linfócitos circulantes, e sua vida útil é curta (i.e., dias ou semanas). Dentro dos linfonodos, elas estão localizadas nos **folículos**; no baço, são encontradas na **polpa branca**. Elas também são encontradas no tecido linfoide associado ao intestino (p. ex., nas placas de Peyer). Elas expressam o receptor de quimiocina **CXCR5** que detecta e guia essas células em direção a um gradiente de quimiocinas produzido por células estromais em uma região chamada **folículo de células B**. As células B residem nos folículos e fazem a vigilância da linfa e corrente sanguínea em busca de antígenos. Após a ligação a um antígeno, as células B são estimuladas a se proliferarem e a realizarem a troca de classe. Elas podem se diferenciar em células plasmáticas que secretam anticorpos específicos para o antígeno ou em células B de memória que aguardam nos folículos dos órgãos linfoides secundários para responder a uma reinfecção.

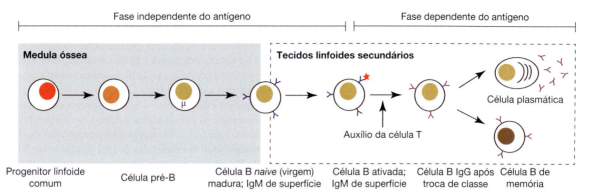

FIGURA 61-1 Maturação das células B. As células B se originam a partir de células-tronco progenitoras linfoides e se diferenciam em células pré-B que expressam cadeias pesadas μ no citoplasma e, posteriormente, em células B maduras que expressam o monômero IgM na superfície. Isso ocorre independentemente de antígeno. A ativação das células B, troca de classe e diferenciação em células B de memória e células plasmáticas ocorrem após a exposição ao antígeno (estrela vermelha), processo estimulado com o auxílio das células T. μ, cadeias pesadas mu no citoplasma; Y, IgM (azul) ou IgG (roxo) (Adaptada, com permissão, de Stites DP, Terr A, eds. *Basic & Clinical Immunology*. 7th ed. Publicada originalmente por Appleton & Lange. Copyright 1991, McGraw-Hill.)

Como as células T, as células B geralmente requerem dois sinais para serem ativadas. O **sinal 1** é a ligação do antígeno ao BCR (Fig. 61-2). A ligação de vários BCRs produz *ligações cruzadas* nas quais os BCRs são aproximados, aumentando a quantidade de sinais mensageiros secundários que são enviados para a célula. Quanto mais BCRs forem ligados cruzadamente pelo antígeno, mais forte será o sinal. Como discutiremos a seguir, o **sinal 2** pode ser decorrente de uma variedade de fontes e é induzido junto a um processo inflamatório. Sem o sinal 2, as células B são **eliminadas** por apoptose ou tornam-se **anérgicas**, um estado não responsivo. O que os vários tipos de sinal 2 têm em comum é que eles são *inflamatórios*, o que significa que apenas acompanham antígenos "estranhos" que representam uma ameaça real ao hospedeiro. Esse requisito inflamatório vindo do sinal 2 no momento da ativação é uma salvaguarda para que as células B não sejam inadvertidamente ativadas por antígenos inofensivos.

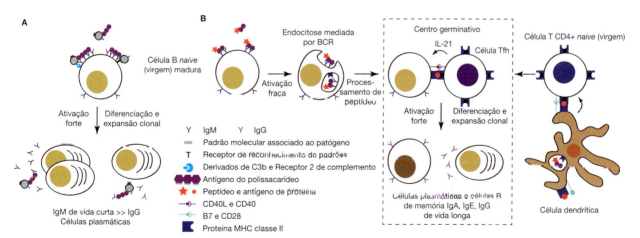

FIGURA 61-2 Visão geral da ativação de células B. **A: Resposta T-independente**. Antígenos independentes de células T são grandes estruturas multivalentes, geralmente polissacarídeos (em roxo) de uma célula bacteriana (círculos em cinza) que ligam cruzadamente muitos receptores IgM a fim de se obter um forte sinal 1 de ativação. O sinal 2 pode incluir derivados C3b do complemento (azul-claro) ligados à célula bacteriana (mostrados no canto superior esquerdo da célula) ou a padrões moleculares associados a patógenos (barras cinzas, mostrados ligando-se ao receptor de reconhecimento de padrão no canto superior direito da célula). Sem a ajuda das células T, essas respostas são de curta duração e dominadas pelas células plasmáticas produtoras de IgM, embora também seja gerada alguma IgG. Observe que os receptores IgM inicialmente reconhecem e se ligam ao polissacarídeo, de forma que todos os anticorpos resultantes serão específicos para esse polissacarídeo. **B: Resposta T-dependente**. Um antígeno dependente de células T deve apresentar pelo menos algum componente proteico. O receptor de células B (BCR) liga-se a uma parte específica do antígeno, é endocitado pela célula B e os peptídeos são processados e associados a proteínas do complexo de histocompatibilidade principal (MHC) de classe II. Durante a reação do centro germinativo, as células B competem para apresentar o antígeno para as células T auxiliares foliculares-peptídeo específicas (Tfh, de *T follicular helper*) que haviam sido previamente ativadas por células dendríticas que apresentavam o mesmo fragmento peptídico do antígeno. No centro germinativo, os clones de células B que recebem mais ligantes do receptor CD40 (CD40L) e citocinas são capazes de proliferar, trocar de classe e formar células B de memória de vida longa e células plasmáticas.

Ativação independente de células T

Em algumas circunstâncias, as células B podem ser ativadas por fortes sinais 1 e 2 e *não necessitam* da ajuda das células T (ver Fig. 61-2A). Os antígenos que ativam as células B sem a ajuda das células T são geralmente grandes moléculas multivalentes, como as cadeias de açúcares repetidos que compõem o polissacarídeo capsular bacteriano. As **subunidades repetidas atuam como um antígeno multivalente** que liga cruzadamente muitos receptores IgM na célula B e envia um forte sinal de ativação 1 para a célula. Outras macromoléculas, como lipídeos, DNA e RNA, também podem fornecer um sinal 1 para a célula B se esses antígenos forem reconhecidos por seu BCR de superfície.

Durante a **ativação T-independente**, o sinal 2 da célula B pode vir de várias fontes inflamatórias **inatas** (independentes de células T): (1) como muitas células, as células B têm **receptores de reconhecimento de padrão** que podem reconhecer padrões moleculares associados a patógenos (PAMPs, de *pathogen-associated molecular patterns*); (2) as células B possuem o **receptor de complemento CR2** que pode reconhecer produtos de clivagem de C3b liberados durante a ativação do complemento (ver Cap. 63); e (3) um **adjuvante** vacinal pode ativar uma célula B sem precisar da ajuda de células T (ver Cap. 57). Essas respostas geralmente ocorrem *fora* do folículo das células B e as células plasmáticas geradas pela ativação independente das células T têm vida curta e podem residir em qualquer parte do corpo.

A resposta T-independente é a principal resposta aos polissacarídeos capsulares bacterianos; essas moléculas não são proteínas que podem ser processadas e apresentadas pelas células apresentadoras de antígenos às células T. Por exemplo, a vacina não conjugada contra o polissacarídeo pneumocócico contém os polissacarídeos de superfície dos 23 sorotipos mais comuns de *Streptococcus pneumoniae*, juntamente com um adjuvante, mas sem uma proteína carreadora. Juntos, o polissacarídeo e o adjuvante ativam fortemente as células B. No entanto, como a vacina não contém peptídeos que são os únicos tipos de antígenos reconhecidos pelas células T, a ativação das células B por esses polissacarídeos é considerada T-independente.

Ativação dependente de células T

O exemplo anterior ilustra um conceito importante a ser considerado no desenvolvimento de vacinas, mas, de modo geral, os anticorpos gerados independentemente da ajuda das células T têm vida curta e são menos específicos para os seus antígenos em comparação com os anticorpos gerados de forma T-dependente. Uma resposta de anticorpo mais robusta e mais específica requer a participação de **células dendríticas** e **células T**. Para descrever a ativação de células B de forma T-dependente, primeiro precisamos compreender a ativação das células T *naïve* ("virgens") (ver Fig. 61-2B, lado direito). Conforme descrito no Capítulo 60, as células T CD4 são ativadas por **células dendríticas** (**CDs**, de *dendritic cells*) que apresentam um peptídeo estranho associado a proteínas do complexo de histocompatibilidade principal (MHC) de classe II, junto a uma coestimulação.

Considere uma célula T ativada por um peptídeo que entre em proliferação clonal. Algumas progênies clonais irão se diferenciar em **células T auxiliares foliculares** (Tfh) (ver Cap. 60). Lembre-se de que as CDs e as células T expressam o receptor de quimiocina CCR7. Após a ativação, uma célula Tfh **"desliga" o CCR7** e **"liga" o CXCR5**, permitindo a migração destas da zona de células T para o folículo de células B. Observe que o anticorpo sintetizado por essa célula B é direcionado contra o lipídeo, polissacarídeo, ácido nucleico ou proteína que se liga ao BCR; o anticorpo *não* é determinado pelo peptídeo apresentado pela CD.

Enquanto esse processo ocorre, fragmentos dos mesmos antígenos exógenos circulam nos folículos das células B do tecido linfoide secundário e interagem diretamente com os receptores de antígeno (que são moléculas de IgM ligadas à membrana) das **células B *naïve***. Os epítopos desses antígenos circulantes que são reconhecidos podem ser componentes lipídicos, polissacarídeos ou ácidos nucleicos, mas algum componente do antígeno também deve apresentar o mesmo peptídeo que ativou a célula T. A célula B usa o seu BCR para capturar o antígeno em endossomos, o qual é processado. **Agora, essa célula B pode funcionar como uma célula apresentadora de antígenos profissional**. O antígeno é processado e seus componentes peptídicos são associados a moléculas de MHC de classe II e apresentados na superfície da célula B para interagir com os receptores de células T das células Tfh na borda da zona de células T.

Mudança de classe e maturação da afinidade

Se uma célula Tfh reconhece o antígeno peptídico da célula B, a célula Tfh fornece dois sinais principais: as moléculas do **ligante CD40** (**CD40L**) na célula Tfh se ligam ao **CD40** na célula B e as células Tfh produzem a citocina **interleucina (IL)-21**. Juntos, esses sinais têm três efeitos importantes sobre as células B: (1) elas começam a se **proliferarem rapidamente**; (2) elas iniciam a **mudança de classe**, deixando de usar o segmento $C\mu$ para usar um dos outros segmentos C_H da cadeia pesada ($C\gamma$, $C\varepsilon$ ou $C\alpha$) (ver Fig. 61-3); e (3) iniciam um processo de **hipermutação somática**. A deficiência genética do gene que codifica o CD40L causa uma imunodeficiência chamada de **síndrome de hiper-IgM**. Os pacientes com essa doença apresentam níveis muito altos de imunoglobulina (Ig) M e muito pouca IgG, IgA e IgE, pois suas células B são incapazes de receber auxílio das células T e, portanto, são incapazes de se proliferar e "mudar de classe". A síndrome de hiper-IgM é caracterizada por infecções piogênicas graves (ver Cap. 68). Quando um clone de células B sofre divisão, mudança de classe e hipermutação, o grupo de células recém-formado é chamado de **centro germinativo**.

A mudança de classe e a hipermutação somática das células B são direcionadas pela enzima **citidina desaminase induzida por ativação** (AID). Para induzir a mudança de classe, a AID produz quebras na fita dupla de DNA no *locus* C_H da cadeia pesada, removendo o DNA intermediário entre a região VDJ e $C\gamma$, $C\varepsilon$ ou $C\alpha$ (ver Fig. 61-3). Isso provoca uma mudança *irreversível* nessa célula B IgM-positiva que começa a expressar IgG, IgE ou IgA de superfície. A mudança para IgG, IgE ou IgA é baseada nos sinais provenientes de citocinas que a célula B recebe:

(1) **IL-21 mais gamainterferona (IFN-γ) → IgG**, já que a IFN-γ é a citocina associada à ativação de macrófagos e é a mesma citocina que induz a produção dos anticorpos mais associados à opsonização e fagocitose.

(2) **IL-21 mais IL-4 → IgE**, já que a IL-4 é uma das principais citocinas associadas à imunidade Th-2 e é a mesma citocina que

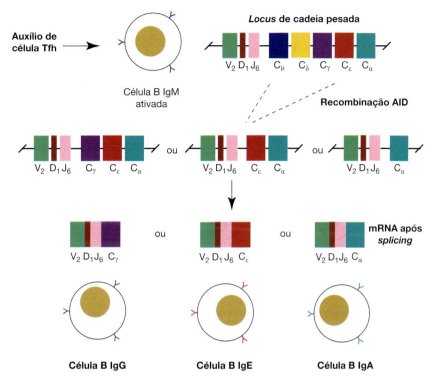

FIGURA 61-3 **Mudança de classe.** A "ajuda" das células T estimula a mudança de classe orientada pela citidina-desaminase induzida por ativação (AID, de *activation-induced cytidine deaminase*). As células B IgM-positivas ativadas recebem "ajuda" das células T auxiliares foliculares (Tfh), incluindo o ligante CD40 (CD40L) e a interleucina (IL)-21. Isso faz a AID produzir quebras na fita dupla de DNA, no *locus* da cadeia pesada, que removem Cμ e Cδ e trazem a região VDJ para um sítio adjacente a uma das outras regiões C, seja γ, ε ou α. Após o processamento do RNA, a célula B começa a expressar IgG, IgE ou IgA em vez de IgM.

induz a produção dos anticorpos mais associados à atividade de mastócitos, basófilos e eosinófilos. Pacientes com doenças alérgicas causadas por excesso de IgE geralmente apresentam excesso de IL-4.

(3) **IL-21 mais várias citocinas de "mucosa" → IgA**, já que as citocinas nesses locais devem induzir a produção de anticorpos que serão secretados pela superfície das barreiras mucosas. (Uma deficiência no gene que codifica o receptor para algumas dessas citocinas causa **deficiência de IgA** que pode se apresentar sob a forma de graves infecções sinopulmonares e gastrintestinais.)

Lembre-se de que, como a região variável V_H não é afetada pela *mudança de classe*, os anticorpos IgG, IgE ou IgA resultantes devem apresentar as mesmas especificidades antigênicas. No entanto, a AID ainda apresenta outra função. Ela também faz **substituições de nucleotídeos** nas regiões gênicas que codificam as cadeias V_H e V_L. Isso resulta na troca de novos aminoácidos na região *hipervariável* de ligação ao antígeno, **aumentando massivamente a diversidade potencial do conjunto de células B**.

Após sucessivos processos de divisão celular e novas mutações, o conjunto crescente de células B continua a **competir** pelos antígenos circulantes que estão presentes no folículo; as células B com imunoglobulinas de superfície de maior afinidade terão uma maior probabilidade de se ligarem e absorverem os antígenos e, portanto, maior probabilidade de apresentarem os peptídeos corretos para as células Tfh CD40L positivas. Enquanto as células B com imunoglobulinas de menor afinidade serão superadas, não receberão os sinais de sobrevivência da célula Tfh e, portanto, morrerão. Esse processo é chamado de **maturação de afinidade** e, após várias rodadas de divisão celular, mutação, competição e seleção, um conjunto de clones de células B altamente específico evolui a partir do centro germinativo inicial (Fig. 61-4). Muitos centros germinativos em muitos órgãos linfoides secundários estão envolvidos em cada infecção, garantindo uma ampla resposta de anticorpos **policlonais**.

A "ajuda" das células T, na forma de IL-21 e CD40L, também é o principal estímulo que leva as células B a se diferenciarem em **células plasmáticas** de vida longa que residem nos órgãos linfoides secundários ou na medula óssea. A necessidade de obtenção de ILs e CD40L provenientes de células T pode fazer a mudança de classe, a maturação de afinidade e o desenvolvimento de células plasmáticas parecerem processos desnecessariamente complicados. Mas, lembre-se de que as células T são cuidadosamente selecionadas no timo para *não* identificarem peptídeos "próprios" e, portanto, o o envolvimento de células T na ativação das células B é uma proteção adicional contra a autoimunidade. Comparada com a ativação T-independente, a ativação de células B *naïve* na presença de células Tfh produz títulos ainda mais elevados de anticorpos IgG, IgA e IgE, células plasmáticas de vida mais longa e uma resposta muito mais robusta após uma reinfecção.

O conceito de "ajuda" das células T para as células B foi utilizado na produção de uma vacina pneumocócica "conjugada" aprimorada. Os polissacarídeos dos sorotipos comuns de *S. pneumoniae*

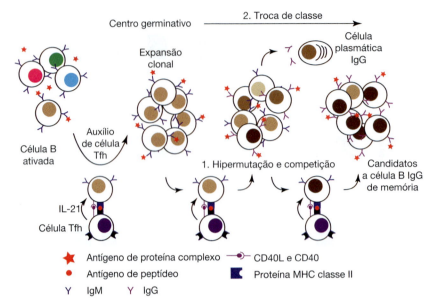

FIGURA 61-4 **Reação do centro germinativo.** As células B competem pelo antígeno para receber ajuda das células T na reação do centro germinativo. As células B-IgM *naïve* fazem a vigilância para antígenos no folículo de células B. Aquelas que se ligam ao antígeno (em marrom-claro) são seletivamente ativadas para absorver e processar o antígeno, e apresentar os peptídeos às células T auxiliares foliculares (Tfh). Se uma célula Tfh reconhecer o peptídeo, ela fornece a "ajuda" necessária (CD40L e interleucina [IL]-21), e a expansão clonal das células B inicia a reação do centro germinativo: (1) Ciclos repetidos de hipermutação somática orientados pela citidina-desaminase induzida por ativação (AID) nos clones altera a especificidade da IgM de superfície para o antígeno. Os clones que são mais competitivos no folículo (núcleos marrons mais escuros) realizam mais interações com as células Tfh, levando à uma maturação de afinidade progressiva. (2) As citocinas Tfh induzem a mudança de classe induzida por AID. (Nota: Nnesse caso, o gamainterferona (IFN-γ) sinaliza para as células B a mudança de classe para IgG. Se as células Tfh fornecerem IL-4, as células B mudariam a classe para IgE.) Os clones bem-sucedidos tornam-se células plasmáticas de vida longa que deixam o folículo ou têm o potencial de se tornarem células B de memória circulantes que expressam IgG.

foram **conjugados a uma proteína altamente imunogênica**. A vacina é capturada pelas CDs que processam o *componente proteico* a ser reconhecido pelas células T que se tornam células Tfh. Por outro lado, as células B ativadas pela vacina reconhecem o *componente polissacarídico*, mas uma vez que se ligam a ele, elas também absorvem e processam a proteína conjugada. Como as CDs, as células B processam esse componente proteico e apresentam os peptídeos para as células Tfh recém-ativadas. Dessa maneira, a ajuda das células T é recrutada para o folículo, gerando altos títulos de anticorpos específicos para o polissacarídeo (ver Fig. 61-2).

RESPOSTA PRIMÁRIA

A **resposta primária** ocorre na *primeira* vez que o antígeno é encontrado. Ela geralmente envolve a ativação de células B de forma T-dependente, conforme descrito anteriormente (ver Fig. 61-2). A maioria das células B ativadas a partir de uma exposição inicial passa por uma mudança de classe e maturação de afinidade e se diferencia em **células plasmáticas** que produzem grandes quantidades de anticorpos específicos para o epítopo reconhecido por seu receptor. As células plasmáticas secretam milhares de moléculas de anticorpos por segundo que apresentam uma vida útil de alguns dias a meses.

Os primeiros anticorpos são detectáveis no soro após cerca de **7 a 10 dias** em uma resposta primária, mas a sua duração pode ser maior dependendo da natureza, dose do antígeno e da via de administração que leva ao órgão linfoide secundário (p. ex., corrente sanguínea ou vasos linfáticos drenantes). A concentração sérica de anticorpos continua a aumentar por várias semanas e depois diminui, podendo cair a níveis muito baixos. Como mostra a Figura 61-5, os **primeiros** anticorpos a surgirem na resposta primária são IgM, seguidos por IgG, IgE ou IgA, à medida que mais células plasmáticas em mudança de classe são produzidas. Os níveis de IgM diminuem mais rapidamente do que os níveis de IgG, já que essas células plasmáticas têm uma vida útil mais curta.

RESPOSTA SECUNDÁRIA

Embora a maioria das células B ativadas se transformem em células plasmáticas, uma pequena fração das células B ativadas se tornam **células B de memória**, que podem permanecer inativas nos folículos das células B por longos períodos, mas são capazes de serem ativadas rapidamente após nova exposição ao antígeno. A maioria das células B de memória apresenta moléculas de IgG de superfície que servem como receptores de antígenos, embora algumas retenham IgM para essa função.

Quando há um segundo encontro com o mesmo antígeno ou com um antígeno intimamente relacionado (ou reação cruzada) meses ou anos após a resposta primária, a resposta secundária é mais **rápida** (o período de resposta é de apenas **3-5 dias**) e gera níveis **mais elevados** de anticorpos do que a resposta primária (ver Fig. 61-5). As células B de memória que sofreram algum grau

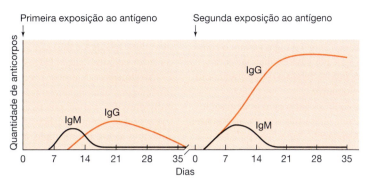

FIGURA 61-5 Síntese de anticorpos nas respostas primária e secundária. Na resposta primária, a imunoglobulina (Ig) M é o primeiro tipo de anticorpo a aparecer. Na resposta secundária, IgG e IgM são produzidas, contudo os níveis de IgG apresentam um aumento mais rápido e uma concentração final mais elevada do que na resposta primária.

de maturação de afinidade durante a resposta primária, agora proliferam para formar um novo centro germinativo e repetem o processo de competição pela "ajuda" das Tfh (i.e., maturação de afinidade). Isso significa que a cada exposição subsequente ao antígeno, os anticorpos tendem a se ligar a este com uma **maior afinidade**, já que as células B de memória são submetidas a rodadas adicionais de maturação de afinidade (ver Fig. 61-4). Durante a resposta secundária, a quantidade de IgM produzida é similar à gerada após o primeiro contato com o antígeno. No entanto, a resposta secundária também produz células plasmáticas IgG que são maiores em número e apresentam uma vida útil superior do que aquelas da resposta primária, o que significa que os níveis secundários de IgG são mais *elevados e tendem a persistir por mais tempo* (ver Fig. 61-5).

Esse conceito é clinicamente importante, pois a proteção oferecida pela primeira administração de uma vacina é inferior a oferecida por uma dose de reforço. Além disso, doses de reforço vacinal aprimoram a ligação dos anticorpos, induzindo novos ciclos de maturação de afinidade.

RESPOSTA A MÚLTIPLOS ANTÍGENOS ADMINISTRADOS SIMULTANEAMENTE

Quando dois ou mais antígenos são administrados ao mesmo tempo, o hospedeiro reage com a produção de anticorpos contra todos eles. A competição de antígenos por mecanismos de produção de anticorpos ocorre experimentalmente, mas parece ter pouca significância médica. A imunização combinada é amplamente utilizada (p. ex., a vacina contra difteria, tétano e pertússis [DTP] e a vacina contra sarampo, caxumba e rubéola [MMR]).

FUNÇÕES EFETORAS DOS ANTICORPOS

A função principal dos anticorpos é proteger contra agentes infecciosos ou seus produtos (Tab. 61-1). Os anticorpos fornecem proteção pois conseguem (1) **ativar o complemento,** causando lise direta das membranas celulares e promover a inflamação (via "clássica"; ver Cap. 63); (2) **opsonizar** bactérias, o que pode ocorrer com ou sem o complemento; (3) estimular células imunes através de seus receptores Fc para a lise de uma célula-alvo, também chamada de **citotoxicidade celular dependente de anticorpos (CCDA)**; e (4) se ligar e **neutralizar** toxinas e vírus.

Observe que esse último mecanismo – a ligação altamente específica, de alta afinidade e não covalente da região Fab de um anticorpo ao seu alvo – é independente da região Fc. Esse mecanismo é a base para muitos *anticorpos terapêuticos bloqueadores*. Alguns exemplos incluem anticorpos que inibem a sinalização de citocinas ou quimiocinas usadas por células autorreativas patogênicas para causar doenças inflamatórias ou autoimunes. Outros anticorpos bloqueiam os fatores de crescimento que essas células, ou células cancerígenas, precisam para sobreviver.

A opsonização é o processo por meio do qual os anticorpos tornam os microrganismos mais facilmente ingeridos pelas células

TABELA 61-1   Funções importantes das imunoglobulinas

Imunoglobulina	Principais funções
IgG	Principal anticorpo na resposta secundária. Opsoniza bactérias, tornando-as mais fáceis de serem fagocitadas. Fixa o complemento, o que intensifica a morte bacteriana. Neutraliza toxinas bacterianas e vírus. Cruza a placenta.
IgA	A IgA secretora previne a ligação de vírus e bactérias às membranas mucosas. Não fixa o complemento.
IgM	Produzida na resposta primária a um antígeno. Fixa o complemento. Não cruza a placenta. É o receptor de antígenos na superfície de células B.
IgD	Função incerta. Encontrada na superfície de muitas células B e também no soro.
IgE	Medeia a hipersensibilidade imediata, provocando a liberação do conteúdo dos grânulos de mastócitos e basófilos após a exposição ao antígeno (alérgeno). Protege contra infecções por vermes por meio da indução da liberação de enzimas dos eosinófilos. Não fixa o complemento. Defesa importante do hospedeiro contra infecções helmínticas teciduais.

524 PARTE VII • Imunologia

fagocitárias. Isso pode ocorrer por uma das seguintes reações: (1) a porção Fc da IgG interage com seu receptor na superfície de fagócitos, o que facilita sua ingestão, ou (2) IgG ou IgM ativam o complemento e a produção de C3b, que, por sua vez, interage com seu receptor na superfície dos fagócitos. A Tabela 61-1 apresenta um resumo das funções das imunoglobulinas.

Conforme descrito no Capítulo 57, os anticorpos podem ser induzidos **ativamente** no hospedeiro ou transferidos **passivamente** e, portanto, encontram-se imediatamente disponíveis para realizar a defesa. Na medicina, a imunidade passiva é utilizada na neutralização de toxinas diftéricas, do tétano e do botulismo, por ação de antitoxinas, e também na inibição precoce de vírus, como os vírus da raiva e da hepatite A e B, durante os seus respectivos períodos de incubação. A Tabela 61-2 é um resumo das propriedades das várias classes de imunoglobulinas.

ISOTIPOS E ALOTIPOS

Como as imunoglobulinas são proteínas, elas em si também podem ser antígenos e podem ser detectadas por anticorpos anti-imunoglobulinas. Essa propriedade é utilizada no diagnóstico de pacientes com uma infecção. Em outras palavras, em vez de se tentar detectar um microrganismo específico, é frequentemente mais fácil se detectar o anticorpo sérico específico para esse microrganismo utilizando um anticorpo anti-imunoglobulina. Essa é a base para muitos testes diagnósticos, incluindo testes para o vírus da imunodeficiência humana (HIV, de *human immunodeficiency virus*). Eles também podem ser usados para se determinar a presença de anticorpos autorreativos que causam doenças autoimunes, como a miastenia grave. Anticorpos que se ligam a diferentes porções de outros anticorpos são usados para subdividir os anticorpos alvo em grupos chamados de isotipos e alotipos.

(1) Os **isotipos** são definidos por diferenças de aminoácidos em suas regiões Fc. Por exemplo, as diferentes classes de anticorpos (IgM, IgD, IgG, IgA e IgE) são todos isotipos diferentes; as regiões constantes de suas cadeias H (μ, δ, γ, α e ε) são diferentes.

(2) **Alotipos** são anticorpos que podem ser do mesmo isotipo, mas que possuem características adicionais que **variam entre os indivíduos**. Eles variam pois os genes que codificam para as cadeias leve e pesada são polimórficos e os indivíduos podem apresentar diferentes alelos. Por exemplo, a cadeia pesada γ contém um alotipo chamado Gm, que varia em um ou dois aminoácidos entre os indivíduos.

PROPRIEDADES DOS ISOTIPOS (CLASSES) DE ANTICORPOS

IgG

Cada molécula de IgG consiste em duas cadeias L e duas cadeias H ligadas por ligações dissulfeto (fórmula molecular H2L2) (ver Fig. 61-6C). Por apresentar dois locais idênticos de ligação a antígenos, a molécula é chamada de **divalente**. Existem quatro subclasses, IgG1 a IgG4, baseadas em diferenças antigênicas nas cadeias H e no número e localização das ligações dissulfeto. A IgG1 compõe a maior parte (65%) da quantidade total de IgG. Anticorpos IgG2 são direcionados contra antígenos formados por polissacarídeos e constituem uma importante defesa do hospedeiro contra bactérias encapsuladas.

A IgG é o anticorpo predominante durante a **resposta secundária** e constitui importante defesa contra vírus e bactérias (ver Tab. 60-1). A IgG é o único anticorpo que **cruza a placenta**; apenas a sua porção Fc é capaz de se ligar a receptores na superfície das células placentárias (ver Tab. 61-2). Esse receptor, chamado **FcRn**,

TABELA 61-2   Propriedades das imunoglobulinas humanas

Propriedades	IgG	IgA	IgM	IgD	IgE
Porcentagem em relação ao total de imunoglobulinas no soro (aproximada)	75	15	9	0,2	0,004
Concentração no soro (mg/dL) (aproximada)	1.000	200	120	3	0,05
Coeficiente de sedimentação	7S	7S ou 11S[1]	19S	7S	8S
Peso molecular (× 1.000)	150	170 ou 400[1]	900	180	190
Estrutura	Monômero	Monômero ou dímero	Monômero ou pentâmero	Monômero	Monômero
Símbolo da cadeia H	γ	α	μ	δ	ε
Fixação do complemento	++	–	++	–	–
Passagem transplacentária	++	–	–	–	–
Mediação de respostas alérgicas	–	–	–	–	++
Encontrada em secreções	–	++	–	–	–
Opsonização	++	–	–[2]	–	–
Receptor de antígenos em células B	–	–	++	?	–
Forma polimérica contendo cadeia J	–	++	++	–	–

[1] A forma 11S é encontrada em secreções (p. ex., saliva, leite e lágrimas) e fluidos dos tratos respiratório, intestinal e genital.
[2] IgM opsoniza indiretamente por meio da ativação do complemento. Esse processo gera C3b, que é uma opsonina.

transporta a IgG materna através da placenta para o sangue fetal. Assim, IgG é **a imunoglobulina mais abundante em recém-nascidos**. Esse é um exemplo de imunidade passiva, uma vez que a IgG é produzida pela mãe, não pelo feto (ver Cap. 57). Outro atributo importante da IgG é que é uma das duas imunoglobulinas que podem ativar o complemento; a IgM é a outra (ver Cap. 63).

IgG é a imunoglobulina que **opsoniza**. Ela consegue opsonizar (i.e., aumentar a fagocitose) pois existem receptores para a cadeia γH, chamados receptores Fcγ, na superfície dos fagócitos. Esses receptores Fcγ também são encontrados nas células *natural killer* (NK), responsáveis pela **CCDA**. Se os antígenos de membrana de uma célula-alvo forem detectados como estranhos e ligados pela porção Fab de um anticorpo IgG (o que pode ocorrer se a célula for oriunda de um enxerto de transplante ou se estiver infectada por um vírus), a porção Fc desses anticorpos poderá, por sua vez, se ligar e ativar os receptores Fcγ da superfície da célula NK. Isso ativa a célula NK que libera os seus mediadores citotóxicos, incluindo **perforinas** e **proteases**, que matam a célula-alvo.

A IgG contém diversos açúcares ligados às cadeias pesadas, sobretudo no domínio C_H2. A relevância médica desses açúcares está no fato de que eles determinam se a IgG terá um efeito pró-inflamatório ou anti-inflamatório. Por exemplo, se a molécula de IgG tem uma *N*-acetilglicosamina terminal, ela será pró-inflamatória, pois se ligará a ligantes de manose e ativará o complemento (ver Cap. 63 e a Fig. 63-1). Em contrapartida, se a IgG contiver uma cadeia lateral de ácido siálico, ela não se ligará, tornado-se anti-inflamatória. Assim, proteínas IgG específicas para um único antígeno, produzidas por uma única célula plasmática, poderão, em momentos diferentes, apresentar propriedades diversas dependendo das modificações de açúcares.

IgA

A IgA é a principal imunoglobulina presente em **secreções** como colostro, saliva, lágrimas, além de secreções dos tratos respiratório, intestinal e genital. Essa imunoglobulina impede que microrganismos (p. ex., vírus e bactérias) se liguem às membranas mucosas. Cada molécula de IgA secretora consiste em duas unidades H2L2 em conjunto com uma molécula da cadeia J (junção) e um componente secretor (Fig. 61-6A e B). (A cadeia J é encontrada apenas em IgA e IgM que são as únicas imunoglobulinas que formam multímeros. A cadeia J inicia o processo que forma as ligações dissulfeto que ligam várias cadeias pesadas em um multímero.) As duas cadeias pesadas da IgA são cadeias pesadas α.

O componente secretor é um polipeptídeo sintetizado por células epiteliais que permite a passagem da IgA para as superfícies mucosas. Ele também protege a IgA da degradação por proteases no trato intestinal. No soro, algumas IgAs existem na forma de H2L2 monoméricos.

IgM

A IgM é a principal imunoglobulina produzida precocemente durante a **resposta primária**. Está presente como um monômero na superfície de praticamente todas as células B, onde funciona como um receptor de ligação ao antígeno. No soro, a IgM é um **pentâmero** composto por cinco unidades H2L2 mais uma molécula da cadeia J (junção) (ver Fig. 61-6D). A IgM possui uma cadeia pesada μ e, portanto, não pode se ligar aos receptores Fcγ para facilitar a opsonização ou a CCDA. No entanto, a IgM fixa o complemento e a C3b resultante é opsonizante, pois existem receptores de complemento na superfície dos fagócitos (ver Cap. 63). Já que o pentâmero de IgM possui 10 locais de ligação a antígenos, essa é a

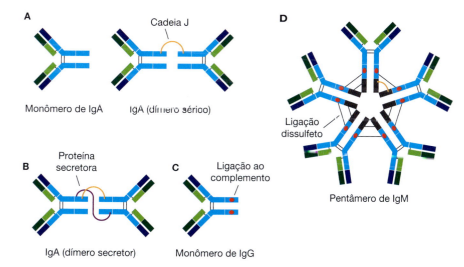

FIGURA 61-6 Estrutura das imunoglobulinas (Ig) A e IgM, apresentando as cadeias leves em verde e as pesadas em azul. **A:** Monômero e dímero de IgA sérico, unido por uma cadeia J (laranja). **B:** Dímero de IgA secretora, unido por uma cadeia J com uma proteína secretora adicional (em roxo). **C:** Monômero de IgG com domínios de ligação ao complemento (formas ovais em vermelho). **D:** Pentâmero de moléculas de IgM que possuem um quarto domínio C_H (em cinza), domínios de ligação ao complemento e uma única cadeia J unindo duas moléculas adjacentes. As ligações dissulfeto entre os domínios C_H mantém a estrutura do pentâmero. (Observe que as moléculas de IgM têm um quarto domínio C_H.) (Adaptada, com permissão, de Stites D, Terr A, Parslow T, eds. *Basic & Clinical Immunology*. 8th ed. Publicada originalmente por Appleton & Lange. Copyright 1994, McGraw-Hill.)

imunoglobulina **mais eficiente** para os processos de aglutinação, ativação do complemento e outras reações inerentes aos anticorpos, além de ser importante na defesa contra bactérias e vírus. Pode ser produzida pelo feto durante certas infecções. Apresenta a **maior avidez** entre as imunoglobulinas; sua interação ao antígeno pode envolver todos os seus 10 locais de ligação antigênica.

IgD

Esta imunoglobulina não possui função de anticorpo conhecida, mas pode funcionar como um receptor de antígenos. Está presente na superfície de muitos linfócitos B e em pequenas quantidades no soro.

IgE

A IgE apresenta relevância médica com base em duas razões: (1) ela medeia a hipersensibilidade imediata (anafilática) (ver Cap. 65), e (2) participa na defesa do hospedeiro contra certos parasitas (p. ex., helmintos [vermes]) (ver Cap. 56). A região Fc da IgE se liga a **receptores Fcε** na superfície de mastócitos e basófilos. A IgE ligada torna-se um receptor de antígenos (alérgenos). Quando os locais de ligação a antígeno de IgEs adjacentes estão ligados cruzadamente pelos alérgenos, diversos mediadores são liberados pelas células, e reações de hipersensibilidade imediata (anafilática) ocorrem (ver Fig. 65-1). Embora a IgE esteja presente apenas em quantidades mínimas (**traços**) no soro normal (cerca de 0,004%), pessoas com reatividade alérgica apresentam quantidades grandemente aumentadas dessa imunoglobulina, e a IgE pode aparecer em secreções externas. A IgE não fixa o complemento e não cruza a placenta.

A IgE constitui o principal mecanismo de defesa do hospedeiro contra algumas importantes infecções por helmintos (vermes), como *Strongyloides*, *Trichinella*, *Ascaris* e os ancilóstomos *Necator* e *Ancylostoma*. O nível sérico de IgE normalmente se encontra aumentado nessas infecções. Já que vermes são muito grandes para serem fagocitados, eles são mortos por eosinófilos que liberam enzimas que afetam esses parasitas. A IgE específica para proteínas de vermes se liga aos **receptores Fcε** nos eosinófilos, desencadeando a resposta de CCDA com a liberação da proteína básica principal dos grânulos eosinofílicos.

ANTICORPOS NO FETO

De modo geral, o feto e o recém-nascido apresentam um sistema imunológico subdesenvolvido que responde fracamente a infecções e vacinas. Anticorpos no feto são essencialmente IgGs adquiridos por transferência de anticorpos IgGs maternos pela placenta. É por isso que é tão importante se confirmar o histórico de vacinas da mãe, para garantir que o recém-nascido esteja protegido.

Alguns anticorpos podem ser produzidos pelo feto durante certas infecções, como é o caso da sífilis congênita. Após o parto, recém-nascidos podem produzir IgG (e outros isotipos, como IgM e IgA) contra alguns antígenos proteicos. Por exemplo, a vacina contra hepatite B, que contém o antígeno de superfície do vírus da hepatite B, é efetiva quando administrada a recém-nascidos. No entanto, a administração da maioria das vacinas é adiada por várias semanas ou meses após o nascimento para garantir que o sistema imune do recém-nascido tenha se desenvolvido o suficiente para responder a elas. Após o nascimento, os anticorpos maternos decaem e a proteção conferida pelas IgGs maternas é perdida por volta do terceiro ao sexto mês de vida. Após 6 meses, com a perda dos anticorpos maternos, o risco de infecções piogênicas por microrganismos como *Haemophilus influenza* aumenta, principalmente em bebês com deficiências de células B.

ANTICORPOS MONOCLONAIS

Anticorpos que surgem em um animal em resposta a antígenos típicos são heterogêneos, pois são produzidos por **diversos clones diferentes** de células B (i.e., eles são **policlonais**). Os anticorpos que surgem a partir de **um único clone de células** são homogêneos ou **monoclonais.** Um tumor de células plasmáticas, ou **mieloma múltiplo**, é uma malignidade de um clone maduro de células plasmáticas. Esta doença pode se apresentar com altos níveis de uma imunoglobulina monoclonal, geralmente IgG.

A notável **especificidade** da região hipervariável de um anticorpo para a sua molécula-alvo fez os anticorpos monoclonais se tornarem um recurso inestimável para pesquisas e para aplicações clínicas diagnósticas e terapêuticas. Na década de 1970, o primeiro método de produção de quantidades praticamente ilimitadas de anticorpos monoclonais em laboratório foi descrito (Fig. 61-7). As **células de hibridoma**, formadas pela fusão de duas células diferentes, podem ser criadas (1) isolando-se **células do baço** de um animal (p. ex., um camundongo) previamente imunizado com um antígeno de interesse, (2) misturando-se essas células em um disco de cultura juntamente com **células de mieloma de camundongo** (que crescem

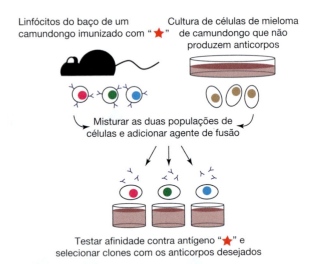

FIGURA 61-7 Visão geral da abordagem utilizada na produção de hibridomas monoclonais. Um camundongo é imunizado com um antígeno de interesse (estrela vermelha). As células do baço são isoladas e misturadas a células de mieloma de camundongo, as quais podem crescer indefinidamente em cultura, mas não produzem anticorpos. Um "agente de fusão" é adicionado para estimular a combinação dos dois tipos de células. Os *clones de hibridoma* produtores de anticorpos resultantes são separados em poços de cultura diferentes. Os anticorpos produzidos por eles são então triados para a especificidade ao antígeno de interesse e os clones que produzirem anticorpos de alta afinidade são selecionados para serem cultivados para a produção indefinida de anticorpos.

PRODUZINDO ANTICORPOS MONOCLONAIS TERAPÊUTICOS

Os anticorpos de hibridoma são excelentes para aplicações de pesquisa nas quais um anticorpo é aplicado a uma amostra de células ou tecidos ou administrado a um animal. No entanto, os anticorpos de hibridoma têm limitações significativas para o uso em terapêutica, pois diferentes espécies animais possuem diferentes cadeias pesadas. Isso significa que muitos anticorpos de camundongos, por exemplo, se ligam mal aos receptores Fc humanos e, portanto, não podem iniciar uma CCDA. Esses anticorpos também são imunogênicos se administrados repetidamente, resultando na formação de imunocomplexos e até graves reações de hipersensibilidade.

Esse problema foi resolvido com a criação de novas técnicas para se clivar e fusionar fragmentos de DNA, o que permitiu a criação de anticorpos monoclonais **quiméricos** nos quais o DNA que codifica as regiões *variáveis* presente nas células do baço de camundongos é fusionado ao DNA que codifica as regiões *constantes* humanas (Fig. 61-8). Esses anticorpos são cerca de 65% humanos. A vantagem de se utilizar a região variável de um camundongo é a facilidade em se obter células do baço que produzem anticorpos contra, por exemplo, uma proteína humana ou viral injetada naquele animal. Os nomes dos anticorpos quiméricos terminam com o sufixo *-ximabe*, como em infliximabe (antifator de necrose tumoral [TNF]) e em rituximabe (anti-CD20).

A porção variável de um anticorpo quimérico não é humana, o que significa que ainda pode ser imunogênica para um paciente humano. A última geração de anticorpos monoclonais **humanizados** é produzida substituindo-se todo o DNA do camundongo pela sequência equivalente de DNA humano, *exceto* pela pequena parte que codifica a região hipervariável (ligação ao antígeno) (ver Fig. 61-8). Os anticorpos resultantes são cerca de 95% humanos, reduzindo ainda mais as chances de uma reação imune. Os nomes dos anticorpos humanizados terminam com o sufixo *-zumabe*, como em omalizumabe (anti-IgE) e pembrolizumabe (anti-PD-1).

Acontece que os anticorpos humanizados geralmente apresentam uma baixa afinidade por seus antígenos-alvo em comparação com os seus homólogos de camundongo, embora a introdução de mutações aleatórias no DNA que codifica a porção Fab possa aprimorar a ligação ao antígeno. Os anticorpos humanizados também apresentam o problema de que os 5% restantes de proteína de camundongo no anticorpo podem oferecer um risco de sensibilização imunológica.

Anticorpos monoclonais **totalmente humanizados** são a próxima geração de terapias que surgiu para contornar esses problemas (ver Fig. 61-8). Todo o *loci* gênico da cadeia pesada e leve humana, em qualquer combinação de polimorfismos no *alotipo* humano, pode ser totalmente expresso em sistemas fago-bactéria *in vitro* ou por cepas mutantes de camundongos imunizados (substituindo-se as imunoglobulinas de camundongo) *in vivo*. Isso resulta na produção de um número enorme de anticorpos 100% humanizados, e técnicas de rastreamento podem ser aplicadas para a triagem dos clones que produzem os anticorpos que se ligam aos antígenos de interesse. (Esses anticorpos podem não refletir o alcance e a função efetora natural dos anticorpos humanos que são produzidos durante uma infecção "real". Esforços estão sendo realizados para a resolução deste problema, isolando-se as células B de pacientes após, por exemplo, uma infecção viral e *imortalizando-as* para a geração de grandes quantidades de seus anticorpos.) Os nomes dos anticorpos totalmente humanizados terminam com o sufixo *-umabe*, como em adalimumabe (anti-TNF) e ipilimumabe (anti-CTLA-4).

---

indefinidamente em cultura, mas não produzem anticorpos) para que os dois tipos de células se fundam e (3) pela triagem das células de *hibridoma* recém-formadas em relação a sua produção de anticorpos para o antígeno de interesse. Os avanços recentes nas áreas de biologia molecular e celular aprimoraram ainda mais essa abordagem de produção de anticorpos terapêuticos (consultar o quadro "Produzindo anticorpos monoclonais terapêuticos") que atualmente são usados em várias situações clínicas, por exemplo, para a supressão de respostas imunes em transplantes ou doenças autoimunes, no tratamento do câncer e na prevenção de doenças infecciosas.

ENSAIOS PARA AVALIAÇÃO DE CÉLULAS B E ANTICORPOS

A avaliação da imunidade humoral consiste principalmente em medir a quantidade de cada uma das três imunoglobulinas importantes (i.e., IgG, IgM e IgA) no soro do paciente. Essa avaliação normalmente é realizada por meio da nefelometria. A imunoeletroforese também pode fornecer informações valiosas. Essas técnicas são descritas no Capítulo 64.

Para a avaliação de pacientes com suspeita de imunodeficiência, pode ser necessária a contagem dos números de células B por citometria de fluxo, conforme descrito no Capítulo 60 para as células T. Também é possível a testagem da função das células B *in vivo*. Isso é possível através da determinação de um título "basal" de anticorpos contra um ou vários antígenos específicos (p. ex., sorotipos de *S. pneumoniae*), seguida de uma imunização (p. ex., com uma vacina contra *S. pneumoniae*) e repetição do teste após várias semanas. A ausência de uma elevação normal nos títulos de IgM e IgG após a imunização indica um defeito, seja ele intrínseco nas próprias células B ou um defeito extrínseco que, por exemplo, inibe a capacidade das células T de fornecer "ajuda" na ativação de células B.

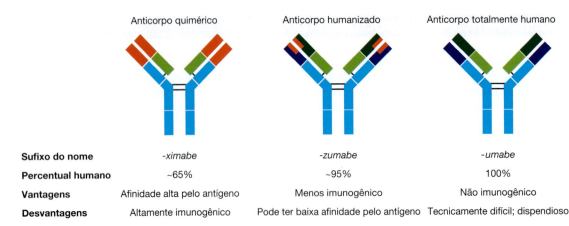

FIGURA 61-8 Resumo da produção de anticorpos monoclonais terapêuticos. Os anticorpos quiméricos são produzidos pela fusão do DNA que codifica as regiões variáveis de camundongo (em laranja) ao DNA que codifica as regiões constantes humanas (cadeia leve em verde e cadeia pesada em azul). Comparados aos anticorpos de camundongo, esses anticorpos (-ximabe) apresentam um potencial efetor muito maior, pois os seus fragmentos Fc humanos se ligam de maneira ideal aos receptores Fc humanos. No entanto, esses anticorpos são altamente imunogênicos devido aos componentes de camundongo residuais. Os anticorpos humanizados são gerados pela substituição de todo o DNA do camundongo, *exceto* pela porção que codifica a região hipervariável (ligação ao antígeno) (em laranja), pelo DNA do gene que codifica a imunoglobulina humana (em verde e azul). Esses anticorpos (-zumabe) são menos imunogênicos, mas podem exigir mutações adicionais para melhorar a afinidade pelo antígeno. Anticorpos totalmente humanizados (-umabe) são produzidos a partir da triagem de uma "biblioteca de fagos" para sítios de ligação a antígenos humanos gerados aleatoriamente ou pela imunização de camundongos transgênicos que carreiam os *loci* gênicos para a imunoglobulina humana no lugar dos genes de camundongo. Esses anticorpos são os menos imunogênicos, mas apresentam barreiras e custos técnicos significativos.

TESTE SEU CONHECIMENTO

1. É hora de brincar de "Quem sou eu?". Eu sou a primeira classe de anticorpos a aparecer, então a minha presença indica uma infecção ativa e não uma infecção passada. Eu posso fixar o complemento que é uma defesa importante contra muitas infecções bacterianas. Sou encontrada no plasma como um pentâmero.
   (A) IgA
   (B) IgD
   (C) IgE
   (D) IgG
   (E) IgM

2. Em relação à IgG, qual das alternativas a seguir é a mais correta?
   (A) Cada molécula de IgG tem um local de ligação ao antígeno.
   (B) É o mais importante receptor de antígenos na superfície de neutrófilos.
   (C) Durante a resposta primária, é produzida em quantidades maiores que a IgM.
   (D) A habilidade da IgG em fixar o complemento reside na região constante da cadeia leve.
   (E) É o único entre os cinco tipos de anticorpos que é transferido da mãe para o feto no útero.

3. Se uma pessoa apresentar uma mutação no gene que codifica a cadeia J, qual das seguintes classes de anticorpos NÃO poderá ser produzida?
   (A) IgA e IgM
   (B) IgA e IgG
   (C) IgG e IgE
   (D) IgD e IgE
   (E) IgM e IgE

4. Em relação às funções das diferentes classes de anticorpos, qual das seguintes opções é a mais correta?
   (A) IgE bloqueia a ligação dos vírus à mucosa do intestino.
   (B) IgA funciona como receptor de antígenos na superfície de células B.
   (C) IgD é a mais importante defesa dos seres humanos contra vermes como os helmintos.
   (D) IgG pode ativar a via alternativa do complemento, resultando na produção de C3a, que degrada a parede celular bacteriana.
   (E) Existem receptores para a cadeia pesada de IgG na superfície de neutrófilos que mediam um processo de defesa do hospedeiro, denominado opsonização.

5. Em relação aos genes que codificam os anticorpos, qual das seguintes opções é a mais correta?
   (A) Regiões hipervariáveis são codificadas pelos genes tanto da cadeia pesada quanto da cadeia leve.
   (B) Os genes para as cadeias leve e pesada são ligados no mesmo cromossomo e em regiões adjacentes ao *locus* HLA.
   (C) Durante a produção de IgG, as cadeias leve e pesada adquirem o mesmo local de ligação ao antígeno por meio da translocação dos mesmos genes variáveis.
   (D) O gene para a região constante da cadeia pesada γ é o primeiro na sequência de genes que codificam as cadeias pesadas, e, por isso, a IgG é produzida em maiores quantidades.

6. Em relação à ativação de células B de forma T-independente, qual das seguintes alternativas é verdadeira?
   (A) As vacinas "conjugadas" são mais efetivas nessa via pois o antígeno é *conjugado* a um componente que fornece um sinal 2.
   (B) As vacinas polissacarídicas utilizam adjuvantes, em parte, para contornar a necessidade de "ajuda" das células T na geração dos anticorpos.
   (C) Essa via é melhor utilizada por antígenos curtos que ligam de forma cruzada relativamente poucos receptores de imunoglobulina.
   (D) O envolvimento do sistema complemento atua diminuindo a ativação das células B.
   (E) A apresentação de antígenos pelas células dendríticas é um passo fundamental dessa via.

CAPÍTULO 61 • Imunidade adaptativa: células B e anticorpos **529**

7. Em relação à ativação de células B dependente de células T, qual das seguintes afirmações é verdadeira?

   (A) A competição de células B por fatores de sobrevivência de células T geralmente ocorre fora do folículo de células B.

   (B) Nessa via, as células B atuam como células apresentadoras de antígenos profissionais que apresentam antígenos para ativação das células T *naïve*.

   (C) As quimiocinas e seus receptores estão envolvidos na aproximação das células T e dendríticas, mas eles não possuem um papel nas interações das células T-B.

   (D) IL-21 é uma citocina chave produzida por células T que induz a mudança de classe de células B.

   (E) A enzima AID direciona a recombinação V(D)J, a hipermutação somática e a mudança de classe.

8. Um novo anticorpo monoclonal está sendo testado em um estudo para um tipo de leucemia. O anticorpo é direcionado contra um antígeno encontrado nas células leucêmicas. Qual das alternativas a seguir NÃO é um possível mecanismo de ação desse anticorpo?

   (A) O anticorpo se liga à superfície de uma célula-alvo e a sua região Fc é detectada pelas células NK que então matam a célula-alvo.

   (B) O anticorpo se liga à superfície da célula-alvo e a sua região Fc recruta proteínas do complemento que são então ativadas para eliminar a célula diretamente.

   (C) O anticorpo é capturado pelos receptores Fc na célula-alvo e a ligação do antígeno à região Fab recruta fagócitos para matar a célula-alvo.

   (D) O anticorpo se liga à superfície de uma célula alvo e essa ligação bloqueia a capacidade da célula de receber sinais de sobrevivência essenciais, fazendo ela entrar em apoptose.

   (E) O anticorpo se liga à superfície de uma célula-alvo e a sua região Fc recruta proteínas do complemento, as quais são então detectadas por fagócitos que ingerem e matam a célula.

RESPOSTAS

(1) **(E)**
(2) **(E)**
(3) **(A)**
(4) **(E)**
(5) **(A)**
(6) **(B)**
(7) **(D)**
(8) **(C)**

VER TAMBÉM

- Mais **questões para autoavaliação** sobre os temas discutidos neste capítulo são encontradas na seção de Imunologia da Parte XIII: Questões para autoavaliação, a partir da página 735. Consulte também a Parte XIV: Simulado de provas e concursos, a partir da página 753.

C A P Í T U L O

62

Complexo de histocompatibilidade principal e transplantes

CONTEÚDO DO CAPÍTULO

Introdução

Proteínas do MHC

   Proteínas do MHC de classe I

   Proteínas do MHC de classe II

Importância biológica do MHC

Transplantes

   Rejeição de aloenxertos de órgãos sólidos

   Transplantes de células-tronco hematopoiéticas

Reação do enxerto *versus* hospedeiro

Tipagem de HLA no laboratório

O feto é um aloenxerto não rejeitado

Efeito da imunossupressão na rejeição de enxertos

Teste seu conhecimento

Ver também

INTRODUÇÃO

O sucesso dos transplantes de tecidos e órgãos depende das proteínas do **complexo de histocompatibilidade principal** (MHC, *major histocompatibility complex*) do doador e do receptor que apresentam antígenos às células T. As proteínas MHC são aloantígenos (i.e., elas diferem entre membros de uma mesma espécie). Em seres humanos, essas proteínas são codificadas pelos genes do **antígeno leucocitário humano (HLA,** *human leukocyte antigen*), agrupados no cromossomo 6. (Observe que usaremos os termos MHC e HLA de forma alternada.) Três desses genes (HLA-A, HLA-B e HLA-C) codificam para as proteínas do MHC de classe I. Vários *loci* HLA-D determinam as proteínas do MHC de classe II (i.e., DP, DQ e DR) (Fig. 62-1). As características das proteínas de classes I e II são comparadas na Tabela 62-1. Se as proteínas do HLA das células do doador diferirem das proteínas presentes nas células do receptor, o resultado é uma reação imune que ocorrerá no receptor.

Cada pessoa possui dois **haplótipos** (i.e., dois grupos desses genes: um no cromossomo 6 de origem paterna e outro no cromossomo homólogo de origem materna). Esses genes são diversificados (**polimórficos**) (i.e., há muitos alelos dos genes de classes I e II). Por exemplo, desde 2017, já foram identificados pelo menos 3.900 alelos HLA-A, 4.800 alelos HLA-B, 3.500 alelos HLA-C e mais de 4.600 alelos HLA-D e mais estão sendo descobertos. No entanto, um indivíduo herda apenas um único alelo em cada *locus* de cada progenitor e, portanto, pode produzir não mais do que duas proteínas de classe I e II a partir de cada *locus* gênico. A expressão desses genes é **codominante** (i.e., *tanto* as proteínas codificadas pelo gene paterno *quanto* pelo gene materno são produzidas).

As proteínas do MHC de classe I consistem em um polipeptídeo codificado pelo HLA, de modo que cada indivíduo pode apresentar três polipeptídeos codificados por genes paternos e três codificados por genes maternos de um total de seis. No entanto, as proteínas do MHC de classe II consistem em dois polipeptídeos codificados pelo HLA, de modo que cada indivíduo pode apresentar mais de seis, uma vez que os peptídeos podem se misturar e se combinar.

Além dos antígenos principais, codificados pelos genes do HLA, existe um número desconhecido de antígenos menores codificados em outros locais além do *locus* do HLA. Esses antígenos **menores** incluem várias proteínas normais do corpo que apresentam uma ou mais diferenças na sequência de aminoácidos entre pessoas diferentes (i.e., eles são "variantes alélicos"). Como essas proteínas possuem diferenças de aminoácidos, elas são potencialmente imunogênicas quando introduzidas como parte do tecido do enxerto do doador. Antígenos menores podem induzir uma resposta imunológica fraca, resultando em rejeição lenta de um enxerto ou o efeito cumulativo de vários antígenos menores pode levar a uma rejeição mais rápida. É difícil de se prever a rejeição com base em antígenos menores e, portanto, doadores e receptores não são rotineiramente testados para estes antígenos de histocompatibilidade específicos. Em vista dessas diferenças nos antígenos menores, todos os receptores recebem rotineiramente medicamentos imunossupressores, mesmo que seus *loci* do complexo *principal* de histocompatibilidade sejam bem compatíveis.

Localizado entre os *loci* gênicos de classe I e classe II existe um terceiro *locus* (ver Fig. 62-1), às vezes chamado de classe III. Esse *locus* contém vários genes imunologicamente importantes que codificam duas citocinas (fator de necrose tumoral e linfotoxina) e dois componentes do complemento (C2 e C4), mas esse *locus* não apresenta nenhum gene que codifique antígenos de histocompatibilidade.

PROTEÍNAS DO MHC

Proteínas do MHC de classe I

São glicoproteínas encontradas na **superfície de praticamente todas as células nucleadas**. A proteína completa da classe I é composta por uma cadeia pesada com peso molecular de 45.000, ligada não covalentemente a uma β_2-microglobulina. A **cadeia pesada é altamente**

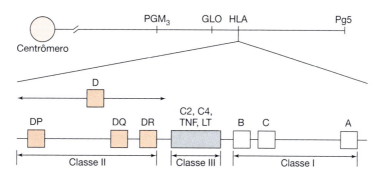

FIGURA 62-1 Complexo gênico para os antígenos leucocitários humanos (HLAs). A, B, e C são *loci* associados ao MHC de classe I. DP, DQ, e DR são *loci* associados ao MHC de classe II. C2 e C4 são *loci* do complemento. LT, linfotoxina; TNF, fator de necrose tumoral. PGM$_3$, GLO e Pg5 são genes adjacentes não relacionados. (Reproduzida, com permissão, de Stites DP, Terr A, Parslow T, eds. *Basic & Clinical Immunology*. 9th ed. Publicada originalmente por Appleton & Lange. Copyright, 1997 McGraw-Hill.)

polimórfica e é semelhante a uma molécula de imunoglobulina; possui regiões *hipervariáveis* em sua porção N-terminal que apresenta os peptídeos curtos às células T. O **polimorfismo** dessas moléculas é importante para o **reconhecimento do que é próprio e do que é não próprio**. Em outras palavras, se essas moléculas fossem mais similares, a habilidade de aceitar enxertos seria melhorada de forma correspondente. A cadeia pesada também contém uma região constante onde a proteína CD8 da célula T citotóxica se liga.

Proteínas do MHC de classe II

Estas são glicoproteínas encontradas apenas na superfície de **células apresentadoras de antígenos (APCs,** *antigen-presenting cells*) **profissionais**, como células dendríticas, macrófagos e células B (ver Cap. 60). São glicoproteínas **altamente polimórficas** compostas de duas cadeias, chamadas alfa e beta, que são ligadas de forma não covalente. Como as proteínas de classe I, as proteínas de classe II possuem regiões hipervariáveis que apresentam os peptídeos curtos para as células T e são responsáveis por grande parte do polimorfismo. Ao contrário das proteínas de classe I, que possuem apenas uma cadeia codificada pelo *locus* do MHC (junto com a β$_2$-microglobulina, codificada no cromossomo 15), *ambas* as cadeias alfa e beta das proteínas de classe II são codificadas pelo *locus* do MHC. Os dois peptídeos também apresentam regiões constantes onde as proteínas CD4 das células T auxiliares se ligam.

IMPORTÂNCIA BIOLÓGICA DO MHC

A capacidade das células T de reconhecer antígenos é dependente da associação entre o antígeno e as proteínas de classe I ou classe II (ver Cap. 60). Por exemplo, as células T CD8-positivas citotóxicas apenas respondem a antígenos em *associação com proteínas do MHC de classe I*. Assim, uma célula T citotóxica ativada direcionada à eliminação de uma célula infectada por um vírus *não* conseguirá matar outra célula infectada pelo mesmo vírus se esta também não expressar as proteínas de classe I apropriadas. (Isso foi determinado combinando-se as células T citotóxicas de um indivíduo "A", portador de um conjunto de proteínas de MHC de classe I, com células infectadas por vírus portando um conjunto de proteínas de MHC de classe I de um indivíduo "B". Devido à incompatibilidade do MHC de classe I, não foi observada a morte das células "B" infectadas pelo vírus.) Essa condição peptídeo-MHC é válida também para a célula T CD4-positiva de um indivíduo em relação às proteínas de classe II desse mesmo indivíduo. A premissa de que o reconhecimento antigênico deva ocorrer em associação com uma proteína do MHC "própria" é chamada de **restrição de MHC** e é resultado de uma **seleção tímica positiva** (ver Cap. 59).

Os genes e as proteínas do MHC também são importantes em dois outros contextos médicos. No primeiro deles, muitas doenças autoimunes acometem pessoas que carreiam certos genes do MHC (ver Cap. 66) e, no segundo, o sucesso do transplante de órgãos é, em grande parte, determinado pela compatibilidade de genes do MHC entre doador e receptor (ver a seguir).

TRANSPLANTES

A probabilidade de um órgão transplantado, ou *enxerto*, ser aceito pelo sistema imune de um receptor depende da semelhança

TABELA 62-1 Comparação entre as proteínas do MHC de classe I e de classe II

Característica	Proteínas do MHC de classe I	Proteínas do MHC de classe II
Apresentam antígenos para células CD4-positivas	Não	Sim
Apresentam antígenos para células CD8-positivas	Sim	Não
Encontradas na superfície de todas as células nucleadas	Sim	Não
Encontradas na superfície de células apresentadoras de antígenos "profissionais", como células dendríticas, macrófagos e células B	Sim[1]	Sim
Codificadas por genes no *locus* do HLA	Sim	Sim
Expressão codominante dos genes	Sim	Sim
Múltiplos alelos em cada *locus* gênico	Sim	Sim
Compostas por dois peptídeos codificados no *locus* do HLA	Não	Sim
Compostas por um peptídeo codificado no *locus* do HLA e uma β$_2$-microglobulina	Sim	Não

[1]Observa-se que as proteínas do MHC de classe I são encontradas na superfície de todas as células nucleadas, inclusive nas que também apresentam proteínas do MHC de classe II em sua superfície. Hemácias maduras são células anucleadas; portanto, elas *não* sintetizam proteínas do MHC de classe I.
HLA, antígeno leucocitário humano; MHC, complexo de histocompatibilidade principal.

532 **PARTE VII** • Imunologia

genética entre o receptor e o doador. Um **autoenxerto** (transferência do próprio tecido de um indivíduo para outro local do corpo) é sempre aceito permanentemente (ou seja, o transplante sempre "pega"). Um **enxerto singênico** é a transferência de tecidos entre indivíduos geneticamente idênticos (i.e., entre gêmeos idênticos) e quase sempre "pega" permanentemente. Por outro lado, um **xenoenxerto**, uma transferência de tecido entre espécies diferentes, apresenta menor probabilidade de ser bem-sucedido, exceto em determinadas circunstâncias incomuns.

Um **aloenxerto** é o enxerto entre membros de uma mesma espécie que sejam geneticamente diferentes (p. ex., de pessoa para pessoa). Os aloenxertos são, em geral, rejeitados, a não ser que fármacos imunossupressores sejam administrados ao organismo receptor. A gravidade e rapidez da rejeição variam, dependendo da quantidade de diferenças entre doador e receptor nos *loci* do MHC.

Rejeição de aloenxertos de órgãos sólidos

Mesmo com uma perfeita correspondência do HLA, a presença de antígenos menores torna necessária a indução de uma imunossupressão após um transplante para se evitar a **rejeição do aloenxerto**. À medida que a incompatibilidade do HLA aumenta, mais imunossupressão é necessária. Em uma **rejeição aguda do aloenxerto**, a vascularização do enxerto é inicialmente normal, mas no período de 11 a 14 dias há uma redução marcante na circulação sanguínea, assim como a ocorrência de um infiltrado de células mononucleares e, por fim, necrose do tecido. Esse processo também é denominado reação **primária**. Uma **reação mediada por células T é a principal causa de rejeição aguda** de muitos tipos de tecidos, mas os anticorpos contribuem para a rejeição de certos transplantes. Em modelos animais experimentais, a rejeição da maioria dos enxertos pode ser transferida por células, não por soro. Além disso, animais deficientes em células T não rejeitam enxertos, mas animais deficientes em células B sim.

Se um segundo aloenxerto proveniente do mesmo doador for aplicado em um receptor sensibilizado, este é rejeitado em 5 a 6 dias. Essa reação **acelerada** é causada principalmente por células T citotóxicas pré-sensibilizadas.

Um enxerto que sobrevive a uma reação aguda de aloenxerto pode, no entanto, sofrer **rejeição crônica**. Isso ocasiona uma perda gradual da função do enxerto e pode ocorrer de meses a anos após o transplante. Os principais achados patológicos em enxertos que sofrem rejeição crônica incluem a aterosclerose do endotélio vascular. O estímulo imunológico que causa a rejeição crônica é complexo e multifatorial e pode ocorrer mesmo em pares doador-receptor HLA-compatíveis devido à presença de antígenos *menores* de histocompatibilidade. Os efeitos adversos do uso prolongado de fármacos imunossupressores também podem desempenhar um papel importante na rejeição crônica. A rejeição crônica geralmente não responde ao tratamento e apresenta um prognóstico ruim.

Além dos processos de rejeição aguda e crônica, um terceiro processo, denominado **rejeição hiperaguda**, pode ocorrer. A rejeição hiperaguda geralmente ocorre poucos minutos após um enxerto de transplante de órgão sólido e acontece em detrimento da reação de anticorpos anti-ABO **pré-formados** no receptor com antígenos ABO na superfície do endotélio do enxerto. A rejeição hiperaguda é, com frequência, chamada de reação ao "enxerto branco", uma vez que o enxerto se torna branco como resultado da perda do fluxo sanguíneo causada pelo espasmo e pela oclusão dos vasos que irrigam o tecido. Devido a essa grave reação de rejeição, os grupos sanguíneos ABO dos doadores e dos receptores devem ser compatíveis, e testes de compatibilidade cruzada (ver adiante) precisam ser realizados. Os testes laboratoriais usados para a determinação do grupo sanguíneo ABO são descritos no Capítulo 64.

Dependendo do tipo de enxerto e do tipo de rejeição, a *incompatibilidade* dos alelos HLA-A, HLA-B e HLA-DR na rejeição de transplantes de órgãos sólidos é a mais preditiva. Os aloantígenos doadores codificados por esses alelos levam à ativação de células T auxiliares e T citotóxicas antígeno-específicas no receptor. A robustez da resposta a proteínas estranhas do MHC pode ser explicada pelo fato de que existem duas vias imunológicas pelas quais a resposta imune do receptor é estimulada (Fig. 62-2).

Essas vias são resumidas a seguir e são diferenciadas pela origem da *APC sensibilizada*, se é derivada do doador ou do receptor:

(1) Na **via direta** de reconhecimento do aloenxerto, precisa existir uma incompatibilidade de HLA doador-receptor. Nessa via, as APCs do *doador* contidas no órgão enxertado migram para um tecido linfoide secundário próximo e apresentam peptídeos em associação com proteínas do MHC de classe I e classe II. A mera presença da proteína HLA do doador que está *apresentando* o peptídeo é suficiente para fazer o complexo peptídeo-MHC **parecer ser não próprio** para as células T do receptor, *independentemente do peptídeo*. Ao contrário da ativação convencional de células T por peptídeos cognatos associados ao MHC (ver Cap. 60), o reconhecimento "direto" dessas proteínas HLA que são não próprias desencadeia um **um percentual superior de ativação policlonal de clones de células T do receptor**, segundo algumas estimativas sendo de até 10 % delas. Isso provavelmente é observado porque a diversidade de peptídeos associados a proteínas do MHC do doador pode desencadear a ativação de uma matriz similarmente diversa de clones de células T.

Se as proteínas HLA não próprias são da classe I, elas **ativarão as células T CD8-positivas** para que estas se tornem linfócitos T citotóxicos (LTCs), que, por sua vez, se infiltrarão no enxerto e matarão as células deste, já que estas expressam as mesmas proteínas de classe I. O reconhecimento "direto" de proteínas HLA de classe II também pode desencadear a **ativação de células T CD4-positivas do receptor**, o que leva à liberação de citocinas que estimulam a ativação de células T CD8-positivas, conforme descrito no Capítulo 60.

(2) Na **via indireta** de reconhecimento do aloenxerto, as APCs do *receptor* apresentam as proteínas do doador. As proteínas do doador que são eliminadas pelas células danificadas do enxerto são capturadas pelas células dendríticas do receptor, processadas e apresentadas às células T como proteínas estranhas em um linfonodo drenante. (Em caso de incompatibilidade de HLA, as proteínas HLA do doador são frequentemente os antígenos responsáveis pelo desenvolvimento dessa via, uma vez que as proteínas HLA são altamente polimórficas e imunogênicas. Contudo, mesmo sem a incompatibilidade de HLA, existem antígenos menores que podem desencadear a via indireta de rejeição.). Isso resulta na ativação de células T CD4 positivas auxiliares (ver Cap. 60). As células T auxiliares recentemente ativadas podem (a) migrar de volta para o enxerto e **ativar macrófagos** (células Th-1) e (b) **recrutar neutrófilos** (células Th-17) ou (c) migrar para o folículo de células B e **induzir a produção de anticorpos** contra as células do enxerto). Observe que se o doador e o receptor não apresentarem *loci* HLA de classe I correspondentes, a via indireta *não poderá* envolver células T citotóxicas. As células T citotóxicas do receptor ativadas pela via indireta só poderão reconhecer os peptídeos apresentados pelas proteínas HLA "próprias", enquanto as que estão no enxerto são consideradas "não próprias".

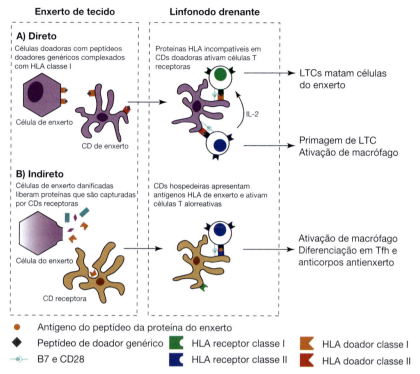

FIGURA 62-2 As vias direta e indireta da rejeição de órgãos sólidos. **A: Via direta**. Na **via direta**, as células dendríticas (CDs) doadoras migram do enxerto para o linfonodo drenante e interagem com as células **T auxiliares** CD4-positivas (células Th, azul) e as células T CD8-positivas **citotóxicas** (LTCs, verdes). Devido à incompatibilidade do antígeno leucocitário humano (HLA) (verde ≠ laranja e vermelho ≠ azul), o peptídeo genérico apresentado pela CD é irrelevante! As células Th auxiliam na ativação dos LTCs (ver Cap. 60) que penetram no enxerto e matam as células doadoras que expressam a proteína HLA de classe I incompatível (laranja). As células Th também migram para o enxerto e interagem com proteínas HLA de classe II incompatíveis (vermelhas), liberando citocinas que ativam macrófagos e acentuam a inflamação. **B: Via Indireta**. Na **via indireta**, as CDs *receptoras* capturam as proteínas liberadas pelas células do enxerto danificadas. (Pode ser qualquer mecanismo de dano, incluindo o causado pela rejeição direta descrito acima.) As CDs processam os antígenos em peptídeos e os transportam para o linfonodo drenante, onde interagem com as células Th receptoras (azul). As células Th podem se diferenciar em células T auxiliares foliculares (Tfh, de *follicular helper*) que ativam as células B para a produção de anticorpos (ver Cap. 61) ou podem migrar para o enxerto ativando os macrófagos do receptor acentuando a inflamação. (Em caso de incompatibilidade de HLA, os LTCs poderão ser ativados, mas não serão capazes de matar as células doadoras.) Observe que ambas as vias requerem sinais coestimulatórios, como B7, interagindo com CD28 e, portanto, só podem se desenvolver em condições inflamatórias.

Comparada com a *via direta*, a *via indireta* é mais demorada, uma vez que as células dendríticas do receptor precisam penetrar no enxerto, capturar as proteínas HLA e migrar para o linfonodo drenante para ativar a resposta imune adaptativa. Além disso, com o passar do tempo, as APCs do enxerto doador são gradualmente substituídas pelas APCs do receptor, e o risco de *reconhecimento direto* ser um mecanismo de rejeição diminui. Portanto, enquanto as vias *direta* e *indireta* podem contribuir para a **rejeição aguda**, a via *indireta* é a principal responsável pela **rejeição crônica**.

Em todos os cenários de rejeição, a ativação das células T *deve* ser acompanhada por estímulos inflamatórios, como padrões moleculares associados a patógenos (PAMPs, de *pathogen-associated molecular patterns*) e padrões moleculares associados a lesões (DAMPs, de *damage-associated molecular patterns*). Estes são necessários para a indução de sinais coestimulatórios, como as moléculas B7, nas APCs, a fim de ativar completamente as células T (ver Cap. 60). Isso é clinicamente relevante já que limitar a inflamação e os danos teciduais no momento do transplante também limita significativamente a probabilidade de rejeição do enxerto e melhora os resultados. Isso explica por que os cirurgiões de transplante preferem transplantar órgãos de doadores vivos sempre que possível.

Transplantes de células-tronco hematopoiéticas

As doenças tumorais do sistema hematológico, particularmente a leucemia, são frequentemente tratadas com um **transplante de células-tronco hematopoiéticas**. O princípio dessa abordagem é a utilização de uma quimioterapia agressiva para a eliminação de todas as células hematopoiéticas do paciente, que incluem a maioria das células malignizadas, seguida da substituição por células-tronco saudáveis que podem repopular o sistema hematopoiético (ver Fig. 58-1). No passado, esses transplantes eram chamados de "transplantes de medula óssea" pois as células-tronco eram isoladas de *aspirados de medula óssea*, mas atualmente as células-tronco também podem ser derivadas da *leucoferese do sangue periférico* ou de uma amostra de *sangue de cordão umbilical*.

534 **PARTE VII** • Imunologia

Ao contrário da maioria dos transplantes de órgãos sólidos, as células-tronco hematopoiéticas transplantadas podem ser *autólogas* (do próprio conjunto de células-tronco do paciente) ou *alogênicas* (de um doador). Os transplantes de células autólogas são mais seguros e dispensam a necessidade de se encontrar um doador compatível, portanto, pode-se acreditar que essa seria a abordagem preferencial em todos os casos. No entanto, a principal vantagem do uso de células alogênicas é que, uma vez que essas células são enxertadas, as células T de fato *atacam as células malignizadas sobreviventes*. Esta **reação do enxerto *versus* tumor** pode ocorrer com células-tronco HLA-compatíveis ou não, devido aos antígenos menores serem reconhecidos pelas células do doador. Sem esse efeito, os transplantes autólogos apresentam maiores taxas de recidiva.

Reação do enxerto *versus* hospedeiro

Como descrito anteriormente, uma das principais vantagens dos transplantes alogênicos de células-tronco é que as células transplantadas *atacam as células malignizadas*, mesmo em pares de doador-receptor com boa correspondência. Um efeito adverso nocivo nesses tipos de transplantes é que as células transplantadas podem subsequentemente *atacar as células hospedeiras*. Essa **reação do enxerto *versus* hospedeiro (EVH)** se desenvolve em cerca de dois terços dos receptores.

Essa reação ocorre porque células T competentes enxertadas proliferam no hospedeiro irradiado, imunocomprometido, e rejeitam as células do hospedeiro com proteínas "estranhas", o que resulta em grave disfunção do órgão. As células T citotóxicas do *doador* desempenham um papel crucial na destruição das células *enxertadas*. Essas reações ocorrem principalmente em "tecidos de barreira", como a pele e o sistema gastrintestinal, causando erupções cutâneas graves, úlceras orais, diarreia e hepatite. Muitas reações do EVH culminam em infecções generalizadas e morte.

Existem três pré-requisitos para que uma reação do EVH ocorra: (1) o enxerto deve conter células T imunocompetentes, (2) o receptor precisa estar imunocomprometido, e (3) o receptor deve expressar antígenos (p. ex., proteínas do MHC) estranhos ao doador (i.e., as células T do doador reconhecem as células do receptor como estranhas). Observe que, assim como o efeito do enxerto *versus* tumor, mesmo quando doador e receptor possuem proteínas MHC de classe I e classe II idênticas, uma reação EVH pode se desenvolver devido a diferenças nos antígenos menores. O risco de reações EVH pode ser reduzido através da depleção do conjunto de células T do doador antes do transplante, mas isso também reduz o efeito enxerto *versus* tumor e, portanto, aumenta as taxas de recidiva.

Quando ocorre, a EVH é tratada com agentes imunossupressores (ver adiante). Embora esses fármacos suprimam a reação do aloenxerto, a maioria dos pacientes deve tomar por toda a vida. A imunossupressão aumenta o risco de recidiva da doença (limitando o efeito enxerto *versus* tumor) e também aumenta o risco de desenvolvimento de outras doenças tumorais, bem como, infecções oportunistas.

Tipagem de HLA no laboratório

Previamente a um transplante, testes laboratoriais, denominados **tipagem de HLA** ou **tipagem de tecido**, são realizados para determinar a maior compatibilidade de MHC possível entre o doador e o receptor. Os alelos mais importantes de serem analisados são HLA-A, HLA-B, HLA-C, HLA-DR e HLA-DQ, e um par doador-receptor no qual todos os 10 alelos maternos e paternos desses cinco genes são correspondentes é chamado de "combinação 10/10". No passado, eram utilizados ensaios sorológicos para se determinar as proteínas do MHC de classe 1 e classe II do doador e receptor. No entanto, os ensaios sorológicos atualmente foram amplamente substituídos pelo **sequenciamento de DNA** usando a reação em cadeia da polimerase (PCR, de *polymerase chain reaction*). O sequenciamento de DNA determina os diferentes alelos carreados pelos doadores e receptores com grande precisão até o nível molecular.

Além dos testes utilizados para a combinação entre doador e receptor, anticorpos citotóxicos pré-formados no soro do receptor e que reagem contra o enxerto podem ser detectados por meio da observação da lise de linfócitos do doador quando estes são colocados em contato com o soro do receptor, adicionado de complemento. Esse teste é chamado de **combinação cruzad**a e é realizado para prevenir a ocorrência de rejeição hiperaguda. Nos transplantes de órgãos sólidos, o doador e o receptor também são analisados em relação à compatibilidade de seus grupos sanguíneos ABO. Os testes laboratoriais usados para a determinação do grupo sanguíneo ABO são descritos no Capítulo 64.

Entre irmãos de uma única família, há 25% de chance de que ambos os haplótipos sejam comuns, 50% de chance de que um haplótipo seja comum e 25% de chance de que nenhum dos haplótipos seja comum. Por exemplo, se o pai possui o haplótipo AB, a mãe é CD e a criança receptora é AC, há 25% de chance de que o irmão seja AC (i.e., uma compatibilidade perfeita dos dois haplótipos), 50% de chance de que ele seja BC ou AD (i.e., compatibilidade de um haplótipo) e 25% de chance de que ele seja BD (i.e., ausência de compatibilidade de haplótipos).

O feto é um aloenxerto não rejeitado

Um feto possui genes do MHC herdados do pai que são estranhos à mãe. Ainda assim, a rejeição do feto como um aloenxerto não ocorre. Isso é verdadeiro, apesar de muitas gestações a partir da mesma combinação pai-mãe gerarem filhos com os mesmos haplótipos de MHC. A razão pela qual a mãe não rejeita o feto ainda não é conhecida. A mãe forma anticorpos contra as proteínas do MHC paternas; assim, não é correto afirmar que a mãe não é exposta aos antígenos fetais. Algumas explicações possíveis são: (1) a placenta não permite que as células T maternas sejam transferidas para o feto e (2) as células T na placenta apresentam uma inclinação em direção ao subconjunto T regulador que promove a tolerância aos antígenos fetais (ver Cap. 60).

EFEITO DA IMUNOSSUPRESSÃO NA REJEIÇÃO DE ENXERTOS

Para reduzir a rejeição de células transplantadas ou no tratamento da doença do enxerto *versus* hospedeiro, geralmente são necessárias medidas imunossupressoras (Tab. 62-2). Elas se enquadram nas categorias dos corticosteroides, inibidores da síntese de DNA (azatioprina, metotrexato, micofenolato), inibidores da calcineurina (ciclosporina e tacrolimo), inibidores do alvo da rapamicina em mamíferos (mTOR, de *mammalian target of rapamycin*) (sirolimo), bloqueio de sinalização (belatacepte, basiliximabe, etc.), e anticorpos que depletam as células (globulina antitimocitária).

CAPÍTULO 62 • Complexo de histocompatibilidade principal e transplantes **535**

TABELA 62-2 Terapias imunossupressoras utilizadas em transplantes

Categoria	Exemplo(s)	Mecanismo de ação
Corticosteroides	Prednisona Metilprednisolona	Ligação ao receptor glicocorticoide, causando muitas alterações na transcrição gênica. Supressão da produção de mediadores inflamatórios (incluindo leucotrienos e prostaglandinas) e citocinas (incluindo IL-1 e TNF). Indução de apoptose em células T e células B.
Inibidores da síntese de DNA	Azatioprina Metotrexato Micofenolato	Inibição da síntese de purinas ou o metabolismo das mesmas, impedindo a síntese de DNA, o que leva à apoptose dos linfócitos em rápida divisão. A azatioprina é convertida em 6-mercaptopurina. O metotrexato também pode afetar diretamente a função das células T e B através de seus efeitos em várias enzimas de sinalização.
Inibidores de calcineurina	Ciclosporina Tacrolimo	A ciclosporina se liga à ciclofilina; o tacrolimo se liga ao FKBP1A. A inibição da calcineurina bloqueia a desfosforilação cálcio-dependente (ativação) do NFAT, um fator de transcrição necessário para a **primeira fase** da ativação das células T. Reduz a síntese de IL-2 e seu receptor.
Inibidores de mTOR	Sirolimo/rapamicina Everolimo	Liga-se ao FKBP1A. Inibe o mTOR o qual está envolvido na **segunda fase** da ativação das células T. Bloqueia a transdução de sinal por IL-2 e a proliferação clonal.
Bloqueio de sinalização	Belatacepte Abatacepte	Estas são proteínas CTLA-4 fusionadas a uma região Fc de uma imunoglobulina. Elas agem como "mimetizadores" que se ligam a moléculas B7 nas APCs com alta afinidade, competindo com CD28 e impedindo-os de fornecer os sinais coestimulatórios às células T.
	Basiliximabe Daclizumabe	Anticorpos monoclonais de camundongos/humanos que se ligam e bloqueiam o receptor de IL-2 nas células T, inibindo a proliferação.
	Muromonabe (OKT3)	Anticorpo monoclonal de camundongo que se liga e bloqueia o CD3, inibindo a sinalização do receptor de células T.
Anticorpos que depletam as células	Globulina antitimocitária	Anticorpos policlonais de cavalo ou coelho preparados através da imunização de animais com células T humanas. Os anticorpos se ligam a múltiplos alvos (CD3, CD4, CD8, etc.) e causam lise celular mediada por complemento; a ligação também inibe a sinalização para as células T, suprimindo sua sobrevivência e ativação.

APC, célula apresentadora de antígenos, de *antigen-presenting cell*; IL, interleucina; CTLA, proteína associada a linfócitos T citotóxicos, de *cytotoxic T-cell associated protein*; mTOR, alvo da rapamicina em mamíferos, de *mammalian target of rapamycin*; NFAT, fator nuclear de células T ativadas, de *nuclear factor of activated T cells*; TNF, fator de necrose tumoral.

Os corticosteroides se ligam aos receptores glicocorticoides resultando em uma transcrição genética alterada em vários tipos de células. Nas células imunes, os esteroides atuam inibindo a síntese de leucotrienos, prostaglandinas e citocinas (p. ex., IL-2) e induzindo a apoptose de células T em rápida divisão. Os corticosteroides inibem a produção de citocinas, bloqueando fatores de transcrição, como o fator nuclear-κB e AP-1, o que impede que o mRNA dessas citocinas seja sintetizado. Os receptores glicocorticoides são encontrados em quase todas as células do corpo, levando a alterações generalizadas "fora do alvo – *off target*" na transcrição gênica. Portanto, a principal desvantagem dos corticosteroides que limita o seu uso crônico é que eles apresentam numerosos efeitos colaterais endócrinos, neuropsiquiátricos, metabólicos e cardiovasculares adversos.

A azatioprina (que é convertida em 6-mercaptopurina no organismo), o metotrexato e o micofenolato de mofetila inibem diferentes aspectos da síntese e metabolismo de nucleotídeos, interrompendo a síntese de DNA e bloqueando a proliferação de células T. O metotrexato também pode apresentar uma variedade de outros efeitos na sinalização celular através da inibição de enzimas sinalizadoras.

A ciclosporina previne a ativação de células T por meio da inibição da síntese de interleucina (IL) 2 e do receptor de IL-2. Isso é possível através da **inibição da calcineurina** – uma enzima fosfatase que é ativada pelo fluxo de cálcio após a ligação do receptor de células T, o primeiro passo na cascata que leva à transcrição dos

genes que codificam IL-2 e o receptor de IL-2. O tacrolimo se liga a uma proteína diferente (FKBP1A), mas que possui um efeito semelhante na calcineurina. Assim, a ciclosporina e o tacrolimo inibem um dos primeiros passos da **primeira fase** de ativação das células T.

O sirolimo inibe a transdução de sinal através do **mTOR** que está envolvido principalmente na transdução de sinal a *jusante* da IL-2. Portanto, o sirolimo inibe etapas posteriores da **segunda fase** de ativação das células T, por uma via diferente da ciclosporina e do tacrolimo. Essas drogas são mais seletivas que os esteroides e, portanto, apresentam menor toxicidade.

Uma variedade de proteínas recombinantes, pequenas moléculas e anticorpos monoclonais pode ser usada em regimes imunossupressores, tanto para prevenir quanto para tratar episódios de rejeição. Belatacepte é uma proteína de fusão que consiste no antígeno 4 de linfócitos T citotóxicos (CTLA-4) fusionado ao fragmento Fc da IgG humana. CTLA-4 compete com CD28 pela ligação às proteínas B7, mas o faz com maior afinidade, bloqueando a coestimulação das células T e impedindo a rejeição do enxerto. Muromonabe (OKT3) foi o primeiro anticorpo monoclonal aprovado. É um anticorpo de camundongo contra CD3 que bloqueia a transdução de sinal através do receptor de células T. O basiliximabe é um anticorpo monoclonal quimérico que bloqueia o receptor da IL-2, impedindo a proliferação de células T.

A globulina antitimocitária (ATG, *antithymocyte globulin*) é um coquetel policlonal de anticorpos de cavalo (Atgam) ou coelho (timoglobulina) contra timócitos humanos. A ATG contém

536 PARTE VII • Imunologia

anticorpos contra muitos antígenos linfocitários (p. ex., CD3, CD4, CD8 e outros). Após a ligação aos seus alvos nas superfícies das células T, esses anticorpos levam à morte celular através da lise mediada por complemento (entre outros mecanismos potenciais). Como consequência, a ATG tem um efeito imunossupressor mais amplo do que os anticorpos monoclonais mais direcionados descritos no parágrafo anterior.

Infelizmente, a imunossupressão aumenta intensamente a suscetibilidade do receptor às doenças oportunistas e neoplasias. Por exemplo, alguns pacientes em tratamento para esclerose múltipla, utilizando o anticorpo monoclonal natalizumabe, desenvolvem leucoencefalopatia multifocal progressiva (ver Cap. 44 para uma descrição dessa doença). A incidência de câncer aumenta em até 100 vezes em receptores de transplante que foram imunossuprimidos por um longo período. Cânceres comuns nesses pacientes incluem o carcinoma espinocelular cutâneo, o adenocarcinoma do cólon e do pulmão e o linfoma.

TESTE SEU CONHECIMENTO

1. Em relação ao transplante de órgãos sólidos, qual das seguintes opções é a mais correta?

   (A) Um aloenxerto é um enxerto que transfere tecido ou órgão de um membro de uma espécie para um membro de outra espécie.

   (B) A mãe ou pai do paciente são normalmente os doadores mais adequados de um enxerto, uma vez que representam dois haplótipos compatíveis.

   (C) Os grupos sanguíneos ABO do doador e do receptor não precisam ser compatíveis, pois não apresentam papel relevante na rejeição ao aloenxerto.

   (D) Mesmo quando doador e receptor são compatíveis em relação aos *loci* do MHC de classes I e II, a rejeição pode ocorrer e o receptor precisa fazer uso de fármacos imunossupressores.

   (E) Se o mesmo doador é a fonte de tecidos de dois enxertos para um receptor e o segundo enxerto é aplicado 1 mês depois que o primeiro foi rejeitado, então o segundo enxerto não será rejeitado.

2. Em relação às proteínas do MHC e aos genes que as codificam, qual das seguintes opções é a mais correta?

   (A) Os genes que codificam proteínas do MHC de classe II são altamente polimórficos, ao passo que os genes que codificam proteínas do MHC de classe I não o são.

   (B) Os genes que codificam proteínas do MHC de classe I estão localizados em um cromossomo diferente dos genes que codificam proteínas do MHC de classe II.

   (C) Os genes são codominantes e cada indivíduo expressa genes do MHC de classe I e II herdados da mãe e do pai.

   (D) Proteínas do MHC de classe II são encontradas na superfície de todas as células, ao passo que proteínas do MHC de classe I são encontradas apenas na superfície de fagócitos.

3. Em relação à reação do enxerto *versus* hospedeiro, qual das seguintes opções é a mais correta?

   (A) Ocorre principalmente quando um rim é transplantado.

   (B) É causada principalmente por células T maduras presentes no enxerto.

   (C) Ocorre principalmente quando os grupos sanguíneos ABO são compatíveis.

   (D) Ocorre principalmente quando o doador é imunocomprometido.

   (E) Ocorre principalmente quando os haplótipos do doador e do receptor são idênticos.

4. Na tabela a seguir, estão listados transplantes entre vários indivíduos com diversos genótipos e o resultado dos transplantes. Os genótipos são designados A e B, para simplificar. Uma pessoa AA ou BB é homozigota, ao passo que uma pessoa AB é heterozigota. Em relação aos resultados X e Y, qual das seguintes opções é a mais correta?

Genótipo do doador	Genótipo do receptor	Resultado do transplante
AA	AA	Aceito
BB	BB	Aceito
AA	BB	Rejeitado
BB	AA	Rejeitado
AB	AA	X
AA	AB	Y

   (A) X é aceito, e Y é aceito.

   (B) X é aceito, e Y é rejeitado.

   (C) X é rejeitado, e Y é aceito.

   (D) X é rejeitado, e Y é rejeitado.

RESPOSTAS

(1) **(D)**

(2) **(C)**

(3) **(B)**

(4) **(C)**

VER TAMBÉM

- Mais **questões para autoavaliação** sobre os temas discutidos neste capítulo são encontradas na seção de Imunologia da Parte XIII: Questões para autoavaliação, a partir da página 735. Consulte também a Parte XIV: Simulado de provas e concursos, a partir da página 753.

CAPÍTULO

63

Complemento

CONTEÚDO DO CAPÍTULO

Introdução
Ativação do complemento
Regulação do sistema do complemento
Efeitos biológicos do complemento
 Opsonização
 Quimiotaxia

Anafilatoxina
Citólise
Aumento da produção de anticorpos
Aspectos clínicos do complemento
Teste seu conhecimento
Ver também

INTRODUÇÃO

O sistema do complemento consiste em aproximadamente 20 proteínas que estão presentes no soro normal de seres humanos e outros animais. O termo *complemento* refere-se à habilidade dessas proteínas em complementar (i.e., aumentar) os efeitos dos outros componentes do sistema imune (p. ex., os anticorpos). O complemento é um importante componente do sistema imune inato.

O complemento apresenta três efeitos principais: (1) a **lise** de células, como bactérias, aloenxertos e células tumorais; (2) a **geração de mediadores**, que participam da inflamação e atraem neutrófilos; e (3) a **opsonização** (i.e., intensificação da fagocitose). As proteínas do complemento são sintetizadas principalmente no fígado.

ATIVAÇÃO DO COMPLEMENTO

Diversos componentes do complemento são pró-enzimas, as quais precisam ser clivadas para formar enzimas ativas. A ativação do sistema do complemento pode ser iniciada por complexos antígeno-anticorpo e também por uma gama variada de moléculas não imunes (p. ex., endotoxina).

A ativação sequencial de componentes do complemento (Fig. 63-1) ocorre por meio de uma das três vias seguintes: a via *clássica*, a via da *lectina* e a via *alternativa* (ver posteriormente). Dessas, **as vias da lectina e a alternativa são mais importantes na primeira vez** em que um indivíduo é infectado por um microrganismo, pois os anticorpos necessários para ativar a via clássica não estão presentes. As vias da lectina e alternativa são, portanto, participantes do braço inato do sistema imune.

Todas as três vias levam à produção de **C3b, a molécula central** da cascata do complemento. A presença de C3b na superfície de um microrganismo o marca como estranho, tornando-o um alvo para destruição. O C3b tem três importantes funções: (1) ele combina-se com outros componentes do complemento para a geração de C5

convertase, a enzima que leva à produção do complexo de ataque à membrana; (2) opsoniza bactérias, uma vez que os fagócitos apresentam receptores para C3b em sua superfície; e (3) seus derivados se ligam a um receptor nas células B e fornecem o "sinal 2" para a ativação destas células de forma T-independente (ver Cap. 61).

(1) Na via **clássica**, as proteínas do complemento inicialmente tornam-se **fixadas (ligadas)** a um complexo antígeno-anticorpo (ver Fig. 63-1). Somente IgM e IgG podem fixar proteínas do complemento, uma vez que apenas as regiões Fc das cadeias pesadas γ e μ apresentam um sítio de ligação a C1. A fixação do complemento é um conjunto de proteínas ligadas, iniciando uma reação em cadeia de proteases.

Na via clássica, C1[1] se liga e é clivado para a formação de uma protease ativa que cliva C2 e C4 para a formação do complexo C4b, 2b. Esse último é a *C3 convertase*, que cliva a molécula de C3 em dois fragmentos, C3a e C3b. C3a é uma **anafilatoxina**, e será discutida posteriormente. C3b forma um complexo com C4b,2b, produzindo uma nova enzima, a *C5 convertase* (C4b,2b,3b), que cliva C5 formando C5a e C5b. C5a também é uma anafilatoxina e um fator quimiotático (ver adiante). C5b liga-se a C6 e C7, formando um complexo que interage com C8 e C9, produzindo o **complexo de ataque à membrana** (C5b,6,7,8,9).

Esse complexo proteico produz um poro em qualquer membrana celular que contenha o antígeno original que foi ligado pelo anticorpo. O poro provoca vazamento de água e eletrólitos, levando à citólise. Observe que, para cada proteína do complemento, o fragmento "b" se mantém na via principal, fixo ao alvo, enquanto o fragmento "a" é dividido e apresenta outras atividades.

---

[1] C1 é composto por três proteínas: C1q, C1r e C1s. C1q é um agregado de 18 polipeptídeos que se liga à porção Fc de IgM e IgG. É um composto multivalente, capaz de se ligar cruzadamente a diversas moléculas de imunoglobulina. Cálcio é necessário para a ativação de C1.

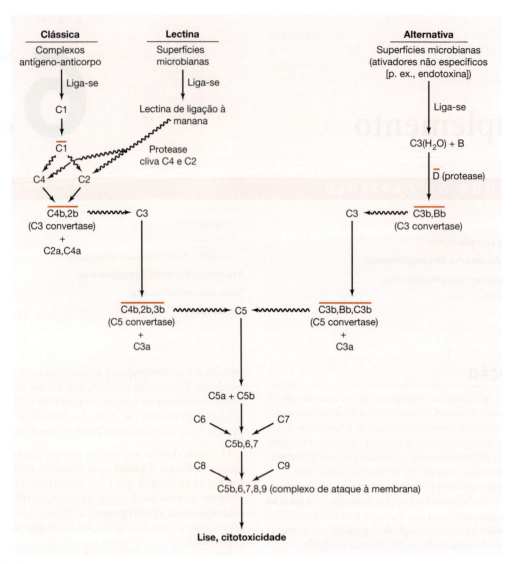

FIGURA 63-1 As vias clássica e alternativa do sistema complemento indicam a ocorrência de clivagem proteolítica da molécula na ponta da seta; uma linha sobre um complexo indica que ele é enzimaticamente ativo. Observa-se que todos os fragmentos pequenos estão marcados com "a" e todos os fragmentos grandes estão marcados com "b". Assim, a C3 convertase é apresentada como C4b,2b. Observa-se ainda que as proteases associadas à lectina de ligação à manose clivam tanto C4 quanto C2.

(2) Na via da **lectina**, a lectina de ligação à manana (MBL, *mannan-binding lectin*) (também conhecida como proteína de ligação à manose) liga-se à superfície de microrganismos contendo **manana** (um polímero do açúcar, a manose). Essa ligação ativa as proteases associadas à MBL que clivam os componentes C2 e C4 do complemento, convergindo com a via clássica (ver Fig. 63-1). Observa-se que esse processo desvia a etapa na qual os anticorpos são necessários e, dessa forma, pode proteger em etapas precoces da infecção, quando anticorpos ainda não estão disponíveis.

(3) Na via **alternativa**, muitas substâncias não relacionadas na superfície de células (p. ex., lipopolissacarídeos bacterianos [endotoxina], paredes celulares fúngicas e envelopes virais) podem iniciar o processo por meio da ligação a $C3(H_2O)$ e ao fator B. Esse complexo é clivado por uma protease, fator D, para produzir C3b,Bb. Ele age como uma C3 convertase para gerar mais C3b. Como a via da lectina, a via alternativa é independente de anticorpo e, portanto, é protetiva antes da formação do mesmo.

REGULAÇÃO DO SISTEMA DO COMPLEMENTO

A ativação irrestrita do complemento pode causar lesão tecidual grave e até anafilaxia sistêmica. O *primeiro passo regulatório* na via clássica está associado ao **anticorpo**. O local de ligação ao complemento na cadeia pesada de IgM e IgG não está disponível ao componente C1 do complemento se um antígeno não estiver ligado a esses anticorpos. Isso significa que o complemento não pode ser

CAPÍTULO 63 • Complemento

ativado por IgM e IgG, apesar de essas moléculas estarem presentes no sangue a qualquer momento. Entretanto, quando um antígeno se liga a seu anticorpo específico, uma mudança conformacional ocorre, o que permite a ligação do componente C1 e inicia a cascata.

Diversas proteínas presentes no soro regulam o sistema do complemento em outros estágios.

(1) O **inibidor de C1** é um importante regulador da via clássica. Ele atua como um limiar de ativação constante ao inativar a atividade de protease de C1. Isso significa que o início da via clássica pode prosseguir apenas se C1 suficiente for fixado a fim de sobrecarregar o inibidor. (Veja a seguir a discussão sobre a síndrome clínica associada à deficiência do inibidor de C1.)

(2) A regulação da via alternativa é mediada pela ligação do fator H ao C3b, e a clivagem desse complexo, pelo fator I, uma protease. Esse fenômeno reduz a quantidade de C5 convertase disponível. Assim como o inibidor de C1, os fatores H e I atuam como um limiar, necessitando que quantidades suficientes de C3b se liguem à membrana celular para que a via alternativa prossiga. A ligação do C3b às membranas celulares o protege da degradação pelos fatores H e I. Outro componente que intensifica a ativação da via alternativa é a properdina, que protege o C3b e estabiliza a C3 convertase.

(3) A proteção das células humanas contra a lise induzida pelo complexo de ataque às membranas é mediada pelo **fator de aceleração do decaimento** (DAF, *decay-accelerating factor*, CD55) – uma glicoproteína localizada na superfície das células humanas. DAF atua por meio de sua ligação a C3b e C4b, limitando a formação de C3 convertase e C5 convertase. Isso impede a formação do complexo de ataque à membrana.

EFEITOS BIOLÓGICOS DO COMPLEMENTO

Opsonização

Microrganismos, como bactérias e vírus, são fagocitados com maior eficiência na presença de C3b, uma vez que existem receptores para C3b na superfície de muitos fagócitos.

Quimiotaxia

C5a e o complexo C5,6,7 atraem neutrófilos. Essas células migram de forma especialmente intensa em direção a C5a. C5a também aumenta a aderência dos neutrófilos ao endotélio.

Anafilatoxina

C3a, C4a e C5a causam degranulação dos mastócitos e consequente liberação de mediadores (p. ex., histamina), levando ao aumento da permeabilidade vascular e à contração dos músculos lisos, sobretudo contração dos bronquíolos, o que causa broncospasmo. As anafilatoxinas podem também se ligar diretamente às células musculares lisas dos bronquíolos, gerando broncospasmo. C5a é a mais potente entre essas anafilatoxinas. A anafilaxia causada por esses componentes do complemento é menos comum do que a anafilaxia causada pela hipersensibilidade do tipo I (mediada por IgE) (ver Cap. 65).

Citólise

A inserção do complexo de ataque à membrana C5b, 6,7,8,9 na membrana celular produz um "poro" na mesma. Essa abertura na membrana resulta na morte (lise) de muitos tipos de células, incluindo hemácias, bactérias e células tumorais. **Bactérias Gram-negativas, especialmente espécies de *Neisseria*, são muito suscetíveis ao complexo de ataque à membrana**. A citólise não é um processo enzimático; na verdade, observa-se que a inserção do complexo resulta na perda da integridade da membrana e consequente entrada de água e eletrólitos na célula.

Aumento da produção de anticorpos

A ligação dos derivados de C3b aos seus receptores na superfície de células B ativadas (receptor do complemento 2 [CR2]) fornece o sinal 2, aumentando de maneira acentuada a produção de anticorpos em comparação com a produção observada em células B que são ativadas apenas pelo antígeno (ver Cap. 61). A importância clínica disso é que pacientes deficientes para C3b produzem significativamente menos anticorpos do que os que apresentam quantidades normais de C3b. A baixa concentração tanto de anticorpos quanto de C3b afeta as defesas do hospedeiro, resultando em infecções piogênicas múltiplas e graves.

ASPECTOS CLÍNICOS DO COMPLEMENTO

(1) **A deficiência herdada (ou adquirida) de alguns componentes do complemento, especialmente C5-C8, aumenta demasiadamente a suscetibilidade à bacteremia por *Neisseria*** e a outros microrganismos que são particularmente sensíveis à morte pelo complexo de ataque à membrana. **A deficiência de C3 leva à sinusite piogênica e a infecções do trato respiratório graves e recorrentes**.

(2) **A deficiência do inibidor de C1 esterase resulta em angioedema**. Quando a quantidade de inibidor é reduzida, o limiar de ativação da C1 esterase também é reduzido. (Na ausência desse inibidor, C1 continua a agir em C4, gerando C4a e componentes vasoativos adicionais subsequentes, como C3a e C5a.) Isso leva ao aumento da permeabilidade capilar e a edema em diversos órgãos. O edema de laringe pode ser fatal. A síndrome da deficiência do inibidor de C1 pode ocorrer como uma doença adquirida ou, raramente, como uma doença genética chamada de **angioedema hereditário**.

(3) A deficiência adquirida ou herdada do **DAF** na superfície das células resulta em um aumento da atividade do complexo de ataque à membrana e em um aumento da lise celular mediada pelo complemento, particularmente a lise de hemácias (i.e., hemólise). Clinicamente, manifesta-se como uma doença denominada **hemoglobinúria paroxística noturna**. Esta doença é caracterizada por episódios de urina de cor acastanhada (hemoglobinúria), o que reflete a hemólise, principalmente no início da manhã. A hemólise mediada pelo complemento ocorre especialmente à noite já que a baixa concentração de oxigênio (e baixo pH) no sangue durante o sono aumenta a suscetibilidade das hemácias à lise.

(4) Na **transfusão não compatível** (p. ex., quando sangue do tipo A é transfundido inadvertidamente a uma pessoa que possui

540 PARTE VII • Imunologia

sangue do tipo B), anticorpos contra o antígeno A no receptor se ligam ao antígeno A presente nas hemácias do doador, o complemento é ativado, e grandes quantidades de anafilatoxinas e complexos de ataque à membrana são gerados. As anafilatoxinas causam choque e os complexos de ataque à membrana causam hemólise.

(5) Os **imunocomplexos** formados por antígenos e anticorpos podem se ligar ao complemento e, portanto, os níveis do complemento são frequentemente baixos em doenças associadas a imunocomplexos (p. ex., glomerulonefrite aguda e lúpus eritematoso sistêmico). A ligação (fixação) do complemento atrai leucócitos polimorfonucleares, os quais liberam enzimas que danificam os tecidos.

(6) Pacientes com **doença hepática grave** (p. ex., cirrose alcoólica ou hepatite B crônica), os quais apresentam perda significativa da função hepática e, portanto, não podem sintetizar proteínas do complemento em quantidades suficientes, têm predisposição a infecções causadas por bactérias piogênicas.

TESTE SEU CONHECIMENTO

1. Em relação às vias do complemento, qual das seguintes opções é a mais correta?

   (A) A C3 convertase protege células normais da lise pelo complemento.
   (B) C3a é um fator de aceleração do decaimento e provoca o rápido decaimento e morte da bactéria.
   (C) Comumente, bactérias Gram-positivas são mais suscetíveis à morte pela ação do complemento do que bactérias Gram-negativas.
   (D) O complexo de ataque à membrana é formado como resultado da ativação da via clássica, mas não da ativação da via alternativa.
   (E) Na primeira vez em que uma pessoa é exposta a um microrganismo, a via alternativa do complemento é mais provável de ser ativada do que a via clássica.

2. Qual dos seguintes componentes do complemento é a opsonina mais importante?

   (A) C1
   (B) C3a
   (C) C3b
   (D) C5a
   (E) C5b

3. Qual dos seguintes componentes do complemento é o mais potente atraente de neutrófilos ao local de infecção (i.e., agindo como uma quimiocina)?

   (A) C1
   (B) C2
   (C) C3b
   (D) C5a
   (E) Lectina de ligação à manana

4. Qual das seguintes opções é a mais importante função do complexo formado pelos componentes do complemento C5b,6,7,8,9?

   (A) Aumentar a produção de anticorpos.
   (B) Inibir a formação de imunocomplexos.
   (C) Opsonizar vírus.
   (D) Perfurar a membrana celular das bactérias.
   (E) Liberar histamina a partir de mastócitos.

5. A deficiência de qual dos seguintes componentes do complemento predispõe à bacteriemia causada por membros do gênero *Neisseria*?

   (A) C1
   (B) C3b
   (C) C5a
   (D) C5b
   (E) C5b,6,7,8,9

6. Sua paciente é uma mulher de 20 anos que apresenta inchaço nos braços e nas pernas e uma sensação de enchimento na garganta que dificulta sua respiração. Os inchaços não são avermelhados, quentes ou macios ao toque. Você suspeita de que ela possa ter angioedema causado por uma anormalidade do complemento. Das seguintes opções, qual é a explicação mais provável?

   (A) Ela apresenta muito pouco inibidor de C1.
   (B) Ela apresenta muito pouco C3b.
   (C) Ela apresenta muito pouco fator B.
   (D) Ela apresenta muito pouco C5a.
   (E) Ela apresenta muito pouco C9.

RESPOSTAS

(1) **(E)**
(2) **(C)**
(3) **(D)**
(4) **(D)**
(5) **(E)**
(6) **(A)**

VER TAMBÉM

- Mais **questões para autoavaliação** sobre os temas discutidos neste capítulo são encontradas na seção de Imunologia da Parte XIII: Questões para autoavaliação, a partir da página 735. Consulte também a Parte XIV: Simulado de provas e concursos, a partir da página 753.

CAPÍTULO

Reações antígeno-anticorpo no laboratório

64

CONTEÚDO DO CAPÍTULO

Introdução

Tipos de testes diagnósticos

Aglutinação

Precipitação (precipitina)

Radioimunoensaio

Ensaio imunoabsorvente ligado à enzima

Imunofluorescência (anticorpo fluorescente)

Fixação do complemento

Testes de neutralização

Imunocomplexos

Testes de hemaglutinação

Teste antiglobulina (de Coombs)

Western blot (*immunoblot*)

Citometria de fluxo e separação de células ativadas por fluorescência (*fluorescence-activated cell sorting*)

Reações antígeno-anticorpo envolvendo antígenos das hemácias

Grupos sanguíneos ABO e reações de transfusão

Rh sanguíneo e doença hemolítica do recém-nascido

Teste seu conhecimento

Ver também

INTRODUÇÃO

Reações de antígenos e anticorpos são altamente específicas. Um anticorpo reagirá apenas com o antígeno que o induziu ou com antígenos proximamente relacionados. Devido a essa grande especificidade, reações entre antígenos e anticorpos são apropriadas para identificar um por meio da utilização do outro. Essa é a base das reações sorológicas. Entretanto, reações cruzadas entre antígenos relacionados podem ocorrer, o que pode, eventualmente, limitar a utilidade dos testes.

Os resultados de muitos testes imunológicos são expressos na forma de **títulos**, que, por definição, é a maior *diluição* (ou, em outras palavras, a menor *concentração*) de uma amostra (p. ex., soro) que ainda é capaz de apresentar uma reação positiva diante de um determinado teste. Observa-se que o soro de um paciente que apresente um título de anticorpos de 1/64, por exemplo, contém mais anticorpos (i.e., um título maior) que um soro que tenha título de 1/4.

A Tabela 64-1 descreve a relevância médica dos testes sorológicos (com base em anticorpos). Os principais usos concentram-se

TABELA 64-1   Principais usos dos testes sorológicos (com base em anticorpos)

I. Diagnóstico de doenças infecciosas
- Quando o organismo não pode ser cultivado (p. ex., sífilis e hepatites A, B e C)
- Quando o organismo é muito perigoso para ser cultivado (p. ex., doenças causadas por riquétsias)
- Quando técnicas de cultivo não estão imediatamente disponíveis (p. ex., HIV, EBV)
- Quando o organismo leva tempo demais para crescer (p. ex., *Mycoplasma*)

    Um problema dessa abordagem é o fato de que o anticorpo leva algum tempo para ser produzido (p. ex., de 7 a 10 dias na resposta primária). Por essa razão, amostras de soro agudo e convalescente são obtidas e um aumento de quatro vezes ou mais no título do anticorpo é necessário para o diagnóstico ser realizado. Nesse momento, o paciente frequentemente encontra-se recuperado e o diagnóstico assume caráter retrospectivo. Se um teste para detecção de IgM no soro do paciente se encontra disponível, ele pode ser usado para obter o diagnóstico de uma doença em curso. Em determinadas doenças infecciosas, um título arbitrário de anticorpos IgG, de magnitude suficiente, é utilizado para fornecer o diagnóstico.

II. Diagnóstico de doenças autoimunes
- Anticorpos contra diversos componentes normais do corpo são utilizados (p. ex., anticorpos contra DNA no lúpus eritematoso sistêmico, anticorpos contra IgG humana [fator reumatoide] na artrite reumatoide)

III. Determinação do tipo sanguíneo e do tipo de HLA
- Anticorpos conhecidos são utilizados para determinar os tipos ABO e Rh
- Anticorpos conhecidos são utilizados para determinar proteínas do HLA de classes I e II antes de um transplante, embora o sequenciamento de DNA também seja utilizado

EBV, vírus Epstein-Barr; HIV, vírus da imunodeficiência humana; HLA, antígeno leucocitário humano.

no diagnóstico de doenças infecciosas, no diagnóstico de doenças autoimunes e na tipagem de sangue e de tecidos antes de um transplante.

Microrganismos e outras células possuem uma variedade de antígenos e, assim, produzem antissoro contendo muitos anticorpos diferentes (i.e., os antissoros são policlonais). Anticorpos monoclonais são excelentes na identificação de antígenos, uma vez que outros anticorpos possivelmente reativos estão ausentes (i.e., anticorpos monoclonais são altamente específicos). O Capítulo 61 discute a produção de anticorpos específicos, incluindo anticorpos monoclonais, para fins diagnósticos.

TIPOS DE TESTES DIAGNÓSTICOS

Muitos tipos de testes diagnósticos são realizados em laboratórios de imunologia. A maioria dos testes pode ser utilizada para determinar a presença de um antígeno ou de um anticorpo. Para isso, um dos componentes do teste, seja o antígeno ou o anticorpo, deve apresentar uma quantidade ou concentração conhecida, sendo a do outro desconhecida. Por exemplo, para um antígeno conhecido, como o vírus influenza, o teste pode ser utilizado para determinar se anticorpos contra o vírus estão presentes no soro do paciente. Alternativamente, de posse de um anticorpo conhecido, como um anticorpo contra o herpes-vírus simples, o teste pode determinar se antígenos virais estão presentes em células obtidas das lesões do paciente.

Aglutinação

Nesse teste, o antígeno é **particulado** (p. ex., bactérias e hemácias) ou está em partículas inertes (esferas de látex) cobertas com um antígeno. Por serem divalentes ou multivalentes, os anticorpos ligam de forma cruzada as partículas antigenicamente multivalentes, formando um aglomerado, e a geração de grumos (aglutinação) pode ser observada. Quando as hemácias são utilizadas como o antígeno particulado, a reação é chamada de hemaglutinação. Essa reação pode ser feita em pequenos tubos ou recipientes, ou em uma gota de sangue em uma lâmina. Um dos testes de hemoaglutinação mais utilizados é a determinação do grupo sanguíneo ABO de um indivíduo (Fig. 64-1; ver seção sobre grupos sanguíneos ao fim deste capítulo).

Precipitação (precipitina)

Nesse teste, o antígeno está **em solução**. O anticorpo liga, de forma cruzada, as moléculas do antígeno em proporções variadas, e um agregado (precipitado) forma-se. Na **zona de equivalência**, proporções ótimas de antígeno e anticorpos combinam-se; uma quantidade máxima de precipitado forma-se e o sobrenadante não contém excessos de anticorpos ou de antígenos (Fig. 64-2). Na **zona de excesso de anticorpos**, existe grande quantidade de anticorpo para que seja observada uma formação eficiente de agregados e a precipitação é menor do que a máxima.[1] Na **zona de excesso de antígeno**, todos os anticorpos combinam-se, mas a precipitação é

---

[1]O termo "prozona" refere-se à falha na formação do precipitado ou na floculação, pois há muito anticorpo presente. Por exemplo, um teste falso-negativo para sífilis (VDRL) ocorre ocasionalmente porque o título de anticorpos é muito alto. A diluição do anticorpo resulta em um teste positivo.

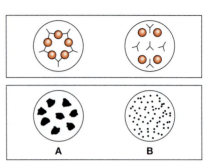

FIGURA 64-1 Teste de aglutinação para determinar o tipo sanguíneo ABO. Na lâmina, na parte inferior da figura, uma gota de sangue do paciente é misturada com anticorpos contra hemácias do tipo A (**à esquerda**) ou tipo B (**à direita**). A aglutinação (formação de grumos) ocorreu na gota à esquerda, contendo anticorpos contra o tipo A, mas não na gota contendo anticorpos contra o tipo B, indicando que o paciente é do grupo A (i.e., tem antígenos A em suas hemácias). A lâmina na parte superior da figura mostra que as hemácias (círculos) estão ligadas de forma cruzada pelos anticorpos (formas em Y) na gota à esquerda, mas não na gota à direita. Se a aglutinação também tivesse ocorrido no lado direito, isso indicaria que o paciente tem antígenos B e A, e seu tipo sanguíneo seria AB.

reduzida pois muitos complexos antígeno-anticorpo são pequenos demais para se precipitarem (ou seja, são "solúveis").

Testes de precipitação podem ser realizados em solução ou em um meio semissólido (ágar).

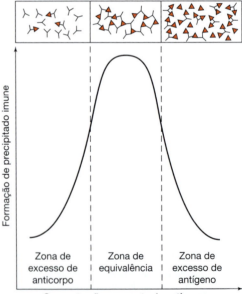

FIGURA 64-2 Curva de precipitina. Na presença de uma quantidade constante de anticorpos, a quantidade de precipitado imune formado é plotada em função de uma quantidade crescente de antígenos. Na parte superior da figura, está representada a ligação do antígeno (▲) ao anticorpo (Y) nas três zonas. Nas zonas de excesso de anticorpos e de excesso de antígenos não há formação de aglomerados e a precipitação não ocorre, ao passo que na zona de equivalência um aglomerado se forma e a precipitação é maximizada. (Reproduzida, com permissão, de Stites DP, Terr A, Parslow T, eds. *Basic & Clinical Immunology*. 9th ed. Publicada originalmente por Appleton & Lange. Copyright 1997, McGraw-Hill.)

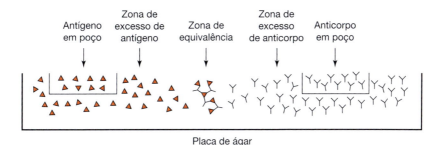

FIGURA 64-3 Difusão dupla em ágar. O antígeno é colocado em um poço à esquerda e o anticorpo é colocado em outro poço à direita. Antígeno e anticorpo difundem-se por meio do ágar e formam um precipitado na zona de equivalência. Próximo ao poço que contém antígenos está a zona de excesso de antígeno, e próximo ao poço que contém anticorpos está a zona de excesso de anticorpo. Nessas zonas, nenhum precipitado é formado.

Precipitação em solução

O conceito de precipitação em solução é utilizado clinicamente para medir a *quantidade* de imunoglobulinas (IgM, IgG, etc.) no plasma sanguíneo. O teste de laboratório utilizado para esse fim é chamado de *nefelometria*, no qual a quantidade de precipitado formado é medida por meio da densidade óptica do precipitado. No teste, um anticorpo específico para a porção Fc de IgM, IgG, IgA ou IgE é misturado ao soro do paciente e a densidade óptica mensurada. O valor obtido é comparado a uma curva-padrão, a qual apresenta a densidade óptica gerada por quantidades conhecidas de imunoglobulinas.

Precipitação em ágar

O teste é realizado por difusão simples ou dupla. Também pode ser realizado na presença de um campo elétrico.

Difusão simples – Na difusão simples, o anticorpo é incorporado ao ágar e o antígeno é adicionado a um poço. À medida que o antígeno se difunde pelo ágar, com o tempo, anéis de precipitação formam-se, dependendo da concentração do antígeno. Quanto maior a quantidade de antígenos, mais distante do poço o anel de precipitação será formado. Por meio da calibração do método, essa **imunodifusão radial** é utilizada na mensuração de IgG, IgM, componentes do complemento, e outras substâncias presentes no soro. (IgE não pode ser mensurada, uma vez que sua concentração é muito baixa.)

Difusão dupla – Na difusão dupla, o antígeno e o anticorpo são colocados em diferentes poços do ágar, podendo se difundir e formar gradientes de concentração. Nos locais onde proporções ótimas ocorrem (ver zona de equivalência, anteriormente), linhas de precipitado formam-se (Fig. 64-3). Esse método (Ouchterlony) é capaz de indicar se antígenos são idênticos, relacionados, mas não idênticos, ou não relacionados (Fig. 64-4).

Precipitação em ágar com campo elétrico

Imunoeletroforese – Uma amostra de soro é adicionada a um poço no ágar sobre uma lâmina de vidro (Fig. 64-5). Uma corrente elétrica é passada através do ágar, e as proteínas se movem no

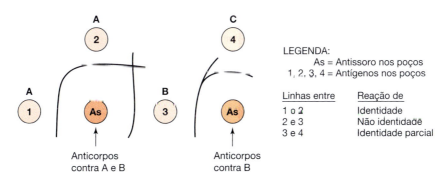

FIGURA 64-4 Reações de precipitação de difusão dupla (Ouchterlony). Nas reações de Ouchterlony, poços são escavados na placa de ágar e vários antígenos e antissoros são depositados nesses poços. Os antígenos e anticorpos difundem-se por meio do ágar em direção uns aos outros e uma linha de precipitação forma-se na zona de equivalência. Próximo ao poço contendo o antígeno, existe uma zona de excesso de antígeno, onde nenhum precipitado se forma; próximo ao poço contendo o anticorpo, existe uma zona de excesso de anticorpo, onde nenhum precipitado se forma. Os antígenos A e B não são relacionados (i.e., eles não possuem epítopos em comum). Os antígenos B e C são relacionados (i.e., eles possuem alguns epítopos em comum enquanto outros são diferentes). Por exemplo, lisozima de galinha (poço B) e lisozima de pato (poço C) apresentam epítopos em comum, uma vez que ambas são lisozimas. No entanto, também possuem epítopos únicos, uma vez que são originadas de espécies diferentes. A linha de identidade entre B e C é formada pela reação do anticorpo anti-B com os epítopos comuns aos antígenos B e C. O pico apontando em direção ao poço 4 é gerado pela reação de alguns anticorpos anti-B com os epítopos únicos do antígeno B no poço 3. Essas linhas de identidade parcial ocorrem porque o anticorpo contra B (lisozima de galinha) é policlonal e possui algumas imunoglobulinas que reagem com epítopos comuns às lisozimas de galinha e pato, ao passo que outras imunglobulinas reagem somente com os epítopos únicos da lisozima de galinha. (Reproduzida, com permissão, de Brooks GF et al. *Medical Microbiology.* 19th ed. Publicada originalmente por Appleton & Lange. Copyright 1991, McGraw-Hill.)

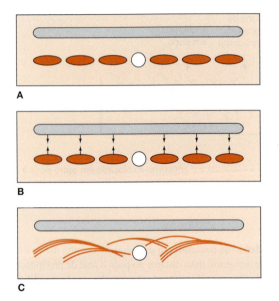

FIGURA 64-5 Imunoeletroforese. **A:** Soro humano colocado no poço central é separado eletroforeticamente, e as proteínas migram para diferentes regiões (elipses alaranjadas). Antissoro contra soro humano é, então, colocado na canaleta (áreas cinzentas). **B:** Proteínas séricas humanas e anticorpos difundem-se pelo ágar. **C:** Arcos de precipitados (linhas alaranjadas) formam-se no ágar. (Reproduzida, com permissão, de Stites DP, Terr A, Parslow T, eds. *Basic & Clinical Immunology*. 9th ed. Publicada originalmente por Appleton & Lange. Copyright 1997, McGraw-Hill.)

campo elétrico de acordo com sua carga e seu tamanho. Então, uma canaleta longitudinal é cortada no ágar e preenchida com anticorpos. À medida que antígenos e anticorpos se difundem em direção uns aos outros, eles formam uma série de arcos de precipitados. Isso permite que as proteínas séricas sejam caracterizadas em termos de sua presença, ausência ou algum padrão pouco comum (p. ex., proteína do mieloma humano).

Contraimunoeletroforese – Esse método baseia-se no movimento do antígeno em direção ao cátodo e do anticorpo em direção ao ânodo durante a passagem de corrente elétrica através do ágar. O encontro entre antígeno e anticorpo é enormemente acelerado por esse método, cujo resultado é visível em 30 a 60 minutos. A técnica pode ser utilizada para detecção de polissacarídeos de fungos e bactérias no líquido cerebrospinal.

Radioimunoensaio

O radioimunoensaio (RIE) é um método é utilizado para a quantificação de antígenos ou haptenos que podem ser radiativamente marcados. Ele se baseia na *competição* por anticorpo específico entre concentrações de materiais marcados (conhecidos) e não marcados (desconhecidos). Os complexos que se formam entre antígeno e anticorpo podem ser separados e a quantidade de radioatividade pode ser medida. Quanto maior a quantidade de antígeno não marcado na amostra, menor a medida de radioatividade no complexo. A concentração do antígeno ou hapteno desconhecidos (não marcados) é determinada pela comparação com padrões estabelecidos. O RIE é um método altamente sensível e é comumente utilizado para analisar hormônios ou fármacos no soro. O teste radioalergoabsorvente (RAST) é um RIE especializado utilizado para avaliar a quantidade de anticorpo IgE sérico que reage com um alérgeno (antígeno) conhecido.

Ensaio imunoabsorvente ligado à enzima

O ensaio imunoabsorvente ligado à enzima (Elisa) é um método pode ser usado para quantificação tanto de antígenos quanto de anticorpos em espécimes do paciente. Ele se baseia na ligação covalente de uma enzima a um antígeno ou anticorpo conhecidos, na reação do material ligado à enzima ao espécime proveniente do paciente, seguido pela pesquisa da ação enzimática por meio da adição do substrato para a enzima. O método é quase tão sensível quanto o RIE, com a vantagem de que não requer equipamento especial ou marcação radioativa (Fig. 64-6).

Para a medida de anticorpos, antígenos conhecidos são fixados em uma superfície (p. ex., no fundo de pequenos poços em uma placa de plástico), incubados com diluições de soro do paciente, lavados e, então, reincubados com anticorpos contra IgG humana marcados com uma enzima (p. ex., peroxidase do rabanete). A atividade enzimática é medida pela adição de um substrato para a enzima, estimando-se a reação colorimétrica em um espectrofotômetro. A quantidade de anticorpos ligados é proporcional à atividade

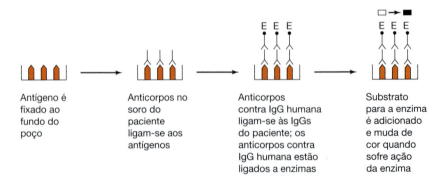

FIGURA 64-6 Ensaio imunoabsorvente ligado à enzima (Elisa). O termo "ligado à enzima" refere-se à ligação covalente (conjugação) de uma enzima a um anticorpo contra IgG humana. Se o paciente apresenta anticorpos contra um antígeno microbiano ou viral, esses anticorpos se ligarão aos antígenos microbianos ou virais. O anticorpo contra IgG humana conjugada com a enzima se ligará aos anticorpos do paciente. Então, quando o substrato for adicionado, este mudará de cor, indicando que o soro do paciente continha anticorpos.

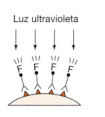
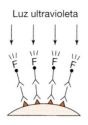
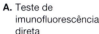

A. Teste de imunofluorescência direta

B. Teste de imunofluorescência indireta

FIGURA 64-7 Testes com anticorpos fluorescentes **A:** No teste de imunofluorescência direta, o corante fluorescente é conjugado diretamente ao anticorpo que interage com o antígeno (triângulos escuros) na superfície da célula. **B:** No teste de imunofluorescência indireta, o corante fluorescente é conjugado ao anticorpo contra IgG humana.

enzimática. O título de anticorpos no soro do paciente é fornecido pela maior diluição do soro que gera uma reação colorimétrica positiva.

Imunofluorescência (anticorpo fluorescente)

Marcadores fluorescentes (p. ex., fluoresceína e rodamina) podem ser ligados covalentemente a moléculas de anticorpos, sendo visualizados através da exposição da amostra à luz de um espectro de excitação adequado em um microscópio de fluorescência. Esses anticorpos "marcados" podem ser usados na identificação de antígenos (p. ex., na superfície de bactérias, como estreptococos e treponemas, em células provenientes de cortes histológicos, ou em outros espécimes) (Fig. 64-7). A reação de imunofluorescência é **direta** quando anticorpos marcados conhecidos se ligam diretamente aos antígenos desconhecidos, e **indireta** quando um processo em dois estágios é utilizado. Por exemplo, no ensaio *indireto*, um antígeno conhecido é fixado a uma lâmina, o soro do paciente (não marcado) é adicionado e a preparação é lavada; se o soro do paciente apresentar anticorpos contra o antígeno, estes permanecerão ligados na lâmina e poderão ser detectados por microscopia de fluorescência através da adição de um anticorpo anti-IgG humano fluorescente. O teste indireto geralmente é mais sensível do que a imunofluorescência direta, uma vez que uma quantidade maior de anticorpos marcados se adere por sítio antigênico, amplificando o sinal. Além disso, o anticorpo anti-IgG marcado torna-se um "reagente universal" (i.e., independente da natureza do antígeno utilizado, já que o anti-IgG é reativo a *todas* as IgGs humanas).

Fixação do complemento

O sistema do complemento consiste em 20 ou mais proteínas plasmáticas que interagem entre si e com as membranas celulares (ver Cap. 63). Cada componente proteico precisa ser ativado sequencialmente, em condições apropriadas, para que a reação progrida. Os complexos antígeno-anticorpo estão entre os ativadores (p. ex., na via clássica) e um teste de fixação do complemento pode ser utilizado para a identificação de um dos componentes, caso o outro seja conhecido.

A reação consiste nas seguintes três etapas (Fig. 64-8): (1) o soro do paciente é aquecido a 56°C por 30 minutos para a inativação de qualquer atividade do complemento. (2) O antígeno ou o anticorpo (o que apresentar a quantidade "conhecida" na reação) é misturado ao soro, que contém o componente "desconhecido". Por exemplo, para se determinar se o soro de um paciente contém anticorpos contra um determinado antígeno, uma quantidade conhecida desse antígeno é adicionada ao soro. Além disso, uma quantidade conhecida de complemento (geralmente de porquinho-da-índia) é adicionada

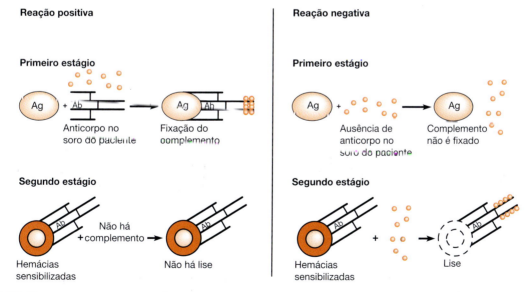

FIGURA 64-8 Fixação do complemento. **À esquerda:** Reação positiva (i.e., o soro do paciente contém anticorpos). Se um antígeno conhecido é misturado com o soro do paciente contendo anticorpo contra o antígeno, o complemento (círculos sólidos) será fixado. Como não sobra nenhum complemento após sua fixação, hemácias previamente sensibilizadas *não* são lisadas. **À direita:** Reação negativa. Se um antígeno conhecido é misturado ao soro de um paciente que *não* contém anticorpos contra aquele antígeno, o complemento (círculos sólidos) *não* é fixado. Assim, restará complemento livre que lisará hemácias sensibilizadas. Ab, anticorpo; Ag, antígeno.

nessa fase. Se houver compatibilidade entre antígeno e anticorpo, eles se combinarão e usarão (fixarão) todo o complemento. (3) Um sistema indicador, composto por hemácias sensibilizadas (i.e., hemácias mais anticorpos anti-hemácia), é adicionado por último.

Se o anticorpo corresponder ao antígeno na primeira etapa, o complemento é fixado e assim não se encontrará disponível para se ligar e lisar as hemácias sensibilizadas. As hemácias **não serão hemolisadas** (i.e., o teste é **positivo**), uma vez que o soro do paciente apresenta anticorpos para esse antígeno e todo o complemento é utilizado na primeira etapa. Se o anticorpo *não* corresponder ao antígeno na primeira etapa, o complemento permanecerá livre para se conectar às hemácias sensibilizadas e estas serão **lisadas** (i.e., o teste é **negativo**). O resultado é expresso como a maior diluição (menor concentração) de soro que fornece resultados positivos.

Testes de neutralização

Esses testes utilizam a habilidade dos anticorpos em bloquear o efeito de toxinas ou a infectividade de vírus. Podem ser realizados em cultura de células ou em animais hospedeiros. Por exemplo, a amostra de soro de um paciente é adicionada a uma cultura de células. Se as células morrerem, o que significa que há vírus presente, o líquido da cultura é coletado, dividido em subalíquotas e misturado a um painel de anticorpos específicos para diferentes vírus antes da inoculação em uma nova cultura celular. Se um dos anticorpos adicionados às alíquotas impedir que qualquer vírus desse líquido infete as novas células, isso identificará o vírus presente na cultura.

Imunocomplexos

Os imunocomplexos em amostras de tecido podem ser marcados utilizando-se um complemento fluorescente que se ligará à porção Fc de IgM e IgG (ver Caps. 61 e 63). Eles podem ser detectados por microscopia de fluorescência. Imunocomplexos no soro podem ser detectados por meio da ligação a C1q ou pela ligação a certas células em cultura (p. ex., linfoblastoide Raji).

Testes de hemaglutinação

Muitos vírus provocam a aglutinação de hemácias (hemaglutinação ativa). Essa reação pode ser inibida por um anticorpo especificamente direcionado contra o vírus (inibição da hemaglutinação) e, assim como os testes de neutralização descritos anteriormente, essa inibição pode ser utilizada para se mensurar o título do anticorpo inibitório. Hemácias também podem adsorver muitos antígenos e, quando misturadas com anticorpos compatíveis, elas se agregarão (o que é conhecido como *hemaglutinação passiva*, pois as hemácias são carreadoras passivas dos antígenos).

Teste antiglobulina (de Coombs)

Alguns pacientes que apresentam determinadas doenças (p. ex., a doença hemolítica do recém-nascido [incompatibilidade de Rh] e anemias hemolíticas associadas a fármacos) ficam sensibilizados contra antígenos de hemácias, mas não apresentam sintomas evidentes de doença. Nesses pacientes, anticorpos contra hemácias são formados e ligam-se à superfície das hemácias sem causar hemólise. Estes anticorpos ligados a células podem ser detectados pelo teste *direto* de Coombs, no qual um antissoro contra imunoglobulinas humanas é utilizado para aglutinar as hemácias do paciente. Em alguns casos, anticorpos contra as hemácias não estão ligados a estas células, mas estão no soro do paciente. Neste caso, o teste indireto de Coombs deve ser empregado. No teste *indireto*, o soro do paciente é misturado com hemácias normais, e antissoro contra imunoglobulinas humanas é adicionado. Se anticorpos estiverem presentes no soro do indivíduo, haverá hemaglutinação.

Western blot (*immunoblot*)

Esse teste é geralmente utilizado para determinar se um resultado positivo, obtido por um teste imunológico de rastreamento, é realmente positivo ou poderia ser um resultado falso-positivo. Por exemplo, pacientes que se apresentam positivos na triagem por Elisa da infecção pelo vírus da imunodeficiência humana (HIV) ou para a doença de Lyme devem realizar um ensaio de *Western blot*. A Figura 64-9 ilustra

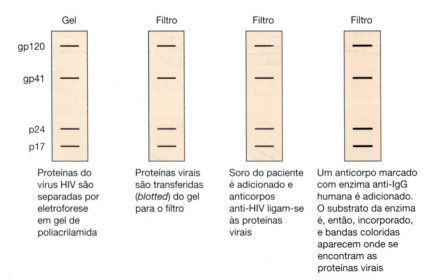

FIGURA 64-9 *Western blot* (ensaio de *immunoblot*). Nesse ensaio, proteínas microbianas ou virais são separadas em um gel de poliacrilamida e, então, transferidas (*blotted*) para uma membrana. O soro do paciente interage com as proteínas previamente separadas. Se anticorpos estiverem presentes no soro do paciente, eles se ligam às proteínas. Os anticorpos são, por fim, detectados pelo uso de anticorpos contra IgG humano marcados.

um teste de *Western blot* para detecção de anticorpos contra HIV no soro de um paciente. Nesse teste, proteínas do HIV são separadas por eletroforese em gel, o que resulta na obtenção de bandas específicas para as proteínas virais. Essas proteínas são, então, transferidas do gel para um filtro de papel (daí o uso da expressão, em inglês, *blot* [transferir]), e o soro do paciente é adicionado. Na presença de anticorpos, estes se ligam às proteínas virais (principalmente gp41 e p24) e podem ser detectados pela adição de anticorpos anti-IgG humana marcados com radioatividade ou com uma enzima, como a peroxidase de rábano silvestre, que produz uma mudança visível na cor quando o substrato da enzima é adicionado (semelhante ao processo de um teste de Elisa).

Citometria de fluxo e separação de células ativadas por fluorescência (*fluorescence-activated cell sorting*)

Esse teste é comumente utilizado para a contagem da quantidade de diversos tipos de células imunes presente em amostras de sangue, medula óssea ou tecido linfoide (Fig. 64-10). Por exemplo, é utilizado no caso de pacientes infectados pelo HIV para determinar o número de células T CD4-positivas. Nesse teste, as células do paciente são combinadas a anticorpos monoclonais marcados com fluorescência específicos para diferentes proteínas das células imunes de interesse (p. ex., proteína CD4, caso seja necessário se determinar o número de células T auxiliares). Os anticorpos monoclonais apresentam um marcador fluorescente, como a fluoresceína ou a rodamina, que é excitado por um comprimento de onda específico. O citômetro de fluxo conduz as células uma a uma através de um feixe de *laser* do comprimento de onda adequado. Se os anticorpos estiverem ligados à célula, a etiqueta fluorescente emite um sinal que é detectado pelo instrumento e o número de células e a sua intensidade de fluorescência são registrados (ver Fig. 64-10B).

Um instrumento mais sofisticado chamado de separador de células ativadas por fluorescência (FACS, de *fluorescence-activated cell sorter*) realiza uma etapa adicional. Um classificador de células isola cada célula dentro de uma gota de líquido individual antes desta passar pelo feixe de *laser*. As células que estão ligadas aos anticorpos marcados com fluorescência são detectadas e rapidamente *separadas* de outras células da amostra, através do acondicionamento das gotículas em tubos de amostra separados (ver Fig. 64-10A).

REAÇÕES ANTÍGENO-ANTICORPO ENVOLVENDO ANTÍGENOS DAS HEMÁCIAS

Muitos sistemas de grupos sanguíneos diferentes existem nos seres humanos. Cada sistema consiste em um *locus* gênico que especifica antígenos na superfície das hemácias. Os dois grupos sanguíneos mais importantes, ABO e Rh, são descritos a seguir.

Grupos sanguíneos ABO e reações de transfusão

Todas as hemácias humanas contêm aloantígenos (i.e., antígenos que variam entre indivíduos de uma mesma espécie) do grupo ABO. O grupo ABO de uma pessoa é um determinante muito importante para o sucesso tanto de transfusões sanguíneas quanto de transplantes de órgãos.

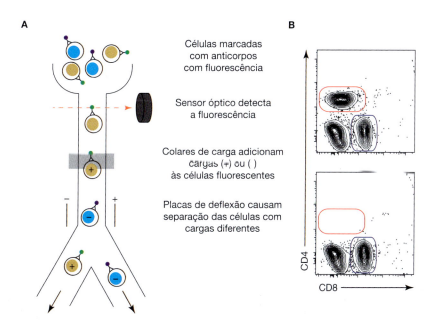

FIGURA 64-10 Citometria de fluxo. **A:** No topo da figura, dois tipos de células interagem com anticorpos monoclonais marcados com fluorescência. As células são conduzidas uma a uma através de um tubo. À medida que a célula passa pelo tubo, o *laser* de um comprimento de onda específico excita o fluorocromo que emite a fluorescência e um sensor conta as células. Dependendo da fluorescência detectada, mais abaixo no tubo, uma carga elétrica é adicionada a cada célula. A fluorescência permite que as células sejam contadas e a carga permite que as células sejam separadas em tubos de ensaio e submetidas a análises adicionais. **B:** Exemplo de citometria de fluxo de células isoladas de um linfonodo, mostrando células positivas para CD4 (círculo vermelho) e CD8 (círculo azul). As células no canto inferior esquerdo da plotagem não possuem CD4 nem CD8 em sua superfície. O gráfico superior apresenta uma amostra normal e o gráfico inferior apresenta uma depleção quase completa de células CD4-positivas.

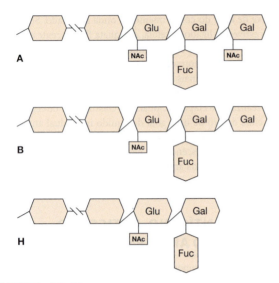

FIGURA 64-11 Grupos sanguíneos ABO. As estruturas dos açúcares terminais que determinam os grupos sanguíneos ABO estão apresentadas. As células do grupo sanguíneo O possuem o antígeno H em sua superfície; as células do grupo sanguíneo A têm N-acetilgalactosamina adicionada ao final do antígeno H; e as células do grupo sanguíneo B têm galactosamina adicionada ao final do antígeno H. (Reproduzida, com permissão, de Stites DP, Stobo JD, Wells JV, eds. *Basic & Clinical Immunology*. 6th ed. Publicada originalmente por Appleton & Lange. Copyright 1987, McGraw-Hill.)

TABELA 64-2 Grupos sanguíneos ABO

Grupo	Antígeno presente na hemácia	Anticorpo presente no plasma
A	A	Anti-B
B	B	Anti-A
AB	A e B	Nem anti-A e nem anti-B
O	Nem A e nem B	Anti-A e anti-B

Os genes A e B codificam enzimas que adicionam açúcares específicos ao fim de uma cadeia polissacarídica na superfície de muitas células, incluindo hemácias (Figura 64-11). Pessoas que não herdam nenhum dos dois genes são do tipo O. Os genes são codominantes, assim, pessoas que herdam ambos os genes são do tipo AB. Pessoas homozigotas AA ou heterozigotas AO são do tipo A e, similarmente, as que são homozigotas BB ou heterozigotas BO são do tipo B.

A que os tipos A, B e O se referem? As hemácias apresentam três açúcares terminais comuns em sua superfície: N-acetilglicosamina, galactose e fucose. Esses três açúcares formam o antígeno H (ver Fig. 64-11). Pessoas do grupo O possuem apenas o antígeno H na superfície de suas hemácias. Os indivíduos do grupo sanguíneo A apresentam um açúcar extra, N-acetilgalactosamina, adicionado à galactose do antígeno H, enquanto os indivíduos do grupo sanguíneo B apresentam uma galactose extra adicionada à galactose do antígeno H. Assim, os antígenos A e B são carboidratos que diferem apenas por um único açúcar! Apesar dessa pequena diferença, os antígenos A e B são diferentes o suficiente para que os anticorpos que se ligam a um antígeno não "reajam cruzadamente" com o outro.

Existem quatro combinações dos antígenos A e B: A, B, AB e O (Tab. 64-2). Um grupo sanguíneo de um indivíduo é determinado por meio da mistura de seu sangue com antissoro contra o antígeno A em uma extremidade de uma lâmina, e com antissoro contra o antígeno B na outra extremidade (ver Fig. 64-1). Caso a aglutinação ocorra apenas com antissoro A, o grupo sanguíneo é A; se ocorrer apenas com antissoro B, o grupo sanguíneo é B; se ocorrer com os antissoros A e B, o grupo sanguíneo é AB; e se não ocorrer com nenhum dos dois antissoros A e B, o grupo sanguíneo é O. Nos Estados Unidos, o percentual aproximado de cada grupo sanguíneo é: tipo O: 45%, tipo A: 40%, tipo B: 11% e tipo AB: 4%.

O nosso plasma contém muitos anticorpos contra antígenos que se encontram ausentes, incluindo os antígenos sanguíneos (i.e., pessoas com grupo sanguíneo A possuem anticorpos anti-B no plasma). Como isso acontece? Esses anticorpos são formados contra polissacarídeos bacterianos e reagem de maneira cruzada com os polissacarídeos A ou B. Os anticorpos anti-A e anti-B são formados através da ativação de células B de forma T-independente, portanto, são principalmente da classe IgM (ver Cap. 61). Eles são detectáveis pela primeira vez dos 3 aos 6 meses de idade.

Por que os indivíduos com antígenos A não possuem anticorpos anti-A e aqueles com antígenos B não possuem anticorpos anti-B? Durante o desenvolvimento dos precursores de células B na medula óssea, a *seleção negativa* faz qualquer clone precursor que apresente receptores antigênicos que reconheçam de maneira robusta os antígenos "próprios" ser eliminado por apoptose (ver Cap. 59). O resultado é que quaisquer clones potenciais de células B que produzam imunoglobulinas anti-A em um indivíduo de grupo sanguíneo A serão removidos do eventual conjunto de células B maduras. Portanto, os indivíduos sempre serão **tolerantes** aos seus próprios antígenos de grupos sanguíneos, sendo que os antígenos e seus anticorpos correspondentes *não* coexistem no sangue da mesma pessoa.

As reações transfusionais ocorrem quando hemácias de doadores **incompatíveis** (p. ex., se um sangue do grupo A for transfundido para uma pessoa do grupo B que apresentará anticorpos anti-A) são transfundidas. Os anticorpos anti-A se ligam às hemácias doadoras, formando complexos hemácias-anticorpos. Estes complexos ativam o complemento (ver Cap. 63) e uma reação em cascata de **choque anafilático** se desenvolve devido às grandes quantidades de C3a e C5a (anafilatoxinas) e da hemólise causada por C5, C6, C7, C8 e C9 (complexo de ataque à membrana) (Fig. 64-12).

Para evitar reações antígeno-anticorpo que resultem em reações de transfusão, todo sangue utilizado em transfusões precisa ter sua **compatibilidade** cuidadosamente verificada (i.e., hemácias são analisadas para detecção de seus antígenos de superfície utilizando soros específicos). Como apresentado na Tabela 64-2, pessoas do grupo sanguíneo O não possuem *antígenos* A e nem B em suas hemácias e, portanto, são **doadores universais** (i.e., eles podem doar sangue para pessoas de todos os quatro grupos sanguíneos) (Tab. 64-3). Observe que o sangue do tipo O possui *anticorpos* anti-A e anti-B. Portanto, quando o sangue do tipo O é administrado a uma pessoa com sangue do tipo A, B ou AB, pode-se esperar que os anticorpos no soro do tipo O desencadeiem uma reação. No entanto, uma reação clinicamente detectável não ocorre realmente, uma vez que o sangue usado para transfusões geralmente é um **concentrado de hemácias** e não de **sangue total**. As transfusões de concentrado de hemácias contêm quantidades *extremamente* pequenas de anticorpo doador, sendo que qualquer quantidade mínima que esteja presente é rapidamente diluída abaixo de um nível significativo.

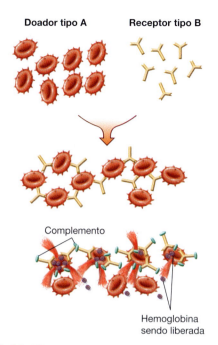

FIGURA 64-12 Reação transfusional. **Painel superior:** Hemácias exibindo o antígeno A são transfundidas a um indivíduo tipo B, que, portanto, possui anticorpos contra o antígeno A. **Painel Intermediário:** Painel intermediário:Anticorpos anti-A ligam-se ao antígeno A presente nas hemácias, causando aglutinação dessas células, o que pode bloquear o movimento sanguíneo por meio dos capilares, provocando anoxia no tecido. **Painel inferior:** O complemento é ativado pelos complexos antígeno-anticorpo e o complexo de ataque à membrana lisa as hemácias, causando hemólise e anemia. (Reproduzida, com permissão, de Cowan MK, Talaro KP, eds. *Microbiology: A Systems Approach*. New York, NY: McGraw-Hill; 2009.)

Pessoas do grupo sanguíneo AB não possuem anticorpos nem contra o antígeno A e nem contra o antígeno B e são, portanto, **receptores universais**.

Além das hemácias, os antígenos A e B também estão presentes em células de diversos tecidos. Além disso, esses antígenos podem ser secretados na saliva e em outros líquidos corporais. A secreção é controlada por um gene secretor. Aproximadamente 85% das pessoas portam a forma dominante do gene, o que permite que esse tipo de secreção ocorra.

TABELA 64-3 Compatibilidade das transfusões de sangue entre os grupos sanguíneos ABO[1]

Doador	Receptor			
	O	A	B	AB
O	Sim	Sim	Sim	Sim
A (AA ou AO)	Não	Sim	Não	Sim
B (BB ou BO)	Não	Não	Sim	Sim
AB	Não	Não	Não	Sim

[1]"Sim" indica que uma transfusão de sangue de um doador com aquele grupo sanguíneo para um receptor com o respectivo grupo sanguíneo é compatível (i.e., não haverá hemólise). "Não" indica que a transfusão é incompatível e que a hemólise das células do doador ocorrerá.

Diferenças no grupo sanguíneo ABO podem levar a uma icterícia neonatal e anemia, mas os efeitos no feto são, em geral, menos graves do que os observados na incompatibilidade de Rh (ver próxima seção). Como descrito anteriormente, os anticorpos anti-A e anti-B são *geralmente* da classe **IgM** e, portanto, não atravessam a placenta (ver Cap. 61). Isso acontece pois esses anticorpos são uma resposta aos polissacarídeos bacterianos encontrados no desenvolvimento e só reagem de maneira cruzada com os antígenos A e B. No entanto, quando uma mãe e um pai têm grupos sanguíneos diferentes, em raras ocasiões, o sistema imunológico adaptativo da mãe pode *se sensibilizar* ao grupo sanguíneo do pai. Quando isso acontece, anticorpos **IgG** são produzidos contra os antígenos A e/ou B ausentes da mãe. Esses anticorpos IgG *podem* passar através da placenta e se o feto apresentar o grupo sanguíneo do pai, pode causar a lise das hemácias do mesmo.

Rh sanguíneo e doença hemolítica do recém-nascido

Cerca de 85% dos seres humanos possuem eritrócitos que expressam o antígeno Rh(D) em sua superfície. Esses são Rh-positivos. Os 15% restantes são Rh-negativos, ou seja, não possuem o gene que codifica a proteína Rh(D).

O status Rh dos pais é clinicamente importante, uma vez que uma combinação específica pode resultar em **doença hemolítica do recém-nascido (eritroblastose fetal)**. Quando uma **mulher Rh-negativo** tem um **feto Rh-positivo** (o gene D é herdado do pai), o antígeno Rh(D) nas hemácias fetais *sensibiliza* a resposta imune adaptativa da mãe, levando ao desenvolvimento de anticorpos IgG anti-Rh(D) (Tab. 64-4). Essa sensibilização ocorre mais frequentemente durante o parto da primeira criança Rh(D)-positivo, quando os eritrócitos Rh(D) do feto entram em contato com a circulação materna (Fig. 64-13).

Com a produção de anticorpos anti-Rh(D) pela mãe, as gestações subsequentes de fetos Rh(D) apresentam risco de desenvolvimento da doença hemolítica do recém-nascido (eritroblastose fetal). Essa doença ocorre em razão da passagem de anti-Rh(D) IgG materna por meio da placenta, até o feto, com a subsequente lise das hemácias fetais. O teste direto de Coombs é, em geral, positivo (ver descrição do teste de Coombs anteriormente, neste capítulo).

TABELA 64-4 Condição de Rh e doença hemolítica do recém-nascido

Status do Rh			
Pai	Mãe	Criança	Hemólise[1]
+	+	+ ou −	Não
+	−	+	Não (1ª criança)
			Sim (2ª criança e crianças subsequentes)
+	−	−	Não
−	+	+ ou −	Não
−	−	−	Não

[1]"Não" indica que a hemólise das hemácias do recém-nascido e a doença hemolítica do recém-nascido não ocorrerão. "Sim" indica que a hemólise das hemácias do recém-nascido e os sintomas da doença hemolítica do recém-nascido provavelmente ocorrerão.

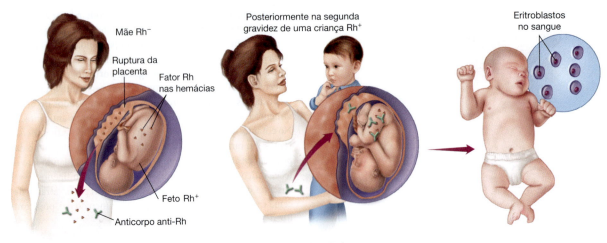

FIGURA 64-13 A doença hemolítica do recém-nascido (eritroblastose fetal). **Painel esquerdo:** As hemácias fetais portando o antígeno Rh penetram no sangue materno no momento em que a placenta se separa durante o parto da criança Rh-positivo. Anticorpos IgG contra o antígeno Rh são produzidos pela mãe. **Painel central:** Durante uma segunda gravidez de um feto Rh-positivo, anticorpos IgG passam da mãe para o feto por meio da placenta. Os anticorpos ligam-se às hemácias fetais, o complemento é ativado e o complexo de ataque à membrana lisa as hemácias do feto. **Painel direito:** Ocorre anemia e icterícia no feto/recém-nascido. Como resultado da anemia, um grande número de eritroblastos é produzido na medula óssea e podem ser observados no sangue do recém-nascido. (Reproduzida, com permissão, de Cowan MK, Talaro KP, eds. *Microbiology: A Systems Approach*. New York, NY: McGraw-Hill; 2009.)

O problema pode ser prevenido se o sistema imunológico adaptativo da mãe não puder se sensibilizar frente as hemácias portadoras de antígenos Rh(D). Isso é possível através da administração de **altos títulos de imunoglobulinas Rh(D) (Rho-Gam)** a uma mãe Rh(D) com 28 semanas de gestação e imediatamente após o parto de qualquer recém-nascido Rh(D). Esses anticorpos atacam prontamente as hemácias Rh(D) e previnem que estas sensibilizem a mãe. Essa forma de profilaxia é amplamente utilizada e eficiente.

TESTE SEU CONHECIMENTO

1. Qual dos seguintes testes de laboratório seria o melhor para determinar o número de células CD4-positivas no sangue de um paciente infectado com HIV?

   (A) Aglutinação.
   (B) Fixação do complemento.
   (C) Ensaio imunoabsorvente ligado à enzima (Elisa).
   (D) Citometria de fluxo.
   (E) Imunoeletroforese.

2. Você acabou de receber um resultado de laboratório que atesta que seu paciente é positivo para anticorpos IgM contra *Borrelia burgdorferi* por meio de um ensaio imunoabsorvente ligado à enzima (Elisa). Esse resultado corrobora sua avaliação clínica na qual suspeitou que o indivíduo tivesse doença de Lyme. Qual das seguintes opções melhor descreve como o Elisa é realizado? (Por questões de brevidade, etapas de lavagem não são descritas.)

   (A) O soro do paciente é misturado com cadeias pesadas M humanas para que reajam entre si. A seguir, antígenos da *Borrelia*, marcados com enzima, são adicionados. Por fim, o substrato da enzima é adicionado e uma mudança de cor é observada.
   (B) O soro do paciente é misturado com antígenos de *Borrelia*. Em seguida, adiciona-se um anticorpo anticadeia pesada mu humana marcado com uma enzima. Por fim, o substrato da enzima é adicionado e uma mudança de cor é observada.
   (C) Antígenos de *Borrelia* são misturados com anticorpos contra a cadeia pesada M humana para que reajam entre si. Em seguida, soro do paciente marcado com enzima é adicionado. Por fim, o substrato da enzima é adicionado e uma mudança de cor é observada.
   (D) Antígenos de *Borrelia* são misturados com anticorpos contra a cadeia pesada M humana, marcados com enzima, para que reajam entre si. Em seguida, soro do paciente é adicionado. Por fim, o substrato da enzima é adicionado e uma mudança de cor é observada.

3. Em relação aos grupos sanguíneos ABO, qual das seguintes opções é a mais correta?

   (A) Pessoas do grupo sanguíneo O apresentam o antígeno O na superfície de suas hemácias.
   (B) Os antígenos dos grupos sanguíneos A e B estão presentes na superfície de hemácias, mas não na superfície de outras células.
   (C) As diferenças entre os antígenos dos grupos sanguíneos A e B estão relacionados à presença de diferentes D-aminoácidos na superfície celular.
   (D) Pessoas que pertencem ao grupo sanguíneo O não possuem anticorpos contra os antígenos dos grupos sanguíneos A e B, portanto, podem receber tanto transfusões com sangue do tipo A quanto do tipo B.
   (E) Os genes que determinam os grupos sanguíneos ABO são codominantes, portanto, uma pessoa do grupo AB expressa ambos os genes que codificam a síntese dos antígenos dos grupos sanguíneos A e B.

4. Em relação à doença hemolítica do recém-nascido (eritroblastose fetal), qual das seguintes opções é a mais correta?

   (A) Hemácias maternas constituem a fonte do antígeno que induz os anticorpos.
   (B) A doença ocorre geralmente quando o pai da criança é Rh-positivo e a mãe é Rh-negativo.
   (C) Anticorpos anti-Rh maternos, do tipo IgM, entram no feto e causam dano às suas hemácias.

CAPÍTULO 64 • Reações antígeno-anticorpo no laboratório

(D) A doença sintomática é mais provável de ocorrer no primeiro filho do que nos filhos subsequentes.

(E) A administração de antígeno Rh ao recém-nascido pode prevenir a doença sintomática quando administrado precocemente.

5. Você suspeita que seu paciente tenha sífilis secundária e solicita um teste sorológico VDRL. O resultado do teste é negativo. Se esse for um resultado falso-negativo devido ao fenômeno "prozona", qual das seguintes explicações é, provavelmente, a correta?

(A) O soro do paciente tem anticorpos demais e a reação está na zona de excesso de anticorpos.

(B) O soro do paciente tem antígenos demais e a reação está na zona de excesso de antígenos.

(C) O soro do paciente tem poucos anticorpos e a reação está na zona de deficiência de anticorpos.

(D) O soro do paciente tem pouco antígeno e a reação está na zona de deficiência de antígenos.

(E) O soro do paciente tem quantidade de anticorpos que coloca o teste na zona de equivalência.

6. Como parte de uma investigação de homicídio, o grupo sanguíneo da vítima foi determinado pela análise de anticorpos presentes em seu soro. (Infelizmente, as hemácias da vítima foram perdidas pelo esquadrão criminal, o que justifica a utilização do soro para a análise.) Nesse teste, hemácias sabidamente pertencentes aos grupos O, A, B ou AB foram misturadas com o soro e a aglutinação foi observada. Com base nos resultados da tabela a seguir, qual é o grupo sanguíneo da vítima?

Hemácias utilizadas	Aglutinação observada com o soro da vítima
O	Não
A	Sim
B	Sim
AB	Sim

(A) Tipo O.

(B) Tipo A.

(C) Tipo B.

(D) Tipo AB.

(E) Ocorreu um erro de laboratório e o teste deve ser repetido.

RESPOSTAS

(1) **(D)**
(2) **(B)**
(3) **(E)**
(4) **(B)**
(5) **(A)**
(6) **(A)**

VER TAMBÉM

- Mais **questões para autoavaliação** sobre os temas discutidos neste capítulo são encontradas na seção de Imunologia da Parte XIII: Questões para autoavaliação, a partir da página 735. Consulte também a Parte XIV: Simulado de provas e concursos, a partir da página 753.

CAPÍTULO

65 Hipersensibilidade (alergia)

CONTEÚDO DO CAPÍTULO

Introdução

Tipo I: hipersensibilidade imediata (anafilática)

Atopia

Hipersensibilidade a fármacos

Dessensibilização

Tratamento e prevenção

Tipo II: hipersensibilidade citotóxica

Tipo III: hipersensibilidade por imunocomplexos

Reação de Arthus

Doença do soro

Outras doenças associadas à deposição de imunocomplexos

Tipo IV: hipersensibilidade tardia (mediada por células)

Hipersensibilidade de contato

Hipersensibilidade do tipo tuberculina

Eritema multiforme, síndrome de Stevens-Johnson e necrólise epidérmica tóxica

Teste seu conhecimento

Ver também

INTRODUÇÃO

As **reações de hipersensibilidade** são respostas imunes exageradas ou inadequadas a antígenos benignos. É a resposta imune, e não os antígenos, que é prejudicial ao hospedeiro. De modo geral, as reações de hipersensibilidade ocorrem em resposta a estímulos (antígenos) *externos*, enquanto as reações autoimunes (ver Cap. 66) ocorrem em resposta a estímulos (antígenos) *internos*. O termo *alergia* geralmente é relacionado à hipersensibilidade, contudo as reações mediadas pela imunoglobulina (Ig) E são discutidas com maior precisão posteriormente na seção "Tipo I: Hipersensibilidade imediata (anafilática)". Observe que muitas *doenças autoimunes* apresentam características patológicas de uma ou mais reações de hipersensibilidade. Este capítulo aborda os padrões de reações de hipersensibilidade por meio de exemplos de doenças nas quais

existem gatilhos *externos* conhecidos. O Capítulo 66 aborda as doenças autoimunes nas quais as reações imunes são amplamente direcionadas contra antígenos externos.

Essas reações são antígeno-específicas, o que significa que o primeiro contato com o antígeno sensibiliza o sistema imune (i.e., *prima [ativa]* o sistema imune adaptativo) e os contatos subsequentes desencadeiam a resposta de hipersensibilidade (alérgica). Em um mesmo indivíduo, essas exposições subsequentes aos antígenos provocam manifestações clínicas semelhantes, embora a gravidade das reações de hipersensibilidade possa aumentar com o tempo.

As reações de hipersensibilidade podem ser divididas em quatro tipos principais. Os tipos I, II e III são **mediados por anticorpos**, ao passo que o tipo IV é **mediado por células** (Tab. 65-1). As reações do tipo I são mediadas por IgE, ao passo que as reações dos tipos II e III são mediadas por IgG. As reações imunes são

TABELA 65-1 Aspectos imunológicos das reações de hipersensibilidade

Tipo	Sensibilização	Reações imunes
I (imediata, anafilática) Mediada por IgE	O antígeno (alérgeno) induz anticorpos IgE que se ligam a mastócitos e basófilos.	Em uma nova exposição ao alérgeno, este estabele uma ligação cruzada com a IgE ligada às células. Isso provoca degranulação e liberação de mediadores (p. ex., histamina).
II (citotóxica) Mediada por IgG	Antígenos na superfície celular provocam ativação de células Tfh e B.	A ligação do anticorpo aos antígenos da membrana celular leva à lise desta mediada por complemento (p. ex., transfusão ou reações Rh) ou anemia hemolítica autoimune.
III (imunocomplexo) Vários tipos de anticorpos	Antígenos solúveis ativam células Tfh e B.	Imunocomplexos antígeno-anticorpo são depositados nos tecidos, o complemento é ativado e as células polimorfonucleares são atraídas para o local. Elas liberam enzimas lisossômicas, causando dano ao tecido.
IV (tardia) Mediada por células T	Células T CD4 e/ou CD8 são sensibilizadas por antígenos proteicos.	As células T de memória liberam citocinas após um segundo contato com o mesmo antígeno. As linfocinas induzem inflamação e ativam macrófagos, os quais, por sua vez, liberam vários mediadores inflamatórios.

Tfh, células T auxiliares foliculares, de *T follicular helper cell*.

CAPÍTULO 65 • Hipersensibilidade (alergia)

TABELA 65-2   **Manifestações clínicas das reações de hipersensibilidade**

Tipo	Tempo de início típico	Manifestação clínica ou doença
I (imediata, anafilática)	Minutos	Anafilaxia sistêmica, urticária, asma, febre do feno, rinite alérgica, conjuntivite alérgica, alergias alimentares (p. ex., nozes, mariscos, ovos), alergias a fármacos, sobretudo penicilina, eczema (dermatite atópica), veneno de abelha, luvas de látex, angioedema
II (citotóxica)	Horas a dias	Anemia hemolítica, neutropenia, trombocitopenia, reações transfusionais ABO, incompatibilidade de Rh (eritroblastose fetal, doença hemolítica do recém-nascido), febre reumática, síndrome de Goodpasture
III (imunocomplexo)	2-3 semanas	Lúpus eritematoso sistêmico, artrite reumatoide, glomerulonefrite pós-estreptocócica, nefropatia por IgA, doença do soro, pneumonite de hipersensibilidade (p. ex., pulmão do fazendeiro)
IV (tardia)	2-3 dias	Dermatite de contato, veneno de carvalho/urtiga, reação ao teste cutâneo da tuberculina, erupção cutânea medicamentosa, síndrome de Stevens-Johnson, necrólise epidérmica tóxica, eritema multiforme

resumidas na Tabela 65-1. As manifestações clínicas das reações de hipersensibilidade estão descritas na Tabela 65-2.

TIPO I: HIPERSENSIBILIDADE IMEDIATA (ANAFILÁTICA)

Uma reação de hipersensibilidade imediata ocorre quando um antígeno (alérgeno) se liga à IgE na superfície de um mastócito, seguido pela consequente liberação de diversos mediadores (ver lista de mediadores a seguir) (Fig. 65-1). O processo se inicia com a sensibilização ao antígeno que inicialmente induz a formação de **anticorpos IgE** por meio da ativação combinada de células T auxiliares foliculares (Tfh, *T follicular helper*) e células B com mudança de classe (ver Caps. 60 e 61). A IgE se liga firmemente por meio da sua porção Fc aos receptores na superfície de basófilos e mastócitos. A reexposição ao mesmo antígeno resulta na *ligação cruzada* de muitos receptores de IgE na superfície celular, ativando a *degranulação* das células, o que libera mediadores farmacologicamente ativos dentro de minutos (**fase imediata**). Os nucleotídeos cíclicos e o cálcio desempenham papéis essenciais na liberação dos mediadores.[1] Sintomas como edema e eritema ("urticária e queimação"*) e prurido aparecem rapidamente pois esses mediadores (p. ex., histamina) são pré-formados, sendo que a sua liberação não requer nova síntese de mRNA ou proteína (ver Cap. 58 e a seguir).

A **fase tardia** da inflamação mediada por IgE ocorre aproximadamente 6 horas após a exposição ao antígeno e é devida a mediadores (p. ex., leucotrienos [SRSA, substância de ação lenta da anafilaxia – *slow-reacting substance of anaphylaxis*]) que são novamente sintetizados *após* a degranulação das células. Esses mediadores causam um influxo de células inflamatórias, como neutrófilos e eosinófilos, e ocorrem sintomas que incluem eritema e endurecimento do tecido. Os eosinófilos, por exemplo, possuem um papel preponderante na reação tardia da asma.

O complemento não está envolvido com as reações imediatas ou tardias porque a IgE não ativa o complemento.

Observa-se que os alérgenos envolvidos nas reações de hipersensibilidade são substâncias do ambiente, como pólen, pelos de animais, alimentos (sementes, crustáceos) e vários fármacos, contra os quais a maioria das pessoas *não* apresenta qualquer sintoma clínico. No entanto, alguns indivíduos respondem a essas substâncias com a produção de grandes quantidades de IgE e, como resultado, manifestam vários sintomas alérgicos. O aumento da IgE é resultado de altos níveis de interleucina (IL)-4 produzidos pelas células Tfh que sinalizam as células B recentemente ativadas para a mudança de classe de IgM para IgE e da IL-21 que induz as células B a entrarem em maturação originando plasmócitos produtores de anticorpos. Indivíduos não alérgicos podem responder ao mesmo antígeno produzindo IgG, que não causa a liberação de mediadores por mastócitos e basófilos. (Não existem receptores para IgG nessas células.) Por que algumas pessoas são alérgicas (com predisposição de produção de IgE) e outras não são alérgicas (com predisposição de produção de IgG) é uma área de pesquisa do ramo da imunologia em contínuo desenvolvimento (ver seção "Atopia" adiante).

As manifestações clínicas da hipersensibilidade do tipo I podem variar em sua forma (p. ex., urticária, eczema, rinite, conjuntivite e asma). A manifestação clínica que ocorrerá depende, principalmente, da rota de entrada do alérgeno e da localização dos mastócitos que carreiam a IgE específica para o alérgeno. Por exemplo, alguns indivíduos expostos ao pólen no ar podem apresentar febre do feno ou asma, enquanto outros que ingerem alérgenos nos alimentos podem apresentar inchaço e coceira nos lábios, língua e garganta. A forma mais grave de hipersensibilidade do tipo I é a **anafilaxia sistêmica**, na qual broncoconstrição grave e hipotensão (choque) podem ser potencialmente fatais. Ao contrário da rinite ou da urticária, as quais se manifestam localmente, a anafilaxia é o resultado de uma degranulação mais disseminada dos mastócitos. Sensação de síncope e tontura podem ser observadas. Outros sintomas incluem sibilos devido a broncoconstrição, rouquidão devido a edema da laringe, prurido e urticária. Taquicardia, arritmia, cianose e parada cardíaca também podem ocorrer.

As causas mais comuns da anafilaxia são alimentos, como amendoim e crustáceos, veneno de abelhas e fármacos, como a penicilina. São as proteínas do amendoim, dos mariscos e do veneno de abelha que ligam cruzadamente IgEs adjacentes e desencadeiam a liberação de histamina e outros mediadores de mastócitos e basófilos. Fármacos como a penicilina são haptenos que precisam se ligar a proteínas humanas para realizar a ligação cruzada de IgEs adjacentes (ver Cap. 57).

No caso de profissionais da área médica, as reações de hipersensibilidade do tipo I contra luvas de látex são de importância

---

[1]Um aumento na quantidade de GMP cíclico no interior dessas células aumenta a liberação de mediadores, ao passo que um aumento na quantidade de AMP cíclico diminui a liberação. Portanto, fármacos que aumentam o AMP cíclico intracelular, como a epinefrina, são utilizados no tratamento de reações do tipo I. A epinefrina também possui atividade simpatomimética, que é útil no tratamento de reações do tipo I.

*N. de R.T. Na língua inglesa, esses sintomas são geralmente denominados pela expressão "*wheal and flare*".

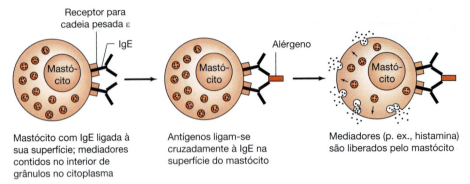

FIGURA 65-1 Hipersensibilidade imediata (anafilática).

particular, podendo manifestar-se na forma de urticária, asma e até anafilaxia sistêmica. A Tabela 65-3 resume alguns aspectos clínicos mais importantes nas hipersensibilidades imediatas.

Nenhum mediador é responsável por todas as manifestações das reações de hipersensibilidade do tipo I. Alguns mediadores importantes e seus efeitos são:

(1) A **histamina** é armazenada nos grânulos de mastócitos e basófilos teciduais em um estado pré-formado. Sua liberação induz vasodilatação, aumento na permeabilidade capilar e contração da musculatura lisa. Clinicamente, manifestações como rinite alérgica, urticária e angioedema podem ocorrer. O broncospasmo, tão proeminente durante a anafilaxia aguda, resulta, em parte, da liberação de histamina. Fármacos anti-histamínicos bloqueiam os locais receptores de histamina e podem ser relativamente eficientes no tratamento de rinites alérgicas, mas não no caso da asma (ver adiante).

(2) A **SRSA** consiste em diversos **leucotrienos**, os quais não existem em um estado pré-formado, mas são produzidos durante reações de anafilaxia. Esse fenômeno é responsável pelo progresso lento do efeito da SRSA. Leucotrienos são produzidos a partir do ácido araquidônico, por meio da via da lipoxigenase, e causam aumento na permeabilidade vascular e contração da musculatura lisa. Eles são os principais mediadores da broncoconstrição observada na asma e não são influenciados por anti-histamínicos.

(3) O **fator quimiotático eosinofílico da anafilaxia** (ECF-A, *eosinophil chemotactic factor of anaphylaxis*) é um tetrapeptídeo pré-formado que existe no interior dos grânulos de mastócitos. Quando liberado durante a anafilaxia, atrai eosinófilos que são proeminentes em reações de hipersensibilidade imediata. O papel dos eosinófilos nas reações de hipersensibilidade do tipo I é incerto, porém, eles são capazes de liberar histaminase e arilsulfatase, as quais degradam dois importantes mediadores, histamina e SRSA, respectivamente. Os eosinófilos podem, portanto, reduzir a gravidade da resposta de tipo I. Por outro lado, os eosinófilos também liberam proteínas citotóxicas que danificam os tecidos, as quais, no pulmão e no intestino podem contribuir para a remodelação dos órgãos e predispõem a outras reações após subsequente exposição aos alérgenos.

(4) A **serotonina** (hidroxitriptamina) encontra-se pré-formada em mastócitos e plaquetas. Quando liberada durante a anafilaxia, essa substância causa dilatação capilar, aumento da permeabilidade vascular e contração da musculatura lisa. Não obstante, tem pouca importância na anafilaxia humana.

(5) **Prostaglandinas e tromboxanos** são relacionados aos leucotrienos. Essas substâncias são derivadas do ácido araquidônico a partir da via da cicloxigenase. As prostaglandinas causam dilatação e aumento da permeabilidade de vasos capilares, além de broncoconstrição. Tromboxanos agregam plaquetas.

TABELA 65-3 Aspectos clínicos importantes das hipersensibilidades imediatas

Principal órgão afetado	Doença	Principais sintomas	Alérgenos típicos	Rota de aquisição
Pulmões	Asma	Chiado, dispneia, taquipneia	Pólens, poeira (fezes de ácaros), pelos de animais, muitos alérgenos ocupacionais aéreos	Inalação
Nariz e olhos	Rinite, conjuntivite, "febre do feno"	Coriza, vermelhidão e coceira nos olhos	Pólens	Contato com membranas mucosas
Pele	1. Eczema (dermatite atópica)	Lesões vesiculares, prurido	Desconhecido	Desconhecida
	2. Urticária	Lesões bolhosas, prurido	1. Diversos alimentos	Ingestão
			2. Fármacos	Várias
Trato intestinal	Esofagite eosinofílica	Vômitos, disfagia, "anéis" esofágicos	Diversos alimentos	Ingestão
Sistêmica	Anafilaxia	Choque, hipotensão, sibilos, prurido, urticária, asfixia, parada cardíaca	1. Veneno de insetos (p. ex., veneno de abelha)	Picada
			2. Fármacos (p. ex., penicilina)	Várias
			3. Alimentos (p. ex., amendoim)	Ingestão

(6) O **fator ativador plaquetário** (**PAF**) é um fosfolipídeo produzido por mastócitos, capaz de causar broncoconstrição, hipotensão e aumento da permeabilidade vascular.

Os mediadores mencionados anteriormente são ativos somente por alguns minutos após sua liberação; eles são inativados enzimaticamente e ressintetizados de forma lenta. As manifestações da anafilaxia variam, uma vez que os mediadores são liberados em taxas e quantidades diferentes, e os diferentes tecidos apresentam sensibilidades distintas a eles.

(7) As **citocinas** liberadas pelas células T recrutam células inatas e amplificam sua função. Como mencionado anteriormente, a IL-4 derivada de células Tfh é a responsável por induzir a mudança de classe nas células B que, por sua vez, produz a IgE que causa degranulação de mastócitos e basófilos. As células Th-2 também produzem IL-4, IL-13 (que está intimamente relacionada à IL-4 e compartilha um receptor de IL-4), IL-5 e IL-9 (ver Cap. 60). (Todos os quatro genes que codificam essas citocinas estão localizados próximos em um *locus* no cromossomo 5.)

Essas citocinas trabalham em conjunto nos tecidos para prolongar e acentuar a hipersensibilidade alérgica. Por exemplo, na doença alérgica das vias aéreas (asma), a hiperatividade das vias aéreas e o recrutamento de eosinófilos são causados pela IL-13. Os macrófagos podem ser "alternativamente ativados" pela IL-13 promovendo fibrose e remodelação associadas à cicatrização de tecidos lesionados. As células Th-2 também produzem IL-5 que prolonga a sobrevivência e atividade dos eosinófilos nos tecidos, e IL-9, que ativa mastócitos para produzir citocinas adicionais. Anticorpos monoclonais contra IgE, IL-13 e IL-5, bem como, inibidores de moléculas pequenas do receptor de IL-4/IL-13, todos demonstraram benefícios no tratamento de pacientes com asma alérgica grave.

Ao contrário das reações anafiláticas, que são mediadas por IgE, as reações **anafilactoides**, que são clinicamente semelhantes às anafiláticas, não são mediadas por IgE. Nessas reações, o agente iniciador, geralmente fármacos ou meios de contraste iodados, induzem diretamente mastócitos e basófilos a liberarem seus mediadores sem o envolvimento de IgE.

Atopia

Os distúrbios atópicos, como febre do feno, asma, eczema e urticária, são reações de hipersensibilidade imediata que apresentam **gatilho ambiental** e uma forte **predisposição familiar**. Diversos processos parecem desempenhar um papel na atopia, por exemplo: (1) disfunção de barreiras, o que leva a uma maior exposição aos antígenos, (2) aumento da captação e apresentação de antígenos ambientais pelas células dendríticas, (3) desregulação das células T (p. ex., aumento da produção de IL-4 levando a uma diferenciação inadequada de Th-2 e síntese de IgE) e (4) hiper-responsividade dos tecidos-alvo a mediadores efetores e citocinas. A atopia está associada a **níveis elevados de IgE** e os tecidos-alvo geralmente apresentam um grande número de **células Th-2** que desempenham um papel importante na patogênese das reações atópicas.

Diversos genes associados à atopia têm sido identificados. Mutações no gene que codifica a cadeia a do receptor de IL-4 predispõem fortemente à atopia. Essas mutações aumentam a eficiência da IL-4, resultando em uma síntese elevada de IgE pelas células B. Outros genes identificados incluem o próprio gene que codifica para IL-4, o gene para o receptor da cadeia pesada épsilon, e diversos genes do complexo de histocompatibilidade principal (MHC) de classe II.

Estima-se que cerca de 40% das pessoas, nos Estados Unidos, apresentem distúrbios atópicos em algum momento de suas vidas.* A incidência de doenças alérgicas, como a asma, aumentou acentuadamente nos países desenvolvidos da América do Norte e Europa desde meados do século XX. Os países em desenvolvimento não apresentaram um aumento semelhante. Isso sugere que, além de uma predisposição genética, há também um forte componente ambiental envolvido.

Uma teoria que foi proposta para explicar essa observação é chamada de "hipótese da higiene" que afirma que **pessoas que são expostas a certos microrganismos no início do desenvolvimento infantil estão protegidas contra doenças atópicas**. Esses microrganismos, que podem incluir vírus, bactérias ou fungos comensais, protozoários e até vermes parasitas são agentes que coevoluem conosco, ajudando a modelar o nosso sistema imunológico, além de serem altamente prevalentes nos países em desenvolvimento. A teoria argumenta que a erradicação deles dos países desenvolvidos ocasionou uma **desregulação imunológica** generalizada, levando a um aumento de doenças alérgicas e autoimunes. Os estudos constantes e cada vez mais aprofundados do microbioma humano e o trabalho com modelos animais forneceram algum suporte para essa teoria, embora ainda seja discutido quais microrganismos específicos podem ser estar associados a essa hipótese.

Os sintomas desses distúrbios atópicos geralmente ocorrem em episódios desencadeados pela exposição a alérgenos específicos. Esses antígenos são, em geral, encontrados no meio ambiente (p. ex., pólens liberados por plantas e fezes de ácaros encontradas em roupas de cama e carpetes) ou em alimentos (p. ex., crustáceos e sementes oleaginosas). A exposição de indivíduos não atópicos a essas substâncias não gera reação alérgica. Muitos indivíduos apresentam fortes reações imediatas no local de infiltração do alérgeno agressor, sendo este um tipo de teste cutâneo rápido que utiliza uma variedade de antígenos para se identificar quais alérgenos são os responsáveis pelos episódios de doença.

A hipersensibilidade atópica é transferível pelo soro (i.e., é mediada por anticorpos), não por células linfoides. No passado, essa observação era utilizada para diagnóstico na reação anafilática cutânea passiva (reação de Prausnitz-Küstner), que consistia em obter o soro de um paciente e injetá-lo na pele de uma pessoa normal. Algumas horas mais tarde, o antígeno-teste injetado no local "sensibilizado" gera uma reação inflamatória imediata. Esse teste é atualmente impraticável em razão do risco de transmissão de certas infecções virais. Atualmente, a testagem padrão inclui os testes cutâneos (resumidos anteriormente) e mensura os níveis de IgE específicos para alérgenos potencialmente nocivos.

Existem evidências de que o início da resposta atópica ocorre quando proteases presentes em alérgenos, como os alérgenos fúngicos, pólens e excrementos de ácaros, clivam o fibrinogênio. Os produtos resultantes da clivagem ativam, então, receptores semelhantes ao Toll (TLR-4) na superfície de macrófagos, e as células que revestem as vias aéreas ativam a resposta atópica.

Hipersensibilidade a fármacos

Alguns fármacos, particularmente agentes antimicrobianos, como a penicilina, estão atualmente entre as causas mais comuns de reações de hipersensibilidade. Em geral, não é o fármaco intacto que induz a formação de anticorpos. Em vez disso, anticorpos são induzidos por produtos metabólicos do medicamento, que funcionam como

---

*N. de R.T. No Brasil, os dados relativos aos distúrbios atópicos são escassos, mas a prevalência de dermatites atópicas, uma das manifestações atópicas mais comuns, varia de 5 a 8%, dependendo da faixa etária.

um hapteno, e ligam-se a proteínas do corpo (ver Cap. 57). O anticorpo IgE resultante pode reagir com o hapteno ou com o fármaco intacto, originando hipersensibilidade do tipo I.[2]

Quando reexpostos ao fármaco, os indivíduos podem exibir erupções cutâneas, febre ou anafilaxia local ou sistêmica, de gravidade variada. Reações a quantidades muito pequenas do fármaco podem ocorrer (p. ex., por meio de um teste de pele utilizando o hapteno). Um exemplo clínico útil é o teste de pele que utiliza a peniciloil polilisina para revelar uma alergia à penicilina.

Dessensibilização

Intensas manifestações anafiláticas ocorrem quando grandes quantidades de mediadores são subitamente liberadas como resultado de uma dose massiva de antígenos que se combinam abruptamente com IgE em muitos mastócitos. Essa é a anafilaxia sistêmica, que é potencialmente fatal. A dessensibilização pode prevenir a anafilaxia sistêmica.

A **dessensibilização aguda** envolve a administração de quantidades muito pequenas de antígenos em intervalos de 15 minutos. Complexos antígeno-IgE são formados em pequena escala, e a quantidade de mediadores liberados não é suficiente para gerar uma reação intensa. Isso permite a administração de um fármaco ou proteína exógena a um indivíduo hipersensível. No entanto, uma vez que a droga é descontinuada e eliminada do corpo, o estado hipersensível retorna, pois os níveis da IgE específica permanecerão elevados.

A **dessensibilização crônica** envolve a administração semanal, em longo prazo, do antígeno contra o qual uma pessoa é hipersensível. Isso estimula a produção de anticorpos bloqueadores IgA e IgG que podem impedir a ligação do antígeno à IgE específica na superfície dos mastócitos, prevenindo, assim, uma reação. Esse processo também induz células T reguladoras a produzirem IL-10, que reduz a síntese de IgE.

Tratamento e prevenção

A anafilaxia é uma emergência que apresenta risco a vida devido à uma combinação de comprometimento das vias aéreas e choque hipotensivo (distributivo). O tratamento das reações anafiláticas inclui (1) fármacos para a neutralização da ação dos mediadores, (2) proteção das vias aéreas e (3) suporte para as funções respiratória e cardíaca. Epinefrina, anti-histamínicos, corticosteroides ou cromolina sódica, tanto individualmente quanto em combinação, devem ser administrados. A cromolina sódica impede a liberação de mediadores (p. ex., histamina) dos grânulos dos mastócitos. A prevenção baseia-se na identificação do alérgeno por meio de testes de pele, e na evitação do alérgeno.

Existem várias abordagens para o tratamento de asma. A inalação de broncodilatadores β-adrenérgicos, como o albuterol, é comumente utilizada. Corticosteroides, como a prednisona, também são eficazes, mas apresentam toxicidade significativa se usados cronicamente. O uso de anticorpo monoclonal anti-IgE (omalizumabe) e anticorpos monoclonais que bloqueiam a sinalização de IL-4, IL-13 e IL-5 podem ser indicados para pacientes com asma grave cujos sintomas não são controlados por corticosteroides. Para a prevenção da asma, inibidores de receptores de leucotrienos, como o montelucaste e cromolina sódica são efetivos.

O tratamento da rinite alérgica geralmente envolve anti-histamínicos aplicados com descongestionantes nasais. Para conjuntivites alérgicas, o uso de colírios contendo anti-histamínicos ou vasoconstritores é eficiente. A doença atópica cutânea é geralmente tratada com corticosteroides tópicos. Em todos os tipos de doenças alérgicas, evitar o contato com os alérgenos incitantes, como o pólen, é útil na profilaxia. A dessensibilização também pode ser útil.

TIPO II: HIPERSENSIBILIDADE CITOTÓXICA

A hipersensibilidade citotóxica ocorre quando um anticorpo direcionado a **antígenos da membrana celular** ativa o complemento (Fig. 65-2). Isso desencadeia um complexo de ataque à membrana (ver Cap. 63) ou a ativação da citotoxicidade celular dependente de anticorpos (CCDA) (ver Cap. 61), levando à morte celular. O anticorpo (IgG ou IgM) liga-se ao antígeno por meio de sua porção Fab e funciona como uma ponte para o complemento por meio de sua região Fc. Como resultado, acontece a lise mediada pelo complemento observada nas anemias hemolíticas, nas reações de transfusão associadas ao sistema ABO ou na doença hemolítica associada ao Rh. Além de causar lise, os produtos da clivagem do complemento atraem fagócitos e células *natural killer* (NK) para o local e a ligação da porção Fc de IgG aos receptores Fc (FcγR) nessas células imunes inatas provoca a ativação dessas que liberam enzimas que, por sua vez, danificam as membranas das células-alvo.

Fármacos (p. ex., penicilinas, fenacetina, quinidina) podem ligar-se a proteínas na superfície de hemácias e iniciar a formação de anticorpos. Esses anticorpos autoimunes (IgG) interagem com a superfície celular das hemácias, o que resulta em hemólise. O teste antiglobulínico direto (teste de Coombs) é, em geral, positivo nesses casos (ver Cap. 64).

Alguns fármacos (p. ex., quinina) podem ligar-se a plaquetas e induzir autoanticorpos que lisam essas plaquetas, produzindo trombocitopenia e, consequentemente, tendência a sangramentos.

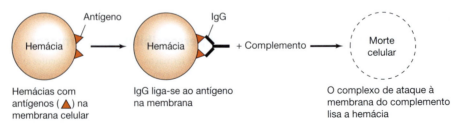

FIGURA 65-2 Hipersensibilidade citotóxica.

---

[2] Alguns fármacos estão envolvidos em reações de hipersensibilidade citotóxica (tipo II) e em doenças do soro (tipo III).

Outros (p. ex., hidralazina) podem modificar tecidos do hospedeiro e induzir a produção de anticorpos direcionados contra o DNA celular. Como resultado, doenças com manifestações semelhantes ao lúpus eritematoso podem ocorrer.

Certas infecções (p. ex., infecção por *Mycoplasma pneumoniae*) podem induzir autoanticorpos que reagem cruzadamente com antígenos de hemácias, o que resulta em anemia hemolítica. Na febre reumática, anticorpos contra estreptococos do grupo A reagem cruzadamente com o tecido cardíaco. Na síndrome de Goodpasture (ver Cap. 66), anticorpos contra as membranas basais dos rins e pulmões se ligam a essas estruturas e ativam o complemento. Os danos graves às membranas são causados por proteases liberadas pelos leucócitos, atraídos para o local pelo componente C5a do complemento (ver Cap. 63).

TIPO III: HIPERSENSIBILIDADE POR IMUNOCOMPLEXOS

A hipersensibilidade por imunocomplexos ocorre quando **complexos antígeno-anticorpo** induzem uma reação inflamatória nos tecidos (Fig. 65-3). A principal diferença entre as reações do tipo III e o processo descrito anteriormente para as reações do tipo II é a natureza e a localização dos antígenos: na hipersensibilidade do tipo II, os antígenos estão ligados ou são parte integrante das *membranas celulares*, enquanto na hipersensibilidade do tipo III, os antígenos estão *circulando livremente* (i.e., são solúveis). Cada anticorpo possui dois sítios de ligação Fab e a maioria dos antígenos é multivalente, o que significa que eles podem se ligar a mais de um anticorpo. Como resultado, antígenos solúveis e anticorpos podem formar grandes *complexos* semelhantes a teias, similares às reações de precipitação descritas no Capítulo 64.

Em geral, imunocomplexos são logo removidos pelo sistema reticuloendotelial, mas às vezes eles persistem e são **depositados nos tecidos**, resultando em distúrbios graves. Em infecções microbianas ou virais persistentes, imunocomplexos são depositados em órgãos (p. ex., nos rins), o que resulta em dano. Em doenças autoimunes, antígenos "próprios" podem induzir a produção de anticorpos que se ligam aos antígenos dos órgãos ou se depositam neles na forma de complexos, principalmente nas articulações (artrite), nos rins (nefrite) ou nos vasos sanguíneos (vasculite).

Sempre que imunocomplexos são depositados, eles ativam o sistema do complemento. Células polimorfonucleares são atraídas para o local, culminando em inflamação e lesão do tecido. Duas típicas reações de hipersensibilidade do tipo III incluem a reação de Arthus e a doença do soro.

Reação de Arthus

Reação de Arthus é o nome designado à inflamação causada pela deposição de imunocomplexos em um determinado sítio localizado. Ela recebeu esse nome em homenagem ao Dr. Arthus que foi o primeiro a descrever a resposta inflamatória que ocorre nas condições descritas a seguir. Se um antígeno é fornecido repetidamente a animais até que eles desenvolvam altos títulos de anticorpos IgG e esse antígeno é, então, injetado via subcutânea ou intradérmica, intenso edema e hemorragia desenvolvem-se, alcançando um pico dentro de 3 a 6 horas.

Antígeno, anticorpo e complemento são depositados nas paredes dos vasos; ocorrem infiltração celular por células polimorfonucleares e agregação plaquetária intravascular. Essas reações podem levar à oclusão vascular e à necrose. Observe que, ao contrário das reações de hipersensibilidade do tipo I mediadas por IgE, é necessária uma quantidade muito maior de IgG para a ocorrência de uma reação de Arthus. Isso é devido ao fato da IgE já se encontrar ligada aos mastócitos que são amplamente disseminados e podem se degranular imediatamente, enquanto a IgG precisa formar grandes complexos, se depositar nos capilares e ativar o sistema complemento.

Uma manifestação clínica da reação de Arthus é a pneumonia por hipersensibilidade (alveolite alérgica), associada à inalação de actinomicetos termófilos ("pulmão de fazendeiro") que ocorrem em material proveniente de plantas, como o feno. Existem, ainda, muitos outros exemplos de hipersensibilidades ocupacionais, como o "pulmão do queijeiro", "pulmão do marceneiro" e o "pulmão do farinheiro". A maioria dessas doenças é causada pela inalação de microrganismo, bactéria ou fungo, os quais crescem no material trabalhado. Uma reação de Arthus também pode ocorrer no local onde foram realizadas imunizações contra o tétano, caso essas vacinações tenham sido administradas num mesmo local, com um intervalo muito curto entre as imunizações. (O intervalo mínimo é de geralmente 5 anos.)

Doença do soro

Ao contrário da reação de Arthus, que é uma inflamação localizada, a doença do soro é uma resposta inflamatória sistêmica à presença de imunocomplexos depositados em muitas áreas do corpo. A injeção de soro exógeno/"estranho" (i.e., soro de outro animal, como um cavalo), um anticorpo monoclonal que contém componentes

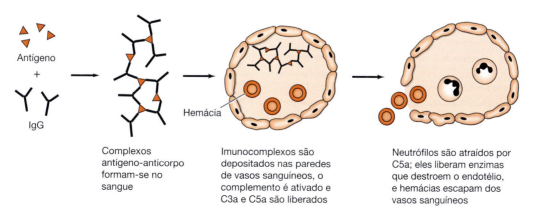

FIGURA 65-3 Hipersensibilidade por imunocomplexos.

de camundongos (ver Cap. 51) ou mesmo o uso de outras terapias que não sejam baseadas em anticorpos, podem resultar na ativação e sensibilização do sistema imunológico adaptativo. (Quando isso ocorre é geralmente em um cenário de inflamação preexistente, como um câncer subjacente, infecção ou doença autoimune, quando os sinais coestimulatórios são altamente expressos, conforme discutido no Cap. 60.) Quando a substância estranha apresenta uma meia-vida longa ou é administrada repetidamente, a presença simultânea de antígeno e anticorpo leva à formação de imunocomplexos, os quais podem circular ou serem depositados em vários sítios.

A doença do soro típica resulta em febre, urticária, artralgia, linfadenopatia, esplenomegalia e eosinofilia, sintomas que surgem no período de alguns dias até 2 semanas após a injeção do soro estranho ou do fármaco. Embora sejam necessários vários dias até o surgimento dos sintomas, a doença do soro é classificada como uma reação imediata, pois os sintomas surgem imediatamente após a formação dos imunocomplexos. Os sintomas melhoram à medida que o sistema imune remove o antígeno, e desaparecem quando o antígeno é eliminado. O exantema maculopapular induzido por fármaco, como a ampicilina, é bastante comum. O uso de globulina antitimocitária, extraída de coelhos ou cavalos, para induzir uma imunossupressão em pacientes transplantados pode levar ao desenvolvimento de doença do soro (ver Cap. 62). A antitoxina diftérica e o antiveneno de cobra produzidos em cavalos são conhecidos por causar doença do soro.

Outras doenças associadas à deposição de imunocomplexos

Muitos distúrbios clínicos associados a imunocomplexos têm sido descritos, embora o antígeno que inicia a doença seja frequentemente duvidoso. Alguns exemplos representativos são o lúpus eritematoso sistêmico (LES), nefropatia por IgA, artrite reumatoide e vários tipos de vasculite. Estes são descritos em detalhes no Capítulo 66. Observe que muitas doenças associadas a imunocomplexos afetam principalmente os rins, uma vez que os pequenos capilares dos glomérulos são particularmente suscetíveis à deposição dos complexos. As exceções são a artrite reumatoide, a qual não afeta o rim, e a vasculite, que pode afetar muitos órgãos diferentes.

Glomerulonefrite pós-estreptocócica

A glomerulonefrite pós-estreptocócica aguda é uma doença associada a imunocomplexos que se desenvolve várias semanas após uma infecção estreptocócica β-hemolítica do grupo A, especialmente cutânea, e frequentemente por sorotipos "nefritogênicos" de *Streptococcus pyogenes*. Normalmente, o nível de complemento é mais baixo do que o normal, sugerindo uma reação antígeno-anticorpo causando consumo de proteínas do complemento através de sua clivagem e ativação. Depósitos elevados de imunoglobulinas e C3 são observados ao longo das membranas glomerulares basais, por meio de imunofluorescência, sugerindo a presença de complexos antígeno-anticorpo. Esses complexos antígeno estreptocócico-anticorpo, após serem depositados nos glomérulos, fixam o complemento e atraem neutrófilos, iniciando o processo inflamatório (ver Caps. 61 e 63).

Lesões semelhantes com depósitos glomerulares "irregulares" contendo imunoglobulinas e C3 são observadas na endocardite infecciosa, doença do soro e certas infecções virais (p. ex., hepatite B e febre hemorrágica da dengue).

TIPO IV: HIPERSENSIBILIDADE TARDIA (MEDIADA POR CÉLULAS)

A hipersensibilidade tardia ocorre em função de **linfócitos T, não de anticorpos** (Fig. 65-4). Ela pode ser transferida por células T imunologicamente ativas (sensibilizadas), *não* pelo soro. A resposta é "tardia" (i.e., inicia horas [ou dias] após o contato com o antígeno e frequentemente dura muitos dias).

Em certas hipersensibilidades de contato, como com o carvalho venenoso, o exantema vesicular pruriginoso é causado por células T citotóxicas CD8-positivas que atacam células da pele que apresentam o óleo da planta como antígeno estranho. No teste cutâneo tuberculínico, a erupção cutânea endurecida é causada por células T CD4-positivas de *memória* e macrófagos que residem próximo ao local da injeção. A Tabela 65-4 descreve alguns aspectos clínicos importantes das hipersensibilidades tardias.

Hipersensibilidade de contato

Essa manifestação de hipersensibilidade celular acontece após a sensibilização por compostos químicos simples (p. ex., níquel, formaldeído), materiais oriundos de plantas (p. ex., urushiol em urtiga e carvalho venenoso), fármacos aplicados topicamente (p. ex., sulfonamidas, neomicina), alguns cosméticos, sabões e outras substâncias. A neomicina na forma de pomada antibacteriana de uso tópico é uma causa muito comum.

Em todos os casos, as pequenas moléculas que atuam como **haptenos** penetram na pele, aderem-se às proteínas do corpo e as modificam o suficiente para "quebrar a tolerância". Por exemplo, proteínas normais da pele, às quais as células T toleram como sendo "próprias" devido à **seleção tímica negativa** (ver Cap. 59), após a ligação a íons de níquel, podem ser alteradas o suficiente para serem reconhecidas como "estranhas". As proteínas da pele são absorvidas, processadas e apresentadas às células T CD4-positivas por células dendríticas. As células T se diferenciam em células Th-1 e Th-17 e, após um contato posterior da pele com o níquel, essas células Th desencadeiam uma inflamação quando reconhecem os peptídeos ligados ao níquel através da apresentação pelas células apresentadoras de antígenos da pele exposta. A pessoa sensibilizada desenvolve dermatite de contato caracterizada por eritema, prurido, vesículas, eczema ou necrose da pele dentro de 12 a 48 horas. A dermatite de contato mais severa, como a observada na exposição à hera venenosa ou ao carvalho venenoso, é o resultado da

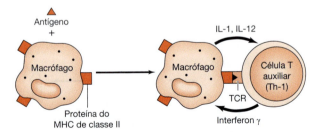

FIGURA 65-4 Hipersensibilidade tardia (mediada por células). O macrófago captura o antígeno, o processa e apresenta um epítopo em sua superfície em associação a uma proteína do complexo de histocompatibilidade principal (MHC) de classe II. A célula T auxiliar (Th-1) é ativada e produz interferon g, que ativa macrófagos. Esses dois tipos de células medeiam a hipersensibilidade tardia. TCR, receptor de célula T.

TABELA 65-4 Aspectos clínicos importantes das hipersensibilidades tardias

Principais células imunes envolvidas	Doença importante ou teste de pele	Características patológicas ou clínicas	Agentes indutores comuns
Células T CD4 (auxiliares) e macrófagos	1. Tuberculose, coccidioidomicose	Granuloma	Constituintes de bactérias ou fungos
	2. Testes de pele utilizando tuberculina ou coccidioidina (ou esferulina)	Endurecimento	Derivado proteico purificado ou coccidioidina (ou esferulina)
Células T CD8 (citotóxicas)	1. Dermatites de contato	Exantema vesicular pruriginoso	Óleo do carvalho venenoso ou da urtiga, fármacos tópicos, sabões, metais pesados (em joias e bijuterias)
	2. Eritema multiforme, síndrome de Stevens-Johnson, necrólise epidérmica tóxica	Lesão-alvo	Herpes-vírus simples, *Mycoplasma pneumoniae* e sulfonamidas

ativação de células T CD4-positivas e CD8-positivas. Muitas vezes, a realização de um teste alérgico do adesivo em uma pequena área da pele pode identificar o antígeno nocivo ao estimular as células T de memória. Evitar o contato subsequente com o material pode prevenir recorrências.

Hipersensibilidade do tipo tuberculina

A hipersensibilidade a antígenos de diferentes microrganismos ocorre em muitas doenças infecciosas e tem sido utilizada no auxílio para o diagnóstico. Um exemplo típico é a reação à tuberculina. A base para esse teste consiste no fato de que pacientes com uma infecção latente por *Mycobacterium tuberculosis* geram uma resposta de **células T de memória** que é disseminada por todo o corpo, inclusive na pele. O teste é uma maneira semiquantitativa de se detectar a presença dessas células T antígeno-específicas residentes na pele.

Quando um paciente **previamente exposto** à *M. tuberculosis* recebe uma injeção intradérmica de uma pequena quantidade de tuberculina (derivado proteico purificado [PPD]), é observada uma pequena reação nas primeiras horas subsequentes. De forma gradual, entretanto, inchaço local e vermelhidão desenvolvem-se e alcançam um pico no período de 48 a 72 horas. (Um teste cutâneo positivo indica que a pessoa **foi infectada** com o agente, mas *não* confirma a presença de doença atual, a menos que a pessoa tenha obtido um resultado negativo recentemente. Essa mudança de um resultado negativo para um resultado positivo é denominada "conversão de PPD".) A análise do diâmetro do endurecimento fornece uma estimativa do estado das células T de memória antígeno-específicas presentes no paciente.

As pessoas não infectadas ocasionalmente podem apresentar um resultado *falso-positivo* devido à reatividade cruzada entre os antígenos contidos no coquetel de PPD e os antígenos presentes em outras espécies de micobactérias. Além disso, pessoas infectadas podem apresentar um resultado *falso-negativo* em detrimento de infecções agressivas, na qual as células T de memória não podem ser ativadas por doses baixas de antígenos; distúrbios que suprimem a função das células T, como a infecção pelo vírus da imunodeficiência humana (HIV) e doenças renais ou hepáticas em estágio terminal; ou fármacos imunossupressores.

Um resultado positivo no teste cutâneo auxilia no diagnóstico e na tomada de decisão em relação a se tratar ou não pacientes com infecções latentes. Por exemplo, é essencial se conhecer a resposta PPD de um paciente antes de se iniciar o tratamento com um fármaco imunossupressor que pode suprimir a função de células T ou macrófagos. Esses pacientes devem ser tratados inicialmente com agentes antimicobacterianos por um período para se evitar a reativação da infecção latente.

O teste cutâneo é uma avaliação *in vivo* semiquantitativa bem validada da **função** das células T da memória. Os testes cutâneos já foram muito utilizados para a identificação de diversas infecções fúngicas, causadas por protozoários e helmínticas que podem ser de difícil diagnóstico, porém com o desenvolvimento de testes baseados em anticorpos, antígenos e ensaios moleculares (baseados em ácidos nucleicos) mais sofisticados, apenas o teste de PPD para diagnóstico da tuberculose latente encontra-se atualmente em uso comum.

Eritema multiforme, síndrome de Stevens-Johnson e necrólise epidérmica tóxica

O eritema multiforme (EM), a síndrome de Stevens-Johnson (SSJ) e a necrólise epidérmica tóxica (NET) são doenças cutâneas relacionadas causadas principalmente pelo ataque de **células T citotóxicas sobre as células da pele** (queratinócitos). Essas doenças fazem parte de um espectro, sendo o EM a forma mais branda e a NET a mais grave. Os gatilhos mais comuns são o herpes-vírus simples 1, *M. pneumoniae* e uma variedade de fármacos, incluindo sulfonamidas e penicilinas. Diversos alelos para o antígeno leucocitário humano (HLA) predispõem a essas doenças, principalmente o HLA-DQ3 e HLA-B12.

As manifestações clínicas dessas doenças são caracterizadas por um *continuum* de sintomas que diferem em gravidade e localização anatômica. O *EM minor* é caracterizado pela presença de relativamente poucas lesões-alvo, localizadas na pele, frequentemente envolvendo as extremidades (Fig. 65-5), com envolvimento mínimo das membranas mucosas. As lesões começam a cicatrizar em 7 dias, mas podem apresentar recidiva. Em contrapartida, o *EM major* apresenta uma quantidade maior de lesões extensivas na pele e envolve as membranas mucosas, frequentemente a boca e a conjuntiva.

A **SSJ** apresenta lesões bolhosas mais extensas, frequentemente na face e no tronco, com lesões significativas nas membranas mucosas. Na SSJ, de 3 a 10% da superfície corporal encontra-se envolvida. Na **NET**, mais de 30% da superfície corporal está envolvida. A NET é uma doença que apresenta risco à vida, sendo recomendado o tratamento em uma unidade destinada a pessoas queimadas.

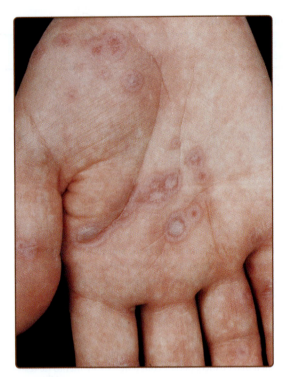

FIGURA 65-5 Eritema multiforme. Lesões-alvo na palma da mão. (Reproduzida, com permissão, de Goldsmith LA, Katz SI et al eds. *Fitzpatrick's Dermatology in General Medicine*. 8th ed. New York, NY: McGraw-Hill; 2012.)

TESTE SEU CONHECIMENTO

1. Seu paciente apresenta episódios de olhos lacrimejantes, vermelhidão ocular e coriza, que você imagina estarem associados a uma alergia ao pólen de alguma planta. Você indica um alergologista para o paciente e ele realiza testes de pele com vários alérgenos. Dentro de minutos, uma reação com inchaço e vermelhidão surge nas costas do paciente, nos locais onde diversos pólens foram inoculados. Qual é a sequência de eventos mais provável que gera uma reação de inchaço e vermelhidão?

    (A) O alérgeno liga-se à IgE na superfície de células B e IL-4 é liberada.
    (B) O alérgeno liga-se à IgE na superfície de mastócitos e histamina é liberada.
    (C) O alérgeno liga-se à IgE no plasma, o que ativa o complemento para produzir C3b.
    (D) O alérgeno liga-se à IgE no plasma, os complexos alérgeno-IgE ligam-se à superfície de macrófagos e IL-1 é liberada.

2. Um importante teste que determina se um paciente foi exposto ao *M. tuberculosis*, a bactéria que causa tuberculose, é a realização do teste de PPD. Nesse teste, o PPD extraído do organismo é injetado intradermicamente. Entre as seguintes opções, qual é a mais provável de ocorrer no local de um PPD positivo?

    (A) Células T citotóxicas matam células no local de inoculação.
    (B) Macrófagos e células T CD4-positivas infiltram o local de inoculação.
    (C) Histamina e leucotrienos são liberados de mastócitos no local de inoculação.
    (D) Imunocomplexos consistindo em PPD e IgG são depositados no local de inoculação.

3. Seu paciente é um homem de 77 anos com endocardite enterocócica, que foi tratado com penicilina G e gentamicina. Cinco dias após o início do tratamento, febre e um exantema maculopapular difuso desenvolvem-se. Não há urticária, hipotensão ou comprometimento respiratório. A análise da urina revelou proteinúria e presença de depósitos granulares. Você suspeita que ele tenha a doença do soro. Qual dos seguintes mecanismos imunopatogênicos é a causa mais provável da doença?

    (A) Um dos fármacos formou imunocomplexos com IgG.
    (B) Um dos fármacos ativou células T CD4-positivas e macrófagos.
    (C) Um dos fármacos ativou a via alternativa do complemento.
    (D) Um dos fármacos ligou-se cruzadamente à IgE nos mastócitos e causou a liberação de histamina.

4. Qual das seguintes doenças seria mais provável de ser causada por uma reação de hipersensibilidade tardia?

    (A) Anemia hemolítica autoimune.
    (B) Dermatite de contato, como pelo carvalho venenoso.
    (C) Doença hemolítica do recém-nascido.
    (D) Glomerulonefrite pós-estreptocócica.
    (E) Lúpus eritematoso sistêmico.

5. Indivíduos atópicos (i.e., com predisposição hereditária a reações de hipersensibilidade imediata) produzem quantidades elevadas de IgE. Qual das seguintes opções é a explicação mais provável para a produção elevada de IgE?

    (A) Grandes quantidades de IL-1 são produzidas por células dendríticas.
    (B) Grandes quantidades de IL-2 são produzidas por macrófagos.
    (C) Grandes quantidades de IL-4 são produzidas por células Th-2.
    (D) Grandes quantidades de interferon-γ são produzidas por células Th-1.
    (E) Grandes quantidades de C3a são produzidas pela via alternativa do complemento.

6. Entre os quatro tipos de reações de hipersensibilidade, qual deles causa a hemólise que ocorre na doença hemolítica do recém-nascido (eritroblastose fetal)?

    (A) Tipo I – hipersensibilidade imediata.
    (B) Tipo II – hipersensibilidade citotóxica.
    (C) Tipo III – hipersensibilidade por imunocomplexos.
    (D) Tipo IV – hipersensibilidade tardia.

RESPOSTAS

(1) **(B)**
(2) **(B)**
(3) **(A)**
(4) **(B)**
(5) **(C)**
(6) **(B)**

VER TAMBÉM

- Mais **questões para autoavaliação** sobre os temas discutidos neste capítulo são encontradas na seção de Imunologia da Parte XIII: Questões para autoavaliação, a partir da página 735. Consulte também a Parte XIV: Simulado de provas e concursos, a partir da página 753.

CAPÍTULO

66

Tolerância e doença autoimune

CONTEÚDO DO CAPÍTULO

Tolerância
Tolerância por células T
Tolerância por células B

Doenças autoimunes
Fatores genéticos
Fatores hormonais

Fatores ambientais
Mecanismos
Doenças
Tratamento

Teste seu conhecimento

Ver também

TOLERÂNCIA

Tolerância imunológica é a **falta de resposta a um antígeno específico** que poderia, caso contrário, provocar uma resposta imune. O melhor exemplo de tolerância antigênica é a ausência normal de resposta de um hospedeiro a antígenos "próprios", enquanto esses mesmos antígenos podem ser considerados "estranhos" se transplantados para um hospedeiro diferente. Por se aplicar a respostas a *antígenos*, a tolerância é uma característica da **imunidade adaptativa**, embora certas células apresentadoras de antígenos possam apresentar um *efeito tolerogênico* sobre as células T. Neste capítulo, discute-se como a tolerância imunológica ao que é "próprio" se desenvolve e o que acontece quando essa tolerância é rompida**.**

Se um antígeno induzirá *tolerância* em vez de *sensibilização* é amplamente determinado pelos seguintes parâmetros:

(1) **Maturidade** imunológica do sistema imune. Em geral, antígenos que estão presentes durante o desenvolvimento inicial *não estimulam* uma resposta imunológica (i.e., somos tolerantes a esses antígenos). Por outro lado, antígenos que não estão presentes durante o processo de maturação Imune (i.e., que são encontrados pela primeira vez quando o organismo está imunologicamente mais maduro) são considerados "estranhos" e geralmente provocam uma resposta imunológica.

(2) **Estrutura** do antígeno. Por exemplo, moléculas simples (pequenas proteínas) apresentam uma maior probabilidade de induzir tolerância do que moléculas complexas (polissacarídeos).

(3) O potencial do antígeno de **reagir de maneira cruzada** com outros antígenos imunogênicos. Os receptores de células T e B são altamente específicos, mas ocasionalmente podem confundir um antígeno com outro. Quando isso acontece, uma resposta apropriada contra um antígeno "estranho" pode iniciar inadequadamente uma resposta contra antígenos próprios, causando danos aos tecidos do hospedeiro.

(4) A presença de **sinais pró-inflamatórios**, como aqueles induzidos por padrões moleculares associados a patógenos (PAMPs, de

pathogen-associated molecular patterns) (ver Cap. 58) ou por **tratamento com anti-inflamatórios**, como os fármacos imunossupressores descritos a seguir e no Capítulo 62.

(5) A **duração** da exposição ao antígeno. A tolerância é mais efetivamente mantida se o antígeno para o qual o sistema imune é tolerante continuar a ser apresentado.

Tolerância por células T

Embora tanto as células T quanto as células B participem da tolerância, é a **tolerância por células T** que apresenta um papel mais importante. O principal processo pelo qual linfócitos T adquirem a habilidade de distinguir próprio de não próprio ocorre no timo (ver Cap. 59). A tolerância a antígenos próprios adquirida dentro do timo é chamada de **tolerância central.** Esse processo, que inclui **seleção clonal positiva e negativa**, envolve a morte de células T ("seleção negativa") que reagem fortemente aos antígenos apresentados a elas no timo. Como as células tímicas apresentam peptídeos de proteínas que geralmente são encontradas no pâncreas, pulmão ou glândulas salivares? Um fator de transcrição chamado de *regulador autoimune* (AIRE, de *autoimmune regulator*) leva à síntese acentuada e heterogênea de uma gama de proteínas próprias no timo. Mutações no gene que codifica a proteína AIRE resultam no desenvolvimento de uma doença autoimune denominada *poliendocrinopatia autoimune*, na qual o sistema imune ataca inadequadamente múltiplos órgãos.

Observe que o timo é geralmente um espaço protegido, no qual proteínas "verdadeiramente estranhas" raramente são encontradas. Porém, experimentos em camundongos demonstraram que, se uma proteína exógena é introduzida no timo, por imunização ou pela produção de uma cepa mutante de camundongo na qual as células do timo expressam uma proteína não própria, essa proteína é tratada como "própria" pelo processo de seleção de células T. O resultado é que as células fortemente autorreativas morrem por um processo de morte celular programada chamado **apoptose.**

A tolerância adquirida *fora* do timo é chamada de **tolerância periférica**. A tolerância periférica é necessária, pois alguns *autoantígenos* não são expressos no timo e, portanto, algumas células T autorreativas não são eliminadas por seleção negativa. Além disso, existem *antígenos estranhos*, como os de organismos comensais nas barreiras da pele e do trato gastrintestinal, que são inofensivos. Uma resposta imune a esses antígenos seria patogênica (i.e., uma reação de hipersensibilidade; ver Cap. 65). Existem vários mecanismos envolvidos na tolerância periférica: (1) se as células T são ativadas *na ausência de coestimulação*, elas se tornam **anérgicas** (um estado não responsivo); (2) a ativação de células T *naïve* ("virgens") para se tornarem células efetoras pode ser **suprimida** por células T reguladoras vizinhas, resultando em anergia ou apoptose; e (3) as próprias células T *naïve* podem sofrer **diferenciação em células T reguladoras (Tregs)** no momento de sua ativação (Fig. 66-1).

Existem vários mecanismos propostos pelos quais as Tregs suprimem outras células T (ver Fig. 66-1C). Por exemplo, as Tregs possuem altos níveis basais do **receptor de interleucina (IL)-2 de alta afinidade**, o que significa que agem como um "dreno" que reduz a quantidade de IL-2 disponível para outras células T. Além disso, as Tregs possuem altos níveis da proteína **antígeno 4 associado a linfócitos T citotóxicos (CTLA-4,** *cytotoxic T lymphocyte antigen-4*), que elas utilizam para bloquear ou remover o "sinal 2" coestimulatório fornecido por B7 (lembre-se de que o CTLA-4 apresenta uma maior afinidade pelo B7 do que o CD28, conforme discutido no Cap. 59). As Tregs também secretam citocinas, como **IL-10** e **fator de crescimento transformador beta (TGF-β)**, que podem ser imunossupressoras em certos contextos. Esses sinais e outros podem induzir as células T a se tornarem anérgicas ou induzi-las a sofrer apoptose.

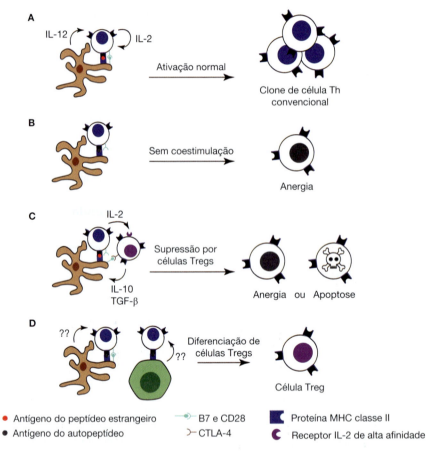

FIGURA 66-1 Vias para o desenvolvimento da tolerância periférica de células T. **A: Ativação normal**. Durante a ativação "convencional" das células T, as proteínas B7 nas células dendríticas (CDs) são induzidas por sinais inflamatórios, como padrões moleculares associados a patógenos (PAMPs) que acompanham a captação e a apresentação de antígenos estranhos (círculo em vermelho). As proteínas B7 interagem com CD28 (em azul-turquesa) para fornecer o sinal coestimulatório e a interleucina (IL)-2 promove a proliferação clonal das células Th. **B: Sem coestimulação**. Na ausência de coestimulação, o que geralmente ocorre na apresentação de antígenos próprios (círculo em cinza), as células T se tornam anérgicas. **C: Supressão por células T reguladoras (Tregs)**. As células Tregs realizam a supressão utilizando pelo menos três mecanismos: (1) o receptor de IL-2 de alta afinidade (em roxo) compete pela IL-2, privando a célula T convencional do acesso a essa citocina. **D: Diferenciação das células Tregs**. Sinais desconhecidos fornecidos às células T CD4 no momento da apresentação do antígeno (por uma CD ou por outras células apresentadoras de antígenos) podem induzir a diferenciação destas em células Tregs. Observe que as mesmas vias mostradas em A, B e C também se aplicam às células T CD8-positivas citotóxicas. MHC, complexo principal de histocompatibilidade (do inglês, *major histocompatibility complex*). (2) o CTLA-4 compete pelo B7, impedindo a coestimulação da célula T convencional; e (3) as citocinas Tregs (p. ex., IL-10 e fator de crescimento transformador-β [TGF, *transforming growth factor*]) e outros fatores suprimem a ativação das células T ou induzem a apoptose.

Tolerância por células B

Os clones de células B também são tolerantes aos antígenos próprios devido à **seleção negativa** do precursor que ocorre principalmente na medula óssea (ver Cap. 59). No entanto, a tolerância nas células B é menos completa do que nas células T, uma observação corroborada pela descoberta de que a maioria das doenças autoimunes é acompanhada de **autoanticorpos** autorreativos.

Os precursores de células B portadores de um receptor de antígeno que se liga fortemente a uma proteína própria estão sujeitos a deleção clonal (apoptose) ou anergia. No entanto, os clones podem escapar desse destino por um processo chamado de **edição de receptor** (ver Cap. 59). Nesse processo, é produzida uma cadeia leve nova, diferente, que altera a especificidade do receptor para que este passe a não reconhecer mais a proteína própria. Isso permite que o precursor de células B tenha a chance de deixar a medula óssea como um clone maduro de células B, reduzindo o risco de doenças autoimunes. Estima-se que de 25 a 50% das células B autorreativas passem pela edição de receptor. As células T *não* sofrem edição de receptor.

DOENÇAS AUTOIMUNES

O hospedeiro adulto geralmente exibe tolerância a antígenos próprios que estão presentes durante a vida fetal e que são reconhecidos como "próprios". Entretanto, em certas circunstâncias, a tolerância pode ser perdida e reações imunes a antígenos próprios podem se desenvolver, resultando em uma doença autoimune.

Em todas as doenças autoimunes, o passo mais importante na perda de tolerância consiste na **ativação de células T CD4 autorreativas**. Caso isso aconteça, essas células T autorreativas podem se diferenciar em células T efetoras/auxiliares (p. ex., células Th-1, Th-2 e Th-17), que causam uma **inflamação inadequada nos tecidos**. Elas também podem se diferenciar em células T auxiliares foliculares (células Tfh, *follicular helper*), as quais fornecem uma **"ajuda" inadequada às células B produtoras de autoanticorpos**. Conforme descrito na Tabela 66-1, a maioria das doenças autoimunes está associada a autoanticorpos. Em alguns casos, a doença é diretamente mediada pelos anticorpos e, em outros casos, é o resultado da deposição de imunocomplexos ou citocinas derivadas de células T, sendo os anticorpos apenas marcadores de perda de tolerância.

Fatores genéticos

Muitas doenças autoimunes apresentam uma incidência marcadamente familiar, o que sugere uma **predisposição genética** para esses distúrbios. Há uma forte associação de algumas doenças autoimunes com algumas especificidades de certos antígenos leucocitários humanos (HLAs), principalmente no caso dos genes de classe II. Por exemplo, a artrite reumatoide (AR) ocorre predominantemente em indivíduos que carreiam o gene de *HLA-DR4*. A espondilite anquilosante é 100 vezes mais prevalente em pessoas que carreiam *HLA-B27*, um gene de classe I, do que nas que não possuem esse gene. Essas associações ressaltam a importância do reconhecimento antigênico pelas células T no desenvolvimento da autoimunidade.

TABELA 66-1　Doenças autoimunes importantes

Tipo de resposta imune	Doença autoimune	Alvo principal da resposta imune
Anticorpos contra receptores	Miastenia grave	Receptor de acetilcolina
	Doença de Graves	Receptor de TSH
	Diabetes resistente à insulina	Receptor de insulina
	Miastenia de Lambert-Eaton	Receptor do canal de cálcio
Anticorpos contra outros componentes celulares	Lúpus eritematoso sistêmico[1]	DNA de fita dupla, histonas
	Artrite reumatoide[1]	Tecido das articulações
	Febre reumática	Tecidos cardíacos e das articulações
	Anemia hemolítica	Membrana das hemácias
	Púrpura trombocitopênica idiopática	Membranas das plaquetas
	Síndrome de Goodpasture	Membrana basal dos rins e dos pulmões
	Anemia perniciosa	Fatores intrínsecos e células parietais
	Tireoidite de Hashimoto[1]	Tireoglobulina
	Diabetes melito insulinodependente[1]	Células das ilhotas pancreáticas
	Doença de Addison	Córtex suprarrenal
	Glomerulonefrite aguda	Membrana basal glomerular
	Poliarterite nodosa	Artérias de pequeno e médio calibre
	Síndrome de Guillain-Barré	Proteína mielínica
	Granulomatose com poliangeíte	Enzimas citoplasmáticas de neutrófilos
	Pênfigo ("fogo selvagem")	Desmogleína nos desmossomos epiteliais
	Nefropatia por IgA	Glomérulos
Mediada por células T	Encefalomielite alérgica e esclerose múltipla	Reação à mielina, levando à desmielinização dos neurônios cerebrais
	Doença celíaca	Enterócitos

TSH, hormônio estimulante da tireoide.
[1] Essas doenças envolvem uma resposta mediada por células significativa, além de uma resposta mediada por anticorpos.

PARTE VII • Imunologia

Há duas hipóteses para explicar a relação entre certos genes do HLA e doenças autoimunes. Uma delas sugere que esses genes codificam proteínas do complexo de histocompatibilidade principal (MHC) de classes I ou II que apresentam autoantígenos com maior eficiência do que proteínas do MHC que não estão associadas a doenças autoimunes. A outra hipótese é de que as células T autorreativas escapam à seleção negativa porque se ligam mal às proteínas do MHC de classe I ou II no timo.

Deve-se observar, no entanto, que o desenvolvimento ou não de uma doença autoimune é um fenômeno multifatorial, já que muitas pessoas que carreiam genes do HLA com predisposição conhecida para o desenvolvimento de certas doenças autoimunes ainda assim não desenvolvem a doença (p. ex., muitas pessoas que carreiam o gene de *HLA-DR4* não desenvolvem AR). Em geral, doenças relacionadas ao MHC de classe II (p. ex., AR, doença de Graves [hipertireoidismo] e lúpus eritematoso sistêmico [LES]) ocorrem mais frequentemente em mulheres, ao passo que doenças associadas ao MHC de classe I (p. ex., espondilite anquilosante e artrite reativa) ocorrem mais comumente em homens.

Fatores hormonais

Aproximadamente **90% de todas as doenças autoimunes ocorrem em mulheres**. Embora a explicação para essa razão marcadamente desigual entre os sexos seja desconhecida, há evidências obtidas de modelos animais em que o estrogênio pode alterar o repertório de células B e intensificar a formação de anticorpos contra o DNA. Clinicamente, a observação de que o LES surge ou é exacerbado durante a gravidez (ou imediatamente após o parto) corrobora a ideia de que hormônios possuem um papel importante na predisposição de mulheres a doenças autoimunes.

Fatores ambientais

Existem diversos agentes ambientais que iniciam doenças autoimunes, sendo a maioria composta por bactérias ou vírus. Em alguns casos, por exemplo, na faringite causada por *Streptococcus pyogenes* que predispõe à febre reumática, existe um **mimético molecular (mimetismo molecular)** conhecido no agente infeccioso que induz uma resposta imune que reage de maneira cruzada com proteínas próprias. No entanto, em muitos casos, a relação de causalidade entre uma infecção específica e a doença autoimune é observada, mas inexplicável (ver exemplos na Tab. 66-2). Embora seja apenas especulativo até o momento, acredita-se que membros da microbiota intestinal possuam um papel importante na gênese de doenças inflamatórias do intestino, como na doença de Crohn e na colite ulcerativa. Outros gatilhos ambientais incluem certos fármacos, como a procainamida ou a hidralazina, que causam LES.

Em suma, no modelo corrente, a maioria das doenças autoimunes ocorrem em pessoas (1) com uma predisposição genética determinada pelos seus genes do MHC e (2) que são expostas a um agente ambiental que inicia uma resposta imune cruzada contra algum componente normal dos tecidos. Além disso, em razão do fato de que doenças autoimunes aumentam em número com o avanço da idade, outro possível fator predisponente é o declínio no número de células Tregs, o que permite que quaisquer células T autorreativas sobreviventes proliferem e causem doença.

TABELA 66-2   Infecções microbianas associadas a doenças autoimunes

Microrganismo	Doença autoimune
Bactérias	
Streptococcus pyogenes	Febre reumática
Campylobacter jejuni	Síndrome de Guillain-Barré
Escherichia coli	Cirrose biliar primária
Chlamydia trachomatis	Artrite reativa
Espécies de *Shigella*	Artrite reativa
Yersinia enterocolitica	Artrite reativa
Borrelia burgdorferi	Artrite de Lyme
Vírus	
Vírus da hepatite B[1]	Esclerose múltipla
Vírus da hepatite C	Crioglobulinemia mista
Vírus do sarampo	Encefalite alérgica
Vírus Coxsackie B3[2]	Miocardite
Vírus Coxsackie B4[3]	Diabetes melito tipo I
Citomegalovírus	Esclerodermia
Vírus linfotrópico de células T humanas (HTLV)	Mielopatia associada ao HTLV

[1]Outros vírus, como o vírus Epstein-Barr, o herpes-vírus humano 6, o vírus influenza A e o vírus do sarampo, também são relacionados como possíveis causas da esclerose múltipla. No entanto, nenhum vírus foi definitivamente implicado como um iniciador ambiental até o momento.
[2]O vírus Coxsackie infecta e mata miócitos cardíacos, causando os sintomas agudos, mas a fase tardia é causada pelo ataque de células T citotóxicas aos miócitos.
[3]Causa diabetes melito em camundongos, mas ainda é incerto se é capaz de causar a doença em seres humanos.

Mecanismos

Os seguintes mecanismos principais para autoimunidade têm sido propostos.

Mimetismo molecular

Várias bactérias e vírus são implicados como a fonte de antígenos reativos de forma cruzada que iniciam a ativação de células T ou B autorreativas. Por exemplo, a artrite reativa ocorre após a infecção por *Shigella* ou *Chlamydia*, e a síndrome de Guillain-Barré ocorre após infecções por *Campylobacter*. O conceito de **mimetismo molecular** é utilizado para explicar esses fenômenos (i.e., o iniciador ambiental assemelha-se [mimetiza] suficientemente a um componente do corpo de forma que uma reação imune é direcionada de forma cruzada contra esse componente). Um dos exemplos mais bem caracterizados de mimetismo molecular é a relação entre a proteína M de *S. pyogenes* e a miosina dos músculos cardíacos. Os anticorpos contra certas proteínas M reagem de forma cruzada com a miosina cardíaca, levando ao dano cardíaco observado na febre reumática.

Uma evidência adicional que dá suporte à hipótese do mimetismo molecular inclui o fato de que existem sequências de aminoácidos idênticos entre certas proteínas virais e certas proteínas humanas. Por exemplo, há uma sequência de seis aminoácidos na polimerase do vírus da hepatite B que é idêntica a uma sequência presente na proteína básica mielínica humana.

Alteração de proteínas normais

Fármacos podem ligar-se a proteínas normais e torná-las imunogênicas. O LES induzido pela procainamida é um exemplo desse mecanismo.

Liberação de antígenos sequestrados

Certos tecidos (p. ex., testículos, sistema nervoso central e o cristalino e trato uveal do olho) são sequestrados para que os seus antígenos sejam **menos expostos** ao sistema imune. Eles são chamados de locais **imunologicamente privilegiados**. Quando antígenos desses órgãos entram na circulação acidentalmente (p. ex., após danos), eles podem desencadear respostas imunes, produzindo aspermatogênese, encefalite ou endoftalmite, respectivamente. O esperma, em particular, precisa estar sequestrado em um local imunologicamente privilegiado, uma vez que ele se desenvolve depois que a maturidade imunológica foi alcançada, e ainda assim não é sujeito à ação do sistema imune.

Antígenos intracelulares, como o DNA, as histonas e as enzimas mitocondriais, são também normalmente sequestrados e não são expostos ao sistema imune. No entanto, danos celulares causados por infecções bacterianas ou virais, radiação e substâncias químicas podem levar à liberação desses antígenos sequestrados que provocam então uma resposta imune. Após a formação dos autoanticorpos, novas células podem ser atacadas e danificadas, sendo que a liberação contínua de antígenos sequestrados resulta na formação de imunocomplexos e nos sintomas da doença autoimune. A luz do sol é conhecida por exacerbar o exantema de pele em pacientes com LES. Acredita-se que a radiação ultravioleta (UV) danifique células, o que libera DNA e histonas normalmente sequestrados, os quais são os antígenos principais nessa doença.

Espalhamento de epítopos

Espalhamento de epítopos é o termo usado para descrever a exposição de autoantígenos sequestrados como resultado do dano às células causado por infecções virais. Esses autoantígenos expostos estimulam células T autorreativas, e doenças autoimunes ocorrem. Em um modelo animal, uma doença semelhante à esclerose múltipla foi causada pela infecção com um vírus da encefalomielite. Nesse caso, células T autorreativas foram direcionadas contra antígenos celulares em vez de antígenos virais.

Falha das células T reguladoras

Como descrito anteriormente, as Tregs são células CD4 que suprimem os efeitos inflamatórios de outras células T. Deficiências mendelianas raras, como mutações no gene que codifica o *AIRE* ou no gene que codifica a *FOXP3* (necessária para a diferenciação das Tregs), levam à autoimunidade por deficiência de Tregs. Da mesma forma, mutações raras em genes que codificam proteínas envolvidas na sinalização dos receptores de células T podem causar imunodeficiência *e* autoimunidade devido a efeitos complexos na seleção tímica.

Doenças

A Tabela 66-1 lista diversas doenças autoimunes importantes de acordo com o tipo de resposta imune que causa a doença e o alvo da resposta autoimune. Alguns exemplos de doenças autoimunes são descritos com mais detalhes a seguir.

Doenças que envolvem principalmente um tipo de célula ou órgão

(1) **Esclerose múltipla** – Nessa doença, células T autorreativas e macrófagos ativados causam a desmielinização da substância branca do cérebro. Acredita-se que o gatilho que estimula as células T autorreativas seja uma infecção viral em indivíduos geneticamente suscetíveis (p. ex., aqueles portadores do alelo HLA-DRB1). Existem evidências sugestivas de que o vírus Epstein-Barr possa ser um gatilho, mas isso não é comprovado.

Os sinais clínicos na esclerose múltipla são inconstantes e afetam tanto as funções sensoriais quanto as motoras. Imagens de ressonância magnética (RM) do cérebro revelam a presença de placas na substância branca. Bandas oligoclonais de IgG são encontradas no líquido cerebrospinal da maioria dos pacientes.

Os fármacos imunossupressores são usados na prevenção e supressão de crises (ver Tab. 66-3). Além dos glicocorticoides, outros tratamentos incluem anticorpos contra o receptor da IL-2 (daclizumabe; ver Tab. 62-2), anticorpos contra o CD20 encontrado nas células B (ocrelizumabe) e anticorpos contra a integrina α4 envolvida na migração de leucócitos para os locais de inflamação (natalizumabe).

Dois tratamentos notáveis para a esclerose múltipla são a betainterferona, sendo uma das poucas indicações de tratamento com interferona do tipo I aprovadas pela Food and Drug Administration (FDA) e o glatirâmer, que é um coquetel de peptídeos sintéticos que simulam a proteína básica da mielina. (O mecanismo de ação do glatirâmer não é bem conhecido, mas sabe-se que ele é apresentado por proteínas do MHC de classe II e altera a resposta de células T CD4, de uma que era orientada por células Th-1/Th-17 para outra com mais células Tregs.)

(2) **Tireoidite crônica** – A tireoidite de Hashimoto é uma doença autoimune na qual os anticorpos são formados contra a **tireoglobulina** e a **peroxidase tireoidiana**. Esses anticorpos podem desencadear um processo inflamatório que leva à fibrose da glândula. Também existem evidências da ativação de células Th-1 e células T citotóxicas, e o efeito combinado dessas células causa inflamação e morte das células da tireoide. O tratamento envolve a reposição de hormônios da tireoide.

(3) **Anemias hemolíticas, trombocitopenias e granulocitopenias** – Diversas formas desses distúrbios têm sido atribuídas à ligação de anticorpos a superfícies celulares e subsequente destruição da célula. A anemia perniciosa é causada por anticorpos contra o **fator intrínseco**, uma proteína secretada pelas células parietais do estômago que facilita a absorção de vitamina B_{12}. A púrpura trombocitopênica imune é causada por **anticorpos direcionados contra as plaquetas.** Plaquetas cobertas de anticorpos são destruídas no baço ou lisadas pelo complexo de ataque à membrana do complemento.

Diversos fármacos que agem como haptenos se ligam às membranas das plaquetas e formam "neoantígenos" que induzem a formação de anticorpos citotóxicos, resultando na destruição das plaquetas. Penicilinas, cefalotinas, tetraciclinas, sulfonamidas, isoniazidas e rifampicinas, assim como alguns fármacos que não têm ação antimicrobiana, podem apresentar esse efeito. A anemia hemolítica autoimune, causada por penicilinas e cefalosporinas, resulta do mesmo mecanismo. O tratamento geralmente é via imunossupressão ou, no caso de anemia perniciosa, por reposição de vitamina B_{12}.

566 **PARTE VII** • Imunologia

TABELA 66-3 Fármacos utilizados no tratamento de doenças autoimunes

Classe do fármaco	Exemplo importante de fármaco	Mecanismo de ação	Observação/efeito adverso
Corticosteroides	Prednisona Metilprednisolona	1. Inibe a síntese de mediadores inflamatórios, como IL-1 e TNF 2. Inibe a fosfolipase, resultando em diminuição do ácido araquidônico e prostaglandinas 3. Induz apoptose em linfócitos	Usados para o controle de crises agudas Terapia de longo prazo limitada por toxicidade fora do alvo (*off-target*) nos ossos e sistemas endócrinos
Anti-inflamatórios não esteroides (AINEs)	1. Ácido acetilsalicílico 2. Ibuprofeno, naproxeno 3. Celecoxibe	1. Inibe cicloxigenases (COX-1 e COX-2), diminuindo as prostaglandinas 2. O mesmo que ácido acetilsalicílico 3. Inibe apenas a COX-2, diminuindo apenas os mediadores inflamatórios	1. Sangramento do trato GI; síndrome de Reye 2. Sangramento do trato GI 3. Um menor sangramento do trato GI do que os AINEs descritos acima
Inibidores da síntese de DNA	Metotrexato	Inibe a DHFR, diminuindo a síntese de folato; isso interrompe a divisão celular dos linfócitos Suprime a função de células T e B	Supressão da medula óssea; teratogênico
Inibidores de TNF	1. Etanercepte 2. Infliximabe Adalimumabe Certolizumabe Golimumabe	1. Receptor de TNF fusionado a uma região Fc de uma imunoglobulina; neutraliza TNF 2. Anticorpos contra TNF	Risco de ativação de tuberculose
Inibidores das vias Th1 e Th17	1. Brodalumabe 2. Ixequizumabe Secuquinumabe 3. Ustequinumabe	1. Anticorpo contra o receptor de IL-17 2. Anticorpos contra IL-17 3. Anticorpo contra IL-12 e IL-23	Diferentes agentes usados para psoríase, artrite reumatoide, espondilite anquilosante e doença de Crohn
Inibidores da migração de leucócitos	1. Natalizumabe 2. Vedolizumabe	1. Inibe *todas* as integrinas α4 2. Inibe integrinas α4β7 (seletivas ao intestino)	Leucoencefalopatia multifocal progressiva (LMP) Aumento teórico do risco de infecção GI
Inibidores de células B	Rituximabe Ocrelizumabe	Ambos se ligam ao CD20 na superfície das células B, resultando em apoptose das células B	LMP e reativação do HBV

CTLA, antígeno associado a linfócitos T citotóxicos, *cytotoxic T-lymphocyte associated protein*; DHFR, di-hidrofolato-redutase; GI, gastrintestinal; HBV, vírus da hepatite B, de *hepatitis B virus*; IL, interleucina; LMP, leucoencefalopatia multifocal progressiva; TNF, fator de necrose tumoral.

(4) **Diabetes melito tipo I** – Nessa doença, **as células T autorreativas destroem as células das ilhotas produtoras de insulina do pâncreas**. Um antígeno principal contra o qual é direcionado o ataque das células T é a enzima descarboxilase do ácido glutâmico, presente nas células das ilhotas. **Autoanticorpos direcionados a antígenos das células das ilhotas**, incluindo a própria insulina, também podem desempenhar um papel nesse contexto.

A infecção pelo vírus coxsackie B4 demonstrou ser um gatilho para o desenvolvimento do diabetes melito insulinodependente em camundongos, mas ainda não foi associado como uma causa para o diabetes humano. (Há uma sequência de seis aminoácidos que é comum entre uma proteína do vírus Coxsackie e a descarboxilase do ácido glutâmico.) O principal tratamento de suporte é a reposição de insulina, mas terapias imunes que visam restaurar a tolerância imunológica das células das ilhotas estão sob investigação.

(5) **Diabetes resistente à insulina, miastenia grave e hipertireoidismo (doença de Graves)** – Nessas doenças, os anticorpos contra os receptores desempenham um papel patogênico. No diabetes resistente à insulina, demonstrou-se que **anticorpos direcionados contra os receptores de insulina** interferem na ligação

à insulina. Na miastenia grave, caracterizada por fraqueza muscular grave, os **anticorpos contra os receptores de acetilcolina** *bloqueiam* a sinalização da junção neuromuscular. Fraqueza muscular também ocorre na síndrome de Lambert-Eaton, na qual anticorpos contra proteínas dos canais de cálcio são formados. Alguns pacientes com a doença de Graves apresentam **anticorpos circulantes contra receptores de tireotrofina**, e quando esses anticorpos se ligam aos receptores, de forma semelhante à tireotrofina, eles *estimulam* a tireoide a produzir mais tiroxina.

(6) **Síndrome de Guillain-Barré** – Essa doença é a causa mais comum de paralisia aguda nos Estados Unidos. Ela surge após uma variedade de doenças infecciosas, como **doenças virais** (p. ex., infecções do trato respiratório superior, pelo vírus da imunodeficiência humana [HIV, *human immunodeficiency virus*] e mononucleose causada pelo vírus Epstein-Barr e citomegalovírus) e infecção por *Campylobacter jejuni*. A infecção por *C. jejuni*, que causa enterite e diarreia, é considerada o antecedente mais comum da síndrome de Guillain-Barré. **Anticorpos contra gangliosídeos de membrana** são formados, o complemento é ativado e o complexo de ataque à membrana destrói a bainha de mielina, resultando em uma

polineuropatia desmielinizante. (Diferentemente da esclerose múltipla, essa neuropatia ocorre nos nervos periféricos.) Os principais sintomas são os relacionados a uma rápida paralisia ascendente. O tratamento envolve imunoglobulinas intravenosas ou plasmaférese, que substitui o plasma do paciente, removendo os anticorpos nocivos; os glicocorticoides *não* têm sido um tratamento eficaz.

(7) **Pênfigo** – O pênfigo é uma doença cutânea caracterizada pela presença de bolhas. É causada por **autoanticorpos contra a desmogleína**, uma proteína dos desmossomos que forma as junções entre células epiteliais na pele. Quando as junções são destruídas, fluidos preenchem os espaços entre as células e formam bolhas. Uma das formas do pênfigo, denominada pênfigo foliáceo, é endêmica da América do Sul, o que corrobora que um patógeno endêmico é o iniciador ambiental para essa doença. O tratamento envolve imunossupressão, com glicocorticoides sistêmicos ou tópicos.

(8) **Doença celíaca** – A doença celíca (também conhecida como *sprue* celíaco e enteropatia por glúten) é caracterizada por diarreia, distensão abdominal dolorosa, fezes gordurosas e atrasos de desenvolvimento. Os sintomas são induzidos pela ingestão de gliadina, uma proteína encontrada no trigo, na cevada e no centeio. A maioria dos pacientes possui **anticorpos contra a transglutaminase tecidual**, e estes são frequentemente utilizados para auxiliar no diagnóstico. Esses autoanticorpos podem desempenhar um papel na doença, mas a destruição dos enterócitos, o que causa atrofia das vilosidades, inflamação e má absorção, é desencadeada principalmente por **células T citotóxicas que reagem ao antígeno proteico gliadina**. Pacientes portadores de certos alelos HLA-DQ estão predispostos à doença celíaca. Uma dieta livre de glúten normalmente leva a uma melhora acentuada do quadro.

(9) **Doença inflamatória intestinal (doença de Crohn e colite ulcerativa)** – Essas doenças são caracterizadas por diarreia, frequentemente sanguinolenta, e dor abdominal inferior do tipo cólica. Esses sintomas surgem a partir de uma inflamação crônica, principalmente no **íleo** (na doença de Crohn) e no **cólon retossigmoide** (na colite ulcerativa). Acredita-se que a inflamação crônica é causada por uma **resposta imune anormal a certos membros da flora intestinal normal**. Células Th-1 e Th-17 desreguladas estão envolvidas na patogênese dessas doenças. Corticosteroides, inibidores da síntese de DNA (ver Tab. 62-2) e inibidores do fator de necrose tumoral (TNF) são terapias comumente utilizadas. Anticorpos monoclonais que bloqueiam IL-12 e IL-23 também têm sido eficazes. (Estas são citocinas que estimulam a ativação de Th-1 e Th-17, respectivamente, conforme descrito no Cap. 60.) Natalizumabe e vedolizumabe (ver Tab. 66-3) bloqueiam o recrutamento de leucócitos mediado por integrina e podem induzir a remissão da doença ativa.

(10) **Nefropatia por IgA** – Essa doença corresponde a um dos tipos mais comuns de glomerulonefrite e é caracterizada principalmente por hematúria, contudo podem ser observadas proteinúria e progressão para doença renal de fase terminal. **Os glomérulos estão alinhados com complexos imunes contendo IgA.** O curso dessa doença varia consideravelmente. Alguns pacientes são assintomáticos, alguns apresentam sintomas brandos, e outros progridem rapidamente à falência renal. Os sintomas são temporariamente relacionados a infecções virais, sobretudo faringites, mas nenhum vírus específico foi identificado como causador da doença. Nenhum tratamento é claramente eficiente. Óleo de peixe tem sido experimentado, tendo resultados variáveis.

(11) **Psoríase** – A psoríase é uma doença cutânea autoimune crônica caracterizada por placas eritematosas elevadas com escamas prateadas, geralmente nas superfícies extensoras dos braços e pernas (i.e., cotovelos, canelas e joelhos). As lesões cutâneas são as manifestações mais comuns, contudo, também pode ser observado um quadro de artrite psoriásica. O infiltrado inflamatório nas lesões cutâneas consiste em células dendríticas, macrófagos e células T. (Por outro lado, a dermatite atópica, abordada no Cap. 65, é frequentemente caracterizada por um infiltrado eosinofílico.) Existe um forte componente genético na suscetibilidade à psoríase, com indivíduos portadores do alelo HLA-Cw6 do MHC de classe I sendo particularmente propensos. O gatilho ambiental é desconhecido. Existem diversas modalidades de tratamento. Duas modalidades comuns são a administração de corticosteroides tópicos e fototerapia UV com psoraleno. Metotrexato, ciclosporina (ver Tab. 62-2) e inibidores de TNF também são usados.

Doenças que envolvem múltiplos órgãos (doenças sistêmicas)

(1) **Lúpus eritematoso sistêmico (LES)** – O LES é uma doença inflamatória autoimune crônica que afeta a pele da face, das articulações e dos rins. Anticorpos são formados contra o DNA e outros componentes do núcleo das células. **Anticorpos contra a fita dupla de DNA são a marca registrada do LES.** Esses anticorpos formam imunocomplexos que ativam o complemento. A ativação do complemento produz C5a, que atrai neutrófilos, que, por sua vez, liberam enzimas, danificando o tecido (ver Cap. 63). **Podem ser observados depósitos glomerulares "irregulares" semelhantes aos causados por outros tipos de glomerulonefrite.**

A maioria dos sinais clínicos é causada por imunocomplexos que ativam o complemento e, consequentemente, danificam tecidos. Por exemplo, o exantema característico que surge nas bochechas resulta de uma vasculite causada pela deposição de imunocomplexos. A artrite e a glomerulonefrite comumente observada no LES também são causadas por imunocomplexos. Os imunocomplexos encontrados nos glomérulos contêm anticorpos (IgG, IgM ou IgA) e o componente C3 do complemento. Entretanto, a anemia, a leucopenia e a trombocitopenia são causadas por anticorpos citotóxicos e não por imunocomplexos. O diagnóstico é corroborado pela detecção de **fatores antinucleares (FANs**, de *antinuclear antibodies*) utilizando ensaios de anticorpos fluorescentes e por ensaios de **anticorpos antifita dupla de DNA** via ensaio imunoabsorvente ligado à enzima (Elisa, de *enzyme-linked immunosorbent assay*). Anticorpos contra diversos outros componentes nucleares também são detectados, assim como um nível reduzido do complemento.

O LES afeta principalmente mulheres com idades entre 20 e 60 anos. Indivíduos *HLA-DR2* ou *HLA-DR3* são mais propensos ao seu desenvolvimento. O agente que induz esses autoanticorpos é desconhecido. Entretanto, dois fármacos – a procainamida e a hidralazina – são conhecidos por causar o LES. O tratamento do LES varia de acordo com a gravidade da doença e os órgãos afetados. Ácido acetilsalicílico, fármacos anti-inflamatórios não esteroides e corticosteroides (ver Tab. 62-2) são comumente utilizados.

(2) **Artrite reumatoide (AR)** – A AR é uma doença sistêmica que envolve não apenas as articulações, mas também outros órgãos, na maioria das vezes o pulmão e o pericárdio. O soro e o líquido sinovial dos pacientes geralmente apresentam o **fator reumatoide**, que é um anticorpo (geralmente IgM, mas ocasionalmente IgG,

PARTE VII • Imunologia

IgD, IgA ou IgE) cuja região Fab reconhece e se liga ao fragmento Fc da IgG humana normal. O fator reumatoide está associado à AR, mas não é específico para ela.

Depósitos de imunocomplexos (contendo IgG normal e fator reumatoide) nas membranas sinoviais e nos vasos sanguíneos ativam o complemento e atraem células polimorfonucleares, causando inflamação. O principal achado clínico é a inflamação das **articulações interfalângicas e metacarpofalângicas proximais** das mãos, das pequenas articulações dos pés e da coluna cervical, joelhos e ombros. No interior das articulações inflamadas, a membrana sinovial é infiltrada por células T, plasmócitos e macrófagos, e o líquido sinovial apresenta altos níveis de citocinas inflamatórias produzidas por macrófagos, como TNF, IL-1 e IL-6.

A AR afeta principalmente mulheres com idades entre 30 e 50 anos. Pessoas com os genes de *HLA-DR4* são predispostas à AR. O agente que induz o fator reumatoide é desconhecido. Além das articulações, a AR pode afetar o pulmão e o pericárdio, embora, diferentemente de muitos dos distúrbios associados a imunocomplexos, a AR seja uma exceção em *não* envolver o rim. O diagnóstico é corroborado pela detecção de altos títulos de fator reumatoide e baixos títulos de complemento no soro, especialmente nos períodos em que a doença está mais ativa. A detecção de anticorpos contra peptídeos citrulinados no soro também corrobora o diagnóstico.

O tratamento da AR geralmente envolve ácido acetilsalicílico, fármacos anti-inflamatórios não esteroides, fármacos imunossupressores (principalmente o metotrexato) ou corticosteroides (ver Tab. 62-2). Os inibidores de TNF têm se mostrado particularmente úteis na supressão da inflamação *antes* que ela cause a destruição e deformidade das articulações. A Tabela 62-2 descreve algumas das terapias anti-TNF que apresentam diferentes aplicações clínicas. Outras terapias direcionadas à IL-1 e IL-6 e terapias que bloqueiam a coestimulação de células T (abatacepte, um mimético de CTLA-4 semelhante ao belatacepte; ver a Tab. 62-2) e que depletam as células B (rituximabe, anti-CD20) também são usadas.

(3) **Vasculite** – A inflamação das paredes dos vasos sanguíneos, os quais podem incluir pequenas, médias e grandes artérias e veias, é denominada *vasculite*. Várias doenças autoimunes multissistêmicas se manifestam por meio de uma vasculite causada por imunocomplexos: poliarterite nodosa, púrpura de Henoch-Schönlein (vasculite por IgA), vasculite relacionada à crioglobulina e a vasculite que ocorre no LES. Um exemplo importante de uma vasculite relacionada à crioglobulina ocorre na infecção pelo vírus da hepatite C.

Um dos exemplos mais comuns é a **granulomatose com poliangeíte** (anteriormente chamada de granulomatose de Wegener). O principal achado patológico dessa doença é uma vasculite granulomatosa necrosante, que afeta principalmente os tratos respiratórios superior e inferior, bem como os rins. Os sinais clínicos comuns incluem sinusite, otite média, tosse, produção de catarro e artrite. A glomerulonefrite é uma das principais características dessa doença. O diagnóstico é baseado na detecção de **anticorpos anticitoplasmas de neutrófilos** (ANCAs, de *antineutrophil cytoplasmic antibodies*) no soro do paciente. A terapia imunossupressora com corticosteroides (ver Tab. 62-2) é eficaz no tratamento de crises da doença.

Por outro lado, algumas doenças, como a arterite de células gigantes (ACG), são causadas por células T que se infiltram na parede arterial. A forma mais comum de ACG é a arterite temporal que envolve a artéria temporal.

Os sintomas e sinais de vasculite variam dependendo do órgão afetado. Achados inespecíficos incluem febre, perda de peso, artralgia, mialgia e dor abdominal. Alguns achados frequentemente associados à vasculite são púrpura palpável e mononeurite múltipla, a qual geralmente se manifesta como uma "queda" do pé ou punho. Como em outras doenças associadas a imunocomplexos, a vasculite geralmente envolve os glomérulos renais. Uma descrição completa das doenças que desencadeiam vasculite está além do escopo deste livro.

(4) **Artrite reativa** – A artrite reativa é uma inflamação aguda das articulações que se segue de 1 a 3 semanas após várias infecções bacterianas. No entanto, é importante ressaltar que os próprios agentes infecciosos *não* são recuperados a partir do líquido articular. A inflamação é causada por uma resposta imune que reage de forma cruzada a antígenos próprios ou por imunocomplexos com antígenos estranhos que se depositam nas articulações. A artrite reativa é associada a **infecções entéricas**, causadas por *Shigella*, *Campylobacter*, *Salmonella* e *Yersinia*, e também à **uretrite**, causada por *Chlamydia trachomatis*.

A artrite é geralmente oligoarticular e assimétrica. A infecção bacteriana precede a artrite por algumas semanas. Os homens são mais comumente afetados e aqueles que carreiam o alelo HLA-B27 são mais suscetíveis ao desenvolvimento da doença. Antibióticos direcionados contra o microrganismo não têm efeito na doença. Agentes anti-inflamatórios são normalmente utilizados. A artrite reativa geralmente se apresenta como parte de uma tríade de **artrite, conjuntivite e uretrite** (anteriormente chamada de síndrome de Reiter). A patogênese da doença ainda não é clara, mas imunocomplexos podem ter participação.

(5) **Síndrome de Goodpasture** – Nessa síndrome, autoanticorpos são formados contra o colágeno presente nas membranas basais dos rins e dos pulmões. A síndrome de Goodpasture (SG) afeta principalmente homens jovens e aqueles que são portadores de alelos HLA-DR2 específicos são mais suscetíveis ao desenvolvimento da síndrome. O agente que induz os autoanticorpos é desconhecido, mas a SG frequentemente se segue a uma infecção viral.

Os principais sinais clínicos incluem hematúria, proteinúria e hemorragia pulmonar. Esses sinais são causados por anticorpos citotóxicos que ativam o complemento. Como consequência, C5a é produzido, neutrófilos são atraídos para o local e enzimas são liberadas pelos neutrófilos, danificando o tecido renal e o pulmonar. O diagnóstico da SG é realizado através da detecção de **anticorpos e complemento ligados às membranas basais glomerulares**. Como essa é uma doença grave, de progressão rápida e frequentemente fatal, o tratamento, que inclui remoção e reposição de plasma para remover os anticorpos e fármacos imunossupressores, deve ser iniciado imediatamente.

(6) **Outras doenças vasculares associadas ao colágeno** – Outras doenças autoimunes multissistêmicas incluem a espondilite anquilosante (que, assim como a artrite reativa, é comum em pessoas portadoras do alelo HLA-B27), polimiosite e dermatomiosite, esclerodermia, poliarterite nodosa e síndrome de Sjögren.

Tratamento

A base conceitual para o tratamento das doenças autoimunes é reduzir a resposta imune ou inflamatória do paciente o suficiente para a eliminação dos sintomas. A terapia imunossupressora deve ser administrada com cautela devido ao risco do surgimento de infecções oportunistas. A imunossupressão em longo prazo requer um tratamento concomitante com antimicrobianos para a prevenção de infecções oportunistas.

Muitos fármacos usados no tratamento da autoimunidade também são usados para tratar a rejeição aguda a transplantes, e eles foram abordados no Capítulo 62 (ver Tab. 62-2). Eles incluem os corticosteroides, incluindo a prednisona e antimetabólitos, como o metotrexato e a azatioprina, que inibem a síntese de DNA nas células imunes. Outras classes de fármacos descritas no Capítulo 62 incluem inibidores de calcineurina e moléculas que bloqueiam citocinas e sinais de ativação, como B7-CD28. A Tabela 66-3 lista algumas outras terapias, não incluídas no Capítulo 62, aprovadas pela FDA para uso em doenças autoimunes.

Os anti-inflamatórios não esteroides são usados para determinadas doenças autoimunes e inflamatórias. Eles atuam inibindo as enzimas cicloxigenases (COX) bloqueando a produção de mediadores inflamatórios, principalmente as prostaglandinas.

Outras abordagens terapêuticas incluem o anticorpo anti-TNF e o receptor solúvel de TNF que bloqueiam a molécula. Infliximabe e adalimumabe (anticorpos contra TNF) e etanercepte (receptor de TNF) têm sido capazes de induzir uma melhora na inflamação das articulações na AR e nas lesões de pele durante episódios de psoríase. Entretanto, as terapias anti-TNF aumentam o risco de infecções, como a ativação da tuberculose latente, infecções graves, por *Legionella* e *Listeria*, e infecções da pele e de tecidos moles, por bactérias piogênicas. Esses fármacos também aumentam o risco de ativação de infecções fúngicas latentes, como a histoplasmose.

Os anticorpos monoclonais contra a citocina IL-17 e o receptor da IL-17 bloqueiam a função celular Th-17. Além disso, os anticorpos bloqueiam a ativação das células Th-1 e Th-17, neutralizando IL-12 e IL-23. Vários anticorpos dessa família são aprovados para uso na psoríase, AR, espondilite anquilosante e doença de Crohn.

O rituximabe e o ocrelizumabe são anticorpos monoclonais contra a CD20, uma proteína localizada na superfície das células B, mas não nas células plasmáticas. Esses anticorpos causam a morte de células B através de morte mediada por complemento (citotoxicidade dependente de complemento), pelo ataque de células *natural killer* (citotoxicidade celular dependente de anticorpos) ou por indução direta da morte celular (apoptose).

Certas doenças autoimunes mediadas por anticorpos, como a síndrome de Guillain-Barré e a miastenia grave, podem ser tratadas por plasmaférese, que remove os anticorpos autoimunes, ou com altas doses de IgG obtidas de doadores saudáveis. O mecanismo que explica como altas doses de IgG intravenosa (IgGIV) suprimem a inflamação não é completamente conhecido. Uma hipótese é que elas se ligariam aos receptores Fc na superfície de neutrófilos, monócitos e macrófagos e bloqueariam a ligação dos imunocomplexos inflamatórios que ativam essas células. Outra hipótese considera que o excesso de IgG satura os receptores FcRn na superfície de células endoteliais vasculares, o que acelera o catabolismo de IgG e, portanto, reduz os níveis de anticorpos autorreativos. Uma terceira hipótese é que a IgGIV se ligaria preferencialmente a receptores Fc *inibitórios* neutralizando a ativação imune.

TESTE SEU CONHECIMENTO

1. Em relação à tolerância imunológica, qual das seguintes opções é a mais correta?

   (A) A remoção clonal acontece com células T, mas não com células B.

   (B) A tolerância a determinados antígenos próprios ocorre por meio da seleção negativa de células T imaturas no timo.

   (C) A presença de B7 na superfície das células apresentadoras de antígenos é uma das etapas essenciais necessárias para o estabelecimento da tolerância.

   (D) A tolerância é mais fácil de ser estabelecida em adultos do que em recém-nascidos, uma vez que mais células T autorreativas sofrem apoptose em adultos do que em recém-nascidos.

   (E) Uma vez que a tolerância é estabelecida para um antígeno, ela é permanente (i.e., o indivíduo não pode mais reagir contra o antígeno, mesmo se o antígeno não mais estiver presente).

2. Anticorpos contra componentes normais do corpo geralmente ocorrem em doenças autoimunes. Em quais dos seguintes grupos de doenças ocorrem anticorpos contra DNA em uma delas e anticorpos contra IgG na outra?

   (A) Miastenia grave e lúpus eritematoso sistêmico.

   (B) Anemia perniciosa e febre reumática.

   (C) Febre reumática e miastenia grave.

   (D) Artrite reumatoide e anemia perniciosa.

   (E) Lúpus eritematoso sistêmico e artrite reumatoide.

3. Em relação à patogênese de doenças autoimunes, qual das seguintes opções é a mais correta?

   (A) Na artrite reativa, a neuropatia ocorre após infecções virais do trato respiratório.

   (B) Na miastenia grave, os anticorpos são formados contra a acetilcolina na junção neuromuscular.

   (C) Na síndrome de Goodpasture, anticorpos são formados contra as membranas sinoviais das maiores articulações do corpo.

   (D) Na anemia hemolítica autoimune, as hemácias são destruídas pelo fator de necrose tumoral produzido por macrófagos ativados.

   (E) Na doença de Graves, anticorpos ligam-se ao receptor do hormônio estimulante da tireoide, o que estimula a tireoide a produzir excesso de tiroxina.

4. Sua paciente é uma mulher de 25 anos que apresenta febre, exantema malar facial, alopecia e ulcerações nas pontas de dois dedos. O exame de urina apresenta uma proteinúria. Você suspeita que ela possa ter lúpus eritematoso sistêmico. Qual das seguintes opções é a explicação mais provável para a proteinúria?

   (A) Células T citotóxicas atacam a membrana basal glomerular.

   (B) Uma resposta mediada por IgE libera histaminas e leucotrienos que danificam os túbulos.

   (C) Uma resposta de hipersensibilidade tardia consistindo em macrófagos e células T CD4-positivas danificam os glomérulos.

   (D) Imunocomplexos são captados pelos glomérulos e ativam o complemento, de forma que o C5a produzido atrai neutrófilos que danificam os glomérulos.

RESPOSTAS

(1) **(B)**
(2) **(E)**
(3) **(E)**
(4) **(D)**

VER TAMBÉM

- Mais **questões para autoavaliação** sobre os temas discutidos neste capítulo são encontradas na seção de Imunologia da Parte XIII: Questões para autoavaliação, a partir da página 735. Consulte também a Parte XIV: Simulado de provas e concursos, a partir da página 753.

CAPÍTULO

67

Imunidade a tumores

CONTEÚDO DO CAPÍTULO

Antígenos associados a tumor

Mecanismos de imunidade a tumor

Imunoterapia para o câncer

Antígeno carcinoembrionário e α-fetoproteína

Questão para autoavaliação

Ver também

ANTÍGENOS ASSOCIADOS A TUMOR

Animais que carreiam tumores malignos induzidos por compostos químicos ou infecções virais podem desenvolver uma resposta imune contra o tumor, causando a sua **regressão**. No curso da transformação neoplásica, **novos antígenos (neoantígenos),** chamados **antígenos associados a tumores (TAAs, de *tumor-associated antigens*),** se desenvolvem na superfície celular e o hospedeiro reconhece essas células como "não próprias". Uma resposta imune, então, causa a regressão do tumor.

Os TAAs podem ser altamente específicos (i.e., as células de um tumor apresentarão TAAs diferentes das células de outro tumor) ou podem ser compartilhados por diferentes tumores, mesmo tumores que se desenvolvem em hospedeiros distintos. Por exemplo, os tumores induzidos por vírus (como os associados ao papilomavírus humano) tendem a apresentar TAAs que *reagem de maneira cruzada* entre si se induzidos pela mesma cepa viral. Essa característica despertou o interesse no desenvolvimento de vacinas antitumorais que utilizam os TAAs compartilhados induzidos por vírus encontrados em todos os indivíduos que possuem aquele tumor induzido por vírus.

MECANISMOS DE IMUNIDADE A TUMOR

A resposta imune que ataca células tumorais não próprias é dirigida pelas células T. As respostas imunes agem, provavelmente, como um sistema de **vigilância** que detecta e elimina clones de células neoplásicas recém-surgidas. As células que se infiltram nos tumores incluem as **células *natural killer* (NK),** que podem matar as células diretamente ou reagir a células ligadas a anticorpos (citotoxicidade celular dependente de anticorpo); **células T CD8-positivas citotóxicas**; e **macrófagos** ativados, que dependem de **células Th-1** antígeno-específicas e citocinas para ativação.

De modo geral, a resposta imune contra uma ou algumas células tumorais é efetiva. No entanto, como as células tumorais proliferam e sofrem mutações rapidamente, a pressão seletiva favorece aquelas células que conseguem escapar da vigilância imunológica ao "modular" ou enfraquecer a resposta imune antitumoral. As células

tumorais fazem isso através de vários mecanismos, incluindo (1) **diminuição da expressão de TAAs associados ao complexo principal de histocompatibilidade (MHC) de classe I**; (2) **liberação de fatores solúveis**, como a enzima indolamina 2,3-dioxigenase (IDO), que promovem a atividade dos leucócitos imunossupressores, incluindo células T reguladoras (Tregs); e (3) **expressão de moléculas de superfície celular**, como o ligante de morte celular programada 1 (PD-L1, de *programmed cell death-ligand 1*) e o antígeno 4 associado a linfócitos T citotóxicos (CTLA-4, de *cytotoxic T lymphocyte-associated antigen-4*; ver Cap. 60), que inibem a função das células T citotóxicas e células NK.

Antígenos tumorais podem, também, estimular o desenvolvimento de anticorpos específicos. Alguns desses anticorpos são **citotóxicos**, mas outros, chamados **anticorpos bloqueadores**, podem de fato *acentuar* o crescimento do tumor. Isso pode ser devido ao bloqueio do reconhecimento de antígenos tumorais pelo hospedeiro ou à ligação das regiões Fc aos receptores inibitórios de Fc. Tumores humanos que surgem espontaneamente podem apresentar novos antígenos celulares de superfície, contra os quais o hospedeiro desenvolve tanto anticorpos citotóxicos quanto respostas imunes celulares. A intensificação dessas respostas pode conter o crescimento de alguns tumores. Por exemplo, a administração da vacina BCG (bacilo Calmette-Guérin, uma micobactéria bovina) em melanomas superficiais e cânceres de bexiga pode levar à sua regressão parcial. Imunomoduladores, como interleucinas e interferonas, também vêm sendo testados em circunstâncias similares. Uma interleucina, o fator de necrose tumoral α (caquetina), é experimentalmente efetiva contra uma variedade de tumores sólidos (ver Cap. 58). Além disso, linfócitos ativados pela interleucina 2 (células *killer* ativadas por linfocina [LAKs, de *lymphokine-activated killer*]) podem ser úteis na imunoterapia do câncer.

Outra abordagem na imunoterapia do câncer envolve o uso de **linfócitos infiltrantes de tumor** (TILs, de *tumor-infiltrating lymphocytes*). A base para essa abordagem é a observação de que alguns cânceres são infiltrados por linfócitos (células NK e células T citotóxicas) que parecem estar tentando destruir as células cancerígenas. Esses linfócitos são recuperados a partir do câncer cirurgicamente removido, cultivados em cultura até que um grande número de

572 PARTE VII • Imunologia

células seja obtido, ativados com interleucina 2 e devolvidos ao paciente na expectativa de que os TILs se dirijam especificamente para as células cancerígenas e mate-as.

IMUNOTERAPIA PARA O CÂNCER

Determinadas abordagens à imunoterapia contra o câncer são clinicamente efetivas. Por exemplo, anticorpos monoclonais direcionados contra CTLA-4 e PD-1 (ver Cap. 60) são eficazes na estimulação da resposta imune contra células cancerígenas. CTLA-4 e PD-1 nas células T inibem o sinal coestimulatório e anticorpos contra essas proteínas bloqueiam esse efeito inibitório. Essa remoção de uma inibição, ou **ponto de controle**, estimula o desenvolvimento da resposta imune contra o tumor e, portanto, essa estratégia é chamada de **imunoterapia de bloqueio de ponto de controle**. Não é de se surpreender que as terapias de bloqueio de ponto de controle sejam limitadas pelo fato de alguns pacientes desenvolverem doenças autoimunes como uma consequência da ativação imune fora do alvo (*off-target*).

Outra abordagem bem-sucedida produziu remissão sustentada em pacientes com leucemia linfoblástica aguda. Essas remissões são induzidas por infusões de **células T modificadas com receptores de antígenos quiméricos (CAR-T, de *chimeric antigen-receptor modified T*)** que têm como alvo CD19 na superfície das células B leucêmicas. Quando as células CAR-T reconhecem CD19, elas liberam citocinas, perforinas e granzimas, matando as células, assim como uma célula T citotóxica reconhece e mata células infectadas por vírus (ver Cap. 60).

Essas terapias "baseadas em células" são extremamente dispendiosas, uma vez que exigem a manipulação das células de cada paciente individualmente e, em seguida, a sua reinfusão como um transplante autólogo. Além disso, as células CAR-T podem desencadear respostas inflamatórias sistêmicas devido à liberação excessiva de citocinas e como as células B saudáveis também apresentam CD19, os pacientes devem receber a reposição combinada de imunoglobulina intravenosa (IgIV) a fim de neutralizar a persistente deficiência de células B que se desenvolve. A primeira terapia celular CAR-T comercial foi aprovada pela Food and Drug Administration para a leucemia de células B em 2017.

ANTÍGENO CARCINOEMBRIONÁRIO E α-FETOPROTEÍNA

Alguns tumores humanos possuem antígenos que normalmente ocorrem em células fetais, mas não em células de um ser humano adulto.

(1) O **antígeno carcinoembrionário** circula em níveis elevados no soro de muitos pacientes com carcinoma de cólon, pâncreas, de mama ou de fígado. O antígeno é encontrado no intestino fetal, no fígado e no pâncreas e em quantidades bem pequenas no soro.

A detecção desse antígeno pode ser útil no diagnóstico de tais tumores e a diminuição dos níveis do mesmo após cirurgia, sugere que o tumor não está se disseminando. Por outro lado, um aumento dos níveis do antígeno carcinoembrionário em pacientes cujo carcinoma de cólon foi cirurgicamente removido sugere a recorrência ou metástase do tumor.

(2) A **alfa-fetoproteína (α-fetoproteína)** está presente em níveis elevados nos soros de pacientes com câncer hepatocelular e é utilizada como um marcador para esta doença. A proteína é produzida no fígado fetal e é encontrada em pequenas quantidades em alguns soros normais. Ela é, entretanto, inespecífica, pois ocorre em diversas outras doenças malignas e não malignas.

Anticorpos monoclonais direcionados contra novos antígenos de superfície em células malignas (p. ex., linfomas de células B) podem ser úteis no diagnóstico. Anticorpos monoclonais acoplados a toxinas, como a toxina diftérica ou a ricina – essa última um produto da planta *Ricinus** – podem matar células tumorais *in vitro* e, algum dia, podem vir a ser úteis na terapia contra o câncer.

QUESTÃO PARA AUTOAVALIAÇÃO

1. Em relação à imunidade a tumores, qual das seguintes opções é a mais correta?

   (A) Tanto células T citotóxicas quanto anticorpos citotóxicos atacam células cancerígenas.

   (B) Um nível elevado da α-fetoproteína é um marcador para o câncer de pulmão.

   (C) Um nível decrescente de antígeno carcinoembrionário é uma indicação de que o câncer de cólon do paciente encontra-se em recorrência.

   (D) Células cancerígenas quimicamente induzidas apresentam novos antígenos em sua superfície, ao passo que células cancerígenas induzidas por vírus não.

   (E) Células *natural killer* não participam da resposta celular a tumores porque as células não apresentam um receptor antígeno-específico em sua superfície.

RESPOSTA

(1) **(A)**

VER TAMBÉM

- Mais **questões para autoavaliação** sobre os temas discutidos neste capítulo são encontradas na seção de Imunologia da Parte XIII: Questões para autoavaliação, a partir da página 735. Consulte também a Parte XIV: Simulado de provas e concursos, a partir da página 753.

---

*N. de R.T. Gênero de planta cujo representante mais comum no Brasil é a mamona.

CAPÍTULO

68

Imunodeficiência

CONTEÚDO DO CAPÍTULO

Introdução
Imunodeficiências congênitas
Deficiências de células T
Deficiência combinada de células T e B
Deficiências de células B
Deficiências do complemento
Deficiências de fagócitos
Deficiência do receptor de reconhecimento de padrão

Imunodeficiências adquiridas
Deficiências de células T
Deficiências de células B
Deficiências do complemento
Deficiências de fagócitos
Teste seu conhecimento
Ver também

INTRODUÇÃO

Imunodeficiências podem ocorrer em qualquer um dos quatro componentes principais do sistema imune: (1) células B (anticorpos), (2) células T, (3) complemento e (4) fagócitos. Em um paciente com histórico de infecções **incomumente frequentes**, **incomumente graves** ou causadas por **organismos incomuns**, o padrão dessas infecções pode indicar quais componentes do sistema imune podem estar defeituosos. A maioria das imunodeficiências é *adquirida*, e elas são frequentemente causadas por fármacos imunossupressores, transplante e/ou doenças que suprimem a imunidade. Embora sejam menos comuns, as imunodeficiências *congênitas* também são importantes (Tab. 68-1), já que auxiliam na compreensão de como os componentes do sistema imune devem funcionar na normalidade de acordo com os padrões observados (1) e pelo fato de os (2) recentes avanços tecnológicos permitirem atualmente se diagnosticar e tratar essas doenças de maneira mais diretiva, prevenindo complicações infecciosas.

IMUNODEFICIÊNCIAS CONGÊNITAS

Deficiências de células T

As **deficiências congênitas de células T** são as imunodeficiências mais graves e fáceis de serem reconhecidas. Como as células T são centrais para muitos aspectos das respostas imunes, incluindo na **imunidade antiviral**, maturação das **células B e anticorpos** e na ativação de **macrófagos**, sua ausência resulta em uma ampla gama de infecções **oportunistas** incomuns (i.e., vírus, bactérias, fungos e protozoários que raramente são observados em hospedeiros saudáveis). Essas doenças geralmente se apresentam nos primeiros 6 a 12 meses de vida quando a quantidade de anticorpos maternos está diminuindo. Estão também geralmente associadas a algum

grau de deficiência de células B. A deficiência grave de células T não é compatível com a vida; sem um transplante de células-tronco hematopoiéticas essas crianças raramente vivem além dos 2 anos de idade, e esses transplantes só são possíveis se o diagnóstico for realizado *antes* do início de complicações infecciosas graves. A triagem neonatal para os círculos de excisão dos receptores de células T (TRECs, de *T-cell receptor excision circles*) aumentou muito a eficiência do diagnóstico dessas doenças (ver Cap. 59).

(1) **Síndrome de Wiskott-Aldrich** – Infecções piogênicas recorrentes, eczema e baixa de plaquetas caracterizam essa síndrome. Os sintomas surgem, em geral, durante o primeiro ano de vida. É uma doença ligada ao X causada por mutações no gene *WASp*, levando a um defeito na montagem dos filamentos de actina que são importantes para as células T responderem à apresentação de antígenos e para que as células B sejam ativadas por sinais advindos dos receptores de células B. Esses pacientes são, portanto, incapazes de montar uma resposta de IgM frente aos polissacarídeos capsulares bacterianos, como de pneumococos, enquanto os níveis de IgA e IgE podem ser elevados.

(2) **Ataxia-telangiectasia** – Nessa doença, são observadas **ataxia** (perda de controle muscular) e **telangiectasia** (dilatação de pequenos vasos sanguíneos das conjuntivas e da pele). Cerca de dois terços dos pacientes apresentam linfopenia e baixas taxas de imunoglobulinas, principalmente IgA, o que resulta em **infecções respiratórias piogênicas recorrentes do trato superior** que aparecem por volta dos 2 anos de idade. É uma doença autossômica recessiva, causada por **mutações nos genes que codificam enzimas de reparo do DNA**. Além da linfopenia, esses pacientes frequentemente desenvolvem leucemia, linfoma ou outros tipos de câncer.

(3) **Aplasia tímica (síndrome de DiGeorge)** – Nessa doença, o **timo e as paratireoides não se desenvolvem adequadamente** como resultado de um defeito na terceira e quarta bolsas faríngeas. (Na síndrome de DiGeorge **completa,** o timo está completamente

574 **PARTE VII** • Imunologia

TABELA 68-1 Imunodeficiências congênitas importantes

Componente deficiente e nome da doença	Deficiência específica	Defeito molecular	Características clínicas
Células B e T combinadas			
Imunodeficiência combinada grave (IDCG)	Deficiência nas funções de células T e B	Várias mutações: receptor defeituoso para IL-2, recombinases defeituosas, cinases defeituosas, ausência de proteínas do MHC de classe II ou deficiência de ADA ou PNP	Infecções por bactérias, vírus, fungos e protozoários
Célula T			
Aplasia tímica (síndrome de DiGeorge)	Ausência de células T e respostas de anticorpos suprimidas	Desenvolvimento imperfeito das bolsas faríngeas, associado a deleções no cromossomo 22	Infecções virais, fúngicas e causadas por protozoários; tetania causada por hipoparatireoidismo
Candidíase mucocutânea crônica	Deficiência na resposta de células T a *Candida*	Foram descritas deficiências de IL-17 e do receptor de IL-17	Infecções da pele e de membranas mucosas por *Candida*
Célula B			
Agamaglobulinemia de Bruton ligada ao X	Ausência de células B; níveis muito baixos de imunoglobulinas (Igs)	Tirosina-cinase mutante	Infecções bacterianas recorrentes, principalmente no trato respiratório, causadas por bactérias piogênicas, como os pneumococos
IgA seletiva	Níveis muito baixos de IgA	Falha nos genes que coordenam a troca de cadeia pesada	Infecções recorrentes, principalmente sinusais e dos pulmões, causadas por bactérias piogênicas
Complemento			
C3b	C3 insuficiente	Desconhecido	Infecções piogênicas, principalmente por *Staphylococcus aureus*
C6,7,8	C6,7,8 insuficiente	Desconhecido	Infecções por *Neisseria*
Fagócitos			
Doença granulomatosa crônica	Deficiência na atividade bactericida em razão da ausência do ataque oxidativo	Atividade deficiente de NADPH-oxidase	Infecções piogênicas, principalmente por *S. aureus* e *Aspergillus*

ADA, adenosina-desaminase; MHC, complexo de histocompatibilidade principal; NADPH, nicotinamida adenina dinucleotídeo fosfato reduzida; PNP, purina nucleosídeo fosforilase.

ausente, mas isso é bastante raro. Mais frequentemente, o timo é simplesmente pequeno ou malformado.) Um sintoma comum é a **tetania devido à hipocalcemia**, causada pelo hipoparatireoidismo. Malformações do arco aórtico e fenda palatina também podem ser observadas nesses pacientes. Geralmente é causada por uma deleção espontânea no cromossomo 22 durante o desenvolvimento inicial, embora casos raros sejam herdados geneticamente.

Infecções graves virais, fúngicas ou causadas por protozoárias ocorrem em bebês afetados pela síndrome no início da vida como resultado da ausência do timo, onde precursores de células T recombinam seus receptores e amadurecem para se tornarem de fato células T (ver Cap. 59). A pneumonia causada por *Pneumocystis jiroveci* e a candidíase causada por *Candida albicans* são duas infecções comuns nesses pacientes. A produção de anticorpos pode estar diminuída ou normal. Se diminuída, infecções graves por bactérias piogênicas podem ocorrer.

Esta doença é incomum, pois *não* é causada por um defeito nas células precursoras na medula óssea. Os precursores de células T em si são normais e, portanto, a realização de um **transplante de timo** nesses pacientes pode corrigir amplamente o defeito, permitindo que os precursores de células T do próprio paciente amadureçam.

(4) **Defeitos na sinalização de citocinas** – Pacientes com defeitos em citocinas específicas ou em seus receptores apresentam uma suscetibilidade aumentada a organismos específicos. Por exemplo, a **candidíase mucocutânea crônica** é uma infecção da pele e membranas mucosas causada por *C. albicans* que, em indivíduos imunocompetentes, é um membro não patogênico da flora normal. Em raras famílias com candidíase mucocutânea hereditária, os níveis e funções gerais das células T e B são normais, exceto pela deficiência **específica** da interleucina (IL) 17 ou do receptor da IL-17.

Por outro lado, defeitos na produção de IL-12, gamainterferona (IFN-γ) ou nos receptores dessas citocinas resultam em infecções recorrentes ou graves por **micobactérias** e espécies de *Salmonella*. A IL-12 normalmente auxilia na diferenciação de células T CD4-positivas *naïve* ("virgens") em células Th-1 que produzem a IFN-γ necessário para ativar os macrófagos que limitam essas infecções (ver Cap. 60). Uma apresentação comum da deficiência de IL-12 ou IFN-γ é uma criança com infecção disseminada pelo bacilo Calmette-Guérin (BCG), a cepa atenuada de *Mycobacterium* da vacina BCG que é administrada em muitos países para prevenir a tuberculose grave.

CAPÍTULO 68 • Imunodeficiência 575

A deficiência no gene que codifica o fator de transcrição **STAT3** causa defeitos na sinalização de IL-23, IL-6 e IL-21. STAT3 é essencial para a diferenciação de células Th-17, mas também é importante na troca de classe de células B e na ativação de neutrófilos. Isso leva a **altos níveis de IgE** e à uma migração comprometida dos neutrófilos para as superfícies de barreira, ocasionando **infecções cutâneas estafilocócicas** recorrentes. Esses pacientes também podem apresentar **eosinofilia, eczema** e **anomalias esqueléticas**. A forma autossômica dominante é referida como **síndrome de Job** ou **síndrome de hiper-IgE**.

Deficiência combinada de células T e B

Uma deficiência isolada de linfócitos T é uma condição que apresenta risco a vida, contudo ainda mais devastadoras são as deficiências causadas por defeitos em *todo* o processo de desenvolvimento dos linfócitos, o que causa uma **imunodeficiência combinada grave (IDCG)**. Nessa doença, infecções recorrentes, causadas por bactérias, vírus, fungos e protozoários, ocorrem precocemente na infância (3 meses de idade) porque **tanto as células B quanto as células T são deficientes**. Em algumas crianças, as células B e T estão completamente ausentes; em outras, o número de células é normal, mas elas não funcionam adequadamente. Os níveis de imunoglobulinas são muito baixos, e tonsilas e linfonodos estão ausentes. Observe que a imunidade inata não é diretamente afetada, mas sem a imunidade adaptativa, o sistema imunológico inato é incapaz de eliminar infecções.

A pneumonia por *Pneumocystis* é a infecção mais comum nessas crianças. Infecções causadas por *C. albicans* e por vírus, como o varicela-zóster, o citomegalovírus e o vírus sincicial respiratório, são comuns e frequentemente fatais.

Este é um grupo de doenças hereditárias (ver adiante), cada uma oriunda de um defeito no processo de diferenciação de linfócitos. A forma ligada ao X é a mais comum, mas também ocorrem muitas formas autossômicas.

(1) A **IDCG ligada ao X** é causada por um **defeito em uma cadeia de proteínas do receptor de IL-2**, uma cadeia que também é compartilhada com os receptores da IL-7 e várias outras citocinas.

As formas autossômicas incluem as seguintes mutações:

(2) No gene que codifica uma **tirosina-cinase chamada ZAP-70** e desempenha um papel na transdução de sinal em células T.

(3) No gene que codifica uma cinase diferente chamada **Janus cinase 3** que transmite sinais de ativação e sobrevivência a partir dos receptores da superfície celular.

(4) Nos genes *RAG-1* e *RAG-2* que codificam enzimas recombinases que catalisam a recombinação do DNA, etapa necessária para gerar os receptores de antígenos das células T e o monômero de IgM das células B que funcionam como receptores de antígenos.

(5) Deficiência de **adenosina-desaminase** (ADA) e **purina nucleosídeo fosforilase** (PNP), enzimas que reciclam nucleotídeos para a síntese de DNA, o que reduz a capacidade dos precursores das células B e T se dividirem e sobreviverem na medula óssea.

(6) Produção de **proteínas do complexo de histocompatibilidade principal (MHC) de classe I ou classe II deficientes**, levando a uma incapacidade de apresentação de antígenos às células T (também chamada de **síndrome dos linfócitos nus**).

Como a imunidade é tão profundamente suprimida, as crianças com IDCG devem ser estritamente isoladas de microrganismos potencialmente nocivos. Vacinas vivas e atenuadas *não* devem ser administradas. Um transplante de células-tronco hematopoiéticas pode restaurar a imunidade e, como bebês com IDCG não rejeitam aloenxertos, esses transplantes requerem um uso mínimo de fármacos imunossupressores.

Em pacientes com deficiência de ADA, a terapia de reposição enzimática pode aumentar a quantidade de linfócitos e reduzir o número e a gravidade das infecções. Vários pacientes com deficiência de ADA se beneficiaram da terapia gênica ao incluírem uma nova enzima funcional em suas células-tronco hematopoiéticas.

Deficiências de células B

Deficiências congênitas no número ou na função das células B causam **níveis baixos ou ausentes de anticorpos**. Assim como as deficiências de células T e combinadas, os pacientes com essas deficiências são protegidos contra infecções por anticorpos maternos até os 6 a 12 meses de idade, momento em que começam a apresentar infecções recorrentes. Entretanto, diferentemente das infecções "oportunistas" descritas anteriormente, **infecções bacterianas recorrentes** e **respostas vacinais comprometidas** geralmente são os achados presentes em pacientes com baixos níveis de anticorpos. Suas infecções geralmente estão associadas à orofaringe e ao trato respiratório, incluindo sinusite, otite e pneumonia, pois esses são locais protegidos por anticorpos. Contudo, as deficiências de anticorpos também predispõem os pacientes a certas infecções virais, infecções do trato gastrintestinal e bacteremia por organismos encapsulados.

(1) **Hipogamaglobulinemia ligada ao X (agamaglobulinemia de Bruton)** – Os portadores do sexo masculino com esta doença apresentam baixos níveis de todas as imunoglobulinas (IgG, IgA, IgM, IgD, IgE) e uma potencial ausência de células B; portadoras do sexo feminino são imunologicamente normais. As células pré-B estão presentes, mas elas não conseguem se diferenciar em células B maduras. Essa falha é causada por uma mutação no gene que codifica uma tirosina-cinase que é uma proteína importante na transdução de sinal. Clinicamente, **infecções recorrentes por bactérias piogênicas** (p. ex., otite média, sinusite e pneumonia causadas por *Streptococcus pneumoniae* e *Haemophilus influenzae*) ocorrem em crianças com cerca de 6 meses de idade, quando anticorpos maternos não estão mais presentes em quantidades suficientes para conferir proteção. O tratamento com pools de gamaglobulina reduz o número de infecções.

(2) **Deficiência de IgA** – Essa é a classe de anticorpos mais comum de apresentar deficiência. As deficiências de IgG e IgM são mais raras. Pacientes com uma deficiência de IgA podem apresentar **infecções recorrentes sinusais e nos pulmões**. No entanto, com o tempo, as infecções se tornam cada vez menos frequentes e alguns indivíduos com deficiência de IgA não apresentam infecções regulares. Provavelmente, porque seus níveis de IgG e IgM conferem uma proteção que compensa a perda de IgA. A deficiência de IgA pode ser observada devido a uma falha na mudança do gene da cadeia pesada. Pacientes com deficiência de IgA **não** devem ser tratados com preparações de gama globulina, uma vez que a IgA na infusão pode ser imunogênica para esses pacientes, ou seja, eles podem produzir anticorpos contra a IgA exógena.

Pacientes com deficiência seletiva de IgM ou deficientes para uma ou mais subclasses de IgG também apresentam infecções sinopulmonares recorrentes, causadas por bactérias piogênicas, como *Streptococcus pneumoniae, Haemophilus influenzae* e *Staphylococcus aureus*.

576 **PARTE VII** • Imunologia

(3) **Síndrome de hiper-IgM** – Nessa síndrome, infecções bacterianas piogênicas graves e recorrentes semelhantes às observadas na hipogamaglobulinemia ligada ao X aparecem no início da vida. Os pacientes apresentam uma alta concentração de IgM, porém, muito pouco IgG, IgA e IgE. Contudo, diferentemente dos pacientes com agamaglobulinemia ligada ao X, esses indivíduos apresentam **números normais de células B**. A deficiência está localizada no gene que codifica o ligante CD40 (CD40L) que as células T CD4-positivas expressam para se ligarem e ativarem outras células através do receptor CD40. CD40L é um dos principais componentes do mecanismo de **ajuda oferecido pelas células T**. As células T auxiliares foliculares (Tfh, de *follicular helper*) desses pacientes não possuem CD40L e a sua falha em interagir adequadamente com o receptor CD40 da célula B resulta em uma incapacidade desta de mudar da produção de IgM para a produção de outras classes de anticorpos. O tratamento com pools de gamaglobulina resulta em um número menor de infecções.

(4) **Imunodeficiência comum variável (IDVC)** – Esse termo compreende um grupo heterogêneo de doenças, a maioria das quais é idiopática. Como outras deficiências de anticorpos, pacientes com IDVC apresentam baixos níveis de IgG e infecções recorrentes causadas por bactérias piogênicas (p. ex., sinusite e pneumonia causada por bactérias piogênicas, como *S. pneumoniae* e *H. influenzae*). No entanto, as infecções tendem a ser mais leves e podem aparecer mais tardiamente na vida, entre os 15 e os 35 anos. (Isso levou à especulação de que algumas formas de IDVC idiopáticas são realmente adquiridas e não congênitas.) Como a síndrome de hiper-IgM (descrita anteriormente), as causas conhecidas de IDVC geralmente estão associadas a defeitos funcionais nas **células T auxiliares** e não nas células B. O número de células B geralmente é normal, mas sua habilidade de sintetizar IgG (e outras imunoglobulinas) encontra-se muito reduzida. A administração mensal de gamaglobulina intravenosa reduz o número de infecções.

Deficiências do complemento

O sistema complemento é um iniciador importante de muitos processos inflamatórios. Ele desempenha um papel fundamental na citotoxicidade dependente de complemento (CDC) e nas reações de deposição de imunocomplexos (hipersensibilidade do tipo III) observadas em muitos distúrbios autoimunes e inflamatórios. O Capítulo 63 descreve diversas condições nas quais o complemento é *superativado*, incluindo no **angioedema hereditário**, causado por uma deficiência no inibidor de C1 e na **hemoglobinúria paroxística noturna**, causada por uma falha no ancoramento do fator acelerador de decaimento na membrana celular.

Na defesa do hospedeiro, muitos componentes da cascata do complemento desempenham papéis sobrepostos com outros componentes imunes (p. ex., anticorpos). Isso significa que, embora existam doenças associadas a deficiências de complemento herdadas, as complicações infecciosas nesses pacientes são relativamente raras.

Pacientes com deficiências em C1, C3 ou C5 ou nos componentes recrutados posteriormente na cascata, C6, C7 ou C8, apresentam maior suscetibilidade a infecções bacterianas. Pacientes com deficiência em C3 são particularmente suscetíveis à sepse causada por bactérias piogênicas, como *S. aureus*. Aqueles que apresentam níveis reduzidos de C6, C7 ou C8, os quais formam o **complexo de ataque à membrana** (ver Cap. 63), são especialmente propensos a desenvolverem bacteriemia por *Neisseria meningitidis* ou *Neisseria gonorrhoeae*.

Deficiências de fagócitos

(1) **Doença granulomatosa crônica (DGC)** – Os pacientes com essa doença são suscetíveis a infecções oportunistas por certas bactérias e fungos (p. ex., *S. aureus*); bastonetes Gram-negativos entéricos, especialmente *Serratia* e *Burkholderia*; e *Aspergillus fumigatus*. A DGC ocorre em razão de um **defeito na atividade microbicida intracelular de fagócitos** e resulta da falta da atividade da enzima **NADPH-oxidase** (ou outra enzima similar). Quantidades muito menores de peróxido de hidrogênio e superóxidos são produzidas (i.e., não ocorre nenhuma explosão), e os organismos, embora ingeridos, não são eliminados com a mesma eficiência. Mesmo com essa deficiência, um fagócito pode usar o peróxido de hidrogênio produzido pelo próprio microrganismo para gerar hipoclorito tóxico, mas os pacientes com DGC apresentam uma suscetibilidade particular a infecções por *bactérias catalase-positivas*, como os estafilococos, pois a catalase microbiana degrada ainda mais o pouco peróxido existente em água e oxigênio. (As infecções por bactérias catalase-negativas, como estreptococos, e infecções virais, micobacterianas e causadas por protozoários são menos preocupantes para os pacientes com DGC do que as infecções causadas por bactérias e fungos catalase-positivos.) As funções das células B e T são normais. Em 60 a 80% dos casos, essa é uma doença ligada ao X que surge por volta do segundo ano de vida. (No restante dos pacientes, a doença é autossômica.)

No laboratório, o diagnóstico pode ser confirmado pelo uso do teste de redução do corante **tetrazólio nitroazul** (NBT) ou por meio do teste da **diclorofluoresceína** (DCF). No teste com NBT, os neutrófilos normais converterão o corante em azul, enquanto os neutrófilos de um paciente com DGC não conseguem converter a cor. No teste de DCF, as células que oxidam a DCF são detectadas por citometria de fluxo.

O tratamento imediato e agressivo de infecções com o antibiótico adequado é importante. A quimioprofilaxia utilizando-se antibacterianos pode reduzir o número de infecções. O uso de gamainterferona reduz significativamente a frequência de infecções recorrentes, provavelmente porque ele aumenta a fagocitose pelos macrófagos.

O nome *doença granulomatosa crônica* originou-se em razão dos vários granulomas dispersos encontrados nos pacientes, mesmo na ausência de doença clínica aparente. Os granulomas podem tornar-se grandes o suficiente para causar obstruções do estômago, do esôfago ou da bexiga. A causa dos granulomas não é conhecida.

(2) **Síndrome de Chédiak-Higashi** – Nessa doença autossômica recessiva, ocorrem infecções piogênicas recorrentes, causadas principalmente por **estafilococos** e **estreptococos**. Isso é resultado de uma falha dos **lisossomos** de neutrófilos que não se fundem com **fagossomos**. As enzimas dos lisossomos, portanto, não são disponibilizadas para matar os microrganismos fagocitados. Grandes inclusões citoplasmáticas granulares, compostas por lisossomos anormais, podem ser observadas. Além disso, os neutrófilos não funcionam corretamente durante a quimiotaxia, em razão de microtúbulos defeituosos. O gene mutante nessa doença codifica uma proteína citoplasmática envolvida no transporte de outras proteínas. A formação de peróxido e superóxido é normal, assim como as funções das células B e T. O tratamento envolve fármacos

CAPÍTULO 68 • Imunodeficiência

antimicrobianos. Não há uma terapia eficiente para a correção do defeito na fagocitose.

(3) **Síndrome da deficiência de adesão leucocitária** – Pacientes com essa síndrome apresentam infecções piogênicas graves no início da vida, pois possuem **proteínas de adesão (LFA-1) deficientes** na superfície de seus fagócitos. Essa é uma doença autossômica recessiva na qual há uma mutação no gene que codifica a cadeia β de uma integrina que medeia a adesão. Como resultado, os neutrófilos se aderem mal à superfície das células endoteliais e *não conseguem sair da circulação sanguínea* (ver Fig. 58-4). Consequentemente, embora sejam imunossuprimidos, esses pacientes geralmente apresentam um número extremamente alto de leucócitos no sangue.

(4) **Neutropenia cíclica** – Nessa doença autossômica dominante, os pacientes apresentam uma contagem muito baixa de neutrófilos (< 200/μL) por 3 a 6 dias em um ciclo de 21 dias. Durante o estágio neutropênico, os pacientes estão sujeitos a infecções bacterianas potencialmente fatais, porém, quando a contagem de neutrófilos é normal, eles não são suscetíveis à infecção. Mutações no gene que codifica a elastase dos neutrófilos foram identificadas nos pacientes, mas ainda não está claro como essas mutações contribuem para a natureza cíclica da doença. Supõe-se que a produção irregular do fator estimulante de colônias granulocíticas possa ter um papel no aspecto cíclico dessa doença.

Deficiência do receptor de reconhecimento de padrão

Mutações nos genes codificantes para receptores de reconhecimento de padrão (PRRs) localizados na superfície e no interior das células do sistema imune inato resultam em suscetibilidade a infecções graves (Tab. 68-2). Para maiores informações sobre os PRRs, ver Capítulo 58.

(1) **Receptores na superfície das células imunes inatas** – A deficiência de receptores semelhantes ao Toll 5 (TLR-5) resulta em

uma falha no reconhecimento da flagelina de bactérias e em uma acentuada suscetibilidade a infecções por *Legionella*. Essa deficiência é bastante comum. A deficiência de lectina de ligação à manana (MBL) também é comum. Essa deficiência resulta em uma falha na ativação do complemento pela via da lectina (ver Cap. 63). No entanto, existem vias redundantes de ativação do complemento e não está claro se este quadro realmente apresenta uma imunodeficiência clinicamente significativa.

(2) **Receptores no interior das células imunes inatas** – Os receptores do tipo NOD no citoplasma reconhecem o peptideoglicano das bactérias Gram-positivas e Gram-negativas. Várias mutações no receptor NOD-2 foram associadas à doença de Crohn, presumivelmente resultando em defeitos na imunidade da barreira intestinal e possibilitando que pequenas quantidades de bactérias consigam invadir a parede intestinal. Os receptores RIG-helicase reconhecem RNAs virais de fita dupla que são sintetizados durante a replicação no citoplasma. A deficiência desses receptores resulta em uma resposta de interferona reduzida a diversos vírus (p. ex., vírus influenza).

IMUNODEFICIÊNCIAS ADQUIRIDAS

Os capítulos anteriores abordaram alguns fármacos imunossupressores, como os corticosteroides, que podem causar **imunodeficiência adquirida** (ver Tabs. 62-2 e 66-3). A síndrome de Cushing, que pode ser causada por exposição excessiva a corticosteroides *exógenos* ou *endógenos*, está associada à imunossupressão. Conforme discutido nos Capítulos 57 e 66, o envelhecimento e a gravidez estão associados à uma relativa depressão da imunidade. Certos tipos de câncer, particularmente as neoplasias malignas das células hematopoiéticas (p. ex., leucemia, linfoma e mieloma), também podem causar imunossupressão quando a proliferação excessiva das células malignas acaba "expulsando" as células progenitoras de leucócitos da medula óssea.

Deficiências de células T

(1) **Síndrome da imunodeficiência adquirida** – Pacientes com **síndrome da imunodeficiência adquirida** (**Aids**, de *acquired immunodeficiency syndrome*) apresentam infecções oportunistas causadas por certas bactérias, vírus, fungos e protozoários (p. ex., *Mycobacterium avium-intracellulare*, herpes-vírus, *C. albicans, P. jiroveci* e *Cryptosporidium*). O quadro é devido a uma **redução no número de células T auxiliares** causada pela infecção pelo retrovírus, denominado **vírus da imunodeficiência humana** (**HIV**; ver Cap. 45). Este vírus infecta e mata especificamente células que contêm a **proteína de superfície CD4**. A resposta a imunizações específicas é reduzida, o que é atribuído à perda da atividade das células T auxiliares. Pacientes com Aids também apresentam uma alta incidência de tumores, como os linfomas, o que pode ser resultante da perda da vigilância imunológica. Ver Capítulo 45 para informações relativas ao tratamento e à prevenção.

(2) **Sarampo** – Os pacientes com sarampo têm uma supressão transitória da hipersensibilidade tardia, manifestada por uma perda de reatividade ao derivado proteico purificado (PPD, de *purified protein derivative*) que é usado no teste cutâneo para tuberculose latente. A tuberculose pode realmente ser reativada nesses pacientes. Apesar da função deprimida das células T nessa doença, as imunoglobulinas encontram-se normais.

TABELA 68-2 **Deficiências importantes nos receptores de reconhecimento de padrão das células do sistema imune inato**

Receptor deficiente	Defeito molecular	Importância clínica
Receptor na superfície da célula		
TLR-5	Falha de reconhecimento da flagelina em bactérias	Aumento de infecções por *Legionella*
MBL	Falha na ativação de complemento	Desconhecido
Receptor no citoplasma da célula		
NOD	Falha de reconhecimento do peptideoglicano de bactérias	Imunidade intestinal defectiva e predisposição à doença de Crohn
RIG-helicase	Falha de reconhecimento do RNA viral de fita dupla	Resposta de interferona reduzida e suscetibilidade a vários vírus, como o vírus influenza

MBL, lectina de ligação à manana, *mannose-binding lectin*; NOD, domínio de ligação e oligomerização de nucleotídeos, *nucleotide-binding oligomerization domain*; TLR-5, receptor semelhante ao Toll-5, *Toll-like receptor-5*.

Deficiências de células B

(1) **Desnutrição** – A desnutrição grave pode reduzir o suplemento de aminoácidos para as células e, portanto, reduzir a síntese de IgG. Esse quadro predispõe à ocorrência de infecções por bactérias piogênicas.

(2) **Asplenia** – Ocasionalmente, os pacientes precisam remover o baço através de uma esplenectomia cirúrgica, devido a uma ruptura esplênica traumática, uma malignidade ou uma doença autoimune, como a púrpura trombocitopênica imune. Alguns pacientes com tecido esplênico normal, no entanto, desenvolvem "asplenia funcional", como ocorre em pacientes com doença falciforme que sofrem numerosos infartos esplênicos. Sem o baço, as respostas de anticorpos a *novos* antígenos são geralmente suprimidas, embora os anticorpos contra antígenos *encontrados anteriormente* estejam geralmente intactos. Isso ocorre porque as células plasmáticas de vida longa responsáveis pelos anticorpos circulantes geralmente deixam o baço e residem na medula óssea.

Deficiências do complemento

(1) **Insuficiência hepática** – A insuficiência hepática causada pela cirrose alcoólica ou hepatites B ou C crônicas podem reduzir a síntese das proteínas do complemento pelo fígado até o nível em que infecções piogênicas graves passam a ocorrer.

(2) **Desnutrição** – A desnutrição grave pode reduzir o suplemento de aminoácidos e, assim, reduzir a síntese das proteínas do complemento pelo fígado. Esse quadro predispõe à ocorrência de infecções por bactérias piogênicas.

Deficiências de fagócitos

(1) **Neutropenia** – Pacientes com neutropenia (baixa circulação de neutrófilos) apresentam infecções graves causadas por bactérias piogênicas, como *S. aureus* e *S. pneumoniae* e bastonetes Gram-negativos entéricos. Isso ocorre porque os neutrófilos são um componente importante da barreira imune da pele, orofaringe e trato gastrintestinal. Contagens de neutrófilos inferiores a 500 células/µL predispõem a essas infecções. As causas mais comuns da neutropenia incluem o uso de fármacos citotóxicos, como os utilizados na quimioterapia contra o câncer, leucemias, em que a medula óssea se torna "superpovoada" por células leucêmicas, e a destruição autoimune dos neutrófilos. A ciprofloxacina é utilizada para tentar prevenir infecções em pacientes neutropênicos.

TESTE SEU CONHECIMENTO

1. Seu paciente é um menino de 2 anos que apresentou diversos episódios de pústulas e linfadenites causadas pelo *Staphylococcus aureus*. Seus níveis de imunoglobulinas e complemento são normais. Um teste de tetrazólio nitroazul revelou a presença de células defeituosas. Qual das seguintes células é mais provável de ser defeituosa?

   (A) Linfócitos T CD4-positivos.
   (B) Linfócitos T CD8-positivos.
   (C) Eosinófilos.
   (D) Células *natural killer*.
   (E) Neutrófilos.

2. Sua paciente é uma mulher de 25 anos que apresentou diversos episódios graves de pneumonia bacteriana nos últimos 5 meses. Anteriormente, ela não havia apresentado nenhum episódio de infecções frequentes ou pouco comuns. Qual das seguintes opções é a imunodeficiência mais provável que predispõe a paciente a essas infecções?

   (A) É provável que ela tenha um defeito em suas células T citotóxicas.
   (B) É provável que ela tenha níveis reduzidos de imunoglobulinas.
   (C) É provável que ela tenha uma mutação no gene que codifica a porção C3a do complemento.
   (D) É provável que ela tenha uma mutação em um dos genes que codificam proteínas do MHC de classe I.

3. Considerando a agamaglobulinemia de Bruton, qual das seguintes opções é a MAIS correta?

   (A) Há pouca quantidade de IgG sendo produzida, mas os níveis de IgM e IgA são normais.
   (B) Infecções virais são mais comuns do que infecções por bactérias piogênicas.
   (C) A quantidade de células B é normal, mas elas não conseguem se diferenciar em células plasmáticas.
   (D) Há uma mutação no gene que codifica para a tirosina-cinase, uma importante enzima na via de transdução de sinal em células B.

4. Qual das seguintes opções é a descrição mais correta do defeito que ocorre na doença granulomatosa crônica?

   (A) Há incapacidade de produzir um ataque oxidativo.
   (B) Há falha na produção de interleucina 2.
   (C) Há deficiência nos componentes de ação tardia do complemento.
   (D) Há uma proteína-cinase mutante nas vias de transdução de sinal.
   (E) Há uma mutação no gene que codifica uma proteína do MHC de classe II.

5. Qual das seguintes imunodeficiências é mais provável de predispor crianças jovens tanto a infecções por bactérias piogênicas quanto a infecções virais?

   (A) Agamaglobulinemia de Bruton.
   (B) Doença granulomatosa crônica.
   (C) Síndrome de DiGeorge.
   (D) Síndrome de Job.
   (E) Doença da imunodeficiência combinada grave.

6. Em relação às imunodeficiências, qual das seguintes opções é a mais correta?

   (A) Pacientes com deficiência de IgA apresentam alta incidência de infecções piogênicas sinusais e nos pulmões.
   (B) A hipogamaglobulinemia comum variável ocorre geralmente em meninos com idade inferior a 6 meses e resulta da possível ausência de células B.
   (C) Na síndrome de Wiskott-Aldrich, a combinação de deficiências de anticorpos e de complemento leva a infecções disseminadas por vírus e fungos.
   (D) Pacientes com a síndrome de DiGeorge (aplasia tímica congênita) apresentam números reduzidos tanto de células T quanto de células B, e desenvolvem infecções graves causadas por bactérias piogênicas.
   (E) Pacientes incapazes de produzir um ou mais componentes tardios do complemento, como C6, C7, C8 ou C9, apresentam episódios de angioedema, incluindo o edema de laringe, que pode ser fatal.

RESPOSTAS

(1) **(E)**
(2) **(B)**
(3) **(D)**
(4) **(A)**
(5) **(E)**
(6) **(A)**

VER TAMBÉM

- Mais **questões para autoavaliação** sobre os temas discutidos neste capítulo são encontradas na seção de Imunologia da Parte XIII: Questões para autoavaliação, a partir da página 735. Consulte também a Parte XIV: Simulado de provas e concursos, a partir da página 753.

PARTE VIII

Ectoparasitas

CAPÍTULO

69

Ectoparasitas que causam doenças em seres humanos

CONTEÚDO DO CAPÍTULO

Introdução

Insetos

1. Piolhos

2. Moscas

3. Percevejos

Aracnídeos

1. Ácaros

2. Carrapatos

3. Aranhas

Ectoparasitas de menor relevância médica

1. Demodex

2. Trombicula

3. Dermatophagoides

Teste seu conhecimento

Ver também

INTRODUÇÃO

Ectoparasitas são organismos encontrados na pele ou nas camadas superficiais da pele. *Ecto* é um prefixo que significa "externo". Praticamente todos os ectoparasitas são artrópodes; isto é, eles são invertebrados com um esqueleto de quitina.

Os ectoparasitas que causam doenças em seres humanos se dividem em duas categorias principais: insetos (artrópodes com seis patas) e aracnídeos (artrópodes com oito patas). Os ectoparasitas discutidos neste capítulo incluem insetos, como piolhos, moscas e percevejos, e aracnídeos, como ácaros, carrapatos e aranhas.

Muitos artrópodes são vetores que transmitem os organismos causadores de doenças infecciosas importantes. Um exemplo bem conhecido é o carrapato *Ixodes*, que transmite a *Borrelia burgdorferi*, causadora da doença de Lyme. A Tabela XII-3 descreve os vetores de relevância médica. Entretanto, neste capítulo, os artrópodes são discutidos não como vetores, mas como a causa das próprias doenças. A Tabela 69-1 resume as características comuns das doenças causadas pelos ectoparasitas de relevância médica que são descritos neste capítulo. Os ectoparasitas de menor relevância médica são brevemente descritos ao final deste capítulo.

INSETOS

1. Piolhos

Doença

A pediculose é causada por duas espécies de piolhos: *Pediculus humanus* e *Phthirus pubis*. *P. humanus* apresenta duas subespécies: *Pediculus humanus capitus* (piolho-da-cabeça), que afeta principalmente o couro cabeludo, e *Pediculus humanus corporis* (piolho-do-corpo), que afeta principalmente o tronco. *Phthirus pubis* (piolho-do-púbis) afeta principalmente a área genital, mas a axila e as sobrancelhas também podem ser afetadas.

TABELA 69-1 Ectoparasitas relevantes que causam doenças em seres humanos

	Nome do organismo	Características comuns da doença
Insetos		
1. Piolhos	*Pediculus humanus* (piolho da cabeça ou do corpo)	Prurido no couro cabeludo ou tronco; lêndeas podem ser vistas na haste do fio de cabelo
	Phthirus pubis (piolho-do-púbis)	Prurido na região púbica; lêndeas podem ser vistas na haste do pêlo
2. Moscas	*Dermatobia hominis* (mosca varejeira; mosca do berne)	Nódulo pruriginoso, doloroso e eritematoso; larvas podem ser vistas emergindo dos nódulos
3. Percevejos	*Cimex lectularius* (percevejo comum)	Pápula eritematosa e pruriginosa
Aracnídeos		
1. Ácaros	*Sarcoptes scabiei* ("ácaro da coceira" – ácaro da sarna)	Pápulas eritematosas e pruriginosas e lesões lineares
2. Carrapatos	Espécies de *Dermacentor*	Paralisia ascendente
3. Aranhas	*Latrodectus mactans* (aranha viúva-negra)	Dor intensa e espasmos musculares
	Loxosceles reclusa (aranha-marrom reclusa)	Úlcera necrótica

Observa-se que o piolho-do-corpo é o vetor para vários patógenos de seres humanos, sobretudo *Rickettsia prowazekii*, a causa de tifo epidêmico, ao passo que o piolho-da-cabeça e o piolho-do-púbis não são vetores de doenças em seres humanos.

Propriedades importantes

Os piolhos são facilmente visíveis, possuindo de 2 a 4 mm de comprimento. Eles possuem 6 patas armadas com garras, com as quais se prendem ao cabelo e à pele (Fig. 69-1). *Pediculus* possui um corpo alongado, ao passo que *Phthirus* possui um corpo curto e assemelha-se a um caranguejo e, devido a isso, tem o apelido de piolho-caranguejo (Fig. 69-2). Diz-se que pessoas infectadas com *Phthirus* são portadoras de "chato".

Lêndeas são ovos de piolhos e são, na maioria dos casos, encontradas presas à haste do cabelo (Fig. 69-3). Elas são brancas e podem ser visualizadas a olho nu. Lêndeas dos piolhos-do-corpo geralmente se ligam às fibras das roupas.

Transmissão

Piolhos-da-cabeça são transmitidos principalmente por objetos, como chapéus, pentes e toalhas, sendo comuns em crianças em idade escolar. Piolhos-do-corpo vivem principalmente em roupas e são transmitidos tanto pelas roupas quanto por contato pessoal. Os piolhos-do-corpo saem das roupas quando necessitam alimentar-se de sangue. Piolhos-do-púbis são transmitidos principalmente por contato sexual.

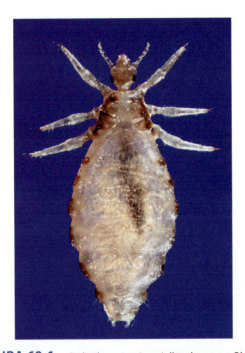

FIGURA 69-1 *Pediculus corporis* – piolho-do-corpo. Observa-se o abdome alongado do *Pediculus corporis*. Em contrapartida, o piolho-do-púbis possui um abdome curto do "tipo caranguejo". (Fonte: Dr. F. Collins, Public Health Image Library, Centers for Disease Control and Prevention.)

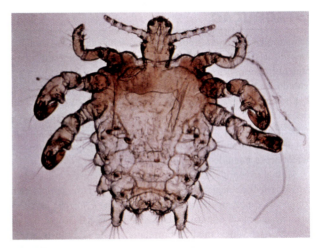

FIGURA 69-2 *Phthirus pubis* – piolho-do-púbis. Observe o abdome curto e arredondado, semelhante a um caranguejo, do *Phthirus pubis*. Por outro lado, o piolho do corpo possui um abdome alongado. (Fonte: Public Health Image Library, Centers for Disease Control and Prevention.) Conteúdo original fornecido pela Organização Mundial da Saúde (World Health Organization).

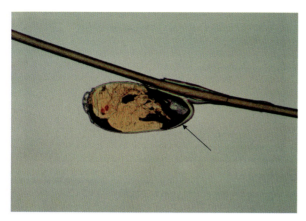

FIGURA 69-3 *Pediculus capitis* – envoltório do ovo (lêndea). A seta aponta para um envoltório do ovo (também conhecido como lêndea) preso à haste do cabelo. Observa-se o embrião no interior do ovo. (Fonte: Dr. D. Juranek, Public Health Image Library, Centers for Disease Control and Prevention.)

Infestações difundidas de piolhos-do-corpo ocorrem quando a higiene pessoal é insatisfatória (p. ex., durante períodos de guerra ou em campos de refugiados lotados).

Patogênese

Piolhos adultos alimentam-se de sangue e, no processo, injetam saliva na pele, o que induz a reação de hipersensibilidade e, como consequência, o prurido.

Achados clínicos

Prurido é o principal sintoma. Escoriações podem resultar de coceiras, e infecções bacterianas secundárias podem ocorrer. Na pediculose da cabeça, os piolhos adultos são normalmente difíceis de ser visualizados, mas as lêndeas são facilmente observadas. Na pediculose do corpo, os piolhos adultos estão principalmente na roupa, em vez de estar no corpo. Na pediculose do púbis, os piolhos adultos e as lêndeas podem ser visualizados presos aos pelos púbicos.

Diagnóstico laboratorial

O laboratório não está envolvido no diagnóstico. As lêndeas fluorescem sob a luz ultravioleta de uma lâmpada de Wood, que pode ser utilizada para triar o cabelo de um grande número de pessoas.

Tratamento

A permetrina é o tratamento de escolha, já que é tanto pediculicida quanto ovicida. No entanto, a resistência à permetrina está aumentando. A ivermectina também é efetiva e ainda não foi relatada resistência a esse fármaco. As lêndeas são removidas pela utilização de um pente de dentes finos. Pacientes com piolhos no corpo normalmente não precisam ser tratados, mas as roupas precisam ser descartadas ou tratadas.

Prevenção

Crianças não devem compartilhar artigos de vestimenta. Muitas escolas adotam uma política de que crianças não podem frequentar a escola até que estejam livres de lêndeas, mas a necessidade dessa abordagem excludente está sendo revista. Os itens pessoais de indivíduos afetados, como toalhas, pentes, escovas de cabelo, roupas e roupas de cama, devem ser tratados. Parceiros sexuais de pessoas infestadas com piolho-do-púbis devem ser tratados e testados para outras doenças sexualmente transmissíveis.

2. Moscas

Doença

A miíase é causada pela larva de muitas espécies de moscas, mas a mais conhecida é o berne, da mosca *Dermatobia hominis*. Larvas de moscas também são conhecidas como vermes. Observa-se que vermes são, ocasionalmente, utilizados para limpar ferimentos não cicatrizados, mas esses vermes não causam miíase.

Propriedades importantes

As moscas que causam miíase são encontradas mundialmente e infestam muitos animais e seres humanos. Infestações em seres humanos ocorrem mais frequentemente nas áreas tropicais. *Dermatobia* é comum nas Américas Central e do Sul.

Transmissão

A rota exata de transmissão varia, dependendo da espécie de mosca. Em um cenário, a mosca adulta deposita seus ovos em uma ferida e o ovo eclode produzindo uma larva. Em outro cenário, a mosca deposita seus ovos nas narinas, na conjuntiva ou nos lábios. E ainda em um outro panorama, a mosca deposita seus ovos na pele íntegra e a larva penetra na pele.

A *Dermatobia* é especialmente interessante porque deposita seu ovo em um mosquito. Quando o mosquito pica um ser humano, o calor da pele induz a eclosão do ovo e a larva penetra na pele no local da picada do mosquito.

Patogênese

A presença da larva no tecido induz uma resposta inflamatória.

Achados clínicos

A lesão característica consiste em uma pápula, eritematosa, dolorosa semelhante a um furúnculo (Fig. 69-4). A lesão também pode ser pruriginosa. A larva normalmente pode ser visualizada no interior do poro central. Alguns pacientes descrevem uma sensação de movimento na lesão. Relato de viagens a regiões tropicais é normalmente obtido. Miíase cutânea é a forma mais comum, mas formas oculares, intestinais, urogenitais e cerebrais também ocorrem.

Diagnóstico laboratorial

O laboratório não está envolvido no diagnóstico, exceto quando a identificação da larva é necessária.

Tratamento

Remoção cirúrgica da larva é o modo mais comum de tratamento. Se a larva estiver visível, uma extração manual pode ser realizada. Se a larva não estiver visível, o poro central pode ser coberto com vaselina, causando anoxia na larva. Isso induz a migração da larva para a superfície.

584 PARTE VIII • Ectoparasitas

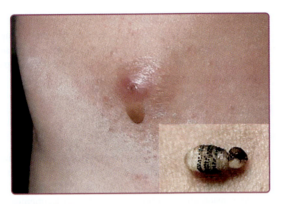

FIGURA 69-4 *Dermatobia hominis* – miíase. Larva do berne emergindo do centro de uma lesão cutânea nodular eritematosa. A inserção apresenta uma larva intacta. (Reproduzida, com permissão, de Goldsmith LA, Katz SI, *et al* eds. *Fitzpatrick's Dermatology in General Medicine*. 8ª ed. Nova Iorque, NY: McGraw-Hill; 2012.)

Prevenção

A prevenção envolve limitar a exposição às moscas, principalmente em áreas tropicais. Medidas gerais, como o uso de roupas que cubram as extremidades, redes de mosquitos e repelentes de insetos, são recomendadas.

3. Percevejos

Cimex lectularius é o percevejo mais comum encontrado nos Estados Unidos*. Este possui um corpo oval, de coloração marrom, com cerca de 5 mm de comprimento (Fig. 69-5). Os percevejos residem em colchões e em fendas de camas de madeira. Durante a noite, eles emergem para se alimentar de sangue de seres humanos adormecidos. O principal sintoma da picada de um percevejo é o desenvolvimento de uma pápula pruriginosa, causada por uma reação de

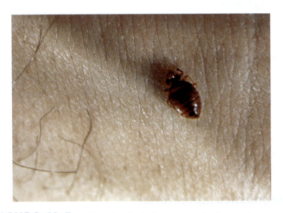

FIGURA 69-5 *Cimex lenticularis* – percevejo. Percevejo no processo de repasto sanguíneo na pele. Eles não possuem asas, apresentam uma coloração marrom-avermelhada e possuem cerca de 5 mm de comprimento. (Fonte: Public Health Image Library, Centers for Disease Control and Prevention.)

---

*N. de R.T. Essa mesma espécie também corresponde ao percevejo de cama mais prevalente no Brasil. Este não era um problema importante no contexto brasileiro, mas o aumento da movimentação global de pessoas aumentou a ocorrência do percevejo de cama no Brasil.

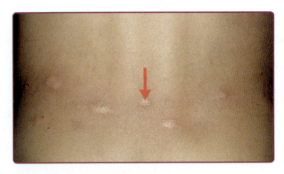

FIGURA 69-6 Picadas de percevejos – diversas urticárias papulares circundadas por eritema nas costas do paciente. (Reproduzida, com permissão, de Goldsmith LA, Katz SI *et al* eds. *Fitzpatrick's Dermatology in General Medicine*. 8ª ed. Nova Iorque, NY: McGraw Hill; 2012.)

hipersensibilidade relacionada à histamina direcionada a proteínas presentes na saliva do inseto (Fig. 69-6). Alguns indivíduos apresentam pequenas reações. Não se conhece transmissão de qualquer doença humana pela picada de percevejo. Loção de calamina pode ser utilizada para aliviar a coceira. Malationa ou lindano podem ser utilizados para tratar colchões e camas.

ARACNÍDEOS

1. Ácaros

Doença

A sarna é causada pelo ácaro-da-sarna, *Sarcoptes scabiei*.

Propriedades importantes

A fêmea adulta do ácaro *Sarcoptes* tem aproximadamente 0,4 mm de comprimento, com um corpo arredondado e 8 patas pequenas (Fig. 69-7). Ela é encontrada mundialmente, e estima-se que várias centenas de milhões de pessoas sejam afetadas em todo o mundo.

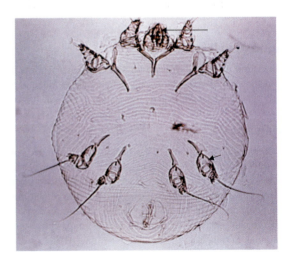

FIGURA 69-7 *Sarcoptes scabiei* – ácaro-da-sarna. A seta longa aponta para a boca. A seta curta aponta para uma das 8 patas. Esta é uma visão ventral. (Fonte: Public Health Image Library, Centers for Disease Control and Prevention; doada pela Organização Mundial da Saúde [World Health Organization], Geneva, Suíça.)

Transmissão

Ela é transmitida por contato pessoal ou por itens como roupas, principalmente em condições não higiênicas (p. ex., em moradores de rua e durante períodos de guerra). Ela não é um vetor para outros patógenos humanos.

Patogênese

As lesões pruriginosas resultam de uma reação de hipersensibilidade tardia às fezes do ácaro. O ácaro localiza-se no estrato córneo da epiderme.

Achados clínicos

As lesões características em pessoas imunocompetentes são rastros ou pápulas muito pruriginosas (Fig. 69-8). Os locais mais comuns são as mãos, os pulsos, as dobras axilares e os órgãos genitais. Áreas do corpo onde as roupas são apertadas, como ao longo da linha da cintura, estão normalmente envolvidas. A coceira é, em geral, pior à noite.

Em indivíduos imunocomprometidos, uma dermatite com crosta extensa (sarna norueguesa) pode ocorrer. Os pacientes podem estar infestados com milhares de ácaros. Escoriações podem tornar-se infectadas com *Staphylococcus aureus* ou *Streptococcus pyogenes*, resultando em piodermia.

Diagnóstico laboratorial

Exames microscópicos de raspados de pele revelam os ácaros, seus ovos ou bolos fecais.

Tratamento

Permetrina é o fármaco de escolha. Esteroides tópicos são utilizados para aliviar a coceira.

Prevenção

A prevenção envolve o tratamento de pessoas que tenham contato próximo com o paciente ou o descarte de fômites como roupas e toalhas.

2. Carrapatos

Doença

A paralisia por carrapato é causada por muitas espécies de carrapatos, das quais as mais comuns nos Estados Unidos são espécies de *Dermacentor**. Os carrapatos são vetores para diversas doenças humanas, incluindo a doença de Lyme e a febre maculosa das Montanhas Rochosas, porém, neste capítulo, será discutida apenas a paralisia do carrapato, causada por uma toxina produzida pelo próprio animal.

Características importantes e transmissão

Carrapatos fêmeas precisam alimentar-se de sangue para que a maturação de seus ovos aconteça e, portanto, é a fêmea que causa a paralisia do carrapato, assim como serve como vetor de doenças. Carrapatos são, em geral, encontrados em terrenos com gramíneas e são atraídos por dióxido de carbono e calor de seres humanos. Um carrapato se adere à pele humana por meio de sua probóscide.

Dermacentor andersoni, o carrapato da madeira, é mais comumente encontrado no oeste dos Estados Unidos, ao passo que *Dermacentor variabilis*, o carrapato do cão, é mais comumente encontrado nos estados do Leste (Fig. 69-9). Ambas as espécies podem causar paralisia do carrapato. Atualmente, nos Estados Unidos, não há casos de paralisia causada por carrapatos *Ixodes*; entretanto, há casos relatados em outros países, principalmente na Austrália.

Patogênese

A paralisia é mediada por uma neurotoxina que bloqueia a liberação de acetilcolina nas junções neuromusculares – uma ação similar à da toxina botulínica. A toxina é produzida na glândula salivar do carrapato. O carrapato precisa ficar fixo à pele por pelo menos 4 dias antes do início dos sintomas.

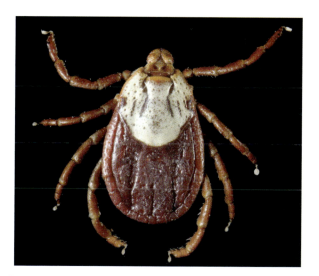

FIGURA 69-9 Carrapato *Dermacentor*. Esse carrapato causa paralisia e é o vetor de transmissão de *Rickettsia rickettsiae*, o agente etiológico da febre maculosa das Montanhas Rochosas. (Fonte: Dr. Christopher Paddock, Public Health Image Library, Centers for Disease Control and Prevention.)

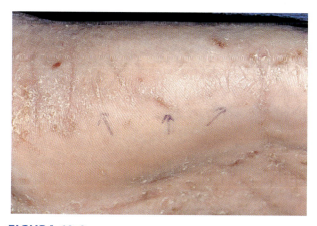

FIGURA 69-8 *Sarcoptes scabiei* – lesões. Observam-se três setas apontando para lesões lineares do tipo faixa na mão. (Reproduzida, com permissão, de Wolff K, Johnson R. *Fitzpatrick's Color Atlas & Synopsis of Clinical Dermatology*. 6ª ed. Nova Iorque, NY: McGraw-Hill; 2009.)

---

* N. de R.T. No Brasil, o carrapato-estrela, do gênero *Amblyomma*, é o carrapato mais prevalente, sendo capaz de transmitir a febre maculosa, uma riquetsiose.

Achados clínicos

Uma paralisia ascendente similar à síndrome de Guillain-Barré ocorre. Ataxia é um sintoma precoce apresentado. A paralisia é simétrica e pode ascender das pernas até a cabeça no período de algumas horas. Colapso respiratório e morte podem ocorrer. A recuperação ocorre, em geral, 24 horas após a remoção do carrapato.

O carrapato é normalmente encontrado atrás do pescoço ou perto da orelha. Crianças menores de 8 anos são as mais comumente afetadas.

Diagnóstico laboratorial

O diagnóstico não é feito por exames laboratoriais.

Tratamento

O tratamento consiste na remoção do carrapato.

Prevenção

Picadas de carrapatos podem ser evitadas pela aplicação de repelentes de insetos e pelo uso de roupas que cubram as extremidades. Procura e remoção imediata dos carrapatos é uma medida de prevenção importante.

3. Aranhas

Duas espécies de aranhas causam a maior parte dos acidentes nos Estados Unidos – a aranha viúva-negra (*Latrodectus mactans*) e a aranha-marrom reclusa (*Loxosceles reclusa*). A aranha viúva-negra possui cerca de 1 cm de comprimento e apresenta o desenho de uma ampulheta vermelho-alaranjada característica em sua superfície ventral (Fig. 69-10). A aranha-marrom reclusa também possui cerca de 1 cm de comprimento, porém possui um padrão em forma de violino característico em sua superfície dorsal (Fig. 69-11). Ela também é chamada de aranha-violino.*

Doença neurotóxica

A picada da aranha viúva-negra causa principalmente sintomas neurológicos. No período de 1 hora após a picada, dor e entorpecimento disseminam-se pelo local. Dor intensa e espasmos nas extremidades e dor abdominal ocorrem. Febre, calafrios, sudorese, vômito e outros sintomas podem ocorrer. Ao contrário da picada da aranha-marrom reclusa, não ocorre necrose de tecidos. A maior parte dos pacientes recupera-se em poucos dias, mas alguns, na maior parte crianças, morrem. Se disponível, o antissoro contra o veneno da viúva-negra deve ser administrado em casos graves. O antissoro é feito em cavalos, então, um teste para hipersensibilidade a soro de cavalo deve ser realizado.

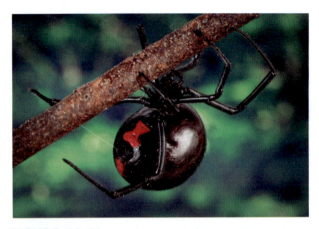

FIGURA 69-10 *Latrodectus mactans* (aranha viúva-negra) Observe a "ampulheta" avermelhada na superfície ventral. (Fonte: Dr. Paula Smith, Public Health Image Library, Centers for Disease Control and Prevention.)

Interessantemente, a neurotoxina é codificada pelo vírus WO, um bacteriófago que infecta bactérias *Wolbachia*. As bactérias *Wolbachia* infectam muitos insetos, incluindo aranhas viúva-negra.

Doença dermonecrótica

A picada da aranha-marrom reclusa causa, principalmente, sintomas de necrose tecidual. A necrose é devida a enzimas proteolíticas do veneno. Logo após a picada são observados dor e prurido no local, seguidos pela formação de vesículas e, subsequentemente, bolhas hemorrágicas (Fig. 69-12). A lesão ulcera, torna-se necrótica e pode ficar sem curar por semanas a meses. Transplante de pele pode ser necessário. Não está disponível nos Estados Unidos o antissoro para o veneno da aranha-marrom reclusa.**

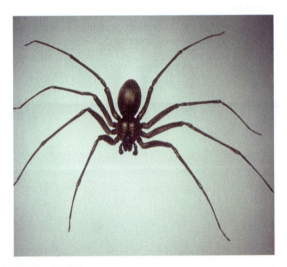

FIGURA 69-11 *Loxosceles reclusa* (aranha-marrom reclusa). Observe a forma de um "violino" na superfície dorsal do tórax. (Fonte: Dr. Andrew J. Brooks, Public Health Image Library, Centers for Disease Control and Prevention.)

---

*N. de R.T. No Brasil, três outros grupos de aranhas também apresentam relevância médica em razão dos frequentes acidentes com picadas. São elas as aranhas-armadeiras (gênero *Phoneutria*), as tarântulas (gênero *Lycosa*) e as caranguejeiras (diversos gêneros). Das três, as armadeiras são as mais perigosas, em razão de sua agressividade e da potência de seu veneno. Apesar de sua aparência e tamanho assustadores, as caranguejeiras não são agressivas e acidentes com picadas são raros e sem gravidade.

**N. de R.T. No Brasil, soros antiaracnídicos contra *Loxosceles*, *Latrodectus* e *Phoneutria* são disponibilizados por órgãos de saúde pública.

CAPÍTULO 69 • Ectoparasitas que causam doenças em seres humanos

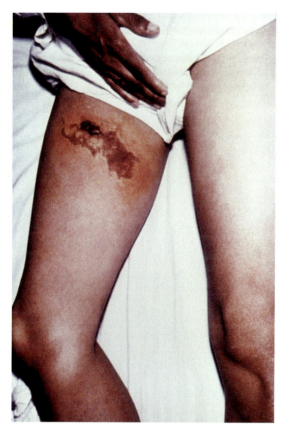

FIGURA 69-12 Picada da aranha-marrom reclusa. Observam-se as bolhas hemorrágicas circundadas por áreas irregulares de necrose na coxa direita. (Fonte: Dr. M.A. Parsons e doada pelo Dr. G. Rosenfeld, chefe do Hospital Vital, Departamento de Fisiopatologia, Brasil; Public Health Image Library, Centers for Disease Control and Prevention.)

ECTOPARASITAS DE MENOR RELEVÂNCIA MÉDICA

1. Demodex

Os ácaros *Demodex* também são conhecidos como ácaros do folículo piloso ou de cílios. Eles provocam foliculite, especialmente nos cílios (blefarite) e na face. Esses ácaros bloqueiam o folículo, causando uma resposta inflamatória e a perda dos cílios. Olhos ressecados e calázios podem ser observados. São associados a lesões do tipo rosáceas na face.

Esses ácaros são muito pequenos. Cerca de 25 ácaros já foram encontrados em um folículo piloso. O diagnóstico é realizado pela observação do ácaro por meio de um biomicroscópio de lâmpada de fenda. O tratamento envolve um desbridamento cuidadoso das áreas afetadas associado à aplicação de uma pomada de óleo *tea tree* (da árvore do chá).

2. Trombicula

Os ácaros *Trombicula* também são conhecidos como ácaros de colheita ou *chiggers*. A picada da larva provoca a formação de pápulas acompanhadas por coceira intensa. As pápulas pruriginosas são resultantes de uma resposta alérgica a proteínas presentes na saliva, que são injetadas na pele no momento da picada. As larvas não são sugadoras de sangue, porém obtêm nutrientes a partir de células da pele dissolvidas. São encontrados na vegetação de regiões quentes e úmidas, como nos estados do sudeste dos Estados Unidos.

3. Dermatophagoides

Os ácaros *Dermatophagoides* também são conhecidos como ácaros da poeira doméstica. Eles se alimentam de células da pele humana esfoliadas. Não causam doença nos seres humanos diretamente. No entanto, proteínas presentes em suas fezes são alérgenos poderosos para alguns indivíduos. Pequenas partículas na poeira doméstica podem ser transmitidas pelo ar, inaladas, induzindo quadros de asma e dermatite atópica.

TESTE SEU CONHECIMENTO

1. Seu paciente é um morador de rua com várias pápulas nas mãos, que são muito pruriginosas. Uma das lesões é uma marca linear. Você suspeita que o paciente possa ter sarna. Qual das seguintes opções é a mais provável de ser visualizada?

    (A) Lêndeas presas ao cabelo.
    (B) A inspeção visual revela uma larva nas lesões.
    (C) A forma de ninfa de um carrapato é visualizada nas lesões.
    (D) Exame de um raspado da pele no microscópio revela um ácaro.

2. Em relação ao paciente da Questão 1, qual das seguintes opções é o melhor fármaco de escolha para tratar a infecção?

    (A) Albendazol.
    (B) Ivermectina.
    (C) Permetrina.
    (D) Praziquantel
    (E) Primaquina.

3. Sua paciente recentemente voltou de uma viagem à América Central que incluiu uma caminhada de 2 semanas na floresta tropical. Agora ela tem uma lesão eritematosa elevada em sua perna, que é muito dolorida. Um tratamento de 7 dias com cefalexina não surtiu efeito. Qual das seguintes opções é a causa mais provável?

    (A) *Carex lenticularis.*
    (B) *Dermatobia hominis.*
    (C) *Latrodectus mactans.*
    (D) *Pediculus humanus*
    (E) *Phthirus pubis.*

4. Considerando a pediculose, qual das seguintes opções é a mais correta?

    (A) Lêndeas são ovos do piolho e são normalmente achadas presas à haste do cabelo.
    (B) Praziquantel é o fármaco de escolha para pediculose causada tanto por *Pediculus* quanto por *Phthirus*.
    (C) Para visualizar o organismo, uma amostra de pele deve ser observada pela utilização da lente objetiva de 10x de um microscópio óptico.
    (D) As lesões causadas pelo piolho-do-corpo são pruriginosas, mas as lesões causadas pelo piolho-do-púbis formam uma escara negra dolorosa e necrótica.

RESPOSTA

(1) **(D)**
(2) **(C)**
(3) **(B)**
(4) **(A)**

VER TAMBÉM

- Breves resumos dos organismos descritos neste capítulo iniciam-se na página 691. Favor consultar esses resumos para uma rápida revisão do material essencial.

PARTE IX

Doenças infecciosas

CAPÍTULO

70

Infecções dos ossos e das articulações

CONTEÚDO DO CAPÍTULO

Introdução

Osteomielite

Artrite infecciosa (séptica)

Artrite viral (imunocomplexo)

Artrite reativa

Febre reumática

INTRODUÇÃO

As infecções dos ossos e das articulações são consideradas graves, uma vez que a destruição de tecido ósseo ou de cartilagem pode resultar na manifestação de uma deficiência significativa. A osteomielite e a artrite infecciosa são causadas principalmente por bactérias ou fungos. Nessas doenças, os organismos infectam diretamente o osso e a articulação. Em contrapartida, a artrite por deposição de imunocomplexo, a artrite reativa e a febre reumática são oriundas de reações imunes a bactérias ou vírus, e esses organismos não são encontrados nas articulações.

O diagnóstico clínico da artrite infecciosa frequentemente envolve a análise dos fluidos articulares. Assim, estudos radiológicos das articulações e dos ossos são importantes no fornecimento de informações acerca do processo infeccioso. O diagnóstico microbiológico da osteomielite e da artrite infecciosa é, em geral, realizado por meio de cultura de uma amostra de tecido ósseo ou de fluido proveniente das articulações. A terapia antimicrobiana é geralmente administrada por longos períodos de tempo (i.e., de semanas a meses).

OSTEOMIELITE

Definição

A osteomielite é uma infecção dos ossos. O termo *osteo* refere-se a osso, e o termo *mielo* refere-se à medula óssea. A osteomielite é classificada como aguda ou crônica.

Fisiopatologia

A forma mais comum pela qual os organismos conseguem alcançar o osso é por meio da disseminação hematogênica (i.e., bacteriemia ou fungemia) a partir de um local distante. A osteomielite bacteriana aguda frequentemente surge a partir de uma infecção piogênica de pele, como um furúnculo, mas muitas fontes não são detectadas. As osteomielites micobacteriana e fúngica comumente surgem a partir de uma infecção pulmonar inicial.

Em crianças, a disseminação hematogênica tende a resultar em osteomielite localizada na extremidade dos ossos longos (como nas metáfises), que são ricamente dotadas de vasos sanguíneos. Nos adultos, a disseminação hematogênica resulta mais comumente em osteomielite vertebral e discite, e não em osteomielite dos ossos longos.

A osteomielite também ocorre por extensão direta de um local adjacente infectado, como uma infecção de pele ou dos tecidos moles. A infecção também pode originar-se após um trauma que resulta em uma fratura exposta e contaminação direta do osso.

A osteomielite crônica tende a incidir sobre a extremidade inferior, principalmente em indivíduos diabéticos, que, muitas vezes, apresentam insuficiência vascular. Esses indivíduos encontram-se predispostos a infecções de pele e dos tecidos moles que se estendem para o interior do osso.

Manifestações clínicas

As manifestações clínicas mais características são dor óssea e sensibilidade localizada no local da infecção. A maioria dos pacientes também apresenta sintomas constitucionais, como febre, sudorese

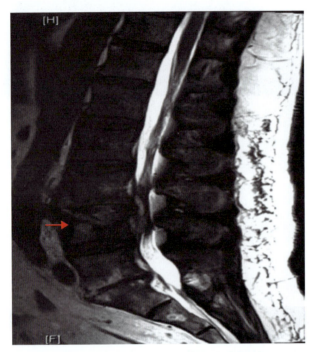

FIGURA 70-1 Osteomielite vertebral. A seta indica o local da lesão vertebral. (Reproduzida, com permissão, de McKean SC et al. *Principles and Practice of Hospital Medicine*. Nova Iorque, NY: McGraw-Hill; 2012.)

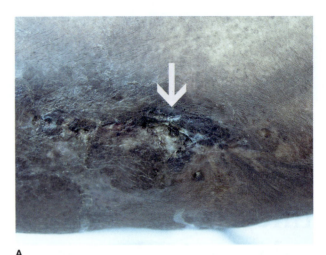

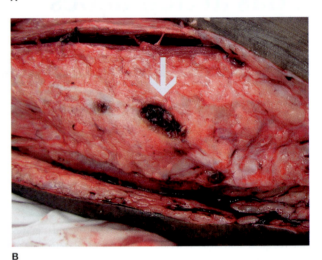

FIGURA 70-2 Osteomielite crônica. **A.** A seta branca aponta para a drenagem da fístula no local da osteomielite crônica. **B.** A seta branca aponta para o osso necrótico em decorrência da osteomielite crônica. (Reproduzida, com permissão, de Kemp WL, Burns DK, Brown TG. Capítulo 19. Pathology of the Bones and Joints. In: Kemp WL, Burns DK, Brown TG, eds. *Pathology: The Big Picture*. Nova Iorque, NY: McGraw-Hill; 2008.)

noturna e fadiga. Além disso, é observada uma limitação de movimentos nas extremidades afetadas. Na osteomielite vertebral, a região lombar é afetada mais frequentemente do que as regiões cervical ou torácica (Fig. 70-1).

Na osteomielite aguda, os sintomas ocorrem de forma abrupta e progridem rapidamente, ao passo que, na osteomielite crônica, o curso é mais lento. Na osteomielite crônica, ocorre necrose do osso, e um "sequestro" (uma parte avascular do osso infectado) pode se formar no local da lesão (Fig. 70-2). As recidivas tendem a acontecer na osteomielite crônica com mais frequência do que na osteomielite aguda, e o desbridamento cirúrgico, principalmente com a finalidade de remoção do sequestro, é importante para minimizar o risco de recidivas.

Patógenos

O agente bacteriano mais frequentemente associado à osteomielite aguda em crianças e adultos é o *Staphylococcus aureus* (Tab. 70-1). No entanto, a osteomielite vertebral em adultos pode ser ocasionada pelo *Mycobacterium tuberculosis* (doença de Pott). A osteomielite em pacientes com próteses de quadril ou de joelho pode ser causada por *Staphylococcus epidermidis* ou por outros organismos provenientes da microbiota da pele, como *Propionibacterium acnes*.

Os diabéticos geralmente apresentam insuficiência arterial nas extremidades inferiores, o que leva a infecções crônicas e a úlceras cutâneas. Essas infecções podem se estender para o osso adjacente, causando osteomielite. *S. aureus* e anaeróbios da pele, como *P. acnes*, estão frequentemente envolvidos.

Quando a osteomielite acomete um usuário de drogas intravenosas, é mais comumente provocada por *S. aureus*; no entanto, bastonetes Gram-negativos, como *Pseudomonas* e *Serratia*, e leveduras, como algumas espécies de *Candida*, configuram-se também como causas importantes. A osteomielite originada após a perfuração de um tênis que desencadeia um ferimento no pé é com frequência, causada por *Pseudomonas aeruginosa*, e a osteomielite associada à mordida de gatos é, provavelmente, causada por *Pasteurella multocida*. Pacientes que apresentam anemia falciforme estão predispostos ao desenvolvimento de osteomielite desencadeada por espécies de *Salmonella*.

A osteomielite fúngica é frequentemente causada por *Coccidioides immitis* ou *Histoplasma capsulatum*. Residir em áreas onde esses fungos são endêmicos é um importante fator de predisposição à infecção. Vírus, protozoários e helmintos não causam osteomielite.

Diagnóstico

Um diagnóstico microbiológico mais consistente da osteomielite aguda é realizado por meio da cultura de um espécime da lesão óssea. As hemoculturas são positivas em cerca de metade dos casos.

CAPÍTULO 70 • Infecções dos ossos e das articulações

TABELA 70-1 Organismos causadores da osteomielite com vários fatores predisponentes

Fator predisponente	Organismos comuns
Neonatos	*Streptococcus agalactiae* (estreptococos do grupo B)
Crianças e adultos	*Staphylococcus aureus*
Articulações protéticas	*Staphylococcus epidermidis*
Adultos com osteomielite vertebral	*S. aureus, Mycobacterium tuberculosis*
Usuários de drogas intravenosas	*S. aureus, Pseudomonas aeruginosa, Serratia marcescens, Candida albicans*
Infecção cutânea em paciente diabético	*S. aureus*, anaeróbios
Perfurações do pé	*P. aeruginosa*
Mordida de gato	*Pasteurella multocida*
Anemia falciforme	Espécies de *Salmonella*
Exposição em áreas endêmicas	*Coccidioides immitis, Histoplasma capsulatum*

Uma característica típica da osteomielite aguda observada em ensaios radiológicos é um defeito do osso acompanhado por uma elevação periosteal (Fig. 70-3). Nas fases iniciais da doença, radiografias e até os exames de tomografia computadorizada (TC) podem ser negativos. As imagens de ressonância magnética (RM) correspondem ao teste radiológico mais sensível para o diagnóstico da osteomielite.

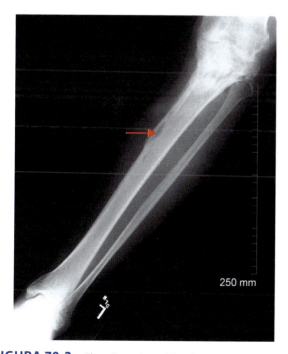

FIGURA 70-3 Elevação periosteal (seta) na osteomielite aguda da tíbia. (Reproduzida, com permissão, de Longo DL et al eds. *Harrison's Principles of Internal Medicine*. 18ª ed. Nova Iorque, NY: McGraw-Hill; 2012.)

Tratamento

O tratamento empírico da osteomielite aguda deve incluir fármacos bactericidas, de alta penetração no tecido ósseo e que apresentem cobertura contra *S. aureus*. Vancomicina, nafcilina ou cefalexina administradas via parenteral podem ser utilizadas. A vancomicina é frequentemente utilizada até que os resultados da cultura e a sensibilidade do organismo sejam conhecidos. Se a causa da infecção é o *S. aureus* resistente à meticilina (MRSA, *methicillin-resistant S. aureus*), pode-se usar vancomicina, daptomicina ou linezolida. Se os agentes causadores são bastonetes Gram-negativos, ceftriaxona, ceftazidima ou cefepima podem ser usadas. A duração do tratamento varia de 3 a 6 semanas ou mais. O desbridamento cirúrgico de lesões de osteomielite crônica muitas vezes torna-se necessário.

Prevenção

Não existe vacina eficaz contra as causas comuns da osteomielite, e a quimioprofilaxia normalmente não é utilizada. De modo geral, antibióticos profiláticos não são recomendados antes de procedimentos odontológicos para a prevenção de infecções de articulações protéticas. Cuidados adequados com os pés em indivíduos diabéticos podem prevenir a osteomielite.

ARTRITE INFECCIOSA (SÉPTICA)

Definição

A artrite infecciosa (séptica) é uma infecção das articulações. Os termos **infecciosa** e **séptica** são utilizados para distinguir essas infecções das artrites imunomediadas, como a artrite reumatoide. As bactérias, sobretudo *S. aureus*, são responsáveis pela grande maioria dos casos de artrite infecciosa (séptica). O envolvimento monoarticular de uma grande articulação relacionada ao suporte de peso, como o quadril ou o joelho, é a apresentação mais comum da infecção.

Análise do líquido sinovial

A análise do líquido sinovial aspirado de uma articulação edemaciada desempenha um papel importante no diagnóstico da artrite. A Tabela 70-2 apresenta os resultados obtidos após análise do material aspirado de uma articulação infectada, comparando-os com um líquido sinovial normal. O líquido sinovial de uma articulação infectada, que pode exibir uma aparência turva, apresenta pelo menos 20.000 neutrófilos/μL e possui uma baixa concentração de glicose. A análise do fluido das articulações de indivíduos com artrite reumatoide e daqueles que apresentam uma lesão traumática da articulação foram incluídos para comparação.

TABELA 70-2 Achados de líquido sinovial na artrite

Condição	Aparência	Número de células (por μL)	Glicose (proporção fluido/sangue)
Normal	Clara	< 200 neutrófilos	Aproximadamente 1,0
Infecciosa (séptica)	Turva	> 20.000 neutrófilos	< 0,25
Artrite reumatoide	Opalescente	2.000-20.000 neutrófilos	~ 0,5-0,8
Trauma	Clara	200-2.000 neutrófilos	~ 1,0

Fisiopatologia

Os organismos, em geral, alcançam as articulações após serem levados pela corrente sanguínea a partir de um local cutâneo. De forma menos frequente, os organismos atingem as articulações em decorrência de um trauma penetrante, procedimentos médicos, como a artroscopia, ou uma osteomielite contígua.

Pacientes com artrite reumatoide de longa duração e aqueles que possuem quadris e joelhos protéticos estão predispostos ao desenvolvimento da artrite infecciosa.

Manisfestações clínicas

O início agudo de uma inflamação na articulação, geralmente uma grande articulação associada ao suporte de peso, como o quadril ou o joelho, corresponde à manifestação típica da doença (Fig. 70-4). A febre está frequentemente presente. Ao exame físico, a articulação afetada apresenta-se avermelhada, quente e edemaciada, e um derrame articular é normalmente observado. A relutância na utilização de uma articulação específica, sobretudo por crianças, pode ser um sinal de artrite infecciosa.

Patógenos

Em geral, a causa mais comum de artrite infecciosa é o *S. aureus* (Tab. 70-3). Estreptococos, como *Streptococcus pyogenes* e *Streptococcus pneumoniae*, também causam artrite infecciosa. Em adultos jovens sexualmente ativos, a bactéria *Neisseria gonorrhoeae* é a causa mais comum da infecção. Pacientes que apresentam prótese articular de quadril ou de joelho são predispostos à artrite infecciosa causada por *S. epidermidis*. *S. aureus* e *P. aeruginosa* são as causas mais comuns de infecção em usuários de drogas intravenosas.

Borrelia burgdorferi, a bactéria causadora da doença de Lyme, também deve ser mencionada como causa de inflamações nas articulações que se assemelham àquelas observadas em quadros de artrite infecciosa. No entanto, na doença de Lyme, a artrite é imunomediada e os organismos não são recuperados das articulações afetadas.

TABELA 70-3 Organismos causadores de artrite infecciosa com vários fatores predisponentes

Fator predisponente	Organismos comuns
Neonatos	*Streptococcus agalactiae* (estreptococos do grupo B)
Crianças e adultos	*Staphylococcus aureus*
Adultos sexualmente ativos	*Neisseria gonorrhoeae*
Próteses de quadril e de joelho	*S. aureus, Staphylococcus epidermidis*
Usuários de drogas intravenosas	*S. aureus* e *Pseudomonas aeruginosa*

Diagnóstico

A visualização dos organismos por meio da coloração de Gram do fluido articular é utilizada na orientação da terapia empírica. Um diagnóstico microbiológico da artrite infecciosa é, em geral, realizado por meio da cultura de uma amostra do fluido articular. As culturas de sangue são positivas em menos de 30% dos casos.

O achado radiológico típico da artrite infecciosa corresponde ao intumescimento dos tecidos moles. Evidências de destruição articular podem ser observadas caso a infecção progrida.

Tratamento

A artrite infecciosa não tratada pode levar à destruição das articulações e à perda da mobilidade; assim, o tratamento imediato com antibióticos é necessário para uma recuperação ideal. A terapia empírica para a artrite infecciosa deve incluir fármacos como vancomicina, nafcilina ou cefazolina, que são bactericidas contra *S. aureus*. Vancomicina, daptomicina ou linezolida devem ser usadas no tratamento de MRSA e *S. epidermidis* resistente à meticilina (MRSE – *methicillin-resistant S. epidermidis*).

A ceftriaxona deve ser utilizada em caso de evidências da infecção por *N. gonorrhoeae*. A remoção do fluido articular por meio de artrocentese e/ou drenagem cirúrgica é um complemento importante para o tratamento antibiótico.

Prevenção

Não existe uma vacina eficaz contra as causas comuns da artrite infecciosa, e a quimioprofilaxia normalmente não é utilizada.

ARTRITE VIRAL (IMUNOCOMPLEXO)

A artrite viral é frequentemente denominada artrite do imunocomplexo, uma vez que os vírus não infectam a articulação, mas desenvolvem imunocomplexos com anticorpos antivirais que são depositados nas articulações e induzem uma resposta inflamatória.

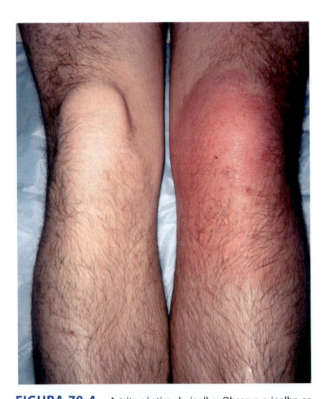

FIGURA 70-4 Artrite séptica do joelho. Observe o joelho esquerdo intumescido e inflamado. (Utilizada com a permissão da coleção de *slides* clínicos sobre Doenças Reumáticas, 1991, 1995. Reproduzida com a permissão do American College of Rheumatology.)

As características clínicas da artrite viral consistem em artralgia (dor nas articulações, mas sem inflamação visível) ou artrite franca, em que a inflamação é aparente. A maioria dos casos de artrite viral é de curta duração e resolve-se espontaneamente, no entanto, pode-se desenvolver um quadro de artrite crônica. As pequenas articulações das mãos são afetadas com mais frequência, no entanto, as grandes articulações também podem estar envolvidas.

A artrite viral ocorre durante o curso da infecção por diversos vírus. O vírus da rubéola, oriundo de uma infecção natural ou de um processo de imunização, é uma causa bem reconhecida. O parvovírus B19 também é uma causa importante da infecção tendo em vista que as lesões induzidas por eles assemelham-se àquelas observadas na artrite reumatoide. As lesões das articulações decorrentes da hepatite C crônica também se assemelham às lesões da artrite reumatoide. Artralgia e artrite ocorrem no período prodrômico da hepatite B. Vários arbovírus também causam artralgia grave, sendo o mais comum o vírus da dengue. Não há tratamento antiviral para a artrite viral.*

ARTRITE REATIVA

Artrite reativa é o termo utilizado para descrever a artrite que ocorre após a infecção por diversas bactérias que infectam os tratos urogenital ou gastrintestinal. As bactérias não infectam as articulações. Contrariamente, a artrite é uma consequência da resposta imune à infecção bacteriana (ver Cap. 66). Indivíduos que são *HLA-B27*-positivos são predispostos ao desenvolvimento de artrite reativa. As bactérias normalmente associadas a esse tipo de artrite são *Campylobacter, Shigella, Salmonella, Yersinia* e *Chlamydia*.

A principal manifestação clínica é uma artrite assimétrica, do joelho ou do tornozelo, acompanhada de febre. Ela normalmente desaparece dentro de alguns dias ou semanas, mas um quadro de artrite crônica pode se desenvolver. As recorrências são comuns. A cultura do líquido sinovial é negativa. A artrite reativa acompanhada por conjuntivite e uretrite é denominada síndrome de Reiter. Fármacos anti-inflamatórios não esteroides são considerados terapia de primeira linha. Os antibióticos não possuem efeito sobre a artrite reativa.

FEBRE REUMÁTICA

A febre reumática é uma doença imunomediada, pós-estreptocócica, que afeta as articulações, o coração, o encéfalo e a pele. Ela se desenvolve após um quadro de faringite causado por *S. pyogenes* (*Streptococcus* do grupo A) (ver Cap. 15). A doença normalmente ocorre em crianças de 5 a 15 anos. Atualmente, é uma enfermidade

TABELA 70-4 Critérios de Jones para o diagnóstico da febre reumática aguda

Grandes manifestações	Pequenas manifestações
Poliartrite	Febre
Cardite	Artralgia
Coreia	Intervalo P-R prolongado
Eritema marginado	Taxa de sedimentação de hemácia elevada
Nódulos subcutâneos	Proteína C-reativa elevada

rara nos Estados Unidos**, provavelmente devido ao fato de a faringite estreptocócica ser tratada de forma rápida.

A febre reumática, em geral, se inicia com uma poliartrite migratória envolvendo as grandes articulações, que aparece aproximadamente de 2 a 3 semanas após a faringite. A cardite ocorre com frequência e é o principal componente de risco à vida da febre reumática. A cardite é uma pancardite (i.e., manifestações de endocardite, miocardite e pericardite, geralmente resultando em insuficiência cardíaca congestiva). A válvula mitral é a mais frequentemente envolvida. Uma coreia consistindo em movimentos involuntários atetoides também pode ser observada, porém é uma manifestação rara. O envolvimento cutâneo consiste em eritema marginado e nódulos subcutâneos.

Não existe um teste diagnóstico para a febre reumática. A Tabela 70-4 apresenta os critérios de Jones que são utilizados como orientação para o estabelecimento de um diagnóstico. Duas grandes manifestações ou uma manifestação maior e duas menores sugerem o diagnóstico. Além disso, é necessária uma evidência laboratorial de infecção prévia por *S. pyogenes*. Essa evidência é constituída por (1) uma cultura de garganta positiva ou um teste rápido de antígeno estreptocócico positivo ou (2) um título crescente de anticorpos antiestreptolisina O.

O fármaco de escolha para o tratamento é o ácido acetilsalicílico a fim de se reduzir a inflamação. Os antibióticos, como a penicilina G, não apresentam efeito no curso da doença, contudo, podem ser administrados para se reduzir a presença de estreptococos na faringe.

A prevenção da febre reumática envolve um diagnóstico rápido, e o tratamento de infecções de garganta estreptocócicas é realizado com penicilina G ou penicilina V oral. Em pacientes com doença cardíaca residual, a prevenção de danos adicionais às válvulas cardíacas, impedindo episódios subsequentes de faringite estreptocócica, é extremamente importante. Isso é alcançado por meio da administração mensal de penicilina G benzatina, uma preparação de depósito. Essa escala de administração deve permanecer até que o paciente atinja, pelo menos, 20 anos de idade ou por 10 anos após o último episódio.

---

*N. de R.T. As infecções causadas pelo vírus chikungunya frequentemente resultam em artrites que podem perdurar por mais de 6 meses.

**N. de R.T. No Brasil, a artrite reumática é considerada um importante problema de saúde pública. Ocorrem cerca de 30 mil casos de febre reumática aguda (FRA) por ano no país, e aproximadamente um terço das cirurgias cardiovasculares realizadas no Brasil são causadas em virtude de sequelas da doença cardíaca reumática (DCR).

CAPÍTULO

71 Infecções cardíacas

CONTEÚDO DO CAPÍTULO

- Introdução
- Testes diagnósticos para infecções cardíacas
- Endocardite
- Miocardite
- Pericardite

INTRODUÇÃO

Infecções cardíacas são infecções graves, que representam risco à vida em muitos dos casos. Todas as camadas do coração – endocárdio (que reveste as válvulas cardíacas), miocárdio e pericárdio – podem ser infectadas. Além disso, o diagnóstico de infecções de dispositivos cardíacos (marca-passos, desfibriladores) é cada vez mais frequente, tendo em vista o aumento do uso desses aparelhos. O diagnóstico da infecção cardíaca pode ser um desafio e, em geral, requer uma combinação de exames microbiológicos e de exames de imagem cardíaca. O tratamento comumente requer terapia antimicrobiana, mas também pode exigir tratamento cirúrgico para a cura.

TESTES DIAGNÓSTICOS PARA INFECÇÕES CARDÍACAS

Eletrocardiograma

Um eletrocardiograma (ECG) mensura a atividade elétrica no coração por meio de um monitoramento não invasivo que utiliza eletrodos ligados à pele. As infecções cardíacas podem ocasionar alterações específicas da doença no ECG, fato que pode auxiliar no diagnóstico.

Ecocardiografia

A ecocardiografia utiliza um ultrassom com Doppler para a visualização de estruturas e análise do fluxo sanguíneo do coração. O teste é muito útil no diagnóstico da maioria dos tipos de infecções cardíacas. Existem dois tipos: a ecocardiografia transtorácica (ETT), em que a sonda é colocada na parede torácica, e a ecocardiografia transesofágica (ETE), em que a sonda é inserida no esôfago. A ETE, com frequência, produz imagens de alta qualidade, particularmente das válvulas aórtica e mitral, uma vez que a sonda ETE é inserida em uma região mais próxima ao coração.

ENDOCARDITE

Definição

A endocardite é uma infecção das válvulas do coração.

Fisiopatologia

Acredita-se que a infecção das válvulas cardíacas é resultado da colonização do endotélio valvular danificado por patógenos circulantes. O dano endotelial pode resultar do fluxo sanguíneo desordenado em torno da válvula (doença cardíaca congênita ou reumática), da lesão direta por corpos estranhos (p. ex., cateteres intravenosos) ou de injeções intravenosas repetidas de partículas em usuários de drogas intravenosas. Ocorre deposição de plaquetas e fibrina no local do endotélio danificado. Isso é chamado de **endocardite trombótica não bacteriana** (NBTE, *nonbacterial thrombotic endocarditis*).

Os organismos penetram frequentemente na corrente sanguínea no local de uma cirurgia dental, pela inserção de cateteres intravenosos ou pelo uso de drogas intravenosas. A adesão das bactérias ao endotélio danificado é reforçada pela sua capacidade de produzir um glicocálice.

Uma vez que a infecção tenha iniciado, uma combinação de organismos e trombos se organizam formando uma **vegetação** (Fig. 71-1). A destruição da válvula ocorre em diferentes proporções

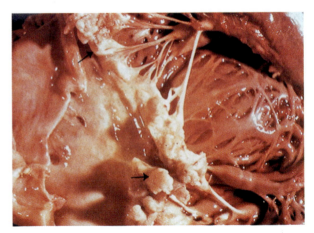

FIGURA 71-1 Endocardite. Observe as formações vegetativas na válvula mitral. As setas pretas apontam para as vegetações. (Reproduzida, com autorização, de Longo DL et al, eds. *Harrison's Principles of Internal Medicine*. 18ª ed. Nova Iorque, NY: McGraw-Hill; 2012.)

dependendo da virulência do organismo. À medida que a válvula é destruída, sintomas de regurgitação valvar podem se desenvolver. Os organismos podem se disseminar para o miocárdio circundante, resultando na formação de abscessos e destruição do sistema de condução elétrica.

À medida que a vegetação na válvula aumenta, os fragmentos podem se disseminar pela corrente sanguínea (embolia), apresentando consequências catastróficas, como acidentes vasculares cerebrais (AVCs) e infecções metastáticas. A infecção prolongada, como pode ser observada na endocardite subaguda, pode resultar na formação de complexos antígeno-anticorpo. A deposição desses complexos pode resultar em outras manifestações clínicas, como descrito na seção seguinte. A presença de materiais artificiais no interior do coração, como próteses de válvulas cardíacas, marca-passos e desfibriladores, atuam como locais potenciais para o desenvolvimento da infecção.

Em resumo, as etapas na patogênese da endocardite são as seguintes:

(1) Formação de NBTE
(2) Bacteriemia transitória
(3) Adesão de bactérias
(4) Proliferação de bactérias na vegetação

Manifestações clínicas

As manifestações clínicas da endocardite infecciosa podem incluir qualquer uma das características listadas a seguir. Dependendo da virulência do patógeno infectante, o curso temporal da doença pode ser de dias (endocardite aguda; causada, p. ex., por *Staphylococcus aureus*) ou de semanas a meses (endocardite subaguda; causada, p. ex., por estreptococos do grupo *viridans*).

- Sintomas constitucionais: febre (> 80% dos casos), calafrios, sudorese noturna, anorexia.
- Consequências da destruição das válvulas do coração e estruturas associadas: novo sopro, falência cardíaca, bloqueio atrioventricular (AV) (prolongamento PR observado no ECG; Fig. 71-2).
- Fenômenos embólicos:
  - Endocardite do lado esquerdo: AVCs ou abscesso cerebral (Fig. 71-3) (novos déficits neurológicos focais), infartos esplênicos ou renais (dor abdominal ou nos flancos) e deslocamento de êmbolos para outros locais, manifestando-se como hemorragias em estilhaço (Fig. 71-4), lesões de Janeway (Fig. 71-5), hemorragias retinais (Fig. 71-6) e hemorragias conjuntivais (Fig. 71-7).
  - Endocardite do lado direito: embolia pulmonar séptica (tosse, dispneia, dor no peito, hemoptise).
- Deposição antígeno-anticorpo em uma infecção não controlada: nódulos de Osler (Fig. 71-8), manchas de Roth (Fig. 71-9), glomerulonefrite (hematúria) e/ou artrite.

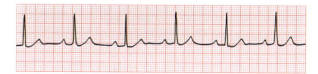

FIGURA 71-2 Bloqueio atrioventricular com bradicardia sinusal. (Reproduzida, com permissão, de McKean SC et al. *Principles and Practice of Hospital Medicine*. Nova Iorque, NY: McGraw-Hill; 2012.)

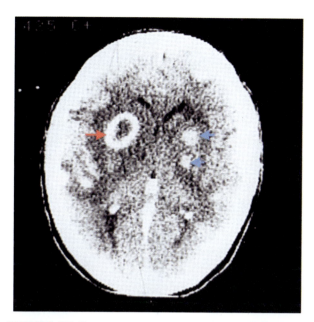

FIGURA 71-3 Abscesso cerebral. A seta vermelha aponta para uma lesão com reforço em anel característica. As setas azuis apontam para dois abscessos adicionais. (Reproduzida, com permissão, de Ropper AH, Samuels MA. *Adams and Victor's Principles of Neurology*. 9ª ed. Nova Iorque, NY: McGraw-Hill; 2009.)

Patógenos

As bactérias são, de longe, as causas mais comuns de endocardite, mas leveduras, como espécies de *Candida*, também podem estar envolvidas no quadro. A classificação moderna dos patógenos que provocam endocardite é dividida naqueles que acometem a válvula

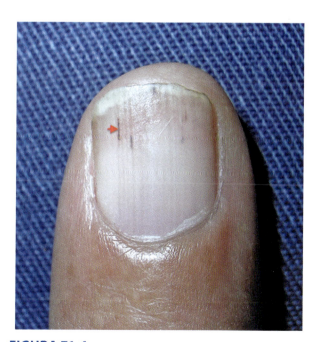

FIGURA 71-4 Hemorragia em estilhaço. A seta vermelha aponta para uma hemorragia em estilhaço sob a unha. (Reproduzida, com permissão, de Usatine RP et al. *The Color Atlas of Family Medicine*. Nova Iorque, NY: McGraw-Hill; 2009.)

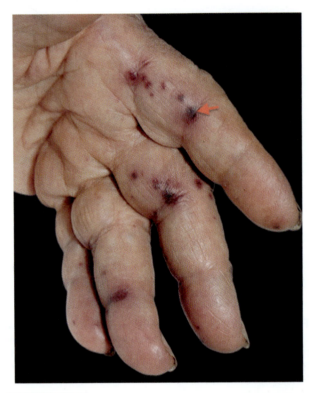

FIGURA 71-5 Lesões de Janeway. A seta vermelha aponta para uma lesão de Janeway. (Reproduzida, com permissão, de Wolff K, Johnson R eds: *Fitzpatrick's Color Atlas & Synopsis of Clinical Dermatology*. 7ª ed. Nova Iorque, NY: McGraw-Hill; 2013.)

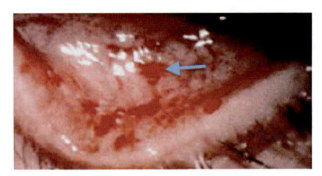

FIGURA 71-7 Hemorragias conjuntivais. A seta azul aponta para uma das várias hemorragias conjuntivais. (Reproduzida, com permissão, de Haldar SM, O'Gara PT. Capítulo 86. Infective Endocarditis. In: Fuster V, Walsh RA, Harrington RA, eds. *Hurst's The Heart*. 13ª ed. Nova Iorque, NY: McGraw-Hill; 2011.)

natural *versus* prótese valvar, com subclassificações dentro de cada grupo (Tab. 71-1). Entre os pacientes que apresentam endocardite da válvula natural em uma comunidade, estreptococos do grupo *viridans* são os patógenos mais comuns, ao passo que o *S. aureus* é mais frequentemente encontrado em pacientes que foram expostos

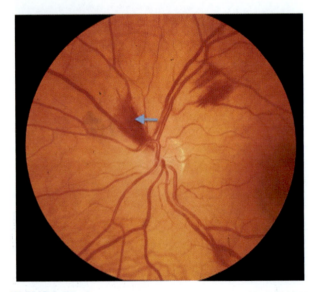

FIGURA 71-6 Hemorragias retinianas. A seta azul aponta para uma hemorragia retiniana. (Reproduzida, com permissão, de Usatine RP et al. *The Color Atlas of Family Medicine*. Nova Iorque, NY: McGraw-Hill; 2009. Cortesia de Paul D. Comeau, MD.)

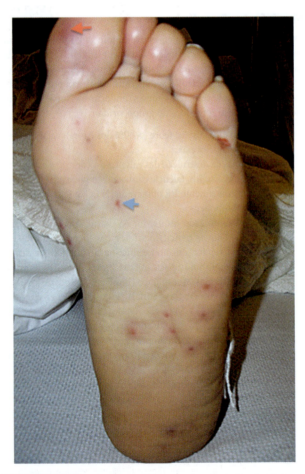

FIGURA 71-8 Nódulo de Osler na polpa do dedão do pé. A seta vermelha aponta para um nódulo de Osler. Observe também as lesões de Janeway na sola do pé. A seta azul aponta para uma lesão de Janeway. (Reproduzida, com permissão, de Usatine RP et al. *The Color Atlas of Family Medicine*. Nova Iorque, NY: McGraw-Hill; 2009. Cortesia de David A. Kasper DO, MBA.)

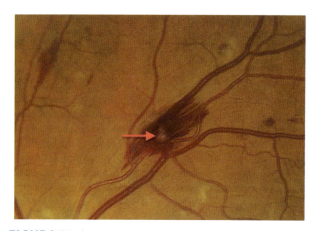

FIGURA 71-9 Manchas de Roth. Observe os focos brancos centrais característicos das manchas de Roth (seta vermelha). (Reproduzida, com permissão, de Usatine RP et al. *The Color Atlas of Family Medicine*. Nova Iorque, NY: McGraw-Hill; 2009. Cortesia de Paul D. Comeau, MD.)

a ambientes de cuidados da saúde ou que fizeram uso de drogas intravenosas. Outros patógenos importantes na endocardite da válvula natural são *Streptococcus bovis* (que está associado ao câncer colorretal) e espécies de *Enterococcus*.

Em pacientes que possuem válvulas protéticas, marca-passos ou desfibriladores inseridos, os patógenos mais comuns são os estafilococos coagulase-negativos, como *Staphylococcus epidermidis* e *S. aureus*. Outros patógenos menos comuns que crescem relativamente bem nos meios de cultura de rotina incluem estreptococos β-hemolíticos, *Streptococcus pneumoniae*, organismos HACEK (**H**aemophilus aphrophilus e **H**aemophilus paraphrophilus [atualmente nomeados *Aggregatibacter aphrophilus* e *Aggregatibacter paraphrophilus*], **A**ctinobacillus actinomycetemcomitans [atualmente nomeado *Aggregatibacter actinomycetemcomitans*], **C**ardiobacterium hominis, **E**ikenella corrodens e **K**ingella kingae), e espécies de *Candida*.

Patógenos que não crescem em meios de cultura sanguíneos de rotina e, dessa forma, exigem testes diagnósticos especializados, incluem espécies de *Bartonella*, *Coxiella burnetii*, espécies de *Brucella* e *Tropheryma whipplei*. Eles são citados como patógenos que causam "endocardite cultura negativa". A causa mais frequente da endocardite com "cultura negativa" é o uso de antimicrobianos anteriormente à obtenção de culturas sanguíneas.

Diagnóstico

O diagnóstico definitivo da endocardite requer a realização de um exame patológico direto e análise microbiológica da válvula cardíaca. Como na maioria dos casos o tecido da válvula cardíaca não encontra-se disponível para avaliação, a maioria dos médicos utiliza uma combinação de hemoculturas e achados ecocardiográficos, a fim de se obter o diagnóstico da endocardite infecciosa. Os Critérios de Duke Modificados são os critérios mais frequentemente utilizados na efetivação do diagnóstico da endocardite (Tab. 71-2) e auxiliam na orientação dos clínicos na realização de um diagnóstico preciso.

Patógenos infecciosos são mais comumente recuperados por meio de culturas sanguíneas. Para maximizar a sensibilidade do ensaio, recomenda-se a obtenção de três conjuntos de culturas sanguíneas ao longo de pelo menos 1 hora. Sempre que possível, as culturas sanguíneas devem ser obtidas antes da administração de antibióticos. Em alguns casos raros de endocardite, ocasionados por organismos que não crescem facilmente em meios de cultura sanguíneos (espécies de *Bartonella*), a sorologia pode ser utilizada no auxílio ao diagnóstico.

O melhor método de avaliação das válvulas para o diagnóstico de infecção é realizado por meio da ecocardiografia. A ETT

TABELA 71-1 Etiologia da endocardite por categoria

Categoria	Patógeno
Válvula natural	
Início comunitário	Estreptococos do grupo *viridans*, *Staphylococcus aureus*, *Streptococcus bovis*, espécies de *Enterococcus*
Associada aos cuidados de saúde	*S. aureus*, espécies de *Enterococcus*, *Staphylococcus epidermidis*
Usuários de drogas intravenosas	*S. aureus*, bastonetes Gram-negativos, como *Pseudomonas*, espécies de *Candida*
Válvula protética	
Precoce	*S. epidermidis*, *S. aureus*
Tardia	*S. aureus*, estreptococos do grupo *viridans*, espécies de *Enterococcus*, *S. epidermidis*
Marca-passo ou desfibrilador	*S. epidermidis*, *S. aureus*
Cultura negativa	Uso precedente de antibióticos, espécies de *Bartonella*, *Coxiella burnetii*, espécies de *Brucella*, *Tropheryma whipplei*

TABELA 71-2 Critérios de Duke Modificados para o diagnóstico da endocardite infecciosa

Endocardite infecciosa definitiva
- Critério patológico:
  - Presença do microrganismo demonstrada por meio de cultura ou histologia em uma vegetação, ou em uma vegetação que possui um abscesso embolizado ou intracardíaco
  OU
  - Lesões patológicas, vegetação ou abscesso intracardíaco, confirmados por histologia apresentando endocardite ativa
- Critério clínico:
  - Dois critérios maiores OU um critério maior e três critérios menores OU cinco critérios menores

Critérios maiores
- Hemocultura positiva dos organismos típicos da endocardite infecciosa a partir de duas hemoculturas distintas, ou uma hemocultura persistentemente positiva, obtida de uma cultura única positiva para o ensaio de cultivo, ou sorologia compatível com a infecção por *Coxiella burnetii*
- Ecocardiograma positivo para endocardite infecciosa
- Nova regurgitação valvar

Critérios menores
- Condição cardíaca predisponente ou uso de drogas intravenosas
- Febre
- Fenômenos vasculares (embolia arterial, infartos pulmonares sépticos, aneurisma micótico, etc.)
- Fenômenos imunológicos (nódulos de Osler, manchas de Roth, glomerulonefrite, etc.)
- Evidências microbiológicas que não satisfazem os critérios maiores

apresenta sensibilidade reduzida quando comparada à ETE para a avaliação de vegetações e abscessos do miocárdio, sendo, porém, um teste menos invasivo. A ecocardiografia não apenas identifica novas vegetações nas válvulas, as quais são evidências de infecção, mas também pode avaliar o grau de dano valvar e complicações, como abscessos perivalvulares (Fig. 71-10). O ECG pode ser utilizado na detecção de danos ao sistema de condução. O achado clínico mais comum é o prolongamento PR em pacientes com endocardite da válvula aórtica e abscesso perivalvar associado (ver Fig. 71-2).

Tratamento

Sem tratamento a endocardite é sempre fatal; assim, uma terapia efetiva imediata é essencial. Fármacos bactericidas devem ser utilizados. O tratamento da endocardite sempre inclui uma terapia antimicrobiana, e, em alguns casos, também é indicada a remoção cirúrgica da válvula infectada. Um tratamento empírico para a endocardite é recomendado nos casos em que o paciente apresenta uma instabilidade hemodinâmica, doença grave, evidência de doença embólica ou grandes vegetações.

A cobertura antimicrobiana empírica deve ser ativa contra *S. aureus* resistente à meticilina, estreptococos do grupo *viridans*, enterococos e organismos HACEK. Regimes empíricos comuns incluem a vancomicina em associação com ceftriaxona ou gentamicina. A terapia antimicrobiana específica deve ser instituída assim que os resultados das hemoculturas e dos testes de sensibilidade aos antibióticos sejam conhecidos. A terapia antimicrobiana para a endocardite requer, em geral, de 4 a 6 semanas.

O tratamento cirúrgico é indicado, ou deve ser fortemente considerado, em pacientes com insuficiência cardíaca congestiva grave, abscessos perivalvares, infecções refratárias ao tratamento médico e eventos embólicos com a presença de grandes vegetações.

Prevenção

Em pacientes com endocardite prévia, prótese de válvula cardíaca, ou tipos selecionados de cardiopatia congênita, a profilaxia com antibióticos é recomendada antes da realização de determinados procedimentos. As diretrizes de apoio consistem na administração de antibióticos, como a amoxicilina, a esses pacientes de alto risco em procedimentos odontológicos invasivos (não necessários em limpezas de rotina), em cirurgias envolvendo a mucosa respiratória, ou em cirurgias envolvendo tecidos infectados.

MIOCARDITE

Definição

A miocardite é uma infecção do músculo cardíaco.

Fisiopatologia

A infecção do miocárdio ocorre com mais frequência após a disseminação hematogênica de um vírus ou outro patógeno para o músculo cardíaco, embora também possa ocorrer a propagação direta a partir de estruturas adjacentes. A infecção e a inflamação do miocárdio podem resultar em disfunção cardíaca, levando à falência cardíaca.

Manifestações clínicas

Pacientes com miocardite apresentam sinais e sintomas de falência cardíaca. Dependendo do patógeno, o ritmo de progressão da doença pode ser de dias ou semanas. Os pacientes também podem apresentar sinais e sintomas de uma infecção sistêmica (febre, sintomas constitucionais). Os indivíduos com pericardite associada geralmente exibem dor no peito.

Patógenos

Patógenos virais são, provavelmente, a causa predominante de miocardite infecciosa, embora muitos casos sejam idiopáticos. Os vírus coxsackie são a causa mais comum, embora também estejam relacionados o citomegalovírus, o vírus Epstein-Barr, o parvovírus B19 e o vírus influenza. Outros patógenos incluem o *Trypanosoma cruzi*, o agente causador da doença de Chagas, e *Trichinella spiralis*.

Diagnóstico

Um diagnóstico definitivo requer a biópsia do músculo cardíaco revelando inflamação e necrose do miocárdio. No entanto, a maioria dos casos é diagnosticada presuntivamente em um paciente que apresenta insuficiência cardíaca, disfunção cardíaca (geralmente global) ao ecocardiograma e elevação das enzimas cardíacas. O ECG pode ser anormal e exibir alterações ST que simulam um infarto agudo do miocárdio.

Tratamento

Não existe tratamento conhecido para a maioria das causas de miocardite, sendo o tratamento suporte o mais frequentemente aplicado. Os pacientes podem, em último caso, necessitar de um transplante de coração.

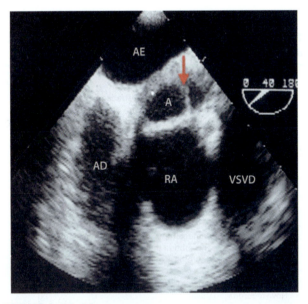

FIGURA 71-10 Ecocardiografia transesofágica na endocardite. Cavidade do abscesso segmentada (denominado A) entre o átrio esquerdo (denominado AE) e a raiz da aorta (denominada de RA). A seta vermelha indica a partição que segmenta o abscesso. AD, átrio direito; VSVD, via de saída do ventrículo direito. (Reproduzida, com permissão, de DeMaria AN, Blanchard DG. Capítulo 18. Echocardiography. In: Fuster V, Walsh RA, Harrington RA, eds. *Hurst's The Heart*. 13ª ed. Nova Iorque, NY: McGraw-Hill; 2011.)

Prevenção

Não existe nenhum mecanismo conhecido que previna a miocardite.

PERICARDITE

Definição

A pericardite refere-se a uma inflamação do pericárdio que pode se desenvolver devido a um processo infeccioso, doenças autoimunes, trauma ou oncogênese.

Fisiopatologia

Os patógenos atingem o pericárdio por meio de disseminação hematogênica, por propagação direta a partir de estruturas intratorácicas adjacentes, ou ainda, raramente, diretamente do miocárdio infectado. A inflamação do pericárdio pode resultar na formação de efusão pericárdica. Efusões pericárdicas podem resultar em tamponamento cardíaco. A inflamação também pode resultar em uma fisiologia constritiva. Determinadas infecções que provocam pericardite também podem estar associadas a uma miocardite concomitante (ver seção anterior "Miocardite").

Manifestações clínicas

A dor torácica é a manifestação mais comum da pericardite. A dor geralmente piora com o ato de inspirar ou tossir. Permanecer na posição sentada e inclinada para frente comumente ameniza a dor associada à pericardite. Os pacientes podem apresentar febre e sintomas constitucionais. Por meio de um exame, um **atrito friccional** (que frequentemente consiste em três fases) pode ser detectado pela auscultação do coração. Esse achado diagnóstico é muito específico da pericardite. A infecção grave pode resultar em tamponamento cardíaco ou fisiologia cardíaca constritiva. Esses pacientes apresentam, respectivamente, um início sintomatológico agudo ou subagudo/crônico de falência cardíaca.

Patógenos

Vírus, bactérias, micobactérias e fungos têm sido relatados como causadores da pericardite. Entre as infecções virais, os vírus coxsackie e os ecovírus são mais comuns, embora o vírus da imunodeficiência humana e o citomegalovírus também possam ocasionar a doença. Entre as bactérias, *S. aureus* e *S. pneumoniae* são as mais comuns. *Mycobacterium tuberculosis* é uma das causas infecciosas mais comuns de pericardite em todo o mundo. A apresentação clínica é, em geral, subaguda e pode resultar em um padrão constritivo. Vários fungos, como *Histoplasma capsulatum* e *Coccidioides immitis*, podem provocar pericardite, e esta clinicamente se apresenta de forma semelhante à pericardite tuberculosa.

Diagnóstico

A cultura de tecido ou do líquido pericárdico pode revelar quais bactérias são responsáveis pela infecção. Vírus raramente são isolados. Um teste adicional que pode auxiliar no diagnóstico da doença é o ECG, que revela alterações nos segmentos PR e ST. Caso uma efusão pericárdica significativa esteja presente, o ECG pode apresentar amplitude reduzida em todas as derivações. Uma

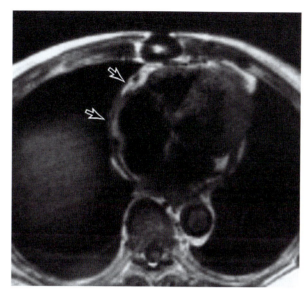

FIGURA 71-11 Ressonância magnética do tórax apresentando espessamento do pericárdio (duas setas pretas) em um paciente com pericardite constritiva. (Reproduzida, com permissão, de Sokolow M, McIlroy MB. *Clinical Cardiology*. 6ª ed. Publicada, originalmente, por Appleton & Lange. Copyright 1993, McGraw-Hill. Cortesia de C. Higgins.)

ecocardiografia e/ou um exame de ressonância magnética cardíaca geralmente evidenciam uma efusão e/ou espessamento do pericárdio (Fig. 71-11). Além disso, um raio X do tórax pode demonstrar um contorno cardíaco aumentado (Fig. 71-12) e elevação nas

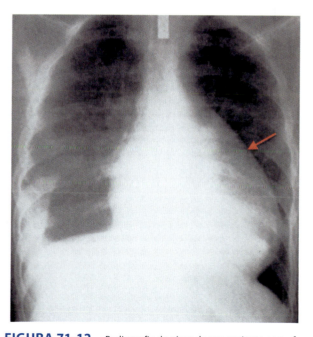

FIGURA 71-12 Radiografia do tórax de um paciente com efusão pericárdica. A seta vermelha indica a borda esquerda do pericárdio dilatado contendo fluido proveniente da efusão. (Reproduzida, com permissão, de Kabbani SS, LeWinter M, em Crawford MH et al, eds. *Cardiology*. Londres: Mosby, 2001.)

600 PARTE IX • Doenças infecciosas

enzimas cardíacas. A recuperação de um patógeno requer, em geral, uma pericardiocentese ou uma biópsia do pericárdio.

Tratamento

O tratamento da pericardite infecciosa depende do patógeno. A maioria das etiologias virais é tratada por meio do controle sintomático e cuidados de suporte, ao passo que infecções bacterianas, micobacterianas e fúngicas exigem uma terapia antimicrobiana direcionada. Em pacientes com pericardite constritiva e tamponamento, a pericardiocentese pode salvar a vida do indivíduo. A pericardite bacteriana não tratada é rapidamente fatal.

Prevenção

A imunização contra *S. pneumoniae* pode ser eficaz. O tratamento dos estágios precoces ou latentes das infecções (p. ex., tuberculose) pode prevenir o desenvolvimento da pericardite em alguns casos.

CAPÍTULO

72

Infecções do sistema nervoso central

CONTEÚDO DO CAPÍTULO

Introdução
Análise do líquido cerebrospinal
Meningite
Encefalite

Abscesso encefálico
Empiema subdural e epidural
Encefalopatia

INTRODUÇÃO

As infecções do sistema nervoso central (SNC) frequentemente representam risco à vida e podem deixar sequelas graves. Essas infecções provocam inflamação e edema dentro da inflexível caixa craniana, o que resulta em danos ao tecido cerebral e em perda de função. As causas mais comuns de infecções do SNC são bactérias e vírus, mas fungos, protozoários e helmintos também podem ocasionar essas infecções.

Além do histórico e do exame físico, o diagnóstico clínico de infecções do SNC requer a análise do líquido espinal, combinado com exames de neuroimagem utilizando imagens de ressonância magnética (RM) ou tomografia computadorizada (TC). O diagnóstico microbiológico de infecções bacterianas é realizado, em geral, por meio da coloração de Gram e cultura do líquido espinal e do sangue. Ensaios de reação em cadeia da polimerase (PCR) e testes sorológicos também são bastante úteis. A terapia antimicrobiana requer atividade bactericida dos antibióticos e a capacidade de penetração na barreira hematencefálica. Algumas infecções do SNC, como abscesso encefálico, geralmente necessitam de drenagem cirúrgica.

ANÁLISE DO LÍQUIDO CEREBROSPINAL

O exame do líquido cerebrospinal (LCS) é fundamental para o diagnóstico de infecções do SNC. O LCS é obtido por meio da realização de uma punção lombar no interespaço L3-L4. Durante o processo, a pressão LCS é mensurada e o líquido obtido é destinado à análise celular (número e tipo de célula, i.e., neutrófilos e linfócitos) e à análise de proteína e glicose. Os resultados da análise do LCS na meningite bacteriana aguda, na meningite viral aguda e na meningite subaguda encontram-se descritos na Tabela 72-1.

Embora a análise do LCS seja uma etapa muito importante no diagnóstico de muitas infecções do SNC, a punção lombar *não* deve ser realizada em caso de sinais de aumento da pressão intracraniana, como papiledema ou sinais neurológicos focais, uma vez que herniação do tronco encefálico e morte podem ocorrer. A TC deve ser realizada antes da punção lombar, a fim de se determinar se uma lesão de massa, como abscesso encefálico ou câncer, encontra-se presente. Se uma lesão de massa é observada, a punção lombar não deve ser executada.

MENINGITE

Definição

A meningite é uma infecção das meninges, das membranas que revestem o encéfalo e da medula espinal (Fig. 72-1). A meningite pode ser categorizada como aguda, subaguda ou crônica, dependendo da velocidade da apresentação inicial e da taxa de progressão da doença. A meningite aguda pode ser causada por bactérias piogênicas, como *Streptococcus pneumoniae* e *N. meningitidis*, ou por

TABELA 72-1 Achados no líquido cerebrospinal na meningite aguda e subaguda

Etiologia	Pressão (mm H$_2$O)	Células (μL)	Proteínas (mg/100 cc)	Glicose (LCS/sangue)
Normal	< 200	0-5 linfócitos, 0 leucócitos polimorfonucleares	< 45	> 0,6
Bacteriana aguda	Elevada	200-5.000; em sua maioria (> 90%) leucócitos polimorfonucleares	> 100	< 0,6
Viral aguda	Levemente elevada	100-700 linfócitos	Levemente elevada	Normal
Subaguda/crônica (TB, fungo)	Elevada	25-500 linfócitos	> 100	< 0,6

LCS, líquido cerebrospinal; TB, tuberculose.

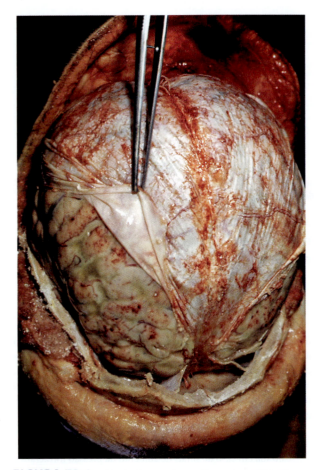

FIGURA 72-1 Meningite purulenta. Observa-se o filme de pus esverdeado no espaço subaracnóideo recobrindo o encéfalo. A dura-máter apresenta-se retrovertida e é sustentada pelo fórceps. (Fonte: Centers for Disease Control and Prevention.)

vírus, como o coxsackie e o herpes-vírus simples (HSV) 2. A meningite viral é, em geral, denominada meningite asséptica, uma vez que as culturas de rotina para os patógenos bacterianos são negativas. A meningite subaguda é provocada por *Mycobacterium tuberculosis* e por fungos, como o *Cryptococcus*. Os organismos causadores são frequentemente encontrados no líquido espinal localizado no espaço subaracnóideo.

Fisiopatologia

A disseminação hematogênica (i.e., bacteriemia ou viremia) é a via mais comum pela qual os organismos alcançam as meninges. A propagação direta por meio de infecções adjacentes (como a otite média e a sinusite), por meio de neurocirurgia (como um desvio para aliviar a hidrocefalia) ou por meio de trauma (como uma fratura da lâmina crivosa) é observada com uma frequência menor. A importância da disseminação hematogênica é enfatizada pelo sucesso das vacinas conjugadas contra *S. pneumoniae*, *N. meningitidis* e *Haemophilus influenzae* tipo B, que induzem anticorpos IgG circulantes que neutralizam as bactérias no sangue.

A meningite bacteriana aguda inicia com a colonização nasofaríngea, seguida de invasão local, penetração na corrente sanguínea e invasão das meninges (Fig. 72-2). Isso é seguido por uma resposta inflamatória que causa muitas das manifestações clínicas, sobretudo o edema, resultando em aumento da pressão intracraniana, que leva à cefaleia. Vasculite e infarto cerebral também podem ocorrer.

Manifestações clínicas

Os sintomas iniciais incluem a **tríade clássica de febre, dor de cabeça e rigidez do pescoço** (rigidez nucal). Alteração do estado mental também ocorre com frequência. Se não tratada, a meningite pode evoluir para vômitos, convulsões, fotofobia e déficits neurológicos focais.

Diferentes patógenos podem se apresentar, com diferentes taxas de evolução clínica, de início agudo e progressão rápida (horas a dias) a um início subagudo ou crônico e progressão lenta (dias a semanas). A infecção por *N. meningitidis* pode ser associada à doença disseminada (meningococemia) e resultar em erupção petequial, e, em último caso, púrpura fulminante (Fig. 72-3).

Patógenos

Patógenos bacterianos agudos

O agente bacteriano mais comum associado à meningite aguda, em geral, é *S. pneumoniae*. No entanto, *Streptococcus agalactiae* (estreptococos do grupo B) é predominante em neonatos, e *N. meningitidis* é comum em adolescentes e jovens adultos (Tab. 72-2).

H. influenzae tipo B costumava ser uma importante causa da doença em crianças, porém o uso generalizado da vacina conjugada de polissacarídeo diminuiu significativamente a sua incidência. *Listeria monocytogenes* é razoavelmente comum em pacientes muito jovens, idosos e imunocomprometidos. Patógenos menos comuns incluem *Borrelia burgdorferi* (doença de Lyme) e *Treponema pallidum* (sífilis).

Patógenos virais agudos

Os agentes virais mais comuns associados à meningite aguda são os enterovírus, como o vírus de Coxsackie e o ecovírus. A meningite enteroviral ocorre principalmente em crianças pequenas, e o pico de incidência é observado nas estações de verão e outono.

O HSV-2 é também uma causa comum de meningite. Observe que o HSV-2 geralmente provoca meningite, ao passo que o HSV-1 é associado à encefalite. Infecções genitais primárias por HSV-2 são mais propensas a resultar em meningite do que infecções recorrentes pelo vírus. A infecção primária pelo vírus varicela-zóster (VZV) e sua reativação também podem ser associadas à meningite.

Embora a infecção por arbovírus normalmente resulte em encefalite, arbovírus como o vírus do Nilo Ocidental (WNV) e o vírus da encefalite de St. Louis também podem ocasionar meningite. O vírus da caxumba costumava ser uma causa comum de meningite, no entanto, o uso disseminado da vacina contra caxumba reduziu significativamente a incidência da doença.

Meningite sugabuda e crônica

Os agentes mais comuns associados à meningite subaguda e crônica são *M. tuberculosis* e fungos, como *Cryptococcus*, *Coccidioides* e *Histoplasma*. A meningite criptocócica ocorre mais frequentemente em pacientes imunocomprometidos, como aqueles com síndrome da imunodeficiência adquirida (Aids, *acquired immunodeficiency syndrome*), mas também pode causar meningite subaguda e crônica em

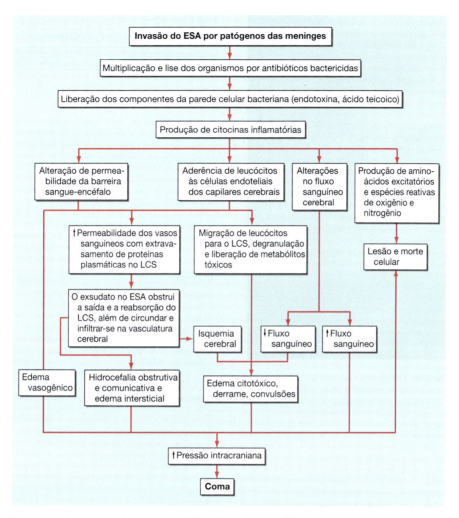

FIGURA 72-2 Patogênese da meningite bacteriana. LCS, líquido cerebrospinal; ESA, espaço subaracnóideo. (Reproduzida, com permissão, de Longo DL et al, eds. *Harrison's Principles of Internal Medicine*. 18ª ed. Nova Iorque, NY: McGraw-Hill; 2012.)

pacientes imunocompetentes. Outras causas de meningite crônica incluem *T. pallidum* e *B. burgdorferi*. O vírus da imunodeficiência humana (HIV, *human immunodeficiency virus*) é a causa viral mais comum de meningite crônica.

Diagnóstico

O diagnóstico microbiológico da meningite bacteriana aguda é, em geral, realizado por meio da coloração de Gram e cultura do LCS. No entanto, testes de PCR estão sendo cada vez mais utilizados, uma vez que produzem resultados rapidamente e com grande precisão. Por exemplo, atualmente encontra-se disponível um painel de PCR que testa para a presença de seis bactérias comuns, sete vírus comuns e *Cryptococcus* no líquido espinal com um tempo de resposta de 1 hora.

A análise do líquido espinal pode distinguir entre a meningite bacteriana aguda e a meningite viral (ver Tab. 72-1). Embora ambas tendam a apresentar elevação de leucócitos e proteína no LCS, as infecções bacterianas tendem a exibir uma predominância de neutrófilos, ao passo que as infecções virais apresentam uma predominância de linfócitos. As infecções bacterianas estão associadas a baixas concentrações de glicose no LCS, ao passo que as infecções virais apresentam níveis de glicose normais.

As meningites subaguda e crônica tendem a apresentar predominância de linfócitos, com níveis bastante elevados de proteína e baixo teor de glicose. As infecções virais são frequentemente diagnosticadas por meio do ensaio de PCR para a identificação de DNA ou RNA viral no LCS, ou por testes sorológicos para anticorpos específicos. A coloração de Gram e as culturas bacteriológicas de LCS são negativas na meningite viral. As infecções fúngicas podem ser diagnosticadas por meio de cultura ou por testes sorológicos. No caso do *Cryptococcus*, os testes da tinta da Índia e do antígeno criptocócico também são úteis.

Tratamento

A terapia empírica para a meningite bacteriana aguda deve incluir fármacos com excelente penetração no LCS (capazes de ultrapassar a barreira hematencefálica) que sejam bactericidas e ativos contra os patógenos mais comuns. Em crianças com idade mais avançada e em indivíduos adultos, a ceftriaxona ou a cefotaxima em associação com a vancomicina correspondem a um regime empírico comum. A vancomicina é adicionada para contemplar os pneumococos

PARTE IX • Doenças infecciosas

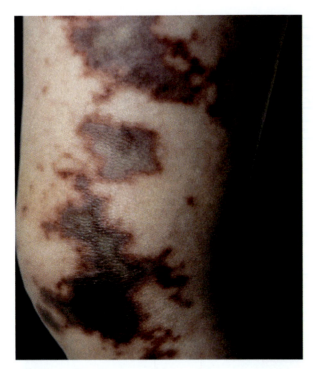

FIGURA 72-3 Púrpura fulminante causada por *Neisseria meningitidis*. (Reproduzida, com permissão, de Wolff K, Johnson R eds: *Fitzpatrick's Color Atlas & Synopsis of Clinical Dermatology*. 6ª ed. Nova Iorque, NY: McGraw-Hill; 2009.)

TABELA 72-2 Microrganismos que causam meningite e seus diversos fatores predisponentes

Fator predisponente	Organismos comuns
Neonato	*Streptococcus agalactiae* (*Streptococcus* do grupo B), *Escherichia coli*, *Listeria monocytogenes*
Crianças jovens	*Streptococcus pneumoniae*, *Neisseria meningitidis*, *Haemophilus influenzae*; além dos enterovírus
Adolescentes e jovens adultos	*S. pneumoniae*, *N. meningitidis*; além do herpes-vírus simples 2
Adultos mais velhos	*S. pneumoniae*, *N. meningitidis*, *L. monocytogenes*
Imunocomprometidos	*L. monocytogenes*, bacilos Gram-negativos aeróbios (*Pseudomonas* e *Klebsiella*)
Gestantes	*L. monocytogenes*
Vazamento de líquido cerebrospinal; esplenectomia; anemia falciforme	*S. pneumoniae*
Deficiência de componentes do complemento de ação tardia; recrutas militares	*N. meningitidis*
Após neurocirurgia	*Staphylococcus aureus*
Desvio ventriculoperitoneal	*Staphylococcus epidermidis*
Imunocomprometidos (HIV/Aids)	*Cryptococcus neoformans*
Indivíduos que vivem ou viajam para o Vale Central da Califórnia (zona de habitação sonora)	*Coccidioides immitis*
Natação/mergulho em água doce	*Naegleria fowleri*
Picada de mosquito	Vírus do Nilo Ocidental; outros arbovírus
Mordida de carrapato	*Borrelia burgdorferi*
Doença sexualmente transmissível (sífilis secundária)	*Treponema pallidum*

Aids, síndrome da imunodeficiência adquirida; HIV, vírus da imunodeficiência humana.

resistentes à penicilina ou à cefalosporina. A ampicilina deve ser adicionada ao tratamento se *Listeria* for diagnosticado como um agente provável da infecção.

A terapia empírica para a meningite bacteriana neonatal inclui ampicilina em associação com ceftriaxona ou cefotaxima, com ou sem gentamicina. O aciclovir é utilizado no tratamento das infecções por HSV e VZV.

Prevenção

Estratégias de prevenção incluem imunização e quimioprofilaxia. As vacinas são eficazes na prevenção da meningite bacteriana causada por *S. pneumoniae*, *N. meningitidis* e *H. influenzae* do tipo B. O imunógeno nas vacinas conjugadas é o polissacarídeo capsular do organismo.

A atual vacina pneumocócica conjugada (Prevnar 13) protege contra os 13 sorotipos mais comuns. A atual vacina conjugada contra *H. influenzae* protege apenas contra o sorotipo B.

A atual vacina meningocócica conjugada protege contra quatro sorotipos comuns (A, C, Y e W-135). Observe, no entanto, que ela não contém o polissacarídeo do tipo B. A vacina contra o meningococo do tipo B contém a proteína de ligação ao fator H (fHbp – *factor H binding protein*) como imunógeno. Uma segunda vacina contra os meningococos do tipo B contendo quatro proteínas de superfície (fHbp, NadA, NHBA e PorA) também encontra-se disponível.

A quimioprofilaxia contra *S. agalactiae* (estreptococos do grupo B) visa reduzir a presença do agente na vagina da mãe. Se as culturas vaginais ou retais forem positivas nas 35ª a 37ª semanas de gestação, a ampicilina deve ser administrada. A quimioprofilaxia também é utilizada para se reduzir a eliminação nasofaríngea de *N. meningitidis* e *H. influenzae* do tipo B. Os contatos próximos de pacientes com meningite causada por esses organismos devem receber ciprofloxacino para *Neisseria* ou rifampicina para *Haemophilus*.

ENCEFALITE

Definição

A encefalite é uma infecção do parênquima encefálico, predominantemente causada por vírus. Em alguns casos, tanto o encéfalo quanto as meninges estão envolvidos em uma condição denominada de meningoencefalite.

Fisiopatologia

Os mecanismos de transmissão dos vírus que causam a encefalite são variados (Tab. 72-3). Os recém-nascidos adquirem o

TABELA 72-3 Vírus comumente relacionados à encefalite com diversos fatores predisponentes

Fator predisponente	Vírus comuns	Comentários
Neonato	HSV-2	Adquirido no momento do nascimento.
Crianças acima de 1 ano de idade e adultos	HSV-1	Afeta principalmente o lobo temporal. Provavelmente alcança o encéfalo por meio de transporte descendente via neurônio sensorial, após a ativação da infecção latente no gânglio do trigêmeo.
Mordedura de animais (p. ex., cão, gato, morcego, gambá, guaxinim)	Vírus da raiva	Nos Estados Unidos, cães e gatos são reservatórios incomuns. Os morcegos são os reservatórios mais comuns; guaxinins são reservatórios comuns no leste do Mississippi.
Picada de mosquito	Vírus do Nilo Ocidental, vírus da encefalite equina Oriental e Ocidental, vírus da encefalite de St. Louis	O vírus do Nilo Ocidental é a infecção por arbovírus mais comum nos Estados Unidos.

HSV-2 durante a passagem pelo canal do parto. O HSV-2, em seguida, atinge o encéfalo por meio de disseminação hematogênica. As mães com lesões vesiculares visíveis são muito mais propensas a terem recém-nascidos com infecções graves por HSV-2, em relação às mães que são portadoras assintomáticas do vírus, uma vez que a quantidade de vírus presente é significativamente maior no primeiro caso.

Em contrapartida, o HSV-1 provavelmente atinge o lobo temporal, deslocando-se de forma descendente pelos neurônios sensoriais, após a ativação da infecção latente no gânglio trigeminal (Fig. 72-4). O vírus da raiva também atinge o encéfalo via transporte axonal a partir do local da mordedura do animal.

Os arbovírus, como o WNV, são adquiridos principalmente por meio da picada de um mosquito e, em seguida, deslocam-se para o encéfalo via corrente sanguínea. A incidência da encefalite arboviral atinge o seu pico no verão e no início do outono, tendo em vista que esse é o período em que os mosquitos encontram-se mais ativos.

O VZV pode ocasionar encefalite durante a infecção primária (a varicela também é conhecida como catapora) ou durante a reativação da infecção (zóster é também conhecido como cobreiro). O VZV também provoca uma encefalomielite pós-infecciosa que envolve o encéfalo e a medula espinal após a resolução da infecção primária. O citomegalovírus (CMV) provoca encefalite principalmente em indivíduos imunocomprometidos, como em pacientes com Aids e naqueles que receberam medicamentos para prevenir a rejeição de transplantes. A encefalite causada pelo vírus Epstein-Barr (EBV) é uma complicação rara da mononucleose infecciosa.

A encefalite pós-infecção ocorre, em geral, várias semanas após uma infecção ou imunização. Essa é uma doença desmielinizante causada por um ataque do sistema imune aos neurônios, principalmente àqueles localizados na substância branca.

Observe que as lesões na encefalite são inflamatórias (contêm leucócitos, principalmente linfócitos), ao passo que as lesões de uma encefalopatia apresentam neurônios em degeneração, mas sem inflamação e ausência de leucócitos. A encefalopatia é discutida posteriormente em uma seção distinta.

Manifestações clínicas

As manifestações clínicas características da encefalite incluem febre, cefaleia e alteração do estado mental, bem como convulsões e déficits neurológicos focais.

A encefalite em decorrência da raiva possui duas manifestações clínicas. A maioria dos casos de raiva (80%) se apresentam com hiperatividade, agitação, *delirium*, hidrofobia e convulsões (denominada raiva furiosa). Os outros 20% dos casos apresentam sintomas de paralisia, em que uma paralisia ascendente sem hiperatividade é a característica predominante (denominada raiva muda). O coma e a morte são as implicações comuns em ambas as formas da doença.

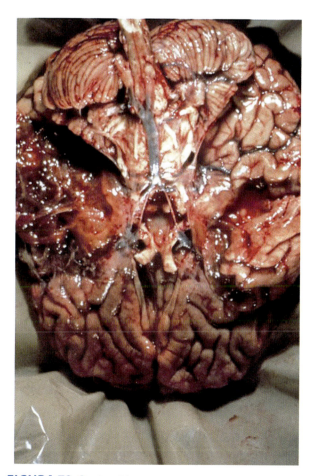

FIGURA 72-4 Encefalite provocada pelo herpes-vírus simples 1. Observe a destruição do lobo temporal na porção esquerda da imagem. (Reproduzida, com permissão, de Dr. John Mills, Monash University, Melbourne, Austrália, e Dr. Kim Erlich, University of California School of Medicine, São Francisco, CA.)

Patógenos

Os vírus são os principais agentes associados à encefalite; no entanto, a causa de pelo menos metade dos casos de encefalite é desconhecida. Aproximadamente 15% são causadas pelo HSV-1. A encefalite causada pelos vírus HSV-1 e HSV-2 é muito importante, uma vez que esses vírus constituem a causa mais frequente para a qual há tratamento antiviral disponível, principalmente o aciclovir. Cerca de 5% das infecções são causadas por arbovírus, como o WNV. O vírus da raiva é uma causa rara nos Estados Unidos, porém é observado com mais frequência em países onde a imunização de cães não é uma prática comum. VZV, CMV e EBV também provocam encefalite.

O WNV é a causa arboviral mais comum de encefalite nos Estados Unidos*. A maioria das infecções por WNV (80%) é assintomática. A maioria dos 20% restantes desenvolve uma doença febril aguda semelhante a uma gripe. Menos de 1% desenvolvem doença do SNC, dos quais cerca da metade apresentam encefalite. Outros arbovírus que causam encefalite com alguma frequência são o vírus da encefalite de St. Louis, o vírus da encefalite da Califórnia cepa LaCrosse e o vírus da encefalite equina do Oeste e do Leste (EEO e EEL, respectivamente). Todas as enfermidades são transmitidas por mosquitos *Culex* ou *Aedes*.

A encefalite pós-infecção ocorre, em geral, após uma imunização ou infecção por VZV, sarampo e gripe.

Diagnóstico

Ao contrário da meningite, os achados no LCS na encefalite são mais variáveis. Pode ser observada uma elevação branda no número de linfócitos no LCS, juntamente com uma elevação de proteínas e uma glicose normal. Um padrão normal no LCS também pode ser observado na encefalite.

Análises do LCS baseadas em ensaios de PCR são utilizadas na determinação de uma etiologia específica, como no caso do HSV e VZV. A encefalite por WNV é, em geral, diagnosticada por meio da identificação de IgMs WNV-específicas no líquido espinal.

A raiva pode ser diagnosticada por meio da coloração direta com anticorpos fluorescentes de uma biópsia de pele da parte posterior do pescoço. Um ensaio de PCR utilizando LCS, saliva ou tecido também se encontra disponível. O ensaio de PCR tem a vantagem de identificar o reservatório animal e a localização geográfica do vírus, uma vez que a sequência de bases do genoma de RNA varia de acordo com essas duas características.

Os achados radiológicos também podem ser úteis. Em particular, na encefalite por HSV, anormalidades do lobo temporal são frequentemente observadas.

Tratamento

Aciclovir por via intravenosa é o tratamento de escolha para a encefalite por HSV-1, HSV-2 e VZV. Não existe terapia antiviral disponível para a encefalite por arbovírus ou pelo vírus da raiva.

Prevenção

A prevenção da raiva inclui tanto uma profilaxia pré-exposição (antes da mordedura) quanto pós-exposição (após a mordedura). A profilaxia pré-exposição com a vacina de vírus inativado deve ser administrada a veterinários e a outros indivíduos em risco de exposição. A profilaxia pós-exposição consiste na vacina inativada e em globulinas hiperimunes que contêm um alto título de anticorpos contra o vírus da raiva. As duas profilaxias são inoculadas em locais distintos, de modo que os anticorpos não neutralizem o vírus presente na vacina. Esse é um exemplo importante de imunização passivo-ativa. Não existe vacina disponível para HSV-1, HSV-2 e WNV.

A fim de reduzir a transmissão do HSV-2 para o recém-nascido, as gestantes com lesões ativas na fase tardia da gravidez devem receber aciclovir, além de serem consideradas para a cesariana.

ABSCESSO ENCEFÁLICO

Definição

Um abscesso encefálico é um acúmulo de pus localizado e cercado por uma cápsula fibrosa dentro do parênquima cerebral. As bactérias são as causas mais comuns de abscessos encefálicos, no entanto, fungos e protozoários também podem estar envolvidos. Os vírus não provocam abscesso encefálico.

Fisiopatologia

O abscesso encefálico é uma complicação reconhecida das infecções piogênicas da cabeça e do pescoço, como a sinusite, a otite média e as infecções dentárias. A sinusite predispõe a lesões no lobo frontal, ao passo que a otite média predispõe a lesões no lobo temporal. A disseminação hematogênica a partir de um local infectado, como um local que apresenta endocardite infecciosa, também pode ocorrer. A Tabela 72-4 correlaciona várias condições predisponentes aos prováveis organismos associados ao abscesso encefálico.

Com o aumento do uso de fármacos imunossupressores, a inserção de cateteres intravenosos e hiperalimentação, os abscessos encefálicos fúngicos se tornaram mais comuns. Pacientes imunodeprimidos, sobretudo aqueles com Aids, também apresentam abscessos encefálicos causados por *Toxoplasma gondii*.

Manifestações clínicas

A dor de cabeça por si só é o sintoma mais comum de abscesso encefálico e, portanto, quando ela ocorre sozinha no início da doença, o diagnóstico de abscesso encefálico pode muitas vezes ser deixado

TABELA 72-4 Organismos que causam abscesso encefálico e várias condições predisponentes

Fator predisponente	Organismos comuns
Otite média ou sinusite	Estreptococos aeróbios e anaeróbios, anaeróbios Gram-negativos, como *Bacteroides*, *Prevotella* e *Fusobacterium*
Infecção dentária	Os mesmos organismos acima, além de *Actinomyces*
Trauma ou neurocirurgia	*Staphylococcus aureus, Staphylococcus epidermidis*, estreptococos aeróbios e anaeróbios
Neutropenia	Bastonetes Gram-negativos aeróbios, p. ex., *Enterobacteriaceae, Aspergillus, Mucor*
Infecção pelo HIV	*Toxoplasma gondii, Listeria, Nocardia, Mycobacterium*
Endocardite	*S. aureus*, estreptococos do grupo *viridans*

HIV, vírus da imunodeficiência humana.

---

*N. de R.T. No Brasil, supõe-se que infecções pelo HSV-1 sejam a causa mais frequente de encefalites, mas infecções por arbovírus, como dengue, zika e chikungunya, também são importantes causadoras de encefalites.

de lado. À medida que a lesão progride, os pacientes podem desenvolver febre, alterações comportamentais, déficits neurológicos focais e convulsões.

Patógenos

Bactérias

Os estreptococos, aeróbios e anaeróbios, são os agentes mais comumente isolados dos abscessos encefálicos bacterianos. Eles são tipicamente de origem orofaríngea, como *Streptococcus anginosus* e os estreptococos do grupo *viridans*. São normalmente observados em infecções mistas com anaeróbios orais, como *Prevotella*, *Fusobacterium* e *Bacteroides*. *Nocardia asteroides* também causa abscessos cerebrais. Infecções monomicrobianas por *Staphylococcus aureus* são frequentemente associadas à endocardite infecciosa.

Fungos

Abscessos fúngicos ocorrem principalmente em pacientes imunocomprometidos. *Aspergillus fumigatus* pode se apresentar em pacientes com neutropenia, na mucormicose rinocerebral (causada por espécies de *Mucor* e *Rhizopus*) em pacientes diabéticos com cetoacidose e na infecção criptocócica em pacientes com HIV/Aids. Espécies de *Candida* também estão envolvidas.

Protozoários

T. gondii é o principal protozoário associado a abscessos encefálicos. É um agente importante em pacientes imunocomprometidos, sobretudo aqueles com Aids, em pacientes recebendo quimioterapia para câncer ou em pacientes sob uso de fármacos imunossupressores, utilizados para aumentar a sobrevida dos transplantes. *T. gondii* pode ser transmitido por meio de transplante de órgão sólido, sobretudo transplantes de coração, bem como por meio dos mecanismos de transmissão mais comuns, principalmente pela ingestão de carne crua contendo cistos ou por exposição a fezes de gatos contendo oócitos. A transmissão transplacentária de *T. gondii* pode resultar em calcificações intracranianas no feto.

Diagnóstico

A RM é uma importante modalidade diagnóstica que frequentemente revela a presença de uma lesão "com reforço em anel" (Fig. 72-5). Um diagnóstico microbiológico requer a obtenção de pus a partir do abscesso e a realização de uma cultura para o isolamento de bactérias e fungos aeróbios e anaeróbios. Em abscessos encefálicos bacterianos, a coloração de Gram frequentemente revela diversos tipos de bactérias que indicam uma infecção mista. A aspiração de pus da lesão é um procedimento diagnóstico e terapêutico, tendo em vista a drenagem do abscesso.

O diagnóstico microbiológico da infecção por *Toxoplasma* é realizado, em geral, por meio da identificação de achados radiológicos específicos em um hospedeiro de risco (p. ex., HIV/Aids), com IgG positiva para *Toxoplasma* e uma resposta à terapia antiprotozoário específica. Também encontra-se disponível um ensaio de PCR para a detecção do ácido nucleico de *Toxoplasma*.

Tratamento

A terapia antimicrobiana empírica para abscessos encefálicos bacterianos consiste em uma cefalosporina de terceira geração, como a ceftriaxona ou a cefotaxima, em associação com o metronidazol.

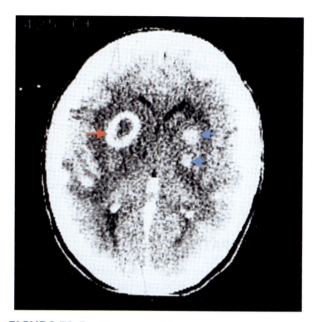

FIGURA 72-5 Abscesso encefálico. A seta vermelha aponta para uma lesão com reforço em anel característica. As setas azuis apontam para dois abscessos adicionais. (Reproduzida, com permissão, de Ropper AH, Samuels MA. *Adams and Victor's Principles of Neurology*. 9ª ed. Nova Iorque, NY: McGraw-Hill; 2009.)

Esse último é destinado a bactérias anaeróbias. A vancomicina deve ser adicionada caso o paciente tenha sido submetido a um procedimento neurocirúrgico. O tratamento de abscessos cerebrais bacterianos e fúngicos pode exigir aspiração de pus do abscesso, além de drogas antibacterianas ou antifúngicas.

O abscesso encefálico causado por *Nocardia* pode ser tratado com sulfametoxazol-trimetoprima. O abscesso encefálico causado por *Aspergillus* pode ser tratado com voriconazol. O tratamento dos abscessos encefálicos por *Toxoplasma* inclui uma combinação de pirimetamina e sulfadiazina.

Prevenção

Não existem vacinas para a prevenção dos abscessos encefálicos. O tratamento precoce das infecções odontogênicas e sinusais pode impedir o aparecimento dessas complicações. O controle rigoroso da glicemia pode prevenir a mucormicose rinocerebral em indivíduos diabéticos. O tratamento de pacientes com Aids por meio de uma terapia antirretroviral pode impedir o desenvolvimento de abscessos encefálicos por *Toxoplasma*, e quando a contagem de CD4 for de < 100 células/μL, a profilaxia primária com sulfametoxazol-trimetoprima é recomendada para indivíduos doentes que são IgG-positivos para *Toxoplasma*.

EMPIEMA SUBDURAL E EPIDURAL

O empiema subdural é uma acumulação de pus na superfície interna da dura-máter, ao passo que o empiema epidural é uma acumulação de pus na superfície externa. Esses empiemas podem se desenvolver adjacente à dura-máter do encéfalo ou da medula espinal.

A sinusite e a otite média são fatores predisponentes comuns, e as bactérias causadoras desses empiemas são aquelas relacionadas

608 **PARTE IX** • Doenças infecciosas

a essas infecções, principalmente estreptococos aeróbios e anae-róbios, estafilococos, bastonetes Gram-negativos entéricos, como *Escherichia coli,* e bacilos Gram-negativos anaeróbios, como *Prevotella.* Infecções mistas são comuns.

As características clínicas incluem febre, além de sintomas relacionados ao aumento da pressão intracraniana, como cefaleia, vômitos, déficits neurológicos focais e alteração do estado mental. A RM com contraste de gadolínio revela uma massa adjacente à dura-máter. O diagnóstico microbiológico envolve a aspiração do pus da lesão, a realização de uma coloração de Gram e cultura. O tratamento envolve a drenagem cirúrgica do pus em combinação com antibióticos apropriados para as bactérias isoladas do material aspirado.

ENCEFALOPATIA

A encefalopatia refere-se a uma função encefálica alterada na ausência de inflamação. Em geral, pacientes com encefalopatia não apresentam febre, cefaleia, convulsões, sinais neurológicos focais e um aumento do número de leucócitos no sangue e líquido espinal, como é observado em pacientes com encefalite. As manifestações mais comuns de encefalopatia incluem confusão, alterações de personalidade, desorientação, afasia, *delirium* e demência.

Existem diversos agentes infecciosos relacionados ao desenvolvimento de encefalopatia (ver descrição a seguir), porém a maioria deles não é infecciosa (p. ex., álcool, drogas, chumbo, uremia ou insuficiência hepática).

Algumas causas infecciosas importantes relacionadas à encefalopatia incluem:

- **Leucoencefalopatia multifocal progressiva (LMP).** A LMP é causada pelo vírus JC e se desenvolve em pacientes imunocomprometidos, notavelmente em indivíduos com Aids. A infecção pelo vírus JC ocorre nas fases precoces da vida e permanece latente até que o sistema imune se encontre comprometido. A LMP foi demonstrada em pacientes em tratamento contra a esclerose múltipla utilizando o fármaco natalizumabe, e em indivíduos transplantados sendo tratados com micofenolato. O diagnóstico microbiológico é realizado por meio da detecção do DNA do vírus JC utilizando o ensaio de PCR em amostras cerebrais ou de líquido espinal. Não existe terapia antiviral ou vacina. Informações adicionais podem ser encontradas no Capítulo 44.
- **Encefalopatia por HIV incluindo a demência na Aids.** Outra doença do SNC que é observada em indivíduos infectados pelo HIV é a encefalopatia causada pelo próprio vírus. Ela pode variar apresentando de sintomas brandos, como problemas de memória e apatia, a uma doença mais grave, como a perda profunda de memória e psicose (demência na Aids). A demência associada à Aids ocorre mais frequentemente quando a contagem de CD4 é inferior a 200/μL e quando a carga viral no LCS é alta.

- **Doença de Creutzfeldt-Jakob (DCJ) e kuru.** DCJ é uma das encefalopatias espongiformes transmissíveis a seres humanos. O termo "espongiforme" refere-se à aparência esponjosa, semelhante a queijo suíço, do encéfalo de pacientes com DCJ. A DCJ é causada por príons, uma proteína dobrada incorretamente, na qual a configuração a-helicoidal normal foi alterada para uma folha β-pregueada, alterando a função da proteína e conduzindo à morte dos neurônios. Informações adicionais sobre os príons podem ser encontradas no Capítulo 44.

  A DCJ ocorre esporadicamente em todo o mundo a uma taxa de cerca de um caso por milhão de habitantes. A DCJ é transmitida iatrogeneticamente por transplante de córnea, eletrodos intracerebrais e enxertos de dura-máter. A DCJ não possui qualquer relação com a ingestão de qualquer alimento, diferentemente da variante DCJ, a qual é discutida a seguir.

  Os principais achados clínicos na DCJ são demência e mioclonia. A progressão é gradual, porém inexorável, resultando em coma e morte. O diagnóstico definitivo é realizado por meio da observação de alterações espongiformes na biópsia do encéfalo, seguida por coloração histoquímica com anticorpos antipríon. Não existe nenhum tratamento medicamentoso para a DCJ ou vacina.

  A variante DCJ é adquirida por meio da ingestão de carne contendo príon. Essa variante encontra-se em declínio como resultado da proibição da adição de produtos de origem animal à alimentação do gado bovino.

  Kuru é uma encefalopatia espongiforme encontrada na tribo Fore, na Nova Guiné. Atualmente é bastante rara, uma vez que os rituais alimentares que transmitem o agente não são mais praticados.
- **Síndrome de Reye.** A síndrome de Reye é uma doença pós-infecciosa que consiste em uma encefalopatia associada à falência hepática. Ela ocorre principalmente após infecções pelo vírus influenza B e varicela em crianças, e está associada ao uso de ácido acetilsalicílico. O papel da aspirina na patogênese é incerto, mas um efeito tóxico nas mitocôndrias foi proposto.

  Após a criança se recuperar da infecção viral, a síndrome de Reye inicia com vômitos proeminentes, seguidos por alterações encefalopáticas, como letargia e comportamento combativo, progredindo para coma e morte. O edema cerebral é acentuado. Ocorre degeneração gordurosa do fígado, e as enzimas hepáticas, como as transaminases, encontram-se elevadas. Os níveis de amônia no sangue encontram-se elevados.

  O tratamento deve ser instituído imediatamente. Em caso de coma, o tratamento é menos efetivo. Fármacos antivirais não são eficazes. Medidas de suporte são utilizadas, como manta de resfriamento, ventilador para fornecimento de suporte respiratório, controle da pressão intracraniana, hemodiálise e equilíbrio de fluidos e eletrólitos. As vacinas contra varicela e gripe, além das campanhas de saúde pública destinadas a reduzir o uso do ácido acetilsalicílico em crianças febris, diminuíram significativamente a incidência dessa doença. O paracetamol deve ser usado para a redução da febre em crianças.

C A P Í T U L O

Infecções do trato gastrintestinal

73

CONTEÚDO DO CAPÍTULO

Introdução
Esofagite
Gastrite
Diarreia (gastrenterite, enterocolite)

Apendicite
Diverticulite
Febres entéricas como a febre tifoide

INTRODUÇÃO

As infecções ocasionadas por uma variedade de agentes infecciosos podem se desenvolver em qualquer parte do trato gastrintestinal (GI), da boca ao canal anal. As infecções podem variar com relação à gravidade, de autolimitadas àquelas com risco de vida, particularmente se a infecção se dissemina do intestino para outras partes do corpo. As infecções são, em geral, ocasionadas pela ingestão de patógenos exógenos em quantidades suficientes para evadir-se das defesas do hospedeiro, provocando a doença por meio da multiplicação, produção de toxina ou invasão da mucosa GI, alcançando a corrente sanguínea e outros tecidos. Em outros casos, membros da microbiota normal do trato gastrintestinal podem acarretar o processo de doença.

ESOFAGITE

Definição

A esofagite é um processo inflamatório que pode danificar o esôfago.

Fisiopatologia

A inflamação oriunda de uma infecção, geralmente por fungos, como *Candida*, ou vírus, como o herpes-vírus simples, desencadeia os sintomas da esofagite. A maioria dos casos é observada em pacientes imunocomprometidos, principalmente naqueles que apresentam uma imunidade celular reduzida. A extensão dos danos ao esôfago está intimamente relacionada à gravidade dos sintomas.

Manifestações clínicas

Odinofagia (dor ao deglutir) e disfagia (dificuldade de deglutição) são as principais manifestações clínicas da esofagite.

Patógenos

Candida é a etiologia mais comum, particularmente entre os pacientes infectados pelo vírus da imunodeficiência humana (HIV) e outros hospedeiros imunocomprometidos (Fig. 73-1). Agentes patogênicos menos comuns incluem herpes-vírus, como o citomegalovírus e o herpes-vírus simples. Causas não infecciosas também podem estar relacionadas, como o refluxo ácido do estômago e doenças induzidas por medicamentos (p. ex., doxiciclina).

Diagnóstico

O diagnóstico pode ser empírico – após uma melhoria proveniente de uma tentativa de tratamento com fluconazol, presume-se esofagite por *Candida*. Se a administração empírica de fluconazol não gerar resultados satisfatórios, a endoscopia e a biópsia podem ser úteis, principalmente em hospedeiros imunocomprometidos. Amostras de biópsia devem ser analisadas por meio de testes patológicos e microbiológicos.

Tratamento

Em um paciente típico (p. ex., pacientes infectados pelo HIV) apresentando odinofagia e dor retroesternal, o diagnóstico presuntivo de candidíase esofágica é feito, e o tratamento com fluconazol é instituído. Se esse tratamento não produzir nenhum efeito sobre

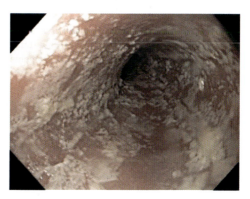

FIGURA 73-1 Esofagite por *Candida*. Observa-se múltiplas lesões esbranquiçadas na mucosa esofágica visualizada na endoscopia. (Reproduzida, com permissão, de McKean SC et al. *Principles and Practice of Hospital Medicine*. Nova Iorque, NY: McGraw-Hill; 2012.)

610 PARTE IX • Doenças infecciosas

os sintomas e se a resistência do microrganismo não for detectada, métodos diagnósticos adicionais, como os descritos anteriormente, podem identificar o organismo específico relacionado, que poderá, então, ser um alvo para o tratamento.

Prevenção

Uma opção para a prevenção da candidíase esofágica recorrente é o estabelecimento de uma profilaxia com fluconazol. No entanto, isso não é geralmente recomendado devido ao elevado risco de seleção de *Candida* resistentes ao fluconazol. A restauração imune em pacientes infectados pelo HIV pode diminuir a incidência de candidíase esofágica e da orofaringe.

GASTRITE

Definição

A gastrite refere-se à inflamação da mucosa do estômago. Pode ser erosiva ou não erosiva, dependendo dos achados histológicos e endoscópicos. Uma ruptura na mucosa gástrica e duodenal adjacente caracteriza uma úlcera péptica.

Fisiopatologia

O mecanismo pelo qual um dos principais agentes patogênicos, o *Helicobacter pylori*, desencadeia a úlcera péptica tem sido amplamente elucidado. Após a ligação à mucosa gástrica, o *H. pylori* provoca danos diretos à mucosa, por meio da combinação da produção de amônia (pela ação da urease do organismo sobre a ureia) e da resposta inflamatória do hospedeiro. A capacidade de sobrevivência do organismo é reforçada por meio da neutralização dos ácidos estomacais pela amônia que é produzida.

Manifestações clínicas

Pacientes com gastrite normalmente queixam-se de dispepsia (dor epigástrica, queimação), náuseas e vômitos. No caso da úlcera péptica, a dor epigástrica é o principal sintoma. Alguns pacientes podem relatar alívio da dor após a alimentação, particularmente aqueles que apresentam úlceras duodenais. A hemorragia gastrintestinal é uma complicação da úlcera péptica. Alguns pacientes com gastrite podem ser assintomáticos.

Patógenos

Etiologias infecciosas e não infecciosas podem estar relacionadas. Entre as causas infecciosas, *H. pylori* é a mais importante. Vírus, como o citomegalovírus, e fungos, como o *Mucor*, raramente ocasionam uma úlcera e, quando associados, particularmente apresentam-se em pacientes imunocomprometidos. Após a ingestão de peixe cru, larvas da espécie *Anisakis* podem incorporar-se à mucosa gástrica e provocar dor abdominal grave. Micobactérias (tuberculosas e não tuberculosas), *Giardia* e *Strongyloides* também podem causar gastrite. Causas não infecciosas, como álcool e fármacos (p. ex., anti-inflamatórios não esteroides), também estão implicadas.

Diagnóstico

A endoscopia digestiva superior com biópsia gástrica consiste na estratégia diagnóstica definitiva. Em caso de resultados anormais, pode ser realizada a análise patológica, além de ensaios

direcionados. Para o agente infeccioso mais comum relacionado à úlcera péptica, a presença do *H. pylori* associado a úlceras pode ser confirmada utilizando-se um ensaio de urease em uma amostra de biópsia, ou utilizando-se testes não invasivos, como o teste respiratório da ureia e o teste do antígeno fecal.

Tratamento

O tratamento é direcionado ao agente patogênico subjacente, levando em consideração o estado imune do hospedeiro. Para o *H. pylori*, a terapia de combinação com dois antibióticos, como a ampicilina e a claritromicina, além de um inibidor da bomba de prótons, como o omeprazol ou bismuto, é utilizada com sucesso variável.

DIARREIA (GASTRENTERITE, ENTEROCOLITE)

Definição

É conveniente classificar a diarreia como aguda (duração < 2 semanas) ou crônica (persistência > 4 semanas). Neste capítulo, é abordada a diarreia aguda, tendo em vista que a maioria das etiologias é de natureza infecciosa. Pode-se, ainda, subclassificar a diarreia aguda como não inflamatória (aquosa, não sanguinolenta) ou inflamatória (sanguinolenta). A diarreia sanguinolenta também é conhecida como disenteria. Por exemplo, a diarreia sanguinolenta causada por *Shigella* é, frequentemente, denominada disenteria bacilar. A Tabela 73-1 descreve as características mais importantes das diarreias aquosa e sanguinolenta. A Tabela 73-2 lista os organismos relevantes associados às diarreias aquosa ou sanguinolenta.

Quadros de diarreia são identificados utilizando-se como base as evacuações normais do paciente, no entanto, geralmente referem-se a quantidades maiores do que 3 a 5 evacuações por dia. A maioria dos agentes infecciosos que provocam a diarreia atua no intestino delgado (onde a maioria dos fluidos normalmente é absorvida) ou no cólon.

A diarreia aguda é muito comum. São notificados aproximadamente 179 milhões de casos a cada ano nos Estados Unidos. A causa mais comum de diarreia aguda nos Estados Unidos é o norovírus*, sendo este especialmente relevante em *surtos* de diarreia. A causa mais comum de diarreia *fatal* é o *Clostridium difficile* associado a hospitais.

TABELA 73-1 Características da diarreia aquosa comparadas às da diarreia sanguinolenta

Características da diarreia aquosa	Características da diarreia sanguinolenta
Ausência de hemácias e leucócitos nas fezes (i.e., ausência de inflamação)	Presença típica de ambos, hemácias e leucócitos, nas fezes (i.e., resposta inflamatória)
Normalmente sem febre	Frequentemente apresenta febre
Normalmente um grande volume de diarreia	Normalmente um pequeno volume de diarreia
A infecção geralmente acomete o intestino delgado	A infecção geralmente acomete o cólon

---

*N. de R.T. No Brasil, as causas mais frequentes estão associadas a infecções por adenovírus e rotavírus.

TABELA 73-2 Organismos importantes associados à diarreia aquosa ou sanguinolenta

Organismos que causam diarreia aquosa	Organismos que causam diarreia sanguinolenta
Escherichia coli enterotoxigênica (ETEC)	*Escherichia coli* produtora de toxina shiga (STEC)
Não *Vibrio cholerae*	Espécies de *Shigella*
Staphylococcus aureus	*Salmonella enterica*
Bacillus cereus	*Campylobacter jejuni*
Listeria monocytogenes	*Clostridium difficile*
Norovírus	*Yersinia enterocolitica*
Rotavírus	*Entamoeba histolytica*
Giardia lamblia	
Cryptosporidium hominis	

Fisiopatologia

Os patógenos ou suas toxinas associadas interrompem a absorção normal e os processos secretórios no intestino delgado. A diarreia aguda é, em geral, causada por exotoxinas pré-formadas presentes nos alimentos ou pelos agentes infecciosos presentes no trato intestinal (por meio da produção de enterotoxina e citotoxina ou pela invasão da mucosa). Alguns dos patógenos que produzem exotoxinas pré-formadas são *Staphylococcus aureus*, *Bacillus cereus* e *Clostridium perfringens*. Outros patógenos que ocasionam diarreia aguda não inflamatória pela produção de enterotoxina incluem *Escherichia coli* enterotoxigênica (ETEC) e *Vibrio cholerae*. O Capítulo 7 descreve o mecanismo de ação dessas toxinas.

Alguns patógenos que desencadeiam diarreia aguda inflamatória são *Salmonella*, *Shigella*, *Campylobacter* (invasão através da mucosa), *E. coli* produtora de toxina Shiga (STEC), como a *E. coli* O157:H7, e *C. difficile* (por meio da produção de citotoxina). O uso de antibióticos predispõe ao desenvolvimento de colite pseudomembranosa causada por *C. difficile*. O Capítulo 18 fornece informações adicionais acerca desses bastonetes Gram-negativos entéricos, e o Capítulo 17 discute mais profundamente sobre o *C. difficile*.

Existem vários fatores do hospedeiro que predispõem a doenças diarreicas. Pacientes que fazem uso de inibidores de bomba de prótons encontram-se em risco, uma vez que os níveis de ácido gástrico estão reduzidos. Viagens recentes para países em desenvolvimento e tratamento com antibióticos também estão associados a um aumento da incidência de diarreia. Pacientes imunossuprimidos apresentam doenças diarreicas mais frequentes e mais graves.

Manifestações clínicas

A Tabela 73-3 descreve o quadro clínico desencadeado por importantes patógenos do trato GI. Os pacientes queixam-se de diarreia acompanhada de urgência, inchaço abdominal e cólicas. No caso da diarreia aguda inflamatória, é também observado sangue ou pus nas fezes, e os pacientes podem estar febris. Se o vômito for uma das principais características do quadro clínico, sugere-se uma intoxicação alimentar por *S. aureus* ou gastrenterite viral. Se os sintomas se iniciarem dentro de 6 horas após a ingestão de alimentos com suspeita de contaminação, sugere-se a presença de toxina pré-formada de *S. aureus* ou *B. cereus*. Ao exame físico, os pacientes

também podem apresentar sinais de desidratação com taquicardia e alterações ortostáticas da pressão arterial.

Crianças infectadas com STEC frequentemente apresentam diarreia sanguinolenta e o quadro pode evoluir para uma síndrome hemolítico-urêmica (SHU). A SHU se desenvolve quando a toxina Shiga, produzida por STEC, penetra na corrente sanguínea. Os sintomas da SHU incluem anemia hemolítica, trombocitopenia e falência renal. Hemácias que apresentam uma forma distorcida, denominadas esquizócitos, podem ser visualizadas em esfregaços sanguíneos. A utilização de ciprofloxacino eleva os riscos de SHU. A ingestão de hambúrguer malcozido, hortifrutigranjeiros contaminados ou contato com animais em jardins zoológicos predispõem à doença causada por STEC.

Patógenos

A maioria dos casos de diarreia aquosa aguda, branda e de curta duração é causada por vírus. Estes incluem norovírus, rotavírus, e, menos comumente, adenovírus e astrovírus. Surtos de infecções por norovírus geralmente ocorrem em populações delimitadas que estão em íntimo contato, como casas de repouso, hospitais, navios de cruzeiro e dormitórios. O rotavírus é uma causa comum de diarreia em crianças, porém a incidência está diminuindo devido ao aumento do uso da vacina contra o rotavírus.

Várias bactérias também são causas importantes de diarreia aquosa, não sanguinolenta. *V. cholerae* causa diarreia aquosa grave e que apresenta risco à vida. ETEC é a causa mais comum de diarreia do viajante, geralmente uma diarreia aquosa leve a moderada. *Listeria monocytogenes* é outra causa bacteriana.

A maioria dos casos de diarreia grave, no entanto, é causada por bactérias. Patógenos, como *Salmonella*, *Shigella*, *Campylobacter*, STEC e *C. difficile*, estão implicados nessa categoria. Nos Estados Unidos, *Salmonella* e *Campylobacter* são as causas bacterianas mais comuns. A diarreia causada por essas bactérias é, em geral, sanguinolenta.

Protozoários, como *Giardia*, *Entamoeba histolytica*, *Cryptosporidium*, *Cyclospora* e microsporídios, são causas menos comuns de diarreia, no entanto, tornam-se suspeitos em determinados cenários (p. ex., em indivíduos retornando de viagens ou em pacientes imunocomprometidos). Desses protozoários, a *Giardia* é a causa mais comum de diarreia nos Estados Unidos. A giardíase ocorre normalmente em crianças pequenas que frequentam creches, em homens homossexuais e em andarilhos que consomem água não tratada direto do ambiente. Em pacientes infectados pelo HIV, que apresentam contagens de células CD4 muito baixas, o *Cryptosporidium* provoca diarreia prolongada e pode causar doença extraintestinal envolvendo os tratos biliar e respiratório. *E. histolytica* causa disenteria amebiana caracterizada por diarreia sanguinolenta.

Diagnóstico

O diagnóstico é, em geral, fundamentado na decisão de quando e em quais indivíduos devem-se realizar os ensaios diagnósticos (i.e., na determinação de em que momento o resultado de um teste diagnóstico pode impactar potencialmente o desfecho da doença). Tendo em vista que muitas das causas da diarreia aguda são autolimitadas, essa é uma questão importante. De um modo geral, procura-se um diagnóstico nos casos de diarreia aquosa grave, em casos de diarreia sanguinolenta, se o paciente encontrar-se febril ou se o indivíduo doente é idoso ou imunocomprometido. Culturas de fezes de rotina são cruciais na identificação de *Salmonella*, *Shigella* e *Campylobacter*. Em caso de diarreia sanguinolenta, um meio de

612 PARTE IX • Doenças infecciosas

TABELA 73-3 Apresentação clínica, diagnóstico e tratamento da diarreia causada por importantes patógenos do trato gastrintestinal

Patógeno	Apresentação clínica	Diagnóstico	Tratamento	Comentários
1. Diarreia não inflamatória aguda (aquosa, fezes não sanguinolentas; normalmente sem febre)				
A. Bactérias				
Staphylococcus aureus	Vômito, dor epigástrica, diarreia (branda)	Clínico. Alimentos e fezes podem ser testados para a presença da toxina	Cuidados de suporte (p. ex., fluidos, eletrólitos)	Normalmente dentro de 6 horas após o consumo de alimentos infectados (produtos lácteos, maionese, produtos a base de carne); recuperação em 1-2 dias
Bacillus cereus	Vômito, dor epigástrica, diarreia	Clínico. Alimentos e fezes podem ser testados para a presença da toxina	Cuidados de suporte (p. ex., fluidos, eletrólitos)	Normalmente dentro de 6 horas após o consumo de alimentos infectados (arroz reaquecido)
Escherichia coli enterotoxigênica (ETEC)	Ausência de febre, diarreia aquosa	Clínico. O laboratório de referência pode utilizar uma sonda de DNA para identificação das toxinas LT ou ST	Ciprofloxacino	"Diarreia do viajante"
Listeria monocytogenes	Frequentemente febril, vômito, diarreia	Suspeitar de *Listeria* quando culturas de fezes de rotina não apresentarem patógenos, particularmente em regiões de surtos	Cuidados de suporte (p. ex., fluidos, eletrólitos)	Adquirida pela ingestão de queijo mole não pasteurizado, frios e vegetais crus. Pode crescer na temperatura da geladeira
Vibrio cholerae	Diarreia severa e aquosa, com rápida perda de líquidos e volume. Vômitos no início da doença	Clínico. Pode ser confirmado por cultura de fezes	Cuidados de suporte (p. ex., reposição agressiva de fluidos, eletrólitos). Antibióticos (p. ex., ciprofloxacino) na doença grave	Suspeitar de cólera se a diarreia aquosa estiver associada a uma perda de volume rápida e severa ou em um cenário de surto
B. Vírus				
Norovírus	Ausência de febre, vômito, cefaleia, diarreia	Clínico. PCR disponível para análise de fezes	Cuidados de suporte (p. ex., fluidos, eletrólitos)	Surtos em navio de cruzeiros e em casas de repouso
Rotavírus	Febre baixa e pródromo de vômito seguido de diarreia	Clínico. Disponível um teste rápido de PCR para detecção de antígenos nas fezes	Cuidados de suporte (p. ex., fluidos, eletrólitos)	Comum em crianças
C. Protozoários				
Giardia lamblia	Cólicas abdominais, flatulência, diarreia (aguda ou crônica); as fezes são gordurosas, malcheirosas e podem flutuar	A análise de fezes para a presença de ovos e parasitas pode revelar cistos ou trofozoítos. O teste de antígenos fecais é cada vez mais utilizado	Metronidazol ou tinidazol	A diarreia pode persistir por semanas
Cryptosporidium hominis	Dor e cólicas abdominais, diarreia aquosa	Observação de cistos em amostras de fezes que apresentam coloração álcool-ácido-resistente	Nitazoxanida para diarreia grave. Terapia antirretroviral para a restauração do sistema imune em pacientes com Aids	Causa de grandes surtos comunitários oriundos de fontes de água contaminada; importante causa de diarreia em pacientes com Aids
2. Diarreia inflamatória aguda (as fezes podem ser sanguinolentas; pode haver febre)				
A. Bactérias				
E. coli produtora de toxina Shiga (STEC), esp. *E. coli* O157:H7	Diarreia sanguinolenta, dor abdominal, normalmente com ausência de febre	A cultura de fezes revela o crescimento de bactérias *E. coli* que não fermentam o sorbitol. Necessidade de testes específicos para a identificação de cepas produtoras de toxina Shiga	Nenhum. Os antibióticos podem elevar o risco de síndrome hemolítico-urêmica, sobretudo em crianças	Adquirida por meio da ingestão de carne moída malcozida ou frutas e legumes contaminados com esterco bovino
Clostridium difficile	Diarreia sanguinolenta, febre	Exame de fezes para a identificação de toxinas. A colonoscopia pode revelar a existência de placas amareladas características	Metronidazol oral (ou intravenoso) ou vancomicina oral	Tradicionalmente associada ao uso de antimicrobianos; elevação na frequência de casos adquiridos na comunidade, em pacientes sem fatores de risco tradicionais

(continua)

CAPÍTULO 73 • Infecções do trato gastrintestinal

TABELA 73-3 Apresentação clínica, diagnóstico e tratamento da diarreia causada por importantes patógenos do trato gastrintestinal *(Continuação)*

Patógeno	Apresentação clínica	Diagnóstico	Tratamento	Comentários
Shigella	Diarreia normalmente com a presença de sangue ou pus; cólicas abdominais; pode ser febril. A síndrome é chamada disenteria bacilar	Coprocultura	Ciprofloxacino	Pode ocorrer disseminação interpessoal; seres humanos são os reservatórios da bactéria; não encontrada em animais
Salmonella	A diarreia pode ser sanguinolenta; febre baixa	Coprocultura	Ciprofloxacino (em caso de doença grave); cuidados de suporte (em caso de doença branda)	Adquirida pela ingestão de ovos malcozidos, laticínios não pasteurizados, vegetais crus ou aves domésticas malcozidas. Também é adquirida pela exposição a cobras e tartarugas de estimação
Campylobacter jejuni	Febre, diarreia	Exame de fezes em meio especial	Azitromicina ou ciprofloxacino	Adquirida pela ingestão de produtos lácteos não pasteurizados ou de aves malcozidas. Associada à síndrome de Guillain-Barré
Yersinia enterocolitica	Febre, diarreia	Exame de fezes em meio especial	Ciprofloxacino (em caso de doença grave)	Provoca adenite mesentérica que pode mimetizar a apendicite
B. Protozoários				
Entamoeba histolytica	Diarreia sanguinolenta, febre e dor abdominal. A síndrome é chamada disenteria amebiana	A análise de fezes para a presença de ovos e parasitas pode revelar cistos ou trofozoítos; sorologia	Metronidazol ou tinidazol para a eliminação de trofozoítos teciduais, em associação com um agente luminal, como a paromomicina	Também pode ocasionar abscessos hepáticos

Aids, síndrome da imunodeficiência adquirida (*acquired immunodeficiency syndrome*); PCR, reação em cadeia da polimerase (*polymerase chain reaction*).

cultura especial (p. ex., ágar MacConkey-sorbitol) é destinado especificamente para a detecção de STEC. A cultura especial é indispensável, uma vez que as cepas de STEC geralmente não fermentam o sorbitol. O diagnóstico laboratorial definitivo de uma cepa STEC é realizado por meio do teste da reação em cadeia da polimerase (PCR) ou do imunoensaio para a toxina Shiga. As culturas para ETEC não são realizadas no laboratório clínico de rotina.

Além disso, se a diarreia sanguinolenta está associada ao uso de antibióticos, ensaios laboratoriais para a presença da toxina de *C. difficile* nas fezes devem ser realizados. A colonoscopia pode revelar placas amareladas, características observadas na colite pseudomembranosa (Fig. 73-2).

A infecção por rotavírus pode ser diagnosticada pela detecção do antígeno rotaviral ou do RNA viral em uma amostra de fezes em um ensaio de PCR. Um ensaio de PCR para a detecção de RNA de norovírus nas fezes pode ser utilizado para o diagnóstico da infecção por esse vírus e é especialmente útil em situações de surto.

O envio de amostras de fezes para análise de ovos e parasitas (O&P), em geral, não é produtivo, exceto em pacientes imunodeprimidos, pacientes com histórico de viagem recente ao exterior, ou quando a diarreia é associada a surtos comunitários transmitidos pela água.* As amostras de fezes para os exames de O&P são enviadas, em geral, em três dias consecutivos, tendo em vista que alguns parasitas produzem ovos ou cistos nas fezes apenas de forma intermitente.

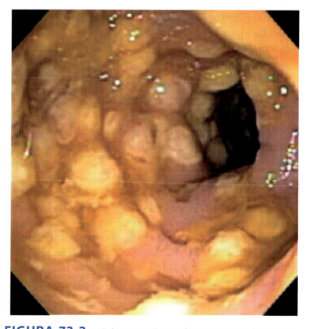

FIGURA 73-2 Colite pseudomembranosa causada por *Clostridium difficile*. Observe as pseudomembranas amareladas visualizadas na colonoscopia. (Reproduzida, com permissão, de Longo DL et al, eds. *Harrison's Principles of Internal Medicine*. 18ª ed. Nova Iorque, NY: McGraw-Hill; 2012.)

---

*N. de R.T. Nesse caso, o autor se refere a condições existentes nos Estados Unidos. No caso do Brasil, e principalmente em regiões de baixo índice de desenvolvimento humano (IDH), a ocorrência de parasitas é frequente.

614 PARTE IX • Doenças infecciosas

Tratamento

O tratamento essencial da diarreia é a hidratação. Soluções de reidratação oral contendo água, sal e açúcar têm sido determinantes na sobrevida dos pacientes em muitas partes do mundo. Em geral, para a maioria dos casos de diarreia adquirida na comunidade, o tratamento empírico com antibióticos não é favorável. A diarreia do viajante é frequentemente tratada com subsalicilato de bismuto ou loperamida.

O fármaco de escolha para a colite branda ou moderada causada por *C. difficile* é o metronidazol. Infecções graves causadas por *C. difficile* devem ser tratadas com vancomicina oral. Casos graves de shigelose (disenteria bacilar) devem ser tratados com ciprofloxacino. Casos graves de infecção por *Campylobacter* devem ser tratados com azitromicina. A gastrenterite por *Listeria* não requer antibióticos em pacientes imunocompetentes e não grávidas. Não existe medicamento antiviral disponível para norovírus ou rotavírus. A infecção por *Giardia* deve ser tratada com tinidazol.

Os probióticos têm pouco valor no tratamento da diarreia.

Prevenção

A maioria das estratégias preventivas é direcionada a indivíduos que viajam para países em desenvolvimento. Esses são aconselhados a evitar fontes de água potencialmente contaminadas, bem como frutas e vegetais frescos se não lavados em água fervida. Uma abordagem recente consiste no fornecimento de antimicrobianos aos viajantes, como o ciprofloxacino, que devem ser administrados em caso de um episódio diarreico. Os probióticos podem ser úteis na prevenção da colite associada a antibióticos causada por *C. difficile*.

Existem duas vacinas disponíveis contra rotavírus (ver Cap. 40). Ambas contêm vírus vivos e são administradas oralmente. Uma é uma vacina viva atenuada, a qual contém apenas o sorotipo mais comum (G1) que causa doença nos Estados Unidos. A outra é uma vacina viva rearranjada, a qual contém cinco cepas de rotavírus.* Um risco aumentado de intussuscepção foi relatado para ambas as vacinas. Pacientes com histórico de intussuscepção não devem receber nenhuma das vacinas.

APENDICITE

Definição

A apendicite é uma inflamação do apêndice vermiforme vestigial. É uma das causas mais comuns de abdome agudo que requer exploração cirúrgica.

Fisiopatologia

A obstrução do apêndice por uma entre uma variedade de causas (p. ex., fecalitos, infecções, como parasitas, tumores) conduz a uma elevação na pressão luminal e intramural. O crescimento bacteriano exacerbado é acompanhado de inflamação. Em caso de necrose, pode ser observada perfuração, seguida de peritonite difusa provocada por bactérias da microbiota normal do cólon (p. ex., *E. coli* e *Bacteroides*).

---

* N. de R.T. No Brasil, a vacina oral de rotavírus humano (VORH) foi implantada no país pelo Ministério da Saúde em 2006. Trata-se de uma vacina monovalente contendo em sua composição o sorotipo GI P[8] da cepa RIX4414. Estudos demonstraram proteção cruzada para gastrenterite e gastrenterite grave causadas pelos tipos G2, G3, G4 e G8.

Manifestações clínicas

As manifestações clínicas incluem dor abdominal (especialmente dor periumbilical que migra para o quadrante inferior direito), anorexia, náusea e vômito. Febre baixa e leucocitose branda podem estar presentes. Os sintomas iniciais podem passar despercebidos, uma vez que podem apresentar caráter inespecífico (p. ex., indigestão). Uma tomografia computadorizada (TC) abdominal padrão com contraste é frequentemente utilizada quando há suspeita de apendicite.

Patógenos

No início do curso da doença, os organismos predominantes são anaeróbios. Na doença tardia, predominam organismos mistos. *E. coli*, *Peptostreptococcus*, *Bacteroides fragilis* e *Pseudomonas* são comumente isolados. *Yersinia*, *Campylobacter* e *Salmonella* podem provocar ileíte aguda e adenite mesentérica, as quais podem mimetizar a apendicite.

Diagnóstico

Manifestações clínicas associadas a exames de imagem, como TC ou ultrassonografia, são normalmente os parâmetros utilizados para se avaliar a necessidade de cirurgia para aquele paciente.

Tratamento

A cirurgia é o tratamento definitivo para a apendicite, geralmente em combinação com antibióticos perioperatórios. A apendicectomia laparoscópica é preferível à apendicectomia aberta, pois a abordagem laparoscópica apresenta um risco reduzido de infecções cirúrgicas, um risco reduzido de obstrução intestinal e um tempo de recuperação mais rápido. Em alguns casos, pode ser utilizada apenas a administração de antibióticos (sem cirurgia), no entanto, existe um risco elevado do desenvolvimento de uma apendicite recorrente.

DIVERTICULITE

Definição

A diverticulite é a inflamação de uma saliência em forma de saco da parede do cólon, geralmente observada no cólon sigmoide (Fig. 73-3). Pode ocorrer a perfuração do divertículo com consequente formação de abscesso ou peritonite.

Fisiopatologia

Divertículos no cólon podem ser observados após anos de uma dieta deficiente em fibras.

Manifestações clínicas

Existe uma variedade de sintomas, dependendo do grau de perfuração. Os pacientes geralmente apresentam uma dor abdominal profunda e incômoda no quadrante inferior esquerdo, comumente acompanhada por febre baixa, leucocitose, náusea e vômito. Diarreia ou constipação podem ser observadas. Em casos de perfuração, os pacientes podem apresentar sinais peritoneais generalizados, com dor abdominal difusa e choque.

Patógenos

A microbiota intestinal anaeróbia, isto é, *B fragilis*, e os integrantes da família Enterobacteriaceae, como *E. coli*, geralmente encontra-se envolvida.

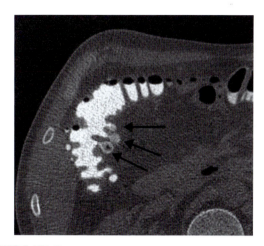

FIGURA 73-3 Diverticulose. As três setas pretas indicam divertículos. Um divertículo é uma evaginação da parede do cólon. A diverticulite é uma inflamação do divertículo. (Reproduzida, com permissão, de Marcin P, Matta EJ, Elsayes KM. Gastrointestinal Imaging. Em: Elsayes KM, Oldham SA, eds. *Introduction to Diagnostic Radiology*. Nova Iorque, NY: McGraw-Hill; 2015.)

Diagnóstico

A TC abdominal permite a visualização dos divertículos do cólon e as características associadas de espessamento da parede, infiltração de gordura, abscessos e gases extraluminais por meio de contraste.

Tratamento

Os antibióticos orais com excelente atividade anaeróbia (p. ex., amoxicilino associada ao clavulanato ou a combinação de ciprofloxacina com metronidazol) são utilizados em casos brandos. Em casos mais graves, que requerem hospitalização, fluidos intravenosos e antibióticos são administrados juntamente com repouso intestinal, conforme necessário. Em caso de abscesso abdominal associado ou sinais de peritonite, uma avaliação cirúrgica deve ser realizada.

Prevenção

A prevenção envolve o aumento da quantidade de fibras na dieta.

FEBRES ENTÉRICAS COMO A FEBRE TIFOIDE

Definição

Febre entérica é uma síndrome clínica composta por sintomas constitucionais, como febre, cefaleia, náuseas, vômitos e dor abdominal. Embora a febre entérica possa ser provocada por diversas espécies de *Salmonella*, a expressão "febre tifoide" refere-se à febre entérica causada por *Salmonella typhi*. *S. typhi* é também conhecida como *Salmonella enterica* sorovar typhi. A febre tifoide é uma importante questão de saúde mundial.

Fisiopatologia

Após o consumo de alimentos contaminados, a bactéria *Salmonella* penetra através do epitélio da mucosa intestinal por transcitose. Os microrganismos, em seguida, se replicam nos macrófagos das placas de Peyer, nódulos linfáticos mesentéricos e baço. A bacteriemia se desenvolve com a disseminação da bactéria para os pulmões, vesícula biliar, rins ou sistema nervoso central.

Os seres humanos são os únicos reservatórios de *S. typhi*; assim, deve-se suspeitar de contaminação dos alimentos ou da água por fezes humanas.

Manifestações clínicas

A fase prodrômica é caracterizada por sintomas constitucionais, como mal-estar, associado a dor abdominal, constipação e cefaleia. A febre se eleva ao longo dos próximos dias. Durante a segunda semana de progressão da doença, uma erupção transitória típica de lesões maculopapulares rosadas (**manchas rosadas**) pode ser observada. A esplenomegalia ocorre com mais frequência do que a hepatomegalia, contudo, ambas podem se manifestar. Bradicardia relativa e leucopenia são frequentemente observadas. A diarreia é incomum.

O estado de portador crônico é observado em aproximadamente 3% dos pacientes com febre tifoide. Os organismos, em geral, residem na vesícula biliar e são excretados nas fezes, que, por sua vez, atuam como uma fonte de infecção para outros indivíduos.

Patógenos

S. typhi e outras espécies de *Salmonella*, como *Salmonella paratyphi* A e *S. paratyphi B*, ocasionam a febre tifoide.

Diagnóstico

Um histórico de viagem para áreas endêmicas, juntamente com uma apresentação clínica compatível, são evidências frequentemente utilizadas no diagnóstico inicial. Indivíduos em retorno de viagem que apresentarem-se febris devem imediatamente submeter-se a hemoculturas, tendo em vista a suspeita clínica de febre entérica. No início da doença, as culturas de sangue são, em geral, positivas e as culturas de fezes são comumente negativas. Na fase tardia da doença e no estado de portador, as culturas de fezes são positivas e as culturas de sangue são negativas. As culturas de fezes apresentam-se positivas nessa fase da doença devido ao fato de a bile, oriunda de uma vesícula biliar infectada, carrear os organismos para as fezes.

Tratamento

O ciprofloxacino oral ou intravenoso é frequentemente utilizado. A ceftriaxona intravenosa é outra modalidade eficaz de tratamento. A administração de ciprofloxacino durante 4 semanas também pode ser utilizada, a fim de se eliminar o estado de portador. A colecistectomia deve ser considerada em portadores crônicos que não respondem à terapia antimicrobiana.

Prevenção

Medidas de higiene visando a proteção dos alimentos e das fontes hídricas da contaminação fecal humana correspondem a uma importante medida interventiva de saúde pública. A imunização pode não ser sempre eficiente, mas pode ser considerada em surtos epidêmicos, em indivíduos que viajam para países endêmicos e em contatos domésticos de portadores da febre tifoide.

Duas vacinas contra a febre tifoide encontram-se disponíveis nos Estados Unidos, ambas fornecendo aproximadamente 50 a 80% de proteção. A vacina contendo o polissacarídeo capsular Vi de *S. typhi* apresenta a vantagem de ser administrada uma única vez, por via intramuscular. A outra vacina contém bactérias *S. typhi* vivas e atenuadas, sendo administrada por via oral. Essa vacina apresenta a vantagem de estimular a imunidade (IgA) do intestino, interrompendo a cadeia de transmissão.

CAPÍTULO

74

Infecções pélvicas

CONTEÚDO DO CAPÍTULO

Introdução
Úlcera genital
Vaginite
Cervicite

Doença inflamatória pélvica
Uretrite
Epididimite
Prostatite

INTRODUÇÃO

As infecções nos órgãos pélvicos e em estruturas adjacentes formam um grupo heterogêneo de doenças. Essas infecções afetam principalmente mulheres e homens sexualmente ativos. Muitos dos patógenos associados são sexualmente transmissíveis, dessa forma, uma vertente importante da gestão da doença envolve a notificação e o tratamento do parceiro, bem como a educação do paciente acerca de práticas sexuais seguras. Entre as infecções sexualmente transmissíveis, as principais síndromes que serão discutidas são a úlcera genital, vaginite, cervicite, doença inflamatória pélvica, uretrite, prostatite e epididimite.

Alguns dos organismos descritos neste capítulo, como *Treponema pallidum, Neisseria gonorrhoeae, Chlamydia trachomatis* e o herpes-vírus simples 2, são transmitidos da mãe para o feto. A sigla TORCHES é utilizada para se descrever determinadas infecções fetais ou neonatais importantes adquiridas da mãe. Existem diversas versões desse acrônimo. Uma comumente utilizada é: T = **t**oxoplasma; O = **o**utro (incluindo parvovírus, vírus da imunodeficiência humana e vírus zika); R = **r**ubéola; C = **c**itomegalovírus; HE = **he**rpes-vírus simples 2; e S = **s**ífilis. Uma lista mais completa dos organismos transmitidos verticalmente de mãe para filho pode ser encontrada na Parte 12, Tabela XII-10.

ÚLCERA GENITAL

Definição

A úlcera genital se manifesta como uma ruptura na pele ou mucosa da genitália, geralmente causada por uma infecção sexualmente transmissível. Nessas infecções, o herpes-vírus simples 2 (HSV-2) é a origem mais comum na maioria das áreas geográficas, seguido pela sífilis e pelo cancroide. A causa não infecciosa mais importante é a doença de Behçet.

Fisiopatologia

Os mecanismos pelos quais os patógenos produzem úlceras não são completamente compreendidos, além disso, existem diferentes mecanismos de desenvolvimento da lesão, dependendo do agente patogênico relacionado. No cancroide, uma citotoxina secretada por *Haemophilus ducreyi* pode ser importante no desenvolvimento de lesão das células epiteliais.

Manifestações clínicas

Embora as diversas lesões possam apresentar uma aparência característica, é importante observar que a epidemiologia local deve ser levada em consideração, uma vez que as lesões podem aparecer de forma atípica. A aparência da úlcera, se esta é dolorosa ou não, e a natureza da linfadenopatia associada podem fornecer evidências acerca da etiologia da úlcera. A Figura 74-1 apresenta várias vesículas ao longo do pênis de um paciente com herpes genital. As lesões vesiculares são, em geral, dolorosas. As vesículas podem progredir, em seguida, formando úlceras superficiais. A Figura 74-2 apresenta o cancro da sífilis primária. Esta é uma lesão indolor, com uma base superficial, de borda endurecida e elevada. A Tabela 74-1 descreve as características clínicas importantes das lesões de úlcera genital, os procedimentos diagnósticos e o tratamento.

Patógenos

As etiologias infecciosas comuns relacionadas às úlceras genitais incluem o HSV-2 (causador do herpes genital), *T. pallidum* (causador da sífilis primária) e *H. ducreyi* (causador do cancroide). Patógenos menos comuns incluem *C. trachomatis* sorovares L1-3 (causadores do linfogranuloma venéreo) e *Klebsiella granulomatis* (causadora do granuloma inguinal, também conhecido como donovanose).

Diagnóstico

Um histórico médico e sexual completo, seguido de um exame físico, são dados importantes para o diagnóstico. Embora as

CAPÍTULO 74 • Infecções pélvicas **617**

características clínicas possam ser bastante úteis, frequentemente existe uma sobreposição na manifestação da doença, além da possibilidade de apresentação conjunta de múltiplas síndromes. Dessa forma, a realização de testes diagnósticos é altamente recomendada. Normalmente, a visita inicial inclui: teste de anticorpo fluorescente direto (AFD) para antígenos do HSV, cultura viral para HSV ou métodos de amplificação de ácidos nucleicos para detecção do DNA do HSV a partir de uma amostra retirada da base da úlcera e testes sorológicos para sífilis (p. ex., reagina plasmática rápida [RPR]) usando uma amostra de soro. Ensaios destinados à identificação de outras doenças sexualmente transmissíveis, incluindo o vírus da imunodeficiência humana (HIV), também são importantes, uma vez que é comumente observada a cotransmissão de múltiplos agentes patogênicos (ver Tab. 74-1).

Tratamento

O fármaco de escolha para o tratamento do herpes genital é o aciclovir ou um de seus derivados, fanciclovir ou valaciclovir. As sífilis primária e secundária são tratadas com uma penicilina de longa duração, a penicilina G benzatina. O fármaco de escolha para o cancroide é a azitromicina, ao passo que para o linfogranuloma venéreo é a doxiciclina (ver Tab. 74-1).

O tratamento empírico é, em geral, implementado antes do resultado dos testes diagnósticos. Como para a maioria das infecções sexualmente transmissíveis, o tratamento de preferência é aquele que envolve apenas uma dose e que pode ser assistido.

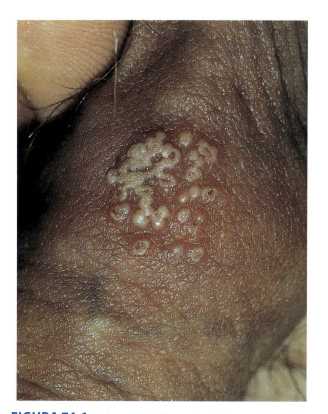

FIGURA 74-1 Herpes genital causada pelo herpes-vírus simples 2. Observe o grupo de vesículas no eixo do pênis. (Reproduzida, com permissão, de Wolff K, Johnson R, Saavedra A, eds. *Fitzpatrick's Color Atlas & Synopsis of Clinical Dermatology*. 7ª ed. Nova Iorque, NY: McGraw-Hill; 2013.)

Prevenção

O uso consistente de preservativos é uma medida importante na prevenção do aparecimento de úlceras genitais. Em alguns casos, a prevenção primária da infecção por HSV pode ser realizada por meio do tratamento do parceiro negativo em casais sorodiscordantes com aciclovir ou um de seus derivados. A profilaxia com esses fármacos pode ser efetiva na prevenção de recorrências de surtos de HSV em pacientes que apresentam ocorrências frequentes, principalmente entre aqueles indivíduos que são imunossuprimidos. A notificação e o tratamento do parceiro também correspondem a importantes estratégias de prevenção. Não existe vacina contra nenhum dos organismos causadores de úlceras genitais.

VAGINITE

Definição

A vaginite é uma inflamação da vagina que pode resultar em corrimento, prurido e dor. Esses sintomas ocorrem principalmente em três doenças: candidíase, tricomoníase e vaginose bacteriana. Causas não infecciosas incluem o líquen plano e determinados medicamentos (p. ex., contraceptivos orais). Observe que um corrimento vaginal pode ser identificado tanto na vaginite quanto na cervicite.

Fisiopatologia

A utilização de antibióticos que inibem a microbiota normal da vagina, sobretudo os lactobacilos, é um fator predisponente ao desenvolvimento de uma vaginite por *Candida*. A *Candida* é um membro da microbiota normal de muitas mulheres. A patogênese da vaginose bacteriana é incerta, no entanto, aparentemente esta não é uma doença sexualmente transmissível. A tricomoníase, por outro lado, é uma doença sexualmente transmissível.

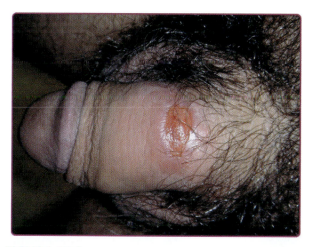

FIGURA 74-2 Cancro da sífilis primária provocado pelo microrganismo *Treponema pallidum*. Observe a úlcera superficial, de base limpa e borda elevada. (Reproduzida, com autorização, de Goldsmith LA, et al. *Fitzpatrick's Dermatology in General Medicine*. 8ª ed. Nova Iorque, NY: McGraw-Hill; 2012.)

TABELA 74-1 Úlceras genitais: características clínicas, diagnóstico e tratamento

Síndrome	Patógeno	Aparência da úlcera	Dor	Adenopatia	Diagnóstico	Tratamento
Herpes genital	HSV-2 (mais frequentemente que HSV-1)	Vesículas pequenas e múltiplas e úlceras com base eritematosa	Dolorida	Linfadenopatia sensível	Teste de anticorpo fluorescente direto (AFD) e/ou cultura viral; amostra obtida da base da úlcera; o esfregaço de Tzanck apresenta células gigantes multinucleadas; o teste de amplificação de ácidos nucleicos (NAAT) pode ser útil	Aciclovir, fanciclovir, valaciclovir
Sífilis	Treponema pallidum	Úlcera única (geralmente), endurecida, apresentando uma base limpa; pode apresentar cura espontânea e não ser observada	Indolor	Linfadenopatia indolor, regional; linfonodos "elásticos"	Triagem sorológica com ensaio não treponêmico (p. ex., pelo teste de reagina plasmática rápida [RPR] ou pelo Laboratório de Pesquisa em Doenças Venéreas [VDRL]); ensaio treponêmico para a confirmação do diagnóstico (p. ex., pelo teste de absorção do anticorpo treponêmico fluorescente [FTA-ABS]); realização do exame de campo escuro de fluido da lesão, se possível	Penicilina G benzatina
Cancroide	Haemophilus ducreyi	Úlceras múltiplas, não endurecidas, com a presença de exsudato cinza ou amarelo na base	Bastante dolorida	Linfadenopatia inguinal unilateral, sensível; os linfonodos podem se romper	De difícil diagnóstico; meio de cultura especial, se disponível, ou reação em cadeia da polimerase (PCR)	Azitromicina
Linfogranuloma venéreo	Chlamydia trachomatis sorovares L1-3	Úlceras pequenas, superficiais, que apresentam cura espontânea e não são comumente observadas	Indolor	A aparência típica dos linfonodos é uma característica fundamental; pode ser bilateral, grande e doloroso; se apresenta como "bulbões" flutuantes e formação de trato sinusal	NAAT; a sorologia também pode ser utilizada	Doxiciclina
Granuloma inguinal (donovanose)	Klebsiella granulomatis	Úlcera vascular, marcada, apresentando uma coloração avermelhada semelhante a carne, com aparência granulomatosa e bordas elevadas	Indolor	Não é a principal característica da doença; podem ocorrer granulomas subcutâneos, "pseudobulbões"	De difícil diagnóstico; PCR caso esteja disponível; também podem ser observados organismos ovais de coloração escura pela técnica de Giemsa (corpúsculos de Donovan) a partir de espécime de biópsia	Doxiciclina

Manifestações clínicas

Os pacientes, em geral, sentem-se instigados a procurar atendimento médico, devido à presença de um corrimento anormal. Este pode ser acompanhado por prurido, dor (incluindo dispareunia) e sintomas de irritação vaginal. A Figura 74-3 demonstra a aparência branca, semelhante a um "queijo cottage", da candidíase vaginal. A Figura 74-4 apresenta o colo do útero com aspecto de "morango" da tricomoníase. Podem ser observadas lesões puntiformes, avermelhadas no colo do útero, e um exsudato espumoso pode ser visualizado no orifício cervical. O corrimento vaginal na vaginose bacteriana é ralo e acinzentado, e possui um odor desagradável, frequentemente descrito como "odor de peixe". A Tabela 74-2 descreve as características clínicas importantes da vaginite, seus procedimentos diagnósticos e o tratamento.

Patógenos

Candida albicans é a causa mais comum de candidíase vaginal. *Trichomonas vaginalis* é a causa da tricomoníase. O crescimento

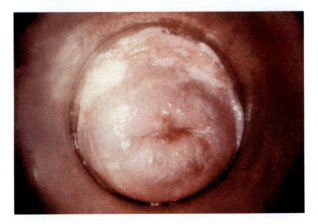

FIGURA 74-3 Candidíase vaginal causada pelo microrganismo *Candida albicans*. Observe as áreas que apresentam exsudato esbranquiçado, com aparência "semelhante a queijo cottage" na mucosa cervical. (Fonte: Centers for Disease Control and Prevention.)

excessivo de bactérias como *Gardnerella vaginalis* está implicado na vaginose bacteriana, mas também estão envolvidos anaeróbios como *Mobiluncus* e *Prevotella* e não anaeróbios como *Mycoplasma hominis* e *Ureaplasma*.

Diagnóstico

Pacientes com queixa de corrimento vaginal devem ser submetidas a uma anamnese cuidadosa, incluindo o período da última menstruação, uso de medicamentos e atividade sexual. O exame físico deve incluir um exame microscópico do próprio corrimento vaginal sobre uma lâmina de vidro, utilizando uma gota de solução salina a 0,9% (para a visualização de tricomonas móveis ou células indicadoras), seguido por uma gota de hidróxido de potássio 10% (para a identificação de *Candida*). Caso a microscopia seja negativa, a cultura de *Candida* e o teste de amplificação de ácido nucleico (NAAT) de *Trichomonas* são realizados a fim de se aumentar a sensibilidade diagnóstica.

Os tricomonas são apresentados na Figura 74-5. A Figura 74-6 apresenta as células indicadoras como células epiteliais vaginais grandes, salpicadas por bactérias. A coloração de Gram das células indicadoras revela a presença de muitos bastonetes Gram-variáveis na superfície das células epiteliais. A Figura 74-7 apresenta a aparência das leveduras e pseudo-hifas de *Candida*. As culturas para *Gardnerella* não são realizadas, tendo em vista que pelo menos 50% das mulheres assintomáticas carreiam o organismo. Ver Tabela 74-2 para obter informações adicionais.

Tratamento

O metronidazol é o fármaco de escolha para a vaginose bacteriana e a tricomoníase. Para a candidíase, o fluconazol oral, o miconazol ou butoconazol administrados por via vaginal são os fármacos

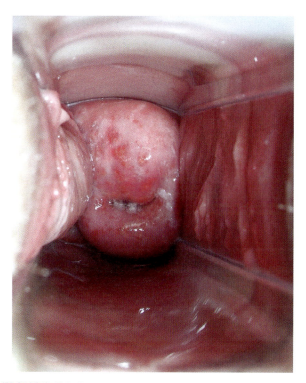

FIGURA 74-4 Tricomoníase ocasionada pelo microrganismo *Trichomonas vaginalis*. Observe a secreção espumosa e as lesões puntiformes com aspecto de "morango" no colo do útero. (Reproduzida, com permissão, de Usatine RP et al. *The Color Atlas of Family Medicine*. Nova Iorque, NY: McGraw-Hill; 2009. Cortesia de Richard P. Usatine, MD)

TABELA 74-2 Vaginite: Características clínicas, diagnóstico e tratamento

Síndrome	Patógeno(s)	Natureza da secreção vaginal	pH	Microscopia	Tratamento	Outras observações
Normal	As espécies de *Lactobacillus* são a flora normal predominante	Pode ser clara e mucoide, especialmente com o aumento do estrogênio na metade do ciclo; durante a gravidez, as secreções podem ser mais espessas e esbranquiçadas	< 4,5			
Vaginose bacteriana	*Gardnerella vaginalis*; anaeróbios, como espécies de *Mobiluncus*, também estão envolvidos	Malcheirosa, de coloração acinzentada, de espessura rala	> 4,5	As células indicadoras são células epiteliais recobertas por bactérias Gram-variáveis (ver Fig. 74-6)	Metronidazol (via oral ou gel) ou tinidazol (via oral)	Um odor de "peixe", semelhante à amina, ocorre após a adição de hidróxido de potássio a 10%
Candidíase vaginal	*Candida albicans*	"Queijo cottage"; branca e grumosa	< 4,5	Leveduras e pseudo-hifas são observadas em preparações de KOH (hidróxido de potássio a 10%) (ver Fig. 74-7)	Fluconazol (via oral), miconazol (supositório vaginal), butoconazol (creme vaginal) são opções de dose única	
Tricomoníase	*Trichomonas vaginalis*	Malcheirosa, de coloração verde-amarelada, de espessura rala	> 4,5	Numerosos neutrófilos	Metronidazol ou tinidazol (via oral)	Colo do útero com aspecto de "morango" visualizado ao exame especular (inflamação e hemorragia puntual do colo do útero) (ver Fig. 74-4)

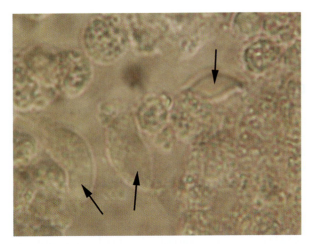

FIGURA 74-5 *Trichomonas vaginalis* em uma amostra de corrimento vaginal. Observe os tricomonas (setas) preparados em solução salina e visualizados em microscópio óptico. (Reproduzida, com permissão, de Usatine RP et al. *The Color Atlas of Family Medicine*. Nova Iorque, NY: McGraw-Hill; 2009. Cortesia de Richard P. Usatine, MD.)

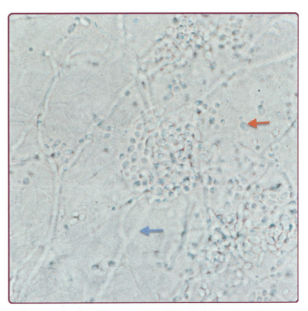

FIGURA 74-7 *Candida* visualizada em uma preparação de KOH. Observe as células de levedura (seta vermelha) e as pseudo-hifas (seta azul). (Reproduzida, com permissão, de Goldsmith LA et al. *Fitzpatrick's Dermatology in General Medicine*. 8ª ed. Nova Iorque, NY: McGraw-Hill; 2012.)

de escolha (ver Tab. 74-2). *T. vaginalis* é uma infecção sexualmente transmissível, assim, é preferencial a escolha de um regime de tratamento único do paciente e do parceiro. Após o tratamento da tricomoníase, os Centers for Disease Control and Prevention recomendam um novo teste NAAT para avaliar a reinfecção, independentemente de o parceiro ter sido ou não tratado.

Prevenção

Não existe vacina contra nenhum dos organismos que causam vaginite.

CERVICITE

Definição

A cervicite é uma inflamação do colo uterino. A cervicite aguda, em geral, se desenvolve devido a uma infecção sexualmente transmissível causada por *C. trachomatis*, *N. gonorrhoeae* ou ambos. Observe que um corrimento vaginal pode ocorrer tanto na vaginite quanto na cervicite.

Manifestações clínicas

Muitas mulheres com cervicite são assintomáticas, contudo, um corrimento vaginal e sangramento entre os períodos menstruais pode ser observado. Em muitos casos, a cervicite é detectada no exame especular (Fig. 74-8) e/ou após o exame de rotina, que visa a identificação de *C. trachomatis* e *N. gonorrhoeae*. As mulheres que apresentam infecção uretral concomitante podem desenvolver disúria. Ao exame físico, o aumento da friabilidade do tecido cervical após a inserção de um *swab* pode representar uma evidência diagnóstica.

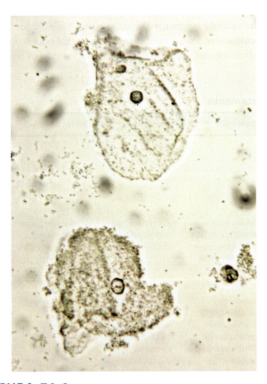

FIGURA 74-6 Células indicadoras na vaginose bacteriana. Observe que a célula epitelial inferior é uma "célula indicadora", pois a sua superfície encontra-se recoberta por bactérias. A célula epitelial superior *não* é uma "célula indicadora", uma vez que a sua superfície apresenta poucas bactérias. (Reproduzida, com permissão, de Usatine RP et al. *The Color Atlas of Family Medicine*. Nova Iorque, NY: McGraw-Hill; 2009. Cortesia de E.J. Mayeaux, Jr., MD.)

Patógenos

Os patógenos mais comuns são *C. trachomatis* sorovares D-K e/ou *N. gonorrhoeae*. Outras etiologias menos comuns incluem HSV e *T. vaginalis*.

DOENÇA INFLAMATÓRIA PÉLVICA

Definição

A doença inflamatória pélvica (DIP) é uma infecção polimicrobiana de estruturas do trato genital superior, sobretudo do útero, das trompas de Falópio e dos ovários.

Fisiopatologia

Quando a barreira do canal endocervical é comprometida, as bactérias vaginais podem ascender para o espaço normalmente estéril do trato genital superior (útero, trompas de Falópio e ovários). Uma infecção sexualmente transmissível que afeta o colo do útero (p. ex., por *N. gonorrhoeae* e *C. trachomatis*) pode iniciar o processo, permitindo que as bactérias anaeróbias da vagina realizem um movimento ascendente.

O hábito de apresentar múltiplos parceiros sexuais aumenta o risco de desenvolvimento de DIP. Episódios múltiplos de DIP resultam na cicatrização das trompas de Falópio e em aumento do risco de gravidez ectópica e esterilidade. A DIP é especialmente comum em mulheres adolescentes e jovens adultas.

Manifestações clínicas

Os pacientes podem apresentar uma variedade de sintomas, de dor lombar à febre, calafrios, dor abdominal inferior, e sensibilidade cervical e adnexa. O início abrupto da dor abdominal associado à menstruação é um achado comum na DIP. No exame físico, sensibilidade à movimentação do colo uterino e corrimento vaginal anormal são importantes sinais diagnósticos.

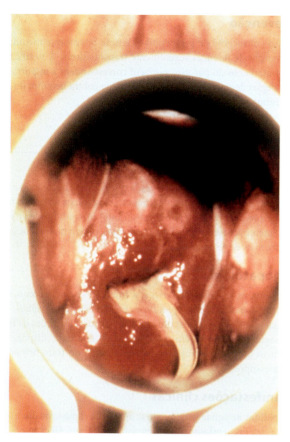

FIGURA 74-8 Cervicite. Observe o exsudato purulento no orifício cervical. (Reproduzida, com permissão, de Knoop KJ, Stack LB, Storrow AB, Thurman RJ. *The Atlas of Emergency Medicine.* 3ª ed. Nova Iorque, NY: McGraw-Hill, 2009. Contribuição fotográfica: Sue Rist, FNP.)

Patógenos

A DIP é causada principalmente por *N. gonorrhoeae* e *C. trachomatis*, juntamente com *Mycoplasma genitalium*, bastonetes Gram-negativos entéricos e anaeróbios.

Diagnóstico

Um diagnóstico clínico pode ser realizado baseado no aumento da friabilidade do colo uterino, com a presença ou ausência de secreção mucopurulenta. Para um diagnóstico laboratorial, o NAAT para *C. trachomatis* e *N. gonorrhoeae* é realizado rotineiramente. Caso o teste NAAT não esteja disponível, a coloração de Gram e a cultura de gonococos podem ser realizadas.

Diagnóstico

Tendo em vista a dificuldade frequente de se obter um diagnóstico preciso da DIP (devido aos achados inespecíficos), e uma vez que as consequências de uma DIP não tratada podem ser graves, muitas pacientes optam pelo tratamento baseadas em critérios diagnósticos mínimos, como sensibilidade uterina, adnexa ou de movimentação cervical. Febre, a presença de leucócitos no corrimento cervical ou vaginal, proteína C-reativa elevada e evidências laboratoriais de infecção cervical por *N. gonorrhoeae* ou *C. trachomatis*, assim como, NAATs para esses organismos, podem aumentar a especificidade do diagnóstico.

Tratamento

Em caso de evidência clínica de cervicite, é recomendado um tratamento empírico para *C. trachomatis* e *N. gonorrhoeae* (ceftriaxona intramuscular associada à azitromicina via oral), principalmente se o acompanhamento dos resultados dos testes pelo paciente é incerto. Os parceiros sexuais dos pacientes com diagnóstico confirmado também devem ser notificados e tratados.

Tratamento

Se os sintomas forem brandos, as mulheres podem ser tratadas como pacientes ambulatoriais com cefoxitina ou ceftriaxona (uma dose) associada à doxiciclina (14 dias). O metronidazol algumas vezes é adicionado ao regime de tratamento. No ambiente hospitalar, a terapia intravenosa é preferencial. A cefoxitina, cefotetan em combinação com doxiciclina e clindamicina associada à gentamicina são opções iniciais, com a administração de antibióticos via oral apenas 24 horas após a melhora do paciente.

Prevenção

O uso consistente de preservativos é uma importante medida de prevenção de doenças sexualmente transmissíveis. A notificação e o tratamento do parceiro também correspondem a importantes estratégias de prevenção. Não existe vacina contra nenhum dos organismos que causam cervicite.

Prevenção

Não existe vacina contra nenhum dos organismos que causam a DIP.

URETRITE

Definição

A uretrite é uma inflamação da uretra. Em geral, é causada por uma infecção sexualmente transmissível, particularmente em homens sexualmente ativos. A uretrite é frequentemente considerada como gonocócica ou não gonocócica. Esta última é mais frequentemente associada a *C. trachomatis*. Uma causa não infecciosa de uretrite é a síndrome de Reiter, uma doença autoimune que inclui quadros de uretrite, uveíte e artrite reativa. A síndrome de Reiter é comumente uma sequela da infecção por *C. trachomatis*.

Manifestações clínicas

A disúria é uma queixa comumente apresentada. Descarga da uretra (Figura 74-9), prurido e queimação também são queixas comuns.

Patógenos

Neisseria gonorrhoeae e *C. trachomatis* são os organismos mais comumente associados. A uretrite não gonocócica é causada principalmente por *C. trachomatis*, mas outros organismos, como *M. genitalium* e *T. vaginalis*, podem estar envolvidos.

Diagnóstico

O NAAT para *C. trachomatis* e *N. gonorrhoeae* é realizado rotineiramente em muitos centros. Alguns centros também realizam testes NAAT para *M. genitalium*.

Tratamento

Em caso de evidência clínica de uretrite, como a presença de secreção uretral purulenta, é recomendada a instituição de um tratamento empírico para *N. gonorrhoeae* e *C. trachomatis* (ceftriaxona via intramuscular associada à administração de azitromicina via oral).

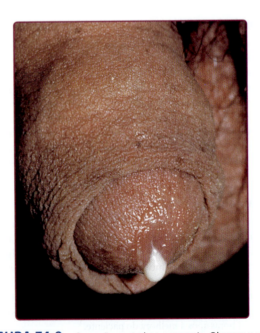

FIGURA 74-9 Secreção uretral na gonorreia. Observe a secreção uretral espessa e purulenta. (Reproduzida, com permissão, de Goldsmith LA et al. *Fitzpatrick's Dermatology in General Medicine*. 8ª ed. Nova Iorque, NY: McGraw-Hill; 2012.)

Prevenção

O uso consistente de preservativos é uma importante medida de prevenção de doenças sexualmente transmissíveis. A notificação e o tratamento do parceiro também correspondem a importantes estratégias de prevenção. Não existe vacina contra nenhum dos organismos que causam uretrite.

EPIDIDIMITE

Definição

A epididimite aguda é caracterizada por dor e inchaço do epidídimo com duração inferior a 6 semanas. Às vezes, os testículos também estão envolvidos (epidídimo-orquite). A epididimite crônica geralmente apresenta achados semelhantes, porém mais silenciosos, e dura mais de 6 semanas.

Fisiopatologia

Em homens sexualmente ativos, a infecção se inicia como uma uretrite que ascende ao epidídimo. Em homens mais velhos, não sexualmente ativos, a infecção está relacionada a infecções da bexiga, secundárias à hipertrofia prostática. Os fatores predisponentes incluem biópsia da próstata, instrumentação do trato urinário e imunossupressão.

Manifestações clínicas

A epididimite aguda geralmente se apresenta como uma dor escrotal unilateral, sensibilidade e edema do epidídimo. Ao exame físico, um escroto avermelhado e aumentado é observado. Uma hidrocele pode estar presente e um cordão espermático espessado pode ser palpado. A torção do testículo (caracterizada como uma dor testicular súbita, com um testículo assimétrico e mais elevado do que o outro) deve ser diferenciada da epididimite aguda, uma vez que a torção é uma emergência cirúrgica. A torção do testículo geralmente ocorre em adultos jovens várias horas após a atividade física ou o trauma.

A epididimite crônica se apresenta como um desconforto no epidídimo, escroto ou testículo com duração de 6 semanas ou mais.

Patógenos

A epididimite aguda em homens sexualmente ativos é tipicamente causada por *C. trachomatis* ou *N. gonorrhoeae*. *Escherichia coli* pode ser a causa em homens que mantêm relações sexuais com outros homens. *Escherichia coli* também é uma causa comum em homens mais velhos que apresentam infecção concomitante da bexiga.

A epididimite crônica pode ser uma infecção granulomatosa causada por *Mycobacterium tuberculosis*. No entanto, muitas vezes nenhuma etiologia é identificada.

Diagnóstico

Um diagnóstico microbiológico da epididimite aguda em homens sexualmente ativos pode ser realizado através da coloração de Gram de secreções uretrais e/ou NAAT para *C. trachomatis* ou *N. gonorrhoeae*. Em homens não sexualmente ativos, deve ser realizado um exame de análise e cultura de urina.

A ultrassonografia com doppler escrotal é o teste de escolha para a distinção de torção de epididimite. A ausência de fluxo sanguíneo ao ultrassom indica torção do testículo.

Tratamento

A epididimite aguda em homens sexualmente ativos deve ser tratada com ceftriaxona e azitromicina ou doxiciclina a fim de abranger as causas mais comuns. Nos casos comprovados de *C. trachomatis* ou *N. gonorrhoeae*, os parceiros sexuais também devem ser tratados. Em homens não sexualmente ativos, o uso do levofloxacino oral para *E. coli* é apropriado.

Prevenção

Não existe vacina contra nenhum dos organismos que causam epididimite.

PROSTATITE

Definição

A prostatite bacteriana aguda é caracterizada pela presença de sintomas urinários irritativos típicos (frequência urinária, hesitação, sensação de esvaziamento miccional incompleto, gotejamento), febre, piúria e culturas de urina positivas. A prostatite bacteriana crônica é caracterizada pelos mesmos sintomas miccionais, no entanto, a febre e a piúria geralmentes estão ausentes. A prostatite também é discutida no Capítulo 78, sobre infecções do trato urinário.

Fisiopatologia

As bactérias se deslocam em direção ascendente na uretra e este movimento é seguido de refluxo nos ductos prostáticos, onde, de fato, ocorre a infecção.

Manifestações clínicas

Os pacientes acometidos pela prostatite aguda manifestam febre, calafrios, sintomas urinários irritativos e dor pélvica ou perineal.

O exame físico pode revelar uma próstata bastante sensibilizada e aumentada. Os sintomas da prostatite bacteriana crônica podem ser mais sutis. Os pacientes podem apresentar infecções do trato urinário recorrentes, mas apenas um tratamento prolongado da prostatite resultará na cura da doença.

Patógenos

Os bastonetes Gram-negativos, em geral, estão envolvidos no quadro infeccioso, refletindo a variedade de organismos associados à cistite em homens. Estes organismos incluem Enterobacteriaceae (p. ex., *E. coli*, *Klebsiella* e espécies de *Proteus*), bem como *Pseudomonas*. Em homens sexualmente ativos, *N. gonorrhoeae* e *C. trachomatis* podem causar prostatite, principalmente em associação com quadros de uretrite e epididimite.

Diagnóstico

Pacientes com sintomas de prostatite, com próstata edemaciada e sensibilizada, são diagnosticados com prostatite bacteriana aguda. A cultura de urina é realizada, a fim de se identificar o organismo causador da infecção. A cultura de fluido prostático não é realizada, uma vez que a massagem da próstata não deve ser efetivada durante a fase aguda. A massagem prostática pode ser bastante útil na prostatite crônica.

Tratamento

O fármaco sulfametoxazol-trimetoprima ou uma fluoroquinolona, como o ciprofloxacino, podem ser utilizados como terapia empírica até que os resultados da cultura sejam obtidos. Esses agentes apresentam uma boa penetração na próstata. A terapia é prolongada, geralmente administrada durante 4 a 6 semanas.

CAPÍTULO

75 Infecções do trato respiratório superior

CONTEÚDO DO CAPÍTULO

Introdução
Otite média
Sinusite
Faringite

Resfriado comum
Crupe (laringotraqueobronquite)
Laringite
Epiglotite

INTRODUÇÃO

As infecções do trato respiratório superior são uma queixa comum dos pacientes ambulatoriais, resultando em uma grande proporção de visitas ao consultório médico. Embora a grande maioria das infecções seja de origem viral e autolimitada, algumas podem necessitar de hospitalização, principalmente na população pediátrica. As etiologias bacterianas de algumas das infecções do trato respiratório superior podem ser primárias ou superinfecções oriundas dos processos virais originais, sendo passíveis de tratamento (Tab. 75-1).

TABELA 75-1 Infecções comuns do trato respiratório superior

Infecção	Patógenos importantes	Tratamento
Otite média	Streptococcus pneumoniae, Haemophilus influenzae, Moraxella catarrhalis	Amoxicilina
Sinusite aguda	S. pneumoniae, H. influenzae, M. catarrhalis	Amoxicilina se os sintomas persistirem por mais de 10 dias
Faringite	Streptococcus pyogenes (estreptococos do grupo A), vírus (p. ex., adenovírus)	Penicilina ou amoxicilina em caso de diagnóstico de estreptococos do grupo A
Resfriado comum	Rinovírus, coronavírus e outros	Suporte; a administração de zinco pode ser efetiva na redução da duração dos sintomas
Crupe (laringotraqueobronquite)	Vírus parainfluenza	Suporte; corticosteroides e epinefrina em caso de sintomas brandos ou graves
Laringite	Vírus parainfluenza e rinovírus	Suporte
Epiglotite	H. influenzae tipo B	Ceftriaxona

OTITE MÉDIA

Definição

A otite média é uma infecção da orelha média ocasionada por vírus ou bactérias. A otite média pode ser aguda ou crônica. As informações contidas neste capítulo referem-se à otite média aguda. A otite média aguda é o segundo diagnóstico mais comum e a causa mais frequente de prescrição de antibióticos a crianças.

Fisiopatologia

Qualquer processo que leve à obstrução da trompa de Eustáquio pode resultar na retenção de fluidos e infecção concomitante da orelha média. Os fatores predisponentes mais comuns são infecções do trato respiratório superior e rinites alérgicas sazonais. A otite média é muito comum em crianças com idade inferior a 3 anos, uma vez que estas possuem uma pequena abertura da trompa de Eustáquio, que é facilmente bloqueável pelo processo inflamatório causado por uma infecção viral ou uma resposta alérgica.

Manifestações clínicas

Os pacientes apresentam dor no ouvido (otalgia) e pressão, frequentemente acompanhados por uma infecção do trato respiratório superior. Em crianças, a dor na orelha pode se manifestar como a sensação de um "puxão de orelha". Os pacientes também podem se queixar de diminuição da audição, irritabilidade, sono ruim e febre. Pode ocorrer drenagem de secreção do ouvido. No exame, a membrana timpânica apresenta-se eritematosa (Fig. 75-1A e B) com uma perda do reflexo luminoso e mobilidade reduzida. Em alguns casos, a membrana timpânica pode intumescer e, depois, se romper.

Patógenos

Bactérias e vírus podem causar otite média. Entre as bactérias, Streptococcus pneumoniae é a causa mais comum. Cepas não tipáveis de Haemophilus influenzae e Moraxella catarrhalis também são

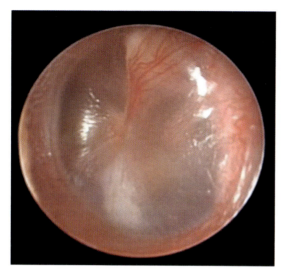 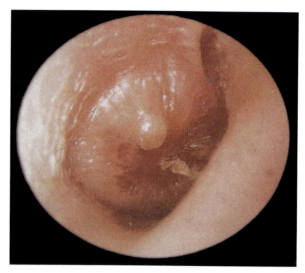

FIGURA 75-1 **A:** Membrana timpânica normal em uma criança de 6 anos. **B:** Otite média em uma criança de 3 anos. Observe a saliência na membrana timpânica e a perda do reflexo luminoso. (Reproduzida, com permissão, de Tintinalli JE et al, eds. *Tintinalli's Emergency Medicine: A Comprehensive Study Guide.* 7ª ed. Nova Iorque, NY: McGraw-Hill; 2009. Cortesia de Dr. Shelagh Cofer, Departamento de Otorrinolaringologia, Mayo Clinic.)

causas comuns. Entre os vírus, o vírus sincicial respiratório, o coronavírus e o rinovírus estão comumente associados.

Diagnóstico

A otite média é, em geral, diagnosticada clinicamente. Se a membrana se rompe, uma amostra do exsudato pode ser analisada por meio da coloração de Gram e cultura. Se houver indicação, pode ser realizada uma timpanocentese para se aliviar a pressão antes da ruptura timpânica, a fim de se obter uma amostra para cultura.

Tratamento

A amoxicilina por via oral é, em geral, o fármaco de escolha, associada a descongestionantes nasais para a abertura da trompa de Eustáquio. Em casos de resistência bacteriana, pode ser utilizada a amoxicilina-clavulanato.

Prevenção

Episódios recorrentes de otite média podem ser suprimidos por antibióticos profiláticos, como a amoxicilina ou o sulfisoxazol. Tubos de ventilação podem ser inseridos como uma estratégia de prevenção de infecções recorrentes. A vacina pneumocócica conjugada é efetiva na prevenção da doença invasiva pneumocócica, porém, é menos eficaz na prevenção da otite média.

SINUSITE

Definição

Sinusite é a inflamação dos seios paranasais. Pode ser aguda ou crônica. São consideradas infecções agudas aquelas que apresentam sintomas com duração inferior a 4 semanas. As informações contidas neste capítulo referem-se à sinusite aguda.

Fisiopatologia

Uma depuração mucociliar ineficiente, resultado de uma infecção viral ou rinite alérgica, pode obstruir o orifício do seio. Dessa forma, o muco se acumula na cavidade do seio. A estase pode levar ao crescimento bacteriano excessivo e a uma superinfecção. A sinusite frequentemente envolve o seio maxilar, uma vez que o óstio do seio encontra-se localizado em uma porção superior e a drenagem do muco necessariamente precisa ocorrer na direção oposta à gravidade. A drenagem dos demais seios é auxiliada pela ação da gravidade.

Manifestações clínicas

As manifestações clínicas incluem secreção nasal purulenta, congestão nasal, dor facial ou sinusal, diminuição do olfato e febre. Cefaleia e uma respiração malcheirosa também podem estar presentes.

Patógenos

Muitos casos iniciam com uma infecção viral do trato respiratório superior. Esta condição é propícia para o desenvolvimento de superinfecções bacterianas. No caso da sinusite bacteriana aguda, os organismos comumente relacionados são *S. pneumoniae*, *H. influenzae* e *M. catarrhalis*, assim como no caso da otite média aguda. *Staphylococcus aureus* também ocasiona quadros de sinusite, porém menos frequentemente. Em pacientes imunocomprometidos e diabéticos, podem ser observados casos de sinusite ocasionados por fungos, como *Aspergillus* ou *Mucor*.

Diagnóstico

A sinusite é, em geral, diagnosticada com base em um conjunto típico de sintomas e achados clínicos. A tomografia computadorizada dos seios da face é uma modalidade diagnóstica muito sensível para indicar processos inflamatórios do seio. No entanto, na ausência de

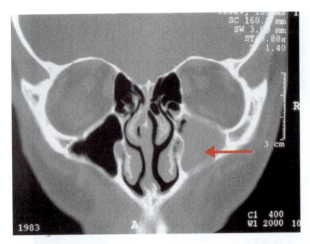

FIGURA 75-2 Sinusite. A seta aponta para o seio maxilar opacificado visualizado em um exame de tomografia computadorizada da cabeça. (Reproduzida, com permissão, de Brunicardi FC, Andersen D, Billiar T, et al. *Schwartz's Principles of Surgery*. 8ª ed. Nova Iorque, NY: McGraw-Hill; 2004.)

destruição óssea, esses achados são inespecíficos, no que diz respeito ao diagnóstico da sinusite clinicamente significativa, requerendo a instituição de uma terapia antibiótica (Fig. 75-2).

Tratamento

Se os sintomas são graves, os antibióticos são administrados em conjunto com corticosteroides intranasais, assim como com descongestionantes nasais. O fármaco de escolha para o tratamento é a amoxicilina, no entanto, caso a resistência a antibióticos seja uma preocupação, é utilizada a associação amoxicilina-clavulanato. Nos casos brandos, os antibióticos não são normalmente utilizados, a menos que os sintomas sejam persistentes por um período superior a 10 a 14 dias.

Prevenção

Não existe nenhuma evidência convincente de que a vacina pneumocócica e a vacina para *H. influenzae* tipo B possuem um efeito significativo na redução dos quadros de sinusite provocados por esses organismos.

FARINGITE

Definição

Faringite é uma inflamação da garganta causada principalmente por vírus. Aproximadamente 10% dos casos de faringite são causados por *Streptococcus pyogenes* (estreptococos do grupo A [EGAs]). A faringite estreptocócica (infecção na garganta por estreptococos) é importante, uma vez que sequelas imunes pós-estreptocócicas, como a febre reumática, podem se manifestar.

Manifestações clínicas

Os pacientes se queixam de um quadro de dor de garganta que apresenta piora com a deglutição. A febre também pode estar presente. Os sintomas típicos associados a uma infecção do trato respiratório superior (rinorreia, sensibilidade do seio, dor de ouvido, tosse) podem acompanhar a dor de garganta. No exame clínico é normalmente observada uma inflamação da faringe, das tonsilas e do palato. Um exsudato acinzentado encontra-se frequentemente presente nas tonsilas. Uma linfadenopatia cervical, anterior, com presença de sensibilidade, pode ser encontrada. Petéquias no palato também podem corresponder a um indício diagnóstico para a presença de EGA (Fig. 75-3).

Patógenos

Bactérias

Streptococcus pyogenes (EGA) é a causa bacteriana mais importante. Estreptococos dos grupos C e G também podem provocar a doença, porém não possuem antecedentes na ocorrência de febre reumática. A faringite causada por *Neisseria gonorrhoeae* é provavelmente resultado de atividade sexual, e a ocorrência em crianças é considerada um sinal de abuso infantil. *Mycoplasma pneumoniae*, *Chlamydia pneumoniae* e *Arcanobacterium haemolyticum* também ocasionam quadros de faringite.

Em alguns países onde a vacina contra a difteria não é amplamente utilizada, *Corynebacterium diphteriae* é uma importante causa de faringite, frequentemente acompanhada pela formação de uma pseudomembrana. *Fusobacterium necrophorum*, um anaeróbio Gram-negativo, pode provocar faringite acompanhada por uma tromboflebite séptica (síndrome de Lemierre). Observe que, embora *S. pneumoniae* e *H. influenzae* sejam colonizadores da orofaringe, estes não causam faringite.

Vírus

A maioria dos casos de faringite é causada por vírus respiratórios, como os adenovírus, vírus Influenza A e B, vírus parainfluenza, rinovírus e coronavírus. Outras causas virais incluem o vírus coxsackie (herpangina), vírus Epstein-Barr (mononucleose infecciosa) e o herpes-vírus simples, especialmente do tipo 1. O vírus da imunodeficiência humana desencadeia uma síndrome retroviral aguda que possui a faringite como parte da sua sintomatologia.

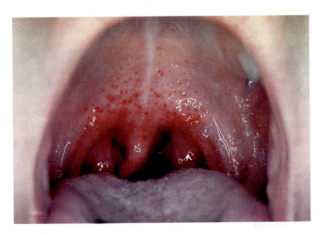

FIGURA 75-3 Faringite causada por *Streptococcus pyogenes*. Observe a faringe e as tonsilas inflamadas, bem como as petéquias palatais. (Os círculos brancos e as linhas curvas correspondem a um artefato da iluminação durante a captura da fotografia.) (Fonte: Dr. Heinz F. Eichenwald, Public Health Image Library, Centers for Disease Control and Prevention.)

Diagnóstico

A principal estratégia diagnóstica consiste em estabelecer se o quadro infeccioso é desencadeado por EGAs. Isso se deve ao fato de que infecções por EGAs são tratáveis, e uma intervenção em tempo hábil pode prevenir complicações, como a febre reumática aguda. Os critérios de Centor são critérios que podem ser utilizados para auxiliar o diagnóstico de EGAs. Esses critérios incluem exsudato tonsilar, adenopatia cervical anterior sensível, febre e ausência de tosse. Testes rápidos de detecção de antígenos de EGAs e cultura de amostras de garganta são, em geral, utilizados na confirmação do diagnóstico.

A distinção entre uma faringite bacteriana e uma faringite viral por meio de um exame de garganta pode ser bastante difícil. A Figura 75-4 apresenta exsudatos extensos sobre as tonsilas na faringite causada pelo vírus Epstein-Barr. A cultura de uma amostra de garganta é o método mais confiável para se determinar se a causa da doença consiste no agente etiológico *S. pyogenes*.

Tratamento

Se o diagnóstico da doença revela a presença de EGAs, o tratamento indicado pode consistir em penicilina G, penicilina V ou amoxicilina. Em pacientes alérgicos à penicilina, a eritromicina ou a cefalexina podem ser utilizadas.

O uso indiscriminado de antibióticos, como a penicilina e os macrolídios, representam um problema nos casos de faringite. Apesar de apenas 10% das dores de garganta possuírem origem bacteriana, os dados demonstram que 60% dessas infecções são tratadas com antibióticos, o que resulta em custos desnecessários, efeitos adversos e seleção de bactérias resistentes.

Prevenção

Apesar da existência de uma vacina contra *C. diphtheriae* e contra o vírus da gripe, não existe uma estratégia vacinal disponível contra a faringite causada por *S. pyogenes* ou por qualquer outro agente bacteriano ou viral. Portadores de longo prazo de EGAs não devem ser tratados, uma vez que não existem evidências de que esses tratamentos impedem a disseminação dos organismos às pessoas próximas ou o desenvolvimento de complicações, como a febre reumática aguda. É importante ressaltar que crianças que manifestam a doença cardíaca reumática devem receber penicilina por via oral durante muitos anos para prevenir a infecção por *S. pyogenes*, o que poderia causar uma intensificação da cardiopatia reumática.

RESFRIADO COMUM

Definição

O resfriado comum é uma infecção viral do trato respiratório superior, incluindo algumas ou todas as seguintes estruturas: nariz, garganta, seios nasais, trompas de Eustáquio, traqueia e laringe.

Fisiopatologia

Os vírus que desencadeiam o resfriado comum são transmitidos principalmente por meio de aerossóis gerados por espirros ou pelo contato direto. O contato direto envolve o contato mão-mão ou mão-superfície de contato. A mão transfere o vírus para o nariz, boca ou olhos do receptor. Os vírus não envelopados, como os rinovírus e adenovírus, são particularmente estáveis no meio ambiente e, em geral, são transmitidos por meio do contato mão-superfície de contato.

O resfriado comum e outras infecções respiratórias, como a gripe, ocorrem com mais frequência nos meses de inverno do que nos de verão, nos Hemisférios Norte e Sul. A razão para esta sazonalidade é incerta.

Manifestações clínicas

As manifestações clínicas incluem congestão nasal, diminuição do olfato, rinorreia (secreção nasal aquosa sem purulência) e espirros. Os pacientes também apresentam queixas de mal-estar geral e dor de garganta. Em alguns casos, quadros de cefaleia também podem ser relatados.

Patógenos

Os rinovírus (mais de 100 sorotipos) correspondem à etiologia mais comum (até 50%). Os coronavírus, adenovírus e enterovírus, como o vírus coxsackie, são outros agentes associados à doença. Vírus como o parainfluenza e o vírus sincicial respiratório também são possíveis causas do resfriado comum, embora inicialmente esses agentes estejam associados a outras doenças (laringotraqueobronquite e bronquiolite, respectivamente).

Diagnóstico

O resfriado comum é, em geral, diagnosticado clinicamente. Uma mucosa nasal eritematosa e edematosa é observada ao exame físico. Uma injeção conjuntival e faríngea também podem ser observadas. (Injeção neste contexto refere-se à hiperemia dos pequenos vasos sanguíneos.)

Tratamento

Geralmente, apenas a terapia sintomática é oferecida. A utilidade dos sais de zinco ainda é controversa. A administração de acetato de zinco em doses superiores a 75 mg/dia pode reduzir a duração dos sintomas. Outras estratégias incluem descongestionantes orais e irrigação nasal com solução salina hipertônica tamponada. Em caso de utilização por mais de alguns dias, os sprays nasais podem ser associados a uma congestão rebote após a interrupção do tratamento.

Não existem drogas antivirais eficazes contra o resfriado comum. Drogas antibacterianas *não* devem ser prescritas para pacientes com resfriado comum.

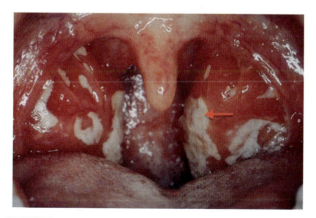

FIGURA 75-4 Faringite causada pelo vírus Epstein-Barr. Observe os diversos exsudatos esbranquiçados sobre as tonsilas (seta vermelha). (Reproduzida, com permissão, de Cutaneous Viral Infections. Kane K, Nambudiri VE, Stratigos AJ. eds. *Color Atlas & Synopsis of Pediatric Dermatology*. 3ª ed. Nova Iorque, NY: McGraw-Hill; 2017.)

Prevenção

Embora muitas vitaminas e terapias à base de plantas (p. ex., equinácea) tenham sido avaliadas, não existe qualquer evidência conclusiva de que essas terapias sejam efetivas na prevenção da infecção. A vitamina C administrada profilaticamente pode ser eficaz em populações de atletas de clima frio. No entanto, ensaios que avaliaram a utilização da vitamina C na população em geral (e não em atletas) revelaram que a capacidade desta substância em prevenir resfriados foi mínima. A lavagem das mãos pode evitar a transmissão de vírus respiratórios. Não existe vacina contra qualquer vírus associado ao resfriado comum.

CRUPE (LARINGOTRAQUEOBRONQUITE)

Definição

O crupe é uma inflamação da laringe, traqueia e de grandes brônquios (laringotraqueobronquite).

Manifestações clínicas

O estridor inspiratório consiste no principal achado clínico, juntamente com uma tosse forte, semelhante a latido de cachorro, e uma voz rouca. Os sintomas podem se iniciar de maneira sutil, com irritação e congestão nasal e, em seguida, progredirem rapidamente para o estridor ao longo de um dia.

Patógenos

Os vírus parainfluenza, principalmente do tipo 1, são a causa mais comum. O vírus influenza e o vírus sincicial respiratório correspondem a 1 a 10% dos casos.

Diagnóstico

O diagnóstico, em geral, é realizado clinicamente. As radiografias simples podem apresentar um "sinal do campanário" (estreitamento subglótico traqueal, que resulta em um formato de "V" invertido) (Fig. 75-5).

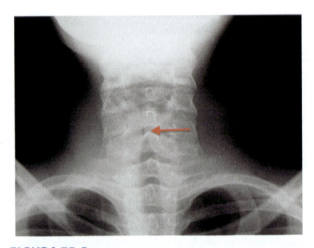

FIGURA 75-5 Crupe. Esta radiografia apresenta o "sinal do campanário" do crupe em uma criança de 12 anos. A seta vermelha indica a ponta superior do campanário. O campanário representa a constrição originada pela inflamação da laringe e da traqueia. (Reproduzida, com permissão, de Stone CK, Humphries RL, eds. *Current Diagnosis and Treatment of Emergency Medicine*. 7ª ed. Nova Iorque, NY: McGraw-Hill; 2011.)

Tratamento

Os pacientes com sintomas moderados a graves podem ser tratados com corticosteroides, como a dexametasona, com ou sem epinefrina. Não existe nenhuma terapia baseada em fármacos antivirais.

Prevenção

Não existe vacina contra o vírus parainfluenza.

LARINGITE

Definição

A laringite é uma inflamação das pregas vocais da laringe.

Manifestações clínicas

As manifestações clínicas incluem rouquidão e incapacidade de se comunicar por meio da fala (afonia). A laringite pode ser acompanhada ou precedida por uma infecção do trato respiratório superior.

Patógenos

Os vírus parainfluenza e rinovírus são as causas mais comuns de laringite. Outros vírus respiratórios, como o vírus influenza, adenovírus e coronavírus foram isolados de pacientes doentes. Bactérias, como *S. pyogenes*, *M. catarrhalis* e *H. influenzae*, também foram isoladas.

Diagnóstico

O diagnóstico da laringite é principalmente clínico.

Tratamento

O tratamento inclui hidratação e descanso vocal. Não é necessária a administração de antibióticos.

Prevenção

Não existe vacina contra os vírus parainfluenza e rinovírus. Não há nenhuma evidência convincente de que a vacina contra o vírus da gripe e a vacina contra *H. influenzae* tipo B estejam associadas à redução do número de casos de laringite.

EPIGLOTITE

Definição

A epiglotite é uma inflamação da epiglote.

Manifestações clínicas

Os pacientes se apresentam com dor de garganta de progressão rápida e odinofagia (dor ao engolir) ou disfagia (dificuldade de deglutição). A dor pode ser desproporcional em relação aos achados do exame físico. Pode ser observada a obstrução das vias aéreas em casos graves. A epiglotite em crianças pequenas deve ser tratada como uma emergência médica.

Patógenos

H. influenzae tipo B é, de longe, a causa mais comum da doença, apesar da utilização generalizada da vacina contra este microrganismo ter reduzido significativamente a incidência da epiglotite. Agentes patogênicos menos frequentes incluem outros tipos de *H. influenzae*, *S. pneumoniae*, *S. pyogenes* e *S. aureus*.

Diagnóstico

O diagnóstico é realizado por meio da visualização da epiglote. Em caso de laringoscopia indireta (realizada principalmente em crianças), é possível a observação de uma epiglote edemaciada e eritematosa apresentando coloração "vermelho-cereja". Nas radiografias laterais simples, é observada uma epiglote aumentada semelhante a um sinal do "polegar" (Fig. 75-6).

Tratamento

O tratamento envolve a administração de ceftriaxona intravenosa. Alguns centros adicionam corticosteroides, a fim de reduzir a inflamação, porém, os seus efeitos não são documentados. Uma ventilação adequada das vias aéreas deve ser mantida.

Prevenção

A prevenção inclui a imunização contra *H. influenzae* tipo B e *S. pneumoniae*. A administração de rifampicina profilática deve ser realizada em familiares próximos ao paciente doente, a fim de se reduzir o transporte orofaríngeo do microrganismo.

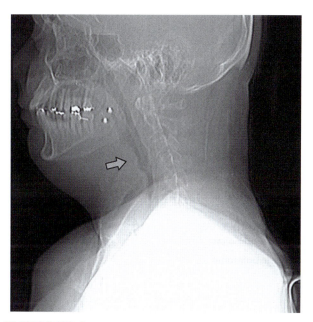

FIGURA 75-6 Epiglotite. Observe a epiglote aumentada (seta branca) em uma visão lateral de uma radiografia de pescoço. (Reproduzida, com permissão, de Longo DL et al, eds. *Harrison's Principles of Internal Medicine*. 18ª ed. Nova Iorque, NY: McGraw-Hill; 2012.)

CAPÍTULO

76 Infecções do trato respiratório inferior

CONTEÚDO DO CAPÍTULO

Introdução
Bronquite
Bronquiolite

Pneumonia
Abscesso pulmonar
Empiema pulmonar

INTRODUÇÃO

Infecções do trato respiratório inferior correspondem a uma importante causa de morbidade e mortalidade mundial em crianças e adultos. A pneumonia adquirida em comunidade, por exemplo, é a doença infecciosa mais mortal nos Estados Unidos. Este capítulo apresenta uma abordagem anatômica das infecções do trato respiratório inferior, evidenciando, primeiramente, os grandes brônquios (bronquite), após, os pequenos bronquíolos (bronquiolite) e, em seguida, os alvéolos, onde ocorre a pneumonia.

BRONQUITE

Definição

A bronquite é uma inflamação autolimitada dos brônquios. A bronquite aguda deve ser diferenciada da bronquite crônica, em que os pacientes apresentam um quadro de tosse por um período superior a 3 meses. As informações contidas neste capítulo referem-se à bronquite aguda.

Fisiopatologia

A tosse, característica intrínseca da bronquite, é uma tentativa de depurar o muco produzido pela resposta inflamatória a uma infecção viral. A bronquite ocorre mais frequentemente nos meses de inverno, do que nos meses de verão. O tabagismo é um fator predisponente para o desenvolvimento da bronquite (e pneumonia), uma vez que este danifica a porção ciliar dos brônquios, levando a uma incapacidade de depurar de maneira eficiente o muco do trato respiratório.

Manifestações clínicas

A tosse é o sintoma mais proeminente da bronquite. Inicialmente, a bronquite apresenta os sintomas de uma infecção do trato respiratório superior, principalmente congestão nasal, dor de garganta (sensação de garganta arranhando) e, talvez, uma febre baixa. O exame físico normalmente revela sibilos expiratórios. No entanto, se a

tosse persistir por mais de 5 dias e a pneumonia tiver sido descartada, deve-se suspeitar de bronquite aguda. A bronquite é autolimitada e o quadro, em geral, progride para a cura em 1 a 2 semanas. Contudo, a tosse pode persistir por várias semanas devido à hiper-reatividade das vias aéreas.

Patógenos

Os vírus respiratórios são os agentes patogênicos mais comuns (influenza A e B, vírus parainfluenza, coronavírus, rinovírus, vírus sincicial respiratório [VSR] e metapneumovírus humano). Os patógenos bacterianos não desempenham um papel significativo na bronquite aguda.

Diagnóstico

O diagnóstico é realizado sobretudo clinicamente. A apresentação típica da doença inclui tosse, com ou sem produção de catarro, que pode persistir por mais de 5 dias. Os pacientes geralmente não apresentam febre, contudo, podem manifestar uma febre baixa. As culturas de escarro não são comumente realizadas. Em pacientes com doença cardiorrespiratória crônica, um teste rápido de antígenos para o vírus influenza pode ser útil, tendo em vista que o fármaco oseltamivir pode encurtar a duração e a intensidade dos sintomas.

Uma vez que o tratamento das infecções respiratórias e da bronquite aguda é principalmente de suporte, estas distinções possuem um menor significado clínico. O que pode ser mais importante clinicamente é se realizar a distinção entre a bronquite aguda (geralmente viral) e a pneumonia (sobretudo bacteriana; ver seção sobre pneumonia), que requerem terapia antimicrobiana. Uma radiografia torácica pode ser realizada, a fim de se determinar a existência de um quadro de pneumonia.

Tratamento

O tratamento envolve o alívio dos sintomas com fármacos não esteroides anti-inflamatórios e/ou um broncodilatador, como o ipratrópio. Em caso de diagnóstico de gripe, o oseltamivir pode reduzir a duração e a gravidade dos sintomas. Os antibióticos devem ser

CAPÍTULO 76 • Infecções do trato respiratório inferior

administrados *apenas* nos indivíduos para os quais uma etiologia bacteriana tenha sido claramente confirmada.

Prevenção

A vacina contra a gripe pode prevenir a bronquite e a pneumonia causada pelos vírus influenza A e B. O inibidor de neuraminidase oseltamivir deve ser administrado a indivíduos não imunizados que apresentam doença cardiorrespiratória crônica. A lavagem das mãos é recomendada, a fim de se reduzir o carreamento de vírus respiratórios.

BRONQUIOLITE

Definição

A bronquiolite é a inflamação dos bronquíolos – as menores vias aéreas, de diâmetro menor do que 2 mm. A abordagem desta seção será focada na bronquiolite em recém-nascidos e crianças pequenas, em que a etiologia é principalmente infecciosa.

Fisiopatologia

Principalmente entre crianças menores de 2 anos de idade, os vírus podem danificar diretamente as células epiteliais dos bronquíolos terminais, provocando inflamação e obstrução das pequenas vias aéreas. A prematuridade é um importante fator predisponente.

Manifestações clínicas

Em geral, as crianças inicialmente apresentam sintomas compatíveis com uma infecção do trato respiratório superior e, posteriormente, é observado um aumento no desconforto respiratório. Crianças menores de 2 anos de idade, em particular, podem manifestar taquipneia, sibilos, ardência nasal e retrações torácicas. Em casos graves, podem ser observadas hipoxia, apneia e insuficiência respiratória. Na maioria dos casos, a recuperação ocorre entre 1 e 2 semanas.

Patógenos

O VSR é o patógeno mais comum. Outras etiologias incluem o vírus influenza, o vírus parainfluenza, adenovírus, coronavírus, rinovírus e o metapneumovírus humano. Em crianças, os vírus são a principal etiologia associada à bronquiolite. As bactérias aparentemente não estão envolvidas. Em adultos, as causas são mais variadas e compreendem os vírus, inalação de produtos químicos tóxicos no local de trabalho e causas idiopáticas. A bronquiolite causada pelo VSR ocorre principalmente nos meses de inverno.

Diagnóstico

O diagnóstico é fundamentalmente clínico. Sintomas de infecção do trato respiratório superior, seguidos de sinais e sintomas do trato respiratório inferior (p. ex., ardência nasal, sibilos) em uma criança durante o outono e inverno são indícios muito sugestivos de bronquiolite. A radiografia torácica geralmente apresenta uma hiperinflação dos pulmões. Um ensaio imunoabsorvente ligado à enzima (Elisa) para a detecção de antígenos do VSR em secreções respiratórias encontra-se disponível para o diagnóstico em pacientes hospitalizados. Um ensaio de reação em cadeia da polimerase (PCR), que detecta o RNA do VSR, também se encontra disponível.

Tratamento

Tendo em vista que esta geralmente é uma doença autolimitada, medidas gerais de suporte são adequadas na maioria dos casos. Pacientes que apresentam dificuldade respiratória moderada ou grave precisam ser hospitalizados e devem receber oxigênio suplementar. A administração de ribavirina via aerossol para os pulmões é aprovada para a utilização na doença grave causada pelo VSR, no entanto, seu uso é limitado a crianças hospitalizadas. Broncodilatadores administrados via inalação (p. ex., o salbutamol) podem ser úteis. Fármacos antibacterianos e glicocorticoides sistêmicos não são recomendados.

Prevenção

A lavagem das mãos para minimizar a transmissão de agentes patogênicos consiste em uma estratégia importante. Procedimentos de controle de infecções devem ser instituídos em pacientes hospitalizados para se evitar a propagação do vírus a outras pessoas.

O palivizumabe é um anticorpo monoclonal humanizado contra a proteína do envelope F (fusão) do VSR, que pode ser utilizado em determinadas populações para se diminuir o risco de ocorrência da doença causada pelo vírus em questão. Estas populações incluem crianças com displasia broncopulmonar, cardiopatia congênita e crianças nascidas prematuramente. É recomendada a administração anual de uma vacina contra a gripe em todos os indivíduos com idade superior a 6 meses. Não existe vacina viral contra o VSR.

PNEUMONIA

Definição

A pneumonia é uma inflamação do pulmão que afeta os alvéolos. A origem da pneumonia, adquirida na comunidade ou no ambiente hospitalar, será considerada como uma forma de auxiliar na determinação do espectro de patógenos potenciais que diferem de acordo com o cenário. Ainda mais importante, uma vez que uma terapia empírica é frequentemente instituída na pneumonia, as intervenções terapêuticas diferem de acordo com as diferentes populações.

O foco nesta seção será a pneumonia adquirida na comunidade que é uma das principais causas de morte nos Estados Unidos e no mundo. A pneumonia hospitalar, também conhecida como pneumonia nosocomial, é uma doença que se manifesta com 48 horas ou mais após a admissão na unidade de saúde e que não estava presente previamente à internação. O termo pneumonia "associada aos cuidados de saúde" também é utilizado.

Fisiopatologia

Os alvéolos dos pulmões são continuamente expostos aos microrganismos do meio ambiente por meio do trato respiratório superior. Nossas defesas do hospedeiro geralmente se mantêm em alerta com relação aos potenciais agentes patogênicos. No entanto, a doença pode se manifestar na presença de um organismo particularmente virulento, quando uma grande carga de organismos é inalada do ambiente ou aspirada da orofaringe, ou quando há um defeito na imunidade do hospedeiro.

Fatores predisponentes para a pneumonia incluem os extremos de idade (os muito jovens e muito idosos), doença pulmonar obstrutiva crônica (DPOC), além de bronquite crônica, diabetes melito, fibrose cística e insuficiência cardíaca congestiva. Usuários de drogas injetáveis em overdose, alcóolatras e indivíduos com distúrbios

632 PARTE IX • Doenças infecciosas

convulsivos apresentam um elevado risco de desenvolverem pneumonia, tendo em vista que eles podem aspirar organismos para o pulmão quando no estado de inconsciência. Indivíduos expostos a aerossóis hídricos, principalmente oriundos de aparelhos de ar-condicionado, encontram-se em risco de desenvolvimento de pneumonia causada por *Legionella*. Pacientes internados em uma unidade de terapia intensiva estão em risco de manifestação de pneumonia associada à ventilação mecânica, causada por bacilos Gram-negativos, como *Escherichia coli*, *Pseudomonas* e *Acinetobacter*.

Manifestações clínicas

Os sintomas incluem tosse, que pode ser produtiva com escarro, febre, calafrios, dor no peito e dispneia. O escarro "oxidado" é um achado clínico bem estabelecido da pneumonia pneumocócica. O escarro que apresenta uma aparência de "geleia de groselha" é observado na pneumonia causada por *Klebsiella*, uma vez que o organismo é fortemente encapsulado. Os achados clínicos do exame físico incluem taquipneia, estertores e roncos. Se o pulmão encontra-se consolidado, uma percussão maciça pode ser detectada.

Pacientes intubados e que foram acometidos por uma pneumonia nosocomial podem manifestar apenas febre como um sinal de apresentação da doença, que pode ser acompanhada pelo aumento das secreções respiratórias ou da necessidade de oxigênio. A pneumonia pode ser agravada por uma infusão pleural infectada ou por um empiema pleural. Um empiema pleural é uma acumulação de pus, sem delineamento, no espaço pleural.

Patógenos

Streptococcus pneumoniae é o agente etiológico mais comum associado a quadros de pneumonia adquirida na comunidade. Aproximadamente 15 a 30% dos isolados de *S. pneumoniae* são resistentes a um ou mais antibióticos comumente utilizados.

Outros patógenos bacterianos comuns incluem *Klebsiella pneumoniae* e *Haemophilus influenzae*. Observe que são as cepas não tipáveis de *H. influenzae*, e não a cepa tipo B, que desencadeiam a pneumonia em pacientes idosos portadores de DPOC. O *Staphylococcus aureus* resistente à meticilina adquirido na comunidade (MRSA-AC) tem sido cada vez mais associado a quadros de pneumonia.

Mycoplasma pneumoniae, espécies de *Legionella* e *Chlamydophila pneumoniae* são outros patógenos comumente envolvidos. A infecção por *Mycobacterium tuberculosis* também pode se manifestar como uma pneumonia. Em cerca de 30% dos adultos que apresentam pneumonia adquirida em comunidade, nenhum patógeno, bacteriano ou viral, é isolado.

A Tabela 76-1 apresenta algumas etiologias importantes de pneumonia adquirida em comunidade em função da idade. Observe que os patógenos associados à pneumonia em um neonato são aqueles adquiridos durante a passagem pelo canal do parto. A principal causa de pneumonia em crianças, *Chlamydia trachomatis*, também é adquirida durante a passagem pelo canal do parto, no entanto, é considerada um patógeno menos agressivo e, dessa forma, a manifestação da doença não é imediata. Observe que *M. pneumoniae* é a causa mais comum de pneumonia em adultos jovens.

A Tabela 76-2 apresenta as causas típicas da pneumonia adquirida na comunidade em função de vários fatores predisponentes. Em determinadas populações de pacientes, *Pseudomonas aeruginosa*, outros organismos Gram-negativos e *S. aureus* podem ser importantes patógenos associados ao desenvolvimento de pneumonia.

TABELA 76-1 Etiologias bacterianas e virais importantes relacionadas à pneumonia adquirida na comunidade classificadas por idade (listadas em ordem de frequência)

Idade	Bactérias	Vírus
Neonatos	Estreptococos do grupo B *Escherichia coli*	Vírus sincicial respiratório (VSR)
Lactentes	*Chlamydia trachomatis* *Streptococcus pneumoniae*	VSR Vírus parainfluenza
Crianças	*S. pneumoniae* *Haemophilus influenzae*	VSR Vírus parainfluenza
Jovens adultos	*Mycoplasma pneumoniae* *Chlamydophila pneumoniae* *S. pneumoniae*	Diversos vírus respiratórios (p. ex., adenovírus)
Adultos mais velhos	*S. pneumoniae* *H. influenzae* *Legionella pneumophila*	Vírus influenza

Por exemplo, *P. aeruginosa*, *Stenotrophomonas* e *Burkholderia* provocam pneumonia em pacientes com fibrose cística, e *S. aureus* é uma causa bem conhecida de pneumonia em pacientes com gripe. Os anaeróbios orais estão frequentemente envolvidos na pneumonia aspirativa.

TABELA 76-2 Fatores predisponentes associados a típicos patógenos causadores de pneumonia adquirida na comunidade

Fator predisponente	Patógenos típicos
Alcoolismo	*Klebsiella pneumoniae*, anaeróbios orais
Exposição a aves, sobretudo psitacídeos, como papagaios (psitacose)	*Chlamydophila psittaci*
Doença pulmonar obstrutiva crônica (DPOC), incluindo a manifestação relacionada ao tabagismo	*Haemophilus influenzae*
Fibrose cística	*Pseudomonas aeruginosa*
Lã importada, esporos presentes na lã (doença do classificador de lã)	*Bacillus anthracis*
Infecção pelo vírus influenza	*Staphylococcus aureus*
Intubação, pós-cirurgia e unidade de terapia intensiva (UTI)	Coliformes,[1] *P. aeruginosa*, *S. aureus*
Exposição a excrementos de ratos, principalmente nos Estados do Sudoeste dos Estados Unidos	Hantavírus
Exposição a ovelhas, principalmente ao tecido placentário (febre Q)	*Coxiella burnetii*
Viajar ou residir no Vale Central da Califórnia, Arizona ou no Novo México	*Coccidioides immitis*
Viajar ou residir em Ohio ou nos vales do rio Mississippi	*Histoplasma capsulatum*
Associado à ventilação mecânica, sobretudo na UTI	Espécies de *Acinetobacter*
Aerossóis hídricos, principalmente oriundos dos aparelhos de ar-condicionado	*Legionella pneumophila*

[1]Coliformes, como *Escherichia coli*, *Klebsiella*, *Enterobacter*, *Serratia* e *Proteus*.

Indivíduos expostos a determinados animais possuem um risco elevado de desenvolverem pneumonia; por exemplo, aqueles expostos a psitacídeos, como papagaios, apresentam risco de manifestação de psitacose causada por *Chlamydophila psittaci*, e os indivíduos expostos a placentas de ovelhas prenhas encontram-se em risco de serem acometidos pela febre Q, causada por *Coxiella burnetii*. Pessoas expostas a esporos do bacilo causador do antraz, presentes na lã de ovelhas, podem contrair a "doença do classificador de lã", uma pneumonia causada pelo *Bacillus anthracis*.

Patógenos comuns relacionados à pneumonia hospitalar incluem bastonetes Gram-negativos, como *E. coli*, *K. pneumoniae*, *P. aeruginosa*, espécies de *Enterobacter*, *Serratia marcescens*, espécies de *Acinetobacter* e cocos Gram-positivos, principalmente *S. aureus*.

A causa viral mais comum de pneumonia é o vírus influenza. No entanto, outros patógenos virais como o VSR, vírus parainfluenza, adenovírus, metapneumovírus humano e o coronavírus da síndrome respiratória aguda grave (SARS – *severe acute respiratory syndrome*) também podem causar pneumonia. Em pacientes com a imunidade celular reduzida, herpes-vírus, como o herpes-vírus simples, varicela-zóster e citomegalovírus, podem ocasionar uma pneumonia que apresenta risco à vida. Em determinadas áreas geográficas, como a parte Sudoeste rural dos Estados Unidos, ocorreram surtos de pneumonia causada por hantavírus.

Os fungos, como *Coccidioides* e *Histoplasma*, também causam pneumonia. *Pneumocystis jiroveci* provoca pneumonia, principalmente em pacientes com síndrome da imunodeficiência adquirida (Aids) que apresentam baixas contagens de CD4.

Diagnóstico

O padrão-ouro para o diagnóstico da pneumonia é a presença de um infiltrado em radiografias simples de tórax (Fig. 76-1). Os dados clínicos podem auxiliar no diagnóstico, contudo, a radiografia torácica é a ferramenta diagnóstica mais importante. A análise do escarro para a coloração de Gram e cultivo, bem como culturas sanguíneas, podem ser efetivas em pacientes hospitalizados, porém, são metodologias opcionais em pacientes ambulatoriais, tendo em vista que a terapia para a pneumonia adquirida na comunidade é principalmente empírica. Caso sejam indicadas culturas de escarro e hemoculturas, as amostras para análise devem ser obtidas antes do início do tratamento com antibióticos.

Na pneumonia causada por uma das bactérias piogênicas encapsuladas, como *S. pneumoniae*, a contagem de leucócitos do sangue é, em geral, elevada e o número de neutrófilos é comumente aumentado. O teste para a detecção do antígeno polissacarídeo pneumocócico na urina também é útil.

É importante que o catarro (*não a saliva*) seja enviado ao laboratório para a coloração de Gram e cultura. Se a amostra contém muitos neutrófilos e poucas células epiteliais, essa provavelmente corresponde a um catarro e será analisada. Se, no entanto, a amostra apresentar muitas células epiteliais e poucos neutrófilos, ela configura-se como saliva e será rejeitada pelo laboratório. Uma amostra de "escarro induzido" produzida utilizando-se solução salina hipertônica nebulizada aumenta as possibilidades de obtenção de uma boa amostra de escarro.

A pneumonia causada por *M. tuberculosis* é diagnosticada por meio da coloração álcool-ácido-resistente de amostras de escarro e pela cultura em meio de micobactérias. Um ensaio de PCR realizado diretamente com amostras de escarro também encontra-se disponível. A pneumonia causada por *Legionella pneumophila* é, em

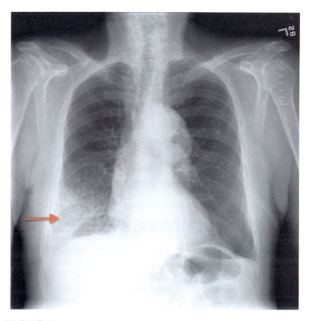

FIGURA 76-1 Pneumonia lobar causada por *Streptococcus pneumoniae*. A seta aponta para uma área de consolidação no pulmão direito. (Reproduzida, com permissão, de McKean SC et al. *Principles and Practice of Hospital Medicine*. Nova Iorque, NY: McGraw-Hill; 2012.)

geral, diagnosticada por meio do antígeno urinário. Ensaios de PCR destinados à identificação de vários patógenos respiratórios, como *M. pneumoniae*, vírus influenza e VSR são eficazes em circunstâncias especiais. O teste de aglutinina fria não é recomendado para o diagnóstico de pneumonia causada por *Mycoplasma*.

Tratamento

O tratamento para a pneumonia adquirida em comunidade é essencialmente empírico, uma vez que as estratégias de diagnóstico microbiológico são muitas vezes insensíveis. Pacientes ambulatoriais são, em geral, tratados com um fármaco macrolídio, como a azitromicina, uma tetraciclina, como a doxiciclina, ou uma quinolona respiratória, como o levofloxacino.

A associação amoxicilina-clavulanato com ou sem a adição de um macrolídeo também pode ser usada. Pacientes hospitalizados são frequentemente tratados com ceftriaxona associada a uma monoterapia com macrolídeo ou quinolona respiratória. Em caso de suspeita de pneumonia aspirativa, pode-se adicionar metronidazol ou clindamicina.

Em caso de ocorrência de gripe na comunidade, o Oseltamivir deve ser prescrito. Observe que a gripe pode predispor à pneumonia bacteriana, causada principalmente por *S. aureus* e *S. pneumoniae*, portanto, antibióticos podem ser necessários mesmo em indivíduos com a gripe já estabelecida.

Pacientes com suspeita de pneumonia adquirida no ambiente hospitalar devem ser tratados com agentes de amplo espectro, como um carbapenêmico (p. ex., ertapeném), dependendo da epidemiologia local, tendo em vista que muitas infecções hospitalares são resistentes a múltiplos fármacos. É importante que a administração de antibióticos tenha início imediato, uma vez que é observado um aumento nas taxas de morbidade e mortalidade após um atraso de mais de 8 horas no tratamento. A drenagem de um empiema ou líquido pleural infectado deve ser realizada.

Prevenção

A vacina contra o vírus *Influenza* é eficiente na redução da probabilidade de manifestação da pneumonia. A vacina de polissacarídeo pneumocócico (não conjugada) disponível para adultos de idades mais avançadas é importante na diminuição da bacteriemia e mortalidade associadas à pneumonia, contudo, não reduz a probabilidade da manifestação da doença em si. A vacina conjugada contra *H. influenzae* do tipo B *não* consiste em uma fonte importante de proteção, uma vez que são as cepas não tipáveis de *H. influenzae*, e não a cepa do tipo B, que representam as causas mais comuns de pneumonia. A renúncia ao tabagismo e o tratamento contra o abuso de álcool também podem diminuir o risco de pneumonia.

ABSCESSO PULMONAR

Definição

O abscesso pulmonar é um processo necrótico, que se desenvolve dentro do parênquima pulmonar, e que, frequentemente, resulta na formação de uma cavidade preenchida por ar e fluidos.

Fisiopatologia

Os pacientes podem aspirar bactérias da orofaringe para as vias aéreas e alvéolos inferiores. Isso geralmente ocorre quando o paciente encontra-se na posição de decúbito e não consegue depurar adequadamente as secreções. Por exemplo, a aspiração pode ocorrer quando uma pessoa está inconsciente durante uma overdose de drogas, após a ingestão excessiva de álcool, ou durante a anestesia que acompanha uma cirurgia. Uma higiene oral imprópria é um fator predisponente comum. Inicialmente, uma pneumonite pode se manifestar, contudo, esta pode evoluir para a necrose em uma semana ou mais. Um abscesso pulmonar causado por *S. aureus*, oriundo de um local distante de infecção, como a endocardite do lado direito em um usuário de drogas intravenosas, pode infectar os pulmões por meio da corrente sanguínea.

Manifestações clínicas

Os pacientes apresentam sintomas típicos de pneumonia com febre e tosse produtiva. O catarro é, em geral, malcheiroso, indicando a presença de microrganismos anaeróbios. Esses sintomas podem se manifestar lentamente e progredir ao longo de um período de semanas. Sintomas sistêmicos, como suores noturnos, fadiga e perda de peso também podem estar presentes.

Patógenos

Os organismos mais comuns são anaeróbios ou uma mistura de aeróbios e anaeróbios que fazem parte da microbiota oral. Os anaeróbios comumente envolvidos incluem espécies de *Peptostreptococcos*, espécies de *Prevotella* e *Fusobacterium nucleatum*. Os aeróbios incluem *Streptococcus milleri* e *S. aureus*. (Os médicos utilizam frequentemente o termo "aeróbio", em vez de facultativo, para descrever as bactérias que não são anaeróbias.)

Diagnóstico

A radiografia de tórax apresenta um infiltrado pulmonar, com uma cavidade geralmente preenchida por ar e fluidos (Fig. 76-2). Esse fato pode ser observado quando o abscesso corrói um brônquio e uma porção do pus presente na cavidade é expelida por meio da tosse e substituída por ar. O líquido pleural, se presente, e as culturas sanguíneas podem fornecer importantes dados microbiológicos, contudo, os organismos anaeróbios associados podem ser de difícil identificação.

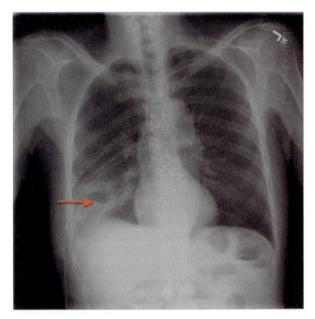

FIGURA 76-2 Abscesso pulmonar. A seta aponta para a interface ar-fluido no interior do abscesso. (Reproduzida, com permissão, de McKean SC et al. *Principles and Practice of Hospital Medicine*. Nova Iorque, NY: McGraw-Hill; 2012.)

Tratamento

A clindamicina ou a ampicilina-sulbactam são opções típicas de tratamento. A duração do tratamento é, em geral, de 4 a 6 semanas. Os pacientes que não respondem à terapia antibiótica exigem drenagem cirúrgica.

Prevenção

Não existe vacina contra os organismos que causam o abscesso pulmonar. As medidas preventivas incluem ter boa higiene dental e evitar a perda de consciência causada por overdose de drogas e abuso de álcool.

EMPIEMA PULMONAR

O empiema pulmonar consiste em um acúmulo de pus no espaço pleural. Este deve ser diferenciado de uma efusão pleural (derrame pleural), que é um transudato, enquanto um empiema é um exsudato contendo muitos neutrófilos.

A pneumonia, incluindo a pneumonia aspirativa, é o fator predisponente mais comum associado ao empiema. A toracotomia e o trauma são responsáveis pela maioria dos casos restantes. O diabetes é uma comorbidade comumente associada ao empiema.

CAPÍTULO 76 • Infecções do trato respiratório inferior **635**

Streptococcus pneumoniae é a causa mais comum de empiema; no entanto, membros do grupo *Streptococcus anginosus* encontram-se frequentemente associados. Em pacientes hospitalizados, o *S. aureus* é uma causa comum. Bastonetes Gram-negativos entéricos como *K. pneumoniae* também causam empiema em pacientes hospitalizados. Bactérias anaeróbias como *Prevotella, Fusobacterium* e *Peptostreptococcus* são frequentemente isoladas do fluido do empiema associado à pneumonia aspirativa.

Os achados clínicos são os de pneumonia, como febre, tosse e dor no peito que não se resolvem com o uso de antibióticos apropriados.

Pode ocorrer perda de peso e suores noturnos. Ao exame físico, podem ser observados sons respiratórios diminuídos, embotamento à percussão torácica e esforço reduzido na respiração profunda. A ultrassonografia e a tomografia computadorizada (TC) do tórax são utilizadas para a identificação do acúmulo localizado de pus.

O diagnóstico microbiológico envolve a aspiração do pus da empiema, a realização de uma coloração de Gram e cultura. O tratamento envolve a drenagem cirúrgica do pus em combinação com antibióticos apropriados para as bactérias isoladas do material aspirado.

CAPÍTULO

77

Infecções da pele
e dos tecidos moles

CONTEÚDO DO CAPÍTULO

Introdução

Impetigo

Celulite/erisipela

Foliculite

Abscessos cutâneos (furúnculo e carbúnculo)

Infecções necrosantes dos tecidos moles (fascite necrosante/mionecrose)

INTRODUÇÃO

As infecções da pele e dos tecidos moles correspondem a alguns dos diagnósticos infecciosos mais comuns e resultam em centenas de milhares de visitas ao consultório médico e a atendimentos de emergência a cada ano. Essas infecções frequentemente se desenvolvem após uma ruptura da integridade normal da pele, por meio de um trauma ou doença cutânea (p. ex., dermatite atópica). A grande maioria dessas infecções é causada por *Staphylococcus aureus* e *Streptococcus pyogenes* (Tab. 77-1). As infecções em pacientes com queimaduras, diabetes melito ou úlceras de decúbito podem envolver bastonetes Gram-negativos, como *Pseudomonas* ou anaeróbios. A disseminação hematogênica de organismos pela pele também pode ocorrer, porém é incomum. A histologia normal da pele pode ser observada na Figura 77-1.

IMPETIGO

Definição

O impetigo é uma infecção da camada epidérmica da pele.

Fisiopatologia

Existem duas formas de se contrair o impetigo, por meio da infecção primária, que se manifesta na pele íntegra, ou por meio do impetigo secundário, que ocorre após uma ruptura da integridade normal da pele. As bactérias invadem a camada epidérmica e provocam danos locais. O impetigo bolhoso se desenvolve quando cepas de *S. aureus* secretam a toxina esfoliativa, uma protease que degrada a desmogleína, resultando em perda de aderência da epiderme superficial. Essa é a mesma toxina que desencadeia a síndrome da pele escaldada estafilocócica.

Manifestações clínicas

Existem três variantes clínicas do impetigo: (1) o impetigo clássico, (2) o impetigo bolhoso e (3) o ectima. O impetigo clássico inicia na forma de pápulas, que evoluem para vesículas circundadas por eritema. Subsequentemente, as lesões preenchidas por fluidos aumentam de tamanho e se rompem, formando crostas espessas, aderentes, com uma aparência dourada "cor-de-mel" característica (Fig. 77-2). O impetigo bolhoso é similar ao impetigo clássico, porém produz bolhas (Fig. 77-3) por meio do mecanismo descrito anteriormente. O ectima é uma forma ulcerada de impetigo em que a lesão penetra através da epiderme em direção à derme (Fig. 77-4). Algumas cepas de *S. pyogenes* que causam impetigo têm sido associadas à glomerulonefrite pós-estreptocócica, dessa forma, os indivíduos acometidos devem estar cientes desta complicação em potencial. A febre reumática é uma sequela menos comum das infecções de pele estreptocócicas.

Patógenos

S. aureus e *S. pyogenes* são os dois patógenos principais associados ao impetigo. Em pacientes neutropênicos, uma síndrome clínica, denominada ectima gangrenoso, se manifesta devido à infecção disseminada por *Pseudomonas aeruginosa*. Seus achados cutâneos são o resultado da disseminação hematogênica de bactérias pelos vasos dérmicos, resultando em trombose, isquemia e necrose focal da pele. Essa não é uma infecção de pele superficial.

Diagnóstico

O diagnóstico do impetigo é realizado clinicamente na maioria dos casos. A cultura de fluido bolhoso ou pus deve ser considerada quando os pacientes não respondem ao tratamento-padrão.

Tratamento

A terapia antibacteriana deve ser direcionada contra *S. pyogenes* e *S. aureus*. A terapia tópica com mupirocina ou retapamulina consiste no tratamento preferencial quando apenas algumas lesões estão presentes. Em pacientes com doença generalizada, é preferencial a escolha de um antimicrobiano sistêmico. Se houver receio em relação à seleção de cepas de *S. aureus* resistentes à meticilina (MRSA, *methicillin-resistant Staphylococcus aureus*), é recomendada a

TABELA 77-1 Infecções da Pele e dos Tecidos Moles: Aparência das lesões, camadas de pele envolvidas, patógenos comuns e modalidades de tratamento

Tipo de infecção	Aparência da lesão	Descrição da lesão	Camada cutânea envolvida	Patógenos comuns	Tratamento
Impetigo		Vesículas com crostas cor-de-mel, observadas frequentemente na face de crianças	Epiderme	*Staphylococcus aureus, Streptococcus pyogenes*	Poucas lesões: antibioticoterapia tópica (p. ex., mupirocina); lesões numerosas: terapia sistêmica (p. ex., cefalexina, clindamicina)
Erisipela		Lesão eritematosa, muito dolorosa, com bordas regulares bem de-marcadas e elevadas	Derme superficial	*S. pyogenes, Streptococcus agalactiae > S. aureus*	Antibioticoterapia sistêmica (p. ex., cefalexina ou cefazolina)
Celulite		Lesão plana, eritematosa, difusa, de borda irregular	Derme profunda	*S. pyogenes, S. agalactiae > S. aureus*	Antibioticoterapia sistêmica (p. ex., cefalexina ou cefazolina)
Foliculite		Pápulas inflamadas, localizadas, contendo uma pequena quanti-dade de pus	Folículo piloso	*S. aureus, Pseudomonas aeruginosa* (associada a banheiras de hidro-massagem)	Os antibióticos frequentemente não se fazem necessários; com-pressas mornas e úmidas são bastante úteis
Abscesso cutâneo (também conhecido como abscesso, carbúnculo)		Nódulo inflamado, elevado, sen-sível, com uma região central de purulência; a área de pus apresenta-se inicialmente firme, porém, em seguida, progride para uma flutuância (torna-se móvel)	Derme profunda	*S. aureus*	A incisão e a drenagem consistem nas principais terapias suporte; os antibióticos são direcionados contra *S. aureus* em casos espe-cíficos
Infecções necrosantes dos tecidos moles (fascite necrosante)		Área muito dolorosa de inflama-ção, com rápida progressão para necrose, bolhas, púrpura, aneste-sia e toxicidade sistêmica	Fáscia e músculo; vasos sanguí-neos locais e nervos também estão envolvidos	Forma monomicrobiana: *S. pyo-genes, Clostridium perfringens, Vibrio vulnificus;* Forma polimicrobiana: bastonetes Gram-negativos entéricos asso-ciados a anaeróbios	O desbridamento cirúrgico é crucial em associação à terapia antibiótica sistêmica de amplo espectro

638 PARTE IX • Doenças infecciosas

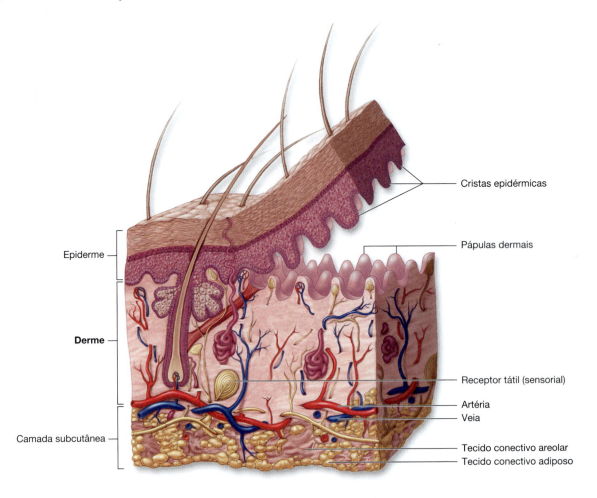

FIGURA 77-1 Camadas de tecido cutâneo e subcutâneo. Observe as glândulas sebáceas (espirais em roxo) e os folículos pilosos apresentando fios em protrusão. (Reproduzida, com permissão, de Mescher AL. Capítulo 18 Pele. Em: Mescher AL, eds. *Junqueira's Basic Histology: Text & Atlas*. 13ª ed. Nova Iorque, NY: McGraw-Hill; 2013.)

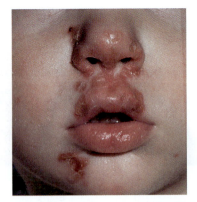

FIGURA 77-2 Impetigo não bolhoso clássico. Observe as lesões apresentando uma crosta "cor-de-mel" em torno do nariz e da boca. (Reproduzida, com permissão, de Wolff K, Johnson, eds. *Fitzpatrick's Color Atlas & Synopsis of Clinical Dermatology*. 6ª ed. Nova Iorque, NY: McGraw-Hill; 2009.)

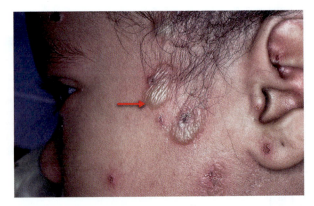

FIGURA 77-3 Impetigo bolhoso. Observe a lesão bolhosa (seta). (Reproduzida, com permissão, de Ma OJ, Cline DM, Tintinalli JE, *et al*. Emergency Medicine Manual. 6ª ed. Nova Iorque, NY: McGraw-Hill; 2004.)

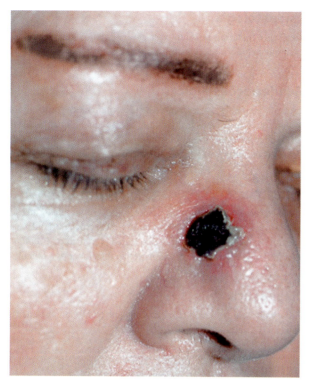

FIGURA 77-4 Ectima. Observe a lesão necrótica localizada no nariz. (Reproduzida, com permissão, de Wolff K, Johnson R eds: *Fitzpatrick's Color Atlas & Synopsis of Clinical Dermatology*. 6ª ed. Nova Iorque, NY: McGraw-Hill; 2009.)

utilização de clindamicina; caso contrário, um tratamento à base de cefalexina ou dicloxacilina é considerado apropriado.

Prevenção

A lavagem das mãos e a proteção de lesões drenantes devem ser realizadas, a fim de se prevenir a disseminação de bactérias.

CELULITE/ERISIPELA

Definição

A celulite e a erisipela são infecções da derme.

Fisiopatologia

Estas infecções se manifestam após uma ruptura da integridade normal da pele. Tanto a celulite quanto a erisipela envolvem a derme, no entanto, a erisipela abrange a camada superior da derme e os vasos linfáticos superficiais, ao passo que a celulite abrange a camada mais profunda da derme e a gordura subcutânea.

Manifestações clínicas

A celulite e a erisipela se manifestam por meio de eritema, intumescimento, dor na região afetada, além de febre alta ou baixa. Contudo, as lesões de erisipela são elevadas acima do nível da pele circundante, e existe uma linha evidente de demarcação entre o tecido

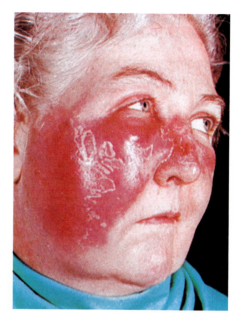

FIGURA 77-5 Erisipela. Observe a lesão notoriamente inflamada, de bordas claramente demarcadas, na bochecha direita, seguindo ao longo do nariz até a bochecha esquerda. (Reproduzida, com permissão, de Longo DL et al, eds. *Harrison's Principles of Internal Medicine*. 18ª ed. Nova Iorque, NY: McGraw-Hill; 2012.)

envolvido e o não envolvido (Fig. 77-5). Em contrapartida, as lesões da celulite não são significativamente elevadas e apresentam uma linha de demarcação irregular (Fig. 77-6).

Patógenos

Os estreptococos β-hemolíticos são os patógenos mais comuns associados a essas infecções, sendo *S. pyogenes* e *Streptococcus agalactiae* algumas das espécies mais comumente relacionadas. *Staphylococcus aureus* também pode causar esse tipo de infecção. Outros patógenos menos comuns são listados por risco de exposição na Tabela 77-2.

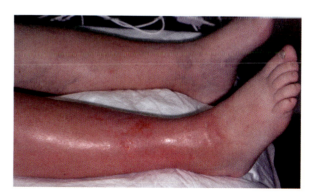

FIGURA 77-6 Celulite. Observe a inflamação difusa na perna direita, incluindo a pele sobre o tornozelo e o dorso do pé. (Reproduzida, com permissão, de Knoop KJ et al. *The Atlas of Emergency Medicine*. 3ª ed. Nova Iorque, NY: McGraw-Hill; 2009. Contribuição fotográfica: Lawrence B. Stack, DM.)

TABELA 77-2 Patógenos relacionados a infecções da pele e dos tecidos moles e seus fatores de risco associados

Fator de risco	Patógeno
Mordedura de animal (cães e gatos)	Pasteurella multocida; Capnocytophaga canimorsus
Mordedura humana	Eikenella corrodens
Contato com peixes, caranguejos	Erysipelothrix rhusiopathiae
Exposição à água doce	Aeromonas hydrophila
A exposição à água salobra ou salgada	Vibrio vulnificus
Exposição à água não clorada em banheiras de hidromassagem	Pseudomonas aeruginosa
Uso de drogas injetáveis	Staphylococcus aureus, bastonetes Gram-negativos entéricos, como Serratia e Pseudomonas, Clostridium botulinum
Exposição ao solo provocada por trauma militar ou acidentes com veículos	Clostridium perfringens
Cirurgia	S. aureus; Streptococcus pyogenes
Crianças jovens	Haemophilus influenzae tipo B
Queimaduras graves	P. aeruginosa
Úlceras de decúbito e úlceras no pé em indivíduos diabéticos	S. aureus; bastonetes Gram-negativos entéricos, anaeróbios (frequentemente polimicrobiana)

Diagnóstico

O diagnóstico é realizado clinicamente, tendo em vista a dificuldade de obtenção de culturas cutâneas na ausência de pus. Ocasionalmente, os pacientes apresentarão bacteriemia.

Tratamento

O tratamento empírico deve ser direcionado aos estreptococos b-hemolíticos e S. aureus. Um fármaco oral de ação sistêmica pode ser utilizado nos casos de infecções brandas (cefalexina, dicloxacilina ou clindamicina), mas para infecções graves é recomendada a hospitalização e a administração intravenosa de antibióticos (cefazolina ou vancomicina). A dalbavancina pode ser útil em casos graves de celulite causada por S. aureus, tanto por MRSA quanto por S. aureus sensível à meticilina (MSSA – *methicillin-susceptible S. aureus*). A dalbavancina intravenosa é administrada uma vez por semana, em contraste com a vancomicina intravenosa que é administrada duas vezes ao dia.

Prevenção

Em pacientes com celulite recorrente, uma estratégia consistindo na administração de antibióticos supressivos crônicos é capaz de prevenir efetivamente infecções posteriores.

FOLICULITE

Definição

A foliculite é uma infecção superficial dos folículos pilosos.

Fisiopatologia

Bactérias e materiais purulentos se acumulam nos folículos pilosos da camada epidérmica da pele.

Manifestações clínicas

A foliculite manifesta-se por meio de um eritema localizado em torno dos folículos pilosos individuais. Uma pequena quantidade de purulência pode ser observada (Fig. 77-7). A infecção pode se desenvolver em uma área isolada do corpo ou ao longo de toda a pele.

Patógenos

Staphylococcus aureus é a causa mais comum de foliculite. *P. aeruginosa* também pode ocasionar a infecção e está associada à utilização de banheiras de hidromassagem não tratadas com cloro. *Candida* e determinados dermatófitos raramente são relacionados à foliculite.

Diagnóstico

O diagnóstico é realizado clinicamente, entretanto, na presença de material purulento este pode ser cultivado.

Tratamento

A foliculite geralmente é autolimitada, sendo desnecessária a instituição de uma estratégia de tratamento. Compressas quentes ou antibióticos tópicos podem ser considerados em casos específicos.

Prevenção

A lavagem das mãos e a proteção de lesões drenantes devem ser realizadas, a fim de se prevenir a disseminação de bactérias. Não é recomendada a utilização de banheiras de hidromassagem não cloradas.

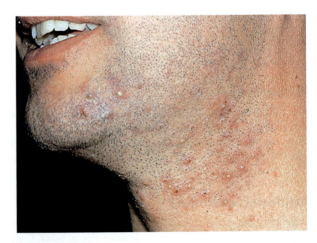

FIGURA 77-7 Foliculite. Observe as múltiplas, pequenas pústulas no queixo e no pescoço. (Reproduzida, com permissão, de Wolff K, Goldsmith LA, Katz SI, et al, eds. *Fitzpatrick's Dermatology in General Medicine.* 7ª ed. Nova Iorque, NY: McGraw-Hill; 2008.)

ABSCESSOS CUTÂNEOS (FURÚNCULO E CARBÚNCULO)

Definição

Um abscesso cutâneo é uma infecção da derme e das camadas mais profundas da pele, que se manifesta por meio da presença de material purulento.

Fisiopatologia

Os abscessos se desenvolvem por meio da introdução de patógenos por uma ruptura na pele, após um trauma, ou quando esses microrganismos se disseminam a partir de folículos pilosos infectados (Fig. 77-8). Quando um único folículo é infectado e dissemina a infecção para as camadas inferiores da derme, denomina-se furúnculo ("abscesso"), e quando vários folículos pilosos infectados se fundem, a condição é denominada carbúnculo. Ocasionalmente, um abscesso pode se desenvolver após disseminação hematogênica de uma infecção.

Manifestações clínicas

Um furúnculo consiste em uma pústula central, geralmente circundada por uma área de eritema, calor e sensibilidade, com flutuância subjacente. Os pacientes acometidos podem apresentar diversos furúnculos. Um carbúnculo é uma lesão maior e mais grave do que um furúnculo, e é composto por vários furúnculos adjacentes que se unem, originando uma lesão inflamada, endurecida, que muitas vezes se estende profundamente no tecido subcutâneo. Os carbúnculos são, frequentemente, encontrados na nuca, região em que o colarinho da camisa gera atrito cutâneo em pessoas que apresentam uma higiene inadequada (Fig. 77-9). Os pacientes podem manifestar sinais e sintomas de infecção sistêmica, fato que deve servir de alerta aos indivíduos acometidos para a possibilidade de existência de uma doença mais grave.

Patógenos

S. aureus é, de longe, a causa mais comum de abscessos de pele (mais de 75% dos casos). Estreptococos b-hemolíticos também são capazes de desencadear esses tipos de infecções. Ocasionalmente, *Mycobacterium tuberculosis*, micobactérias não tuberculosas e fungos, como *Coccidioides*, *Candida* e *Cryptococcus*, podem estar relacionados a quadros de abscessos.

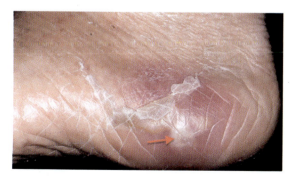

FIGURA 77-8 Abscesso. Observe a área de inflamação localizada contendo um núcleo central de pus amarelado (seta) no aspecto medial do pé. Essa lesão se desenvolveu no local de um ferimento provocado por uma agulha de costura. (Reproduzida, com permissão, de Wolff K, Johnson R eds: *Fitzpatrick's Color Atlas & Synopsis of Clinical Dermatology*. 6ª ed. Nova Iorque, NY: McGraw-Hill; 2009.)

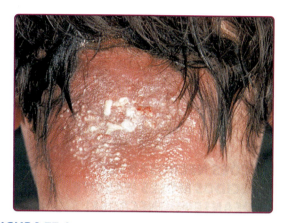

FIGURA 77-9 Carbúnculo. Observe os múltiplos furúnculos que se uniram formando uma grande área de lesão inflamatória. (Reproduzida, com permissão, de Goldsmith LA et al. *Fitzpatrick's Dermatology in General Medicine*. 8ª ed. Nova Iorque, NY: McGraw-Hill; 2012.)

Diagnóstico

A coloração de Gram e a cultura de material purulento de amostras obtidas de abscessos permitem o estabelecimento de um diagnóstico efetivo. Imagens radiográficas, como as obtidas por ultrassom ou tomografia computadorizada (TC), podem auxiliar na definição do tamanho e da extensão de um abscesso.

Tratamento

O principal tratamento para os abscessos consiste na incisão e drenagem da lesão. Em situações específicas, a administração de antibióticos pode ser favorável. A prescrição de antibióticos deve ser considerada quando o paciente apresenta sinais e sintomas de infecção sistêmica, uma infecção rapidamente progressiva ou grave, infecção em uma área do corpo de difícil drenagem, extremos de idade, em indivíduos imunossuprimidos, ou após a insuficiência dos procedimentos de incisão e drenagem precedentes no tratamento da infecção. Nos casos em que os antibióticos são indicados, o paciente deve ser tratado com base em um regime empírico que apresenta atividade contra MRSA. Esses regimes orais incluem a clindamicina, o sulfametoxazol-trimetoprima e a doxiciclina (Tab. 77-3). Terapias intravenosas empíricas incluem a vancomicina e a daptomicina. Se o ensaio de suscetibilidade a antibióticos

TABELA 77-3 Antibióticos ativos e inativos contra *Staphylococcus aureus* resistentes à meticilina (MRSA)

Antibióticos ativos contra MRSA	Antibióticos inativos contra MRSA
Vancomicina	Penicilinas com ou sem inibidor de β-lactamase
Clindamicina	Cefalosporinas (exceto ceftarolina)
Daptomicina	Carbapenêmicos
Linezolida	
Doxiciclina ou minociclina	
Sulfametoxazol-trimetoprima	
Ceftarolina	

identificar a presença de MSSA como o agente etiológico da infecção, os regimes orais podem incluir a cefalexina ou a dicloxacilina, ao passo que na terapia intravenosa podem ser utilizadas a nafcilina ou a cefazolina.

Prevenção

A lavagem das mãos e a proteção de lesões drenantes devem ser realizadas, a fim de se prevenir a disseminação de bactérias.

INFECÇÕES NECROSANTES DOS TECIDOS MOLES (FASCITE NECROSANTE/MIONECROSE)

Definição

A fascite necrosante é uma infecção necrótica das estruturas profundas da pele, incluindo a fáscia subjacente. Na mionecrose, o músculo subjacente se torna necrótico.

Fisiopatologia

Uma ruptura na pele provocada por trauma ou cirurgia permite a passagem de microrganismos para estruturas mais profundas da pele. Infecções nas camadas fasciais resultam em trombose do suprimento vascular e do tecido nervoso adjacente. A destruição destas estruturas vitais se manifesta na forma de necrose e anestesia das camadas mais superficiais da pele.

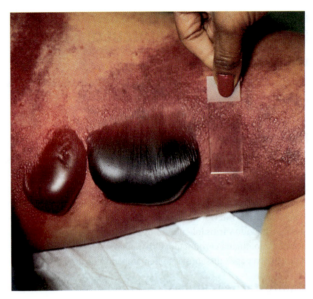

FIGURA 77-10 Fascite necrosante. Observe duas grandes bolhas hemorrágicas circundadas por tecido inflamado de coloração vermelho escuro. (Reproduzida, com permissão, de Knoop K, Stack L, Storrow A, Thurman RJ. *Atlas of Emergency Medicine*. 3ª ed. Nova Iorque, NY: McGraw-Hill; 2009. Contribuição fotográfica: Lawrence B. Stack, DM.)

Manifestações clínicas

Os primeiros sintomas da fascite necrosante manifestam-se como eritema cutâneo, calor e sensibilidade. Os pacientes podem apresentar dor desproporcional aos achados diagnósticos. Frequentemente, essas alterações na pele se disseminam e progridem muito rapidamente, e são sucedidas por evidências de hipoperfusão cutânea, exibição de uma coloração azul-acizentada, bolhas e anestesia (Fig. 77-10). Uma crepitação pode ser sentida. Os pacientes, em geral, demonstram sinais e sintomas de infecção sistêmica em progressão para um quadro de sepse grave.

Patógenos

Existem duas classificações para a fascite necrosante – a tipo I, que apresenta um caráter polimicrobiano, e a tipo II, que apresenta um caráter monomicrobiano. A infecção do tipo I frequentemente se desenvolve devido à presença de bactérias aeróbias e anaeróbias, manifestando-se mais comumente após cirurgias intra-abdominais, em diabéticos e em usuários de drogas intravenosas, além de ser observada no períneo de indivíduos do sexo masculino, uma doença denominada gangrena de Fournier (Fig. 77-11). A infecção do tipo II se desenvolve, em geral, devido à infecção por *S. pyogenes*, contudo, também pode ser causada por *Vibrio vulnificus* após trauma em água salobra, por espécies de *Aeromonas* posteriormente a um trauma em água doce, por *Clostridium perfringens* oriundo de ferimentos contaminados por solo, provocados por acidentes com veículos motores/motocicletas ou estilhaços, e por MRSA adquirido em comunidade.

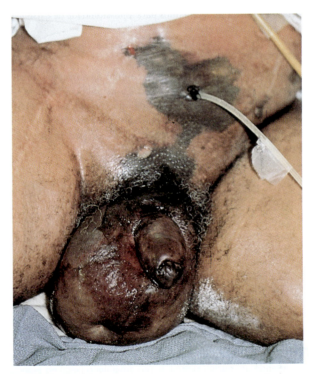

FIGURA 77-11 Gangrena de Fournier. Observe a gangrena da genitália e da pele do abdome inferior. (Reproduzida, com permissão, de Knoop KJ et al. *The Atlas of Emergency Medicine*. 3ª ed. Nova Iorque, NY: McGraw-Hill; 2010.)

Diagnóstico

A coloração de Gram e a cultura de uma amostra de tecido desbridado pode auxiliar na efetivação de um diagnóstico microbiológico.

CAPÍTULO 77 • Infecções da pele e dos tecidos moles **643**

A imagiologia radiográfica pode ser bastante útil nesse contexto. As radiografias simples podem revelar a presença de gás nos tecidos, e a tomografia computadorizada pode realçar o plano fascial. A ressonância magnética é o método diagnóstico mais sensível, mas é limitado em sua especificidade.

Tratamento

As infecções necrosantes dos tecidos moles são emergências médicas e o tratamento requer uma combinação de desbridamento cirúrgico dos tecidos infectados e antibioticoterapia. A terapia antibiótica deve ser direcionada a *S. pyogenes*, MRSA e bastonetes Gram-negativos aeróbios e anaeróbios. Um regime empírico comum deve incluir a clindamicina associada à vancomicina e à piperacilina-tazobactam.

Prevenção

A lavagem das mãos e a proteção de lesões drenantes devem ser realizadas, a fim de se prevenir a disseminação de bactérias.

CAPÍTULO

78

Infecções do trato urinário

CONTEÚDO DO CAPÍTULO

Introdução
Testes diagnósticos para infecções do trato urinário
Cistite

Pielonefrite
Bacteriúria assintomática
Prostatite

INTRODUÇÃO

As infecções do trato urinário fazem parte de um grupo de doenças comuns que ocorrem predominantemente pela ascensão da microbiota entérica normal por meio da uretra para a bexiga. Essas infecções afetam mais frequentemente as mulheres, devido a diferenças anatômicas cruciais, como a presença de uma uretra mais curta. O diagnóstico é realizado por meio da identificação dos sintomas clínicos relacionados, em combinação com um exame de urinálise anormal e um crescimento do microrganismo associado em cultura de urina. Os antibióticos, em geral, correspondem a uma terapia efetiva, embora a resistência a esses fármacos seja crescente.

TESTES DIAGNÓSTICOS PARA INFECÇÕES DO TRATO URINÁRIO

A microscopia de urina consiste na utilização de um microscópio para a observação de amostras de urina. Por meio desta análise geralmente é possível a identificação de quadros de piúria (leucócitos elevados na urina) e hematúria (hemácias na urina), e, ocasionalmente, a visualização de bactérias em pacientes com infecções do trato urinário. A presença de grupos de leucócitos na urina indica um quadro de pielonefrite, em vez de cistite. A presença de células epiteliais escamosas em abundância em uma amostra de urina sugere contaminação e que os resultados da cultura não são confiáveis.

Os **testes de urina** em tiras utilizam diferentes reagentes químicos impregnados em uma fita, que é imersa no interior de uma amostra de urina, para o diagnóstico de doenças do trato urinário. Alguns resultados obtidos por esse teste são sugestivos de infecção, principalmente quando existe positividade para esterase leucocitária, nitrito e hemoglobina. O nitrito positivo é observado a partir da conversão do nitrato a nitrito pelas Enterobacteriaceae.

A **urocultura** permite a identificação do microrganismo causador da infecção. A urina na bexiga é normalmente estéril. Tendo em vista que as amostras podem ser contaminadas à medida que a urina passa por meio do terço externo da uretra, um limiar numérico de unidades formadoras de colônias (UFCs) por mililitro foi estabelecido para se confirmar a infecção. Em amostras de jato médio de urina, $\geq 1 \times 10^5$ UFC/mL corresponde a uma quantidade consistente com um quadro de infecção. Em amostras coletadas por cateterismo, $\geq 1 \times 10^2$ UFC/mL é consistente com um quadro de infecção. Uma amostra de jato médio de micção ou obtida por cateterismo da bexiga pode ser usada para a cultura da urina.

CISTITE

Definição

A cistite é uma infecção da bexiga. O termo "cisto" refere-se à bexiga, e "ite" refere-se à inflamação. Um quadro de cistite simples é definido como a cistite que se manifesta em mulheres saudáveis, ao passo que a cistite complicada é definida como a cistite que se apresenta em todos os demais grupos, como homens, mulheres grávidas, diabéticos, indivíduos com problemas anatômicos e neurológicos e naqueles com infecções urinárias recorrentes.

Fisiopatologia

As bactérias (raramente os fungos) atingem a bexiga por meio da ascensão pelo canal da uretra. Esse movimento ascendente é muito mais frequente em mulheres devido à uretra curta e à estreita aproximação desta em relação à vagina e ao ânus. Em uma infecção prévia, a vagina, que é normalmente colonizada por espécies de *Lactobacillus*, torna-se colonizada por organismos entéricos, como *Escherichia coli*. A *E. coli* é capaz de aderir à mucosa uretral e da bexiga via *pili*. Uma vez que as bactérias penetram na bexiga, elas são capazes de se reproduzir e desencadear uma resposta inflamatória, resultando nos sintomas da infecção.

Condições médicas que provocam o esvaziamento anormal da bexiga elevam o risco de infecções do trato urinário. Essas condições incluem anormalidades anatômicas, como a cistocele, distúrbios neurológicos, como lesões na medula espinal e esclerose múltipla, e a presença de corpos estranhos, como a inserção de cateteres de Foley. Em crianças com idade inferior a 3 meses e aquelas do sexo masculino que não são circuncidadas apresentam um risco maior de desenvolverem infecções do trato urinário do que as do sexo feminino. No entanto, após a infância, os indivíduos do sexo feminino apresentam um maior risco de infecção do que todos os indivíduos do sexo masculino.

Manifestações clínicas

As manifestações clínicas mais comuns da cistite incluem disúria (dor ao urinar), micção frequente e de baixo volume, sensibilidade suprapúbica e hematúria macroscópica. Os homens podem apresentar alguma secreção peniana. A maioria dos pacientes com cistite não desenvolve febre ou outros sintomas sistêmicos de infecção, porém quando estes se fazem presentes, deve ser considerada a existência de uma infecção do trato urinário superior (pielonefrite).

Patógenos

***Escherichia coli* é de longe a causa mais comum de infecções do trato urinário, especialmente cistite.** Outros bastonetes Gram-negativos entéricos, como espécies de *Klebsiella* e de *Proteus*, são regularmente relacionados. *Pseudomonas aeruginosa* também pode ocasionar infecção do trato urinário, contudo, este microrganismo é mais frequente em infecções associadas aos cuidados de saúde, em pacientes com anormalidades anatômicas/neurológicas que acometem o trato urinário, ou em pacientes demasiadamente expostos a antibióticos.

Os patógenos Gram-positivos relacionados incluem espécies de *Enterococcus* e *Staphylococcus saprophyticus*. *S. saprophyticus* é comum em mulheres jovens. Espécies de *Candida* podem causar infecção em pacientes que apresentam um histórico de uso de antibióticos excessivo e naqueles que possuem cateteres de Foley. Vírus, como o adenovírus, o vírus BK e o citomegalovírus, raramente provocam quadros de cistite hemorrágica. Esses vírus ocasionam cistite quase que exclusivamente em hospedeiros imunocomprometidos, como aqueles que tenham sido submetidos a transplantes de células-tronco.

Diagnóstico

O diagnóstico da cistite é realizado pela identificação de um quadro de piúria (por meio da visualização de leucócitos na microscopia ou da positividade da esterase leucocitária no teste de urina em tira), frequentemente acompanhada por um teste positivo para nitrito e pela presença de hemácias na urina, além de culturas de urina positiva e sintomas clínicos consistentes com infecção. Uma amostra de jato médio de micção ou obtida por cateterismo da bexiga pode ser usada para a cultura da urina.

Tratamento

O tratamento da cistite requer a instituição de uma terapia antibiótica. Nos casos de cistite simples, a terapia empírica é direcionada contra *E. coli*, sendo realizada com sulfametoxazol-trimetoprima ou nitrofurantoína. O tratamento empírico para a cistite complicada é, em geral, realizado com uma fluoroquinolona (ciprofloxacino ou levofloxacino). O alívio sintomático da disúria pode ser efetivado utilizando-se fenazopiridina.

Prevenção

Não existe nenhum método conhecido para a prevenção da cistite primária. No entanto, a prevenção da cistite em pacientes que apresentam um histórico de doença recorrente pode ser realizada por meio da implementação de diversas estratégias. Essas incluem aprimorar o crescimento da microbiota vaginal normal (espécies de *Lactobacillus*), a fim de se evitar a colonização por bastonetes Gram-negativos entéricos, como *E. coli*, a administração de estrogênio intravaginal em mulheres pós-menopausa e a não utilização de espermicidas como mecanismo de contracepção. Em mulheres que frequentemente desenvolvem quadros de cistite após uma relação sexual, a utilização de antibióticos pós-relação sexual pode ser benéfica.

PIELONEFRITE

Definição

A pielonefrite é uma infecção do(s) rim(ns). "Pielo" refere-se à pelve renal, e "nefrite" significa inflamação do rim. A pielonefrite simples é definida como uma pielonefrite em mulheres saudáveis, ao passo que a pielonefrite complicada é a manifestação da doença em todos os outros pacientes.

Fisiopatologia

A pielonefrite pode se desenvolver pela ascensão de bactérias da uretra para a bexiga e, em seguida, para o(s) rim(ns), ou, menos comumente, por meio da disseminação hematogênica dos microrganismos a partir de outros locais de infecção, como um local de endocardite. A presença de pedras nos rins é predisponente ao desenvolvimento da pielonefrite (Fig. 78-1). As infecções do trato urinário em crianças podem estar associadas a anormalidades anatômicas, assim, a realização de análises clínicas adicionais, como do refluxo vesicureteral, deve ser considerada.

Manifestações clínicas

Pacientes com pielonefrite geralmente apresentam febre, dor no flanco, náusea e vômito. Eles podem ou não apresentar sinais e sintomas de infecção do trato inferior (disúria, frequência, hematúria, sensibilidade suprapúbica).

Patógenos

E. coli é o agente etiológico mais comum associado à pielonefrite. Outros bastonetes Gram-negativos entéricos, como espécies de

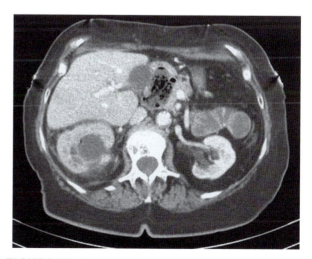

FIGURA 78-1 Pielonefrite. Observe o rim direito dilatado (porção esquerda da imagem) devido à presença de uma pedra na junção ureteropélvica. (Reproduzida, com permissão, de McKean SC et al. *Principles and Practice of Hospital Medicine*. Nova Iorque, NY: McGraw-Hill; 2012.)

Klebsiella e *Proteus*, também podem estar envolvidos. *Pseudomonas aeruginosa* pode causar pielonefrite, mas esta geralmente é observada em infecções associadas aos cuidados de saúde, em pacientes que apresentam anormalidades anatômicas/neurológicas que afetam o trato urinário ou em pacientes que fazem muito uso de antibióticos. **Pacientes que apresentam pielonefrite recorrente desencadeada por *Proteus* devem ser avaliados para a presença de cálculos renais.** O acometimento dos rins após disseminação hematogênica da infecção pode envolver essencialmente qualquer organismo, no entanto, *Staphylococcus aureus* é o agente mais comumente observado nesse contexto. A disseminação hematogênica também pode ser associada à *Mycobacterium tuberculosis* e a infecções fúngicas disseminadas.

Diagnóstico

Os resultados dos testes de urina são similares àqueles encontrados na cistite, no entanto, podem ser observados conjuntos de leucócitos urinários (Fig. 78-2). A contagem de leucócitos é frequentemente elevada, e, ocasionalmente, as culturas sanguíneas podem apresentar-se positivas. O ultrassom e a tomografia computadorizada podem revelar processos inflamatórios e, eventualmente, são capazes de identificar obstruções ou abscessos perinefríticos (ver Fig. 78-1). A imagiologia radiográfica não é rotineiramente recomendada para pacientes que respondem rapidamente ao tratamento com antibióticos e para indivíduos sem evidência clínica de nefrolitíase ou obstrução associada. Pacientes com tuberculose renal podem manifestar piúria na ausência de culturas positivas (piúria estéril), uma vez que *M. tuberculosis* não apresenta crescimento em meios de cultura de rotina.

Tratamento

Os antibióticos utilizados no tratamento da pielonefrite são aqueles capazes de atingir concentrações elevadas no parênquima renal e que possuem atividade contra patógenos comuns. Regimes empíricos direcionados a infecções adquiridas na comunidade incluem uma fluoroquinolona (ciprofloxacino ou levofloxacino) ou uma cefalosporina de terceira geração, como a ceftriaxona. Pacientes com exposição prévia demasiada a antibióticos, anormalidades anatômicas ou exposição a ambientes de cuidados da saúde devem ser tratados com antibióticos que apresentem atividade comprovada contra *Pseudomonas*, como cefepima, piperacilina ou meropenem. A antibioticoterapia deve ser limitada de acordo com os resultados dos ensaios de suscetibilidades a esses fármacos.

Prevenção

Pacientes que apresentam disfunção da bexiga, um fator predisponente ao surgimento de pielonefrite, podem exigir cateterismo frequente, a fim de se permitir a drenagem adequada do trato urinário. Mulheres grávidas com bacteriúria assintomática (ver seção seguinte) podem se beneficiar da terapia antibiótica na prevenção da pielonefrite.

BACTERIÚRIA ASSINTOMÁTICA

Definição

A bacteriúria assintomática se desenvolve quando há colonização da bexiga por bactérias na ausência de sinais ou sintomas de infecção do trato urinário superior ou inferior. É definida como a presença de $\geq 1 \times 10^5$ UFC/mL de uma única espécie bacteriana em duas culturas de urina sucessivas de um paciente sem sintomas do trato urinário.

Fisiopatologia

A bacteriúria assintomática é comum em muitas populações, incluindo em indivíduos diabéticos, pacientes com anormalidades anatômicas e neurológicas do trato urinário, em pacientes com cateter de Foley e em pacientes idosos. As bactérias alcançam a bexiga por meio do movimento ascendente pela uretra, e não por meio da disseminação hematogênica.

Manifestações clínicas

Pacientes com bacteriúria assintomática não apresentam sinais ou sintomas de infecção do trato urinário superior ou inferior.

Patógenos

Os mesmos organismos normalmente associados à cistite também estão relacionados à bacteriúria assintomática. Também pode ocorrer candidúria assintomática.

Diagnóstico

O diagnóstico da bacteriúria assintomática requer a identificação de culturas de urina positivas. Os pacientes apresentam piúria em cerca de 50% dos casos de bacteriúria assintomática.

Tratamento

O tratamento da bacteriúria assintomática é indicado em populações específicas que se encontrem em risco de desenvolver uma infecção grave subsequente devido à presença da bacteriúria. Estes grupos de alto risco incluem: (1) mulheres grávidas, (2) adultos que serão submetidos a procedimentos do trato urinário que podem ocasionar sangramento da mucosa e translocação de bactérias para o sangue e (3) pacientes neutropênicos.

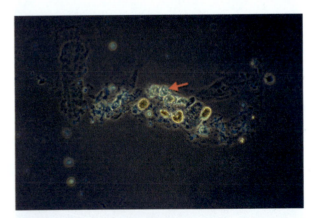

FIGURA 78-2 Cilindros leucocitários. Observe os grupos cilíndricos formados por leucócitos arredondados e refráteis (seta). (Utilizada com a permissão de Agnes B. Fogo.)

CAPÍTULO 78 • Infecções do trato urinário

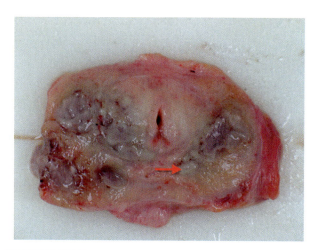

FIGURA 78-3 Prostatite. Observe as áreas verde-amareladas de pus (seta) formando múltiplos abscessos na glândula prostática. (Reproduzida, com permissão, de Kemp WL, Burns DK, Brown TG. Capítulo 17 Pathology of the male and female reproductive tract and breast. Em: Kemp WL, Burns DK, Brown TG, eds. *Pathology: The Big Picture*. Nova Iorque, NY: McGraw-Hill; 2008.)

Prevenção
Estratégias destinadas à prevenção da bacteriúria assintomática não são utilizadas rotineiramente.

PROSTATITE

Definição
A prostatite é a inflamação da próstata, mais frequentemente causada por infecção bacteriana. A prostatite também é discutida no Capítulo 74 sobre infecções pélvicas.

Fisiopatologia
A infecção é adquirida mais frequentemente por meio da uretra, e, em seguida, segue até os ductos prostáticos. No entanto, também pode ocorrer disseminação hematogênica da infecção a partir da próstata. Pode ser observada a formação de microabscessos dentro da glândula (Fig. 78-3).

Manifestações clínicas
A prostatite aguda pode se manifestar por meio de um início agudo de febre, disúria, frequência urinária e dor intensa com a palpação da próstata. Os pacientes podem adoecer gravemente e desenvolver um quadro de sepse grave. Contrariamente, a prostatite crônica se apresenta com um início mais subagudo de disúria, frequência, hesitação urinária e desconforto pélvico.

Patógenos
Em pacientes mais jovens, *Neisseria gonorrhoeae* e *Chlamydia trachomatis* são os agentes etiológicos mais comuns associados à prostatite. No entanto, em pacientes mais idosos, bactérias entéricas, como *E. coli*, são os patógenos predominantes. Em casos de disseminação hematogênica, *S. aureus* é uma das causas comumente relacionadas.

Diagnóstico
O diagnóstico da prostatite bacteriana aguda é, em geral, confirmado pela identificação de uma próstata agudamente sensibilizada ao exame de toque retal. A recuperação do organismo causador da infecção, quando possível, é realizada a partir de culturas de urina ou sangue. A massagem prostática é contraindicada em casos de prostatite aguda. Entretanto, na prostatite crônica, a massagem prostática, seguida de coleta da secreção da glândula, é recomendada, a fim de se obter um diagnóstico microbiológico.

Tratamento
Para o tratamento da prostatite é recomendada uma terapia antimicrobiana que apresente excelente penetração nos tecidos prostáticos. As fluoroquinolonas (p. ex., ciprofloxacino ou levofloxacino) e sulfametoxazol-trimetoprima atingem altos níveis na próstata e são boas opções de tratamento. Testes de suscetibilidade a antibióticos devem ser utilizados na orientação do tratamento dos patógenos infecciosos.

Prevenção
O tratamento imediato da prostatite aguda pode reduzir o risco de desenvolvimento de um quadro de prostatite crônica.

CAPÍTULO

79

Sepse e choque séptico

CONTEÚDO DO CAPÍTULO

Introdução
Definições
Fisiopatologia
Manifestações clínicas

Patógenos
Diagnóstico
Tratamento
Prevenção

INTRODUÇÃO

A sepse é uma das principais causas de morbimortalidade nos Estados Unidos. O Centers for Disease Control and Prevention (CDC) estimam que ocorram mais de 1 milhão de casos de sepse a cada ano. A sepse e o choque séptico causam aproximadamente 250.000 mortes anualmente, apresentam taxas de mortalidade de 30 a 50% em pacientes mais idosos e estima-se que gerem mais de 30 bilhões de dólares de custos a cada ano. A incidência de infecções que resulta em sepse aumenta gradualmente junto ao aumento da incidência de **organismos resistentes a antibióticos** e em paralelo ao uso de **drogas imunossupressoras, cateteres intravenosos e urinários** e **implantes protéticos.**

DEFINIÇÕES

A sepse é definida como uma disfunção orgânica que apresenta risco a vida causada por uma resposta desregulada do hospedeiro à uma infecção. Evidências de disfunção orgânica incluem anormalidades clínicas e laboratoriais do sistema respiratório, coagulação, fígado, sistema cardiovascular, sistema nervoso e rins (Tab. 79-1).

Alguns pacientes que apresentam sepse podem desenvolver **choque séptico**, o qual é definido por anormalidades celulares profundas e perfusão inadequada de órgãos. Clinicamente, o choque séptico pode ser identificado em pacientes sépticos que apresentam **hipotensão persistente** (pressão arterial média abaixo de 65 mmHg) e **lactato sérico elevado**, apesar da administração adequada de fluidos intravenosos.

Bacteriemia é um termo associado, definido como a presença de bactérias na corrente sanguínea. Aproximadamente 25% dos pacientes com sepse apresentam bacteriemia detectável. Os 75% restantes sem bacteriemia apresentam infecções sistêmicas, mais frequentemente no trato respiratório, trato urinário, vesícula biliar ou intestino, causadas por vírus, fungos e protozoários.

FISIOPATOLOGIA

A sepse resulta da interação do agente infeccioso, geralmente bactérias, com os sistemas imunológico, cardiovascular, neuronal, metabólico e de coagulação do hospedeiro. Algum grau de resposta inflamatória à infecção é normal, mas quando essa resposta se encontra *desregulada*, o excesso de mediadores pró e anti-inflamatórios pode levar à disfunção orgânica.

A sepse causada por **bactérias Gram-negativas** é mediada principalmente por uma **endotoxina**, também conhecida como **lipopolissacarídeo (LPS).** Os principais efeitos do LPS são associados ao seu componente chamado de lipídeo A. O lipídeo A em conjunto com a proteína de ligação ao LPS se liga ao receptor do tipo Toll

TABELA 79-1 Evidências de disfunção orgânica na sepse

Evidência Clínica	Comentários
Hipoxemia	Redução do oxigênio no sangue arterial causada pela síndrome do desconforto respiratório agudo (SDRA)
Oligúria ou creatinina elevada	Evidência de insuficiência renal
Acidose láctica	Lactato sérico elevado devido a hipoperfusão do órgão alvo
Trombocitopenia	Número reduzido de plaquetas devido a coagulação intravascular disseminada
Estado mental alterado	Causado por hipóxia cerebral e manifestando-se através de confusão ou obtundação
Testes da função hepática elevados	Bilirrubina e transaminase elevadas devido a danos aos hepatócitos
Hipocinesia global observada na ecocardiografia	Evidência de disfunção miocárdica

(TLR, *Toll-like receptor*) -4 na superfície dos macrófagos. Isso estimula a produção de interleucina (IL) -1, fator de necrose tumoral (TNF, *tumor necrosis factor*) e IL-6. Essas citocinas causam febre, alteram as células endoteliais provocando vazamento vascular e recrutam e ativam glóbulos brancos inflamatórios. O óxido nítrico também é liberado, causando vasodilatação e hipotensão, contribuindo para a hipotensão (ver o Cap. 58). A Figura 79-1 descreve os processos que ocorrem no choque séptico mediado por endotoxina. Os efeitos da endotoxina são discutidos em mais detalhes no Capítulo 7 em patogênese bacteriana.

A endotoxina também ativa a cascata de coagulação, **causando coagulação intravascular disseminada (CIVD)**. A endotoxina inicia a CIVD, estimulando as células endoteliais a produzirem fator tecidual. O resultado final dessa cascata é a formação de trombos (compostos de fibrina) nos capilares do corpo, bloqueando o fluxo sanguíneo e resultando em **anóxia dos órgãos vitais**. Hemorragias petequiais e lesões purpúricas ocorrem quando o sangue vaza para os espaços teciduais no local onde as células endoteliais foram danificadas pela anóxia (Fig. 79-2).

A sepse causada por bactérias Gram-positivas *não* é mediada por endotoxina, uma vez que essas bactérias não contêm LPS. Ao invés, existem componentes de superfície, como o **peptidoglicano** e o **ácido teicoico** que estimulam o macrófago a produzir as mesmas citocinas que a endotoxina. Da mesma forma, alguns fungos, vírus e protozoários possuem elementos que podem estimular os macrófagos produzindo efeito similar.

Frequentemente, a sepse é caracterizada por uma *elevação* no total de leucócitos no sangue, principalmente neutrófilos, mas pode ser acompanhada por uma *redução* no número e na função dos leucócitos, principalmente nos linfócitos B e T. Isso limita a resposta adaptativa do hospedeiro, eleva a gravidade da infecção e aumenta ainda mais o impacto da sepse.

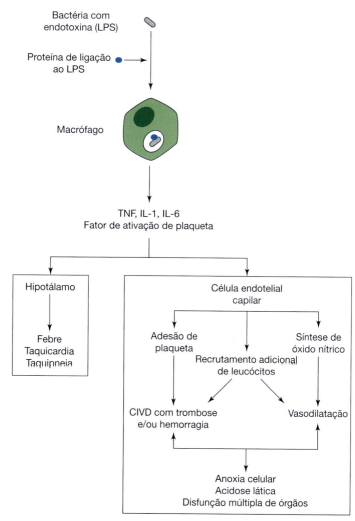

FIGURA 79-1 Processos envolvidos no choque séptico mediado por endotoxina. CIVD, coagulação intravascular disseminada; IL, interleucina; LPS, lipopolissacarídeo; TNF, fator de necrose tumoral (*tumor necrosis factor*).

650 PARTE IX • Doenças infecciosas

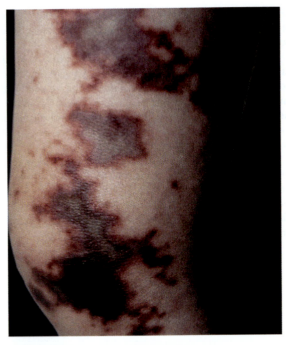

FIGURA 79-2 Coagulação intravascular disseminada (CIVD). Observe lesões purpúricas na perna causadas pela CIVD mediada por endotoxina em um paciente com meningococemia. (Reproduzida, com permissão, de Wolff K, Johnson R eds: *Fitzpatrick's Color Atlas & Synopsis of Clinical Dermatology*. 6ª ed. Nova Iorque, NY: McGraw-Hill; 2009.)

TABELA 79-2 Agentes infecciosos de importância que causam sepse e choque séptico

Tipo de Agente Infeccioso	Nome do Agente Infeccioso
Bactérias	
1. Cocos Gram-positivos	*Staphylococcus aureus, Streptococcus pneumoniae, Streptococcus pyogenes, Streptococcus agalactiae, Enterococcus faecalis*
2. Bacilos Gram-positivos	*Listeria monocytogenes, Bacillus anthracis*
3. Cocos Gram-negativos	*Neisseria meningitidis*
4. Bacilos Gram-negativos	Enterobacteriaceae (como *Escherichia coli, Enterobacter, Klebsiella, Serratia* e *Proteus*), *Pseudomonas, Salmonella typhi, Vibrio vulnificus, Yersinia pestis, Francisella tularensis*
5. *Rickettsia*	*Rickettsia rickettsiae*
Vírus	Vírus ebola, influenza, hantavírus, vírus da febre amarela e vírus da dengue
Fungos	*Candida albicans*
Protozoários	*Plasmodium falciparum*

Uma predisposição para a sepse é observada em indivíduos muito jovens (sepse neonatal), muito idosos, naqueles com defesas reduzidas e em pessoas com doenças crônicas, como diabetes, hepatite crônica e insuficiência renal.

A **sepse neonatal** é o resultado de um sistema imunológico imaturo, associado a presença de bactérias no trato genital feminino que são transmitidas durante a passagem pelo canal do parto. As causas mais comuns são os estreptococos do grupo B (*Streptococcus agalactiae*), *Escherichia coli* e *Listeria monocytogenes*.

MANIFESTAÇÕES CLÍNICAS

As manifestações clínicas da sepse geralmente incluem **febre** e **neutrófilos elevados**, associados a sinais de disfunção orgânica sistêmica, incluindo hipoxemia, plaquetas baixas, função hepática anormal, hipotensão, alterações do estado mental e lesão renal (ver Tab. 79-1). No choque séptico, a **hipotensão** é grave o suficiente para exigir a administração de vasopressores que mantenham a pressão arterial média em 65 mmHg. Podem ocorrer também hemorragias petequiais e erupção cutânea purpúrica, os quais indicam a ativação da cascata de coagulação.

PATÓGENOS

A sepse pode ser causada por uma variedade de patógenos (Tab. 79-2). As bactérias causam a grande maioria dos casos de sepse e choque séptico. No entanto, vírus como o ebola, influenza, hantavírus, vírus da febre amarela e vírus da dengue (febre hemorrágica da dengue) também podem desencadear características clínicas de sepse. Além disso, leveduras, como a *Candida albicans*, e protozoários, como *Plasmodium falciparum*, também podem causar uma síndrome séptica.

Entre as bactérias, bastonetes Gram-negativos, como Enterobacteriaceae (p. ex., *E. coli, Enterobacter, Klebsiella, Serratia* e *Proteus*) e *Pseudomonas*, são causas comuns de sepse mediada por endotoxina. *Neisseria meningitidis* causa meningococemia, uma causa comum de choque séptico em adultos jovens.

Bactérias Gram-positivas, como *Staphylococcus aureus* e *Enterococcus faecalis*, também são causas importantes de sepse. *Streptococcus pneumoniae* também é uma causa importante de sepse, especialmente em pacientes asplênicos. Tanto o *S. aureus* quanto os estreptococos do grupo A (*Streptococcus pyogenes*) causam a síndrome do choque tóxico mediada por superantígenos (ver Caps. 7 e 58). Os estreptococos do grupo B (*S. agalactiae*) são a causa mais comum de sepse neonatal. O bastonete Gram-negativo, *E. coli*, e o bastonete Gram-positivo, *Listeria*, também são causas importantes de sepse neonatal. Esses três organismos colonizam o trato genital feminino e são transmitidos ao neonato durante a passagem pelo canal do parto.

Bactérias incomuns que causam sepse nos Estados Unidos incluem *Rickettsia rickettsiae* (febre maculosa das Montanhas Rochosas), *Salmonella typhi* (febre tifoide), *Francisella tularensis* (tularemia), *Bacillus anthracis* (antraz) e *Vibrio vulnificus*. *Yersinia pestis* causa a peste que pode evoluir para choque séptico apresentando risco a vida.

DIAGNÓSTICO

Para identificar a causa microbiológica da sepse, as **hemoculturas** representam a base do diagnóstico de infecções da corrente sanguínea. Também devem ser feitos exames de análise e culturas de urina. Outros sítios de infecção, incluindo lesões cutâneas e escarro, devem ser cultivados. Aproximadamente 25% dos pacientes sépticos não terão o seu organismo causador identificado por cultura.

TRATAMENTO

A sepse é uma emergência que apresenta risco a vida. É essencial administrar **antibióticos bactericidas de amplo espectro** por via intravenosa para contemplar os organismos mais prováveis. Os antibióticos devem ser iniciados diretamente após a coleta de amostras para a hemocultura. O objetivo é iniciar o tratamento antibiótico intravenoso dentro da primeira hora após o diagnóstico de sepse ou choque séptico. A prevalência de organismos resistentes a antibióticos deve ser considerada na escolha do regime de tratamento.

Uma sugestão de regime antibiótico inclui vancomicina associada a uma cefalosporina de terceira ou quarta geração, como ceftazidima ou cefepima, piperacilina/tazobactam ou um carbapenem, como o imipenem. Pode ser adicionado um aminoglicosídeo ou uma fluoroquinolona.

Além da terapia antimicrobiana, o tratamento da sepse é semelhante ao tratamento de outras causas de choque hipotensivo distributivo. **Fluidos intravenosos**, particularmente soluções cristaloides, são usados para aumentar o volume sanguíneo. Caso a administração de fluidos seja ineficaz, a hipotensão também pode ser tratada com **vasopressores**, como a noradrenalina. Pode ser necessário suplementação de oxigênio, respiração assistida com ventilador e/ou diálise para insuficiência renal.

Nenhuma dessas medidas será bem-sucedida, a menos que sejam feitos esforços produtivos para se **identificar e remover a fonte da infecção**. Qualquer corpo estranho infectado (p. ex., cateteres intravenosos) deve ser removido o mais rápido possível e qualquer abscesso deve ser drenado e cultivado.

PREVENÇÃO

Existem vacinas contra *N. meningitidis*, *S. pneumoniae*, *S. typhi*, vírus influenza e vírus da febre amarela. Não existe vacina contra os bastonetes Gram-negativos entéricos, *Pseudomonas*, *S. aureus* ou *E. faecalis*.

Antibióticos preventivos são administrados aos imunossuprimidos e às mulheres grávidas que testam positivo para os estreptococos do grupo B, a fim de se prevenir a sepse nesses pacientes que são altamente suscetíveis. A remoção imediata de cateteres intravenosos e urinários desnecessários é importante, uma vez que estes fornecem um ponto de entrada para bactérias e fungos na corrente sanguínea. Práticas apropriadas de controle de infecção hospitalar desempenham um papel importante na prevenção de episódios de sepse associados aos cuidados de saúde.

PARTE X

Resumos sobre microrganismos de relevância médica

RESUMOS DAS BACTÉRIAS DE RELEVÂNCIA MÉDICA

COCOS GRAM-POSITIVOS (CAP. 15)

Staphylococcus aureus

Doenças – Abscessos em diversos órgãos, endocardite, osteomielite, artrite séptica e impetigo. Também pneumonia adquirida no hospital, infecções de feridas cirúrgicas e sepse. Inclui ainda doenças mediadas por exotoxinas como gastroenterite (intoxicação alimentar), síndrome do choque tóxico e síndrome da pele escaldada. É uma das causas mais comuns de infecção humana.

Características – Cocos Gram-positivos em agrupamentos. Coagulase-positivos. Catalase-positivos. A maioria dos isolados produz β-lactamase.

Hábitat e transmissão – O principal hábitat é a cavidade nasal humana; são também encontrados na pele humana. A transmissão ocorre pelas mãos.

Patogênese – Abscesso purulento é a lesão mais comum. São também produzidas três exotoxinas. A toxina da síndrome do choque tóxico é um superantígeno e causa a síndrome do choque tóxico por estimular diversas células T auxiliares a liberar grandes quantidades de linfocinas, especialmente interleucina (IL)-2. A enterotoxina, responsável pela intoxicação alimentar, é também um superantígeno. A intoxicação alimentar apresenta período de incubação curto, uma vez que se encontra pré-formada no alimento. A toxina da síndrome da pele escaldada é uma protease que cliva a desmogleína nas junções compactas na pele. A proteína A é um importante fator de virulência, pois se liga à cadeia pesada da IgG e impede a ativação do complemento. Fatores predisponentes à infecção incluem rupturas na pele, corpos estranhos, como suturas, concentrações de neutrófilos abaixo de 500/μL, uso de drogas injetáveis (predisposição à endocardite no lado direito) e uso de tampões (predisposição à síndrome do choque tóxico).

Diagnóstico laboratorial – Esfregaço submetido à coloração de Gram e cultura. Colônias amarelas ou douradas em ágar-sangue; colônias frequentemente β-hemolíticas. *Staphylococcus aureus* é coagulase-positivo; *Staphylococcus epidermidis* é coagulase-negativo. Testes sorológicos não são úteis.

Tratamento – Penicilina G para isolados sensíveis; penicilinas resistentes à β-lactamase, como a nafcilina, para isolados resistentes; vancomicina para isolados resistentes à nafcilina. Cerca de 85% dos isolados são resistentes à penicilina G. A β-lactamase codificada por plasmídeo medeia a maioria dos casos de resistência. A resistência à nafcilina é causada por modificações nas proteínas de ligação. Alguns isolados são tolerantes à penicilina. Raras cepas resistentes à vancomicina surgiram.

Prevenção – A cefazolina é *utilizada* na prevenção de infecções de feridas cirúrgicas. Não há vacina disponível. A lavagem das mãos reduz a disseminação.

Staphylococcus epidermidis

Doenças – Endocardite em próteses valvares, infecção de prótese de quadril, infecção de cateter intravascular, infecção de *shunt* de líquido cerebrospinal, sepse neonatal.

Características – Cocos Gram-positivos em agrupamentos. Coagulase-negativos. Catalase-positivos.

Hábitat e transmissão – Microbiota normal da pele e membranas mucosas de humanos. É provável que sejam as próprias cepas do paciente que causem a infecção, embora possa ocorrer transmissão interpessoal por meio das mãos.

Patogênese – Cepas produtoras de glicocálice aderem-se a corpos estranhos, como implantes protéticos e cateteres. São organismos de baixa virulência, que causam doença principalmente em pacientes imunocomprometidos e nos que possuem implantes. É uma causa importante de infecções hospitalares. Diferentemente de *S. aureus*, não foram identificadas exotoxinas.

Diagnóstico laboratorial – Esfregaço submetido à coloração de Gram e cultura. Colônias esbranquiçadas e não hemolíticas em ágar-sangue. É coagulase-negativo. *S. epidermidis* é sensível à novobiocina, enquanto o outro estafilococo coagulase-negativo, *Staphylococcus saprophyticus*, é resistente. Testes sorológicos não são úteis.

654 **PARTE X** • Resumos sobre microrganismos de relevância médica

Tratamento – Vancomicina acrescentada à rifampicina ou a um aminoglicosídeo. Produz β-lactamases e é resistente a vários antibióticos.

Prevenção – Não existe nenhum fármaco ou vacina disponível.

Staphylococcus saprophyticus

Cocos Gram-positivos em agrupamentos. Coagulase-negativos. Resistentes à novobiocina, ao contrário de *S. epidermidis*, que é sensível. Causa infecções do trato urinário adquiridas na comunidade em mulheres jovens (no entanto, *Escherichia coli* é uma causa muito mais comum).

Streptococcus pyogenes (estreptococo do grupo A)

Doenças – Doenças supurativas (que produzem pus) (p. ex., faringite e celulite); doenças não supurativas (imunológicas) (p. ex., febre reumática e glomerulonefrite aguda).

Características – Cocos Gram-positivos em cadeias. Colônias β-hemolíticas. Catalase-negativos. Resistentes à bacitracina. Estreptococos β-hemolíticos são subdivididos nos grupos A, B, etc., de acordo com diferenças na antigenicidade do carboidrato da parede celular.

Hábitat e transmissão – O hábitat é a garganta e a pele humanas. A transmissão ocorre por meio de gotículas respiratórias.

Patogênese – No caso das infecções supurativas, a hialuronidase ("fator de disseminação") medeia a disseminação subcutânea observada na celulite; a toxina eritrogênica (um superantígeno) causa o exantema na escarlatina; a proteína M dificulta a fagocitose. No caso das doenças não supurativas (imunológicas), a febre reumática é causada pela reação imunológica cruzada entre o antígeno bacteriano e os tecidos cardíaco e articular humanos (i.e., anticorpos contra a proteína M estreptocócica reagem com a miosina do músculo cardíaco), e a glomerulonefrite aguda é causada por imunocomplexos formados entre antígenos estreptocócicos e anticorpos contra esses antígenos. Os imunocomplexos são capturados pelos glomérulos, o complemento é ativado, neutrófilos são atraídos ao sítio por C5a e as proteases produzidas por neutrófilos danificam os glomérulos.

Diagnóstico laboratorial – O diagnóstico das infecções supurativas (p. ex., celulite) difere das doenças imunológicas (p. ex., febre reumática). Em infecções supurativas, utiliza-se o esfregaço submetido à coloração de Gram e cultura. Colônias β-hemolíticas em ágar-sangue. (A hemólise deve-se às estreptolisinas O e S). Quando o isolado é sensível à bacitracina, ele é identificado como *Streptococcus pyogenes*. Testes rápidos de ensaio imunoabsorvente ligado à enzima (ELISA) para antígenos estreptocócicos do grupo A em *swabs* de garganta estão disponíveis. O ensaio de detecção de anticorpos no soro do paciente não é realizado em infecções supurativas. No caso de suspeita de febre reumática, o título de anticorpos antiestreptolisina O (ASO) do paciente é testado para determinar se houve exposição prévia a *S. pyogenes*. No caso de suspeita de glomerulonefrite aguda, anticorpos contra a DNase B dos estreptococos são utilizados como evidência de infecção cutânea prévia por *S. pyogenes*.

Tratamento – Penicilina G (não há resistência significativa).

Prevenção – A penicilina é utilizada em pacientes com febre reumática na prevenção da faringite recorrente por *S. pyogenes*. Essa profilaxia previne danos adicionais às valvas cardíacas. Não há vacina.

Streptococcus agalactiae (estreptococos do grupo B)

Doenças – Meningite e sepse neonatal.

Características – Cocos Gram-positivos em cadeias. Colônias β-hemolíticas. Catalase-negativos. Resistentes à bacitracina. Estreptococos β-hemolíticos são subdivididos nos grupos A, B, etc., de acordo com diferenças na antigenicidade do carboidrato da parede celular.

Hábitat e transmissão – O principal hábitat é a vagina humana. A transmissão ocorre durante o parto.

Patogênese – Microrganismo piogênico. Não foram identificadas exotoxinas. Fatores predisponentes à infecção neonatal incluem ruptura de membranas mais de 18 horas antes do parto, parto antes de 37 semanas (neonato prematuro), ausência de anticorpos maternos e intensa colonização do trato genital pelo microrganismo.

Diagnóstico laboratorial – Esfregaço submetido à coloração de Gram e cultura. Colônias β-hemolíticas (zona estreita) em ágar-sangue, resistentes à bacitracina. Os microrganismos hidrolisam hipurato e são positivos no teste CAMP.

Tratamento – Penicilina G.

Prevenção – Não há vacina. A ampicilina deve ser administrada à mãe se ocorrer ruptura prolongada de membranas, se a mãe apresentar febre ou se o neonato for prematuro.

Enterococcus faecalis

Doenças – Infecções dos tratos urinário e biliar são as mais frequentes. A endocardite é rara, porém potencialmente fatal.

Características – Cocos Gram-positivos em cadeias. Catalase-negativos.

Hábitat e transmissão – O hábitat é o cólon humano; a uretra e o trato genital feminino podem ser colonizados. Pode atingir a corrente sanguínea durante procedimentos envolvendo os tratos gastrintestinal (GI) ou urogenital. Pode infectar outros sítios (p. ex., endocardite).

Patogênese – Não foram identificados exotoxinas ou fatores de virulência.

Diagnóstico laboratorial – Esfregaço submetido à coloração de Gram e cultura. Colônias α ou β-hemolíticas ou não hemolíticas em ágar-sangue. Crescem em NaCl a 6,5% e hidrolisam a esculina na presença de soluções com 40% de bile. Testes sorológicos não são úteis.

Tratamento – A penicilina ou a vancomicina associadas a um aminoglicosídeo, como a gentamicina, são bactericidas. O microrganismo é resistente a ambos os fármacos se administrados isoladamente, porém, quando administrados em conjunto, produzem

PARTE X • Resumos sobre microrganismos de relevância médica · **655**

efeito sinérgico. O aminoglicosídeo administrado de forma isolada é ineficaz porque não é capaz de penetrar na célula. A penicilina ou a vancomicina enfraquece a parede celular, permitindo a penetração do aminoglicosídeo. Enterococos resistentes à vancomicina (VREs) são importantes causas de infecções nosocomiais (adquiridas no hospital). A linezolida pode ser utilizada para o tratamento dos VREs.

Prevenção – Penicilina e gentamicina devem ser administradas a pacientes que apresentam danos em valvas cardíacas antes de procedimentos nos tratos intestinal ou urinário. Não há vacina disponível.

Streptococcus pneumoniae (pneumococo)

Doenças – As doenças mais comuns são pneumonia e meningite em adultos e otite média e sinusite em crianças.

Características – Cocos Gram-positivos em forma de "lanceta", arranjados em pares (diplococos) ou cadeias curtas. Colônias α-hemolíticas. Catalase-negativos. O crescimento é inibido pela optoquina, diferentemente dos estreptococos *viridans*, que são resistentes. As colônias são solúveis em bile. Cápsula polissacarídica proeminente. Distribuem-se em 85 sorotipos com base na antigenicidade de polissacarídeos presentes na cápsula. É uma das três bactérias piogênicas encapsuladas clássicas (*Neisseria meningitidis* e *Haemophilus influenzae* são as outras duas).

Hábitat e transmissão – O hábitat é o trato respiratório superior humano. A transmissão ocorre por meio de gotículas respiratórias.

Patogênese – Induz resposta inflamatória. Não há exotoxinas conhecidas. A cápsula polissacarídica retarda a fagocitose. Anticorpos antipolissacarídeos opsonizam o microrganismo e conferem imunidade tipo-específica. A IgA protease degrada a IgA secretora na mucosa respiratória, permitindo a colonização. A infecção respiratória viral predispõe à pneumonia pneumocócica por danificar o elevador mucociliar; a esplenectomia predispõe à sepse. A fratura craniana com extravasamento nasal de líquido espinal predispõe à meningite.

Diagnóstico laboratorial – Esfregaço submetido à coloração de Gram e cultura. Colônias α-hemolíticas em ágar-sangue. Crescimento inibido por bile e optoquina. Ocorre reação de Quellung (intumescimento da cápsula com antissoro tipo-específico). Testes sorológicos para a detecção de anticorpos não são úteis. Testes para a detecção do antígeno capsular no líquido espinal e do polissacarídeo C na urina podem diagnósticos.

Tratamento – Penicilina G. Níveis altos ou baixos de resistência são causados por modificações em proteínas de ligação à penicilina. Não há produção de β-lactamase.

Prevenção – Duas vacinas estão disponíveis. A utilizada em adultos contém polissacarídeos capsulares dos 23 sorotipos que causam bacteremia com maior frequência. A outra, utilizada principalmente em crianças com idade inferior a 2 anos, contém polissacarídeos capsulares de 13 sorotipos associados a uma proteína carreadora (toxoide diftérico). A penicilina oral é utilizada em crianças imunocomprometidas.

Estreptococos do grupo viridans (p. ex., Streptococcus sanguis, Streptococcus mutans)

Doenças – A endocardite é a doença mais importante. Abscessos cerebrais também ocorrem, especialmente em infecções mistas com anaeróbios da cavidade oral. *Streptococcus mutans* está associado a cáries dentárias.

Características – Cocos Gram-positivos em cadeias. Colônias α-hemolíticas. Catalase-negativos. O crescimento ocorre na presença de optoquina, ao contrário dos pneumococos, cujo crescimento é inibido. As colônias não são dissolvidas pela bile.

Hábitat e transmissão – O hábitat é a orofaringe humana. O microrganismo penetra na corrente sanguínea durante procedimentos odontológicos.

Patogênese – A bacteremia decorrente de procedimentos odontológicos dissemina o organismo para valvas cardíacas danificadas. O microrganismo é protegido das defesas do hospedeiro no interior de vegetações. Não há toxinas conhecidas. O glicocálice composto por polissacarídeos intensifica a aderência às valvas cardíacas.

Diagnóstico laboratorial – Esfregaço submetido à coloração de Gram e cultura. Colônias α-hemolíticas em ágar-sangue. O crescimento não é inibido por bile ou optoquina, diferentemente dos pneumococos. Os estreptococos *viridans* são classificados em espécies por meio de exames bioquímicos variados. Testes sorológicos não são úteis.

Tratamento – Penicilina G com ou sem um aminoglicosídeo.

Prevenção – Penicilina para prevenir endocardite em pacientes com danos nas valvas cardíacas ou próteses valvares que são submetidos a procedimentos odontológicos.

COCOS GRAM-NEGATIVOS (CAP. 16)

Neisseria meningitidis (meningococo)

Doenças – Meningite e meningococemia.

Características – Diplococos Gram-negativos em forma de "grãos de feijão". Oxidase-positivos. Grande cápsula polissacarídica. Uma das três bactérias piogênicas encapsuladas clássicas (*S. pneumoniae* e *H. influenzae* são as outras duas).

Hábitat e transmissão – Seu hábitat é o trato respiratório superior humano; a transmissão ocorre por meio de gotículas respiratórias.

Patogênese – Após a colonização do trato respiratório superior, o microrganismo atinge as meninges por meio da corrente sanguínea. A endotoxina da parede celular causa os sintomas de choque séptico observados na meningococemia. Não há exotoxinas conhecidas; produzem IgA protease. A cápsula é antifagocitária. A deficiência de componentes tardios do complemento predispõe a infecções meningocócicas recorrentes.

Diagnóstico laboratorial – Esfregaço submetido à coloração de Gram e cultura. Colônias oxidase-positivas em ágar-chocolate. Fermenta maltose, diferentemente dos gonococos. Testes sorológicos não são úteis.

656 **PARTE X** • Resumos sobre microrganismos de relevância médica

Tratamento – Penicilina G (não há resistência significativa).

Prevenção – As vacinas contra os meningococos dos grupos A, C, Y e W-135 contêm a cápsula polissacarídica como o imunógeno. A vacina contra os meningococos do grupo B contém a proteína de ligação ao fator H como imunógeno. A vacina polissacarídica é encontrada em duas formas: a vacina conjugada, que contém os polissacarídeos associados a uma proteína carreadora, como o toxoide diftérico, e a vacina não conjugada, que contém apenas os polissacarídeos. Rifampicina ou ciprofloxacino são administrados às pessoas que têm contato próximo para reduzir o número de portadores na orofaringe.

Neisseria gonorrhoeae (gonococo)

Doença – Gonorreia. Também conjuntivite neonatal e doença inflamatória pélvica.

Características – Diplococos Gram-negativos em forma de "grãos de feijão". Oxidase-positivos. Cápsula insignificante.

Hábitat e transmissão – O hábitat é o trato genital humano. A transmissão em adultos ocorre por meio do contato sexual. A transmissão a neonatos ocorre durante o parto.

Patogênese – O microrganismo invade as membranas mucosas e causa inflamação. Há endotoxina, porém mais fraca do que a do meningococo, de forma que a doença é menos grave quando ocorre bacteremia. Não foram identificadas exotoxinas. IgA proetase e *pili* são fatores de virulência.

Diagnóstico laboratorial – Esfregaço submetido à coloração de Gram e cultura. O microrganismo é visível intracelularmente em neutrófilos presentes no exsudato uretral. Colônias oxidase-positivas em meio Thayer-Martin. Os gonococos não fermentam maltose, diferentemente dos meningococos. Testes sorológicos não são úteis. O teste de amplificação de ácidos nucleicos (NAAT) é utilizado para rastreamento em infecções urogenitais.

Tratamento – Ceftriaxona para casos não complicados. Azitromicina ou doxiciclina são administradas na uretrite causada por *Chlamydia trachomatis*. A resistência de alto nível à penicilina é causada por penicilinase codificada por um plasmídeo. A resistência de baixo nível à penicilina é causada por permeabilidade reduzida e proteínas de ligação alteradas.

Prevenção – Não há fármacos ou vacina. O uso de preservativos oferece proteção. Deve-se identificar e tratar os contatos para interromper a transmissão. É necessário tratar os olhos de recém-nascidos com pomada de eritromicina ou nitrato de prata para prevenir a conjuntivite.

BACILOS GRAM-POSITIVOS (CAP. 17)

Bacillus anthracis

Doença – Antraz.

Características – Bacilos aeróbios, Gram-positivos e formadores de esporos. Cápsula composta por poli-d-glutamato. *Bacillus anthracis* é o único microrganismo de relevância clínica que apresenta cápsula composta por aminoácidos em vez de polissacarídeos.

Hábitat e transmissão – O hábitat é o solo. A transmissão ocorre pelo contato com animais infectados ou pela inalação dos esporos presentes no pelo e na lã de animais.

Patogênese – A toxina do antraz consiste em três proteínas: fator de edema, que consiste em uma adenilato-ciclase; fator letal, que mata as células por meio da inibição de uma proteína de transdução de sinal envolvida na divisão celular; e antígeno protetor, que medeia a entrada dos outros dois componentes na célula. A cápsula é antifagocitária.

Diagnóstico laboratorial – Esfregaço submetido à coloração de Gram e cultura aeróbia em ágar-sangue. *Bacillus anthracis* é imóvel, ao contrário de outras espécies de *Bacillus*. O aumento no título de anticorpos no teste indireto de hemaglutinação é diagnóstico.

Tratamento – Penicilina G (não há resistência significativa).

Prevenção – A vacina que consiste em antígenos protetores é administrada a indivíduos com ocupações de alto risco.

Bacillus cereus

Doença – Intoxicação alimentar.

Características – Bacilos aeróbios, Gram-positivos e formadores de esporos.

Hábitat e transmissão – O hábitat são grãos, como o arroz. Os esporos sobrevivem à fervura durante a preparação do arroz e germinam quando o arroz é mantido em temperaturas mornas.

Patogênese – São produzidas duas enterotoxinas: uma atua como a toxina colérica (i.e., há aumento de monofosfato de adenosina [AMP] cíclico no interior de enterócitos) e a outra atua como a enterotoxina estafilocócica (i.e., é um superantígeno).

Diagnóstico laboratorial – Não é realizado.

Tratamento – Apenas sintomático.

Prevenção – Não há vacina.

Clostridium tetani

Doença – Tétano.

Características – Bastonetes anaeróbios, Gram-positivos e formadores de esporos. O esporo localiza-se em uma extremidade ("esporo terminal"), de modo que o organismo se assemelha a uma raquete de tênis.

Hábitat e transmissão – O hábitat é o solo. O microrganismo penetra por rupturas traumáticas da pele.

Patogênese – Os esporos germinam em condições anaeróbias no ferimento. O organismo produz uma exotoxina que bloqueia a liberação de neurotransmissores inibitórios (glicina e ácido γ-aminobutírico [GABA]) pelos neurônios espinais. Os neurônios excitatórios não sofrem oposição, resultando em espasmo muscular extremo (tétano, paralisia espástica). "Trismo" e "riso sardônico" são dois exemplos de espasmos musculares. A toxina tetânica (tetanospasmina) é uma protease que cliva proteínas envolvidas na liberação de neurotransmissores.

PARTE X • Resumos sobre microrganismos de relevância médica **657**

Diagnóstico laboratorial – O diagnóstico é principalmente clínico. O microrganismo é raramente isolado. Testes sorológicos não são úteis.

Tratamento – Hiperimunoglobulina humana para neutralizar a toxina. Também se pode usar penicilina G e fármacos espasmolíticos (p. ex., diazepam). Não há resistência significativa à penicilina.

Prevenção – Vacina composta pelo toxoide (o toxoide consiste na toxina tratada com formaldeído). Geralmente administrada a crianças em combinação com a vacina com toxoide diftérico e pertússis acelular (DTPa). Se o paciente sofreu um ferimento e não foi imunizado, deve-se administrar hiperimunoglobulina mais toxoide (imunização passivo-ativa). A ferida deve ser desbridada. Doses de reforço do toxoide tetânico devem ser administradas a cada 10 anos.

Clostridium botulinum

Doença – Botulismo.

Características – Bacilos aeróbios, Gram-positivos e formadores de esporos.

Hábitat e transmissão – O hábitat é o solo. O microrganismo e a toxina botulínica são transmitidos pela ingestão de alimentos conservados inadequadamente.

Patogênese – A toxina botulínica é uma protease que cliva as proteínas envolvidas na liberação de acetilcolina na junção mioneural, causando paralisia flácida. A não esterilização do alimento durante sua preservação permite a sobrevivência dos esporos. Os esporos germinam em ambiente anaeróbio e produzem a toxina. A toxina é termolábil; portanto, alimentos consumidos sem cozimento adequado estão geralmente envolvidos.

Diagnóstico laboratorial – Presença da toxina no soro ou nas fezes do paciente, ou no alimento. A detecção da toxina envolve testes sorológicos com a antitoxina ou a reprodução da doença em camundongos. Testes sorológicos para a detecção de anticorpos no paciente não são úteis.

Tratamento – Antitoxinas contra tipos A, B e E produzidas em cavalos. Suporte respiratório pode ser necessário.

Prevenção – Adoção de técnicas apropriadas de preservação de alimentos, cozimento de todos os alimentos de envasamento doméstico e descarte de latas estufadas.

Clostridium perfringens

Doenças – Gangrena gasosa (mionecrose) e intoxicação alimentar.

Características – Bacilos aeróbios, Gram-positivos e formadores de esporos.

Hábitat e transmissão – Os hábitats são o solo e o cólon humano. A mionecrose resulta da contaminação de feridas por solo ou fezes. A intoxicação alimentar é causada pela ingestão de alimentos contaminados.

Patogênese – A gangrena gasosa em feridas é causada pela germinação de esporos em condições anaeróbias e pela produção de vários fatores citotóxicos, especialmente a toxina α, uma lecitinase

que cliva membranas celulares. O gás nos tecidos (CO_2 e H_2) é produzido pelo metabolismo anaeróbio do organismo. A intoxicação alimentar é causada pela produção da enterotoxina no interior do intestino. A enterotoxina atua como um superantígeno, similar à do *S. aureus*.

Diagnóstico laboratorial – Esfregaço submetido à coloração de Gram e cultura anaeróbia. Os esporos geralmente não são visualizados em amostras clínicas; o microrganismo encontra-se em crescimento e não há restrição de nutrientes. A produção de lecitinase é detectada em ágar-gema de ovo e identificada pela inibição enzimática por antissoro específico. Testes sorológicos não são úteis.

Tratamento – Penicilina G e desbridação da ferida na gangrena gasosa (não há resistência significativa à penicilina). Na ocorrência de intoxicação alimentar, é necessário apenas tratamento sintomático.

Prevenção – O desbridamento extenso da ferida e a administração de penicilina reduzem a probabilidade de gangrena gasosa. Não há vacina.

Clostridium difficile

Doença – Colite pseudomembranosa.

Características – Bacilos aeróbios, Gram-positivos e formadores de esporos.

Hábitat e transmissão – O hábitat é o cólon humano. A transmissão ocorre por via fecal-oral.

Patogênese – Antibióticos suprimem a microbiota normal do cólon, permitindo crescimento predominante de *C. difficile* e a produção de grandes quantidades de exotoxinas. As exotoxinas A e B inibem as GTPases, provocando a inibição da transdução de sinal e a despolimerização dos filamentos de actina. Isso leva à apoptose e morte dos enterócitos. As pseudomembranas observadas no cólon são o resultado visível da morte de enterócitos.

Diagnóstico laboratorial – A presença de exotoxina nas fezes é geralmente detectada por meio da utilização de um anticorpo conhecido para a toxina em um ensaio de ELISA ou pela reação em cadeia da polimerase (PCR). A exotoxina nas fezes pode também ser detectada por meio da produção de efeito citopático nas células em cultura. A identificação é feita pela neutralização do efeito citopático com anticorpos conhecidos.

Tratamento – Metronidazol. A vancomicina, embora efetiva, não deve ser utilizada em razão do risco de selecionar enterococos resistentes à vancomicina.

Prevenção – Não há vacina ou fármacos disponíveis.

Corynebacterium diphtheriae

Doença – Difteria.

Características – Bacilos Gram-positivos em formato de clava dispostos em uma conformação em V ou L. Os grânulos se coram metacromaticamente. Microrganismo aeróbio não formador de esporos.

Hábitat e transmissão – O hábitat é a garganta humana. A transmissão ocorre por meio de gotículas respiratórias.

658 **PARTE X** • Resumos sobre microrganismos de relevância médica

Patogênese – O organismo secreta uma exotoxina que inibe a síntese proteica por meio da adição de ADP-ribose ao fator de alongamento 2 (EF-2). A toxina possui dois componentes: a subunidade A, que apresenta atividade de ADP-ribosilação, e a subunidade B, que liga a toxina a receptores na superfície celular. A pseudomembrana observada na garganta é causada pela morte de células epiteliais da mucosa.

Diagnóstico laboratorial – Esfregaço submetido à coloração de Gram e cultura. Colônias negras em placa de telurito. A produção de toxina pode ser documentada pelo teste de precipitina ou pela doença reproduzida em animais de laboratório. Testes sorológicos não são úteis.

Tratamento – A antitoxina produzida em cavalos neutraliza a toxina. A penicilina G mata o microrganismo. Não há resistência significativa à penicilina.

Prevenção – Vacina composta pelo toxoide (o toxoide é a toxina tratada com formaldeído), geralmente administrada às crianças em combinação com a vacina de toxoide tetânico e pertússis acelular (DTPa).

Listeria monocytogenes

Doenças – Meningite e sepse em recém-nascidos e em adultos imunocomprometidos. Gastrenterite.

Características – Pequenos bacilos Gram-positivos. Microrganismo aeróbio não formador de esporos.

Hábitat e transmissão – O microrganismo coloniza os tratos GI e genital feminino; na natureza, encontra-se amplamente disseminado nos animais, nas plantas e no solo. A transmissão ocorre através da placenta ou por contato durante o parto. Surtos de sepse em neonatos e gastrenterite na população geral são relacionados à ingestão de derivados de leite não pasteurizado (p. ex., queijos).

Patogênese – A listeriolisina é uma exotoxina que degrada membranas celulares. Uma imunidade celular reduzida e a imaturidade imunológica observada em neonatos são fatores predisponentes à infecção. São patógenos intracelulares que se deslocam célula a célula por meio de um mecanismo denominado "foguetes de actina".

Diagnóstico laboratorial – Esfregaço submetido à coloração de Gram e cultura. Pequenas colônias β-hemolíticas em ágar-sangue. Motilidade em cambalhotas. Testes sorológicos não são úteis.

Tratamento – Ampicilina associada ou não à gentamicina.

Prevenção – Gestantes e pacientes imunocomprometidos não devem ingerir laticínios não pasteurizados ou vegetais crus. A administração de sulfametoxazol-trimetoprima a pacientes imunocomprometidos para prevenir a pneumonia por *Pneumocystis* também pode prevenir a listeriose. Não há vacina disponível.

Gardnerella vaginalis

Bacilo Gram-variável facultativo. Envolvido na vaginose bacteriana, juntamente com espécies de *Mobiluncus*, que são anaeróbios. Ver "células indicadoras" (*clue cells*), que consistem em células do epitélio vaginal cobertas com células de *G. vaginalis*. Um teste de odor (*whiff test*) positivo é observado na vaginose bacteriana.

BACILOS GRAM-NEGATIVOS RELACIONADOS COM O TRATO INTESTINAL (CAP. 18)

Escherichia coli

Doenças – Infecção do trato urinário (ITU), sepse, meningite neonatal e diarreia do viajante são as mais comuns.

Características – Bacilos Gram-negativos facultativos; fermentam lactose.

Hábitat e transmissão – O hábitat é o cólon humano; a bactéria coloniza a vagina e a uretra. A partir da uretra, ascende e causa ITU. É adquirida durante o parto na meningite neonatal e por via fecal-oral na diarreia.

Patogênese – A endotoxina da parede celular causa choque séptico. Duas enterotoxinas são produzidas por cepas de *E. coli* enterotoxigênicas (ETEC). A toxina termolábil estimula a adenilato-ciclase pela ADP-ribosilação. O aumento de AMP cíclico causa efluxo de íons cloreto e água, resultando em diarreia. A toxina termoestável causa diarreia, possivelmente pela estimulação de guanilato-ciclase. Os fatores de virulência incluem *pili* para adesão às superfícies mucosas e uma cápsula que dificulta a fagocitose. A toxina Shiga (verotoxina) é uma enterotoxina produzida por cepas de *E. coli* (STEC) apresentando o sorotipo O157:H7. Ela causa diarreia sanguinolenta e síndrome hemolítico-urêmica associadas à ingestão de carne malcozida. A toxina Shiga (verotoxina) inibe a síntese proteica por meio da remoção de adenina do rRNA 28S de ribossomas humanos.

Fatores predisponentes à ITU em mulheres incluem a proximidade do ânus em relação à vagina e à uretra, assim como uma uretra curta. Esses elementos levam à colonização da uretra e da vagina pela microbiota fecal. Anomalias (p. ex., estenoses, valvas e cálculos) também são fatores predisponentes. Cateteres urinários de demora e acessos intravenosos predispõem à ITU e à sepse, respectivamente. A colonização da vagina leva à meningite neonatal adquirida durante o parto. O principal fator de virulência para a meningite neonatal é o polissacarídeo capsular K1.

Diagnóstico laboratorial – Esfregaço submetido à coloração de Gram e cultura. Colônias fermentadoras de lactose em ágar eosina-azul de metileno (EAM) ou MacConkey. Brilho verde em ágar EAM. O ágar tríplice açúcar ferro (TSI) exibe superfície e fundo ácido, com produção de gás, mas sem H_2S. Deve-se diferenciar de outros organismos lactose-positivos por meio de reações bioquímicas. Em estudos epidemiológicos, classificar o organismo de acordo com antígenos O e H, utilizando antissoros conhecidos. Testes sorológicos para anticorpos no soro do paciente não são úteis.

Tratamento – Ampicilina ou sulfonamidas para ITUs. Cefalosporinas de terceira geração para meningite e sepse. A reidratação é efetiva na diarreia do viajante; sulfametozazol-trimetoprima pode reduzir a duração dos sintomas. A resistência antibiótica é mediada por enzimas codificadas por plasmídeos (p. ex., β-lactamase e enzimas modificadoras de aminoglicosídeos).

PARTE X • Resumos sobre microrganismos de relevância médica **659**

Prevenção – A prevenção de ITU envolve a limitação na frequência e duração da cateterização urinária. A prevenção de sepse envolve a remoção rápida ou alteração dos locais dos acessos intravenosos. A diarreia do viajante pode ser prevenida pela ingestão apenas de alimentos cozidos e água fervida em determinados países. O uso profilático de doxiciclina ou subsalicilato de bismuto pode prevenir a diarreia do viajante. Não há vacina para prevenção de qualquer uma das doenças causas por *E. coli*.

Salmonella typhi

Doença – Febre tifoide.

Características – Bacilos Gram-negativos facultativos. Não fermentam lactose. Produzem H_2S.

Hábitat e transmissão – O hábitat consiste apenas no cólon humano, ao contrário de outras salmonelas, que também são encontradas no cólon de animais. A transmissão ocorre por via fecal-oral.

Patogênese – Infecta as células do sistema reticuloendotelial, especialmente no fígado e no baço. A endotoxina na parede celular causa febre. A cápsula (antígeno Vi) é um fator de virulência. Não há exotoxinas conhecidas. A diminuição do ácido gástrico resultante da ingestão de antiácidos ou de gastrectomia predispõe a infecções por *Salmonella*. Estado de portador crônico estabelecido na vesícula biliar. A excreção do microrganismo na bile resulta na disseminação fecal-oral para outros indivíduos.

Diagnóstico laboratorial – Esfregaço submetido à coloração de Gram e cultura. Colônias não fermentadoras de lactose no ágar EAM ou MacConkey. Em ágar TSI, exibe superfície alcalina e fundo ácido, sem presença de gás e com pequena quantidade de H_2S. Reações bioquímicas e sorológicas são utilizadas para identificar as espécies. A identidade pode ser determinada com o uso de antissoros conhecidos contra os antígenos O, H e Vi em testes de aglutinação. O teste de Widal detecta anticorpos aglutinantes contra antígenos O e H no soro do paciente, embora seu uso seja limitado.

Tratamento – Ceftriaxona é o fármaco mais efetivo. A ampicilina e o sulfametoxazol-trimetoprima podem ser utilizados em pacientes que não exibem doença grave. A resistência ao cloranfenicol e à ampicilina é mediada, respectivamente, por enzimas de acetilação e β-lactamase codificadas por plasmídeo.

Prevenção Medidas de saúde pública (p. ex., descarte de esgoto, cloração dos suprimentos de água, análise de coproculturas em manipuladores de alimentos e lavagem das mãos antes da manipulação de alimentos). Duas vacinas são comumente usadas; uma vacina contém o polissacarídeo capsular Vi purificado como imunógeno, e a outra contém *S. typhi* viva atenuada como imunógeno.

Salmonella enterica (também denominada *Salmonella enteritidis*)

Doenças – Enterocolite. Ocasionalmente, sepse com abscessos metastáticos.

Características – Bacilos Gram-negativos facultativos. Não fermentam lactose. Produzem H_2S. Móveis, diferentemente da *Shigella*. Mais de 1.500 sorotipos.

Hábitat e transmissão – O hábitat é o trato intestinal de humanos e animais (p. ex., frango e gado). A transmissão ocorre por via fecal-oral.

Patogênese – O microrganismo invade a mucosa dos intestinos grosso e delgado. Pode entrar na corrente sanguínea, causando sepse. A dose infectante é de pelo menos 100.000 microrganismos, muito superior à dose infectante de *Shigella*. A dose infectante é alta porque o organismo é inativado pelo ácido gástrico. Endotoxina na parede celular; ausência de exotoxina. Fatores predisponentes incluem a diminuição do ácido gástrico por antiácidos ou gastrectomia. A anemia falciforme predispõe à osteomielite por *Salmonella*.

Diagnóstico laboratorial – Esfregaço submetido à coloração de Gram e cultura. Colônias não fermentadoras de lactose em ágar EAM ou de MacConkey. Em ágar TSI, exibe superfície alcalina e fundo ácido, com a presença de gás e H_2S. Reações bioquímicas e sorológicas são utilizadas para identificar as espécies. A identificação do microrganismo pode ser feita pelo uso de antissoros conhecidos em ensaios de aglutinação. O teste de Widal detecta anticorpos contra antígenos O e H do organismo no soro do paciente, porém não é amplamente usado.

Tratamento – Antibióticos geralmente não são recomendados para a enterocolite sem complicações. Ceftriaxona ou outros fármacos são utilizados contra a sepse, dependendo de testes de sensibilidade. A resistência à ampicilina e ao cloranfenicol é mediada, respectivamente, por β-lactamases e enzimas de acetilação codificadas por plasmídeos.

Prevenção – Medidas de saúde pública (p. ex., descarte de esgotos, cloração dos suprimentos de água, análise de coproculturas em manipuladores de alimentos e lavagem das mãos antes da manipulação de alimentos). Não se deve ingerir carnes ou ovos crus. Não há vacina disponível.

Espécies de *Shigella* (p. ex., *Shigella dysenteriae*, *Shigella sonnei*)

Doença – Enterocolite (disenteria).

Características – Bacilos Gram-negativos facultativos. Não fermentam lactose. Não apresentam mobilidade, diferentemente da *Salmonella*.

Hábitat e transmissão – O hábitat consiste apenas no cólon humano; diferentemente da *Salmonella enterica*, não há portadores animais de *Shigella*. A transmissão ocorre por via fecal-oral.

Patogênese – Invade a mucosa do íleo e do cólon, mas não penetra mais do que isso; assim, a sepse é rara. Endotoxina na parede celular. A dose infectante é muito menor (1-10 microrganismos) do que a de *Salmonella*. A dose infectante de *Shigella* é baixa porque o organismo é resistente ao ácido gástrico. Crianças em instituições de cuidado mental e creches podem sofrer surtos de shigelose. Não há estado de portador crônico.

Diagnóstico laboratorial – Esfregaço submetido à coloração de Gram e cultura. Colônias não fermentadoras de lactose em ágar EAM ou de MacConkey. Em ágar TSI, exibe superfície alcalina e

PARTE X • Resumos sobre microrganismos de relevância médica

fundo ácido, sem presença de gás ou H_2S. Identificação por meio de reações bioquímicas ou por sorologia usando anticorpo anti-O em testes de aglutinação. Testes sorológicos para anticorpos no soro do paciente não são realizados.

Tratamento – Na maioria dos casos, apenas reposição de fluidos e eletrólitos. Em casos graves, utiliza-se o ciprofloxacino. A resistência é mediada por enzimas codificadas por plasmídeo (p. ex., β-lactamase, que degrada a ampicilina, e uma pteroato-sintetase mutante, que reduz a sensibilidade a sulfonamidas).

Prevenção – Medidas de saúde pública (p. ex., descarte de esgotos, cloração dos suprimentos de água, análise de coproculturas em manipuladores de alimentos e lavagem das mãos antes da manipulação de alimentos). Fármacos profiláticos não são utilizados. Não há vacina disponível.

Vibrio cholerae

Doença – Cólera.

Características – Bacilos Gram-negativos em forma de vírgula. Oxidase-positivos, o que os distingue das enterobactérias.

Hábitat e transmissão – Os hábitats são o cólon humano e mariscos. A transmissão ocorre por via fecal-oral.

Patogênese – Diarreia aquosa intensa, causada por uma enterotoxina que ativa a adenilato-ciclase por meio da adição de ADP-ribose à proteína G estimuladora. O aumento de AMP cíclico causa efluxo de íons cloreto e água. A toxina possui dois componentes: a subunidade A, que apresenta atividade de ADP-ribosilação; e a subunidade B, que liga a toxina a receptores na superfície celular. O microrganismo produz mucinase, o que intensifica sua aderência à mucosa intestinal. O papel da endotoxina é incerto. A dose infectante é alta ($>10^7$ microrganismos). O estado de portador é raro.

Diagnóstico laboratorial – Esfregaço submetido à coloração de Gram e cultura. (Durante epidemias, não é necessário realizar culturas.) A aglutinação do isolado com antissoros conhecidos confirma a identificação.

Tratamento – O tratamento de escolha consiste na reposição de fluidos e eletrólitos. A tetraciclina não é necessária, porém reduz a duração e a condição de portador.

Prevenção – Medidas de saúde pública (p. ex., descarte de esgotos, cloração dos suprimentos de água, análise de coproculturas em manipuladores de alimentos e lavagem das mãos antes da manipulação de alimentos). A vacina contendo células mortas apresenta eficácia limitada. A tetraciclina é utilizada para os contatos próximos do paciente.

Vibrio parahaemolyticus

Bacilos Gram-negativos em forma de vírgula, encontrados em águas marinhas mornas. Causam diarreia aquosa. Adquiridos pela ingestão de frutos do mar crus contaminados. Surtos já ocorreram em cruzeiros pelo Caribe. A diarreia é mediada por uma enterotoxina similar à toxina colérica.

Vibrio vulnificus

Bacilos Gram-negativos em forma de vírgula, encontrados em águas marinhas mornas. Causam celulite e sepse com bolhas hemorrágicas potencialmente fatais. Adquiridos por trauma na pele, especialmente em manipuladores de mariscos, ou pela ingestão de mariscos crus, especialmente em pacientes imunocomprometidos ou com níveis reduzidos do complemento causado por dano hepático.

Campylobacter jejuni

Doença – Enterocolite.

Características – Bacilos Gram-negativos em forma de vírgula. Microaerófilicos. Apresentam bom crescimento a 42°C.

Hábitat e transmissão – O hábitat são as fezes humanas e de animais. A transmissão ocorre por via fecal-oral.

Patogênese – Invade a mucosa do cólon, mas não a penetra; portanto, a sepse raramente ocorre. Não há enterotoxina conhecida.

Diagnóstico laboratorial – Esfregaço submetido à coloração de Gram e cultura em ágar especial (p. ex., ágar Skirrow) a 42°C, em atmosfera com alto teor de CO_2 e baixo teor de O_2. Testes sorológicos não são úteis.

Tratamento – Geralmente, apenas tratamento sintomático; utiliza-se a eritromicina no caso de doença grave.

Prevenção – Medidas de saúde pública (p. ex., descarte de esgotos, cloração dos suprimentos de água, análise de coproculturas em manipuladores de alimentos e lavagem das mãos antes da manipulação de alimentos). Não há vacina ou fármacos profiláticos disponíveis.

Helicobacter pylori

Doença – Gastrite e úlcera péptica. Fator de risco para carcinoma gástrico.

Características – Bacilos Gram-negativos curvos.

Hábitat e transmissão – O hábitat é o estômago humano. A transmissão ocorre por ingestão.

Patogênese – Os microrganismos sintetizam urease, produzindo amônia que danifica a mucosa gástrica. A amônia também neutraliza o pH ácido do estômago, permitindo que o microrganismo viva na mucosa gástrica.

Diagnóstico laboratorial – Coloração de Gram e cultura. Teste de urease positivo. Testes sorológicos para anticorpos e o teste do "hálito de ureia" são úteis.

Tratamento – Amoxicilina, metronidazol e subsalicilato de bismuto.

Prevenção – Não há vacina ou fármacos disponíveis.

Klebsiella pneumoniae

Doenças – Pneumonia, ITU e sepse.

PARTE X • Resumos sobre microrganismos de relevância médica **661**

Características – Bacilos Gram-negativos facultativos, com grande cápsula polissacarídica.

Hábitat e transmissão – Os hábitats são os tratos respiratório superior e intestinal humano. O microrganismo é transmitido aos pulmões pela aspiração a partir do trato respiratório superior e pela inalação de gotículas respiratórias. Transmitidos ao trato urinário pela disseminação ascendente da microbiota fecal.

Patogênese – A endotoxina causa febre e choque associados à sepse. Não há exotoxina conhecida. O microrganismo possui cápsula grande, que dificulta a fagocitose. A doença pulmonar crônica predispõe à pneumonia; a cateterização predispõe à ITU.

Diagnóstico laboratorial – Esfregaço submetido à coloração de Gram e cultura. As colônias mucoides características são uma consequência da cápsula polissacarídica grande do microrganismo. Colônias fermentadoras de lactose em ágar MacConkey. São distinguidas de *Enterobacter* e *Serratia* por reações bioquímicas.

Tratamento – Cefalosporinas isoladamente ou com aminoglicosídeos; no entanto, testes de sensibilidade aos antibióticos devem ser realizados. A resistência é mediada por enzimas codificadas por plasmídeos, especialmente β-lactamases.

Prevenção – Não há vacina ou fármacos disponíveis. Cateteres urinários e intravenosos devem ser removidos prontamente.

Enterobacter cloacae

Bacilos Gram-negativos entéricos similares a *K. pneumoniae*. Causam pneumonia adquirida no hospital, ITU e sepse. Altamente resistentes a antibióticos.

Serratia marcescens

Bacilos Gram-negativos entéricos similares a *K. pneumoniae*. Causam pneumonia adquirida no hospital, ITU e sepse. Colônias de pigmentação vermelha. Altamente resistentes a antibióticos.

Espécies de *Proteus* (p. ex., *Proteus vulgaris, Proteus mirabilis*)

Doenças – ITU e sepse.

Características – Bacilos Gram-negativos facultativos. Não fermentam lactose. Altamente móveis. Produzem urease, assim como espécies de *Morganella* e *Providencia* (ver a seguir). Antígenos de cepas OX de *P. vulgaris* reagem de forma cruzada com diversas riquétsias.

Hábitat e transmissão – Os hábitats são o cólon humano e o meio ambiente (solo e água). A transmissão ao trato urinário ocorre pela disseminação ascendente da microbiota fecal.

Patogênese – A endotoxina causa febre e choque associados à sepse. Não são conhecidas exotoxinas. A urease é um fator de virulência, uma vez que degrada a ureia, produzindo amônia, a qual eleva o pH. Isso leva à formação de cálculos de "estruvita", que podem obstruir o fluxo urinário, danificar o epitélio urinário e atuar como foco de infecções recorrentes por capturarem as bactérias

no interior do cálculo. O microrganismo é altamente móvel, o que pode facilitar sua entrada na bexiga. Fatores predisponentes incluem colonização da vagina, cateteres urinários e anomalias do trato urinário, como estenoses, valvas e cálculos.

Diagnóstico laboratorial – Esfregaço submetido à coloração de Gram e cultura. Efeito de "enxame" (disseminante) em placa de ágar-sangue, como consequência da motilidade ativa do organismo. Colônias não fermentadoras de lactose em ágar EAM ou MacConkey. Em ágar TSI, exibe superfície alcalina e fundo ácido, com H_2S. O organismo produz urease, enquanto a *Salmonella*, que pode parecer similar em ágar TSI, não produz. Testes sorológicos não são úteis. *P. mirabilis* é indol-negativo, enquanto *P. vulgaris, M. morganii* e espécies de *Providencia* são indol-positivos.

Tratamento – Sulfametoxazol-trimetoprima ou ampicilina são frequentemente utilizados em ITU sem complicações, mas uma cefalosporina de terceira geração deve ser administrada no caso de infecções graves. A espécie indol-negativa *P. mirabilis* apresenta maior probabilidade de ser sensível a antibióticos como a ampicilina do que as espécies indol-positivas. A sensibilidade a antibióticos deve ser testada. A resistência é mediada por enzimas codificadas por plasmídeo.

Prevenção – Não há vacina ou fármacos disponíveis. A remoção imediata de cateteres urinários auxilia na prevenção de ITU.

Morganella morganii

Bacilos Gram-negativos entéricos, similares a espécies de *Proteus*. Causam ITU e sepse. São altamente móveis e produzem urease. São indol-positivos e mais resistentes a antibióticos do que *P. mirabilis*.

Providencia rettgeri

Bacilos Gram-negativos entéricos, similares a espécies de *Proteus*. Causam ITU e sepse. São altamente móveis e produzem urease. São indol-positivos e mais resistentes a antibióticos do que *P. mirabilis*.

Pseudomonas aeruginosa

Doenças – Infecções de feridas, ITU, pneumonia e sepse. É uma das mais importantes causas de infecções nosocomiais, especialmente em pacientes com queimaduras e fibrose cística. Causa endocardite em usuários de drogas injetáveis.

Características – Bacilos aeróbios Gram-negativos. Não fermentam lactose. Produzem o pigmento piocianina (azul-esverdeado). São oxidase-positivos, o que os distingue de membros da família Enterobacteriaceae.

Hábitat e transmissão – O hábitat inclui fontes ambientais de água (p. ex., ventiladores hospitalares e umidificadores). Também habita a pele, o trato respiratório superior e o cólon de aproximadamente 10% das pessoas. A transmissão ocorre via aerossóis aquosos, aspiração e contaminação fecal.

Patogênese – A endotoxina é responsável por febre e choque associados à sepse. Produz exotoxina A, que atua como a toxina diftérica (inativa EF-2). *Pili* e a cápsula são fatores de virulência que medeiam a aderência e inibem a fagocitose, respectivamente. Cepas

662   **PARTE X** • Resumos sobre microrganismos de relevância médica

produtoras de glicocálice predominam nas infecções crônicas em pacientes com fibrose cística. Cepas com sistemas de secreção de tipo III são mais virulentas do que as que não apresentam tal característica. Queimaduras graves e neutropenia são importantes fatores predisponentes.

Diagnóstico laboratorial – Esfregaço submetido à coloração de Gram e cultura. Colônias não fermentadoras de lactose em ágar EAM ou MacConkey. Em ágar TSI, exibe superfície alcalina e fundo alcalino, uma vez que os açúcares não são fermentados. Oxidase-positivos. Testes sorológicos não são úteis.

Tratamento – Os antibióticos devem ser escolhidos com base na sensibilidade ao antibiótico, pois a resistência é comum. Penicilinas antipseudomonas e aminoglicosídeos são frequentemente utilizados. A resistência é mediada por uma variedade de enzimas codificadas por plasmídeos (p. ex., β-lactamases e enzimas de acetilação).

Prevenção – Desinfecção de equipamentos hospitalares relacionados com água, lavagem das mãos e rápida remoção de cateteres urinários e intravenosos. Não há vacina.

Burkholderia cepacia

Bacilos Gram-negativos que se assemelham a *P. aeruginosa*. Importante causa de infecções crônicas em pacientes com fibrose cística. Anteriormente denominado *Pseudomonas cepacia*.

Stenotrophomonas maltophilia

Bacilos Gram-negativos que se assemelham a *P. aeruginosa*. Importante causa de infecções crônicas em pacientes com fibrose cística. Anteriormente denominado *Pseudomonas maltophilia*.

Bacteroides fragilis

Doenças – Sepse, peritonite e abscesso abdominal.

Características – Bacilos Gram-negativos anaeróbios.

Hábitat e transmissão – O hábitat é o cólon humano, onde é a bactéria anaeróbia predominante. A transmissão ocorre pela disseminação a partir do cólon para a corrente sanguínea ou peritônio.

Patogênese – O lipopolissacarídeo da parede celular é quimicamente distinto e menos potente que uma endotoxina típica. Não são conhecidas exotoxinas. A cápsula é antifagocitária e promove a formação de abscessos. Fatores predisponentes incluem cirurgia intestinal e feridas abdominais penetrantes.

Diagnóstico laboratorial – Esfregaço submetido à coloração de Gram e cultura anaeróbia. Identificação baseada em reações bioquímicas e cromatografia gasosa. Testes sorológicos não são úteis.

Tratamento – Metronidazol, clindamicina e cefoxitina são eficazes. Os abscessos devem ser cirurgicamente drenados. A resistência a penicilina G, algumas cefalosporinas e aminoglicosídeos é comum. A β-lactamase codificada por plasmídeos medeia a resistência à penicilina.

Prevenção – Em cirurgias intestinais, a administração pré-operatória de cefoxitina pode reduzir a frequência de infecções pós-operatórias. Não há vacina disponível.

Prevotella melaninogenica

Bacilos Gram-negativos anaeróbios que se assemelham a *B. fragilis*. Membros da microbiota normal e encontrados principalmente acima do diafragma (p. ex., cavidade oral), diferentemente de *B. fragilis*, que é encontrado abaixo do diafragma (p. ex., cólon). Frequentemente envolvidos em abscessos cerebrais e pulmonares. Anteriormente denominados *Bacteroides melaninogenicus*.

Fusobacterium nucleatum

Bacilo Gram-negativo anaeróbio com extremidades afiladas. Membro da microbiota normal da cavidade oral humana, do cólon e do trato genital feminino. Causa abscessos cerebrais, pulmonares, abdominais e pélvicos, geralmente em combinação com outras bactérias anaeróbias e facultativas.

BACILOS GRAM-NEGATIVOS RELACIONADOS COM O TRATO RESPIRATÓRIO (CAP. 19)

Haemophilus influenzae

Doenças – Sinusite, otite média e pneumonia são comuns. A epiglotite é incomum, mas *H. influenzae* é a causa mais importante. *H. influenzae* era a principal causa de meningite, mas a vacina reduziu significativamente o número de casos.

Características – Bacilos Gram-negativos (cocobacilares) pequenos. Requer os fatores X (hemina) e V (NAD) para o crescimento. Dos seis tipos de polissacarídeo capsular, o tipo b é responsável por 95% das doenças invasivas. A cápsula do tipo b consiste em polirribitolfosfato.

Hábitat e transmissão – O hábitat é o trato respiratório superior. A transmissão ocorre por meio de gotículas respiratórias.

Patogênese – A cápsula polissacarídica é o mais importante determinante de virulência. Cepas não capsuladas ("não tipáveis") causam infecções de mucosa, mas não infecções invasivas. Uma IgA protease é produzida. A maioria dos casos de meningite ocorre em crianças com idade inferior a 2 anos, uma vez que há redução dos anticorpos maternos e a resposta imune da criança aos polissacarídeos capsulares pode ser inadequada. Não foram identificadas exotoxinas.

Diagnóstico laboratorial – Esfregaço submetido à coloração de Gram e cultura em ágar-chocolate. O crescimento requer fatores X e V. A determinação do sorotipo pelo uso de antissoro pode ser feita por meio de vários testes (p. ex., aglutinação de látex). O antígeno capsular pode ser detectado no soro ou no líquido cerebrospinal. Testes sorológicos para anticorpos no soro do paciente não são úteis.

PARTE X • Resumos sobre microrganismos de relevância médica

Tratamento – A ceftriaxona é o tratamento de escolha para meningite. Aproximadamente 25% das cepas produzem β-lactamase.

Prevenção – A vacina contendo o polissacarídeo capsular do tipo b conjugado ao toxoide diftérico ou a outra proteína é administrada entre 2 e 18 meses de idade. A rifampicina pode prevenir a ocorrência de meningite em contatos próximos.

Bordetella pertussis

Doença – Coqueluche (pertússis).

Características – Bacilos Gram-negativos pequenos.

Hábitat e transmissão – O hábitat é o trato respiratório humano. A transmissão ocorre por meio de gotículas respiratórias.

Patogênese – A toxina pertússis estimula a adenilato-ciclase por meio da adição de ADP-ribose à proteína G inibidora. A toxina possui dois componentes: a subunidade A, que apresenta atividade de ADP-ribosilação, e a subunidade B, que liga a toxina a receptores na superfície celular. A toxina pertússis causa linfocitose sanguínea por inibir receptores de quimiocinas. A inibição desses receptores impede a entrada de linfócitos nos tecidos, resultando na retenção de uma grande quantidade dessas células no sangue. A inibição dos receptores de quimiocinas ocorre porque a toxina pertússis ADP-ribosila a proteína G inibidora, impedindo a transdução de sinal no interior da célula. Além disso, há produção de adenilato-ciclase extracelular, o que inibe a ação letal dos fagócitos. A citotoxina traqueal danifica o epitélio ciliado do trato respiratório.

Diagnóstico laboratorial – Esfregaço submetido à coloração de Gram e cultura em ágar Bordet-Gengou. A bactéria é identificada por meio de reações bioquímicas e aglutinação em lâmina com antissoros conhecidos. Testes de PCR, se disponíveis, são sensíveis e específicos. Testes sorológicos para anticorpos no soro do paciente não são úteis.

Tratamento – Azitromicina.

Prevenção – A vacina acelular contendo o toxoide pertússis e quatro outras proteínas purificadas é recomendada no lugar da vacina inativada, que contém organismos inteiros. É geralmente administrada a crianças em combinação com os toxoides diftérico e tetânico (DTPa). A azitromicina é efetiva em indivíduos não imunizados que se encontram em risco de exposição ao patógeno.

Legionella pneumophila

Doença – Doença dos legionários (pneumonia "atípica").

Características – Bacilos Gram-negativos, mas que se coram fracamente pela coloração de Gram padrão. Requerem maiores quantidades de ferro e cisteína para crescimento em cultura. Dezesseis sorogrupos; a maioria dos casos é provocada pelo sorogrupo 1.

Hábitat e transmissão – O hábitat são fontes de água ambientais. A transmissão ocorre via aerossóis a partir de fontes de água. A transmissão interpessoal não ocorre.

Patogênese – Além da endotoxina, não são conhecidas toxinas, enzimas ou fatores de virulência. Fatores predisponentes incluem

idade acima de 55 anos, tabagismo e consumo elevado de álcool. Pacientes imunossuprimidos (p. ex., receptores de transplante renal) são altamente suscetíveis. O microrganismo replica-se intracelularmente; portanto, a imunidade mediada por células é uma importante defesa do hospedeiro. O tabaco danifica os macrófagos alveolares, o que explica a predisposição à pneumonia.

Diagnóstico laboratorial – Microscopia com impregnação pela prata ou uso de anticorpos fluorescentes. Cultura em ágar carvão-extrato de levedura contendo maiores quantidades de ferro e cisteína. O antígeno urinário fornece um diagnóstico rápido apenas para as bactérias do sorogrupo 1. O diagnóstico pode ser realizado sorologicamente por meio da detecção de um aumento no título de anticorpos no soro do paciente.

Tratamento – Azitromicina ou eritromicina. A rifampicina pode ser acrescentada em casos graves.

Prevenção – Não há vacina ou fármacos profiláticos disponíveis.

Acinetobacter baumannii

A. baumannii é um pequeno cocobacilo Gram-negativo que causa pneumonia e ITUs. A doença ocorre principalmente em pacientes hospitalizados imunocomprometidos associada a equipamentos de terapia respiratória (pneumonia associada à ventilação mecânica) e cateteres de demora. É altamente resistente a antibióticos. Imipeném e colistina são eficazes para o uso em cepas suscetíveis. Não há vacina.

BACILOS GRAM-NEGATIVOS RELACIONADOS COM FONTES ANIMAIS (MICRORGANISMOS ZOONÓTICOS) (CAP. 20)

Espécies de *Brucella* (p. ex., *Brucella abortus*, *Brucella suis*, *Brucella melitensis*)

Doença – Brucelose (febre ondulante).

Características – Bacilos Gram-negativos pequenos.

Hábitat e transmissão – O reservatório é o gado doméstico. A transmissão ocorre por meio do consumo de leite e queijo não pasteurizados ou contato direto com o animal infectado.

Patogênese – Os microrganismos localizam-se em células reticuloendoteliais, especialmente no fígado e no baço. Podem sobreviver e replicar-se intracelularmente. Não há exotoxinas. Fatores predisponentes incluem o consumo de laticínios não pasteurizados e o trabalhar em abatedouros.

Diagnóstico laboratorial – Esfregaço submetido à coloração de Gram e cultura em placa de ágar-sangue. A bactéria é identificada por meio de reações bioquímicas e pela aglutinação com antissoro conhecido. O diagnóstico pode ser realizado sorologicamente pela detecção de anticorpos no soro do paciente.

664 **PARTE X** • Resumos sobre microrganismos de relevância médica

Tratamento – Tetraciclina e rifampicina.

Prevenção – Pasteurização do leite; vacinação do gado. Não há vacina para humanos disponível.

Francisella tularensis

Doença – Tularemia.

Características – Bacilos Gram-negativos pequenos.

Hábitat e transmissão – Os reservatórios incluem várias espécies de animais silvestres, especialmente coelhos, cervos e roedores. A transmissão ocorre por carrapatos (p. ex., *Dermacentor*), aerossóis, contato e ingestão.

Patogênese – Os microrganismos localizam-se em células reticuloendoteliais. Não há exotoxinas.

Diagnóstico laboratorial – A cultura é raramente realizada, pois são necessários meios especiais e há alto risco de infecção da equipe do laboratório. O diagnóstico é geralmente realizado por testes sorológicos que detectam anticorpos no soro do paciente.

Tratamento – Estreptomicina.

Prevenção – Vacina viva atenuada para indivíduos que exercem ocupações de alto risco. Proteção contra carrapatos.

Pasteurella multocida

Doença – Infecção de feridas (p. ex., celulite).

Características – Bacilos Gram-negativos pequenos.

Hábitat e transmissão – O reservatório é a cavidade oral de diversos animais, especialmente gatos e cães. A transmissão ocorre por mordedura do animal.

Patogênese – Dissemina-se rapidamente pela pele e pelo tecido subcutâneo. Não há exotoxinas.

Diagnóstico laboratorial – Esfregaço submetido à coloração de Gram e cultura.

Tratamento – Penicilina G.

Prevenção – A ampicilina deve ser administrada a indivíduos que sofreram mordedura de gato. Não há vacina.

Yersinia pestis

Doença – Peste bubônica e pneumônica.

Características – Pequenos bacilos Gram-negativos que exibem coloração bipolar ("alfinete de segurança"). É um dos organismos mais virulentos (i.e., DI_{50} muito baixa).

Hábitat e transmissão – O reservatório consiste em roedores (p. ex., ratos, cães-de-pradaria e esquilos). A transmissão ocorre pela picada de pulgas.

Patogênese – Os fatores de virulência incluem endotoxina, uma exotoxina, dois antígenos (V e W) e um antígeno do envelope (capsular) que protege contra a fagocitose. As proteínas V e W permitem o crescimento do organismo no interior das células. O bubão é um linfonodo intumescido e inflamado, geralmente localizado na região da picada da pulga.

Diagnóstico laboratorial – Esfregaço submetido à coloração de Gram. Outros corantes (p. ex., de Wayson) mostram o típico aspecto de "alfinete de segurança" com mais clareza. As culturas são perigosas e devem ser realizadas somente em laboratórios especialmente equipados. O microrganismo é identificado por imunofluorescência. O diagnóstico pode ser realizado por testes sorológicos que detectam anticorpos no soro do paciente.

Tratamento – Estreptomicina isoladamente ou em combinação com doxiciclina. Quarentena estrita por 72 horas.

Prevenção – Controlar a população de roedores e evitar contato com roedores mortos. A vacina inativada está disponível para indivíduos em ocupações de alto risco. Contatos próximos devem receber tetraciclina.

Bartonella henselae

Doenças – Doença da arranhadura de gato (DAG) e angiomatose bacilar (AB).

Características – Bacilo Gram-negativo pequeno.

Hábitat e transmissão – O reservatório é a cavidade oral de gatos, e a doença é transmitida por mordedura ou arranhadura do animal.

Patogênese – Microrganismo de baixa virulência. A DAG é autolimitada em indivíduos imunocompetentes, mas a AB ocorre em pacientes imunocomprometidos.

Diagnóstico laboratorial – O diagnóstico da DAG é geralmente feito por testes sorológicos. Biópsias de lesões da AB apresentam bacilos pleomórficos quando a coloração de Warthin-Starry é utilizada.

Tratamento – Nenhum para a DAG. Doxiciclina ou eritromicina para AB.

Prevenção – Não há vacina.

MICOBACTÉRIAS (CAP. 21)

Mycobacterium tuberculosis

Doença – Tuberculose.

Características – Bacilos aeróbios álcool-ácido-resistentes. Apresentam alto teor lipídico na parede celular, o que impede que os corantes utilizados na coloração de Gram corem o organismo. Os lipídeos incluem ácidos micólicos e cera D. O crescimento é muito lento, e por isso os fármacos precisam ser usados por longos períodos (meses). Produzem catalase, necessária à ativação da isoniazida do fármaco ativo.

Hábitat e transmissão – O hábitat são os pulmões humanos. A transmissão ocorre por meio de gotículas respiratórias produzidas pela tosse.

Patogênese – Granulomas e caseificação mediados pela imunidade celular (i.e., macrófagos e células T CD4-positivas [hipersensibilidade tardia]). O fator corda (micolato de trealose) é correlacionado à virulência. Não há exotoxinas ou endotoxina. A supressão da imunidade celular aumenta o risco de reativação e disseminação.

Diagnóstico laboratorial – Bacilos álcool-ácido-resistentes observados pela coloração de Ziehl-Neelsen (ou Kinyoun). Colônias de crescimento lento (3-6 semanas) em meio Löwenstein-Jensen. Os microrganismos produzem niacina e são catalase-positivos. Testes sorológicos para anticorpos no soro do paciente não são úteis.

Teste cutâneo

O teste cutâneo utilizando derivado proteico purificado (PPD) é considerado positivo caso uma região de endurecimento de 10 mm ou mais se apresentar dentro de 48 horas após a inoculação. A enduração é causada por uma resposta de hipersensibilidade tardia. O teste cutâneo positivo indica que o indivíduo foi infectado, mas não que apresenta necessariamente a doença tuberculose.

Tratamento – Terapia de longo prazo (6-9 meses) com três fármacos: isoniazida, rifampicina e pirazinamida. Um quarto fármaco, o etambutol, é utilizado em casos graves (p. ex., meningite), em pacientes imunocomprometidos (p. ex., com síndrome da imunodeficiência adquirida [Aids]) e se houver alta probabilidade de microrganismos resistentes à isoniazida, como em pessoas do Sudeste Asiático. A maioria dos pacientes torna-se não infectante dentro de 2 semanas de terapia adequada. O tratamento de infecções latentes (assintomáticas) consiste na administração de isoniazida por 6 a 9 meses ou de isoniazida mais rifapentina por 3 meses. Cepas resistentes a múltiplos fármacos (MDR, de *multidrug-resistant*) surgiram e requerem outras combinações de fármacos.

Prevenção – A vacina composta pelo bacilo Calmette-Guérin (BCG) contendo organismos *Mycobacterium bovis* vivos atenuados pode prevenir ou limitar a extensão da doença, mas não previne a infecção por *M. tuberculosis*. A vacina é raramente utilizada nos Estados Unidos, mas é de amplo uso em regiões da Europa e Ásia.

Micobactérias atípicas

Essas micobactérias são denominadas atípicas porque diferem de *M. tuberculosis* de várias formas. A diferença mais importante é que as atípicas são encontradas no meio ambiente, mas o *M. tuberculosis* é encontrado apenas em seres humanos. As atípicas são também denominadas "outras micobactérias que não o *M. tuberculosis*" (MOTTS).

As atípicas são subdivididas em organismos de crescimento lento e de crescimento rápido, com base em um tempo de formação das colônias maior ou menor que 7 dias. (A produção de pigmentos pelos organismos de crescimento lento não momento é importante aqui.)

Os organismos de crescimento lento a seguir são importantes:

(1) O complexo *Mycobacterium avium-intracellulare* (MAC) causa doença similar à tuberculose, especialmente em pacientes imunocomprometidos, como aqueles com Aids. É altamente resistente a antibióticos.

(2) *Mycobacterium kansasii* também causa doença semelhante à tuberculose, embora seja menos resistente a antibióticos do que MAC.

(3) *Mycobacterium marinum* causa "granuloma da piscina" ou "granuloma do aquário", lesão cutânea no sítio de uma abrasão adquirida em piscina ou em aquário.

(4) *Mycobacterium scrofulaceum* causa escrófula, que se manifesta por linfonodos cervicais intumescidos e não sensíveis (adenite cervical).

O organismo de crescimento rápido importante é o complexo *Mycobacterium fortuitum-chelonei*, que provoca infecções de próteses articulares e cateteres de demora. Também causa infecções da pele e de tecidos moles no sítio de ferimentos causados por objetos perfurantes. Os microrganismos são geralmente resistentes à maioria dos fármacos antituberculose.

Mycobacterium leprae

Doença – Hanseníase.

Características – Bacilos aeróbios álcool-ácido-resistentes. Não podem ser cultivados *in vitro*. Crescimento ótimo em temperatura inferior à corporal, de modo que as lesões localizam-se em regiões mais frias do corpo, como pele, nariz e nervos superficiais.

Hábitat e transmissão – Os seres humanos são o reservatório principal. São também encontrados em tatus. O mais importante modo de transmissão é pela secreção nasal de pacientes com a forma lepromatosa. Pacientes com a forma lepromatosa apresentam maior probabilidade de transmissão do que os com a forma tuberculoide, uma vez que apresentam maior número de organismos que os com hanseníase tuberculoide. A exposição prolongada é geralmente necessária.

Patogênese – As lesões geralmente ocorrem nas regiões mais frias do corpo (p. ex., pele e nervos periféricos). Na hanseníase tuberculoide, as lesões destrutivas são decorrentes da resposta ao organismo mediada por células. Os danos aos dedos devem-se a queimaduras e outros traumas, uma vez que o dano aos nervos causa perda de sensibilidade. Na hanseníase lepromatosa, a resposta mediada por células contra *M. leprae* é perdida, e um grande número de organismos surge nas lesões e no sangue. Toxinas ou fatores de virulência não são conhecidos.

Diagnóstico laboratorial – Bacilos álcool-ácido-resistentes são abundantes na hanseníase lepromatosa, mas poucos são observados na forma tuberculoide. Culturas e testes sorológicos não são realizados. O teste cutâneo de lepromina é positivo na forma tuberculoide, mas não na forma lepromatosa. Um ensaio sorológico para a detecção de IgM contra o glicolipídeo fenólico 1 é bastante eficaz no diagnóstico da hanseníase lepromatosa.

Tratamento – Dapsona com rifampicina para a forma tuberculoide. A clofazimina é acrescentada ao esquema para a forma lepromatosa, ou quando o organismo é resistente à dapsona. O tratamento dura pelo menos 2 anos.

Prevenção – Dapsona para os contatos familiares próximos. Não há vacina disponível.

ACTINOMICETOS (CAP. 22)

Actinomyces israelii

Doença – Actinomicose (abscessos com fístulas de drenagem).

Características – Bacilos Gram-positivos anaeróbios, filamentosos e ramificados.

666 PARTE X • Resumos sobre microrganismos de relevância médica

Hábitat e transmissão – O hábitat é a cavidade oral humana, especialmente em fendas anaeróbias ao redor dos dentes. A transmissão para o interior dos tecidos ocorre durante doença ou trauma dentais. Os microrganismos são também aspirados até os pulmões, causando actinomicose torácica. Dispositivos intrauterinos (DIUs) retidos predispõem à actinomicose pélvica.

Patogênese – Não há toxinas ou fatores de virulência conhecidos. O microrganismo forma fístulas de drenagem que se abrem na pele e contêm "grânulos de enxofre", os quais consistem em placas de filamentos bacterianos entrelaçados.

Diagnóstico laboratorial – Esfregaço submetido à coloração de Gram e cultura anaeróbia em ágar sangue. "Grânulos de enxofre" são visíveis no pus. Não há testes sorológicos.

Tratamento – Penicilina G e drenagem cirúrgica.

Prevenção – Não há vacina ou fármacos disponíveis.

Nocardia asteroides

Doença – Nocardiose (especialmente abscessos pulmonares e cerebrais).

Características – Bastonetes Gram-positivos aeróbios, filamentosos e ramificados. Fracamente álcool-ácido-resistentes.

Hábitat e transmissão – O hábitat é o solo. A transmissão ocorre por partículas suspensas no ar, as quais são inaladas para os pulmões.

Patogênese – Não há toxinas ou fatores de virulência conhecidos. Imunossupressão e câncer predispõem à infecção.

Diagnóstico laboratorial – Esfregaço submetido à coloração de Gram e coloração de Ziehl-Neelsen modificada. Cultura aeróbia em placa de ágar-sangue. Não há testes sorológicos.

Tratamento – Sulfonamidas.

Prevenção – Não há vacina ou fármacos disponíveis.

MICOPLASMAS (CAP. 23)

Mycoplasma pneumoniae

Doença – Pneumonia "atípica".

Características – São os menores organismos de vida livre. Não podem ser visualizados em esfregaço submetido à coloração de Gram por não possuírem parede celular, assim, os corantes não são retidos. As penicilinas e cefalosporinas não são efetivas uma vez que não há parede celular (peptideoglicano). São as únicas bactérias que apresentam colesterol na membrana celular. Podem ser cultivadas *in vitro*.

Hábitat e transmissão – O hábitat é o trato respiratório humano. A transmissão ocorre por meio de gotículas respiratórias.

Patogênese – Não são produzidas exotoxinas. Não há endotoxina em virtude da ausência de parede celular. Produzem peróxido de hidrogênio, que pode danificar o trato respiratório.

Diagnóstico laboratorial – A coloração de Gram não é útil. Podem ser cultivadas em meios bacteriológicos especiais, mas levam pelo menos 10 dias para crescer, período muito longo para ser clinicamente útil. Um ensaio de aglutinina fria positivo consiste em uma evidência presuntiva. O teste de fixação do complemento para anticorpos contra *Mycoplasma pneumoniae* é mais específico.

Tratamento – Azitromicina ou doxiciclina.

Prevenção – Não há vacina ou fármacos disponíveis.

ESPIROQUETAS (CAP. 24)

Treponema pallidum

Doença – Sífilis.

Características – Espiroquetas. Não são visualizados em esfregaços submetido à coloração de Gram, porque o organismo é muito delgado. Não cultivável *in vitro*.

Hábitat e transmissão – O hábitat é o trato genital humano. A transmissão ocorre por contato sexual, e da mãe para o feto através da placenta.

Patogênese – O microrganismo se multiplica no sítio de inoculação e, então, se dissemina amplamente pela corrente sanguínea. Diversas características da sífilis são atribuídas ao envolvimento de vasos sanguíneos, causando vasculite. Lesões primárias (cancro) e secundárias curam espontaneamente. Lesões terciárias consistem em gomas (granulomas nos ossos, nos músculos e na pele), aortite ou inflamação do sistema nervoso central. Não há toxinas ou fatores de virulência conhecidos.

Diagnóstico laboratorial – Microrganismo visualizado por meio de microscopia de campo escuro ou imunofluorescência. Ensaios sorológicos importantes: VDRL e RPR são testes não treponêmicos (inespecíficos) utilizados em procedimentos de rastreamento; FTA-ABS é o teste específico mais amplamente utilizado na detecção de *Treponema pallidum*. O antígeno utilizado nos ensaios de VDRL e RPR é a cardiolipina presente no coração bovino; o antígeno utilizado no ensaio FTA-ABS consiste em *T. pallidum* morto. O VDRL diminui com o tratamento, mas o FTA-ABS permanece positivo por toda a vida.

Tratamento – A penicilina é efetiva no tratamento de todos os estágios da sífilis. Na sífilis primária e secundária, usa-se a penicilina G benzatina (uma preparação de depósito) porque *T. pallidum* cresce lentamente, de modo que o fármaco deve estar presente por um longo período. Não há resistência.

Prevenção – A penicilina benzatina é administrada aos contatos do paciente. Não há vacina disponível.

Borrelia burgdorferi

Doença – Doença de Lyme.

Características – Espiroquetas. A coloração de Gram não é útil. Podem ser cultivados *in vitro*, mas geralmente o procedimento não é realizado.

PARTE X • Resumos sobre microrganismos de relevância médica   **667**

Hábitat e transmissão – O principal reservatório é o camundongo-de-pata-branca. A transmissão ocorre por meio da picada de carrapatos ixodídeos, especialmente em três regiões dos Estados Unidos: Nordeste (p. ex., Connecticut), Meio-Oeste (p. ex., Wisconsin) e Costa Oeste (p. ex., Califórnia). Oitenta por cento dos casos ocorrem nos seguintes estados do Nordeste americano: Connecticut, Nova Iorque e Nova Jersey. O minúsculo estágio de ninfa do carrapato ixodídeos (carrapato-do-cervo) é o vetor mais comum. O carrapato deve alimentar-se por pelo menos 24 horas para transmitir uma dose infectante de *B. burgdorferi*.

Patogênese – O microrganismo invade a pele, causando um exantema denominado eritema migratório. Então, dissemina-se pela corrente sanguínea e envolve principalmente o coração, as articulações e o sistema nervoso central. Não foram identificados toxinas ou fatores de virulência.

Diagnóstico laboratorial – O diagnóstico é geralmente sorológico (i.e., pela detecção de anticorpos IgM). O teste sorológico positivo deve ser confirmado por *Western blot*.

Tratamento – Doxiciclina nos estágios precoces; penicilina G em estágios tardios.

Prevenção – Uma vacina contendo a proteína da membrana externa do organismo estava disponível, mas seu uso foi suspenso. Deve-se evitar a picada do carrapato. Doxiciclina ou amoxicilina podem ser administradas a pessoas picadas por carrapatos em áreas endêmicas.

Leptospira interrogans

Doença – Leptospirose.

Características – As espiroquetas podem ser visualizadas por meio da microscopia de campo escuro, mas não pela microscopia óptica. Podem ser cultivadas *in vitro*.

Hábitat e transmissão – O hábitat consiste em animais domésticos e silvestres. A transmissão ocorre por meio da urina do animal. Nos Estados Unidos, a transmissão ocorre principalmente por meio da urina de cães, gado e ratos.

Patogênese – Há duas fases: uma fase bacteriêmica inicial e uma fase imunopatológica subsequente, com meningite. Não há toxinas ou fatores de virulência conhecidos.

Diagnóstico laboratorial – A microscopia de campo escuro e o cultivo *in vitro* encontram-se disponíveis, porém não são realizados com frequência. O diagnóstico é geralmente realizado por meio de testes sorológicos para a detecção de anticorpos no soro do paciente.

Tratamento – Penicilina G. Não há resistência significativa a antibióticos.

Prevenção – A doxiciclina é eficaz para exposição de curto prazo. Vacinação de gado e animais de estimação. Controle de ratos.

Borrelia recurrentis

Causa febre recidivante. Transmitido pelo piolho-do-corpo humano. Organismo bem conhecido por suas rápidas alterações antigênicas que justificam a natureza recidivante da doença. As alterações antigênicas ocorrem devido a rearranjos programados da região do DNA bacteriano que codifica proteínas de superfície.

CLAMÍDIAS (CAP. 25)

Chlamydia trachomatis

Doenças – Uretrite não gonocócica, cervicite, conjuntivite de inclusão, linfogranuloma venéreo e tracoma. Também causa pneumonia em crianças.

Características – Parasitas intracelulares obrigatórios. Não visualizados em esfregaço submetido à coloração de Gram. Existe extracelularmente como corpúsculo elementar inativo e intracelularmente como corpúsculo reticulado metabolicamente ativo e em divisão.

Hábitat e transmissão – O hábitat inclui o trato genital humano e os olhos. A transmissão ocorre por contato sexual e durante a passagem do neonato pelo canal de parto. No tracoma, a transmissão ocorre principalmente pelo contato das mãos com os olhos.

Patogênese – Não há toxinas ou fatores de virulência conhecidos.

Diagnóstico laboratorial – O teste de amplificação de ácidos nucleicos (NAAT) utilizando uma amostra de urina do paciente é utilizado no diagnóstico de infecções sexualmente transmissíveis por clamídias. A coloração de Gram de exsudatos uretrais que apresentam neutrófilos, mas nenhum diplococo Gram-negativo (gonococo) é evidência presuntiva de infecção por clamídia. São observadas inclusões citoplasmáticas em esfregaços de exsudatos corados pelo Giemsa ou marcados com anticorpos fluorescentes. O organismo cresce em cultura celular e ovos embrionados, embora estes não sejam frequentemente utilizados.

Tratamento – Uma tetraciclina (p. ex., doxiciclina) ou um macrolídeo (p. ex., azitromicina).

Prevenção – A eritromicina é efetiva em mães infectadas para prevenir a doença neonatal. Não há vacina disponível.

Chlamydia pneumoniae

Doença – Pneumonia atípica.

Características – As mesmas da *C. trachomatis*.

Hábitat e transmissão – O hábitat é o trato respiratório humano. A transmissão ocorre via aerossol respiratório.

Patogênese – Não há toxinas ou fatores de virulência conhecidos.

Diagnóstico laboratorial – Testes sorológicos para a detecção de anticorpos no soro do paciente.

Tratamento – Uma tetraciclina, como a doxiciclina.

Prevenção – Não há vacina ou fármacos disponíveis.

Chlamydia psittaci

Doença – Psitacose.

Características – As mesmas da *C. trachomatis*.

Hábitat e transmissão – O hábitat consiste em aves, tanto psitacídeas quanto outras. A transmissão ocorre por aerossóis de fezes secas de aves.

668   **PARTE X** • Resumos sobre microrganismos de relevância médica

Patogênese – Não há toxinas ou fatores de virulência conhecidos.

Diagnóstico laboratorial – O diagnóstico é geralmente realizado com testes para a detecção de anticorpos no soro do paciente. Há inclusões citoplasmáticas observadas na coloração de Giemsa ou marcação com anticorpos fluorescentes. O microrganismo pode ser isolado a partir do escarro, mas esse procedimento é raramente realizado.

Tratamento – Tetraciclina.

Prevenção – Não há vacina ou fármacos disponíveis.

RIQUÉTSIAS (CAP. 26)

Rickettsia rickettsii

Doença – Febre maculosa das Montanhas Rochosas.

Características – Parasitas intracelulares obrigatórios. Não são bem visualizados em esfregaço submetido à coloração de Gram. Os antígenos reagem de forma cruzada com cepas OX de *Proteus vulgaris* (reação de Weil-Felix).

Hábitat e transmissão – Os carrapatos *Dermacentor* (de cães) são tanto o vetor quanto o reservatório principal. A transmissão ocorre por meio da picada do carrapato. Cães e roedores também podem ser reservatórios.

Patogênese – O microrganismo invade o revestimento endotelial de vasos capilares, causando vasculite. Não foram identificados toxinas ou fatores de virulência.

Diagnóstico laboratorial – O diagnóstico é realizado por meio da detecção de anticorpos em testes sorológicos como o teste ELISA. O teste de Weil-Felix não é mais utilizado. Coloração e cultura são raramente realizadas.

Tratamento – Doxiciclina.

Prevenção – Uso de vestimentas protetoras e remoção imediata dos carrapatos. A tetraciclina é efetiva em indivíduos expostos. Não há vacina disponível.

Rickettsia prowazekii

Doença – Tifo.

Características – As mesmas de *R. rickettsii*.

Hábitat e transmissão – Os seres humanos são o reservatório, e a transmissão ocorre pela picada do piolho-do-corpo humano.

Patogênese – Não há toxinas ou fatores de virulência conhecidos.

Diagnóstico laboratorial – Testes sorológicos para a detecção de anticorpos no soro do paciente.

Tratamento – Doxiciclina.

Prevenção – Uma vacina inativada é utilizada nas Forças Armadas, mas não é disponibilizada para uso em civis.

Coxiella burnetii

Doença – Febre Q.

Características – Parasitas intracelulares obrigatórios. Não são bem visualizados em esfregaço submetido à coloração de Gram.

Hábitat e transmissão – O hábitat é o gado doméstico. A transmissão ocorre por meio da inalação de aerossóis contendo urina, fezes, líquido amniótico ou tecido placentário. É a única riquétsia não transmitida a humanos por um vetor artrópode.

Patogênese – Não há toxinas ou fatores de virulência conhecidos.

Diagnóstico laboratorial – O diagnóstico geralmente é realizado através de testes sorológicos. O teste de Weil-Felix é negativo. Coloração e cultura são raramente realizadas.

Tratamento – Doxiciclina.

Prevenção – Uso de uma vacina inativada para indivíduos com ocupações de alto risco. Não há fármaco disponível.

Anaplasma phagocytophilum

Membro da família *Rickettsia*. Causa anaplasmose granulocítica humana. Transmitida dos reservatórios (roedores, cães) para os seres humanos por meio de carrapatos, especialmente por *Ixodes*, o carrapato-do-cervo. Endêmica em estados do Nordeste e em estados centrais do Norte dos Estados Unidos (p. ex., Connecticut e Wisconsin). Forma mórulas no citoplasma de granulócitos. (Uma *mórula* é um corpúsculo de inclusão "com aspecto de amora" composto por muitas células de *A. phagocytophilum*). A doxiciclina é o fármaco de escolha. Não há vacina.

Ehrlichia chaffeensis

Membro da família *Rickettsia*. Causa erliquiose monocítica humana. Transmitida do reservatório canino para os seres humanos por carrapatos, especialmente *Dermacentor*, o carrapato-do-cão. Endêmica nos estados do Sul dos Estados Unidos (p. ex., Arkansas). Forma mórulas no citoplasma de monócitos. (Uma *mórula* é um corpúsculo de inclusão "com aspecto de amora" composto por muitas células de *E. chaffeensis*). A doxiciclina é o fármaco de escolha. Não há vacina.

PATÓGENOS BACTERIANOS DE MENOR IMPORTÂNCIA (CAP. 27)

Somente os principais patógenos bacterianos entre os de menor importância estão resumidos nesta seção.

Eikenella corrodens

Bacilo Gram-negativo membro da microbiota normal da cavidade oral humana. Provoca infecções da pele e dos ossos associadas a mordeduras humanas e lesões de "punho cerrado".

Haemophilus ducreyi

Bacilo Gram-negativo pequeno. Causa cancroide. Infecção sexualmente transmissível, com úlceras dolorosas nos órgãos genitais

PARTE X • Resumos sobre microrganismos de relevância médica **669**

(diferentemente da sífilis, que é indolor). O crescimento em cultura requer o fator X (heme), mas não o fator V (ao contrário de *H. influenzae*, que requer ambos).

Moraxella catarrhalis

Pequeno bacilo cocobacilar Gram-negativo que se assemelha aos cocos do gênero *Neisseria*. Causa otite média e sinusite principalmente em crianças. Também causa bronquite e pneumonia, principalmente em idosos com doença pulmonar obstrutiva crônica.

É encontrado apenas em seres humanos, sendo transmitido por aerossol respiratório.

Yersinia enterocolitica

Bacilos Gram-negativos. Causa enterocolite similar à causada por *Shigella* e *Salmonella*. Também causa adenite mesentérica, que pode simular apendicite. São encontrados em animais domésticos e transmitidos aos seres humanos pela contaminação fecal de alimentos.

RESUMO DOS VÍRUS DE RELEVÂNCIA MÉDICA

HERPES-VÍRUS, POXVÍRUS E PAPILOMAVÍRUS HUMANO (CAP. 37)

Herpes-vírus simples tipo 1

Doenças – Herpes labial, ceratite, encefalite.

Características – Vírus envelopado com nucleocapsídeo icosaédrico e DNA linear de fita dupla. Não há polimerase no vírion. Um sorotipo; possui reação cruzada com o herpes-vírus simples (HSV) tipo 2. O HSV-1 pode ser diferenciado do HSV-2 por meio da utilização de anticorpos monoclonais contra a glicoproteína G. Nenhum antígeno grupo-específico para o vírus.

Transmissão – Por saliva ou contato direto com os vírus provenientes de vesículas.

Patogênese – As lesões vesiculares iniciais ocorrem na boca ou na face. O vírus então se desloca pelo axônio e torna-se latente nos gânglios sensoriais (trigeminal). Ocorrem recorrências na pele inervada pelo nervo sensorial afetado, as quais são induzidas por febre, luz solar, estresse, etc. A disseminação a órgãos internos ocorre em pacientes que apresentam depressão da imunidade mediada por células, com consequências potencialmente fatais. A encefalite por HSV-1 frequentemente afeta o lobo temporal.

Diagnóstico laboratorial – O ensaio de PCR e a cultura viral são utilizados para o diagnóstico. O vírus causa efeito citopático (ECP) em culturas de células. Ele pode ser identificado por meio do teste de neutralização com anticorpos ou com o uso de anticorpos fluorescentes. O esfregaço de Tzanck, de células da base da vesícula, revela células gigantes multinucleadas com inclusões intranucleares. Essas células gigantes não são específicas para o HSV-1; são também observadas nas lesões vesiculares causadas por HSV-2 e pelo vírus varicela-zóster. Um aumento no título de anticorpos pode ser utilizado para o diagnóstico de infecção primária, mas não de recorrências. A encefalite por HSV pode ser diagnosticada por PCR para detectar DNA de HSV-1 no líquido espinal.

Tratamento – Aciclovir para encefalite e doença disseminada. O aciclovir não tem efeito no estágio latente do vírus. Trifluridina ou aciclovir para ceratite. Infecções primárias e recorrências localizadas são autolimitadas.

Prevenção – Recorrências podem ser prevenidas evitando-se o agente desencadeador específico, como luz solar intensa. Aciclovir, valaciclovir ou fanciclovir são utilizados na redução de recidivas. Não há vacina disponível.

Herpes-vírus simples tipo 2

Doenças – Herpes genital, meningite asséptica e infecção neonatal.

Características – Vírus envelopado com nucleocapsídeo icosaédrico e DNA linear de fita dupla. Não há polimerase no vírion. Um sorotipo; reage de forma cruzada com HSV-1. O HSV-2 pode ser diferenciado do HSV-1 por meio da utilização de anticorpos monoclonais contra a glicoproteína G. Nenhum antígeno grupo-específico para o vírus.

Transmissão – Contato sexual em adultos e passagem através do canal de parto em neonatos.

Patogênese – Lesões vesiculares iniciais ocorrem nos órgãos genitais. O vírus então se desloca pelo axônio e torna-se latente nos gânglios sensoriais (lombar ou sacral). As recorrências são menos graves que a infecção primária. As infecções por HSV-2 em neonatos podem ser fatais, pois os neonatos apresentam imunidade mediada por células reduzida. A eliminação assintomática de HSV-2 no trato genital feminino é um importante fator contribuinte para infecções neonatais.

Diagnóstico laboratorial – O ensaio de PCR e a cultura viral são utilizados para o diagnóstico. O vírus causa ECP em culturas de células. Ele pode ser identificado pelo teste de neutralização com anticorpos ou com o uso de anticorpos fluorescentes. O esfregaço de Tzanck revela células gigantes multinucleadas mas não é específico para HSV-2. Um aumento no título de anticorpos pode ser utilizado para o diagnóstico de infecção primária, mas não de recorrências.

Tratamento – Aciclovir é útil no tratamento de infecções genitais primárias e recorrentes, assim como de infecções neonatais. Não é eficaz no estágio latente.

Prevenção – A doença primária pode ser prevenida evitando-se a exposição às lesões vesiculares. As recorrências podem ser reduzidas pela utilização em longo prazo de aciclovir, valaciclovir ou fanciclovir por via oral. A infecção neonatal pode ser prevenida realizando-se cesariana quando a mãe apresentar lesões vesiculares visíveis no canal de parto. Não há vacina.

670 **PARTE X** • Resumos sobre microrganismos de relevância médica

Vírus varicela-zóster

Doenças – Varicela (catapora) em crianças e herpes-zóster (cobreiro) em adultos.

Características – Vírus envelopado com nucleocapsídeo icosaédrico e DNA linear de fita dupla. Não há polimerase no vírion. Um sorotipo.

Transmissão – A varicela é transmitida principalmente por meio de gotículas respiratórias. Não há transmissão de zóster; a doença é causada pela reativação do vírus latente.

Patogênese – A infecção inicial ocorre na orofaringe. O vírus então se dissemina pela corrente sanguínea até os órgãos internos, como o fígado e, então, para a pele. Após o episódio agudo de varicela, o vírus permanece latente nos gânglios sensoriais, podendo ser reativado e causar herpes-zóster anos depois. Isso acontece especialmente em indivíduos idosos e imunocomprometidos.

Diagnóstico laboratorial – Podem ser realizados ensaios de PCR e anticorpo fluorescente direto a partir de amostras contendo líquido vesicular. O vírus causa ECP em cultura celular e pode ser identificado por meio do uso de anticorpos fluorescentes. Células gigantes multinucleadas são observadas em esfregaços da base das vesículas. Inclusões intranucleares são observadas em células infectadas. Um aumento de quatro vezes ou mais no título de anticorpos no soro da fase de convalescença é diagnóstico.

Tratamento – Não há indicação de terapia antiviral para varicela ou zóster em pacientes imunocompetentes. No caso de pacientes imunocomprometidos, o aciclovir pode prevenir a disseminação.

Prevenção – Tanto a vacina contra varicela quanto a vacina contra o herpes-zóster contêm vírus varicela-zóster vivos atenuados. Pacientes imunocomprometidos expostos ao vírus devem receber imunização passiva com imunoglobulina contra varicela-zóster (VZIG) e aciclovir para prevenir a doença disseminada.

Citomegalovírus

Doenças – A infecção por esse vírus é a causa mais comum de anomalias congênitas nos Estados Unidos. Doença da inclusão citomegálica em lactentes. Mononucleose em pacientes receptores de transfusão. Pneumonia e hepatite em pacientes imunocomprometidos. Retinite e enterite, especialmente em pacientes com Aids.

Características – Vírus envelopado com nucleocapsídeo icosaédrico e DNA linear de fita dupla. Não há polimerase no vírion. Um sorotipo.

Transmissão – O vírus é encontrado em diversos líquidos corporais humanos, incluindo sangue, saliva, sêmen, muco cervical, leite materno e urina. O vírus é transmitido por esses líquidos através daplacenta ou em transplante de órgãos.

Patogênese – A infecção inicial geralmente é na orofaringe. Em infecções fetais, o vírus dissemina-se para vários órgãos (p. ex., sistema nervoso central e rins). Em adultos, os linfócitos são frequentemente envolvidos. Um estágio latente ocorre em monócitos. A infecção disseminada em pacientes imunocomprometidos pode resultar tanto de uma infecção primária quanto da reativação de uma infecção latente.

Diagnóstico laboratorial – O ensaio de PCR e a cultura viral são utilizados para o diagnóstico. O vírus causa ECP em culturas de células e pode ser identificado através do teste de anticorpo fluorescente. São observadas inclusões nucleares do tipo "olho de coruja". Um aumento de quatro vezes ou mais no título de anticorpos no soro da fase de convalescença é diagnóstico.

Tratamento – O ganciclovir é benéfico no tratamento de pneumonia e retinite. O fármaco aciclovir não é efetivo.

Prevenção – Não há vacina disponível. O uso de ganciclovir suprime a retinite. Não se deve transfundir sangue com teste positivo para anticorpos anticitomegalovírus para recém-nascidos ou pacientes imunocomprometidos com teste negativo para o anticorpo.

Vírus Epstein-Barr

Doença – Mononucleose infecciosa; associado ao linfoma de Burkitt em crianças da África Oriental.

Características – Vírus envelopado com nucleocapsídeo icosaédrico e DNA linear de fita dupla. Não há polimerase no vírion. Um sorotipo.

Transmissão – O vírus é encontrado na orofaringe e nos linfócitos B humanos. É transmitido principalmente pela saliva.

Patogênese – Na mononucleose infecciosa, a infecção se inicia no epitélio faríngeo, dissemina-se para os linfonodos cervicais e então se desloca pela corrente sanguínea até o fígado e o baço. O EBV estabelece latência nos linfócitos B. No linfoma de Burkitt, a oncogênese ocorre em função da translocação do oncogene *c-myc* para um local adjacente ao promotor de um gene codificador de imunoglobulina. Essa translocação aumenta a síntese da proteína c-myc, uma oncoproteína potente.

Diagnóstico laboratorial – O vírus raramente é isolado. Na mononucleose infecciosa, é observada linfocitose, incluindo a presença de linfócitos atípicos. O teste para anticorpos heterófilos é frequentemente positivo (teste de Monospot). O anticorpo heterófilo aglutina hemácias de ovinos ou equinos. Um aumento significativo no título de anticorpos EBV-específicos contra o antígeno do capsídeo viral é diagnóstico. Ensaios de PCR estão disponíveis.

Tratamento – Nenhum fármaco eficaz encontra-se disponível para o tratamento da mononucleose infecciosa.

Prevenção – Não há nenhum fármaco ou vacina disponível.

Herpes-vírus humano 8

Causa o sarcoma de Kaposi (SK), especialmente em pacientes com Aids. Transmitido sexualmente. O diagnóstico é feito com exame patológico de biópsia da lesão. São observadas células fusiformes e hemácias extravasadas. A cor púrpura das lesões se devem ao acúmulo de sangue venoso. O DNA do herpes-vírus humano 8 (HHV-8) pode ser detectado nas células fusiformes através do teste de PCR.

O tratamento consiste em excisão cirúrgica, radiação, quimioterapia ou fármacos imunomoduladores, como a alfainterferona. No SK inicial associado ao vírus da imunodeficiência humana (HIV), a terapia antirretroviral altamente ativa (HAART, *highly*

PARTE X • Resumos sobre microrganismos de relevância médica **671**

active antiretroviral therapy) pode ser eficaz. Observe que os fármacos anti-herpes-vírus, como o aciclovir, não são efetivos. A HAART também pode prevenir o SK. Não há vacina contra o HHV-8.

Vírus da varíola

Doença – Varíola. A varíola foi erradicada por meio de vacinação. O último caso conhecido ocorreu na Somália, em 1977.

Características – Os poxvírus são os maiores vírus*. Vírus envelopado com genoma composto por DNA linear de fita dupla. Possui uma RNA-polimerase dependente de DNA no vírion. Um tipo sorológico.

Transmissão – Por meio de gotículas respiratórias ou contato direto com vírus nas lesões cutâneas.

Patogênese – O vírus infecta as células das mucosas do trato respiratório superior e dissemina-se, então, aos linfonodos locais e, por viremia, para o fígado e o baço. Posteriormente, alcança a pele. As lesões cutâneas progridem na seguinte ordem: mácula, pápula, vesícula, pústula e crosta.

Diagnóstico laboratorial – O vírus é identificado pelo ECP em cultura celular ou por "*pocks*" em membranas corioalantoicas. A microscopia eletrônica revela partículas típicas; inclusões citoplasmáticas são observadas ao microscópio óptico. Antígenos virais no líquido das vesículas podem ser detectados por testes de precipitina. Um aumento de quatro vezes ou mais no título de anticorpos no soro da fase de convalescença é diagnóstico.

Tratamento – Nenhum.

Prevenção – A vacina contém vírus vaccínia vivos atenuados. Ela não é mais utilizada, exceto nas Forças Armadas, já que a doença foi erradicada.

Vírus do molusco contagioso

Causa o molusco contagioso. São observadas lesões cutâneas papulares róseas com um centro umbilicado. As lesões ocorrem geralmente na face, especialmente ao redor dos olhos. Transmitido por contato direto. O diagnóstico é realizado clinicamente, não havendo envolvimento laboratorial. Não há terapia antiviral estabelecida ou vacina. O cidofovir pode ser útil no tratamento de lesões extensas que ocorrem em pacientes imunocomprometidos.

Papilomavírus humano (HPV)

Doenças – Papilomas (verrugas), condilomas acuminados (verrugas genitais); associado ao carcinoma do colo do útero e do pênis.

Características – Vírus não envelopados com nucleocapsídeo icosaédrico e genoma composto por DNA circular de fita dupla. Não há polimerase no vírion. Há pelo menos 60 tipos, os quais são determinados pela sequência do DNA, e não pela antigenicidade. Vários tipos infectam o epitélio e causam papilomas em sítios específicos do corpo.

Transmissão – Contato direto com lesões cutâneas ou genitais.

Patogênese – Dois genes virais precoces, *E6* e *E7*, codificam proteínas que inibem a atividade das proteínas codificadas por genes supressores de tumor (p. ex., o gene *p53* e o gene do retinoblastoma, respectivamente).

Diagnóstico laboratorial – O diagnóstico é realizado clinicamente a partir da observação de coilócitos nas lesões. Estão disponíveis ensaios de PCR que detectam o DNA do HPV. Isolamento do vírus e testes sorológicos não são realizados.

Tratamento – O tratamento varia de acordo com o local das lesões: nitrogênio líquido é utilizado nas lesões cutâneas, podofilina, nas lesões genitais, e ácido salicílico, nas lesões plantares.

Prevenção – Três vacinas encontram-se disponíveis: uma contém as proteínas do capsídeo de nove tipos de HPV (6, 11, 16 e 18, e cinco outros) e outra contém apenas as proteínas do capsídeo dos quatro tipos mais comuns de HPV (6, 11, 16 e 18), que causam câncer. A terceira vacina contém as proteínas do capsídeo de dois tipos (16 e 18), que são os mais comumente associados ao câncer do colo do útero.

VÍRUS RESPIRATÓRIOS (CAP. 38)

Vírus influenza

Doença – Influenza (gripe). O vírus influenza A é a principal causa de epidemias mundiais (pandemias). Uma pandemia causada por um vírus influenza A cepa H1N1 de origem suína iniciou-se em 2009.

Características – Vírus envelopados com nucleocapsídeo helicoidal e genoma composto por RNA de fita simples segmentado de polaridade negativa. RNA-polimerase presente no vírion. Os dois principais antígenos são a hemaglutinina (HA) e a neuraminidase (NA) em espículas superficiais distintas. Uma variação antigênica nessas proteínas, como resultado do rearranjo dos segmentos de RNA, é responsável pelo aparecimento de epidemias de influenza provocadas pelo vírus influenza A. O vírus influenza A de animais corresponde à fonte dos novos segmentos de RNA. A deriva antigênica decorrente de mutações também tem um papel. O vírus apresenta diversos sorotipos em virtude dessas variações e derivas antigênicas. A antigenicidade da proteína interna do nucleocapsídeo determina se o vírus influenza é A, B ou C.

Transmissão – Gotículas respiratórias de humano para humano. As cepas H5N1 são transmitidas de aves para humanos.

Patogênese – A infecção é limitada principalmente ao epitélio do trato respiratório.

Diagnóstico laboratorial – Um ensaio de PCR que detecta RNA viral em amostras do trato respiratório é utilizado para o diagnóstico. Também é utilizado um teste rápido de ELISA para detectar o antígeno viral em secreções respiratórias. O vírus cresce em cultura celular e em ovos embrionados, podendo ser detectado por hemadsorção ou hemaglutinação. É identificado pela inibição da hemaglutinação ou por fixação do complemento. Um aumento de quatro vezes ou mais no título de anticorpos no soro da fase de convalescença é diagnóstico.

---

*N. de R.T. São os maiores vírus a infectar seres humanos. No entanto, um grupo que infecta algas e amebas, denominado vírus gigantes de DNA, apresenta vírus maiores e mais complexos.

672 PARTE X • Resumos sobre microrganismos de relevância médica

Tratamento – O oseltamivir, um inibidor da neuraminidase, é o fármaco de escolha. Um outro inibidor da neuraminidase, o zanamivir, também está disponível. A amantadina e a rimantadina não são mais utilizadas em razão da ampla resistência viral.

Prevenção – Há duas vacinas disponíveis: (1) uma vacina não replicativa (de subunidades) contendo os antígenos HA e NA purificados, e (2) uma contendo uma cepa mutante viva termossensível do vírus influenza. O vírus na vacina viva replica-se nas vias nasais frias, onde induz a IgA secretora, mas não no trato respiratório inferior, mais quente. Ambas as vacinas contêm cepas de vírus influenza A e B que causam as doenças atualmente. A vacina não replicativa não é um imunógeno potente, e deve ser administrada anualmente. A vacina contra a influenza "padrão" contém duas cepas A (H1N1 e H3N2) e uma cepa B *ou* duas cepas A e duas cepas B. A vacina contra a influenza "suína" contém apenas a nova cepa H1N1 de origem suína. A maioria dessas vacinas é produzida em ovos, assim indivíduos que apresentam uma resposta anafilática grave a proteínas do ovo não devem receber vacina. Por essa razão, atualmente encontram-se disponíveis duas vacinas não fabricadas em ovos. Uma vacina é produzida em células renais de bezerros e a outra é produzida em células de insetos. O oseltamivir pode ser utilizado como profilático em pessoas não imunizadas que foram expostas ao vírus.

Vírus parainfluenza

Doenças – Bronquiolite em bebês, crupe em crianças pequenas e resfriado em adultos.

Características – Vírus envelopado com nucleocapsídeo helicoidal e um segmento de RNA de fita simples de polaridade negativa. RNA-polimerase presente no vírion. Diferentemente dos vírus influenza, a antigenicidade de sua HA e NA é estável. Há quatro sorotipos.

Transmissão – Gotículas respiratórias.

Patogênese – Infecção e morte do epitélio respiratório sem que ocorra disseminação sistêmica do vírus.

Diagnóstico laboratorial – Um ensaio de PCR que detecta RNA viral em amostras do trato respiratório é utilizado para o diagnóstico. O isolamento do vírus em cultura celular é detectado por hemadsorção. A imunofluorescência é utilizada para identificação. Um aumento de quatro vezes ou mais no título de anticorpos pode ser utilizado para o diagnóstico.

Tratamento – Nenhum.

Prevenção – Não há vacina ou fármacos disponíveis.

Vírus sincicial respiratório

Doenças – A causa mais importante de bronquiolite e pneumonia em lactentes. Também provoca otite média em crianças mais velhas.

Características – Vírus envelopado com nucleocapsídeo helicoidal e um segmento de RNA de fita simples de polaridade negativa. RNA-polimerase presente no vírion. Diferentemente dos outros paramixovírus, possui apenas uma proteína de fusão em suas espículas de superfície. Não possui hemaglutinina. Apresenta dois sorotipos.

Transmissão – Gotículas respiratórias.

Patogênese – A infecção envolve principalmente o trato respiratório inferior de crianças, sem disseminação sistêmica. A resposta imune provavelmente contribui para a patogênese. Células multinucleadas gigantes causadas pelas proteínas virais de fusão constituem um sinal típico da infecção.

Diagnóstico laboratorial – Um ensaio de PCR que detecta RNA viral em amostras do trato respiratório é utilizado para o diagnóstico. O imunoensaio enzimático (teste rápido de antígeno) que detecta antígenos do vírus sincicial respiratório (VSR) em secreções respiratórias também é utilizado. Se cultivado em culturas de células é possível observar células gigantes multinucleadas. A imunofluorescência é utilizada para a identificação. A sorologia não é útil para o diagnóstico em crianças.

Tratamento – Ribavirina em aerossol para crianças gravemente doentes.

Prevenção – A imunização passiva com palivizumabe (anticorpo monoclonal) ou imunoglobulinas em crianças que foram expostas é efetiva. A lavagem das mãos e o uso de luvas podem prevenir surtos nosocomiais em berçários.

Metapneumovírus humano

Doenças – Resfriado comum, bronquiolite e pneumonia.

Características – Vírus envelopado com nucleocapsídeo helicoidal e um segmento de RNA de fita simples de polaridade negativa. RNA-polimerase presente no vírion. Uma proteína de fusão presente no envelope produz células gigantes multinucleadas no trato respiratório. Há dois sorotipos.

Transmissão – Gotículas respiratórias.

Patogênese – Infecção e morte do epitélio respiratório sem que ocorra disseminação sistêmica do vírus.

Diagnóstico laboratorial – Detecção de RNA viral em amostras do trato respiratório por ensaio de PCR.

Tratamento – Nenhum.

Prevenção – Não há vacina ou fármacos disponíveis.

Coronavírus

Doença – Resfriado, SARS (síndrome respiratória aguda grave [*severe acute respiratory syndrome*]) e MERS (síndrome respiratória do Oriente Médio [*Middle East respiratory syndrome*])*.

Características – Vírus envelopado com nucleocapsídeo helicoidal e um segmento de RNA de fita simples de polaridade positiva. Não há polimerase no vírion. Há dois sorotipos.

Transmissão – Gotículas respiratórias. Coronavírus de animais podem ser a fonte da infecção humana.

Patogênese – A infecção é frequentemente limitada às células da mucosa do trato respiratório. Pelo menos 50% das infecções são assintomáticas. A imunidade é de curta duração e reinfecções ocorrem.

---

*N. de R.T. A partir de dezembro de 2019, surgiu o vírus pandêmico Sars-CoV-2 (coronavírus causador da Covid-19).

PARTE X • Resumos sobre microrganismos de relevância médica **673**

Diagnóstico laboratorial – Um ensaio de PCR que detecta RNA viral em amostras do trato respiratório é utilizado para o diagnóstico. Testes baseados em anticorpos também estão disponíveis.

Tratamento – Nenhum.

Prevenção – Não há vacina ou fármacos disponíveis*.

Rinovírus

Doença – Resfriado.

Características – Vírus de nucleocapsídeo não envelopado, com RNA de fita simples e polaridade positiva. Não há polimerase no vírion. Há mais de 100 sorotipos, o que explica por que o resfriado é tão comum. Os rinovírus são destruídos pelo ácido gástrico e, portanto, não se replicam no trato GI, ao contrário de outros picornavírus, como poliovírus, vírus Coxsackie e ecovírus, que são resistentes ao ácido gástrico.

Transmissão – Gotículas em aerossol e contato mão-nariz.

Patogênese – A infecção é limitada à mucosa do trato respiratório superior e às conjuntivas. O vírus replica-se melhor nas temperaturas mais baixas da cavidade nasal do que a 37°C, o que explica sua incapacidade de infectar o trato respiratório inferior.

Diagnóstico laboratorial – Exames laboratoriais são raramente utilizados clinicamente. Um ensaio de PCR que detecta RNA viral em amostras do trato respiratório pode ser utilizado para o diagnóstico. Testes sorológicos não são úteis.

Tratamento – Não há terapia antiviral disponível.

Prevenção – Não há vacina disponível, uma vez que há muitos sorotipos.

Adenovírus

Doenças – Doença do trato respiratório superior e inferior, especialmente faringite e pneumonia. Também causam conjuntivite. Cepas entéricas causam diarreia. Algumas cepas causam sarcomas em determinados animais, mas não em humanos.

Características – Vírus não envelopado com nucleocapsídeo icosaédrico e DNA linear de fita dupla. Não há polimerase no vírion. Há 41 sorotipos, alguns associados a doenças específicas.

Transmissão – Principalmente por gotículas respiratórias; transmissão iatrogênica na doença ocular; transmissão fecal-oral no caso das cepas entéricas.

Patogênese – O vírus infecta preferencialmente o epitélio do trato respiratório e os olhos. Após a infecção aguda, uma produção baixa de vírus, sem a presença de sintomas, pode ocorrer na faringe.

Diagnóstico laboratorial – Um teste de PCR que detecta DNA viral em amostras do trato respiratório é usado para o diagnóstico. O vírus causa ECP em culturas celulares e pode ser identificado por ensaio de anticorpo fluorescente. O aumento no título de anticorpos no soro da fase de convalescença é diagnóstico.

Tratamento – Nenhum.

Prevenção – Uma vacina viva contra os tipos 3, 4 e 7 é utilizada nas Forças Armadas para prevenir pneumonia.

VÍRUS DE IMPORTÂNCIA NA INFÂNCIA E VÍRUS COM RESERVATÓRIOS ANIMAIS (CAP. 39)

1. Vírus de importância na infância

Vírus do sarampo

Doença – Sarampo. A panencefalite esclerosante subaguda é uma complicação tardia rara.

Características – Vírus envelopado com nucleocapsídeo helicoidal e um segmento de RNA de fita simples de polaridade negativa. RNA-polimerase presente no vírion. Apresenta um único sorotipo.

Transmissão – Gotículas respiratórias.

Patogênese – O sítio inicial da infecção é o trato respiratório superior. O vírus dissemina-se até os linfonodos locais e, então, para outros órgãos através da corrente sanguínea, incluindo a pele. Pneumonia de células gigantes e encefalite podem ocorrer. A erupção maculopapular se deve ao ataque imune mediado por células das células T citotóxicas às células endoteliais vasculares da pele infectadas pelos vírus.

Diagnóstico laboratorial – Um teste de PCR que detecta RNA viral pode ser utilizado para o diagnóstico. O vírus raramente é isolado. Testes sorológicos são utilizados quando necessário.

Tratamento – Não há terapia antiviral disponível.

Prevenção – A vacina contém vírus vivos atenuados. Geralmente, é administrada com as vacinas contra caxumba e rubéola.

Vírus da caxumba

Doença – Caxumba. A esterilidade decorrente de orquite bilateral é uma complicação rara.

Características – Vírus envelopado com nucleocapsídeo helicoidal e um segmento de RNA de fita simples de polaridade negativa. RNA-polimerase presente no vírion. Apresenta um único sorotipo.

Transmissão – Gotículas respiratórias.

Patogênese – O sítio inicial da infecção é o trato respiratório superior. O vírus dissemina-se até os linfonodos locais e, então, pela corrente sanguínea, para outros órgãos, especialmente as glândulas parótidas, os testículos, os ovários, as meninges e o pâncreas.

Diagnóstico laboratorial – Um teste de PCR que detecta RNA viral pode ser utilizado para o diagnóstico. O vírus pode ser isolado em cultura celular e detectado por hemadsorção. O diagnóstico também pode ser realizado sorologicamente.

---

*N. de R.T. A partir de 2020, várias vacinas foram licenciadas emergencialmente para combater a pandemia da Covid-19. Entre elas, incluem-se diversas estratégias vacinais ainda não utilizadas para vacinas humanas, tais como vacinas de mRNA e vacinas de vetores virais. Vacinas baseadas em estratégias mais convencionais, como vírus inativados ou vacinas de subunidades, também foram licenciadas emergencialmente a partir de 2020. Não obstante, fármacos antivirais contra o Sars-CoV-2 ainda permanecem elusivos.

674   **PARTE X** • Resumos sobre microrganismos de relevância médica

Tratamento – Não há terapia antiviral disponível.

Prevenção – A vacina contém vírus vivos atenuados. Geralmente, é administrada com as vacinas contra sarampo e rubéola.

Vírus da rubéola

Doença – Rubéola. A síndrome da rubéola congênita é caracterizada por malformações congênitas que afetam especialmente os sistemas cardiovascular e nervoso central, e também por excreção viral prolongada. A incidência de rubéola congênita foi significativamente reduzida pelo amplo uso da vacina.

Características – Vírus envelopado com nucleocapsídeo icosaédrico e um segmento de RNA de fita simples de polaridade positiva. Não há polimerase no vírion. Apresenta um único sorotipo.

Transmissão – Por meio de gotículas respiratórias e da mãe para o feto através da placenta.

Patogênese – O sítio inicial da infecção é a nasofaringe, a partir de onde o vírus se dissemina para os linfonodos locais. Há, então, disseminação para a pele através da corrente sanguínea. A erupção é atribuída tanto à replicação viral quanto ao dano imune. Durante a infecção materna, o vírus replica-se na placenta e dissemina-se ao tecido fetal. Quando ocorre infecção durante o primeiro trimestre, há maior frequência de malformações congênitas. Anticorpos maternos protegem contra a infecção do feto.

Diagnóstico laboratorial – Um teste de PCR que detecta RNA viral pode ser utilizado para o diagnóstico. Para determinar se uma mulher adulta é imune, utiliza-se uma única amostra de soro para detectar anticorpos IgG pelo teste de inibição da hemaglutinação. Para detectar se houve infecção recente, pode-se utilizar uma única amostra de soro para a detecção de anticorpos IgM ou um conjunto de soros da fase aguda e da fase de convalescença para anticorpos IgG.

Tratamento – Não há terapia antiviral disponível.

Prevenção – A vacina contém vírus vivos atenuados. Geralmente, é administrada com as vacinas contra sarampo e caxumba.

Parvovírus B19

Doenças – Síndrome da "face esbofeteada" (eritema infeccioso), anemia aplásica, artrite e hidropsia fetal.

Características – Vírus não envelopados de simetria icosaédrica e genoma composto por DNA de fita simples. O vírion não contém polimerase. Há um sorotipo.

Transmissão – Por gotículas respiratórias e via transplacentária.

Patogênese – O vírus infecta preferencialmente eritroblastos, causando anemia aplásica em pacientes com anemias hereditárias; imunocomplexos causam exantema e artrite. O vírus pode infectar o feto e causar anemia grave, levando à insuficiência cardíaca congestiva e ao edema (hidropsia fetal). Anticorpos maternos protegem o feto da infecção.

Diagnóstico laboratorial – Um teste de PCR que detecta DNA viral no líquido amniótico ou no sangue pode ser usado para o diagnóstico.

Tratamento – Nenhum.

Prevenção – Não há nenhum fármaco ou vacina disponível.

2. Vírus com reservatórios animais

Vírus da raiva

Doença – A raiva é uma encefalite.

Características – Vírus envelopado em forma de projétil, com nucleocapsídeo helicoidal e um segmento de RNA de fita simples de polaridade negativa. RNA-polimerase presente no vírion. O vírus apresenta um único sorotipo.

Transmissão – Os principais reservatórios são animais silvestres, como gambás, guaxinins e morcegos. A transmissão aos seres humanos ocorre geralmente por meio da mordedura do animal, embora o vírus seja também transmitido por aerossóis de saliva de morcego. Nos Estados Unidos, os cães estão raramente envolvidos, uma vez que a imunização canina é comum. Já nos países em desenvolvimento, os cães estão frequentemente envolvidos.

Patogênese – O receptor viral é o receptor de acetilcolina. A replicação do vírus ocorre no local da mordedura, seguida pelo transporte axonal ascendente pelo nervo até o sistema nervoso central. Após replicar-se no encéfalo, o vírus migra perifericamente até as glândulas salivares, onde alcança a saliva. Quando o animal está em estado de agitação, como resultado da encefalite, os vírus presentes na saliva podem ser transmitidos pela mordedura.

Diagnóstico laboratorial – O teste de PCR pode fornecer um diagnóstico rápido tanto para humanos quanto para animais. O tecido pode ser corado com anticorpos fluorescentes ou com diversos corantes para detecção de inclusões citoplasmáticas denominadas corpúsculos de Negri. O vírus pode ser cultivado em cultura celular, porém o processo é muito demorado para ser útil na determinação sobre a necessidade de vacinação. O teste sorológico é útil apenas para realizar o diagnóstico no paciente clinicamente doente. Anticorpos não são formados com rapidez suficiente para auxiliar na decisão sobre imunizar ou não o paciente que foi mordido. O teste sorológico é também utilizado para avaliar a resposta de anticorpos à vacina administrada antes da exposição para pessoas que possuem ocupações de alto risco.

Tratamento – Não há terapia antiviral disponível.

Prevenção – A profilaxia pré-exposição da raiva consiste apenas na vacina. A profilaxia pós-exposição consiste em: (1) lavagem do ferimento, (2) administração de imunoglobulinas contra raiva (imunização passiva), principalmente no ferimento, e (3) administração da vacina inativada (imunização ativa) produzida em cultura de células humanas. A decisão quanto à administração de soro imune e da vacina depende das circunstâncias. A prevenção da raiva em cães e gatos mediante o uso de uma vacina inativada reduziu significativamente os casos de raiva em humanos.

Vírus Ebola

Membro da família Filoviridae. Causa a febre hemorrágica por Ebola, a qual apresenta uma elevada taxa de mortalidade. O reservatório

PARTE X • Resumos sobre microrganismos de relevância médica **675**

animal e o mecanismo de transmissão aos humanos são desconhecidos. A transmissão entre seres humanos, especialmente em ambientes hospitalares, ocorre por sangue e outros líquidos corporais. O diagnóstico geralmente é clínico, mas ensaios de PCR estão disponíveis. Além disso, a detecção de IgM e de antígeno viral no soro também é utilizada. Ao microscópio eletrônico, são visualizados como vírus filamentares longos. O cultivo do vírus é muito perigoso e deve ser realizado apenas em laboratórios especiais. Não há terapia antiviral nem vacina*.

VÍRUS QUE INFECTAM O TRATO ENTÉRICO (CAP. 40)

Norovírus

Doença – Gastrenterite (diarreia aquosa).

Características – Vírus não envelopado com nucleocapsídeo icosaédrico e genoma de RNA de fita simples de polaridade positiva. Não há polimerase no vírion. Muitos sorotipos; o número exato é incerto.

Transmissão – Via fecal-oral.

Patogênese – A infecção é frequentemente limitada às células da mucosa do trato intestinal. Muitas infecções são assintomáticas. A imunidade é de curta duração e reinfecções ocorrem.

Diagnóstico laboratorial – O diagnóstico é principalmente clínico. Está disponível um ensaio de PCR que detecta RNA viral nas fezes ou no vômito.

Tratamento – Não há fármacos antivirais disponíveis. A diarreia é tratada com fluidos e eletrólitos.

Prevenção – Não há vacina ou fármacos disponíveis. A lavagem das mãos e a desinfecção de superfícies são estratégias preventivas úteis.

Rotavírus

Doença – Os rotavírus causam gastrenterite (diarreia), especialmente em crianças mais jovens.

Características – Capsídeo não envelopado formado por camada dupla com 11 segmentos de RNA de fita dupla. RNA-polimerase presente no vírion. Os rotavírus são resistentes ao ácido gástrico e, portanto, podem atingir o intestino delgado. Há pelo menos seis sorotipos.

Transmissão – Os rotavírus são transmitidos por via fecal-oral.

Patogênese – A infecção por rotavírus é limitada ao trato GI, especialmente ao intestino delgado.

Diagnóstico laboratorial – Está disponível um teste de PCR que detecta RNA viral nas fezes. A detecção de rotavírus nas fezes por ELISA também é realizada. O isolamento do vírus a partir de amostras clínicas não é realizado.

Tratamento – Não há fármacos antivirais disponíveis.

Prevenção – Há duas vacinas contra rotavírus. Uma delas é uma vacina viva atenuada que contém um único sorotipo de rotavírus, correspondendo ao mais comum (G1). A outra é uma vacina viva rearranjada que contém cinco cepas de rotavírus.

Poliovírus

Doenças – Poliomielite paralítica e meningite asséptica. A poliomielite foi erradicada no Hemisfério Ocidental e em vários outros países.

Características – Vírus de nucleocapsídeo não envelopado com RNA de fita simples e polaridade positiva. O RNA genômico atua como mRNA e é traduzido em um único grande polipeptídeo, o qual é clivado pela protease codificada pelo vírus, originando proteínas virais funcionais. Não há polimerase no vírion. Há três sorotipos.

Transmissão – Via fecal-oral. Os seres humanos são o reservatório natural.

Patogênese – O vírus replica-se na faringe e no trato GI. Pode disseminar-se para os linfonodos locais e, então, pela corrente sanguínea até o sistema nervoso central. A maioria das infecções é assintomática ou muito leve. A meningite asséptica é mais frequente que a poliomielite paralítica. A paralisia resulta da morte de neurônios motores, especialmente de células do corno anterior da medula espinal. A patogênese da síndrome pós-poliomielite é desconhecida.

Diagnóstico laboratorial – A identificação do vírus no líquido espinal indica infecção do sistema nervoso central. O isolamento do vírus a partir de amostras de fezes é um indicativo de infecção, mas não necessariamente de doença. O vírus pode ser encontrado no trato GI de portadores assintomáticos. O vírus pode ser detectado em cultura celular pela formação de ECP e identificado pela neutralização com antissoro tipo-específico. Um aumento significativo no título de anticorpos no soro da fase de convalescença também é diagnóstico. Encontra-se disponível um teste de PCR que detecta RNA viral nas fezes.

Tratamento – Não há terapia antiviral disponível.

Prevenção – A doença pode ser prevenida tanto com a vacina inativada (Salk) quanto com a vacina viva atenuada (Sabin); ambas induzem anticorpos humorais que neutralizam os vírus na corrente sanguínea. Contudo, apenas a vacina oral induz IgA intestinal, que interrompe a cadeia de transmissão ao impedir a infecção do trato GI. Por essa razão, e porque induz imunidade de maior duração e pode ser administrada por via oral em vez de injetável, a vacina Sabin foi o imunógeno de escolha durante muitos anos. Entretanto, foram relatados casos de poliomielite paralítica associados à vacina, causados por poliovírus na vacina que reverteram a um estado virulento. Diante disso, atualmente recomenda-se o uso da vacina inativada nos Estados Unidos.

---

*N. de R.T. Uma vacina para ebola (rVSV-ZEBOV) foi licenciada em dezembro de 2019, sendo constituída de vírus da estomatite vesicular (VSV) replicativos, capazes de expressar a glicoproteína de superfície do vírus ebola (cepa Zaire).

676 **PARTE X** • Resumos sobre microrganismos de relevância médica

Vírus Coxsackie

Doenças – Meningite asséptica, herpangina, pleurodinia, miocardite, pericardite e doença de mão-pé-boca são as doenças mais importantes. Além disso, o vírus Coxsackie B4 pode causar diabetes juvenil, assim como o faz em camundongos.

Características – Vírus de nucleocapsídeo não envelopado com RNA de fita simples e polaridade positiva. Não há polimerase no vírion. Os vírus dos grupos A e B são definidos por sua patogenicidade diferente em camundongos. Há múltiplos sorotipos em cada grupo.

Transmissão – Via fecal-oral.

Patogênese – O sítio inicial de infecção é a orofaringe, mas o principal sítio é o trato GI. O vírus dissemina-se pela corrente sanguínea a vários órgãos.

Diagnóstico laboratorial – Está disponível um teste de PCR que detecta RNA viral no líquido espinal ou no sangue. O vírus pode ser detectado pela geração de ECP em cultura celular e identificado por neutralização. Um aumento significativo do título de anticorpos no soro da fase de convalescença é diagnóstico.

Tratamento – Não há terapia antiviral disponível.

Prevenção – Não há vacina disponível.

VÍRUS DA HEPATITE (CAP. 41)

Vírus da hepatite A

Doença – Hepatite A.

Características – Vírus de nucleocapsídeo não envelopado com RNA de fita simples e polaridade positiva. Não há polimerase no vírion. O vírus apresenta um único sorotipo.

Transmissão – Via fecal-oral. Diferentemente dos vírus da hepatite B (HBV) e da hepatite C (HCV), a transmissão sanguínea do vírus da hepatite A (HAV) é incomum, uma vez que a viremia é breve e apresenta baixos títulos.

Patogênese – O vírus replica-se no trato GI e, então, dissemina-se para o fígado durante um curto período virêmico. O vírus não é citopático para hepatócitos. O dano hepatocelular é causado pelo ataque imune de células T citotóxicas.

Diagnóstico laboratorial – O teste mais útil para diagnosticar a infecção aguda é a detecção de anticorpos IgM. O isolamento do vírus a partir de amostras clínicas não é realizado.

Tratamento – Não há fármacos antivirais disponíveis.

Prevenção – A vacina contém vírus inativados. A administração de imunoglobulinas durante o período de incubação pode atenuar a doença.

Vírus da hepatite B

Doenças – Hepatite B; implicada como causa de carcinoma hepatocelular.

Características – Vírus envelopado com DNA de fita dupla circular incompleto (i.e., em uma das fitas há uma porção ausente de aproximadamente um terço, e a outra fita é "cortada" [não ligada covalentemente]). DNA-polimerase presente no vírion. A DNA--polimerase codificada pelo HBV atua como uma transcriptase reversa, utilizando o mRNA viral como molde para a síntese do DNA genômico da progênie. Existem três antígenos importantes: o antígeno de superfície, o antígeno do *core*, e o antígeno e. Outra proteína, a HBx, inativa a proteína supressora de tumor p53, um processo envolvido no desenvolvimento do carcinoma hepatocelular. Em amostras de soro de pacientes, bastonetes longos e formas esféricas compostas unicamente de HBsAg predominam. O HBV apresenta apenas um sorotipo com base no antígeno de superfície.

Transmissão – Transmitido pelo sangue, durante o nascimento e por meio de relação sexual.

Patogênese – O dano hepatocelular deve-se ao ataque imune por células T (CD8) citotóxicas. O estado de portador crônico é observado em 5% das infecções em adultos, porém em 90% das infecções neonatais, uma vez que os neonatos apresentam uma baixa atividade de células T citotóxicas. O estado de portador crônico pode conduzir à hepatite crônica, à cirrose e ao carcinoma hepatocelular. O carcinoma hepatocelular pode estar relacionado à integração de parte do DNA viral ao DNA do hepatócito e síntese subsequente da proteína HBx. Complexos antígeno-anticorpo causam artrite, exantemas e glomerulonefrite.

Diagnóstico laboratorial – O HBV nunca foi cultivado em cultura celular. Três testes sorológicos são comumente utilizados: antígeno de superfície (HBsAg), anticorpo de superfície (HBsAb) e anticorpo do *core* (HBcAb). A detecção de HBsAg por mais de 6 meses indica estado de portador crônico. A presença do antígeno e indica um portador crônico que está produzindo vírus infecciosos. A presença do antígeno e consiste em um importante indicador de transmissibilidade. Um paciente infectado pelo HBV que não apresenta antígenos HBs ou anticorpos anti-HBs detectáveis está em uma fase de "janela imunológica". O diagnóstico desse paciente é feito por meio da detecção de anticorpos anti-*core* de HB. Ver Capítulo 41 para uma discussão sobre os resultados desses testes.

Tratamento – Nenhum tratamento é utilizado em casos de hepatite B aguda. Para a hepatite B crônica, um inibidor da transcriptase reversa, como o tenofovir ou entecavir, pode reduzir a inflamação associada à hepatite B crônica, mas não cura o estado de portador. Uma combinação de tenofovir e entricitabina também é efetiva.

Prevenção – Há três abordagens principais: (1) uma vacina que contém o HBsAg como imunógeno, (2) hiperimunoglobulinas séricas obtidas de doadores com altos títulos de HBsAb e (3) educação dos portadores crônicos quanto às precauções. A imunização passivo-ativa, utilizando vacinas e imunoglobulinas, pode prevenir a infecção em neonatos e nos indivíduos que apresentam lesões por picadas de agulha.

Vírus da hepatite C

Doença – Hepatite C; associada ao carcinoma hepatocelular. O HCV é o patógeno transmitido pelo sangue mais prevalente nos Estados Unidos.

Características – Vírus envelopado com um segmento de RNA de fita simples e polaridade positiva. Não há polimerase no vírion. O HCV apresenta múltiplos sorotipos.

Transmissão – A transmissão é principalmente perinatal ou pelo sangue. A transmissão sexual é menos frequente.

Patogênese – O dano hepatocelular é causado por células T citotóxicas. A replicação do HCV por si não mata as células (i.e., não causa efeito citopático). Mais de 50% das infecções resultam no estado de portador crônico. O estado de portador crônico predispõe à hepatite crônica e ao carcinoma hepatocelular.

Diagnóstico laboratorial – Testes sorológicos detectam anticorpos contra o HCV. Um ensaio de PCR para a "carga viral" pode ser utilizado para avaliar a presença de infecção ativa.

Tratamento – O tratamento da hepatite C aguda com alfainterferona peguilada reduz significativamente o número de pacientes que se tornam portadores crônicos. O tratamento da hepatite C crônica é feito com uma combinação de fármacos de três classes: um inibidor da RNA-polimerase, como o sofosbuvir, um inibidor da NS5A, como o ledipasvir, e um inibidor de protease, como o paritaprevir.

Prevenção – A hepatite pós-transfusional pode ser prevenida pelo descarte de sangue doado quando anticorpos contra o HCV são detectados. Não há vacina, e hiperimunoglobulinas não estão disponíveis.

Vírus da hepatite D

Doença – Hepatite D (hepatite delta).

Características – Vírus defectivo que utiliza o antígeno de superfície do vírus da hepatite B como sua proteína de envelope. O vírus da hepatite D (HDV) se replica apenas em células previamente infectadas pelo HBV (i.e., o HBV é um vírus auxiliar para o HDV). O genoma consiste em um segmento de RNA circular de fita simples e polaridade negativa. Não há polimerase no vírion. O HDV apresenta um sorotipo (porque o HBV apresenta um único sorotipo).

Transmissão – Transmitido por sangue, de forma sexual e da mãe para o filho.

Patogênese – O dano hepatocelular é provavelmente causado por células T citotóxicas. Hepatite crônica e estado de portador crônico ocorrem.

Diagnóstico laboratorial – Testes sorológicos detectam antígenos delta ou anticorpos contra antígenos delta.

Tratamento – A alfainterferona peguilada ameniza os sintomas, mas não erradica o estado de portador.

Prevenção – A prevenção da infecção por HBV pela vacina contra HBV e hiperimunoglobulinas contra HBV previnem também a infecção por HDV.

Vírus da hepatite E

Causa surtos de hepatite, principalmente nos países em desenvolvimento. É similar ao vírus da hepatite A nos seguintes aspectos: transmitido por via fecal-oral, não há estado de portador crônico e não ocorre cirrose nem carcinoma hepatocelular. Não há terapia antiviral ou vacina.

ARBOVÍRUS (CAP. 42)

Todos os arbovírus são transmitidos por artrópodes, como mosquitos e carrapatos, do animal silvestre reservatório aos humanos*.

Vírus do Nilo Ocidental

Doença – Encefalite. A maioria das infecções é assintomática.

Características – Vírus envelopados, de nucleocapsídeo icosaédrico e genoma de RNA de fita simples e polaridade positiva. Não há polimerase no vírion.

Transmissão – Picada do mosquito *Culex*. As aves selvagens são reservatórios. Os humanos são hospedeiros terminais.

Patogênese – Vírus transmitido pelo sangue do local da picada até o cérebro.

Diagnóstico laboratorial – O isolamento do vírus pode ser realizado a partir de amostras de sangue, líquido espinal ou encéfalo. O diagnóstico também pode ser realizado por meio da detecção de anticorpos no soro dos pacientes. Ensaios de PCR estão disponíveis.

Tratamento – Não há tratamento antiviral disponível.

Prevenção – Não há vacina ou fármacos disponíveis. O sangue utilizado em transfusões é testado para a presença de anticorpos contra o vírus.

Vírus da encefalite equina oriental

Membro da família *Togaviridae*. Causa encefalite ao longo da Costa Leste dos Estados Unidos. A encefalite é grave, porém incomum. Transmitido a humanos (e cavalos) por mosquitos que se alimentam do sangue de pequenas aves silvestres, como pardais. Humanos e cavalos são hospedeiros "terminais", pois a viremia é baixa. Não há terapia antiviral ou vacina para humanos.

Vírus da encefalite equina ocidental, vírus da encefalite de St. Louis e vírus da encefalite da Califórnia

A transmissão desses vírus causadores de encefalites é similar (i.e., são transmitidos aos humanos por mosquitos que se alimentam do sangue de pequenas aves silvestres). Entretanto, eles diferem em detalhes (i.e., pertencem a famílias virais distintas e causam doenças

---

*N. de R.T. Alguns arbovírus evoluíram para infectar apenas (ou principalmente) o hospedeiro humano, sem a necessidade de uma animal silvestre reservatório, como são os casos dos vírus da dengue, zika e chikungunya, por exemplo.

678 **PARTE X** • Resumos sobre microrganismos de relevância médica

em diferentes regiões geográficas). Consultar o Capítulo 42 para informações específicas.

Vírus da febre amarela

Membro da família *Flaviviridae*. Causa febre amarela nas regiões tropicais da África e América do Sul. A febre amarela "silvestre" é transmitida dos macacos aos humanos por mosquitos. A febre amarela "urbana" é transmitida entre humanos por mosquitos *Aedes* (i.e., os seres humanos são o reservatório da forma urbana). Os humanos não são hospedeiros "terminais", uma vez que a viremia é alta. Não há terapia antiviral. Existe uma vacina viva atenuada para humanos.

Vírus da dengue

Membro da família *Flaviviridae*. Causa dengue na região do Caribe e em outras áreas tropicais. A dengue é a doença viral transmitida por inseto mais comum no mundo. O vírus é transmitido por mosquitos *Aedes* de um ser humano a outro. Episódios secundários podem resultar em dengue hemorrágica, uma complicação potencialmente fatal. Não há terapia antiviral nem vacina*.

Vírus Chikungunya

Membro da família *Togaviridae*. Causa a febre Chikungunya na região do Caribe e em outras áreas tropicais. O vírus é transmitido por mosquitos *Aedes* de um ser humano a outro. Não há terapia antiviral nem vacina.

Vírus Zika

Membro da família *Flaviviridae*. Causa a febre do Zika e a síndrome congênita do Zika principalmente nas regiões tropicais da América Central e do Sul. Causa microcefalia e outras anormalidades fetais. É o *único* arbovírus que causa anormalidades fetais. A infecção também predispõe à síndrome de Guillain-Barré. O vírus é transmitido por mosquitos *Aedes* de um ser humano a outro. Também é transmitido pelo sêmen. Não há terapia antiviral nem vacina.

VÍRUS TUMORAIS (CAP. 43)

1. Vírus oncogênicos humanos com genoma de RNA

Vírus linfotrópico de células T humanas

Doença – Leucemia/linfoma de células T do adulto e mielopatia associada ao vírus linfotrópico de células T humanas (HTLV) (também conhecida como paraparesia espástica tropical ou mielopatia crônica progressiva).

Características – O HTLV é membro da família *Retroviridae*. O vírus induz a transformação maligna de células T CD4-positivas (diferentemente do vírus da imunodeficiência humana [HIV], que

provoca a morte dessas células). O HTLV possui três genes estruturais comuns a todos os retrovírus, denominados *gag, pol* e *env*, e dois genes reguladores, *tax* e rex. A proteína Tax é necessária para a transformação maligna. Ela ativa a síntese de IL-2 (que é um fator de crescimento de células T) e do receptor de IL-2. A IL-2 promove o rápido crescimento de células T, predispondo à transformação maligna.

Transmissão – O HTLV é transmitido principalmente pela utilização de drogas intravenosas, por via sexual e na amamentação. A transmissão por sangue doado foi significativamente reduzida nos Estados Unidos, uma vez que o sangue doado que apresenta anticorpos contra HTLV é descartado. A infecção pelo HTLV é endêmica em certas regiões geográficas, como a região do Caribe, incluindo o sul da Flórida, o leste da América do Sul, o oeste da África e o sul do Japão.

Patogênese – O HTLV induz a transformação maligna de linfócitos T CD4-positivos ao ativar a síntese de IL-2, conforme descrito anteriormente. O vírus também causa mielopatia associada ao HTLV (MAH), uma doença desmielinizante do encéfalo e da medula espinal, causada por uma reação cruzada autoimune na qual a resposta imune contra HTLV danifica os neurônios ou por células T citotóxicas que matam os neurônios infectados por HTLV.

Diagnóstico laboratorial – Anticorpos anti-HTLV podem ser detectados em amostras de soro de pacientes por meio do ensaio ELISA. O ensaio *Western blot* é utilizado para confirmar um resultado positivo de ELISA. A PCR pode detectar a presença de RNA ou DNA de HTLV no interior de células infectadas.

Tratamento e prevenção

Não existe tratamento antiviral específico para infecção por HTLV, bem como nenhum fármaco antiviral irá curar infecções latentes por HTLV. Não há vacina contra HTLV. Medidas preventivas incluem o descarte de sangue doado quando anticorpos anti-HTLV estiverem presentes, o uso de preservativos para prevenir a transmissão sexual e a orientação às mulheres que têm anticorpos contra HTLV para que evitem a amamentação.

Vírus da hepatite C

O HCV provoca carcinoma hepatocelular em portadores crônicos do HCV. O mecanismo de oncogênese do HCV não é claro. Parece ser uma consequência da rápida divisão celular que se desenvolve na tentativa de substituir os hepatócitos mortos. Não foi indentificado um oncogene no genoma de HCV. Para mais informações, consulte o resumo sobre o HCV no Capítulo 41.

2. Vírus oncogênicos humanos com genoma de DNA

Papilomavírus humano

O HPV provoca principalmente carcinoma do colo do útero, do pênis e do ânus. A oncogênese é uma função dos genes *E6* e *E7* do HPV. As proteínas E6 e E7 inativam as proteínas supressoras de tumor, p53 e RB, respectivamente. Para mais informações, consulte o resumo sobre o HPV no Capítulo 37.

---

*N. de R.T. Desde 2016, há uma vacina globalmente licenciada, formada por vírus da vacina da febre amarela cujas proteínas de superfície foram substituídas pelas proteínas análogas dos diferentes sorotipos do vírus da dengue.

Vírus Epstein-Barr

O EBV ocasiona principalmente linfoma de Burkitt e carcinoma nasofaríngeo. A oncogênese é uma função da translocação do oncogene *c-myc* a um local adjacente a um promotor de gene de imunoglobulina. Esta translocação aumenta a síntese da proteína c-myc, uma oncoproteína potente. Para mais informações, consulte o resumo sobre o EBV no Capítulo 37.

Herpes-vírus humano 8

O herpes-vírus humano 8 (HHV-8) provoca sarcoma de Kaposi. A oncogênese é principalmente uma função de uma proteína precoce análoga à proteína E7 do HPV que inativa a proteína supressora de tumor RB. Para mais informações, consulte o resumo sobre o HHV-8 no Capítulo 37.

Vírus da hepatite B

O HBV causa carcinoma hepatocelular nos portadores crônicos de HBV. A oncogênese é principalmente uma função da proteína HBx que inativa a proteína supressora de tumor p53. Para mais informações, consulte o resumo sobre o HBV no Capítulo 41.

Poliomavírus da célula de Merkel

O poliomavírus da célula de Merkel (MCPV) causa carcinoma das células de Merkel na pele, frequentemente em áreas expostas ao sol, como a face e o pescoço. O MCPV é um vírus não envelopado que apresenta um genoma de DNA de fita dupla. A proteína do antígeno T de MCPV inibe as proteínas supressoras de tumor p53 e RB. A infecção por MCPV é disseminada, porém o quadro de carcinoma é raro. As células do carcinoma não produzem partículas virais, assim, não ocorre a transmissão direta de pacientes infectados a outros indivíduos. O diagnóstico é realizado por meio da análise microscópica de amostras cirúrgicas. Não existem ensaios baseados no vírus. Não há nenhum fármaco antiviral ou vacina disponível.

VÍRUS LENTOS E PRÍONS (CAP. 44)

Vírus JC

Membro da família *Papovaviridae*. Causa leucoencefalopatia multifocal progressiva (LEMP). A infecção pelo vírus JC é amplamente disseminada, mas a LEMP ocorre somente em pacientes imunocomprometidos, como naqueles com Aids. É invariavelmente fatal. Não há terapia antiviral e nem vacina.

Príons

Doenças – Doença de Creutzfeldt-Jakob (DCJ), DCJ variante e kuru. São encefalopatias espongiformes transmissíveis. Existe uma forma hereditária de DCJ denominada síndrome de Gerstmann-Sträussler-Scheinker (GSS).

Características – Príons são compostos apenas por proteínas. Não apresentam ácido nucleico detectável e são altamente resistentes à luz ultravioleta (UV), ao formaldeído e ao calor. São codificados por um gene celular. A forma patogênica aumenta em quantidade ao induzir mudanças conformacionais na forma normal. A conformação normal é composta por α-hélices; já a anormal apresenta folhas β-pregueadas. Na síndrome de GSS, ocorre uma mutação que aumenta a probabilidade de ocorrer modificação conformacional para a forma em folha β-pregueada.

Transmissão – Na maioria dos casos de DCJ, o mecanismo de transmissão é desconhecido. A DCJ já foi transmitida por meio de extratos hipofisários, eletrodos cerebrais e transplantes de córnea. O kuru já foi transmitido pela ingestão ou inoculação de tecido cerebral humano. A variante de DCJ é provavelmente transmitida pela ingestão de tecido cerebral bovino em alimentos malcozidos.

Patogênese – Ocorre agregação de filamentos priônicos no interior de neurônios, e vacúolos no interior de neurônios causam alterações espongiformes no encéfalo. Não ocorre inflamação ou resposta imune.

Diagnóstico laboratorial – A biópsia do encéfalo revela alterações espongiformes. Nenhum teste sorológico é útil. Príons não podem ser cultivados em cultura.

Tratamento – Nenhum.

Prevenção – Não existe nenhum fármaco ou vacina disponível.

VÍRUS DA IMUNODEFICIÊNCIA HUMANA (CAP. 45)

Doença – Síndrome da imunodeficiência adquirida (Aids).

Características – Vírus envelopados com duas cópias (diploide) de genoma de RNA de fita simples e polaridade positiva. A DNA-polimerase dependente de RNA (transcriptase reversa) sintetiza uma cópia de DNA do genoma, a qual se integra ao DNA da célula hospedeira. Polipeptídeos precursores devem ser clivados por uma protease codificada pelo vírus para produzir proteínas virais funcionais. O gene *tat* codifica uma proteína que ativa a transcrição viral. A antigenicidade da proteína gp120 altera-se rapidamente; portanto, há vários sorotipos.

Transmissão – Transferência de fluidos corporais (p. ex., sangue e sêmen). A transmissão transplacentária e perinatal também ocorre.

Patogênese – Dois receptores são necessários para que o HIV penetre nas células hospedeiras. Um dos receptores é a proteína CD4, encontrada principalmente em células T *helper*. O HIV infecta e mata as células T *helper*, predispondo a infecções oportunistas. Outras células que apresentam proteínas CD4 em sua superfície (p. ex., astrócitos) também são infectadas. O outro receptor para o HIV é um receptor de quimiocinas, como o CCR5. A proteína NEF é um importante fator de virulência. Ela reduz a síntese de proteínas do MHC de classe I, reduzindo, assim, a capacidade de células T citotóxicas de matar células infectadas pelo HIV. As células T citotóxicas são a principal defesa do hospedeiro contra o HIV.

680   PARTE X • Resumos sobre microrganismos de relevância médica

Diagnóstico laboratorial – O HIV pode ser isolado do sangue ou do sêmen, porém esse procedimento não se encontra disponível rotineiramente. O diagnóstico da infecção precoce é realizado por imunoensaios que detectam anticorpos para o HIV e para o antígeno p24. Em caso positivo, determina-se a presença ou não do RNA viral no sangue utilizando o teste de PCR. Em infecções estabelecidas, determina-se a "carga viral" (i.e., a quantidade de RNA do HIV no plasma) por ensaios de PCR. Uma carga viral elevada indica uma progressão mais rápida para a Aids do que uma carga viral baixa.

Tratamento – A terapia antirretroviral altamente ativa (HAART) consiste na administração de vários fármacos combinados em diversos esquemas. Cada esquema apresenta entricitabina e tenofovir como base, a qual se adiciona efavirenz, raltegravir, rilpivirina ou uma combinação de dois inibidores de protease (ritonavir associado a atazanavir ou ritonavir associado a darunavir). Ocorre melhora clínica, mas o vírus persiste.

Análogos de nucleosídeos, como zidovudina, lamivudina, entricitabina, tenofovir e outros, impedem a replicação do HIV por meio da inibição da enzima transcriptase reversa. Inibidores não nucleosídeos da transcriptase reversa, como efavirenz, nevirapina e outros, também são utilizados. Inibidores de protease (p. ex., indinavir, ritonavir e outros) impedem a clivagem dos polipeptídeos precursores. Inibidores da integrase, como raltegravir, dolutegravir e elvitegravir, bloqueiam a integração do DNA do HIV ao DNA da célula hospedeira por meio da inibição da enzima integrase do HIV. A enfuvirtida, um "inibidor de fusão" que bloqueia a entrada do HIV na célula, e o maraviroque, que impede a ligação da proteína de envelope do HIV, a gp120, ao correceptor celular CCR5, também são usados. O tratamento da infecção oportunista depende do organismo.

Prevenção – Rastreamento do sangue para detectar a presença de anticorpos antes de transfusões. Prática de sexo seguro, incluindo o uso de preservativos. Um esquema de zidovudina com ou sem a associação de um inibidor de protease pode ser administrado a mães infectadas pelo HIV e seus recém-nascidos. Uma combinação de tenofovir, entricitabina e raltegravir é um dos esquemas administrados após uma lesão por picada de agulha. Uma combinação de tenofovir e entricitabina pode ser utilizada na profilaxia pré-exposição em indivíduos que se encontram em alto risco de infecção. Não há vacina.

PATÓGENOS VIRAIS DE MENOR IMPORTÂNCIA (CAP. 46)

Somente os mais importantes entre os patógenos virais de menor importância estão resumidos nesta seção.

Hantavírus (vírus Sin Nombre)

Membro da família *Bunyaviridae*. Causa a síndrome pulmonar por hantavírus. O vírus Sin Nombre (SNV) é um robovírus (i.e., um vírus transmitido por roedores). Ratos-veadeiros são o reservatório, e o vírus é adquirido pela inalação de urina e fezes secas. O diagnóstico é realizado por meio da detecção de RNA viral no tecido pulmonar ou por testes sorológicos. Não há terapia antiviral e nem vacina.

Vírus da encefalite japonesa

Membro da família *Flaviviridae*. Causa surtos de encefalite em países asiáticos. É transmitido aos humanos por mosquitos que se alimentam do sangue dos hospedeiros reservatórios, que incluem aves e suínos. Não há terapia antiviral. Uma vacina inativada encontra-se disponível.

RESUMO DOS FUNGOS DE RELEVÂNCIA MÉDICA

FUNGOS QUE CAUSAM MICOSES CUTÂNEAS E SUBCUTÂNEAS (CAP. 48)

Dermatófitos (p. ex., espécies de *Trichophyton*, *Microsporum* e *Epidermophyton*)

Doença – Dermatofitoses (p. ex., *tinea capitis*, *tinea cruris* e *tinea pedis*).

Características – Esses fungos são bolores que utilizam a queratina como fonte nutricional. Não são dimórficos. O hábitat da maioria dos dermatófitos que causam doenças em seres humanos é a pele humana, com exceção de *Microsporum canis*, que também infecta cães e gatos.

Transmissão – Contato direto com descamações cutâneas.

Patogênese – Esses fungos crescem apenas na camada superficial queratinizada da pele. Não invadem o tecido subjacente. As lesões decorrem da resposta inflamatória ao fungo. A frequência das infecções é aumentada pela umidade e pelo calor (p. ex., dentro de calçados). Uma importante defesa do hospedeiro é proporcionada pelos ácidos graxos produzidos por glândulas sebáceas. A reação "id" é uma resposta de hipersensibilidade em uma região da pele (p. ex., dedos das mãos) à presença do organismo em outra localização (p. ex., pés).

Diagnóstico laboratorial – Escamas da pele devem ser examinadas microscopicamente em uma preparação contendo KOH para a detecção de hifas. O organismo é identificado pela aparência de seu micélio e de seus esporos assexuados em ágar Sabouraud. Testes sorológicos não são úteis.

Teste cutâneo – O antígeno de *Trichophyton* pode ser utilizado na determinação da competência da imunidade medida por célula de um paciente. Não é utilizado para o diagnóstico de *tinea*.

Tratamento – Agentes tópicos, como o miconazol, o clotrimazol ou tolnaftato, são utilizados. O ácido undecilênico é eficaz contra *tinea pedis*. A griseofulvina é o tratamento de escolha para *tinea unguium* e *tinea capitis*.

Prevenção – A pele deve ser mantida seca e fresca.

PARTE X • Resumos sobre microrganismos de relevância médica **681**

Sporothrix schenckii

Doença – Esporotricose.

Características – Apresenta dimorfismo térmico. Bolor no solo, levedura no corpo a 37°C. O hábitat é o solo ou a vegetação.

Transmissão – Os esporos do bolor penetram na pele através de ferimentos perfurantes causados por espinhos de rosas ou outros objetos pontiagudos geralmente presentes em jardins.

Patogênese – Abscesso ou úlcera local com nódulos na circulação linfática.

Diagnóstico laboratorial – Leveduras em forma de charuto em brotamento são visualizadas no pus. A cultura em ágar Sabouraud revela morfologia típica.

Teste cutâneo – Nenhum.

Tratamento – Itraconazol.

Prevenção – A pele deve ser protegida durante atividades de jardinagem.

FUNGOS QUE CAUSAM MICOSES SISTÊMICAS (CAP. 49)

Histoplasma capsulatum

Doença – Histoplasmose.

Características – Apresenta dimorfismo térmico (i.e., uma levedura em temperatura corporal e um bolor no solo em temperatura ambiente). O bolor cresce preferencialmente em solo enriquecido com excrementos de aves. Endêmico nas regiões dos vales dos rios Ohio e Mississippi, nos Estados Unidos.

Transmissão – Inalação de esporos assexuados (microconídeos) transmitidos pelo ar.

Patogênese – Os microconídeos penetram nos pulmões e diferenciam-se em células leveduriformes. As leveduras são ingeridas por macrófagos alveolares e multiplicam-se em seu interior. Uma resposta imune desenvolve-se e formam-se granulomas. A maioria das infecções são contidas nesse nível, mas a supressão da imunidade mediada por células pode levar à doença disseminada.

Diagnóstico laboratorial – Escarro ou tecidos podem ser examinados microscopicamente e cultivados em ágar Sabouraud. Leveduras são visíveis no interior de macrófagos. A presença de clamidósporos tuberculados em cultura a 25°C é diagnóstica. Um aumento no título de anticorpos é útil no diagnóstico, mas ocorre reação cruzada com outros fungos (p. ex., *Coccidioides*).

Teste cutâneo – Histoplasmina, um extrato micelial, é o antígeno. Útil para determinar a incidência de infecção com finalidades epidemiológicas. Um resultado positivo indica apenas que houve uma infecção; não pode ser utilizado para diagnóstico de doença ativa. Uma vez que o teste cutâneo pode induzir anticorpos, testes sorológicos devem ser realizados com antecedência.

Tratamento – Anfotericina B ou itraconazol para a doença disseminada; itraconazol para a doença pulmonar.

Prevenção – Não há vacina disponível. O itraconazol pode ser utilizado para supressão crônica em pacientes com Aids.

Coccidioides immitis

Doença – Coccidioidomicose.

Características – Apresenta dimorfismo térmico. No corpo, a 37°C, forma esférulas contendo endósporos. A 25°C, no solo ou em cultivo laboratorial em ágar, desenvolve-se como bolor. As células nas extremidades das hifas desenvolvem-se em esporos assexuados (artrósporos). O hábitat natural é o solo de regiões áridas (p. ex., vale de São Joaquim na Califórnia e regiões do Arizona e Novo México, nos Estados Unidos).

Transmissão – Inalação de artrósporos transmitidos pelo ar.

Patogênese – Os artrósporos diferenciam-se em esférulas nos pulmões. As esférulas rompem-se, liberando endósporos que formam novas esférulas e, assim, disseminam a infecção no corpo. Uma resposta imune mediada por células contém a infecção na maioria dos indivíduos, mas os que apresentam imunidade celular reduzida estão em alto risco para doença disseminada.

Diagnóstico laboratorial – Escarro ou amostras de tecido devem ser examinados microscopicamente para detecção de esférulas e cultivados em ágar Sabouraud. Um aumento de anticorpos IgM (usando o teste da precipitina) indica infecção recente. Um aumento no título de anticorpos IgG (utilizando o teste de fixação do complemento) indica disseminação; um título decrescente indica resposta à terapia.

Teste cutâneo – A coccidioidina, um extrato micelial, ou a esferulina, um extrato de esférulas, são os antígenos. É útil para determinar se o paciente foi infectado. Um teste positivo indica infecção prévia, mas não necessariamente doença ativa.

Tratamento – Anfotericina B ou itraconazol para doença disseminada; cetoconazol para doença pulmonar limitada.

Prevenção – Não há vacina ou fármacos profiláticos disponíveis.

Blastomyces dermatitidis

Doença – Blastomicose.

Características – Apresenta dimorfismo térmico. Bolor no solo, levedura na temperatura corporal de 37°C. A forma de levedura apresenta um único brotamento de base larga e parede espessa e refringente. O hábitat natural é o solo rico (p. ex., próximo a barragens de castores), especialmente na região Meio-Oeste superior dos Estados Unidos.

Transmissão – Inalação de esporos (conídeos) veiculados pelo ar.

Patogênese – Os conídeos inalados diferenciam-se em leveduras, as quais inicialmente causam abscessos seguidos pela formação de granulomas. A disseminação é rara, porém, quando ocorre, a pele e os ossos são mais frequentemente acometidos.

Diagnóstico laboratorial – O exame microscópico do escarro ou de lesões cutâneas é utilizado para observação de leveduras com um brotamento de base larga. A cultura em ágar Sabouraud também é utilizada. Testes sorológicos não são úteis.

682 **PARTE X** • Resumos sobre microrganismos de relevância médica

Teste cutâneo – Apresenta pouco valor diagnóstico.

Tratamento – Itraconazol é o fármaco de escolha.

Prevenção – Não há vacina ou fármacos profiláticos disponíveis.

Paracoccidioides brasiliensis

Doença – Paracoccidioidomicose.

Características – Apresenta dimorfismo térmico. Bolor no solo, levedura no corpo a 37°C. A forma em levedura apresenta múltiplos brotamentos (assemelha-se a um timão de navio).

Transmissão – Inalação de conídeos veiculados pelo ar.

Patogênese – Conídeos inalados diferenciam-se em leveduras nos pulmões. Podem disseminar-se para vários órgãos.

Diagnóstico laboratorial – Leveduras com múltiplos brotamentos visualizados no pus ou nos tecidos. A cultura em ágar Sabouraud revela morfologia típica.

Teste cutâneo – Não é útil.

Tratamento – Itraconazol.

Prevenção – Não há vacina ou fármacos profiláticos disponíveis.

FUNGOS QUE CAUSAM MICOSES OPORTUNISTAS (CAP. 50)

Candida albicans

Doenças – Candidíase oral, candidíase disseminada e candidíase mucocutânea crônica.

Características – *Candida albicans* é uma levedura enquanto parte da microbiota normal de membranas mucosas, mas forma pseudo-hifas e hifas quando invade os tecidos. A forma leveduriforme produz tubos germinativos quando incubada em soro a 37°C. Não apresenta dimorfismo térmico.

Transmissão – É parte da microbiota normal da pele, das membranas mucosas e do trato GI. Não ocorre transmissão interpessoal.

Patogênese – Patógeno oportunista. Os fatores predisponentes incluem imunidade celular reduzida, pele e membranas mucosas alteradas, supressão da mcirobiota normal por antibióticos e presença de corpos estranhos. A candidíase oral é mais comum em bebês, pacientes imunossuprimidos e indivíduos submetidos à terapia antibiótica. Lesões cutâneas ocorrem frequentemente na pele danificada pela umidade. Infecções disseminadas, como endocardite e endoftalmite, ocorrem em pacientes imunossuprimidos e usuários de drogas injetáveis. A candidíase mucocutânea crônica ocorre em crianças que apresentam um defeito na imunidade mediada por células T contra *Candida*.

Diagnóstico laboratorial – O exame microscópico dos tecidos revela leveduras e pseudo-hifas. Se apenas leveduras forem encontradas, sugere-se colonização. A levedura é Gram-positiva. Forma colônias de leveduras em ágar Sabouraud. A formação de tubos germinativos e a produção de clamidósporos distinguem *C. albicans* de praticamente todas as outras espécies de *Candida*. Testes sorológicos não são úteis.

Teste cutâneo – É mais utilizado para determinar a competência da imunidade mediada por células do que para diagnosticar uma doença causada por *Candida*.

Tratamento – Infecções cutâneas podem ser tratadas com agentes antifúngicos tópicos como a nistatina e o clotrimazol. A candidíase oral é tratada com fluconazol. A candidíase esofágica pode ser tratada com fluconazol ou caspofungina. A vaginite pode ser tratada com clotrimazol intravaginal ou com fluconazol oral. A doença disseminada pode ser tratada com anfotericina B ou fluconazol. A candidíase mucocutânea crônica pode ser controlada com fluconazol.

Prevenção – Fatores predisponentes devem ser reduzidos ou eliminados. A candidíase oral pode ser prevenida com pastilhas de clotrimazol ou gargarejo com nistatina. O fluconazol é usado para prevenir a infecção disseminada em pacientes imunocomprometidos. Não há vacina.

Cryptococcus neoformans

Doença – Criptococose, especialmente meningite criptocócica.

Características – Levedura amplamente encapsulada. Não são dimórficos. O hábitat é o solo, especialmente quando enriquecido com excrementos de pombos.

Transmissão – Inalação de células leveduriformes veiculadas pelo ar.

Patogênese – Os microrganismos causam uma síndrome semelhante à gripe ou pneumonia. Disseminam-se pela corrente sanguínea até as meninges. A imunidade mediada por células reduzida predispõe à doença grave, embora alguns casos de meningite criptocócica ocorram em indivíduos imunocompetentes que inalaram uma grande dose de microrganismos.

Diagnóstico laboratorial – Observação da levedura encapsulada em preparações de líquido espinal coradas com tinta nanquim. A cultura de escarro ou líquido espinal em ágar Sabouraud produz colônias de leveduras. O teste do antígeno criptocócico (CRAG) consiste em um ensaio de aglutinação em látex que detecta a presença do antígeno capsular polissacarídico no líquido espinal.

Teste cutâneo – Não disponível.

Tratamento – Anfotericina B e flucitosina para meningite.

Prevenção – A meningite criptocócica pode ser prevenida em pacientes com Aids por meio do uso de fluconazol oral. Não há vacina.

Aspergillus fumigatus

Doenças – A aspergilose invasiva é a principal doença. A aspergilose broncopulmonar alérgica e o aspergiloma (bola fúngica) também são manifestações importantes.

Características – Bolor com hifas septadas que se ramificam em um ângulo em forma de V (ramificação de pequeno ângulo). Não são dimórficos. O hábitat é o solo.

Transmissão – Inalação de esporos (conídeos) veiculados pelo ar.

PARTE X • Resumos sobre microrganismos de relevância médica **683**

Patogênese – Patógeno oportunista. Em pacientes imunocomprometidos, pode ocorrer doença invasiva. O organismo invade os vasos sanguíneos, causando trombose e infarto. Uma pessoa apresentando uma cavidade pulmonar (p. ex., em razão de uma tuberculose) pode desenvolver uma "bola fúngica" (aspergiloma). Um indivíduo alérgico (hipersensível) (p. ex., uma pessoa asmática) apresenta predisposição à aspergilose broncopulmonar alérgica mediada por anticorpos IgE.

Diagnóstico laboratorial – Hifas septadas invadindo o tecido são visíveis microscopicamente. A invasão distingue a doença da colonização. Forma um micélio característico quando cultivado em ágar Sabouraud. Observam-se cadeias de conídeos que irradiam a partir de um pedúnculo central. Testes sorológicos detectam precipitinas IgG em pacientes com aspergilomas e anticorpos IgE em pacientes com aspergilose broncopulmonar alérgica.

Teste cutâneo – Não disponível.

Tratamento – Anfotericina B ou voriconazol para aspergilose invasiva. Algumas lesões (p. ex., bolas fúngicas) podem ser removidas cirurgicamente. Corticosteroides associados ao itraconazol são recomendados no tratamento da aspergilose broncopulmonar alérgica.

Prevenção – Não há vacina ou fármacos profiláticos disponíveis.

Espécies de *Mucor* e *Rhizopus*

Doença – Mucormicose.

Características – Bolores com hifas asseptadas que se ramificam geralmente em um ângulo de 90 graus (ramificação de amplo ângulo). Não são dimórficos. O hábitat é o solo.

Transmissão – Inalação de esporos veiculados pelo ar.

Patogênese – Patógenos oportunistas. Causam doença principalmente em pacientes com cetoacidose diabética e leucemia. Os seios faciais e tecidos adjacentes são frequentemente envolvidos. As hifas invadem a mucosa e progridem para o tecido subjacente e vasos, levando a necrose e infarto.

Diagnóstico laboratorial – Exame microscópico de tecidos para detectar a presença de hifas asseptadas que se ramificam em ângulos amplos. Forma um micélio característico quando cultivado em ágar Sabouraud. São observados esporos contidos no interior de um saco denominado esporângio. Testes sorológicos não estão disponíveis.

Teste cutâneo – Nenhum.

Tratamento – Anfotericina B e desbridamento cirúrgico.

Prevenção – Não há vacina ou fármacos profiláticos disponíveis. O controle da doença subjacente (p. ex., diabetes) tende a prevenir a mucormicose.

Pneumocystis jiroveci

Embora existam evidências moleculares corroborando que *Pneumocystis jiroveci* é um fungo, ele é descrito nesta Parte na seção sobre protozoários que provocam infecções do sangue e de tecidos (ver Capítulo 52).

RESUMO DOS PARASITAS DE RELEVÂNCIA MÉDICA

PROTOZOÁRIOS QUE CAUSAM INFECÇÕES INTESTINAIS E UROGENITAIS (CAP. 51)

Entamoeba histolytica

Doenças – Disenteria amebiana e abscesso hepático.

Características – Protozoário intestinal. Ameba móvel (trofozoíto); forma cistos com quatro núcleos. Ciclo de vida: os seres humanos ingerem cistos, que formam trofozoítos no intestino delgado, os trofozoítos alcançam o cólon e multiplicam-se; cistos são formados no cólon e excretados com as fezes.

Transmissão e epidemiologia – Transmissão fecal-oral de cistos. Reservatório humano. Ocorre mundialmente, especialmente nos trópicos.

Patogênese – Os trofozoítos invadem o epitélio do cólon e produzem úlcera em forma de frasco. Podem disseminar-se para o fígado e causar abscessos amebianos.

Diagnóstico laboratorial – Trofozoítos ou cistos visíveis nas fezes. O teste sorológico (teste de hemaglutinação indireto) é positivo na doença invasiva (p. ex., no fígado).

Tratamento – Metronidazol ou tinidazol para doença sintomática. Iodoquinol ou paromomicina para portadores assintomáticos de cistos.

Prevenção – Descarte adequado de dejetos humanos. Purificação da água. Lavagem das mãos.

Giardia lamblia

Doença – Giardíase, especialmente diarreia.

Características – Protozoário intestinal. Trofozoíto flagelado em formato de pera, forma cistos com quatro núcleos. Ciclo de vida: os seres humanos ingerem cistos, que formam trofozoítos no duodeno; os trofozoítos formam cistos que são eliminados nas fezes.

Transmissão e epidemiologia – Transmissão fecal-oral de cistos. Reservatório humano e animal. Ocorre em todo o mundo.

Patogênese – Os trofozoítos aderem-se à parede, mas não a invadem. Interferem na absorção de gorduras e proteínas.

Diagnóstico laboratorial – Trofozoítos ou cistos visíveis nas fezes. O teste do cordão é realizado, quando necessário.

684 **PARTE X** • Resumos sobre microrganismos de relevância médica

Tratamento – Metronidazol.

Prevenção – Purificação da água. Lavagem das mãos.

Cryptosporidium hominis

Doença – Criptosporidiose, especialmente diarreia.

Características – Protozoário intestinal. Ciclo de vida: os oocistos liberam esporozoítos, que formam trofozoítos; após a formação de esquizontes e merozoítos, microgametas e macrogametas são produzidos; eles unem-se para formar um zigoto e, então, um oocisto.

Transmissão e epidemiologia – Transmissão fecal-oral de cistos. Reservatório humano e animal. Ocorre em todo o mundo.

Patogênese – Trofozoítos aderem-se à parede do intestino delgado, mas não a invadem.

Diagnóstico laboratorial – Oocistos são visíveis nas fezes por meio da coloração álcool-ácido-resistente.

Tratamento – Não há terapia efetiva; entretanto, a paromomicina pode reduzir os sintomas.

Prevenção – Nenhuma.

Trichomonas vaginalis

Doença – Tricomoníase.

Características – Protozoário urogenital. Trofozoítos flagelados em formato de pera. Não há cistos ou outras formas.

Transmissão e epidemiologia – Transmitido sexualmente. Reservatório humano. Ocorre em todo o mundo.

Patogênese – Trofozoítos aderem-se à parede vaginal, causando inflamação e corrimento.

Diagnóstico laboratorial – Trofozoítos visíveis em secreções.

Tratamento – Metronidazol para ambos os parceiros sexuais.

Prevenção – O uso de preservativos limita a transmissão.

PROTOZOÁRIOS QUE CAUSAM INFECÇÕES DO SANGUE E DE TECIDOS (CAP. 52)

Espécies de Plasmodium (Plasmodium vivax, Plasmodium ovale, Plasmodium malariae e Plasmodium falciparum)

Doença – Malária.

Características – Protozoários que infectam hemácias e tecidos (p. ex., fígado, rins e cérebro). Ciclo de vida: o ciclo sexual consiste em gametogonia (produção de gametas) em seres humanos e esporogonia (produção de esporozoítos) nos mosquitos; o ciclo assexuado (esquizogonia) ocorre em seres humanos. Os esporozoítos na saliva de fêmeas do mosquito *Anopheles* penetram na corrente sanguínea humana e rapidamente invadem os hepatócitos (fase exoeritrocítica). Nesse local, multiplicam-se e formam merozoítos (*P. vivax* e *P. ovale* também formam hipnozoítos, uma forma latente). Os merozoítos deixam os hepatócitos e infectam as hemácias (fase eritrocítica). Nessas células, eles produzem esquizontes que liberam mais merozoítos, os quais infectam outras hemácias em um padrão sincronizado (3 dias para *P. malariae*; 2 dias para os demais). Alguns merozoítos tornam-se gametócitos machos e fêmeas que, quando ingeridos pela fêmea do mosquito *Anopheles*, liberam gametas machos e fêmeas. Estes se unem para produzir um zigoto, que forma um oocisto contendo vários esporozoítos. Eles são liberados e migram para as glândulas salivares do inseto.

Transmissão e epidemiologia – Transmitidos pela fêmea do mosquito *Anopheles*. Ocorre principalmente nas regiões tropicais da Ásia, África e América Latina.

Patogênese – Os merozoítos destroem as hemácias, resultando em anemia. O padrão cíclico de febre deve-se à liberação periódica de merozoítos. *Plasmodium falciparum* pode infectar hemácias de todas as idades, causando agregados de hemácias que ocluem os capilares. Isso pode causar anoxia tecidual, especialmente no cérebro (malária cerebral) e nos rins (febre da água negra). Hipnozoítos podem causar recorrências.

Diagnóstico laboratorial – Os microrganismos são visíveis em esfregaço sanguíneo. Um esfregaço espesso é utilizado para detectar a presença do organismo e um esfregaço fino para determinar a espécie.

Tratamento – Cloroquina caso seja sensível. Para *P. falciparum* resistente à cloroquina, utilizar arteméter/lufabtrina ou atovaquona/proguanil. Primaquina para hipnozoítos de *P. vivax* e *P. ovale*. Para os casos graves, é indicada a utilização parenteral de artesunato ou quinidina.

Prevenção – Cloroquina em regiões onde os organismos são sensíveis. Para os indivíduos que frequentam áreas que apresentam alto risco de resistência à cloroquina, são utilizados atovaquona/proguanil, mefloquina ou doxiciclina. A primaquina é usada na prevenção de recidivas da doença por *P. vivax* ou *P. ovale*. Proteção contra picadas. Controle de mosquitos com o uso de inseticidas e drenagem da água em áreas de procriação.

Toxoplasma gondii

Doença – Toxoplasmose, incluindo toxoplasmose congênita.

Características – Protozoário tecidual. Ciclo de vida: cistos presentes em fezes de gatos ou na carne são ingeridos pelos seres humanos e se diferenciam no intestino em formas invasivas, capazes de penetrar na parede do intestino. Essas formas infectam macrófagos e transformam-se em trofozoítos (taquizoítos), que se multiplicam rapidamente, matando as células e infectando outras células. Cistos contendo bradizoítos são formados posteriormente. O gato ingere cistos na carne crua e os bradizoítos são liberados, multiplicam-se e formam gametócitos machos e fêmeas, que se fundem e formam oocistos no intestino do gato, sendo excretados nas fezes.

Transmissão e epidemiologia – Transmitido pela ingestão de cistos na carne crua ou em alimentos contaminados por fezes de gato. Também transmitido pela passagem transplacentária de trofozoítos da mãe para o feto. A infecção do feto ocorre apenas quando a mãe é infectada durante a gravidez e quando é a primeira infecção (i.e., ela não possui anticorpos protetores). O gato é o hospedeiro definitivo; seres humanos e outros mamíferos são hospedeiros intermediários. Ocorre em todo o mundo.

Patogênese – Os trofozoítos infectam muitos órgãos, especialmente o cérebro, os olhos e o fígado. Os cistos persistem nos tecidos, aumentam de tamanho e causam sintomas. Doença grave em pacientes com deficiência na imunidade mediada por células (p. ex., encefalite em pacientes com Aids).

Diagnóstico laboratorial – Testes sorológicos para anticorpos IgM e IgG são geralmente utilizados. Trofozoítos ou cistos são visíveis em tecidos.

Tratamento – Sulfadiazina mais pirimetamina para doença congênita ou disseminada.

Prevenção – A carne deve ser cozida. Gestantes não devem ter contato com gatos, caixas de dejetos de gatos ou carne crua. O sulfametoxazol-trimetoprima é utilizado na prevenção da encefalite provocada por *Toxoplasma* em pacientes infectados pelo HIV.

Pneumocystis jiroveci

Doença – Pneumonia.

Características – Patógeno respiratório. Foi reclassificado em 1988 como uma levedura, com base em evidências moleculares; no entanto, exibe várias características clínicas de protozoários. Ciclo de vida: incerto.

Transmissão e epidemiologia – Transmitido por inalação. Os seres humanos são o reservatório. Ocorre em todo o mundo. A maioria das infecções é assintomática.

Patogênese – Microrganismos nos alvéolos causam inflamação. A imunossupressão predispõe à doença.

Diagnóstico laboratorial – Microrganismos visíveis na coloração por prata de tecido pulmonar ou fluido de lavagem.

Tratamento – Sulfametoxazol-trimetoprima é o fármaco de escolha. A pentamidina é um fármaco alternativo.

Prevenção – Sulfametoxazol-trimetoprima ou pentamidina em aerossol para indivíduos imunossuprimidos.

Trypanosoma cruzi

Doença – Doença de Chagas.

Características – Protozoários do sangue e tecidos. Ciclo de vida: os tripomastigotas presentes no sangue do hospedeiro reservatório são ingeridos por insetos barbeiros, formando epimastigotas e subsequentemente tripomastigotas no intestino. Quando o inseto pica, ele defeca e as fezes contendo tripomastigotas contaminam o ferimento. Os organismos penetram no sangue e formam amastigotas no interior das células; estes, então, tornam-se tripomastigotas.

Transmissão e epidemiologia – Transmitidos por insetos barbeiros. Seres humanos e diversos animais são reservatórios. Ocorre em áreas rurais da América Latina.

Patogênese – Formas amastigotas matam as células, especialmente do músculo cardíaco, levando à miocardite. Também ocorre dano neuronal levando ao megacólon e ao megaesôfago.

Diagnóstico laboratorial – Tripomastigotas são visíveis no sangue; no entanto, biópsia de medula óssea, cultura *in vitro*, xenodiagnóstico ou testes sorológicos podem ser necessários.

Tratamento – Nifurtimox ou benznidazol para doença aguda. Não há fármaco efetivo para a doença crônica.

Prevenção – Proteção contra picadas. Controle de insetos. O sangue não deve ser utilizado para transfusões se anticorpos contra *T. cruzi* estiverem presentes.

Trypanosoma gambiense e Trypanosoma rhodesiense

Doença – Doença do sono (tripanossomíase africana).

Características – Protozoários do sangue e tecidos. Ciclo de vida: os tripomastigotas presentes no sangue de seres humanos ou animais reservatórios são ingeridos por moscas tsé-tsé. Diferenciam-se em epimastigotas no intestino do vetor e, então, em tripomastigotas metacíclicos nas glândulas salivares. Quando a mosca pica, os tripomastigotas penetram no sangue. Ocorre variação repetida de antígenos de superfície, permitindo ao organismo evadir a resposta imune.

Transmissão e epidemiologia – Transmitidos por moscas tsé-tsé. *Trypanosoma gambiense* possui um reservatório humano e ocorre principalmente na África Ocidental. *Trypanosoma rhodesiense* possui um reservatório animal (especialmente antílopes selvagens) e ocorre principalmente na África Oriental.

Patogênese – Tripomastigotas infectam o encéfalo, causando encefalite.

Diagnóstico laboratorial – Tripomastigotas são visíveis no sangue durante estágios precoces e no líquido cerebrospinal nos estágios tardios. Testes sorológicos são úteis.

Tratamento – Suramina no início da doença. Suramina associada a melarsoprol quando há sintomas de acometimento do sistema nervoso central.

Prevenção – Proteção contra picadas. Controle de insetos.

Leishmania donovani

Doença – Calazar (leishmaniose visceral).

Características – Protozoários do sangue e tecidos. Ciclo de vida: macrófagos humanos contendo formas amastigotas são ingeridos por mosquitos-pólvora. No intestino do mosquito, os amastigotas diferenciam-se em promastigotas e migram para a faringe. Quando o mosquito-pólvora pica um humano, os promastigotas penetram em macrófagos sanguíneos e formam amastigotas. Elas podem

PARTE X • Resumos sobre microrganismos de relevância médica

infectar outras células reticuloendoteliais, especialmente no baço e no fígado.

Transmissão e epidemiologia – Transmitido pelo mosquito-pólvora (*Phlebotomus* ou *Lutzomyia*). Reservatório animal (principalmente cães, pequenos carnívoros e roedores) na África, no Oriente Médio e em partes da China. Reservatório humano na Índia.

Patogênese – Formas amastigotas matam células reticuloendoteliais, especialmente no fígado, no baço e na medula óssea.

Diagnóstico laboratorial – Formas amastigotas são visíveis em esfregaço de medula óssea. Testes sorológicos são úteis. O teste cutâneo indica infecção prévia.

Tratamento – Estibogliconato de sódio.

Prevenção – Proteção contra picadas. Controle de insetos.

Leishmania tropica, Leishmania mexicana e Leishmania braziliensis

L. tropica e *L. mexicana* causam leishmaniose cutânea; *L. braziliensis* causa leishmaniose mucocutânea. *L. tropica* ocorre principalmente no Oriente Médio, na Ásia e na Índia, enquanto *L. mexicana* e *L. braziliensis* ocorrem nas Américas Central e do Sul. Todos são transmitidos pelo mosquito-pólvora. Roedores silvestres são o principal reservatório. O diagnóstico é feito a partir da observação de amastigotas em esfregaço da lesão cutânea. O tratamento consiste em estibogliconato de sódio. Não há forma específica de prevenção.

PATÓGENOS PROTOZOÁRIOS DE MENOR IMPORTÂNCIA (CAP. 53)

Acanthamoeba castellanii

Ameba que causa meningoencefalite. Também causa ceratite em usuários de lentes de contato. O ciclo de vida inclui os estágios de trofozoíto e cisto. Encontrada em lagos de água doce e no solo. Transmitida por meio de traumas na pele ou nos olhos. A doença ocorre principalmente em pacientes imunocomprometidos. O diagnóstico é realizado pela observação de amebas no líquido cerebrospinal. O tratamento com pentamidina, cetoconazol ou flucitosina pode ser efetivo. Não há forma específica de prevenção.

Naegleria fowleri

Ameba que causa meningoencefalite. Encontrada em lagos de água doce e no solo. O ciclo de vida inclui os estágios de trofozoíto e cisto. Transmitida durante a natação ou em mergulhos em lagos contaminados. A doença ocorre principalmente em indivíduos sadios. O diagnóstico é realizado pela observação de amebas no líquido cerebrospinal. O tratamento com anfotericina B pode ser efetivo. Não há forma específica de prevenção.

Babesia microti

Esporozoário que causa babesiose. Endêmico em roedores ao longo da costa nordeste dos Estados Unidos. Transmitido aos humanos por carrapatos do gênero *Ixodes*. Infectam hemácias, causando

sua lise, resultando em anemia. Pacientes asplênicos apresentam doença grave. O diagnóstico é realizado pela observação do organismo apresentando padrões de tétrades em "cruz de Malta" nas hemácias. O tratamento consiste na utilização de uma combinação de atovaquona e azitromicina para a doença leve. Para a doença grave é utilizada uma combinação de quinina e clindamicina. Não há forma específica de prevenção.

Balantidium coli

Único protozoário ciliado que causa doença em humanos. Causa diarreia. Adquirido por transmissão fecal-oral a partir de animais domésticos, especialmente suínos. O diagnóstico é realizado pela observação de trofozoítos ou cistos nas fezes. O tratamento é realizado com tetraciclina. Não há forma específica de prevenção.

Cyclospora cayetanensis

Protozoário coccídeo. Causa diarreia, especialmente em pacientes imunocomprometidos (p. ex., Aids). Adquirido por transmissão fecal-oral. Não há evidência de reservatório animal. O diagnóstico é realizado pela observação de oocistos em fezes submetidas à coloração álcool-ácido-resistente. O tratamento é realizado com sulfametoxazol-trimetoprima. Não há forma específica de prevenção.

Isospora belli

Protozoário coccídeo. Causa diarreia, especialmente em pacientes imunocomprometidos (p. ex., Aids). Adquirido por transmissão fecal-oral a partir de fontes humanas ou animais. O diagnóstico é realizado pela observação de oocistos em fezes submetidas à coloração álcool-ácido-resistente. O tratamento é realizado com sulfametoxazol-trimetoprima. Não há forma específica de prevenção.

Microsporídeos

Grupo de protozoários intracelulares obrigatórios e formadores de esporos. Duas espécies importantes são *Enterocytozoon bieneusi* e *Septata intestinalis*. Causam diarreia, especialmente em pacientes imunocomprometidos (p. ex., Aids). Adquiridos por transmissão fecal-oral a partir de fontes humanas. O diagnóstico é realizado pela observação de esporos intracelulares nas fezes ou em amostras de biópsia intestinal. O tratamento é realizado com albendazol. Não há forma específica de prevenção.

CESTÓDEOS (CAP. 54)

Diphyllobothrium latum

Doença – Difilobotríase.

Características – Cestódeo (tênia de peixes). O escólex possui dois sulcos de sucção alongados; não há ventosas circulares ou ganchos. O útero gravídico forma uma roseta. Os ovos alongados apresentam um opérculo em uma das extremidades. Ciclo de vida: humanos ingerem peixe malcozido contendo larvas *Sparganum*. As larvas aderem-se à parede intestinal e tornam-se adultos contendo proglótides grávidas. Os ovos são eliminados nas fezes. Na água doce, os ovos eclodem e os embriões são ingeridos por copépodes. Quando

PARTE X • Resumos sobre microrganismos de relevância médica **687**

os últimos são ingeridos por peixes de água doce, larvas são formadas nos músculos dos peixes.

Transmissão e epidemiologia – Transmitido pela ingestão de peixe de água doce cru ou malcozido. Os humanos são hospedeiros definitivos; copépodes são os primeiros hospedeiros intermediários, e os peixes, o segundo. Ocorre em todo o mundo, mas é endêmico na Escandinávia, no Japão e no centro-norte dos Estados Unidos.

Patogênese – A tênia no intestino causa poucos danos.

Diagnóstico laboratorial – Ovos visíveis nas fezes.

Tratamento – Praziquantel.

Prevenção – Cozimento adequado de peixes. Descarte adequado de dejetos humanos.

Echinococcus granulosus

Doença – Hidatidose cística.

Características – Cestódeo (tênia do cão). O escólex possui quatro ventosas e um círculo duplo de ganchos. O verme adulto apresenta apenas três proglótides. Ciclo de vida: os cães tornam-se infectados quando ingerem vísceras de ovelhas (p. ex., fígado) contendo cistos hidáticos. Os vermes adultos desenvolvem-se no intestino, e os ovos são eliminados nas fezes. Os ovos são ingeridos por ovinos (e seres humanos) e liberam larvas hexacantas no intestino, as quais migram pela corrente sanguínea para vários órgãos, especialmente fígado e encéfalo. As larvas formam grandes cistos hidáticos uniloculares contendo diversos protoescólex e cistos-filhos.

Transmissão e epidemiologia – Transmitido pela ingestão dos ovos em alimentos contaminados por fezes de cães. Os cães são os principais hospedeiros definitivos; ovinos são hospedeiros intermediários; os humanos são hospedeiros incidentais terminais. Endêmico em áreas que apresentam concentrações de criação de ovinos (p. ex., Mediterrâneo, Oriente Médio e alguns estados do oeste dos Estados Unidos).

Patogênese – O cisto hidático é uma lesão relacionada ao espaço que ela ocupa. Além disso, quando o cisto se rompe, os antígenos no fluido podem causar anafilaxia.

Diagnóstico laboratorial – Testes sorológicos (p. ex., hemaglutinação indireta). Exame patológico do cisto excisado.

Tratamento – Albendazol ou remoção cirúrgica dos cistos.

Prevenção – Vísceras de ovinos não devem ser fornecidas como alimento para os cães.

Taenia saginata

Doença – Teníase.

Características – Cestódeo (tênia do boi). O escólex possui quatro ventosas, mas nenhum gancho. As proglótides grávidas apresentam de 15 a 20 ramificações uterinas. Ciclo de vida: seres humanos ingerem carne bovina malcozida contendo cisticercos. As larvas aderem-se à parede intestinal e tornam-se vermes adultos com proglótides grávidas. Proglótides terminais destacam-se, são eliminadas nas fezes e ingeridas pelo gado. No intestino bovino, embriões do

tipo oncosfera eclodem, penetram nos vasos sanguíneos e migram para os músculos esqueléticos, onde se desenvolvem em cisticercos.

Transmissão e epidemiologia – Transmitida pela ingestão de carne crua ou malcozida. Os seres humanos são os hospedeiros definitivos; o gado é o hospedeiro intermediário. Ocorre em todo o mundo, porém, é endêmico em regiões da Ásia, América Latina e Leste Europeu.

Patogênese – A tênia no intestino causa poucos danos. Em contrapartida à *Taenia solium*, não ocorre cisticercose.

Diagnóstico laboratorial – Proglótides grávidas são visíveis nas fezes. Os ovos são observados com menor frequência.

Tratamento – Praziquantel.

Prevenção – Cozimento adequado da carne bovina. Descarte adequado de dejetos humanos.

Taenia solium

Doenças – Teníase e cisticercose.

Características – Cestódeo (tênia do porco). O escólex possui quatro ventosas e um círculo de ganchos. As proglótides grávidas apresentam de 5 a 10 ramificações uterinas. Ciclo de vida: seres humanos ingerem carne de porco malcozida contendo cisticercos. As larvas aderem-se à parede intestinal e desenvolvem-se em vermes adultos com proglótides grávidas. Proglótides terminais destacam-se, são eliminadas nas fezes e ingeridas por porcos. No intestino suíno, embriões do tipo oncosfera (hexacantos) penetram nos vasos sanguíneos e migram aos músculos esqueléticos, onde se desenvolvem em cisticercos. Se os seres humanos ingerirem ovos de *T. solium* em alimentos contaminados por fezes humanas, as oncosferas penetram nos vasos sanguíneos e disseminam-se para os órgãos (p. ex., encéfalo, olhos), onde se encistam e formam cisticercos.

Transmissão e epidemiologia – A teníase é adquirida pela ingestão de carne de porco crua ou malcozida. A cisticercose é adquirida apenas pela ingestão de ovos em alimentos ou água contaminados por fezes. Os seres humanos são os hospedeiros definitivos; os porcos ou humanos são hospedeiros intermediários. Ocorre em todo o mundo, porém é endêmico em regiões da Ásia, América Latina e Europa Meridional.

Patogênese – A tênia no intestino causa poucos danos. Os cisticercos podem expandir-se e causar sintomas relacionados às lesões de massa, especialmente no encéfalo

Diagnóstico laboratorial – Proglótides grávidas são visíveis nas fezes. Os ovos são observados com menor frequência.

Tratamento – Praziquantel para vermes intestinais e para cisticercose cerebral.

Prevenção – Cozimento adequado da carne de porco. Descarte adequado de dejetos humanos.

Hymenolepis nana

A infecção por *H. nana* é a teníase mais comum nos Estados Unidos. A infecção é geralmente assintomática. Endêmica nos estados do Sudeste, principalmente em crianças. É chamada de tênia anã

688 **PARTE X** • Resumos sobre microrganismos de relevância médica

em virtude do pequeno tamanho. Também se diferencia de outras tênias porque os ovos são diretamente infecciosos para humanos, sem necessidade de um hospedeiro animal intermediário. O diagnóstico é realizado por meio da observação de ovos nas fezes. O tratamento é realizado com praziquantel. Não há forma específica de prevenção.

TREMATÓDEOS (CAP. 55)

Schistosoma (Schistosoma mansoni, Schistosoma japonicum e Schistosoma haematobium)

Doença – Esquitossomose.

Características – Trematódeo (verminose sanguínea). Os adultos apresentam sexos separados, porém são ligados entre si. Os ovos são diferenciados por espinhos: *S. mansoni* possui um grande espinho lateral; *S. japonicum* possui um pequeno espinho lateral; *S. haematobium* possui um espinho terminal. Ciclo de vida: os seres humanos tornam-se infectados por meio da penetração de cercárias na pele. As cercárias formam larvas que penetram nos vasos sanguíneos e são transportadas até o fígado, onde se tornam adultas. Os vermes adultos migram de maneira retrógrada pela veia porta, atingindo as vênulas mesentéricas (*S. mansoni* e *S. japonicum*) ou as vênulas da bexiga urinária (*S. haematobium*). Os ovos penetram na parede do intestino ou da bexiga, são excretados e eclodem na água doce. As larvas ciliadas (miracídios) penetram em caramujos e multiplicam-se por gerações, produzindo muitas cercárias livre-natantes.

Transmissão e epidemiologia – Transmitido por meio da penetração da pele pelas cercárias. Os seres humanos são os hospedeiros definitivos; caramujos são os hospedeiros intermediários. Endêmicos em regiões tropicais: *S. mansoni* na África e América Latina, *S. haematobium* na África e no Oriente Médio, e *S. japonicum* na Ásia.

Patogênese – Os ovos nos tecidos induzem inflamação, granulomas, fibrose e obstrução, especialmente no fígado e no baço. *S. mansoni* causa danos ao cólon (vênulas mesentéricas inferiores), *S. japonicum* causa danos ao intestino delgado (vênulas mesentéricas superiores), e *S. haematobium* danifica a bexiga. O dano à bexiga predispõe ao carcinoma.

Diagnóstico laboratorial – Ovos visíveis em amostras de fezes ou urina. Ocorre eosinofilia.

Tratamento – Praziquantel.

Prevenção – Descarte adequado de dejetos humanos. A natação em áreas endêmicas deve ser evitada.

Clonorchis sinensis

Doença – Clonorquíase.

Características – Trematódeo (verme hepático). Ciclo de vida: os seres humanos tornam-se infectados após a ingestão de peixe malcozido contendo larvas encistadas (metacercárias). No duodeno, vermes imaturos penetram no ducto biliar, tornam-se adultos e liberam ovos que são eliminados nas fezes. Os ovos são ingeridos

por caramujos; os ovos eclodem e formam miracídios. Estes multiplicam-se por gerações (rédias) e, então, produzem várias cercárias livrenadantes, as quais se encistam sob as escamas de peixes e são ingeridas por humanos.

Transmissão e epidemiologia – Transmitido pela ingestão de peixe de água doce cru ou malcozido. Os seres humanos são os hospedeiros definitivos; caramujos e peixes são hospedeiros intermediários primários e secundários, respectivamente. Endêmico na Ásia.

Patogênese – Inflamação do trato biliar.

Diagnóstico laboratorial – Ovos visíveis nas fezes.

Tratamento – Praziquantel.

Prevenção – Cozimento adequado de peixes. Descarte adequado de dejetos humanos.

Paragonimus westermani

Doença – Paragonimíase.

Características – Trematódeo (verme pulmonar). Ciclo de vida: os seres humanos tornam-se infectados após a ingestão de carne de caranguejo de água doce contendo larvas encistadas (metacercárias). No intestino, vermes imaturos penetram na cavidade peritoneal, migram pelo diafragma até o parênquima pulmonar e tornam-se adultos. Os ovos atingem os bronquíolos e são eliminados pela tosse ou deglutidos. Na água doce, os ovos eclodem e liberam miracídios que penetram nos caramujos, multiplicam-se por gerações (rédias) e, então, formam muitas cercárias que infectam e encistam-se em caranguejos.

Transmissão e epidemiologia – Transmitido pela ingestão de carne de caranguejo crua ou malcozida. Os seres humanos são os hospedeiros definitivos; caramujos e caranguejos são hospedeiros intermediários primários e secundários, respectivamente. Endêmico na Ásia e na Índia.

Patogênese – Inflamação e infecção bacteriana secundária nos pulmões.

Diagnóstico laboratorial – Ovos são visíveis no escarro ou nas fezes.

Tratamento – Praziquantel.

Prevenção – Cozimento adequado de caranguejos. Descarte adequado de dejetos humanos.

NEMATÓDEOS (CAP. 56)

1. Infecção intestinal

Ancylostoma duodenale e Necator americanus

Doença – Ancilóstomo.

Características – Nematódeo intestinal. Ciclo de vida: as larvas filariformes penetram na pele, atingem a corrente sanguínea e migram para os pulmões. Lá, elas penetram nos alvéolos, ascendem pela traqueia e são, então, deglutidas. Tornam-se adultas no intestino delgado e aderem-se às paredes por meio de dentículos

(*Ancyslostoma*) ou lâminas cortantes (*Necator*). Os ovos são eliminados nas fezes, formam larvas rabditiformes não infecciosas e, em seguida, larvas filariformes infecciosas no solo.

Transmissão e epidemiologia – As larvas filariformes presentes no solo penetram na pele por meio do pé. Os humanos são os únicos hospedeiros. Endêmico nos trópicos.

Patogênese – Anemia decorrente da perda sanguínea no trato GI.

Diagnóstico laboratorial – Ovos visíveis nas fezes. Ocorre eosinofilia.

Tratamento – Mebendazol ou pamoato de pirantel.

Prevenção – Uso de calçados. Descarte adequado de dejetos humanos.

Ascaris lumbricoides

Doença – Ascaridíase.

Características – Nematódeo intestinal. Ciclo de vida: os seres humanos ingerem os ovos, que formam larvas no intestino. As larvas migram pelo sangue até os pulmões, onde penetram nos alvéolos, ascendem pela traqueia e são deglutidas. No intestino, tornam-se adultos e depositam ovos, que são eliminados nas fezes. Os ovos tornam-se embrionados (i.e., tornam-se infectantes) no solo.

Transmissão e epidemiologia – Transmitido por alimentos contaminados por solo contendo ovos. Os humanos são os únicos hospedeiros. Endêmico nos trópicos.

Patogênese – Larvas nos pulmões podem causar pneumonia. Uma grande quantidade de vermes pode causar obstrução intestinal ou desnutrição.

Diagnóstico laboratorial – Ovos visíveis nas fezes. Ocorre eosinofilia.

Tratamento – Mebendazol ou pamoato de pirantel.

Prevenção – Descarte adequado de dejetos humanos.

Enterobius vermicularis

Doença – Enterobíase.

Características – Nematódeo intestinal. Ciclo de vida: os seres humanos ingerem os ovos, que se transformam em formas adultas no intestino. À noite, fêmeas migram pelo ânus e depositam muitos ovos na pele e no meio ambiente. O embrião no interior do ovo torna-se uma larva infecciosa em 4 a 6 horas. A reinfecção é comum.

Transmissão e epidemiologia – Transmitido pela ingestão de ovos. Os humanos são os únicos hospedeiros. Ocorre em todo o mundo.

Patogênese – Vermes e ovos causam prurido perianal.

Diagnóstico laboratorial – Ovos são visíveis pela técnica de "fita adesiva". Vermes adultos são encontrados nas fraldas.

Tratamento – Mebendazol ou pamoato de pirantel.

Prevenção – Nenhuma.

Strongyloides stercoralis

Doença – Estrongiloidíase.

Características – Nematódeo intestinal. Ciclo de vida: as larvas filariformes penetram na pele, atingem a corrente sanguínea e migram para os pulmões. Nos pulmões, elas penetram nos alvéolos, ascendem pela traqueia e são deglutidas. Tornam-se adultos e penetram na mucosa, onde as fêmeas produzem ovos que eclodem no colo, gerando larvas rabditiformes não infecciosas que são frequentemente eliminadas nas fezes. Ocasionalmente, larvas rabditiformes transformam-se em formas filariformes infecciosas no intestino, que podem atingir a corrente sanguínea e migrar para os pulmões (autoinfecção). As larvas não infecciosas eliminadas nas fezes formam larvas filariformes infecciosas no solo. Essas larvas podem penetrar na pele ou podem gerar adultos. Vermes adultos presentes no solo podem passar ciclos de vida inteiros nesse hábitat. Esse ciclo de vida livre pode ser interrompido quando as larvas filariformes entram em contato com a pele do hospedeiro.

Transmissão e epidemiologia – Larvas filariformes no solo penetram na pele. Endêmico nos trópicos.

Patogênese – Pouco efeito em indivíduos imunocompetentes. Em indivíduos imunocomprometidos, pode ocorrer superinfecção massiva, acompanhada por infecções bacterianas secundárias.

Diagnóstico laboratorial – Larvas visíveis nas fezes. Ocorre eosinofilia.

Tratamento – A ivermectina é o fármaco de escolha. O tiabendazol é uma alternativa.

Prevenção – Descarte adequado de dejetos humanos.

Trichinella spiralis

Doença – Triquinose.

Características – Nematódeo intestinal que se encista nos tecidos. Ciclo de vida: os seres humanos tornam-se infectados após a ingestão de carne malcozida contendo larvas encistadas que amadurecem, se transformando em formas adultas no intestino delgado. Vermes fêmeas liberam larvas que penetram na corrente sanguínea e migram até os músculos esqueléticos ou até o encéfalo, onde encistam.

Transmissão e epidemiologia – Transmitido pela ingestão de carne crua ou malcozida, geralmente de porco. Os hospedeiros reservatórios são principalmente porcos e ratos. Os humanos são hospedeiros terminais. Ocorre em todo o mundo, porém é endêmico no Leste Europeu e na África Ocidental.

Patogênese – As larvas encistam no interior de células de músculos estriados, denominadas "células alimentadoras", causando inflamação muscular.

Diagnóstico laboratorial – Larvas encistadas são visíveis na biópsia de músculos. Ocorre eosinofilia. Testes sorológicos são positivos.

Tratamento – O tiabendazol é efetivo precocemente contra vermes adultos. Para sintomas graves, esteroides e mebendazol podem ser testados.

Prevenção – Cozimento adequado da carne de porco.

690 PARTE X • Resumos sobre microrganismos de relevância médica

Trichuris trichiura

Doença – Tricocefalíase.

Características – Nematódeo intestinal. Ciclo de vida: os seres humanos ingerem os ovos, que se transformam em formas adultas no intestino. Os ovos são eliminados nas fezes e atingem o solo, onde se tornam embrionados (i.e., tornam-se infecciosos).

Transmissão e epidemiologia – Transmitido por alimento ou água contaminados com solo contendo ovos. Os humanos são os únicos hospedeiros. Ocorre em todo o mundo, especialmente nos trópicos.

Patogênese – O verme no intestino geralmente causa poucos danos.

Diagnóstico laboratorial – Ovos visíveis nas fezes.

Tratamento – Mebendazol.

Prevenção – Descarte adequado de dejetos humanos.

2. Infecção de tecidos

Dracunculus medinensis

Doença – Dracunculíase.

Características – Nematódeo tecidual. Ciclo de vida: os seres humanos ingerem copépodes contendo larvas infectantes presentes na água potável. As larvas são liberadas no intestino, migram para a cavidade corporal, amadurecem e acasalam. A fêmea fecundada migra para o tecido subcutâneo e forma uma pápula que ulcera. Larvas móveis são liberadas na água, onde são ingeridas por copépodes e formam larvas infecciosas.

Transmissão e epidemiologia – Transmitido por copépodes na água potável. Os seres humanos são os principais hospedeiros definitivos. Vários animais domésticos são hospedeiros reservatórios. Endêmico na África Tropical, no Oriente Médio e na Índia.

Patogênese – Vermes adultos na pele causam inflamação e ulceração.

Diagnóstico laboratorial – Não é útil.

Tratamento – Tiabendazol ou metronidazol. Remoção dos vermes nas úlceras cutâneas.

Prevenção – Purificação da água potável.

Loa loa

Doença – Loíase.

Características – Nematódeo tecidual. Ciclo de vida: a picada de uma mosca-do-cervo (mosca-da-manga) deposita larvas infectantes, que penetram na pele e se desenvolvem em formas adultas que migram subcutaneamente. As fêmeas produzem microfilárias, que penetram na corrente sanguínea. Elas são ingeridas por moscas-do-cervo, onde são formadas larvas infectantes.

Transmissão e epidemiologia – Transmitido por moscas-do-cervo. Os humanos são os únicos hospedeiros definitivos. Não há reservatório animal. Endêmico nas Áfricas Central e Ocidental.

Patogênese – A hipersensibilidade aos vermes adultos causa "intumescimento" na pele. Vermes adultos já foram visualizados se movimentando nas conjuntivas.

Diagnóstico laboratorial – Microfilárias visíveis em esfregaço sanguíneo.

Tratamento – Dietilcarbamazina.

Prevenção – Controle da mosca-do-cervo.

Onchocerca volvulus

Doença – Oncocercose (cegueira dos rios).

Características – Nematódeos teciduais. Ciclo de vida: a picada da fêmea da mosca-negra deposita larvas no tecido subcutâneo, local em que amadurecem em vermes adultos dentro de nódulos cutâneos. As fêmeas produzem microfilárias, as quais migram pelos líquidos intersticiais e são ingeridas por moscas-negras, onde as larvas infectantes são formadas.

Transmissão e epidemiologia – Transmitido pela fêmea da mosca-negra. Os humanos são os únicos hospedeiros definitivos. Não há reservatório animal. Endêmico ao longo de rios da África tropical e América Central.

Patogênese – As microfilárias nos olhos podem causar cegueira. Vermes adultos induzem nódulos inflamatórios na pele. Observa-se uma dermatite descamativa denominada "pele de lagarto". Ocorre também a perda de tecido subcutâneo, gerando uma condição denominada "virilha pendente".

Diagnóstico laboratorial – As microfilárias são visíveis em biópsia de pele, não no sangue.

Tratamento – A ivermectina afeta as microfilárias, não os vermes adultos. Suramina para os vermes adultos.

Prevenção – Controle da mosca-negra e ivermectina.

Wuchereria bancrofti

Doença – Filariose.

Características – Nematódeos teciduais. Ciclo de vida: a picada da fêmea do mosquito deposita larvas infectantes que penetram pelo local da picada, se desenvolvem em adultos e produzem microfilárias. Elas circulam no sangue, principalmente à noite, e são ingeridas por mosquitos, onde são formadas larvas infectantes.

Transmissão e epidemiologia – Transmitido por mosquitos fêmeas de vários gêneros, especialmente *Anopheles* e *Culex*, dependendo da região geográfica. Os humanos são os únicos hospedeiros definitivos. Endêmico em diversas regiões tropicais.

Patogênese – Os vermes adultos causam uma inflamação que bloqueia os vasos linfáticos (elefantíase). Infecções repetidas e crônicas são necessárias para que os sintomas ocorram.

PARTE X • Resumos sobre microrganismos de relevância médica **691**

Diagnóstico laboratorial – As microfilárias são visíveis em esfregaço sanguíneo.

Tratamento – A dietilcarbamazina afeta as microfilárias. Não há tratamento para vermes adultos.

Prevenção – Controle de mosquitos.

3. Nematódeos cujas larvas causam doença

Toxocara canis

Doença – Larva *migrans* visceral.

Características – As larvas do nematódeo provocam a doença. Ciclo de vida em humanos: os ovos de *Toxocara* são eliminados nas fezes de cães e ingeridos pelos seres humanos. Eles eclodem em larvas no intestino delgado; as larvas penetram na corrente sanguínea e migram para os órgãos, especialmente fígado, encéfalo e olhos, onde ficam presas e morrem.

Transmissão e epidemiologia – Transmitido pela ingestão de ovos em alimentos ou água contaminados com fezes de cães. Os cães são hospedeiros definitivos. Os humanos são hospedeiros terminais.

Patogênese – Granulomas são formados ao redor das larvas mortas. Granulomas na retina podem causar cegueira.

Diagnóstico laboratorial – Larvas visíveis no tecido. Testes sorológicos são úteis.

Tratamento – Albendazol ou mebendazol.

Prevenção – Os cães devem ser vermifugados.

Ancylostoma caninum e Ancylostoma braziliense

As larvas filariformes de *A. caninum* (ancilóstomo do cão) e *A. braziliense* (ancilóstomo do gato) causam larva *migrans* cutânea. As larvas no solo penetram através da pele e, então, migram pelo tecido subcutâneo, causando um eritema pruriginoso denominado "erupção rastejante" (*creeping eruption*). Esses organismos não podem completar seu ciclo de vida em seres humanos. O diagnóstico é realizado clinicamente. O tratamento com tiabendazol é efetivo.

Anisakis simplex

As larvas de *A. simplex* causam anisaquíase. São ingeridas em frutos do mar crus, como *sashimi* e *sushi*, e migram para a submucosa do trato intestinal. A infecção aguda assemelha-se à apendicite. O diagnóstico não depende do laboratório clínico. Não há quimioterapia efetiva. As larvas podem ser removidas quando visualizadas durante a gastroscopia. A prevenção consiste em não ingerir peixe cru.

▌RESUMO DOS ECTOPARASITAS DE RELEVÂNCIA MÉDICA ─────────

ECTOPARASITAS QUE CAUSAM DOENÇAS EM SERES HUMANOS (CAP. 69)

1. Piolhos

Pediculus humanus e Phthirus pubis

Doença – Pediculose.

Características – Piolhos são facilmente visualizados. *P. humanus* possui um corpo alongado, enquanto *P. pubis* possui um corpo pequeno semelhante a um caranguejo. Lêndeas são os ovos do piolho, frequentemente aderidas ao pedículo piloso ou às vestimentas.

Transmissão – O piolho-da-cabeça e o piolho-do-corpo são transmitidos de um ser humano a outro por contato, especialmente por meio de fômites como chapéus e pentes. Piolhos-do-púbis são transmitidos por contato sexual.

Patogênese – O prurido é causado por uma resposta de hipersensibilidade à saliva do piolho.

Diagnóstico laboratorial – Não envolvido.

Tratamento – Permetrina. A ivermectina também é efetiva. As lêndeas são removidas dos fios de cabelo com o auxílio de um pente.

Prevenção – Itens pessoais devem ser tratados ou descartados.

2. Moscas

Dermatobia hominis

Doença – Miíase.

Características – São as larvas de moscas (*maggots*) que causam a doença, e não a mosca adulta.

Transmissão – A mosca *Dermatobia* deposita ovos em mosquitos, e quando os mosquitos picam, os ovos são depositados na pele. O calor da pele induz a eclosão dos ovos e as larvas penetram na pele no local da mordida do mosquito.

Patogênese – A larva induz uma resposta inflamatória.

Diagnóstico laboratorial – Não envolvido.

Tratamento – Remoção cirúrgica das larvas.

Prevenção – Limitar a exposição a moscas e mosquitos.

3. Ácaros

Sarcoptes scabiei

Doença – Escabiose (sarna).

Características – Corpo esférico com oito patas curtas. Muito pequeno para ser visualizado a olho nu.

Transmissão – Contato interpessoal ou por meio de fômites, como roupas.

Patogênese – O prurido é causado por uma resposta de hipersensibilidade às fezes do ácaro.

Diagnóstico laboratorial – O exame ao microscópio revela ácaros e suas fezes.

Tratamento – Permetrina.

Prevenção – Tratamento dos contatos e descarte de fômites.

4. Carrapatos

Espécies de *Dermacentor*

Doença – Paralisia do carrapato.

Características – Determinadas espécies de carrapatos produzem uma neurotoxina.

Transmissão – Carrapatos habitam regiões campestres e aderem-se à pele humana.

Patogênese – A fêmea do carrapato requer um repasto sanguíneo e a toxina na saliva do carrapato penetra na pele pelo sítio da picada. A neurotoxina bloqueia a liberação de acetilcolina na junção neuromuscular. Ação similar à toxina botulínica.

Diagnóstico laboratorial – Não envolvido.

Tratamento – A remoção do carrapato resulta na reversão imediata da paralisia.

Prevenção – Remoção de carrapatos; uso de vestuário protetor.

5. Aranhas

Latrodectus mactans (aranha viúva-negra)

Doença – Picada de aranha.

Características – As aranhas viúvas-negras exibem uma ampulheta vermelho-alaranjada em sua superfície ventral.

Patogênese – A neurotoxina causa dor nas extremidades e no abdome. Dormência, febre e vômitos também ocorrem.

Diagnóstico laboratorial – Não envolvido.

Tratamento – O antiveneno (soro) deve ser administrado em casos graves.

Loxosceles reclusa (aranha-marrom reclusa)

Doença – Picada de aranha.

Características – As aranhas-marrons solitárias apresentam padrão em forma de violino em sua superfície dorsal.

Patogênese – A dermotoxina é uma protease que causa lesões necróticas dolorosas.

Diagnóstico laboratorial – Não envolvido.

Tratamento – O antiveneno (soro) não está disponível nos Estados Unidos.

PARTE XI

Casos clínicos

Os breves exemplos de casos clínicos a seguir são apresentações características de doenças infecciosas comuns. Conhecer os microrganismos causais mais prováveis nesses casos clínicos clássicos ajudará a aprimorar as suas capacidades diagnósticas. Os casos são apresentados em ordem aleatória. As características importantes estão destacadas em **negrito**.

CASO 1

Uma mulher de 22 anos apresenta faringite grave. Os achados do exame clínico incluem garganta inflamada, linfonodos cervicais intumescidos e baço aumentado. **O teste de aglutinina heterofílica (teste de Monospot) é positivo.**

Diagnóstico: Mononucleose infecciosa causada por vírus Epstein-Barr. Outros vírus e bactérias, especialmente *Streptococcus pyogenes*, podem causar faringite e linfadenopatia cervical; entretanto, baço aumentado e teste de Monospot positivo tornam a mononucleose infecciosa o diagnóstico mais provável. Ver mais informações na p. 288.

CASO 2

Um menino de 5 anos de idade com cetoacidose diabética apresenta ptose na pálpebra direita, edema periorbital e uma lesão cutânea necrótica e negra sob o olho. A biópsia da lesão cutânea revela **hifas não septadas com ramificações de grande angulação**.

Diagnóstico: Mucormicose causada por *Mucor* ou espécies de *Rhizopus*. A cetoacidose diabética e acidose renal predispõem à mucormicose. Esporos fúngicos são inalados até os seios da face, resultando em lesões na face. Ver mais informações na p. 406.

CASO 3

Um homem de 40 anos queixa-se de diarreia aquosa e fétida durante as últimas 2 semanas. O indivíduo consumiu água não tratada em um acampamento cerca de 1 mês atrás. Foram visualizados **trofozoítos flagelados em formato de pera** nas fezes.

Diagnóstico: Giardíase causada por *Giardia lamblia*. Entre os protozoários causadores de diarreia, *Giardia* e *Cryptosporidium* causam diarreia aquosa, e *Entamoeba* causa diarreia sanguinolenta. ver mais informações sobre *Giardia* na p. 413, sobre *Cryptosporidium* na p. 415 e sobre *Entamoeba* na p. 411.

CASO 4

Um homem de 35 anos de idade, soropositivo para o vírus da imunodeficiência humana (HIV), apresenta cefaleia persistente e febre baixa (temperatura, 38°C) nas últimas 2 semanas. Observam-se **leveduras em brotamento e ampla cápsula em uma preparação de tinta nanquim** do líquido espinal.

Diagnóstico: Meningite causada por *Cryptococcus neoformans*. O teste de aglutinação do látex, que detecta o antígeno polissacarídico capsular de *Cryptococcus* no líquido espinal, é um teste mais sensível e específico que o teste com tinta nanquim. Ver mais informações na p. 424. Quando bacilos álcool-ácido-resistentes forem observados no líquido espinal, considerar *Mycobacterium tuberculosis*. Ver mais informações na p. 176.

694 **PARTE XI** • Casos clínicos

CASO 5

Um menino de 12 anos apresenta o braço dolorido, que acredita ter lesionado durante os arremessos em um jogo de beisebol. A dor agravou-se ao longo de um período de 2 semanas, e atualmente ele apresenta temperatura de 38°C. A radiografia do úmero revela elevação do periósteo. O aspirado da lesão revela **cocos Gram-positivos em agrupamentos**.

Diagnóstico: Osteomielite causada por *Staphylococcus aureus*. Esse microrganismo é a **causa mais comum de osteomielite em crianças**. A osteomielite em próteses articulares é frequentemente causada por *Staphylococcus epidermidis*. ver mais informações sobre estafilococos na p. 106.

CASO 6

Uma mulher de 50 anos, submetida à quimioterapia via cateter subclávio para leucemia aguda, apresenta manifestação súbita de cegueira no olho direito. A contagem total de leucócitos da mulher é de 120/µL. Nas hemoculturas, houve crescimento de **leveduras em brotamento que formaram tubos germinativos**.

Diagnóstico: Endoftalmite (infecção no interior do olho) causada por *Candida albicans*. Uma infecção associada ao cateter originou um êmbolo contendo o microrganismo, que se deslocou pela corrente sanguínea, atingindo o globo ocular. *C. albicans* é membro da microbiota normal da pele e penetra através de uma ruptura na pele no sítio do cateter. Ver mais informações na p. 401.

Quando a hemocultura origina colônias de cocos gram-positivos em agrupamentos que são coagulase-negativos, considerar *S. epidermidis*, outro membro da microbiota da pele, que também é uma causa comum de infecções associadas a cateteres. Ver mais informações na p. 106.

CASO 7

Um homem de 60 anos apresentou tosse não produtiva e febre (temperatura, 38,5°C) por 1 semana. Ele foi submetido a um transplante renal há 6 semanas e apresentou um episódio de rejeição que exigiu aumento na administração de prednisona. Não houve resposta à eritromicina, indicando *Legionella* e *Mycoplasma* como causas improváveis. No líquido de lavagem broncoalveolar, foram observados **corpos de inclusão em olho de coruja no interior do núcleo** das células infectadas.

Diagnóstico: Pneumonia por citomegalovírus (CMV). As inclusões intranucleares são achados característicos de infecções por CMV. A imunossupressão predispõe a infecções disseminadas por CMV. Ver mais informações na p. 286.

CASO 8

Uma mulher de 45 anos queixa-se de enfraquecimento crescente no braço direito durante os últimos dias. Nessa manhã, ela sofreu convulsão generalizada. Passou, recentemente, por sessões de quimioterapia. Uma ressonância magnética (RM) do encéfalo revela uma lesão semelhante a um abscesso. A biópsia cerebral revela **bacilos Gram-positivos em filamentos longos**. O microrganismo é **fracamente álcool-ácido-resistente**.

Diagnóstico: Abscesso cerebral causado por *Nocardia asteroides*. *N. asteroides* inicialmente infecta o pulmão, onde pode ou não causar sintomas em indivíduos imunocompetentes. A disseminação para o encéfalo é comum em pacientes imunocomprometidos. Ver mais informações na p. 188.

CASO 9

Um homem de 20 anos apresenta cefaleia intensa e vômitos que iniciaram no dia anterior. Atualmente, mostra-se confuso. Ao exame, apresenta temperatura de 39°C e rigidez de nuca. O líquido espinal revela ausência de bactérias na coloração de Gram, 25 linfócitos, proteínas normais e glicose normal. A cultura do líquido espinal em ágar-sangue não revela colônias bacterianas.

Diagnóstico: Meningite viral, que é mais frequentemente causada pelo coxsackievírus. É possível isolar o vírus a partir do líquido espinal. Ver mais informações na p. 326.

CASO 10

Um homem de 60 anos, com história de tuberculose, atualmente apresenta tosse produtiva com escarro sanguinolento. A radiografia de tórax revela uma massa circular opaca no interior de uma cavidade no lobo superior esquerdo. Na cultura do escarro, houve o crescimento de um organismo com hifas septadas, com paredes retas e paralelas. As hifas exibem ramificação pouco angulosa.

Diagnóstico: "Bola fúngica" causada por *Aspergillus fumigatus*. Os esporos fúngicos são inalados até os pulmões, onde crescem no interior de uma cavidade preexistente, causada pela infecção por *M. tuberculosis*. Ver mais informações na p. 405.

CASO 11

Uma menina de 3 meses de idade apresenta diarreia aquosa e não sanguinolenta. A coprocultura revela apenas a microbiota entérica normal.

Diagnóstico: Considera-se que o organismo associado seja o **rotavírus, a causa mais comum de diarreia em crianças**. O ensaio imunoadsorvente ligado à enzima (ELISA), para a detecção do antígeno de rotavírus nas fezes, é positivo, o que confirma o diagnóstico. Ver mais informações na p. 323.

CASO 12

Uma mulher de 30 anos apresenta uma úlcera indolor na língua. Ela tem teste positivo para anticorpos contra HIV e apresenta contagem CD4 de 25. Seu soro não é reativo no teste de VDRL. A biópsia da lesão revela **leveduras no interior de macrófagos.**

Diagnóstico: Histoplasmose disseminada causada por *Histoplasma capsulatum*. Pacientes com baixa contagem de CD4 exibem imunidade mediada por células muito reduzida, predispondo à doença disseminada causada por esse fungo dimórfico. Um teste de VDRL negativo indica que a úlcera não foi causada por *Treponema pallidum*. Ver mais informações sobre *Histoplasma* na p. 396.

CASO 13

Um homem de 20 anos exibe tornozelo edemaciado, vermelho, quente e dolorido, acompanhado de temperatura corporal de 38°C há 2 dias. Não há história de trauma. São observados **diplococos Gram-negativos** no aspirado de líquido articular. O microrganismo é **oxidase-positivo.**

Diagnóstico: Artrite causada por *Neisseria gonorrhoeae*, a **causa mais comum de artrite infecciosa em adultos sexualmente ativos**. Testes de fermentação de açúcares foram utilizados para identificar o organismo como *N. gonorrhoeae*. Ver mais informações na p. 128.

CASO 14

Uma mulher de 40 anos apresenta visão turva e fala desarticulada. Ela não está febril. A mulher é conhecida no seu bairro por suas conservas caseiras de vegetais e frutas.

Diagnóstico: Botulismo causado por *Clostridium botulinum*. A toxina botulínica causa paralisia descendente, que inicia nos nervos cranianos, manifestando-se inicialmente por diplopia. A toxina é uma **protease que cliva as proteínas envolvidas na liberação de acetilcolina** na junção neuromuscular. Tratar imediatamente com antissoro. **Confirmar o diagnóstico através do teste de proteção em camundongos** ou ELISA usando uma amostra de alimento com suspeita de conter a toxina. Ver mais informações na p. 135. O botulismo de ferimentos ocorre em usuários de heroína (p. ex., usuários de heroína de alcatrão), especialmente nos que a utilizam de maneira injetável. Esporos bacterianos presentes na heroína germinam nas condições anaeróbias do tecido cutâneo necrótico.

CASO 15

Um neonato nasceu com cabeça pequena (microcefalia), icterícia e hepatosplenomegalia. A urina contém **células gigantes multinucleadas com inclusões intranucleares.**

Diagnóstico: Infecção por citomegalovírus adquirida no útero. Citomegalovírus é a **principal causa de anomalias congênitas**. Para ocorrer infecção fetal, a mãe deve ser infectada pela primeira vez durante a gestação. Desse modo, ela não possuirá anticorpos preexistentes para neutralizar o vírus antes de infectar a placenta e o feto. Ver mais informações na p. 286.

CASO 16

Uma menina de 14 anos apresenta erupção eritematosa, dolorosa e de rápida disseminação na perna. A erupção apresenta-se quente e sensível e sua temperatura corporal é de 38°C. **Cocos Gram-positivos em cadeias** foram observados em um aspirado da lesão. Na cultura do aspirado em ágar-sangue desenvolveram-se colônias circundadas por uma **zona clara de hemólise (beta)**. O crescimento do microrganismo foi **inibido por bacitracina.**

Diagnóstico: Celulite causada por *S. pyogenes*. A rápida disseminação da celulite causada por *S. pyogenes* deve-se à hialuronidase (fator de disseminação) que degrada o ácido hialurônico do tecido subcutâneo. **Glomerulonefrite aguda (GNA)** pode ocorrer após as infecções cutâneas causadas por *S. pyogenes*. GNA é uma doença imunológica causada por **complexos antígeno-anticorpo**. Ver mais informações na p. 112.

696 **PARTE XI** • Casos clínicos

CASO 17

Um menino de 4 anos acorda à noite em virtude de prurido na região anal. São observados **ovos de vermes na preparação de "fita adesiva"**.

Diagnóstico: Infecção parasitária (enterobíase) causada por *Enterobius vermicularis*. A infecção por oxiúros é a doença causada por helmintos mais comum nos Estados Unidos. Ver mais informações na p. 457.

CASO 18

Uma mulher de 25 anos apresenta mão edemaciada, inflamada e dolorida. Ela foi mordida por um gato há cerca de 8 horas. São observados **bacilos Gram-negativos pequenos** no exsudato da lesão.

Diagnóstico: Celulite causada por *Pasteurella multocida*. O microrganismo é membro da **microbiota oral normal de gatos**. Ver mais informações na p. 173.

CASO 19

Uma menina de 7 anos apresenta diarreia sanguinolenta e febre (temperatura, 38°C), sem náusea ou vômitos. Apenas colônias fermentadoras de lactose são observadas em ágar EAM.

Diagnóstico: Considera-se que o organismo associado seja *Campylobacter jejuni* ou cepas êntero-hemorrágicas de *Escherichia coli* (*E. coli* O157:H7). Quando *Campylobacter* for a causa, são observadas colônias em ágar *Campylobacter*, contendo **bacilos Gram-negativos curvos**, e as colônias no ágar EAM provavelmente são *E. coli* não patogênica. Se *E. coli* O157:H7 for a causa, o organismo nas colônias fermentadoras de lactose no ágar EAM será **incapaz de fermentar sorbitol**. A ausência de colônias não fermentadoras de lactose indica que *Shigella* e *Salmonella* não são a causa. Ver mais informações sobre *Campylobacter* na p. 155 e sobre *E. coli* O157: H7 na p. 147.

CASO 20

Uma menina de 15 anos apresentou tosse não produtiva e temperatura de 38°C nos últimos 5 dias. Os sintomas manifestaram-se gradativamente. O exame pulmonar revela poucos estertores dispersos. A radiografia de tórax revela infiltrado disseminado no lobo inferior esquerdo, com ausência de consolidação. **O teste de crioaglutininas é positivo.**

Diagnóstico: Pneumonia atípica causada por *Mycoplasma pneumoniae*. Esse organismo é a causa mais comum de pneumonia atípica em adolescentes e adultos jovens. No teste de crioaglutininas, os anticorpos no soro do paciente aglutinam as hemácias humanas no frio (4°C). Esses anticorpos não reagem com *Mycoplasma*. Caso uma amostra de escarro encontre-se disponível, um teste de PCR pode confirmar a infecção por *Mycoplasma*. Ver mais informações na p. 190.

CASO 21

Um homem de 45 anos sofreu fratura de crânio em um acidente de automóvel. No dia seguinte, ele observou um fluido claro sendo secretado pelo nariz, mas não informou aos profissionais do hospital. No dia subsequente, ele apresentou febre de 39°C e queixou-se de cefaleia intensa. Ao exame físico, foi observada rigidez de nuca. A análise do líquido espinal revelou uma contagem de leucócitos de 5.200/μL, sendo que 90% deles eram neutrófilos. A coloração de Gram revelou diplococos Gram-positivos.

Diagnóstico: Meningite causada por *Streptococcus pneumoniae*. Pacientes com **fratura de placa cribriforme que eliminam líquido espinal pelo nariz** são predispostos à meningite por esse organismo. Pneumococos podem colonizar a mucosa nasal e atingir o espaço subaracnóideo por meio da placa cribriforme fraturada. Ver mais informações na p. 119.

CASO 22

Uma menina de 7 anos sentia-se bem até 3 semanas atrás, quando passou a relatar queixas de estar "sempre cansada". Ao exame, sua temperatura é de 38°C e há sensibilidade abaixo do joelho direito. Hemoglobina: 10,2; contagem de leucócitos: 9.600 com aumento de neutrófilos. Uma preparação para células falciformes revela tendência moderada à falcização. **Bacilos Gram-negativos** cresceram na hemocultura.

Diagnóstico: Osteomielite causada por espécies de *Salmonella*. **A anemia falciforme predispõe à osteomielite causada por espécies de *Salmonella*.** As células falciformes de morfologia anormal são capturadas em pequenos capilares do osso e causam microinfartos. Esses microinfartos aumentam a probabilidade de infecção por *Salmonella*. Ver mais informações na p. 150.

PARTE XI • Casos clínicos   **697**

CASO 23

Um menino de 3 meses apresenta tosse persistente e respiração ofegante intensa nos últimos 2 dias. Ao exame físico, sua temperatura é de 39°C, e roncos ásperos são auscultados bilateralmente. A radiografia do tórax revela infiltrados intersticiais bilateralmente. O diagnóstico foi realizado por **ELISA, que detectou antígenos virais nos lavados nasais**.

Diagnóstico: Considerar pneumonia causada por vírus sincicial respiratório (VSR), a **causa mais comum de pneumonia e bronquiolite em crianças pequenas**. VSR causa **células gigantes (sincícios)**, que podem ser observadas em secreções respiratórias e cultura celular. Ver mais informações na p. 305.

CASO 24

Um homem de 34 anos tinha estado de saúde normal até a noite passada, quando se sentiu febril, apresentou calafrios e dispneia em repouso. Temperatura de 39°C, pressão arterial 110/60, pulso 104, respiração 18. Estertores difusos foram auscultados em ambas as bases. Um novo sopro consistente com insuficiência da valva tricúspide foi auscultado. Marcas de perfurações por agulhas foram observadas em ambos os antebraços. **Cocos Gram-positivos em agrupamentos** cresceram na hemocultura.

Diagnóstico: Endocardite aguda causada por *S. aureus*. Esse organismo é a causa mais comum de endocardite aguda em usuários de drogas injetáveis. As valvas do lado direito do coração estão frequentemente envolvidas. Ver mais informações na p. 106.

CASO 25

Um bebê de 2 semanas de idade apresentava-se saudável ao receber alta do hospital há 10 dias, e assim permaneceu até a última noite, quando se mostrou sonolento e ruborizado. Sua pele estava quente ao toque. Ao exame físico, a estimulação do lactente foi muito difícil, mas não haviam outros achados positivos. Sua temperatura era de 40°C. A hemocultura revelou crescimento de **cocos Gram-positivos em cadeias**. Uma pequena **zona de hemólise clara (beta)** foi observada ao redor das colônias. O teste de **hidrólise de hipurato** foi positivo.

Diagnóstico: Sepse neonatal causada por *Streptococcus agalactiae* (estreptococos do grupo B). Estreptococos do grupo B são a causa mais comum de sepse neonatal. Considerar *E. coli* se forem observados bacilos Gram-negativos, ou *Listeria monocytogenes* se forem observados bacilos Gram-positivos. Ver mais informações sobre estreptococos do grupo B na p. 113, sobre *E. coli* na p. 147 e sobre *L. monocytogenes* na p. 140.

CASO 26

Uma mulher de 70 anos foi submetida a uma cirurgia para colocação de prótese de quadril em virtude de doença articular degenerativa grave. Ela evoluiu bem até 1 ano depois, quando uma queda resultou em fratura do fêmur e foi necessária a substituição da prótese. Após 3 semanas, um fluido sanguinolento passou a drenar pelo sítio da ferida. A paciente mostrou-se afebril e o exame físico não foi significativo. Após 2 dias, devido ao aumento da drenagem, a ferida foi desbridada, sendo verificada a presença de pus. A coloração de Gram do pus foi negativa, embora uma **coloração álcool-ácido-resistente tenha revelado bacilos vermelhos**.

Diagnóstico: Infecção de prótese articular causada pelo complexo *Mycobacterium fortuitum-chelonei*. Considerar *S. epidermidis* se forem observados cocos Gram-positivos em agrupamentos. Ver mais informações sobre o complexo *M. fortuitum-chelonei* na p. 183 e sobre *S. epidermidis* na p. 106.

CASO 27

Um homem de 80 anos queixa-se de uma erupção dolorosa no lado esquerdo superior da fronte. A erupção é vesicular e somente nessa região. Ele encontra-se em tratamento quimioterápico para leucemia. O esfregaço de material da base da vesícula revela **células gigantes multinucleadas com inclusões intranucleares**.

Diagnóstico: Herpes-zóster (cobreiro) causado pelo vírus varicela-zóster. A erupção do zóster acompanha o dermátomo do neurônio infectado latentemente. O herpes-vírus simples 1 pode desencadear um quadro similar. Esses vírus podem ser diferenciados por meio de ensaios utilizando anticorpos fluorescentes. Ver mais informações na p. 285.

CASO 28

Uma mulher de 55 anos apresenta uma úlcera inflamada na mão direita e vários nódulos sensíveis na face interna do braço direito. Ela é uma ávida jardineira e aprecia especialmente o cultivo de suas rosas. A biópsia da lesão revela leveduras com brotamento.

Diagnóstico: Esporotricose causada por *Sporothrix schenckii*. O organismo apresenta-se como bolor no solo e como levedura no corpo (i.e., é **dimórfico**). A infecção ocorre quando esporos produzidos pelo bolor são introduzidos na pele por um ferimento penetrante. Ver mais informações na p. 391.

698 PARTE XI • Casos clínicos

CASO 29

Um rapaz de 15 anos teve um dente quebrado durante uma briga há várias semanas. Atualmente, ele apresenta uma região inflamada na pele sobre o dente fraturado, no centro da qual há uma fístula de drenagem. A coloração de Gram do fluido de drenagem revela **bacilos Gram-positivos filamentosos**.

Diagnóstico: Actinomicose causada por *Actinomyces israelii*. São observados **"grânulos de enxofre"** na fístula de drenagem. Esses grânulos são partículas compostas por filamentos bacterianos entrelaçados. Ver mais informações na p. 187.

CASO 30

Uma mulher de 24 anos teve manifestação súbita de febre alta, mialgias, vômito e diarreia. Os sinais vitais da mulher eram os seguintes: temperatura 40°C, pressão arterial 70/30, pulso 140, respiração 30. Uma erupção similar a uma queimadura solar surgiu em grande parte de seu corpo. As hemoculturas e coproculturas foram negativas. Ela encontra-se em fase de recuperação de um procedimento cirúrgico nos seios maxilares e o sangramento foi estancado com tampões nasais. Cocos Gram-positivos em agrupamentos foram observados no sangue aderido ao tampão nasal.

Diagnóstico: Síndrome do choque tóxico causada por *S. aureus*. A toxina da síndrome do choque tóxico é um **superantígeno que estimula a liberação de grandes quantidades de citocinas por várias células T *helper***. Ver mais informações na p. 109.

CASO 31

Uma menina de 8 anos apresenta erupção pruriginosa na região peitoral. As lesões são redondas ou ovais, com borda inflamada e região central clara. As lesões contêm pápulas e vesículas. São observadas **hifas na preparação com KOH** de raspados da lesão.

Diagnóstico: *Tinea corporis* causada por um dos organismos dermatófitos, especialmente espécies de *Microsporum, Trichophyton* ou *Epidermophyton*. Os dermatófitos utilizam a **queratina** como fonte de nutrientes, dessa forma as lesões são limitadas à pele. Ver mais informações na p. 390.

CASO 32

Uma mulher de 25 anos apresenta uma erupção papular no tronco, nos braços e nas palmas das mãos. Ela diz que a erupção não é pruriginosa. O exame vaginal revela duas lesões planas, úmidas e discretamente elevadas nos lábios do pudendo. Amostras coletadas de uma lesão labial, examinadas em **microscopia de campo escuro**, revelaram a presença de espiroquetas.

Diagnóstico: Sífilis secundária causada por *T. pallidum*. A erupção nas palmas das mãos, associada às lesões vaginais (condiloma plano), é compatível com sífilis secundária. **Os testes sorológicos, como o teste inespecífico (VDRL) e o teste específico (FTA-ABS), foram positivos.** Ver mais informações na p. 193.

CASO 33

Uma menina de 5 anos queixa-se de dor de ouvido há 2 dias. Ao exame, sua temperatura é de 39°C, o canal externo direito contém sangue ressecado, o tímpano encontra-se perfurado e observa-se pequena quantidade de fluido purulento. A coloração de Gram do pus revelou **diplococos Gram-positivos**. As colônias exibiram **hemólise verde (alfa) em ágar-sangue**. O crescimento foi inibido por **optoquina**.

Diagnóstico: Otite média causada por *S. pneumoniae*. Considerar *Haemophilus influenzae* se forem observados bacilos Gram-negativos pequenos. Esses organismos colonizam a orofaringe e penetram na orelha média por meio da tuba auditiva. Ver mais informações sobre *S. pneumoniae* na p. 119 e sobre *H. influenzae* na p. 164.

CASO 34

Uma mulher de 25 anos encontrava-se saudável até uma súbita manifestação de febre alta (temperatura de 40°C), acompanhada por várias lesões cutâneas purpúreas (equimoses purpúreas). As lesões são distribuídas por todo o corpo, exibem forma irregular e não são elevadas. Sua pressão arterial é 60/10 e sua frequência cardíaca é 140. A hemocultura apresentou crescimento de **diplococos Gram-negativos**.

Diagnóstico: Meningococemia causada por *Neisseria meningitidis*. A endotoxina (lipopolissacarídeo, ou LPS) do organismo desencadeia a liberação de interleucina 1, fator de necrose tumoral, e óxido nítrico pelos macrófagos. Esses mediadores provocam febre alta e baixa pressão arterial. As lesões purpúreas são uma manifestação de **coagulação intravascular disseminada (CIVD)**. A endotoxina ativa a cascata de coagulação, causando CIVD. O **lipídeo A** é a porção tóxica do LPS. Ver mais informações na p. 124.

PARTE XI • Casos clínicos **699**

CASO 35

Uma mulher de 40 anos encontrava-se saudável até os últimos 2 dias, quando apresentou manifestação súbita de febre, calafrios e sudorese intensa. Hoje ela se queixa de cefaleia e dor abdominal, porém sem náusea, vômitos ou diarreia. Ela não apresenta rigidez de nuca, erupção ou estado mental alterado. O histórico de viagens revela que ela retornou há 1 semana de uma longa viagem a vários países da África central. O esfregaço de sangue revela **trofozoítos anelares no interior de hemácias**.

Diagnóstico: Malária causada por espécies de *Plasmodium*. Se forem observados **gametócitos em forma de banana** no esfregaço de sangue, considerar *Plasmodium falciparum*. *P. falciparum* é a espécie responsável pelas complicações de risco à vida da malária, como malária cerebral. A febre e os calafrios apresentados pela paciente coincidem com a liberação de merozoítos pelas hemácias e ocorrem em padrão terciário ou quaternário. Ver mais informações na p. 421.

CASO 36

Um homem de 35 anos é atendido no pronto-socorro com queixas de cefaleia intensa e vômitos que iniciaram na última noite. Sua temperatura é de 40°C. Enquanto encontra-se no pronto-socorro, ele mostra-se progressivamente agressivo e sofre uma convulsão intensa. Ele está "espumando pela boca" e não é capaz de ingerir nenhum líquido. A análise do líquido espinal não revela anormalidades e não são observados organismos na coloração de Gram. Após 2 dias, apesar das medidas de suporte, ele faleceu. O exame patológico do encéfalo revelou **corpos de inclusão eosinofílicos no citoplasma de neurônios**.

Diagnóstico: Raiva (uma encefalite) causada pelo vírus da raiva. As inclusões são **corpúsculos de Negri**. O diagnóstico pode ser confirmado por ensaios com anticorpos fluorescentes. O paciente era fazendeiro e foi **mordido por um morcego** cerca de 1 mês antes da manifestação dos sintomas. Observa-se um longo período de incubação, que pode ser de até 6 meses. Indivíduos que foram mordidos por morcego (ou qualquer animal silvestre) devem receber imunização contra raiva, consistindo na vacina inativada e imunoglobulinas contra raiva (imunização passivo-ativa). Ver mais informações na p. 317.

CASO 37

Um homem de 70 anos foi internado no hospital após sofrer extensas queimaduras de terceiro grau. Após 3 dias, apresentou febre e havia pus de **coloração verde-azulada** no curativo. A coloração de Gram do pus revelou **bacilos Gram-negativos**.

Diagnóstico: Infecção de ferida (queimadura) causada por *Pseudomonas aeruginosa*. A coloração verde-azulada é causada pela **piocianina**, um pigmento produzido pelo organismo. Ver mais informações na p. 158.

CASO 38

Uma mulher de 65 anos relata ter sofrido vários episódios de confusão e perda de memória durante as últimas semanas. Ao exame, ela mostra-se afebril, mas apresenta marcha vacilante e há relato de mioclonia. Nos meses seguintes, sua condição piorou e ela faleceu. Na necrópsia, o exame microscópico do encéfalo revelou **diversos vacúolos**, mas com ausência de corpos de inclusão virais.

Diagnóstico: Doença de Creutzfeldt-Jakob (CJD) causada por príons. A DCJ é uma **encefalopatia espongiforme**. Os vacúolos conferem ao encéfalo aspecto similar a uma esponja. Ver mais informações na p. 363.

CASO 39

Um homem de 20 anos queixa-se de vários episódios de sangue na urina. Ele não apresenta disúria ou secreção uretral. Não é sexualmente ativo. É um estudante universitário, porém nasceu e cresceu no Egito. O exame físico não revela lesões penianas. O exame de urina revela muitas hemácias, ausência de leucócitos e grandes **ovos com espinhas terminais**.

Diagnóstico: Esquistossomose causada por *Schistosoma haematobium*. A presença de ovos de esquistossomos nas vênulas da bexiga danifica o epitélio vesical e causam sangramento. Os ovos são excretados na urina. Ver mais informações na p. 450.

CASO 40

Um homem de 35 anos queixa-se de sudorese noturna, calafrios e fadiga em intervalos variáveis durante os últimos 2 meses. Esses episódios iniciaram enquanto ele viajava pela América Latina. Quando questionado, informou que queijos, especialmente as variedades não pasteurizadas, são um de seus alimentos favoritos. Ao exame, sua temperatura é de 39°C e seu fígado e baço são palpáveis. Seu hematócrito é 30%, e a contagem de leucócitos é de 5.000. A hemocultura mostrou crescimento de **bacilos Gram-negativos pequenos**.

Diagnóstico: Brucelose causada por espécies de *Brucella*. **Animais domésticos**, como vacas e cabras, são o principal reservatório de *Brucella*, sendo o organismo frequentemente transmitido por **laticínios não pasteurizados**. Esse paciente poderia

700 **PARTE XI** • Casos clínicos

também estar acometido por febre tifoide causada por *Salmonella typhi*, contudo, *S. typhi* é um patógeno apenas de humanos, isto é, não há reservatório animal. Ver mais informações sobre espécies de *Brucella* na p. 170 e sobre *S. typhi* na p. 150.

CASO 41

Uma menina de 6 anos apresenta uma erupção na face que surgiu no dia anterior. A erupção é **eritematosa e localizada sobre as eminências malares** bilateralmente. A erupção é macular; não há pápulas, vesículas ou pústulas. Alguns dias antes do surgimento da erupção, ela apresentava coriza e anorexia.

Diagnóstico: Síndrome das bochechas esbofeteadas causada pelo parvovírus B19. Esse vírus também causa **anemia aplásica, uma vez que preferencialmente infecta e mata eritroblastos**. Também **infecta o feto, causando hidropsia fetal**, e provoca **artrite** mediada por imunocomplexo, especialmente em mulheres adultas. Ver mais informações na p. 316.

CASO 42

Um homem de 20 anos caiu de sua motocicleta e sofreu uma fratura exposta do fêmur. A fratura foi reduzida cirurgicamente e a ferida foi desbridada. Após 48 horas, ele apresentou febre (temperatura de 40°C) e a ferida tornou-se necrótica. Foram observados crepitação e um odor fétido originado do ferimento. Anemia acentuada e uma contagem de leucócitos de 22.800 foram observados. A coloração de Gram do exsudato revelou **bacilos Gram-positivos grandes**. Colônias desenvolveram-se em ágar-sangue incubado de forma **anaeróbia**, mas não aeróbia.

Diagnóstico: Gangrena gasosa (mionecrose) causada por *Clostridium perfringens*. O principal fator de virulência produzido por esse organismo é uma **exotoxina que consiste em uma lecitinase**. Ela causa necrose de tecidos e lise de hemácias (causando anemia hemolítica). Os esporos do organismo localizam-se no solo e penetram no sítio do ferimento. Um exsudato fétido é característico de infecções causadas por bactérias anaeróbias. Ver mais informações na p. 135.

CASO 43

Uma mulher de 30 anos queixa-se de uma sensação de queimação na cavidade oral e dor à deglutição. Sua história sexual revela tratar-se de uma profissional do sexo que manteve relações vaginais, orais e anais com múltiplos parceiros sem proteção. Ao exame, observam-se lesões esbranquiçadas na língua, no palato e na faringe. Não são observadas vesículas. O teste para anticorpos contra HIV é positivo e sua contagem CD4 é de 65. A coloração de Gram do material das lesões revela **leveduras em brotamento e pseudo-hifas**.

Diagnóstico: "Sapinho" causado por *C. albicans*. Esse organismo forma pseudo-hifas quando invade os tecidos. A ausência de vesículas indica que seus sintomas não são causados por herpes-vírus simples 2. Ver mais informações na p. 401.

CASO 44

Você é médico de um campo de refugiados na África Subsaariana, quando há ocorrência de um surto de diarreia. Grandes quantidades de fezes aquosas e não sanguinolentas são produzidas pelos pacientes. **Bacilos Gram-negativos curvos** são observados na coloração de Gram das fezes.

Diagnóstico: Cólera causado por *Vibrio cholerae*. Existem três gêneros de bacilos Gram-negativos curvos: ***Vibrio, Campylobacter* e *Helicobacter***. *V. cholerae* provoca diarreia aquosa e não sanguinolenta, enquanto *C. jejuni* ocasiona geralmente diarreia sanguinolenta. *Helicobacter pylori* causa gastrite e úlcera péptica, não diarreia. *E. coli* enterotoxigênica causa diarreia aquosa por produzir uma exotoxina que exibe o mesmo mecanismo de ação que a exotoxina produzida por *V. cholerae*. Entretanto, *E. coli* é um bacilo Gram-negativo reto, e não curvo. Se ocorresse um surto de diarreia sanguinolenta no campo de refugiados, *Shigella dysenteriae* seria a causa mais provável. Ver mais informações sobre *Vibrio* na p. 153; *Campylobacter*, p. 155; *Helicobacter*, p. 156; *Escherichia*, p. 147; e *Shigella*, p. 152.

CASO 45

Um homem de 40 anos com febre baixa e sudorese noturna nas últimas 4 semanas apresenta fadiga crescente e dispneia. Ele alega ter dificuldade para subir um lance de escadas até seu apartamento. A história prévia pertinente inclui febre reumática aos 15 anos de idade e a extração de dois terceiros molares (dentes sisos) cerca de 3 semanas antes do início dos sintomas. Não foi administrada quimioprofilaxia por ocasião das extrações. Não há história de uso de fármacos injetáveis. Sua temperatura é de 38,5°C e um alto sopro holossistólico pode ser auscultado sobre o precórdio. O baço é palpável. Ele está anêmico, e sua contagem de leucócitos é 13.500. As hemoculturas apresentaram crescimento de **cocos Gram-positivos em cadeias, que produzem hemólise verde (alfa) em ágar-sangue**. O crescimento **não é inibido por optoquina**.

PARTE XI • Casos clínicos **701**

Diagnóstico: Endocardite bacteriana subaguda causada por um dos estreptococos do grupo *viridans*, como *Streptococcus sanguinis*. Os achados laboratoriais também são compatíveis com *Enterococcus faecalis*, porém a história de cirurgia odontológica torna os estreptococos do grupo *viridans* uma causa mais provável. A endocardite causada por *E. faecalis* é associada a cirurgias do trato gastrintestinal ou do trato urogenital. Ver mais informações sobre estreptococos do grupo *viridans* e *E. faecalis* na p. 117.

CASO 46

Uma mulher de 60 anos mostra-se assintomática, embora um nódulo pulmonar seja observado na radiografia de tórax. A história prévia pertinente inclui tabagismo (dois maços por dia, durante 40 anos). A paciente é arqueóloga, e realiza escavações principalmente no Arizona e Novo México, nos Estados Unidos. Diante da preocupação quanto à possibilidade de o nódulo ser maligno, ele foi removido cirurgicamente. O exame patológico revelou **estruturas esféricas grandes (25 µm) com paredes espessas e vários esporos esféricos no interior**. Não foram observadas células malignas.

Diagnóstico: Coccidioidomicose causada por *Coccidioides immitis*. Estas estruturas são **esférulas**, que são patognomônicas para essa doença. A forma fúngica do organismo é encontrada no solo do sudoeste dos Estados Unidos, e o microrganismo é adquirido por meio da inalação de artrósporos produzidos pelo fungo. Os artrósporos inalados formam esférulas no pulmão. *Coccidioides immitis* é dimórfico e forma esférulas a 37°C. Ver mais informações na p. 394.

CASO 47

Uma mulher de 20 anos com 30 semanas de gestação foi submetida a uma ultrassonografia que revelou um feto com atraso de desenvolvimento, aumento cefálico (indicando hidrocefalia) e calcificações no interior do encéfalo. O sangue umbilical foi cultivado e houve crescimento de **trofozoítos crescentiformes**.

Diagnóstico: Toxoplasmose causada por *Toxoplasma gondii*. A detecção de anticorpos IgM pelo teste do corante de Sabin-Feldman também pode ser utilizada para o diagnóstico. Gatos domésticos são o principal reservatório. Animais de fazenda, como gado bovino, adquirem o organismo pela ingestão acidental de fezes felinas. Gestantes **não devem ser expostas a dejetos de gatos ou ingerir carne malcozida**. Ver mais informações na p. 426.

CASO 48

Um neonato de 10 dias apresenta diversas vesículas no couro cabeludo e ao redor dos olhos. Apesar disso, a criança mostra-se saudável, afebril e mama normalmente. Um esfregaço do material da base de uma vesícula submetido à coloração de Giemsa revelou **células gigantes multinucleadas com inclusões intranucleares**.

Diagnóstico: Infecção neonatal causada pelo herpes-vírus simples 2. A infecção é adquirida durante a passagem pelo canal de parto. Encefalite com risco à vida e infecção disseminada do neonato também ocorrem. Ver mais informações na p. 281.

CASO 49

Uma mulher de 40 anos acabou de sofrer uma convulsão intensa. Há história de cefaleias nas últimas semanas e um episódio de vertigem, mas sem convulsões anteriores. Ela não está febril. Ela é nativa de Honduras, mas reside nos Estados Unidos há 5 anos. A ressonância magnética nuclear revela uma massa no lobo parietal. A remoção cirúrgica da massa revela uma **larva no interior de um saco similar a um cisto**.

Diagnóstico: Cisticercose causada pela larva de *Taenia solium*. A infecção é adquirida pela ingestão de ovos da tênia, *não* pela ingestão de carne de porco malcozida. Esse quadro clínico também pode ser causado por um abscesso cerebral, um granuloma como um tuberculoma, ou um tumor cerebral. Ver mais informações na p. 441.

CASO 50

Um neonato de 1 semana apresenta exsudato amarelado nos cantos de ambos os olhos. Apesar disso, a criança mostra-se saudável, afebril e mama normalmente. A coloração de Gram do exsudato não revela diplococos Gram-negativos. Um esfregaço do exsudato submetido à coloração de Giemsa revela uma **grande inclusão citoplasmática**.

Diagnóstico: Conjuntivite causada por *Chlamydia trachomatis*. Confirmar o diagnóstico pelo teste direto com anticorpos fluorescentes. A infecção é adquirida durante a passagem pelo canal de parto. A inclusão contém grande quantidade de **formas replicantes intracelulares, denominadas corpos reticulados**. Ver mais informações na p. 201.

PARTE XII

Resumos para o diagnóstico de doenças infecciosas

Muitas questões podem ser respondidas com base no entendimento do significado das informações epidemiológicas fornecidas na descrição do caso. Para tal, o estudante deve conhecer o reservatório do organismo, seu mecanismo de transmissão, assim como a relevância de fatores como viagens, ocupação, exposição a animais de estimação, a animais de fazenda ou a animais silvestres. O conhecimento sobre os micróbios que geralmente causam doenças em indivíduos com imunodeficiências específicas também será útil.

Essas informações serão valiosa para a realização do diagnóstico de doenças infecciosas em sua prática clínica.

Conceitos-chave são apresentados em tabelas intituladas:

TABELA XII-1   Animais de fazenda e animais domésticos como reservatórios de microrganismos com relevância clínica

TABELA XII-2   Animais silvestres como reservatórios de microrganismos com relevância clínica

TABELA XII-3   Insetos como vetores de microrganismos com relevância clínica

TABELA XII-4   Fontes ambientais de organismos com relevância clínica

TABELA XII-5   Principais localizações geográficas de microrganismos com relevância clínica

TABELA XII-6   Ocupações e atividades de lazer que aumentam a exposição a microrganismos com relevância clínica

TABELA XII-7   Eventos hospitalares que predispõem à infecção por microrganismos com relevância clínica

TABELA XII-8   Microrganismos que comumente causam doenças em pacientes com imunodeficiências ou defesa do hospedeiro reduzida

TABELA XII-9   Fatores importantes que predispõem a infecções por microrganismos específicos

TABELA XII-10   Infecções maternas que impõem em risco significativo o feto ou o recém-nascido

TABELA XII-11   Lesões cutâneas importantes causadas por microrganismos

704 **PARTE XII** • Resumos para o diagnóstico de doenças infecciosas

TABELA XII-1 Animais de fazenda e animais domésticos como reservatórios de microrganismos com relevância clínica

Animal	Modo de transmissão	Microrganismos importantes	Doença
Gado/vacas	1. Ingestão de carne[1]	1. *Escherichia coli* O157	Enterocolite e síndrome hemolítico--urêmica
		2. *Salmonella enterica*	Enterocolite
		3. Príons	Variante da doença de Creutzfeldt-Jakob
		4. *Taenia saginata*	Teníase (tênia intestinal)
		5. *Toxoplasma gondii*	Toxoplasmose
	2. Ingestão de laticínios[2]	1. *Listeria monocytogenes*	Sepse neonatal
		2. Espécies de *Brucella*	Brucelose
		3. *Mycobacterium bovis*	Tuberculose intestinal
	3. Contato com couro de animais	*Bacillus anthracis*	Antraz
Ovinos	Inalação de líquido amniótico	*Coxiella burnetii*	Febre Q
Cabras	Ingestão de laticínios[2]	Espécies de *Brucella*	Brucelose
Suínos	Ingestão de carne[1]	1. *Taenia solium*	Teníase (tênia intestinal)[3]
		2. *Trichinella spiralis*	Triquinose
Aves domésticas (frangos; perus)	Ingestão de carne ou ovos[1]	1. *S. enterica*	Enterocolite
		2. *Campylobacter jejuni*	Enterocolite
Cães	1. Ingestão de fezes caninas	1. *Echinococcus granulosus*	Equinococose
		2. *Toxocara canis*	Larva *migrans* visceral
	2. Ingestão de urina canina	*Leptospira interrogans*	Leptospirose
	3. Mordedura por cães	1. Vírus da raiva	Raiva
		2. *Capnocytophaga canimorsus*	Sepse
	4. Contato direto	*Microsporum canis*	Tinea corporis
Gatos	1. Ingestão de fezes felinas	*T. gondii*	Toxoplasmose
	2. Mordedura/arranhadura por gatos	1. *Pasteurella multocida*	Celulite
		2. *Bartonella henselae*	Doença da arranhadura de gato; angiomatose bacilar
		3. Vírus da raiva	Raiva

[1]Crus ou malcozidos.
[2]Não pasteurizados.
[3]A ingestão de ovos nas fezes humanas, e não a ingestão de carne de porco, resulta em cisticercose.

TABELA XII-2 Animais silvestres como reservatórios de microrganismos com relevância clínica

Animal	Modo de transmissão	Microrganismos importantes	Doença
Ratos	1. Picada de pulga	*Yersinia pestis*	Peste
	2. Ingestão de urina	*Leptospira interrogans*	Leptospirose
Camundongos	1. Picada de carrapato	*Borrelia burgdorferi*	Doença de Lyme
	2. Inalação de aerossóis provenientes de excrementos	Hantavírus	Hantavírus
			Síndrome pulmonar por hantavírus
Morcegos, gambás, guaxinins e raposas	Mordedura	Vírus da raiva	Raiva
Coelhos	Contato	*Francisella tularensis*	Tularemia
Civetas, morcegos	Inalação de aerossol	Coronavírus – SARS	Pneumonia
Macacos	Picada de mosquito	Vírus da febre amarela	Febre amarela

(continua...)

PARTE XII • Resumos para o diagnóstico de doenças infecciosas **705**

TABELA XII-2   Animais silvestres como reservatórios de microrganismos com relevância clínica   *(Continuação)*

Animal	Modo de transmissão	Microrganismos importantes	Doença
Aves			
1. Psitacídeos (p. ex., papagaios)	Inalação de aerossol	*Chlamydia psittaci*	Psitacose
2. Galinhas	Inalação de aerossol	Vírus influenza	Influenza
3. Pombos	Inalação de aerossol	*Cryptococcus neoformans*	Meningite, pneumonia
4. Estorninho	Inalação de esporos	*Histoplasma capsulatum*	Histoplasmose
5. Pardais	Picada de mosquito	Vírus da encefalite (p. ex., vírus do Nilo Ocidental)	Encefalite
Cobras, tartarugas	Fecal-oral	*Salmonella enterica*	Enterocolite
Castor	Fecal-oral	*Giardia lamblia*	Giardíase
Peixes	Ingestão de peixes[1]	*Anisakis simplex*	Anisaquíase
		Diphyllobothrium latum	Difilobotríase

SARS, síndrome respiratória aguda grave (*severe acute respiratory syndrome*).
[1]Crus ou malcozidos.

TABELA XII-3   Insetos como vetores de microrganismos com relevância clínica

Insetos	Microrganismos importantes	Reservatório	Doença
Carrapatos			
1. *Ixodes* (carrapato-do-cervo)	1. *Borrelia burgdorferi*	Camundongos	Doença de Lyme
	2. *Babesia microti*	Camundongos	Babesiose
2. *Dermacentor* (carrapato-do-cão)	1. *Rickettsia rickettsii*	Roedores, cães	Febre maculosa das Montanhas Rochosas
	2. *Ehrlichia chaffeensis*	Cães	Erliquiose
	3. *Anaplasma phagocytophilum*	Roedores, cães	Anaplasmose
Piolhos	*Rickettsia prowazekii*	Humanos	Tifo
Mosquitos			
1. *Anopheles*	*Plasmodium falciparum, P. vivax, P. ovale, P. malariae*	Humanos	Malária
2. *Aedes*	Vírus da febre amarela	Humanos e macacos	Febre amarela
3. *Aedes*	Vírus da dengue	Humanos	Dengue
4. *Culex*	Vírus da encefalite, como vírus do Nilo Ocidental	Aves	Encefalite
5. *Anopheles* e *Culex*	*Wuchereria bancrofti*	Humanos	Filariose, especialmente elefantíase
Pulgas Pulga-do-rato	*Yersinia pestis*	Ratos	Peste
Moscas			
1. Flebotomíneos	*Leishmania donovani*	Vários animais	Leishmaniose
2. Mosca tsé-tsé	*Trypanosoma brucei*	Humanos e vários animais	Doença do sono
3. Mosca-negra	*Onchocerca volvulus*	Humanos	Oncocercose
Percevejos			
Barbeiro	*Trypanosoma cruzi*	Vários animais	Doença de Chagas

706 **PARTE XII** • Resumos para o diagnóstico de doenças infecciosas

TABELA XII-4 Fontes ambientais de organismos com relevância clínica

Fonte ambiental	Microrganismos importantes	Modo de transmissão	Doença
Água	1. *Legionella pneumophila*	Inalação de aerossol	Pneumonia
	2. *Pseudomonas aeruginosa*	Inalação de aerossol ou contato direto	Pneumonia, infecções de queimaduras e ferimentos
	3. *Mycobacterium marinum*	Abrasão cutânea	Granuloma de piscina
	4. *Vibrio vulnificus*	Abrasão cutânea	Celulite
	5. *Schistosoma mansoni, S. hematobium*	Penetração de cercárias na pele	Esquistossomose
	6. *Naegleria fowleri*	Penetração de amebas no nariz durante a natação	Meningoencefalite
Solo	1. *Clostridium tetani*	Os esporos no solo penetram no ferimento	Tétano
	2. *Clostridium botulinum*	Esporos do solo contaminam alimentos enlatados inadequadamente	Botulismo
	3. *Clostridium perfringens*	Os esporos no solo penetram no ferimento	Gangrena gasosa
	4. *Bacillus anthracis*	Os esporos no solo penetram no ferimento	Antraz
	5. Micobactérias atípicas (p. ex., *Mycobacterium avium-intracellulare*)	Inalação de aerossol	Doença similar à tuberculose
	6. *Nocardia asteroides*	Inalação de aerossol	Nocardiose
	7. *Cryptococcus neoformans*	Inalação da levedura em aerossol de solo contaminado por guano de pombo	Meningite, pneumonia
	8. *Histoplasma capsulatum*	Inalação de esporos em aerossol de solo contaminado por guano de estorninho	Histoplasmose
	9. *Coccidioides immitis*	Inalação de esporos em aerossóis de poeira do solo	Coccidioidomicose
	10. *Sporothrix schenckii*	Os esporos no solo penetram no ferimento	Esporotricose
	11. *Ancylostoma duodenale* e *Necator americanus*	Larvas filariformes penetram na pele	Ancilostomose, especialmente anemia
	12. *Strongyloides stercoralis*	Larvas filariformes penetram na pele	Estrongiloidíase
	13. *Ancylostoma caninum*	Larvas filariformes penetram na pele	Larva *migrans* cutânea

TABELA XII-5 Principais localizações geográficas de microrganismos com relevância clínica

Fonte ambiental	Microrganismos importantes	Doença
Nos Estados Unidos		
1. Estados do centro-sul (p. ex., Carolina do Norte e Virgínia)	*Rickettsia rickettsii*	Febre maculosa das Montanhas Rochosas
2. Estados do nordeste (p. ex., Connecticut, Nova Iorque e Nova Jersey)	*Borrelia burgdorferi*	Doença de Lyme
3. Estados do meio-oeste nos vales dos rios Ohio e Mississippi (p. ex., Missouri e Illinois)	*Histoplasma capsulatum*	Histoplasmose
4. Estados do sudoeste (p. ex., Califórnia e Arizona)	*Coccidioides immitis*	Coccidioidomicose
Fora dos Estados Unidos		
1. Áreas tropicais da África, Ásia e América do Sul	Espécies de *Plasmodium*	Malária
2. América Central	*Trypanosoma cruzi*	Doença de Chagas
3. Ilhas do Caribe e África	Vírus da dengue	Febre da dengue
4. África Ocidental	Vírus Ebola	Febre hemorrágica do Ebola
5. Áreas tropicais da África e América do Sul	Vírus da febre amarela	Febre amarela
6. África Subsaariana	*Neisseria meningitidis*	Meningite meningocócica
7. África Central	*Trypanosoma brucei*	Doença do sono africana
8. Oriente Médio, África e Índia	*Leishmania donovani*	Leishmaniose visceral (calazar)
9. Oriente Médio, África e Índia	*Leishmania tropica*	Leishmaniose cutânea
10. América Central e do Sul	*Leishmania brasiliensis*	Leishmaniose mucocutânea

PARTE XII • Resumos para o diagnóstico de doenças infecciosas **707**

TABELA XII-6 Ocupações e atividades de lazer que aumentam a exposição a microrganismos com relevância clínica

Ocupação/atividades de Lazer	Fator predisponente	Microrganismos importantes	Doença
Trilhas/acampamento	Exposição a carrapatos	*Borrelia burgdorferi*	Doença de Lyme
Rancheiro/trabalhador rural	Ferida cutânea contaminada com solo	*Bacillus anthracis*	Antraz
Trabalhador responsável por esgoto	Exposição a urina de rato	*Leptospira interrogans*	Leptospirose
Explorador de cavernas (espeleologista) em cavernas infestadas de morcegos	Exposição ao aerossol de saliva de morcego	Vírus da raiva	Raiva
Explorador de cavernas (espeleologista) ou trabalhador da construção civil	Exposição ao aerossol de guano de morcego	*Histoplasma capsulatum*	Histoplasmose
Arqueólogo ou trabalhador da construção civil que atua cavando o solo	Exposição a poeira do solo contendo esporos	*Coccidioides immitis*	Coccidioidomicose
Criador de pombos	Exposição ao aerossol do guano de aves	*Cryptococcus neoformans*	Criptococose
Caçador de ursos no Alasca	Ingestão de carne de urso	*Trichinella spiralis*	Triquinose
Indivíduos que atuam em aquários/piscinas	Abrasão da pele	*Mycobacterium marinum*	Granuloma de piscina

TABELA XII-7 Eventos hospitalares que predispõem à infecção por microrganismos com relevância clínica

Evento hospitalar	Microrganismos importantes	Doença
Cirurgia	*Staphylococcus aureus*	Infecção da ferida
Cateter urinário	1. Principalmente *Escherichia coli*, mas também outros bacilos Gram-negativos entéricos (p. ex., *Proteus*, *Serratia* e *Pseudomonas*)	Infecção do trato urinário
	2. *Enterococcus faecalis*	Infecção do trato urinário
Cateter intravenoso	*Staphylococcus epidermidis*, *Candida albicans*	Infecção associada ao cateter, bacteremia
Dispositivo protético (p. ex., prótese de quadril ou valva cardíaca)	1. *S. epidermidis*	Osteomielite ou endocardite
	2. *Mycobacterium fortuitum-chelonei*	Osteomielite
Terapia respiratória	*Pseudomonas aeruginosa*, *Acinetobacter baumannii*	Pneumonia
Terapia para queimaduras	*P. aeruginosa*	Infecção de ferida
Eletrodos intracerebrais	Príon	Doença de Creutzfeldt-Jakob
Lesão por agulha	1. HBV, HCV	Hepatite B ou C
	2. HIV	Aids
Berçário de prematuros	Vírus sincicial respiratório	Bronquiolite ou pneumonia

Aids, síndrome da imunodeficiência adquirida; HBV, vírus da hepatite B; HCV, vírus da hepatite C; HIV, vírus da imunodeficiência humana.

TABELA XII-8 Microrganismos que comumente causam doenças em pacientes com imunodeficiências ou defesa do hospedeiro reduzida

Imunodeficiência ou defesa reduzida	Microrganismos
Diminuição de anticorpos (p. ex., agamaglobulinemia e deficiência de IgA)	Bactérias encapsuladas (p. ex., *Streptococcus pneumoniae*, *Haemophilus influenzae* tipo b)
Redução da fagocitose (p. ex., doença granulomatosa crônica, quimioterapia para câncer [neutropenia])	*Staphylococcus aureus*, *Pseudomonas aeruginosa*, *Aspergillus fumigatus*
Redução do complemento	
1. C3b	*S. pneumoniae*, *H. influenzae* tipo b, *S. aureus*
2. C6,7,8,9 (complexo de ataque à membrana)	*Neisseria meningitidis*

(continua...)

708 **PARTE XII** • Resumos para o diagnóstico de doenças infecciosas

TABELA XII-8 **Microrganismos que comumente causam doenças em pacientes com imunodeficiências ou defesa do hospedeiro reduzida** *(Continuação)*

Imunodeficiência ou defesa reduzida	Microrganismos
Redução da imunidade mediada por células	
1. Aplasia tímica (síndrome de DiGeorge)	*Candida albicans, Pneumocystis jiroveci*
2. Infecção pelo vírus HIV (Aids), corticosteroides	Bactérias intracelulares (p. ex., *Mycobacterium tuberculosis*, MAI, *Listeria, Salmonella*)
	Fungos oportunistas (p. ex., *Candida, Cryptococcus*)
	Herpes-vírus (p. ex., herpes-vírus simples, vírus varicela-zóster, citomegalovírus)
	Protozoários (p. ex., *Toxoplasma, Cryptosporidium*)
	Pneumocystis
Ruptura da superfície epitelial (p. ex., queimaduras)	*P. aeruginosa*
Esplenectomia	*S. pneumoniae, Babesia microti*
Diabetes melito	*S. aureus*, espécies de *Mucor, P. aeruginosa*

Aids, síndrome da imunodeficiência adquirida; HIV, vírus da imunodeficiência humana; IgA, imunoglobulina A; MAI, complexo *Mycobacterium avium-intracellulare*.

TABELA XII-9 **Fatores importantes que predispõem a infecções por microrganismos específicos**

Fator predisponente	Microrganismo	Doença	Mecanismo patogênico
Fibrose cística	*Pseudomonas aeruginosa*	Pneumonia	Muco aderente aprisiona as bactérias nas vias aéreas
Anemia falciforme	*Salmonella enterica* *Streptococcus pneumoniae*	Osteomielite Sepse	Hemácias de morfologia anormal bloqueiam vasos sanguíneos dos ossos e aprisionam as bactérias Hemácias de morfologia anormal bloqueiam vasos sanguíneos do baço, causando infarto do órgão
Uso de drogas injetáveis	*Staphylococcus aureus*	Endocardite do lado direito	Microbiota cutânea penetra no sangue venoso no sítio da agulha
Uso de antibióticos	*Clostridium difficile*	Colite pseudomembranosa	Antibióticos suprimem a microbiota intestinal normal, permitindo o crescimento de *C. difficile*
Aneurisma de aorta	*S. enterica*[1]	Infecção de enxerto vascular	Incerto
Uso de tampão (vaginal ou nasal)	*S. aureus*	Síndrome do choque tóxico	O tampão bloqueia o fluxo de sangue, permitindo o crescimento de *S. aureus* e a produção de toxina
Cirurgia odontológica	Estreptococos do grupo *viridans*	Endocardite	Essas bactérias são membros da microbiota oral normal e penetram no sangue no sítio da ferida cirúrgica
Prótese de valva cardíaca	*Staphylococcus epidermidis*	Endocardite	A microbiota da pele penetra na corrente sanguínea no local de inserção do cateter ou através de uma ferida na pele
Próteses articulares	*S. epidermidis*	Osteomielite	A microbiota da pele penetra na corrente sanguínea no local de inserção do cateter ou através de uma ferida na pele
Acidente motociclístico	*Clostridium perfringens*	Gangrena gasosa (mionecrose)	Esporos do solo penetram no sítio dos ferimentos
Lentes de contato	*P. aeruginosa, Acanthamoeba castellani*	Ceratite	Abrasões causadas pelas lentes proporcionam um sítio de entrada para os microrganismos

[1]Especialmente *S. enterica* sorotipo Choleraesuis e sorotipo Dublin.

PARTE XII • Resumos para o diagnóstico de doenças infecciosas **709**

TABELA XII-10 Infecções maternas que impõem em risco significativo o feto ou o recém-nascido[1]

Micróbio	Transmissão transplacentária ou perinatal para o feto	Comentários
A. Vírus		
Citomegalovírus	Transplacentária	A principal causa de anomalias congênitas
Parvovírus B19	Transplacentária	Importante causa de anomalias congênitas, incluindo hidropsia fetal
Vírus da rubéola	Transplacentária	A vacinação reduz significativamente a incidência de infecção fetal
Vírus da imunodeficiência humana	Perinatal	A maioria é perinatal ou transplacentária e também pode ocorrer via leite materno
Vírus da hepatite B (HBV)	Perinatal	Infecção por HBV neonatal aumenta significativamente o risco de estado de portador crônico
Vírus da hepatite C (HCV)	Perinatal	Infecção por HCV neonatal aumenta significativamente o risco de estado de portador crônico
Herpes-vírus simples 2	Perinatal	Importante causa de encefalite
Vírus Zika	Transplacentária	Causa microcefalia; o único arbovírus que causa anomalias congênitas
B. Bactérias		
Treponema pallidum	Transplacentária	Causa sífilis congênita
Neisseria gonorrhoeae	Perinatal	Importante causa de conjuntivite (oftalmia neonatal)
Chlamydia trachomatis	Perinatal	Importante causa de conjuntivite e pneumonia
Streptococcus agalactiae (estreptococo do grupo B)	Perinatal	Importante causa de meningite e sepse
Escherichia coli	Perinatal	Importante causa de meningite e sepse
Listeria monocytogenes	Perinatal	Importante causa de meningite e sepse
C. Levedura		
Candida albicans	Perinatal	Causa candidíase da orofaringe
D. Protozoário		
Toxoplasma gondii	Transplacentária	Importante causa de anormalidades congênitas, especialmente dos olhos e do encéfalo

[1]O acrônimo TORCHES é utilizado para se descrever determinadas infecções fetais ou neonatais importantes adquiridas da mãe. Existem várias versões desse acrônimo. Uma comumente utilizada é: T, *Toxoplasma*; O, Outros (incluindo parvovírus B19, vírus da imunodeficiência humana e vírus Zika); R, rubéola; C, citomegalovírus; HE, *herpes*-vírus simples 2; e S, sífilis.

TABELA XII-11 Lesões cutâneas importantes causadas por microrganismos

Nome ou tipo de lesão	Microrganismo causador	Descrição da lesão	Comentários
A. Lesões únicas ou localizadas			
Escara preta de antraz	*Bacillus anthracis*	Crosta sobre uma úlcera necrótica	Causada pela toxina letal de *B. anthracis*
Carbúnculo	*Staphylococcus aureus*	Grupo de furúnculos (ver a seguir), geralmente no pescoço	Higiene pessoal insatisfatória é fator predisponente
Celulite	*Streptococcus pyogenes*	Forma irregular vermelha, quente, sensível e de dispersão rápida	Hialuronidase é um fator de disseminação
Cancro da sífilis primária	*Treponema pallidum*	Úlcera indolor, úmida e rasa	Microscopia de campo escuro mostra espiroquetas móveis
Larva *migrans* cutânea	*Ancylostoma caninum*	Trilha pruriginosa, normalmente nos pés	A larva do ancilóstomo de cão migra para a pele
Ectima gangrenoso	Com mais frequência, *Pseudomonas aeruginosa*	Úlcera necrótica com escara negra	Predisposição à neutropenia
Erisipela	*S. pyogenes*	Elevada, vermelha, sensível, com borda definida	Progressão rápida (minutos a horas); diabetes é um fator predisponente
Eritema crônico migratório (ECM) da doença de Lyme	*Borrelia burgdorferi*	Mácula eritematosa que se expande[1]	Lesão no local da picada do carrapato

(continua...)

710 **PARTE XII** • Resumos para o diagnóstico de doenças infecciosas

TABELA XII-11   Lesões cutâneas importantes causadas por microrganismos   *(Continuação)*

Nome ou tipo de lesão	Microrganismo causador	Descrição da lesão	Comentários
Furúnculo (foliculite)	1. *S. aureus*	Pústula pequena[1] no folículo piloso	1. Contém neutrófilos e cocos Gram-positivos
	2. *P. aeruginosa*		2. Causa a foliculite da "banheira quente"
Impetigo	*S. pyogenes* e *S. aureus*	Vesículas[1] com crostas cor-de-mel	Infecções cutâneas por *S. pyogenes* predispõem à glomerulonefrite aguda
Otite externa maligna	*P. aeruginosa*	Lesão necrótica no pavilhão auricular	Diabetes é fator predisponente
Papiloma (verruga)	Papilomavírus humano (HPV)	Pápulas[1] elevadas, secas e não inflamadas	Tumores benignos, exceto HPVs 16 e 18, que causam carcinoma do colo do útero
Dermatofitose	*Trichophyton, Epidermophyton, Microsporum*	Borda oval, inflamada e pruriginosa com centro claro	Ver hifas em preparação de KOH
Escabiose	*Sarcoptes scabiei*	Linhas ou pápulas[1] pruriginosas	*S. scabiei* é conhecido como "ácaro da coceira" (sarna)
Síndrome da bochecha esbofeteada	Parvovírus B19	Erupção eritematosa, macular, não sensível nas bochechas	
Herpes-zóster	Vírus varicela-zóster (VZV)	Vesículas[1] dolorosas ao longo do nervo sensorial	Reativação da infecção latente do VZV
B. Lesões múltiplas ou disseminadas			
Infecção gonocócica disseminada (IGD)	*Neisseria gonorrhoeae*	Pústulas dispersas e tendões inflamados, especialmente dos punhos e dedos das mãos (tenossinovite)	
Eritema nodoso	Fungos sistêmicos (p. ex., *Coccidioides*) e micobactérias (p. ex., *Mycobacterium tuberculosis* e *Mycobacterium leprae*)	Nódulos eritematosos sensíveis na pele sobre a tíbia ou ulna	Resposta imune ao antígeno circulante; nenhum organismo na lesão
Doença de mão-pé-boca	Vírus Coxsackie	Vesículas nas mãos, nos pés e na boca	
Sarampo	Vírus do sarampo	Exantema maculopapular (morbiliforme), especialmente na cabeça e no tronco	Ver manchas de Koplik na mucosa bucal; erupção cutânea causada pelo ataque de linfócitos T citotóxicos em células infectadas pelo vírus
Hemorragia petequial	Muitas bactérias (p. ex., *Neisseria meningitidis*) e vírus (p. ex., vírus Ebola)	Pequena área hemorrágica na pele	Um sinal da coagulação intravascular disseminada (CIVD) que ocorre na sepse; pode aumentar para formar lesões púrpuras (equimóticas)
Febre maculosa das Montanhas Rochosas	*Rickettsia rickettsiae*	Hemorragias petequiais, incluindo palma e plantas	*Rickettsia* infecta e mata o endotélio vascular, resultando em hemorragia na pele
Rubéola	Vírus da rubéola	Erupção maculopapular não confluente, na face e no tronco	Doença mais leve que o sarampo
Síndrome da pele escaldada	*S. aureus*	Descamação em grandes áreas do corpo	Protease que cliva desmogleína e causa descamação
Escarlatina	*S. pyogenes*	Erupção difusa, macular e vermelha, também "língua de morango" e palidez ao redor da cavidade oral	Causada por cepas de *S. pyogenes* que produzem toxina eritrogênica que é um superantígeno
Sífilis secundária	*T. pallidum*	Erupção maculopapular no tronco, palmas e plantas	
Hemorragia em estilhaço	Estreptococos do grupo *viridans*, *S. aureus* e outras causas de endocardite	Estilhaços pretos lineares sob as unhas	Sinal de êmbolos da vegetação na valva cardíaca
Síndrome do choque tóxico	*S. aureus*	Erupção macular semelhante a uma queimadura solar que descama mais tarde	A toxina da síndrome do choque tóxico (TSST) é um superantígeno
Varicela (catapora)	VZV	Vesículas pruriginosas na face e no tronco	

[1]Descrição de algumas lesões cutâneas importantes: mácula é uma lesão eritematosa plana. Pápula é uma lesão eritematosa elevada, sem fluido visível em seu interior; semelhante a uma picada de mosquito. Vesícula é uma lesão eritematosa elevada, com fluido amarelado (semelhante ao plasma) em seu interior; aproximadamente do mesmo tamanho de uma pápula. Pústula é uma lesão eritematosa elevada, com um líquido turvo (pus) em seu interior; geralmente maior do que uma pápula ou uma vesícula.

PARTE XIII
Questões para autoavaliação

As questões para estudo que seguem são apresentadas no formato de múltipla escolha. Com a finalidade de melhor auxiliar o estudo, as questões disponibilizadas aqui têm diferentes formatos de respostas: em algumas questões, a resposta é a alternativa mais adequada, em outras a resposta é a exceção ou, ainda, a única alternativa incorreta. Note, porém, que este não é o caso das questões da Parte XIV, onde todas as respostas são a alternativa mais adequada.

Após as questões relacionadas aos conteúdos específicos deste livro, isto é, bacteriologia, virologia, micologia, parasitologia e imunologia, há duas seções adicionais, uma contendo questões de associação e outra contendo questões com base em casos de doenças infecciosas. As questões possuem de 4 a 10 opções de resposta. As questões desta seção têm como objetivo ser uma maneira rápida e eficaz de transmitir informações importantes.

BACTERIOLOGIA BÁSICA

INSTRUÇÕES (Questões 1-39): Selecione UMA resposta MAIS ADE-QUADA para cada questão.

1. As seguintes afirmativas em relação à estrutura da superfície das bactérias estão corretas, EXCETO:

   (A) Os *pili* fazem a mediação da interação da bactéria com a mucosa do epitélio.
   (B) Cápsulas polissacarídicas retardam a fagocitose.
   (C) Bacilos e cocos Gram-negativos possuem lipopolissacarídeos ("endotoxina") em sua parede celular.
   (D) Flagelos bacterianos são não antigênicos em humanos porque eles se assemelham muito a flagelos humanos em sua composição química.

2. As seguintes opções em relação ao peptideoglicano estão corretas, EXCETO:

   (A) Ele tem uma estrutura composta por unidades alternadas de ácido murâmico e acetilglicosamina.
   (B) As ligações cruzadas entre os tetrapeptídeos envolvem D-alanina.
   (C) Ele é mais fino nas células Gram-positivas do que nas Gram-negativas.
   (D) Pode ser degradado pela lisozima.

3. As seguintes opções em relação aos esporos bacterianos estão corretas, EXCETO:

   (A) Sua capacidade de sobrevivência é baseada na sua elevada atividade metabólica.
   (B) São formados por bacilos Gram-positivos.
   (C) Eles podem ser eliminados sendo aquecidos em uma autoclave a 121°C por 15 minutos.
   (D) São formados principalmente quando os nutrientes são limitados.

4. Qual das seguintes opções consiste na comparação MAIS correta entre células humanas, bacterianas e fúngicas?

   (A) As células humanas sofrem mitose, enquanto as células bacterianas e fúngicas não o fazem.
   (B) Células humanas e de fungos possuem uma parede celular semelhante, diferentemente das bactérias, cuja parede celular contém peptideoglicano.
   (C) Células humanas e bacterianas possuem plasmídeos, enquanto células fúngicas não.
   (D) Células humanas e fúngicas possuem ribossomos semelhantes, enquanto os ribossomos de bactérias são significativamente diferentes.

5. Qual opção é a MAIS correta em relação ao fármaco mostrado no diagrama?

   (A) Inibe a síntese de DNA.
   (B) É bacteriostático.
   (C) Liga-se aos ribossomos 30S.
   (D) Previne a formação de ácido fólico.

712 **PARTE XIII** • Questões para autoavaliação

6. As seguintes opções em relação à ação seletiva dos antibióticos nas bactérias estão corretas, EXCETO:

   (A) Cloranfenicol afeta a subunidade maior do ribossomo bacteriano, que é diferente da subunidade maior do ribossomo humano.

   (B) Isoniazida afeta a DNA-polimerase das bactérias, mas não a das células humanas.

   (C) Sulfonamidas afetam a síntese de ácido fólico em bactérias, uma via que não existe em células humanas.

   (D) Penicilinas afetam bactérias e não células humanas porque as bactérias possuem uma parede celular, enquanto células humanas não.

7. As seguintes opções em relação às endotoxinas estão corretas, EXCETO:

   (A) Elas são menos tóxicas (i.e., menos ativas em um mesmo peso) do que exotoxinas.

   (B) São mais estáveis ao calor do que as exotoxinas.

   (C) Ligam-se a receptores celulares específicos, enquanto as exotoxinas não.

   (D) Elas são parte da parede celular bacteriana, enquanto as exotoxinas não.

8. A PRINCIPAL defesa do hospedeiro contra as exotoxinas bacterianas é:

   (A) Macrófagos ativados secretores de proteases

   (B) Anticorpos IgG e IgM

   (C) Células T *helper*

   (D) Modulação dos receptores celulares do hospedeiro em resposta à toxina

9. Qual dos seguintes processos envolve um *pilus* sexual?

   (A) Transdução de um gene cromossômico

   (B) Transposição de um elemento genético móvel

   (C) Integração de um bacteriófago temperado

   (D) Conjugação resultando na transferência de um fator R (resistência)

10. As seguintes opções em relação à microbiota normal estão corretas, EXCETO:

    (A) O organismo mais comum encontrado na pele é *Staphylococcus epidermidis*.

    (B) *Escherichia coli* é um membro proeminente da microbiota normal da garganta.

    (C) O principal local onde *Bacteroides fragilis* é encontrado é no cólon.

    (D) Um dos locais mais comuns onde *Staphylococcus aureus* é encontrado é no nariz.

11. As seguintes opções em relação ao mecanismo de ação de fármacos antimicrobianos estão corretas, EXCETO:

    (A) A vancomicina atua inibindo a síntese de peptideoglicano.

    (B) Quinolonas, como o ciprofloxacino, agem inibindo a DNA-girase de bactérias.

    (C) Eritromicina é um fármaco bactericida que destrói membranas celulares por uma ação parecida com a de detergentes.

    (D) Aminoglicosídeos, como a estreptomicina, são fármacos bactericidas que inibem a síntese proteica.

12. As seguintes opções em relação à resistência de bactérias aos fármacos antimicrobianos estão corretas, EXCETO:

    (A) A resistência ao cloranfenicol se deve a uma enzima que acetila o fármaco.

    (B) A resistência à penicilina se deve a uma afinidade reduzida das transpeptidases.

    (C) A resistência à penicilina se deve à clivagem por β-lactamases.

    (D) A resistência à tetraciclina se deve a uma enzima que hidrolisa a ligação éster.

13. Das seguintes opções, a função MAIS importante dos anticorpos na defesa do hospedeiro contra bactérias é:

    (A) Ativação de lisozima que degrada a parede celular

    (B) Aceleração da proteólise de exotoxinas

    (C) Facilitação da fagocitose

    (D) Inibição da síntese proteica bacteriana

14. Qual dos seguintes eventos é MAIS provável de ocorrer devido à conjugação bacteriana?

    (A) Uma cepa de *Corynebacterium diphtheriae* produzir uma toxina codificada por um prófago.

    (B) Uma cepa de *Pseudomonas aeruginosa* produzir β-lactamase codificada por um plasmídeo similar a um plasmídeo de outro organismo Gram-negativo.

    (C) Uma cepa encapsulada de *Streptococcus pneumoniae* adquirir o gene para formação de cápsula a partir de um extrato de DNA de outra cepa encapsulada.

    (D) Um gene codificando resistência à gentamicina no cromossomo de *Escherichia coli* aparecer no genoma de um bacteriófago que infectou *E. coli*.

15. Qual das seguintes opções MELHOR descreve o modo de ação das endotoxinas?

    (A) Degrada a lecitina nas membranas celulares

    (B) Inativa o fator-2 de alongamento

    (C) Bloqueia a liberação de acetilcolina

    (D) Provoca a liberação do fator de necrose tumoral

16. A identificação de bactérias por testes sorológicos é baseada na presença de antígenos específicos. Qual dos seguintes componentes bacterianos é MENOS provável de conter antígenos úteis?

    (A) Cápsula

    (B) Flagelos

    (C) Exotoxinas

    (D) Ribossomos

17. As seguintes opções em relação aos esporos bacterianos estão corretas, EXCETO:

    (A) Esporos são formados em condições ambientais adversas como a falta de uma fonte de carbono.

    (B) Os esporos são resistentes à fervura.

    (C) Esporos são metabolicamente inativos e contêm ácido dipicolínico, um quelante de cálcio.

    (D) Os esporos são formados principalmente por organismos do gênero *Neisseria*.

18. As seguintes opções em relação ao mecanismo de ação de fármacos antibacterianos estão corretas, EXCETO:

    (A) Cefalosporinas são fármacos bactericidas que inibem a reação de transpeptidase e impedem a síntese de parede celular.

    (B) Tetraciclinas são fármacos bacteriostáticos que inibem a síntese proteica, bloqueando a ligação de tRNA.

    (C) Aminoglicosídeos são fármacos bacteriostáticos que inibem a síntese proteica ativando uma ribonuclease, a qual degrada mRNA.

    (D) Eritromicina é um fármaco bacteriostático que inibe a síntese proteica, bloqueando a translocação do polipeptídeo.

19. As opções a seguir são propriedades características dos anaeróbios obrigatórios, EXCETO:

    (A) Eles geram energia utilizando o sistema dos citocromos.

    (B) Eles crescem melhor na ausência de ar.

    (C) Eles não possuem superóxido-dismutase.

    (D) Eles não possuem catalase.

PARTE XIII • Questões para autoavaliação   713

20. As seguintes opções em relação à coloração de Gram estão corretas, EXCETO:

   (A) *Escherichia coli* cora-se de rosa porque possui uma fina camada de peptideoglicano.

   (B) *Streptococcus pyogenes* cora-se de azul porque possui uma camada espessa de peptideoglicano.

   (C) *Mycobacterium tuberculosis* cora-se de azul porque possui uma espessa camada lipídica.

   (D) *Mycoplasma pneumoniae* não é visível na coloração de Gram porque não possui uma parede celular.

21. As seguintes opções em relação à morte de bactérias estão corretas, EXCETO:

   (A) A lisozima presente nas lágrimas pode hidrolisar a parede celular bacteriana.

   (B) Nitrato de prata pode inativar enzimas bacterianas.

   (C) Detergentes podem destruir membranas celulares bacterianas.

   (D) A luz ultravioleta pode degradar cápsulas bacterianas.

22. Na coloração de Gram, a descoloração de bactérias Gram-negativas por álcool-acetona está MAIS intimamente relacionada a:

   (A) Proteínas codificadas por plasmídeos F

   (B) Lipídios na membrana celular externa

   (C) Ribossomos 70S

   (D) Polissacarídeos ramificados na cápsula

23. A modificação química da benzilpenicilina (penicilina G) resultou em várias mudanças benéficas no uso clínico desse fármaco. Qual das seguintes opções NÃO é uma das mudanças benéficas?

   (A) Frequência reduzida de anafilaxia

   (B) Aumento da atividade contra bacilos Gram-negativos

   (C) Aumento da resistência ao ácido gástrico

   (D) Clivagem reduzida pela penicilinase

24. As seguintes opções em relação à resistência a antibióticos estão corretas, EXCETO:

   (A) A resistência a aminoglicosídeos pode se dever a enzimas de fosforilação codificadas por plasmídeos R.

   (B) A resistência a sulfonamidas pode se dever a enzimas que hidrolisam a estrutura de anel com cinco membros.

   (C) A resistência a penicilinas pode se devera alterações em proteínas de ligação da membrana celular.

   (D) A resistência a cefalosporinas pode se dever à clivagem do anel β-lactâmico.

25. Os efeitos da endotoxina incluem todas seguintes opções, EXCETO:

   (A) Opsonização

   (B) Febre

   (C) Ativação da cascata de coagulação

   (D) Hipotensão

26. Estruturas de superfície bacterianas que mostram diversidade antigênica incluem todas as seguintes opções, EXCETO:

   (A) *Pili*

   (B) Cápsulas

   (C) Flagelos

   (D) Peptideoglicano

27. Os efeitos dos anticorpos nas bactérias incluem todas as seguintes opções, EXCETO:

   (A) Lise de bactérias Gram-negativas em conjunção com o complemento

   (B) Aumento da fagocitose

   (C) Aumento na frequência de lisogenia

   (D) Inibição da aderência de bactérias às superfícies mucosas

28. As seguintes opções em relação às exotoxinas estão corretas, EXCETO:

   (A) Quando tratadas quimicamente, algumas exotoxinas perdem sua toxicidade e podem ser utilizadas como imunógenos em vacinas.

   (B) Algumas exotoxinas são capazes de causar doença em sua forma purificada, livre de qualquer bactéria.

   (C) Algumas exotoxinas atuam no trato gastrintestinal causando diarreia.

   (D) Algumas exotoxinas contêm lipopolissacarídeos como componente tóxico.

29. As seguintes opções em relação às células humanas e bacterianas estão corretas, EXCETO:

   (A) Bactérias são procarióticas (i.e., elas possuem uma molécula de DNA, são haploides e não possuem membrana nuclear), enquanto células humanas são eucarióticas (i.e., elas possuem múltiplos cromossomos, são diploides e possuem uma membrana nuclear).

   (B) Bactérias obtêm sua energia por fosforilação oxidativa no interior de mitocôndrias de maneira similar às células humanas.

   (C) Ribossomos bacterianos e humanos são de tamanhos e composição química diferentes.

   (D) As células bacterianas possuem peptideoglicano, enquanto as células humanas não possuem.

30. As seguintes opções em relação à penicilina estão corretas, EXCETO:

   (A) Um anel β-lactâmico intacto na penicilina é necessário para sua atividade.

   (B) A estrutura da penicilina assemelha-se à de um dipeptídeo de alanina, que é um componente do peptideoglicano.

   (C) A penicilina é um fármaco bacteriostático porque enzimas autolíticas não são ativadas.

   (D) A penicilina inibe as transpeptidases, que são necessárias na realização das ligações cruzadas do peptideoglicano.

31. As seguintes opções em relação aos mecanismos de resistência a fármacos antimicrobianos estão corretas, EXCETO:

   (A) Fatores R são plasmídeos que carregam os genes para enzimas que modificam um ou mais fármacos.

   (B) A resistência contra alguns fármacos se deve a uma mutação cromossômica que altera o receptor para o medicamento.

   (C) A resistência a alguns fármacos se deve a genes de transpósons que codificam enzimas que inativam esses fármacos.

   (D) Genes de resistência raramente são transferidos por conjugação.

32. As seguintes opções em relação às endotoxinas estão corretas, EXCETO:

   (A) A toxicidade de endotoxinas se deve à parte lipídica da molécula.

   (B) As endotoxinas são encontradas na maioria das bactérias Gram-positivas.

   (C) As endotoxinas estão localizadas externamente ao peptideoglicano da parede celular.

   (D) A antigenicidade do antígeno somático (O) se deve a oligossacarídeos repetidos.

33. As seguintes opções em relação às exotoxinas estão corretas, EXCETO:

   (A) Exotoxinas são polipeptídeos.

   (B) As exotoxinas são mais facilmente inativadas pelo calor do que as endotoxinas.

   (C) As exotoxinas são menos tóxicas do que a mesma quantidade de endotoxina.

   (D) As exotoxinas podem ser convertidas em toxoides.

PARTE XIII • Questões para autoavaliação

34. As seguintes opções em relação à morte de bactérias estão corretas, EXCETO:

(A) Uma solução de etanol a 70% mata de maneira mais eficiente do que etanol absoluto (100%).

(B) Uma autoclave usa vapor sob pressão para atingir a temperatura letal de 121°C.

(C) A pasteurização do leite mata patógenos, mas permite que muitos organismos e esporos sobrevivam.

(D) O iodo mata causando a formação de dímeros de timina no DNA bacteriano.

35. As seguintes opções em relação ao fármaco mostrado no diagrama estão corretas, EXCETO:

(A) O fármaco é bacteriostático.

(B) O fármaco inibe a síntese de parede celular.

(C) O fármaco é produzido por fungos.

(D) A porção da molécula necessária para atividade está marcada com B.

36. As seguintes opções em relação à microbiota normal estão corretas, EXCETO:

(A) A microbiota normal do cólon é composta predominantemente por bactérias anaeróbias.

(B) A presença da microbiota normal impede certos patógenos de colonizarem o trato respiratório superior.

(C) Fungos (p. ex., leveduras) não são membros da microbiota normal.

(D) Organismos da microbiota normal são residentes permanentes das superfícies corporais.

37. As seguintes opções em relação à estrutura e à composição química das bactérias estão corretas, EXCETO:

(A) Alguns cocos Gram-positivos contêm ácido teicoico externamente ao peptideoglicano.

(B) Alguns bacilos Gram-positivos produzem esporos que são resistentes à fervura.

(C) Alguns bacilos Gram-negativos contêm lipídeo A em sua membrana celular externa.

(D) Alguns micoplasmas contêm pentaglicina em seu peptideoglicano.

38. As seguintes opções em relação à microbiota normal estão corretas, EXCETO:

(A) *Streptococcus mutans* é encontrado na cavidade oral e contribui para a formação de cáries dentais.

(B) Os organismos predominantes nos alvéolos são os estreptococos do grupo *viridans*.

(C) *Bacteroides fragilis* é encontrado em maior quantidade do que *Escherichia coli* no cólon.

(D) *Candida albicans* é parte da microbiota normal de homens e de mulheres.

39. As seguintes opções em relação à toxina colérica estão corretas, EXCETO:

(A) A toxina colérica inibe o fator-2 de alongamento no epitélio da mucosa.

(B) A ligação da toxina colérica ao epitélio de mucosas ocorre via interação da subunidade B da toxina com um gangliosídeo na membrana celular.

(C) A toxina colérica atua adicionando ADP-ribose à proteína G.

(D) A toxina colérica ativa a enzima adenilato-ciclase no enterócito.

Respostas (Questões 1-39)

(1) (D)	(9) (D)	(17) (D)	(25) (A)	(33) (C)
(2) (C)	(10) (B)	(18) (C)	(26) (D)	(34) (D)
(3) (A)	(11) (C)	(19) (A)	(27) (C)	(35) (A)
(4) (D)	(12) (D)	(20) (C)	(28) (D)	(36) (C)
(5) (C)	(13) (C)	(21) (D)	(29) (B)	(37) (D)
(6) (B)	(14) (B)	(22) (B)	(30) (C)	(38) (B)
(7) (C)	(15) (D)	(23) (A)	(31) (D)	(39) (A)
(8) (B)	(16) (D)	(24) (B)	(32) (B)	

INSTRUÇÕES (Questões 40-51): Selecione uma ÚNICA resposta que é MAIS corretamente associada a cada um dos itens numerados. As opções marcadas com letras podem ser selecionadas uma vez, mais de uma ve ou nenhuma vez.

Questões 40-43

(A) Penicilinas

(B) Aminoglicosídeos

(C) Cloranfenicol

(D) Rifampicina

(E) Sulfonamidas

40. Inibe(m) a RNA-polimerase bacteriana.

41. Inibe(m) as ligações cruzadas do peptideoglicano.

42. Inibe(m) a síntese proteica ligando-se à subunidade ribossomal 30S.

43. Inibe(m) a síntese de ácido fólico.

Questões 44-46

(A) Transdução

(B) Conjugação

(C) Transformação de DNA

(D) Transposição

44. Durante um surto de doença gastrintestinal causado por uma cepa de *Escherichia coli* sensível a ampicilina, tetraciclina e cloranfenicol, uma amostra de fezes de um paciente mostra *E. coli* do mesmo sorotipo resistente aos três antibióticos.

45. Uma cepa celular com ausência de um gene para timidina-cinase foi exposta a uma preparação de DNA de células normais; sob condições de crescimento apropriadas, uma colônia de células capaz de produzir timidina-cinase foi isolada.

46. Um retrovírus sem um oncogene não induz leucemia em camundongos; depois de passagens seriadas em camundongos, vírus recuperados de um tumor eram altamente oncogênicos e continham um gene novo.

Questões 47-51

(A) Toxina diftérica

(B) Toxina tetânica

(C) Toxina botulínica

(D) Toxina da síndrome do choque tóxico

(E) Toxina colérica

47. Causa paralisia bloqueando a liberação de acetilcolina.

48. Inibe a síntese proteica bloqueando o fator-2 de alongamento.

49. Estimula células T a produzirem citocinas.

PARTE XIII • Questões para autoavaliação **715**

50. Estimula a produção de AMP cíclico, adicionando ADP-ribose em uma proteína G.

51. Inibe a liberação de neurotransmissores inibidores, causando espasmos musculares.

Respostas (Questões 40-51)

(40) **(D)**	(43) **(E)**	(46) **(A)**	(49) **(D)**
(41) **(A)**	(44) **(B)**	(47) **(C)**	(50) **(E)**
(42) **(B)**	(45) **(C)**	(48) **(A)**	(51) **(B)**

BACTERIOLOGIA CLÍNICA

INSTRUÇÕES (Questões 52-136): Selecione a resposta MAIS ADEQUADA para cada questão.

52. Uma epidemia de sepse causada por *Staphylococcus aureus* ocorreu na enfermaria neonatal. Você é chamado para investigar. De acordo com o seu conhecimento da microbiota normal, qual é a fonte MAIS provável do organismo?

(A) Cólon
(B) Nariz
(C) Garganta
(D) Vagina

53. As seguintes alternativas sobre a classificação de estreptococos estão corretas, EXCETO:

(A) Os pneumococos (*Streptococcus pneumoniae*) são α-hemolíticos e podem ser sorotipados com base em sua cápsula polissacarídica.
(B) Enterococos são estreptococos do grupo D e podem ser classificados por sua capacidade de crescer em cloreto de sódio a 6,5%.
(C) Apesar de os pneumococos e estreptococos *viridans* serem α-hemolíticos, eles podem ser diferenciados pelo teste de solubilidade em bile e por sua suscetibilidade à optoquina.
(D) Estreptococos *viridans* são identificados pelo agrupamento de Lancefield, que é baseado no carboidrato C da parede celular.

54. Os seguintes agentes são causas reconhecidas de diarreia, EXCETO:

(A) *Clostridium perfringens*
(B) *Enterococcus faecalis*
(C) *Escherichia coli*
(D) *Vibrio cholerae*

55. Os seguintes organismos são causas importantes de infecções do trato urinário, EXCETO:

(A) *Escherichia coli*
(B) *Proteus mirabilis*
(C) *Klebsiella pneumoniae*
(D) *Bacteroides fragilis*

56. Sua paciente é uma mulher de 30 anos com diarreia não sanguinolenta nas últimas 14 horas. Qual dos seguintes organismos é MENOS provável de causar essa doença?

(A) *Clostridium difficile*
(B) *Streptococcus pyogenes*
(C) *Shigella dysenteriae*
(D) *Salmonella enteritidis*

57. As seguintes opções em relação ao *Mycobacterium tuberculosis* estão corretas, EXCETO:

(A) Depois de ser corado com carbolfucsina, *M. tuberculosis* resiste à descoloração álcool-ácido-resistente.
(B) *Mycobacterium tuberculosis* possui uma grande quantidade de ácido micólico em sua parede celular.
(C) *Mycobacterium tuberculosis* se apresenta como um bacilo vermelho em amostras coradas pelo Gram.
(D) *Mycobacterium tuberculosis* se apresenta como um bacilo vermelho em amostras álcool-ácido-resistentes.

58. Um morador de rua alcoolista de 50 anos teve febre e está tossindo o equivalente a uma xícara de catarro verde com odor ruim por dia. Você suspeita que ele possa ter abscessos pulmonares. Qual dos seguintes pares de organismos é a causa MAIS provável?

(A) *Listeria monocytogenes* e *Legionella pneumophila*
(B) *Nocardia asteroides* e *Mycoplasma pneumoniae*
(C) *Fusobacterium nucleatum* e *Peptostreptococcus intermedius*
(D) *Clostridium perfringens* e *Chlamydia psittaci*

59. Qual das seguintes doenças é MELHOR diagnosticada por meios sorológicos?

(A) Febre Q
(B) Tuberculose pulmonar
(C) Gonorreia
(D) Actinomicose

60. Seu paciente tem endocardite bacteriana subaguda causada por um membro do grupo *viridans* dos estreptococos. Qual dos seguintes locais é a fonte MAIS provável do organismo?

(A) Pele
(B) Cólon
(C) Orofaringe
(D) Uretra

61. Uma cultura das lesões de pele de um paciente com pioderma (impetigo) mostrou inúmeras colônias cercadas por uma zona de β-hemólise em uma placa de ágar-sangue. Um esfregaço corado pelo Gram mostrou a presença de cocos Gram-positivos. Se você descobrir que o teste de catalase é negativo, qual dos seguintes microrganismos provavelmente foi isolado?

(A) *Streptococcus pyogenes*
(B) *Staphylococcus aureus*
(C) *Staphylococcus epidermidis*
(D) *Streptococcus pneumoniae*

62. O teste de coagulase, no qual bactérias causam a coagulação do plasma, é usado para distinguir:

(A) *Streptococcus pyogenes* de *Enterococcus faecalis*
(B) *Streptococcus pyogenes* de *Staphylococcus aureus*
(C) *Staphylococcus aureus* de *Staphylococcus epidermidis*
(D) *Staphylococcus epidermidis* de *Neisseria meningitidis*

63. Qual das seguintes opções é um fator de virulência para *Staphylococcus aureus*?

(A) Uma toxina termolábil que inibe a liberação de glicina no neurônio internuncial.
(B) Uma hemolisina oxigênio-lábil
(C) Resistência à novobiocina
(D) Proteína A que se liga à porção Fc de IgG

64. Qual dos seguintes mecanismos de defesa do hospedeiro é o MAIS importante para evitar disenteria causada por *Salmonella*?

(A) Ácido gástrico
(B) Enzimas salivares
(C) Microbiota normal da cavidade oral
(D) Alfainterferona

716 PARTE XIII • Questões para autoavaliação

65. A função protetora MAIS importante dos anticorpos estimulados pela imunização contra tétano é:

(A) Opsonização do patógeno (*Clostridium tetani*)
(B) Prevenir o crescimento do patógeno
(C) Prevenir a aderência do patógeno
(D) Neutralizar a toxina do patógeno

66. Cinco horas após comer arroz reaquecido em um restaurante, uma mulher de 24 anos e seu marido desenvolveram náusea, vômitos e diarreia. Qual dos seguintes organismos é o MAIS provável de estar envolvido?

(A) *Clostridium perfringens*
(B) *Escherichia coli* enterotoxigênica
(C) *Bacillus cereus*
(D) *Salmonella typhi*

67. Qual das seguintes bactérias tem a MENOR dose infecciosa de 50% (DI_{50})?

(A) *Shigella sonnei*
(B) *Vibrio cholerae*
(C) *Salmonella typhi*
(D) *Campylobacter jejuni*

68. Para qual das doenças entéricas abaixo o estado de portador crônico é MAIS provável de se desenvolver?

(A) Enterocolite por *Campylobacter*
(B) Enterocolite por *Shigella*
(C) Cólera
(D) Febre tifoide

69. Qual das seguintes doenças zoonóticas NÃO tem um vetor artrópode?

(A) Peste
(B) Doença de Lyme
(C) Brucelose
(D) Tifo epidêmico

70. Qual dos seguintes organismos infecta principalmente células endoteliais vasculares e, como resultado, frequentemente causa uma erupção cutânea petequial?

(A) *Salmonella typhi*
(B) *Rickettsia rickettsii*
(C) *Haemophilus influenzae*
(D) *Coxiella burnetii*

71. Qual das seguintes opções mostra MAIS corretamente a capacidade de um organismo de ser cultivado em laboratório?

(A) O *Treponema pallidum* de um cancro pode ser cultivado em um meio artificial especial suplementado com colesterol.
(B) O *Mycobacterium leprae* pode ser cultivado em tatus e no coxim de camundongos, mas não em meios artificiais.
(C) O *Mycobacterium tuberculosis* pode ser cultivado em meio artificial enriquecido e produz colônias visíveis entre 48 e 96 horas.
(D) Micobactérias atípicas são encontradas amplamente no solo e na água, mas não podem ser cultivadas em meio artificial no laboratório.

72. Todas as seguintes afirmativas sobre clamídias estão corretas, EXCETO:

(A) As clamídias são parasitas intracelulares obrigatórios, uma vez que não conseguem sintetizar trifosfato de adenosina (ATP) em quantidades suficientes.
(B) Clamídias possuem tanto DNA quanto RNA e estão ligadas por uma parede celular.

(C) *Chlamydia trachomatis* possui múltiplos sorotipos que podem provocar diferentes doenças.
(D) A maioria das clamídias é transmitida por artrópodes.

73. Para qual das seguintes vacinas bacterianas os efeitos colaterais tóxicos são uma preocupação importante?

(A) A vacina contendo polissacarídeo pneumocócico
(B) A vacina contendo *Bordetella pertussis* morto
(C) A vacina contendo toxoide tetânico
(D) A vacina contendo toxoide diftérico

74. As seguintes opções em relação a *Staphylococcus aureus* estão corretas, EXCETO:

(A) Cocos Gram-positivos agrupados em formato de "cachos de uva" são visualizados nos esfregaços corados pelo Gram.
(B) O teste de coagulase é positivo.
(C) O tratamento deve incluir uma penicilina resistente à β-lactamase.
(D) A endotoxina é um importante fator patogenético.

75. Seu paciente é um homem de 70 anos que passou por cirurgia intestinal para retirada de câncer do cólon 3 dias atrás. Ele agora está com febre e dor abdominal. Você está preocupado, pois acredita que ele possa estar com peritonite. Qual dos seguintes pares de organismos é a causa MAIS provável?

(A) *Bacteroides fragilis* e *Klebsiella pneumoniae*
(B) *Bordetella pertussis* e *Salmonella enteritidis*
(C) *Actinomyces israelii* e *Campylobacter jejuni*
(D) *Clostridium botulinum* e *Shigella dysenteriae*

76. Um homem de 65 anos desenvolve disúria e hematúria. Uma coloração de Gram de uma amostra de urina mostra bacilos Gram-negativos. Cultura da urina em ágar EAM revela colônias lactose-negativas sem evidência de movimento em enxame. Qual dos seguintes organismos é MAIS provável de ser a causa da infecção do trato urinário?

(A) *Enterococcus faecalis*
(B) *Pseudomonas aeruginosa*
(C) *Proteus vulgaris*
(D) *Escherichia coli*

77. Um homem de 25 anos reclama de corrimento uretral. Você realiza uma coloração de Gram em uma amostra do corrimento e observa neutrófilos, mas nenhuma bactéria. Dos organismos listados, o MAIS provável de estar causando o corrimento é:

(A) *Treponema pallidum*
(B) *Chlamydia trachomatis*
(C) *Candida albicans*
(D) *Coxiella burnetii*

78. Duas horas após um delicioso jantar com sopa de cevada, peru assado com recheio, batata doce, feijões verdes, molho de framboesa e torta de abóbora coberta com *chantilly*, uma família de quatro pessoas teve vômito e diarreia. Qual dos seguintes organismos é a causa MAIS provável dos sintomas?

(A) *Shigella flexneri*
(B) *Campylobacter jejuni*
(C) *Staphylococcus aureus*
(D) *Salmonella enteritidis*

79. Seu paciente tem um abscesso cerebral que foi detectado 1 mês depois de uma extração de dente. Qual dos seguintes organismos é MAIS provável de estar envolvido?

(A) Estreptococos anaeróbios
(B) *Mycobacterium smegmatis*
(C) *Lactobacillus acidophilus*
(D) *Mycoplasma pneumoniae*

PARTE XIII • Questões para autoavaliação **717**

80. A contribuição MAIS importante da cápsula de *Streptococcus pneumoniae* para a virulência é:

(A) Prevenir a desidratação dos organismos em superfícies mucosas.

(B) Retardar a fagocitose por leucócitos polimorfonucleares.

(C) Inibir a quimiotaxia de leucócitos polimorfonucleares.

(D) Acelerar a invasão tecidual por meio de sua atividade semelhante à colagenase.

81. A forma MAIS importante de o hospedeiro combater a função da cápsula de polissacarídeos pneumocócica é via:

(A) Linfócitos T sensibilizados contra antígenos polissacarídicos

(B) Enzimas que degradam polissacarídeo

(C) Anticorpo anticapsular

(D) Macrófagos ativados

82. A patogênese de qual dos seguintes organismos é MAIS provável de envolver invasão da mucosa intestinal?

(A) *Vibrio cholerae*

(B) *Shigella sonnei*

(C) *Escherichia coli* enterotoxigênica

(D) *Clostridium botulinum*

83. Qual dos seguintes organismos que infectam o trato gastrintestinal é a causa MAIS frequente de bacteremia?

(A) *Shigella flexneri*

(B) *Campylobacter jejuni*

(C) *Vibrio cholerae*

(D) *Salmonella typhi*

84. Uma mulher de 30 anos com lúpus eritematoso sistêmico tem teste sorológico positivo para sífilis (teste VDRL). Ela nega ter tido contato sexual com um parceiro que tivesse sintomas de doenças venéreas. O próximo passo mais adequado seria:

(A) Assegurar que o teste é uma reação falso-positiva relacionada com a doença autoimune

(B) Rastrear seus contatos sexuais para a realização de testes sorológicos

(C) Tratá-la com penicilina

(D) Realizar um teste de absorção de anticorpos treponêmicos fluorescentes (FTA-ABS) em uma amostra de seu soro

85. Todas as seguintes afirmativas sobre *Treponema* estão corretas, EXCETO:

(A) *Treponema pallidum* produz uma exotoxina que estimula a adenilato-ciclase.

(B) *Treponema pallidum* não pode ser cultivada em meios laboratoriais convencionais.

(C) Treponemas são membros da microbiota normal da orofaringe humana.

(D) Pacientes infectados com *T. pallidum* produzem anticorpos que reagem com a cardiolipina de coração de boi.

86. As seguintes opções em relação aos clostrídios estão corretas, EXCETO:

(A) Clostrídios patogênicos são encontrados tanto no solo quanto na microbiota normal do cólon.

(B) A colite associada a antibióticos (pseudomembranosa) se deve a uma toxina produzida por *Clostridium difficile*.

(C) Condições anaeróbias no local da ferida não são necessárias para causar tétano, porque esporos serão formados na presença de oxigênio.

(D) O botulismo, que é causado por ingestão de toxina pré-formada, pode ser evitado se o alimento for fervido antes da ingestão.

87. As seguintes opções em relação a *Bacteroides fragilis* estão corretas, EXCETO:

(A) *Bacteroides fragilis* é um bastonete Gram-negativo que faz parte da microbiota normal do cólon.

(B) *Bacteroides fragilis* forma endósporos que o permitem sobreviver no solo.

(C) A cápsula de *B. fragilis* é um importante fator de virulência.

(D) As infecções por *Bacteroides fragilis* são caracterizadas pela presença de um pus fétido.

88. As seguintes opções em relação aos estafilococos estão corretas, EXCETO:

(A) *Staphylococcus aureus* diferencia-se de *Staphylococcus epidermidis* pela produção de coagulase.

(B) As infecções por *Staphylococcus aureus* são frequentemente associadas à formação de abscessos.

(C) A maioria dos isolados clínicos de *S. aureus* produz penicilinase; portanto, a penicilina G não deve ser usada na antibioticoterapia para infecções por *S. aureus*.

(D) A síndrome da pele escaldada causada por *S. aureus* se deve à degradação enzimática de desmossomos epidérmicos pela catalase.

89. Glomerulonefrite aguda é uma complicação não supurativa que segue a infecção por qual dos seguintes organismos?

(A) *Enterococcus faecalis*

(B) *Streptococcus pyogenes*

(C) *Streptococcus pneumoniae*

(D) *Streptococcus agalactiae*

90. As seguintes opções em relação aos bacilos Gram-negativos estão corretas, EXCETO:

(A) *Escherichia coli* é parte da microbiota normal do cólon; portanto, ela não causa diarreia.

(B) *Escherichia coli* fermenta a lactose, enquanto os patógenos entéricos *Shigella* e *Salmonella* não.

(C) *Klebsiella pneumoniae*, apesar de ser uma causa de pneumonia, é parte da microbiota normal do cólon.

(D) Espécies de *Proteus* são organismos com alta motilidade que são encontrados no cólon humano e causam infecções do trato urinário.

91. Um homem de 70 anos descobre que tem uma massa dura em sua próstata que é suspeita de ser um carcinoma. Vinte e quatro horas depois da remoção cirúrgica da massa, ele desenvolve uma febre de 39°C e tem vários calafrios. Dos organismos listados, qual é o MENOS provável de estar envolvido?

(A) *Escherichia coli*

(B) *Enterococcus faecalis*

(C) *Klebsiella pneumoniae*

(D) *Legionella pneumophila*

92. Cinco dias atrás, uma mulher de 65 anos com uma infecção no trato urinário inferior começou a tomar ampicilina. Ela agora está com febre e diarreia grave. Dos organismos listados, qual é a causa MAIS provável da diarreia?

(A) *Clostridium difficile*

(B) *Bacteroides fragilis*

(C) *Proteus mirabilis*

(D) *Bordetella pertussis*

93. A patogênese de qual das seguintes doenças NÃO envolve exotoxinas?

(A) Escarlatina

(B) Febre tifoide

(C) Síndrome do choque tóxico

(D) Botulismo

718   PARTE XIII • Questões para autoavaliação

94. Considerando o efeito da benzilpenicilina (penicilina G) em bactérias, qual dos seguintes organismos é o MENOS provável de ser resistente?

 (A) *Staphylococcus aureus*
 (B) *Enterococcus faecalis*
 (C) *Streptococcus pyogenes*
 (D) *Neisseria gonorrhoeae*

95. Qual dos seguintes organismos é MAIS provável de ser a causa de pneumonia em um adulto jovem imunocompetente?

 (A) *Nocardia asteroides*
 (B) *Serratia marcescens*
 (C) *Mycoplasma pneumoniae*
 (D) *Legionella pneumophila*

96. As seguintes opções em relação a infecções do trato genital por clamídias estão corretas, EXCETO:

 (A) A infecção pode ser diagnosticada pela descoberta de anticorpos anticlamídia em uma amostra de soro.
 (B) A infecção pode persistir após a administração de penicilina.
 (C) Infecções sintomáticas podem ser associadas a corrimento uretral ou cervical contendo muitos leucócitos polimorfonucleares.
 (D) Não existe vacina contra essas infecções.

97. Qual das seguintes doenças NÃO é uma zoonose?

 (A) Febre tifoide
 (B) Febre Q
 (C) Tularemia
 (D) Febre maculosa das Montanhas Rochosas

98. Qual das seguintes opções NÃO é uma característica dos estafilococos associados à síndrome do choque tóxico?

 (A) Liberação de um superantígeno
 (B) Produção de coagulase
 (C) Visualização do organismo em agrupamentos com formato de "cachos de uva" em esfregaços corados pelo Gram
 (D) Reação catalase-negativa

99. Qual das seguintes opções NÃO é uma característica importante tanto de *Neisseria gonorrhoeae* quanto de *Neisseria meningitidis*?

 (A) Cápsula polissacarídica
 (B) IgA protease
 (C) Proteína M
 (D) *Pili*

100. Qual das seguintes opções NÃO é uma característica importante de *Streptococcus pyogenes*?

 (A) Proteína A
 (B) Proteína M
 (C) Beta-hemolisina
 (D) Polissacarídeo de substância grupo-específica

101. Todas as seguintes opções estão associadas aos estreptococos do grupo B de Lancefield (*S. agalactiae*), EXCETO:

 (A) Pioderma (impetigo)
 (B) Presença vaginal em 5 a 25% das mulheres normais em idade fértil
 (C) Meningite e sepse neonatal
 (D) β-hemólise

102. Três organismos, *Streptococcus pneumoniae*, *Neisseria meningitidis* e *Haemophilus influenzae*, causam a grande maioria dos casos de meningites bacterianas. Qual é o componente patogênico MAIS importante que eles compartilham?

 (A) Proteína A

 (B) Cápsula
 (C) Endotoxina
 (D) β-lactamase

103. A diarreia causada por qual dos seguintes agentes é caracterizada pela presença de leucócitos fecais?

 (A) *Campylobacter jejuni*
 (B) Rotavírus
 (C) *Clostridium perfringens*
 (D) *Escherichia coli* enterotoxigênica

104. As seguintes opções em relação à *Chlamydia trachomatis* estão corretas, EXCETO:

 (A) É uma importante causa de uretrite não gonocócica.
 (B) É a causa do linfogranuloma venéreo.
 (C) É uma importante causa de endocardite bacteriana subaguda.
 (D) É uma importante causa de conjuntivite.

105. As seguintes opções em relação a *Actinomyces* e *Nocardia* estão corretas, EXCETO:

 (A) *Actinomyces israelii* é um bacilo anaeróbio encontrado como parte da microbiota normal da cavidade oral.
 (B) *Actinomyces* e *Nocardia* são bacilos filamentosos ramificados.
 (C) *Nocardia asteroides* causa infecções principalmente em pacientes imunocomprometidos.
 (D) Infecções são normalmente diagnosticadas pela detecção de aumento significativo no título de anticorpos.

106. Qual dos seguintes tipos de organismos NÃO é um parasita intracelular obrigatório e, portanto, pode replicar-se em meio bacteriológico?

 (A) *Chlamydia*
 (B) *Mycoplasma*
 (C) Adenovírus
 (D) *Rickettsia*

107. Enzimas que degradam tecidos desempenham um papel importante na patogênese de diversas bactérias. Qual das seguintes opções NÃO está envolvida em dano tecidual ou celular?

 (A) Lecitinase de *Clostridium perfringens*
 (B) Hialuronidase de *Streptococcus pyogenes*
 (C) Proteína M de *Streptococcus pneumoniae*
 (D) Leucocidina de *Staphylococcus aureus*

108. O solo é o hábitat natural de determinados microrganismos de importância médica. Qual dos seguintes é o MENOS provável de residir no solo?

 (A) *Clostridium tetani*
 (B) *Mycobacterium avium-intracellulare*
 (C) *Bacillus anthracis*
 (D) *Chlamydia trachomatis*

109. Qual dos microrganismos abaixo é a causa bacteriana MAIS frequente de faringite?

 (A) *Staphylococcus aureus*
 (B) *Streptococcus pneumoniae*
 (C) *Streptococcus pyogenes*
 (D) *Neisseria meningitidis*

110. Diversos patógenos são transmitidos durante a gestação ou no parto. Qual dos seguintes é MENOS provável de ser transmitido nesses momentos?

 (A) *Haemophilus influenzae*
 (B) *Treponema pallidum*
 (C) *Neisseria gonorrhoeae*
 (D) *Chlamydia trachomatis*

PARTE XIII • Questões para autoavaliação **719**

111. As seguintes opções em relação às exotoxinas estão corretas, EXCETO:

   (A) Algumas cepas de *Escherichia coli* produzem uma enterotoxina que causa diarreia.
   (B) A toxina colérica atua estimulando a adenilato-ciclase.
   (C) A difteria é causada por uma exotoxina que inibe a síntese proteica pela inativação de um fator de alongamento.
   (D) O botulismo é causado por uma toxina que hidrolisa lecitina (lecitinase), destruindo, assim, células nervosas.

112. As seguintes opções em relação ao ensaio de VDRL para sífilis estão corretas, EXCETO:

   (A) O antígeno é composto por *Treponema pallidum* inativado.
   (B) O teste é normalmente positivo na sífilis secundária.
   (C) Resultados falso-positivos são obtidos mais frequentemente do que com o teste de absorção de anticorpos treponêmicos fluorescentes (FTA-ABS).
   (D) O título de anticorpos declina com a terapia apropriada.

113. As seguintes opções em relação ao teste de absorção de anticorpos treponêmicos fluorescentes (FTA-ABS) para sífilis estão corretas, EXCETO:

   (A) O teste é específico para *Treponema pallidum*.
   (B) O soro do paciente é absorvido com treponemas saprofíticos.
   (C) Uma vez positivo, o teste permanece assim, mesmo com terapia adequada.
   (D) O teste é raramente positivo em sífilis primária.

114. As seguintes opções em relação à *Corynebacterium diphtheriae* estão corretas, EXCETO:

   (A) *Corynebacterium diphtheriae* é um bacilo Gram-positivo que não forma esporos.
   (B) A produção de toxina depende da lisogenização do organismo por um bacteriófago.
   (C) O toxoide diftérico não deve ser administrado a crianças menores de 3 anos porque a incidência de complicações é muito alta.
   (D) Antitoxina deve ser utilizada para tratar pacientes com difteria.

115. As seguintes opções em relação a determinados bacilos Gram-negativos estão corretas, EXCETO:

   (A) *Pseudomonas aeruginosa* causa infecções de feridas que são caracterizadas por pus verde-azulado como resultado de produção de piocianina.
   (B) Em indivíduos não imunizados, a doença invasiva causada por *Haemophilus influenzae* é mais comum por cepas contendo uma cápsula polissacarídica do tipo b.
   (C) Infecções por *Legionella pneumophila* são adquiridas por inalação de aerossóis de fontes ambientais de água.
   (D) Há aumento na incidência de coqueluche, que é causada por *Bordetella pertussis*, porque a mudança de antigenicidade do organismo tornou a vacina relativamente ineficiente.

116. Todas as seguintes afirmativas sobre enterotoxinas estão corretas, EXCETO:

   (A) Enterotoxinas normalmente causam diarreia sanguinolenta com leucócitos nas fezes.
   (B) *Staphylococcus aureus* produz uma enterotoxina que causa vômitos e diarreia.
   (C) *Vibrio cholerae* causa cólera, produzindo uma enterotoxina que aumenta a atividade de adenilato-ciclase no interior dos enterócitos.
   (D) Enterotoxinas de *Escherichia coli* medeiam a ribosilação de ADP em uma proteína G.

117. As seguintes opções em relação à peste estão corretas, EXCETO:

   (A) A peste é causada por um bacilo Gram-negativo que pode ser cultivado em ágar-sangue.
   (B) A peste é transmitida do animal reservatório para um humano por uma mordida de pulga.
   (C) Os principais reservatórios na natureza são pequenos roedores.
   (D) A peste é preocupante em muitos países em desenvolvimento, mas não ocorre nos Estados Unidos desde 1968.

118. Qual das seguintes opções em relação aos organismos causadores da brucelose está CORRETA?

   (A) As brucelas são transmitidas principalmente por picada de carrapato.
   (B) Os principais reservatórios de brucela são os pequenos roedores.
   (C) Brucelas infectam células reticuloendoteliais do fígado, do baço e da medula óssea.
   (D) Brucelas são parasitas intracelulares obrigatórios que são normalmente identificados por crescimento em cultivo de células humanas.

119. As seguintes opções em relação ao tifo epidêmico estão corretas, EXCETO:

   (A) A doença é caracterizada por um exantema.
   (B) O teste de Weil-Felix pode auxiliar no diagnóstico da doença.
   (C) A doença é causada por uma *Rickettsia*.
   (D) O organismo causador é transmitido de roedores para humanos por um carrapato.

120. Qual dos seguintes organismos causa diarreia, produzindo uma enterotoxina que aumenta a atividade de adenilato-ciclase nos enterócitos?

   (A) *Escherichia coli*
   (B) *Bacteroides fragilis*
   (C) *Staphylococcus aureus*
   (D) *Enterococcus faecalis*

121. As seguintes opções em relação à febre maculosa das Montanhas Rochosas estão corretas, EXCETO:

   (A) O organismo causador forma colônias β-hemolíticas em ágar-sangue.
   (B) Dor de cabeça, febre e erupção são sintomas característicos da doença.
   (C) Nos Estados Unidos, a doença ocorre principalmente no leste do Mississippi.
   (D) A doença é causada por uma *Rickettsia*.

122. As seguintes opções em relação a *Clostridium perfringens* estão corretas, EXCETO:

   (A) Causa gangrena gasosa.
   (B) Causa intoxicação alimentar.
   (C) Ele produz uma exotoxina que degrada lecitina e causa necrose e hemólise.
   (D) Ele é um bacilo Gram-negativo que não fermenta lactose.

123. As seguintes opções em relação a *Clostridium tetani* estão corretas, EXCETO:

   (A) É um bacilo Gram-positivo formador de esporos.
   (B) Sua patogênese se deve à produção de uma exotoxina que bloqueia neurotransmissores inibidores.
   (C) É um organismo facultativo; ele cresce em uma placa de ágar-sangue na presença de ar ambiente.
   (D) Seu hábitat natural é principalmente o solo.

720 PARTE XIII • Questões para autoavaliação

124. As seguintes afirmativas sobre espiroquetas estão corretas, EXCETO:

(A) Espécies de *Treponema* são parte da microbiota normal da boca.

(B) Espécies de *Borrelia* causam uma doença transmitida por carrapato chamada febre recidivante.

(C) Espécies de *Leptospira* que causam leptospirose crescem principalmente em humanos e são normalmente transmitidas por contato entre humanos.

(D) Espécies de *Treponema* causam sífilis e bouba.

125. As seguintes afirmativas sobre gonorreia estão corretas, EXCETO:

(A) Infecções em homens são mais frequentemente sintomáticas do que em mulheres.

(B) Um diagnóstico presuntivo pode ser realizado encontrando diplococos Gram-negativos em forma de feijões no interior de neutrófilos do corrimento uretral.

(C) O diagnóstico definitivo pode ser realizado detectando anticorpos contra *Neisseria gonorrhoeae* no soro do paciente.

(D) Conjuntivite gonocócica do recém-nascido raramente ocorre nos Estados Unidos, porque nitrato de prata ou eritromicina são comumente utilizados como profilaxia.

126. As seguintes opções em relação à *Mycobacterium tuberculosis* estão corretas, EXCETO:

(A) Algumas cepas de *M. tuberculosis* isoladas de pacientes exibem resistência a múltiplos fármacos (i.e., elas são resistentes tanto à isoniazida quanto à rifampicina).

(B) *Mycobacterium tuberculosis* contém uma pequena quantidade de lipídios em sua parede celular e, portanto, não se cora bem pela coloração de Gram.

(C) *Mycobacterium tuberculosis* cresce lentamente, e as colônias aparecem geralmente de 3 a 6 semanas.

(D) O antígeno do teste cutâneo da tuberculina é uma proteína extraída do organismo.

127. Qual das seguintes opções em relação à imunização contra doenças causadas por clostrídios está CORRETA?

(A) Antitoxina contra tétano também protege contra botulismo, porque as duas toxinas compartilham sítios antigênicos.

(B) Vacinas contendo toxina a (lecitinase) são eficientes na proteção contra gangrena gasosa.

(C) A vacina toxoide contra infecção por *Clostridium difficile* deve ser administrada a pacientes imunocomprometidos.

(D) Imunização com o toxoide tetânico induz proteção efetiva contra a toxina tetânica.

128. As seguintes afirmativas sobre as neissérias estão corretas, EXCETO:

(A) São diplococos Gram-negativos.

(B) Elas produzem IgA protease como fator de virulência.

(C) São oxidase-positivas.

(D) Crescem melhor em condições anaeróbias.

129. Qual das seguintes opções em relação à *Legionella pneumophila* está CORRETA?

(A) É parte da microbiota normal do cólon.

(B) Não pode ser cultivada em meio laboratorial.

(C) Não possui parede celular.

(D) Causa pneumonia atípica, especialmente em indivíduos com imunidade celular reduzida.

130. As seguintes opções em relação às infecções de feridas por *Clostridium perfringens* estão corretas, EXCETO:

(A) Uma exotoxina desempenha um papel na patogênese.

(B) Bacilos Gram-positivos são encontrados no exsudato.

(C) O organismo cresce apenas em cultivo de células humanas.

(D) Cultura anaeróbia do local da ferida deve ser solicitada.

131. As seguintes opções em relação à infecção por *Chlamydia psittaci* estão corretas, EXCETO:

(A) *Chylamydia psittaci* pode ser isolada através do crescimento em cultura de células e não apresentará crescimento em ágar sangue.

(B) O organismo aparece em roxo em preparações de escarro coradas por Gram.

(C) A infecção é mais prontamente diagnosticada por testes sorológicos do que por isolamento do organismo.

(D) A infecção é mais comumente adquirida de uma fonte não humana do que de outro humano.

132. Os carrapatos são vetores na transmissão das seguintes doenças, EXCETO:

(A) Febre maculosa das Montanhas Rochosas

(B) Tifo epidêmico

(C) Tularemia

(D) Doença de Lyme

133. As seguintes opções em relação à pneumonia causada por *Mycoplasma pneumoniae* estão corretas, EXCETO:

(A) A pneumonia causada por *M. pneumoniae* está associada a um aumento do título de crioaglutininas.

(B) A pneumonia causada por *M. pneumoniae* ocorre principalmente em indivíduos imunocompetentes.

(C) A pneumonia causada por *M. pneumoniae* é uma pneumonia "atípica".

(D) *Mycoplasma pneumoniae* não pode ser cultivado *in vitro*, pois não possui parede celular.

134. As seguintes opções em relação à *Neisseria meningitidis* estão corretas, EXCETO:

(A) É um diplococo Gram-negativo oxidase-positivo.

(B) Contém endotoxina em sua parede celular.

(C) Produz uma exotoxina que estimula adenilato-ciclase.

(D) Tem uma cápsula polissacarídica que é antifagocitária.

135. As seguintes opções em relação à febre Q estão corretas, EXCETO:

(A) O exantema é uma característica proeminente.

(B) É transmitida por aerossóis respiratórios.

(C) Animais de fazenda consistem em um reservatório importante.

(D) É causada por *Coxiella burnetii*.

136. As seguintes opções em relação à *Mycobacterium leprae* estão corretas, EXCETO:

(A) Na hanseníase lepromatosa, grandes quantidades de organismos são normalmente visualizadas em raspados corados por coloração álcool-ácido-resistente.

(B) O organismo cresce em meio bacteriológico em 3 a 6 semanas.

(C) A terapia prolongada (9 meses ou mais) é necessária para impedir recorrência.

(D) A perda de sensação devido a dano em nervos é normalmente observada na hanseníase.

PARTE XIII • Questões para autoavaliação **721**

Respostas (Questões 52-136)

(52) **(B)**	(69) **(C)**	(86) **(C)**	(103) **(A)**	(120) **(A)**
(53) **(D)**	(70) **(B)**	(87) **(B)**	(104) **(C)**	(121) **(A)**
(54) **(B)**	(71) **(B)**	(88) **(D)**	(105) **(D)**	(122) **(D)**
(55) **(D)**	(72) **(D)**	(89) **(B)**	(106) **(B)**	(123) **(C)**
(56) **(B)**	(73) **(B)**	(90) **(A)**	(107) **(C)**	(124) **(C)**
(57) **(C)**	(74) **(D)**	(91) **(D)**	(108) **(D)**	(125) **(C)**
(58) **(C)**	(75) **(A)**	(92) **(A)**	(109) **(C)**	(126) **(B)**
(59) **(A)**	(76) **(B)**	(93) **(B)**	(110) **(A)**	(127) **(D)**
(60) **(C)**	(77) **(B)**	(94) **(C)**	(111) **(D)**	(128) **(D)**
(61) **(A)**	(78) **(C)**	(95) **(C)**	(112) **(A)**	(129) **(D)**
(62) **(C)**	(79) **(A)**	(96) **(A)**	(113) **(D)**	(130) **(C)**
(63) **(D)**	(80) **(B)**	(97) **(A)**	(114) **(C)**	(131) **(B)**
(64) **(A)**	(81) **(C)**	(98) **(D)**	(115) **(D)**	(132) **(B)**
(65) **(D)**	(82) **(B)**	(99) **(C)**	(116) **(A)**	(133) **(D)**
(66) **(C)**	(83) **(D)**	(100) **(A)**	(117) **(D)**	(134) **(C)**
(67) **(A)**	(84) **(D)**	(101) **(A)**	(118) **(C)**	(135) **(A)**
(68) **(D)**	(85) **(A)**	(102) **(B)**	(119) **(D)**	(136) **(B)**

INSTRUÇÕES (Questões 137-158): Selecione uma ÚNICA resposta que é MAIS corretamente associada a cada um dos itens numerados. As opções marcadas com letras podem ser selecionadas uma vez, mais de uma vez ou nenhuma vez.

Questões 137-140

(A) *Mycobacterium avium-intracellulare*
(B) *Treponema pallidum*
(C) *Rickettsia prowazekii*
(D) *Mycoplasma pneumoniae*

137. É um parasita intracelular obrigatório.

138. É encontrado principalmente no solo.

139. Não possui parede celular.

140. É um bacilo álcool-ácido-resistente.

Questões 141-143

(A) *Borrelia burgdorferi*
(B) *Helicobacter pylori*
(C) *Pasteurella multocida*
(D) *Brucella melitensis*

141. Úlcera péptica em um comerciante de 45 anos de idade.

142. Celulite na mão após uma mordedura de gato.

143. Erupção vermelha em formato de "olho de boi" expansível em um menino de 6 anos de idade, após umacampamento.

Questões 144-147

(A) *Corynebacterium diphtheriae*
(B) *Listeria monocytogenes*
(C) *Bacillus anthracis*
(D) *Clostridium botulinum*

144. Causa lesões cutâneas e pneumonia grave.

145. Causa paralisia flácida.

146. Causa pseudomembrana na garganta, que pode ocasionar obstrução do trato respiratório.

147. Causa meningite em neonatos e em indíviduos imunossuprimidos.

Questões 148-150

(A) *Escherichia coli*
(B) *Klebsiella pneumoniae*
(C) *Salmonella enteritidis*
(D) *Proteus mirabilis*

148. Está frequentemente implicado em infecções nosocomiais, é uma causa importante de pneumonia adquirida da comunidade em adultos, e tem uma cápsula espessa e mucoide.

149. É a causa mais comum de infecções do trato urinário.

150. Patogenicidade associada principalmente a infecções do trato urinário; produz urease.

Questões 151-154

(A) *Staphylococcus aureus*
(B) *Streptococcus pyogenes*
(C) *Enterococcus faecalis*
(D) *Streptococcus pneumoniae*

151. Cresce em cloreto de sódio a 6,5%.

152. É solúvel em bile.

153. Produz enterotoxina.

154. É associado à febre reumática.

Questões 155-158

(A) *Bacteroides fragilis*
(B) *Haemophilus influenzae*
(C) *Pseudomonas aeruginosa*
(D) *Chlamydia pneumoniae*

155. Bacilo cocobacilar Gram-negativo que causa meningite em crianças pequenas.

156. Bacilo Gram-negativo oxidase-positivo que é uma causa importante de infecções de feridas e queimaduras.

157. Causa pneumonia atípica em adultos imunocompetentes.

158. Bacilo Gram-negativo anaeróbio que é uma causa importante de peritonite.

Respostas (Questões 137-158)

(137) **(C)**	(142) **(C)**	(147) **(B)**	(152) **(D)**	(157) **(D)**
(138) **(A)**	(143) **(A)**	(148) **(B)**	(153) **(A)**	(158) **(A)**
(139) **(D)**	(144) **(C)**	(149) **(A)**	(154) **(B)**	
(140) **(A)**	(145) **(D)**	(150) **(D)**	(155) **(B)**	
(141) **(B)**	(146) **(A)**	(151) **(C)**	(156) **(C)**	

VIROLOGIA BÁSICA

INSTRUÇÕES (Questões 159-192): Selecione a resposta MAIS ADEQUADA para cada questão.

159. Os vírus penetram nas células pela adsorção a locais específicos localizados na membrana externa das células. As seguintes opções em relação a esse evento estão corretas, EXCETO:

(A) A interação determina os órgãos-alvo específicos para a infecção.

(B) A interação determina se o genoma purificado de um vírus é infeccioso.

(C) A interação pode ser evitada por anticorpos neutralizantes.

(D) Se os locais estiverem ocupados, ocorrerá interferência na infecção viral.

722 **PARTE XIII** • Questões para autoavaliação

160. Muitos vírus amadurecem por meio do brotamento pela membrana externa da célula hospedeira. As seguintes opções em relação a esses vírus estão corretas, EXCETO:

(A) Alguns desses vírus causam a formação de células multinucleadas gigantes.

(B) Alguns novos antígenos virais aparecem na superfície da célula hospedeira.

(C) Alguns desses vírus contêm lipídeos da célula hospedeira.

(D) Alguns desses vírus não possuem um envelope.

161. A análise bioquímica de um vírus revela que o genoma é composto por oito pedaços de RNA de fita simples de tamanhos diferentes, cada um complementar ao mRNA viral de células infectadas. Qual das seguintes opções é IMPROVÁVEL de estar correta?

(A) Proteínas diferentes são codificadas por cada segmento do genoma viral.

(B) A partícula viral contém uma enzima codificada pelo vírus que pode copiar o genoma, formando fitas complementares.

(C) O RNA purificado extraído da partícula viral é infeccioso.

(D) O vírus pode adquirir novos antígenos via rearranjo de seus segmentos de RNA.

162. A latência é uma consequência particularmente característica de qual dos grupos virais a seguir?

(A) Poliovírus

(B) Herpes-vírus

(C) Rinovírus

(D) Vírus influenza

163. As seguintes opções em relação aos sorotipos virais estão corretas, EXCETO:

(A) Em um vírus de nucleocapsídeo nu, o sorotipo é normalmente determinado pelas proteínas externas do capsídeo.

(B) Em vírus envelopados, o sorotipo é normalmente determinado pelas proteínas externas do envelope, principalmente as proteínas das espículas.

(C) Alguns vírus possuem múltiplos sorotipos.

(D) Alguns vírus possuem uma RNA-polimerase que determina o sorotipo.

164. A capacidade de os vírus produzirem doença pode resultar de uma variedade de mecanismos. Qual dos seguintes mecanismos é o MENOS provável?

(A) Efeito citopático nas células infectadas

(B) Transformação maligna nas células infectadas

(C) Resposta imune a antígenos induzidos pelo vírus na superfície de células infectadas

(D) Produção de uma exotoxina que ativa adenilato-ciclase

165. Qual das seguintes formas de imunidade contra vírus é MENOS provável de ser duradoura?

(A) Imunidade passiva

(B) Imunidade passivo-ativa

(C) Imunidade ativa

(D) Imunidade mediada por célula

166. Qual das seguintes opções em relação às interferonas alfa, beta e gama é MENOS precisa?

(A) As interferonas inibem um amplo espectro de vírus, não apenas aqueles que induzem a produção da interferona.

(B) As interferonas são sintetizadas apenas por células infectadas por vírus.

(C) As interferonas induzem a síntese de uma proteína-cinase que fosforila um fator de alongamento, inativando a síntese proteica.

(D) As interferonas induzem a síntese de uma ribonuclease que degrada mRNA viral.

167. Você isolou um vírus das fezes de um paciente com diarreia e mostrou que seu genoma é composto por múltiplos pedaços de RNA de fita dupla. Qual das seguintes opções é MENOS PROVÁVEL de ser verdadeira?

(A) Cada pedaço de RNA codifica uma proteína diferente.

(B) O vírus codifica uma RNA-polimerase dirigida por RNA.

(C) O vírion contém uma RNA-polimerase.

(D) O genoma se integra ao cromossomo do hospedeiro.

168. Um bacteriófago temperado foi induzido a partir de uma nova cepa patogênica de *Escherichia coli* que produz uma toxina. Qual das seguintes opções é a forma MAIS convincente de mostrar que o fago codifica a toxina?

(A) Realizar a conjugação da cepa patogênica com uma cepa não patogênica.

(B) Realizar a infecção de um animal experimental com o fago.

(C) Lisogenizar uma cepa não patogênica com o fago.

(D) Buscar elementos de transposição no DNA do fago.

169. As seguintes afirmativas sobre os retrovírus estão corretas, EXCETO:

(A) O vírion carrega uma DNA-polimerase direcionada por RNA codificada pelo genoma viral.

(B) O genoma viral consiste em três segmentos de RNA de fita dupla.

(C) O vírion é envelopado e entra na célula via interação com receptores específicos da célula hospedeira.

(D) Durante a infecção, o vírus sintetiza uma cópia de DNA de seu RNA, e esse DNA torna-se covalentemente integrado no DNA da célula hospedeira.

170. Um estoque de partículas virais foi descrito por microscopia eletrônica como contendo 10^8 partículas/mL, mas um ensaio de placa revelou apenas 10^5 unidades formadoras de placa/mL. A MELHOR interpretação desses resultados é:

(A) Apenas 1 partícula em 1.000 é infecciosa.

(B) Uma linhagem celular não permissiva foi utilizada no ensaio de placa.

(C) Vários tipos de vírus estavam presentes no estoque.

(D) O vírus é um mutante sensível à temperatura.

171. Mecanismos razoáveis para a persistência viral em indivíduos infectados incluem todas as opções seguintes, EXCETO:

(A) Geração de partículas interferentes defeituosas.

(B) Inibição mediada pelo vírus da síntese de DNA do hospedeiro.

(C) Integração de um pró-vírus no genoma do hospedeiro.

(D) Tolerância do hospedeiro a antígenos virais.

172. As seguintes opções em relação às proteínas de superfície virais estão corretas, EXCETO:

(A) Elas induzem anticorpos que neutralizam a infectividade do vírus.

(B) Elas determinam a especificidade de espécies da interação entre o vírus e a célula.

(C) Elas participam do transporte ativo de nutrientes através da membrana do envelope viral.

(D) Elas protegem o material genético contra a ação de nucleases.

173. As seguintes opções em relação às vacinas virais estão corretas, EXCETO:

(A) Em vacinas vivas atenuadas, o vírus perdeu sua capacidade de causar doença, mas manteve sua capacidade de induzir anticorpos neutralizantes.

(B) Em vacinas vivas atenuadas, a possibilidade de reversão à virulência é preocupante.

(C) Com vacinas inativadas, a imunidade de mucosas por IgA é normalmente induzida.

(D) Com vacinas inativadas, a imunidade protetora se deve principalmente à produção de IgG.

PARTE XIII • Questões para autoavaliação **723**

174. A principal barreira para o controle das infecções do trato respiratório superior causadas por rinovírus por meio da imunização é:

(A) As respostas imunes locais e sistêmicas ruins a esses vírus

(B) O amplo número de sorotipos dos rinovírus

(C) Os efeitos colaterais da vacina

(D) A incapacidade desses vírus crescerem em cultura de células

175. A característica do genoma do vírus influenza que MAIS contribui para a variação antigênica do vírus é:

(A) Um alto conteúdo G + C, que melhora a ligação das nucleoproteínas

(B) Regiões repetidas invertidas, que criam "extremidades adesivas"

(C) Ácido nucleico segmentado

(D) Bases metiladas exclusivas

176. Qual das seguintes opções é a MELHOR explicação para a ação seletiva de aciclovir (acicloguanosina) em células infectadas pelo herpes-vírus simples (HSV)?

(A) O aciclovir liga-se especificamente a receptores virais apenas na superfície de células infectadas por HSV.

(B) O aciclovir é fosforilado por uma fosfocinase codificada pelo vírus apenas no interior de células infectadas por HSV.

(C) O aciclovir inibe seletivamente a RNA-polimerase no vírion do HSV.

(D) O aciclovir bloqueia especificamente a proteína de matriz do HSV, dessa forma impedindo a liberação da progênie do HSV.

177. As seguintes afirmativas sobre a interferona estão corretas, EXCETO:

(A) A interferona inibe o crescimento tanto de vírus de DNA quanto de RNA.

(B) A interferona é induzida por RNA de fita dupla.

(C) A interferona produzida por células de uma espécie age mais efetivamente em células dessa espécie do que em células de outra espécie.

(D) A interferona age impedindo que vírus entrem na célula.

178. As seguintes opções em relação aos vírus que infectam seres humanos estão corretas, EXCETO:

(A) Apenas vírus com genoma de RNA de polaridade negativa têm uma polimerase no vírion.

(B) O ácido nucleico purificado de alguns vírus é infeccioso, mas de maneira menos eficiente do que os vírions intactos.

(C) Alguns vírus contêm envelopes lipoproteicos derivados da membrana plasmática da célula hospedeira.

(D) O ácido nucleico de alguns vírus é composto por DNA de fita simples e o de outros é composto por RNA de fita dupla.

179. Qual das seguintes opções em relação à estrutura e montagem do vírion está CORRETA:

(A) A maioria dos vírus adquire glicoproteínas de superfície brotando através da membrana nuclear.

(B) Nucleocapsídeos helicoidais são encontrados principalmente em vírus de DNA.

(C) A simetria das partículas virais impede a inclusão de qualquer proteína não estrutural, como enzimas.

(D) Vírus envelopados utilizam uma proteína de matriz para mediar interação entre glicoproteínas virais na membrana plasmática e proteínas estruturais no nucleocapsídeo.

180. As seguintes opções em relação aos vírus estão corretas, EXCETO:

(A) Os vírus podem se replicar somente no interior de células.

(B) As proteínas da superfície do vírus medeiam a entrada do vírus na célula hospedeira.

(C) O anticorpo neutralizante é direcionado contra proteínas da superfície do vírus.

(D) Os vírus se replicam por fissão binária.

181. Os vírus são parasitas intracelulares obrigatórios. As seguintes opções em relação a esse fato estão corretas, EXCETO:

(A) Os vírus não podem gerar energia fora das células.

(B) Os vírus não podem sintetizar proteínas fora das células.

(C) Vírus precisam degradar o DNA da célula hospedeira para obter nucleotídeos.

(D) Vírus envelopados necessitam de membranas da célula hospedeira para obter seus envelopes.

182. As seguintes opções em relação à lisogenia estão corretas, EXCETO:

(A) Os genes virais se replicam independentemente dos genes bacterianos.

(B) Os genes virais responsáveis pela lise são reprimidos.

(C) O DNA viral é integrado ao DNA bacteriano.

(D) Alguns bacteriófagos lisogênicos codificam toxinas que causam doenças em seres humanos.

183. As seguintes opções de vírus possuem um envelope externo lipoproteico, EXCETO:

(A) Vírus varicela-zóster

(B) Papilomavírus

(C) Vírus influenza

(D) Vírus da imunodeficiência humana

184. Qual dos vírus a seguir possui um genoma de RNA fita simples que é infeccioso quando purificado?

(A) Vírus influenza

(B) Rotavírus

(C) Vírus do sarampo

(D) Poliovírus

185. As seguintes opções de vírus possuem uma RNA-polimerase no vírion, EXCETO:

(A) Vírus da hepatite A

(B) Vírus da varíola

(C) Vírus da caxumba

(D) Rotavírus

186. As seguintes opções de vírus possuem uma DNA-polimerase no vírion, EXCETO:

(A) Vírus da imunodeficiência humana

(B) Vírus linfotrópico de células T humanas

(C) Vírus Epstein-Barr

(D) Vírus da hepatite B

187. As seguintes opções de vírus possuem um genoma de ácido nucleico de fita dupla, EXCETO:

(A) Vírus Coxsackie

(B) Herpes-vírus simples

(C) Rotavírus

(D) Adenovirus

188. Em relação aos viroides, qual das opções a seguir é a MAIS precisa?

(A) Eles são vírus defeituosos sem o DNA que codifica a proteína de matriz.

(B) Eles consistem em RNAs sem revestimento externo proteico ou lipoproteico.

(C) Causam tumores em animais experimentais.

(D) Eles requerem uma RNA-polimerase na partícula para a replicação.

189. As seguintes opções sobre o vírus do sarampo e o vírus da rubéola estão corretas, EXCETO:

(A) São vírus de RNA envelopados.

(B) Seus vírions contêm uma RNA-polimerase.

(C) Possuem um único tipo antigênico.

(D) São transmitidos por aerossóis respiratórios.

724 **PARTE XIII** • Questões para autoavaliação

190. As seguintes opções sobre vírus influenza e vírus da raiva estão corretas, EXCETO:

    (A) São vírus de RNA envelopados.
    (B) Seus vírions contêm uma RNA-polimerase.
    (C) Uma vacina inativada está disponível para os dois vírus.
    (D) Possuem um único tipo antigênico.

191. As seguintes opções em relação aos poliovírus e rinovírus estão corretas, EXCETO:

    (A) São vírus de RNA não envelopados.
    (B) Possuem múltiplos tipos antigênicos.
    (C) Seus vírions contêm uma RNA-polimerase.
    (D) Eles não integram seu genoma no DNA da célula hospedeira.

192. As seguintes opções em relação ao vírus da imunodeficiência humana (HIV) estão corretas, EXCETO:

    (A) O HIV é um vírus de RNA envelopado.
    (B) Seu vírion contém uma DNA-polimerase dependente de RNA.
    (C) Uma cópia de DNA do genoma do HIV integra-se no DNA da célula hospedeira.
    (D) O aciclovir inibe a replicação do HIV.

Respostas (Questões 159-192)

(159) **(B)**	(166) **(B)**	(173) **(C)**	(180) **(D)**	(187) **(A)**
(160) **(D)**	(167) **(D)**	(174) **(B)**	(181) **(C)**	(188) **(B)**
(161) **(C)**	(168) **(C)**	(175) **(C)**	(182) **(A)**	(189) **(B)**
(162) **(B)**	(169) **(B)**	(176) **(B)**	(183) **(B)**	(190) **(D)**
(163) **(D)**	(170) **(A)**	(177) **(D)**	(184) **(D)**	(191) **(C)**
(164) **(D)**	(171) **(B)**	(178) **(A)**	(185) **(A)**	(192) **(D)**
(165) **(A)**	(172) **(C)**	(179) **(D)**	(186) **(C)**	

INSTRUÇÕES (Questões 193-211): Selecione uma ÚNICA resposta que seja MAIS corretamente associada aos itens numerados. As opções marcadas com letras podem ser selecionadas uma vez, mais de uma vez ou nenhuma vez.

Questões 193-196

    (A) Vírus de DNA envelopado
    (B) Vírus de DNA não envelopado
    (C) Vírus de RNA envelopado
    (D) Vírus de RNA não envelopado

193. Herpes-vírus simples
194. Vírus linfotrópico de células T humanas
195. Papilomavírus humano
196. Rotavírus

Questões 197-201

    (A) Ligação e penetração do vírion
    (B) Síntese de mRNA viral
    (C) Síntese proteica viral
    (D) Síntese de DNA do genoma viral
    (E) Montagem e liberação da progênie viral

197. Sítio principal de ação do aciclovir
198. Sítio principal de ação da amantadina
199. Função da polimerase do vírion do vírus influenza
200. Sítio principal de ação do anticorpo antiviral
201. Etapa na qual o brotamento ocorre

Questões 202-206

    (A) Poliovírus
    (B) Vírus Epstein-Barr
    (C) Príons
    (D) Vírus da hepatite B
    (E) Vírus sincicial respiratório

202. Parte do genoma de DNA é sintetizado pela polimerase do vírion.
203. O produto da tradução do mRNA viral é uma poliproteína que é clivada para formar as proteínas estruturais do vírion.
204. É extremamente resistente à luz ultravioleta.
205. Causa infecção latente de células B.
206. Uma proteína do envelope induz a formação de células gigantes.

Questões 207-211

    (A) Vírus da hepatite A
    (B) Vírus da hepatite B
    (C) Vírus da hepatite C
    (D) Vírus da hepatite D

207. Vírus de DNA envelopado transmitido pelo sangue.
208. Vírus de RNA envelopado que possui o antígeno de superfície de outro vírus.
209. Vírus de RNA envelopado que é a causa mais comum de hepatite não A e não B.
210. Vírus de RNA não envelopado transmitido por via fecal-oral.
211. A proteína de superfície purificada desse vírus consiste no imunógeno de uma vacina.

Respostas (Questões 193-211)

(193) **(A)**	(197) **(D)**	(201) **(E)**	(205) **(B)**	(209) **(C)**
(194) **(C)**	(198) **(A)**	(202) **(D)**	(206) **(E)**	(210) **(A)**
(195) **(B)**	(199) **(B)**	(203) **(A)**	(207) **(B)**	(211) **(B)**
(196) **(D)**	(200) **(A)**	(204) **(C)**	(208) **(D)**	

VIROLOGIA CLÍNICA

INSTRUÇÕES (Questões 212-275): Selecione a resposta MAIS ADEQUADA para cada questão.

212. Qual dos seguintes resultados acontece MAIS comumente após uma infecção primária por herpes-vírus simples?

    (A) Completa erradicação do vírus e das células infectadas
    (B) Viremia assintomática persistente
    (C) Estabelecimento de uma infecção latente
    (D) Efeito citopático persistente nas células infectadas

213. As seguintes opções de patógenos são prováveis de estabelecer uma infecção crônica ou latente, EXCETO:

    (A) Citomegalovírus
    (B) Vírus da hepatite A
    (C) Vírus da hepatite B
    (D) Herpes-vírus simples

214. As seguintes opções relacionadas aos poliovírus e sua vacina estão corretas, EXCETO:

    (A) Os poliovírus são transmitidos por via fecal-oral.
    (B) A patogênese por poliovírus envolve principalmente a morte de neurônios sensoriais.
    (C) A vacina viva atenuada contém todos os três sorotipos de poliovírus.
    (D) Um adulto não imunizado que irá viajar para países onde há um risco conhecido de ser infectado com poliovírus deve receber a vacina inativada.

PARTE XIII • Questões para autoavaliação   **725**

215. Qual das seguintes estratégias é MAIS provável de induzir imunidade duradoura na mucosa intestinal contra poliovírus?

(A) Imunização parenteral (intramuscular) com vacina inativada

(B) Administração oral de imunoglobulina de poliovírus

(C) Imunização parenteral com vacina viva

(D) Imunização oral com vacina viva

216. As seguintes opções de síndromes clínicas estão associadas à infecção pelos picornavírus, EXCETO:

(A) Miocardite/pericardite

(B) Hepatite

(C) Mononucleose

(D) Meningite

217. As seguintes opções em relação à vacina de rubéola estão corretas, EXCETO:

(A) A vacina impede reinfecção, limitando, assim, a disseminação do vírus virulento.

(B) O imunógeno da vacina é o vírus da rubéola inativado.

(C) A vacina induz anticorpos que impedem a disseminação do vírus, neutralizando-o durante o estágio virêmico.

(D) A incidência de rubéola infantil e da síndrome congênita de rubéola diminuiu significativamente desde o surgimento da vacina.

218. As seguintes opções em relação à vacina da raiva para uso em humanos estão corretas, EXCETO:

(A) A vacina contém o vírus da raiva vivo atenuado.

(B) Se o paciente tiver sido mordido por um animal selvagem (p. ex., um gambá), a vacina para raiva deve ser administrada.

(C) Quando a vacina é administrada para profilaxia pós-exposição, a imunoglobulina contra raiva também deve ser fornecida.

(D) O vírus da vacina é multiplicado em cultivo de células humanas, diminuindo, assim, o risco de encefalomielite alérgica.

219. As seguintes opções em relação à influenza estão corretas, EXCETO:

(A) Grandes epidemias da doença são causadas pelo vírus influenza A em vez dos vírus influenza B e C.

(B) Fontes prováveis de novos antígenos para vírus influenza A são os vírus que causam influenza em animais.

(C) Grandes mudanças (*shifts*) antigênicas das proteínas de superfície virais são observadas principalmente em vírus influenza A em vez de vírus influenza B e C.

(D) As mudanças antigênicas que ocorrem com o *drift* antigênico são consequência de rearranjo dos múltiplos pedaços do genoma do vírus influenza.

220. As seguintes opções em relação à prevenção e ao tratamento da influenza estão corretas, EXCETO:

(A) A vacina de influenza inativada contém o vírus H1N1, enquanto a vacina de gripe viva atenuada contém o vírus H3N2.

(B) A administração da vacina é recomendada anualmente porque a antigenicidade do vírus varia.

(C) O oseltamivir é eficiente contra vírus influenza A e B.

(D) O principal antígeno da vacina que induz anticorpos protetores é a hemaglutinina.

221. Uma criança de 6 meses de idade desenvolve tosse persistente e febre. Exame físico e radiografia do tórax sugerem pneumonia. Qual dos seguintes organismos é MENOS provável de causar essa infecção?

(A) Vírus sincicial respiratório

(B) Adenovírus

(C) Vírus parainfluenza

(D) Rotavírus

222. Um homem de 45 anos foi atacado por um lince e mordido repetidamente na face e no pescoço. O animal foi morto por um acompanhante e trazido de volta para autoridades de saúde pública. Após você decidir imunizar contra o vírus da raiva, como você procederia?

(A) Utilizaria apenas soro hiperimune

(B) Utilizaria apenas imunização ativa

(C) Utilizaria soro hiperimune e imunização ativa

(D) Utilizaria imunização ativa e seguiria com soro hiperimune se títulos de anticorpos adequados não fossem obtidos do soro do paciente

223. As seguintes opções em relação à caxumba estão corretas, EXCETO:

(A) O vírus da caxumba é um paramixovírus e, portanto, possui genoma de RNA de fita simples.

(B) A meningite é uma complicação reconhecida da caxumba.

(C) Orquite por caxumba em crianças antes da puberdade normalmente causa esterilidade.

(D) Durante a caxumba, o vírus dissemina-se pela corrente sanguínea (viremia) para vários órgãos internos.

224. As seguintes opções em relação ao vírus sincicial respiratório (VSR) estão corretas, EXCETO:

(A) O VSR possui um genoma de RNA fita simples.

(B) O VSR induz a formação de células gigantes multinucleadas.

(C) O VSR causa pneumonia principalmente em crianças.

(D) Infecções por VSR podem ser tratadas com aciclovir de maneira efetiva.

225. O principal reservatório para as variantes de mudança (*shift*) antigênica do vírus influenza parecem ser:

(A) indivíduos em comunidades isoladas, como o Ártico

(B) animais, especificamente suínos, equinos e aves

(C) Solo, especialmente nos trópicos

(D) Esgoto

226. O papel de um agente infeccioso na patogênese do kuru foi MELHOR demonstrado por qual das seguintes observações?

(A) Foi observado um aumento de 16 vezes no título de anticorpos contra o agente.

(B) O genoma viral foi isolado de neurônios infectados.

(C) Micrografias eletrônicas dos encéfalos de indivíduos infectados demonstraram estruturas intracelulares semelhantes a nucleocapsídeos de paramixovírus.

(D) A doença foi transmitida em série para animais experimentais.

227. Um homem de 64 anos com leucemia linfática crônica desenvolve deterioração progressiva de funções mentais e neuromusculares. A necrópsia de seu cérebro revela oligodendrócitos aumentados cujos núcleos contêm partículas virais icosaédricas nuas. O diagnóstico MAIS provável é:

(A) Encefalite herpética

(B) Doença de Creutzfeldt-Jakob

(C) Panencefalite esclerosante subaguda

(D) Leucoencefalopatia multifocal progressiva

(E) Raiva

228. Um homem de 20 anos, que por muitos anos recebeu injeções diárias de hormônio do crescimento preparado a partir de hipófise humana, desenvolve ataxia, fala arrastada e demência. A necrópsia do cérebro mostra degeneração neuronal difundida, uma aparência esponjosa devido a muitos vacúolos entre as células, nenhuma inflamação e nenhuma evidência de partículas virais. O diagnóstico MAIS provável é:

(A) Encefalite herpética

(B) Doença de Creutzfeldt-Jakob

(C) Panencefalite esclerosante subaguda

(D) Leucoencefalopatia multifocal progressiva

(E) Raiva

726 PARTE XIII • Questões para autoavaliação

229. Uma mulher de 24 anos teve febre e dor de garganta na última semana. Faringite moderadamente grave e linfadenopatia cervical bilateral são observadas em exame físico. Qual dos seguintes vírus é MENOS provável de causar esse quadro?

(A) Norovírus
(B) Adenovírus
(C) Vírus Coxsackie
(D) Vírus Epstein-Barr

230. Encefalopatia espongiforme ovina/caprina e kuru apresentam todas as características a seguir, EXCETO:

(A) Um quadro histológico de encefalopatia espongiforme
(B) Transmissibilidade a animais associada a um período de incubação longo
(C) Deterioração progressiva lenta da função cerebral
(D) Inclusões intranucleares proeminentes nos oligodendrócitos

231. As seguintes opções em relação à panencefalite esclerosante subaguda estão corretas, EXCETO:

(A) A imunossupressão é um fator predisponente frequente.
(B) Agregados de nucleocapsídeos helicoidais são encontrados em células infectadas.
(C) Altos títulos de anticorpo contra o sarampo são encontrados no líquido cerebrospinal.
(D) Ocorre uma deterioração progressiva gradual da função cerebral.

232. A doença viral lenta que MAIS claramente tem imunossupressão como um fator importante em sua patogênese é:

(A) Leucoencefalopatia multifocal progressiva
(B) Panencefalite esclerosante subaguda
(C) Doença de Creutzfeldt-Jakob
(D) Kuru

233. Você acredita que o seu paciente possa estar no "período de janela imunológica" da infecção pelo vírus da hepatite B (HBV), uma vez que os seus exames de sangue para o antígeno HBs e para o anticorpo anti-HBs são negativos. Qual dos seguintes testes complementares seria MAIS útil para se estabelecer se ele foi infectado pelo HBV e está no "período de janela imunológica"?

(A) Antígeno HBe
(B) Anticorpo anti-HBc
(C) Anticorpo anti-HBe
(D) Antígeno delta

234. Qual das seguintes opções é a explicação MAIS razoável para a capacidade de o vírus da hepatite B causar infecção crônica?

(A) A infecção não estimula a produção de anticorpos.
(B) O fígado é um local "imunologicamente protegido".
(C) O DNA viral pode persistir dentro da célula hospedeira.
(D) Muitos seres humanos são imunologicamente tolerantes ao antígeno HBs.

235. O rastreamento de rotina das amostras de sangue que são utilizadas em transfusões reduziu bastante o problema da hepatite pós-transfusional. Para qual dos seguintes vírus o rastreamento eliminou grande quantidade de casos de hepatite pós-transfusão?

(A) Vírus da hepatite A
(B) Vírus da hepatite C
(C) Citomegalovírus
(D) Vírus Epstein-Barr

236. Um homem de 36 anos usuário de drogas intravenosas é portador de antígeno HBs há 10 anos. Ele desenvolve subitamente hepatite fulminante e morre dentro de 10 dias. Qual dos seguintes testes laboratoriais MAIS contribuiria para o diagnóstico?

(A) Anticorpos anti-HBs
(B) Antígeno HBe
(C) Anticorpos anti-HBc
(D) Anticorpos anti-deltavírus

237. Qual das seguintes opções é a MELHOR evidência para basear um diagnóstico decisivo de doença aguda por caxumba?

(A) Um teste cutâneo positivo
(B) Um aumento de quatro vezes no título de anticorpos contra o antígeno da caxumba
(C) História de exposição a uma criança com caxumba
(D) Orquite no homem adulto jovem

238. O vírus varicela-zóster e o herpes-vírus simples compartilham muitas características. Qual das seguintes características NÃO é compartilhada?

(A) É comum a doença não aparente, que se manifesta apenas pela excreção viral.
(B) Persistência de vírus latente após a recuperação da doença aguda
(C) Exantema vesicular
(D) Genoma de DNA linear de fita dupla

239. O herpes-vírus simples e o citomegalovírus compartilham muitas características. Qual das seguintes características é MENOS provável de ser compartilhada?

(A) Causa importante de morbidade e mortalidade em recém-nascidos
(B) Anormalidades congênitas devido à transmissão transplacentária
(C) Importante causa de doença grave em indivíduos imunossuprimidos
(D) Infecção leve ou inaparente

240. A erradicação da varíola foi facilitada por diversas características do vírus. Qual das seguintes opções MENOS contribuiu para a erradicação?

(A) O vírus possui um único tipo antigênico.
(B) A infecção não aparente é rara.
(C) A administração de uma vacina viva induz uma imunidade segura.
(D) Ele multiplica-se no citoplasma de células infectadas.

241. Qual das seguintes opções em relação à mononucleose infecciosa é a MAIS precisa?

(A) Células gigantes multinucleadas são encontradas nas lesões cutâneas.
(B) Linfócitos T infectados são abundantes no sangue periférico.
(C) O isolamento do vírus é necessário para confirmar o diagnóstico.
(D) A mononucleose infecciosa é transmitida pelo vírus na saliva.

242. Qual das seguintes opções em relação à herpes genital é a MENOS precisa?

(A) O aciclovir reduz o número de episódios recorrentes da doença, erradicando células infectadas de forma latente.
(B) O herpes genital pode ser transmitido na ausência de lesões aparentes.
(C) Células gigantes multinucleadas com inclusões intranucleares são encontradas nas lesões.
(D) Episódios iniciais da doença são geralmente mais graves do que episódios recorrentes.

PARTE XIII • Questões para autoavaliação **727**

243. Diversas vacinas contra a gripe são administradas nos Estados Unidos. Em relação a essas vacinas, qual das seguintes opções é MENOS correta?

(A) Uma das vacinas contém subunidades peptídicas purificadas de neuraminidase produzidas em leveduras.

(B) Uma das vacinas é uma vacina inativada composta por vírions de influenza tratados com formaldeído.

(C) Uma das vacinas contém um mutante sensível à temperatura de vírus influenza que replica no nariz, mas não nos pulmões.

(D) Vacinas contra influenza contêm as cepas A e B, mas não a C.

244. Qual dos patógenos seguintes é o MAIS comumente encontrado no trato respiratório inferior de crianças?

(A) Vírus sincicial respiratório

(B) Adenovírus

(C) Rinovírus

(D) Vírus Coxsackie

245. Qual das seguintes condições é a MENOS provável de ser causada pelo adenovírus?

(A) Conjuntivite

(B) Pneumonia

(C) Faringite

(D) Glomerulonefrite

246. Com relação ao diagnóstico sorológico da mononucleose infecciosa, qual das seguintes opções está CORRETA?

(A) Um anticorpo heterófilo é formado e reage com uma proteína do capsídeo do vírus Epstein-Barr.

(B) Um anticorpo heterófilo que aglutina hemácias de ovinos ou equinos é formado.

(C) Um antígeno heterófilo com reatividade cruzada com cepas OX19 de *Proteus* ocorre.

(D) Um antígeno heterófilo ocorre após infecções por citomegalovírus.

247. O herpes-vírus simples 1 (HSV-1) é distinto do HSV-2 de várias maneiras. Qual das seguintes é a afirmação MENOS correta?

(A) HSV-1 causa lesões acima do umbigo com mais frequência do que o HSV-2.

(B) A infecção pelo HSV-1 não está associada a nenhum tumor em humanos.

(C) O antissoro para o HSV-1 neutraliza o HSV-1 com muito mais eficiência do que o HSV-2.

(D) O HSV-1 causa recorrências frequentes, enquanto a infecção pelo HSV-2 raramente apresenta recorrência.

248. Qual das seguintes opções sobre o gene *src* e a proteína src do vírus do sarcoma de Rous está INCORRETA?

(A) A proteína src inativa uma proteína codificada pelo *p53*, um gene supressor de tumor.

(B) A proteína src é uma proteína-cinase que preferencialmente fosforila tirosinas em proteínas celulares.

(C) A proteína src é necessária para manter transformação neoplásica de células infectadas.

(D) O gene viral *src* é derivado de um gene celular encontrado em muitas espécies de vertebrados.

249. As seguintes opções corroboram a ideia de que proto-oncogenes celulares participam da carcinogênese humana, EXCETO:

(A) O gene c-*abl* é rearranjado no cromossomo Philadelphia em leucemias mieloides e codifica uma proteína com atividade de tirosina-cinase aumentada.

(B) O gene N-*myc* é amplificado em até 100 vezes em muitos casos avançados de neuroblastoma.

(C) O receptor para o fator de crescimento derivado de plaquetas é uma proteína transmembrana que exibe atividade de tirosina-cinase.

(D) O gene c-Ha-*ras* é mutado em códons específicos em vários tipos de cânceres humanos.

250. As seguintes opções em relação ao vírus da imunodeficiência humana (HIV) estão corretas, EXCETO:

(A) Testes de rastreamento para anticorpos são úteis para impedir a transmissão de HIV por meio de transfusão de sangue.

(B) As infecções oportunistas observadas na Aids são principalmente resultado da perda da imunidade celular.

(C) A zidovudina (azidotimidina) inibe a DNA-polimerase dependente de RNA.

(D) A presença de anticorpos circulantes que neutralizam o HIV é evidência de que um indivíduo está protegido contra a doença causada por HIV.

251. Qual das seguintes opções em relação à meningite viral e à encefalite viral está CORRETA?

(A) Herpes-vírus simples 2 é a causa principal de meningites virais.

(B) Herpes-vírus simples 1 é uma causa importante de encefalite viral.

(C) Proteínas do líquido espinal estão normalmente diminuídas em meningites virais.

(D) O diagnóstico de meningites virais pode ser realizado usando coloração nanquim em uma amostra do líquido espinal.

252. As seguintes opções estão corretas, EXCETO:

(A) Vírus Coxsackie são enterovírus e podem replicar-se nos tratos respiratório e gastrintestinal.

(B) Vírus influenza possuem múltiplos sorotipos baseados nas proteínas hemaglutinina e neuraminidase localizadas na superfície do envelope.

(C) Flavivírus são vírus de RNA envelopados que se replicam em animais e humanos.

(D) Adenovírus são vírus de RNA envelopados que são uma causa importante de infecções sexualmente transmissíveis.

253. Qual das seguintes opções em relação à prevenção de doenças virais está CORRETA?

(A) A vacina contra adenovírus contém fibras pentatônicas purificadas, e é normalmente administrada em crianças em conjunto com a vacina contra poliomielite.

(B) A vacina contra vírus Coxsackie contém vírus vivo que induz IgA, o que impede reinfecção por sorotipos homólogos.

(C) A imunização contra flavivírus consiste em soro supriimune mais uma vacina que consiste em subunidades da glicoproteína de superfície.

(D) Uma das vacinas contra vírus influenza contém vírus inativados que induzem anticorpos neutralizantes direcionados contra a hemaglutinina.

254. As seguintes opções em relação ao vírus da hepatite C (HCV) e vírus da hepatite D (HDV) estão corretas, EXCETO:

(A) O HCV é um vírus de RNA que causa hepatite pós-transfusional.

(B) O HDV é um vírus defeituoso que pode se replicar apenas em uma célula que também esteja infectada com o vírus da hepatite B.

(C) O HDV é transmitido principalmente por via fecal-oral.

(D) Pessoas infectadas com HCV comumente se tornam portadoras crônicas de HCV e têm predisposição a carcinoma hepatocelular.

728   PARTE XIII • Questões para autoavaliação

255. As seguintes opções em relação ao vírus do sarampo estão corretas, EXCETO:

(A) O vírus do sarampo é um vírus envelopado com um genoma de RNA de fita simples.

(B) Uma das complicações importantes do sarampo é a encefalite.

(C) O local inicial da replicação do vírus do sarampo é o trato respiratório superior, pelo qual ele se dissemina por meio do sangue para a pele.

(D) Infecção latente pelo vírus do sarampo pode ser explicada pela integração do pró-vírus no DNA da célula hospedeira.

256. As seguintes opções em relação à vacina contra o sarampo estão corretas, EXCETO:

(A) A vacina contém vírus vivo atenuado.

(B) A vacina não deve ser administrada junto com a vacina contra caxumba porque o sistema imune não pode responder a dois antígenos virais ao mesmo tempo.

(C) O vírus da vacina contém apenas um sorotipo.

(D) A vacina não deve ser administrada antes dos 15 meses de idade porque anticorpos maternos podem impedir uma resposta imune.

257. As seguintes opções em relação à rubéola estão corretas, EXCETO:

(A) Anormalidades congênitas ocorrem principalmente quando uma mulher grávida é infectada no primeiro trimestre.

(B) Mulheres que dizem nunca ter tido rubéola podem, mesmo assim, possuir anticorpos neutralizantes no soro.

(C) Em uma criança de 6 anos de idade, rubéola é uma doença leve autolimitada com poucas complicações.

(D) Aciclovir é eficaz no tratamento da síndrome da rubéola congênita.

258. As seguintes opções em relação à raiva e ao vírus da raiva estão corretas, EXCETO:

(A) O vírus tem um envelope lipoproteico e RNA de fita simples como genoma.

(B) O vírus tem um único tipo antigênico (sorotipo).

(C) Nos Estados Unidos, cães são o reservatório mais comum.

(D) O período de incubação é normalmente longo (várias semanas) em vez de curto (vários dias).

259. As seguintes opções em relação às endotoxinas estão corretas, EXCETO:

(A) A patogênese da síndrome do choque hemorrágico da dengue está associada à resposta anamnésica heterotípica.

(B) Aves selvagens são o reservatório para vírus da encefalite, mas não para o vírus da febre amarela.

(C) Carrapatos são o principal modo de transmissão do vírus da encefalite e do vírus da febre amarela.

(D) Existe uma vacina viva atenuada que previne febre amarela de forma efetiva.

260. As seguintes afirmativas sobre os rinovírus estão corretas, EXCETO:

(A) Rinovírus são picornavírus (i.e., vírus pequenos não envelopados com um genoma de RNA).

(B) Rinovírus são uma causa importante de infecção do trato respiratório inferior, principalmente em pacientes com doença pulmonar obstrutiva crônica.

(C) Rinovírus não infectam o trato gastrintestinal porque são inativados pelo pH ácido do estômago.

(D) Não há vacina contra os rinovírus porque eles apresentam muitos tipos antigênicos.

261. As seguintes opções em relação ao herpes-vírus simples 2 (HSV-2) estão corretas, EXCETO:

(A) Infecções primárias por HSV-2 não conferem imunidade contra infecções primárias por HSV-1.

(B) HSV-2 causa lesões vesiculares, geralmente na região genital.

(C) HSV-2 pode causar alterações na membrana celular, levando à fusão de células e à formação de células gigantes multinucleadas.

(D) Episódios de doença recorrente devido à reativação de HSV-2 latente são normalmente mais graves do que o episódio primário.

262. As seguintes opções em relação ao vírus Epstein-Barr estão corretas, EXCETO:

(A) Muitas infecções são leves ou não aparentes.

(B) Quanto mais cedo na vida a infecção primária for adquirida, mais probabilidade há de manifestar-se o quadro característico de mononucleose.

(C) Linfócitos latentemente infectados regularmente persistem após um episódio agudo de infecção.

(D) Uma infecção confere imunidade contra episódios secundários de mononucleose infecciosa.

263. As seguintes opções em relação aos rotavírus estão corretas, EXCETO:

(A) A vacina contra o rotavírus contém uma RNA-polimerase recombinante como imunógeno.

(B) Rotavírus são a causa principal de diarreia em crianças pequenas.

(C) Rotavírus são transmitidos principalmente por via fecal-oral.

(D) Os rotavírus possuem um genoma de RNA segmentado de fita dupla.

264. As seguintes opções em relação à antigenicidade do vírus influenza A estão corretas, EXCETO:

(A) Mudanças (*shifts*) antigênicas, que representam grandes alterações na antigenicidade, ocorrem com pouca frequência e se devem a rearranjos dos segmentos do genoma viral.

(B) Mudanças antigênicas afetam tanto a hemaglutinina quanto a neuraminidase.

(C) As epidemias globais causadas pelo vírus influenza A se devem às mudanças antigênicas.

(D) A proteína envolvida no *drift* antigênico é principalmente a ribonucleoproteína interna.

265. As seguintes opções em relação aos adenovírus estão corretas, EXCETO:

(A) Os adenovírus são compostos por um genoma de DNA de fita dupla e um capsídeo sem um envelope.

(B) Os adenovírus causam dor de garganta e pneumonia.

(C) Os adenovírus possuem apenas um único tipo sorológico.

(D) Os adenovírus estão relacionados como causa de tumores em animais, mas não em humanos.

266. As seguintes opções em relação à prevenção de doenças virais do trato respiratório estão corretas, EXCETO:

(A) Para evitar doenças causadas por adenovírus, uma vacina viva que causa infecção entérica assintomática é utilizada nas Forças Armadas.

(B) Para evitar doenças causadas pelo vírus influenza A, uma vacina inativada está disponível para a população civil.

(C) Não há vacina contra o vírus sincicial respiratório.

(D) Para evitar doenças causadas por rinovírus, uma vacina contendo proteínas do capsídeo purificadas é utilizada.

PARTE XIII • Questões para autoavaliação **729**

267. As seguintes opções em relação à latência dos herpes-vírus estão corretas, EXCETO:

(A) Estímulos exógenos podem causar reativação da replicação dos herpes-vírus em células infectadas de forma latente.

(B) Durante a latência, anticorpos antivirais não são encontrados no soro de indivíduos infectados.

(C) Reativação de herpes-vírus latentes é mais comum em pacientes com problemas na imunidade celular do que em pacientes imunocompetentes.

(D) O DNA do genoma de herpes-vírus persiste em células infectadas de forma latente.

268. As seguintes afirmativas sobre os rinovírus estão corretas, EXCETO:

(A) Os rinovírus são a causa mais frequente do resfriado.

(B) Os rinovírus crescem melhor a 33°C do que a 37°C; portanto, eles tendem a causar doenças do trato respiratório superior em vez do trato respiratório inferior.

(C) Os rinovírus são membros da família dos picornavírus e, portanto, assemelham-se aos poliovírus em sua estrutura e replicação.

(D) A imunidade fornecida pela vacina contra rinovírus é excelente, pois existe apenas um sorotipo.

269. Qual das seguintes opções em relação à infecção pelos poliovírus está CORRETA?

(A) A infecção congênita do feto é uma complicação importante.

(B) O vírus replica-se extensamente no trato gastrintestinal.

(C) Um teste cutâneo está disponível para determinar exposição prévia ao vírus.

(D) O oseltamivir é um agente preventivo eficaz.

270. As seguintes opções em relação à febre amarela estão corretas, EXCETO:

(A) O vírus da febre amarela é transmitido pelo mosquito *Aedes aegypti* na forma urbana da febre amarela.

(B) A infecção pelo vírus da febre amarela causa dano significativo a hepatócitos.

(C) Primatas não humanos na selva são o principal reservatório do vírus da febre amarela.

(D) Aciclovir é um tratamento eficiente para febre amarela.

271. Qual das seguintes opções em relação à caxumba está CORRETA?

(A) Apesar de as glândulas salivares serem os locais mais óbvios de infecção, os testículos, os ovários e o pâncreas também estão envolvidos.

(B) Como não há vacina contra caxumba, imunização passiva é o único meio de evitar a doença.

(C) O diagnóstico da caxumba é feito com base em dados clínicos porque o vírus não pode crescer em cultura celular e os testes sorológicos são imprecisos.

(D) Episódios secundários de caxumba podem ocorrer porque existem dois sorotipos do vírus e a proteção é tipo-específica.

272. Muitos retrovírus oncogênicos carregam oncogenes muito similares a genes celulares normais, chamados proto-oncogenes. Qual das seguintes opções em relação aos proto-oncogenes está INCORRETA?

(A) Vários proto-oncogenes foram encontrados em uma forma mutante em cânceres humanos sem evidência de etiologia viral.

(B) Vários oncogenes virais e seus proto-oncogenes progenitores codificam proteínas-cinases específicas para tirosina.

(C) Alguns proto-oncogenes codificam fatores de crescimento celular e receptores para fatores de crescimento.

(D) Proto-oncogenes são muito similares a transpósons encontrados em bactérias.

273. As seguintes opções em relação ao vírus da imunodeficiência humana (HIV) estão corretas, EXCETO:

(A) A proteína CD4 na superfície de células T é um dos receptores para o vírus.

(B) Existe uma diversidade antigênica considerável na glicoproteína de envelope do vírus.

(C) Um dos genes virais codifica para uma proteína que melhora a atividade do promotor viral transcricional.

(D) Um grande problema em relação à testagem de anticorpos para o vírus é a sua reatividade cruzada com o vírus da leucemia de células T humanas do tipo I.

274. As seguintes opções em relação ao vírus da imunodeficiência humana (HIV) estão corretas, EXCETO:

(A) Pacientes infectados com HIV normalmente formam anticorpos contra as glicoproteínas do envelope (gp120 e gp41) e contra o antígeno interno grupo-específico (p24).

(B) O HIV provavelmente surgiu como um vírus endógeno de humanos porque o DNA pró-viral do HIV é encontrado no DNA de certas células humanas normais.

(C) A transmissão do HIV ocorre principalmente pela transferência de sangue ou sêmen em adultos, e recém-nascidos podem ser infectados no momento do nascimento.

(D) O diagnóstico da infecção precoce pelo HIV é realizado testando-se o soro do paciente em busca de anticorpos contra o vírus e para o antígeno p24.

275. As seguintes opções em relação ao vírus da hepatite A (HAV) estão corretas, EXCETO:

(A) A vacina contra hepatite A contém HAV inativado como imunógeno.

(B) O HAV comumente ocasiona infecção assintomática em crianças.

(C) O diagnóstico da hepatite A é normalmente feito pelo isolamento do HAV em cultura.

(D) Gamaglobulina é usada para prevenir hepatite A em pessoas expostas.

Respostas (Questões 212-275)

(212) **(C)**	(225) **(B)**	(238) **(A)**	(251) **(B)**	(264) **(D)**
(213) **(B)**	(226) **(D)**	(239) **(B)**	(252) **(D)**	(265) **(C)**
(214) **(B)**	(227) **(D)**	(240) **(D)**	(253) **(D)**	(266) **(D)**
(215) **(D)**	(228) **(B)**	(241) **(D)**	(254) **(C)**	(267) **(B)**
(216) **(C)**	(229) **(A)**	(242) **(A)**	(255) **(D)**	(268) **(D)**
(217) **(B)**	(230) **(D)**	(243) **(A)**	(256) **(B)**	(269) **(B)**
(218) **(A)**	(231) **(A)**	(244) **(A)**	(257) **(D)**	(270) **(D)**
(219) **(D)**	(232) **(A)**	(245) **(D)**	(258) **(C)**	(271) **(A)**
(220) **(A)**	(233) **(B)**	(246) **(B)**	(259) **(C)**	(272) **(D)**
(221) **(D)**	(234) **(C)**	(247) **(D)**	(260) **(B)**	(273) **(D)**
(222) **(C)**	(235) **(B)**	(248) **(A)**	(261) **(D)**	(274) **(B)**
(223) **(C)**	(236) **(D)**	(249) **(C)**	(262) **(B)**	(275) **(C)**
(224) **(D)**	(237) **(B)**	(250) **(D)**	(263) **(A)**	

INSTRUÇÕES (Questões 276-294): Selecione uma ÚNICA resposta que é MAIS corretamente associada a cada um dos itens numerados. As opções marcadas com letras podem ser selecionadas uma vez, mais de uma vez ou nenhuma vez.

730 PARTE XIII • Questões para autoavaliação

Questões 276-279

(A) Vírus da febre amarela
(B) Vírus da raiva
(C) Rotavírus
(D) Vírus da rubéola
(E) Rinovírus

276. Causa diarreia

277. Causa icterícia

278. Causa anormalidades congênitas

279. Causa encefalite

Questões 280-284

(A) Bronquiolite
(B) Meningite
(C) Faringite
(D) Cobreiro
(E) Panencefalite esclerosante subaguda

280. Causado(a) por adenovírus

281. Causado(a)pelo vírus do sarampo

282. Causado(a)pelo vírus sincicial respiratório

283. Causado(a)pelo vírus Coxsackie

284. Causado(a)pelo vírus varicela-zóster

Questões 285-289

(A) Adenovírus
(B) Vírus parainfluenza
(C) Rinovírus
(D) Vírus Coxsackie
(E) Vírus Epstein-Barr

285. Causa miocardite e pleurodinia

286. Cresce melhor a 33°C do que a 37°C

287. Causa tumor em roedores de laboratório

288. Causa crupe em crianças pequenas

289. Causa mononucleose infecciosa

Questões 290-294

(A) Vírus da hepatite C
(B) Citomegalovírus
(C) Papilomavírus humano
(D) Vírus do dengue
(E) Vírus da encefalite de St. Louis

290. Implicado como causa do carcinoma do colo do útero

291. Aves selvagens são reservatórios importantes

292. Causa importante de pneumonia em pacientes imunocomprometidos

293. O sangue proveniente de doação contendo anticorpos contra este vírus de RNA não deve ser utilizado para transfusão.

294. Causa uma febre hemorrágica que pode apresentar risco à vida

Respostas (Questões 276-294)

(276) **(C)**   (280) **(C)**   (284) **(D)**   (288) **(B)**   (292) **(B)**
(277) **(A)**   (281) **(E)**   (285) **(D)**   (289) **(E)**   (293) **(A)**
(278) **(D)**   (282) **(A)**   (286) **(C)**   (290) **(C)**   (294) **(D)**
(279) **(B)**   (283) **(B)**   (287) **(A)**   (291) **(E)**

MICOLOGIA

INSTRUÇÕES (Questões 295-317): Selecione a resposta MAIS ADEQUADA para cada questão.

295. Qual dos seguintes fungos é o MAIS provável de ser encontrado no interior de células reticuloendoteliais, como macrófagos?

(A) *Histoplasma capsulatum*
(B) *Candida albicans*
(C) *Cryptococcus neoformans*
(D) *Sporothrix schenckii*

296. Sua paciente é uma mulher apresentando corrimento vaginal. Você suspeita, com base em dados clínicos, que possa ser devido a *Candida albicans*. Qual das seguintes opções é MENOS correta ou apropriada?

(A) Uma coloração de Gram do corrimento deve revelar leveduras em brotamento.
(B) A cultura do corrimento em ágar Sabouraud deve produzir um micélio branco com conídeos aéreos.
(C) O laboratório clínico pode usar a formação de tubos germinativos para identificar o isolado como *C. albicans*.
(D) Antibióticos predispõem à vaginite por *Candida*, matando os lactobacilos da microbiota normal que mantém o pH da vagina baixo.

297. Você fez um diagnóstico clínico de meningite em uma mulher imunocomprometida de 50 anos de idade. Um teste de aglutinação do látex a partir do líquido espinal para o antígeno capsular polissacarídico teve resultado positivo. Dos seguintes organismos, qual é a causa MAIS provável?

(A) *Histoplasma capsulatum*
(B) *Cryptococcus neoformans*
(C) *Aspergillus fumigatus*
(D) *Candida albicans*

298. Os fungos frequentemente colonizam lesões provenientes de outras causas. Qual dos seguintes é o MENOS provável de estar presente como colonizador?

(A) *Aspergillus*
(B) *Mucor*
(C) *Sporothrix*
(D) *Candida*

299. Sua paciente se queixa de um exantema pruriginoso em seu abdome. Ao exame, você descobre que as lesões são vermelhas, circulares, com uma borda vesiculada e com uma área central em processo de cicatrização. Você suspeita de *tinea corporis*. Das seguintes opções, o procedimento laboratorial MAIS apropriado para fazer o diagnóstico é:

(A) Preparações de raspados cutâneos com hidróxido de potássio
(B) Coloração por Giemsa das células gigantes multinucleadas
(C) Coloração por anticorpo fluorescente do líquido vesicular
(D) Aumento de quatro vezes no título de anticorpos contra o organismo

300. As seguintes opções em relação à *Cryptococcus neoformans* estão corretas, EXCETO:

(A) Seu hábitat natural é o solo, principalmente associado a fezes de pombos.
(B) A patogênese é principalmente relacionada à produção de exotoxina A.
(C) Leveduras em brotamento são encontradas nas lesões.
(D) O local inicial de infecção é normalmente o pulmão.

PARTE XIII • Questões para autoavaliação **731**

301. Uma mulher que lesionou o dedo enquanto podava algumas rosas desenvolveu uma pústula local que progrediu para uma úlcera. Vários nódulos se desenvolveram ao longo da drenagem linfática local. O agente MAIS provável é:

(A) *Cryptococcus neoformans*
(B) *Candida albicans*
(C) *Sporothrix schenckii*
(D) *Aspergillus fumigatus*

302. Diversos fungos são associados a doenças em pacientes imuno-comprometidos. Qual dos seguintes é o MENOS frequentemente associado?

(A) *Cryptococcus neoformans*
(B) *Aspergillus fumigatus*
(C) *Malassezia furfur*
(D) Espécies de *Mucor*

303. Células fúngicas que se reproduzem por brotamento são observadas no tecido infectado de pacientes com:

(A) Candidíase, criptococose e esporotricose
(B) Micetoma, candidíase e mucormicose
(C) *Tinea corporis, tinea unguium* e *tinea versicolor*
(D) Esporotricose, micetoma e aspergilose

304. A infecção por um dermatófito é MAIS frequentemente associada a:

(A) Uso de drogas intravenosas
(B) Inalação do organismo a partir de fezes de aves contaminadas
(C) Aderência do organismo à pele úmida suada
(D) Transmissão fecal-oral

305. A aspergilose é reconhecida no tecido pela presença de:

(A) Células em brotamento
(B) Hifas septadas
(C) Grânulos metacromáticos
(D) Pseudo-hifas

306. Qual das seguintes opções NÃO é uma característica da histo-plasmose?

(A) Transmissão interpessoal
(B) Distribuição geográfica específica
(C) Leveduras no tecido
(D) Fase micelial no solo

307. As seguintes opções em relação à mucormicose estão corretas, EXCETO:

(A) Os fungos que causam mucormicose são transmitidos por esporos assexuais veiculados no ar.
(B) Secções do tecido de um paciente com mucormicose mostram leveduras em brotamento.
(C) Hifas normalmente invadem vasos sanguíneos e causam necrose do tecido.
(D) Cetoacidose em pacientes com diabetes é um fator de predisposição para mucormicose.

308. As seguintes opções em relação aos fungos estão corretas, EXCETO:

(A) Leveduras são fungos que se reproduzem por brotamento.
(B) Bolores são fungos que possuem filamentos alongados chamados hifas.
(C) Fungos termicamente dimórficos existem como leveduras a 37°C e como bolores a 25°C.
(D) Tanto leveduras quanto bolores possuem uma parede celular de peptideoglicano.

309. As seguintes opções em relação às leveduras estão corretas, EXCETO:

(A) Leveduras possuem quitina em sua parede celular e ergosterol em suas membranas celulares.
(B) Leveduras formam ascósporos quando invadem o tecido.

(C) Leveduras possuem núcleos eucarióticos e contêm mitocôndrias em seu citoplasma.
(D) Leveduras não produzem endotoxinas ou exotoxinas.

310. As seguintes afirmativas em relação ao mecanismo de ação dos anti-fúngicos estão corretas, EXCETO:

(A) O fluconazol inibe a síntese de ergosterol, um componente da membrana celular fúngica.
(B) A anfotericina B rompe as membranas celulares fúngicas no sítio do ergosterol.
(C) A flucitosina inibe a síntese de quitina, um componente da parede celular fúngica.
(D) A caspofungina inibe a síntese de beta-glucano, um componente da parede celular fúngica.

311. Você suspeita que a doença do seu paciente possa ser causada por *Cryptococcus neoformans*. Qual dos seguintes achados seria MAIS útil para estabelecer o diagnóstico?

(A) Teste de aglutinação heterófilo positivo para a presença do antígeno.
(B) História de viagem recente para a região do vale do Rio Mississippi, nos Estados Unidos.
(C) Células encapsuladas em brotamento no líquido espinal.
(D) Organismo álcool-ácido-resistente no catarro do paciente.

312. As seguintes opções em relação à *Candida albicans* estão corretas, EXCETO:

(A) *Candida albicans* é uma levedura de brotamento que forma pseudo-hifas quando invade o tecido.
(B) *Candida albicans* é transmitida principalmente por aerossóis respiratórios.
(C) *Candida albicans* causa o "sapinho".
(D) A imunidade celular prejudicada é um fator de predisposição importante para a doença.

313. As seguintes opções em relação a *Coccidioides immitis* estão corretas, EXCETO:

(A) A fase de micélio do organismo cresce principalmente no solo, que é seu hábitat natural.
(B) No corpo, esférulas contendo endósporos são formadas.
(C) Um aumento no título do anticorpo fixador do complemento indica doença disseminada.
(D) A maioria das infecções são sintomáticas e necessitam de tratamento com anfotericina B.

314. As seguintes opções em relação a *Histoplasma capsulatum* estão corretas, EXCETO:

(A) O hábitat natural de *H. capsulatum* é o solo, onde cresce como bolor.
(B) *Histoplasma capsulatum* é transmitido por conídios aéreos e o seu sítio inicial de infecção é o pulmão.
(C) No corpo, *H. capsulatum* cresce intracelularmente no interior de macrófagos.
(D) A imunidade passiva na forma de altos títulos de anticorpos deve ser administrada a indivíduos que forem expostos.

315. As seguintes opções em relação à infecção causada por *Coccidioides immitis* estão corretas, EXCETO:

(A) *Coccidioides immitis* é um fungo dimórfico.
(B) *Coccidioides immitis* é adquirido através da inalação de artrósporos.
(C) Mais de 50% dos isolados clínicos são resistentes à anfotericina B.
(D) Infecções ocorrem principalmente nos estados norte-americanos do Sudoeste e na Califórnia.

732 PARTE XIII • Questões para autoavaliação

316. As seguintes opções em relação a *Blastomyces dermatitidis* estão corretas, EXCETO:

(A) *Blastomyces dermatitidis* cresce como um bolor no solo da América do Norte.

(B) *Blastomyces dermatitidis* é um fungo dimórfico que forma células leveduriformes no tecido.

(C) A infecção por *Blastomyces dermatitidis* é comumente diagnosticada através de testes sorológicos, uma vez que o organismo não cresce em cultura.

(D) *Blastomyces dermatitidis* causa lesões cutâneas granulomatosas.

317. *Aspergillus fumigatus* pode estar envolvido em uma variedade de condições clínicas. Qual das seguintes opções é MENOS provável de ocorrer?

(A) Invasão tecidual em hospedeiro imunocomprometido

(B) Alergia como consequência da inalação de partículas aéreas do fungo

(C) Colonização das cavidades tuberculosas no pulmão

(D) Candidíase oral

Respostas (Questões 295-317)

295) **(A)**	(300) **(B)**	(305) **(B)**	(310) **(C)**	(315) **(C)**
(296) **(B)**	(301) **(C)**	(306) **(A)**	(311) **(C)**	(316) **(C)**
(297) **(B)**	(302) **(C)**	(307) **(B)**	(312) **(B)**	(317) **(D)**
(298) **(C)**	(303) **(A)**	(308) **(D)**	(313) **(D)**	
(299) **(A)**	(304) **(C)**	(309) **(B)**	(314) **(D)**	

INSTRUÇÕES (Questões 318-325): Selecione uma ÚNICA resposta que é MAIS corretamente associada a cada um dos itens numerados. As opções marcadas com letras podem ser selecionadas uma vez, mais de uma vez ou nenhuma vez.

Questões 318-321

(A) *Histoplasma capsulatum*
(B) *Candida albicans*
(C) *Aspergillus fumigatus*
(D) *Sporothrix schenckii*

318. Levedura de brotamento membro da microbiota normal da vagina

319. Organismo dimórfico transmitido através de trauma na pele

320. Fungo dimórfico geralmente adquirido por inalação de esporos assexuados

321. Fungo que causa pneumonia em pacientes imunocomprometidos

Questões 322-325

(A) *Coccidioides immitis*
(B) *Rhizopus nigricans*
(C) *Blastomyces dermatitidis*
(D) *Cryptococcus neoformans*

322. Uma levedura adquirida por inalação que causa meningite principalmente em pacientes imunocomprometidos

323. Um fungo que invade os vasos sanguíneos principalmente em pacientes com cetoacidose diabética

324. É um fungo dimórfico adquirido por inalação por pessoas que vivem em certas áreas dos estados do sudoeste dos Estados Unidos

325. É um fungo dimórfico que causa lesões cutâneas granulomatosas em indivíduos que vivem em várias regiões da América do Norte

Respostas (Questões 318-325)

(318) **(B)**	(320) **(A)**	(322) **(D)**	(324) **(A)**
(319) **(D)**	(321) **(C)**	(323) **(B)**	(325) **(C)**

PARASITOLOGIA

INSTRUÇÕES (Questões 326-352): Selecione a resposta MAIS ADEQUADA para cada questão.

326. Crianças em creches nos Estados Unidos possuem uma alta taxa de infecção por qual dos seguintes organismos?

(A) *Ascaris lumbricoides*
(B) *Entamoeba histolytica*
(C) *Enterobius vermicularis*
(D) *Necator americanus*

327. A principal localização anatômica dos vermes adultos de *Schistosoma mansoni* é:

(A) Alvéolos pulmonares
(B) Vênulas intestinais
(C) Túbulos renais
(D) Medula óssea

328. Na malária, a forma de plasmódio que é transmitida do mosquito para humanos é:

(A) Esporozoíto
(B) Gametócito
(C) Merozoíto
(D) Hipnozoíto

329. Qual dos seguintes protozoários infecta principalmentalmente macrófagos?

(A) *Plasmodium vivax*
(B) *Leishmania donovani*
(C) *Trypanosoma cruzi*
(D) *Trichomonas vaginalis*

330. Os seguintes parasitas têm um hospedeiro intermediário como parte de seu ciclo de vida, EXCETO:

(A) *Trichomonas vaginalis*
(B) *Taenia solium*
(C) *Echinococcus granulosus*
(D) *Toxoplasma gondii*

331. Os seguintes parasitas passam pelo pulmão durante a infecção em seres humanos, EXCETO:

(A) *Strongyloides stercoralis*
(B) *Necator americanus*
(C) *Enterobius vermicularis*
(D) *Ascaris lumbricoides*

332. Os seguintes parasitas são transmitidos por moscas, EXCETO:

(A) *Schistosoma mansoni*
(B) *Onchocerca volvulus*
(C) *Trypanosoma gambiense*
(D) *Loa loa*

333. Os seguintes parasitas são transmitidos por mosquitos, EXCETO:

(A) *Leishmania donovani*
(B) *Wuchereria bancrofti*
(C) *Plasmodium vivax*
(D) *Plasmodium falciparum*

PARTE XIII · Questões para autoavaliação **733**

334. Suínos ou cães são a fonte de infecções humanas pelos seguintes parasitas, EXCETO:

(A) *Echinococcus granulosus*
(B) *Taenia solium*
(C) *Ascaris lumbricoides*
(D) *Trichinella spiralis*

335. Os seguintes parasitas são transmitidos pela ingestão de frutos do mar ou peixes preparados de forma inadequada, EXCETO:

(A) *Diphyllobothrium latum*
(B) *Ancylostoma duodenale*
(C) *Paragonimus westermani*
(D) *Clonorchis sinensis*

336. O diagnóstico laboratorial de um paciente com suspeita de abscessos hepáticos causados por *Entamoeba histolytica* deve incluir:

(A) Exame de fezes e teste de hemaglutinação indireta
(B) Exame de fezes e esfregaço sanguíneo
(C) Teste de hemaglutinação indireta e teste cutâneo
(D) Xenodiagnóstico e teste de corda

337. As seguintes opções em relação à *Toxoplasma gondii* estão corretas, EXCETO:

(A) *Toxoplasma gondii* pode ser transmitido através da placenta para o feto.
(B) *Toxoplasma gondii* pode ser transmitido por fezes de gatos.
(C) *Toxoplasma gondii* pode causar encefalite em pacientes imunocomprometidos.
(D) *Toxoplasma gondii* pode ser diagnosticado através da detecção de trofozoítos nas fezes.

338. As seguintes opções em relação a *Giardia lamblia* estão corretas, EXCETO:

(A) *Giardia lamblia* apresenta um estágio de trofozoíto e um de cisto em seu ciclo de vida.
(B) *Giardia lamblia* é transmitida por via fecal-oral a partir de fontes humanas e animais.
(C) *Giardia lamblia* causa anemia hemolítica.
(D) *Giardia lamblia* pode ser diagnosticada através de um teste de corda, no qual uma corda específica e encapsulada é engolida e passa pelo trato gastrintestinal superior.

339. As seguintes opções em relação à malária estão corretas, EXCETO:

(A) A fêmea do mosquito *Anopheles* é o vetor.
(B) Precocemente na infecção, os esporozoítos penetram nos hepatócitos.
(C) A liberação de merozoítos das hemácias causa febres periódicas e calafrios.
(D) O principal local de formação de gametócitos é o trato gastrintestinal humano.

340. As seguintes opções em relação a *Trichomonas vaginalis* estão corretas, EXCETO:

(A) *Trichomonas vaginalis* é transmitido sexualmente.
(B) *Trichomonas vaginalis* pode ser diagnosticado através da detecção de trofozoítos.
(C) *Trichomonas vaginalis* pode ser tratado efetivamente com metronidazol.
(D) *Trichomonas vaginalis* causa diarreia sanguinolenta.

341. Qual dos agentes seguintes pode ser utilizado na prevenção da malária?

(A) Mebendazol
(B) Cloroquina

(C) Vacina inativada
(D) Praziquantel

342. As seguintes opções em relação a *Pneumocystis carinii* estão corretas, EXCETO:

(A) As infecções por *Pneumocystis carinii* envolvem principalmente o trato respiratório.
(B) *Pneumocystis carinii* pode ser diagnosticado através da observação de cistos em amostras de tecido.
(C) As infecções por *Pneumocystis carinii* são sintomáticas principalmente em pacientes imunocomprometidos.
(D) Infecções sintomáticas por *Pneumocystis carinii* podem ser prevenidas através da administração oral de penicilina.

343. As seguintes opções em relação à *Trypanosoma cruzi* estão corretas, EXCETO:

(A) *Trypanosoma cruzi* é transmitido pelo inseto barbeiro.
(B) *Trypanosoma cruzi* ocorre principalmente na África tropical.
(C) *Trypanosoma cruzi* pode ser diagnosticado através da detecção de amastigotas em uma amostra de aspirado de medula óssea.
(D) *Trypanosoma cruzi* afeta tipicamente o músculo cardíaco, levando à insuficiência cardíaca.

344. As seguintes opções em relação à doença do sono estão corretas, EXCETO:

(A) A doença do sono é causada por um tripanossoma.
(B) A doença do sono é transmitida por moscas tsé-tsé.
(C) A doença do sono pode ser diagnosticada se forem encontrados ovos nas fezes.
(D) A doença do sono ocorre principalmente na África tropical.

345. As seguintes opções em relação a calazar estão corretas EXCETO:

(A) Calazar é causado por *Leishmania donovani*.
(B) Calazar é transmitido pela picada de flebotomíneos.
(C) Calazar ocorre principalmente em regiões rurais da América Latina.
(D) O calazar pode ser diagnosticado pela visualização de amastigotas na medula óssea.

346. As seguintes opções em relação a *Diphyllobothrium latum* estão corretas, EXCETO:

(A) *Diphyllobothrium latum* é transmitido por peixe malcozido.
(B) *Diphyllobothrium latum* possui ovos operculados.
(C) *Diphyllobothrium latum* causa anemia megaloblástica devido à deficiência de vitamina B_{12}.
(D) *Diphyllobothrium latum* é um verme achatado que apresenta um escólex com um círculo de ganchos.

347. As seguintes opções em relação à hidatidose cística estão corretas, EXCETO:

(A) A doença é causada por *Echinococcus granulosus*.
(B) O cisto se desenvolve principalmente no fígado.
(C) A doença é causada por um parasita cuja forma adulta vive nos intestinos de cães.
(D) A doença ocorre principalmente na África tropical.

348. As seguintes opções em relação à *Schistosoma haematobium* estão corretas, EXCETO:

(A) *Schistosoma haematobium* é adquirido pelo ser humano quando as cercárias penetram na pele.
(B) Os caramujos são hospedeiros intermediários de *S. haematobium*.
(C) Os ovos de *Schistosoma haematobium* não apresentam espinho.
(D) A infecção pelo *Schistosoma haematobium* predispõe ao carcinoma de bexiga.

734 PARTE XIII • Questões para autoavaliação

349. As seguintes opções em relação à ancilostomose estão corretas, EXCETO:

(A) A ancilostomose pode causar anemia.
(B) Infecções por ancilóstomos são adquiridas por humanos quando larvas filariformes penetram na pele.
(C) A ancilostomose é causada por *Necator americanus.*
(D) Infecções por ancilóstomos podem ser diagnosticadas pela visualização de trofozoítos nas fezes.

350. As seguintes opções em relação a *Ascaris lumbricoides* estão corretas, EXCETO:

(A) *Ascaris lumbricoides* é um dos maiores nematódeos.
(B) *Ascaris lumbricoides* é transmitido pela ingestão de ovos.
(C) Tanto cachorros quanto gatos são hospedeiros intermediários de *A. lumbricoides.*
(D) *Ascaris lumbricoides* pode causar pneumonia.

351. As seguintes opções em relação a *Strongyloides stercoralis* estão corretas, EXCETO:

(A) *Strongyloides stercoralis* é adquirido pela ingestão de ovos.
(B) *Strongyloides stercoralis* passa por um ciclo de vida livre no solo.
(C) Larvas migratórias de *S. stercoralis* induzem eosinofilia acentuada.
(D) *Strongyloides stercoralis* produz larvas filariformes.

352. As seguintes afirmativas sobre triquinose estão corretas, EXCETO:

(A) A triquinose é adquirida pelo consumo de carne suína malcozida.
(B) A triquinose é causada por um protozoário que possui um estágio de trofozoíto e um de cisto em seu ciclo de vida.
(C) A triquinose pode ser diagnosticada pela visualização de cistos em amostras de biópsia de músculos.
(D) A eosinofilia é um achado importante.

Respostas (Questões 326-352)

(326) **(C)**   (332) **(A)**   (338) **(C)**   (344) **(C)**   (350) **(C)**
(327) **(B)**   (333) **(A)**   (339) **(D)**   (345) **(C)**   (351) **(A)**
(328) **(A)**   (334) **(C)**   (340) **(D)**   (346) **(D)**   (352) **(B)**
(329) **(B)**   (335) **(B)**   (341) **(B)**   (347) **(D)**
(330) **(A)**   (336) **(A)**   (342) **(D)**   (348) **(C)**
(331) **(C)**   (337) **(D)**   (343) **(B)**   (349) **(D)**

INSTRUÇÕES (Questões 353-386): Selecione uma ÚNICA resposta que é MAIS corretamente associada a cada um dos itens numerados. As opções marcadas com letras podem ser selecionadas uma vez, mais de uma vez ou nenhuma vez.

Questões 353-360

(A) *Dracunculus medinensis*
(B) *Loa loa*
(C) *Onchocerca volvulus*
(D) *Wuchereria bancrofti*
(E) *Toxocara canis*

353. Causa oncocercose (cegueira dos rios)

354. Transmitido por mosquitos

355. Adquirido pelo consumo de água contaminada

356. O tratamento consiste na extração do verme da úlcera cutânea

357. Transmitido pela picada de uma mosca-do-cervo ou mosca-da--manga

358. Causa larva *migrans* visceral

359. Causa filariose

360. Adquirido pela ingestão de ovos dos vermes

Questões 361-372

(A) *Giardia lamblia*
(B) *Plasmodium vivax*
(C) *Taenia saginata*
(D) *Clonorchis sinensis*
(E) *Enterobius vermicularis*

361. Um trematódeo (fascíola) adquirido pelo consumo de peixe malcozido

362. Um cestódeo (tênia) adquirido pelo consumo de carne malcozida

363. Um nematódeo (lombriga) transmitido principalmente de criança para criança

364. Um protozoário transmitido por mosquitos

365. Um protozoário transmitido por via fecal-oral

366. Afeta principalmente os ductos biliares

367. Causa diarreia como sintoma mais proeminente

368. Causa prurido perianal como sintoma mais proeminente

369. Causa febre, calafrios e anemia

370. Pode ser tratado com metronidazol

371. Pode ser tratado com mebendazol ou pamoato de pirantel

372. Pode ser tratado com cloroquina e primaquina

Questões 373-386

(A) *Entamoeba histolytica*
(B) *Plasmodium falciparum*
(C) *Taenia solium*
(D) *Paragonimus westermani*
(E) *Strongyloides stercoralis*

373. Um cestódeo (tênia) adquirido pelo consumo de carne de porco malcozida

374. Um nematódeo (lombriga) adiquirido quando a larva filariforme penetra na pele

375. Um protozoário transmitido por via fecal-oral

376. Um trematódeo (fascíola) adquirido pelo consumo de carne de caranguejo malcozida

377. Um protozoário que infecta as hemácias

378. Diagnóstico laboratorial baseado na observação de ovos em amostras de escarro

379. Causa cisticercose em seres humanos

380. Ocorrem cepas resistentes à cloroquina

381. Autoinfecção entre os seres humanos, especialmente em pacientes imunocomprometidos

382. Causa febre da água negra (*blackwater fever*)

383. Causa diarreia sanguinolenta e abscessos hepáticos

384. Produz gametócitos em "formato de banana"

385. Produz cistos com quatro núcleos

386. Possui um escólex com ventosas e um círculo de ganchos

Respostas (Questões 353-386)

(353) **(C)**   (360) **(E)**   (367) **(A)**   (374) **(E)**   (381) **(E)**
(354) **(D)**   (361) **(D)**   (368) **(E)**   (375) **(A)**   (382) **(B)**
(355) **(A)**   (362) **(C)**   (369) **(B)**   (376) **(D)**   (383) **(A)**
(356) **(A)**   (363) **(E)**   (370) **(A)**   (377) **(B)**   (384) **(B)**
(357) **(B)**   (364) **(B)**   (371) **(E)**   (378) **(D)**   (385) **(A)**
(358) **(E)**   (365) **(A)**   (372) **(B)**   (379) **(C)**   (386) **(C)**
(359) **(D)**   (366) **(D)**   (373) **(C)**   (380) **(B)**

IMUNOLOGIA

INSTRUÇÕES (Questões 387-474): Selecione a resposta MAIS ADEQUADA para cada questão.

387. Qual categoria de hipersensibilidade MELHOR descreve a doença hemolítica do recém-nascido causada por incompatibilidade de Rh?

(A) Atópica ou anafilática
(B) Citotóxica
(C) Por imunocomplexo
(D) Tardia

388. A principal diferença entre a hipersensibilidade citotóxica (tipo II) e por imunocomplexo (tipo III) é:

(A) A classe (isotipo) do anticorpo
(B) Se o anticorpo reage com o antígeno na célula ou se reage com o antígeno antes de ele interagir com a célula
(C) A participação de complemento
(D) A participação de células T

389. Uma criança picada por uma abelha passa por problemas respiratórios dentro de minutos e cai inconsciente. Essa reação é provavelmente mediada por:

(A) Anticorpo IgE
(B) Anticorpo IgG
(C) Células T sensibilizadas
(D) Complemento
(E) Anticorpo IgM

390. Um paciente com febre reumática desenvolve dor de garganta, a partir da qual estreptococos hemolíticos são cultivados. O paciente começou o tratamento com penicilina, e a dor de garganta foi curada em alguns dias. Entretanto, 7 dias depois do início da terapia com penicilina, o paciente desenvolveu febre de 39,4°C, erupção generalizada e proteinúria. É MAIS provável que isso seja resultado de:

(A) Recorrência da febre reumática
(B) Uma doença infecciosa diferente
(C) Uma resposta de IgE à penicilina
(D) Uma resposta IgG-IgM à penicilina
(E) Uma reação de hipersensibilidade tardia à penicilina

391. Uma amostra de biópsia renal de um paciente com glomerulonefrite aguda corada com anticorpo IgG humano conjugado à fluoresceína provavelmente apresentará:

(A) Nenhuma fluorescência
(B) Fluorescência uniforme da membrana basal glomerular
(C) Fluorescência irregular e desigual da membrana basal glomerular
(D) Células B fluorescentes
(E) Macrófagos fluorescentes

392. Um paciente com asma grave não se sente aliviado com o uso de anti-histamínicos. Os sintomas são provavelmente causados por:

(A) Interleucina 2
(B) Substância A de reação lenta (leucotrienos)
(C) Serotonina
(D) Bradicinina

393. As hipersensibilidades à penicilina e ao carvalho venenoso são:

(A) Mediadas por anticorpo IgE
(B) Mediadas por anticorpos IgG e IgM
(C) Iniciadas por haptenos
(D) Iniciadas por células Th-2

394. Um receptor de um rim com compatibilidade HLA 10/10 oriundo de um parente ainda precisa de imunossupressão para evitar a rejeição ao enxerto, pois:

(A) A doença do enxerto contra o hospedeiro é um problema
(B) Os antígenos do MHC de classe II não serão correspondentes
(C) Os antígenos secundários de histocompatibilidade não serão correspondentes
(D) Os componentes do complemento não serão correspondentes

395. O transplante de medula óssea em pacientes imunocomprometidos apresenta qual problema principal?

(A) Doença do enxerto contra o hospedeiro potencialmente letal
(B) Risco elevado de leucemia de células T
(C) Incapacidade de utilizar um doador vivo
(D) Hipersensibilidade tardia

396. Qual é o papel das proteínas do MHC de classe II em células do doador na rejeição de transplantes?

(A) Elas são receptores de interleucina 2, que é produzida por macrófagos quando eles atacam as células doadoras.
(B) Elas são reconhecidas por células T *helper*, que ativam células T citotóxicas para matar células doadoras.
(C) Elas induzem a produção de anticorpos bloqueadores que protegem o enxerto.
(D) Elas induzem IgE, que faz a mediação da rejeição ao enxerto.

397. Enxertos entre indivíduos geneticamente idênticos (i.e., gêmeos idênticos):

(A) São lentamente rejeitados como resultado dos antígenos secundários de histocompatibilidade.
(B) Estão sujeitos à rejeição hiperaguda.
(C) Não são rejeitados, mesmo sem imunossupressão.
(D) Não são rejeitados se um rim for transplantado, mas enxertos de pele são rejeitados.

398. Penicilina é um hapteno tanto em humanos quanto em ratos. Para explorar a relação entre hapteno e carreador, um camundongo recebeu uma injeção com penicilina covalentemente ligada à albumina sérica bovina e, ao mesmo tempo, com albumina de ovo, à qual nenhuma penicilina estava ligada. Das seguintes opções, qual irá induzir uma resposta secundária à penicilina quando injetada no camundongo 1 mês depois? (Uma explicação para a resposta dessa questão é fornecida na p. 742.)

(A) Penicilina
(B) Penicilina ligada à albumina de ovo
(C) Albumina de ovo
(D) Albumina de soro bovino

399. A Aids é causada por um retrovírus humano que mata:

(A) Linfócitos B
(B) Células-tronco de linfócitos
(C) Linfócitos T CD4-positivos
(D) Linfócitos T CD8-positivos

400. Qual dos seguintes mecanismos é uma característica das células tumorais que previne efetivamente a eliminação delas pelo sistema imunológico adaptativo?

(A) Expressão aumentada de proteínas do MHC de classe I
(B) Aumento da expressão do ligante 1 de morte celular programada (PD-L1-)
(C) Expressão aumentada de gamainterferona
(D) Maior expressão de neoantígenos

736 PARTE XIII • Questões para autoavaliação

401. O poliomavírus (um vírus de DNA) causa tumores em camundongos sem timo, mas não em camundongos normais. A MELHOR interpretação é:

(A) São necessários macrófagos para a rejeição de tumores induzidos pelos poliomavírus.

(B) Células *natural killer* podem rejeitar tumores induzidos por poliomavírus sem ajuda de linfócitos T.

(C) Linfócitos T exercem um papel importante na rejeição de tumores induzidos por poliomavírus.

(D) Os linfócitos B desempenham um papel na rejeição dos tumores induzidos pelos poliomavírus.

402. C3 é clivado para formar C3a e C3b pela enzima C3-convertase. C3b está envolvido em todas as seguintes opções, EXCETO:

(A) Aumento da permeabilidade vascular

(B) Promoção da fagocitose

(C) Formação de C3-convertase da via alternativa

(D) Formação de C5-convertase

403. Após se ligar a seu antígeno específico, um linfócito B pode trocar:

(A) Seu isotipo de cadeia leve de imunoglobulina

(B) Seu isotipo de cadeia pesada de imunoglobulina

(C) Sua região variável da cadeia pesada da imunoglobulina

(D) Sua região constante da cadeia leve da imunoglobulina

404. A diversidade é uma característica importante do sistema imune. Qual das seguintes opções sobre isso está INCORRETA?

(A) Humanos podem produzir anticorpos com aproximadamente 10^{11} combinações diferentes de $V_H \times V_L$.

(B) Uma única célula pode sintetizar anticorpo IgM e, então, trocar para anticorpo IgA.

(C) A célula-tronco hematopoiética carrega o potencial genético para gerar todas as proteínas imunoglobulinas possíveis.

(D) Um único linfócito B pode produzir anticorpos com muitas especificidades diferentes, mas uma célula plasmática é mono-específica.

405. C3a e C5a podem causar:

(A) Lise bacteriana

(B) Permeabilidade vascular aumentada

(C) Fagocitose de bactérias revestidas por IgE

(D) Agregação de C4 e C2

406. Os neutrófilos são atraídos até uma área infectada por:

(A) IgM

(B) C1

(C) C5a

(D) C8

407. A fixação de complemento refere-se a:

(A) Ingestão de bactérias revestidas por C3b por macrófagos.

(B) Destruição do complemento do soro por aquecimento a 56°C por 30 minutos

(C) Ligação de componentes do complemento por complexos antígeno-anticorpo

(D) Interação de C3b com mastócitos

408. A via clássica do complemento é iniciada pela interação de C1 ao(s):

(A) Antígeno

(B) Fator B

(C) Complexos antígeno-IgG

(D) Lipopolissacarídeos bacterianos

409. Pacientes que exibem níveis gravemente reduzidos de C3 tendem a apresentar:

(A) Números elevados de infecções virais graves

(B) Números elevados de infecções bacterianas graves

(C) Baixos níveis de gamaglobulina

(D) Episódios frequentes de anemia hemolítica

410. Indivíduos que apresentam uma deficiência genética de C6 possuem:

(A) Resistência reduzida a infecções virais

(B) Um aumento nas reações de hipersensibilidade

(C) Um aumento na frequência de câncer

(D) Um aumento na frequência de bacteremia por *Neisseria*

411. As células *natural killer* são:

(A) Células B que possuem a capacidade de matar na ausência de complemento

(B) Células T citotóxicas

(C) Aumentadas pela imunização

(D) Capazes de matar células infectadas por vírus sem uma sensibilização prévia

412. Um teste cutâneo de tuberculina positivo (uma reação de hipersensibilidade tardia) indica que:

(A) Ocorreu uma resposta imune humoral

(B) Ocorreu uma resposta imune mediada por células

(C) Ambos os sistemas de células T e B são funcionais

(D) Apenas o sistema de célula B é funcional

413. A reação à hera venenosa ou ao carvalho venenoso é:

(A) Uma resposta mediada por IgG

(B) Uma resposta mediada por IgE

(C) Uma resposta mediada por células T

(D) Uma reação de Arthus

414. Uma criança perturba um ninho de vespas, é picada repetidamente e entra em choque dentro de minutos, manifestando insuficiência respiratória e colapso vascular. Isso é provavelmente devido a:

(A) Anafilaxia sistêmica

(B) Doença do soro

(C) Uma reação de Arthus

(D) Hipersensibilidade citotóxica

415. A "mudança de isotipo" das classes de imunoglobulinas por células B envolve:

(A) Inserção simultânea de genes V_H adjacentes a cada gene C_H

(B) Inserção sucessiva de um gene V_H adjacente a diferentes genes C_H

(C) Ativação de genes homólogos no cromossomo 6

(D) Mudança de tipos de cadeia leve (kappa e lambda)

416. Qual dos seguintes pares de genes está associado a um único cromossomo?

(A) Gene V para a cadeia lambda e gene C para a cadeia kappa

(B) Gene C para a cadeia gama e gene C para a cadeia kappa

(C) Gene V para a cadeia lambda e gene V para a cadeia pesada

(D) Gene C para a cadeia gama e gene C para a cadeia alfa

417. Os determinantes de ligação ao antígeno estão localizados em:

(A) Regiões hipervariáveis das cadeias pesada e leve

(B) Regiões constantes da cadeia leve

(C) Regiões constantes da cadeia pesada

(D) Região de dobradiça

418. Uma resposta imune primária em um humano adulto requer aproximadamente quanto tempo para produzir níveis detectáveis de anticorpos no sangue?

(A) 12 horas

(B) 3 dias

(C) 1 semana

(D) 3 semanas

PARTE XIII • Questões para autoavaliação **737**

419. As imunoglobulinas IgM e IgD de membrana presentes na superfície de uma célula B individual:

(A) Possuem cadeias pesadas idênticas, mas cadeias leves distintas
(B) São idênticas, com exceção das suas regiões C_H
(C) São idênticas, com exceção das suas regiões V_H
(D) Possuem regiões V_H e V_L distintas

420. Durante a maturação de um linfócito B, a primeira cadeia pesada de imunoglobulina sintetizada é a:

(A) Cadeia mu
(B) Cadeia gama
(C) Cadeia épsilon
(D) Cadeia alfa

421. Na resposta imune a um conjugado hapteno-proteína, a fim de se obter anticorpos anti-hapteno, é essencial que:

(A) O hapteno seja reconhecido por células T *helper*
(B) A proteína seja reconhecida por células T *helper*
(C) A proteína seja reconhecida por células B
(D) O hapteno seja reconhecido por células T supressoras

422. Qual das alternativas a seguir NÃO é um exemplo de "sinal secundário" que leva à proliferação e ativação das células B?

(A) Ligante CD40 (CD40L) que se liga ao CD40 de células B
(B) Componentes de degradação de C3 que se ligam ao receptor 2 do complemento de células B
(C) Padrões moleculares associados a patógenos (PAMPS) que se ligam aos TLRs de células B
(D) Ligação do antígeno à imunoglobulina de superfície das células B

423. Qual das seguintes sequências é apropriada para testar um paciente para anticorpos contra o vírus da Aids usando o procedimento de ELISA? (O ensaio é realizado em uma placa de plástico com uma etapa de incubação e uma de lavagem depois de cada adição, exceto a final.)

(A) Soro do paciente/substrato da enzima/antígeno do HIV/anticorpo contra HIV marcado com enzima
(B) Antígeno do HIV/soro do paciente/anticorpo marcado com enzima contra gamaglobulina humana/substrato da enzima
(C) Anticorpo marcado com enzima contra gamaglobulina humana/soro do paciente/antígeno do HIV/substrato da enzima
(D) Anticorpo marcado com enzima contra HIV/antígeno do HIV/soro do paciente/substrato da enzima

424. O MELHOR método para demonstrar IgG na membrana basal glomerular de uma secção de tecido de um rim é o:

(A) Teste de precipitina
(B) Teste de fixação de complemento
(C) Teste de aglutinação
(D) Teste de anticorpo fluorescente indireto

425. Uma mulher apresentou febre alta, hipotensão e uma erupção macular difusa. Após nenhuma cultura mostrar crescimento bacteriano, um diagnóstico de síndrome do choque tóxico foi realizado. Considerando o mecanismo pelo qual a toxina causa essa doença, qual das seguintes opções é MENOS correta?

(A) A toxina não é processada no interior do macrófago.
(B) A toxina liga-se tanto a proteínas do MHC de classe II quanto ao receptor de células T.
(C) A toxina ativa muitas células T CD4-positivas, e grandes quantidades de interleucinas são liberadas.
(D) A toxina possui uma estrutura de subunidades A-B – a subunidade B liga-se a um receptor, e a subunidade A entra nas células e as ativa.

426. Um paciente com um distúrbio do sistema nervoso central é tratado com o fármaco metildopa. Uma anemia hemolítica se desenvolve e desaparece logo após a retirada do medicamento. Isso é provavelmente um exemplo de:

(A) Hipersensibilidade atópica
(B) Hipersensibilidade citotóxica
(C) Hipersensibilidade por imunocomplexo
(D) Hipersensibilidade mediada por célula

427. Qual das seguintes moléculas NÃO é uma das principais citocinas liberadas pelas células T *helper* ativadas?

(A) Alfainterferona
(B) Gamainterferona
(C) Interleucina 2
(D) Interleucina 4

428. Uma reação de hipersensibilidade tardia é caracterizada por:

(A) Edema sem a presença de um infiltrado celular
(B) Um infiltrado composto por neutrófilos
(C) Um infiltrado composto por células T *helper* e macrófagos
(D) Um infiltrado composto por eosinófilos

429. Duas cepas cosanguíneas de camundongos diferentes, A e B, são cruzadas para gerar uma cepa híbrida F_1, AB. Se uma grande dose de células do baço de um camundongo adulto A for injetada em um camundongo adulto AB, qual das seguintes opções é MAIS provável de acontecer? (Uma explicação para a resposta desta questão é fornecida na p. 742.)

(A) As células do baço serão destruídas.
(B) As células do baço sobreviverão e não terão nenhum efeito no receptor.
(C) As células do baço induzirão uma reação do enxerto contra o hospedeiro no receptor.
(D) As células do baço sobreviverão e induzirão tolerância a enxertos da cepa A no receptor.

430. Esta questão é baseada nas mesmas cepas de camundongos descritas na questão anterior. Se células de baço de um adulto AB forem injetadas em um camundongo B recém-nascido, qual das seguintes opções é MAIS provável de acontecer? (Uma explicação para a resposta desta questão é fornecida na p. 742.)

(A) As células do baço serão destruídas.
(B) As células do baço sobreviverão sem nenhum efeito para o receptor.
(C) As células do baço induzirão uma reação do enxerto contra o hospedeiro no receptor.
(D) As células do baço sobreviverão e induzirão tolerância a enxertos da cepa A no receptor.

431. Os antígenos menores de histocompatibilidade nas células:

(A) São detectados por uma reação com anticorpos e complemento.
(B) São controlados por diversos genes no complexo principal de histocompatibilidade.
(C) Não são importantes em transplantes em seres humanos.
(D) Induzem reações que podem cumulativamente levar a uma resposta forte de rejeição.

432. Qual das opções seguintes NÃO é correta em relação aos antígenos do MHC de classe I?

(A) Eles podem ser testados por um teste citotóxico que usa anticorpos e complemento.
(B) Uma de suas duas cadeias polipeptídicas é uma β2-microglobulina.
(C) Eles são codificados por pelo menos três *loci* gênicos no complexo de histocompatibilidade principal.
(D) Eles são encontrados principalmente em células B, macrófagos e células T ativadas.

738 PARTE XIII • Questões para autoavaliação

433. Um antígeno encontrado em concentração relativamente alta no plasma de fetos normais e em proporção alta em pacientes com carcinoma colorretal progressivo é:

(A) Antígeno viral
(B) Antígeno carcinoembrionário
(C) Alfafetoproteína
(D) Antígeno heterófilo

434. Um anticorpo direcionado contra as regiões hipervariáveis de um anticorpo IgG humano reagiria com:

(A) A porção Fc da IgG
(B) Um anticorpo IgM produzido pela mesma célula plasmática que produziu a IgG
(C) Todas as cadeias kappa humanas
(D) Todas as cadeias gama humanas

435. Qual das seguintes opções sobre os segmentos gênicos que se combinam para fazer um gene de cadeia pesada NÃO é verdadeira?

(A) Muitos segmentos da região V estão disponíveis.
(B) Vários segmentos J e vários segmentos D estão disponíveis.
(C) Segmentos V, D e J combinam-se para codificar o local de ligação ao antígeno.
(D) Um segmento V e um segmento J são pré-selecionados por um antígeno para constituir a porção variável do gene.

436. Quando imunocomplexos do soro são depositados na membrana basal glomerular, dano à membrana é causado principalmente por:

(A) Gamanterferona
(B) Fagocitose
(C) Células T citotóxicas
(D) Enzimas liberadas por células polimorfonucleares

437. Se um indivíduo for geneticamente incapaz de produzir cadeias J, qual(is) imunoglobulina(s) será(ão) afetada(s)?

(A) IgG
(B) IgM
(C) IgA
(D) IgG e IgM
(E) IgM e IgA

438. O sítio de ligação ao antígeno nos anticorpos é formado principalmente por:

(A) Regiões constantes das cadeias H e L
(B) Regiões hipervariáveis das cadeias H e L
(C) Regiões hipervariáveis das cadeias H
(D) Regiões variáveis das cadeias H
(E) Regiões variáveis das cadeias L

439. A classe de imunoglobulina presente em maior concentração no sangue de um recém-nascido humano é:

(A) IgG
(B) IgM
(C) IgA
(D) IgD
(E) IgE

440. Indivíduos que possuem tipo de grupo sanguíneo AB:

(A) São Rh(D)-negativos.
(B) São "receptores universais" de transfusões.
(C) Possuem anticorpos anti-A e anti-B circulantes.
(D) Possuem o mesmo haplótipo.

441. Células T citotóxicas induzidas por uma infecção pelo vírus A destruirão as células-alvo:

(A) Do mesmo hospedeiro infectadas com qualquer vírus.
(B) Infectadas pelo vírus A e idênticas nos *loci* do MHC de classe I em relação às células T citotóxicas.

(C) Infectadas pelo vírus A e idênticas nos *loci* do MHC de classe II em relação às células T citotóxicas.
(D) Infectadas por um vírus diferente e idênticas nos *loci* do MHC de classe I com as células T citotóxicas.
(E) Infectadas por um vírus diferente e idênticas nos *loci* do MHC de classe II com as células T citotóxicas.

442. Células apresentadoras de antígenos que ativam células T auxiliares devem expressar qual das seguintes opções em sua superfície?

(A) IgE
(B) Gamanterferona
(C) Antígenos do MHC de classe I
(D) Antígenos do MHC de classe II

443. Qual das opções seguintes NÃO apresenta C3b?

(A) C5-convertase da via clássica
(B) C5-convertase da via alternativa
(C) C3-convertase da via clássica
(D) C3-convertase da via alternativa

444. Qual das opções seguintes NÃO é verdadeira em relação à via alternativa do complemento?

(A) Ela pode ser desencadeada por agentes infecciosos na ausência de anticorpos.
(B) Não requer C1, C2 ou C4.
(C) Não pode ser iniciada a menos que fragmentos de C3b já estejam presentes.
(D) Ela tem a mesma sequência final de eventos da via clássica.

445. Na montagem de um teste de fixação do complemento para detectar anticorpos no soro de um paciente, os reagentes devem ser adicionados em qual sequência? (Ag = antígeno; C = complemento; EA = eritrócitos indicadores revestidos de anticorpos.)

(A) Ag + EA + C/espera/ + soro do paciente
(B) C + soro do paciente + EA/espera/ + Ag
(C) Ag + soro do paciente + EA/espera/ + C
(D) Ag + soro do paciente + C/espera/ + EA

446. Uma nova terapia efetiva é aprovada para doenças autoimunes, na qual células Th-17 são superativadas. Qual das seguintes interleucinas (ILs) é a MAIS provável de ser inibida por esta nova terapia?

(A) IL-10
(B) IL-12
(C) IL-13
(D) IL-23

447. O complemento lisa as células por meio de:

(A) Digestão enzimática da membrana celular
(B) Ativação de adenilato-ciclase
(C) Inserção de proteínas do complemento no interior da membrana celular
(D) Inibição do fator-2 de alongamento

448. A rejeição de enxertos e tumores é mediada principalmente por:

(A) Anticorpos não fixadores de complemento
(B) Células fagocíticas
(C) Mastócitos
(D) Células T citotóxicas

449. Qual das seguintes propriedades dos anticorpos NÃO é dependente da estrutura da região constante da cadeia pesada?

(A) Capacidade de cruzar a placenta
(B) Isotipo (classe)
(C) Capacidade de fixar complemento
(D) Afinidade pelo antígeno

450. Em qual das seguintes situações uma reação do enxerto contra o hospedeiro é MAIS provável de acontecer? (As cepas A e B de camundongos são altamente isogênicas; AB é um híbrido F_1 entre a

cepa A e a cepa B.) (Uma explicação para a resposta desta pergunta é oferecida na p. 742.)

(A) Células de baço de um recém-nascido da cepa A injetadas em um adulto da cepa B

(B) Células do baço de um adulto da cepa A irradiadas por raio X injetadas em um adulto da cepa B

(C) Células do baço de um adulto da cepa A injetadas em um adulto da cepa AB irradiado por raio X

(D) Células do baço de um adulto da cepa AB injetadas em um recém-nascido da cepa A

451. Um pesquisador coleta células do paciente A, as cultiva em laboratório e as infecta com um vírus. Células T CD8-positivas do paciente B são então adicionadas à cultura de células infectadas. Após vários dias de cultura, não é observada produção de citocinas ou citotoxicidade. Das seguintes opções, qual seria a MELHOR explicação?

(A) O paciente B foi previamente exposto a esse vírus.

(B) O paciente A e o paciente B não compartilham alelos HLA.

(C) O vírus causou um aumento na expressão de proteínas B7 nas células do paciente A.

(D) As células cultivadas e infectadas com o vírus do paciente A não eram células dendríticas ou células B.

452. Um paciente testado pela via cutânea com derivado proteico purificado (PPD) para determinar exposição prévia a *Mycobacterium tuberculosis* desenvolve enduração no local do teste cutâneo 48 horas depois. Histologicamente, o local da reação provavelmente mostraria:

(A) Eosinófilos

(B) Neutrófilos

(C) Células T *helper* e macrófagos

(D) Células B

453. A doença hemolítica do recém-nascido causada por incompatibilidade do grupo sanguíneo Rh requer que os anticorpos maternos entrem na corrente sanguínea do feto. Portanto, o mediador dessa doença é:

(A) Anticorpo IgE

(B) Anticorpo IgG

(C) Anticorpo IgM

(D) Anticorpo IgA

454. Uma mulher Rh-negativa casada com um homem heterozigoto Rh--positivo possui três filhos. A probabilidade de todos os três filhos serem Rh-positivos é:

(A) 1:2

(B) 1:4

(C) 1:8

(D) Zero

455. Qual das seguintes opções MELHOR explica a relação entre inflamação do coração (cardite) e infecção por estreptococos hemolíticos do grupo A?

(A) Antígenos estreptocócicos induzem anticorpos que possuem reatividade cruzada com o tecido cardíaco.

(B) Os estreptococos são ativadores policlonais de células B.

(C) Antígenos dos estreptococos ligam-se à IgE da superfície do tecido cardíaco, e histamina é liberada.

(D) Estreptococos são ingeridos por neutrófilos que liberam proteases que danificam o tecido cardíaco.

456. O seu paciente adoeceu há 10 dias com uma enfermidade de origem viral. Exame de laboratório revela que os anticorpos do paciente contra o vírus têm uma razão alta de IgM para IgG. Qual é sua conclusão?

(A) É improvável que o paciente tenha encontrado o vírus antes.

(B) O paciente apresenta predisposição a reações de hipersensibilidade mediadas por IgE.

(C) A informação fornecida é irrelevante em relação à exposição antigênica prévia.

(D) É provável que o paciente possua uma doença autoimune.

457. Se você mede a capacidade de células T citotóxicas de uma pessoa HLA-B27 matarem células-alvo infectadas com um vírus X, qual das seguintes opções é CORRETA?

(A) Qualquer célula-alvo infectada pelo vírus X será morta.

(B) Apenas células infectadas pelo vírus X do tipo HLA-B27 serão mortas.

(C) Qualquer célula HLA-B27 será morta.

(D) Nenhuma célula HLA-B27 será morta.

458. Você tem um paciente que produz autoanticorpos contra suas próprias hemácias, levando à hemólise. Qual dos seguintes mecanismos é MAIS provável para explicar a hemólise?

(A) Perforinas derivadas de células T citotóxicas lisam as hemácias.

(B) Neutrófilos liberam proteases que lisam as hemácias.

(C) Interleucina 2 liga-se ao seu receptor em hemácias, o que resulta na lise das hemácias.

(D) O complemento é ativado, e complexos de ataque à membrana lisam as hemácias.

459. O seu paciente é uma criança que não possui células T ou B detectáveis. Essa imunodeficiência é provavelmente o resultado de um defeito:

(A) No timo

(B) No complexo de ataque à membrana do complemento

(C) Na interação célula T-célula B

(D) Nas células-tronco originadas na medula óssea

460. O papel das células dendríticas durante uma resposta de anticorpos é:

(A) Produzir anticorpos

(B) Lisar células-alvo infectadas por vírus

(C) Ativar células T citotóxicas

(D) Processar antígenos e apresentá-los

461. A base estrutural da especificidade antigênica dos grupos sanguíneos A e B é:

(A) Um único resíduo de açúcar terminal

(B) Um único aminoácido terminal

(C) Múltiplas diferenças na porção carboidrato

(D) Múltiplas diferenças na porção proteica

462. O complemento pode melhorar a fagocitose devido à presença de receptores nos macrófagos e neutrófilos para:

(A) Fator D

(B) C3b

(C) C6

(D) C9

463. A principal vantagem da imunização passiva em relação à imunização ativa é:

(A) Ela pode ser administrada por via oral.

(B) Ela induz a produção de anticorpos mais rapidamente.

(C) Os anticorpos persistem por um período maior de tempo.

(D) Apresenta principalmente IgM.

464. No dia 15 de janeiro, uma paciente desenvolveu uma doença que parecia gripe, que durou por 1 semana. No dia 20 de fevereiro, ela teve uma doença similar. Ela não recebeu imunização para influenza durante esse período. Seu título de inibição da hemaglutinação contra vírus influenza A foi de 10 em 18 de janeiro, 40 em 30 de janeiro, e 320 em 20 de fevereiro. Qual das seguintes opções é a interpretação MAIS apropriada?

(A) A paciente estava doente com influenza A no dia 15 de janeiro.

(B) A paciente estava doente com influenza A no dia 20 de fevereiro.

(C) A paciente não estava infectada pelo vírus influenza.

(D) A paciente possui uma doença autoimune.

740 PARTE XIII • Questões para autoavaliação

465. Um indivíduo que é heterozigoto para alótipos Gm contém duas formas alélicas de IgG no soro, mas linfócitos individuais produzem apenas uma das duas formas. Esse fenômeno, conhecido como "exclusão alélica", é consistente com:

(A) Um rearranjo do gene da cadeia pesada em apenas um cromossomo no linfócito.

(B) Rearranjos de genes da cadeia pesada em ambos os cromossomos no linfócito.

(C) Um rearranjo do gene da cadeia leve em apenas um cromossomo no linfócito.

(D) Rearranjos de genes da cadeia leve em ambos os cromossomos no linfócito.

466. As seguintes opções em relação às proteínas do MHC de classe I estão corretas, EXCETO:

(A) São proteínas de superfície celular em praticamente todas as células.

(B) São elementos de reconhecimento de células T citotóxicas.

(C) São expressas de forma codominante.

(D) São importantes na resposta do teste cutâneo para *Mycobacterium tuberculosis*.

467. Qual das seguintes opções é o MELHOR método para reduzir o efeito da doença do enxerto contra o hospedeiro em um receptor de medula óssea?

(A) Compatibilizar os componentes do complemento do doador e do receptor.

(B) Administração de alfainterferona

(C) Remoção de células T maduras do enxerto

(D) Remoção de células pré-B do enxerto

468. Em relação às células Th-1 e Th-2, qual das opções seguintes é a MENOS precisa?

(A) Células Th-1 produzem γ-interferona e promovem imunidade celular.

(B) As células Th-2 produzem interleucina-4 e interleucina-5 e promovem alergia.

(C) Tanto células Th-1 quanto Th-2 possuem proteínas CD3 e CD4 em sua membrana celular externa.

(D) Antes que células Th *naive* se diferenciem em células Th-1 ou Th-2, elas são duplo-positivas (i.e., elas produzem tanto γ-interferona quanto interleucina 4).

469. As seguintes opções em relação às regiões variáveis de cadeias pesadas e as regiões variáveis de cadeias leves em certa molécula de anticorpo estão corretas, EXCETO:

(A) Possuem a mesma sequência de aminoácidos.

(B) Definem a especificidade para o antígeno.

(C) São codificadas em diferentes cromossomos.

(D) Contêm as regiões hipervariáveis.

470. As seguintes afirmativas sobre as proteínas do MHC de classe II estão corretas, EXCETO:

(A) Elas são encontradas na superfície de células B e T.

(B) Elas possuem um grau elevado de polimorfismo.

(C) Elas estão envolvidas na apresentação de antígenos por macrófagos.

(D) Elas possuem um local de ligação para proteínas CD4.

471. Qual das seguintes opções em relação aos alótipos de imunoglobulinas está CORRETA?

(A) Os alótipos são encontrados apenas nas cadeias pesadas.

(B) Os alótipos são determinados por genes do MHC de classe I.

(C) Os alótipos são restritos às regiões variáveis.

(D) Os alótipos se devem ao polimorfismo genético dentro de uma espécie.

472. As seguintes opções em relação à tolerância imunológica estão corretas, EXCETO:

(A) A tolerância não é antígeno-específica (i.e., paralisia das células imunes resulta em incapacidade de produzir uma resposta contra muitos antígenos).

(B) A tolerância é mais facilmente induzida em células T do que em células B.

(C) A tolerância é mais facilmente induzida em neonatos do que em indivíduos adultos.

(D) A tolerância é mais facilmente induzida por moléculas simples do que por moléculas complexas.

473. As seguintes opções em relação à uma célula de hibridoma estão corretas, EXCETO:

(A) O componente celular do baço fornece a capacidade de produzir anticorpos.

(B) O componente celular do mieloma fornece a capacidade de crescer indefinidamente.

(C) O anticorpo produzido por uma célula de hibridoma é IgM, porque a troca de cadeias pesadas não ocorre.

(D) O anticorpo produzido por uma célula de hibridoma é homogêneo (i.e., ele é direcionado contra um único epítopo).

474. As seguintes opções em relação aos haptenos estão corretas, EXCETO:

(A) Um hapteno pode se combinar (se ligar) a um anticorpo.

(B) Um hapteno não induz um anticorpo sozinho: ele precisa estar ligado a uma proteína carreadora para ser capaz de induzir anticorpo.

(C) Na anafilaxia induzida por penicilina e na hera venenosa, os alérgenos são haptenos.

(D) Os haptenos precisam ser processados por células CD8$^+$ para se tornarem imunogênicos.

Respostas (Questões 387-474)

(387) **(B)**	(405) **(B)**	(423) **(B)**	(441) **(B)**	(459) **(D)**
(388) **(B)**	(406) **(C)**	(424) **(D)**	(442) **(D)**	(460) **(D)**
(389) **(A)**	(407) **(C)**	(425) **(D)**	(443) **(C)**	(461) **(A)**
(390) **(D)**	(408) **(C)**	(426) **(B)**	(444) **(C)**	(462) **(B)**
(391) **(C)**	(409) **(B)**	(427) **(A)**	(445) **(D)**	(463) **(B)**
(392) **(B)**	(410) **(D)**	(428) **(C)**	(446) **(D)**	(464) **(A)**
(393) **(C)**	(411) **(D)**	(429) **(C)**	(447) **(C)**	(465) **(A)**
(394) **(C)**	(412) **(B)**	(430) **(D)**	(448) **(D)**	(466) **(D)**
(395) **(A)**	(413) **(C)**	(431) **(D)**	(449) **(D)**	(467) **(C)**
(396) **(B)**	(414) **(A)**	(432) **(D)**	(450) **(C)**	(468) **(D)**
(397) **(C)**	(415) **(B)**	(433) **(B)**	(451) **(B)**	(469) **(A)**
(398) **(D)**	(416) **(D)**	(434) **(B)**	(452) **(C)**	(470) **(A)**
(399) **(C)**	(417) **(A)**	(435) **(D)**	(453) **(B)**	(471) **(D)**
(400) **(B)**	(418) **(C)**	(436) **(D)**	(454) **(C)**	(472) **(A)**
(401) **(C)**	(419) **(B)**	(437) **(E)**	(455) **(A)**	(473) **(C)**
(402) **(A)**	(420) **(A)**	(438) **(B)**	(456) **(A)**	(474) **(D)**
(403) **(B)**	(421) **(B)**	(439) **(A)**	(457) **(B)**	
(404) **(D)**	(422) **(D)**	(440) **(B)**	(458) **(D)**	

INSTRUÇÕES (Questões 475-535): Selecione uma ÚNICA resposta que é MAIS corretamente associada a cada um dos itens numerados. As opções marcadas com letras podem ser selecionadas uma vez, mais de uma vez ou nenhuma vez.

Questões 475-480

(A) Células T

(B) Células B

(C) Macrófagos

(D) Células B e macrófagos

(E) Células T, células B e macrófagos

475. Principal fonte de interleucina-1
476. Afetado por interleucina-1
477. Principal fonte de interleucina-2
478. Expressa proteínas do MHC de classe I
479. Expressa proteínas do MHC de classe II
480. Expressa imunoglobulinas de superfície

Questões 481-484

(A) Resposta primária de anticorpos
(B) Resposta secundária de anticorpos

481. Aparece mais rapidamente e persiste por um período maior de tempo
482. Relativamente mais rica em IgG
483. Relativamente mais rica em IgM
484. Normalmente leva de 7 a 10 dias para o aparecimento dos anticorpos

Questões 485-488

(A) Grupo sanguíneo A
(B) Grupo sanguíneo O
(C) Grupos sanguíneos A e O
(D) Grupo sanguíneo AB

485. Indivíduos que apresentam esse tipo possuem anticorpos anti-A circulantes.
486. Indivíduos que apresentam esse tipo possuem anticorpos anti-B circulantes.
487. Indivíduos que apresentam esse tipo são chamados de "doadores universais".
488. Indivíduos que apresentam esse tipo são chamados de "receptores universais".

Questões 489-494

(A) Região variável da cadeia leve
(B) Região variável da cadeia pesada
(C) Regiões variáveis das cadeias leve e pesada
(D) Região constante da cadeia pesada
(E) Regiões constantes das cadeias leve e pesada

489. Determina as classes de imunoglobulinas
490. Determina os alótipos
491. Determina os isotipos
492. Ligação de IgG a macrófagos
493. Ativação do complemento por IgG
494. Local de ligação ao antígeno

Questões 495-498

No diagrama do pentâmero de IgM, identifique as estruturas marcadas na lista a seguir. (Uma explicação para a resposta desta questão é fornecida na p. 742.)

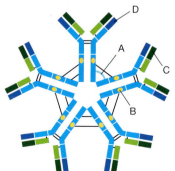

495. Composta de segmentos V, D e J recombinados
496. Consiste em cadeias kappa ou lambda, mas não ambas
497. Necessária para dímeros e pentâmeros de anticorpos
498. Liga-se ao complemento

Questões 499-501

(A) Hipersensibilidade imediata
(B) Hipersensibilidade citotóxica
(C) Hipersensibilidade por imunocomplexo
(D) Hipersensibilidade tardia

499. Depósito irregular de IgG ao longo da membrana basal glomerular
500. Envolve mastócitos e basófilos
501. Envolve macrófagos e células T *helper*

Questões 502-505

(A) IgM
(B) IgG
(C) IgA
(D) IgE

502. Cruza a placenta
503. Pode conter uma cadeia polipeptídica não sintetizada por um linfócito B
504. Encontrada em maior concentração no leite de mulheres em fase de amamentação
505. Liga-se firmemente a mastócitos e dispara o mecanismo de anafilaxia

Questões 506-509

(A) Aglutinação
(B) Teste de precipitina
(C) Imunofluorescência
(D) Imunoensaio enzimático

506. Concentração de IgG no soro
507. IgM de superfície em células presentes em um esfregaço de medula óssea.
508. Hormônio de crescimento no soro
509. Antígeno do grupo sanguíneo A em hemácias

Questões 510-513

(A) IgA
(B) IgE
(C) IgG
(D) IgM

510. Presente em concentrações mais altas no soro
511. Presente em concentrações mais altas em secreções
512. Presente em concentrações mais baixas no soro
513. Contém 10 cadeias pesadas e 10 cadeias leves

Questões 514-517

Combine cada uma das seguintes características com uma família de receptores de reconhecimento de padrões listada abaixo:

(A) Receptores intracelulares que ativam o inflamassoma
(B) Receptor primário para padrões moleculares extracelulares e endossomais, incluindo lipopolissacarídeos
(C) Ativa a produção de interferona do tipo I em resposta ao RNA viral intracelular.
(D) Essa família inclui membros que se ligam à manose, participando da via da manose de ativação do complemento.

514. Receptores do tipo Toll (TLRs)
515. Receptores do tipo Nod (NLR)

742 **PARTE XIII** • Questões para autoavaliação

516. Receptores de lectina do tipo C (CLRs)

517. Receptores do tipo RIG-I helicase (RLRs)

Questões 518-521

- **(A)** Proteínas do MHC de classe I
- **(B)** Proteínas do MHC de classe II

518. Envolvidas na apresentação de antígenos a células CD4-positivas

519. Envolvidas na apresentação de antígenos a células CD8-positivas

520. Envolvidas nas respostas de anticorpos a antígenos T-dependentes

521. Envolvidas no reconhecimento da célula-alvo por células T citotóxicas

Questões 522-525

- **(A)** Fragmento Fab de IgG
- **(B)** Fragmento Fc de IgG

522. Contém um local de combinação ao antígeno

523. Contém regiões hipervariáveis

524. Contém um local de ligação ao complemento

525. É cristalizável

Questões 526-530

- **(A)** Imunodeficiência combinada grave (IDCG)
- **(B)** Hipogamaglobulinemia ligada ao X
- **(C)** Aplasia do timo
- **(D)** Doença granulomatosa crônica
- **(E)** Angioedema hereditário

526. Causado(a) por um defeito na capacidade dos neutrófilos de matar microrganismos.

527. Causado(a) por um defeito de desenvolvimento que resulta em uma perda profunda de células T.

528. Causado(a) por uma deficiência em um inibidor do componente C1 do complemento.

529. Causado(a) por uma deficiência acentuada de células B.

530. Causado(a) por uma ausência completa de células B e T.

Questões 531-535

- **(A)** Lúpus eritematoso sistêmico
- **(B)** Artrite reumatoide
- **(C)** Febre reumática
- **(D)** Doença de Graves
- **(E)** *Miastenia gravis*

531. Associado(a) a anticorpos para o receptor do hormônio estimulante da tireoide (TSH)

532. Associado(a) a anticorpos para IgG

533. Associado(a) a anticorpos para o receptor da acetilcolina

534. Associado(a) a anticorpos para DNA

535. Associado(a) a anticorpos para *Streptococcus pyogenes*

Respostas (Questões 475-535)

(475) **(C)**	(488) **(D)**	(501) **(D)**	(514) **(B)**	(527) **(C)**
(476) **(A)**	(489) **(D)**	(502) **(B)**	(515) **(A)**	(528) **(E)**
(477) **(A)**	(490) **(E)**	(503) **(C)**	(516) **(D)**	(529) **(B)**
(478) **(E)**	(491) **(D)**	(504) **(C)**	(517) **(C)**	(530) **(A)**
(479) **(D)**	(492) **(D)**	(505) **(D)**	(518) **(B)**	(531) **(D)**
(480) **(B)**	(493) **(D)**	(506) **(D)**	(519) **(A)**	(532) **(B)**
(481) **(B)**	(494) **(C)**	(507) **(C)**	(520) **(B)**	(533) **(E)**
(482) **(B)**	(495) **(D)**	(508) **(D)**	(521) **(A)**	(534) **(A)**
(483) **(A)**	(496) **(C)**	(509) **(A)**	(522) **(A)**	(535) **(C)**
(484) **(A)**	(497) **(A)**	(510) **(C)**	(523) **(A)**	
(485) **(B)**	(498) **(B)**	(511) **(A)**	(524) **(B)**	
(486) **(C)**	(499) **(C)**	(512) **(B)**	(525) **(B)**	
(487) **(B)**	(500) **(A)**	(513) **(D)**	(526) **(D)**	

Explicação para a Questão 398: A albumina sérica bovina é a resposta correta, pois ativa as células T *helper* necessárias para a produção das interleucinas essenciais para uma resposta secundária. A opção penicilina está incorreta, pois é um hapteno e não consegue ativar as células T *helper*. As opções B e C referem-se à albumina do ovo que pode ativar as células T *helper*, mas não as que foram ativadas pelo estímulo inicial que continha a penicilina ligada à albumina sérica bovina.

Explicação para a Questão 429: As células do baço do doador adulto A irão reconhecer o antígeno B das células do receptor como estranhas. Células do baço do doador adulto irão conter células CD4 e CD8 maduras que irão atacar as células do receptor, causando uma reação do enxerto contra o hospedeiro; portanto, a resposta C é a correta. Como o receptor é tolerante ao antígeno A, as células do baço do doador A não serão destruídas; portanto, a resposta A é incorreta. A resposta B é incorreta porque apesar de as células do doador sobreviverem, elas terão efeito no receptor. A resposta D é incorreta porque o receptor já é tolerante ao antígeno A.

Explicação para a Questão 430: Como as células AB do baço doador não encontrarão nenhum antígeno estranho no receptor, não ocorrerá a reação do enxerto contra o hospedeiro; portanto, a resposta C está incorreta. As células imunes do camundongo recém-nascido não têm capacidade de matar as células do doador; portanto, a resposta A é incorreta. A resposta D é mais correta do que a resposta B porque as células do doador irão sobreviver e induzir tolerância ao antígeno A no receptor recém-nascido.

Explicação para a Questão 450: A reação de enxerto contra o hospedeiro (ECH) é mais provável de ocorrer quando o receptor é imunocomprometido e as células T do doador funcionais reconhecem um antígeno "estranho" no receptor. A resposta C está correta porque o receptor é irradiado por raios X (imunocomprometido) e as células T do doador A reconhecem o antígeno B no receptor como "estranho". Nas respostas A e B, o receptor não está imunocomprometido e na resposta D, o receptor recém-nascido é relativamente imunocomprometido, mas as células T do doador são tolerantes ao antígeno A no receptor, portanto não ocorre reação do ECH.

Explicação para as Questões 495-498: O diagrama apresenta uma marcação apontando para (A) a cadeia J, a qual é necessária para multímeros de anticorpos, (B) o domínio de ligação ao complemento da região Fc de IgM, (C) a região variável da cadeia leve, a qual é composta dos segmentos V e J e é uma proteína kappa ou lambda, e (D) a região variável da cadeia pesada, a qual é composta pelos segmentos V, D e J.

PARTE XIII • Questões para autoavaliação   **743**

QUESTÕES DE ASSOCIAÇÃO ADICIONAIS

INSTRUÇÕES (Questões 536-593): Cada conjunto de questões de associação nesta seção consiste em uma lista de opções marcadas com letras seguida de vários itens numerados. Para cada item numerado, selecione uma ÚNICA opção marcada com letra que está MAIS fortemente associada com ele. As opções marcadas com letras podem ser selecionadas uma vez, mais de uma vez ou nenhuma vez.

  (A) Cápsula
  (B) Espaço periplasmático
  (C) Peptideoglicano
  (D) Lipídeo A
  (E) Subunidade ribossomal 30S
  (F) Proteína G
  (G) *Pilus*
  (H) Enzima de ribosilação do ADP
  (I) Flagelo
  (J) Transpóson

536. É o local de ação da lisozima

537. Medeia a aderência das bactérias às membranas mucosas

538. É o componente tóxico da endotoxina

  (A) Pele
  (B) Cólon
  (C) Nariz
  (D) Estômago
  (E) Vagina
  (F) Cavidade oral
  (G) Terço externo da uretra
  (H) Sulco gengival
  (I) Faringe

539. Localização anatômica onde *Bacteroides fragilis* é mais comumente encontrado

540. Localização anatômica onde *Actinomyces israelii* é mais comumente encontrado

  (A) Toxina da síndrome do choque tóxico
  (B) Toxina tetânica
  (C) Toxina diftérica
  (D) Toxina colérica
  (E) Coagulase
  (F) Toxina botulínica
  (G) Toxina alfa de *Clostridium perfringens*
  (H) Proteína M
  (I) Endotoxina
  (J) Verotoxina

541. Bloqueia a liberação de acetilcolina

542. Seu componente lipídico causa febre e choque por meio da indução do fator de necrose tumoral (TNF)

543. Causa febre e choque por meio da ligação ao receptor de célula T

544. Inibe a síntese proteica pela ribosilação do ADP do fator 2 de alongamento

545. Aumenta o AMP cíclico pela ADP-ribosilação de uma proteína G

  (A) Ampicilina
  (B) Nafcilina
  (C) Clindamicina
  (D) Gentamicina
  (E) Tetraciclina
  (F) Anfotericina B
  (G) Ciprofloxacino
  (H) Rifampicina
  (I) Sulfonamida
  (J) Eritromicina

546. Inibe síntese proteica bloqueando a formação do complexo de iniciação para que nenhum polissomo se forme

547. Inibe a DNA-girase

548. Inibe a síntese de ácido fólico; análogo do ácido para-aminobenzoico

549. Inibe a síntese de peptideoglicano; resistente à β-lactamase

550. Inibe a RNA-polimerase

  (A) *Streptococcus pneumoniae*
  (B) *Streptococcus pyogenes*
  (C) *Haemophilus influenzae*
  (D) *Salmonella typhi*
  (E) *Staphylococcus aureus*
  (F) *Enterococcus faecalis*
  (G) *Clostridium tetani*
  (H) *Bordetella pertussis*
  (I) *Escherichia coli*
  (J) *Streptococcus agalactiae*
  (K) *Staphylococcus epidermidis*
  (L) *Streptococcus mutans*

551. A vacina contém um único sorotipo de um polissacarídeo capsular associado a um carreador proteico.

552. O imunógeno na vacina é um toxoide.

553. Causa glomerulonefrite aguda; é β-hemolítico

554. Causa infecções do trato urinário; cresce em NaCl a 6,5%

555. Causa meningite neonatal; é resistente à bacitracin

556. Causa meningite em adultos; é α-hemolítico e sensível à optoquina

557. Causa intoxicação alimentar; é coagulase-positivo

  (A) *Escherichia coli*
  (B) *Shigella sonnei*
  (C) *Salmonella typhi*
  (D) *Salmonella enteritidis*
  (E) *Proteus mirabilis*
  (F) *Pseudomonas aeruginosa*
  (G) *Vibrio cholerae*
  (H) *Campylobacter jejuni*
  (I) *Helicobacter pylori*
  (J) *Bacteroides fragilis*

558. Causa gastrite e úlcera péptica; produz urease

559. Causa diarreia sanguinolenta; não fermenta lactose e não produz H_2S

560. Causa peritonite; é um anaeróbio obrigatório

561. Causa infecções de feridas com pus de coloração azul-esverdeada; é oxidase-positivo

562. Bacilo em forma de vírgula; causa diarreia aquosa de alto volume

  (A) *Legionella pneumophila*
  (B) *Yersinia pestis*
  (C) *Haemophilus influenzae*
  (D) *Corynebacterium diphtheriae*
  (E) *Pasteurella multocida*
  (F) *Bordetella pertussis*
  (G) *Brucella melitensis*
  (H) *Listeria monocytogenes*
  (I) *Clostridium perfringens*
  (J) *Neisseria gonorrhoeae*

563. Bacilo Gram-positivo formador de esporos que causa mionecrose

564. Bacilo Gram-negativo transmitido por mordedura de gato

565. Bacilo Gram-negativo que causa tosse e linfocitose

  (A) *Mycobacterium tuberculosis*
  (B) *Borrelia burgdorferi*
  (C) *Nocardia asteroides*
  (D) *Treponema pallidum*
  (E) *Coxiella burnetii*

PARTE XIII • Questões para autoavaliação

(F) *Mycoplasma pneumoniae*
(G) *Mycobacterium leprae*
(H) *Chlamydia trachomatis*
(I) *Rickettsia rickettsii*
(J) *Leptospira interrogans*

566. Espiroqueta que não possui um reservatório animal

567. Parasita intracelular obrigatório que forma corpos elementares

568. Patógeno respiratório que não possui parede celular

(A) Vírus influenza
(B) Adenovírus
(C) Vírus da hepatite A
(D) Vírus da hepatite B
(E) Herpes-vírus simples
(F) Vírus do sarampo
(G) Vírus da imunodeficiência humana
(H) Vírus da raiva
(I) Rotavírus

569. Vírus não envelopado com um genoma composto por RNA de polaridade positiva de fita simples

570. Vírus envelopado com um genoma composto por duas fitas idênticas de RNA de polaridade positiva

571. Vírus envelopado com um genoma composto por DNA de fita dupla e apresentando uma DNA-polimerase no vírion

572. Vírus envelopado com um genoma composto por RNA de fita simples, de polaridade negativa e segmentado

573. Vírus não envelopado com um genoma composto por RNA de fita dupla segmentado

(A) Herpes-vírus simples 1
(B) Vírus da raiva
(C) Vírus varicela-zóster
(D) Vírus do sarampo
(E) Vírus Epstein-Barr
(F) Vírus influenza
(G) Vírus da rubéola
(H) Herpes-vírus simples 2
(I) Vírus da caxumba
(J) Citomegalovírus
(K) Vírus parainfluenza
(L) Vírus sincicial respiratório

574. Principal causa de malformações congênitas; não há vacina disponível

575. Causa uma erupção vesicular dolorosa ao longo do curso do nervo torácico

576. Causa encefalite; vacina com microrganismo inativado disponível

577. Causa faringite, linfadenopatia e um teste heterófilo positivo.

578. Causa retinite e pneumonia em pacientes deficientes em células T *helper*

579. Causa encefalite, especialmente no lobo temporal

580. Causa pneumonia principalmente em crianças; induz células gigantes

581. Causa orquite que pode resultar em esterilidade

(A) Papilomavírus humano
(B) Vírus da hepatite A
(C) Rotavírus
(D) Adenovírus
(E) Vírus da hepatite delta (HDV)
(F) Parvovírus B19
(G) Vírus da imunodeficiência humana
(H) Vírus da hepatite B
(I) Vírus Sin Nombre (hantavírus)
(J) Vírus linfotrópico de células T humanas
(K) Príon
(L) Vírus da hepatite C

582. Causa mais importante de diarreia em crianças

583. Uma vacina contendo proteínas virais purificadas está disponível

584. Vírus defeituoos com um genoma de RNA

(A) *Coccidioides immitis*
(B) *Cryptococcus neoformans*
(C) *Blastomyces dermatitidis*
(D) *Sporothrix schenckii*
(E) *Aspergillus fumigatus*
(F) *Candida albicans*
(G) *Histoplasma capsulatum*
(H) Espécies de *Mucor*
(I) *Microsporum canis*

585. Fungo dimórfico que penetra no corpo através de feridas de perfurações na pele

586. Bolor não septado que invade tecidos, especialmente em pacientes acidóticos

587. Leveduras que formam pseudo-hifas quando invadem tecidos

(A) *Giardia lamblia*
(B) *Plasmodium vivax*
(C) *Leishmania donovani*
(D) *Entamoeba histolytica*
(E) *Toxoplasma gondii*
(F) *Trypanosoma cruzi*
(G) *Pneumocystis carinii*
(H) *Plasmodium falciparum*
(I) *Naegleria fowleri*
(J) *Trichomonas vaginalis*

588. Adquirido(a) durante a natação; causa meningite

589. Transmitido(a) por insetos reduvídeos, invade o músculo cardíaco

590. Amastigotas encontradas no interior de macrófagos

(A) *Echinococcus granulosus*
(B) *Clonorchis sinensis*
(C) *Strongyloides stercoralis*
(D) *Taenia solium*
(E) *Necator americanus*
(F) *Enterobius vermicularis*
(G) *Schistosoma haematobium*
(H) *Wuchereria bancrofti*
(I) *Trichinella spiralis*
(J) *Taenia saginata*

591. A infecção predispõe ao carcinoma de bexiga

592. A ingestão de ovos pode causar cisticercose

593. Adquirido(a) pela penetração de larvas no pé; causa anemia

RESPOSTAS (QUESTÕES 536-593)

(536) (C)	(549) (B)	(562) (G)	(575) (C)	(588) (I)
(537) (G)	(550) (H)	(563) (I)	(576) (B)	(589) (F)
(538) (D)	(551) (C)	(564) (E)	(577) (E)	(590) (C)
(539) (B)	(552) (G)	(565) (F)	(578) (J)	(591) (G)
(540) (H)	(553) (B)	(566) (D)	(579) (A)	(592) (D)
(541) (F)	(554) (F)	(567) (H)	(580) (L)	(593) (E)
(542) (I)	(555) (J)	(568) (F)	(581) (I)	
(543) (A)	(556) (A)	(569) (C)	(582) (C)	
(544) (C)	(557) (E)	(570) (G)	(583) (H)	
(545) (D)	(558) (I)	(571) (D)	(584) (E)	
(546) (D)	(559) (B)	(572) (A)	(585) (D)	
(547) (G)	(560) (J)	(573) (I)	(586) (H)	
(548) (I)	(561) (F)	(574) (J)	(587) (F)	

PARTE XIII • Questões para autoavaliação   **745**

QUESTÕES DE CASOS CLÍNICOS

INSTRUÇÕES (Questões 594-654): Selecione a resposta MAIS ADE-QUADA para cada questão.

CASO 1. Sua paciente é uma mulher de 20 anos de idade que apresentou aparecimento súbito de febre a 40°C e cefaleia grave. O exame físico revela rigidez da nuca. Você suspeita de meningite e faz uma punção lombar. Coloração de Gram do líquido espinal revela muitos neutrófilos e muitos diplococos Gram-negativos.

594. Das bactérias seguintes, qual delas é a MAIS provável de ser a causa da doença?

(A) *Haemophilus influenzae*
(B) *Neisseria meningitidis*
(C) *Streptococcus pneumoniae*
(D) *Pseudomonas aeruginosa*

595. Uma anamnese adicional revelou que a mulher apresentou previamente várias infecções graves desencadeadas por esse organismo. Com base nisso, qual das seguintes opções é o fator de predisposição MAIS provável?

(A) Ela é soropositiva para HIV.
(B) Ela é deficiente em células T CD8-positivas.
(C) Ela é deficiente em um dos componentes do complemento que agem tardiamente.
(D) Ela é deficiente em apresentação de antígenos por seus macrófagos.

CASO 2. Seu paciente é um homem de 70 anos com uma longa história de tabagismo que agora tem febre e tosse, produzindo escarro esverdeado. Você suspeita de pneumonia, e uma radiografia do tórax confirma sua suspeita.

596. Se uma coloração de Gram do catarro revelar bacilos Gram-negativos muito pequenos e não houver crescimento em ágar-sangue, mas colônias crescerem em ágar-chocolate suplementado com NAD e heme, qual das seguintes bactérias seria a causa MAIS provável?

(A) *Chlamydia pneumoniae*
(B) *Legionella pneumophila*
(C) *Mycoplasma pneumoniae*
(D) *Haemophilus influenzae*

CASO 3. Sua paciente é uma mulher de 50 anos que voltou ontem de férias do Peru, onde estava acontecendo uma epidemia de cólera. Ela agora apresenta vários episódios de diarreia.

597. Das opções seguintes, qual delas é a MAIS compatível com o cólera?

(A) Diarreia aquosa sem sangue, sem polis nas fezes e crescimento de bacilos Gram-negativos curvados na cultura do sangue
(B) Diarreia aquosa sem sangue, sem polis nas fezes e nenhum organismo na cultura do sangue
(C) Diarreia com sangue, polis nas fezes e crescimento de bacilos Gram-negativos curvados na cultura do sangue
(D) Diarreia com sangue, polis nas fezes e nenhum organismo na cultura do sangue

CASO 4. Seu paciente é um homem de 55 anos de idade que apresenta tosse com expectoração de coloração esverdeada contendo resíduos de sangue. Nas últimas 2 semanas, ele teve febre e sudorese noturna. Ele acredita que perdeu cerca de 5 kg de peso. Ao exame físico, são observadas crepitações no ápice do pulmão direito e uma radiografia de tórax mostra uma cavidade nesse local.

598. Das opções seguintes, qual delas consiste no achado MENOS provável?

(A) Coloração de Gram do catarro não mostrando nenhum organismo predominante
(B) Cultivo do catarro em ágar-sangue não mostrando nenhum organismo predominante

(C) Cultivo do catarro em meio Löwenstein-Jensen mostrando colônias escuras depois de incubação por 4 semanas
(D) Um teste rápido de reagina plasmática revelando o organismo causador

CASO 5. Sua paciente é uma criança de 5 anos de idade que apresenta diarreia sanguinolenta, sem vômitos. Não há história de viagem para fora de sua cidade, São Francisco (Estados Unidos). Cultivo das fezes mostra tanto colônias lactose-positivas quanto lactose-negativas em ágar EAM.

599. Dos seguintes organismos, qual deles é o MAIS provável de ser a causa da doença?

(A) *Shigella sonnei*
(B) *Salmonella typhi*
(C) *Campylobacter jejuni*
(D) *Helicobacter pylori*

CASO 6. Sua paciente é uma mulher de 25 anos de idade com início agudo de dor no quadrante inferior esquerdo. No exame pélvico, há um exsudato no colo do útero e sensibilidade nos anexos esquerdos. Você conclui que ela tem doença inflamatória pélvica (DIP) e solicita testes laboratoriais.

600. Das opções seguintes, qual delas corresponde ao resultado laboratorial MENOS informativo?

(A) Coloração de Gram do exsudato pélvico mostra diplococos Gram-negativos no interior de polis
(B) Cultivo do exsudato pélvico em ágar Thayer-Martin mostra colônias oxidase-positivas
(C) O teste de anticorpos fluorescentes mostra inclusões cito-plasmáticas
(D) Teste de fixação do complemento mostra um aumento no título de anticorpos

CASO 7. Seu paciente é um homem de 22 anos de idade que apresenta febre, fadiga e um novo sopro diastólico. Você suspeita de endocardite e faz uma cultura do sangue.

601. Qual das opções seguintes é a MENOS precisa?

(A) Se ele passou por cirurgia odontológica recentemente, um dos organismos mais prováveis de crescer é um estreptococo do grupo *viridans*
(B) Se ele for usuário de drogas intravenosas, um dos organismos mais prováveis de crescer é *Candida albicans*
(C) Se ele passou por cirurgia de cólon recentemente, um dos organismos mais prováveis de crescer é *Enterococcus faecalis*
(D) Se ele tiver uma prótese de valva aórtica, um dos organismos mais prováveis de crescer é *Streptococcus agalactiae*

Na verdade, nenhum dos organismos acima cresceu na cultura sanguínea. Foi detectado crescimento de cocos Gram-positivos organizados em grupos. Quando subcultivadas em ágar-sangue, as colônias foram cercadas por uma zona clara de hemólise, e o teste da coagulase foi positivo.

602. Em vista disso, qual das opções seguintes é a MAIS precisa?

(A) Ele provavelmente é um usuário de drogas intravenosas.
(B) Ele provavelmente vive em uma fazenda e teve contato com uma ovelha grávida.
(C) Ele provavelmente tem uma infecção sexualmente transmissível comum.
(D) Ele provavelmente estava acampando e foi picado por um carrapato.

CASO 8. A sua paciente é uma mulher de 70 anos de idade que realizou uma histerectomia para retirada de um carcinoma uterino há 3 dias. Ela tem um cateter urinário de demora colocado e agora está com febre de 39°C, e a urina no saco coletor está turva. Uma coloração de Gram da amostra da urina mostrou muitos neutrófilos e cocos Gram-positivos em cadeias. Você também solicita um exame de urina.

746 PARTE XIII • Questões para autoavaliação

603. Qual dos seguintes é o conjunto de achados MAIS prováveis do exame de urina?

(A) Colônias β-hemolíticas sensíveis à bacitracina
(B) Colônias α-hemolíticas sensíveis à optoquina
(C) Colônias não hemolíticas que apresentam crescimento em cloreto de sódio a 6,5%
(D) Colônias não hemolíticas que apresentam crescimento apenas anaeróbio

CASO 9. Sua paciente é uma mulher de 27 anos de idade que foi tratada com ampicilina via oral para celulite causada por *Streptococcus pyogenes*. Vários dias depois, ela desenvolveu diarreia sanguinolenta. Você suspeita que ela possa ter colite pseudomembranosa.

604. Considerando o organismo causador da colite pseudomembranosa, qual das seguintes opções é a MAIS correta?

(A) É um bacilo Gram-positivo anaeróbio que produz exotoxinas
(B) É um bacilo Gram-negativo em forma de vírgula que cresce melhor a 41°C
(C) É um parasita intracelular obrigatório que cresce em cultura de células, mas não em ágar-sangue
(D) É uma levedura que forma túbulos germinativos quando incubada com soro humano a 37°C

CASO 10. Sua paciente é uma criança de 10 anos de idade que tem apresentado dor no braço esquerdo nos últimos 5 dias. Ao exame físico, a temperatura é de 38°C, e há sensibilidade no úmero próximo ao deltoide. Na radiografia do úmero, uma área de periósteo elevado e erosão óssea são observadas. Você solicita uma hemocultura.

605. Qual das opções seguintes corresponde ao conjunto de resultados MAIS provável?

(A) Bacilos Gram-negativos que crescem em ágar EAM, formando colônias roxas com brilho esverdeado.
(B) Cocos Gram-positivos que crescem em ágar-sangue, causando uma zona clara de hemólise e são coagulase-positivos
(C) Bacilos Gram-positivos que crescem apenas anaerobiamente e formam uma dupla zona de hemólise em ágar-sangue
(D) Diplococos Gram-negativos que crescem em ágar-sangue, são oxidase-positivos e fermentam maltose

CASO 11. Seu paciente é um homem de 30 anos de idade, soropositivo para HIV, que possui um histórico de pneumonia por *Pneumocystis* diagnosticada há 2 anos. Ele agora está com uma lesão ulcerativa no lado da língua. Uma coloração de Giemsa de amostra de biópsia mostra leveduras em brotamento no interior de macrófagos. Em uma cultura da amostra cresce um organismo que é uma levedura em brotamento a 37°C, mas que produz hifas a 25°C.

606. Das opções seguintes, qual delas corresponde ao organismo MAIS provável de ser a causa da infecção?

(A) *Coccidioides immitis*
(B) *Aspergillus fumigatus*
(C) *Histoplasma capsulatum*
(D) *Cryptococcus neoformans*

CASO 12. Seu paciente é um garoto de 10 anos de idade que está recebendo quimioterapia para leucemia aguda. Ele desenvolve febre, dor de cabeça e rigidez no pescoço, e você faz um diagnóstico presuntivo de meningite e uma punção lombar. Uma coloração de Gram revela bacilos Gram-positivos pequenos, e na cultura do líquido espinal crescem colônias β-hemolíticas em ágar-sangue.

607. Em relação a esse organismo, qual das opções seguintes é a MAIS precisa?

(A) Possui mais do que 100 tipos sorológicos
(B) Produz uma exotoxina que inibe o fator-2 de alongamento
(C) Ele é comumente adquirido pela ingestão de laticínios não pasteurizados
(D) Há uma vacina com toxoide disponível contra esse organismo

CASO 13. A Sra. Jones liga para dizer que ela, seu marido e seu filho estão com náuseas e vomitando há 1 hora aproximadamente. Eles também estão com diarreia sem sangue. Você pergunta quando foi a última refeição que eles fizeram juntos, e ela diz que eles almoçaram em um piquenique no parque por volta de 3 horas atrás. Eles não têm febre.

608. Qual das seguintes opções é o achado mais provável?

(A) Uma coloração de Gram da comida restante iria mostrar muitos cocos Gram-positivos agrupados
(B) Uma coloração de Gram das fezes iria mostrar muitos diplococos Gram-negativos
(C) Uma preparação com KOH da comida restante iria mostrar muitas leveduras em brotamento
(D) Uma coloração álcool-ácido-resistente das fezes iria mostrar muitos bacilos áccool-ácido-resistentes

CASO 14. Seu paciente é um garoto de 9 anos de idade que foi liberado da escola porque a sua professora detectou um comportamento estranho no aluno. Nesta manhã, ele desmaiou e foi levado para o hospital. Ao exame físico, sua temperatura era de 40°C e ele não tinha rigidez na nuca. A tomografia computadorizada (TC) apresenta resultados normais. Uma punção lombar é realizada, e a proteína do líquido espinal e a glicose encontram-se normais. Uma coloração de Gram do líquido espinal não revelou nenhum organismo nem polis. Ele foi tratado com vários antibióticos, mas entrou em coma e morreu 2 dias depois. Nas culturas do sangue e do líquido espinal não apareceram nenhuma bactéria nem fungo. Na necrópsia do cérebro, corpúsculos de inclusão eosinófilos foram visualizados no citoplasma de neurônios.

609. Das seguintes opções, qual é a causa MAIS provável?

(A) Príons
(B) Vírus JC
(C) Vírus da raiva
(D) Herpes-vírus simples 1

CASO 15. Seu paciente é um homem de 20 anos que se envolveu em uma briga, quebrou a mandíbula e perdeu dois dentes. Várias semanas depois, ele desenvolveu um abscesso no local do trauma que se infiltrou até a superfície da pele, e grânulos amarelos foram visualizados no pus.

610. Em relação a essa doença, qual das afirmações seguintes é a MAIS precisa?

(A) O organismo causador é um bacilo Gram-positivo que forma longos filamentos.
(B) O organismo causador é um bacilo Gram-negativo em forma de vírgula que produz uma exotoxina que aumenta o AMP cíclico.
(C) O organismo causador não pode ser visualizado na coloração de Gram, mas pode ser visualizado em uma coloração álcool-ácido-resistente.
(D) Uma combinação de cocos Gram-negativos e espiroquetas causam a doença.

CASO 16. Seu paciente é um homem de 25 anos de idade, soropositivo para HIV, e que possui uma contagem CD4 de 120 células (normal, 1.000-1.500). Ele vem sentindo dor de cabeça leve na última semana e vomitou uma vez ontem. Ao exame físico, ele tem temperatura de 38°C e rigidez leve na nuca, mas não tem papiledema. O restante do exame físico foi negativo.

611. Das seguintes opções, qual é MAIS provável de ser encontrada no exame do líquido espinal?

(A) Linfócitos e cocos Gram-positivos semelhantes a *Streptococcus pneumoniae*
(B) Linfócitos e leveduras em brotamento semelhantes a *Cryptococcus neoformans*
(C) Polimorfonucleares e bastonetes anaeróbios Gram-negativos semelhantes a *Bacteroides fragilis*
(D) Polimorfonucleares e hifas septadas semelhantes a *Aspergillus fumigatus*

PARTE XIII • Questões para autoavaliação   **747**

CASO 17. Sua paciente é uma mulher de 25 anos de idade que apresenta dor de garganta desde o dia anterior. Ao exame físico, sua garganta está vermelha, mas nenhum exsudato é visualizado. Dois linfonodos cervicais sensíveis e aumentados são percebidos. Sua temperatura é de 38,3°C. Uma cultura da garganta não revela colônias β-hemolíticas. Depois de receber esse resultado, você faz outro exame físico, que revela um aumento do baço. Um teste de anticorpos heterófilos mostra que hemácias de ovelhas são aglutinadas pelo soro da paciente.

612. Qual das seguintes opções é a mais provável causa dessa doença?

- **(A)** *Streptococcus pyogenes*
- **(B)** *Corynebacterium diphtheriae*
- **(C)** Vírus Epstein-Barr
- **(D)** Vírus influenza

CASO 18. Seu paciente é um adolescente de 15 anos de idade que apresenta poliartrite migratória, febre e um novo sopro cardíaco alto. Você faz um diagnóstico clínico de febre reumática.

613. Qual dos seguintes resultados de laboratório é MAIS provável de ser encontrado nesse paciente?

- **(A)** Uma hemocultura é positiva para *Streptococcus pyogenes* nesse momento.
- **(B)** Uma cultura da garganta é positiva para *Streptococcus pyogenes* nesse momento.
- **(C)** Uma coloração de Gram do líquido articular mostra cocos Gram-positivos em cadeias nesse momento.
- **(D)** Um ensaio antiestreptolisina O é positivo nesse momento.

614. Qual dos seguintes modos de patogênese é MAIS compatível com o diagnóstico de febre reumática?

- **(A)** A bactéria liga-se ao tecido das articulações e do coração via *pili*, invade e causa inflamação.
- **(B)** A bactéria secreta exotoxinas que circulam via sangue para as articulações e coração.
- **(C)** Antígenos da bactéria induzem anticorpos que reagem de forma cruzada com as articulações e com o tecido cardíaco.
- **(D)** Endotoxina bacteriana induz interleucina-1 e fator de necrose tumoral, que causam inflamação nas articulações e no tecido cardíaco.

615. Qual das seguintes abordagens é MAIS provável de impedir endocardite em pacientes com febre reumática?

- **(A)** Eles devem tomar a vacina polissacarídica estreptocócica.
- **(B)** Eles devem tomar penicilina se passarem por cirurgia odontológica.
- **(C)** Eles devem tomar a vacina de toxoide a cada 5 anos.
- **(D)** Eles devem tomar rifampicina se passarem por cirurgia abdominal.

CASO 19. Sua paciente é uma menina de 10 anos de idade que possui leucemia e está recebendo quimioterapia por meio de um cateter venoso de demora. Ela está agora com febre de 39°C, mas é assintomática para outras doenças. Você solicita hemocultura, e o laboratório informa crescimento de *Staphylococcus epidermidis*.

616. Qual dos seguintes resultados é MENOS provável de ser encontrado pelo laboratório clínico?

- **(A)** Cocos Gram-positivos em grupos visualizados na coloração de Gram da hemocultura
- **(B)** Subcultura da hemocultura em ágar-sangue revela colônias não hemolíticas
- **(C)** Um teste de coagulase das colônias negativo
- **(D)** Um teste de catalase das colônias negativo

CASO 20. A sua paciente é uma mulher de 25 anos com várias lesões purpúricas indicativas de sangramento na pele. Seus sinais vitais são os seguintes: temperatura, 38°C; pressão arterial, 70/40; pulso, 140; frequência respiratória, 24. Você acha que ela tem choque séptico e solicita hemocultura.

617. Qual dos seguintes organismos é MENOS provável de ser a causa do choque séptico?

- **(A)** *Corynebacterium diphtheriae*
- **(B)** *Neisseria meningitidis*
- **(C)** *Clostridium perfringens*
- **(D)** *Escherichia coli*

618. Dos seguintes mecanismos, qual é o MENOS provável de estar envolvido com a patogênese do choque séptico?

- **(A)** Quantidade elevada de interleucina-1
- **(B)** Ativação da via alternativa do complemento
- **(C)** Quantidade elevada de fator de necrose tumoral
- **(D)** Quantidade elevada de complexos antígeno-anticorpo

CASO 21. Seu paciente é um homem de 55 anos de idade que apresenta celulite grave na perna esquerda, febre alta e calafrios. Ele é um pescador que estava trabalhando em seu barco na costa do Texas, Estados Unidos, no dia anterior.

619. Qual dos seguintes organismos é MAIS provável de ser a causa da doença?

- **(A)** *Yersinia pestis*
- **(B)** *Vibrio vulnificus*
- **(C)** *Pasteurella multocida*
- **(D)** *Brucella melitensis*

CASO 22. Sua paciente é uma mulher de 30 anos de idade que apresenta paralisia do nervo facial. Ela também tem febre e dor de cabeça, mas sua nuca não está rígida. Ao exame físico, ela tem uma erupção circular, eritematosa e macular na parte anterior da coxa. Você suspeita que ela tenha doença de Lyme.

620. Dos testes a seguir, qual é o MAIS apropriado para confirmar o diagnóstico de doença de Lyme?

- **(A)** Hemocultura para o crescimento do organismo
- **(B)** Coloração para corpúsculos de inclusão no interior das células envolvidas com a erupção
- **(C)** Ensaio para a detecção de anticorpos no soro contra o organismo
- **(D)** Microscopia de campo escuro

CASO 23. Seu paciente é um homem de 60 anos de idade que tem apresentado um estado de confusão pelos últimos 2 meses. Ele não tem história de febre nem de rigidez na nuca. Ao exame físico, ele estava atáxico e sua coordenação foi anormal. Um diagnóstico de sífilis terciária foi realizado pelo laboratório.

621. Dos testes a seguir, qual é o MAIS apropriado para fazer um diagnóstico de sífilis terciária?

- **(A)** Cultura do líquido espinal para o crescimento do organismo
- **(B)** Coloração para corpúsculos de inclusão nos linfócitos do líquido espinal
- **(C)** Teste para anticorpos no líquido espinal que reajam com cardiolipina
- **(D)** ELISA para a detecção do antígeno no líquido espinal

CASO 24. Seu paciente é um homem de 65 anos de idade que possuía um adenocarcinoma de pâncreas que foi removido cirurgicamente. Várias transfusões de sangue foram fornecidas, e ele ficou bem até 2 semanas depois, quando febre, vômitos e diarreia iniciaram. Culturas do sangue e fezes foram negativas, e os testes para *Clostridium difficile* e para antígeno de superfície de hepatite B foram negativos. Uma biópsia do fígado revelou corpúsculos de inclusão intranucleares.

622. Das seguintes opções, qual é a causa MAIS provável?

- **(A)** Adenovírus
- **(B)** Citomegalovírus
- **(C)** Vírus da hepatite A
- **(D)** Rotavírus

748 PARTE XIII • Questões para autoavaliação

CASO 25. Sua paciente é uma criança de 3 anos de idade que apresenta febre e dor na orelha direita. Ao exame físico, o tímpano estava perfurado, e um exsudato sanguinolento foi visualizado. Uma coloração de Gram do exsudato revelou diplococos Gram-positivos.

623. Das seguintes opções, qual é a causa MAIS provável?

- **(A)** *Streptococcus pyogenes*
- **(B)** *Staphylococcus aureus*
- **(C)** *Corynebacterium diphtheriae*
- **(D)** *Streptococcus pneumoniae*

CASO 26. Seu paciente é um homem de 70 anos de idade que apresenta febre de 40°C e uma celulite bastante dolorosa na nádega direita. A pele parece necrótica, e há várias bolhas cheias de fluido. Crepitações podem ser sentidas, indicando gás no tecido. Uma coloração de Gram do exsudato revela bacilos grandes Gram-positivos.

624. Das seguintes opções, qual é a causa MAIS provável?

- **(A)** *Clostridium perfringens*
- **(B)** *Bacillus anthracis*
- **(C)** *Corynebacterium diphtheriae*
- **(D)** *Actinomyces israelii*

CASO 27. Sua paciente é uma mulher de 45 anos de idade que possui um transplante renal de doador falecido que está sendo rejeitado apesar da terapia imunossupressora. Ela agora está com insuficiência renal com um pH do sangue de 7,32. Nesta manhã, ela acordou com dor próxima ao seu olho direito. Ao exame físico, sua temperatura é de 38°C, e a pele próxima ao seu olho está necrótica. Uma amostra de biópsia da lesão contém hifas não septadas invadindo os vasos sanguíneos.

625. Das seguintes opções, qual é a causa MAIS provável?

- **(A)** *Histoplasma capsulatum*
- **(B)** *Aspergillus fumigatus*
- **(C)** *Cryptococcus neoformans*
- **(D)** Espécies de *Mucor*

CASO 28. Seu paciente é um homem de 35 anos de idade, soropositivo para HIV, que possui uma contagem CD4 de 85 células. Ele recentemente teve uma convulsão, e a ressonância magnética (RM) indicou uma lesão no lobo temporal. Uma amostra de biópsia do cérebro revelou células gigantes multinucleadas com inclusões intranucleares.

626. Das seguintes opções, qual é a causa MAIS provável?

- **(A)** Herpes-vírus simples 1
- **(B)** Parvovírus B19
- **(C)** Vírus Coxsackie
- **(D)** Vírus da encefalite equina ocidental

CASO 29. Sua paciente é uma mulher de 40 anos com uma crise grave de diarreia que começou no avião enquanto ela voltava de uma viagem ao Oriente Médio. Ela teve múltiplos episódios de diarreia aquosa sem sangue e um pouco de vômito. Ela não está febril. Uma cultura das fezes revela apenas colônias fermentadoras de lactose em ágar EAM.

627. Das seguintes opções, qual é a causa MAIS provável?

- **(A)** *Shigella sonnei*
- **(B)** *Helicobacter pylori*
- **(C)** *Escherichia coli*
- **(D)** *Pseudomonas aeruginosa*

CASO 30. O seu paciente é um homem de 20 anos de idade que tem apresentado dor de garganta nos últimos 3 dias. Ao exame físico, sua temperatura é de 38°C, sua faringe está vermelha, e vários nodos submaxilares sensíveis são palpáveis.

628. Das opções seguintes, qual delas corresponde ao organismo MAIS provável de ser a causa dessa infecção?

- **(A)** *Streptococcus agalactiae* (estreptococo do grupo B)
- **(B)** *Streptococcus sanguis* (estreptococo do grupo *viridans*)
- **(C)** Parvovírus B19
- **(D)** Vírus Epstein-Barr

Você faz uma cultura da garganta, e muitas colônias pequenas e translúcidas que são β-hemolíticas crescem em ágar-sangue. Uma coloração de Gram dessas colônias revela cocos Gram-positivos em cadeias.

629. Das opções seguintes, qual delas corresponde ao organismo MAIS provável de ser a causa desta infecção?

- **(A)** *Streptococcus pneumoniae*
- **(B)** *Streptococcus pyogenes*
- **(C)** *Streptococcus agalactiae* (estreptococo do grupo B)
- **(D)** Espécies de *Peptostreptococcus*

CASO 31. Sua paciente é uma mulher de 55 anos de idade com um linfoma, que está recebendo quimioterapia por meio de um cateter intravenoso. Ela subitamente desenvolve febre, calafrios e hipotensão.

630. Das opções seguintes, qual delas corresponde ao organismo MENOS provável de ser a causa desta infecção?

- **(A)** *Streptococcus pneumoniae*
- **(B)** *Klebsiella pneumoniae*
- **(C)** *Mycoplasma pneumoniae*
- **(D)** *Proteus mirabilis*

631. Se em hemocultura da paciente do Caso 31 crescer um bacilo Gram-negativo, qual dos seguintes organismos é o MENOS provável de estar causando a infecção?

- **(A)** *Bordetella pertussis*
- **(B)** *Escherichia coli*
- **(C)** *Pseudomonas aeruginosa*
- **(D)** *Serratia marcescens*

632. Dos fatores de virulência a seguir, qual é o MAIS provável de estar causando a febre e hipotensão descritas no Caso 31?

- **(A)** *Pilus*
- **(B)** Cápsula
- **(C)** Lecitinase
- **(D)** Lipopolissacarídeo

CASO 32. Sua paciente é uma mulher de 30 anos de idade que fazia parte de um grupo de turismo em visita à um país da América Central. Um dia antes de irem embora, vários membros do grupo desenvolveram febre, cólicas abdominais e diarreia sanguinolenta.

633. Das opções seguintes, qual delas corresponde ao organismo MENOS provável de ser a causa dessa infecção?

- **(A)** *Shigella dysenteriae*
- **(B)** *Salmonella enteritidis*
- **(C)** *Vibrio cholerae*
- **(D)** *Campylobacter jejuni*

Uma cultura de fezes não revelou a presença de colônias lactose-negativas no ágar EMB.

634. Das opções seguintes, qual delas corresponde ao organismo MAIS provável de ser a causa dessa infecção?

- **(A)** *Shigella dysenteriae*
- **(B)** *Salmonella enteritidis*
- **(C)** *Vibrio cholerae*
- **(D)** *Campylobacter jejuni*

CASO 33. Seu paciente é um homem de 78 anos de idade que apresentou um episódio de retenção urinária aguda e precisou ser cateterizado. Ele então passou por citoscopia para determinar a causa da retenção. Dois dias depois, ele desenvolveu febre e dor suprapúbica. A urinálise revelou 50 leucócitos e 10 hemácias por campo de alta potência. A cultura de urina revelou um filme fino de crescimento bacteriano sobre toda a placa de ágar-sangue, e o teste de urease foi positivo.

635. Das opções seguintes, qual delas corresponde ao organismo MAIS provável de ser a causa dessa infecção?

- **(A)** *Escherichia coli*
- **(B)** *Proteus mirabilis*

(C) *Enterococcus faecalis*

(D) *Moraxella catarrhalis*

CASO 34. Seu paciente é um homem de 40 anos de idade que apresenta uma lesão despigmentada em seu peito que apareceu há cerca de 1 mês. A pele da lesão está mais grossa e perdeu sensibilidade. Ele viveu a maior parte de sua vida na área rural de Louisiana, Estados Unidos.

636. Dos testes a seguir, qual é o MAIS apropriado para revelar a causa a doença?

(A) Realizar uma biópsia da lesão e fazer uma coloração álcool-pacido-resistente

(B) Fazer uma cultura em ágar Sabouraud e procurar por tubos germinativos

(C) Fazer uma cultura em ágar-sangue anaerobiamente e fazer uma coloração de Gram

(D) Obter soro para um teste de aglutinação de Weil-Felix

CASO 35. Seu paciente é um homem de 40 anos de idade que apresenta queimaduras de terceiro grau em uma grande área das costas e da perna esquerda. Nesta manhã, ele se apresentou com uma febre de 40°C e teve dois episódios de calafrios. Em uma hemocultura cresceram bacilos Gram-negativos que são oxidase-positivos e produzem pigmentos azul-esverdeados.

637. Das opções seguintes, qual delas corresponde ao organismo MAIS provável de ser a causa dessa infecção?

(A) *Prevotella melaninogenica*

(B) *Pseudomonas aeruginosa*

(C) *Proteus mirabilis*

(D) *Haemophilus influenzae*

CASO 36. Seu paciente é um motorista de caminhão de mudança de 32 anos de idad que vive em St. Louis. Ele chegou em São Francisco, também nos Estados Unidos, aproximadamente 10 dias atrás, depois de pegar móveis em Little Rock, Dallas, Albuquerque e Phoenix. Ele agora está com tosse persistente, febre de 38,3°C e mal-estar. Ao exame físico, crepitações são escutadas no lobo pulmonar inferior esquerdo, e uma radiografia do tórax revela um infiltrado nessa região.

638. Das opções seguintes, qual delas corresponde à afirmação MENOS precisa?

(A) Ele provavelmente tem esférulas contendo endósporos em seu pulmão.

(B) Se ocorrer disseminação para os ossos, isso indicaria um problema em sua imunidade celular.

(C) Ele provavelmente adquiriu esta doença inalando artrósporos.

(D) O organismo causador dessa doença existe como levedura no solo.

CASO 37. O seu paciente é um homem de 25 anos de idade que apresenta uma lesão ulcerada no pênis que não e dolorosa. Você suspeita que possa ser um cancro.

639. Qual dos testes a seguir é MAIS apropriado para ser realizado com o material da lesão?

(A) Microscopia de campo escuro

(B) Coloração de Gram

(C) Coloração álcool-ácido-resistente

(D) Cultura em ágar Thayer-Martin

640. Qual dos testes a seguir é MAIS apropriado de ser realizado com o sangue do paciente?

(A) Cultura em ágar-sangue

(B) Ensaio para anticorpos que reagem com a cardiolipina

(C) Ensaio para anticorpos neutralizantes em cultura de célula humana

(D) Teste de anticorpo heterófilo

CASO 38. Seu paciente é um garoto de 6 anos de idade que apresenta lesões cutâneas papulares e pustulares em sua face. Um fluido "cor de mel" seroso exsuda das lesões. Você suspeita de impetigo. Uma coloração de Gram do pus revela muitos neutrófilos e cocos Gram-positivos em cadeias.

641. Se fizer uma cultura do pus em ágar-sangue, qual das seguintes opções você MAIS provavelmente irá visualizar?

(A) Colônias pequenas β-hemolíticas contendo bactérias sensíveis à bacitracina

(B) Colônias pequenas α-hemolíticas contendo bactérias resistentes à optoquina

(C) Colônias grandes não hemolíticas contendo bactérias oxidase-positivas

(D) Colônias pequenas não hemolíticas contendo bactérias que crescem em NaCl a 6,5%

CASO 39. Sua paciente é uma mulher de 66 anos de idade que está recebendo um quimioterapia para linfoma. Ela desenvolve febre de 38°C e tosse não produtiva. Uma radiografia do tórax revela um infiltrado. Você trata-a empiricamente com um antibiótico apropriado. No dia seguinte, várias vesículas aparecem no peito dela.

642. Qual dos vírus seguintes é a causa MAIS provável da doença da sua paciente?

(A) Vírus do sarampo

(B) Vírus sincicial respiratório

(C) Vírus varicela-zóster

(D) Vírus da rubéola

CASO 40. Sua paciente é uma mulher de 40 anos com lúpus eritematoso sistêmico que está sendo tratada com uma alta dose de prednisona durante uma crise de sua doença. Ela desenvolve uma febre de 38°C e uma tosse produzindo uma pequena quantidade de escarro esverdeado. Ao exame físico, você escuta sons ruidosos de respiração em seu lobo pulmonar inferior esquerdo. A radiografia do tórax revela um infiltrado nessa região. Coloração de Gram do escarro revela longos filamentos de bacilos Gram-positivos.

643. Qual dos organismos seguintes é a causa MAIS provável dessa doença?

(A) *Mycobacterium kansasii*

(B) *Listeria monocytogenes*

(C) *Nocardia asteroides*

(D) *Mycoplasma pneumoniae*

CASO 41. Sua paciente é uma menina de 10 anos com leucemia aguda que respondeu bem ao primeiro tratamento de quimioterapia, mas não ao mais recente. Então, ela fez um transplante de medula óssea e está em regime de imunossupressores. Ela está bastante granulocitopênica. Dez dias depois do transplante, ela tem uma febre e tosse com escarro purulento e com sangue. A radiografia do tórax mostra pneumonia. Uma preparação úmida do escarro mostra hifas septadas com ramificações dicotômicas (em forma de Y).

644. Qual dos organismos seguintes é a causa MAIS provável dessa doença?

(A) *Histoplasma capsulatum*

(B) *Aspergillus fumigatus*

(C) *Rhizopus nigricans*

(D) *Candida albicans*

CASO 42. Seu paciente é um homem de 30 anos com início agudo de febre de 40°C e um nodo direito femoral muito sensível e inchado. Sua pressão arterial é de 90/50 e seu pulso é de 110. Enquanto você o examina, ele tem um calafrio. Ele voltou de uma viagem de acampamento no deserto do sul da Califórnia, Estados Unidos, 2 dias atrás.

750   PARTE XIII • Questões para autoavaliação

645. Em relação a esta doença, qual das afirmações seguintes é a MAIS precisa?

(A) Um aspirado do nodo irá revelar bacilos Gram-negativos pequenos com coloração bipolar (aparecem como um alfinete de segurança)

(B) O organismo foi provavelmente adquirido pela ingestão de alimento contaminado com excrementos de roedores

(C) Um aspirado do nodo deve ser cultivado em ágar Löwenstein-Jensen e uma coloração álcool-ácido-resistente deve ser feita

(D) O organismo causa a doença principalmente em pessoas com imunidade celular comprometida.

CASO 43. Sua paciente é uma mulher de 62 anos com história de carcinoma do cólon sigmoide que foi removido 5 dias atrás. A cirurgia foi complicada pelo vazamento de conteúdo do intestino para a cavidade peritoneal. Ela agora está com febre e dor no períneo e na nádega esquerda. Ao exame físico, sua temperatura é de 39°C e mionecrose com um corrimento malcheiroso é encontrada. Uma coloração de Gram do exsudato revela bacilos Gram-negativos.

646. Das opções seguintes, qual delas corresponde ao organismo MAIS provável de ser a causa dessa infecção?

(A) *Helicobacter pylori*

(B) *Bacteroides fragilis*

(C) *Salmonella typhi*

(D) *Vibrio parahaemolyticus*

CASO 44. Sua paciente é uma mulher de 18 anos de idade que apresenta inchaço no tornozelo esquerdo. Dois dias atrás, quando seu tornozelo começou a inchar, ela disse que poderia ter torcido enquanto jogava futebol. Entretanto, hoje ela está com febre de 38°C, e o tornozelo tornou-se notadamente mais inchado, quente e vermelho. Suas outras articulações estão assintomáticas. Você aspira fluido do tornozelo.

647. Usando o fluido do tornozelo, qual dos seguintes procedimentos é MAIS provável de fornecer informações para o diagnóstico?

(A) Coloração álcool-ácido-resistente e cultura em meio Löwenstein-Jensen

(B) Coloração de Gram e cultura em ágar-chocolate

(C) Microscopia de campo escuro e teste VDRL

(D) Coloração com nanquim e cultivo em ágar Sabouraud

CASO 45. Seu paciente é um menino de 6 anos de idade que possui um histórico de diversos episódios de pneumonia. Um teste do suor revela uma quantidade aumentada de cloreto, indicando que ele tem fibrose cística. Ele agora está com febre e tossindo um escarro grosso e esverdeado. Uma coloração de Gram do escarro revela bacilos Gram-negativos.

648. Das opções seguintes, qual delas corresponde ao organismo MAIS provável de ser a causa dessa infecção?

(A) *Pseudomonas aeruginosa*

(B) *Haemophilus influenzae*

(C) *Legionella pneumophila*

(D) *Bordetella pertussis*

CASO 46. Seu paciente é um menino de 7 anos de idade que apresenta febre, dois episódios de vômito e uma cefaleia grave que se iniciou na manhã do presente dia. Ele não tem diarreia. Ao exame físico, sua temperatura é de 39°C, e rigidez da nuca é observada. O exame do líquido espinal revelou uma contagem de leucócitos de 800, dos quais 90% eram linfócitos, e uma concentração normal de proteínas e glicose. Uma coloração de Gram do líquido espinal não revelou nenhuma bactéria.

649. Das opções seguintes, qual delas corresponde ao organismo MAIS provável de ser a causa desta infecção?

(A) *Chlamydia trachomatis*

(B) *Mycobacterium avium-intracellulare*

(C) Vírus Coxsackie

(D) Adenovírus

CASO 47. Seu paciente é um homem de 22 anos que esteve em uma viagem de baixo custo para a Índia, onde comeu muitos alimentos locais. Ele tem febre baixa, anorexia e dor abdominal leve há aproximadamente 1 mês. Você suspeita de que ele possa ter febre tifoide.

650. Se ele tiver febre tifoide, qual dos seguintes é o achado laboratorial MENOS provável?

(A) A cultura sanguínea revela presença de bastonetes Gram-negativos

(B) Em cultura das fezes, crescem colônias lactose-negativas em ágar EAM

(C) Seu soro contém anticorpos que aglutinam *Salmonella typhi*

(D) Seu soro contém anticorpos que causam uma reação de Weil-Felix positiva

CASO 48. O seu paciente é um homem de 30 anos de idade, soropositivo para HIV, que apresentou dois episódios de pneumonia por *Pneumocystis*. Ele agora reclama de dor na boca e tem dificuldade para engolir. Ao exame físico, você encontra várias placas esbranquiçadas na mucosa da orofaringe.

651. Considerando o organismo causador mais provável, qual das seguintes opções é a MAIS correta?

(A) É um bacilo Gram-positivo filamentoso que faz parte da microbiota normal da boca

(B) É um bacilo Gram-negativo anaeróbio que faz parte da microbiota normal do cólon

(C) É uma levedura que forma pseudo-hifas quando invade tecidos

(D) É uma espiroqueta que cresce apenas em cultura de células

CASO 49. Sua paciente é uma mulher de 20 anos de idade que apresenta uma erupção que se iniciou na manhã do presente dia. Ela vem se sentindo febril e anoréxica nos últimos dias. Ao exame físico, há uma erupção papular bilateral em seu peito, abdome e em extremidades superiores, incluindo as mãos. Não há vesículas e nem petéquias. Linfonodos cervicais e axilares estão palpáveis. Sua temperatura é de 38°C. A contagem de leucócitos é de 9.000 com um diferencial normal.

652. Das opções seguintes, qual delas corresponde ao organismo MAIS provável de ser a causa dessa doença?

(A) *Histoplasma capsulatum*

(B) *Coxiella burnetii*

(C) *Neisseria meningitidis*

(D) *Treponema pallidum*

CASO 50. Seu paciente é um menino de 10 anos que caiu, feriu a pele da coxa e desenvolveu celulite (i.e., sua pele estava vermelha, quente e sensível). Vários dias depois, a infecção foi tratada com uma preparação tópica de antibióticos, e a celulite gradualmente se curou. Entretanto, 2 semanas depois, ele disse para sua mãe que sua urina estava turva e avermelhada, e ela notou que sua face estava inchada. Você suspeita de glomerulonefrite aguda.

PARTE XIII • Questões para autoavaliação **751**

653. Considerando o organismo causador, qual é a aparência MAIS provável de uma coloração de Gram da infecção cutânea?

(A) Cocos Gram-positivos agrupados em formato de "cacho de uva"
(B) Cocos Gram-positivos em cadeias
(C) Diplococos Gram-positivos
(D) Diplococos Gram-negativos

654. Qual é a patogênese da urina turva e do edema facial?

(A) Mediada por toxina
(B) Invasão direta pela bactéria associada
(C) Mediada por imunocomplexos
(D) Imunidade celular (hipersensibilidade tardia).

Respostas (Questões 594-654)

(594) **(B)**	(607) **(C)**	(620) **(C)**	(633) **(C)**	(646) **(B)**
(595) **(C)**	(608) **(A)**	(621) **(C)**	(634) **(D)**	(647) **(B)**
(596) **(D)**	(609) **(C)**	(622) **(B)**	(635) **(B)**	(648) **(A)**
(597) **(B)**	(610) **(A)**	(623) **(D)**	(636) **(A)**	(649) **(C)**
(598) **(D)**	(611) **(B)**	(624) **(A)**	(637) **(B)**	(650) **(D)**
(599) **(A)**	(612) **(C)**	(625) **(D)**	(638) **(D)**	(651) **(C)**
(600) **(D)**	(613) **(D)**	(626) **(A)**	(639) **(A)**	(652) **(D)**
(601) **(D)**	(614) **(C)**	(627) **(C)**	(640) **(B)**	(653) **(B)**
(602) **(A)**	(615) **(B)**	(628) **(D)**	(641) **(A)**	(654) **(C)**
(603) **(C)**	(616) **(D)**	(629) **(B)**	(642) **(C)**	
(604) **(A)**	(617) **(A)**	(630) **(C)**	(643) **(C)**	
(605) **(B)**	(618) **(D)**	(631) **(A)**	(644) **(B)**	
(606) **(C)**	(619) **(B)**	(632) **(D)**	(645) **(A)**	

PARTE XIV

Simulado de provas e concursos

Este simulado consiste em dois blocos, cada um contendo 40 questões de microbiologia e imunologia. Você deve completar cada bloco em até 50 minutos. As questões estão distribuídas aleatoriamente (i.e., não estão agrupadas de acordo com o assunto tratado).

Todas as questões apresentam entre 4 e 10 opções de resposta. Cada questão possui uma única resposta que é a mais adequada e nenhuma resposta representa exceções. As opções de respostas estão listadas em ordem alfabética ou na ordem do tamanho da resposta. O gabarito está localizado ao fim de cada bloco.

QUESTÕES

BLOCO 1

Instruções (Questões 1-40): Selecione UMA resposta que é a MAIS ADEQUADA para cada questão.

1. Uma menina de 9 anos estava jogando futebol quando começou a mancar. Ela apresentou dor na perna e apontou para a parte superior de sua coxa quando perguntada onde doía. Sua temperatura era de 38,3°C. Uma radiografia do fêmur revelou que o periósteo estava erodido. Você pede uma hemocultura. Qual das seguintes opções seria o achado MAIS provável da hemocultura?

    (A) Bacilos Gram-negativos que crescem em ágar EAM, formando colônias roxas com brilho esverdeado

    (B) Cocos Gram-positivos que crescem em ágar-sangue, causando uma zona clara de hemólise, e são coagulase-positivos

    (C) Bacilos Gram-positivos que crescem apenas anaerobiamente e formam uma dupla zona de hemólise em ágar-sangue

    (D) Diplococos Gram-negativos que crescem em ágar-chocolate, são oxidase-positivos e fermentam maltose

    (E) Cocos Gram-positivos que crescem em ágar-sangue, causando uma zona verde de hemólise, e não são inibidos por optoquina e bile

2. Seu projeto de pesquisa é estudar os vírus que causam infecções do trato respiratório superior. Você isolou um vírus da garganta de um paciente e descobriu que seu genoma é de RNA. Além disso, você descobriu que o genoma é o complemento do mRNA viral do interior da célula infectada. Das seguintes opções, qual é a conclusão MAIS apropriada a qual você pode chegar?

    (A) O vírion contém uma polimerase.

    (B) O genoma de RNA purificado é infeccioso.

    (C) O genoma de RNA é segmentado.

    (D) Um DNA de fita simples é sintetizado durante a replicação.

    (E) O genoma de RNA codifica um polipeptídeo precursor que deve ser clivado por uma protease.

3. Um homem de 25 anos tem história de quatro episódios de furúnculos no último ano. Furúnculos são abscessos causados por *Staphylococcus aureus*. Qual das seguintes opções é o MAIS provável fator imunológico que predispõe a esses múltiplos episódios de furúnculos?

    (A) Uma quantidade deficiente do componente do complemento C8 no plasma.

    (B) Uma incapacidade de seus macrófagos apresentarem antígenos em associação a proteínas do MHC de classe I.

    (C) Uma falha na liberação de granzimas pelas suas células T citotóxicas.

    (D) Uma quantidade insuficiente de IgG em seu plasma.

4. Você está lendo um artigo que diz que otite média é normalmente causada por cepas não encapsuladas de *Haemophilus influenzae*. Você fica surpreso com o fato de cepas não encapsuladas causarem doença. Qual das seguintes opções MELHOR explica por que sua surpresa é justificável?

    (A) Cepas não encapsuladas não apresentam endotoxina.

    (B) Cepas não encapsuladas não secretam exotoxina A.

    (C) Cepas não encapsuladas deveriam ser facilmente fagocitadas.

    (D) Cepas não encapsuladas deveriam ser rapidamente mortas por luz ultravioleta.

    (E) Cepas não encapsuladas deveriam ser suscetíveis à morte por células T citotóxicas.

754 PARTE XIV • Simulado de provas e concursos

5. Um homem de 35 anos de idade é HIV-positivo e possui uma contagem CD4 de 50/mL (normal, 1.000-1.500). Ele apresenta febre de 38,3°C há algumas semanas e "se sente cansado o tempo todo". Ele não apresenta outros sintomas, e os achados no exame físico são normais. Hemograma completo, exame de urina e radiografia do tórax estão normais. Culturas de sangue, fezes e urina não apresentam crescimento. Uma biópsia da medula óssea revelou granulomas, e uma cultura resultou em um organismo que é uma levedura a 37°C, mas que produz hifas a 25°C. Das seguintes opções, qual é a causa MAIS provável?

   (A) *Aspergillus fumigatus*
   (B) *Cryptococcus neoformans*
   (C) Espécies de *Mucor*
   (D) *Histoplasma capsulatum*
   (E) *Coccidioides immitis*

6. Uma mulher de 70 anos sofreu queimaduras de terceiro grau em uma área significativa de seu corpo. Apesar de cuidados apropriados para queimaduras no hospital, ela apresentou uma febre de 39°C, e a enfermeira notou pus verde-azulado no curativo que cobria a área queimada. Uma coloração de Gram do pus revelou bacilos Gram-negativos, e testes de sensibilidade a antibióticos mostrou resistência a maior parte dos antibióticos. Qual dos seguintes organismos apresenta a MAIOR probabilidade de ser o causador dessa doença?

   (A) *Nocardia asteroides*
   (B) *Vibrio vulnificus*
   (C) *Bacteroides fragilis*
   (D) *Haemophilus influenzae*
   (E) *Pseudomonas aeruginosa*

7. Uma mulher de 20 anos manifestou vários episódios de febre alta, calafrios e dor de cabeça intensa. Ela apresenta hematócrito de 30%. Ela recentemente voltou da África, onde havia sido voluntária do Corpo da Paz. Qual das seguintes opções é a MAIS provável de ser visualizada em amostras de esfregaço sanguíneo do paciente?

   (A) Bacilos álcool-ácido-resistentes
   (B) Gametócitos em forma de banana
   (C) Hifas não septadas
   (D) Esférulas
   (E) Taquizoítos

8. Determinados microrganismos, como o protozoário *Trypanosoma* e a bactéria *Neisseria gonorrhoeae*, podem alterar seus antígenos de superfície com bastante frequência. Isso permite ao organismo evadir as respostas de defesa. Qual das seguintes opções MELHOR explica como essa mudança frequente de antigenicidade ocorre?

   (A) Ela se deve à transposição de genes existentes para um local ativo de expressão.
   (B) Ela se deve à aquisição de novos plasmídeos de fertilidade por transdução.
   (C) Ela se deve à conjugação, durante a qual o receptor obtém novos genes cromossômicos.
   (D) Ela se deve a novas mutações que ocorrem em "*hot spots*" do genoma.

9. Uma mulher de 60 anos teve um adenocarcinoma de cólon que foi removido cirurgicamente. Várias transfusões de sangue foram realizadas, e ela estava bem até 3 semanas depois da cirurgia, quando febre, vômitos e diarreia começaram. Culturas de sangue e fezes foram negativas para bactérias, e os testes para *Clostridium difficile* e antígeno de superfície de hepatite B foram negativos. Uma necrópsia do fígado revelou corpúsculos de inclusão intranucleares. Qual das seguintes opções é a causa MAIS provável?

   (A) Citomegalovírus
   (B) Vírus da dengue

   (C) Vírus da hepatite A
   (D) Rotavírus
   (E) Vírus da febre amarela

10. Qual das imunoglobulinas MELHOR se encaixa na descrição a seguir? É encontrada no plasma como um dímero que apresenta uma cadeia J. Ao passar pelas células da mucosa, adquire uma peça secretora que a protege da degradação por proteases.

    (A) IgM
    (B) IgG
    (C) IgA
    (D) IgD
    (E) IgE

11. *Mycobacterium tuberculosis* (MTB) e complexo *Mycobacterium avium* (MAC) são importantes causas de doenças, especialmente em pacientes imunocomprometidos. (MAC também é conhecido como *Mycobacterium avium-intracellulare*.) Considerando MTB e MAC, qual das seguintes opções é a MAIS correta?

    (A) Imunidade celular é o mecanismo de defesa mais importante do hospedeiro contra MTB, enquanto imunidade mediada por anticorpos é o mecanismo de defesa mais importante contra MAC.
    (B) No laboratório, MAC pode ser distinguido de MTB pelo fato de MAC formar colônias em 7 dias, enquanto MTB não o faz.
    (C) Cepas resistentes a múltiplos fármacos de MAC são muito menos comuns do que cepas resistentes a múltiplos fármacos de MTB.
    (D) MAC é encontrado no ambiente, mas não é transmitido de pessoa para pessoa, enquanto MTB é encontrado em humanos e é transmitido de pessoa para pessoa.

12. Em um laboratório, uma virologista estava estudando as propriedades dos vírus mutantes. Quando ela infectava as células com o vírus mutante1, nenhuma progênie viral era produzida. Quando ela infectava as células com o vírus mutante 2, nenhuma progênie viral era produzida. Porém, quando ela infectava as células com ambos os vírus mutantes 1 e 2, progênies virais de ambos os vírus 1 e 2 eram produzidas. Qual dos termos abaixo MELHOR descreve este fenômeno?

    (A) Mistura fenotípica
    (B) Complementação
    (C) Rearranjo
    (D) Recombinação

13. Sua paciente está sendo tratada para endocardite com penicilina G há 2 semanas. Ela agora apresenta febre e erupções maculopapulares eritematosas em seu peito e abdome. Um exame de urina revelou quantidades significativas de proteína na urina. Se a febre, erupção e proteinúria são de origem imunológica, qual das seguintes opções é a MAIS provável de estar envolvida?

    (A) IgG e complemento
    (B) IgE e histamina
    (C) IL-2 e células T citotóxicas
    (D) Gamainterferona e macrófagos

14. A endotoxina é uma causa subjacente importante de choque séptico e morte, principalmente em pacientes hospitalizados. Considerando a endotoxina, qual das seguintes opções é a MAIS correta?

    (A) Ela atua por meio da fosforilação da proteína estimulatória G.
    (B) É um polipeptídeo com uma configuração de subunidade A-B.
    (C) Induz a síntese de fator de necrose tumoral.
    (D) É encontrada principalmente em bacilos Gram-positivos.
    (E) Ela pode ser tratada com formaldeído para formar uma vacina com toxoide efetiva.

PARTE XIV • Simulado de provas e concursos **755**

15. Uma menina de 12 anos teve um desmaio pela manhã e foi levada para o hospital. Ao exame, sua temperatura era de 40°C, e ela não apresentou rigidez na nuca. Uma tomografia computadorizada (TC) não revelou anormalidade. Uma punção lombar foi realizada, e proteínas e glicose estavam normais. A coloração de Gram do líquido espinal não mostrou microrganismos ou polis. Ela foi tratada com vários antibióticos, mas entrou em coma e morreu 2 dias depois. Nas culturas de rotina de sangue e líquido espinal, nenhum organismo cresceu. Na necrópsia do cérebro, corpúsculos de inclusão eosinófilos foram visualizados no citoplasma dos neurônios. Das seguintes opções, qual é a causa MAIS provável?

    (A) Príons
    (B) Vírus JC
    (C) Vírus da raiva
    (D) Parvovírus B19
    (E) Herpes-vírus simples 1

16. Uma mulher de 70 anos teve início súbito de febre de 39°C e uma tosse produzindo escarro esverdeado. Ela não está hospitalizada e nem é imunocomprometida. Uma radiografia do tórax revela um infiltrado no lobo inferior esquerdo. Das seguintes opções, qual conjunto de achados descreve o organismo causador MAIS provável de ser encontrado na cultura de escarro?

    (A) Diplococos Gram-positivos que formam colônias α-hemolíticas
    (B) Diplococos Gram-negativos que formam colônias oxidase-positivas
    (C) Bacilos Gram-positivos que formam colônias β-hemolíticas
    (D) Bacilos Gram-negativos que formam colônias oxidase-positivas
    (E) Cocos Gram-negativos que crescem apenas anaerobiamente

17. Considerando a função das quimiocinas nas defesas do hospedeiro, qual das seguintes opções é a MAIS correta?

    (A) As quimiocinas ligam-se ao receptor de células T fora do local de ligação ao antígeno e ativam muitas células T.
    (B) As quimiocinas induzem troca gênica em células B que aumenta a quantidade de IgE sintetizada, predispondo a alergias.
    (C) As quimiocinas penetram nas membranas das células-alvo durante o ataque por células T citotóxicas.
    (D) As quimiocinas atraem neutrófilos para o local de infecção bacteriana, contribuindo para a resposta inflamatória.

18. Qual das seguintes opções apresenta AMBAS as bactérias que produzem exotoxinas que agem pela ADP-ribosilação?

    (A) *Salmonella typhi* e *Vibrio cholerae*
    (B) *Vibrio cholerae* e *Corynebacterium diphtheriae*
    (C) *Salmonella typhi* e *Clostridium perfringens*
    (D) *Corynebacterium diphtheriae* e *Staphylococcus aureus*
    (E) *Clostridium perfringens* e *Streptococcus pyogenes*

19. Considerando os vírus da hepatite C (HCV) e o da hepatite D (HDV), qual das seguintes opções é a MAIS correta?

    (A) O HCV é transmissível pelo sangue, mas o HDV não é.
    (B) Mais da metade das infecções por HCV resulta em um estado de portador crônico.
    (C) Existe uma vacina eficaz contra HCV, mas não contra HDV.
    (D) Tanto HCV quanto HDV são vírus de RNA defeituosos e necessitam de infecções concomitantes por HBV para replicar-se.

20. Qual das seguintes opções é a MAIS provável de induzir uma resposta de anticorpos IgM sem a participação de células T *helper*?

    (A) Polissacarídeo capsular bacteriano
    (B) Toxina da síndrome do choque tóxico
    (C) Complexo penicilina-albumina de soro bovino (BSA)
    (D) Toxoide tetânico

21. Uma gestante de 25 anos no terceiro trimestre se apresenta na emergência dizendo que aproximadamente 12 horas atrás começou a se sentir fraca e com febre. Ao exame, ela apresenta uma temperatura de 40°C, mas nenhum outro achado pertinente. Uma hemocultura resulta no crescimento de pequenos bacilos Gram-positivos que causam β-hemólise em uma placa de ágar-sangue incubada à temperatura ambiente. Qual das seguintes bactérias é a causa MAIS provável?

    (A) *Clostridium perfringens*
    (B) *Streptococcus pyogenes*
    (C) *Bacillus cereus*
    (D) *Listeria monocytogenes*
    (E) *Brucella abortus*

22. Considerando o modo de ação dos fármacos antivirais, qual das seguintes opções é a MAIS correta?

    (A) A amantadina inibe o vírus influenza A, inibindo a RNA-polimerase carregada pelo vírion.
    (B) O foscarnete inibe o vírus varicela-zóster, inibindo a RNA-polimerase carregada pelo vírion.
    (C) A ação do aciclovir é maior em células infectadas por herpes-vírus do que em células não infectadas, pois as células infectadas por herpes-vírus contêm uma enzima que fosforila o aciclovir de maneira muito eficaz.
    (D) A azidotimidina inibe o vírus da imunodeficiência humana (HIV), inibindo a síntese de mRNA viral de maneira mais efetiva do que a síntese de mRNA celular.
    (E) O indinavir bloqueia a replicação do HIV, inibindo a protease necessária para que a proteína de envelope gp120 se ligue à proteína CD8 na superfície de células T.

23. Qual das seguintes doenças é MAIS provável de ser causada por uma reação de hipersensibilidade tardia?

    (A) Doença do soro
    (B) Glomerulonefrite pós-estreptocócica
    (C) Lúpus eritematoso sistêmico
    (D) Doença hemolítica do recém-nascido
    (E) Dermatite de contato

24. Membros do gênero *Mycobacterium* são mais bem corados com coloração álcool-ácido-resistente do que por coloração de Gram. Qual das seguintes opções é a MELHOR explicação para esse achado?

    (A) Eles não possuem uma parede celular; portanto, eles não conseguem absorver o cristal violeta.
    (B) Eles possuem uma parede celular muito fina que não retém o cristal violeta.
    (C) Eles possuem uma grossa cápsula polissacarídica que impede a entrada da solução de iodo.
    (D) Eles possuem uma grande quantidade de lipídeo em sua parede celular que impede a entrada do cristal violeta.

25. Um homem de 50 anos com um transplante de rim de cadáver está rejeitando o transplante, apesar dos fármacos imunossupressores. Ele está agora com insuficiência renal e pH do sangue de 7,31. No dia anterior, desenvolveu uma dor próximo ao olho esquerdo que se tornou progressivamente mais grave. Ao exame, sua temperatura é de 37,5°C, e a pele perto do olho está inchada e necrótica. O exame microscópico de uma biópsia da lesão revelou hifas não septadas com um padrão de brotamento em ângulo reto. Qual dos seguintes organismos é a causa MAIS provável?

    (A) *Candida albicans*
    (B) *Coccidioides immitis*
    (C) *Cryptococcus neoformans*
    (D) *Histoplasma capsulatum*
    (E) Espécies de *Mucor*

756 PARTE XIV • Simulado de provas e concursos

26. Uma mulher de 60 anos fez cirurgia para carcinoma de ovário 4 dias atrás e tem um cateter urinário de demora colocado. Ela agora apresenta febre de 39°C e a urina no tubo coletor está turva. A coloração de Gram da urina mostra muitos polis e cocos Gram-positivos em cadeias. Qual das seguintes opções seria o achado MAIS provável no exame de urina?

    (A) Colônias α-hemolíticas em ágar-sangue sensíveis à optoquina

    (B) Colônias β-hemolíticas em ágar-sangue sensíveis à bacitracina

    (C) Colônias β-hemolíticas em ágar-sangue que hidrolisam o hipurato

    (D) Colônias não hemolíticas em placa de ágar-sangue que crescem em NaCl a 6,5%

27. O seu paciente é um homem de 40 anos de idade com história de confusão mental nos últimos 2 dias e que apresentou uma crise convulsiva de grande mal na manhã do presente dia. Ele é soropositivo para HIV e possui uma contagem CD4 de 100/mL. Ao exame clínico, apresentou temperatura de 37,5°C, e os demais achados do exame se apresentaram dentro dos limites normais. A ressonância magnética (RM) revelou diversas lesões cerebrais cavitárias com "reforço em anel". Ele não viajou para fora dos Estados Unidos, é gerente de um supermercado, é vegetariano estrito e possui vários animais domésticos: um cachorro, um gato, um papagaio e uma tartaruga. Qual dos seguintes organismos é a causa MAIS provável?

    (A) *Toxocara canis*

    (B) *Toxoplasma gondii*

    (C) *Taenia saginata*

    (D) *Trichinella spiralis*

    (E) *Trypanosoma cruzi*

28. A emergência de bactérias resistentes a antibióticos, especialmente bastonetes Gram-negativos entéricos, é um fenômeno extremamente importante. A aquisição de resistência comumente ocorre por um processo que envolve um *pilus* sexual e a subsequente transferência de plasmídeos carregando um ou mais transposons. Qual dos seguintes nomes MELHOR descreve esse processo?

    (A) Conjugação

    (B) Combinação

    (C) Transformação

    (D) Transdução

    (E) Translocação

29. Considerando o diagnóstico, o tratamento e a prevenção de HIV, qual das seguintes opções é a MAIS correta?

    (A) O fármaco zidovudina (AZT) é "terminador de cadeia"; isto é, inibe a cadeia polipeptídica crescente causando erro na leitura do mRNA viral.

    (B) O fármaco lamivudina (3TC) age pela ligação à integrase, o que impede a integração do DNA viral no DNA celular.

    (C) No ensaio laboratorial para a detecção da infecção precoce pelo HIV, o soro do paciente é testado para a presença de anticorpos e da proteína p24 do vírus.

    (D) Uma grande limitação para a capacidade de produzir uma vacina contra HIV é que existem muitos tipos sorológicos da proteína p24 viral.

30. Considerando os haptenos, qual das seguintes opções é a MAIS correta?

    (A) Eles são polipeptídeos típicos resistentes à clivagem proteolítica no interior da célula apresentadora de antígenos.

    (B) Eles ligam-se a proteínas do MHC de classe II, mas não a proteínas do MHC de classe I.

    (C) Eles não induzem anticorpos se não estiverem ligados a uma proteína carreadora.

    (D) Eles ativam o complemento por meio da ligação à porção Fc da cadeia pesada de IgG.

31. Seu paciente é um homem de 20 anos que apresenta corrimento uretral. A coloração de Gram do pus revelou diversos neutrófilos, mas nenhuma bactéria. Qual dos seguintes organismos é a causa MAIS provável?

    (A) *Treponema pallidum*

    (B) *Haemophilus ducreyi*

    (C) *Mycobacterium marinum*

    (D) *Candida albicans*

    (E) *Chlamydia trachomatis*

32. Considerando as defesas do hospedeiro contra os vírus, qual das seguintes opções é a MAIS correta?

    (A) IgA exerce seu efeito antiviral principal melhorando o efeito citopático de células *natural killer* – um processo chamado citotoxicidade celular dependente de anticorpos.

    (B) IgG possui um papel importante na neutralização da infectividade viral durante a infecção primária.

    (C) Complexos de vírus e IgE são a causa da artrite inflamatória observada em várias infecções virais, como hepatite B e rubéola.

    (D) As interferonas alfa e beta exercem sua atividade antiviral induzindo uma ribonuclease que degrada o mRNA viral e uma proteína-cinase que inativa a síntese proteica.

    (E) As interferonas alfa e beta possuem efeito antiviral contra vírus de genoma de RNA, mas não contra os vírus de genoma de DNA.

33. A rinite alérgica é caracterizada por espirros, rinorreia, congestão nasal e coceira dos olhos e do nariz. Pessoas com rinite alérgica possuem um "X" que se liga a receptores de alta afinidade do "Y". Em uma reexposição ao antígeno, o "Y" dos pacientes com rinite alérgica degranula, liberando "Z" e outros mediadores. Qual das seguintes opções MELHOR descreve X, Y e Z?

    (A) X é IgE, Y são macrófagos e Z é o fator de necrose tumoral

    (B) X é IgE, Y são basófilos e Z é histamina

    (C) X é IgG, Y são eosinófilos e Z é histamina

    (D) X é IgG, Y são neutrófilos e Z é fator de necrose tumoral

    (E) X é IgA, Y são eosinófilos e Z é interleucina 5

34. Um surto de infecções de feridas pós-cirúrgicas causadas por *Staphylococcus aureus* ocorreu. A equipe de controle de infecções foi acionada para investigar a existência de um possível portador. Usando seu conhecimento sobre a microbiota normal, qual das seguintes regiões do corpo é a localização MAIS provável do organismo?

    (A) Cólon

    (B) Sulco gengival

    (C) Nariz

    (D) Garganta

    (E) Vagina

35. Um homem de 35 anos de idade, soropositivo para HIV, e com uma contagem CD4 de 30 diz: "Não consigo me lembrar das coisas mais simples". Você acha que pode ser demência. Uma ressonância magnética indica várias lesões espalhadas pelo cérebro. Nos 4 meses seguintes, ele desenvolveu defeitos no campo visual, teve paralisia e morreu. Uma necrópsia revelou que muitos neurônios cerebrais haviam perdido mielina e continham inclusões intranucleares. A microscopia eletrônica revelou que as inclusões continham vírus não envelopados. Qual dos seguintes vírus é a causa MAIS provável?

(A) Adenovírus
(B) Citomegalovírus
(C) Herpes-vírus simples
(D) Vírus JC
(E) Vírus Coxsackie

36. Um homem de 75 anos com dor no peito abaixo do esterno foi diagnosticado com angina de peito causada por aortite sifilítica que afetou suas artérias coronárias. Das seguintes opções, qual é a forma MAIS provável pela qual o diagnóstico de sífilis foi realizado?

(A) Hemocultura
(B) Cultura em meio Thayer-Martin (ágar-chocolate com antibióticos)
(C) Detecção de anticorpos direcionados contra a cardiolipina no sangue
(D) Detecção de antígenos treponêmicos no sangue
(E) Ensaio de *Western blot*

37. Uma mulher de 22 anos tem uma erupção eritematosa na região malar da face que piora quando ela se expõe ao sol. Ela perdeu aproximadamente 5 kg e sente-se cansada a maior parte do tempo. Ela mediu a própria temperatura algumas vezes e viu que era de 37,2°C. Um exame físico foi normal, exceto pela erupção. Testes laboratoriais revelaram hemoglobina de 11 e uma contagem de leucócitos de 5.500. O exame da urina revelou albumina, mas não hemácias, leucócitos ou bactérias. Qual das seguintes opções é o achado laboratorial MAIS provável nessa doença?

(A) Redução do número de células T *helper* (CD4-positivas)
(B) Nível elevado de anticorpos direcionados contra DNA de fita dupla
(C) Número elevado de células T citotóxicas (CD8-positivas)
(D) Nível baixo de inibidor de C1
(E) Baixa atividade microbicida de neutrófilos

38. Considerando fármacos antimicrobianos que agem inibindo a síntese de ácido nucleico em bactérias, qual das seguintes opções é a MAIS correta?

(A) Quinolonas, como ciprofoxacino, inibem a RNA-polimerase em bactérias, agindo como análogos de ácidos nucleicos.
(B) Rifampicina inibe a RNA-polimerase em bactérias, ligando-se à enzima e inibindo a síntese de RNA mensageiro.
(C) Sulfonamidas inibem a DNA-polimerase em bactérias, causando terminação de cadeia da fita em crescimento.
(D) Trimetoprima inibe a DNA-polimerase em bactérias, impedindo o desenovelamento de DNA de fita dupla.

39. Considerando o parvovírus B19, qual das seguintes opções é a MAIS correta?

(A) O parvovírus B19 possui um genoma de DNA de fita dupla, mas requer uma DNA-polimerase do vírion porque se replica no citoplasma.
(B) O parvovírus B19 é transmitido principalmente por meio da relação sexual.
(C) O parvovírus B19 causa anemia grave porque preferencialmente infecta precursores de hemácias.
(D) Pacientes infectados com parvovírus B19 podem ser diagnosticados no laboratório usando o teste de crioaglutinação.
(E) Pacientes com doença disseminada causada por parvovírus B19 podem ser tratados com aciclovir.

40. Qual dos seguintes testes laboratoriais seria o MELHOR para ser solicitado a fim de determinar o número de células CD4-positivas em um paciente infectado com HIV?

(A) Aglutinação

(B) Ensaio imunoadsorvente ligado à enzima (ELISA)
(C) Citometria de fluxo
(D) Imunoeletroforese
(E) Ensaio em gel de Ouchterlony

RESPOSTAS DO BLOCO 1

(1) **(B)**	(9) **(A)**	(17) **(D)**	(25) **(E)**	(33) **(B)**
(2) **(A)**	(10) **(C)**	(18) **(B)**	(26) **(D)**	(34) **(C)**
(3) **(D)**	(11) **(D)**	(19) **(B)**	(27) **(B)**	(35) **(D)**
(4) **(C)**	(12) **(B)**	(20) **(A)**	(28) **(A)**	(36) **(C)**
(5) **(D)**	(13) **(A)**	(21) **(D)**	(29) **(C)**	(37) **(B)**
(6) **(E)**	(14) **(C)**	(22) **(C)**	(30) **(C)**	(38) **(B)**
(7) **(B)**	(15) **(C)**	(23) **(E)**	(31) **(E)**	(39) **(C)**
(8) **(A)**	(16) **(A)**	(24) **(D)**	(32) **(D)**	(40) **(C)**

BLOCO 2

1. Uma menina de 4 anos de idade tem lesões papulares e pustulares na face. As lesões estão exsudando um líquido seroso com cor de mel. Você faz um diagnóstico clínico de impetigo. Uma coloração de Gram do exsudato revela cocos Gram-positivos em cadeias, e uma cultura revela colônias β-hemolíticas em ágar-sangue. Para qual das seguintes sequelas ela está em MAIOR risco?

(A) Diarreia sanguinolenta
(B) Visão embaçada
(C) Paralisia do nervo facial (paralisia de Bell)
(D) Hemácias e albumina na urina
(E) Escarro cor de ferrugem

2. O genoma purificado de certos vírus de RNA pode entrar em uma célula e iniciar a produção de progênie viral (i.e., o genoma é infeccioso). Considerando esses vírus, qual das seguintes opções é a MAIS correta?

(A) Possuem um genoma segmentado.
(B) Possuem uma polimerase no vírion.
(C) O RNA do genoma é de fita dupla.
(D) Eles codificam uma protease que cliva um polipeptídeo precursor.
(E) O RNA do seu genoma possui a mesma sequência de bases do que o mRNA.

3. Um homem de 77 anos com endocardite enterocócica precisou ser tratado com penicilina G, mas tinha história de reação grave à penicilina. Ele foi, portanto, submetido a teste cutâneo usando peniciloil-polisina como antígeno. Qual das seguintes opções é a MAIS provável de ocorrer em um teste positivo?

(A) O antígeno forma imunocomplexos com IgG.
(B) O antígeno ativa células T CD4-positivas e macrófagos.
(C) O antígeno ativa a via alternativa do complemento.
(D) O antígeno ativa células T CD8-positivas por meio da ligação a proteínas do MHC de classe I.
(E) O antígeno liga de forma cruzada IgE em mastócitos e causa a liberação de histamina.

4. Considerando a coloração de Gram, qual das seguintes opções é a MAIS correta?

(A) Depois de adicionar o cristal violeta e o iodo de Gram, tanto bactérias Gram-positivas quanto bactérias Gram-negativas irão aparecer em azul.

758 PARTE XIV • Simulado de provas e concursos

(B) Se você esquecer-se de corar com o corante vermelho (safranina ou fucsina básica), tanto bactérias Gram-positivas quanto bactérias Gram-negativas irão aparecer em azul.

(C) Se você esquecer-se de fixar pelo calor, tanto bactérias Gram-positivas quanto bactérias Gram-negativas irão aparecer em azul.

(D) As bactérias apresentam cores diferentes após essa coloração porque bactérias Gram-positivas possuem lipídeos em sua membrana, enquanto bactérias Gram-negativas não possuem.

5. Um homem de 35 anos com uma contagem CD4 de 50 apresenta um nódulo na pele de seu peito. O nódulo tem aproximadamente 3 cm de diâmetro e não é vermelho, nem quente, nem mole. Ele diz que o nódulo vem crescendo lentamente durante as últimas 3 semanas. Você faz uma biópsia do nódulo, e o patologista o informa que o paciente apresenta criptococose disseminada. Qual das seguintes opções é a MELHOR descrição do que o patologista observou na amostra de biópsia?

(A) Esférulas

(B) Hifas não septadas

(C) Tubos germinativos

(D) Leveduras em brotamento com uma cápsula espessa

(E) Hifas septadas com ramificação em ângulo baixo

6. Uma mulher de 22 anos reclama de uma tosse não produtiva frequente e de uma febre de 38,3°C que apareceu lentamente nos últimos 4 dias. O exame físico revela alguns estertores na base do pulmão esquerdo. Um infiltrado desigual é visualizado na radiografia do tórax. Ela trabalha como secretária em um escritório de advocacia e não viajou recentemente. Ela não está imunocomprometida e não foi hospitalizada recentemente. Uma amostra de seu soro aglutina hemácias a 4°C, mas não a 37°C. Qual das seguintes opções MELHOR descreve o organismo que é a provável causa da doença?

(A) Uma bactéria muito pequena sem parede celular

(B) Um diplococo Gram-negativo com uma cápsula grande

(C) Um bacilo áçcool-ácido-resistente que forma colônias em 7 dias

(D) Um bacilo Gram-positivo filamentoso que é fracamente álcool-ácido-resistente

(E) Uma espiroqueta que nunca foi cultivada em ágar-sangue

7. A mãe de uma criança de 4 anos de idade notou que sua filha está dormindo mal e coçando sua área anal. Você suspeita que a criança possa ter oxiúros. Qual das seguintes opções é o MELHOR método para realizar o diagnóstico?

(A) Examinar as fezes para a presença de cistos

(B) Examinar as fezes para a presença de trofozoítos

(C) Examinar um esfregaço de sangue para a presença de microfilárias

(D) Determinar o título de anticorpos IgE contra o organismo

(E) Examinar uma fita adesiva transparente para a presença de ovos

8. Considerando os esporos bacterianos, qual das seguintes opções é a MAIS correta?

(A) Um esporo germina para formar uma bactéria.

(B) Eles são produzidos principalmente no interior de hemácias de humanos.

(C) Eles são mortos por fervura ao nível do mar, mas não em uma altitude elevada.

(D) Eles são produzidos por anaeróbios apenas na presença de oxigênio.

(E) Eles contêm endotoxina, o que responde pela sua capacidade de causar doença.

9. Uma mulher de 22 anos teve febre de 37,7°C e anorexia nos últimos 2 dias, e esta manhã apresentou icterícia. Ao exame, o fígado estava aumentado e mole. Ela tem um total de bilirrubina de 5 mg/dL (normal, < 1) e transaminases elevadas. A mulher recebeu o curso completo da vacina contra a hepatite B há 2 anos, mas não foi imunizada contra a hepatite A. Os resultados de seus testes sorológicos de hepatite foram os seguintes: IgM de HAV negativo, IgG de HAV positivo, HBsAg negativo, HBsAb positivo, HBcAb negativo, HCV-Ab positivo. Qual das seguintes opções é a MAIS provável?

(A) Ela provavelmente tem hepatite A agora, provavelmente não foi infectada pelo vírus da hepatite B (HBV) e provavelmente teve hepatite C no passado.

(B) Ela provavelmente tem hepatite A agora, provavelmente foi infectada com o HBV no passado e provavelmente teve hepatite C no passado.

(C) Ela foi infectada pelo vírus da hepatite A (HAV) no passado, possivelmente não foi infectada pelo HBV e provavelmente possui hepatite C atualmente.

(D) Ela foi infectada com HAV no passado, provavelmente tem hepatite B agora e provavelmente teve hepatite C no passado.

10. Em relação às funções das diferentes classes de anticorpos, qual das seguintes opções é a mais correta?

(A) IgA age como um receptor de antígenos na superfície de células B.

(B) IgG ativa a via alternativa do complemento, resultando na produção de C3a que degrada a parede celular bacteriana.

(C) IgG liga-se à superfície bacteriana e torna a bactéria mais fácil de ser ingerida por fagócitos.

(D) IgM defende contra vermes parasitas, como o ancilóstomo.

(E) IgE bloqueia a ligação de vírus à mucosa intestinal.

11. Um menino de 6 anos caiu e sofreu um ferimento profundo causado por um prego enferrujado que penetrou em sua coxa. Sua mãe removeu o prego e lavou o ferimento com água e sabão. Na manhã seguinte, ele apresentou uma temperatura de 38,8°C, e sua coxa estava muito dolorida e inchada. Na sala de emergência, foi notada crepitação (gás no tecido). Uma coloração de Gram do exsudato da área do ferimento revelou grandes bacilos Gram-positivos. Qual das seguintes opções é a causa MAIS provável?

(A) *Actinomyces israelii*

(B) *Clostridium perfringens*

(C) *Clostridium tetani*

(D) *Listeria monocytogenes*

(E) Complexo *Mycobacterium fortuitum-chelonei*

(F) *Nocardia asteroides*

(G) *Pseudomonas aeruginosa*

12. As duas formas mais comuns de vacinas virais são vacinas inativadas e vacinas vivas atenuadas. Considerando essas vacinas, qual das seguintes opções é a MAIS correta?

(A) Vacinas inativadas induzem uma resposta mais duradoura do que as vacinas vivas atenuadas.

(B) Vacinas inativadas não são mais utilizadas nos Estados Unidos porque elas não induzem IgA secretora.

(C) Vacinas inativadas induzem uma maior gama de respostas imunes do que as vacinas vivas atenuadas.

(D) Vacinas inativadas são mais seguras de ser administradas para pacientes imunocomprometidos do que as vacinas vivas atenuadas.

PARTE XIV • Simulado de provas e concursos **759**

13. Considerando as hipersensibilidades imediata (tipo I) e por imunocomplexo (tipo III), qual das seguintes opções é a MAIS correta?

(A) A IgE está envolvida nas hipersensibilidades imediata e por imunocomplexo.

(B) O complemento está envolvido nas hipersensibilidades imediata e por imunocomplexo.

(C) Normalmente, é necessário uma quantidade menor de antígeno para se desencadear uma reação imediata do que uma reação por imunocomplexo.

(D) Os neutrófilos desempenham um papel mais importante nas reações imediatas do que nas reações por imunocomplexo.

14. A doença causada por qual das seguintes bactérias pode ser prevenida por uma vacina com toxoide?

(A) *Actinomyces israelii*

(B) *Bacteroides fragilis*

(C) *Borrelia burgdorferi*

(D) *Corynebacterium diphtheriae*

(E) *Haemophilus influenzae*

(F) *Listeria monocytogenes*

(G) *Neisseria meningitidis*

(H) *Salmonella typhi*

(I) *Streptococcus pneumoniae*

(J) *Yersinia pestis*

15. Uma mulher de 50 anos teve um início gradual de cefaleias que se tornaram progressivamente mais intensas durante as últimas 3 semanas. Ao exame, ela estava confusa em relação ao tempo, lugar e pessoas, e febril com 39°C. O líquido espinal revelou glicose normal, proteínas normais e 17 células, todas linfócitos. A coloração de Gram do líquido espinal não revelou nenhum organismo. Uma ressonância magnética revelou lesão radiolucente de 2 cm no lobo temporal. Uma biópsia da lesão cerebral foi realizada. Uma coloração de Giemsa do tecido mostrou células gigantes multinucleadas com corpúsculos de inclusão intranucleares. Qual das seguintes opções é o microrganismo causador MAIS provável?

(A) Adenovírus

(B) Vírus Coxsackie

(C) Citomegalovírus

(D) Herpes-vírus simples 1

(E) Vírus influenza

(F) Vírus do sarampo

(G) Parvovírus B19

(H) Poliovírus

(I) Príon

(J) Vírus da raiva

16. Um homem de 80 anos teve um carcinoma de cólon removido 3 dias atrás. Ele estava bem até esta manhã, quando apresentou uma febre de 39°C e reclamou de dor abdominal intensa. Exames revelaram um abdome "como uma tábua", indicativo de peritonite. Ele foi levado para a sala de cirurgia, onde se descobriu que a anastomose se rompeu e conteúdos do intestino chegaram até a cavidade peritoneal. Um exsudato com mau cheiro foi observado. Uma coloração de Gram do exsudato peritoneal revelou muitos bacilos Gram-negativos. Qual dos seguintes conjuntos de bactérias é a causa MAIS provável de infecção?

(A) *Escherichia coli* e *Brucella melitensis*

(B) *Enterobacter cloacae* e *Salmonella enteritidis*

(C) *Fusobacterium nucleatum* e *Bacteroides fragilis*

(D) *Haemophilus influenzae* e *Actinomyces israelii*

(E) *Shigella dysenteriae* e *Serratia marcescens*

17. Considerando as respostas primária e secundária de anticorpos, qual das seguintes opções é a MAIS correta?

(A) A IgM produzida na resposta primária é composta principalmente por células B de memória.

(B) A fase *lag* é mais curta na resposta primária do que na resposta secundária.

(C) Na resposta primária, células B de memória são produzidas, mas células T de memória não são.

(D) Antígenos devem ser processados e apresentados na resposta primária, mas não na resposta secundária.

(E) A quantidade de IgG produzida na resposta secundária é maior do que a quantidade produzida na resposta primária.

18. Um homem de 70 anos que está recebendo quimioterapia para leucemia desenvolve uma febre de 40°C, tem dois episódios de calafrios com ranger de dentes e sua pressão arterial cai para 80/20 mmHg. Das seguintes opções, qual é a MAIS provável de ser a causa da febre, dos calafrios e da hipotensão?

(A) Coagulase

(B) Ácido dipicolínico

(C) Glicocálice

(D) Lipídeo A

(E) Ácido micólico

(F) *Pili*

(G) Cápsula polissacarídica

19. Uma mulher de 22 anos se apresenta com "a pior dor de garganta que já teve". Ela também reclama de fadiga e anorexia. Ela não está imunocomprometida e não foi hospitalizada recentemente. Ao exame, ela está com febre de 38°C, sua faringe está inflamada e há alguns nodos cervicais macios bilateralmente. Não há lesões brancas na língua nem na faringe. Em uma cultura da garganta crescem colônias α-hemolíticas em ágar-sangue que são resistentes à optoquina. Das seguintes opções, qual é a causa MAIS provável?

(A) *Candida albicans*

(B) Vírus Epstein-Barr

(C) Parvovírus B19

(D) *Pneumocystis carinii*

(E) Poliovírus

(F) *Serratia marcescens*

(G) *Streptococcus mutans*

(H) *Streptococcus pneumoniae*

(I) *Streptococcus pyogenes*

(J) *Strongyloides stercoralis*

20. Considerando a via do complemento, qual das seguintes opções é a MAIS correta?

(A) C5a medeia quimiotaxia e atrai neutrófilos para o local da infecção.

(B) C5b tem um papel importante na opsonização de bactérias Gram-negativas.

(C) C3a é um fator de aceleração do decaimento que causa a degradação rápida e morte de bactérias.

(D) C1 liga-se à superfície de bactérias Gram-positivas, o que inicia a via clássica.

(E) O complexo de ataque à membrana é produzido na via clássica, mas não na via alternativa.

21. Uma mulher de 65 anos teve sintomas de demência. Uma ressonância magnética revelou significativa atrofia cortical. Foi determinado que sua pressão intraventricular estava muito alta, e um *shunt* ventriculoperitoneal (a partir do cérebro, passando por baixo da pele até a cavidade peritoneal) foi feito para aliviar a pressão. Três semanas

760 **PARTE XIV** • Simulado de provas e concursos

depois, ela desenvolveu uma febre de 38°C, indisposição e anorexia, mas sem outros sintomas. Das seguintes opções, qual MELHOR descreve o microrganismo MAIS provável de estar causando os sintomas atuais?

(A) Um coco Gram-positivo que não coagula o plasma

(B) Um bacilo Gram-negativo curvo que produz urease

(C) Um bacilo álcool-ácido-resistente que não cresce em meio bacteriológico

(D) Um parasita intracelular obrigatório que forma corpúsculos de inclusão citoplasmáticos

(E) Uma espiroqueta que induz um anticorpo que aglutina lipídeos do coração de uma vaca

22. Dois mutantes de poliovírus, um mutado no gene X e outro mutado no gene Y, foram isolados. Se uma célula for infectada com cada mutante isolado, nenhum vírus é produzido. Se uma célula for infectada com os dois mutantes, qual das seguintes opções é a MAIS provável de acontecer?

(A) Complementação entre os produtos gênicos dos mutantes pode ocorrer e, se esse for o caso, tanto progênie do vírus X quanto do vírus Y será produzida.

(B) Mistura fenotípica pode ocorrer e, se esse for o caso, tanto progênie do vírus X quanto do vírus Y será produzida.

(C) Rearranjo dos segmentos do genoma pode ocorrer e, se esse for o caso, tanto progênie do vírus X quanto do vírus Y será produzida.

(D) O genoma pode ser transcrito em DNA, e, se esse for o caso, tanto vírus X quanto Y será produzido.

23. Uma mulher de 40 anos tem história de inflamação crônica das articulações das mãos bilateralmente. Você suspeita de artrite reumatoide. Qual das seguintes opções é a MAIS correta, considerando a patogênese da doença?

(A) Ela é causada por linfócitos T CD4-positivos sensibilizados e por macrófagos que invadem as articulações.

(B) Ela é causada por anticorpos contra imunocomplexos humanos formados por IgG no interior das articulações.

(C) Ela é causada pela liberação de mediadores de mastócitos quando agentes ambientais ligam de forma cruzada IgEs adjacentes no interior das articulações.

(D) Ela é causada por superantígenos que induzem a liberação de grandes quantidades de linfocinas de células T *helper* no interior das articulações.

24. Estão listadas a seguir cinco bactérias associadas a um modo de transmissão. Qual dos pares é o MAIS correto?

(A) *Borrelia burgdorferi* – picada de mosquito

(B) *Coxiella burnetii* – guano de morcego

(C) *Haemophilus influenzae* – ferimento penetrante contaminado com solo

(D) *Rickettsia rickettsii* – alimentos contaminados

(E) *Yersinia pestis* – picada de pulga

25. Um homem de 70 anos com leucemia inicialmente respondia à quimioterapia, mas agora está refratário. Assim, ele passou por um transplante de medula e agora está recebendo altas doses de ciclosporina A e prednisona. Três semanas após o transplante, ele tornou-se febril com 39°C e começou a tossir catarro purulento. Uma radiografia do tórax revelou pneumonia. Uma coloração de Gram do catarro não revelou um microrganismo predominante, mas uma preparação com KOH do catarro revelou hifas septadas com paredes paralelas e brotamento. Dos seguintes organismos, qual é o causador MAIS provável da pneumonia?

(A) *Aspergillus fumigatus*

(B) *Candida albicans*

(C) *Coccidioides immitis*

(D) *Cryptococcus neoformans*

(E) *Rhizopus nigricans*

26. Sua paciente é uma mulher de 20 anos com diarreia grave que começou no dia anterior. Ela acabou de voltar de uma viagem de 3 semanas para o Peru, onde comeu alguns mariscos crus em sua festa de despedida. Ela agora está com diarreia aquosa, com talvez 20 evacuações por dia, e está sentindo-se bem cansada e com tontura. Sua coprocultura teve resultado negativo para presença de sangue oculto. Uma coloração de Gram das fezes mostrou a presença de bacilos Gram-negativos curvos. Dos seguintes organismos, qual é o causador MAIS provável da diarreia?

(A) *Bacteroides fragilis*

(B) *Campylobacter jejuni*

(C) *Entamoeba histolytica*

(D) *Helicobacter pylori*

(E) *Shigella dysenteriae*

(F) *Vibrio cholerae*

(G) *Yersinia enterocolitica*

27. Um homem de 50 anos tem tido dores de cabeça leves e persistentes há vários meses. Nos últimos dias, náusea, vômito e visão turva ocorreram. Uma ressonância magnética revelou várias lesões semelhantes a cistos no parênquima cerebral. O paciente viveu por muitos anos em uma das pequenas ilhas caribenhas. Com base em um teste sorológico positivo, um diagnóstico de neurocisticercose foi feito. Qual das alternativas a seguir representa o modo MAIS provável pelo qual essa doença foi adquirida?

(A) Picada do mosquito-pólvora

(B) Picada de mosquito

(C) Relação sexual

(D) Ingestão de larvas do organismo em peixe cru

(E) Ingestão de ovos do organismo em alimento contaminado

(F) Penetração da pele pelo organismo ao caminhar descalço

(G) Penetração na pele pelo organismo enquanto o paciente se banhava em água doce

28. Uma mulher de 30 anos com história anterior de febre reumática apresenta febre há 2 semanas. Exame físico revelou um novo sopro cardíaco. Você suspeita de endocardite e realiza uma hemocultura para estreptococos do grupo *viridans*, e posteriormente identifica *Streptococcus sanguis*. Dos seguintes locais do corpo, qual é a fonte MAIS provável desse organismo?

(A) Cólon

(B) Boca

(C) Pele

(D) Estômago

(E) Vagina

29. Considerando o poliovírus, qual das seguintes opções é a MAIS correta?

(A) Os poliovírus mantêm-se latentes nos gânglios sensoriais, e reativação ocorre principalmente em pacientes imunocomprometidos.

(B) Quando o vírus vivo atenuado da vacina oral se replica, reversão de mutantes pode ocorrer e causar poliomielite paralítica.

(C) O uso difundido da vacina inativada em países das Américas do Norte e do Sul levou à quase total eliminação da poliomielite paralítica nessas áreas.

(D) A recomendação atual é administrar a vacina viva atenuada nas três primeiras imunizações para impedir que a criança aja como um reservatório, seguido de reforços utilizando a vacina inativada.

PARTE XIV • Simulado de provas e concursos **761**

30. Considerando os tipos sanguíneos ABO e Rh, qual das seguintes opções é a MAIS correta?

   (A) Pessoas com sangue tipo O são chamadas de receptores universais porque elas possuem anticorpos contra a substância H, mas não contra os antígenos A e B.

   (B) Se o pai é Rh-positivo e a mãe é Rh-negativa, a doença hemolítica do recém-nascido ocorre apenas se a criança for Rh-negativa.

   (C) Pessoas que são Rh-negativas normalmente têm anticorpos para o antígeno Rh porque elas são expostas ao antígeno com reatividade cruzada localizado em bactérias do cólon.

   (D) Se um sangue tipo A é transferido para uma pessoa com sangue tipo B, o complemento será ativado, e o complexo de ataque à membrana irá causar lise das hemácias do tipo A.

31. Um homem de 25 anos teve um acidente de motocicleta há 3 dias, no qual sofreu trauma grave na cabeça. Líquido espinal tem vazado pelo seu nariz desde o acidente, e agora ele desenvolveu uma cefaleia intensa. Sua temperatura é de 39°C, e ao exame você observa rigidez da nuca. Você faz uma punção lombar e descobre que o líquido espinal está turvo e contém 5.000 leucócitos/mL, 90% dos quais são polis. Das seguintes opções, qual é o resultado MAIS provável observado na análise laboratorial do líquido espinal?

   (A) Bastonetes Gram-negativos que crescem apenas no meio Thayer-Martin.

   (B) Uma espiroqueta com motilidade que forma colônias β-hemolíticas em ágar-sangue.

   (C) Cocos Gram-positivos que formam colônias α-hemolíticas em ágar-sangue.

   (D) Bacilos Gram-positivos que crescem apenas em ágar-chocolate suplementado com fatores X e V.

   (E) Nenhum organismo foi visualizado por coloração de Gram, mas colorações de tecido revelaram corpúsculos de inclusão citoplasmáticos.

32. Considerando príons e doenças causadas por príons, qual das seguintes opções é a MAIS correta?

   (A) Príons são altamente resistentes à luz ultravioleta e à fervura, mas são inativados por hipoclorito.

   (B) Príons são partículas contendo proteínas cercadas por um envelope lipoproteico com uma DNA-polimerase no envelope.

   (C) O diagnóstico das doenças causadas por príons, como a doença de Creutzfeldt- Jakob, é realizado normalmente por meio da observação do efeito citopático em cultura celular.

   (D) A doença de Creutzfeldt-Jakob ocorre principalmente em crianças menores de 2 anos, porque elas não conseguem formar uma resposta imune adequada contra as proteínas do príon.

33. Um menino de 2 anos de idade teve infecções graves nos seios da face e pulmões e está sendo avaliado para determinar se tem doença granulomatosa crônica. Considerando essa doença, qual das seguintes opções é a MAIS correta?

   (A) Há uma deficiência na atividade da NADPH-oxidase.

   (B) O defeito está principalmente em células apresentadoras de antígenos, como os macrófagos.

   (C) As infecções por *Pneumocystis jiroveci* são comuns em pacientes com essa doença.

   (D) O diagnóstico é realizado principalmente por ELISA, no qual anticorpos contra o componente celular afetado são detectados.

34. Considerando *Chlamydiae*, qual das seguintes opções é a MAIS correta?

   (A) Elas são bacilos Gram-positivos que não formam esporos.

   (B) Elas exibem motilidade do tipo enxame em uma placa de ágar-sangue.

   (C) Seu ciclo de vida consiste em uma partícula metabolicamente inativa na fase extracelular.

   (D) Elas só podem se replicar no interior de células porque não têm a capacidade de produzir certos mRNAs essenciais.

   (E) Elas replicam-se no núcleo de células infectadas, onde formam inclusões que são úteis para o diagnóstico.

35. Considerando o papilomavírus humano (HPV), qual das seguintes opções é a MAIS correta?

   (A) Sangue e produtos sanguíneos são um modo importante de transmissão do HPV.

   (B) O HPV é um vírus envelopado com um genoma composto por RNA de fita dupla.

   (C) A amantadina é um fármaco terminador de cadeia que inibe a replicação de HPV por meio do bloqueio da síntese de DNA.

   (D) O HPV induz a formação de coilócitos na pele, que constituem uma característica importante para o diagnóstico de infecções por HPV.

   (E) A proteína do capsídeo P2 do HPV ativa o oncogene c-*sarc* em células humanas, processo pelo qual o HPV predispõe à malignidade.

36. Considerando a doença de Lyme, qual das seguintes opções é a MAIS correta?

   (A) O microrganismo causador é um bacilo Gram-positivo.

   (B) Camundongos são o principal reservatório do organismo causador.

   (C) A vacina contra doença de Lyme contém toxoide como imunógeno.

   (D) Pulgas são o principal modo de transmissão do organismo causador.

   (E) O diagnóstico em laboratório é normalmente realizado por meio da cultura do organismo em ágar-chocolate.

37. Considerando a agamaglobulinemia, qual das seguintes opções é a MAIS correta?

   (A) A troca de genes VDJ não ocorre.

   (B) Há pouca quantidade de IgG, mas níveis de IgM e IgA são normais.

   (C) A quantidade de células B é normal, mas elas não conseguem se diferenciar em células plasmáticas.

   (D) Há um defeito em uma tirosina-cinase, uma das enzimas na via de transdução de sinal.

   (E) Infecções virais são mais comuns em pacientes com essa doença do que infecções por bactérias piogênicas.

38. Uma mulher de 20 anos apresenta história de corrimento vaginal nos últimos 3 dias. No exame pélvico, você vê um exsudato purulento na abertura do colo do útero, e há sensibilidade ao apalpar a tuba uterina direita. Você faz uma coloração de Gram e cultura do corrimento do colo do útero. A cultura é feita em meio Thayer Martin, que é um ágar-chocolate contendo antibióticos para inibir o crescimento da microbiota normal. Das seguintes opções, quais achados são os MAIS prováveis de serem encontrados?

   (A) A coloração de Gram revela muitos neutrófilos e espiroquetas, e o cultivo em meio Thayer-Martin não revela nenhuma colônia.

   (B) A coloração de Gram revela muitos neutrófilos e bacilos Gram-variáveis, e o cultivo em meio Thayer-Martin revela colônias β-hemolíticas.

   (C) A coloração de Gram revela muitos neutrófilos e diplococos Gram-negativos, e o cultivo em meio Thayer-Martin revela colônias oxidase-positivas.

   (D) A coloração de Gram revela muitos neutrófilos, mas nenhum diplococo Gram-negativo é visualizado, e o cultivo em meio Thayer-Martin revela colônias coagulase-positivas.

762 PARTE XIV • Simulado de provas e concursos

39. Considerando o vírus da imunodeficiência humana (HIV), qual das seguintes opções é a MAIS correta?

(A) O termo *carga viral* refere-se à concentração de RNA do HIV no sangue do paciente.

(B) Tanto zidovudina quanto lamivudina bloqueiam replicação do HIV, inibindo a clivagem do polipeptídeo precursor pela protease codificada pelo vírion.

(C) A antigenicidade da proteína GAG do HIV é altamente variável, o que é um impedimento significativo para o desenvolvimento de uma vacina contra o HIV.

(D) A terapia antirretroviral altamente ativa (HAART) consiste em uma base de zidovudina e lamivudina associadas a enfuvirtida ou maraviroque.

40. Considerando células Th-1 e Th-2, qual das seguintes opções é a MAIS correta?

(A) Células Th-1 produzem gamainterferona e promovem imunidade celular.

(B) As células Th-2 produzem interleucina-17 que inibe a formação de células Th-1.

(C) Tanto células Th-1 quanto Th-2 possuem proteínas do MHC de classe II em sua membrana celular externa.

(D) Antes de se diferenciarem em células Th-1 ou Th-2, células Th *naive* são duplo-positivas (i.e., elas produzem tanto gamainterferona quanto interleucina-4).

RESPOSTAS DO BLOCO 2

(1) **(D)**	(9) **(C)**	(17) **(E)**	(25) **(A)**	(33) **(A)**
(2) **(E)**	(10.) **(C)**	(18) **(D)**	(26) **(F)**	(34) **(C)**
(3) **(E)**	(11) **(B)**	(19) **(B)**	(27) **(E)**	(35) **(D)**
(4) **(A)**	(12) **(D)**	(20) **(A)**	(28) **(B)**	(36) **(B)**
(5) **(D)**	(13) **(C)**	(21) **(A)**	(29) **(B)**	(37) **(D)**
(6) **(A)**	(14) **(D)**	(22) **(A)**	(30) **(D)**	(38) **(C)**
(7) **(E)**	(15) **(D)**	(23) **(B)**	(31) **(C)**	(39) **(A)**
(8) **(A)**	(16) **(C)**	(24) **(E)**	(32) **(A)**	(40) **(A)**

Índice

Nota: Os números de página seguidos por *f* e *t* indicam figuras e tabelas, respectivamente; os seguidos por *q* e *n* indicam quadros e notas, respectivamente; os seguidos por *r* indicam resumos; e aqueles em negrito indicam discussões principais.

A

Abacavir (ABC, 261*t*-262*t*, 266, 373-374, 374*t*

Abatacepte, 535*t*

Abdome. *Ver* Infecções intra-abdominais

Abiotrofia, 210

Abordagens bacteriológicas para o diagnóstico. *Ver tipos de cultura específicos*

Abordagens sorológicas para o diagnóstico, 59, 63-64. *Ver também testes específicos*

ABPA (aspergilose broncopulmonar alérgica), 406

Abscesso

abdominal, 29

Arachnia propionica, 210

causado por *Bacteroides fragilis,* 161

causado por estreptococos do grupo *viridans,* 117

causado por peptostreptococos, 118

cerebral, 606-607, 607*f*

causado por estreptococos do grupo *viridans,* 117

causado por peptostreptococos, 118

Nocardia asteroides, caso clínico, 694

Prevotella melaninogenica, 161

Toxoplasma gondii, na Aids, 372*t*

dentário, *Porphyromonas,* 213

faríngeo, *Prevotella melaninogenica,* 161

hepático, amebiano, 412

mandibular, 29

na boca, 161

organismos que causam, 62-63

pélvico

Bacteroides fragilis, 161

peptostreptococos, 118

Peptostreptococcus, 212

peritonsilar, *Streptococcus pyogenes,* 117

pulmonar

Bacteroides fragilis, 160-161

descrição, 29

retrofaríngeo, *Streptococcus pyogenes,* 117

Staphylococcus aureus

descrição, 106, 106*f,* 109-111

drenagem, 112

Abscesso amebiano, 412

Abscesso cutâneo, 637*t,* 641*f,* 641*t,* **641-642**

Abscesso pulmonar, 29, **634,** 634*f*

Bacteroides fragilis, 161

Nocardia, 188

Prevotella, 161

Abscessos mandibulares, 29

causados por *Actinomyces,* 187

Absidia, 406

Abuso de drogas

e botulismo, 135

e *Candida albicans,* 402-403

e *Pseudomonas aeruginosa,* 160

e *Staphylococcus aureus,* 708*t*

e tétano, 134

Abuso de drogas intravenosas. *Ver* Abuso de drogas

Abuso de substâncias. *Ver* Abuso de drogas

Acanthamoeba, 412*t*

Acanthamoeba castellanii, 437, 437*t,* 686*r*

fatores predisponentes, 708*t*

Ácaros, 206, 587

Ácaros, 582*t,* **584-585,** 585*f,* 691*r*-692*r*

transmissão de riquetsioses por, 205

Ácaros da colheita, 587

Ácaros da poeira doméstica, 587

Ácaros *Demodex,* 586

Ácaros *Dermatophagoides,* 587

Ácaros do folículo piloso, 587

Ácaros dos cílios, 587

Ácaros *Trombicula,* 587

Acetato de zinco, 627

Acetilcolina, e toxina botulínica, 135

Achromobacter, 210

Aciclovir (acicloguanosina), 261*t*-262*t,* **264-265,** 265*f,* 269*t,* 282*t,* 285, 618*t*

encefalite tratada com, 606

estrutura química, 264*f*

infecções por herpes-vírus simples 1 e 2 tratadas com, 285

mecanismo de ação, 282

profilático, para o vírus varicela-zóster, 286

úlcera genital tratada com, 617

Acidentes de motocicleta, como fator predisponente para *Clostridium perfringens,* 708*t*

Ácido acetilsalicílico

ação anti-inflamatória da, 54*n*

e síndrome de Reye, 302

Ácido 6-aminopenicilânico, 70, 70*f*

Ácido clavulânico, 86

Ácido clorídrico, 483

Ácido desoxirribonucleico. *Ver* DNA

Ácido dipicolínico, 11

Ácido nalidíxico, *Campylobacter intestinalis,* resistência ao, 155

Ácido nucleico infeccioso, 223, 226

Ácido nucleico, 64

de micróbios, 1

infeccioso, 223

modificação, desinfecção por, 100

síntese, fármacos que inibem, 77*t,* 77-78

viral, 216, 218*f,* 220*q. Ver também* Vírus

detecção, 259, 259*q*

inibidores da síntese, 262*t,* 263-267, 270*q*

Ácido *p*-aminobenzoico (PABA), 77, 78*f*

Ácido ribonucleio. *Ver* RNA

Ácidos

desinfecção usando, 99

diminuição da produção celular, identificação viral por, 258

Ácidos lipoteicoicos, 9

de *Staphylococcus aureus,* 108

de *Streptococcus pneumoniae,* 120

Ácidos micólicos

em *Mycobacterium tuberculosis,* 177

764 Índice

na parede celular bacteriana, 6

síntese, fármacos que inibem, 79

Ácidos nucleicos virais, detecção de, 259, 259q

Ácidos teicoicos

descrição, 649

na parede celular bacteriana, 9

de *Staphylococcus aureus,* 108

pneumocócicos, 120

Acinetobacter, 168

Acinetobacter baumannii, 79, 85t, 164t, 168, 663r

Acne, 213

Actinobacillus

A. actinomycetemcomitans, 210, 212

descrição, 210

Actinomicose, **187,** 188f

caso clínico, 697

Actinomyces, 27t

Actinomyces israelii, **187,** 188t, 665r-666r

caso clínico, 697

como microbiota normal, 29

doença causada por. *Ver* Actinomicose

infecções gengivais, fatores predisponentes, 52t

propriedades, 187

Actinomycetes, 187f, **187-189,** 188t, 665r-666r

ADA. *Ver* Adenosina-desaminase

Adacel, 167

Adalimumabe, 569

ADCC (citotoxicidade celular dependente de anticorpos), 489

Adefovir, 261t-262t, 267

Adenilato-ciclases

Bacillus anthracis, 132

Bordetella pertussis, 166

estimulação de

por toxina colérica, 154

por toxina termolábil, 148

Adenite mesentérica

Yersinia, 145t

Yersinia enterocolitica, 214

Yersinia pseudotuberculosis, 214

Adenosina-desaminase (ADA), 235, 575

Adenovírus, 238t, **239-240,** 277, 277t, **308-309,** 673r

achados clínicos, 309

animais, 359

complementaridade em, 228t

doenças causadas por, 308

evasão imune por, 247

mecanismo, 247t

forma e tamanho, 217f

porta de entrada, 244t

replicação do genoma, 227t

vacinas, 273t

Adesinas, 36

Adjuvantes, 480

ADP-ribosilação, **39-40,** 40t

catálise por toxina termolábil, 148

do fator de alongamento 2, por *Corynebacterium diphtheriae,* 138

Aeróbios obrigatórios, 16, 177

Aeromonas, 210

Aeromonas hydrophila, 210

Aerossóis (gotículas no ar)

doenças causadas por, 313

resfriado, 627

transmissão de adenovírus, 308

transmissão da febre Q, 205, 207

transmissão de *Bordetella pertussis,* 166

transmissão de *Chlamydia psittaci,* 705t

transmissão de *Corynebacterium diphtheriae,* 138

transmissão de *Cryptococcus neoformans,* 404, 705t

transmissão de *Mycoplasma pneumoniae,* 190

transmissão de *Neisseria meningitidis,* 126

transmissão de *Pneumocystis jiroveci,* 428

transmissão do vírus Coxsackie, 327

transmissão do vírus da raiva, 318

transmissão do vírus da rubéola, 315

transmissão do vírus do sarampo, 311

transmissão do vírus influenza, 301, 705t

transmissão do vírus parainfluenza, 305

transmissão do vírus sincicial respiratório, 305

transmissão do vírus varicela-zóster, 285

Aflatoxinas, 385

Agamaglobulinemia, 707t

de Bruton, 574t, 575

ligada ao X, 495, 499

Ágar

precipitação em

com campo elétrico, 543-544, 544f

descrição de, 543, 543f

tipos, 60t

Ágar Bordet-Gengou, 60t, 166

Ágar carvão-levedura, 168

Ágar chocolate, 60t, 62

Ágar chocolate Thayer-Martin, 60t

para culturas do trato genital, 62, 129

Ágar Skirrow, para diagnóstico de *Campylobacter jejuni,* 62

Ágar eosina azul de metileno (EAM), 60t, 62, 146, 149, 151, 157

Ágar gema de ovo, 60t

e *Clostridium perfringens,* 136

Ágar Löwenstein-Jensen, 60t, 100

Ágar MacConkey, 60t, 61-62, 146, 149, 151, 153-154, 157-158, 160, 214, 613

Ágar Sabouraud (para fungos), 385, 390

Ágar sais biliares-citrato-tiossulfato, e *Vibrio cholerae,* 154n

Ágar sangue, 60t, 60-61

e *Campylobacter,* 155

e *Clostridium perfringens,* 136

e *Enterobacteriaceae,* 146, 146t

e *Escherichia coli,* 149

em infecções por *Listeria monocytogenes,* 140

na difteria, 139

no diagnóstico de *Streptococcus,* 113,114f

Ágar telurito-taurocolato-gelatina, e *Vibrio cholerae,* 154n

Ágar tríplice açúcar ferro (TSI), 60t, 158, 160

e *Enterobacteriaceae,* 146, 146t

e *Salmonella,* 62, 151

e *Shigella,* 62, 153

na cólera, 154

para bacilos Gram-negativos, 147q

Ágar ureia

e *Enterobacteriaceae,* 146

para bacilos Gram-negativos, 147q

Agentes ambientais, e distúrbios autoimunes, 564, 564t

Agentes transdutores, como retrovírus, 351

Agrião, transmissão de *Fasciola hepatica* por, 454

Água potável. *Ver* Água, transmissão por

Água, transmissão por, 33

de *Dracunculus medinensis,* 471

de *Escherichia coli,* 146

de *Legionella pneumophila,* 167, 706t

de *Mycobacterium marinum,* 706t

de *Naegleria fowleri,* 706t

de *Pseudomonas,* 159, 706t

de *Schistosoma,* 706t

de *Vibrio cholerae,* 153

de *Vibrio vulnificus,* 706t

Aids, 362t, **366.** *Ver também* HIV (vírus da imunodeficiência humana)

achados clínicos, 371-372, 372t

deficiências de células T na, 577

e demência, 608

histoplasmose na, 397

infecção por citomegalovírus na, 287

infecções oportunistas na, 577

infecções por *Penicillium marneffei* na, 407

infecções por *Pneumocystis jiroveci* na, 372, 428

sarcoma de Kaposi na, 290-291, 291*f*

AIRE (regulador autoimune), 561

Albendazol, para *Echinococcus*, 446

Álcalis, desinfecção usando, 99

Alcaligenes spp.

A. *faecalis*, 210

descrição, 210

Alce, na síndrome debilitante crônica, 365

Álcool, como antisséptico, 99

Alérgenos

descrição de, 553, 554*t*

e reações atópicas, 555

Alergia, 552

α-defensinas

descrição, 51, 483

e HIV, 370

efeitos antivirais, 253

α-hemólise, 113, 114*f*

Alfadrotrecogina, para choque séptico, 45

Alfafetoproteína, 572

Alfainterferona, **252, 492**

aplicações terapêuticas, 252

para infecções pelo vírus da hepatite C, 337

recombinante, 268

Alfavírus, 241

Alimentos reaquecidos

e transmissão de *Clostridium perfringens,* 136

intoxicação alimentar causada por *Bacillus cereus,* 133

Aloenxerto

definição de, 532

rejeição de, 532

Alotipos, 524

Alterações antigênicas (*antigenic shift*), 300*f,* 300 301

Alveolite alérgica, 557

Amantadina, 261*t*-262*t,* **263,** 264*f,* 269*t,* 302

Amastigotas, 409

Leishmania donovani, 433, 434*f*

Trypanosoma cruzi, 429, 430*f*

Ambiente, como hábitat fúngico, 383

Amebas, 411, **437,** 437*t.* Ver também *Sarcodina*

cultivo de *Legionella* em, 167

Entamoeba histolytica, 411-413, 414*f*

Amebíase, 412*t,* 413, 414*f*

Amebomas, *Entamoeba histolytica,* 412

Amicacina, 74*t*

Amiloide, proteínas priônicas e, 220

Aminoglicosídeos. *Ver também aminoglicosídeos específicos*

aplicações clínicas, 73-74, 74*t*

para infecções por *Enterobacter cloacae,* 157

para infecções por *Escherichia coli,* 150

para infecções por estreptococos do grupo D, 115

para infecções por *Klebsiella pneumoniae,* 157

para infecções por *Serratia marcescens,* 157

estrutura química, 75*f*

mecanismo de ação, 73, 74*t*

resistência aos, 85*t*-86*t,* 87

terapia combinada usando, 90

Amniocentese, detecção do vírus da rubéola por, 316

Amoxicilina, 624*t*

aplicações clínicas

descrição, 71*t,* 119, 625-626

prevenção da endocardite, 80, 80*t,* 119

atividade contra bacilos Gram-negativos, 71

uso quimioprofilático, 80*t*

AMP (monofosfato de adenosina), e reações de hipersensibilidade, 553*n*

Ampicilina, 610

aplicações clínicas, 71*t,* 604

para infecções por *Escherichia coli,* 150

para infecções por *Listeria monocytogenes,* 140

para infecções por *Proteus mirabilis,* 158

atividade contra bacilos Gram-negativos, 71

colite pseudomembranosa causada por, 137

profilática, para sepse neonatal, 119

resistência à, 85*t*

uso quimioprofilático, 80*t*

Amplificação gênica, e tumorigênese, 352

Amprenavir, 261*t,* 267, 374*t,* 375

Anaeróbios facultativos, 16

Anaeróbios obrigatórios, 16

Anafilatoxina, e complemento, 537, 539

Anafilaxia cutânea, 555

Análise da sequência de ácidos nucleicos, 64

Análise do LCS (líquido cerebrospinal), 601

Análise do líquido sinovial, 591, 591*t*

Análise por sequenciamento metagenômico, 64

Anaplasma phagocytophilum, 36*t,* 206*t,* 208, 668*r,* 705*t*

Anaplasmose granulocítica humana (AGH), 208

ANAs (anticorpos antinucleares), no lúpus eritematoso sistêmico, 567

ANCA (anticorpos citoplasmáticos antineutrófilos), 568

Ancilóstomos, 457*t,* **461-462.** *Ver também Ancylostoma; Necator*

cão, 456, 471

gato, 456, 471

humano, 461

Ancylostoma, 409, 456, 457*t*

Ancylostoma braziliense, **472,** 691*r*

Ancylostoma caninum, 456, 458*t,* **472,** 472*f,* 691*r*

fonte ambiental, 706*t*

lesões cutâneas causadas por, 709*t*

Ancylostoma duodenale, **461-462,** 464*f*-465*f,* 688*r*-689*r,* 706*t*

Anemia aplásica

caso clínico, 699

e parvovírus B19, 316-317

Anemia falciforme

infecção por *Salmonella* na, 151, 696, 708*t*

infecção por *Streptococcus pneumoniae* na, 708*t*

Anemia hemolítica, 563*t,* 565-566

em infecções por *Mycoplasma pneumoniae,* 191

Anemia perniciosa, 563*t*

Anfotericina B, 386

características, 387

efeitos adversos, 386*t*

estrutura química, 387*f*

mecanismo de ação, 386*t*

Angina de Vincent, 161, 210

Angioedema

e deficiência do inibidor de C1-esterase, 539

hereditário, 576

Angiomatose bacilar, 170*t,* 173, 174*f,* 210

Angiostrongylus cantonensis, 472

Animais de fazenda. *Ver animais específicos*

Animais domésticos. *Ver também animais específicos*

como reservatórios, 36*t*

Animais selvagens, 704*t*-705*t. Ver também animais específicos*

Animais. *Ver também animais específicos*

como reservatórios, 33, 36*t,* 704*t*-705*t*

para a febre Q, 207

para *Campylobacter,* 155

766 Índice

para cólera, 153
para *Escherichia coli*, 147
para *Listeria monocytogenes*, 140
para *Salmonella*, 151
doenças lentas de, 364-365
mordedura de, transmissão do vírus da raiva por, 317-318
Anisakis, 456, 457t, 610
Anisakis simplex
descrição, **472**, 691r
reservatórios para, 705t
Anisaquíase, 456, 457t, **472**
Anomalias congênitas
e citomegalovírus, 34t, 286-287
e vírus da rubéola, 314-315
Antagonistas de correceptores, para HIV, 374t
Antagonistas de proteínas repressoras, e replicação viral, 229, 231f
Antibiograma, 88
Antibióticos. *Ver também antibióticos específicos*
amplo espectro, 68
como fator predisponente para *Clostridium difficile*, 708t
e *Candida*, 617, 619
e síndrome hemolítico-urêmica, 149
e vaginite por *Candida*, 403, 617, 619
espectro estreito, 68
para *Staphylococcus aureus* resistente à meticilina, 641t
resistência a. *Ver* Resistência a antibióticos
supressão da microbiota normal por, 29
teste de sensibilidade para, 89f
tratamento da sepse com, 651
uso de terapia combinada, 89-90, 90f
Anticorpos, 55-56, 477, 563t. *Ver também* Imunoglobulinas; *anticorpos específicos*
alotipos, 524
baixos níveis, na hipogamaglobulinemia ligada ao X, 575
cadeias de, 496-497
cadeias leves de, 496
cadeias pesadas de, 496
classes de, 497. *Ver também imunoglobulinas específicas*
definição, 496
diversidade, 497
e doenças autoimunes, 563
e regulação do sistema complemento, 538-539
e soroconversão, 258
estrutura, 496-497
fetais, 526

funções, 476, 478f, 523-524
funções efetoras 523-524
genes de, 496
hibridoma, 526-527
humanizados, 527
interações com antígenos. *Ver* Reações antígeno-anticorpo
isotipos, 524
monoclonais
descrição, 526-527
estrutura, 528f
geração, 526f
na artrite reumatoide, 569
para câncer, 524f, 572. *Ver também* Anticorpos monoclonais específicos
na difteria, 139
para tumores, 571
pré-formados, 255
produção, 539
reduzidos, 707t
seleção clonal, 497-499
soro, com antígenos conhecidos, identificação, 63
testes de avaliação para, 527
título, 258, 258n
Anticorpos antinucleares (ANAs), no lúpus eritematoso sistêmico, 567
Anticorpos bloqueadores, 571
Anticorpos citoplasmáticos antineutrófilos (ANCA), 568
Anticorpos de reação cruzada, vírus da dengue, 346
Anticorpos heterófilos, e vírus Epstein-Barr, 289
Anticorpos humanizados, 527
Anticorpos monoclonais, **526-527**
descrição, 526-527
estrutura, 528f
geração, 526f
para artrite reumatoide, 569
para câncer, 524f, 572. *Ver também anticorpos monoclonais específicos*
Anticorpos pré-formados, 255
Antifúngicos, 386, 386t, 389q. *Ver também fármacos específicos*
Antígeno 4 associado a linfócitos T citotóxicos (CTLA-4), **562**
belatacepte, 535
para câncer, 572
Antígeno capsular
Cryptococcus neoformans, 405
de *Enterobacteriaceae*, 146
Antígeno carcinoembrionário, 572
Antígeno cognato, 506

Antígeno de parede celular, de *Enterobacteriaceae*, 146
Antígeno de superfície
do vírus da hepatite B, 331
do vírus da hepatite D, 335
em células cancerígenas, 350
Antígeno de superfície da hepatite B (HBsAg), 242, 331f, 331-335, 335t
Antígeno do capsídeo viral (VCA), vírus Epstein-Barr, 288
Antígeno do *core* (capsídeo) da hepatite B (HBcAg), 329t, 331, 334f
Antígeno *e* da hepatite B (HBeAg), 329t, 333-334, 334f
Antígeno p24, do HIV, 368-370
Antígeno polissacarídico K, de *Enterobacteriaceae*, 146
Antígeno protetor, de *Bacillus anthracis*, 42, 132-133
Antígeno somático
de *Enterobacteriaceae*, 146
definição de, 44
Antígenos, 477, **479**, 480f
anticorpos séricos, identificação com, 63
antígeno de superfície de HBV, 331
Borrelia, 198
cognatos, 506
e rearranjos programados, 19-20
Enterobacteriaceae, 146
independentes de células T, 477
interações de anticorpos com. *Ver* Reações antígeno-anticorpo
isolados, liberação, doenças autoimunes, 565
proteínas virais como, 217, 219
protetores, de *Bacillus anthracis*, 132-133
transplante tumor-específico, 353
virais
detecção, 259, 259q
tolerância, 254-255
vírus influenza, 300-301
Antígenos associados a tumores (TAAs), 571
Antígenos de transplante tumor-específicos (TSTA), 353
Antígenos grupo-específicos, dos vírus influenza, 300
Antígenos H
de *Enterobacteriaceae*, 146
de *Salmonella*, 146, 150
Antígenos leucocitários humanos
definição, 531, 532f
tipagem laboratorial, 534
Antígenos O
de *Enterobacteriaceae*, 146

de *Proteus*, 157

de *Salmonella*, 150

Antígenos T, 353

Antígenos tipo-específicos, dos vírus influenza, 300

Antígenos Vi, de *Salmonella*, 150-151

Anti-inflamatórios não esteroides, para doenças autoimunes, 566t

Antimicrobianos, **67-83**. *Ver também* Resistência a antibióticos; Antibióticos; Antifúngicos; *fármacos específicos*

atividade bactericida, 68, 70f, 81q1q

atividade bacteriostática, 68, 70f, 81q

manejo, 67-68, 68t

mecanismo de ação, 69t, 69-79, 81q-82q

e alteração da função da membrana celular, 79, 82q

e inibição da síntese da parede celular, 69-73, 81q

e inibição da síntese de ácidos nucleicos, 77t, 77-78, 81q-82q

e inibição da síntese de proteínas, 73-76, 74t, 81q

princípios da terapia, 68

probióticos, 80

toxicidade seletiva, 68, 81q

uso quimioprofilático, 79, 80t, 82q

Antioncogenes, 353

Antissépticos, 97

Antissoro, 63

Antitoxina botulínica, 95, 135

Antitoxina tetânica, 95, 134-135

Antitoxinas, 39, 95. *Ver também* Imunoglobulinas; *antitoxinas específicas*

Antivirais, **261t-262t**. *Ver também fármacos específicos*

antirretroviral, 373-376, 374t

inibição da síntese de ácidos nucleicos por, 262t, 263-267

inibição de eventos precoces por, 262t, 263, 269q

inibidores da liberação viral, 268, 270q

inibidores da síntese de proteínas virais, 268, 270q

inibidores de herpes-vírus, 263-265, 269q

não nucleosídeos, 265, 269q

nucleosídeos, 263-265, 269q

inibidores de integrase, 267, 270q

inibidores de protease, 267-268, 270q

inibidores de retrovírus, 266, 269q

não nucleosídeos, 266-267, 269q

nucleosídeos, 266, 269q

inibidores do vírus da hepatite B, 267, 270q

inibidores do vírus da hepatite C, 267, 270q

uso quimioprofilático, 268, 2

Antraz, **131-133**. *Ver também Bacillus anthracis*

cutâneo, 131-132, 132f

escara preta de, 132, 132f, 709t

gastrintestinal, 131-133

pulmonar (inalatório), 131-133

vacina, 93t, 94, 133

Aparência espongiforme, e príons, 220

APCs (células apresentadoras de antígenos), 477. *Ver também* Células dendríticas; Macrófagos

células dendríticas, 487-488

funções, 486f

macrófagos, 486t, 486-487

no reconhecimento de aloenxertos, 532

proteínas do complexo principal de histocompatibilidade de classe II em, 531

Apendicite, **614**

Aplasia tímica, **573-574**, 574t, 708t

APOBEC3G (enzima apolipoproteína B editora de RNA), 253, 368

Apoptose, 254, 502, 561

Arachnia, 210

Aracnídeos, 582t, **584-586**. *Ver também aracnídeos específicos*

Aranha reclusa marrom, 582t, 586, 586f, 692r

Aranha viúva-negra, 582t, 586, 586f, 692r

Aranhas, 582t, **586**, 586f, 692r

Arbovírus, **342-348**, 602, 677r-678r. *Ver também arbovírus específicos*

achados clínicos, 344

classificação, 342, 343t

doenças causadas por

fora dos Estados Unidos, 345-347, 346t

nos Estados Unidos, 344-345

epidemiologia, 344

propriedades, 342, 344t

transmissão, 342-343, 343f

ARC (complexo associado à Aids), **372**

Arcanobacterium haemolyticum, 210, 626

Arenavírus, 217f, 225, 227t, 242

Arizona, 210

Arizona hinshawii, 210

Arritmias cardíacas, em infecções por *Mycoplasma pneumoniae*, 191

Arroz frito reaquecido, intoxicação alimentar causada por *Bacillus cereus*, 133

Arteméter/lumefantrina, 425t

Artemisininas, 425

Artralgias, em infecções por *Mycoplasma pneumoniae*, 191

Artrite, **591**

e parvovírus B19, 317

e *Staphylococcus aureus*, 111

e *Staphylococcus epidermidis*, 111

e vírus da rubéola, 315

gonocócica, 128

na doença de Lyme, 197

na febre reumática, 118

na hepatite B, 333

reativa, 144, 203, 593

reumatoide, 558, 563t, 568

viral (por imunocomplexos), 592

Artrite por imunocomplexos, **592-593**

Artrite reativa, 144, 203, **593** *Ver também* Síndrome de Reiter

Artrite séptica, **591-592**

análise do líquido sinovial, 591, 591t

causada por *Neisseria gonorrhoeae*, 128

causada por *Staphylococcus aureus*, 111

diagnóstico, 592

fisiopatologia, 592

manifestações clínicas, 592

patógenos, 592, 592t

prevenção, 592

tratamento, 592

Artrópodes, **581-587**, 582t. *Ver também* Aracnídeos; Insetos; *artrópodes específicos*

transmissão da riquetsiose por, 205, 206t

transmissão de *Borrelia* por, 196

Artrósporos, 384, 384f

Coccidioides immitis, 395, 395f

Ascaridíase, 457t, **460-461**

Ascaris, 409, 456, 457t

Ascaris lumbricoides, 460f, **460-461**, 462f, 689r

Ascósporos, 383

Asma, 554t, 556

Aspergillus, 401t, **405-406**, 625

alergia a, 385

microconídeos, 384f

teste de galactomanana para, 406

transmissão e localização geográfica, 385t

Aspergillus fumigatus, **405-406**, 682r-683r

caso clínico, 694

condições predisponentes para infecções por, 57t

doenças causadas por, 607

em imunodeficiências ou defesas do hospedeiro reduzidas, 707t

Aspergilose broncopulmonar alérgica (ABPA), 406

Asplenia, 578

Assadura, *Candida albicans*, 401, 403, 403f

Astrovírus, 378

768 Índice

Ataque imunológico, morte viral por, 246

Ataxia-telangiectasia, **573**

Atazanavir, 261*t*, 267, 374*t*, 375

Atividade bactericida, 68, 70*f*, 81*q*1*q*

Atividade bactericida do soro, 89

Atividade bacteriostática, 68, 70*f*, 81*q*1*q*

Atopia e distúrbios atópicos, **555**

Atovaquona/proguanil, 425, 425*t*

Atrito, na pericardite, 599

Aumento esplênico, na leishmaniose visceral, 433

Autoclavação, 100

Autoenxerto, 532

Autoinfecção, *Strongyloides,* 463

Autotolerância, 502

Aves domésticas. *Ver também* Frango

como reservatórios

para *Campylobacter jejuni,* 704t

para *Salmonella,* 36*t*, 151, 704*t*

Aves. *Ver também aves específicas*

como reservatórios

para arbovírus, 344, 344*t*, 345

para *Chlamydia psittaci,* 36t, 705t

para *Cryptococcus neoformans,* 705t

para *Histoplasma capsulatum,* 705t

para vírus de encefalites, 705t

para vírus influenza, 705t

e influenza aviária, 303

transmissão de *Chlamydia psittaci* por, 202, 204

excrementos de

transmissão de *Cryptococcus neoformans* por, 404

transmissão de *Histoplasma capsulatum* por, 396

transmissão do vírus influenza por, 299

Avibactam, 71-72, 86

Azatioprina, 535*t*

Azidotimidina (zidovudina),261*t*-262*t*, 266, 373-374, 374*t*

Azitromicina, 76, 119, 129, 164*t*, 166-168, 191, 203-204, 613*t*, 617, 618*t*, 633

Azóis

AZT (zidovudina), 261*t*-262*t*, 266, 373-374, 374*t*

efeitos adversos, 386*t*

Aztreonam, 72*f*, 73

aplicações clínicas, 134, 137

mecanismo de ação, 386*t*

B

Babesia microti, 412*t*, 437*t*, **438**, 686*r*

em imunodeficiências ou defesas do hospedeiro reduzidas, 708*t*

vetores para, 705*t*

Babesiose

descrição, 412*t*, **438**

transmissão, 33, 438

Bacillus, 4, 4*f*, 131*t*, **131-133**

esporos de, 11

forma, 4*f*

Bacillus anthracis, 131-133, 656*r*

atividades que aumentam a exposição a, 707*t*

coloração de Gram, 132*f*

doença causada por, 131, 132*f*

exotoxinas, 40*t*-41*t*, 42

fatores de virulência de superfície, 38*t*

fonte ambiental, 706*t*

lesões cutâneas causadas por, 709*t*

pneumonia causada por, 633

propriedades, 131, 132*f*

reservatórios, 704*t*

transmissão, 36*t*, 132

vacina, 93*t*, 94

Bacillus cereus, **133**, 611, 611*t*-612*t*, 656*r*

doença causada por, 133

toxinas produzidas por, 41*t*, 43

transmissão, 35*t*, 132*t*, 133

Bacilo de Koch-Weeks, 212

Bacilos, 4*f*

Gram-negativos. *Ver* Bacilos Gram-negativos

hepatite B, 332*f*

Bacilos Gram-negativos, 25*t*, 103

caso clínico, 696, 699

curvados, casos clínicos, 696, 700

de menor relevância médica, 210*t*

efetividade da penicilina contra, 71, 71*t*

entéricos, 103, **143-163**, 144*t*

internos e externos ao trato intestinal, 147-152

principalmente internos ao trato intestinal, 152-156

principalmente externos ao trato intestinal, 156-162

exotoxinas, 40*t*-41*t*

fatores de virulência de superfície, 38*t*

fontes animais, **170-175**, 663*r*-664*r*

pequenos, caso clínico, 696, 699

respiratórios, 103, 164*t*, 164-169

retos, caso clínico, 700

trato intestinal, 658*r*-662*r*

trato respiratório,164-169, 662*r*-663*r*

zoonóticos, 103, 170*t*, 170-174

Bacilos Gram-negativos zoonóticos, 103, 170*t*, **170-174**. *Ver também Bartonella henselae; Brucella; Francisella tularensis; Pasteurella multocida; Yersinia pestis*

Bacilos Gram-positivos, 103, **131-142,** 656*r*-658*r*

de relevância médica, 131, 131*t*

formadores de esporos, 131-138. *Ver também Bacillus anthracis; Bacillus cereus*

não formadores de esporos, 138*t*, 138-141. *Ver também Corynebacterium diphtheriae; Listeria monocytogenes*

de menor relevância médica, 210*t*

em filamentos longos, caso clínico, 694

exotoxinas, 40*t*-41*t*

fatores de virulência de superfície, 38*t*

filamentosos, caso clínico, 697

formadores de esporos, 25*t*

grandes, caso clínico, 700

não formadores de esporos, 25*t*

Bacilos Gram-positivos formadores de esporos, 131-138. *Ver também Bacillus anthracis; Bacillus cereus*

Bacilos Gram-positivos não formadores de esporos, 138-141, 141*t*. *Ver também Corynebacterium diphtheriae; Listeria monocytogenes*

Bacitracina, 73, 115*f*

Bacteremia, 155, 648

Bacteroides fragilis, 161

na febre tifoide, 615

Salmonella, 150-151

Staphylococcus aureus, 111

Streptococcus bovis, 118

Streptococcus pneumoniae, 119

Bacteremia Gram-positiva, efeitos fisiopatológicos do tipo endotoxina na, 45

Bactérias. *Ver também bactérias específicas*

álcool-ácido-resistentes. *Ver* Bactérias ácido-álcool-resistentes

adesão às superfícies celulares, 33, 36-37, 48*q*

anaeróbias. *Ver* Bactérias anaeróbias

características essenciais, 2*t*

ciclo de crescimento, 15, 15*f*

citoplasma, 9-10

classificação de24-25, 25*t*

como causa de faringite, 626-627

DNA de

descrição, 9-10, 11*f*, 13*q*

síntese, fármacos que inibem, 77-78, 78*f*

e conversão lisogênica, 229, 230*f*

e distúrbios autoimunes, 564, 564*t*

e fungos, comparações entre, 384*t*

esporos, 6*t*, 11, 11*f*, 12*t*, 13*q*

eliminação, 100

estrutura de5, 5*f*, 6*t*

estruturas fora da parede celular de, 10-11, 13*q*

fímbrias, 6t, 11
flagelos, 11
forma, 4, 4f, 12q
genética, **18-22**
    e mutações, 18-19
    e recombinação, 22
    e transferência de DNA entre células, 20t, 20-22
    e transferência de DNA no interior das células, 19f, 19-20
glicocálice (camada limosa) de, 6t, 11
Gram-negativa. *Ver* Bactérias Gram-negativas
Gram-positiva. *Ver* Bactérias Gram-positivas
grânulos no citoplasma de, 6t, 9
infecções causadas por, 32
ingestão de, na fagocitose, 54, 54f
invasivas, enzimas secretadas por, 37
membrana citoplasmática de, 9
mRNA de
    fármacos que inibem a síntese de, 78
    leitura incorreta, e aminoglicosídeos, 73
na lisogenia, *versus* latência em células humanas, 231
nomes, 2-3
nucleoides,6t, 9
opsonização, 477
oxidase-positivas
    como *Neisseriae*, 124, 126f
    como *Pseudomonas*, 160
parede celular
    descrição, 4-9, 5f, 6t, 12q
    fármacos que inibem a síntese de, 69-73
patogênese da infecção por
    determinantes de, 33-45, 48q
    estágios de, 32-33
patogênicas, classificação, 103
pili de, 6t, 11
plasmídeos, 6t, 9-10
ribossomos, 6t, 9
sepse causada por, 650t
sistemas de secreção, 39-40
sobrevivência intracelular, 37
tamanho, 4, 5f, 12q
Bactérias álcool-ácido-resistentes, 176, 176f
    bacilos
        caso clínico, 696
        descrição, 103
    paredes celulares, 6
Bactérias anaeróbias, **103-105**
    caso clínico, 700
    de interesse médico, 104-105, 105t
    fármacos efetivos, 79

facultativas, 16
    obrigatórias, 16
Bactérias Gram-negativas
    bacilos. *Ver* Bacilos Gram-negativos
    classificação, 25t
    cocos Gram-negativos, 25t, 103, **124-129**, 655r-656r. *Ver também Neisseria; Neisseria gonorrhoeae; Neisseria meningitidis*
        de menor relevância médica, 210t
        fatores de virulência de superfície, 38t
    diplococos, caso clínico, 695, 698
    efetividade da penicilina contra, 71
    exotoxinas produzidas por, 42-43
    paredes celulares, 5, 6t, 7f
Bactérias Gram-positivas
    classificação, 25t
    paredes celulares, 5, 6t, 7f
Bactérias oxidase-positivas
    como *Neisseriae*, 124, 126f
    como *Pseudomonas*, 159-160
Bactérias pleomórficas, 4
Bacteriocinas, 10
Bacteriófago CTX, 154
Bacteriófago mutador, 19
Bacteriófagos
    CTX, 154
    e transdução, 20t, 21f, 21-22
Bacteriúria assintomática, **646-647**
Bacteroides, **160-161**
    como microbiota normal, 26t-28t, 29
    doenças causadas por, 149, 160
    propriedades de, 160
Bacteroides corrodens, 160
Bacteroides fragilis, 160-161, 614, 662r
    como microbiota normal, 27, 27t-28t
    fármacos efetivos, 76
    identificação, 63
    infecções por, achados clínicos, 161
    necessidade de oxigênio, 104, 104t
    propriedades, 160
Bacteroides melaninogenicus. Ver Prevotella melaninogenica
Balantidium coli, 412t, **438,** 686r
Barbeiro, 582t, **584,** 584f
Barbeiro, transmissão de *Trypanosoma cruzi* por, 429, 430f, 705t
Barreira hematencefálica, 38
Barreiras biológicas, 483
Barreiras químicas, 483
Bartonella bacilliformis, 210
Bartonella henselae, **173-174,** 664r
    doenças causadas por, 36t, 173
    transmissão, 36t, 704t
Bartonella quintana, 210

Basidiósporos, 383
Basiliximabe, 535t
Basófilos, **489**
    características, 488f, 489
    mediadores inflamatórios liberados por, 489
Baylisascaris procyonis, 472
Bedaquilina, 182
Bejel, 195
Belatacepte, 535
Benzilpenicilina, 70, 70f
Benzodiazepínicos, para tétano, 134
β-hemólise, 114f, 695, 697
Betainterferona, 252, 492
β-lactamases, 70-71, 84-87, 108
    defesas contra, 71
    detecção, 89
    inativação da penicilina por, 70-71
    Klebsiella pneumoniae, produção de, 157
    Neisseria gonorrhoeae, produção de, 129
    Staphylococcus aureus, produção de, 112
β-lactamases de amplo espectro (ESBLs), 86-87
β-lactâmicos, **70-71**. *Ver também* Cefalosporinas; Penicilinas; *fármacos específicos*
    resistência aos, 84t-85t
Bezlotoxumabe, 95, 138
Bifidobacterium, como microbiota normal, 28t
Bifidobacterium eriksonii, 210
Biofilmes, 36-37
Bismuto, 610
Blastomicose, **397-398**
Blastomicose da América do Sul, **398**
Blastomicose norte-americana, **397**
Blastomyces
    características, 394t
    transmissão e localização geográfica, 385t
Blastomyces dermatitidis, 397, 398f, **404,** 681r-682r
Blastósporos, 384, 384f
Blefarite
    Moraxella nonliquefaciens, 212
    Staphylococcus aureus, 212
Bloqueio atrioventricular com bradicardia sinusal, 595
Bloqueio de ponto de controle (inibição de ponto de controle), 572
Boca
    e doença periodontal por *Capnocytophaga gingivalis,* 211
    flora normal, 27t, **29,** 160-161, 210-213
    infecções por *Candida. Ver* Sapinho
Boca de trincheira, 161
Bocavírus humano (HBoV), 380

770 Índice

Boceprevir, 261*t*, 268, 270*q*, 337*t*, 339*t*

"Bola fúngica," 694

Bolores
  Aspergillus, 405*f*, 405-406
  Coccidioides immitis, no solo, 394-395, 395*f*
  estrutura de, 383
  Histoplasma capsulatum, no solo, 396
  mucormicose por, 406

Bomba de resistência a múltiplos fármacos (MDR), 84

Bombas de efluxo, 84

Boostrix, 167

Bordetella pertussis, 164*t*, **166-167,** 663*r*
  doença causada por, 166
  exotoxina, 40*t*, 41, 41*t*, 43
  propriedades, 166
  vacina, 93*t*, 94

Borrelia, 4*f*

Borrelia burgdorferi, 192*t*, **196-198,** 666*r*-667*r*
  atividades que aumentam a exposição a, 705*t*
  doença causada por. *Ver* Doença de Lyme
  lesões cutâneas causadas por, 709*t*
  localização geográfica, 706*t*
  propriedades, 196
  reservatórios, 704*t*
  transmissão, 36*t*, 581, 707*t*

Borrelia hermsii, **198**

Borrelia miyamotoi, 198

Borrelia recurrentis, 192*t*, **198,** 667*r*
  rearranjos programados em, 19
  transmissão, 36*t*, 198

Borreliose de Lyme. *Ver* Doença de Lyme

Botox, 135

Botulismo, 105, **135**
  caso clínico, 695
  infantil, 135
  transmissão, 35*t*, 135

Bouba, 195

Bradicardia sinusal, bloqueio atrioventricular com, 595

Bradicinina
  descrição da, 490
  e resposta inflamatória, 53

Bradizoítos, *Toxoplasma gondii,* 426

Bradyrhizobium, 210-211

Bradyrhizobium enterica, 210-211

Branhamella catarrhalis. Ver Moraxella catarrhalis

Brilho esverdeado, produzido por *Escherichia coli* no ágar EAM, 149

Bronquiolite, **631**
  vírus parainfluenza, 304
  vírus sincicial respiratório, **305-306**

Bronquite
  adenovírus, 309
  aguda, **630-631**
  Chlamydia pneumoniae, 203
  coronavírus, 307
  Moraxella catarrhalis, 212
  vírus parainfluenza, 305
  vírus sincicial respiratório, 306

Brotamento viral, 228, 229*f*

Brotos
  Candida albicans, 401, 402*f*
  de base larga, *Blastomyces dermatitidis,* 398, 398*f*
  múltiplos, *Paracoccidioides brasiliensis,* 398, 398*f*

Brucella, **170-171,** 663*r*-664*r*
  caso clínico, 699
  doença causada por. *Ver* Brucelose
  propriedades, 170
  reservatórios, 704*t*
  sobrevivência intracelular, 37
  transmissão, 35*t*-36*t*

Brucella abortus
  achados clínicos, 171
  descrição, 170

Brucella melitensis, 170

Brucella suis, 170

Brucelose, 170*t*, 170-171
  achados clínicos, 171
  caso clínico, 699
  diagnóstico, 63
  diagnóstico laboratorial, 171
  patogênese e epidemiologia, 170-171
  prevenção, 171
  transmissão, 35*t*
  tratamento, 171

Bubões
  na peste bubônica, 172
  no cancroide, 212

Buniavírus, 217*f*, 225, **242,** 343*t*, 345

Burkholderia aeruginosa. Ver Pseudomonas aeruginosa

Burkholderia cepacia, 52*n*, 158, 662*r*

Burkholderia pseudomallei, 211

Butoconazol, 619, 619*t*

C

C3b
  e regulação do sistema complemento, 539
  produção, 537, 538*f*

C5a, 492

Cabras
  como reservatórios de *Brucella,* 704*t*
  como reservatórios de *Coxiella burnetii,* 207

Cadeia de transmissão, 33

Cadeia
  bacteriana, 4*f*
  H, 497
  L, 497
  leve, 496
  pesada, 496

Cães-de-pradaria, como reservatórios, para *Yersinia pestis,* 36*t*

Calazar, 433-434, **433-434**

Calcificações intracranianas, e *Toxoplasma gondii,* 426

Calicivírus, 241, **322-323.** *Ver também* Norovírus

Calor
  esterilização utilizando, 100
  resistência ao, de esporos, 11

Calymmatobacterium granulomatis, 211

Camada limosa, bacteriana, 6*t*, 11

Camarão, como reservatório de cólera, 153

Cambalhota, de *Listeria monocytogenes,* 140

Campylobacter, **155,** 611, 613
  classificação, 103
  doenças causadas por, 155
    e doenças autoimunes, 144
    frequência, 143, 144*t*
    e artrite reativa, 568
  identificação, 61
  propriedades, 155
  síndrome de Guillain-Barré após infecções por, 564, 567

Campylobacter fetus, 155*n*

Campylobacter intestinalis, 155

Campylobacter jejuni, 104, 611*t*, 613*t*, 660*r*
  artrite reativa associada a, 155
  câncer associado a, 46
  caso clínico, 696, 700
  doença causada por, **155**
    achados clínicos, 155
    diagnóstico laboratorial, 155
    epidemiologia, 155
    patogênese, 153*t*, 155
    prevenção, 155
    tratamento, 155
  e síndrome de Guillain-Barré, 144, 155, 567
  identificação, 62
  necessidade de oxigênio, 104*t*
  propriedades, 155
  reservatórios, 704*t*
  síndrome de Reiter associada a, 155
  transmissão, 35*t*-36*t*

Camundongos
  como reservatórios
    para *Babesia microti,* 705*t*

Índice **771**

para *Borrelia burgdorferi*, 36t, 704t-705t

para hantavírus, 704*t*

para o vírus da coriomeningite linfocítica, 381

nocaute, príons em, 219

Canal do parto, transmissão pelo, 33, 34*t*

Câncer. *Ver também* Vírus tumorais; *cânceres específicos*

e herpes-vírus, 281

e imunidade tumoral, 571-572

e alfafetoproteína, 572

e antígeno carcinoembrionário, 572

e antígenos associados a tumores, 571

mecanismo, 571

e neoplasia intraepitelial, 295

e oncogenes celulares na tumorigênese, 351*t*, 351-352

e papilomavírus humano, 293

e vírus Epstein-Barr, 289

e vírus *SV40*, 326

infecções bacterianas associadas a, 46

na septicemia por *Salmonella*, 151

vacinas contra, 358

Cânceres linfoides. *Ver cânceres específicos*

Cancro, 709*t*

na sífilis, 193-194, 193*f*, 616

Cancro mole, 212

Cancro tripanossômico, 431

Cancroide

descrição, 212, 616-617, 617*f*, 618*t*

fármacos efetivos contra, 77

Candida, **401,** 617-620

condições predisponentes para infecções por, 57*t*

doenças causadas por, 590

e defesas do hospedeiro reduzidas, 708*t*

e imunodeficiências, 708*t*

esofagite causada por, 609, 609*f*, 609-610

identificação, 60

infecção do trato urinário causada por, no diabetes melito, 55

localização geográfica, 385*t*

resistência, 610

teste cutâneo, 384

transmissão, 385*t*

Candida albicans, 401*t*, **401-404,** 619*t*, 620*f*, 682*r*

candidíase mucocutânea crônica causada por, 401, 403, **574,** 574*t*

caso clínico, 694, 700

clamidósporos de, 384, 384*f*

condições predisponentes para infecções por, 57*t*

crescimento excessivo, 29, 385

diferenciação de outras espécies de *Candida*, 401-402, 402*f*-403*f*

doenças causadas por, 401, 591*t*, 595

e candidíase vaginal, 618, 618*f*

e tetraciclinas, 75

em imunodeficiências ou defesas do hospedeiro reduzidas, 708*t*

eventos associados a hospitais predisponentes à infecção por, 707*t*

flora normal, 26*t*, 28-29, 52

na Aids, 372*t*

pseudo-hifas de, 384, 384*f*, 402

sapinho causado por, na aplasia tímica, 574

transmissão, 34*t*, 709*t*

Candida glabrata, 402

Candida krusei, 402

Candida parapsilosis, 402-403

Candida tropicalis, 402-403

Candida vaginitis, 29, 617, 619

Candidemia, 401

Candidíase mucocutânea crônica (CMC), 401, 403, **574,** 574*t*

Candidíase orofaríngea, 610

Candidíase vaginal, 617, 618*f*, 619*t*

Cão

ancilóstomo, 471

como hospedeiro definitivo para *Toxocara canis*, 471

como reservatórios

para *Anaplasma phagocytophilum*, 705t

para *Campylobacter*, 155

para *Echinococcus granulosus*, 704t

para *Ehrlichia chaffeensis*, 36t, 705t

para *Leptospira interrogans*, 36t, 704t

para *Microsporum canis*, 704t

para *Rickettsia rickettsii*, 36t, 705t

para *Toxocara canis*, 704t

mordeduras de, 63

infecções por *Capnocytophaga canimorsus* devido a, 211

infecções por *Pasteurella multocida* devido a, 173

transmissão de *Capnocytophaga canimorsus* por, 704t

transmissão do vírus da raiva por, 317-318, 704t

tênia de, 447

Capnocytophaga canimorsus

descrição, 211

reservatórios para, 704t

Capnocytophaga gingivalis

descrição de, 211

infecções orais, fatores predisponentes para, 52*t*

Capsídeos

de retrovírus, 358

virais, 216, 223

Cápsulas, 6*t*, 10-11, 33

Bacillus anthracis, 131

como fator antifagocitário, 37, 38*t*

Cryptococcus neoformans, 404, 404*f*

Escherichia coli, 148

Neisseria meningitidis, 124

Streptococcus pneumoniae, 120

Cápsulas polissacarídicas

de *Cryptococcus,* 404

de *Haemophilus influenzae,* 164

de *Klebsiella pneumoniae,* 156

de *Neisseria meningitidis,* 124, 126*t*, 127

de *Staphylococcus aureus,* 108-109

de *Streptococcus pneumoniae,* 120

pneumocócica, 120

Caquetina, 491

Caramujos

como hospedeiros intermediários para esquistossomos, 449

como hospedeiros intermediários para trematódeos, 450, 451*f*

Carbapenemases, 87

Carbapenêmicos

descrição, 633

mecanismo de ação, 72

resistência a, 87

Carboidrato C, 113-114

Carbúnculo

características, 641*f*, **641-642,** 709*t*

Staphylococcus aureus, 110, 110*f*

Carcinoma

de bexiga, 450

de colo do útero, 240

hepático, 333, 336-337

Carcinoma anal, e papilomavírus, 293

Carcinoma cervical, 240, 293

Carcinoma de bexiga, e esquistossomose, 450

Carcinoma gástrico, infecção por *Helicobacter pylori* associado ao, 46

Carcinoma hepatocelular (CHC, hepatoma)

e hepatite A, 331

e hepatite B, 333, 335

e hepatite C, 336-337

Carcinoma nasofaríngeo, e vírus Epstein-Barr, 288-290, 357

Carcinoma peniano

e papilomavírus, 295

e papilomavírus humano, 293

Carcinoma tímico, 290

Cardiobacterium hominis, 211-212

Cardiolipina (difosfatidilglicerol), 63, 193-194

772 Índice

Carga viral
definição de, 259
na infecção pelo HBV, 334
na infecção pelo HCV, 337
na infecção pelo HIV, 371-372
Cárie dentária
descrição da, 29
e estreptococos do grupo *viridans*, 115
Carne de caranguejo, transmissão de *Parago-
nimus westermani* por, 453
Carne de porco
transmissão de *Taenia solium* pela, 441
transmissão de *Trichinella* pela, 465
Carne, organismos transmitidos pela
Bacillus anthracis, 132
Campylobacter, 155
Escherichia coli, 147-148
Francisella tularensis, 171
Listeria, 140
Salmonella, 151
Taenia saginata, 442-445
Taenia solium, 441
Toxoplasma, 426
Trichinella, 465
Carrapato do cão, 585, 585f
transmissão da febre maculosa das Montanhas Rochosas por, 206
Carrapato de madeira, 585, 585f
Carrapato do cervo, e doença de Lyme, 196
Carrapatos, 582t, 585f, **585-586**, 692r. Ver
também Carrapatos *Dermacentor*; Carrapatos *Ixodes*
como vetores, 705t
e paralisia do carrapato, 585f, 585-586
transmissão da doença recidivante, 206t
transmissão da febre recidivante, 33
transmissão de arbovírus, 343
transmissão de *Babesia microti*, 438
transmissão de *Borrelia*, 192t, **196-198,**
197f
transmissão de erliquiose, 33
transmissão do vírus da febre do carrapato do Colorado, 345
Carrapatos *Dermacentor*, 582t, 585f, 585-586,
692r
paralisia do carrapato causada por,
585-586
transmissão de *Anaplasma phagocytophilum* , 36t, 705t
transmissão de riquetsiose, 36t, 206, 705t
transmissão de *Ehrlichia chaffeensis*, 36t,
705t
transmissão de *Francisella tularensis*, 36t,
171

Carrapatos *Ixodes*
transmissão de *Anaplasma phagocytophilum*, 36t, 208
transmissão de *Babesia microti*, 438, 705t
transmissão de *Borrelia burgdorferi*, 36t,
196f-197f, **196-198,** 581, 705t
transmissão de doenças, 33
transmissão de *Ehrlichia chaffeensis*, 36t,
208
Carvalho venenoso, 559
Caspofungina, 386t, 386-387
Castores, como reservatórios de *Giardia
lamblia*, 705t
Catalase, 16
estafilocócica, 106
inibição do crescimento anaeróbio por,
104
Catalase-negativos, estreptococos, 113
Catapora. *Ver Varicela*
Catarro
coloração álcool-ácido-resistente de, 181,
633
coloração de Gram de, 61
culturas de, 61
"ferrugem" e pneumonia pneumocócica,
121
"geleia de groselha" e *Klebsiella*, 157
Cateteres intravenosos
e infecção por *Enterobacter* e *Serratia*, 157
e infecção por *Staphylococcus aureus*, 109
e infecção por *Staphylococcus epidermidis*,
111
Cavidade oral. *Ver Boca; entradas específicas*
Caxumba, 313-314
CBM (concentração bactericida mínima), 88
CCHV (vírus hemorrágico da Crimeia-Congo), 379
CCR5, 369
CCR7, 487, 506, 512, 520
CD3, 499
Cefalexina, 72t, 640, 642
Cefalosporinas, 646. *Ver também*
β-Lactâmicos; *fármacos específicos*
aplicações clínicas, 72, 72t, 150, 157-158,
190-191
estrutura, 71, 71f
gerações, 71-72, 72t
hipersensibilidade às, 72
mecanismo de ação, 71-72, 72t
resistência às, 86, 86t
Cefazolina, 640
aplicações clínicas, **72**t
uso quimioprofilático da, 80, 80t, 112
Cefepima, 72t
Cefotaxima, 150, 157

Cefotetana, 621
Cefoxitina, 72t, 125t, 621
Ceftarolina, 72t
Ceftazidima, 72t
Ceftolozana, 72t
Ceftriaxona, 621, 624t, 646
aplicações clínicas, **72**t, 121, 125t, 165, 629
infecções gonocócicas tratadas com, 129
infecções meningocócicas tratadas com,
127
uso quimioprofilático, 80t
Cefuroxima, 72t
Cegueira
Chlamydia trachomatis, 203
citomegalovírus, 287
na oncocercose, 469
herpes-vírus simples, 283
Cegueira do rio, 457t, 469
Célula T gama-delta, 503
Célula T *natural killer*, 503
Células
ácidos nucleicos de, 1
bacterianas, 24-25, 25t. *Ver também*
Bactérias
diploides, 18
em morte, diminuição da produção de
ácido em, 258
estrutura, 1
eucarióticas *versus* procarióticas, 2-3, 3t
flexíveis de parede fina, 25t
haploides, 18
infecção viral em, 243
invasão por bactérias, 38, 48q-49q
propriedades, alteração, na transformação
maligna, 349-350, 350t
replicação, 1
rígidas de parede espessa, 25t
sem parede, 25t
transformação maligna por vírus tumorais, 349-350, 350t, 353-355
e alterações morfológicas, 349, 350t
e alterações nas propriedades bioquímicas, 350, 350t
e alterações nas propriedades celulares,
350, 350t
e alterações no controle de crescimento,
350, 350t
vírus tumorais em, 350
vírus comparados a, 215, 215t
Células B, **518-522**
ativação
dependente de células T, 521
descrição, 518-522, 519f
independente de células T, 520

Índice **773**

deficiência
  adquirida, 578
  congênita, 574t, 575
descrição, 477, 478f
desenvolvimento, 518
diferenciação em células plasmáticas, 522
e deficiência combinada de células B e T congênita, 574t, 575
e imunidade mediada por anticorpos, 477
e tolerância, 563
estrutura dos anticorpos, 496-497
exclusão alélica, 499
funções, 477t, 495
infecção pelo vírus Epstein-Barr de, 288
inibidores, 566t
maturação, 518, 519f
maturação de afinidade, 520-522
memória, 522
mudança de classe, 499, 520-522, 521f
precursores, 495, 499, 518
receptores em, 495
seleção clonal, 497-499
sinalização de519-520
testes de avaliação para, 527
versus células T, 495t
"virgens" (*naïve*), 520
Células T, 478f, **505-515**
  associadas à mucosa, 503
  ativação, 505-509
  auxiliares. *Ver* Células T auxiliares
  cadeias, 500, 500t, 501f
  CD4. *Ver* Células T auxiliares
  CD4-positivas, 503, 509f, 514
  CD8. *Ver* Células T citotóxicas
  CD8-positivas, 503, 509f, 514, 532
  células B *versus*, 495t
  citotóxicas, 254, 477
    descrição, 509, 513-515, 514f
    e hipersensibilidade tardia, 559, 559t
    e HIV, 370-371
    e imunidade viral, 254
    funções, 514
    na patogênese da hepatite, 246
  coestimulação, 508-509
  deficiência
    adquirida, 577-578
    congênita, 573-575, 574t
  deleção de precursores autorreativos, 562f
  desenvolvimento, 499
  do tipo inata, 503
  e deficiência de células B e T combinada congênita, 574t, 575
  e imunidade celular. *Ver* Imunidade celular

e tolerância, 561-562, 562f
efeitos dos superantígenos em, 515-516
ensaios *in vivo* para competência, 516
funções, 477t, 509-515
gama-delta, 503
invariantes associadas à mucosa, 500t, 503
de memória, 515
na ativação de células B, 521
na imunidade adquirida, 56
naïve ("virgens"), 507
naïve ("virgens") maduras, 499, 502f
natural killer, 503
pontos de controle, 508
precursores, 499
produção de citocinas por, 509, 512t
quantificação, 516
regulatórias, 512-513
regulatórias, falha, e doenças autoimunes, 565
seleção tímica, 500, 502-503
Th-17, 510, 567
  alvo do HIV em, 370
  e doença inflamatória intestinal, 567
  inibidores, 566t
Th-2, 555
  descrição, 511
  e reações atópicas, 555
  fator de transcrição, 511
"Células alimentadoras," na triquinose, 465, 468f
Células apresentadoras de antígenos (APC), 477, **486-488**
  células dendríticas, 487-488
  funções, 486f
  macrófagos, 486t, 486-487
  no reconhecimento de aloenxertos, 532
  proteínas do complexo principal de histocompatibilidade de classe II em, 531
Células B de memória, 522
Células da linhagem mieloide, 484
Células de alta frequência de recombinação (Hfr), 20, 21f
Células de hibridoma, 526
Células de Kupffer, 486
Células de Paneth
  defensinas nas, 51
  descrição, 483
Células dendríticas, **483**
  características, 488f
  descrição, 487-488, 506
  e resposta inflamatória, 53
  expressão do complexo de histocompatibilidade de classe II por, 486
  funções, 506, 513

macrófagos *versus*, 487
na ativação de células B, 520
Células diploides, 18
Células epiteliais
  de membranas mucosas e pulmões, infecção por *Chlamydia*, 202
  descrição, 483
Células ganglionares sensoriais, herpes-vírus simples latente em, 283
Células gigantes
  citomegalovírus, 287
  e vírus sincicial respiratório, caso clínico, 696
  herpes-vírus simples, 284
  multinucleadas. *Ver* Células gigantes multinucleadas
  vírus varicela-zóster, 286
Células gigantes de Langerhans, nas lesões por *Mycobacterium tuberculosis*, 178
Células gigantes multinucleadas, 283
  com inclusões intranucleares, casos clínicos, 695, 697, 701
  definição, 243
  herpes-vírus simples, 243, 280
  induzidas por vírus, 280
  vírus do sarampo, 312
  vírus sincicial respiratório, 305, 305f
    caso clínico, 697
  vírus varicela-zóster, 280, 285
Células haploides, 18
Células hematopoiéticas, 484f
Células Hfr (alta frequência de recombinação), 20, 21f
Células indicadoras (*clue cells*), na vaginose bacteriana, 141, 619, 620f
Células *natural killer*, **252, 489**
  a partir de células linfoides, 494
  características, 490t
  descrição, 252
  efeitos antivirais, 252
  funções imunes, 489
  secreção de citotoxinas, 489
Células plasmáticas, 521
  diferenciação de células B em, 522
Células T auxiliares, 477, 486, **510**
  ativação, 515f
  autorreativas, 563
  citocinas que afetam 510, 510t
  descrição, 509-510
  e hipersensibilidade tardia, 558, 559t
  e infecção por HIV, 366, 370, 577
  foliculares, 509, 509f, 511-512, 512t, 514f, 520
  funções, 510

774 Índice

liberação de citocinas por superantígenos, caso clínico, 698

resposta imune, 511*f*

Células T CD4, 503, 509*f*, 514. *Ver também* Células T auxiliares

Células T CD8, 503, 509*f*, 514, 532. *Ver também* Células T citotóxicas

Células T citotóxicas, 254, **477**

descrição, 509, 513-515, 514*f*

e hipersensibilidade tardia, 559, 559*t*

e HIV, 370-371

e imunidade contra vírus, 254

funções, 514

na patogênese de hepatites, 246

Células T de memória, 515

Células T efetoras, 509-510

citocinas que afetam, 510, 510*t*

Células T invariantes associadas à mucosa (MAIT), 500*t*, 503

Células T regulatórias, 512-513

Células Th-1, 510, 566*t*

Células Th-17, 510

como alvo do HIV, 370

e doença inflamatória intestinal, 567

inibidores, 566*t*

Células Th-2

descrição das, 511

e reações atópicas, 555

fator de transcrição, 511

Células tumorais, 476

Celulite, 170*t*, 637*t*, 639*f*, **639-640**, 709*t*

Haemophilus influenzae, 165

Pasteurella multocida, caso clínico, 696

Pseudomonas, 158, 159*f*

Pseudomonas aeruginosa, 158, 159*f*

Staphylococcus aureus, 106

Streptococcus agalactiae, 117

Streptococcus pyogenes, 37, 112, 113*f*, 117

caso clínico, 693

Vibrio vulnificus, 155

Centro germinativo, 520, 522*f*

Cephalosporium, 72

Ceratite

Acanthamoeba, 437

Fusarium solani, 407

herpes-vírus simples 1, 281

Ceratoconjuntivite

adenovírus, 308-309

herpes-vírus simples 1, 281-283

Cercárias, 452*f*

Schistosoma, 449-450

Cervicite, **620-621**, 621*f*

Chlamydia trachomatis, 203

não gonocócica, diagnóstico, 62

Neisseria gonorrhoeae, 128

Cervo

na síndrome debilitante crônica, 365

transmissão de *Francisella tularensis* por, 171

Cestódeos, 409, 440*t*, **440-448**, 686*r*-688*r*

de menor importância, 446-447

Cetoacidose diabética, 406

Cetoconazol, 386*t*

CHC (carcinoma hepatocelular)

e hepatite A, 331

e hepatite B, 333, 335, 357

e hepatite C, 336-337, 357

Chlamydia, **201-204**, 667*r*-668*r*

classificação, 103

como parasita intracelular obrigatório, 31

e artrite reativa, 568

e coloração de Gram, 8*t*

propriedades, 201*t*, 201-202, 202*f*

Chlamydia pneumoniae, 626, 667*r*

doenças causadas por, 201*t*, 201-203

fármacos para, 76

propriedades, 201-202

reclassificação, 201

Chlamydia psittaci, 667*r*-668*r*

doença causada por, 201, 201*t*, 203. *Ver também* Psitacose

propriedades, 201

reclassificação, 201

reservatórios, 705*t*

transmissão, 36*t*

Chlamydia trachomatis, **201,** 618*t*, **620-622,** 667*r*

achados clínicos, 202*f*, 202-203

caso clínico, 701

cervicite, 620

diagnóstico laboratorial, 202*f*, 203

doença inflamatória pélvica, 621

doenças causadas por, 111, 201

fármacos para, 76

e coinfecção com *Neisseria gonorrhoeae*, 202, 621

e coloração de Gram, 8*t*

epidemiologia, 202

identificação, 62

microscopia óptica, 202*f*

patogênese, 202*f*, 202-203

prevenção, 204

propriedades, 201-202

prostatite causada por, 647

transmissão, 34*t*, 202, 709*t*

tratamento, 76, 203-204

úlcera genital, 616

uretrite causada por, 62

uretrite não gonocócica causada por, 62

Chlamydophila psittaci, 633

Choque. *Ver também* Síndrome do choque tóxico

hemorrágico

e infecção por *Streptococcus suis*, 213

na dengue, 346

séptico. *Ver* Choque séptico

Choque séptico, **648-652**

causado por *Klebsiella*, 157

causado por *Staphylococcus aureus*, 109

causado por *Streptococcus pneumoniae*, 120

causado por *Yersinia pestis*, 172

fisiopatologia, 649*f*

hipotensão no, 650

induzido por endotoxina, 44, 44*t*, 45, 491

mediado por endotoxina, 649*f*

prevalência do, 648

Chromobacterium violaceum, 211

Chryseobacterium, 211

Chryseobacterium meningosepticum, 211

Chrysops, transmissão de *Loa loa* por, **471**

Ciclo celular, 351*f*

Ciclo de crescimento bacteriano, 15, 15*f*

Ciclo de Krebs, 16

Ciclo de multiplicação viral, 223*t*, 223-228, 224*f*, 232*q*

e desnudamento, 223

expressão gênica e replicação do genoma no, 223-228, 225*f*, 225*t*-228*t*

ligação, 223

penetração, 223

Ciclo lisogênico, 228

Ciclosporíase, 412*t*

Ciclosporina, 535*t*

Ciclosserina, 73

Cidofovir (HPMPC, hidroxifosfonilmetoxi-propilcitosina), 261*t*-262*t*, 265

Ciliados, 409

CIM (concentração inibitória mínima), 88, 89*f*

Cimex lectularius, 582*t*, 584, 584*f*

Ciprofloxacino, **77**, 77*t*, 78*f*, 80*t*, 613*t*, 623, 645-646

aplicações clínicas

para antraz, 133

para *Campylobacter jejuni*, 155

para diarreia, 614

para febre tifoide, 615

para infecções do trato urinário, 645

para *Neisseria gonorrhoeae*, 129

para shigelose, 153

para *Staphylococcus saprophyticus*, 112

uso quimioprofilático, 80*t*

para antraz, 133

para infecções por *Escherichia coli*, 150

para *Neisseria meningitidis*, 127

Circuncisão

efeitos antivirais da, 253

prevenção da infecção pelo HIV pela, 376

prevenção da infecção pelo papilomavírus humano pela, 295

Cirrose

infecção por *Vibrio vulnificus* na, 155

causada pelo vírus da hepatite B, 333

causada pelo vírus da hepatite C, 336

Cirurgia

dentária. *Ver* Procedimentos dentários

ortopédica, quimioprofilaxia, 80

Cisticercos, 441, 442f, 443, 447

Cisticercose, **441-442,** 701

Cistite, **644-645**

definição de, 149

diagnóstico de, 62

Escherichia coli como causa de, 149

hemorrágica, por adenovírus, 308-309

Staphylococcus saprophyticus, 110

Cistos

Entamoeba coli, 412

Entamoeba histolytica, 412, 415f

Giardia lamblia, 416f

hepáticos, 446

hidáticos, *Echinococcus granulosus,* 446

protozoários, 409

Toxoplasma gondii, ingestão de, 426

Citidina-desaminase induzida por ativação, 520

Citocinas, **491-492.** *Ver também citocinas específicas*

liberação por superantígenos, caso clínico, 698

produção, 45

produção por macrófagos, 486t, 487

pró-inflamatórias, 53, 493

e tolerância de células T, 561-562

recrutamento de leucócitos por, 490

Citólise, e complemento, 537, 539

Citomegalovírus (CMV), 227t, 238t, 240, 280, **286-288,** 288f, 670r

anomalias congênitas causadas por, caso clínico, 695

características, 281t, 287

caso clínico, 694

doenças causadas por, 286-287

e células gigantes multinucleadas, 280

em imunodeficiências ou defesas do hospedeiro reduzidas, 708t

esofagite causada pelo, 609

evasão imune, 247

mecanismo, 247t

latente, 280, 287

lesão tipo "bolinho de amoras", 287

lisogenia em, 231

mononucleose heterófila negativa causada pelo, 287

na Aids, 372t

porta de entrada, 244t

portadores crônicos, 248

transmissão, 34t, 245t, 287, 709t

tratamento, 268, 288

Citometria de fluxo, 516, **547,** 547f

Citoplasma de bactérias, 9-10

Citotoxicidade celular dependente de anticorpos (ADCC), 489, 523, 525

Citotoxina traqueal, e *Bordetella pertussis,* 166

Citotoxinas, 42

Citrobacter, 211

CIVD (coagulação intravascular disseminada)

e endotoxinas, 44t, 45

na meningococemia, caso clínico, 698

Clados, do HIV, 367

Cladosporium, 392

Cladosporium werneckii, 391

Clamidósporos, 384, 384f

Candida albicans, 403

Claritromicina, 76, 610

Classificação de Runyon para micobactérias atípicas, 183t

Claviceps purpurea, 385

Clindamicina, 621, 634, 640-641

aplicações clínicas, 74t, 112, 119

colite pseudomembranosa devido à, 76, 137

mecanismo de ação, 74t, 76

Clonorchis, 450t

Clonorchis sinensis, 449t-450t, 452f, **453,** 688r

Clonorquíase, **453**

Cloranfenicol, 73

aplicações clínicas, 74t, 75

estrutura, 75, 75f

mecanismo de ação, 74t, 75

resistência ao, 86t, 87

síndrome do "bebê cinza", 76

Cloreto de benzalcônio, 99

Clorexidina, como antisséptico, 99, 112

Cloro, como desinfetante, 99

Cloroquina, 425

resistência à, 422, 425, 425t

Clostridium, 131, 131t, **133-138,** 134f, 134t

como microbiota normal, 26t, 28, 28t

esporos de, 11

Clostridium botulinum, 105, 134t, 135, 657r

defesas do hospedeiro contra, 56t

doença causada por, 135. *Ver também* Botulismo

esporos, eliminação, 100

exotoxina, 40t-41t

fonte ambiental, 706t

transmissão, 35t

Clostridium difficile, 611, 611t-612t, 613, 613f, 657r

crescimento excessivo, 27, 76

cultura de fezes para, 61

doença causada por, 27, 42, 136-137, 137f

fármacos efetivos contra, 78-79

e probióticos, 80

e supressão da microbiota normal, 52

exotoxinas, 40t-41t, 42

fatores predisponentes para, 708t

transmissão, 134t, 137

Clostridium histolyticum

doença causada por, 135

necessidade de oxigênio, 104, 104t

Clostridium novyi, 135

Clostridium perfringens, 105, 134t, **135-136,** 136f, 611, 657r

caso clínico, 700

coloração de Gram, 133f

como microbiota normal, 28t

doenças causadas por, 135, 136f

fármacos para, 76

exotoxinas, 40t-41t, 42

fatores predisponentes, 708t

fonte ambiental, 706t

identificação, 63

necessidade de oxigênio, 104

transmissão, 35t

Clostridium septicum, 135

Clostridium sordellii, 135

Clostridium tetani, **133-135,** 134t, 656r-657r

crescimento, 16

defesas do hospedeiro, 56t

doença causada por, 133-134, 134f. *Ver também* Tétano

e tétano, 105

exotoxina, 40t-41t

fonte ambiental, 706t

toxina. *Ver* Toxina tetânica

transmissão, 34t

vacina, 93t, 94

Clotrimazol, 387

CLRs (receptores de lectina do tipo C), 485

CMC (candidíase mucocutânea crônica), 401, 403, 574, 574t

CMV. *Ver* Citomegalovírus

Coagulação intravascular disseminada (CIVD)

e endotoxinas, 44t, 45, 649

776 Índice

ilustração, 650f

na meningococemia, 698

Coagulase, 37

Staphylococcus aureus, 107-109, 108f

Coagulase-positivo, 112

Cobras, como reservatórios de *Salmonella enterica,* 705t

Coccidioides, 394-396

características, 394t

defesas do hospedeiro contra, 56

lesões cutâneas causadas por, 710t

localização geográfica, 385t

pneumonia causada por, 633

transmissão, 385t

Coccidioides immitis, **394-396,** 395f, 681r

artrósporos de, 384, 384f

atividades que aumentam a exposição a, 707t

caso clínico, 700

doenças causadas por, 590, 591t, 599

fonte ambiental, 706t

localização geográfica, 706t

transmissão, 34t

Coccidioidomicose, **394-396,** 395f

bacilo cocobacilar, 165f

caso clínico, 700

"Coceira do nadador," 451

Cocos, 4, 4f. *Ver também* Bactérias/Cocos Gram-negativas(os); Bactérias/Cocos Gram-positivas(os)

Cocos Gram-positivos, 25t, 103, **106-123,** 653r-656r

bacilos. *Ver* Bacilos Gram-positivos

de menor relevância médica, 210t

de relevância médica. *Ver Staphylococcus; Staphylococcus aureus; Streptococcus; Streptococcus pneumoniae; Streptococcus pyogenes*

diplococos, caso clínico, 698

efetividade da penicilina contra, 71

em agrupamentos, caso clínico, 697

em cadeia, caso clínico, 697, 700

exotoxinas, 40t-41t

fármacos efetivos contra, 73

fatores de virulência de superfície, 38t

ilhas de patogenicidade, 38

Coeficiente fenólico, 98

Coelhos, como reservatórios para *Francisella tularensis,* 36t, 171, 704t

Coestimulação, 508-509

Coilócitos, 294, 294f

Colagenase, 37

Cólera, 153t, **153-155**

caso clínico, 700

epidemias, 153-154

transmissão, 34t

vacina, 95

Colerágeno. *Ver* Toxina colérica

Colesterol, na membrana bacteriana de *Mycoplasma pneumoniae,* 190

Colicinas, 10

Coliformes, 29

como microbiota normal, 28t

no abastecimento público de água, 146

Colistina, 79

Colite. *Ver também* Enterocolite

do cordão, causada por *Bradyrhizobium,* 210

hemorrágica, transmissão de *Escherichia coli* O157:H7, 35t

pseudomembranosa, associada a antibióticos,

e *Clostridium difficile,* 27, 42

pseudomembranas na, 38, 137, 137f

ulcerativa, 567

Colite pseudomembranosa, 27, 38, 42, 52, 76, 78, 134t, 136-137, 137f, 613f

Cólon

carcinoma de, e *Streptococcus bovis,* 118

divertículos, 615

microbiota normal

descrição do, 27, 27t-28t, 30q, 115, 135, 161, 211-213

supressão por antibióticos, colite pseudomembranosa causada por, 76, 137, 137f

Colônias de pigmentação vermelha, *Serratia marcescens,* 156, 157f

Colonização, 27, 32

Coloração por ácido periódico de Schiff (PAS), de *Tropheryma,* 213

Coloração álcool-ácido-resistente de Kinyoun, 181

Coloração álcool-ácido-resistente, de *Mycobacterium tuberculosis,* 181, 633

Coloração de Gram, 8t, **8q,** 12q-13q

bactérias que não podem ser vistas por, 8q, 8t

limitações, 61

Coloração de Ziehl-Neelsen (álcool-ácido-resistente), 181

Coloração metacromática, de *Corynebacterium diphtheriae,* 138-139

Coloração PAS (ácido periódico de Schiff)

de *Cryptococcus,* 405

de *Tropheryma,* 213

Comensais, 26. *Ver também* Microbiota normal

Compatibilidade cruzada, 534

Complementação viral, 235, 235f

Complementaridade, na replicação do genoma viral, 227, 228t

Complemento, **537-540**

aspectos clínicos, 539-540

ativação, 537-538, 538f

e incompatibilidades transfusionais, 539

complexo de ataque à membrana, 537

componentes de ação tardia, *Neisseria meningitidis,* 127

deficiência, 707t

adquirida, 578

congênita, 574t, 576

e anafilatoxina, 539

e citólise, 537, 539

e opsonização, 537, 539

e produção de anticorpos, 539

e quimiotaxia, 539

efeitos biológicos, 539

regulação, 538-539

via alternativa, 538

via clássica, 537

via da lectina, 538

Complexo de ataque à membrana, 537, 707t

Complexo *Mycobacterium avium-intracellulare* (MAI), 85t, 177t, 183, 183t

características, 177t

fármacos efetivos contra, 76, 78

em imunodeficiências ou defesas do hospedeiro reduzidas, 708t

Complexo *Mycobacterium fortuitum-chelonei,* 177t, 183, 183t

caso clínico, 697

eventos hospitalares predisponentes à infecção por, 707t

Complexo relacionado à Aids (ARC), 372

Complexos antígeno-anticorpo

caso clínico, 695

e glomerulonefrite aguda, 118

Complexos de Ghon, em infecções por *Mycobacterium tuberculosis,* 178

Compostos de amônio quaternário, como antissépticos, 99

Concentração bactericida mínima (CBM), 88, 89f, 112

Concentração inibitória mínima (CIM), 88, 89f

Condiloma acuminado, 268, 295, 295f

Condiloma plano, na sífilis, 193, 194f

Conídio

Aspergillus, 405

propagação fúngica por, 384

Conídios transportados pelo ar, transmissão de *Aspergillus* por, 405

Conjugação, 10, 20t, 20f, 20-21

Índice **777**

Conjuntivite
  adenovírus, 308-309
  alérgica, 554*t*, 556
  Chlamydia trachomatis, 111, 201
    caso clínico, 701
    neonatal, 34*t*, 204
  gonocócica, 111
  Haemophilus aegyptius, 212
  Haemophilus influenzae, 111, 164
  hemorrágica
    enterovírus, 327
    vírus Coxsackie, 326
  Neisseria gonorrhoeae, 124, 126*f*
    adulto, 129
    neonato, 124, 126*f,* 128-129
  Staphylococcus aureus, 111
  Streptococcus pneumoniae, 111
Contaminação de carne
  e doença de Creutzfeldt-Jakob, 364
  Escherichia coli transmitida por, 147-148
  Taenia saginata transmitida por, 442
Contraimunoeletroforese, **544**
Controladores de elite, 370
Controle de crescimento, e oncogenes, 352
Conversão lisogênica, 21, 41, **229**
Copépodes, *Dracunculus medinensis*
  transmissão por, **471**
Coqueluche (pertússis), **166-167**
Corante azul de metileno
  de leucócitos fecais, 153
  na difteria, 139
Corantes, como antissépticos, 100
"Corcunda de búfalo," com inibidores de protease, 375, 375*f*
Coriorretinite, *Toxoplasma gondii,* 426
Corno anterior
  e poliovírus, 325
  e vírus Coxsackie, 327
Coronavírus, **241, 306-307,** 624*t,* 672*r*-673*r*
  doenças causadas por, 306
  forma e tamanho, 217*f*
  proteases, 228*t*
  reservatórios, 704*t*
Corpos estranhos. *Ver também* Cateteres intravenosos; Suturas
  adesão bacteriana a, 37
  e infecção por *Staphylococcus aureus,* 109
  organismos causadores de infecções, 57*t*
Corpos reticulados, de *Chlamydia,* 201-202, 202*f*
  caso clínico, 701
Corpúsculos de inclusão, 243
  olho de coruja de CMV, 243, 287, 288*f*
    caso clínico, 694

pelo vírus da raiva, 318
  caso clínico, 699
por *Chlamydia,* 202
Corpúsculos de inclusão eosinofílicos, no citoplasma de neurônios, 699
Corpúsculos de Negri, 243, 318
  caso clínico, 699
Corpúsculos elementares, de *Chlamydia,* 201-202, 202*f*
Corticosteroides
  doenças autoimunes tratadas com, 566*t*
  e infecções virais, 253
  uso imunossupressor, 534, 535*t*
Corynebacterium, 131, 131*t*
  como microbiota normal, 26*t*
  doenças causadas por, 138
  forma, 4*f*
Corynebacterium diphtheriae, **138,** 626, 657*r*-658*r*
  defesas do hospedeiro contra, 56*t*
  doenças causadas por, 138*t,* 138-139, 139*f*
    diagnóstico, 139
  exotoxina, 40*t,* 40-41, 41*t*
    ADP-ribosilação por, 39*f,* 40, 40*t,* 40-41
    mecanismo de ação, 40-41
    necessidade de um fago beta, 138
  grânulos metacromáticos de, 9
  propriedades, 138, 139*f*
  vacina, 93*t,* 94
Corynebacterium jeikeium, 211
Corynebacterium minutissimum, 211
Coxiella burnetii, **207** 668*r*
  doença causada por, 205, 206*t,* 207
  pneumonia causada por, 208, 633
  reservatórios, 704*t*
  transmissão, 36*t,* 205
  vacina, 93*t,* 95, 208
CR2, 520
Crescimento, 15-17, 17*q*
  aeróbio, 16
  anaeróbio, 16
  controle alterado, na transformação maligna, 350, 350*t*
  de fungos, 383-384, 384*t,* 384*f,* 388*q*
  e ciclo de crescimento, 15, 15*f*
  e fermentação de açúcares, 16
  e metabolismo do ferro, 16
  viral, 222, 222*f,* 232*q*
Crescimento intracelular obrigatório, 15-16
Crianças
  cloranfenicol em, 76
  coqueluche em, 166
  e transmissão vertical, 33, 34*t,* 245

infecção pelo vírus sincicial respiratório em, 305-306
  caso clínico, 696
  recém-nascido. *Ver* Neonatos
Crianças
  bronquiolite em, 631
  coqueluche em, 166
  distúrbios congênitos em. *Ver distúrbios congênitos específicos*
  gastroenterite em,
    adenovírus, 308
    rotavírus, 323
  HIV em, 376
  infecção pelo vírus parainfluenza em, 304-305
  infecção pelo vírus sincicial respiratório em, 305-306
  infecção por *Haemophilus aegyptius* em, 212
  infecção por *Haemophilus influenzae* em, 164-165
  infecção por rotavírus em, 323-324
  infecção por *Salmonella* em, 151
  meningite, *Haemophilus influenzae,* 164-165
  mononucleose infecciosa em, 289
  otite média em, 624, 625*f*
  panencefalite esclerosante subaguda em, 362, 362*t*
  shigelose em, 152
  síndrome das bochechas esbofeteadas em, 316-317, 317*f,* 699
    caso clínico, 710*t*
  síndrome de Reye em, 302
  síndrome hemolítico-urêmica em, 149
  vacinas recomendadas para, 94, 94*t,* 121, 167, 273*t,* 286
Crioaglutininas, em infecções por *Mycoplasma pneumoniae,* 190
Criptococose, **404**
Criptosporidiose, 412*t,* **415-418,** 417*f*-418*f*
Cristal violeta, 100
Critérios de Duke modificados, para febre reumática, 597, 597*t*
Critérios de Jones para a febre reumática, 593, 593*t*
Cromomicose, **392**
Cromossomo Philadelphia, 352
Crupe, 304-305, 624*t,* **628,** 628*f*
Crustáceos, 471. *Ver também crustáceos específicos*
Cruz de Malta, 438, 438*f*
Cryptococcus
  e meningite, 602

778 Índice

em imunodeficiências ou defesas do hospedeiro reduzidas, 708*t*

transmissão e localização geográfica, 385*t*

Cryptococcus gattii, 404

Cryptococcus neoformans, 401*t,* 404*f,* **404-405,** 682*r*

atividades que aumentam a exposição a, 707*t*

caso clínico, 693

fonte ambiental, 706*t*

identificação, 61

na Aids, 372*t*

reservatórios, 705*t*

teste de aglutinação do látex para, 63

Cryptosporidium, 413*t*

ciclo de vida, 413*t*

em imunodeficiências ou defesas do hospedeiro reduzidas, 708*t*

transmissão, 35*t*

Cryptosporidium hominis, 412*t,* **415-418,** 417*f*-418*f,* 611*t*-612*t,* 684*r*

ciclo de vida, 417*f*

CTLA-4 (antígeno 4 associado a linfócitos T citotóxicos), **508,** 562

anticorpos contra, no tratamento do câncer, 573

Cultura celular, identificação viral em, 259*q*

Culturas de abscessos, 62-63

Culturas de feridas, 62-63

Culturas de líquido espinal, 61

Culturas de urina, 62, 644

Culturas do trato genital, 62

Culturas sanguíneas, 60-61

Curva de multiplicação viral, 222, 222*f,* 232*q*

CWD (síndrome debilitante crônica, *chronic wasting disease*), 365

CXCR4, 368-370

CXCR5, 518

Cyclospora cayetanensis, 412*t,* 438, 686*r*

D

d4T (estavudina), 261*t*-262*t,* 266, 373, 374*t*

Daclatasvir, 337*t,* 339*t*

Daclizumabe, 535*t*

DAF (fator de aceleração do decaimento), 539

Dalbavancina, 73

Dapsona (diaminodifenilsulfona), 185

Daptomicina

aplicações clínicas, 79, 112, 119

mecanismo de ação, 79

Darunavir, 261*t,* 267, 374*t,* 375

Dasabuvir, 262*t,* 267, 337*t,* 339*t*

DCJ (doença de Creutzfeldt-Jakob), 219, 248, 363*t,* **363-364,** 608

caso clínico, 699

transmissão iatrogênica, 362-363

variante, 361, 363*t,* **364**

ddI (didanosina), 261*t*-262*t,* 266, 373, 374*t*

D-dímeros, 45

Defesas do hospedeiro, **51-58, 251-256.** *Ver também* Sistema imune; Imunidade

contra bactérias, 51-58, 52*f*

e imunidade. *Ver* Imunidade adquirida; Imunidade inata

e resposta granulomatosa, 51

e resposta piogênica, 51

essenciais, 56, 56*t*

fagocitose nas, 55, 55*t*

falha, e predisposição a infecções, 56, 57*t*

contra helmintos, 456

contra vírus, 251-256

específicas, 254-255, 256*q*

evasão viral, 246-248

fatores que modificam, 253

não específicas, 251-253, 256*q*

evasão de esquistossomos de, 450

mecanismos pelos quais os vírus evadem, 247*t*

membranas mucosas como, 475

pele como, 475

e fungos, 385

reduzidas, 58*q*

organismos causadores de doenças em, 705*t*-706*t*

respiratórias, e fungos, 385

Deficiência de C3, 574*t,* 576, 707*t*

Deficiência de C5-C8, 539

Deficiência de C6, 574*t,* 576, 707*t*

Deficiência de C7, 574*t,* 576, 707*t*

Deficiência de C8, 574*t,* 576, 707*t*

Deficiência de C9, 707*t*

Deficiência de glicose-6-fosfato-desidrogenase (G-6-PD), 422, 425

Deficiência de purina nuleosídeo fosforilase (PNP), 575

Deficiência do inibidor de C1-esterase, 539

Deficiência intelectual

e citomegalovírus, 287

e vírus da rubéola, 315

e vírus do sarampo, 312

Delavirdina, 261*t*-262*t,* 266, 374*t,* 375

Deltavírus (vírus da hepatite D), 239*t,* **242,** 244*t,* 329*t,* **338-339,** 339*f,* 677*r*

Dente. *Ver entradas específicas*

Depuração mucociliar, efeitos antivirais da, 253

Derivas antigênicas (*Antigenic drift*), 300-301

Dermatobia hominis, 582*t,* **583-584,** 584*f,* 691*r*

Dermatófitos, 390, 680*r*

Dermatofitose, **390,** 392*f*

Desequilíbrios eletrolíticos, no cólera, 154

Desidratação, no cólera, 154

Desinfecção, 97, **98-100,** 101*q*

agentes químicos para, 98-100

aplicações clínicas, 98*t*

definição, 97

e taxas de morte, 98

Desnutrição, 253, 578

Dessensibilização aguda, para hipersensibilidade, 556

Dessensibilização crônica, para hipersensibilidade, 556

Detergentes, como desinfetantes, 99

Dexametasona, 628

DGC (doença granulomatosa crônica), 487, 574*t,* **576,** 707*t*

e defeito fagocítico, 55

infecção por *Staphylococcus aureus* na, 109

DHPG (ganciclovir), 261*t*-262*t,* 265, 269*t*

DI_{50} (dose infecciosa de 50%), 31

de *Shigella,* 152

Diabetes melito, 708*t*

defeito nas defesas do hospedeiro, 55

doenças associadas ao, 55

e vírus Coxsackie, 327

infecção por *Pseudomonas aeruginosa* no, 158

infecção por *Staphylococcus aureus* no, 109

insulinodependente, 563*t,* 566

insulinorresistente, 563*t,* 566

Diagnóstico laboratorial, **257-260**

abordagem geral, 59-60, 60*t*

análise por sequenciamento metagenômico, 64

de doenças bacterianas, 59-66

abordagem bacteriológica. *Ver tipos específicos de culturas*

abordagem geral, 59*t*

abordagem imunológica (sorológica), 63-64. *Ver também testes específicos*

e infecções aeróbias, 105

métodos baseados em ácidos nucleicos, 64

de doenças fúngicas, 385-386, 389*q*

de doenças virais, 257-260

e detecção de ácidos nucleicos virais, 259, 259*q*

e detecção de antígenos virais, 259, 259*q*

e identificação em cultura celular, 259*q*

Índice **779**

e identificação microscópica, 258, 259q

procedimentos sorológicos, 258, 259q

espectrometria de massa MALDI-TOF, 64-65

exame microscópico, 60

métodos, 59-66

testes genômicos, 64

testes proteômicos, 64

Diaminodifenilsulfona (dapsona), 185

Diapedese, 54

Diarreia, **610.** *Ver também* Disenteria

adenovírus, 309

Aeromonas hydrophila, 210

apresentação clínica, 612t-613t

aquosa, 32, **610-614**

caso clínico, 700

comparada à sanguinolenta, 610t

Cryptosporidium parvum, 417

e enterotoxina termolábil, 43

Escherichia coli, 148-149

na giardíase, 415

no cólera, 154

organismos causadores, 611t

rotavírus, caso clínico, 695

Vibrio parahaemolyticus, 153, 155

Bacillus cereus, transmissão de, 35t

Balantidium coli, 438

citomegalovírus, na Aids, 372t

Clostridium difficile, 137

Clostridium perfringens, 136

transmissão, 35t

Cryptosporidium parvum

na Aids, 372t

transmissão, 35t

Cyclospora cayetanensis, 438

diagnóstico, 612t-613t

Escherichia, 145t

Escherichia coli, 145t

aquosa, 148-149

enteropática, 145t

prevenção, 150

sanguinolenta, 148-149

transmissão, 35t

tratamento, 149-150

Giardia lamblia, 415

na Aids, 372t

transmissão, 35t

Isospora belli, 438

Listeria monocytogenes, transmissão, 35t

na Aids, 372t

norovírus, 35t, **323**

organismos causadores, 61, 611, 611t-613t

apresentação clínica, 612t-613t

diagnóstico, 612t-613t

rotavírus, 241

Salmonella, 145t, 150-151

na Aids, 372t

transmissão de, 35t

Salmonella enteritidis, 35t

sanguinolenta, 32, **610-614**

Balantidium coli, 412t

Campylobacter, 145t, 155

comparada à aquosa, 610t

e toxina Shiga, 43

Entamoeba histolytica, 411-412

Escherichia coli, 148-149

organismos causadores, 612t-613t

Salmonella enterica, 151

Shigella, 152. *Ver também* Shigelose

Shigella, 145t, 152-153

na Aids, 372t

transmissão, 35t

tratamento, 612t-613t

Vibrio cholerae, 145t, **153**

transmissão, 35t

Vibrio parahaemolyticus, 35t

Diarreia aguda, 610

inflamatória

descrição, 610-614, 612t-613t

patógenos causando, 612t-613t

não inflamatória

descrição, 610-614, 612t

patógenos causando, 611, 612t

Diarreia do viajante, 147-150, 612t

Dicloxacilina, 71t

Didanosina (ddI, didesoxicina), 261t-262t, 266, 373, 374t

Difilobotríase, **445**

Difosfatidilglicerol (cardiolipina), 63, 193-194

Difteria, 138t, **138-140,** 139f

antitoxina, 95, 139

diagnóstico de, 61, 139

pseudomembranas na, 38

vacina, 93t, 94

Difteria cutânea, 139

Difteroides, 138, 140

como microbiota normal, 29

Difusão dupla com precipitação em ágar, 543, 543f

Di-hidrofolatorredutase, inibição por trimetoprima da, 77, 77t

Di-hidroxipropilmetilguanina (ganciclovir), 261t-262t, 265, 269t

Dímeros Gal-Gal, 148

Dimicolato de trealose, e *Mycobacterium tuberculosis,* 177

DIP (doença inflamatória pélvica), **621**

Chlamydia trachomatis, 203

Neisseria gonorrhoeae, 124, 128

Diphyllobothrium latum, 441t, **445,** 686r-687r, 705t

Diplococos, 4

Gram-negativos, caso clínico, 695

pneumocócicos, 119

Dipylidium caninum, **447**

Disenteria, 610. *Ver também* Diarreia sanguinolenta

amebiana, *Entamoeba histolytica* como causa de, 412

bacilar, *Shigella* como causa de, 34t, 145t, 149, 152

transmissão, 33t

Disfagia, na esofagite, 609

Dispepsia, e gastrite, 610

Dissipador de elétrons, ação do metronidazol como, 79

Distúrbios genéticos, na fagocitose, 55

Diverticulite, 614f, **614-615**

DL$_{50}$ (dose letal de 50%), 31

DLPT (doença linfoproliferativa pós-transplante), 289

DMID (diabetes melito insulinodependente), 566

DNA

bacteriano, 10, 11f, 13q

síntese, fármacos que inibem, 77-78

danos ao, mutações causadas por, 18-19

e transpósons, 10, 10f

inserção de cópia perto de oncogene, 352

provírus, integração ao DNA celular, 353

transferência

dentro de células bacterianas, 19f, 19-20

entre células bacterianas, 20t, 20-22

viral, integração ao DNA celular, 231

DNA-girase, 77

DNase, de *Streptococcus pyogenes,* 116

Doador universal, transfusões, 548

Doença celíaca, 563t, 567

Doença "comedora de carne", 135

Doença da arranhadura do gato (DAG), 33t, 36t, 170t, 173-174, 174f

Doença da cadeia alfa, 46

Doença da mão-pé-boca

e enterovírus 71, 327

e vírus Coxsackie, 326-327

lesões cutâneas, 710t

Doença da "vaca louca", 361, 364-365

Doença de Addison, 563t

Doença de Behçet, 616

Doença de Bornholm, 327

Doença de Brill-Zinsser, 207

Doença de Carrion, 210

Doença de Chagas, 412t, **429-430**

780 Índice

Doença de Creutzfeldt-Jakob (DCJ), 219, 248, 363*t*, **363-364,** 608
  caso clínico, 699
  transmissão iatrogênica, 362-363
  variante, 361, 363*t*, **364**
Doença de Crohn, 567
Doença de Graves, 563*t*, 566
Doença de Hansen. *Ver* Hanseníase
Doença de inclusão citomegálica, 286-287
Doença de Kawasaki (DK), 111
Doença de Lemierre, 161
Doença de Lyme, **196-198,** 197*f*, 208
  eritema crônico migratório da, 709*t*
  transmissão, 33, 33*t*, 196-197, 197*f*, 581
Doença de Marek, e herpes-vírus animais, 359
Doença de Pott, 178, 180, 590
Doença de Whipple, 213
Doença do classificador de lã, 633
Doença dos legionários (legionelose)
  descrição, 167-168
  transmissão, 33*t*, 35*t*
Doença do sono africana, 412*t*, **430-433**
Doença do soro, 557-558
Doença granulomatosa crônica (DGC), 487, 574*t*, **576,** 707*t*
  e defeito fagocítico, 55
  infecção por *Staphylococcus aureus* na, 109
Doença hemolítica do recém-nascido, 549*t*, 549-550, 550*f*
Doença inflamatória intestinal, 567
Doença inflamatória pélvica (DIP), 621
  Chlamydia trachomatis, 203
  Neisseria gonorrhoeae, 124, 128
Doença linfoproliferativa pós-transplante (DLPT), 289
Doença maligna. *Ver* Câncer; *cânceres específicos*
Doença negra (calazar), na leishmaniose, 433
Doença periodontal
  Capnocytophaga gingivalis, 211
  Prevotella intermedia, 161
Doença pulmonar cavitária
  Mycobacterium tuberculosis, 177-178
  Rhodococcus equi, 213
Doenças autoimunes, 563*t*, **563-569.** *Ver também* Síndrome de Reiter
  artrite reativa, 144, 203, 593
  com envolvimento de múltiplos órgãos, 567-569
  com envolvimento de uma única célula ou órgão, 565-567
  e deficiências do complemento, 576
  e fatores ambientais, 564, 564*t*
  e infecções por patógenos entéricos, 144

fatores genéticos, 563-564
  fatores hormonais, 564
  mecanismos, 564-565
  tratamento, 569
Doenças autoimunes mediadas por células, 563*t*
Doenças hepáticas. *Ver também* Hepatites
  infecção por *Vibrio vulnificus,* 155, 161
  sistema do complemento, 540, 544
Doenças lentas, **362-365**
  de animais, 364-365
  príons como causa de, 248, 362*f*, 363*t*, 363-364
  vírus convencionais como causa de, 362-363
Doenças parasitárias. *Ver doenças específicas*
Doenças por imunocomplexos pós-estrepto-cócicas, 558
Doenças pós-estreptocócicas, 118
Doenças transmitidas por alimentos. *Ver também tipos específicos de alimentos*
  Arizona hinshawii, 210
  Bacillus cereus, 132*t*, 133
  Clostridium botulinum, 135
  Clostridium perfringens, 135
  cólera, 153
  Listeria monocytogenes, 140
  Staphylococcus aureus, 35*t*, 111
  Yersinia, 214
Doenças vasculares do colágeno, 568-569
Doenças zoonóticas, 33, 36*t*
Dolutegravir, 267, 374*t*, 375
Donovanose (granuloma inguinal), 211, 618*t*
Dose infecciosa de 50% (DI$_{50}$), 31
  para *Shigella,* 152
Dose letal de 50% (DL$_{50}$), 31
Doxiciclina, **73, 75,** 207-208, 617, 618*t*, 621, 641
  aplicações clínicas, 125*t*, 129, 133, 155
  para pneumonia, 633
  profilática
    para antraz, 133
    para infecções por *Escherichia coli,* 150
Dracunculíase, **471**
Dracunculus, 456, 457*t*-458*t*
Dracunculus medinensis, **471,** 690*r*
DTaP (vacina toxoide diftérico, toxoide tetâ-nico, pertússis acelular), 94*t*, 140, 167
Ductos biliares, invasão de *Clonorchis sinensis,* 453

E

E. coli produtora de toxina Shiga (STEC), 611, 612*t*
EBV. *Ver* Vírus Epstein-Barr

ECF-A (fator quimiotático de eosinófilos na anafilaxia), 554
ECG (eletrocardiograma), para infecções cardíacas, 594
Echinococcus granulosus
  descrição, 440*t*-441*t*, 445-446, 446*f*, 687*r*
  reservatórios, 704*t*
Echinococcus multilocularis, **445-446**
Echovírus
  características clínicas, 323*t*
  descrição, 241, 277*t*, 327
  propriedades, 323*t*
ECM (eritema crônico migratório), na doença de Lyme, 197, 197*f*, 709*t*
Ecocardiograma, 594, 598*f*
Ecocardiograma transesofágico (ETE), 594, 598, 598*f*
ECP (efeito citopático), 222, 243
  identificação viral por, 257
Ectima, 636, 639*f*
Ectima gangrenoso, *Pseudomonas aeruginosa,* 160, 160*f*
Ectoparasitas, **581-587,** 582*t*, 691*r*-692*r*
  como aracnídeos, 582*t*, 584-586
  como insetos, 581-584, 582*t*
  doença causada por, 581, 582*t*
  relevância médica, 586-587
Eczema, em reações de hipersensibilidade, 553, 554*t*
Eczema herpético, 283
Edema
  angioedema, 539
  na filariose, 468
  no antraz, 132
  periorbital
    na glomerulonefrite aguda, 118
    na triquinose, 465
Edição de receptor, 563
Edwardsiella, 211
EEB (encefalopatia espongiforme bovina), 361, 365
EF-2 (fator de alongamento 2), 138
Efavirenz, 261*t*-262*t*, 266, 374*t*, 375
Efeito citopático (ECP), 222, 243
  identificação viral por, 257
Ehrlichia chaffeensis
  características, 206*t*
  descrição, **297,** 668*r*, 705*t*
  transmissão, 36*t*
Ehrlichia equi. Ver Anaplasma phagocytophilum
Eikenella corrodens, 211-212, 668*r*
eIPV (vacina intensificada antipólio), 325
Elbasvir, 337*t*, 339*t*
Elefantíase, 468, 470*f*

Índice **781**

Eletrocardiograma (ECG), para infecções cardíacas, 594

Elevação periosteal, na osteomielite, 591, 591*f*

Elevador ciliar, 51

ELISA. *Ver* Ensaio imunoadsorvente ligado à enzima

Elvitegravir, 261*t*, 267, 374*t*, 375

Empiema epidural, 607-608

Empiema pulmonar, 634-635

Empiema subdural, 607-608

Entricitabina, 261*t*-262*t*, 266, 269*t*, 373, 374*t*

EN (eritema nodoso)

    Mycobacterium tuberculosis, 180, 180*f*

    na coccidioidomicose, 396

    na histoplasmose, 397

    na hanseníase, 185

Encefalite, **604-606,** 605*f,* 605*t. Ver também* Encefalite da Califórnia; Vírus da febre do carrapato do Colorado; Encefalite equina oriental; Vírus da encefalite de St. Louis; Vírus do Nilo Ocidental; Encefalite equina ocidental

    arbovírus, 344-345

    definição, 361

    e sarampo, 312

    enterovírus 71, 327

    herpes-vírus simples 1, 281, 283, 605, 605*f*

    herpes-vírus simples 2, 284, 604-605

    neonatal, herpes-vírus simples 2, 281

    vírus, 245*t. Ver também vírus de encefalites específicos*

    vírus da raiva, 318

Encefalite epidêmica, e vírus da encefalite japonesa, 380

Encefalomielite alérgica, 563*t*

Encefalopatia, **608**

    definição, 361

    e HIV, 608

    espongiforme transmissível, 361

Encefalopatia espongiforme, 363, 365, 608

    caso clínico, 699

Encefalopatia espongiforme bovina (EEB), 361, 365

Encefalopatias espongiformes transmissíveis (EET), 219, 361, 363*t,* **363-364,** 608. *Ver também* Doença de Creutzfeldt-Jakob (DCJ)

Encephalitozoon intestinalis, 439

Endarterite, 193

Endocardite, **594-598**

    bacteriana. *Ver* Endocardite bacteriana

    Candida albicans, 401, 403

    diagnóstico, 597*t,* 597-598

    do lado direito, 595

    do lado esquerdo, 595

    espécies de *Candida,* 595

estreptococos do grupo *viridans,* 119

    etiologia, 597*t*

    fisiopatologia, 594-595

    manifestações clínicas, 595

    prevenção, 598

    Staphylococcus aureus, 106

    tratamento, 598

    vegetações, 594, 594*f*

Endocardite bacteriana, **594-598**

    Actinobacillus actinomycetemcomitans, 210

    Cardiobacterium hominis, 211

    causada por estreptococos do grupo *viridans,* 29, 113, 114*f,* **115-117,** 119, 595

    Enterococcus faecalis, 113

    enterocócica, 118-119, 597

    Kingella kingae, 212

    prevenção, 119

    Serratia marcescens, 157

    Staphylococcus aureus, 106, 595-597

    Staphylococcus epidermidis, 106, 110-111, 597

    Streptococcus agalactiae, 117

    Streptococcus bovis, 113, 118, 597

    subaguda, caso clínico, 700

Endoftalmite, *Candida albicans,* 401, 403

Endometrite

    por *Clostridium perfringens,* 135-136

    por *Streptococcus pyogenes,* 117

Endósporos, *Coccidioides immitis,* 395, 395*f*

Endotoxinas, 8, 32, **43-45,** 49*q,* 485. *Ver também* Lipopolissacarídeo (LPS); *endotoxinas específicas*

    efeitos, 43-45, 44*t*-45*t*

    Escherichia coli, 148

    exotoxinas *versus,* 39*t*

    mecanismo de ação, 44, 44*f*

    na parede celular de bactérias Gram-negativas, 5

    Neisseria, 124

    Neisseria gonorrhoeae, 128

    Neisseria meningitidis, 127

    Pseudomonas aeruginosa, 159

    Yersinia pestis, 172

Endurecimento, e teste cutâneo da tuberculina, 179

Enfuvirtida, 261*t*-262*t*, 263, 374*t*, 375

Enriquecimento frio, e *Yersinia enterocolitica,* 214

Ensaio de anticorpo fluorescente, identificação viral por, 258

Ensaio de FC (fixação do complemento), 545*f,* **545-546**

    identificação viral por, 258

    para *Histoplasma capsulatum,* 397

Ensaio de hemaglutinação de *Treponema pallidum* (TPHA), 195

Ensaio de liberação de interferona γ (IGRA), 181, 516

Ensaio de luciferase, 181

Ensaio imunoadsorvente ligado à enzima (ELISA), 63, 135, 324, 544*f,* **544-545**

    detecção do HIV, 372

    e *Clostridium difficile,* 137

    identificação viral por, 258-259

Ensaios de neutralização, 546

Entamoeba

    descrição, 413*t,* 414

    E. dispar, 412

    E. histolytica, **411-413,** 412*t*-413*t,* 414*f*-415*f,* 611*t,* 613*t,* 683*r*

Entecavir, 261*t*-262*t*, 267, 334

Enterobacter, **156-157**

    como microbiota normal, 29

    diagnóstico laboratorial, 146*t*

    identificação, 62

    no abastecimento público de água, 146

    resistente a antibióticos, 87

Enterobacter cloacae, 146, 156-157, 661*r*

    diferenciação de *Klebsiella pneumoniae,* 146

    propriedades, 156

Enterobacteriaceae, **144-147,** 145*t. Ver também microrganismos específicos*

    antígenos, 146

    características, 144

    diagnóstico laboratorial, 146, 146*t*

    distintas de bacilos Gram-negativos não fermentadores, 144

    e antibioticoterapia, 146-147

    e saúde pública, 146

    patogênese, 144

    produtoras de carbapenemases, fármacos efetivos contra, 79

    resistente a antibióticos, 85*t,* 87

Enterobíase, 457*t,* **457-458**

    caso clínico, 695

Enterobius, 456, 457*t,* **457-458**

Enterobius vermicularis

    caso clínico, 695

    descrição, **457-458,** 458*t,* 459*f,* 689*r*

Enterococcus, **115,** 597

    como microbiota normal, 28*t*

    doenças causadas por, 117-118

    resistente à vancomicina, 87, 119

Enterococcus faecalis, 654*r*-655*r*

    antibioticoterapia combinada para, 90

    caso clínico, 700

    como microbiota normal, 26*t,* 28*t,* 30

    doenças causadas por, 113

782 Índice

fármacos efetivos contra, 76, 79

eventos hospitalares predisponentes à infecção por, 707*t*

identificação, 62

patogênese por, 116*t*

resistente a antibióticos, 85*t*, 87

Enterococcus faecium, 79, 115

resistente a antibióticos, 85

Enterococos resistentes à vancomicina (VRE), 87, 115, 137

Enterocolite, **610-614,** 611*t*

Arizona hinshawii, 210

Campylobacter, 155

diagnóstico, 61

Edwardsiella, 211

em crianças, septicemia por *Salmonella,* 151

organismos causadores, 61

Salmonella, 145*t*, 150-152

achados clínicos, 151

Shigella. Ver Shigelose

Yersinia, 145*t*

Yersinia enterocolitica, 214

Enterocytozoon bieneusi, 412*t*, 439

Enteropatia por glúten, 567

Enterotoxina estafilocócica, 42

Enterotoxina termolábil, 43

Enterotoxinas. *Ver também enterotoxinas específicas*

Bacillus cereus, 133

Clostridium perfringens, 136

Escherichia coli, 148-149

Staphylococcus aureus, 109

Vibrio cholerae, 154

Enterovírus, 277*t*, 278, **322, 327**

68, 327

70, 327

71, 327

Envelope viral, 216, 218-219, 220*q*

Enxerto singênico, 532

Enzima degradadora de IgG, 116

Enzimas

associada à inflamação, de *Streptococcus pyogenes,* 116

autolíticas, 70

degradativas, de *Pseudomonas,* 10

secreção por bactérias invasivas, 37

Staphylococcus aureus, 108-109

virais, 226

Enzimas recombinases, 496, 500

Eosinofilia

causada por infecções por nematódeos, 456

na filariose, 468

na infecção por ancilóstomos, 463

na infecção por *Strongyloides,* 463

na infecção por vermes redondos, 410

na triquinose, 465

Eosinófilos, **489**

características, 488*f*, 489

coloração, 489

na asma, 489

Eotaxinas, 489, 492

Epidemias, 32

de cólera, 153-154

de gripe, 301

Epiderme, 482

Epidermophyton, 390

lesões cutâneas causadas por, 710*t*

Epididimite, 622-623

Epiglotite, **164-165,** 624*t*, **628-629,** 629*f*

Epitélio vascular, e endotoxinas, 45

Epítopos, 479

Equinocandinas, 386*t*

Equinococose, **445-446**

Ergosterol, 386

e anfotericina B, 386-387

Ergotismo, 385

Erisipelas, 117, 117*f*, 637*t*, 639*f*, **639-640**

Erisipeloide, 212

Eritema crônico migratório (ECM), na doença de Lyme, 197, 197*f*, 709*t*

Eritema gangrenoso, 709*t*

Eritema infeccioso, 240, 316

Eritema multiforme, 191, 559, 560*f*

causado por sulfonamidas, 77

herpes-vírus simples, 284

Mycoplasma pneumoniae, 284

vírus da hepatite B, 284

vírus da hepatite C, 284

Eritema nodoso (EN), 710*t*

Mycobacterium tuberculosis, 180, 180*f*

na coccidioidomicose, 396

na hanseníase, 185

na histoplasmose, 397

Eritrasma, 211

Eritroblastos, 316

Eritroblastose fetal, 549, 550*f*

Eritromicina

aplicações clínicas, 76, 119, 121, 139, 155, 191, 201*t*, 204

estrutura química, 76*f*

mecanismo de ação, 74*t*, 76

resistência à, 86*t*, 87

uso quimioprofilático, 80*t*

Erliquiose, 33

Erupção variceliforme de Kaposi, 283

Erupção vesicular, 280

Erupções cutâneas

celulite, 112, 113*f*

condiloma acuminado, 295

condiloma plano, 193

ectima gangrenoso, 160

eritema crônico migratório, na doença de Lyme, 197

eritema nodoso, 180, 180*f*

eritematosas, na síndrome das bochechas esbofeteadas, caso clínico, 699

impetigo, 110, 112, 117

induzidas por fármacos, 556

manchas róseas na febre tifóide, 151, 615

na candidíase (assadura), 403*f*

na dermatite de contato, 559

na doença da mão-pé-boca, 327

na doença de Lyme, 197

na escarlatina, 116

na febre maculosa das Montanhas Rochosas, 206

na hanseníase, 184-185

na herpangina, 327

na infecção pelo HIV, 375

na roséola, 380

na rubéola, 315

na sífilis, 193

na síndrome da pele escaldada, 111

na síndrome das bochechas esbofeteadas, 316

na síndrome do choque tóxico, 111

na tinha versicolor, 391

na varicela, 285

na varíola, 292

no antraz (escara preta, pústula maligna), 132

no carvalho venenoso, 559

no herpes-vírus simples tipo 1 e 2, 280

no lúpus eritematoso sistêmico, 567

no sarampo, 311-312, 313*f*

no tifo, 206

no zóster, 285

sapinho, 403

verrugas, 293-295

vesiculares

causadas pelo herpes-vírus simples, 280

causadas pelo vírus Coxsackie, 327

causadas pelo vírus varicela-zóster, 285

Erupções cutâneas por fármacos, 556-557

Erwinia, 212

Erysipelothrix rhusiopathiae, 212

transmissão, 36*t*

ESBLs (β-lactamases de amplo espectro), 86-87

Escara preta, de antraz, 132, 132*f,* 709*t*

Índice **783**

Escarlatina, 116-117, 710*t*

Escherichia
diagnóstico laboratorial, 146*t*
doenças causadas por, 143, 144*t*-145*t*
resistente a antibióticos, 87

Escherichia coli, 143*f,* **147-150,** 149*t,*
658*r*-659*r*
apendicite causada por, 614
caso clínico, 696, 700
cistite causada por, 644-645
colicinas produzidas por, 10
como microbiota normal, 26*t*-27*t,* 29
crescimento, 15-16
diverticulite causada por, 615
doenças causadas por, 46, 46*t,* 143,
147-150
fármacos para, 77
e teste de qualidade da água, 146
êntero-hemorrágica. *Ver Escherichia coli*
ênterro-hemorrágica; *Escherichia coli*
O157
enteropática, 148
enterotoxigênica, 148-149
eventos hospitalares predisponentes à infecção por, 707*t*
exotoxinas, 32, 40*t*-41*t*
mecanismo de ação, 41*t*
termoestável, 43
termolábil, 43
fatores de virulência de superfície, 33, 36,
38*t*
flagelos, 11
identificação, 60-61
ilhas de patogenicidade, 38, 46, 47*f*
infecções do trato urinário, no diabetes
melito, 55
infecções, condições predisponentes a, 57*t*
injectossoma, 40
modo de ação, 43*f*
necessidade de oxigênio, 104, 104*t*
propriedades, 147
prostatite causada por, 647
resistente a antibióticos, 85, 87
Salmonella versus, 16, 147
Shigella versus, 16, 147
toxina, ADP-ribosilação por, 39-41, 40*t*
transmissão, 34*t*-35*t,* 709*t*
uropática, 148

Escherichia coli êntero-hemorrágica, 147-149

Escherichia coli enterotoxigênica (ETEC),
611, 611*t*-612*t*

Escherichia coli O157, **147-150,** 611
caso clínico, 696
exotoxina, 41*t*
identificação, 61
reservatórios, 704*t*

toxina Shiga, 43
transmissão, 35*t*-36*t*

Esclerose múltipla, 563*t,* 565

Escólex, de tênias, 440

Escotocromógenos 183, 183*t*

Escrófula, 180, 182

Esferas, hepatite B, 331, 331*f*

Esférulas
caso clínico, 700
Coccidioides immitis, 394-395, 395*f*

Esfoliatina, 42, 109

Esfregaço de Tzanck, 258, 280, 284

Esgoto, poluição do abastecimento de água
público por, 146

Esofagite, **609-610**
Candida albicans, 401, 403
citomegalovírus, oral, 372*t*
herpes-vírus simples 1, 283
oral, 372*t*

Espaço periplasmático, 5, 6*t*

Espalhamento de epítopos, e doenças autoimunes, 565

Espasmos musculares, no tétano, 134, 134*f*

Espécies de hospedeiros, especificidade da
interferona para, 251

Espécies reativas de oxigênio (ERO), 490

Especificidade, de ligação do vírion, 223

Espectro de hospedeiros virais, 223

Espectrometria de massa MALDI-TOF, 64-65

Espinha lateral, de ovos de esquistossomos,
450, 452*f*

Espinhos de roseira, e esporotricose, 392

Espiroquetas, 4, 4*f,* 25*t,* 192*t,* **192-200,**
666*r*-667*r,* 698. *Ver também espiroquetas
específicos*

Esplenectomia, 708*t*
e babesiose grave, 438
e infecções pneumocócicas, 121
e sepse, 55
e sepse por *Haemophilus influenzae,* 165

Esplenomegalia
na Aids, 372*t*
na babesiose, 438
na brucelose, 170-171
na calazar, 433
na doença de Chagas, 429
na esquistossomose, 450
na febre tifoide, 151
na malária, 424
na mononucleose infecciosa, 289

Esporangiósporos, 384, 384*f*

Esporos
bacterianos, 6*t,* 11, 11*f,* 12*t,* 13*q*
Bacillus anthracis, em produtos animais,
132
Clostridium botulinum, 135

Clostridium perfringens, 136
Clostridium tetani, 134
eliminação, 99
fúngicos
Coccidioides immitis, 395
Histoplasma capsulatum, 396*f,* 396-397
micoses sistêmicas causadas por, 395
Paracoccidioides brasiliensis, 398*f,* 399
resistência a raios X, 100

Esporogonia, *Plasmodium,* 421

Esporos terminais, de *Clostridium tetani,* 134

Esporotricose, 391-392, 392*f*

Esporozoíto, na malária, 421

Espumavírus, 241, 382

Esquistócitos, 148-149

Esquistossomose, **450-451**
caso clínico, 699

Esquizogonia, *Plasmodium,* 421

Estado latente, 32

Estado de portador
bacteriano
crônico, 32, 47, 615
definição de, 27
na febre tifoide, 151
viral
crônico, 248
na hepatite B, 333
na hepatite C, 336

Estafiloxantina, produção por *Staphylococcus
aureus,* 108

Estavudina (d4T, didesidrodidesoxitimidina),
261*t*-262*t,* 266, 374*t*

Esterilização, **97-98,** 101*q*
aplicações clínicas, 98*t*
definição, 97

Esteróis
na membrana celular eucariótica, 2
na membrana citoplasmática de micoplasmas, 9

Estorninhos, como reservatórios de *Histoplasma capsulatum,* 705*t*

Estreptococos do grupo A. *Ver Streptococcus
pyogenes*

Estreptococos do grupo B, 114-115. *Ver também Streptococcus agalactiae*

Estreptococos do grupo D, 115. *Ver também
Enterococcus faecalis; Enterococcus faecium;
Streptococcus bovis*
doenças causadas por, diagnóstico laboratorial, 118
resistentes a antibióticos, 115

Estreptococos do grupo *viridans,* **115,
118-119.** *Ver também Streptococcus mutans*
como microbiota normal, 26*t*-27*t,* 29, 115
doenças causadas por, 113, 114*f,* 117-119,
606*t,* 608

784 Índice

endocardite causada por, 52*n*

fatores predisponentes, 52*t*, 708*t*

glicocálice, 36

infecções orofaríngeas por, 52*t*

lesões cutâneas causadas por, 710*t*

patogênese, 116, 116*t*

Estreptococos não β-hemolíticos, 115

Estreptococos α-hemolíticos, 113, 114*f*, 115. *Ver também Streptococcus mutans; Streptococcus pneumoniae; estreptococos do grupo viridans*

Estreptococos β-hemolíticos, 113, 114*f*, 114-115

grupo A. *Ver Streptococcus pyogenes*

grupo B. *Ver Streptococcus agalactiae*

grupo D, 115. *Ver também Enterococcus faecalis; Enterococcus faecium; Enterococcus faecium; Streptococcus bovis*

Estreptodornase, de *Streptococcus pyogenes*, 116

Estreptograminas, 74*t*, 76

Estreptolisina O, 116

Estreptolisina S, 116

Estreptomicina, 74*t*, 171

Estreptocinase, 116

Estridor inspiratório, no crupe, 628

Estrongiloidíase, 457*t*, **462-464**

Estrutura da subunidade A-B, de exotoxinas, 39

Bacillus anthracis, 132

Corynebacterium diphtheriae, 138

Etambutol

aplicações clínicas, 79, 182

mecanismo de ação, 79

resistência, 87

Etanol, como antisséptico, 99

ETE (ecocardiograma transesofágico), 594, 598, 598*f*

Etoxinaftamidopenicilina. *Ver* Nafcilina

Etravirina, 261*t*-262*t*, 266, 374*t*, 375

Eubacterium, 212

como microbiota normal, 28*t*

Eucariotos. *Ver também* Fungos; Bolores; Leveduras; *fungos específicos*

como células diploides, 18

procariotos *versus*, 2-3, 3*t*

Evasão imune viral, 246-248

Everolimo, 535*t*

Exame microscópico, 60

Exantema súbito, 380

Exclusão alélica, 499

Exoenzimas, de *Pseudomonas aeruginosa*, 159

Exotoxina A de *Pseudomonas*, ADP-ribosilação por, 39

Exotoxina A pirogênica, de *Streptococcus pyogenes*, 116

Exotoxina B, de *Streptococcus pyogenes*, 116

Exotoxinas, 32, **38-43**, 40*t*, 49*q*. *Ver também exotoxinas específicas*

Bacillus anthracis, 132

Bacillus cereus, 611

Clostridium botulinum, 135

Clostridium difficile, 137-138

Clostridium perfringens, 611

Clostridium tetani, 134

Corynebacterium diphtheriae, 138

de bactérias Gram-negativas, 42-43

de bactérias Gram-positivas, 40-42

diarreia aguda causada por, 611

endotoxinas *versus*, 39*t*

Escherichia coli, 148-149, 611

estrutura, 38-39, 39*f*

localização principal dos sintomas das doenças causadas por, 41*t*

mecanismos de ação, 40*t*-41*t*, 40-43

síntese, e lisogenia, 229

Staphylococcus aureus, 109, 611

Streptococcus pyogenes, 116

toxicidade, 39

Vibrio cholerae, 154, 611

Explosão respiratória, 54-55

Expressão gênica viral, 223-228, 225*f*

e transformação maligna, 351-352

Exsudato eosinofílico, na ascaridíase, 461

Extrato de carvão-levedura, 60*t*

Extravasamento

definição, 490

etapas envolvidas, 490, 490*f*

leucócitos, 490, 490*f*

F

Fácies leonina, 185, 185*f*

Faecalibacterim, 28

Fago beta e toxina diftérica, 41, 138

Fagócitos

deficiência congênita, 574*t*

definição, 483

descrição, 483-484

tipos, 483

Fagocitose. *Ver também* Opsonização

descrição, 52-55, 54*f*, 55*t*, 486*t*, 487

efeitos antivirais, 252-253

etapas, 53-54

reduzida, 707*t*

Fagolisossomo, 487

Fagos

CTX e toxina colérica, 154

e transdução, 20*t*, 21*f*, 21-22

fago beta e toxina diftérica, 41, 139

Fagossomo, 54

Fanciclovir, 261*t*-262*t*, 265, 617, 618*t*

Faringite, 624*t*, **626-627**

adenovírus, 240, 308-309

Arcanobacterium haemolyticum, 210

causada por bactérias, 626-627

causada por vírus, 626

diagnóstico, 61

estreptocócica

diagnóstico laboratorial, 118

Streptococcus pyogenes, 112, 113*f*, **117**

gonocócica, diagnóstico, 61

na mononucleose infecciosa, 288

vírus parainfluenza, 305

Fármacos. *Ver também fármacos específicos*

erupção cutânea induzida por, 556-557

reações de hipersensibilidade a, 555-556

Fármacos antirretrovirais, 373-376, 374*t*, 612*t*

69*t*

Fármacos bactericidas, 88

Fármacos terminadoras de cadeia

aciclovir, 264

inibidores nucleosídeos do HIV, 266

no tratamento do HIV, 373

Fascite necrosante, **642-643**

Bacteroides fragilis, 161

características clínicas, 642-643

classificações, 642

Clostridium perfringens, **135**, 136*f*, 642

Streptococcus pyogenes, **116**, 642

Fasciola hepatica, **449**, 454

Fascíola hepática, 450*t*, 452*f*, **453**, 688*r*

Fasciolopsis buski, **449**, 454

Fase de janela imunológica, vírus da hepatite B, 334, 335*t*

Fase de morte, ciclo de crescimento bacteriano, 15

Fase estacionária, ciclo de crescimento bacteriano, 15

Fase exponencial, ciclo de crescimento bacteriano, 15, 15*f*

Fase lag, ciclo de crescimento bacteriano, 15, 15*f*

Fase log, ciclo de crescimento bacteriano, 15, 15*f*

Fator ativador plaquetário (PAF)

descrição, 554

em reações de hipersensibilidade, 554

Fator corda, e *Mycobacterium tuberculosis*, 177

Fator de aceleração do decaimento (DAF), 539

Fator de alongamento 2 (EF-2), 138

Fator de crescimento transformador β, 562

Fator de disseminação, *Streptococcus pyogenes,* 116

Fator de edema
Bacillus anthracis, 132
descrição, 42

Fator de necrose tumoral (TNF)
descrição, 512*t*
e resposta inflamatória, 53
efeitos benéficos e deletérios, 44-45, 45*t*
produção, e endotoxinas, 45

Fator de necrose tumoral alfa (TNF-α), 491, 491*t*

Fator estimulador de colônias de granulócitos (G-CSF), 492

Fator estimulador de colônias de granulócitos e macrófagos (GM-CSF), 492

Fator letal
Bacillus anthracis, 132
descrição, 42

Fator quimiotático de eosinófilos na anafilaxia (ECF-A), 554

Fator V, 165

Fator X, 165

Fatores de crescimento, oncogenes com sequências de bases semelhantes aos genes para, 352

Fatores de resistência, 85-86, 86*f,* 86*t*

Fatores de virulência, 31-32, 37, 38*t. Ver também* Endotoxinas; Exotoxinas

Fatores R, 85-86, 86*f,* 86*t*

Favo, 390

FcRn, 524

Febre
e endotoxinas, 43-44, 44*t,* 45
efeitos antivirais da febre, 253

Febre amarela silvestre, 346

Febre amarela urbana, 346

Febre da água negra, 424

Febre da mordedura de rato
Spirillum minor, 213
Streptobacillus moniliformis, 213

Febre das trincheiras, 210

Febre de Oroya, 210

"Febre do vale," 396

Febre do Zika, 347

Febre entérica, **615**

Febre faringoconjuntival, adenovírus, 309

Febre hemorrágica
arbovírus, 344
coreana, 379
vírus da dengue, 346
vírus do complexo Tacaribe, 382
vírus Ebola. *Ver* Vírus Ebola

vírus Lassa, 242, 380

vírus Lujo, 380

vírus Marburg, 239*t,* 241, 320

vírus Whitewater Arroyo, 382

Febre hemorrágica coreana, 379

Febre hemorrágica da dengue, **346**

Febre maculosa das Montanhas Rochosas, 205-206, 206*f,* 206*t,* 208
lesões cutâneas, 710*t*
transmissão, 33, 34*t*

Febre ondulante. *Ver* Brucelose

Febre de Pontiac, 168

Febre puerperal, 117

Febre purpúrica brasileira, 212

Febre Q
descrição, 205, 206*t,* **207-208,** 633. *Ver também Coxiella burnetii*
vacina, 93*t,* 95

Febre quebra-ossos, 346

Febre recidivante, 33

Febre reumática, **118-119,** 563*t,* **593**
aguda, pós-estreptocócica, 118
causada por *Streptococcus pyogenes,* 118
prevenção, 119

Febre tifoide, 145*t,* **150-152, 615**
diagnóstico, 63
transmissão, 34*t*-35*t*
vacina, 93*t,* 94

Fenóis, como desinfetantes, 99

Fenômeno prozona na sífilis diagnóstico, 195

Fenômeno de Raynaud, em infecções por *Mycoplasma pneumoniae,* 191

Fenômenos embólicos, na endocardite, 595

Fermentação da lactose
ausência em *Salmonella,* 150
e *Enterobacteriaceae,* 146, 146*t*
por *Escherichia coli,* 147, 149

Fermentação de açúcares, 16

Ferro, e crescimento bacteriano, 16

Feto. *Ver também* Gravidez; Transmissão transplacentária
anticorpos, 526
como aloenxerto, 534
hidropsia fetal, 316-317
caso clínico, 699
infecções maternas que apresentam risco ao, 709*t*
infecções pelo parvovírus B19, 316-317
infecções pelo vírus da rubéola, 315
infecções por citomegalovírus, 287
infecções por *Listeria monocytogenes,* 140

Fezes
água de arroz, 154
culturas bacterianas, 61-62

teste de ovas e parasitas, 410

toxina de *Clostridium difficile,* 137

Fibrose cística, e *Pseudomonas aeruginosa,* 158-160, 708*t*

Ficomicose. *Ver* Mucormicose

Fidaxomicina, 78, 138

Fígado, na febre tifoide, 151

Filamento axial, 11

Filamentos, hepatite B, 331, 331*f*

Filariose, 457*t,* **468**

Filovírus, 217*f,* **241, 319-320**

Filtração, 100

Fimbrías, bacterianas, 6*t,* 11

Fissão binária, 15

Flagelados, 411

Flagelos, bacterianos, 6*t,* 11

Flavivírus, 226, **241,** 343*t*
proteases, 228*t*

Flavobacterium. Ver Chryseobacterium

Flublok, 303

Flucitosina (5-FC, fluorocitosina), 386*t,* 388

Fluconazol, 386*t,* 610, 619, 619*t*

Fluorocitosina (flucitosina), 386*t*

Fluoroquinolonas, **77-78.** *Ver também fármacos específicos*
aplicações clínicas, 77*t,* 77-78, 121, 153, 623, 645
colite pseudomembranosa por, 137
danos aos ossos e cartilagens causados por, 78
e síndrome hemolítico-urêmica, 149
estrutura, 78*f*
mecanismo de ação, 77
tendinite de Aquiles e riscos de ruptura do tendão, 78

Foguetes de actina
descrição de, 38
Listeria monocytogenes, 140

Foliculite, 637*t,* **640,** 640*f,* 709*t*
da banheira, 160, 709*t*
Pseudomonas aeruginosa, 160, 709*t*
Staphylococcus aureus, 106, 107*f,* 709*t*

Folículo de células B, 518

Fômites, 33, 33*t*

Fomivirseno, 261*t,* 268

Fonsecaea, 392

Força próton-motriz, 11

Formaldeído, 39, 99

Fosamprenavir, 267, 374*t,* 375

Foscarnete, 261*t*-262*t,* 265

Fosfolipase C, 507

Fosfonoformato trissódico (foscarnete), 262*t,* 265

Fotocromogênios, 183, 183*t*

786 Índice

Fotossensibilidade
    causada por sulfonamidas, 77
    causada por tetraciclinas, 75
FOXP3, 512
Fracamente álcool-ácido-resistente, 6
Fractalquina, 492
Fragmento de ligação ao antígeno, 496
Francisella tularensis, **171-172**, 664r
    doença causada por. *Ver* Tularemia
    propriedades, 171
    reservatórios, 704t
    transmissão, 35t-36t
Fraqueza de nervos, na difteria, 139
Fratura da placa cribriforme, com vazamento
  de líquido espinal, 696
Frutos do mar. *Ver também frutos do mar
específicos*
    Anisakis simplex transmitido por, 472
    Clonorchis transmitido por, 453
    Diphyllobothrium transmitido por, 445
    Paragonimus transmitido por, 453
    Vibrio cholerae transmitido por, 153
    Vibrio parahaemolyticus transmitido por,
    153
    Vibrio vulnificus transmitido por, 155
    vírus da hepatite A transmitido por, 330
FTA-ABS (teste de absorção de anticorpos
  treponêmicos com fluorescência), 62-63,
  195
    caso clínico, 698
FTC (entricitabina), 261t-262t, 266, 373, 374t
Fungo dimórfico, 383, 391, 394, 395f
    como *Blastomyces dermatitidis*, 398
    como *Coccidioides immitis*, 394
    como *Histoplasma capsulatum*, 396
    como *Paracoccidioides brasiliensis*, 398
    como *Sporothrix schenkii*, 381
Fungos, 383-389, 681r-683r. *Ver também* Bo-
lores; Leveduras
    características, 2t
    como causa de micoses sistêmicas,
    681r-682r
    crescimento excessivo, 385
    diagnóstico laboratorial, 385-386, 389q
    dimórficos, 383
    e bactérias, comparações entre, 384t
    e terapia antifúngica, 386, 386t, 389q
    estrutura e crescimento, 383-384, 384t,
    384f, 388q
    micoses cutâneas e subcutâneas,
    680r-681r
    micoses oportunistas, 682r-683r
    oportunistas, em imunodeficiências ou
    defesas do hospedeiro reduzidas, 708t
    patogênese, 384-385, 385t, 388q

    reações alérgicas, 385, 388q-389q
    reprodução, 383-384
    sepse, 650t
    toxinas, 388q-389q
Fungos dematiáceos, 392
Fungos endêmicos
    como *Blastomyces dermatitidis*, 398
    como *Coccidioides immitis*, 395
    como *Histoplasma capsulatum*, 396
Fungos imperfeitos, 383
Furúnculos, **641-642**
    Pseudomonas aeruginosa, 709t
    Staphylococcus aureus, 109-110, 709t
Fusão, 223
Fusarium solani, **407**
Fusobacterium
    características, 161-162
    como microbiota normal, 27t, 29
    doenças causadas por, 149
    forma, 4f
Fusobacterium necrophorum, 161, 626
Fusobacterium nucleatum, 161, 662r

G

Gado
    como reservatório
        Bacillus anthracis, 704t
        Coxiella burnetii, 207
        Escherichia coli, 36t, 147, 704t
        Mycobacterium bovis, 36t
        príons, 704t
        Salmonella enteritidis, 36t
        Taenia saginata, 704t
        Toxoplasma gondii, 704t
    encefalopatia espongiforme bovina, 365
    leite
        transmissão de *Brucella*, 170-171, 704t
        transmissão de *Listeria monocytogenes*,
        704t
        transmissão de *Mycobacterium bovis*,
        36t, 704t
Gado bovino. *Ver* Vaca; Leite de vaca
Galinha(s)
    como reservatórios
        para *Campylobacter jejuni*, 704t
        para o vírus influenza, 705t
        para *Salmonella enteritidis*, 704t
    doença de Marek em, 359
    ovos de. *Ver* Ovos de galinha
GALT (tecido linfoide associado ao intesti-
no), 27
Gamaglobulina, para a hipogamaglobuline-
mia ligada ao X, 575

Gamainterferona, **510**, 511t
    aplicações terapêuticas, 252
    descrição, 487, 492
    e resposta inflamatória, 53
Gametócitos, 422
    em forma de banana de *Plasmodium falci-
parum*, 424f, 425
        caso clínico, 698
        descrição, 424f, 425
    em forma de quarto-crescente, de *Plasmo-
dium falciparum*, 424f, 425
Ganciclovir (DHPG, di-hidroxipropoximetil-
guanina), 261t-262t, 264f, **265**, 269t
Gânglios da raiz dorsal, vírus varicela-zóster
  latente em, 285
Gânglios lombares, herpes simples 2 latente
  em, 283
Gânglios sacrais, herpes simples 2 latente
  nos, 283
Gânglios trigêmeos, herpes simples 1 latente
  nos, 283
Gangrena de Fournier, 642f
Gangrena gasosa, 135-136, 136f. *Ver também*
  Fascite necrosante
Gardnerella vaginalis, 131, 141, 619, 619t,
  658r
    como microbiota normal, 26t
Garganta
    cultura, 61
    microbiota normal, 27t, 29
Gastrite
    descrição, 610, **610**
    Helicobacter pylori, 153t, 156
Gastrenterite, **610-614**, 611t
    causada por adenovírus, 308-309
    causada por norovírus, 322
    causada por rotavírus, 323-324
    febril, *Listeria monocytogenes*, 140
    Listeria monocytogenes, 140
    Plesiomonas shigelloides, 212
    Staphylococcus aureus, 111
    transmitida por alimentos. *Ver* Doenças
    transmitidas por alimentos
Gatos
    ancilóstomo, 456, 472
    arranhaduras, transmissão de *Bartonella
henselae* por, 36t, 173
    civetas, como reservatórios de coronaví-
rus, 704t
    como hospedeiro de *Toxoplasma gondii*,
    426, 704t
    e toxoplasmose, 704t
        caso clínico, 701
    microbiota normal de, caso clínico, 696

mordeduras, 63

transmissão de *Bartonella henselae* por, 704t

transmissão de *Pasteurella multocida* por, 36t, 173, 704t

transmissão do vírus da raiva por, 704t

tênia, 447

Gene *c-myc*

translocação no linfoma de Burkitt, 357

Gene *c-onc*, 352t

Gene *DCC*, 353t

Gene *E6*, 293

Gene *E7*, 293

Gene *env*

de retrovírus animais, 358

e HIV, 366-367, 367t

Gene *gag*

de retrovírus animais, 358

do HIV, 366, 367t

Gene *HLA-B27*, e artrite reativa, 568

Gene *HLA-DR2*, e síndrome de Goodpasture, 568

Gene *HLA-DR4*, e artrite reumatoide, 568

Gene *nef*, 366, 367t

Gene *Nramp*, 180

Gene *p53*, 353, 353t

Gene *pol*

de retrovírus animais, 358

do HIV, 366, 367t

Gene *Rb*, 353, 353t

Gene *rev*, 366, 367t

Gene *rex*, 355-356

Gene *src*, de retrovírus animais, 358

Gene *tat*, 366, 367t

Gene *tax*, 355-356

Gene *tox*, 41

Gene V_H, 496

Gene *vif*, 366, 367t

Gene V_L, 496

Gene *vpr*, 366, 367t

Gene *vpu*, 366, 367t

Gene *WT1*1, 353t

Genes. *Ver também genes e oncogenes específicos*

carreados por plasmídeos, 10

em príons, 219

"saltadores," 10f

silenciosos, 20

supressores de tumor, na tumorigênese, 353

transpósons, 10, 10f

Genes precoces, e transformação maligna, 353

Genes profágicos, integrados, 229

Genes regulatórios, do HIV, 366, 367t

Genes supressores de tumor

ciclo celular afetado por, 351f

na tumorigênese, 353

tipos de, 353t

Genética, **18-22, 234-237**

bacteriana, 18-22, 22q

e mutações, 18-19

e recombinação, 22

e transferência de DNA dentro das células, 19f, 19-20

e transferência de DNA entre células, 20t, 20-22

e resistência a antibióticos, 85-86, 90q-91q

e resistência associada ao cromossomo, 85

e resistência mediada por plasmídeo, 85-86, 86f, 86t

e resistência mediada por transpóson, 86

viral, 234-237, 237q

Gengivite ulcerativa necrosante, 161

Gengivoestomatite, herpes-vírus simples, 281, 281t, 283

Genoma viral de polaridade negativa, 224

do vírus da raiva, 317

dos vírus influenza, 299

Gentamicina, 621

aplicações clínicas, 74t, 112, 115, 140, 150, 157

terapia combinada, 90

Giardia, 413t, 610-611

ciclo de vida, 413t, 416f

fármacos efetivos contra, 79

Giardia lamblia, 412t, **413-415,** 416f, 611t-612t, 683r-684r

caso clínico, 693

na Aids, 372t

reservatórios para, 705t

transmissão, 35t

Giardíase, 412t, **413-415,** 416f

caso clínico, 693

Glatiramer, 565

Glecaprevir, 337t, 339t

Glicocálice, 6t, 11, 33, 36

Glicoproteínas do envelope tipo-específicas, do HIV, 368

Globulina antitimocitária (ATG), 535, 535t

Glomerulonefrite, **118, 558**

aguda, 118, 563t

caso clínico, 695

na endocardite, 595

Glomerulonefrite aguda (GNA)

caso clínico, 695

pós-estreptocócica, 118

Streptococcus pyogenes, 117-118

Glutaraldeído, 99

GNA. *Ver* Glomerulonefrite aguda

Gnathostoma spinigerum, 472

Gomas, na sífilis, 194

Gonococos. *Ver Neisseria gonorrhoeae*

Gonorreia, 124, 125f-126f, 620, 622f

diagnóstico, 62

epidemiologia, 128

transmissão, 33t-34t

Gotículas respiratórias. *Ver* Aerossóis

Gotículas transportadas pelo ar. *Ver* Aerossóis

gp120, do HIV, 367t, 367-368, 371

bloqueando a ligação da, 375

gp41, do HIV, 367t, 367-368, 370-371

Gram, Christian, 8q

Granulócitos

basófilo, 488f, 489

descrição, 488f, 488-489

eosinófilo, 488f, 489

mastócito, 488f, 489

neutrófilo, 488f, 488-489

Granulocitopenia, 565-566

Granuloma das piscinas, 183

Granuloma do aquário, 183

Granuloma inguinal (donovanose), 211, 618t

Granulomas

e infecções fúngicas, 384

Mycobacterium tuberculosis, 178

na sífilis, 194

Granulomatose com poliangeíte, 563t, 568

Granulomatose de Wegener, 563t

Grânulos de enxofre

na actinomicose, 187

no trato sinusal, caso clínico, 697

Grânulos metacromáticos, 9

Grânulos, no citoplasma bacteriano, 6t, 9

Granzimas, 252, 254, 489

Gravidez. *Ver também* Feto; Transmissão transplacentária

e infecções maternas que apresentam risco ao feto e ao recém-nascido, 709t

exposição ao vírus Zika durante, 347

infecção por citomegalovírus, 287

infecção por *Streptococcus agalactiae* (grupo B), 117

Listeria monocytogenes, 140

parvovírus B19, 317

sarampo, 312

sífilis congênita, 194

toxoplasmose, caso clínico, 701

tratamento do HIV, 376

vírus da rubéola, 315-416

788 Índice

Gravidez ectópica

Chlamydia trachomatis, 203

na doença inflamatória pélvica, 621

Neisseria gonorrhoeae, 128

Grazoprevir, 337t, 339t

Griseofulvina

descrição, 388

efeitos adversos, 386t

mecanismo de ação, 386t

Grupo de diferenciação, 494

Grupo HACEK, 210t, 212, 597

Grupos de Lancefield, 114

Grupos sanguíneos ABO, e reações transfusionais, 547-549, 548f, 549t

H

HAART (terapia antirretroviral altamente ativa), 181, 373-376, 404

Haemophilus, 26t

Haemophilus aegyptius, 212

Haemophilus aphrophilus, 212

Haemophilus ducreyi, 212, 616, 618t, 668r

Haemophilus influenzae, **164-166**, 624t, 625-626, 634, 662r-663r

caso clínico, 698

defesas do hospedeiro contra, 56t

doenças causadas por, 111, 164-165

fármacos para, 75, 77-78

e redução fagocítica, 55t

fatores de virulência de superfície de, 37, 38t

identificação, 61

na deficiência seletiva de imunoglobulina, 575

propriedades, 164-165, 165f

resistente a antibióticos, 85t

sorotipos, 164

tipo B, 164-165, 628

em imunodeficiências ou defesas do hospedeiro reduzidas, 707t

transmissão, 34t, 165

Haemophilus influenzae biogrupo *aegyptius*, 212

Haemophilus parainfluenzae, 165

Haemophilus paraphrophilus, 212

Hafnia, 212

Hanseníase, **184-185**

lepromatosa, 184t, 184-185

lesões cutâneas, 710t

tuberculoide, 184, 184t, 185f

Hanseníase multibacilar, 184

Hanseníase paucibacilar, 184

Hantavírus, 239t, 242, 379, 680r

porta de entrada, 244t

replicação do genoma, 227t

reservatórios, 245t, 704t

Haplótipos, 531

Haptenos, **479-480**, 480f

HAV. *Ver* Vírus da hepatite A

HBcAg (antígeno do *core* [capsídeo] da hepatite B), 329t, 331, 334f

HBeAg (antígeno *e* da hepatite B), 329t, 333-334, 334f

HBIG (imunoglobulina da hepatite B), 273, 335

HBoV (bocavírus humano), 380

HBsAg (antígeno de superfície da hepatite B), 242, 331f, 331-335, 335t

HBV. *Ver* Vírus da hepatite B

HCV. *Ver* Vírus da hepatite C

HDV (vírus da hepatite D), 239t, **242**, 244t, 330t, **338-339**, 339f, 677r

Helicobacter

características, 156

fármacos efetivos, 76

Helicobacter pylori, **156**, 660r

câncer associado ao, 46

caso clínico, 700

doenças causadas por, 153t, 156, 610

Helmintos, 409, 409f

ciclo de vida, 409

Hemácias

antígenos, reações antígeno-anticorpo envolvendo, 550

e grupos sanguíneos ABO e reações transfusionais, 547-549, 548f, 549t

e tipo sanguíneo Rh e doença hemolítica do recém-nascido, 549t, 549-550, 550f

destruição, na malária, 422

no teste de fixação do complemento, 546

precursores, infecção pelo parvovírus B19 de, 316

Hemadsorção, identificação viral por, 257

Hemaglutinação passiva, 546

Hemaglutinina, do vírus influenza, 299-301, 303

Heme, e crescimento de *Haemophilus influenzae* em meios laboratoriais, 165

Hemoglobinúria paroxística noturna, 539, **576**

Hemólise clara, 695, 697

Hemólise verde, no ágar sangue, caso clínico, 698, 700

Hemorragia

conjuntival, 595, 596f

em estilhaço, 595, 595f, 710t

intestinal, na febre tifoide, 151

petequial, 710t

subconjuntival, na triquinose, 465

Hemorragia pulmonar, e enterovírus 71, 327

Hemorragia gastrintestinal, na úlcera péptica, 610

Hemozoína, 425

Hepadnavírus, 217f, 226t, 238t, 240, 332

Hepatite, **329-341**. *Ver também vírus específicos*

citomegalovírus, 287

Coxiella, 208

marcadores sorológicos para, 329t

não A, não B, 335. *Ver também* Vírus da hepatite C; Vírus da hepatite D; Vírus da hepatite E

propriedades, 330t

Treponema, 194-195

vírus Epstein-Barr, 289

Hepatites não A, não B, 335. *Ver também* Vírus da hepatite C; Vírus da hepatite D; Vírus da hepatite E

Hepatoma. *Ver* Carcinoma hepatocelular

Hepevírus, 241, 278

Hera venenosa, 559

Herpangina, 326

causada pelo vírus Coxsackie, 326-327

enterovírus 71, 327

Herpes do gladiador, 283

Herpes genital, 281t

causada pelo herpes simples 2, 283-284

Herpes genital, **283**, 284f, 616-617, 617f, 618t

Herpes labial, 281, 283, 283f

Herpes orolabial, 283, 283f

Herpes-zóster, 248, **285-286**, 286f, 710t

caso clínico, 697

na Aids, 372t

vacina contra, 286

Herpes-vírus, 238t, 240, 277, 277t, **279-291**, 280f, 281t-282t, 483. *Ver também herpes-vírus específicos*

animal, doenças causadas por, 359

brotamento, 228

características clínicas, 282t

categorias, 280

como causa de câncer, 281

complementaridade em, 228t

e infecções latentes, 231, 248, 279-280, 282

e produção de células gigantes multinucleadas, 243

estrutura, 279, 280f

forma e tamanho, 217f

inibidores, 263-265, 269q

não nucleosídeos, 265, 269q

nucleosídeos, 263-265, 269q

propriedades, 280t

replicação do genoma em, 227t

Herpes-vírus associado ao sarcoma de Kaposi (KSHV). *Ver* Herpes-vírus humano 8

Herpes-vírus B, 379-380

Herpes-vírus humano 6, 380

Herpes-vírus humano 8 (HHV-8), **290-291,** 291*f*, 670*r*-671*r*, 679*r*
  câncer associado ao, 281, 357
  características, 281*t*
  na Aids, 372*t*
  tratamento, 268

Herpesvirus simiae, 379

Herpes-vírus simples (HSV), 227*t*, **281-285,** 282*t*, 618*t*
  diagnóstico laboratorial, 284-285
  em imunodeficiências ou defesas do hospedeiro reduzidas, 708*t*
  esofagite causada pelo, 609
  estrutura, 280*f*
  evasão imune pelo, 247
    mecanismo, 247*t*
  imunidade, 283
  tipo 1, 238*t*, 240, 281, 281*t*, 284-285, 669*r*
    disseminação sistêmica do, 245
    doenças causadas pelo, 281-283, 282*t*, 283*f*
    e células gigantes multinucleadas, 280
    encefalite, 605, 605*f*
    infecções latentes pelo, 248
    na Aids, 372*t*
    porta de entrada, 244*t*
  tipo 2, 238*t*, 240, 281*t*, 281-285, 616-617, 617*f*, 618*t*, 669*r*
    caso clínico, 701
    circuncisão na prevenção de infecções pelo, 253
    disseminação sistêmica do, 245
    doenças causadas por, 281, 282*t*, 283-284, 284*f*
    e células gigantes multinucleadas, 280, 281*f*
    encefalite, 240, 604-605
    meningite, 602
    porta de entrada, 244*t*
    transmissão, 34*t*, 245*t*, 282-283, 709*t*

Heterophyes heterophyes, 449, **454**

HEV (vírus da hepatite E), 239*t*, 241, 277*t*, 278, 330*t*, 339-340, 677*r*

HGV (vírus da hepatite G), **340**

HHV-8. *Ver* Herpes-vírus humano 8

Hialuronidase, 37
  de *Streptococcus pyogenes,* 116

Hidrazida do ácido isonicotínico. *Ver* Isoniazida

Hidrofobia, na raiva, 319

Hidrólise da esculina, por estreptococos do grupo D, 118

Hidrólise do hipurato, por estreptococos do grupo B, 118

Hidropsia fetal, 34*t*, 316-317
  caso clínico, 699

Hidroxifosfonilmetoxipropilcitosina (cidofovir), 261*t*-262*t*, 265

Hifas, 383-385
  asseptadas, 406, 406*f*
  na preparação de KOH, caso clínico, 698
  septadas
    caso clínico, 694
    ramificações, *Aspergillus,* 406*f*, 406-407

Hiperimunoglobulinas, 306

Hipermutação somática, 520

Hiperpigmentação, na leishmaniose visceral, 433

Hipersensibilidade, **552-560**
  a cefalosporinas, 72
  a fungos, 385, 388*q*
  a penicilinas, 71
  citotóxica (tipo II), 552*t*-553*t*, 556*f*, 556-557
  de contato, 558-559
  imediata (anafilática, tipo I), 552*t*-554*t*, 552-556, 554*f*
    IgE na, 552-553
  por imunocomplexos (tipo III), 552*t*-553*t*, 557*f*, 557-558
  tardia (mediada por células, tipo IV), 552*t*-553*t*, 558*f*, 558-560, 559*t*
  tipo tuberculínica, 559

Hipersensibilidade anafilática, 552*t*-554*t*, **552-556,** 554*f*
  e atopia, 555
  e dessensibilização, 556
  e hipersensibildade a fármacos, 555-556
  tratamento e prevenção de, 556

Hipersensibilidade citotóxica, 552*t*-553*t*, **556-557**

Hipersensibilidade mediada por células, 516, 552*t*, 558*f*, 558-560, 559*t*

Hipersensibilidade por imunocomplexos, 552*t*-553*t*, 557*f*, **557-558**
  e doença do soro, 557-558
  e doenças por imunocomplexos, 557-558
  e reação de Arthus, 557

Hipertireoidismo, 563*t*, 566

Hipnozoítos, *Plasmodium,* 421, 425

Hipoclorito, 99

Hipogamaglobulinemia ligada ao X, 574*t*, **575**

Hipotensão, 44. *Ver também* Choque
  no choque séptico, 650

Hipótese da "higiene" para reações de hipersensibilidade, 555

Histamina
  e resposta inflamatória, 53
  em reações de hipersensibilidade, 554

Histaminase, 489

Histoplasma
  características, 394*t*
  defesas do hospedeiro, 56
  pneumonia causada por, 633
  sobrevivência intracelular, 37
  transmissão e localização geográfica, 385*t*

Histoplasma capsulatum, **396-397,** 396*f*-397*f*, 681*r*
  atividades que aumentam a exposição ao, 707*t*
  caso clínico, 694
  doenças causadas por, 590, 591*t*, 599
  fonte ambiental, 706*t*
  localização geográfica, 706*t*
  na Aids, 372*t*
  reservatórios para, 705*t*
  transmissão, 34*t*

Histoplasma duboisii, 397

Histoplasmose, **396-397**
  disseminada, caso clínico, 694
  transmissão, 34*t*

HIV (vírus da imunodeficiência humana), 226, 239*t*, 241, 277*t*, 278, **366-377,** 679*r*-680*r*, 708*t*
  achados clínicos, 371*f*, 371-372, 372*t*
  anticorpos, 371
  atividade da transcriptase reversa, 226, 226*t*
  diagnóstico laboratorial, 372
  doença causada por. *Ver* Aids
  e controladores de elite, 370
  epidemiologia, 369-370
  esofagite, 609
  evasão imune, 247-248
    mecanismo, 247*t*
  eventos hospitalares predisponentes à infecção por, 707*t*
  genoma, 366, 367*f*
  histologia, 366*f*
  infecções por *Salmonella* com, 151
  com hepatite B, 333-334
  com hepatite C, 338
  patogênese e imunidade ao, 370-371
  porta de entrada, 244*t*
  prevenção, 253, 376
  propriedades, 366-368, 367*f*, 367*t*
  proteases, 228*t*
  replicação, 263*f*, 368-369, 369*f*
  replicação do genoma, 227*t*
  testagem, 546*f*, 546-547
  tipo 2, 368

790 Índice

transmissão, 34t, 245t, 369-370, 709t

tratamento, 262t, 373-376, 374t

    fármacos antirretrovirais, 373-376, 374t

    e síndrome da "reconstituição imune", 334, 376

    inibidores da integrase, 374t, 375

    inibidores de entrada, 374t, 375

    inibidores de protease, 267f, 267-268, 374t, 375

    inibidores não nucleosídeos da transcriptase reversa, 374t, 375

    inibidores nucleosídeos da transcriptase reversa, 373-374, 374t

    com hepatite B, 333-334

    com hepatite C, 338

HLA. *Ver* Antígeno leucocitário humano

HMPV (metapneumovírus humano), 278, 306, 672r

Hordéolo, *Staphylococcus aureus,* 110

Hormônios, e distúrbios autoimunes, 564

Hospedeiro definitivo, de parasitas, 410

Hospedeiro intermediário, de parasitas, 410

Hospedeiros definitivos

    para *Echinococcus granulosus,* 446

    para *Taenis solium,* 441

    para *Trichinella spiralis,* 465

Hospedeiros "sem saída" não competentes

    de arbovírus, 343-345

    de *Francisella tularensis,* 171

HPMPC (cidofovir), 261t-262t, 265

HPV. *Ver* Papilomavírus humano

HSV. *Ver* Herpes-vírus simples

HTLV. *Ver* Vírus da leucemia de células T do adulto; Vírus linfotrópico de células T humanas

Humanos

    como reservatório

        para *Borrelia recurrentis,* 36t

        para *Escherichia coli,* 147

        para *Mycobacterium tuberculosis,* 177

        para o vírus da dengue, 705t

        para o vírus da febre amarela, 705t

        para *Onchocerca volvulus,* 705t

        para *Plasmodium,* 705t

        para *Rickettsia prowazekii,* 36t, 705t

        para *Shigella,* 152

        para *Trypanosoma brucei,* 705t

        para *Wuchereria bancrofti,* 705t

    mordeduras por, 63, 211

Hymenolepis nana, **446-447,** 687r-688r

I

Idade. *Ver também* Crianças; Idosos; Bebês; Neonatos

    e infecções virais, 254

    e resposta imune, 480-481

IDCG (imunodeficiência combinada grave), 499, 574t, 575

Identificação presuntiva, viral, 257

Identificação viral microscópica, 258, 259q

Idosos

    infecção pelo vírus sincicial respiratório, 305-306

    pneumonia, *Haemophilus influenzae,* 165

    shigelose, 152

    vacinas recomendadas, 94, 121

Ig(s). *Ver* Imunoglobulinas

IgA. *Ver* Imunoglobulina A

IGDs (infecções gonocócicas disseminadas), 128, 710t

IgG. *Ver* Imunoglobulina G

IgM. *Ver* Imunoglobulina M

IGRA (ensaio de liberação de interferona γ), 181

Ilhas de patogenicidade, 38

    e tipos de doenças causadas por *E. coli,* 46, 47f

Imatinibe, 352

Imipeném, 72, 72f, 157

Impetigo, **636,** 637t, 639, 710t

    patógenos, 636

        Staphylococcus aureus, 106, 107f, 110

        Streptococcus pyogenes, 112, 117

Impetigo bolhoso, 636, 638f

Impetigo clássico, 636, 638f

Imunidade, **475-481**

    adaptativa. *Ver* Imunidade adquirida; Imunidade mediada por anticorpos; Imunidade celular

    adquirida. *Ver* Imunidade adquirida

    ativa, 477-479, 479t

    caxumba, 314

    e anticorpos. *Ver* Anticorpos

    e base celular das células apresentadoras de antígenos, 477. *Ver também* Células dendríticas; Macrófagos

        citocinas. *Ver* Citocinas

        e células B. *Ver* Células B

        e células *natural killer,* 252

        e células T. *Ver* Células T

        e neutrófilos, 51, 53

    e tolerância, 561-563

        célula B, 563

        célula T, 561-562, 562f

        central, 561

        e doenças autoimunes. *Ver* Doenças autoimunes; *doenças autoimunes específicas*

        periférica, 562

    específica. *Ver* Imunidade adquirida

    falta de, para príons, 219-220

humoral. *Ver* Imunidade mediada por anticorpos

inata. *Ver* Imunidade inata

mediada por anticorpos. *Ver* Imunidade mediada por anticorpos

mediada por células (celular). *Ver* Imunidade mediada por células (imunidade celular)

não específica. *Ver* Imunidade inata

passiva, 93, 478, 479t

    bactérias, 55-56

    vírus, 255

    e vacinas bacterianas, 95, 95q

rebanho (comunidade), 255, 273-274, 274q

    rubéola, 315

    sarampo, 312-313

    sífilis, 194

    tumores, 571-572

Imunidade adaptativa. **475** *Ver também* Imunidade adquirida; Imunidade mediada por anticorpos; Imunidade mediada por células

    ativa, 56

    células linfoides na, 494

    passiva, 55-56

Imunidade adquirida, 32, 55, 57q-58q, 475t-476t, **475-479,** 479t

    ativa, 55-56, 93, **477-479,** 479t

        e vacinas bacterianas, 93-95, 94t, 95q

        e vacinas virais, 271t, 271-272, 274q

    contra vírus, 254

    mediada por anticorpos. *Ver* Imunidade mediada por anticorpos

    mediada por células. *Ver* Imunidade mediada por células (imunidade celular)

    passiva, 55-56, 93, **478,** 479t

        contra vírus, 254, 272

    resposta primária na, 56

    resposta secundária (anamnésica) na, 56

Imunidade ativa, 55-56, 93, 271-272, 477-479, 479t

    contra vírus, 254-255, 271-272

    e vacinas bacterianas, 93-95, 94t, 95q

    e vacinas virais, 271t, 271-272, 274q

Imunidade comunitária, 255, 255f, 273-274, 274q

Imunidade de mucosa

    e HIV, 370

Imunidade de rebanho, 255, 255f, **273-274,** 274q

Imunidade específica. *Ver* Imunidade adquirida

Imunidade humoral, 527. *Ver também* Imunidade mediada por anticorpos

Imunidade inata, 32, **51-55,** 57q, **482**

    barreiras, 482-483, 483t

Índice **791**

células envolvidas
basófilos, 488*f*, 489
células apresentadoras de antígenos, 486-488
células da linhagem mieloide, 484
células *natural killer*, 489
eosinófilos, 488*f*, 489
fagócitos 483-484
granulócitos, 488*f*, 488-489
mastócitos, 488*f*, 489
mecanismos efetores da, 485-489
neutrófilos, 488*f*, 488-489
receptores de reconhecimento de padrão de, 484-485, 485*t*
citocinas, 491*t*, 491-492
composição, 482
descrição, 475, 475*t*-476*t*
e fagocitose na resposta inflamatória, 52-55, 53*f*-54*f*, 55*t*
e febre, 55
e membranas mucosas, 51-52, 52*t*
e pele, 51, 52*t*
quimiocinas, 492, 492*t*
resposta de fase aguda, 492-493
sinais pró-inflamatórios, 485
Imunidade mediada por anticorpos, 32, 56*t*, **477,** 478*f*
diversidade, 477
e linfócitos B, 477
especificidade, 477
memória, 477
Imunidade mediada por células (imunidade celular), 32, 56*t*,**476,**478*f*
avaliação, testes para, 516
descrição, 505
diversidade, 477
e células T, 477
e infecção pelo VZV, 285
e infecção por citomegalovírus, 287
e infecções latentes, 181
e *Legionella pneumophila,* 167
e *Mycobacterium tuberculosis,* 178
especificidade, 477
memória, 477
para o herpes-vírus simples, 283
para *Toxoplasma gondii,* 426
para tumores, 571
supressão
e infecções virais, 255
e *Listeria monocytogenes,* 140
na aplasia tímica, 708*t*
pelo HIV, 370, 708*t*
por infecção pelo vírus do sarampo, 312
Imunidade não específica. *Ver* Imunidade inata

Imunidade passiva, 93, **272-273, 478-479,** 479*t*
a vírus, 255
e vacinas bacterianas, 95, 95*q*
e vacinas virais, 272-273, 274*q*
Imunidade passivo-ativa, 93-96, 96*q,* 135, 478-479
a vírus, 272
Imunidade tumoral, **571-572**
Imunização passiva, para hepatite A, 331
Imunização passivo-ativa
para hepatite A, 331
para hepatite B, 335
Imunocomplexos, **546**
ligação ao complemento por, 540
Imunodeficiência, 32, **573-579.** *Ver também imunodeficiências específicas*
adquirida, 577-578
células B, 578
células T, 577-578
complemento, 578
fagócito, 578
congênita, 573-577, 574*t. Ver também distúrbios específicos*
célula B, 574*t,* 575-576
célula T, 573-575, 574*t*
células B e T combinada, 574*t,* 575
complemento, 574*t,* 576
fagócito, 574*t,* 576-577
receptores de reconhecimento de padrão, 577, 577*t*
Imunodeficiência combinada grave (IDCG), 499, 574*t,* **575**
Imunodeficiência combinada grave autossômica, 575
Imunodeficiência combinada grave ligada ao X, 575
Imunodeficiência congênita, 573-577, 574*t.* *Ver também distúrbios específicos*
células B, 574*t,* 575-576
células T, 573-575, 574*t*
complemento, 574*t,* 576
de células B e T combinada, 574*t,* 575
fagócito, 574*t,* 576-577
receptores de reconhecimento de padrão, 577, 577*t*
Imunodifusão radial, 543
Imunoeletroforese, 544*f*
Imunofluorescência direta, 545
Imunofluorescência indireta, 545
Imunógenos, 479-480
Imunoglobulina A (IgA)
deficiência, 521, 574*t,* 575, 707*t*
e imunidade viral, 254
e nefropatia por IgA, 563*t,* 567
funções, 523*t*

funções de barreira, 483
propriedades, 524*t,* 525
protease, 37, 127-128
transferência via colostro da, 255
Imunoglobulina antirrábica (RIG), 272-273
Imunoglobulina contra varicela-zóster (VZIG), 273, 286
Imunoglobulina D (IgD)
funções, 523*t*
propriedades, 524*t,* 526
Imunoglobulina da hepatite A, 273
Imunoglobulina da hepatite B (HBIG), 273, 335
Imunoglobulina do sarampo, 273
Imunoglobulina E (IgE)
em reações anafiláticas, 552*t,* 552-553, 555
funções, 523*t*
na resposta imune, 511
propriedades, 524*t,* 526
região Fc, 526
Imunoglobulina G (IgG), 55
deficiência congênita, 575
e hipersensibilidade citotóxica, 552*t,* 556
e hipersensibilidade por imunocomplexos, 552*t,* 557, 557*f*
e imunidade viral, 255
enzima degradadora, 116
estrutura, 496*f,* 525, 525*f*
funções, 523*t*
funções de barreira, 483
opsonização por, 525
para doenças autoimunes, 569
propriedades, 524*t,* 524-525
síntese, e desnutrição, 578
transferência transplacentária, 255
Imunoglobulina M (IgM)
deficiência congênita, 575
e detecção do vírus da rubéola, 316
e síndrome de hiper-IgM, 576
ensaio de imunofluorescência para, e *Toxoplasma gondii,* 426
funções, 523*t*
identificação viral utilizando, 258
na hepatite A, 331
na síndrome de Wiskott-Aldrich, 573
produção, 498*f*
propriedades, 524*t,* 525-526
Imunoglobulina tetânica, 135
Imunoglobulinas, 93, 272. *Ver também* Antitoxinas; Imunoglobulinas
e imunidade viral passiva, 255
para doença de Kawasaki, 111
para exposição à raiva, 319
para hepatite A, 330-331
para hepatite B, 335

792 Índice

para poliovírus, 326
para profilaxia de rubéola, 316
Imunoglobulinas antivaccínia (VIG), 273, 292
Imunoglobulinas Rh(D) de alto título (Rho-Gam), 550
Imunoglobulinas séricas. *Ver* Imunoglobulinas
Imunopatogênese, 37, 45, **246**
 e vírus da coriomeningite linfocítica, 381
 e vírus sincicial respiratório, 306
Imunossupressão
 infecções oportunistas secundárias à, 536
 rejeição de transplante afetada por, 534-536
 terapias, 535t
Imunoterapia, para câncer, 572
Incisão e drenagem, para abscessos, 112
Inclusões citoplasmáticas, de clamídias, 203
 caso clínico, 701
Inclusões intranucleares com células gigantes multinucleadas, caso clínicos, 695, 697, 701
Incompatibilidades transfusionais, e ativação do complemento, 539
Indinavir, 261t, 267-268, 374t, 375
Indivíduos imunocomprometidos. *Ver também* Aids
 criptosporidiose em, 415
 e defeito na adenina-desaminase, terapia gênica para, 235
 esaofagite em, 609
 infecção pelo herpes-vírus simples 1 em, 283
 infecção pelo vírus Epstein-Barr em, 289, 289f
 infecção por *Aeromonas hydrophila* em, 210
 infecção por *Capnocytophaga gingivalis* em, 211
 infecção por citomegalovírus em, 287
 infecção por *Citrobacter* em, 211
 infecção por *Corynebacterium jeikeium* em, 211
 infecção por *Isospora belli* em, 438
 infecção por *Plesiomonas shigelloides* em, 213
 infecção por *Pseudallescheria boydii* em, 407
 infecção por *Rhodococcus equi* em, 213
 infecção por *Vibrio vulnificus* em, 155
 micoses oportunistas em, 401-408
  Aspergillus, 401t, 405-406
  Candida, 401t, 401-404
  Cryptococcus, 401t, 404-405
  Fusarium solani, 407
  Mucor, 401t, 406-407

Penicillium marneffei, 407
Pneumocystis, 407
Pseudallescheria boydii, 407
Rhizopus, 401t, 406-407
organismos causadores de infecções em, 57t
pneumonia por *Pneumocystis jiroveci* em
 descrição, 427-429, 428f
 prevenção, 140
prevenção da infecção por *Listeria monocytogenes* em, 140
vacinas recomendadas, 121
Infecção
 cardíaca, 594-600
 da pele e dos tecidos moles, 636-643
 de ossos e articulações, 589-593. *Ver também* Infecções articulares
 definição, 32
 do trato gastrintestinal, 609-615
 do trato respiratório inferior, 630-635
 do trato respiratório superior, 624-629
 do trato urinário, 644-647
 estágios, 46-47, 47f, 49q
 pélvica, 616-623
 precauções e práticas para o controle, 98t
 sistema nervoso central, 601-608
Infecção do trato respiratório inferior, **630-635**
 adenovírus, 308-309
 e vírus sincicial respiratório, 306
 vírus parainfluenza, 305
Infecção necrosante dos tecidos moles, 637t
Infecção nosocomial (adquirida em hospitais)
 Escherichia coli, 149
 Klebsiella-Enterobacter-Serratia, 156
 Pseudomonas aeruginosa, 159-160
 resistência a antibióticos, 85
 Staphylococcus aureus, 111
Infecção por vírus lentos, 248
Infecções adquiridas em hospitais
 Escherichia coli, 149
 eventos que predispõem, 707t
 infecções do trato urinário, 157-158
 Klebsiella-Enterobacter-Serratia, 156-157
 Pseudomonas aeruginosa, 159
 resistência a antibióticos, 85
 Staphylococcus aureus, 106, 110
Infecções aeróbias-anaeróbias mistas, 117
Infecções articulares, **589-593**
 artrite infecciosa (séptica), 591-592
  articulações nativas
  articulações protéticas
  Mycobacterium fortuitum-cheloae, 183

Staphylococcus aureus, 110
Staphylococcus epidermidis, 111
artrite reativa, 593
artrite viral, 592-593
febre reumática, 593
Infecções assintomáticas, 32
Infecções cardíacas, **594-600**
 miocardite, 598-599
 pericardite, 599-600
 teste diagnóstico, 594
Infecções congênitas. *Ver também* Feto; Gravidez; Transmissão transplacentária
 Toxoplasma gondii, 426-427
Infecções contagiosas, 32
Infecções da córnea
 herpes-vírus simples 1 como causa de, 283
 Pseudomonas aeruginosa, 160
Infecções da pele e dos tecidos moles, 636-643, 637t, 640t
Infecções de feridas, 62-63
 Aeromonas hydrophila, 210
 Bacillus anthracis, 132
 Chromobacterium violaceum, 211
 cirúrgicas, 111
 Clostridium botulinum, 135
 Clostridium perfringens, 135
 Clostridium tetani, 134, 134f
 Edwardsiella, 211
 Eikenella corrodens, 211
 Erysipelothrix, 212
 Pasteurella multocida, 173
 Pseudomonas, 160
 Pseudomonas aeruginosa, 160
 Sporothrix schenckii, 391-392
 Staphylococcus aureus, 106, 111
 Vibrio vulnificus, 155
Infecções de implantes protéticos
 Mycobacterium fortuitum-chelonei, 697
 Staphylococcus epidermidis, 106, 110-111
Infecções de próteses de valvas cardíacas
 Corynebacterium jeikeium, 211
 Staphylococcus epidermidis, 110-111
Infecções do trato respiratório superior, 164-165, **624-629**
 adenovírus, 308-309
 e metapneumovírus, 306
 rinovírus, 307-308
 vírus Coxsackie, 327
 vírus parainfluenza, 305
Infecções do trato urinário, **644-647**
 Enterobacter cloacae, 145t, 156-157
 enterocócica, 117
  Enterococcus faecalis, 113
 Escherichia coli, 145t, 147-150

fármacos efetivos contra, 77
Klebsiella pneumoniae, 145*t,* 156-157
Morganella, 157-158
na prostatite bacteriana crônica, 622
no diabetes melito, 55
Proteus, 157-158
Proteus mirabilis, 145*t*
Providencia, 157-158
Pseudomonas aeruginosa, 145*t,* 158-160
Serratia marcescens, 145*t,* 156-157
Staphylococcus saprophyticus, 29, 106, 109, 110*t,* 111
teste diagnóstico, 644
Infecções em cateteres intravenosos
causadas por *Candida,* 402
causadas por *Staphylococcus epidermidis,* 111
Corynebacterium jeikeium, 211
Infecções endêmicas, 32
Infecções gonocócicas disseminadas (IGDs), 128, 710*t*
Infecções inaparentes, 32
Infecções intra-abdominais
Bacteroides fragilis, 161
enterocócicas, 118
estreptococos do grupo *viridans,* 118
peptoestreptocócicas, 118
Infecções latentes, 47, 248, **279-280**
citomegalovírus, 280, 287
definição, 178
herpes-vírus, 231, 248, 279-280, 282
Mycobacterium tuberculosis, 181-182
sífilis, 194
vírus Epstein-Barr, 288
vírus varicela-zóster, 248, 285
Infecções maternas. *Ver* Gravidez; Transmissão transplacentária; *infecções específicas*
Infecções oportunistas
imunossupressão como fator de risco para, 536
Kingella kingae, 212
Lactobacillus, 212
no HIV/Aids, 366, 372, 372*t*
prevenção, 376
Infecções ósseas, 589-593. *Ver também* Infecções articulares
Infecções pélvicas, **616-623**
cervicite, 620-621, 621*f*
doença inflamatória pélvica, 621
enterocócica, 118
epididimite, 622-623
prostatite, 623
úlcera genital, 616-617, 618*t*
uretrite, 622
vaginite, 617-620, 619*t*

Infecções sexualmente transmissíveis (ISTs). *Ver também* Aids; HIV (vírus da imunodeficiência humana)
Calymmatobacterium granulomatis, 211
gonorreia. *Ver* Gonorreia
Haemophilus ducreyi, 212
herpes-vírus simples tipo 2, 282
infecção por *Chlamydia trachomatis,* 202*f,* 202-203
sífilis. *Ver* Sífilis
tricomoníase como, 418-419
úlcera genital, 616-617
uretrite, 622
verrugas genitais como, 293
Infecções subclínicas, 32, 47
Infecções TORCHES, 709
Infecções transmissíveis, 32
Inflamação granulomatosa, 37
Inflamação piogênica, 37
e *Streptococcus pyogenes,* 115
Inflamação. *Ver* Resposta inflamatória
Inflamassoma, 53, 491
Infliximabe, 181
INH. *Ver* Isoniazida
Inibição seletiva, viral, por interferonas, 252
Inibidor de C1, 539
deficiência, 576
no angioedema hereditário, 576
Inibidores da bomba de prótons, 137
Inibidores da calcineurina, 535, 535*t*
Inibidores de entrada, HIV, 374*t,* 375
Inibidores de fusão, 374*t,* 375
Inibidores de integrase, 267, 270*q,* 374*t,* 375
Inibidores de mTOR, 535, 535*t*
Inibidores de neuraminidase, 302
Inibidores de NS5A, 267
Inibidores de protease (IPs), 226, 261*t,* 267*f,* 267-268, 374*t*
Inibidores não nucleosídeos da transcriptase reversa (INNTR), 266-267, 374*t*
Inibidores nucleosídeos da transcriptase reversa (INTR), 373-374, 374*t*
Injectossomas, 39-40
Inoculação, direta, adenovírus transmissão por, 308
Insetos
barbeiros, 582*t,* **584,** 584*f*
como vetores de *Trypanosoma cruzi,* 429, 430*f,* 705*t*
Insetos, **581-584.** *Ver também insetos específicos*
como ectoparasitas, 581-584, 582*t*
como vetores, 705*t*
Insônia familiar fatal, 363*t,* 364
Integrase, HIV, 367, 367*f,* 369

Integrinas, 490
na fagocitose, 54
Interação medicamentosa, 90*f*
antagonista, 90, 90*f*
sinérgica, 77, 90
Interferência, identificação viral por, 257
Interferona α (IFN-α), 251-252
aplicações terapêuticas, 252, 268
características, 491*t,* 492
para infecções pelo vírus da hepatite C, 337
recombinante, 268
Interferona β (IFN-β), 251-252, 491*t,* 492
Interferona γ (IFN-γ), 510, 511*t*
aplicações terapêuticas, 252
descrição, 487, 492
e resposta inflamatória, 53
Interferonas, **251-252,** 253*f,* 255*q*-256*q,* 261*t*
ação, 252
alfa. *Ver* Interferona α
aplicações terapêuticas, 252, 571
beta. *Ver* Interferona β
definição de, 492
gama. *Ver* Interferona γ
indução, 251-252
mecanismo de ação, 268
peguilada, 268
para infecções pelo vírus da hepatite C, 337
Interleucinas, 477, 571. *Ver também interleucinas específicas*
Interleucina 1 (IL-1)
características, 491, 491*t*
descrição, 510*t*
e febre, 55
e resposta inflamatória, 53
produção, e endotoxinas, 45
Interleucina 2 (IL-2)
descrição, 512*t*
receptor, 562
Interleucina 4 (IL-4)
descrição, 510*t,* 512*t*
e células Th-2, 511
Interleucina 5 (IL-5), 489, 512*t*
Interleucina 6 (IL-6), 53
características, 491*t,* 491-492
descrição, 53, 510*t*
Interleucina 8 (IL-8), 492
Interleucina 9 (IL-9), 511, 512*t,* 513*f*
Interleucina 10 (IL-10), 512*t*
Interleucina 12 (IL-12)
descrição, 510*t*
produção por células dendríticas, 510
Interleucina 13 (IL-13)
descrição, 512*t*
e células Th-2, 511

794 Índice

Interleucina 17 (IL-17)
deficiência, 510
descrição, 512t
Interleucina 21 (IL-21)
descrição, 512t
e interferona γ, 520
Interleucina 22 (IL-22), 510, 511f, 512t
Interleucina 23 (IL-23)
descrição, 510t
e doença inflamatória intestinal, 566
Intermediários de nitrogênio reativos, 54
Intermediários de oxigênio reativos, 54
Invasão, 32, 37, 48q-49q
Invasinas, 38
Iodo, como antisséptico, 99
Iodóforos, como antissépticos, 99
Iodopovidona, 99
Íons hipoclorito, na fagocitose, 54
IPs (inibidores de protease), 226, 261t, 267f, 267-268, 374t
Isoniazida, 177
aplicações clínicas, 79, 80t, 181-182
estrutura, 79, 79f
mecanismo de ação, 79
resistência à, 85t, 87, 182
Isospora belli, 412t, **438,** 686r
Isosporíase, 412t
Isotipos, 524
ISTs. *Ver* Infecções sexualmente transmissíveis
Itraconazol
efeitos adversos, 386t
mecanismo de ação, 386t
Ivermectina, 583

J

Janus-cinase 3, na imunodeficiência combinada grave, 575
JCV (vírus Jamestown Canyon), 380

K

Kingella kingae, 212
Klebsiella
diagnóstico laboratorial, 146t
doenças causadas, 145t
no abastecimento público de água, 146
resistente a antibióticos, 87
Klebsiella granulomatis, 211, 616, 618t
Klebsiella ozaenae, 157
Klebsiella pneumoniae, **156-157,** 660r-661r
fatores de virulência de superfície, 38t
identificação, 60-61
Klebsiella rhinoscleromatis, 157
Kuru, 248, 361, **363,** 363t, 608

L

Lactobacillus, 212, 619t
como microbiota normal, 26t-28t, 29, 212
e crescimento de *Candida,* 403
supressão por tetraciclinas, 75
Lactobacillus rhamnosus, 80
Lamivudina (didesoxitiacitidina), 261t-262t, 266, 268, 373-374, 374t
Laringite, 624t, **628**
organismos causadores, 628
rinovírus, 628
vírus parainfluenza, 304-305, 628
Laringotraqueobronquite, 304
Larva *migrans*
cutânea, 456, 457t, **472,** 472f, 709t
visceral, 456, 457t, **471**
Larvas, de nematódeos intestinais
filariformes, 456, 461-462
rabitiformes, 456
Latrodectus mactvans, 582t, 586, 586f, 692r
LATS (transcritos associados à latência), 231, 280
herpes-vírus simples, 282
Lecitinases, 42
de *Clostridium perfringens,* 136
Lectina de ligação à manana, 485
Ledipasvir, 262t, 267, 337t, 339t
Legionella, **1167**
fármacos efetivos contra, 76
sobrevivência intracelular, 37
Legionella bozemanii, 167
Legionella micdadei, 167
Legionella pneumophila, 164t, 167-168, 663r
defesas do hospedeiro contra, 56t
doenças causadas por. *Ver* Doença do legionário; Pneumonia, *Legionella pneumophila*
e coloração de Gram, 8t
fonte ambiental, 706t
identificação, 61
propriedades, 167
transmissão, 35t
Leishmania, 411, 412t-413t, **433-435**
Leishmania braziliensis, 412t-413t, 434-435, 686r, 706t
Leishmania donovani, 412t-413t, 422t, 433-434, 434f, 685r-686r
localização geográfica, 706t
vetores, 705t
Leishmania mexicana, 412t-413t, 434-435, 686r
Leishmania tropica, 412t-413t, 422t, 434-435, 686r, 706t
Leishmaniose, 412t, **433-435**
cutânea, 412t, 435

mucocutânea, 412t, 435
visceral, 412t, 433-434
Leite
de vaca
transmissão de *Brucella* por, 170-171, 704t
transmissão de *Listeria monocytogenes* por, 704t
transmissão de *Mycobacterium bovis* por, 36t, 704t
materno
transmissão bacteriana por, 33, 34t
transmissão viral por, 245
Lentes de contato, como fatores predisponentes para *Pseudomonas aeruginosa* e *Acanthamoeba castellani,* 708t
Lentivírus, 241
Leptospira, 103
Leptospira interrogans, 192t, **198,** 667r
atividades que aumentam a exposição ao, 707t
reservatórios, 704t
transmissão, 35t-36t
Leptospirose, 35t, 63, 198-199
Lesão por agulha
e HIV, 376
e vírus da hepatite B, 333
Lesões de Janeway, na endocardite, 117, 595, 596f
Lesões em "punhos cerrados", e infecções por *Eikenella corrodens,* 211
Lesões exsudativas, *Mycobacterium tuberculosis,* 178
Leucemia
mucormicose na, 406
vírus, 241, **355**
Leucemia mieloide crônica, 352
Leucocidina Panton-Valentine (P-V), 42, 109-110
Leucocidinas, 37
Leucócitos
extravasamento, 490, 490f
recrutamento por citocinas, 490
recrutamento por quimiocinas, 490
Leucocitose, 492
Leucoencefalopatia multifocal progressiva (LEMP), 248, **362,** 362t, 608
na Aids, 372t
Leucopenia, na febre tifoide, 151
Leucoplasia pilosa, 288-289, 289f
na Aids, 372t
Leucotrienos, 489
e resposta inflamatória, 53
em reações de hipersensibilidade, 554
Levedura
Blastomyces, 397-398

Índice **795**

brotamento
caso clínico, 700
tubos germinativos formados por, caso clínico, 694
Candida albicans, 401
como microbiota normal, 28-29
Cryptococcus neoformans, 404, 404f-405f
diferenciação de esporos, 394
em macrófagos, caso clínico, 695
Histoplasma capsulatum, 396-397, 397f
nomes, 2-3
Paracoccidioides, 398-399
Sporothrix, 391
Levofloxacino, 121, 633, 645-647
Ligante CD40, 512, 520
Ligante de ligação à manana (MBL), 577
Ligante Fas-Fas, 514
Linezolida
aplicações clínicas, 74t, 119
mecanismo de ação, 74t, 76
Linfadenite cervical, 182
Linfadenite micobacteriana, 180
Linfadenopatia
na doença da arranhadura do gato, 173
na doença de Chagas, 429
na mononucleose infecciosa, 288-289
na peste, 172
na sífilis, 193
no cancroide, 212
Linfangite
Staphylococcus aureus, 110
Streptococcus pyogenes, 117
Linfáticos, 505
Linfócitos
atípicos, na mononucleose infecciosa, 289, 290f
B. *Ver* Células B
desenvolvimento, 495f
diversidade de receptores, 494-495
T. *Ver* Células T
Linfócitos infiltrantes de tumores (TILs), 571
Linfócitos T citolíticos. *Ver* Células T citotóxicas
Linfocitose, na pertússis, 43, 166
Linfogranuloma venéreo, 617, 618t
Chlamydia trachomatis, 201, 201t, 203
Linfoma de Burkitt
descrição, 357
e vírus Epstein-Barr, 288-290
Linfoma do MALT (tecido linfoide associado à mucosa gástrica), 46, 156
Linfomas
causados pelo vírus linfotrópico de células T humanas, 355
de Burkitt, 288-290, 357

e herpes-vírus animais, 359
e vírus Epstein-Barr, 288
tecido linfoide associado à mucosa gástrica, 46, 156
Linfotoxinas, 492
Língua de "morango", na escarlatina, 117
Lipídeo A, no lipopolissacarídeo, 44
Lipocalina associada à gelatinase de neutrófilos (NGAL), 489
Lipocalina 2, 489
Lipodistrofia, com inibidores de protease, 268, 375
Lipo-oligossacarídeo (LOS), 128. *Ver também* Endotoxinas
na endotoxina de *Neisseria,* 124
Lipopolissacarídeo (LPS), 32. *Ver também* Endotoxinas
da parede celular bacteriana, 8-9, 9f
descrição, 485, 648
estrutura, 8-9, 9f, 44
na endotoxina de bacilos Gram-negativos entéricos, 124
Lipoproteínas, envelope viral como, 218
Líquen plano, na vaginite, 617
Líquido cerebrospinal (LCS)
análise, 601
culturas, 61
Líquido espinal, extravasamento, e predisposição à infecção pneumocócica, 121
Lise, de células infectadas por vírus, 254
Lisogenia, 228-231, 230f-231f, 232q
como modelo de integração para vírus tumorais, 353-354
como modelo para a latência de herpes-vírus, 279
em células humanas *versus* bacterianas, 231
Lisossomos, na síndrome de Chédiak-Higashi, 576
Lisozima
descrição, 483
na lágrima e no muco, 8, 51
Listeria, 131, 131t
em imunodeficiências ou defesas do hospedeiro reduzidas, 708t
sobrevivência intracelular, 37
Listeria monocytogenes, **140,** 658r
características, 612t
caso clínico, 697
defesas do hospedeiro contra, 56t
doenças causadas por, 140
e resposta granulomatosa, 51
reservatórios, 704t
transmissão, 34t-36t, 709t
Listeriolisina, 140
Listeriose, 140

Loa, 456, 457t-458t
Loa loa, **470-471,** 690r
Loíase, 457t, **470-471**
Loperamida, 150
Lopinavir, 261t
Lopinavir/ritonavir, 267, 374t, 375
LOS (lipo-oligossacarídeo), 128.
na endotoxina de *Neisseria,* 124
Loxosceles reclusa, 582t, 586, 586f, 692r
LPS. *Ver* Lipopolissacarídeo
Lúpus eritematoso sistêmico, **558,** 563t, **567-568**
Luz ultravioleta (UV)
morte de microrganismos utilizando, 100
mutações causadas por, 19

M

Má absorção de gordura, na giardíase, 414
Macacos
como reservatórios para o vírus da dengue, 346
como reservatórios para o vírus da febre amarela, 346, 346t, 704t-705t
Machas róseas, na febre tifoide, 151, 615
Macroconídios tuberculados, *Histoplasma capsulatum,* 396f, 396-397
Macrófagos, 475t, **486-487**
apresentação de antígenos por, 486t, 487
ativação, 487
características, 486t, 488t
células dendríticas *versus,* 487
descrição, 483
e resposta inflamatória, 53-54
expressão do complexo principal de histocompatibilidade de classe II por, 486
fagocitose por, 55, 486t, 487
funções, 486t, 486-487
leveduras, *Histoplasma capsulatum,* 397, 397f
local de ação da endotoxina, 44
Mycobacterium tuberculosis em, 177
origem, 486
produção de citocinas, 486t, 487
residentes em tecidos, 486
Macrófagos teciduais, 483
Macrolídeos, 74t, 76, 76f
Madurella, 392
MAIT (células T invariantes associadas à mucosa), 500t, 503
Malária, 412t, **421-426.** *Ver também Plasmodium*
caso clínico, 698
transmissão, 34t, 423
Malária quartã, 422
Malária terçã, 422

796 Índice

Malassezia furfur, 391t
Manchas de Koplik, 312
Manchas de Roth, na endocardite, 595, 597f
Maraviroque, 261t-262t, 263, 374t, 375
Mariscos, contaminados
    Paragonimus transmitido por, 453
    Vibrio cholerae transmitido por, 153
    Vibrio parahaemolyticus transmitido por, 154
    vírus da hepatite A transmitido por, 330
Mastigophora, 409, 409f
Mastoidite
    Streptococcus pneumoniae, 119, 121
    Streptococcus pyogenes, 117
Mastócitos, **553**
    características, 488f, 489
    mediadores inflamatórios liberados por, 489
    na resposta de fase aguda, 493
Maturação de afinidade, 520-522
MCP-1 (proteína quimiotática de monócitos-1), e resposta inflamatória, 53
MCPV (poliomavírus das células de Merkel), **358,** 679r
MCV (vírus do molusco contagioso), 238t, 240, 292f, **292-293,** 671r
Mebendazol, 457t, 458, 461-462, 466, 472
Mediadores inflamatórios
    óxido nítrico, 490
    secreção, 489
Mediastinite hemorrágica, 133
Megacólon, na doença de Chagas, 429
Megaesôfago, na doença de Chagas, 429
Meio artificial, 15
Meio de Loeffler, na difteria, 139
Meio de Skirrow, 155n
Mel, e botulismo infantil, 135
Melioidose, 211
Membrana celular
    e hipersensibilidade citotóxica, 556, 556f
    fúngica, 383
    perturbação, desinfecção por, 99
Membrana citoplasmática bacteriana, 4, 9
Membrana nuclear viral, e brotamento, 228
Membrana plasmática, 6t
Membranas mucosas, como defesa do hospedeiro, 51-52, 52t, 475, 482
Meningite, **601-604**
    Acanthamoeba, 412t
    achados no líquido cerebrospinal, 601t
    Angiostrongylus cantonensis, 472
    asséptica, 602
        ecovírus, 327
        enterovírus 71, 327, 345
        herpes-vírus simples 2, 281, 284

    na doença de Lyme, 197
        vírus Coxsackie, 326-327, 602
        vírus varicela-zóster, 602
    Baylisascaris procyonis, 472
    Chryseobacterium meningosepticum, 211
    Coccidioides immitis, 395-396
    Cryptococcus, 602-603
    Cryptococcus neoformans, 404
        caso clínico, 693
        na Aids, 372t
    diagnóstico de, 61, 603
    e vírus da caxumba, 314
    ecovírus, 327
    enterovírus 72, 327
    eosinofílica
        Angiostrongylus cantonensis, 472
        Baylisascaris procyonis, 472
        Gnathostoma spinigerum, 472
    Escherichia coli, 147-150, 149t
    fatores predisponentes, 604t
    Gnathostoma spinigerum, 472
    Haemophilus influenzae, 34t, 164, 164t, 165
    hemorrágica, no antraz pulmonar, 133
    herpes-vírus simples 2, 281, 284, 602
    Listeria monocytogenes, 140
    Listeria monocytogenes, 140
        Streptococcus agalactiae, 113, 117
        transmissão, 34t
    Mycobacterium tuberculosis, 602
    na doença de Lyme, 197
    na sífilis, 193
    na sífilis secundária, 193
    Naegleria, 412t
    Neisseria meningitidis, 34t, 126-128, 161, 601, 604f
    neonatal
        Escherichia coli, 147-150, 149t
    organismos causadores, 61
    patógenos, 602-603, 603f
    poliovírus, 278
    prevenção, 604
    purulenta, 602f
    Streptococcus agalactiae, 113, 117
    Streptococcus pneumoniae, 119, 126, 601
        caso clínico, 696
    Streptococcus pyogenes, 117
    subaguda e crônica, 602-603
    tratamento, 90, 603-604
    vacinas, 93t, 94
    vírus Coxsackie, 326-327
        caso clínico, 694
    vírus da coriomeningite linfocítica, 380-381
Meningite hemorrágica, 133

Meningite purulenta, 602f
Meningite tuberculosa, 180
Meningocecemia
    coloração de Gram, 8q
    Neisseria meningitidis, 124, 125f, 126-127, 698
Meningococcus. Ver Neisseria meningitidis
Meningoencefalite, 207, 325
    Acanthamoeba castellanii, 437
    causada por poliovírus, 325
    Naegleria fowleri, 437
    transmissão, 35t
Meningomieloencefalite, 325
Mensageiros secundários, e controle do crescimento, 352
Mercúrio, como antisséptico, 99
Merozoítos, *Plasmodium,* 421
Mesossomo, 6t
Metais pesados, como antissépticos, 99
Metapneumovírus humano (HMPV), 278, 306, 672r
Metazoa. Ver também Cestódeos; Helmintos; Nematódeos; Platelmintos; Trematódeos; *metazoários específicos*
    classificação, 409
Meticilina, resistência à, 85t
Metilprednisolona, 535t
Metotrexato, 535
Metronidazol, 79f, 613t, 614, 621
    aplicações clínicas, 79, 105, 137, 141, 621
    mecanismo de ação, 79
MHA-TP, 195
Mialgia
    epidêmica, causada pelo vírus Coxsackie, 327
    na gripe, 302
    na malária, 424
    na peste, 172
    na triquinose, 465
Mialgia epidêmica, 327
Miastenia de Lambert-Eaton, 563t
Miastenia gravis, 563t
Micafungina, 386t, 386-387
Micetoma, **392**
Micobactérias atípicas. *Ver* Complexo *Mycobacterium avium-intracellulare* (MAI); Complexo *Mycobacterium fortuitum-chelonei; Mycobacterium kansasii*
Micobactérias de crescimento rápido, 183t, 183-184
Micofenolato, 535t
Micologia. *Ver* Fungos; Bolores; Leveduras; *organismos específicos*
Miconazol, 387, 705t
Micose, **390-393**
    cutânea, 390-391, 407

sistêmica, 391*t*, 394-400
subcutânea, 391*t*, 391-392
Micotoxicoses, 385
Microbioma, 26-30, 483
Micróbios. *Ver* Microrganismos; *organismos específicos*
Microbiota normal, **26-29**, 29*q*-30*q*, 32
cólon, 135-137, 211-213
conceito, 26*t*, 26-27, 27*t*
da boca do gato, caso clínico, 696
da pele, 27*t*, 28, 115, 212-213
estreptococos como, 115
nasal, 27*t*, 29
oral, 27*t*, 29, 160-161, 187, 210-213
orofaríngea, 115, 212
respiratória, 27*t*, 29, 210, 402
supressão antimicrobiana, 52
supressão por antibióticos, 29, 76, 137
trato gastrintestinal, 27, 27*t*-28*t*, 30*q*, 115, 211, 402
supressão por antibióticos, colite pseudomembranosa por, 27, 76, 137
trato urogenital, 27*t*, 29
vaginal, 75, 115, 135, 160-161, 212-213, 402
Micrococcus, 212
Microconídeos, *Histoplasma capsulatum,* 396, 396*f*
Microfilárias
de nematódeos, 456
Onchocerca volvulus, 470
Wuchereria bancrofti, 468, 469*f*-470*f*
Microrganismos extracelulares, 51
Microrganismos. *Ver também microrganismos específicos*
como microbiota normal, 26-29
taxa de morte, 98
eucariotos, 2-3
procariotos, 2-3
terminologia para, 2-3
Microscopia
de campo escuro
espiroquetas, 194
Treponema pallidum, 193*f*
identificação viral utilizando, 258, 259*q*
imunoeletrônica, identificação viral por, 258
Microscopia da urina, 644
Microsporídeos, **438-439**, 686*r*
Microsporidiose, 412*t*
Microsporum, **390**, 391*t*
lesões cutâneas, 710*t*
micro e macroconídeos, 384*f*
Microsporum canis, reservatórios, 704*t*
Mieloperoxidase, na fagocitose, **54**

Miíase, 583, 584*f*
Mimetismo molecular, e distúrbios autoimunes, 564
Miocardite, **598-599**
causada pelo vírus Coxsackie, 327
na difteria, 139
na doença de Lyme, 197
Mionecrose, **135**
caso clínico, 700
Clostridium perfringens, 135, 136*f*
MIP (proteína inibidora de macrófagos), e resposta inflamatória, 53
Miracídeos, *Schistosoma,* 450
Miravirsen, 336
Mistura fenotípica viral, 235
Mixovírus. *Ver* Vírus influenza
Mobiluncus, 212, 619
Moléculas de adesão celular, 490
Monobactâmicos, 72*f*, 73
Monócitos, 483
Mononucleose
heterofílica negativa, 287
heterofílica positiva (mononucleose infecciosa) 288
Mononucleose infecciosa, 240, 281*t*, **288**
caso clínico, 693
causada pelo vírus Epstein-Barr, 288
diagnóstico, 258
diagnóstico laboratorial, 289-290, 290*f*
transmissão, 34*t*
Moraxella
descrição, 212
M. catarrhalis, 124, 212, 624*t*, 625, 669*r*
M. nonliquefaciens, 212
Morcegos
caso clínico, 699
como reservatórios de coronavírus, 704*t*
como reservatórios de vírus Ebola, 320
mordeduras, transmissão do vírus da raiva por, 318, 704*t*
Mordedura de gambá, transmissão do vírus da raiva, 704*t*
Mordedura de guaxinim, transmissão do vírus da raiva, 704*t*
Mordedura de raposa, transmissão do vírus da raiva, 704*t*
Mordeduras/picadas
animais. *Ver* Animais, mordeduras de; *animais específicos*
artrópodes. *Ver* Artrópodes; *artrópodes específicos*
humanas, 63, 211
Morganella, **157-158**
descrição, 157-158
M. morganii, 157, 661*r*
Morte celular programada, 254, 508, 561

Mórula, 208
Mosca da manga, transmissão de *Loa loa* por, 471
Mosca do berne, 582*t*, 583-584, 584*f*
Mosca do cervo, transmissão de *Loa loa* por, 471
Mosca tsé-tsé, transmissão de *Trypanosoma brucei* por, 430, 705*t*
Moscas negras, *Onchocerca volvulus* transmissão por, 469, 705*t*
Mosquito-palha, transmissão de *Leishmania* por, 413*t*, 422*t*, **433-434**, 434*f*, 705*t*
Mosquitos *Aedes,* 705*t*
transmissão do vírus Cache Valley por, 379
transmissão do vírus Chikungunya por, 345, 347
transmissão do vírus da dengue por, 345-347, 346*t*, 705*t*
transmissão do vírus da encefalite da Califórnia por, 345
transmissão do vírus da encefalite equina oriental por, 344
transmissão do vírus da febre amarela por, 345, 346*t*, 705*t*
transmissão do vírus Jamestown Canyon por, 380
transmissão do vírus La Crosse por, 345
transmissão do vírus Zika por, 347
Mosquitos *Anopheles,* 705*t*
transmissão de *Plasmodium* por, 421, 423, 705*t*
transmissão de *Wuchereria bancrofti* por, 468, 705*t*
transmissão do vírus Cache Valley por, 379
Mosquitos *Culex*
transmissão de vírus de encefalites por, 345, 380, 705*t*
transmissão de *Wuchereria bancrofti* por, 468, 705*t*
transmissão do vírus do Nilo Ocidental por, 345
Mosquitos *Culiseta*
transmissão do vírus Cache Valley por, 379
vírus da encefalite equina oriental transmissão por, 344
Mosquitos *Haemagogus,* transmissão do vírus da febre amarela por, 346, 346*t*
Motilidade
de bacilos Gram-negativos, 156, 158*f*
de *Enterobacteriaceae,* 146
de micróbios, 2
mRNA
bacteriano
fármacos que inibem a síntese de, 78
leitura incorreta, e aminoglicosídeos, 73

viral, 229*q*

  inibição da tradução por interferona, 251

  síntese, **223**

  tradução, 226

MRSA (*Staphylococcus aureus* resistente à meticilina), 42, 85, 87, 106, 108

  antibióticos para, 641*t*

  doenças causadas por, 110-112

  fármacos efetivos contra, 75-76, 77*t*

MRSE (*Staphylococcus epidermidis* resistente à meticilina/nafcilina), 112

MSSE (*Staphylococcus epidermidis* sensível à meticilina), 112

Mucinas, 482

Mucopeptídeo. *Ver* Peptideoglicanos

Mucor, 401, 401*t*, 406*f*, **406-407**, 625, 683*r*

  em imunodeficiências ou defesas do hospedeiro reduzidas, 708*t*

  esporangiósporos de, 384, 384*f*

  no diabetes melito, 55

Mucormicose, **406,** 406*f*

  caso clínico, 693

  no diabetes melito, 55

  rinocerebral, 406

Mucosite, *Capnocytophaga gingivalis,* 211

Mudança de classe de anticorpos, 499, 520-522, 521*f*

Mupirocina, para infecções por *Staphylococcus aureus*, 112

Mureína. *Ver* Peptideoglicanos

Muromonabe, 535*t*

Músculo

  doença causada por exotoxinas no, 41*t*

  estriado, e triquinose, 465-466, 468*f*

Músculo cardíaco, na doença de Chagas, 429

Mutações, **18-19, 234-235**

  agentes causadores, 18-19

  de mudança da fase de leitura, 18-19

  de oncogenes celulares, 352

  de troca de sentido, 18

  letais condicionais, 19

  sem sentido, 18

  tipos de alterações que causam, 18

  virais, 234-235

Mutações atenuadas, e produção de vacinas, 234, 324

Mutantes de exclusão, viral, 234

Mutantes resistentes a fármacos, virais, 234

Mycobacterium, **176-186,** 664r-665r. *Ver também* Complexo *Mycobacterium avium-intracellulare* (MAI); Complexo *Mycobacterium fortuitum-chelonei*; *Mycobacterium kansasii*

  atípica, 176, 177*t*, 183*t*, 183-184, 665*r*, 704*t*, 706*t*

classificação, 103, 183, 183*t*

condições predisponentes para infecções por, 57*t*

de relevância médica, 176*f*, 177*t*. *Ver também Mycobacterium leprae*; *Mycobacterium tuberculosis*

defesas do hospedeiro contra, 56*t*

fármacos efetivos contra, 79

e coloração de Gram, 8*t*

lesões cutâneas causadas por, 710*t*

paredes celular, 6

sobrevivência intracelular, 37

Mycobacterium abscessus, 183

Mycobacterium bovis, 177*t*

  doenças causadas por, 177, 180, 182

  reservatórios para, 704*t*

  transmissão, 35*t*-36*t*

Mycobacterium chelonae, 176

Mycobacterium kansasii, 176, 177*t*, 183, 183*t*

Mycobacterium leprae, 176, 177*t*, **184-185,** 665*r*

  características clínicas, 177*t*

  doença causada por. *Ver* Hanseníase

  lesões cutâneas causadas por, 710*t*

Mycobacterium lepromatosis, 184

Mycobacterium marinum, 177*t*, 183, 183*t*

  atividades que aumentam a exposição à, 707*t*

  fonte ambiental, 706*t*

Mycobacterium scrofulaceum, 182-183, 183*t*

Mycobacterium smegmatis, 29, 184

Mycobacterium tuberculosis, **176-183,** 177*t*, 664r-665r

  características clínicas, 177*t*

  caso clínico, 693

  crescimento, 15-16

  defesas do hospedeiro contra, 56, 56*t*

  doenças causadas por, 176, 590, 599. *Ver também* Tuberculose

  e coloração de Gram, 8*t*

  e hipersensibilidade do tipo tuberculínica, 559

  e meningite, 601

  e resposta granulomatosa, 51

  e vírus do sarampo, 312

  em imunodeficiências ou defesas do hospedeiro reduzidas, 708*t*

  fármacos efetivos contra, 79

  identificação de, 61

  lesões cutâneas causadas por, 710*t*

  na Aids, 372*t*

  patogênese da infecção causada por, 179*f*

  pneumonia causada por, 179*f*, 632

  resistência a NaOH, 99

resistente a antibióticos, 85, 85*t*, 87, 177, 182

Rhodococcus equi versus, 213

transmissão, 34*t*

Mycoplasma, **190-191,** 666*r*

  classificação, 103

  esteróis na membrana citoplasmática, 9

  fármacos efetivos contra, 76

  identificação, 61

  tamanho, 4, 5*f*, 190

Mycoplasma genitalium, 191, 622

Mycoplasma hominis, 191

Mycoplasma pneumoniae, **190-191,** 626, 666*r*

  achados clínicos, 190-191

  caso clínico, 696

  diagnóstico laboratorial, 191

  doenças causadas por, 284. *Ver também* Pneumonia, *Mycoplasma pneumoniae*

  e coloração de Gram, 8*t*

  identificação, 64

  manifestações neurológicas, 191

  patogênese e epidemiologia, 190

  tratamento, 191

N

NAAT (teste de amplificação de ácidos nucleicos), 64, 618*t*, 619

  cervicite, 621

  para *Chlamydia trachomatis,* 203

  para *Mycobacterium tuberculosis,* 181

  para *Neisseria gonorrhoeae,* 129

  uretrite, 622

N-acetilglicosamina, 525

NAD, e cultura em meios laboratoriais de *Haemophilus influenzae,* 165

NADPH-oxidase

  descrição, 487

  e doença granulomatosa crônica, 576

  na fagocitose, 54

Naegleria, 412*t*

Naegleria fowleri, **437,** 437*f*, 437*t*, 686*r*

  fonte ambiental, 706*t*

  transmissão, 35*t*

Nafcilina, 70*f*, 591

  aplicações clínicas, 71*t*, 112

  resistência à, 85*t*, 108, 112

Não adesão ao tratamento, 182

Não cromogênicos, 183, 183*t*

Nariz

  colonização por *Staphylococcus aureus* do, 109

  microbiota normal, 27*t*, 29

Natação, e transmissão de *Naegleria fowleri,* 437

Náusea
  e gastrite, 610
  vírus da hepatite A como causa de, 330
  vírus da hepatite C como causa de, 336
Necator, 456, 457t
Necator americanus, **461-462,** 464f,
  688r-689r, 706t
Necrólise epidérmica tóxica, 559
  causada por sulfonamidas, 77
Necrose caseosa, em infecções por *Mycobacterium tuberculosis,* 178
Nefelometria, 543
Nefropatia por IgA, 567
Neisseria, **124-129**
  bacteremia causada por, susceptibilidade
    a, 539
  como microbiota normal, 26t, 29
  forma, 4f
  propriedades, 124, 125t, 126f
Neisseria gonorrhoeae, 11, **128-129,** 622, 656r
  características, 125t
  caso clínico, 695
  cepas produtoras de penicilinase, 129
  cervicite, 620-621
  como causa de faringite, 626
  diferenciação de *Neisseria meningitidis,*
    16, 127
  doença inflamatória pélvica, 621
  doenças causadas por, 125t, 125f-126f,
    128-129, 592, 592t
  e coinfecção com *Chlamydia trachomatis,*
    202
  epidemiologia, 126-127
  fatores de virulência de superfície, 33, 36
  identificação, 62, 65
  infecções disseminadas por, 128
  lesões cutâneas causadas por, 710t
  patogênese, 126-127
  propriedades, 124
  prostatite causada por, 647
  rearranjos programados, 19
  resistente a antibióticos, 85, 85t, 87
  transmissão, 34t, 709t
Neisseria meningitidis, **126-127,** 604f,
  655r-656r
  características, 125t
  caso clínico, 698
  como microbiota normal, 29
  condições predisponentes para infecções
    por, 57t
  defesas do hospedeiro contra, 56t
  diferenciação de *Neisseria gonorrhoeae,*
    16, 127
  doenças causadas por, 110, 125f, 125t,
    126-127

  e coloração de Gram, 8q
  e meningite, 601
  e redução fagocítica, 55t
  em imunodeficiências ou defesas do hospedeiro reduzidas, 707t
  epidemiologia, 126-127
  fármacos para, 75, 78
  fatores de virulência de superfície, 37, 38t
  fatores de virulência, 127
  identificação, 61
  lesões cutâneas causadas por, 710t
  localização geográfica, 706t
  patogênese, 126-127
  propriedades, 124, 125f, 125t
  transmissão, 34t
  vacina para, 93t, 94
Nelfinavir, 261t, 267, 374t
Nematódeos, **456-474,** 457t-458t, 688r-691r
  cujas larvas causam doenças, 471-472,
    691r
  intestinais, 456, 457t, 457-467, 688r-690r
  teciduais, 456-457, 457t-458t, 690r-691r
Neomicina, 74t
Neonatos
  doença hemolítica, 549t, 549-550, 550f
  e doença da inclusão citomegálica, 286
  infecção por herpes-vírus simples 1 em,
    284
  infecção por herpes-vírus simples 2 em,
    284
    caso clínico, 701
  infecção por *Listeria monocytogenes* em,
    140
  infecção por *Staphylococcus epidermidis*
    em, 111
  infecção por *Streptococcus agalactiae* (grupo B) em, 117
  infecções maternas que apresentam risco
    aos, 709t
  prematuros, infecção por *Chryseobacterium meningosepticum* em, 211
Neoplasia intraepitelial, e papilomavírus
  humano, 295
Neuralgia pós-herpética, 286, 286f
Neuralgia pós-zóster, 286, 286f
Neuraminidase, dos vírus influenza, 299-302
Neurônios motores, e poliovírus, 325
Neuropatias cranianas, 197
Neuropatias periféricas, na doença de Lyme,
  197
Neurotoxinas, 40-42, 41t
Neutralização
  de toxinas bacterianas, 56
  de vírus, 254

Neutrófilos, **483**
  características, 488f
  coloração, 488
  defensinas em, 51
  e resposta inflamatória, 53
  receptores de superfície, 488
Neutrófilos polimorfonucleares (PMNs)
  e infecção por *Neisseria gonorrhoeae,* 127,
    129
  e resposta inflamatória, 53-54
  migração, 53
Neutropenia, 55, **577-578**
  cíclica, 577
Nevirapina, 261t-262t, 266, 269t, 374t
NGAL (lipocalina associada à gelatinase de
  neutrófilos), 489
Niacina, produção de *Mycobacterium tuberculosis,* 181
Nistatina, 386t, 387
Nitazoxanida, 612t
Nitrato de prata, 99
Nitrofurantoína, 79, 150
NO (óxido nítrico)
  na fagocitose, 54
  no efeito de endotoxinas, 44
Nocardia, 392
Nocardia asteroides, 176, **188,** 188t, 666r
  caso clínico, 694
  coloração de Gram, 187f
  doença causada por, 188
  fonte ambiental, 706t
  propriedades, 188
Nocardiose, 77, 188
Nódulos
  dérmicos, na oncocercose, 469
  eritema nodoso, 396
    na hanseníase, 185
    na tuberculose, 180
  subcutâneos, na Aids, 372t
Nódulos de Osler, na endocardite, 595, 596f
Norovírus, 239t, 241, 277t, 270, **322-323,**
  611t-612t, 675r
  características clínicas, 323t
  doença causada por, 322
  porta de entrada, 34t
  propriedades, 323t
  transmissão, 35t, 322-323
Núcleo
  Entamoeba histolytica, 412, 414f
  eucariótico, 2
Nucleocapsídeo helicoidal, 216, 218f
  do vírus influenza, 300f
Nucleocapsídeos icosaédricos, 216, 218f, 308
  de papilomavírus, 293

800 Índice

de picornavírus, 324
do vírus da rubéola, 315
Nucleoide
bacteriano, 6*t*, 9
procariótico, 2

O

Ocupações, que aumentam a exposição a organismos de relevância médica, 707*t*
Odinofagia, na esofagite, 609
Oftalmia neonatal, 126*f*, 128
  Neisseria gonorrhoeae, 128
Olho
  infecções do. *Ver* Conjuntivite; Ceratite; Ceratoconjuntivite
  Loa loa no, 471
Omalizumabe, 556
Ombitasvir, 262*t*, 267, 337*t*, 339*t*
Omeprazol, 610
Onchocerca, 456, 457*t*-458*t*
  e *Wolbachia*, 213, 468
  O. volvulus, **469-470,** 690*r*, 705*t*
Oncocercose, 457*t*, **469-470**
Oncogene *bcr-abl*, 352
Oncogenes, **351-352**
  celulares
    ciclo celular afetado por, 351*f*
    papel na tumorigênese, 351*t*, 351-352
    superexpressão de, 352
  virais, 351-353, 354*t*
    diversidade, 352
Oncoproteínas celulares, 351*f*
Oncosferas, *Taenia saginata*, 443
Oncovírus, 241
Opistótono, no tétano, 134, 134*f*
Opsoninas, 54, 485, 487
Opsonização, 37, 54, 54*f*
  de micróbios, 477
  definição, 523
  e complemento, 537, 539
OraQuick, detecção do HIV pelo, 372
Organelas, eucarióticas, 2
Organismos halofílicos, 153
Organismos intracelulares, 51
Organismos marinhos, *Vibrio*, 153-155
Organismos microaerofílicos,
Organismos resistentes a múltiplos fármacos, 177, 182. *Ver também organismos específicos*
Organismos zoonóticos, 663*r*-664*r*
Órgãos linfoides
  primários, 505
  secundários, 505, 506*f*
Orientia tsutsugamushi, 205-206
Oritavancina, 73

Orofaringe, microbita normal da, 30*q*, 115, 212
Orquite, e caxumba, 314
Ortomixovírus, 241, 311-318. *Ver também* Vírus influenza
  forma e tamanho, 217*f*
Oseltamivir, 261*t*, 268, 302-303, 630-631
  resistência ao, 302
  uso quimioprofilático, 269*t*
Osteomielite, **589-591**
  diagnóstico, 590-591, 591*f*
  e *Brucella*, 171
  fisiopatologia, 589
  fúngica, 590
  manifestações clínicas, 589-590
  na anemia falciforme, *Salmonella*, 151, 696
  na coccidioidomicose, 396
  no diabetes melito, 55
  patogênese, 589-590, 591*t*
  prevenção, 591
  Pseudomonas aeruginosa, 160
  Staphylococcus aureus, 111
    caso clínico, 694
  Streptococcus agalactiae, 117
  tratamento, 591
  tuberculosa, 178, 180
Osteomielite aguda, 590-591, 591*f*
Osteomielite crônica, 589, 590*f*
Osteomielite fúngica, 590
Osteomielite vertebral, 590*f*
Ostras
  transmissão de *Vibrio cholerae* por, 153
  transmissão de *Vibrio parahaemolyticus* por, 154
  transmissão do vírus da hepatite A por, 330
Otite externa maligna, 710*t*
Otite externa maligna, *Pseudomonas aeruginosa*, 55, 158, 160
Otite média, 624*t*, **624-625**
  e sarampo, 312
  em crianças, 624
  Haemophilus influenzae, 164-165
  Moraxella catarrhalis, 212
  no empiema subdural, 607
  Streptococcus pneumoniae, 119, 121, 698
  Streptococcus pyogenes, 117
  vírus parainfluenza, 305
  vírus sincicial respiratório, 305-306
Ovas e parasitas, no diagnóstico laboratorial de infecções por parasitas, 410
Ovelhas
  como reservatório de *Coxiella burnetii*, 36*t*, 207, 704*t*

scrapie em, 364
visna em, 364
Ovos, 444
  esquistossomo, 699
  galinha
    como reservatório, de *Salmonella*, 36*t*, 151
    reação anafilática, 272
  na transmissão de nematódeos, 456
  tênia, 444
  verme, fita adesiva, caso clínico, 695
Óxido de etileno, 99
Óxido nítrico (NO)
  descrição, 490
  na fagocitose, 54
  no efeito de endotoxinas, 44

P

PABA (ácido *p*-aminobenzoico), 77, 78*f*
Pacientes geriátricos. *Ver* Idosos
Padrões moleculares associados a patógenos (PAMPs), 484, 506, 520
PAF (fator ativador plaquetário)
  descrição, 554
  em reações de hipersensibilidade, 554
Palivizumabe, 261*t*-262*t*, 263, 269*t*, 631
  para profilaxia do vírus sincicial respiratório, 306
Pamoato de pirantel
  para ancilóstomos, 462
  para oxiúros, 458
Panarício herpético, herpes-vírus simples-1, 283
Pandemias, 32
  gripe, 299-300
Panencefalite esclerosante subaguda (PESS), 248, 312, 362*t*, **362-363**
Papagaios, como reservatórios de *Chlamydia psittaci*, 705*t*
Papilomas, 240, 293
Papilomavírus, 238*t*, **239-240,** 277, 277*t*, **293-295,** 355*t*, 357. *Ver também* Papilomavírus humano
  doenças causadas pelo, 293
Papilomavírus humano (HPV), 238*t*, 240, **293-295,** 671*r*, 678*r*
  circuncisão para prevenção de infecções pelo, 253
  como vírus tumoral, 357
  doença causada por, 268, 293, 710*t*
  e inativação de gene supressor de tumor, 353
  patogênese, 293-294
  porta de entrada, 244*t*
  propriedades, 280*t*

Índice **801**

replicação, 293, 294*f*

replicação do genoma, 227*t*

transmissão, 34*t*, 245*t*, 293

vacina, 273*t*, 295

Papovavírus

animal, 359

complementaridade, 228*t*

tamanho e forma, 217*f*

Paracoccidioides, **398**

características, 394*t*

transmissão e localização geográfica, 385*t*

Paracoccidioides brasiliensis, 398-399, 682*r*

Paracoccidioidomicose, 398-399, 682*r*

Paragonimíase, 453-454

Paragonimus, 450*t*

Paragonimus westermani, 449*t*-450*t*, 452*f*, **453**, 688*r*

Paralisia

e enterovírus 71, 327

e poliovírus. *Ver* Poliovírus

espástica, no tétano, 134

na difteria, 139

Paralisia do carrapato, 585*f*, 585-586

Paralisia do nervo facial, na doença de Lyme, 197

Paralisia flácida

na poliomielite, 324-325

no botulismo, 134

Paramixovírus, **241**. *Ver também* Vírus do sarampo; Vírus da caxumba; Vírus parainfluenza; Vírus sincicial respiratório

e produção de células gigantes multinucleadas, 243

tamanho e forma, 217*f*

Paraparesia espástica tropical, 278

Parasitas, 205, 215, 409*f*, 409-474, 683*r*-691*r*. *Ver também* Cestódeos; Helmintos; Nematódeos; Protozoários; Trematódeos; *parasitas específicos*

bacterianos, 31

definição, 31

facultativos, 31

infecções do sangue e de tecidos causadas por, 684*r*-686*r*

infecções intestinais e urogenitais causadas por, 683*r*-684*r*

Parasitas intracelulares obrigatórios

bacterianos, 31

como *Chlamydia*, 201

como *Rickettsia*, 205

virais, 215

Pardais, como reservatórios de vírus de encefalites, 705*t*

Parede celular

bacteriana, **4-9**, 5*f*, 6*t*, 12*q*

fármacos que inibem a síntese, 69-73

Paritaprevir, 268, 337*t*, 339*t*

Paromomicina, 413, 418, 613*t*

Paroníquia, *Staphylococcus aureus*, 110

Parto

transmissão de *Chlamydia trachomatis*, 202

transmissão de *Listeria monocytogenes*, 140

transmissão de *Neisseria gonorrhoeae*, 128

transmissão de *Streptococcus agalactiae* (grupo B), 117

transmissão do herpes-vírus simples 2, 284

transmissão do vírus da hepatite B, 332

Parvovírus, **316-317**

descrição, 238*t*, 239, 316-317

tamanho e forma, 217*f*

Parvovírus B19, 238*t*, 239-240, 277*t*, 278, **316-317**, 674*r*

caso clínico, 699

complementaridade em, 228*t*

crônico, 317

doenças causadas pelo, 316, 317*f*, 710*t*

transmissão, 34*t*, 244*t*, 709*t*

Pasteurella multocida, 170, **173**, 664*r*

caso clínico, 696

doenças causadas por, 173, 591*t*

reservatórios, 704*t*

transmissão, 36*t*

Pasteurização, 100

Patogênese, **31-50**, 243-249

bacteriana, **31-50**

de infecções associadas ao câncer, 46

e aderência às superfícies celulares, 33, 36-37, 48*q*

e diferentes doenças produzidas pela mesma bactéria, 46, 46*t*, 47*f*

e imunopatogênese, 45

e produção de toxinas, 38-45, 39*t*. *Ver também* Endotoxinas; Exotoxinas

e transmissão, 33, 33*t*-36*t*

estágios, 32-33

invasao, inflamação e sobrevivência intracelular, 37-38, 38*t*, 48*q*-49*q*

e diagnóstico, 47-48

e estágios das doenças infecciosas, 46-47, 49*q*

e tipos de infecções, 32

e virulência, 31-32

imunomediada, 246

princípios, 31

viral, **243-249**

Patógenos. *Ver também* Bactérias; Fungos; Helmintos; Protozoários; Vírus; *patógenos específicos*

bacterianos, 669*r*

classificação, 103

definição, 31

dose infecciosa, 31

extracelulares, 51

intracelulares, 51

intracelulares obrigatórios, 16

número, 31

oportunistas, 31

virulência, 31-32

PBPs (proteínas de ligação à penicilina), 69, 87, 108

PCR (proteína C-reativa)

e resposta inflamatória, 53

e *Streptococcus pneumoniae*, 120

PCR. *Ver* Reação em cadeia da polimerase

PD-1, 508

Pé

infecções, no diabetes melito, 55

osteomielite, *Pseudomonas aeruginosa*, 160

Pecado antigênico original, 254

Pediculose, 581

Pediculus humanus, 581, 582*f*, 582*t*, 691*r*

Pedras de estruvita, 158

Peixes, como reservatórios

Anisakis simplex, 705*t*

Clonorchis sinensis, 453

Diphyllobothrium latum, 705*t*

Erysipelothrix rhusiopathiae, 36*t*

Heterophyes heterophyes, 454

"Pele de lagarto", na oncocercose, 469

Pele. *Ver também entradas específicas*

colonização por *Staphylococcus aureus*, 109

como barreira física, 51, 52*t*, 384

como porta de entrada

bacteriana, 34*t*

viral, 244*t*

desinfecção. *Ver* Desinfecção

doença causada por exotoxinas, 41*t*

e erupções cutâneas. *Ver* Erupções cutâneas

microbiota normal, 27*t*, 28, 29*q*-30*q*, 115, 212-213

funções de barreira, 482-483

histologia normal, 638*f*

infecção por *Brucella*, 170

infecções. *Ver também* Infecções da pele e dos tecidos moles causadas por *Dermatobia*, 583, 584*f*

causadas pelo papilomavírus humano, 295

causadas por *Leishmania*, 435

causadas por *Mycobacterium leprae*, 184-185

causadas por *Onchocerca*, 469

802   Índice

causadas por *Pseudomonas aeruginosa*, 160

causadas por *Sporothrix*, 391-392

causadas por *Staphylococcus aureus*, 110f, 110-111

causadas por *Streptococcus pyogenes*, 117

no diabetes melito, 55

lesões, 709t-710t

microbioma, 28-29

penetração

por *Ancylostoma* e *Necator* (ancilóstomos), 461

por cercárias, 450

por *Strongyloides*, 462

verrugas, 293-295

Penciclovir, 261t-262t, 265

Pênfigo, 563t, 567

Penicilina G, 70f, 617, 618t, 627

aplicações clínicas, 71t

na terapia combinada, 90

para *Actinomyces israelii*, 187

para difteria, 139

para infecções estreptocócicas, 119

para infecções peptoestreptocócicas, 119

para infecções por *Clostridium perfringens*, 136

para infecções por *Neisseria meningitidis*, 125t, 127

para infecções por *Streptococcus agalactiae*, 119

para infecções por *Streptococcus bovis*, 119

para *Streptococcus pneumoniae*, 121

para tétano, 134

aquosa, 70

benzatina, 70-71, 119

desvantagens, 71

inativação por β-lactamases, 71

procaína, 70

profilática, para sepse neonatal, 119

resistência à, 85t, 112

Penicilina V, 627

para infecções estreptocócicas, 119

para infecções por *Streptococcus pneumoniae*, 121

Penicilinas, 624t, 629t. *Ver também* β-lactâmicos; penicilinas específicas

aplicações clínicas, 71, 71t

para endocardite, 119

para infecções por estreptococos do grupo D, 115

para infecções por *Streptococcus pneumoniae*, 121

para sífilis, 195

hipersensibilidade às, 71

mecanismo de ação, 69-71, 70f, 71t

resistência às, 86t, 87

uso quimioprofilático, 80t

para infecções por *Clostridium perfringens*, 136

Penicillium marneffei, **407**

Pentamidina, 388

Peptideoglicanos

descrição, 649

procarióticos, 2-3

como alvo de penicilinas, 69

da parede celular bacteriana, 4, 6-8, 7f

de *Staphylococcus aureus*, 109

estrutura, 6, 7f

Peptídeos antimicrobianos, 483

Peptidiltransferase, bloqueio da ação por cloranfenicol, 75

Peptococcus, 212

como microbiota normal, 28, 212

Peptostreptococcus, 115, 212, 614

como microbiota normal, 29

doenças causadas por, 118

P. anaerobius, 115

P. magnus, 115

Perforinas, 254, 489, 525

Perfuração intestinal, na febre tifoide, 151

Periarterite nodosa, 563t

Pericardiocentese, 600

Pericardite, 203, **599-600**

causada por *Streptococcus pneumoniae*, 121

vírus Coxsackie, 326-327

Pericardite constritiva, 599f

Período de convalescença, 46

Período de eclipse, da curva de multiplicação viral, 222

Período de incubação

bacteriano, 46

viral, 244, 343

Período de incubação extrínseco, para arbovírus, 343

Período de recuperação, 46

de infecções virais, 244

Período específico da doença, 46

Período específico da doença, de infecções virais, 244

Período latente, da curva de multiplicação viral, 222

Peritonite, 149

Bacteroides fragilis, 161

Escherichia coli, 149

Staphylococcus epidermidis, 111

Permetrina, 583, 585

Peroxidases, 489

Peróxido de hidrogênio, como antisséptico, 99

como produto da explosão respiratória, 54

Peru, como reservatório

para *Campylobacter jejuni*, 704t

para *Salmonella enterica*, 704t

PESS (panencefalite esclerosante subaguda), 248, 312, 362t, 362-363

Peste, 145t, 170t, **172-173**

bubônica, 37, 172

diagnóstico, 63, 172

pneumônica, 172

vacina, 93t, 95

Peste negra, 172. *Ver também* Peste

Petéquias, 626, 626f

Petriellidium, 392

Phialophora, 392

Phthirus pubis, 581-582, 582t, 691r

Pibrentasvir, 337t, 339t

Picornavírus, 217f, 228t, 239t, **241.** *Ver também picornavírus específicos*

Pielonefrite, 645f, **645-646**

definição, 149

diagnóstico, 62

Pigmentos

de *Pseudomonas aeruginosa*, 160

de *Serratia marcescens*, 156, 157f

e hiperpigmentação na leishmaniose visceral, 433

Pili (fimbrias), 33

bacterianos, 6t, 11

e aderência de *Escherichia coli*, 148

Neisseria gonorrhoeae, 128

Pili associados à pielonefrite (PAP), 148

Pilina, 20

Pilus sexual, 11, 20

Piocianina

caso clínico, 699

de *Pseudomonas aeruginosa*, 159, 159f

Piocinas, 10, 160n

Piógeno

encapsulado, *Haemophilus influenzae* como, 164

filtração para remoção de soluções, 100

Piolho, **581-583,** 691r

propriedades, 582, 582f

transmissão da febre das trincheiras por, 210

transmissão de *Borrelia recurrentis* por, 36t

transmissão de riquetsioses por, 205, 705t

transmissão de *Rickettsia prowazekii* por, 36t

Piolho do corpo humano, 207

Piolho pubiano, 582, 582t

Piolhos, 581-583, 582f, 582t

Pioverdina, de *Pseudomonas aeruginosa*, 159

Piperacilina, 71t, 646

Pirazinamida (PZA), 69t, 79, 87, 182

Pirimetamina, para toxoplasmose, 426

Pirogênio endógeno, 55. *Ver também* Interleucina 1 (IL-1)

Pitiríase versicolor, **391**

Placa dentária
  e estreptococos do grupo *viridans*, 115
  e *Streptococcus mutans*, 29

Placas de Peyer, 518

Placas de telurito, 60t, 130

Placenta. *Ver* Transmissão transplacentária

Plantas, como reservatórios de *Listeria monocytogenes*, 140

Plasmídeo de fertilidade (F), 20, 20f-21f

Plasmídeos bacterianos, 6t, 9-10

Plasmídeos de resistência, 20, 85-86, 86f, 86t

Plasmodium, 412t, **421-426**, 422t, 423f-424f
  doença causada por. *Ver* Malária
  localização geográfica, 706t
  P. falciparum, 413t, 421-426, 422t, 684r, 705t
  P. malariae, 413t, 421-422, 422t, 684r, 705t
  P. ovale, 413t, 421-422, 422t, 684r, 705t
  P. vivax, 34t, 413t, 421-422, 422t, 684r, 705t
  vetores, 705t

Platelmintos, 409, 409f

Platô, na infecção pelo HIV, 371

Plesiomonas shigelloides, 212-213

Pleurodinia, causada pelo vírus Coxsackie, 326-327

Pleuromutilinas, 76

Pneumococcus. Ver Streptococcus pneumoniae

Pneumocystis, 413t, 422t, 427-429, 708t

Pneumonia, **631**
  adenovírus, 308-309
  adquirida em hospitais, 631, 633
    organismos causadores, 61
  adquirida na comunidade, **631-634**
    fatores predisponentes associados aos patógenos causadores, 632t
    no diabetes melito, 55
    organismos causadores, 61
    patógenos, 632, 632t
    Staphylococcus aureus, 55, 110-111
    Streptococcus pneumoniae, 55, 632, 633f
  Alcaligenes faecalis, 210
  Ascaris lumbricoides, 461
  atípica, 168, 190, 306-307
    adenovírus, 309
    Mycoplasma pneumoniae, 190-191
    Chlamydia pneumoniae, 201t, 203

Chlamydia psittaci, 201t, 203-204

Chlamydia trachomatis, 201

Chlamydophila pneumoniae, 201

citomegalovírus, 287
  caso clínico, 694
  na Aids, 372t

diagnóstico, 61

e bronquite, 630

e sarampo, 312

empiema pulmonar secundário a, 634

Enterobacter, 145t, 156-157

herpes-vírus simples 1, 283

hipersensibilidade, 557

Klebsiella pneumoniae, 145t, 156-157

Legionella pneumophila, 167-168
  transmissão, 35t

Mycoplasma pneumoniae, 190-191, 626, 666r
  achados clínicos, 190-191
  caso clínico, 696
  diagnóstico laboratorial, 191
  doenças causadas, 284. *Ver também* Pneumonia, *Mycoplasma pneumoniae*
  e coloração de Gram, 8t
  identificação, 64
  manifestações neurológicas, 191
  patogênese e epidemiologia, 190
  tratamento, 191

na aplasia tímica, 574

nosocomial, *Chryseobacterium meningosepticum*, 211

Pneumocystis jiroveci, 407, 412t, **427-429**, 633, 683r, 685r
  em imunodeficiências ou defesas do hospedeiro reduzidas, 708t
  na Aids, 372t, 427-429
  pneumonia causada por. *Ver* Pneumonia, *Pneumocystis jiroveci*

Streptococcus pneumoniae, 55, **119**, 632, 633f

vacina, 93t

vírus sincicial respiratório, 305

Pneumonia associada à ventilação mecânica, 164t, 168
  causada por *Pseudomonas*, 158-160
  causada por *Staphylococcus aureus*, 111

Pneumonia por aspiração, 634

Pneumonite por hipersensibilidade, 557

PNP (purina nucleosídeo fosforilase), deficiência hereditária, 575

Poliendocrinopatia autoimune, 561

Polimixinas, 79

Poliomavírus, 238t, **239-240,** 359

Poliomavírus das células de Merkel (MCPV), 355t, **358,** 679r

Poliovírus, 223-224, 227, 227t, 239t, 241, 277t, 278, **324-326**, 675r-676r
  atenuado, 246
    reversão da virulência, 326
  características clínicas, 323t
  complementaridade, 227, 228t
  derivado de vacina, 326
  infecção sistêmica por, 245
  mRNA, 229q
  paralisia causada por, 324-325
  patogênese, 245, 325
  porta de entrada, 244t
  propriedades, 323t
  proteases, 228t
  replicação do genoma, 227t
  sorotipos de 217-218, 324
  transmissão, 34t, 325
  vacinas, 273t, 325-326, 326t

Polipeptídeos, 226

Poliproteína Gag, HIV, 369

Poliproteína Pol, HIV, 369

Polissacarídeo C, pneumocócico, 120

Pombos, como reservatórios de *Cryptococcus neoformans*, 705t

Pontos de controle, 508

Pontos de Schüffner, 425

Porcos
  como reservatórios de *Taenia solium*, 704t
  como reservatórios de *Trichinella spiralis*, 465, 704t
  e influenza suína, 303-304

Porphyromonas endodontalis, 213

Porphyromonas gingivalis, 213

Portas de entrada
  bacterianas, 33, 34t
  virais, 244t

Posaconazol
  características, 387
  efeitos adversos, 386t
  mecanismo de ação, 386t

Postulados de Koch, 47-48

Potencial de oxidação-redução, 104

Poxvírus, 224, 225f, 238t, 240, 277, **291-293.** *Ver também* Vírus do molusco contagioso; Vírus da varíola
  animal, 359, 381-382
  complementaridade em, 228t
  propriedades, 280t
  tamanho e forma, 217f

Prata, como antisséptico, 99

Praziquantel
  para infecções por cestódeos, 441, 445
  para infecções por trematódeos, 453-454

Precauções contra gotículas, para o controle de infecções, 98t

804 Índice

Precauções de contato, para o controle de infecções, 98t

Precauções-padrão, 97, 98t

Precauções relacionadas a partículas transportadas pelo ar, para controle de infecções, 98t

Precipitação por difusão simples em ágar, 543

Predisposição genética, distúrbios autoimunes, 563-564

Prednisona
  para asma, 556
  uso imunossupressor, 535t

Premunição, na malária, 423

Preparação com tinta nanquim, *Cryptococcus neoformans*, 404f, 405

Preparação de KOH para diagnóstico fúngico, 390

Prevnar 13, 604

Prevotella, **160-161**, 161f
  como microbiota normal, 28-29
  doenças causadas por, 160-161
    P. intermedia, 161
    P. melaninogenica, 160-161, 662r

Primaquina, 425, 425t

Priming, 506-507

Príons, 219t, **219-220**, 220q, **361-365**, 679r
  definição, 219, 361
  doenças lentas causadas por, 248, 362f, 363t, 363-364, 699
    transmissíveis, hereditárias e esporádicas, 362
  eventos hospitalares predisponentes à infecção por, 707t
  inativação, 219
  reservatórios, 704t

Probióticos, 80

Procariotos. *Ver também* Bactérias; *bactérias específicas*
  eucariotos *versus*, 2-3
  transferência de DNA entre células em, 20t, 20-22

Procedimentos dentários
  abscessos cerebrais após, 117
  e estreptococos do grupo *viridans*, 117, 708t
  endocardite após, 117
    prevenção, 80, 119

Proctite
  causada por *Chlamydia trachomatis*, 203
  causada por *Neisseria gonorrhoeae*, 128

Período prodrômico
  de infecções bacterianas, 46
  de infecções virais, 244

Pró-fago, 231

Profilaxia pós-exposição (PEP), 376

Profilaxia pré-exposição (PPrE), 376

Proglótides, de tênias, 440, 443f

Prolapso retal, causado por *Trichuris trichura*, 459

Promastigotas, 409

Propionibacterium acnes, 213
  como microbiota normal, 26t, 28

Propionibacterium, como microbiota normal, 28

Prostaglandinas
  e resposta inflamatória, 53
  em reações de hipersensibilidade, 554

Prostatite, **623, 647,** 647f

Prostatite bacteriana aguda, 623

Prostatite bacteriana crônica, 623

Protease
  do HIV, 226, 367
  do vírus da hepatite C, 226-227, 336
  e clivagem de IgA
    produzida por *Haemophilus influenzae*, 165
    produzida por *Neisseria gonorrhoeae*, 128
    produzida por *Neisseria meningitidis*, 127
    produzida por *Streptococcus pneumoniae*, 120
  na via do complemento, 537
  toxina botulínica como, 42, 135
  toxina tetânica como, 42, 134-135

Proteases, 525

Proteína A, de *Staphylococcus*, 37, 108

Proteína C ativada, para choque séptico, 45

Proteína C-reativa (PCR), 493
  e resposta inflamatória, 53
  e *Streptococcus pneumoniae*, 120

Proteína carreadora
  na vacina para *Haemophilus influenzae*, 165
  na vacina para *Neisseria meningitidis*, 128
  na vacina para *Streptococcus pneumoniae*, 121

Proteína CD28, 562

Proteína CD4, 223, 369

Proteína CD40, 576

Proteína da matriz
  do envelope viral, 218
  proteína M2 do vírus influenza, 300-301
  viral, e brotamento, 228

Proteína de ligação à endotoxina, e resposta inflamatória, 53, 485

Proteína de ligação à manana, e resposta inflamatória, 53

Proteína de ligação ao fator H, 127

Proteína de ligação ao lipopolissacarídeo, e resposta inflamatória, 53

Proteína FAS, ativação, 254

Proteína inibidora de macrófagos (MIP), 53

Proteína NS-1, e virulência dos vírus influenza, 301

Proteína quimiotática de monócitos 1 (MCP-1), e resposta inflamatória, 53

Proteína repetitiva exportada, de *Mycobacterium tuberculosis*, 178

Proteína viral não capsídea 00, 324

Proteína. *Ver também proteínas específicas*
  e liberação de acetilcolina, caso clínico, 695
  má absorção, na giardíase, 414
  modificação, desinfecção por, 99
  na parede celular de *Staphylococcus aureus*, 108
  sérica, e regulação do sistema complemento, 539
  síntese, fármacos que inibem, 73-76, 74t
    que atuam na subunidade 30S, 73-75
    que atuam na subunidade 50S, 75-76

Proteínas-cinase
  codificadas por oncogenes virais, 352
  virais, síntese, inibição por interferona, 252

Proteínas citoplasmáticas, e controle de crescimento, 352

Proteínas da membrana externa, 128

Proteínas da molécula de adesão intercelular (ICAM), na fagocitose, 54

Proteínas de fase aguda, 492

Proteínas de fusão, vírus sincicial respiratório, 305

Proteínas de ligação à penicilina (PBPs), 69, 87, 108

Proteínas do complexo principal de histocompatibilidade (MHC), **530-531**
  características, 530
  classe I, 477, 486
    características, 530-531, 531t
    na síndrome dos linfócitos nus, 575
  classe II, 477, 502
    características, 531, 531t
    na síndrome dos linfócitos nus, 575
  definição, 530
  e transplantes, 531-534
  importância biológica, 530

Proteínas estruturais virais, 226

Proteínas externas de *Yersinia* (Yops), 38, 172

Proteínas G, e controle do crescimento, 352

Proteínas M, 37, 38t, 45, 46t, **114-115**
  e doenças pós-estreptocócicas, 118

Proteínas malformadas, 361

Proteínas porinas, parede celular bacteriana, 5

Proteínas precoces virais, 226

Proteínas repressoras, e replicação viral, 229, 231f

Proteínas tardias virais, 226

Proteínas virais, 216-218, 220q, 226
- e infecção a nível celular, 243
- síntese, inibidores de, 268, 270q
- tradução, bloqueio por interferona de, 251

Proteus, **157-158,** 158f, 646, 661r
- diagnóstico laboratorial, 146t, 147q, 158
- doenças causadas por, 145t, 157-158
- flagelos, 11
- identificação, 62
- resistente a antibióticos, 87

Proteus morganii. Ver Morganella morganii

Proteus rettgeri. Ver Providencia rettgeri

Proto-oncogenes, 351

Protoplastos, 8, 88

Protozoários, 409, 409f, 612t, 686r. *Ver também* Ciliados; *Mastigophora; Sarcodina; Sporozoa; protozoários específicos*
- ciclo de vida, 409
- ciliados, 438
- classificação, 409
- de sangue e tecidos, 421-436, 422t
- fármacos efetivos, 79
- em imunodeficiências ou defesas do hospedeiro reduzidas, 708t
- intestinais, 411-418, 412t
- sepse causada por, 650t

Protozoários teciduais, **421-436**

Protozoários urogenitais, 418-419

Providencia, **157-158**
- doença causada por, 157-158
- *P. rettgeri,* 157, 661r

Provírus, **351-353**

"Prozona," 542n

PRR (receptores de reconhecimento de padrão), 484-485, 485t, 486f

Prurido
- causado por piolhos, 582t, 583
- na candidíase vulvovaginal, 403
- na dermatofitose (*tinea*), 390
- na infecção por ancilóstomos, 461
- na sarna, 582t, 585
- na varicela, 285
- perianal, e *Enterobius vermicularis,* 457

Pseudallescheria boydii, **407**

Pseudo-hifas, 384, 384f
- *Candida albicans,* 401t, 402, 402f
- caso clínico, 700

Pseudomembranas
- na colite pseudomembranosa, 38, 137, 137f
- na difteria, 38, 139
- no sapinho, 403

Pseudomonas, **158-160,** 159f, 614
- biofilmes, 37
- diagnóstico laboratorial, 146t
- doenças causadas por, 590
- enzimas degradativas produzidas por, 10
- ilhas de patogenicidade, 38
- resistente a antibióticos, 87, 160

Pseudomonas aeruginosa, **158-160,** 661r-662r
- associado à ventilação mecânica, 632
- caso clínico, 699
- cistite causada por, 645
- como microbiota normal, 26t
- defesas do hospedeiro contra, 56t
- distinção de *Enterobacteriaceae,* 144
- doenças causadas por, 158, 159f, 590, 591t, 592, 592t
- e redução fagocítica, 55t
- em imunodeficiências ou defesas do hospedeiro reduzidas, 707t-708t
- eventos hospitalares predisponentes à infecção por, 707t
- fármacos efetivos contra, 79
- fatores predisponentes, 52t, 708t
- fonte ambiental, 706t
- glicocálice, 11
- identificação, 60-61
- infecções cutâneas causadas por, fatores predisponentes para, 52t
- infecções respiratórias devido a, fatores predisponentes para, 52t
- injectossomas, 40
- lesões cutâneas causadas por, 709t
- metabolismo, 16
- no diabetes melito, 55
- necessidade de oxigênio de, 104, 104t
- piocinas produzidas por, 10
- propriedades, 158-159
- resistente a antibióticos, 85, 85t
- SARS. *Ver* Síndrome respiratória aguda grave

Serratia, 145t

Streptococcus pneumoniae
- achados clínicos, 121
- transmissão, 34t
- transmissão, 35t

Pseudomonas cepacia. Ver Burkholderia cepacia

Pseudomonas maltophilia. Ver Stenotrophomonas maltophilia

Pseudomonas pseudomallei, 211

Pseudoterranova decepiens, 472

Pseudotipos, 235

Pseudovírions, 219

Psitacídeos, como reservatórios de *Chlamydia psittaci,* 705t

Psitacose, 201, 201t, 203-204, 633, 705t

Psoríase, 567

Pulgas
- transmissão de riquetsioses por, 205-206
- transmissão de *Yersinia pestis* por, 36t, 172, 705t

Pulgas de rato, transmissão de *Yersinia pestis* por, 36t, 172, 704t-705t

Pulmão. *Ver também* Pneumonia
- diferenciação de esporos, 394
- migração de *Paragonimus westermani,* 453
- na ascaridíase, 460-461

Punção lombar, 601

Púrpura trombocitopênica idiopática, 563t

Pus
- azul, em infecções por *Pseudomonas aeruginosa,* 159
- azul-esverdeado, caso clínico, 699
- e resposta piogênica, 51

Pústulas malignas, no antraz, 132, 132f

PZA (pirazinamida), 69t, 87, 182

Q

Quantiferon-TB (QFT), para tuberculose, 182

Queijo
- *Brucella melitensis,* 171
- *Listeria monocytogenes,* 140

Queimaduras, 708t
- infecções por *Pseudomonas,* 158, 636
- na mucormicose, 406

Queratina, como fonte de nutrientes para dermatófitos, caso clínico, 698

Quérion, 390

Quimiocinas
- descrição, 487, **490**
- e resposta inflamatória, 53

Quimioprofilaxia
- antiviral, 268, 269t
- fármacos antimicrobianos, 79-80, 80t, 82q
- malária, 437-438

Quimiotaxia, 11
- e complemento, 539

Quimioterapia para o câncer, 707t
- e colite pseudomembranosa, 137

Quinidina, para malária, 425t

Quinolonas, resistência às, 87. *Ver também* Fluoroquinolonas

Quinta moléstia, 316-317, 317f, 710t

806 Índice

Quinupristina-dalfopristina, 112

Quitina, fúngica, 383

Quorum sensing (sensoriamento de quórum), 37

R

Rabdovírus, 241, **317-319**. *Ver também* Vírus da raiva
    forma, 217*f*
    tamanho, 217*f*

Radiação, morte de microrganismos utilizando, 100

Radioimunoensaio (RIA), 258, **544**

RAG1, 500, 575

RAG2, 500, 575

Raios X, 591, 628
    morte de microrganismos utilizando, 100
    mutações causadas por, 19

Raiva furiosa, 605

Raiva muda, 605

Raltegravir, 261*t*, 267, 269*t*, 374*t*

RANTES, 492

RAST (teste radioalergoabsorvente), 544

Ratos, como reservatórios
    Leptospira interrogans, 36*t,* 198, 704*t*
    Rickettsia rickettsii, 36*t*
    Yersinia pestis, 172

Reação de Arthus, 557

Reação de imunofluorescência, 545*f*

Reação de Jarisch-Herxheimer, 195

Reação de Prausnitz-Küstner, 555

Reação de Quellung, 10, 120-121

Reação do enxerto contra o hospedeiro, 534

Reação em cadeia da polimerase (PCR), 135, 185, 191, 198, 211, 284, 302
    detecção do HIV por, 372
    e *Clostridium difficile,* 137
    e papilomavírus humano, 295
    na difteria, 139
    no antraz, 133

Reações alérgicas. *Ver* Hipersensibilidade

Reações anafilactoides, 555

Reações anafiláticas (anafilaxia)
    a ovos, 272
    cutâneas, 555
    devido à penicilina, 71
    sistêmicas, 553, 554*t*

Reações antígeno-anticorpo, **541-551**
    e testes diagnósticos
        descrição, 541*t,* 541-551
        e reações envolvendo antígenos de hemácias, 547-551
    tipos, 542-547

Reações autoimunes, e infecção pelo vírus da hepatite C, 337

Reações de hipersensibilidade tardia, 552*t*-553*t,* 558*f,* **558-560,** 559*t*

Reações de precipitinas de Ouchterlony, 543, 543*f*

Reações dermatofíticas, 390

Reações "Id", 390

Reações transfusionais, e grupos sanguíneos ABO, 547-549, 548*f,* 548*t*

Rearranjo de DNA, 494

Rearranjo viral, 235, 300-301

Rearranjos programados, 19*f,* 19-20, 22*q*

Recém-nascidos. *Ver* Neonatos

Receptor de acetilcolina, ligação do vírus da raiva ao, 317

Receptor de células B, 495-496, 499

Receptor de interleucina 2, 507

Receptor universal, transfusões, 549

Receptores
    do tipo Toll, 577
    lectina de ligação à manana, 577
    NOD, 577
    para vírus, 223
    reconhecimento de padrão, 577
    RIG helicase, 577

Receptores de células T, **499**
    cadeias de, 500, 500*t,* 501*f*
    círculos de excisão, 500
    definição, 499
    e complexo MHC-peptídeo, 507
    estrutura, 499-500, 500*f*
    genes, 500
    priming, 507, 508*f*
    sinalização, 506-508

Receptores de lectina do tipo C (CLRs), 485

Receptores de quimiocinas, e replicação do HIV, 368-369

Receptores de reconhecimento de padrão (PRR)
    células B, 520
    deficiência de, 577
    descrição, 484-485, 485*t,* 486*f*

Receptores do tipo Nod, 484

Receptores do tipo Toll
    descrição, 484-485
    TLR-4, 485
    TLR-5, 577, 577*t*

Receptores isca, 247

Receptores NOD, 577

Receptores RIG helicase, 577

Receptores RIG-I helicase, 484-485

Recombinação, 22
    homóloga, 22
    viral, 234-235

Recombinação não homóloga, 22

Recombinases, 494

Recombivax, 335

Reconhecimento
    de antígenos por células B, 477
    de organismos estranhos, 477

"Reconstituição imune," no tratamento do HIV, 334, 376

Regiões ambissenso, 225

Regulador autoimune (AIRE), 502, 561

Reidratação oral na diarreia, 614

Reinfecção massiva, *Strongyloides,* 463

Rejeição aguda de aloenxerto, 533e

Rejeição crônica de aloenxerto, 532

Rejeição de aloenxerto de órgão sólido, 532-533

Rejeição de aloenxerto hiperaguda, 532

Reovírus, **241, 323-324,** 343*t,* 345. *Ver também* Rotavírus
    mRNA, 242*q*
    tamanho e forma, 217*f*

Repetições invertidas, de transpósons, 10, 10*f*

Replicases, 226

Resfriado comum, 241, 245, 247, 624*t,* **627-628**
    adenovírus, 308
    coronavírus, 306
    imunidade, 254
    organismos causadores, 627
    rinovírus, 307-308
    transmissão, 34*t,* 627
    vírus Coxsackie, 326
    vírus parainfluenza, 304-305, 627
    vírus sincicial respiratório, 306, 627

Resistência a antibióticos, **84-92**
    artesunato, 425, 425*t*
    bases genéticas, 85-86, 90*q*-91*q*
        e resistência associada ao cromossomo, 85
        e resistência mediada por plasmídeo, 85-86, 86*f,* 86*t*
        e resistência mediada por transpóson, 86
    bases não genéticas da, 88, 91*q*
    de alto nível
        descrição, 84-85
        Streptococcus pneumoniae, 121
    de bacilos Gram-negativos entéricos, 147
    de baixo nível, 85
    de *Morganella morganii,* 158
    de *Mycobacterium tuberculosis,* 177, 182
    de *Neisseria gonorrhoeae,* 129
    de *Proteus vulgaris,* 158
    de *Providencia rettgeri,* 158
    de *Pseudomonas aeruginosa,* 160

Índice **807**

e combinações de antibióticos, 89-90, 90*f*, 91*q*

e enterococos resistentes à vancomicina, 76, 87, 115, 119

e organismos multirresistentes, 177, 182. *Ver também organismos específicos*

e *Staphylococcus aureus* resistente à meticilina, 42, 87, 108

   doenças causadas por, 110-112

   fármacos efetivos contra, 72*t*, 76, 79

e *Staphylococcus aureus* resistente à nafcilina, 108, 112

e *Staphylococcus aureus* resistente à vancomicina, 108, 112

e *Staphylococcus epidermidis* resistente à meticilina/nafcilina, 112

e teste de sensibilidade, 88-89, 91*q*

   e atividade bactericida sérica, 89

   e concentração bactericida mínima, 88, 89*f*

   e concentração inibitória minima, 88, 89*f*

   e produção de β-lactamase, 89

e uso excessivo e incorreto de antibióticos, 88

exibida por bactérias de relevância médica, 85, 85*t*

mecanismos, 84*t*, 84-87, 91*q*

Resistência a antibióticos cromossômica, 85

Resistência a antibióticos mediada por plasmídeos, 85-86, 86*f*, 86*t*

Resistência à colonização, 27

Resistência ao artesunato, 425, 425*t*

Resistência mediada por transpóson, 86

RespiGam (hiperimunoglobulinas), 306

Resposta de fase aguda, 53, 492-493

Resposta do hospedeiro, *Corynebacterium diphtheriae,* 138

Resposta granulomatosa, 51

Resposta imune, 477

   descrição, 484-485

   e idade, 480-481

   especificidade, 477

   primária, 522

   secundária, 515, 522-523

Resposta inflamatória (inflamação), 32, 37-38, 49*q*, **52-55,** 53*f*-54*f*, 55*t*

   descrição, 477

   e doença do soro, 557-558

   e endotoxinas, 44*t*, 45

   e reação de Arthus, 557

   fagocitose na, 52-55, 54*f*, 55*t*

   falta, príons, 219-220

   granulomatosa, 37

   na difteria, 138-139, 139*f*

piogênica, 37

sintomas, 489-490

Resposta piogênica, 51

Retapamulina

   aplicações clínicas, 74*t*, 76

   mecanismo de ação, 76

Retinite, citomegalovírus, 287

   na Aids, 372*t*

Retrovírus, **225-226,** 241. *Ver também* HIV (vírus da imunodeficiência humana); Vírus da leucemia de células T do adulto

   animal, 358-359

   atividade de transcriptase reversa, 226*t*

   como agentes transdutores, 351

   como vetores, 235

   complementaridade, 228, 228*t*

   endógenos, 354

   forma, 217*f*

   inibidores

      não nucleosídeos, 266-267, 269*q*

      nucleosídeos, 266, 269*q*

   proteases, 228*t*

   replicação, 224

   tamanho, 217*f*

"Reumatismo do deserto," 396

Rhizopus, **405-407,** 683*r*

   no diabetes melito, 55

   R. oryzae, 406

Rhodococcus equi, 213

Rho-Gam (imunoglobulinas Rh(D) de alto título), 550

RIA (radioimunoensaio), 258, **544**

Ribavirina, 261*t*-262*t*, 264*f*, 267, 306, 631

Ribonucleases, 252

Ribossomos bacterianos, 6*t*, 9

Rickettsia, **205-208,** 668*r. Ver também riquetsioses específicas*

   classificação, 103

   como parasitas intracelulares obrigatórios, 31

   de menor relevânia médica, 210*t*

   diagnóstico, 63

   e coloração de Gram, 8*t*

Rickettsia akari, 205, 206*t*

Rickettsia prowazekii, 668*r*

   doença causada por, 205-206, 206*t*

   reservatórios, 36*t*

   vacina, 93*t*

   vetores, 205, 582, 705*t*

Rickettsia rickettsii, 205-207, 668*r*

   doença causada por, 205-207, 206*f*, 206*t*

   lesões cutâneas causadas por, 710*t*

   localização geográfica, 706*t*

   porta de entrada, 34*t*

reservatório, 36*t*, 205-206, 206*t*

transmissão, 205-207, 206*t*

vacina, 95

vetores, 36*t*, 205-206, 206*t*, 705*t*

Rickettsia tsutsugamushi, 205, 206*t*

Rickettsia typhi, 206, 206*t*

Rifabutina

   aplicações clínicas, 78

   mecanismo de ação, 78

Rifampicina

   aplicações clínicas, 77*t*, 78, 182, 629

   mecanismo de ação, 78

   prevenção da meningite, 165-166

   resistência à, 84*t*-85*t*, 87

   uso quimioprofilático, 80*t*, 127

RIG (imunoglobulina antirrábica), 272-273

Rilpivirina, 261*t*-262*t*, 266, 374*t*, 375

Rim

   carcinoma de, 359

   insuficiência, na síndrome hemolítico-urêmica, 148-149

Rimantadina, 261*t*-262*t*, 263, 302

Rinite alérgica, 553, 554*t*, 556

Rinovírus, 239*t*, 241, 245, 247, 277*t*, 278, **307-308,** 624*t*, 673*r*

   porta de entrada, 244*t*

   resfriado comum causado por, 627

   tipos sorológicos, 308

   transmissão, 34*t*, 307-308

Risus sardonicus (riso sardônico), no tétano, 134

Ritonavir, 261*t*, 267, 339*t*, 374*t*

RNA

   ambissenso, 242

   de fita dupla, como indutor de interferonas alfa e beta, 251

   genoma de RNA de fita dupla, 225

   genoma de RNA de fita simples, 224

   genoma viral ambissenso, 225

RNA mensageiro. *Ver* mRNA

RNA-polimerase

   de rotavírus, 323

   dependente de DNA, 224

   do vírus da raiva, 317

   do vírus influenza, 299

RNA viral de polaridade positiva, 224

Robovírus, 342, 379

Roedores. *Ver também roedores específicos*

   como reservatórios

      para *Borrelia burgdorferi,* 196

      para hantavírus, 379

      para o vírus da encefalite da Califórnia, 345

      para o vírus da febre de Lassa, 382

808 Índice

para o vírus da febre do carrapato do Colorado, 345

para *Rickettsia rickettsii*, 705t

para *Yersinia pestis*, 172

pulgas, transmissão de *Yersinia pestis* por, 36t, 172, 704t-705t

Roséola infantil, 380

Rotashield, 324

Rotateq, 324

Rotavírus, 225, 239t, 241, 278, **323-324,** 611t-612t, 675r

características clínicas, 323t

caso clínico, 695

complementaridade, 227, 228t

patogênese, 246, 324

porta de entrada, 34t, 244t

propriedades, 323t

vacinas, 273t, 324

Rubivírus, 241

S

Saccharomyces boulardii, 80

Salmonella, 144t, **150-152,** 151t, 611, 613t, 614

classificação, 150

diagnóstico laboratorial, 146, 146t

doenças causadas por, 145t, 150-152, 591t

dose infecciosa, 31

e artrite reativa, 568

e doenças autoimunes, 144

e osteomielite, na anemia falciforme, caso clínico, 696

em imunodeficiências ou defesas do hospedeiro reduzidas, 708t

endotoxinas, 44

Escherichia coli versus, 16, 147

fatores predisponentes, 56

flagelos, 11

forma, 4f

identificação, 61, 63

ilhas de patogenicidade, 38

injectossomas, 40

na Aids, 372t

propriedades, 150

Shigella versus, 62, 150, 151t

transmissão, 35t

Salmonella choleraesuis, 150-151

Salmonella dublin, 150

Salmonella enterica, 57t. Ver também *Salmonella enteritidis*

Salmonella enteritidis, 150, 611t, 659r

fatores predisponentes, 708t

reservatórios, 704t-705t

transmissão, 35t-36t

Salmonella hirschfeldii, 151

Salmonella paratyphi, 150

Salmonella schottmuelleri, 151

Salmonella typhi, 34t-35t, 659r

doença causada por. *Ver* Febre tifoide

fármacos efetivos contra, 75

fatores de virulência de superfície, 38t

propriedades, 150

transmissão, 150-151

vacina, 93t, 94

Salpingite

Chlamydia trachomatis, 203

Neisseria gonorrhoeae, 128

Sangue

como porta de entrada viral, 244t

transmissão do vírus da leucemia de células T humanas tipo I por, 356

via de transmissão do HIV, 369-370

via de transmissão do vírus da hepatite C, 333

Sapinho, 401t, **401-404,** 403f

caso clínico, 700

diagnóstico, 61

na Aids, 372t

na aplasia tímica, 574

neonatal, transmissão, 34t

Saquinavir, 261t, 267, 374t, 705t

Sarampo, **311-313**

deficiência de células T, 577-578

imunidade, 254

lesões cutâneas, 710t

vacina, 273t, 313

Sarampo, caxumba e rubéola (MMR) vacina, 273t, 278, 311

Sarcina, 213

Sarcodina, 409

Sarcoma de Kaposi (SK)

e herpes-vírus humano 8, **290-291,** 357

na Aids, 290-291, 291f, 372, 372t

Sarcoma

de Kaposi

e herpes-vírus humano 8, 357

na Aids, 290-291, 291f, 372t

e adenovírus, 308

Sarcoptes scabiei, 582t, 584, 585f, 691r-692r

lesões cutâneas causadas por, 710t

Sarna, 582t, 584, 585f, 710t

SARS (síndrome respiratória aguda grave), 241, 245t, 306-307

Saúde pública, e coliformes, 146

Scedosporium apiospermum, 407

Schistosoma, 409, **450-453,** 452f, 688r

Schistosoma haematobium, 449t-450t, 450, 452f, 688r

caso clínico, 699

descrição, 706t

Schistosoma japonicum, 449t, 450, 450t, 450-451, 688r

Schistosoma mansoni, 449t, 450, 450t, 450-451, 451f-452f, 688r

fonte ambiental, 706t

transmissão, 35t

Schistosoma mekongi, 450n

Scrapie, 219, **364**

SCT. *Ver* Síndrome do choque tóxico

Seleção clonal, 497-499

Seleção negativa, 502, 502f, 518

Seleção positiva

na seleção clonal de células B, 499, 518

na seleção clonal de células T, 502, 507

Selectinas, 54, 490

Sepse, 144, 145t, **648-652**

Aeromonas hydrophila, 210

Alcaligenes faecalis, 210

antibióticos para, 651

Bacteroides fragilis, 463

Capnocytophaga gingivalis, 211

Chryseobacterium meningosepticum, 211

Citrobacter, 211

Corynebacterium jeikeium, 211

culturas sanguíneas para, 650-651

definição, 648

diagnóstico, 650-651

disfunção orgânica, 648t

e esplenectomia, 55

Edwardsiella, 211

Escherichia coli, 148, 463

fisiopatologia, 648-650

Haemophilus influenzae, 165

em crianças, 164

Listeria monocytogenes, 35t, 140

manifestações clínicas, 650

materna, transmissão de *Listeria monocytogenes*, 35t

neonatal, 650

Escherichia coli, 149-150

prevenção de, 119

Streptococcus agalactiae, 113, 117-119

transmissão de *Listeria monocytogenes*, 35t

patógenos envolvidos, 650, 650t

prevalência, 648

prevenção, 651

Pseudomonas aeruginosa, 160

Staphylococcus aureus, 110

Staphylococcus epidermidis, 106, 111

Índice **809**

Streptococcus agalactiae, neonatal, caso clínico, 697
Streptococcus pneumoniae, 112
 transmissão, 34*t*
 tratamento, 651
 Vibrio vulnificus, 35*t,* 155
Septata intestinalis, 412*t*
Septicemia, 158
 Salmonella, 150-152
 Staphylococcus aureus, 106, 110
 Vibrio vulnificus, 155
Sequenciamento de DNA, 534
Sequências de inserção, 10, 18
"Seringas moleculares," 39
Serotonina, em reações de hipersensibilidade, 554
Serratia, **156-157**
 doenças causadas por, 145*t,* 590
Serratia marcescens, 156-157, 157*f,* 661*r*
 doenças causadas por, 591*t*
Sexo, dos esquistossomos, 450
SG (síndrome de Goodpasture), 553*t,* 557
Shell vials, 287
Shigella, **152-153,** 611, 611*t,* 613*t,* 659*r*-660*r*
 diagnóstico laboratorialde, 146, 146*t*
 diarreia sanguinolenta, 610
 doenças causadas por, 144, 144*t*-145*t,* 152. *Ver também* Shigelose
 dose infecciosa, 31
 e artrite reativa, 568
 e doenças autoimunes, 144
 Escherichia coli versus, 16, 147
 identificação, 61, 63
 ilhas de patogenicidade, 38
 injectossomas, 40
 na Aids, 372*t*
 propriedades, 152
 Salmonella versus, 62, 150, 151*t*
 transmissão, 35*t*
Shigella dysenteriae, 152
 características, 40*t*
 toxina produzida por, 43
 transmissão, 34*t*
Shigella sonnei, 153
Shigelose, 77, **152-153**
SHU (síndrome hemolítico-urêmica), **148**
 e toxina Shiga, 43, 148-149
 transmissão, 33*t*
Sideróforos, 16
Sífilis, **193-195,** 616-617, 618*t,* 698. *Ver também Treponema pallidum*
 congênita, 33*t*-34*t,* 194
 diagnóstico, 62-64
 epidemiologia, 193

imunidade, 194
latente, 194
lesões cutâneas, 709*t*-710*t*
patogênese e achados clínicos, 193*f,* 193-194
primária, 193, 193*f,* 616-617, 709*t*
reação de Jarisch-Herxheimer, 195
secundária, 193, 194*f,* 617, 710*t*
terciária, 194
transmissão, 33*t*-34*t,* 193
Simeprevir, 268, 337*t,* 339*t*
Simulium, transmissão de *Onchocerca volvulus* por, 469
Sinais pró-inflamatórios, 485
Sinal de Romaña, 429
Sinal de Winterbottom, 432
Sinal do campanário, 628, 628*f*
Sincício. *Ver* Células gigantes multinucleadas
Síndrome da deficiência de adesão leucocitária, **577**
Síndrome da hiper-IgE, 575
Síndrome da hiper-IgM, 512, 520, **576**
Síndrome da imunodeficiência adquirida (Aids). *Ver* Aids
Síndrome da pele escaldada, 106, 107*f,* 111
 lesões cutâneas, 710*t*
 patogênese, 109
Síndrome da resposta inflamatória sistêmica (SIRS), 45
Síndrome da rubéola congênita, 315
Síndrome das bochechas esbofeteadas, 316, 317*f,* 710*t*
 caso clínico, 699
Síndrome de Chédiak-Higashi, 55, **576**
Síndrome de DiGeorge, 499, **573-574,** 574*t,* 708*t*
Síndrome de Gerstmann-Strussler-Scheinker (GSS), 363*t,* 364
Síndrome de Goodpasture (SG), 563*t,* 568
Síndrome de Guillain Barré, 563*t,* 566-567
 diarreia, 613*t*
 e infecções por *Campylobacter jejuni,* 144, 155
 e mimetismo molecular, 564
 e vacina da influenza, 303
 em infecções por *Mycoplasma pneumoniae,* 191
Síndrome de Job, **575**
Síndrome de Reiter, 622. *Ver também* Artrite reativa
 e infecção por *Campylobacter jejuni,* 155
 e infecção por *Chlamydia trachomatis,* 201, 203
 e infecções por patógenos entéricos, 144
 e infecções por *Yersinia,* 214

Síndrome de Reye, 285, 302, 608
Síndrome de Sjögren, 569
Síndrome de Stevens-Johnson, 559
 causada por fármacos, 77, 266, 375
 em infecções pelo herpes-vírus simples, 284
 em infecções por *Mycoplasma pneumoniae,* 191
Síndrome de Waterhouse-Friderichsen, 127
Síndrome de Wiskott-Aldrich, **573**
Síndrome debilitante crônica (CWD, *chronic wasting disease*), 365
Síndrome do "bebê cinza", 76
Síndrome do choque tóxico (SCT), 106, **111**
 Clostridium sordellii, 135
 e exotoxina A pirogênica, 116
 lesões cutâneas, 710*t*
 patogênese, 109
 Staphylococcus aureus, 29, 111
 caso clínico, 698
 Streptococcus pyogenes, 113, 117
 tratamento, 112
Síndrome do "homem vermelho", 73
Síndrome do linfócito nu, 575
Síndrome hemolítico-urêmica (SHU), 148
 e toxina Shiga, 43, 148-149
 transmissão, 33*t*
Síndrome inflamatória da reconstituição imune (SIRI), no tratamento do HIV, 376
 em infecções criptocócicas, 404
 na hepatite B, 335
 na tuberculose, 181
Síndrome linfoproliferativa ligada ao X, na mononucleose infecciosa, 289
Síndrome pós-pólio, 325
Síndrome pulmonar por hantavírus, 379
Síndrome respiratória aguda grave (SARS), 241, 245*t,* **306-307**
Síndrome respiratória do Oriente Médio, 306-307
Síntese de DNA
 inibidores, 535, 535*t*
 doenças autoimunes tratadas com, 566*t*
 dependente de RNA, vírus da hepatite B, 332
 dependente de RNA, vírus da imunodeficiência humana, 366
Sinusite, **625-626,** 626*f*
 aguda, 624*t*
 Aspergillus, 625
 empiema subdural predisponente, 607
 Haemophilus influenzae, 164-165, 624*t,* 625, 629
 Moraxella catarrhalis, 212, 669
 Mucor, 625

810 Índice

Staphylococcus aureus, 625

Streptococcus pneumoniae, 119, 121, 625

Streptococcus pyogenes, 117

SIRI. *Ver* Síndrome inflamatória da reconstituição imune

SIRS (síndrome da resposta inflamatória sistêmica), 45

Sistema de secreção do tipo III, 39-40

em *Pseudomonas,* 159

Sistema imune

adaptativo, 475*t,* 475-476, 476*t. Ver também* Imunidade mediada por anticorpos; Imunidade celular

função, 475-476, 475*t*-477*t,* 478*f*

inato, 475, 475*t*-476*t. Ver também* imunidade inata

Sistema nervoso central (SNC)

e abscesso cerebral por *Nocardia asteroides,* caso clínico, 694

e doenças lentas, 361

infecções, **601-608**

infecções neonatais, transmissão, 34*t*

Sistema reticuloendotelial

localização de *Brucella,* 170

na leishmaniose visceral, 433

Sistemas de secreção bacterianos, 39-40

Sítios imunologicamente privilegiados, 565

SIV (vírus da imunodeficiência dos símios), 368

SK. *Ver* Sarcoma de Kaposi

SNC (sistema nervoso central)

e abscesso cerebral por *Nocardia asteroides,* caso clínico, 694

e doenças lentas, 361

infecções, 601-608

infecções neonatais, transmissão, 34*t*

Sobrevivência intracelular, 37-38, 49*q*

SOD (superóxido-dismutase), 16

inibição do crescimento anaeróbio por, 104

Sodoku, 213

Sofosbuvir, 262*t,* 267, 337*t,* 339*t*

S-OIV (vírus influenza de origem suína), 304

Solo

como fonte de organismos de relevância médica, 706*t*

e micoses cutâneas, 391-392

e transmissão de *Clostridium perfringens,* 136

e transmissão de *Cryptococcus neoformans,* 404

e transmissão de *Listeria monocytogenes,* 140

formas de bolores, inalação de esporos formados por, 395

Sondas de ácido nucleico, 64

Sondas de DNA, para o diagnóstico de *Chlamydia trachomatis,* 64

Sorbitol, incapacidade das colônias de fermentar, 696

Soro

títulos de anticorpos no, 541

transferência de hipersensibilidade atópica pelo, 555

Soroconversão, 258

Sorotipos virais, 217, 219, 247-248

Sorovar, 150, 198-199

Spirillum minor, 213

Sporothrix schenckii, 391, 392*f,* 681*r*

fonte ambiental, 706*t*

Sporozoa (esporozoários), 409

SRS-A (substância de ação lenta da anafilaxia), 554

Staphylococcus, 4, **106-112**

coagulase-negativo, 108-109, 111. *Ver também Staphylococcus epidermidis; Staphylococcus saprophyticus*

forma, 4*f*

infecções por

achados clínicos, 110*t,* 110-111

da pele, transmissão, 33*t*

diagnóstico laboratorial, 111-112

patogênese, 109

tratamento, 112

propriedades, 106-109, 107*f,* 108*t*

tolerância, 112

transmissão, 109

Staphylococcus aureus, **106-112,** 108*t,* 595-597, 611, 611*t*-612*t,* 625, 653*r*

abscesso cutâneo causado por, 641

abscesso pulmonar causado por, 634

caso clínico, 694, 697

colonização vaginal por, 29

como microbiota normal, 26*t*-27*t,* 28-29

defesas do hospedeiro contra, 56*t*

doenças causadas por, 46, 46*t,* 106, 106*f*-107*f,* 212, 590, 591*t,* 592, 592*t*

mediadas por toxinas, 111

piogênicas, 110*f,* 110-111

tratamento, 112

e redução fagocítica, 55*t*

e resposta piogênica, 51

em deficiências seletivas de imunoglobulina, 578

em imunodeficiências ou defesas do hospedeiro reduzidas, 705*t,* 708*t*

eventos hospitalares predisponentes à infecção por, 705*t*

exotoxina, 40*t*-41*t,* 42

fármacos efetivos, 73, 76, 79

fatores de virulência de superfície, 37, 38*t*

fatores predisponentes, 52*t,* 56, 57*t,* 708*t*

foliculite causada por, 640

identificação, 60-61, 63

infecções cutâneas causadas por

fatores predisponentes, 52*t*

lesões, 709*t*-710*t*

no diabetes melito, 55

parede celular, 8, 37, 108-109

patogênese, 109, 110*t*

prostatite causada por, 647

resistente a antibióticos, 85, 85*t,* 87

resistente à meticilina, 42, 75-76, 85, 87, 108, 110-112

tolerância a antibióticos, 87

transmissão, 34*t*-35*t,* 109

transpeptidação, 69

Staphylococcus aureus intermediário à vancomicina (VISA), 108, 112

Staphylococcus aureus resistente à meticilina (MRSA), 42, 85, 87, 106, **108**

adquirido em hospitais, 108

antibióticos para, 591, 641*t*

doenças causadas por

descrição, 110-111

tratamento, 112

fármacos efetivos contra, 75-76, 77*t*

Staphylococcus aureus resistente à nafcilina (NRSA), 108, 112

Staphylococcus aureus resistente à vancomicina (VRSA), 108, 112

Staphylococcus epidermidis, 108, 108*t,* **111,** 597, 653*r*

caso clínico, 694, 697

como microbiota normal, 26*t*-27*t,* 28-29

condições predisponentes para infecções por, 52*t,* 57*t*

doenças causadas por, 106, 111, 590, 592, 592*t*

eventos hospitalares predisponentes à infecção por, 705*t*

fármacos efetivos contra, 73, 76, 78-79

glicocálice, 11, 36

identificação, 61

patogênese, 109-110, 110*t*

resistente à meticilina/nafcilina, 112

sensível à meticilina, 112

transmissão, 109

Staphylococcus epidermidis resistente à meticilina/nafcilina (MRSE), 112

Staphylococcus epidermidis sensível à meticilina (MSSE), 112

Staphylococcus lugdunensis, 111

Índice **811**

Staphylococcus saprophyticus, 108, **111**, 108*t*, 654*r*

cistite causada por, 645

como microbiota normal, 29

doenças causadas por, 106, 112

patogênese, 109-110, 110*t*

transmissão, 109

STEC (*E.coli* produtora de toxina Shiga*),* 611, 612*t*

Stenotrophomonas maltophilia, 52*n*, 158, 662*r*

Streptobacillus moniliformis, 213

Streptococcus, 4, **112-119,** 113*t*, 113*f*-114*f*

α-hemolíticos, 113, 114*f. Ver também Streptococcus mutans; Streptococcus pneumoniae;* Estreptococos do grupo *viridans*

β-hemolíticos, 113-114, 114*f,* 114-115

grupo A, 654*r. Ver também Streptococcus pyogenes*

grupo B, 654*r. Ver também Streptococcus agalactiae*

grupo D, 115. *Ver também Enterococcus faecalis; Enterococcus faecium; Streptococcus bovis*

como microbiota normal, 27*t,* 29

de relevância médica, 113*t,* 116*t. Ver também Enterococcus faecalis; Enterococcus faecium; Streptococcus agalactiae; Streptococcus pneumoniae; Streptococcus pyogenes;* Estreptococos do grupo *viridans*

doenças causadas por, 112-119, 113*f*-114*f,* 116*t,* 117*f*

e doenças pós-estreptocócicas, 118

forma, 4*f*

grupo A. *Ver também Streptococcus pyogenes*

faringite, 626-627

não β-hemolíticos, 115

não hemolíticos, 113

como microbiota normal, 29

transmissão, 115

viridans. Ver Estreptococos do grupo *viridans*

Streptococcus agalactiae, 114, 654*r*

caso clínico, 697

como microbiota normal, 115

doenças causadas por, 113, 117, 591*t*-592*t*

patogênese, 116, 116*t*

transmissão, 34*t*

Streptococcus anginosus, 607

Streptococcus anginosus grupo *milleri,* 115

Streptococcus bovis

doenças causadas por, 113, 118, 597

patogênese, 116*t*

Streptococcus gallolyticus, 113

Streptococcus intermedius, 115

Streptococcus mutans

como microbiota normal, 27*t,* 29

glicocálice, 11

síntese de polissacarídeos, 115

Streptococcus pneumoniae, **119-121,** 624*t,* 625, 655*r*

caso clínico, 696, 698

como microbiota normal, 115

defesas do hospedeiro contra, 56*t*

doenças causadas por, 111, 119, 126

e meningite, 601

e redução fagocítica, 55*t*

em deficiências seletivas de imunoglobulina, 578

em imunodeficiências ou defesas do hospedeiro reduzidas, 705*t,* 708*t*

empiema causado por, 635

fármacos efetivos contra, 75-77

fatores de virulência de superfície, 37, 38*t*

fatores predisponentes a infecções por, 57*t,* 708*t*

forma, 4*f*

identificação, 60-61

ilhas de patogenicidade, 38

ligação da proteína C-reativa, 53

no diabetes melito, 55

patogênese por, 116, 116*t,* 120-121

pneumonia causada por, 633, 633*f*

prevenção, 121

propriedades, 119-120, 120*f*

resistente a antibióticos, 85, 85*t,* 87

terapia antibiótica combinada, 90

transmissão, 34*t,* 120

vacina, 11, 93*t,* 93-94

Streptococcus pyogenes, 114, 624*t,* 654*r*

caso clínico, 695

coloração de Gram, 114*f*

como microbiota normal, 29, 115

defesas do hospedeiro contra, 56*t*

doenças causadas por, 46, 46*t,* 112-113, 113*t,* 113*f,* 116, 117*f,* 118

fármacos efetivos contra, 78, 79

e doenças pós-estreptocócicas, 118

e resposta piogênica, 51

exotoxina, 40*t*-41*t,* 42

faringite, 626*f,* 626-627

fatores de virulência de superfície, 37, 38*t*

glomerulonefrite devido a, 558

identificação, 61, 63

lesões cutâneas causadas por, 709*t*-710*t*

nefritogênico, 114

patogênese, 115-116, 116*t*

propriedades, 114

proteína da parede celular, 37

resistente a antibióticos, 119

reumatogênico, 114

Streptococcus sanguinis, 29, 700

Streptococcus suis, 213

Streptomyces, 72

Strongyloides

descrição, 409, 456, 457*t,* 462-464, 610

S. stercoralis, **462-464,** 465*f,* 689*r,* 706*t*

Substância C pneumocócica, 120

Substância de ação lenta da anafilaxia (SRS-A), 554

Substituição de base, 18

Substituição de sorotipos, 94, 121

Subunidades repetidas, virais, 216

Suco de oxicoco, na profilaxia de infecções por *Escherichia coli,* 148, 150

Sulbactam, 86

Sulfadiazina, 413*t,* 426

Sulfadiazina de prata, 99

Sulfisoxazol, 625

Sulfonamidas

aplicações clínicas, 77, 77*t*

mecanismo de ação, 77, 77*t*

resistência às, 86*t,* 87, 127

Superantígenos, 42

caso clínico, 698

células T afetadas por, 515-516

na síndrome do choque tóxico, 109, 116

produzidos por vírus, 218

toxina eritrogênica como, 116

toxina pirogênica como, 116

Superfície epitelial danificada, 708*t*

Superóxido-dismutase (SOD), 16

e crescimento anaeróbio, 104

na fagocitose, 54

Surfactantes, 483, 483*t*

Suturas, e infecções por *Staphylococcus aureus,* 109

T

TAAs (antígenos associados a tumores), 571

Tacrolimo, 535*t*

Taenia saginata, 440*t*-441*t,* **442-445,** 445*f,* 687*r,* 704*t*

Taenia solium, 440*t*-441*t,* **441-442,** 442*f*-444*f,* 687*r*

caso clínico, 701

reservatórios para, 704*t*

Talaromyces marneffei, 407

Tampão, como fator predisponente para *Staphylococcus aureus,* 708*t*

Taquizoítos, *Toxoplasma gondii,* 426, 428*f*

Tartarugas, como reservatórios de *Salmonella enterica,* 705*t*

812 Índice

Tazobactam, 71-72, 86

TBX21, 515

TDO (terapia diretamente observada), para tuberculose, 182

Tecido linfoide associado ao intestino (GALT), 27

Tecido linfoide associados à mucosa (MAL), 506

Tecidos moles

exotoxinas, doença causada por, 41*t*

infecções dos

e da pele. *Ver* Infecções da pele e dos tecidos moles

necrosantes, 641*t,* **642-643**

Técnica da fita adesiva, para detecção de *Enterobius vermicularis,* 458

Tedizolida, 76

Tegumento

dos vírions de herpes-vírus, 279

viral, 218

Telaprevir, 261*t,* 268, 337*t,* 339*t*

Telavancina, 73

Telbivudina, 261*t*-262*t,* 267

Telitromicina, 74*t,* 76

Tênia anã, **446**

Tênia da carne, 440

Tênia de porco, **440,** 440*t*

Tênia do cão, **445,** 446*f*

Tênias. *Ver* Cestódeos; *tênias específicas*

Teníase, **441-442,** 445*f*

Tenofovir, 261*t*-262*t,* 266, 269*t,* 373, 374*t*

Tenossinovite gonocócica, 128

Terapia antirretroviral altamente ativa (HA-ART), 181, 335, 373-376, 404

Terapia com múltiplos fármacos, para tuberculose por *Mycobacterium tuberculosis,* 181

Terapia diretamente observada (TDO), para tuberculose, 182

Terapia gênica, 234-235

Teratogênico, como o vírus da rubéola, 315

Terbinafina, 386*t,* 387

Terminação de cadeia, e aciclovir, 264

Teste AFD (anticorpo fluorescente direto), 618*t*

na sífilis, 194

no antraz, 133

Teste CAMP, 118

Teste cutâneo da lepromina, 184, 184*t*

Teste cutâneo da tuberculina, 177-180, 180*f*

Teste cutâneo de hipersensibilidade tardia, para infecções fúngicas, 384

Teste cutâneo do derivado proteico purificado (PPD), 177, 179-182, 180*f*

Teste da crioaglutinina, 64

caso clínico, 696

Teste da fita, para *Giardia lamblia,* 415

Teste da optoquina, 120*f,* 121

caso clínico, 698

Teste da oxidase, 126*f*

Teste da urease, 610

Teste DCF (diclorofluoresceína), 576

Teste de absorção de anticorpos treponêmicos com fluorescência (FTA-ABS), 63, 195

caso clínico, 698

Teste de aglutinação de partículas para *Treponema pallidum* (TPPA), 63-64

Teste de aglutinação em lâminas, 63

e *Shigella,* 151

Teste de aglutinação em látex, 63

Teste de aglutinação em partículas de látex

para *Cryptococcus neoformans,* 405

para *Streptococcus pneumoniae,* 121

Teste de aglutinação em tubo, 63

Teste de amplificação de ácidos nucleicos (NAAT), 64, 618*t,* 619

cervicite, 621

por *Chlamydia trachomatis,* 203

por *Mycobacterium tuberculosis,* 181

por *Neisseria gonorrhoeae,* 129

uretrite, 622

Teste de anticorpo fluorescente, 63, 545, 545*f*

Teste de anticorpo fluorescente direto (AFD), 618*t*

na sífilis, 194

no antraz, 133

Teste de anticorpos heterófilos, 258

na mononucleose infecciosa, 289

Teste de antiglobulina, 546

Teste de complementação, 235

Teste de Coombs, 546

Teste de diclorofluoresceína (DCF), 576

Teste de fixação do complemento (FC), 545*f,* **545-546**

identificação viral por, 258

para *Coccidioides immitis,* 396

para *Histoplasma capsulatum,* 397

Teste de hidrólise do hipurato, para *Streptococcus agalactiae,* 697

Teste de imunodifusão (ID)

para *Histoplasma capsulatum,* 397

radial, 543

Teste de imunotransferência (*immunoblot*), 546*f,* **546-547**

detecção do HIV por, 372

Teste de precipitação (precipitina), **542-544,** 543*f*

e precipitação em ágar, 543*f,* 543-544

com campo elétrico, 543-544, 544*f*

e precipitação em solução, 543

Teste de proteção em camundongos, caso clínico, 695

Teste de reagina plasmática rápida (RPR), 62-63

Teste de redução do corante tetrazólio nitroazul, na doença granulomatosa crônica, 576

Teste de Schick, 138

Teste de separação celular ativada por fluorescência, **547,** 547*f*

Teste de Weil-Felix, 157, 205, 207

Teste de Whiff, na vaginose bacteriana, 141

Teste de Widal, 152

Teste FLU OIA, 302

Teste ID (imunodifusão)

para *Histoplasma capsulatum,* 397

radial, 543

Teste *monospot,* 258, 289

caso clínico, 693

Teste para influenza QuickVue, 302

Teste radioalergoabsorvente (RAST), 544

Teste respiratório da ureia, para *Helicobacter pylori,* 156

Teste VDRL (Venereal Disease Research Laboratory), 62, **63, 185, 194-195,** 695, 698

Teste *Western blot,* 372, 546*f,* 546-547

no diagnóstico da doença de Lyme, 198

no diagnóstico do HIV, 372

Teste ZstatFlu, 302

Testes cutâneos

para *Candida albicans,* 403

para *Coccidioides immitis,* 395-396

para *Histoplasma capsulatum,* 397

para *Mycobacterium tuberculosis,* 179

Testes de aglutinação, **542,** 542*f*

para cólera, 154

para *Salmonella,* 62, 146

para *Shigella,* 62, 146

Testes de anticorpos específicos para EBV, 289

Testes de fermentação de açúcares, 16, 140

Testes de hemaglutinação, **546**

identificação viral por, 258

na sífilis, 195

Testes de susceptibilidade, para *Mycobacterium tuberculosis,* 181

Testes genômicos, 64

Testes não treponêmicos, 63

na sífilis, 194

Testes proteômicos, 64

Testes rápidos, para faringite estreptocócica, 118

Testes sorológicos, **541-547**

e reações envolvendo hemácias e antígenos, 547-551

identificação viral por, 258, 259*q*

para *Entamoeba histolytica,* 412
principais usos, 541*t,* 541-542
tipos, 542-547
Testes treponêmicos, 62-64
Tetania, na aplasia tímica, 574
Tétano, 33*t*-34*t,* 93*t,* 105, 134*f,* **134-135**
Tetanospasmina. *Ver* Toxina tetânica
Tetraciclinas. *Ver também fármacos específicos*
   aplicações clínicas, 74*t,* 154
      na terapia combinada, 90
      quimioprofiláticas, 80*t,* 154
   estrutura, 75, 75*f*
   mecanismo de ação, 74*t,* 74-75
   resistência às, 84*t,* 86-87
Ticarcilina, 71*t*
Tifo
   endêmico, 206, 206*t*
   epidêmico, 205-206, 206*t*
   murino, 206
   rural, 206, 206*t*
   vacina, 93*t,* 95, 207
Tigeciclina, 74*t,* 75
TILs (linfócitos infiltrantes de tumores), 571
Timerosal, 99
Timidina-cinase
   ativação pelo aciclovir, 264
   herpes-vírus simples, 282
Timidina-cinase codificada por vírus, 264
Timo, tolerância de células T, 562, 562*f*
Tinea capitis, 390
Tinea corporis, 390, 392*f*
   caso clínico, 698
Tinea cruris, 390
Tinea nigra, **391**
Tinea pedis, 34*t,* 390
Tinea versicolor, **391**
Tinidazol, 613*t,* 619*t*
Tintura de iodo, como antisséptico, 99
Tipagem tecidual, 534
Tipo sanguíneo Rh, e doença hemolítica do recém-nascido, 549*t,* 549-550, 550*f*
Tipos antigênicos
   de poliovírus, 324
   virais, múltiplos, 247
Tipos sanguíneos, compatibilidade, 548
Tipranavir, 261*t,* 267, 374*t,* 375
Tireoidite crônica, 565
Tireoidite de Hashimoto, 563*t*
Tirosina-cinase de Bruton, 495, 499
Tirosina-cinase, e controle do crescimento, 352
Título
   de anticorpos, 258, 258*n,* **541**

Títulos ASO (antiestreptolisina O), após infecções estreptocócicas, 119
TL (toxina termolábil), *Escherichia coli,* 148
TLR-5 (receptores do tipo Toll 5), 577, 577*t*
TNF. *Ver* Fator de necrose tumoral
Tobramicina, 74*t*
Togavírus, 217*f,* 228*t,* **241, 314-316,** 343*t. Ver também* Vírus da rubéola
Tolerância, 87, **561-563,** 562*f*
   à penicilina, 70
   células B, 563
   células T, 561-562, 562*f*
   central, 561
   e doenças autoimunes, 563*t,* 563-569
   periférica, 562
Tolnaftato, 386*t*
Topoisomerase, 77
Toxina alfa
   Clostridium perfringens, 42, 136
   Staphylococcus aureus, 109
Toxina botulínica, 134-135
   mecanismo de ação, 42
   síntese, 229
Toxina colérica (colerágeno), 41*t*
   ADP-ribosilação pela, 39, 41*t*
   mecanismo de ação, 41*t*
   síntese, 229
Toxina da síndrome do choque tóxico (TSST), 42
   Staphylococcus aureus, 109
Toxina do antraz, 36*t,* 40*t,* 42
Toxina diftérica, 40-41, 41*t*
   ADP-ribosilação por, 39*f,* 39-40, 40*t,* 40-41
   mecanismo de ação, 40-41
   síntese, 229
Toxina eritrogênica, 42, 229
   de *Streptococcus pyogenes,* 116
Toxina lábil, 41*t*
Toxina pertússis, 39, 40*t,* 41, 41*t,* 44, 166-167
Toxina Shiga
   e síndrome hemolítico-urêmica, 43, 148-149
   Escherichia coli, 43, 148
   Shigella, 152
Toxina termoestável (TS), 43
   Escherichia coli, 148
Toxina termolábil (TL), *Escherichia coli,* 148
Toxina tetânica, 41-42, 134
Toxinas, 37
   bacterianas, 32. *Ver também* Endotoxinas; Exotoxinas; *toxinas específicas*
   fúngicas, 385, 388*q*-389*q*
   neutralização, 477

Toxinas de cogumelos *Amanita,* 385
Toxocara, 409, 457*t*
Toxocara canis, 456, 458*t,* 471-472, 691*r,* 704*t*
Toxoide diftérico, 94, 94*t,* 140, 165
Toxoide pertússis, 94
Toxoide tetânico, 94, 134
Toxoides, 39. *Ver também toxinas específicas*
Toxoplasma, 413*t,* 422*t,* 426-427
   em imunodeficiências ou defesas do hospedeiro reduzidas, 708*t*
Toxoplasma gondii, 412*t,* **426-427,** 427*f*-428*f,* 684*r*-685*r,* 701
   doenças causadas por, 606
   na Aids, 372*t*
   reservatórios, 704*t*
   transmissão, 34*t,* 709*t*
Toxoplasmose, 412*t,* **426-427,** 428*f*
   caso clínico, 701
   fármacos efetivos contra, 77
TPHA (ensaio de hemaglutinação de *Treponema pallidum*), 195
Tracoma, 201*t,* 203
   Chlamydia trachomatis, 203
   e cegueira, 203
Transcriptase reversa, **225**
   e HIV, 226*t,* **367-368**
   e retrovírus, 358
   e vírus da hepatite B, 226, 226*t,* 332
Transcritos associados à latência (LATS), 231, 280
   herpes-vírus simples, 282
Transdução, 20*t,* 21*f,* 21-22, 22*q,* 42-43, 132, 166, 229, 230*f*-231*f*
   generalizada e especializada, 22
Transformação, 20*t,* 22, 22*q*
   DNA, 22
   maligna, 349-350
Transformação maligna, **349-350**
   e infecção viral, 243, 353-355
      e alterações morfológicas, 243, 353-355
      e alterações nas propriedades bioquímicas, 350
      e alterações nas propriedades celulares, 350
      e alterações no controle de crescimento, 350
   propriedades bioquímicas, 350, 350*t*
Transfusões sanguíneas
   doadores universais, 548, 549*t*
   grupos sanguíneos ABO, 547-549, 548*f,* 549*t*
   reações transfusionais, 547-549, 548*f,* 549*t*
   receptores universais, 549, 549*t*
Translocações, e tumorigênese, 352

814 Índice

Transmissão, **33-36,** 48*q. Ver também organismos, doenças e vias de transmissão específicos*
    cadeia de, 33
    de doenças zoonóticas, 33, 36*t*
    de vírus tumorais, 355
    e portas de entrada
        bacterianas, 33, 34*t*
        virais, 245, 245*t*
    horizontal e vertical, 33, 34*t*, 245
    modos de, 33, 33*t*
    precauções baseadas na, 97
Transmissão fecal-oral
de adenovírus, 308
    de *Campylobacter,* 155
    de *Cryptosporidium parvum,* 417
    de ecovírus, 327
    de *Entamoeba histolytica,* 411
    de *Escherichia coli,* 147
    de *Giardia lamblia,* 414
    de norovírus, 322
    de poliovírus, 325
    de rotavírus, 324
    de *Salmonella,* 151
    de *Shigella,* 152
    de *Vibrio cholerae,* 153
    de vírus Coxsackie, 327
    de vírus da hepatite A, 330
Transmissão horizontal, 33, 245
    de vírus tumorais, 355
Transmissão humano-humano, de *Campylobacter,* 155
Transmissão iatrogênica, da doença de Creutzfeldt-Jakob, 361, 363, 363*t*
Transmissão perinatal, de organismos, 709*t*
Transmissão por inalação. *Ver* Aerossóis
Transmissão sexual
    da hepatite B, 332-333
    do HIV, 369-370
    do vírus da leucemia de células T humanas tipo 1, 356
Transmissão transplacentária, 33, 34*t*, 709*t*
    de citomegalovírus, 287
    de *Plasmodium,* 423
    de *Toxoplasma gondii,* 426
    de *Treponema pallidum,* 193-194
    de vírus, 244*t*, 245, 245*t*
        hepatite B, 333
    do parvovírus B19, 316
    do vírus da rubéola, 315
Transmissão vertical, 33, 34*t*, **245**
    de vírus tumorais, 355
Transpeptidases, inibição de, 69

Transplante de órgãos, **531-536**
    células-tronco hematopoiéticas, 533-534
    e proteínas do complexo principal de histocompatibilidade, 531-534
    reação do enxerto contra o hospedeiro após, 534
    rejeição após
        aloenxerto de órgão sólido, 532-533
        efeitos da imunossupressão, 534-536
    rejeição de aloenxerto de órgão sólido, 532-533
Transpósons, 10, 10*f*, 18-19
Transposons conjugativos, 10
Trato gastrintestinal. *Ver também* Cólon
    como porta de entrada bacteriana, 34*t*
    como porta de entrada viral, 244*t*
    e transmissão de *Clostridium difficile,* 137
    epitélio mucoso, e infecções por adenovírus, 309
    exotoxinas, doenças causadas por, 41*t*
    flora normal do, 27, 27*t*-28*t*, 30*q*, 115, 211, 402
        no cólon, 135, 137, 159-160, 211-212
        supressão antibiótica, colite pseudomembranosa causada por, 27, 76, 137, 137*f*
    infecções, 609-615
        apendicite, 614
        diarreia, 610-614
        diverticulite, 614*f*, 614-615
        enterocolite, 610-614
        esofagite, 609-610
        febre entérica, 615
        febre tifoide, 615
        gastrenterite, 610
    nas defesas do hospedeiro não específicas, 51
Trato genital. *Ver também* Trato urogenital
    feminino. *Ver também* Carcinoma cervical; Vagina; Vaginite; Vaginose
        microbiota normal do, 212, 402, 402*f*
        infecções por *Chlamydia trachomatis,* 201*t*, 202*f*, 203
Trato intestinal. *Ver* Trato gastrintestinal
Trato respiratório. *Ver também distúrbios específicos*
    bacilos Gram-negativos associados ao, 103, 164*t*, 164-169. *Ver também Bordetella pertussis; Haemophilus influenzae; Legionella pneumophila*
    como porta de entrada
        bacteriana, 34*t*
        viral, 244*t*
    defesas do hospedeiro não específicas, 51
    doenças causadas por exotoxinas, 41*t*

    epitélio mucoso, e infecções por adenovírus, 309
    infecções virais, 254
    inferior
        infecções por adenovírus, 240, 308-309
        infecções por *Pseudomonas aeruginosa,* 158
        infecções, **630-635**
    microbioma, 29
microbiota normal, 27*t*, 29, 402
    papilomas, e papilomavírus humano, 295
    superior
        infecções por adenovírus, 240, 308-309
        infecções por *Haemophilus influenzae,* 164-165
        infecções por *Streptococcus pneumoniae,* 119
        infecções por vírus Coxsackie, 326-327
        infecções, **624***t*
        microbiota normal, 210
Trato urogenital. *Ver também* Infecções do trato urinário
    como porta de entrada
        bacteriana, 34*t*
        viral, 244*t*
    microbioma, 29
microbiota normal, 27*t*, 29
Tratos sinusais, na actinomicose, 187, 188*f*
Trauma
    e *Clostridium perfringens,* 1135
    e transmissão de *Acanthamoeba,* 437
    micoses subcutâneas devido a, 391
Trematódeos (*Trematoda*), 409, **449-455,** 450*t*, 452*f*, 688*r*
    de menor importância, 454
Treponema
    classificação, 103
    forma, 4*f*
Treponema carateum, 195
Treponema pallidum, 192*t*, **193-195, 616-617,** 617*f*, 618*t*, 666*r*, 695
    doença causada por. *Ver* Sífilis
    e coloração de Gram, 8*t*
    identificação, 62-64
    lesões cutâneas causadas por, 709*t*-710*t*
    microscopia de campo escuro, 193*f*
    propriedades, 193
    rastreamento sanguíneo, 33
    transmissão, 34*t*, 709*t*
3TC (lamivudina), 261*t*-262*t*, 266, 373-374, 374*t*
Triatoma, como vetor de *Trypanosoma cruzi,* 422*t*, 429, 430*f*
Tribos Fore da Nova Guiné, 363
Trichinella, 456, 457*t*

Índice **815**

Trichinella spiralis, **464-466**, 467*f*-468*f*, 598
atividades que aumentam a exposição, 705*t*
reservatórios, 704*t*
transmissão, 34*t*
Trichomonas, 79, 413*t*
Trichomonas vaginalis, 412*t*, **418**, 418*f*, 618-620, 619*t*, 620*f*, 622, 684*r*
Trichophyton, 384, 390, 710*t*
Trichophyton rubrum, 34*t*, 390
Trichophyton schoenleinii, 390
Trichophyton tonsurans, 390
Trichuris, 456, 457*t*
Trichuris trichiura, **458-460**, 460*f*, 690*r*
Tricomoníase, 412*t*, **418-419**, 617-620, 619*f*, 619*t*
Tricuríase, 457*t*, **458-460**
Trifluridina (trifluorotimidina), 262*t*, 264*f*, 265
Trimetoprima, 77, 77*t*, 78*f*
resistência à, 87
Sulfametoxazol-trimetoprima, 641, 641*t*, 647
aplicações clínicas, 77, 112, 140, 150, 153, 623
quimioprofilática, 80*t*, 150
mecanismo de ação, 77
Tripanossomíase africana, 412*t*, **430-433**
Tripanossomíase americana, 412*t*, **429-430**
Tripomastigotas, 409
Triquina, 464
Triquinose, 457*t*, **464-466**
Trismo, 134. *Ver também* Tétano
Trofozoítos, 409
Babesia microti, 438, 438*f*
em forma de anel, *Plasmodium* no interior de hemácias, caso clínico, 698
Entamoeba histolytica, 411-412, 414*f*
Giardia lamblia, 414, 416*f*
Plasmodium, 423
Toxoplasma em forma de crescente, caso clínico, 701
Trichomonas vaginalis, 418, 418*f*
Trombocitopenia, 382, 565-566
causada pelo parvovírus B19, 317
na síndrome hemolítico-urêmica, 148-149
Tromboxanos, em reações de hipersensibilidade, 554
Tropheryma whipplei, 64, 213
Trypanosoma, 409, **429-430**
rearranjos programados, 19
T. brucei, 430, **430-433**, 432*f*-433*f*, 705*t*-706*t*
T. cruzi, 412*t*-413*t*, 422*t*, **429-430**, 430*f*-431*f*, 685*r*
localização geográfica, 706*t*

na miocardite, 598
vetores, 705*t*
T. gambiense, 412*t*-413*t*, 422*t*, **430-433**, 685*r*
T. rhodesiense, 412*t*-413*t*, 422*t*, **430-433**, 685*r*
TS (toxina termoestável), 43
Escherichia coli, 148
TSST (toxina da síndrome do choque tóxico), 42
Staphylococcus aureus, 109
TSTA (antígenos de transplantes tumor-específicos), 353
Tubérculos, nas lesões por *Mycobacterium tuberculosis*, 178
Tuberculose
diagnóstico, 61
Mycobacterium bovis, 177, 180
gastrintestinal, 35*t*, 180
Mycobacterium tuberculosis, **176-183**
achados clínicos, 180*f*, 180-181
assintomática, 181
diagnóstico laboratorial, **181**
e imunidade e hipersensibilidade, 178-180
epidemiologia, 177-178
gastrintestinal, 180
latente, 181
miliar, 180
na Aids, 372*t*
orofaríngea, 180
patogênese, 178
prevenção, 182-183
renal, 180
resistente a múltiplos fármacos, 177
transmissão, 34*t*, 177-178
tratamento e resistência, 181-182
pulmonar, 180
vacina, 93*t*, 94
Tubos germinativos, *Candida albicans*, 402*f*, 403
Tularemia, 170*t*, **171-172**
diagnóstico, 63, 171
transmissão, 33, 35*t*
vacina, 93*t*, 95, 172
Tumorigênese, oncogenes celulares na, 351*t*, 351-352
Twinrix, 331, 335

U

Úlcera
cutânea
cancro, 193-194, 431
na difteria cutânea, 139

na dracunculíase, 471
na esporotricose, 391
na leishmaniose, 435
na sífilis, 193-194
no antraz, 132
no cancroide, 212
oral, na Aids, 397
trato intestinal
colite ulcerativa, 567
"em forma de balão," em infecções por *Entamoeba histolytica*, 412, 415*f*
úlcera péptica e *Helicobacter*, 156
Úlcera genital, **616-617**, 618*t*
Úlcera péptica
e *Helicobacter pylori*, **156**, 610
hemorragia gastrintestinal, 610
UNG (uretrite não gonocócica), 62, 203, 203*f*
Ureaplasma urealyticum, 191
Urease
de bacilos gram-negativos, 157
de *Helicobacter*, 156
de *Proteus*, 157-158
de *Ureaplasma*, 191
Uretra, microbiota normal, 27*t*, 29, 30*q*
Uretrite, **622**
causada por *Chlamydia trachomatis*, 62, 129, 203, 203*f*
causada por *Neisseria gonorrhoeae*, 128
e artrite reativa, 568
não gonocócica, 129, 203
síndrome de Reiter, 203
transmissão, 34*t*
Urina, excreção de leptospiras na, 198
Urticária, em reações de hipersensibilidade, 553, 554*t*, 558

V

Vacina bacilo Calmette-Guérin (BCG), 94, 180-183
e teste cutâneo da tuberculina, 179
para câncer, 571
Vacina da febre amarela, 273*t*, 358
Vacina de *Haemophilus influenzae* tipo b, 93*t*, 94, 94*t*, 164-165
Vacina doença de Lyme, 198
Vacina intensificada antipólio (eIPV), 325
Vacina Menactra, 128
Vacina MenAfrivac, 128
Vacina Menomune, 128
Vacina Menveo, 128
Vacina MMR (sarampo, caxumba e rubéola), 273*t*, 278, 311
Vacina para caxumba, 313-314
Vacina para cólera, 93*t*, 154

816 Índice

Vacina para *Francisella tularensis*, 93t, 95

Vacina para *Mycobacterium bovis* (BCG), 93t, 94, 182-183

  e teste cutâneo da tuberculina, 179-180

  para câncer, 571

Vacina para tétano, 94t

Vacina para varicela (Varivax), 273t, 286

Vacina para varíola, 291-292

Vacina pneumocócica, 94, 94t, 121, 604, 625

Vacina polissacarídica, 120, 128

Vacina Sabin, 325-326

Vacina Salk, 325

Vacina toxoide diftérico/toxoide tetânico/pertússis acelular (DTaP), 94t, 140, 167

Vacinas, 344-347, 626. *Ver também vacinas específicas*

  bacterianas. **93-96** *Ver também* Vacinas bacterianas

  conjugadas, 480

  contra câncer, 358

  e mutações atenuadas, 234

  meningocócicas, 127t

  para febre tifoide, 615

  pneumocócicas, 626

  recombinantes, 234-235

  toxoides, 39

  virais, **271-275** *Ver também* Vacinas virais

    e imunidade ativa, 271t, 271-272

    subunidade, 271, 271t

    vírus inativado, 271, 271t

    vírus vivo atenuado, 271

  vírus atenuados para, 246

Vacinas bacterianas, 93t, **93-96.** *Ver também vacinas específicas*

  como antitoxinas, 95

  inativadas, 95

  polissacarídeo capsular, 11, 93-94

  proteína purificada, 94

  toxoide, 94

  viva atenuada, 94-95

Vacinas conjugadas, **480**

  na vacina para *Haemophilus influenzae*, 94, 165

  na vacina para *Neisseria meningitidis*, 94, 128

  na vacina para *Streptococcus pneumoniae*, 93-94, 121

Vacinas de DNA, 272

Vacinas de polissacarídeos capsulares, 11, 93-94

Vacinas de proteínas purificadas, 94

Vacinas de toxoides, 94

Vacinas meningocócicas, 94t, 127, 127t

Vacinas recombinantes, **235**

  vetores virais em, 234-235

Vacinas virais, **271-275**

  DNA, 272

  e imunidade ativa, 271t, 271-272, 274q

  e imunidade passiva, 272-273, 274q

  subunidade, 271, 271t

  vírus inativados, 271, 271t

  vírus vivos atenuados, 271

Vagina

  colonização por *Staphylococcus aureus*, 109

  microbiota normal, 27t, 29, 30q, 115, 135, 160-161, 212-213

Vaginite, **617-620,** 619t

  Candida albicans, 401, 404

  transmissão, 34t

  Trichomonas, 418

Vaginose bacteriana, **141, 617-620,** 619t, 620f

Valaciclovir, 261t-262t, 264, 617

Valganciclovir, 261t-262t, 265

Vancomicina, 612t, 614, 640, 643

  aplicações clínicas, 112, 115, 121, 129, 137, 211, 591

  e síndrome do "homem vermelho", 73

  mecanismo de ação, 73

  resistência à, 85t, 87, 108, 119

Variação antigênica

  do HIV, 368

  do vírus da hepatite C, 336

  do vírus influenza, 300

  em *Neisseria gonorrhoeae*, 124

  em *Trypanosoma brucei*, 431

  viral, 234

Varicela, 254, 281t, 285, 286f

  e síndrome de Reye, 285

  imunidade, 254

  lesões cutâneas, 710t

Varivax (vacina para varicela), 273t, 286

Vasopressora, 651

VCA (antígeno do capsídeo viral), vírus Epstein-Barr, 288

VDPV (poliovírus derivado de vacina), 326

Vegetação aquática, transmissão de *Fasciolopsis buski*, 454

Vegetações, na endocardite, 118, 594f, 594-595

Veias mesentéricas, *Schistosoma japonicum*, 450

Veillonella parvula, 213

Velpatasvir, 337t, 339t

Verde malaquita, 100

Verme da Guiné. *Ver Dracunculus*

Verme pulmonar, 450t, 452f, 453-454, 688r

Verotoxina. *Ver* Toxina Shiga

Verruga peruana, 210

Verrugas genitais

  características, 293-295, 295f

  transmissão, 34t

Verrugas. *Ver Condiloma;* Papilomas

Vesículas

  causadas pelo herpes-vírus simples, 283

  causadas pelo vírus Coxsackie, 327

  causadas pelo vírus varicela-zóster, 285

Vetores, 33

  vírus como, 235

Via alternativa de ativação do complemento, 538, 538f

Via clássica de ativação do complemento, 537, 538f

Via da lectina de ativação do complemento, 538, 538f

Via de transdução de sinal de proteína-cinase ativada por mitógenos (MAPK), 133

Vibrio, **153-155**

  doenças causadas por, 143, 145t, 153, 153t

  forma, 4f

Vibrio cholerae, 144f, 153t, **153-155,** 611, 611t, 660r

  características, 612t

  caso clínico, 700

  doença causada por. *Ver* Cólera

  enterotoxinas produzidas por, 43

  exotoxina, 40t, 41, 41t, 42, 229

  grupos, 153

  ilhas de patogenicidade, 38

  modo de ação, 43f

  transmissão, 34t-35t

  vacina, 93t, 95

  Vibrio parahaemolyticus versus, 155

Vibrio parahaemolyticus, **154-155,** 660r

  doença causada por, 153-155

  propriedades, 154-155

  transmissão, 35t

  Vibrio cholerae versus, 155

Vibrio vulnificus, **155,** 660r

  doenças causadas por, 153, 155

  fonte ambiental, 706t

  propriedades, 153

  transmissão, 35t

Viekira, 267

VIG (imunoglobulinas antivaccínia), 273, 292

Vigilância, e imunidade tumoral, 554

Violeta genciana, 100

Vírions, 222, 331f

  de retrovírus, 368-369

  de vírus influenza, desnudamento, 300

  envelopados, do vírus da hepatite B, 331

Virocinas, 247

Viroides, 219

Índice **817**

Virulência
  bacteriana, 31-32
  viral, 246
Vírus, 611*t*, 669*r*-680*r. Ver também vírus específicos*
  atenuados, 234, 246
  bacterianos. *Ver* Bacteriófagos
  capsídeos, 216, 223
  características comuns, 215
  características essenciais, 2*t*
  categorização, 277*t*, 277-278
  células comparadas a, 215, 215*t*
  células infectadas por, 476
  classificação, 238-239, 242*q*
  como causa de faringite, 626
  como indutores de interferona alfa e beta, 251-252
  como vetores, 234
  complementação, 235, 235*f*
  de menor relevância médica, 378-382, 379*t*
  defectivos, 219, 235, 240
  DNA, 239-240
    características, 225*t*
    classificação, 239*f*
    envelopados, 239, 277, 277*t*, 279-293
    estrutura, 216, 217*f*
    icosaédricos envelopados, 239
    não envelopados, 277*t*, 277-278
    replicação, 223-228, 225*f*
    tumorais animais, 355*t*, 359
  e distúrbios autoimunes, 564, 564*t*
  e lise de células infectadas por vírus, 254
  e patogênese a nível celular, 243, 248*q*
  e patogênese a nível de paciente, 244*t*, 244-248, 245*t*, 249*q*
    e evasão das defesas do hospedeiro, 246-248
    e imunopatogênese, 246
    e infecção localizada *versus* disseminada, 245, 246*f*
    e infecções persistentes, 248, 249*q*
    e virulência, 246
  e síndrome de Reye, 302
  envelope, 216, 218-219, 220*q*
  formas, 216, 217*f*, 220*q*
  genética, **234-237,** 237*q*
  infecções de portadores crônicos, 248
  infecções latentes, 248, 285
  infecções lentas, 248
  infecções persistentes, 248
  instabilidade, 218
  lesões cutâneas causadas por, 710*t*
  mistura fenotípica, 235, 236*f*
  mRNA, 229*q*

mutações causadas por, 19
mutações, 234
neutralização, 254
nomes, 3
nus icosaédricos
  DNA, 239
  RNA, 241
polipeptídeos precursores, 227*f*
príons *versus*, 219, 219*t*
receptores de superfície celular, 223
recombinação, 234-235
replicação, 223-228
  e ciclo de multiplicação. *Ver* Ciclo de multiplicação viral
  e curva de multiplicação viral, 222, 222*f*, 232*q*
  e lisogenia, 228-232, 230*f*-231*f*, 232*q*
  estágio inibido por fármacos antivirais, 261*t*, 263
  ilustração, 262*f*
RNA, 239*t*
  características, 226*t*
  classificação, 240*f*
  fita dupla, 225
  envelopado, 241, 277*t*
  estrutura, 216, 217*f*
  fita simples, 224
  helicoidal envelopado, 241
  icosaédrico envelopado, 241
  não envelopado, 277*t*, 278, 322-328
  replicação, 223-228, 301
  tumorais animais, 355*t*, 358-359
sepse causada por, 650*t*
sorotipos, 217, 219
superantígenos, 218
tamanho, 4, 5*f*, 216, 217*f*, 220*q*
transmissão, e envelope, 218
virulência, 246
Vírus atenuados, 246
Vírus B de macacos, 379
Vírus BK, 238*t*, 240, 378
Vírus Borna, 378-379
Vírus Bunyamwera, 242
Vírus Cache Valley, 379
Vírus Chikungunya, 345, 346*t*, 347, 678*r*
Vírus Coxsackie, 241, 277*t*, 278, **326-327,** 676*r*
  características clínicas, 323*t*, 326*t*
  caso clínico, 694
  e meningite, 602
  lesões cutâneas causadas pelo, 710*t*
  na miocardite, 598
  propriedades, 323*t*
  proteases, 228*t*

Vírus da caxumba, 239*t*, 241, 277*t*, 278, **313-314,** 314*f*, 673*r*-674*r*
  porta de entrada, 244*t*
Vírus da coriomeningite linfocítica (LCM), 239*t*, 242, 246, 254-255, 380-381
Vírus da dengue, 239*t*, 241, 346*t*, **346-347,** 678*r*
  localização geográfica, 706*t*
  porta de entrada, 244*t*
  proteases, 228*t*
  reservatórios, 245*t*
  vetores, 705*t*
Vírus da encefalite da Califórnia, 239*t*, 343*t*-344*t*, 345, 677*r*-678*r*
Vírus da encefalite de St. Louis, 241, **342,** 343*t*-344*t*, 677*r*-678*r*
Vírus da encefalite equina ocidental, 228*t*, 343*t*-344*t*, **344,** 677*r*-678*r*
Vírus da encefalite equina oriental, **344,** 677*r*
  epidemiologia, 344*t*
  proteases, 228*t*
Vírus da encefalite japonesa
  descrição, 241, 380, 680*r*
  vacina, 273*t*
Vírus da febre amarela, 239*t*, 241, **345-346,** 346*t*, 678*r*
  localização geográfica, 706*t*
  porta de entrada, 244*t*
  proteases, 228*t*
  reservatórios, 245*t*, 704*t*
  urbana, 346
  vetores, 705*t*
Vírus da febre de Lassa, 242, 380
Vírus da febre do carrapato do Colorado, 343*t*-344*t*, 345
Vírus da hepatite A (HAV), 239*t*, 241, 277*t*, 278, **330-331,** 676*r*
  achados clínicos, 330*t*, 330-331
  diagnóstico laboratorial, 331
  epidemiologia, 330
  imunopatogênese, 246
  porta de entrada, 244*t*
  prevenção, 331
  propriedades, 330, 330*t*
  proteases, 228*t*
  replicação, 330
  replicação do genoma, 227*t*
  resposta imune, 330
  transmissão, 34*t*, 330
  tratamento, 331
  vacina, 273*t*
Vírus da hepatite B (HBV), 226, 238*t*, 239-240, 242, 277, **331-335,** 676*r*-677*r*, 679*r*
  achados clínicos, 330*t*, 333-334
  câncer associado, 333, 357

carcinoma hepatocelular causado por, 333

como possível vírus tumoral humano, 357

complementaridade, 228, 228*t*

diagnóstico laboratorial, 334, 334*f*, 335*t*

doença causada por

crônica, 248

junto à infecção pelo HIV, tratamento, 333-334

neonatal, transmissão, 34*t*

tratamento, 267, 334-335

e transcriptase reversa, 226, 226*t*, 332

epidemiologia, 332-333

estado de portador crônico, causado por, 333

eventos hospitalares predisponentes à infecção por, 707*t*

imunidade, 333

imunopatogênese, 246

inibidores, 267, 270*q*

patogênese, 333

porta de entrada, 244*t*

prevenção, 335

propriedades, 330*t*, 331-332, 332*f*

replicação, 332, 332*f*

replicação do genoma, 227*t*

transmissão, 33*t*-34*t*, 245*t*, 332-333, 709*t*

vacina, 273*t*, 331, 333, 335

Vírus da hepatite C (HCV), 239*t*, 241, 277*t*, 278, **335-338**, 677*r*-678*r*

câncer associado ao, 336-337, 357

carcinoma hepatocelular, causado pelo, 336-337

diagnóstico laboratorial, 337

doença causada por

achados clínicos, 330*t*, 336-337

crônica, 248

junto à infecção pelo HIV, tratamento, 338

tratamento, 267, 337

epidemiologia, 336

estado de portador crônico, 336

eventos hospitalares predisponentes à infecção por, 707*t*

imunopatogênese, 246

inibidores, 267, 270*q*

patogênese, 336

porta de entrada, 244*t*

prevenção, 337

propriedades, 330*t*, 335-336

proteases, 228*t*

replicação do genoma, 227*t*

resposta imune, 336

transmissão, 245*t*, 336, 709*t*

Vírus da hepatite D (HDV), 227*t*, 239*t*, **242**, 244*t*, 330*t*, **338-339**, 339*f*, 677*r*

Vírus da hepatite E (HEV), 239*t*, 241, 277*t*, 278, 330*t*, 339-340, 677*r*

Vírus da hepatite G (HGV), 340

Vírus da imunodeficiência dos símios (SIV), 368

Vírus da imunodeficiência humana. *Ver* HIV (vírus da imunodeficiência humana)

Vírus da leucemia de células T humanas (HTLV), 239*t*, 241, **278**

como vírus tumoral, 355-357

porta de entrada, 244*t*

proteases, 228*t*

replicação do genoma, 227*t*

tipo 1, 355-357

tipo 2, 355-357

transmissão, 34*t*, 245*t*

Vírus da pseudovaríola bovina, 381

Vírus da raiva, 224, 239*t*, 241, 277*t*, 278, **317-319**, 318*f*, 674*r*-675*r*

atividades que aumentam a exposição ao, 707*t*

características, 318*t*

caso clínico, 699

complementaridade, 228*t*

disseminação sistêmica, 245

encefalite causada por, 605

ligação, 223

porta de entrada, 244*t*

replicação do genoma, 227*t*

reservatórios, 245*t*, 704*t*

transmissão, 34*t*, 317-318

vacina, 273*t*, 319

Vírus da rubéola, 239*t*, 241, 277*t*, 278, **314-316**, 315*f*, 674*r*

doenças causadas, 314

imunidade ao, 254

lesões cutâneas, 710*t*

porta de entrada, 244*t*

portadores crônicos, 248

proteases, 228*t*

tolerância a antígenos, 254

transmissão, 315, 709*t*

vacina, 273*t*, 3116

Vírus da vaccínia, 235, 272, 292

evasão imune, 246-247

mecanismo, 247*t*

ligação do, 223

Vírus da varíola, 238*t*, 241, 273*t*, **291-292**, 381-382, 671*r*

doença causada pelo, 291

erradicação, 291-292

replicação do genoma, 227*t*

Vírus da varíola bovina, 381

Vírus da varíola do macaco, 381

Vírus de bactérias

CTX, 154

e transdução, 20*t*, 21*f*, 21-22

ligação, 223

Vírus de DNA, 239-240. *Ver também vírus de DNA específicos*

características, 225*t*

classificação, 239*f*

envelopados, 239, 277, 277*t*, 279-293

estrutura, 216, 217*f*

icosaédricos envelopados, 239

não envelopados, 277*t*, 277-278

replicação, 223-228, 225*f*

tumorais animais, 355*t*, 359

Vírus de sarcoma, 241

Vírus defectivos

descrição, 219

replicação, 234

Vírus diploides, 225

como HIV, 366

Vírus do complexo Tacaribe, 382

Vírus do fibroma-mixoma, 359

Vírus do molusco contagioso (MCV), 238*t*, 240, 292*f*, **292-293**, 671*r*

Vírus do Nilo Ocidental (WNV), 241, 245, 343*t*-344*t*, **345**, 602, 605, 677*r*

Vírus do sarampo, 224, 239*t*, 241, 277*t*, 278, **311-313**, 313*f*, 673*r*

complementaridade, 227, 228*t*

deficiência de células T, 577-578

doença causada por. *Ver* Sarampo

e panencefalite esclerosante subaguda, 362, 362*t*

evasão imune, 247

mecanismo, 247*t*

porta de entrada, 244*t*

replicação do genoma, 227*t*

sorotipo, 217

Vírus do sarcoma de Rous, 350-351

Vírus do tumor do macaco de Yaba, 359

Vírus Ebola, 239*t*, 241, **319-321**, 675*r*

características, 318*t*

diagnóstico, 320

doença causada por, 319

evasão imune, 247

febre hemorrágica, 319-321

lesões cutâneas causadas por, 710*t*

localização geográfica, 706*t*

patogênese, 246

propriedades, 319-320

replicação, 320

replicação do genoma, 227*t*

tipos, 319-320

transmissão, 320

tratamento, 320-321

Vírus envelopados
DNA, 277, 277t, 279-293
icosaédricos, 239
helicoidais, 241
icosédricos, 241
RNA, 277t, 278
Vírus Epstein-Barr (EBV), 227t, 238t, 240, **288-290,** 627, 627f, 670r, 679r
características, 281t, 288
como possível vírus tumoral humano, 357
diagnóstico laboratorial, 289-290, 290f
doenças causadas por, 288, 289f, 357. Ver também Mononucleose infecciosa
e câncer, 281, 290
e encefalite, 605
evasão imune pelo, 247
mecanismo, 247t
latente, 288
ligação, 223
na Aids, 372t
porta de entrada, 244t
testes de anticorpos, 289
transmissão, 34t, 288
Vírus Hantaan, 379
Vírus Heartland, 379
Vírus hemorrágico da Crimeia-Congo (CCHV), 379
Vírus Hendra, 379
Vírus influenza, 224, 227, 227t, 239t, 241, 245, 277t, 278, 299t, **299-305,** 671r-672r
complementaridade em, 227, 228t
evasão imune pelo, 248
mecanismo, 247t
fármacos efetivos contra, 262t, 268
forma e tamanho do, 299
H3N2, 299, 301-302
H5N1, 303-304
H7N9, 304
mRNA, 229q
nomenclatura, 301
pneumonia causada por, 632t, 633
porta de entrada, 244t
replicação do genoma, 227t
reservatórios, 705t
transmissão, 34t
tratamento, 268
vacinas, 273t, 301-304, 303t, 634
vírus influenza A, 299-304, 300f
aviário 303-304
H5N1, 303-304
pandemias causadas por, 299-300, 303
suíno (H1N1, S-OIV), 299, 303-304
vírus influenza B, 299, 301
vírus influenza C, 299

Vírus influenza aviária, 245t, 303-304
vacina contra, 304
Vírus influenza de origem suína (S-OIV), 304
Vírus influenza H1N1, 245t, 299, 301-302. Ver também Vírus influenza aviária
Vírus influenza H3N2, 299, 301
Vírus influenza H5N1, 303-304. Ver também Vírus influenza aviária
Vírus influenza H7N9, 304. Ver também Vírus influenza aviária
Vírus Jamestown Canyon (JCV), 380
Vírus JC, 238t, 240, 679r
doenças causadas pelo, 359, **362,** 362t
na Aids, 372t
Vírus Junin, 382
Vírus La Crosse, 345
Vírus lentos, 679r
Vírus linfotrópico de células T humanas (HTLV), 278, 678r
Vírus Lujo, 380
Vírus Machupo, 382
Vírus Marburg, 239t, 241, **320,** 381
Vírus Mu, 19
Vírus não envelopados
DNA, 277t, 277-278, 670r-671r. Ver também vírus específicos
RNA, 277t, 278, 322-328, 674r-675r. Ver também vírus específicos
Vírus Nipah, 381
Vírus Norwalk. Ver Norovírus
Vírus nus icosaédricos
DNA, 239
RNA, 241
Vírus Orf, 381
Vírus parainfluenza, 241, 277t, 278, 304-305, 624t, 628, 672r
doenças causadas por, 304
tipo 1, 628
Vírus Powassan, 381
Vírus respiratórios. **298-310.** Ver também vírus específicos
adenovírus. Ver Adenovírus
características clínicas, 298t
coronavírus. Ver Coronavírus
descrição, 245, 277t, 278
metapneumovírus humano, 278, 298t, 306, 672r
rinovírus. Ver Rinovírus
vírus influenza. Ver Vírus influenza
vírus parainfluenza. Ver Vírus parainfluenza
vírus sincicial respiratório. Ver Vírus sincicial respiratório
Vírus Sabia, 382
Vírus Sapporo, 382

Vírus sensíveis à temperatura, 19
mutantes virais, 234
para vacinas, 271
Vírus Sin Nombre, 242, 342, 382, 680r
Vírus sincicial respiratório (VSR), 239t, 241, 277t, 278, **305-306,** 672r
bronquiolite, 631
características clínicas, 306
células gigantes multinucleadas, 305, 305f, 697
eventos hospitalares predisponentes à infecção por, 707t
fármacos efetivos contra, 262t
pneumonia causada por, 632t
porta de entrada, 244t
replicação do genoma, 227t
Vírus SV40, 359
contaminação da vacina de poliovírus, 326
e inativação do gene supressor de tumor, 353
Vírus tumorais, **349-360**
animais, 355t, 358-359
e genes celulares de micro-RNA, 353
e genes supressores de tumores celulares, 353
e oncogenes, 351-353
e provírus, 351
e transformação maligna de células, 243, 349-350, 350t-351t
e alteração do controle de crescimento, 350, 350t
e alteração morfológica, 349, 350t
e alterações das propriedades bioquímicas, 350, 350t
e alterações das propriedades celulares, 350, 350t
papel dos vírus tumorais, 350
e vacinas anticâncer, 358
endógenos, 354
genoma de DNA, 678r-679r
genoma de RNA, 678r
humanos, evidência, 355-358
induzindo a replicação, 351
resultado da infecção, 353-355, 354t
transmissão, 355
Vírus tumorais de animais, 355t, 358-359
DNA, 355t, 359
e câncer humano, 358
RNA, 355t, 358-359
Vírus varicela-zóster (VZV), 231, 238t, 245, 248, **285-286,** 670r
características, 281t
caso clínico, 697
disseminação sistêmica, 245

820 Índice

doenças causadas por. *Ver* Varicela; Zóster

e células gigantes multinucleadas, 280, 285

em imunodeficiências ou defesas do hospedeiro reduzidas, 708*t*

latente, 248, 285

lesões cutâneas causadas por, 710*t*

na Aids, 372*t*

porta de entrada, 244*t*

vacinas, 286

Vírus Visna, 241

Vírus Whitewater Arroyo, 342, 382

Vírus Zika, 345, 346*t*, 347, 678*r*

VISA (*Staphylococcus aureus* intermediário à vancomicina), 108, 112

Visna, 364-365

Volutina, 9

Vômito

e gastrite, 610

em infecções por *Vibrio parahaemolyticus*, 155

Voriconazol

efeitos adversos, 386*t*

mecanismo de ação, 386*t*

VRE (enterococos resistentes à vancomicina), 87, 115, 137

VRSA (*Staphylococcus aureus* resistente à vancomicina), 108, 112

VSR (vírus sincicial respiratório), 239*t*, 241, 277*t*, 278, **305-306,** 672*r*

bronquiolite, 631

características clínicas, 306

células gigantes multinucleadas, 305, 305*f*, 697

fármacos efetivos, 262*t*

eventos hospitalares predisponentes à infecção por, 707*t*

pneumonia causada por, 632*t*

porta de entrada, 244*t*

replicação do genoma, 227*t*

Vulvovaginite, por *Candida*, no diabetes melito, 55

VZIG (imunoglobulina contra varicela-zóster), 273, 286

VZV. *Ver* Vírus varicela-zóster

W

Wolbachia, 213, 468

Wuchereria, 456, 457*t*-458*t*

e infecções por *Wolbachia*, 213

Wuchereria bancrofti, **468,** 469*f*-470*f*, 690*r*-691*r*

e *Wolbachia*, 468

vetores, 705*t*

X

Xanthomonas maltophilia. Ver Stenotrophomonas maltophilia

Xenodiagnóstico, 429

Y

Yersinia, 614

doenças causadas por, 144, 145*t*, 567-568

Yersinia enterocolitica, 35*t*-36*t*, 213-214, 611*t*, 613*t*, 669*r*

Yersinia pestis, **172-173,** 664*r*

doença causada por. *Ver* Peste

fatores de virulência de superfície, 37, 38*t*

injectossomas, 40

reservatórios, 704*t*

transmissão, 36*t*

vacina, 93*t*, 95

vetores, 705*t*

Yersinia pseudotuberculosis, 213-214

Yops (Proteínas externas de *Yersinia*), 38, 172

Z

Zalcitabina, 266

Zanamivir, 261*t*, 268, 302, 304

ZAP-70, na imunodeficiência combinada grave, 575

Zidovudina (azidotimidina, AZT), 261*t*-262*t*, 264*f*, **266,** 269*t*, 373-374, 374*t*

Zigomicose. *Ver* Mucormicose

Zigósporos, 383

Zona de células T, 506

Zona de equivalência, 542

Zona de excesso de anticorpos, 542

Zona de excesso de antígenos, 542

Zostavax (vacina para zóster), 286

Zóster, 255, 281*t*, **285-286,** 286*f*, 710*t*

caso clínico, 697

na Aids, 372*t*

vacina, 286